Diagnóstico em
Pediatria

Luciana Rodrigues Silva
Dirceu Solé

2ª EDIÇÃO

Diagnóstico em Pediatria

manole
editora

Editora: Cristiana Gonzaga S. Corrêa
Projeto gráfico: Departamento Editorial da Editora Manole
Diagramação: Elisabeth Miyuki Fucuda; Luargraf Serviços Gráficos Ltda. e Lira Editorial
Ilustrações: Luargraf Serviços Gráficos Ltda.
Capa: Departamento de Arte da Editora Manole
Imagem da capa: iStock.com

CIP-BRASIL. CATALOGAÇÃO NA PUBLICAÇÃO
SINDICATO NACIONAL DOS EDITORES DE LIVROS, RJ

D526
2. ed.

Diagnóstico em pediatria / [autores Adriana Fonseca ... [et al.]] Luciana Rodrigues Silva , Dirceu Solé [coordenadores]. - 2. ed. - Santana de Parnaíba [SP] : Manole, 2022.

Inclui bibliografia
ISBN 9786555767445

1. Pediatria. I. Fonseca, Adriana. II. Silva, Luciana Rodrigues. III. Solé, Dirceu.

22-76737 CDD: 618.92
CDU: 616-053.2

Gabriela Faray Ferreira Lopes - Bibliotecária - CRB-7/6643

Edição – 2022

Editora Manole Ltda.
Alameda América, 876
Tamboré – Santana de Parnaíba – SP – Brasil
CEP: 06543-315
Fone: (11) 4196-6000
www.manole.com.br | https://atendimento.manole.com.br/

Impresso no Brasil
Printed in Brazil

Dedicatória

Este livro é dedicado aos pediatras devotados às crianças, que sabem como acolhê-las e aos seus pais; pediatras que desenvolvem a empatia e a escuta necessárias para coletar uma boa história; que realizam um exame físico completo e sistematizado; que refletem de modo adequado sobre as hipóteses diagnósticas; que solicitam exames de maneira adequada e crítica e que estão atualizados com os tratamentos necessários para cada paciente.

É dedicado a esses pediatras que sabem documentar bem seus prontuários e aprenderam a ver além das palavras e que, quando é preciso, solicitam ajuda a outros colegas, sempre com o objetivo de melhor atender seus clientes, desde o recém-nascido até o adolescente.

Este livro é também dedicado àqueles jovens que descobrem a pediatria ainda no curso de graduação e percebem a sua amplitude e as suas maravilhosas possibilidades, empregando suas vidas à missão de assistir e zelar pelo presente e futuro das crianças e adolescentes.

Luciana Rodrigues Silva e Dirceu Solé

Agradecimentos

Os agradecimentos são muitos, mas são especialmente voltados para:

– Os pediatras que empregaram seu tempo e compartilharam seus conhecimentos para contribuir com esta obra e com a reflexão sobre a assistência em Pediatria.

– Os pacientes e seus familiares que continuam a nos ensinar sempre.

Luciana Rodrigues Silva e Dirceu Solé

Reflexões

Ser alvo de um ato gentil nos faz bem. Lembre-se de alguma gentileza que lhe fizeram, grande ou pequena. Que efeito isso teve sobre você? Provavelmente benéfico, porque se alguém nos ajuda quando estamos precisando, sentimo-nos aliviados. E todos gostam de ser ouvidos, de ser tratados com carinho e cordialidade, de ser compreendidos e fortalecidos. A gentileza salva nossas vidas. Os benefícios da gentileza são para quem os dá e para quem os recebe.

Ao dedicar nossa atenção a uma pessoa, atribuímos a ela significado e importância, damos estímulo e nos aproximamos de outro ser humano. Pessoas querem ser ouvidas e pessoas com problemas necessitam ser ouvidas. Já foi demonstrado que quanto mais um médico se mostrar empático, mais os pacientes o considerarão competente por conseguirem saber ouvir e desenvolverem o real significado da compaixão.

Precisamos manter nossos olhos e ouvidos bem abertos e atentos e usar a frase de Goya, *Aun apriendo* (ainda estou aprendendo).

Com a generosidade podemos oferecer ao outro o acesso a um tratamento, o aprendizado de algo, um passo adiante para sobreviver ou viver, a chance de expressar um talento, uma oportunidade, um emprego, algum bem material. Podemos ser generosos dedicando nossa atenção genuína. Não existe respeito sem que se saiba ouvir. Ouvir é uma arte maravilhosa que revigora e estimula a pessoa ouvida. Ouvir é valorizar o que é dito e a pessoa que diz.

O serviço ajuda não só a quem é servido, mas também a quem serve; o serviço deve ser aprimorado e o que serve sabe que o que faz é precioso, sua autoestima aumenta e ele é capaz de encontrar um sentido na vida.

Piero Ferrucci

As pessoas me perguntam qual a técnica mais eficiente para transformar suas vidas. É desconcertante, que após anos de pesquisas, eu tenha a dizer que a melhor resposta é simplesmente ser mais gentil.

Aldous Huxley

Editores

Luciana Rodrigues Silva

Presidente da Sociedade Brasileira de Pediatria (SBP). Professora Titular de Pediatria da Faculdade de Medicina, Membro do Curso de Pós-graduação em Medicina e Saúde e do Programa de Pós-graduação em Órgãos e Sistemas e Chefe do Setor de Gastroenterologia e Hepatologia Pediátricas da Universidade Federal da Bahia (UFBA). Mestrado e Doutorado na UFBA. Pós-Doutorado na Université Libre de Bruxelles e Université Paris. Diretora Clínica do Hospital Mater Dei, Salvador. Especialista em Pediatria e em Gastroenterologia Pediátrica pela SBP e em Hepatologia pela Sociedade Brasileira de Hepatologia. Vice-presidente da Associação Médica Brasileira.

Dirceu Solé

Professor Titular e Livre-docente da Disciplina de Alergia, Imunologia Clínica e Reumatologia do Departamento de Pediatria da Escola Paulista de Medicina da Universidade Federal de São Paulo (EPM-Unifesp). *Fellow* da Academia Americana de Asma, Alergia e Imunologia. Diretor dos Departamentos Científicos da SBP. Diretor de Pesquisa da Associação Brasileira de Alergia e Imunologia (ASBAI).

Para ter acesso a figuras coloridas, entre em https://conteudo-manole.com.br/cadastro/diagnostico--em-pediatria-2ed e utilize a palavra-passe pediatria.

Autores

Adriana Rodrigues Fonseca
Professora Adjunta de Pediatria da Faculdade de Medicina da Universidade Federal do Rio de Janeiro (UFRJ). Doutora em Medicina pela UFRJ. Especialista em Reumatologia Pediátrica pela Associação Médica Brasileira, Sociedade Brasileira de Pediatria e Sociedade Brasileira de Reumatologia. Reumatologista Pediátrica do Instituto de Pediatria e Puericultura Martagão Gesteira, UFRJ.

Adriana Rocha Brito
Professora Adjunta de Pediatria da Universidade Federal Fluminense (UFF). Neurologista Pediátrica pelo Instituto Fernandes Figueira/Fundação Oswaldo Cruz. Mestre em Saúde da Criança e do Adolescente pela UFF. Doutora em Neurologia pela UFF. Membro do Departamento Científico (DC) de Segurança e do Grupo de Trabalho (GT) de Saúde Mental da Sociedade Brasileira de Pediatria. Membro do DC de Neurologia e do GT de Segurança e Prevenção da Violência da Sociedade de Pediatria do Estado do Rio de Janeiro (Soperj).

Alda Elizabeth Boehler Iglesias Azevedo
Professora Adjunta do Departamento de Pediatria da Faculdade de Medicina da Universidade Federal de Mato Grosso. Pediatra com Área de Atuação em Medicina do Adolescente. Presidente do Departamento Científico de Adolescência da Sociedade Brasileira de Pediatria. Membro da Directiva del Comitê de Adolescência de la Asociación Latinoamericana de Pediatria.

Alex Pinheiro Gordia
Professor Adjunto da Universidade Federal do Recôncavo da Bahia (UFRB). Doutor em Medicina e Saúde pela Universidade Federal da Bahia. Mestre em Educação Física pela Universidade Federal do Paraná. Licenciado em Educação Física pela Universidade Estadual de Ponta Grossa. Líder do Grupo de Pesquisa em Atividade Física, Antropometria, Saúde e Qualidade de Vida da UFRB.

Álvaro Jorge Madeiro Leite
Professor Titular de Pediatria da Faculdade de Medicina da Universidade Federal do Ceará. Mestre em Epidemiologia Clínica e Doutor em Medicina pela Universidade Federal de São Paulo. Coordenador do Grupo de Trabalho Humanidades da Sociedade Brasileira de Pediatria. Presidente do Departamento de Pediatria do Desenvolvimento e do Comportamento da Sociedade Cearense de Pediatria.

Ana Cristina Ribeiro Zöllner
Professora de Ética, Bioética e Pediatria da Universidade Santo Amaro (Unisa). Coordenadora da Pediatria do Curso de Medicina da Unisa. Coordenadora do Grupo de Trabalho Residência em Pediatria da Sociedade Brasileira de Pediatria.

Andrea Angel
Título de Especialista em Pediatria pela Sociedade Brasileira de Pediatria. Especialização em Hematologia Pediátrica. Mestre em Ciências Aplicadas à Pediatria pela Universidade Federal de São Paulo (Unifesp). Médica Hematologista Pediátrica da Unifesp. Especializanda em Infectologia Pediátrica.

André Cavalcanti
Reumatologista Pediátrico do Hospital das Clínicas da Universidade Federal de Pernambuco. Mestre em Pediatria e Ciências Aplicadas à Pediatria pela Universidade Federal de São Paulo. Doutor em Biociências e Biotecnologia em Saúde pelo Instituto Aggeu Magalhães/Fundação Oswaldo Cruz.

André Luis Santos do Carmo
Médico Neuropediatra do Centro de Neuropediatria do Hospital das Clínicas da Universidade Federal do Paraná.

Antonio Condino Neto
Professor Titular de Imunologia e Medicina Experimental do Instituto de Ciências Biomédicas da Universidade de São Paulo (USP). Presidente do Departamento Científico de Imunologia da Sociedade Brasileira de Pediatria. Diretor do Centro Jeffrey Modell de Imunodeficiências de São Paulo. Diretor de Relações Internacionais da Associação Brasileira de Alergia e Imunologia.

Beatriz Neuhaus Barbisan
Mestre em Ciências pela Universidade Federal de São Paulo (Unifesp). Especialista em Pediatria, com Área de Atuação em Pneumologia Pediátrica e Medicina do Sono. Médica do Setor de Pneumopediatria do Departamento de Pediatria da Unifesp.

Camila dos Santos El Halal
Professora Adjunta da Escola de Medicina da Pontifícia Universidade Católica do Rio Grande do Sul (PUC-RS). Mestre e Doutora em Neurociências pela PUC-RS. Neuropediatra e Médica do Hospital Criança Conceição, Grupo Hospitalar Conceição, Porto Alegre.

Camila Ohomoto de Morais
Especializanda em Infectologia Pediátrica. Departamento de Pediatria da Santa Casa de Misericórdia de São Paulo (ISCMSP).

Carlos Antônio Riedi
Professor Adjunto do Departamento de Pediatria da Universidade Federal do Paraná (UFPR). Doutor em Saúde da Criança e do Adolescente pela UFPR. Pediatra Especialista em Pneumologia Pediátrica. Membro do Departamento Científico de Pneumologia da Sociedade Brasileira de Pediatria.

Carlos Augusto Mello da Silva
Presidente do Departamento Científico de Toxicologia e Saúde Ambiental da Sociedade Brasileira de Pediatria (SBP). Especialista em Toxicologia Aplicada pela Pontifícia Universidade Católica do Rio Grande do Sul (PUC-RS). Pediatra com Área de Atuação em Toxicologia Médica pela SBP e Associação Médica Brasileira.

Carolina Braga Moura
Membro do Departamento Científico de Segurança da Criança e do Adolescente da Sociedade Mineira de Pediatria.

Cibele Dantas Ferreira Marques
Professora Adjunta do Departamento de Pediatria da Universidade Federal da Bahia (UFBA). Especialista em Gastroenterologia e Hepatologia Pediátrica. Mestre em Medicina e Saúde pela UFBA. Supervisora do Programa de Residência Médica em Gastropediatria do Hospital Universitário da UFBA. Membro do Departamento Científico de Hepatologia Pediátrica da Sociedade Brasileira de Pediatria.

Clarice Alegre Petramale
Presidente da Comissão Nacional de Incorporação de Tecnologias no SUS (Conitec). Formação em Infectologia e Saúde Pública.

Claudia Saad-Magalhães
Professora Titular de Pediatria da Faculdade de Medicina de Botucatu (FMB) da Universidade Estadual Paulista "Júlio de Mesquita Filho" (Unesp). Responsável pela Disciplina e Unidade Assistencial de Reumatologia Pediátrica da FMB-Unesp.

Claudia Schweiger
Otorrinolaringologista. Pós-Doutorado em Saúde da Criança e do Adolescente pela Universidade Federal do Rio Grande do Sul (UFRGS). Professora do Programa de Pós-Graduação em Saúde da Criança e do Adolescente da UFRGS. Preceptora da Residência Médica em Otorrinolaringologia do Hospital de Clínicas de Porto Alegre (HCPA). Responsável pela Equipe de Via Aérea Pediátrica do HCPA. Presidente do Departamento Científico de Otorrinolaringologia da Sociedade de Pediatria do Rio Grande do Sul.

Clovis Artur Almeida da Silva
Professor Titular do Departamento de Pediatria da Faculdade de Medicina da Universidade de São Paulo (FMUSP). Mestre, Doutor e Livre-docente pelo Departamento de Pediatria da FMUSP. Presidente do Departamento Científico de Reumatologia da Sociedade Brasileira de Pediatria.

Clóvis Francisco Constantino
Professor de Ética Médica e Bioética da Graduação em Medicina e da Pós-graduação (Mestrado) em Direito Médico da Universidade Santo Amaro. Médico Especialista em Pediatria e Bioética. Doutor em Bioética pela Faculdade de Medicina da Universidade do Porto, Portugal. Convalidação pela Universidade de Brasília.

Cristina Helena Targa Ferreira
Chefe do Serviço de Gastropediatria da Santa Casa de Misericórdia de Porto Alegre/Universidade Federal de Ciências da Saúde de Porto Alegre. Doutora em Gastroenterologia pela Universidade Federal do Rio Grande do Sul. Presidente do Departamento Científico de Gastroenterologia da Sociedade Brasileira de Pediatria.

Crésio de Aragão Dantas Alves
Professor Associado de Pediatria e Doutor em Medicina pela Universidade Federal da Bahia (UFBA). Chefe da Residência Médica em Endocrinologia Pediátrica do Hospital Universitário Professor Edgard Santos da Faculdade de Medicina da UFBA. Presidente do Departamento Científico de Endocrinologia da Sociedade Brasileira de Pediatria.

Cristiane Fumo dos Santos
Pneumologista Pediátrica. Mestranda no Departamento de Psicobiologia da Universidade Federal de São Paulo. Presidente do Departamento Científico (DC) de Medicina do Sono na Criança e no Adolescente da Sociedade de Pediatria de São Paulo (SPSP). Membro do DC de Pneumologia Pediátrica da SPSP e do DC de Medicina do Sono da Sociedade Brasileira de Pediatria.

Danilo Blank
Professor Titular do Departamento de Pediatria da Faculdade de Medicina da Universidade Federal do Rio Grande do Sul.

Darci Vieira da Silva Bonetto
Pediatra com Área de Atuação em Medicina do Adolescente. Mestre em Gestão Ambiental. Membro do Departamento Científico (DC) de Adolescência da Sociedade Brasileira de Pediatria (SBP). Presidente do DC de Adolescência da Sociedade de Pediatria do Paraná. Coordenadora de Pediatria da Região Sul da SBP.

David Gonçalves Nordon
Ortopedista Infantil pelo Hospital das Clínicas da Faculdade de Medicina da Universidade de São Paulo. Técnico em Acupuntura e Shiatsuterapia pelo Colégio Brasileiro de Acupuntura e Medicina Chinesa (ABACO-CBA-SP).

Débora Carla Chong-Silva
Professora Adjunta do Departamento de Pediatria da Universidade Federal do Paraná (UFPR) e da Pontifícia Universidade Católica do Paraná (PUC-PR). Doutora em Saúde da Criança e do Adolescente pela UFPR. Pediatra Especialista em Pneumologia Pediátrica. Membro do Departamento Científico de Pneumologia da Sociedade Brasileira de Pediatria.

Denise Bousfield da Silva
Professora Adjunta do Departamento de Pediatria da Universidade Federal de Santa Catarina (UFSC). Pediatra com especialização em Cancerologia Pediátrica pela Associação Médica Brasileira (AMB)/Sociedade Brasileira de Cancerologia e em Hematologia e Hemoterapia pela AMB/Associação Brasileira de Hematologia, Hemoterapia e Terapia Celular. Mestre em Ciências pela UFSC. Presidente do Departamento Científico de Oncologia da Sociedade Brasileira de Pediatria e da Sociedade Catarinense de Pediatria. Membro da Câmara Técnica de Hematologia do Conselho Federal de Medicina.

Dirceu Solé
Professor Titular e Livre-docente da Disciplina de Alergia, Imunologia Clínica e Reumatologia do Departamento de Pediatria da Universidade de São Paulo. *Fellow* da Academia Americana de Asma, Alergia e Imunologia. Diretor dos Departamentos Científicos da Sociedade Brasileira de Pediatria. Diretor de Pesquisa da Associação Brasileira de Alergia e Imunologia.

Donizetti Dimer Giamberardino Filho
Chefe do Serviço de Nefrologia Pediátrica do Hospital Pequeno Príncipe. Conselheiro Federal e Primeiro Vice-presidente do Conselho Federal de Medicina (CFM). Coordenador das Câmaras Técnicas de Pediatria e Nefrologia do CFM. Membro do Departamento Científico de Defesa Profissional da Sociedade Brasileira de Pediatria.

Dóris Rocha Ruiz
Especialista em Odontopediatria pelo Conselho Regional de Odontologia de São Paulo e Conselho Federal de Odontologia. Mestre em Ciências pela Disciplina de Endocrinologia da Universidade Federal de São Paulo. Doutora em Ciências pela Disciplina de Pediatria Neonatal e Terapia Intensiva Pediátrica da Faculdade de Medicina da Universidade de São Paulo. Consultora da Global Child Dental Fund, Reino Unido.

Edson Ferreira Liberal
Professor de Pediatria da Universidade Federal do Estado do Rio de Janeiro. Mestre e Doutor em Medicina pela Universidade Federal do Rio de Janeiro. Segundo Vice-presidente da Sociedade Brasileira de Pediatria.

Eduardo Jorge Custódio da Silva
Mestre em Neurologia pela Universidade Federal do Rio de Janeiro (UFRJ). Doutor em Saúde da Criança pela Fundação Oswaldo Cruz. Chefe do Setor de Eletroencefalografia do Hospital Universitário Pedro Ernesto/Universidade do Estado do Rio de Janeiro. Membro da Câmara Técnica de Neurologia do Conselho Regional de Medicina do Estado do Rio de Janeiro (CREMERJ).

Eduardo Jorge da Fonseca Lima
Professor da Faculdade Pernambucana de Saúde. Coordenador da Pós-graduação *lato sensu* do Instituto de Medicina Integral Prof. Fernando Figueira. Membro do Grupo de Trabalho Residência e Estágios da Sociedade Brasileira de Pediatria.

Elisa de Carvalho
Professora do Curso de Medicina do Centro Universitário de Brasília. Mestre e Doutora em Ciências da Saúde pela Universidade de Brasília. Pediatra com especialização em Gastroenterologia Pediátrica pela Associação Médica Brasileira e Sociedade Brasileira de Pediatria (SBP). Chefe do Serviço de Gastroenterologia e Hepatologia do Hospital da Criança de Brasília (HCB). Supervisora da Residência Médica em Gastroenterologia Pediátrica e Diretora Clínica do HCB. Membro do Departamento Científico de Gastroenterologia Pediátrica da SBP.

Erlane Marques Ribeiro
Professora de Genética Médica da Faculdade de Medicina da Universidade Christus. Doutora em Ciências pela Universidade Federal do Rio Grande do Norte. Médica Pediatra e Geneticista. Membro Titular da Sociedade Brasileira de Genética Médica e Sociedade Brasileira de Pediatria. Chefe do Serviço de Genética Médica do Hospital Infantil Albert Sabin.

Evelyn Eisenstein
Médica Pediatra e Hebiatra. Professora Associada e Aposentada da Universidade do Estado do Rio de Janeiro. Diretora da Clínica de Adolescentes. Coordenadora do Grupo de Trabalho sobre Saúde na Era Digital da Sociedade Brasileira de Pediatria. Coordenadora do SIG de Saúde e Medicina de Crianças e Adolescentes da Rede Universitária de Telemedicina.

Fábio Augusto de Castro Guerra
Presidente do Conselho Regional de Medicina de Minas Gerais e Diretor de Benefícios da Associação Médica de Minas Gerais.

Fabio Ejzenbaum
Doutor em Medicina (Oftalmologia) pela Universidade Federal de São Paulo. Professor Assistente do Departamento de Oftalmologia da Irmandade da Santa Casa de Misericórdia de São Paulo (ISCMSP). Chefe do Setor de Neuroftalmologia e Médico Assistente da Seção de Estrabismo da ISCMSP. Presidente da Sociedade Brasileira de Oftalmologia Pediátrica.

Fabíola Isabel Suano de Souza
Professora Adjunta da Disciplina de Pediatria Geral e Comunitária do Departamento de Pediatria da Universidade Federal de São Paulo (Unifesp) e Professora Auxiliar da Disciplina de Clínica Pediátrica do Departamento de Pediatria da Faculdade de Medicina do ABC. Mestre e Doutora em Ciências pela Unifesp. Título de Especialista em Pediatria, Área de Atuação em Nutrologia Pediátrica e em Terapia Nutricional Parenteral e Enteral pela Sociedade Brasileira de Pediatria.

Filumena Maria da Silva Gomes
Doutora em Ciências pelo Departamento de Pediatria da Faculdade de Medicina da Universidade de São Paulo (FMUSP). Especialis-

ta em Pediatria pela Sociedade Brasileira de Pediatria. Médica Assistente do Departamento de Pediatria da FMUSP.

Gabriela Malzyner
Psicóloga e Mestre em Psicologia Clínica pela Pontifícia Universidade Católica de São Paulo (PUC-SP). Psicanalista pelo Instituto Sedes Sapientiae. Coordenadora e Docente do Núcleo de Infância e Adolescência do Centro de Estudos Psicanalíticos. Membro Colaborativo da Clínica de Estudos e Pesquisa em Psicanálise da Anorexia e Bulimia. Membro da Academy of Eating Disorders. Psicóloga Consultora do Centro de Excelência em Nutrição e Dificuldades Alimentares do Instituto PENSI.

Gilda Porta
Professora Livre-docente em Pediatria pela Faculdade de Medina da Universidade de São Paulo. Pediatra Hepatologista do Grupo de Hepatologia e Transplante Hepático do Hospital Sírio-Libanês e Hospital Infantil Municipal Menino Jesus. Presidente do Departamento Científico de Hepatologia da Sociedade Brasileira de Pediatria.

Giovanna Guazzelli Guerra
Pediatra especializanda em Infectologia Pediátrica no Departamento de Pediatria da Irmandade Santa Casa de Misericórdia de São Paulo.

Gustavo Antonio Moreira
Doutor em Ciências pela Universidade Federal de São Paulo (Unifesp). Médico do Setor de Pneumopediatria da Unifesp. Especialista em Pediatria, com Área de Atuação em Medicina do Sono. Médico e Pesquisador do Instituto do Sono, São Paulo.

Gustavo F. Wandalsen
Professor Adjunto da Disciplina de Alergia, Imunologia Clínica e Reumatologia, Departamento de Pediatria, Universidade Federal de São Paulo (Unifesp). Mestre e Doutor em Ciências pela Unifesp. Coordenador do Curso de Pós-graduação em Pediatria e Ciências Aplicadas à Pediatria, Unifesp. Responsável pelo Laboratório de Função Pulmonar em Lactente e Secretário do Departamento Científico de Alergia da Sociedade Brasileira de Pediatria.

Herberto José Chong Neto
Professor Associado I de Pediatria da Universidade Federal do Paraná (UFPR). Pós-doutor em Saúde da Criança e do Adolescente pela UFPR. Vice-coordenador da Residência Médica em Alergia e Imunologia do Hospital das Clínicas da UFPR. Presidente do Departamento Científico de Alergia da Sociedade Brasileira de Pediatria.

Isa Menezes Lyra
Doutora em Medicina e Saúde pela Universidade Federal da Bahia (UFBA). Professora Titular IV da Universidade Salvador/*Laureate International Universities*. Hematopediatra da UFBA e da Fundação de Hematologia e Hemoterapia da Bahia. Pesquisadora Colaboradora do Instituto Gonçalo Moniz da Fundação Oswaldo Cruz. Secretária do Departamento Científico de Hematologia e Hemoterapia Pediátrica da Sociedade Brasileira de Pediatria.

Irma Cecília Douglas Paes Barreto
Mestre em Ensino/Educação Médica pelo Centro Universitário do Estado do Pará. Membro do Departamento Científico de Imunologia da Sociedade Brasileira de Pediatria.

João Paulo Becker Lotufo
Doutor em Pediatria pela Faculdade de Medicina da Universidade de São Paulo (FMUSP). Coordenador do Grupo de Trabalho (GT) de Combate ao Uso de Drogas por Crianças e Adolescentes da Sociedade de Pediatria de São Paulo. Membro da Comissão de Combate ao Tabagismo da Associação Médica Brasileira. Responsável pelo Projeto Antitabágico do Hospital Universitário da USP. Responsável pelo Projeto Dr Bartô e os Doutores da Saúde – Projeto de Prevenção de Drogas no Ensino Fundamental e Médio. Coordenador do GT Drogas e Violência na Adolescência da Sociedade Brasileira de Pediatria.

Joel Alves Lamounier
Professor Titular de Pediatria da Universidade Federal de São João del-Rei (UFSJ). Pediatra Especialista em Nutrologia. Ex-presidente do Departamento Científico de Aleitamento Materno da Sociedade Brasileira de Pediatria.

Joel Conceição Bressa da Cunha
Pós-graduação em Neonatologia pela Universidade de Tohoku, Japão. Presidente do Departamento Científico (DC) de Saúde Escolar da Sociedade Brasileira de Pediatria. Membro da Diretoria e do DC de Saúde Escolar da Sociedade de Pediatria do Estado do Rio de Janeiro.

Joelma Gonçalves Martin
Professora Assistente Doutora do Departamento de Pediatria, Faculdade de Medicina de Botucatu (Unesp). Especialista em Pediatria, Emergências Pediátrica e Medicina Intensiva.

Jorge Yussef Afiune
Diretor da Divisão de Cardiologia Pediátrica do Instituto de Cardiologia e Transplantes do Distrito Federal. Doutor em Medicina, Área de Concentração de Pediatria, pela Faculdade de Medicina da Universidade de São Paulo.

José Dirceu Ribeiro
Professor Titular do Setor de Pneumologia Pediátrica do Departamento de Pediatria da Faculdade de Ciências Médicas da Universidade Estadual de Campinas.

Josefina Aparecida Pellegrini Braga
Professora do Departamento de Pediatria da Universidade Federal de São Paulo (Unifesp). Chefe da Hematologia Pediátrica e Supervisora da Residência Médica em Hematologia e Hemoterapia Pediátrica da Unifesp. Mestre e Doutora em Ciências pela Unifesp. Presidente do Departamento Científico (DC) de Hematologia da Sociedade Brasileira de Pediatria. Membro do DC de Hematologia da Sociedade de Pediatria de São Paulo. Pediatra especializada em Hematologia e Hemoterapia pela Associação Brasileira de Hematologia, Hemoterapia e Terapia Celular e Associação Médica Brasileira.

José Henrique Silva Barreto
Especialista em Oncologia Pediátrica pelo Instituto de Pediatria e Puericultura Martagão Gesteira da Universidade Federal do Rio de Janeiro. Mestre em Epidemiologia em Saúde Coletiva pelo Instituto de Saúde Coletiva da Universidade Federal da Bahia (UFBA). Doutor em Medicina e Saúde pela UFBA. Membro Efetivo da Sociedade Brasileira de Oncologia Pediátrica e da Sociedade Baiana de Pediatria (Sobape). Membro do Departamento Científico de Onco-hematologia da Sobape e da Sociedade Brasileira de Pediatria.

José Roberto Fioretto
Professor Titular em Medicina Intensiva Pediátrica da Faculdade de Medicina de Botucatu (Unesp). Especialista em Pediatria pela

Sociedade Brasileira de Pediatria (SBP), em Cardiologia pela Sociedade Brasileira de Cardiologia e em Medicina Intensiva Pediátrica pela Associação de Medicina Intensiva Brasileira. Presidente do Departamento Científico de Terapia Intensiva da SBP.

Julia Constança
Pediatra com Área de Atuação em Endocrinologia Pediátrica pela Sociedade Brasileira de Pediatria (SBP) e Associação Médica Brasileira. Membro do Departamento Científico de Endocrinologia Pediátrica da SBP.

Júlia Dutra Rossetto
Mestre e Doutora em Oftalmologia e Ciências Visuais pela Universidade Federal de São Paulo. *Research Fellowship* em Oftalmologia Pediátrica e Estrabismo no Bascom Palmer Eye Institute, Estados Unidos. Médica Oftalmologista do Instituto de Pediatria e Puericultura Martagão Gesteira da Universidade Federal do Rio de Janeiro.

Julia Pontello Nitz
Residente de Gastropediatria da Santa Casa de Misericórdia de Porto Alegre/Universidade Federal de Ciências da Saúde de Porto Alegre.

Kerstin Taniguchi Abagge
Professora Adjunta do Departamento de Pediatria da Universidade Federal do Paraná (UFPR). Pediatra e Dermatologista. Doutora em Saúde da Criança e do Adolescente pela UFPR.

Lara de Araújo Torreão
Pediatra e Intensivista Pediátrica pelo Instituto da Criança e do Adolescente do Hospital das Clínicas da Faculdade de Medicina da Universidade de São Paulo. Mestre em Pediatria com Área de Atuação em Bioética pela USP. Coordenadora da UTI Pediátrica e Presidente do Comitê de Bioética do Hospital Aliança – Rede D'Or São Luiz. Membro do Departamento Científico de Medicina da Dor e Cuidados Paliativos da Sociedade Brasileira de Pediatria.

Lígia de Fátima Nóbrega Reato
Professora Titular e Livre-docente de Hebiatria do Centro Universitário da Faculdade de Medicina do ABC. Pediatra com Área de Atuação em Medicina do Adolescente. Doutora em Medicina pelo Departamento de Pediatria da Faculdade de Medicina da Universidade de São Paulo. Membro do Departamento Científico de Adolescência da Sociedade Brasileira de Pediatria.

Liliana Simon
Professora Assistente no Departamento de Pediatria, Setor de Terapia Intensiva Pediátrica, da Faculdade de Medicina da Universidade de Maryland, EUA. Coordenadora da Área de Medicina Paliativa do Setor de Pediatria e Pediatria Intensiva Pediátrica da Universidade de Maryland. *Fellow* da Academia de Medicina da Amamentação e Consultora Certificada de Lactação (IBCLC).

Lilian dos Santos Rodrigues Sadeck
Doutora em Pediatria pela Faculdade de Medicina da Universidade de São Paulo (FMUSP). Médica Assistente do Centro Neonatal do Instituto da Criança e do Adolescente do Hospital das Clínicas da FMUSP.

Lisieux Eyer de Jesus
Cirurgiã Pediátrica do Hospital Universitário Antônio Pedro/Universidade Federal Fluminense e Hospital Federal dos Servidores do Estado/Ministério da Saúde/Rio de Janeiro. Doutora em Ciências Cirúrgicas pela Universidade Federal do Rio de Janeiro, TCBC, T-CIPE.

Liubiana Arantes de Araújo
Professora Adjunta da Faculdade de Medicina da Universidade Federal de Minas Gerais. Título em Terapia Intensiva Pediátrica. Neurologista Pediátrica. Presidente do Departamento Científico de Pediatria do Desenvolvimento e Comportamento da Sociedade Brasileira de Pediatria.

Luanna Silva Lages Castelo Branco
Título de Especialista em Endocrinologia Pediátrica pela Sociedade Brasileira de Pediatria (SBP). Membro do Departamento Científico de Endocrinologia Pediátrica da SBP. Endocrinologista Pediátrica do Hospital Infantil Lucídio Portella, Teresina, Piauí. Endocrinologista Pediátrica da Fundação Municipal de Saúde, Teresina, Piauí

Luciana Rodrigues Silva
Presidente da Sociedade Brasileira de Pediatria. Professora Titular de Pediatria da Faculdade de Medicina, Membro do Curso de Pós-graduação em Medicina e Saúde e do Programa de Pós-graduação em Órgãos e Sistemas e Chefe do Setor de Gastroenterologia e Hepatologia Pediátricas da Universidade Federal da Bahia (UFBA). Mestrado e Doutorado na UFBA. Pós-Doutorado na Université Libre de Bruxelles e Université Paris. Diretora Clínica do Hospital Mater Dei, Salvador. Especialista em Pediatria e em Gastroenterologia Pediátrica pela SBP e em Hepatologia pela Sociedade Brasileira de Hepatologia. Vice-presidente da Associação Médica Brasileira.

Luciano Borges Santiago
Professor Associado da Disciplina de Pediatria das Faculdades de Medicina da Universidade Federal do Triângulo Mineiro e da Universidade de Uberaba. Pediatra Especialista em Aleitamento Materno. Presidente do Departamento Científico de Aleitamento Materno da Sociedade Brasileira de Pediatria.

Luci Pfeiffer
Médica Pediatra. Mestre e Doutora em Saúde da Criança e do Adolescente pela Universidade Federal do Paraná. Pós-graduada em Psicologia com Abordagem Psicanalítica e em Saúde do Adolescente pela Pontifícia Universidade Católica do Paraná. Coordenadora do Programa DEDICA – Defesa dos Direitos da Criança e do Adolescente, PR. Presidente do Departamento Científico (DC) de Segurança da Sociedade Paranaense de Pediatria. Membro do Grupo de Trabalho Saúde na Era Digital da Sociedade Brasileira de Pediatria (SBP). Membro do DC de Segurança da SBP.

Luisa Moreira Hopker
Doutora em Oftalmologia e Ciências Visuais pela Universidade Federal de São Paulo. Preceptora da Especialização em Oftalmologia do Hospital de Olhos do Paraná.

Magda Carneiro-Sampaio
Professora Titular do Departamento de Pediatria da Faculdade de Medicina da Universidade de São Paulo. Membro da Academia Brasileira de Pediatria.

Magda Lahorgue Nunes
Professora Titular de Neurologia da Escola de Medicina da Pontifícia Universidade Católica do Rio Grande do Sul. Neuropediatra. Doutora em Neurociências pela Universidade Estadual de Campinas. Pós-doutorado em Neurociências pelo Albert Einstein College of Medicine, Nova York, EUA.

Mara Albonei Dudeque Pianovski
Doutora em Saúde da Criança e do Adolescente pela Universidade Federal do Paraná. Médica Pediatra Cancerologista do Hospital Erasto Gaertner.

Marcela Magalhães Bittencourt
Acadêmica de Medicina da Universidade José do Rosário Vellano, Unifenas. Acadêmica de Pesquisa do Núcleo de Ensino e Pesquisa do Hospital Infantil João Paulo II do Complexo Hospitalar de Urgência da Fundação Hospitalar do Estado de Minas Gerais. Membro do Departamento Científico de Segurança da Criança e do Adolescente da Sociedade Mineira de Pediatria.

Marcial Francis Galera
Professor Associado I do Departamento de Pediatria da Faculdade de Medicina da Universidade Federal de Mato Grosso. Pediatra pelo Hospital de Clínicas da Universidade Federal do Paraná. Mestre em Morfologia/Genética e Doutor em Pediatria pela Universidade Federal de São Paulo. Membro da Câmara Técnica de Doenças Raras do Conselho Federal de Medicina. Vice-presidente da Sociedade Brasileira de Genética Médica.

Marco Antônio Chaves Gama
Médico Pediatra e Hebiatra. Pós-graduado em Saúde Mental da Infância e da Adolescência pela Faculdade de Ciências Médicas de Minas Gerais. Membro da Academia Mineira de Pediatria. Presidente do Departamento Científico de Segurança da Criança e do Adolescente da Sociedade Brasileira de Pediatria (SBP). Membro do Grupo de Trabalho Saúde Digital da SBP.

Marco Aurélio Farina Júnior
Residente de Pediatria da Santa Casa de Misericórdia de Porto Alegre/Universidade Federal de Ciências da Saúde de Porto Alegre.

Marco Aurelio Palazzi Sáfadi
Professor Adjunto da Faculdade de Ciências Médicas da Santa Casa de São Paulo. Presidente do Departamento Científico de Infectologia da Sociedade Brasileira de Pediatria.

Maria Albertina Santiago Rego
Professora Doutora em Pediatria pela Faculdade de Medicina da Universidade Federal de Minas Gerais (UFMG). Médica Neonatologista do HC-UFMG.

Maria Betânia Pereira Toralles
Professora Titular de Genética. Doutora em Medicina pela Universidade Federal da Bahia. Membro do Departamento Científico de Genética da Sociedade Brasileira de Pediatria.

Maria de Lourdes Caltabiano Magalhães
Mestre pelo Departamento de Obstetrícia da Universidade Federal de São Paulo. *International Fellowship on Pediatric and Adolescent Gynecology* – International Federation of Pediatric and Adolescent Gynecology. Pós-Graduada pelo Consejo Superior de la Universidad Federal de Buenos Aires, Sociedad Argentina de Ginecologia Infanto Juvenil.

Maria Isabel Amando de Barros
Pesquisadora do Instituto Alana. Mestre em Conservação de Ecossistemas pela Universidade de São Paulo.

Maria Tereza Fonseca da Costa
Pediatra e Sanitarista. Mestre em Epidemiologia pela Escola Nacional de Saúde Pública Sérgio Arouca/Fundação Oswaldo Cruz (Fiocruz). Doutora em Saúde da Criança e da Mulher pelo Instituto Fernandes Figueira/Fiocruz. Professora do Curso de Medicina e dos Cursos de Mestrado e Doutorado em Saúde da Família da Estácio/IDOMED.

Marilyn Urrutia-Pereira
Professora Adjunta do Departamento de Medicina da Universidade Federal do Pampa. Secretária do Departamento Científico de Toxicologia e Saúde Ambiental da Sociedade Brasileira de Pediatria. Vice-coordenadora do

Comitê Científico de Polución, Sociedad Latinamericana de Asma, Alergia e Inmunología.

Mario Roberto Hirschheimer

Médico Pediatra com Certificado nas Áreas de Atuação de Endocrinologia e Terapia Intensiva. Membro da Diretoria Executiva e dos Departamentos Científicos (DC) de Bioética, Endocrinologia e Pediatria Legal da Sociedade de Pediatria de São Paulo. Membro do DC de Bioética da Sociedade Brasileira de Pediatria. Membro da Câmara Técnica de Pediatria e Coordenador da Câmara Temática de Vacinação e Imunização do Conselho Regional de Medicina do Estado de São Paulo (Cremesp). Delegado Regional do Cremesp – Delegacia Metropolitana Regional Sul.

Marta Francis Benevides Rehme

Mestre pela Faculdade de Medicina de Ribeirão Preto da Universidade de São Paulo (FMRP-USP). Doutora pela Faculdade de Medicina de Botucatu (Unesp). Professora Aposentada Associada I da Universidade Federal do Paraná. Professora da Escola de Medicina da Pontifícia Universidade Católica do Paraná. *International Fellowship on Pediatric and Adolescent Gynecology* – International Federation of Pediatric and Adolescent Gynecology. Presidente da Comissão Nacional Especializada de Ginecologia Infanto-puberal da Febrasgo.

Mauro Fisberg

Pediatra e Nutrólogo. Coordenador do Centro de Excelência em Nutrição e Dificuldades Alimentares do Instituto PENSI/Fundação José Luiz Setúbal/Hospital Infantil Sabará. Professor Associado Doutor do Setor de Medicina do Adolescente do Departamento de Pediatria da Universidade Federal de São Paulo. Investigador Principal (*Chair*) do Estudio Latinoamericano de Nutricion y Salud e do Estudo Brasileiro de Nutrição e Saúde. Membro Titular do Departamento Científico de Nutrologia da Sociedade Brasileira de Pediatria.

Meire Aparecida Tostes Cardoso

Pediatra com Especialização em Hematologia/Hemoterapia Pediátrica. Mestre em Ciências pela Universidade Federal de São Paulo. Título de Área de Atuação em Hematologia e Hemoterapia Pediátrica pela Associação Médica Brasileira, Sociedade Brasileira de Pediatria e Associação Brasileira de Hematologia, Hemoterapia e Terapia Celular.

Nathalia Gioia de Paula

Pediatra e Gastroenterologista Pediátrica. Pediatra do Centro de Excelência de Nutrição e Dificuldades Alimentares do Instituto PENSI/Fundação José Luiz E. Setúbal. Pediatra e Gastroenterologista Pediátrica do Hospital Samaritano e Hospital Santa Catarina. Pediatra e Gastroenterologista Pediátrica da Nutrociência Assessoria em Nutrologia. Membro da Força Tarefa de Dificuldades Alimentares da Sociedade Latinoamericana de Gastroenterologia, Hepatologia y Nutrición Pediátrica.

Nathália Novello Ferreira

Residência Médica em Otorrinolaringologia na Universidade Federal do Rio de Janeiro. *Fellowship* em Otorrinolaringologia Pediátrica pela Universidade de São Paulo.

Natasha Slhessarenko Barreto

Professora Adjunta do Departamento de Pediatria da Faculdade de Ciências Médicas da Universidade Federal do Mato Grosso. Mestre e Doutora em Pediatria pela Faculdade de Medicina da Universidade de São Paulo. Pediatra e Patologista Clínica.

Nilzete Liberato Bresolin

Professora Assistente da Disciplina de Nefrologia Pediátrica do Centro de Ciências da Saúde da Universidade Federal de Santa Catarina (UFSC). Mestre em Ciências pela UFSC. Pediatra e Especialista em Nefrologia e Terapia Intensiva. Presidente do Departamento Científico de Nefrologia da Sociedade Brasileira de Pediatria.

Normeide Pedreira dos Santos França
Professora Adjunta de Pediatria da Universidade Estadual de Feira de Santana (UEFS). Doutora em Medicina e Saúde Humana pela UEFS. Pediatra especializada em Infectologia. Secretária do Departamento Científico de Pediatria Ambulatorial da Sociedade Brasileira de Pediatria.

Osmar Colleoni
Médico Emergencista do Hospital São Lucas da Pontifícia Universidade Católica do Rio Grande do Sul (PUC-RS). Preceptor da Residência em Medicina de Emergência do Hospital São Lucas da PUC-RS.

Patricia Moreno Grangeiro
Especialização em Ortopedia Pediátrica pelo Instituto de Ortopedia e Traumatologia do Hospital das Clínicas da Faculdade de Medicina da Universidade de São Paulo. *Fellowship* em Reconstrução e Alongamento Ósseo pelo Sinai Hospital Baltimore, EUA. Pós-graduação em Medicina do Exercício e do Esporte pela Universidade Estácio de Sá. Especialista em Ortopedia e Traumatologia pela Associação Médica Brasileira, Sociedade Brasileira de Ortopedia e Traumatologia e Sociedade Brasileira de Ortopedia Pediátrica.

Paula Almeida Azi
Pediatra especializada em Terapia Intensiva Pediátrica pela Associação Médica Brasileira, Sociedade Brasileira de Pediatria e Sociedade Brasileira de Terapia Intensiva.

Paulo Fernando Souto Bittencourt
Mestre e Doutor em Medicina pela Faculdade de Medicina da Universidade Federal de Minas Gerais (UFMG). Especialista em Pediatria pela Sociedade Brasileira de Pediatria e em Endoscopia pela Sociedade Brasileira de Endoscopia Digestiva. Responsável Técnico pelo Serviço de Endoscopia Digestiva e Respiratória do Hospital Infantil João Paulo II do Complexo Hospitalar de Urgência da Fundação Hospitalar do Estado de Minas Gerais. Endoscopista do Instituto Alfa de Gastroenterologia do Hospital das Clínicas da UFMG e Hospital Felício Rocho. Membro do Departamento Científico de Segurança da Criança e do Adolescente da Sociedade Mineira de Pediatria.

Paulo Tadeu Falanghe
Membro do Departamento de Defesa Profissional da Sociedade de Pediatria de São Paulo (SPSP). Diretor da Associação Paulista de Medicina. Ex-presidente e Fundador da SPSP – Regional Piracicaba.

Priscila Maximino
Nutricionista. Pesquisadora do Centro de Excelência em Nutrição e Dificuldades Alimentares do Instituto PENSI. Docente do Curso de Pós-graduação do Hospital Israelita Albert Einstein. Especialização e Mestrado pela Universidade Federal de São Paulo.

Rafael Yanes Rodrigues da Silva
Coordenador do Ambulatório de Pediatria do Hospital Universitário da Universidade de São Paulo. Membro do Grupo de Trabalho sobre Prevenção de Drogas da Sociedade de Pediatria de São Paulo.

Rejane de Paula Bernardes
Pediatra Especialista em Nefrologia. Membro do Departamento Científico de Nefrologia

Pediátrica da Sociedade Brasileira de Nefrologia.

Renata Arruti
Título de Especialista em Pediatria pela Sociedade Brasileira de Pediatria. Médica Preceptora da Residência Médica em Pediatria e Endocrinologia Pediátrica do Hospital Geral Roberto Santos. Médica Endocrinologista do Serviço de Referência em Triagem Neonatal da APAE, Salvador. Médica Endocrinologista do Serviço de Endocrinologia Pediátrica do Hospital Geral Roberto Santos.

Renata C. Di Francesco
Professora Livre-docente da Disciplina de Otorrinolaringologia da Faculdade de Medicina da Universidade de São Paulo. Responsável pela Otorrinolaringologia Pediátrica. Presidente do Departamento Científico de Otorrinolaringologia da Sociedade Brasileira de Pediatria.

Renata Dejtiar Waksman
Doutora em Pediatria pela Faculdade de Medicina da Universidade de São Paulo. Membro do Departamento Científico de Segurança da Sociedade Brasileira de Pediatria. Coordenadora do Núcleo de Estudos da Violência contra a Criança e o Adolescente da Sociedade de Pediatria de São Paulo.

Renata Lima
Pediatra Especializada em Endocrinologia Pediátrica pela Associação Médica Brasileira, Sociedade Brasileira de Pediatria e Sociedade Brasileira de Endocrinologia e Metabologia. Endocrinologista Pediátrica no Hospital Aliança, Hospital Santa Isabel, Promédica, Hospital Roberto Santos e Hospital Universitário Professor Edgar Santos.

Renata Robl Imoto
Pediatra. Mestre em Saúde da Criança e do Adolescente pela Universidade Federal do Paraná.

Renato de Ávila Kfouri
Mestre em Ciências pela Universidade Federal de São Paulo. Pediatra Infectologista. Presidente do Departamento Científico de Imunizações da Sociedade Brasileira de Pediatria.

Renato Santos Coelho
Professor Assistente de Pediatria da Faculdade de Medicina da Universidade Federal de Ciências da Saúde de Porto Alegre (UFCSPA). Mestre em Ciências da Saúde pela UFCSPA. Preceptor do Ambulatório de Desenvolvimento Infantil do Hospital da Criança Santo Antônio, Complexo Hospitalar Santa Casa de Porto Alegre. *Scholar Felowship* at Child Study Center, Yale University, EUA.

Ricardo Ghelman
Pediatra. Vice-presidente do Departamento Científico de Genética e Coordenador do Núcleo de Medicina Integrativa para Crianças e Adolescentes da Sociedade de Pediatria de São Paulo. Pós-doutor em Neurociências pelo Departamento de Neurologia na Universidade Federal de São Paulo. Presidente do Consórcio Acadêmico Brasileiro de Saúde Integrativa e Expert da Organização Mundial da Saúde para Medicinas Tradicionais, Complementares e Integrativas.

Ricardo Sukiennik
Professor Adjunto IV de Pediatria da Faculdade de Medicina da Universidade Federal de Ciências da Saúde de Porto Alegre. Mestre em Pediatria pela Universidade Federal de São Paulo. Doutor em Pneumologia pela Universidade Federal do Rio Grande do Sul. Preceptor do Ambulatório de Desenvolvimento Infantil do Hospital da Criança Santo Antônio,

Complexo Hospitalar Santa Casa de Porto Alegre. *Observership training in development* at Alder Hay Children's Hospital/University of Liverpool, Reino Unido.

Rita Cácia Oenning da Silva
Diretora Executiva da Usina da Imaginação. Cineasta e Produtora Cultural. Doutora em Antropologia.

Roberto Gomes Chaves
Pediatra Especialista em Aleitamento Materno. Ex-membro do Departamento Científico de Aleitamento Materno da Sociedade Brasileira de Pediatria.

Roberto Santoro Almeida
Coordenador do Grupo de Trabalho de Saúde Mental da Sociedade Brasileira de Pediatria. Membro do Departamento Científico de Saúde Mental da Sociedade de Pediatria do Estado do Rio de Janeiro. Chefe do Serviço de Saúde Mental do Hospital Municipal Jesus. Especialista em Psiquiatria pela Associação Brasileira de Psiquiatria e Associação Médica Brasileira. Mestre em Psiquiatria pelo Instituto de Psiquiatria da Universidade Federal do Rio de Janeiro. Psicanalista pela International Psychoanalytical Association (IPA). Membro Efetivo e Coordenador do Núcleo de Psicanálise e Arte da Sociedade Psicanalítica do Rio de Janeiro.

Rosana Fiorini Puccini
Professora Titular e Chefe da Disciplina de Pediatria Geral e Comunitária do Departamento de Pediatria da Universidade Federal de São Paulo. Coordenadora do Grupo de Trabalho Ensino de Pediatria na Graduação da Sociedade Brasileira de Pediatria.

Roseli Oselka Saccardo Sarni
Professora Titular e Livre-docente em Pediatria da Faculdade de Medicina do ABC. Mestre em Pediatria e Doutora em Medicina pela Universidade Federal de São Paulo. Pediatra Especializada em Nutrologia Pediátrica e em Terapia Nutricional Parenteral e Enteral Pediátrica.

Rubens Cat
Pediatra Especialista em Medicina Intensiva Pediátrica. Doutor em Saúde da Criança e do Adolescente pela Universidade Federal do Paraná (UFPR). Docente de Pediatria da UFPR. Chefe do Serviço de Emergência Pediátrica do HC-UFPR.

Salmo Raskin
Médico Especialista em Pediatria e em Genética pela Universidade Federal do Paraná, e em Genética Médica Molecular pela Universidade de Vanderbilt, Estados Unidos. Membro Titular da Sociedade Brasileira de Genética Médica. Doutor em Genética. Diretor do Centro de Aconselhamento e Laboratório Genetika, Curitiba.

Sarah Saul
Médica Pediatra. Vice-Presidente do Departamento Científico (DC) de Segurança da Criança e do Adolescente da Sociedade de Pediatria de São Paulo. Membro do DC de Segurança da Criança e do Adolescente da Sociedade Brasileira de Pediatria.

Sérgio L. Amantéa
Professor Adjunto do Departamento de Pediatria da Universidade Federal de Ciências da Saúde de Porto Alegre (UFCSPA) e da Pontifícia Universidade Católica do Rio Grande do Sul. Coordenador do Programa de Pós-graduação Atenção à Saúde da Criança e do Adolescente da UFCSPA. Coordenador de Ensino da Emergência Pediátrica do Hospital da Criança Santo Antônio/Irmandade Santa Casa de Misericórdia de Porto Alegre. Doutor em Medicina – Pneumologia – pela Universidade Federal do Rio Grande do Sul.

Presidente do Departamento Científico de Emergência da SBP. Presidente da Sociedade de Pediatria do Rio Grande do Sul.

Sérgio Antonio Antoniuk
Professor Associado do Departamento de Pediatria da Universidade Federal do Paraná.

Silvia Maria de Macedo Barbosa
Doutora em Ciências da Saúde pela Faculdade de Medicina da Universidade de São Paulo (FMUSP). Chefe da Unidade de Dor e Cuidados Paliativos do Instituto da Criança e do Adolescente do Hospital das Clínicas da FMUSP. Especialista em Pediatria com Área de Atuação em Medicina Paliativa e Medicina da Dor. Coordenadora da Comissão de Bioética e Cuidados Paliativos do Hospital Municipal Universitário de São Bernardo do Campo. Presidente do Departamento Científico (DC) de Cuidados Paliativos da Sociedade de Pediatria de São Paulo. Membro do DC de Medicina da Dor e Cuidados Paliativos da Sociedade Brasileira de Pediatria. Fundadora e Presidente da Rede Brasileira de Cuidados Paliativos.

Sônia Groisman
Mestre e Doutora em Odontologia Preventiva pela Universidade Federal Fluminense. Professora Titular e Coordenadora da Especialização em Odontologia Social e da Família da Faculdade de Odontologia da Universidade Federal do Rio de Janeiro. Consultora da Global Child Dental Fund, Reino Unido.

Tadeu Fernando Fernandes
Especialista em Pediatria pela Sociedade Brasileira de Pediatria (SBP) e Associação Médica Brasileira. Especialização em *Early Nutrition* pela Ludwig-Maximilians University of Munich. Pós-graduado em Nutrologia Pediátrica pela Boston University School of Medicine. American Academy of Pediatrics – AAP *Membership*. Presidente do Departamento Científico de Pediatria Ambulatorial da SBP.

Tania M. R. Zamataro
Presidente do Departamento Científico de Segurança da Criança e do Adolescente da Sociedade de Pediatria de São Paulo. Membro do Departamento Científico de Segurança da Criança e do Adolescente da Sociedade Brasileira de Pediatria.

Teresa Maria Bianchini de Quadros
Professora Adjunta da Universidade Federal do Recôncavo da Bahia (UFRB). Doutora em Medicina e Saúde pela Universidade Federal da Bahia. Mestre em Educação Física pela Universidade Federal de Santa Catarina. Especialista em Fisiologia do Exercício pela Universidade Federal do Paraná. Licenciada em Educação Física pela Universidade Estadual de Ponta Grossa. Líder do Grupo de Pesquisa em Atividade Física, Antropometria, Saúde e Qualidade de Vida da UFRB.

Thiago Ferreira de Sousa
Professor Adjunto da Universidade Federal do Recôncavo da Bahia (UFRB). Doutor e Mestre em Educação Física pela Universidade Federal de Santa Catarina. Licenciado em Educação Física pela Universidade Estadual de Santa Cruz. Membro do Grupo de Pesquisa em Atividade Física, Antropometria, Saúde e Qualidade de Vida da UFRB.

Ubirajara Barroso Jr.
Professor Livre-docente. Chefe da Unidade do Sistema Urinário da Universidade Federal da Bahia. Professor Adjunto da Escola Bahiana de Medicina. Doutor em Urologia pela Universidade Federal de São Paulo. *Fellowship* em Urologia Pediátrica pelo Children's Hospital of Michigan, Wayne State University, EUA.

Valéria Rocha
Neurologista Pediátrica. Secretária Geral da Associação Brasileira de Neurologia e Psiquiatria Infantil. Membro do Departamento Científico de Neurologia da Sociedade Brasileira de Pediatria.

Vânia Oliveira de Carvalho
Professora Associada do Departamento de Pediatria da Universidade Federal do Paraná (UFPR). Doutora em Saúde da Criança e do Adolescente pela UFPR. Pediatra. Presidente do Departamento Científico de Dermatologia da Sociedade Brasileira de Pediatria.

Virgínia Resende Silva Weffort
Professora Associada do Departamento de Pediatria da Universidade Federal do Triângulo Mineiro (UFTM). Especialista em Pediatria pela UFTM. Área de Atuação em Nutrologia Pediátrica pela Sociedade Brasileira de Pediatria (SBP), Associação Brasileira de Nutrologia e Associação Médica Brasileira. Mestre e Doutora em Pediatria pela Faculdade de Medicina de Ribeirão Preto da Universidade de São Paulo. Presidente do Departamento Científico de Nutrologia da Sociedade Mineira de Pediatria e SBP.

Zilda Braid
Especialização em Endocrinologia Pediátrica pela Universidade Federal da Bahia. Doutoranda pela Faculdade de Medicina de Ribeirão Preto, Universidade de São Paulo.

Zuleide Aparecida Felix Cabral
Professora Aposentada Adjunta IV do Departamento de Ginecologia e Obstetrícia da Universidade Federal do Mato Grosso. Professora de Medicina da Faculdade de Ciências Biomédicas de Cacoal, RO, e do Centro Universitário de Várzea Grande, MT. Doutora em Medicina pela Faculdade de Medicina da Universidade de São Paulo.

Sumário

1

Características do paciente pediátrico

Luciana Rodrigues Silva
Dirceu Solé

"Seria bom se, depois que os homens crescessem, se lembrassem às vezes de que já foram crianças."
A. Saint-Exupéry

INTRODUÇÃO

Todos nós temos um corpo, e seu funcionamento é semelhante na maioria das circunstâncias; todos necessitam de oxigênio e alimento, todos se reproduzem a partir de um ovo fertilizado. No entanto, cada corpo tem uma história, junto com suas emoções e experiências. Todos nós experimentamos a dor e a doença, assim como as crianças adoecem e sofrem com a erupção dentária, com uma diarreia, com uma mãe negligente ou um pai violento ou com uma doença crônica terminal.

A medicina tem o objetivo de preservar a vida e a saúde com qualidade. Isso é transmitido desde Hipócrates, que há mais de 2.500 anos já enfatizava a importância de uma observação cuidadosa. No entanto, os maiores avanços ocorreram a partir de quando os médicos começaram a catalogar e comparar os casos clínicos.

Além do fato de a morte fazer parte da vida, fato muitas vezes não encarado pelos pacientes e até mesmo pelos médicos, os médicos devem estar habilitados a diminuir o sofrimento dos pacientes e seus familiares, ajudá-los a prevenir doenças e a ter uma vida com mais qualidade.

Os avanços tecnológicos, genéticos, imunológicos, farmacológicos, cirúrgicos, as vacinas, os antibióticos, a solução de reidratação, a melhor nutrição têm modificado a apresentação e diminuído a prevalência de algumas doenças, além de aumentar a longevidade das populações e a compreensão sobre a fisiopatologia de muitas condições. No entanto, grandes contrastes ainda existem entre o mundo desenvolvido e aquele em desenvolvimento e novas doenças começar a emergir, como a rejeição pós-transplante, a segunda neoplasia em indivíduos submetidos a quimioterapia e a infecção pelo novo coronavírus (SARS-CoV-2) – a Covid-19. Algumas doenças antigas voltam a aparecer de forma alarmante, como a tuberculose, a dengue e o sarampo.

O médico precisa, ainda, ter noção clara das disparidades socioeconômicas, das imensas desigualdades sociais que existem em nosso país e da situação em que aquele paciente que está atendendo está inserido. Deve saber também como vai orientar os familiares do paciente na condução do caso daquela criança.

Não se pode esquecer a necessidade de fazer um esforço constante para diminuir a possibilidade de causar iatrogenia, fato de extrema relevância, muitas vezes esquecido. O médico, sobretudo o pediatra, deve ter sensibilidade aliada a competência para avaliar cada paciente como único junto a sua família.

As pessoas procuram um médico em busca de orientação, de esclarecimento, de uma segunda opinião, de soluções técnicas com fármacos ou com outros procedimentos para um problema. Elas também precisam ser ouvidas sobre suas dores e dúvidas a fim de obter soluções psicológicas individualizadas. Esse aspecto demonstra que o médico lida com pessoas e deve compreender o que ocorre nessa relação interpessoal, buscando aperfeiçoar sua comunicação e sensibilidade para que consiga perceber os problemas de modo adequado e propor soluções eficientes e que sejam cumpridas pelo paciente e seus familiares.

Além de todo o conhecimento técnico atualizado, é fundamental que haja também um conhecimento humanístico, o que pode contribuir muito para os resultados desejados. Esse aprofundamento humanístico inclui reflexões filosóficas, antropológicas, culturais, psicológicas e políticas, associadas à reflexão diária sobre as vivências experimentadas pelo médico e que vão constituir a bagagem para a construção de sua experiência e de sua competência e maturidade como pessoa e como profissional.

A medicina centrada no paciente de modo individualizado estimula o médico a analisar os aspectos biológicos relacionados a seus problemas e também a forma como cada paciente enfrenta a situação da doença. A consulta representa uma oportunidade especial, do ponto de vista técnico e do ponto de vista de uma relação interpessoal, na qual as características dos indivíduos envolvidos têm um peso significativo para alcançar o sucesso esperado. Na prática pediátrica, essa interação envolve mais de dois sujeitos, pois, em geral, além do médico e do paciente, há também a conexão que se estabelece entre o médico e os pais ou acompanhantes do paciente na maioria das vezes.

Apesar das mudanças que ocorreram mais recentemente no sistema de saúde, do atendimento ambulatorial, que aumentou, e da assistência hospitalar, que ainda é feita nos casos mais graves – assim como a divisão entre médicos generalistas e especialistas, as alterações na forma dos pagamentos dos serviços médicos, de acordo, sobretudo, com a visão que se ampliou diante dos direitos do paciente, as grandes mudanças tecnológicas, com novas ferramentas digitais –, algumas demandas hoje são ainda mais claras no que diz respeito à prevenção de doenças e à promoção de saúde, além de orientações sobre nutrição e atividade física, imunizações e medidas de mudanças precoces nos hábitos de vida que podem impactar de modo significativo a saúde em longo prazo das pessoas. São mudanças capazes de diminuir o risco de desenvolvimento de determinadas patologias, e nesse aspecto o pediatra exerce uma função de suma importância como educador, podendo influir e contribuir para a alteração de comportamentos na família, com o objetivo de alcançar uma vida com mais qualidade.

Na anamnese, o médico deve exercer a sensibilidade em ouvir e observar, aperfeiçoar sua técnica em comunicação para transformar a queixa do paciente em uma história concisa e clara sobre o problema apresentado. O registro no prontuário tem, por sua vez, importância soberana na documentação desse momento da entrevista e também do que vem a seguir, na condução do exame físico completo e sempre detalhado, nas suspeitas diagnósticas e nos planos diagnóstico e terapêutico a serem traçados para o paciente.

O acolhimento com respeito, solidariedade, atenção e cuidado é percebido pelo paciente, que vai se colocando mais à vontade, assim como seus acompanhantes, que também percebem nas entrelinhas o acolhimento adequado. O médico observa e percebe o não dito pelos pacientes, a conexão destes com seus familiares e a forma como enfrentam a condição patológica do momento. Quanto mais aberto, atento e flexível o médico, melhor se sentirá o paciente para conversar. A escuta e o olhar atento do médico são as características mais importantes durante a entrevista. Mesmo com diferentes níveis de instrução, o bom médico tem condição de conversar com seu paciente.

Há que se cumprir um tempo cronológico e um tempo psicológico na consulta para que ela seja satisfatória. Quando isso ocorre, a terapêutica já se faz sentir no paciente e em seus familiares ao saírem do consultório. O exercício de empatia é obrigatório para o pediatra, e, ao dar-se conta disso, suas consultas se tornam mais agradáveis.

Também importantes são as informações passadas durante o exame físico e sobre a conduta diagnóstica e terapêutica. Os detalhes devem ser bem compreendidos para diminuir a aflição de todos. O médico deve estar ciente de seu papel e de seu poder durante a consulta, mas sobretudo para evitar as atitudes autoritárias que diminuem a possibilidade de adesão ao tratamento. É por esses fatores que idealmente se deve estabelecer uma aliança entre o pediatra, o paciente – a depender de sua faixa etária – e seus familiares.

As atitudes fundamentais para uma consulta apresentar resultado positivo são a capacidade de empatia do médico, o senso de observação, a firmeza e a sensibilidade ao ouvir, a forma de perguntar e conduzir a entrevista e o exame, sem demonstrar julgamentos ou preconceitos com palavras ou gestos. A linguagem não falada, os gestos, o silêncio atento, o contato visual, a postura corporal, a expressão facial ou as perguntas com paráfrase são comportamentos que facilitam a comunicação. As perguntas, quando feitas, devem ser sempre abertas, pois traduzem a escuta atenta. O médico então exerce, a depender do momento, o papel de consultor, de especialista ou de orientador e deve usar esses três papéis para orientar bem seu paciente.

As crianças são muito vulneráveis, pois necessitam de adultos equilibrados que as acompanhem e assistam. Por outro lado, as crianças também representam idealizações maternas e paternas, que muitas vezes são claras para os pediatras mais experientes; algumas expectativas em certas ocasiões são muito elevadas, e quando não são cumpridas podem contribuir de modo negativo para a formação da autoestima da criança. As crianças doentes muitas vezes despertam nos pais a compaixão, a culpa ou a indulgência exagerada, que atrapalham ainda mais a situação. Qualquer doença mais grave na criança altera toda a dinâmica familiar, e frequentemente os pais tornam-se agressivos até mesmo com os médicos, que por sua vez devem entender que essa reação pode ser uma resposta à frustração, nada pessoal dirigido ao médico.

Essa relação potencialmente rica em interações pode determinar a tranquilidade para o paciente e seus familiares conversarem honestamente e, para o médico também poder falar com eles de modo claro, realista e aberto, não apenas sobre o tratamento de uma condição específica, mas também sobre detalhes mais delicados, por exemplo, a necessidade de dar mais limites à criança, ou conversar com o adolescente sobre sua exposição a drogas de adição e a prevenção da gravidez. O pediatra, portanto, vai ampliando essa prática, simultaneamente com a educação técnica continuada, a fim de realizar bem sua tarefa.

O indivíduo mais importante no consultório, no hospital ou no ambulatório é a criança, seja o recém-nascido, o lactente, o pré-escolar, o escolar ou o adolescente, com suas mudanças contínuas, fato que deve ser enfatizado com os pais, que muitas vezes não estão preparados para muitas mudanças assim tão rápidas, especialmente na autonomia e na independência da criança, que deve ser acompanhada e supervisionada, mas nunca tolhida ou desqualificada.

A primeira consulta dos pais com o pediatra deve ocorrer antes de a criança nascer, durante a gestação, exatamente porque os pais estarão mais tranquilos, poderão perguntar sobre as dúvidas que têm e o pediatra poderá antecipar algumas questões, como a orientação para a amamentação adequada, as cólicas do recém-nascido, a necessária serenidade emocional dos pais, as mudanças na dinâmica da família com a chegada da criança, o amadurecimento e a sensatez necessários de ambos os pais, discussão sobre o desejo e a expectativa que têm quanto a essa criança, inter-relação com os outros indivíduos da família e o nível de solidariedade entre eles.

A criança, quando esperada, representa um dos maiores presentes que se pode receber da vida, e os pais saberão exatamente o que o pediatra quis dizer com isso ao receberem ou filho em seus braços pela primeira vez e em inúmeras outras ocasiões. Vale, entretanto, enfatizar também, que diante de uma gravidez de risco, diante de uma criança com malformações ou problemas graves, o médico também deve procurar solidarizar-se e entender como os pais se sentem, desamparados e impotentes, algumas vezes até mesmo negando a situação, algumas vezes se distanciando, algumas vezes exagerando o problema. Todos esses pontos devem ser avaliados pelo pediatra, pois cada caso deve ser visto de modo absolutamente individualizado, com suas peculiaridades.

A criança oferece aos pais surpresas inúmeras, amor e devoção, confiança inquestionável, assim como a emoção das descobertas e alegrias muitas vezes inenarráveis. Os pais devem dar aos filhos amor incondicional, colaboração na construção da autoestima da criança, o suporte de saúde e educação, limites, cuidados, fronteiras firmes, princípios e valores, segurança no ambiente e devem ensinar com atos, exemplos e palavras. O estímulo positivo dos pais, a maneira como demonstram seus sentimentos e compartilham com seus filhos a tarefa da educação diuturna e a disponibilidade, assim como a disciplina consistente, oferecerão sem dúvida elementos indispensáveis para o desenvolvimento do caráter e das potencialidades da criança. Infelizmente muitas vezes as condições socioeconômicas e culturais inadequadas, ou ainda a falta de equilíbrio emocional dos pais, impedem essas trocas indispensáveis para uma criança sadia.

Outra questão que precisa ser ventilada e que muitas vezes não é falada e que pode acontecer em qualquer nível educacional diz respeito à violência doméstica, seja física, psíquica ou sexual, que é mais frequente do que se imagina e pode determinar problemas para a criança e para toda a sua vida futura e relacionamentos sociais. O médico deve ser habilidoso ao conversar sobre esse assunto e talvez começar a abordagem, por exemplo, falando como esses problemas são comuns na atualidade.

A gentileza é a atitude que todos podem entender. Ser alvo de um ato gentil faz bem. Que efeito tem um ato de gentileza sobre alguém? Seguramente benéfico – se alguém nos ajuda quando precisamos, nos sentimos agradecidos. Todos gostam de ser ouvidos, compreendidos e tratados com cordialidade. Uma criança tratada com gentileza cresce mais saudável, um estudante que se sente reconhecido e respeitado tende a progredir melhor, um paciente tratado com empatia e dedicação melhora depressa e enfrenta melhor sua doença. Não se pode adiar ou fingir que os problemas não existem; temos de enfrentá-los com honestidade, de olhos abertos, de modo realístico, mas sempre gentil.

Para os pais inseguros na primeira gestação, pode-se orientar:

- Que amem seus filhos como um indivíduo único, sem compará-los com outras crianças e mesmo com os irmãos.
- Que analisem criticamente seu próprio comportamento e vejam como podem ser pessoas cada vez melhores.
- Quando tiverem dúvidas a respeito de seu comportamento, que peçam ajuda ou se informem.
- Que sejam um bom exemplo para seu filho desde os pequenos atos e, sobretudo, cuidem de si mesmos para que ele também aprenda o autocuidado.
- Que demonstrem amor, confiança e respeito e conversem honestamente com o filho.
- Que demonstrem solidariedade e cooperação com outros membros da família.
- Que não se culpem e apliquem a disciplina necessária com firmeza, sem gritar, e negociem com a criança para que ela se sinta fazendo parte das decisões e se comprometa com os hábitos novos.
- Que minimizem as frustrações e maximizem o sucesso.
- Que tenham tempo para se divertir com seu filho.
- Que tentem demonstrar como se pode aprender com os fatos bons e também com os desapontamentos e frustrações da vida.
- Que, diante de problemas maiores, não se envergonhem de pedir ajuda a um amigo, ao pediatra, ao psicólogo, ao psiquiatra.

Não se engana uma criança; ela percebe pequenos detalhes aos quais às vezes os adultos nem prestam atenção. O pediatra deve incentivar os pais a pensarem conscientemente sobre seus atos e seus modelos diante dos filhos. Quando perceberem com mais clareza suas posições, verão que, ao oferecer às pessoas aquilo de que elas mais precisam para dar um passo adiante, como dar suporte à sobrevivência, promover o aprendizado de algo, oferecer possibilidades de oportunidades de novos interesses, fornecer o acesso a um tratamento quando necessário, simplesmente ouvir ou compartilhar alegrias e tristezas ou incentivar a expressão de algum talento, são todos atos que geram liberdade e agradecimento íntimo.

Na gestação, a mãe já deve ter sido anteriormente vacinada contra rubéola, não deve conviver com gatos (toxoplasmose), deve saber se é ou não portadora do vírus B da hepatite, deve ser encorajada a deixar de fumar, a não beber e a fazer exercícios adequados, além de comparecer a todas as consultas do pré-natal. Nessa fase também o pediatra deve aconselhar os passos necessários sobre como ter uma casa segura para uma criança, evitando as possibilidades mais comuns de acidentes, que ocorrem, em sua maioria, com as crianças dentro do próprio domicílio. Na verdade os acidentes não são acidentais, pois podem ser prevenidos.

Outro aspecto a observar é, caso os pais já tenham outros filhos, levá-los a também se preparar para a chegada de um novo irmão, participando de escolhas como o nome, as roupas do novo bebê e outros acontecimentos, para se sentirem parte do processo e jamais abandonados.

Os pais conhecem a criança e começam a habituar-se a ela depois de seu nascimento, sendo necessário um ambiente tranquilo para que esse conhecimento vá acontecendo de modo paulatino. Após alguns dias, a mãe começa a entender o choro e os sinais da criança, que em seguida passa a conhecer a própria mãe e depois o pai, sobretudo quando ele é presente. É fundamental que os pais se entendam e descubram de modo intuitivo o papel da mãe e o papel do pai com alegria; a conexão com o olhar e as palavras deve ser sempre estimulante na troca de fraldas, ao adormecer, ao alimentar a criança. As primeiras experiências com a amamentação precisam de orientação e suporte do pediatra, pois amamentar necessita de conversa sobre a técnica e sobre as complicações possíveis e o esclarecimento das dúvidas, assim como a diurese, a evacuação, o ganho de peso, as imunizações obrigatórias, e a higiene e o banho. Quaisquer dúvidas sobre a criança devem ser respondidas pelo pediatra (icterícia, convulsões, regurgitações intensas, como colocar para eructar, o que fazer com cólicas, febre, reações a vacinas e outras), sejam elas simples ou complicadas, a fim de não deixar os pais apreensivos. Os pais devem ter um gráfico de peso e altura consigo, para também acompanharem o crescimento e o desenvolvimento da criança.

Os referenciais antropométricos utilizados para medir o crescimento dos indivíduos nesse ciclo de vida demonstram, de maneira objetiva, a grande característica da semiologia pediátrica: o caráter evolutivo da mudança de dimensões, formas, conteúdos, funções e expressões em cada momento do processo. Demonstram ainda a diversidade flutuante da semiologia na infância e na adolescência, as transformações morfológicas e funcionais próprias de todas as etapas, além de particularidades comportamentais cada vez mais bem estudadas. São completamente distintos o ritmo, a intensidade e a extensão do crescimento somático geral, bem como do crescimento das estruturas do sistema nervoso central, dos órgãos genitais e das estruturas dos elementos do sistema linfático.

Por outro lado, a evolução do desenvolvimento neuropsicomotor é demonstrada pelos marcos comportamentais progressivos, que traduzem a dinâmica evolutiva do crescimento e da diferenciação da criança, requerendo do pediatra habilidades semiológicas para registrá-los e avaliar os desvios no desenvolvimento cognitivo, intelectual, motor, afetivo e comportamental do indivíduo nas diferentes etapas da maturidade.

Quanto ao desenvolvimento cognitivo e emocional, já se sabe que ambos começam a se estruturar desde tenra idade e que problemas relacionados às vezes não são diretamente verbalizados pela criança, mas podem aparecer sob a forma de enurese ou encoprese prolongadas, gagueira, gestos repetitivos, de queda no rendimento escolar, alterações no apetite ou no sono, mudanças de comportamento, ansiedade, depressão ou isolamento social – que precisam ser informadas ao pediatra, que avaliará a necessidade de outro profissional na condução da criança. Embora muitas doenças tenham os fatores de risco estudados e descritos, aquelas relacionadas ao comportamento ainda carecem de estudos.

Dois dos mais difíceis aprendizados na vida, o andar e o falar ocorrem de modo progressivo, em geral antes do segundo ano. Ao observar uma criança aprendendo a andar e a falar, verifica-se a tenacidade, a perseverança, a curiosidade, a alegria, o erro e o acerto como aprendizados árduos e, sobretudo na linguagem que se constrói, muitas influências nas quais atuam não só os pais como os avós, os irmãos, as cuidadoras e outras crianças. Nessas interações a criança vai construindo seu eu, descobrindo seu significado e seu sentido na existência, aos poucos delimitando seu território, reconhecendo os limites a que é exposta. A criança começa também a defender-se ou a manipular aqueles que estão ao seu redor para satisfazer suas vontades.

Desde tenra idade, o cuidado e o carinho têm significados importantes no desenvolvimento emocional. Além do oferecimento do alimento, contribuem para a estruturação do psiquismo infantil, assim como mais tarde as noções consistentes e comprometidas de disciplina, de suporte e de compreensão para que as crianças cresçam se sentindo amadas e preparadas para enfrentar os desafios da vida. Alterações, mesmo que pequenas, em todo esse universo devem ser percebidas precocemente pelo pediatra, para proceder à orientação adequada e ao encaminhamento, a fim de prevenir problemas graves no futuro. As funções materna e paterna são diferentes e importantes nessa construção adequada, para dar o suporte necessário à criança, que será introduzida na comunidade com todos os seus símbolos, interdições e prazeres. Em seguida vem o papel da escola, muito importante também para a criança que se desenvolve para ajudar em sua preparação para um ser humano e um ser cidadão e um ser pensante que pode criticar, participar e escolher em sua realidade. Volta aqui a ênfase na percepção e no preparo dos pais, a observação do pediatra sobre os medos da criança e suas experiências à medida que vai crescendo. A saúde mental é igualmente fundamental para o desenvolvimento da criança, assim como a saúde física.

Com a escolaridade, ampliam-se a socialização da criança, seus conhecimentos, sua conscientização temporal e numérica, até a chegada da adolescência, que traz novas e insuspeitadas surpresas na aparência física, nos desejos, na sexualidade, na inter-relação com outros da mesma idade e no processo de independência progressiva dos pais, colocando-o o adolescente como exposto a grandes riscos pelo comportamento às vezes impulsivo, pela competição com os colegas, pela sensação de estranhamento diante de tantas mudanças, ou pela sensação de onipotência comum nessa idade. Os pais aí são testados, e o pediatra pode lembrar a eles que devem pensar cada qual em sua própria adolescência e colocar-se no lugar dos filhos para refletir melhor sobre a disciplina e a liberdade que vão proporcionar aos filhos, mantendo sempre o diálogo realista e, nas dificuldades, procurar ajuda e não negar ou esconder os problemas.

A criança sabe quando é amada e estimulada; ela sente quando é negligenciada ou preterida; ela entende melhor a linguagem não falada e o tom de voz do que os adultos. Diante dessas reflexões, dever-se-ia idealmente planejar o momento adequado para ter filhos, quando algum amadurecimento crítico individual tenha acontecido na vida da mãe e do pai, para juntos poderem enfrentar esse belo desafio que é único, o de cuidar e educar os filhos. Um ponto a ser lembrado aqui é a necessidade da anticoncepção consciente e bem orientada na adolescência para evitar o grave problema dos pais adolescentes e da criança filha de pais adolescentes. Programas sérios de saúde pública precisam enfrentar essa questão, assim como os problemas relacionados com a qualidade do ensino fundamental, com o espaço de lazer nas comunidades, com o estímulo para a atividade física, admitindo que as crianças de hoje sejam os dirigentes e os gestores de amanhã. Portanto, é imprescindível cuidar de medidas adequadas de saúde e educação para essa faixa etária pediátrica. As crianças representam o futuro da nação.

As relações dos médicos com os pacientes e suas famílias representam vínculos de apoio e auxílio. Para serem bem-sucedidas, devem ser respeitosas, atenciosas, ricas em aceitação incondicional e interesse genuíno, atitudes que exigem maturidade de quem as exerce. As relações que não são boas geralmente retiram a subjetividade do indivíduo, tendem a eliminar sua autonomia, alimentam suas condutas regressivas e o conduzem a uma dependência crescente. No caso do ato médico, essa relação estará bastante empobrecida se for reduzida a um mero ato técnico.

O desconhecimento das singularidades da semiologia pediátrica explica o erro grosseiro que ainda hoje se comete ao entender a criança como uma simples miniatura do adulto. Mudanças físicas, psicológicas e até muitas funções e testes laboratoriais diferenciam as crianças dos adultos e precisam ser conhecidas em sua singularidade. Apenas o pediatra é o profissional habilitado e apto a exercer o cuidado desses indivíduos em constante mudança. Há doenças mais prevalentes em cada etapa da pediatria, com peculiaridades próprias, há condução terapêutica diversa da dos adultos, há mudanças anatômicas e fisiológicas em cada idade, há diversidade de resposta aos medicamentos, há necessidade de equipes multidisciplinares treinadas para atender crianças e adolescentes. Para tanto, existe um movimento sugerindo aos gestores que as crianças e adolescentes sejam sempre, nas assistências primária, secundária e terciária, atendidos apenas por pediatras.

É na pediatria que se pode exercer a missão mais gratificante de todas – a missão de ajudar o próximo e com isso sentir-se orgulhoso e agradecido, pois essa atividade representa a mais nobre de todas e a mais enriquecedora.

Nas Figuras 1 a 4 se observa uma criança nas diversas faixas etárias pediátricas, etapas que passam rapidamente, em um tempo no qual o pediatra pode contribuir de forma positiva em várias situações.

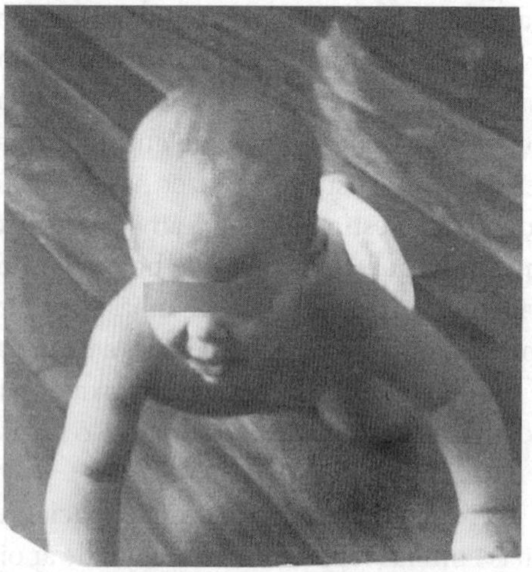

FIGURA 1 Lactente.

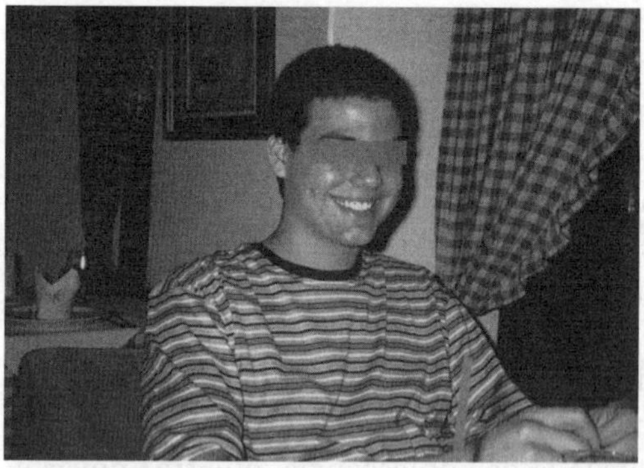

FIGURA 3 Início da adolescência.

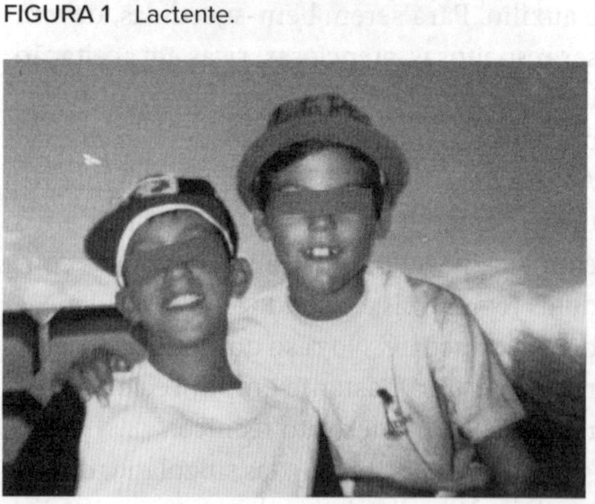

FIGURA 2 Escolar.

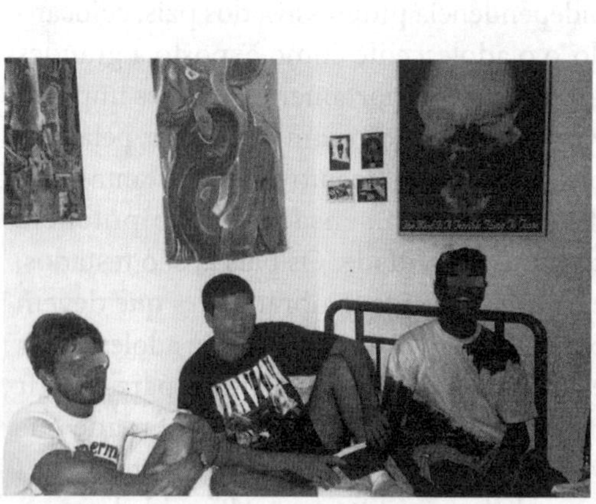

FIGURA 4 Adolescência tardia.

"Toda ação pode ser desempenhada como arte, como ofício ou como obrigação."

REFERÊNCIA BIBLIOGRÁFICA

1. Silva LR. Diagnóstico em pediatria. Rio de Janeiro: Guanabara Koogan; 2009. 1180p.

2

Desafios da pediatria no terceiro milênio

Álvaro Jorge Madeiro Leite

INTRODUÇÃO

Neste capítulo, a proposta é refletir acerca dos desafios para a pediatria neste terceiro milênio. As implicações são muitas, e duas sobressaem: aceitar a possibilidade reflexiva e suas precondições, e acolher a possibilidade de o pensamento ainda ser capaz de produzir leituras atentas e coerentes da realidade. São riscos, assumi-los é a condição para celebrarmos o alargamento de nossa condição de *Homo sapiens* e assumirmos a complexidade de nossa condição humana[1], como também valorizar as contribuições da neurociência e das ciências cognitivas acerca da nossa capacidade de tomar decisões adequadas para alcançar determinados objetivos[2].

Também é bom logo se precaver com alguns alertas! O filósofo da educação Jorge Larossa Bondia nos adverte de que, nesta era de abundância de informação, o pensamento precisa de abertura para extrair da experiência os saberes que podem transformar a vida e a prática humana. Diz ele:

"A experiência, a possibilidade de que algo nos aconteça ou nos toque, requer um gesto de interrupção, um gesto que é quase impossível nos tempos que correm: requer parar para pensar, parar para olhar, parar para escutar, pensar mais devagar, olhar mais devagar, e escutar mais devagar; parar para sentir, sentir mais devagar, demorar-se nos detalhes, suspender a opinião, suspender o juízo, suspender a vontade, suspender o automatismo da ação, cultivar a atenção e a delicadeza, abrir os olhos e os ouvidos, falar sobre o que nos acontece, aprender a lentidão, escutar aos outros, cultivar a arte do encontro, calar muito, ter paciência e dar-se tempo e espaço"[3].

A proposta é seguir algumas dimensões da profissão de médico pediatra para ampliar a compreensão dos desafios que temos pela frente. Desde já, acolher a dupla dimensão:

1. Médico inserido em uma categoria profissional (medicina como profissão) legitimada socialmente e com referenciais próprios de transmissão dos conhecimentos, práticas e valores da profissão.
2. As particularidades de ser médico pediatra, o que se reveste de compromissos específicos, uma vez que o cotidiano da profissão está fortemente relacionado com as famílias, suas configurações e contextos sociais, dinâmicas psicoemocionais.

Todos esses aspectos se revestem como objeto de estudo e suporte à prática clínica de qualidade.

MEDICINA

A medicina, globalmente, enfrenta desafios ligados ao desenvolvimento da sociedade e dos aspectos singulares da cultura onde está inserida. Em última instância isso diz respeito à centralidade dos direitos da pessoa humana, bem como aos aspectos objetivos e subjetivos da interação entre médicos e pacientes. Essa interação ocorre sempre em contextos e mediações específicos (clínica pública ou privada; percepção de direitos de cidadania, sistemas de saúde etc.).

Atualmente são aspectos visíveis desses desafios, dentre outros:

- Crise na concepção e implementação de um sistema nacional de saúde.
- Crise nos modos de inserção dos profissionais médicos nesse sistema.
- Crise na atenção básica à saúde, no mercado de trabalho com foco na hiperespecialização e nos modelos pedagógicos das escolas médicas.
- Ênfase e crença excessiva na tecnologia e no uso de exames complementares.
- Fragilidade da formação e da prática ético-relacional.

São perceptíveis dissonâncias entre o que a sociedade espera dos médicos e o modo como os médicos desejam ser valorizados por essa mesma sociedade. No início do milênio esse mal-estar já estava presente na publicação conjunta do Colégio Americano de Médicos e Federação Europeia de Medicina Interna acerca do profissionalismo[4]: "Os médicos, atualmente, se sentem frustrados na medida em que as mudanças nos sistemas de atenção à saúde, praticamente em todos os países industrializados, ameaçam a natureza e os próprios valores da profissão médica".

A pandemia da Covid-19 causada pelo SARS-CoV-2 (vírus da família dos coronavírus) acrescentou aos aspectos mencionados acima novos desafios que escapam ao escopo deste capítulo. Apenas ressaltaria dois desses desafios mais visíveis ao âmbito de atuação da escola médica:

1. O desenvolvimento da matriz de competências em relação à problemática da ciência e da cientificidade da produção de conhecimentos e suas condições de verificabilidade.
2. As competências na esfera ética para o debate entre os pares (intraprofissão) e no debate público ampliado para a sociedade.

Está visível o despreparo de boa parcela dos médicos para lidar com questões relativas à ciência e ao debate ético com os pares e com a sociedade.

Nos limites deste capítulo serão abordados alguns aspectos não sistemáticos mais associados à natureza e à lógica interna da medicina pediátrica, mesmo considerando suas articulações complexas com o campo da saúde e com a sociedade em sua inteireza.

MEDICINA PEDIÁTRICA

Os anos passam e os muitos que ainda estão por vir não conseguirão ocultar certas tarefas (e desafios) fundamentais da pediatria sintetizados logo no início deste terceiro milênio por lideranças expressivas da pediatria americana como Brazelton e Greenspan[5]: as crianças precisam ser atendidas em certas necessidades essenciais sem as quais elas não podem aprender, crescer e se desenvolver. Esses autores enumeraram seis dessas necessidades:

1. De relacionamentos estáveis e contínuos.
2. De proteção física, de segurança e de regras.

3. De experiências que respeitem as diferenças individuais.
4. De experiências adequadas ao desenvolvimento.
5. De estabelecimento de limites, organização e expectativas.
6. De comunidades estáveis, amparadoras e de continuidade cultural

Logo se pode observar a amplitude do trabalho pediátrico e seus desafios permanentes para que a sociedade e as famílias possam oferecer às crianças o melhor início de vida possível e as condições favorecedoras para seu desenvolvimento.

Para efeito deste capítulo, serão apresentados alguns desafios que articulam questões relacionadas à saúde das crianças e à prática pediátrica de qualidade.

Desafio 1: desigualdades de nascimento

Em primeiro lugar, merece destaque o problema permanente das desigualdades existentes logo nos primórdios da vida. Todos nós somos lançados involuntariamente no jogo da vida; somos dotados de bagagem genética, dimensões subjetivas e transgeracionais, dependentes das condições de sobrevivência das famílias onde iremos crescer. Aqui é importante demarcar um desafio de grande significado para países com padrões de desigualdades e iniquidades semelhantes ao nosso: as desigualdades de nascimento associadas com as desigualdades de destino.

Entre 2011 e 2012, sob a coordenação da Escola Nacional de Saúde Pública Sergio Arouca (ENSP-Fiocruz), ocorreu o estudo intitulado "Nascer no Brasil: inquérito nacional sobre o parto e o nascimento"[6], estudo de base hospitalar com abrangência nacional, com a participação de renomadas instituições públicas de ensino e pesquisa. A pesquisa acompanhou 23.894 mulheres e seus bebês em estabelecimentos de saúde públicos, conveniados ao Sistema Único de Saúde (SUS), e privados. Foram coletados dados em 266 hospitais de 191 municípios, incluindo as capitais e algumas cidades do interior de todos os estados do país. Alguns achados revelaram as desigualdades de nascimento:

- Menor oferta de leitos de unidade de terapia intensiva (UTI) nas regiões Norte e Nordeste e em cidades localizadas no interior.
- Gestações não planejadas e não desejadas foram as mais frequentes em mulheres adolescentes, não brancas, sem parceiro, sem trabalho remunerado, com uso abusivo de álcool e com três ou mais partos anteriores.
- Partos prematuros espontâneos associados a marcadores de vulnerabilidade social como ser adolescente, ter baixa escolaridade, assistência pré-natal inadequada e infecções, em contraste com os partos prematuros iniciados pelo profissional de saúde, associados à assistência ao parto em serviços privados, idade materna avançada e duas ou mais cesáreas prévias.

Recentemente, uma publicação do Centro Internacional de Equidade em Saúde (2019), utilizando uma seleção de indicadores extraídos das Pesquisas Nacionais de Demografia e Saúde (PNDS), realizadas nos anos de 1986, 1996 e 2006, estratificadas por variáveis relevantes para análises de desigualdades, revelou o amplo leque das desigualdades em saúde materno-infantil no Brasil.

"As oportunidades de sobreviver e de viver com saúde não são iguais se comparadas em função do nível de renda e escolaridade, da raça e de grupos étnicos. É interessante, contudo, verificar que a melhora constatada dos principais indicadores analisados refletiu, de certa forma, o aumento do acesso aos serviços de saúde com a criação do Sistema Único de Saúde (SUS), em 1988, e o estabelecimento de políticas sociais como a Política de Segurança Alimentar, o Bolsa Família e outras, que trouxeram benefícios para as pessoas mais pobres do país".

E, como muitos já alertaram, não é possível construir uma sociedade desenvolvida sem o pleno desenvolvimento das crianças. Esse é um desafio permanente!

A pediatria é a especialidade médica a serviço da promoção do crescimento e desenvolvimento das crianças e adolescentes. Os pediatras sabem da fragilidade da condição humana desde o nascimento, mas sabem também que, "potente, a infância resiste à dureza do mundo". Assim, das altas taxas de mortalidade infantil no país há cerca de 50 anos aos patamares razoáveis de sobrevivência deste início de século, afirma-se o mistério da renovação da vida.

Tomar iniciativas de mobilização da sociedade, advogar por políticas públicas apoiadas em práticas testadas e potencialmente eficazes são tarefas impostergáveis dos que se dedicam à infância em nosso país. No momento atual muitos pediatras estão envolvidos com atividades que extrapolam os espaços da atuação clínica e dedicam parte de seu tempo à capacitação de outros profissionais que lidam diariamente com as crianças e suas famílias, sejam eles agentes comunitários de saúde, professores de creche, do ensino fundamental e médio, de abrigos.

Envidar esforços para definir estratégias de promoção da saúde direcionadas para crianças em situação de vulnerabilidade ou com fatores de risco para seu pleno desenvolvimento é um dos maiores desafios de todos os setores envolvidos com a criação e a consolidação de um sistema de atenção voltado às necessidades das crianças de mais baixa idade.

A Academia Americana de Pediatria[7] recomenda estratégias universais que todas as crianças devem receber e, especificamente, que todas as famílias recebam orientação antecipada eficaz para promover o desenvolvimento das crianças. Além disso, enfatizam algumas questões que merecem triagem universal na clínica diária. Assim, depressão materna, insegurança alimentar, maus-tratos e violência intrafamiliar, drogadição, outros determinantes sociais da saúde, preocupações psicossociais e comportamentais devem ser abordados nas consultas de puericultura. Ou seja, são necessários novos modelos de assistência para enfrentar os fatores determinantes da saúde provenientes da desigualdade e, em especial no campo da promoção da saúde e prevenção de agravos.

Desafio 2: o nascimento e o florescimento humano

Em segundo lugar, em uma dimensão mais proximal, estamos diante do fato irrefutável na vida de todo ser humano: "Todos nós nascemos biologicamente prematuros para sermos autônomos e, por isso, precisamos de alguém para desempenhar determinadas funções para a nossa sobrevivência". Ou no dizer do psicanalista inglês Donald Winnicott: não existe isso que chamamos de bebê! O raciocínio é simples: sem cuidadores não há infância.

Isso representa um aspecto curioso da condição humana: sem a presença de outro nós, não podemos nos tornar nós mesmos. O modo de compreender a importância desse outro na vida da criança que nasce será sempre desafiador. Para a neurociência, trata-se de "construir a competência dos adultos para melhorar o desempenho das crianças". Adultos competentes serão capazes de corresponder "às necessidades essenciais das crianças".

Compreenderão mais facilmente as descobertas neurocientíficas dos últimos 30 anos:

1. O cérebro humano se desenvolve ao longo dos anos, e as bases de sua arquitetura são construídas no início da vida.
2. As interações dos genes com as experiências moldam os circuitos do cérebro em desenvolvimento.
3. As adversidades precoces na vida da criança afetam negativamente as bases da aprendizagem, do comportamento e da saúde.

O fato é que nós pediatras precisamos assumir o desafio de lidar com diversas fontes de conhecimento que possam ampliar a compreensão e a prática da pediatria. A consequência mais visível dessa aproximação é a ampliação em uma direção mais profunda da escuta dessas famílias e crianças.

Aqui temos dois alertas recentes:

1. No livro *Aprendendo a ouvir*, Brazelton[8] nos exorta a evitar uma atividade de julgamento e a reconhecer as emoções e a dedicação dos pais em um caminho aberto para o respeito aos sentimentos desses pais, deixando para trás o comportamento comum (consciente ou não) de competição com eles e a sua consequente culpabilidade.
2. No livro editado pelo Departamento de Saúde Mental da Sociedade de Pediatria de São Paulo, logo no capítulo 1, Barros[9] apresenta a dimensão de que o pediatra seja aliado da família na descoberta de "quem é a criança, esse nosso filho". A autora, ao pesquisar *sites* e *blogs* elaborados por mães, surpreendeu-se com o teor negativo e mesmo de animosidade de certas postagens. As mães reclamavam de que os pediatras não sabiam acolher, ouvir e respeitar a experiência diária que elas tinham com suas crianças, destituindo de legitimidade a autoridade e o saber proporcionados por essas experiências, como também o "saber essencialmente subjetivo, efeito das marcas, das inscrições que recolheu de sua experiência como criança e como filha, da presença da mãe em sua vida e de outras mães com quem conviveu".

E pensar que já temos décadas de produção de conhecimento acerca da constituição da vida emocional e psicoafetiva das crianças! Ao final, o que as mães desejam é receber do pediatra uma postura acolhedora e parceira na difícil tarefa da criação dos filhos. Isso ainda é um desafio para pediatras formados no predomínio absoluto do paradigma biomédico!

Oportunidade: ainda na celebração da novidade – um filho está iniciando sua jornada –, os futuros pais se veem na condição de procurar as melhores condições de saúde e bem-estar para essa fase de vida da família – a gestação de um descendente. Nascerão pais na mesma medida em que nascerem os filhos! Nesse cenário começa o relacionamento com o pediatra na consulta pré-natal. Momento especial para conversar sobre os anseios, preocupações e necessidades em relação à criança. Averiguar o preparo dos pais para o cuidado com o desenvolvimento físico e psicológico do bebê que está chegando. Bebês são seres comunicativos, portanto, emitem sinais de compreensão ou de desconforto caso essa comunicação não seja adequada.

Na linha desenvolvida neste capítulo surge o momento mais propício para o desenvolvimento da amorosidade que está por vir: o apego pré-natal. Este diz respeito ao modo como os futuros pais vão estabelecendo um espaço emocional dentro de si para amar o filho ainda não nascido; como pensam nele, imaginam seus traços fisionômicos, a semelhança com familiares; escolhem o nome, assumem comportamentos porque julgam que é benéfico para o bebê no útero.

Vale destacar um aspecto fundamental para o encontro de cuidados e afetos entre a mãe e sua criança: atenção especial na consulta pré-natal deve recair sobre a conduta antecipatória acerca das mudanças emocionais maternas após o parto. Tristeza e depressão pós-parto constituem uma situação muito frequente no dia a dia da vida das mulheres que acabam de parir. Estima-se que cerca de metade das mulheres apresentarão tristeza pós-parto (*baby blues*), que dura cerca de duas semanas. Nos primeiros dias depois do nascimento do bebê, é comum que a mãe se sinta frágil, triste, ansiosa, irritável e com vontade de chorar mesmo sem motivo; que tenha alterações de humor. Se essa tristeza se prolongar para além do primeiro mês, existe a possibilidade de que a mulher esteja com depressão pós-parto.

Essa é uma condição que requer tratamento médico imediato. Se não tratada, essa doença pode trazer importantes prejuízos à interação entre mãe e bebê e na formação do vínculo afetivo, além de insegurança no cuidado com a criança, podendo afetar significativamente sua saúde. Às vezes a mulher pode perder a capacidade de sentir prazer, dormir mal, sentir-se sempre cansada e desanimada, apetite diminuído, falta de confiança em si própria e mesmo o sentimento de que é incapaz de cuidar do bebê, da casa e da família. Em poucas situações pode chegar a pensar em suicídio e não conseguir cuidar da criança de forma satisfatória. Trata-se de depressão pós-parto, um transtorno do humor que inicia na gestação ou nas primeiras 6 semanas após o parto, podendo persistir por 1 ano ou mais. É uma doença relativamente comum, que acomete entre 10 e 20% das mulheres e pode necessitar de tratamento especializado.

A depressão materna pós-parto aumenta o risco para a interrupção precoce do aleitamento materno. Por outro lado, a amamentação é considerada um fator de proteção para a manifestação da depressão pós-parto. Ou seja, o desmame pode piorar ou mesmo desencadear a depressão.

Pesquisas demonstram que relacionamentos saudáveis entre o cuidador e a criança estão associados a uma série de resultados saudáveis de desenvolvimento, incluindo o desenvolvimento da linguagem, a regulação emocional, o apego seguro e a prontidão escolar.

Diante de todas essas situações, o pediatra é o profissional mais bem situado e com potencial capacidade para manejar essas dificuldades que comprometem a vitalidade da mulher e a qualidade da interação com o filho.

Desafio 3: apego e saúde emocional

Em uma tirada genial, o pediatra e psicanalista inglês Donald Winnicott nos legou duas frases muito significativas: "O papel do pediatra é o de prevenir as doenças mentais, se ao menos ele soubesse". A outra: "O verdadeiro domínio no qual se exerce a psicanálise é a pediatria. Em psiquiatria muitas vezes já é tarde demais". Os pediatras se ressentem de uma formação básica e consistente sobre o desenvolvimento psíquico da criança. Só muito recentemente no Brasil aparecem em livros-textos ou capítulos de livros de pediatria publicações sobre o tema, mas persiste o desafio de dotar o pediatra de conhecimentos mais sólidos e dos modos de incorporar práticas preventivas, promocionais e mesmo terapêuticas no campo da saúde mental. Para efeito deste capítulo, será tomada como exemplo dessas possibilidades a teoria do apego, elaborada pelo psiquiatra inglês John Bowlby.

A partir de uma perspectiva evolucionista e baseando-se em pesquisas que examinaram os efeitos da separação de crianças jovens de seus pais, Bowlby[10] desenvolveu a teoria do apego. De acordo com essa teoria, desde o nascimento as crianças possuem uma bagagem biológica e genética apropriada para garantir sua sobrevivência; essa bagagem corresponde a seus comportamentos de apego; todas as crianças são biologicamente programadas para se apegar, ou seja, para compreender seus pais como um porto seguro para conseguir conforto e proteção quando estão em situações de estresse ou com problemas, e como uma base de segurança a partir da qual se interessam pelo ambiente e podem explorar o mundo. As crianças que possuem um apego seguro sentem-se livres para brincar e expressar suas emoções positivas e negativas, pois confiam em seus pais para lhes oferecer apoio sempre que precisarem de ajuda.

Infelizmente, nem todas as crianças experimentam seus pais como um porto seguro e uma base de segurança. O conceito-chave para que as crianças desenvolvam um padrão de apego seguro com seus pais é a parentalidade sensível, que por sua vez depende da sensibilidade parental: a capacidade que os pais possuem de perceber e interpretar precisamente os sinais dos comportamentos de demanda da criança e responder a esses sinais pronta e adequadamente.

Relacionamentos de apego inseguros (evitativos ou ambivalentes) com os pais ao longo do tempo mostraram que são capazes de prever o surgimento tanto de problemas de comportamento de externalização quanto de internalização na infância e adolescência. Crianças que experimentaram uma criação insensível têm a tendência a desenvolver psicopatologias na infância.

Aportes científicos mostram que proporcionar relações estáveis, receptivas e enriquecedoras durante os primeiros anos de vida pode prevenir ou inclusive reverter os efeitos prejudiciais de adversidades, com benefícios duradouros para a aprendizagem, o comportamento e o desenvolvimento socioemocional das crianças.

Nestes últimos anos vêm se desenvolvendo intervenções baseadas na teoria do apego tanto em âmbito individual, nas práticas realizadas em atenção primária à saúde, quanto em programas de visitação domiciliar.

As intervenções na parentalidade têm sido destacadas como uma estratégia-chave para melhorar os resultados do desenvolvimento da primeira infância (DPI).

Elas melhoram o desenvolvimento cognitivo, de linguagem, motor, socioemocional e de apego da primeira infância e reduzem os problemas de comportamento. Também melhoram o conhecimento parental, as práticas parentais e as interações entre pais e filhos. No entanto, não reduziram significativamente os sintomas depressivos dos pais.

A implementação crescente de intervenções na parentalidade, eficazes e de alta qualidade, é necessária globalmente e em escala ampla para apoiar os pais e permitir que as crianças pequenas atinjam seu pleno potencial de desenvolvimento.

Desafio 4: adversidades precoces e estresse tóxico

Pesquisas sobre a biologia do estresse durante a primeira infância revelam como grandes adversidades (extrema pobreza, abuso ou negligência) podem debilitar a arquitetura do cérebro em desenvolvimento e colocar o sistema de resposta ao estresse em permanente alerta. Como contraponto, as pesquisas também mostram que proporcionar relações estáveis, responsivas e enriquecedoras durante os primeiros anos de vida pode impedir, ou mesmo reverter, os efeitos prejudiciais do estresse precoce, com benefícios duradouros sobre a aprendizagem, o comportamento e a saúde[11]. Aprender a lidar com a adversidade é uma parte importante do desenvolvimento saudável da criança.

Nas situações de ameaça, nossos corpos nos preparam para reagir, aumentando o ritmo cardíaco, a pressão arterial, a reatividade inflamatória e os níveis glicêmicos. Essas mudanças são provocadas pela rápida circulação de hormônios do estresse, como adrenalina e cortisol. A resposta de "lutar ou fugir" salva a vida diante de uma ameaça aguda, mas sua ativação contínua pode ter um efeito desgastante sobre uma série de funções biológicas importantes.

À medida que crescem, as crianças enfrentarão, inevitavelmente, muitos desafios previsíveis, como o primeiro dia na escola, e imprevisíveis, como a perda de um ente querido. Esses desafios dão à criança a oportunidade de aprender a gerenciar o estresse com eficácia, e a regular as emoções e desenvolver recursos sociais, comportamentais e cognitivos de adaptação, necessários para superar esses obstáculos. Esse processo é facilitado pela presença de cuidadores sensíveis e responsivos. Quando os sistemas de resposta ao estresse de uma criança pequena são ativados dentro de um ambiente de relacionamentos afetivos e protetores, esses efeitos fisiológicos podem ser bloqueados pela presença do adulto ou restaurados, rapidamente, para o nível normal. O resultado é o desenvolvimento de um sistema de resposta ao estresse, que funciona bem.

No entanto, se a resposta ao estresse for excessiva e de longa duração, e a criança não receber a proteção de um adulto afetivo, o resultado pode ser um sistema configurado para aprender a sentir medo rapidamente, alterar para o modo defensivo com pouca provocação (agir agora, pensar depois), reagir fortemente mesmo quando não for necessário, ou até mesmo desligar por completo em função do desgaste constante. Isso pode ter repercussões negativas ao longo da vida, exigindo soluções intensivas e dispendiosas no futuro.

Um número crescente de estudos tem associado essas condições de estresse no início da vida ao precário desenvolvimento cognitivo-emocional e social em idades posteriores, inclusive alcançando a idade adulta. Pesquisas sugerem que eventos estressores graves e precoces, por exemplo, maus-tratos, negligência, podem resultar em alterações importantes da arquitetura cerebral, tais como redução do volume cerebral, desregulação do sistema neuroendócrino de resposta ao estresse e disfunção límbica, envolvendo regiões como o hipocampo, o córtex pré-frontal medial e a amígdala. Os períodos sensíveis e as etapas de maior plasticidade do cérebro são particularmente vulneráveis aos efeitos de longo prazo causados por hormônios do estresse, e podem resultar em alteração das trajetórias normais e da organização do cérebro de crianças pequenas. A exposição precoce e repetida à adversidade pode gerar problemas emocionais, bem como comprometer a memória de trabalho, a flexibilidade cognitiva e o controle inibitório.

Conhecimentos atuais revelam que o estresse tóxico pode ter consequências de ordem mental e física, que se estendem da adolescência até a idade adulta, inclusive maior risco de depressão, ansiedade, transtorno de estresse pós-traumático, síndrome metabólica e doenças cardiovasculares.

Problemas na saúde de pessoas adultas estão diretamente associados a adversidades vividas durante a infância[12]. O estresse causado por uma situação adversa na infância é uma experiência subjetiva de experiências traumáticas, infelizes, desagradáveis ou dolorosas, vividas na infância ou na vida presente, cuja repercussão depende de uma série de fatores de vulnerabilidade (trauma anterior, predisposição genética), bem como de fatores de resiliência (suporte social e emocional)[13].

As experiências adversas na infância costumam incluir abuso físico, sexual ou emocional, negligência física e emocional e a disfunção familiar: mãe tratada com violência; doença mental e abuso de substância em algum membro da família; separação parental ou divórcio litigioso; algum membro da família encarcerado, dentre outras. Essas situações podem ocorrer em famílias de todas as classes sociais, mas, claramente, há maior prevalência nas classes mais pobres[13].

Como consequência para o trabalho dos pediatras em face da sociedade e das autoridades sanitárias pode-se assinalar: "primeiro, as atuais políticas de promoção da saúde e de prevenção às doenças focadas grandemente nos adultos seriam mais eficazes se investimentos baseados em evidências também fossem feitos para fortalecer os fundamentos da saúde nos períodos pré-natal e da primeira infância. Segundo reduções significativas em doenças crônicas poderiam ser alcançadas através do curso da vida diminuindo o número e a severidade de experiências adversas que ameaçam o bem-estar de crianças pequenas e fortalecendo os relacionamentos protetores que ajudam a diminuir os efeitos prejudiciais do estresse tóxico. As múltiplas esferas que afetam a biologia da saúde e do desenvolvimento – incluindo os fundamentos do desenvolvimento saudável, das capacidades do cuidador e da comunidade, as políticas e os programas dos setores público e privado – fornecem um rico conjunto de oportunidades estabelecidas como objetivos para a introdução de intervenções inovadoras, começando o mais cedo possível nos primeiros anos de vida".

Por exemplo, o hábito de leitura precoce é considerado o fator epigenético preditor de desempenho posterior nas etapas do letramento, e o nível de leitura durante o ensino fundamental também prediz aquisições ocupacionais futuras, entendendo-se que o aproveitamento efetivo das oportunidades de aprendizagem pode contrapor-se ao ciclo de desvantagem imposta pela pobreza. Por outro lado, vários estudos descobriram que o aumento do tempo de tela (assistir televisão, usar celulares ou *tablets* ou jogar *videogame*) para crianças está associado a um risco aumentado de obesidade, problemas de atenção e hiperatividade, problemas de sono, desempenho acadêmico insatisfatório[14].

Além disso, estudos descobriram que o tempo excessivo de tela está associado a maus resultados iniciais de desenvolvimento cognitivo e motor em crianças. Maior tempo de tela para crianças pode reduzir o envolvimento em atividades interativas com outras crianças ou adultos e pode levar a menos oportunidades de aprendizado[14]. Portanto, o aumento global do tempo de tela para crianças é uma grande preocupação, pois o desenvolvimento infantil pode ter efeitos de longo prazo ao longo da vida.

Desafio 5: neurociência e primeira infância

A ciência do desenvolvimento da primeira infância teve um gigantesco crescimento nos últimos anos, revelando que não há período na vida humana que corresponda ao rápido desenvolvimento cerebral dos primeiros anos de vida. A sinaptogênese ocorre a uma taxa de 1 milhão por segundo na infância, e o desenvolvimento inicial fornece o circuito que se torna a base para o desenvolvimento subsequente mais complexo.

Claro está que o desenvolvimento de cada criança ocorre no contexto das interações complexas entre biologia, cultura e experiências, particularmente experiências de cuidado, com diferentes interações que conferem risco ou resiliência à criança em desenvolvimento. O período da primeira infância oferece uma oportunidade ímpar para modificar essas experiências, especialmente as experiências de cuidado das crianças, de modo que mudanças significativas na direção da resiliência e no desenvolvimento saudável podem ser realizadas em face da rapidez do desenvolvimento inicial.

Os fundamentos biológicos da fecundação ao nascimento são bem conhecidos, mas apenas recentemente as pesquisas trouxeram informações importantes acerca das relações entre as capacidades desenvolvidas na primeira infância e as denominadas "habilidades essenciais da vida adulta"[1]. A neurociência e as ciências comportamentais trouxeram conhecimentos fundamentais para se compreender o desenvolvimento da arquitetura do cérebro, principal órgão do corpo humano, responsável por um conjunto de funções que regulam os pensamentos, as emoções e os comportamentos do ser humano, as denominadas funções executivas e de autorregulação. Tais funções não estão inscritas nos genes, não nascem com as crianças; elas precisam ser desenvolvidas durante a primeira infância, na adolescência e nos primórdios da idade adulta; elas são essenciais para a convivência e o desempenho escolar, para a capacitação e a adaptação para o trabalho, como também para evitar muitos problemas de saúde individual com impactos na saúde pública.

Entre 3 e 5 anos de idade, com o desenvolvimento das denominadas "funções executivas e de autorregulação", inicia-se uma nova fase da vida da criança, com repercussão direta nas "habilidades essenciais da vida adulta"[15]. Essas funções representam um conjunto de habilidades essenciais para gerenciar a vida, o trabalho e os relacionamentos. São recursos básicos e fundamentais para apoiar nossa capacidade de se concentrar, planejar e atingir objetivos, se adaptar às situações em mudança e resistir a comportamentos impulsivos. Considera-se que um nível mais elevado de funcionamento executivo está vinculado a diversos aspectos positivos, tais como competência nos domínios sociais, emocional e escolar, como também o êxito nos primeiros anos de escolaridade, mais do que a inteligência, e a aprendizagem precoce de leitura e aritmética. As habilidades das funções executivas permitem que as crianças lidem melhor com seu ambiente em constante mudança, o que pode ser especialmente importante para aquelas em desenvolvimento em ambientes de alto risco. A eficiência das funções executivas prediz a saúde, a prosperidade econômica e um baixo número de atos criminosos posteriormente na vida[16].

REFERÊNCIAS BIBLIOGRÁFICAS

1. Morin E. Os sete saberes necessários à educação do futuro. 2.ed. São Paulo: Cortez: Unesco; 2000.
2. Consenza RM. Por que não somos racionais: como o cérebro faz escolhas e toma decisões. Porto Alegre: Artmed; 2016.
3. Bondia JL. Notas sobre a experiência e o saber de experiência. Rev Bras Educação. 2002;19:20-28.
4. American Board of Internal Medicine Foundation; American College of Physicians – American Society of Internal Medicine Foundation; European Federation of Internal Medicine. Medical professionalism in the new millennium: a physician charter. Ann Intern Med. 2002;136(3):243-6.
5. Brazelton TB, Greespan SI. As necessidades essenciais das crianças: o que toda criança precisa para crescer, aprender e se desenvolver. Porto Alegre: Artmed; 2002.
6. Domingues RM, Dias MA, Schilithz AO, Leal MD. Factors associated with maternal near miss in childbirth and the postpartum period: findings from the birth in Brazil National Survey, 2011-2012. Reprod Health. 2016;13(Suppl 3):115.
7. Jee SH, Raynor J. Teaching interventions for adverse childhood experiences (ACEs): a systematic review. Pediatrics.2021;147(MeetingAbstract):206-7.
8. Brazelton TB. Aprendendo a ouvir: uma vida dedicada às crianças. São Paulo: Martins Fontes; 2015.
9. Barros VFR. O pediatra como aliado na descoberta de "quem é meu bebê". In: Barros VFR (coord.). A saúde mental na atenção à criança e ao adolescente: os desafios da prática pediátrica. São Paulo: Atheneu; 2016. p.3-10.

10. Bowlby J. Apego: a natureza do vínculo. São Paulo: Martins Fontes; 2021.
11. Shonkoff JP. Capitalizing on advances in science to reduce the health consequences of early childhood adversity. JAMA Pediatr. 2016;170(10):1003-7.
12. Shonkoff JP, Garner AS; Committee on Psychosocial Aspects of Child and Family Health; Committee on Early Childhood, Adoption, and Dependent Care, and Section on Developmental and Behavioral Pediatrics. The lifelong effects of early childhood adversity and toxic stress. Pediatrics. 2012;129(1):232-46.
13. Hagan JF, Shaw JS, Duncan PM (eds.). Bright futures: guidelines for health supervision of infants, children, and adolescents. 4.ed. Elk Grove Village: American Academy of Pediatrics; 2017.
14. Rocha HAL, Correia LL, Leite A, et al. Screen time and early childhood development in Ceará, Brazil: a population-based study. BMC Public Health. 2021;21(1): 2072.
15. Center on the Developing Child at Harvard University. Das melhores práticas aos impactos transformadores: uma abordagem baseada na ciência para a construção de um futuro mais promissor para crianças pequenas e suas famílias, 2017. Disponível em: https://developingchild.harvard.edu/translation/das-melhores-praticas--aos-impactos-transformadores/. Acesso em: fev. 2022.
16. Fundação Maria Cecília Souto Vidigal (FMCSV). Núcleo Ciência pela Infância. Funções executivas e desenvolvimento na primeira infância: habilidades necessárias para a autonomia: estudo III. 2016. Disponível em: http://www.ee.usp.br/pesq/apostilas/WP-Funcoes%20Executivas.pdf. Acesso em: jan. 2022.

3

Características do médico pediatra, da sua doutrina e da sua consulta

Luciana Rodrigues Silva
Dirceu Solé

O avanço tecnológico jamais irá alterar a natureza humana do ato médico, que representa uma combinação de ciência e arte.

Muitas são as características necessárias para o desempenho de uma função profissional, sobretudo uma atividade que lida com pessoas para cuidar delas, e tem a atenção voltada especialmente para os pacientes pediátricos.

O pediatra lida com várias peculiaridades bastante diferentes dos outros médicos, porque, além do paciente, que muda a todo o momento, há que lidar também com seus familiares. A consulta pediátrica tem, portanto, um perfil diferente, além de vários pontos sobre os quais precisamos refletir com cuidado, quais sejam:

- É preciso atentar para as variações do normal, as especificidades e as doenças das crianças em cada uma das diversas faixas etárias pediátricas, desde o recém-nascido até o final da adolescência.
- Na sala da consulta a pessoa mais importante é a criança. O médico deve esquecer-se de si, deve lembrar-se de que, ao conversar com outra pessoa, deve pensar nela. Os pacientes maiores e os familiares percebem o médico quando distraído ou distante.
- Não é apenas se mostrar interessado; é de fato estar genuinamente interessado no outro.
- A realização da anamnese e do exame físico deve ser feita de modo sistematizado e completo em todas as oportunidades. O pediatra não deve se conformar em examinar apenas um segmento da criança, ou orientar uma criança pelo telefone. Deve sempre colher a anamnese e fazer o exame completo. Muitas vezes pode-se errar o diagnóstico porque alguma etapa foi omitida.
- Há necessidade de amplitude mental para perceber a criança em casa, no consultório, na escola, no hospital, perto e longe da família e do meio onde está inserida. Desde o primeiro contato já se começa a observar atentamente a criança e seus acompanhantes. Com a observação atenta e a experiência, pode-se avaliar melhor todos os aspectos e até descobrir alguns escondidos. A curiosidade e o interesse devem estar presentes de modo proativo do desempenho do pediatra.
- Há sempre efeitos e consequências relacionados à saúde e à doença aguda, sobre-

tudo com a doença crônica, quanto à criança e seus familiares. O bom médico pode ajudar no enfrentamento das situações difíceis sendo claro, verdadeiro e cuidadoso em suas colocações.

- Analisar os processos de crescimento e desenvolvimento da criança – o pediatra lida com a mudança constante, que é o principal traço da pediatria. Diante desse aspecto, cabe perguntar: e como o pediatra lida com as mudanças em sua própria vida? E como a família lida com as mudanças da vida e de suas crianças? Com naturalidade ou sofrimento? O que representam essas crianças para seus pais ou cuidadores? Os pais aceitam com facilidade as mudanças e a independência da criança?
- Qual é a relação do pediatra com a criança e o adolescente e com seus familiares próximos ou distantes? O pediatra identifica em algum momento sinais de satisfação ou de irritação em si próprio no desempenho de seu trabalho? Esse achado de satisfação ou irritação é comum?
- E como o pediatra se sente em seu ambiente de trabalho, com a equipe que trabalha com ele? Já identificou em alguma oportunidade a sua síndrome de *burnout*?
- O profissional deverá ter *empatia*, ser educado e gentil, com sensibilidade e preparo técnico, ética e respeito, tentando minimizar as diferenças sociais, culturais e linguísticas, seus próprios preconceitos e os mitos. Pouco se fala dos próprios sentimentos do médico diante de determinadas circunstâncias, o que deve servir para que ele se conheça, se aperfeiçoe e amplie sua conscientização e analise suas experiências.
- Fundamental é a percepção adequada do vínculo da família com a criança e o vínculo do próprio pediatra com a criança e seus familiares.
- Assim como o médico avalia o paciente e a família, a família e o paciente também avaliam o médico a todo o momento. Os gestos e o tom de voz são muitas vezes mais esclarecedores que a fala. Deve-se, então, lembrar da linguagem não verbal para facilitar a interlocução entre as pessoas. Deve-se observar a postura e a expressão facial do cliente e da família e observar a linguagem não falada. Quando observamos atentamente, sempre enxergamos alguma coisa.
- Ao ouvir, é necessário estar atento ao tom de voz, à mímica facial, aos gestos e às conexões entre as pessoas.
- Uma boa história e um bom exame físico com a formulação diagnóstica adequada são e sempre serão os alicerces de uma boa prática médica, e de tal forma devem sempre ser realizados de modo completo e sistematizado. Nenhuma tecnologia pode substituir o raciocínio clínico, embora possa auxiliar e complementar o raciocínio.
- Exercitar o raciocínio clínico com o diagnóstico diferencial.
- Fazer sistematicamente as hipóteses para o diagnóstico e a solicitação crítica de exames baseada nas hipóteses.
- Todas as informações da consulta são confidenciais.
- Há sugestão de desconforto? De que natureza?
- O pediatra deve desenvolver o hábito de raciocinar, fazer inferências – com pensamento crítico e sempre revendo, interpretando, analisando, avaliando e reavaliando. E se reavaliando.
- É preciso verificar quais os problemas ditos e aqueles problemas adicionais identificados.
- Analisar os fatores etiológicos possíveis e os problemas concomitantes e os riscos relacionados, não se esquecendo da situação epidemiológica da região onde atua.

- A condição socioeconômica da família deve ser identificada.
- O ambiente, a comunidade, a escola, a família fazem parte do entorno da criança e precisam ser estudados.
- Não se pode esquecer os aspectos culturais, psicológicos, religiosos e sociais da família e as experiências prévias de doenças e morte na família.
- Ouvir atentamente as referências da criança, que são sempre muito importantes. É um exercício obrigatório com a criança que já se faça entender colocá-la a par da situação, responder a suas perguntas e ajudá-la a entender que parte do tratamento tem de ser feito por ela própria, enfatizando a importância do autocuidado. Isso ajuda no processo de independência e autoestima.
- O médico deve avaliar sua formação/percepção/preconceitos e a necessidade de educação continuada frequente.
- Tomadas de decisão são frequentemente necessárias. Na dúvida, deve-se pensar: E se fosse meu filho? Eu seguiria dessa forma?
- A base formal e atualizada do conhecimento específico técnico é imprescindível.
- O exercício sobre a fisiopatologia, a farmacologia, a psicologia, o custo do tratamento e da investigação é uma parcela que deve ser pesada em cada caso atendido.
- É preciso conhecer os avanços da imunologia e da genética, com proveito para seu paciente.
- Repetir, pois repetir é parte do aprendizado para ganhar experiência.
- Deve-se procurar competência e seu aperfeiçoamento constante como profissional e como pessoa.
- Analisar suas atitudes e refletir sobre seus atos impulsivos. Analisar suas reavaliações e seu aperfeiçoamento.
- Saber trabalhar em equipe, conhecer como se fazem as conexões entre as pessoas e como liderar de modo satisfatório, além de saber pedir ajuda para discutir um caso ou determinada conduta, conhecendo seus limites com tranquilidade.
- Somar as qualidades individuais em busca do aperfeiçoamento, analisar os erros e os acertos e verificar os aprendizados junto com os outros componentes do grupo, sem ficar na defensiva ao analisar os problemas.
- Fazer reuniões periódicas com os colegas ou membros do grupo.
- Ouvir sempre com atenção cada um dos familiares e o paciente.
- Tratar a mãe e a criança pelo nome.
- Não subestimar nem superestimar as queixas.
- Documentar bem as consultas, detalhar o prontuário com letra legível, preenchido de forma adequada e completa.
- Não omitir informações sobre o paciente caso esteja usando prontuário eletrônico.
- Compreender a dinâmica do mercado e dos convênios, o avanço e o retrocesso que eventualmente ocorram no mercado de trabalho.
- Ter uma atitude proativa nas suas associações de classe.
- Trabalhar sempre a autorreflexão.
- Identificar a criança e a família sobre os risco e encaminhá-las adequadamente.
- Verificar a idade dos pais, a relação entre eles e suas expectativas com relação à criança.
- Analisar a escolaridade e a condição socioeconômica da família. Empregar linguagem de fácil compreensão.
- Verificar se é mãe de primeiro filho e que inseguranças e dúvidas existem.
- Mostrar a necessidade de trazer a criança periodicamente para avaliação e orientação, não só quando adoecer.

- Avaliar se a criança é prematura, desnutrida, com doenças na família, com doença prévia e como está a saúde dos irmãos.
- Avaliar se o quadro é de emergência e risco de vida e atuar imediatamente.

Como a comunicação adequada representa a base para a coleta de uma boa história, é necessário analisar com atenção as estratégias para a boa comunicação, enfatizando:

- Os períodos de silêncio são necessários.
- A escuta atenta e empática representa uma das características mais importantes, sabendo quando interromper ou perguntar.
- A transmissão de aceitação se faz por gestos ou palavras.
- É preciso fazer perguntas relacionadas.
- Utilizar paráfrase pode ajudar a tornar a explicação mais clara.
- Fazer o esclarecimento e detalhamento das condutas a serem tomadas no diagnóstico e tratamento.
- Realizar o confronto cuidadoso quando for necessário.
- Dar retorno eficaz, com informação adequada, quando solicitado.
- Ser conciso e preciso.
- Compreender e enfatizar a importância do vínculo entre os pais e o filho, sobretudo entre a mãe e o filho, na determinação a curto e longo prazo de vários fatores físicos e emocionais para a criança (Figuras 1 e 2).

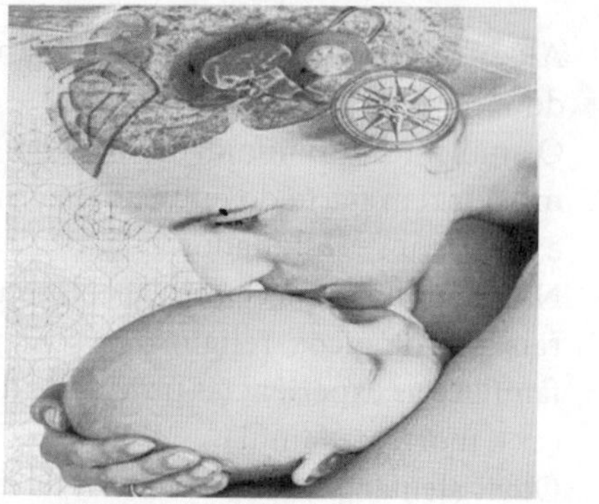

FIGURA 1 Vários fatores instintivos e racionais estão envolvidos no desenvolvimento do vínculo mãe-filho. É fundamental que o pediatra converse sobre esse aspecto detalhadamente e seguidas vezes, antes e depois do nascimento da criança, contribuindo assim para evitar alguns erros que podem ser danosos.

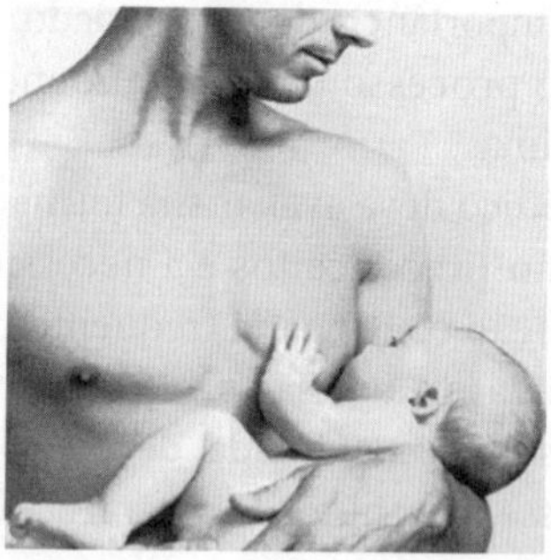

FIGURA 2 Cada vez mais o pai tem se envolvido no cuidado dos filhos, o que representa um fato importante e benéfico para o desenvolvimento da criança e a estabilidade da família, pois alguns comportamentos são mais característicos dos pais e outros das mães para a formação da personalidade íntegra da criança.

Uma doutrina representa um conjunto de princípios e normas que servem de base para um sistema filosófico ou científico. Uma doutrina que se constrói devagar e sistematicamente desde os anos da graduação, mas que na verdade está associada aos princípios do indivíduo e que começa de fato a ser construída no seio familiar desde a infância, sendo burilada ao longo da vida e com o enfrentamento das experiências. Se escolhêssemos os mandamentos da doutrina pediátrica, estes seriam compostos dos seguintes aspectos:

1. Verdade.
2. Justiça.
3. Empatia.
4. Instrução.
5. Ampliação da consciência.
6. Conhecimento técnico atualizado e necessidade de aperfeiçoamento.

7. Compromisso.
8. Ética.
9. Beleza.
10. Gratidão.
11. Gentileza.
12. Querer aprender sempre.
13. Amor pelas crianças.
14. Responsabilidade por seus próprios atos.

Deve-se enfatizar que estes são requisitos não só para os pediatras; devem estar presentes nos indivíduos mais civilizados e que queiram fazer parte da melhoria de sua comunidade e do mundo globalizado. No entanto, para o pediatra, que lida com os pequenos pacientes e que serve de exemplo muitas vezes, essas características são fundamentais e representam pontos para reflexão, que deve ser periódica por parte dos profissionais que lidam com pessoas.

Em uma consulta, vários desses mandamentos surgem espontaneamente para quem estiver atento, e é exatamente o preenchimento desses mandamentos que deve dar ao pediatra a sensação de realização, o orgulho e o sentido de sua profissão. Por outro lado, é exatamente o preenchimento desses mandamentos que dá ao paciente e seus familiares a segurança e a confiança no profissional.

Há muito se sabe que a formação de um médico e o exercício da medicina requerem um esforço hercúleo, associado à dedicação de tempo para assistir pacientes, estudar, muitas vezes desenvolver outras atividades, mas de fato a sensação de satisfação existe nos profissionais que, além dos procedimentos técnicos, aprenderam também um pouco de filosofia, de humanismo e de psicologia, desenvolvendo assim um prazer inigualável em sua profissão; a sensação de terem uma missão e a sensação frequente da missão cumprida. Os bons profissionais de saúde e todos os membros da equipe que lidam com crianças têm um prazer genuíno ao lidar com elas e examiná-las. Desempenham suas tarefas com prazer, competência e habilidade, segurança, paciência e empatia e contribuem de fato para o futuro desses indivíduos.

Para aqueles que, além de pediatras, são também professores e ensinam pediatria, as responsabilidades e os papéis que exercem são ainda mais relevantes, porque ensinam os mais jovens a assistir as crianças, suas famílias e a refletir e significar seus atos. Os professores têm as tarefas árduas de:

- Exercer a assistência para os pacientes.
- Ensinar a exercer a assistência para os pacientes.
- Perceber o outro – o paciente, sua família, o estudante, cada uma das situações presentes.

Para estruturar o ensino no conteúdo curricular proposto, fazendo as conexões com as matérias básicas e sua relação com os quadros clínicos que envolvem todos os sistemas, é preciso estimular os alunos a:

- Pensar criticamente.
- Muitas vezes ensinar a pensar.
- Avaliar e reavaliar.
- Aperfeiçoar.
- Aceitar as mudanças e contribuir para elas.
- Dar suporte para que os jovens estudantes passem a exercitar o raciocínio diagnóstico para se tornarem bons médicos.
- Respeitar as peculiaridades de cada um.
- Estimular a pesquisa bibliográfica após a discussão de cada paciente.
- Ver o estudante atender o doente, discutir seu atendimento e raciocinar com ele sobre as hipóteses diagnósticas e as condutas tomadas – formular os problemas do paciente, discutir os mecanismos da doença em pauta, suas consequências a curto e longo prazo e a necessidade de acompanhamento.

- Ver o paciente no ambulatório ou na beira do leito sempre de modo individualizado, com respeito, aprender um pouco com cada paciente e sempre se perguntar após cada consulta: o que aprendi com esse caso? Esse sem dúvida é o melhor método para aprender medicina (Figura 3).
- Realizar seminários interdisciplinares com outras escolas e outros especialistas para aprimoramento e enriquecimento da conduta para cada caso, compartilhar dúvidas e pedir ajuda para iniciar o trabalho em equipe e aprender a enxergar outros lados de uma mesma questão.
- Desenvolver atividades conjuntas de alunos de graduação com alunos de pós-graduação de ensino, pesquisa e extensão.
- Os professores que atuam na área clínica devem desenvolver junto a seus alunos o raciocínio clínico com crítica, discutir sobre as habilidades e os conhecimentos teóricos necessários e o desempenho de seu comportamento, buscando a excelência na qualidade desse atendimento e estimulando a autoestima do aluno, encorajando-o a ler e buscar fontes atualizadas, ajudando-o a descobrir a missão de ser médico e ser pediatra e ele próprio, introjetando os princípios dessa doutrina. Desenvolver suas atividades como cidadão ativo na sua comunidade.

Os bons profissionais de saúde e todos os membros da equipe que lidam com crianças têm um prazer genuíno ao lidar com elas e ao examiná-las. Desempenham suas tarefas com prazer, competência e habilidade, segurança, paciência e empatia.

Se em qualquer ocasião o pediatra se sentir insatisfeito, deve considerar se está na hora de mudar de atividade ou profissão. Não é possível tratar de crianças sem alegria, gentileza e entusiasmo. Alguns profissionais precisam ter coragem para enfrentar suas mudanças também.

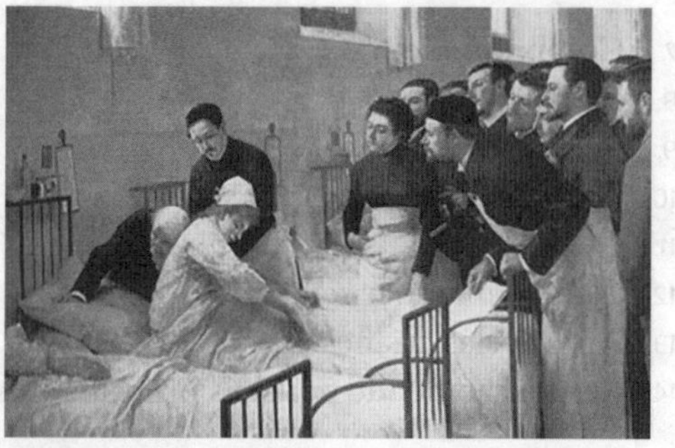

FIGURA 3 De fato, a assistência do doente precisa de uma boa história detalhada e de exame físico completo e sistematizado, alguns momentos de reflexão, a construção da formulação diagnóstica com as principais suspeitas e a avaliação crítica da conduta a ser tomada. Todos esses passos devem ser ensinados e praticados de modo minucioso e repetido.

O pediatra deve desenvolver algumas táticas para se aproximar mais da criança, principalmente daquelas arredias ou que já tiveram uma experiência prévia ruim, ou já foram hospitalizadas e muito manipuladas (Figura 4). É necessário saber as principais reações gerais da criança, dependendo de sua faixa etária:

- Entre 6 e 7 meses: a criança tende a ficar ansiosa diante de estranhos.
- Entre 8 e 9 meses: chora ao se separar dos pais.
- Entre 2 e 5 anos: deve-se mostrar o exame em um boneco e explicar todos os procedimentos que serão realizados.
- O pré-escolar: apresenta o pensamento mágico, egocentrismo, iniciativa e culpa. Tem medo de estar longe dos pais, tem medo da mutilação, da dor e da perda de controle. O médico deve informá-la sobre como vai examinar e elogiar a criança que colabora.
- O escolar: já gosta de informações científicas, começa a desenvolver o raciocínio concreto, tem medo de se separar dos ami-

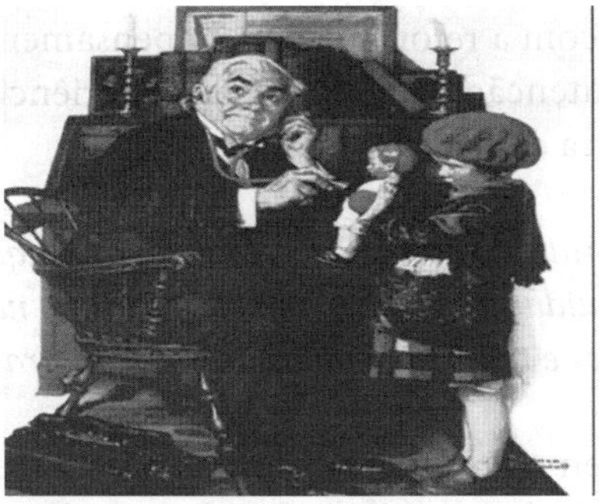

FIGURA 4 Neste interessante desenho, o autor (Norman Rockwell) capta exatamente a tática utilizada pelo pediatra para se aproximar da criança e depois conseguir examiná-la de modo mais espontâneo.

gos, medo da dor e da perda de controle. Todas as perguntas devem ser respondidas com vocabulário adequado. Todos os procedimentos devem ser explicados.

- O adolescente: desenvolve sua própria identidade, luta pela individualidade e pela independência, tem pensamento formal, preocupação com o corpo, com o fato de ser diferente. Tem medo da mudança da imagem corporal, da separação dos amigos, da perda de controle e da morte. O exame deve ser privado, informando todas as etapas. Fundamental aproveitar essa oportunidade para educar sobre o corpo, os comportamentos de risco e a atividade sexual. Ajudar na individualização, na independência, na atitude crítica e reflexiva do paciente. Colocar-se disponível para o paciente a fim de adquirir sua confiança e de manter sigilo sobre as informações, exceto se houve grande perigo ou risco de vida, e nessa situação perguntar se o próprio adolescente não prefere comunicar à família.

É necessário, portanto, aprofundar-se e descobrir quais são as referências da criança, quais são seus projetos de vida, se estivermos diante de escolares e adolescentes, quem são seus modelos, que conhecimentos têm dos problemas da comunidade que os circunda, qual o seu grau de instrução.

O pediatra exerce um papel importante como educador, como orientador das medidas preventivas de curto e longo prazo, contribuindo de modo significativo para a melhoria da qualidade de vida de seus pacientes e suas famílias. A depender da faixa etária em todas as consultas, além de resolver a situação que trouxe a criança ao médico, deve:

- Orientar sobre as imunizações e seus reforços.
- Sobre a alimentação adequada, fazendo as correções dos erros alimentares.
- Estimular a atividade física regular da criança.
- Orientar sobre a prevenção dos acidentes.
- Explicar quais os requisitos para um ambiente seguro dentro de casa e na escola.
- Identificar precocemente os problemas de escolaridade e os problemas de assédio e abuso físico ou emocional.
- Conversar sobre os comportamentos de risco.
- Estimular a leitura e outras tendências artísticas que a criança tenha.
- Estimular o comportamento dos pais e da criança para reforçar sua autoestima.
- Discutir sobre os limites necessários para cada uma das faixas etárias da criança no processo educativo.
- Propor o diálogo na resolução dos problemas.
- Fazer a criança participar e levá-la a compreender a realização de procedimentos diagnósticos ou terapêuticos.
- Enfim, tratá-la como indivíduo e fazer a família ver a importância dessa postura para o futuro da criança.

Outra questão que merece ser enfatizada é o relacionamento do pediatra com seus colegas e outros profissionais de saúde. Esse aspecto é pouco discutido nas escolas médicas e pode ocasionar grandes problemas caso a comunicação seja quebrada e a solução não ocorra. Atitudes de interpretações equivocadas ou até comentários malconduzidos devem ser evitados; quando ocorrerem, deve-se chamar atenção dos mais jovens para discutirem sobre a ética nos comportamentos como profissionais. Muitas brigas de poder e problemas mal resolvidos individuais podem surgir e interferir no bom andamento da equipe. Alguém deve ser encarregado de identificar e ajudar a solucionar tais problemas. Além disso, lembrar sempre o cuidado ao discutir sobre pacientes em recintos fechados, evitando comentários na frente de funcionários ou de pacientes nos corredores ou no elevador.

É fundamental respeitar as individualidades e procurar desenvolver estratégias como:

- Atenção contínua na realização de procedimentos e na administração de medicamentos.
- Discussões periódicas com todo o grupo.
- Interlocução com os outros membros da equipe.
- Comunicação dos fatos adequados e inadequados, com exercícios de reflexão, aperfeiçoamento e aprendizado.
- Rotina/disciplina/hierarquia/compromisso.
- Aprendizado contínuo.

Muitas vezes a atenção do médico já faz parte do processo terapêutico. Como último ponto a destacar, deve-se lembrar que, em algumas circunstâncias, a presença do médico e a prescrição de medicamentos não são suficientes para determinar a cura do paciente. Há necessidade também da parcela realizada pelo paciente e pela própria família por resignificações na estrutura de vida, em algumas situações da utilização de placebos, ajuda com a psicanálise, a terapia comportamental e com a reformulação do pensamento, a manutenção da fé diante da experiência da doença com a cura ou não.

Gratidão com os nossos pais, com aqueles que cuidaram de nós, com os que foram nossos tutores e também com os nossos pediatras.

Temos muitas perguntas na vida, e, na maioria das vezes quando achamos as respostas, as perguntas mudam. A mudança é a característica mais importante da vida e também da pediatria.

A pergunta desta leitura deve ser respondida por cada um de maneira diferente: *Por que e quando me tornei pediatra?*

Cada um terá uma resposta diferente. Posso dar meu depoimento pessoal (LRS): muitas coisas boas a vida me tem dado, e sou muito grata a ela. E talvez eu seja pediatra porque a maioria das coisas boas me aconteceu quando eu era criança, quando descobri que queria trabalhar com crianças, quando convivi com crianças e também convivi com adultos, que em muitas oportunidades sabiam compreender e voltar a ser crianças, e sobretudo quando ainda hoje me percebo sentindo, em algumas circunstâncias, as coisas boas e ruins da vida como uma criança.

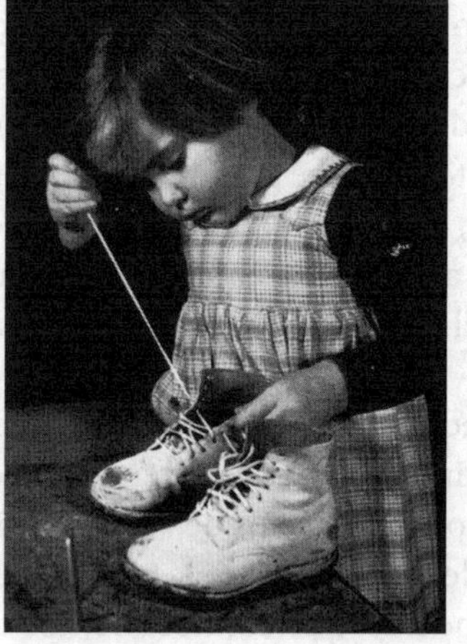

Compromisso com a criança.

Compromisso com a pediatria.

Compromisso com o pediatra e a equipe.

Aprendizado com os mais importantes professores – os pacientes.

E quanto tempo leva para aprendermos medicina ou pediatria? A vida inteira.

REFERÊNCIAS BIBLIOGRÁFICAS

1. Halpern R. Doutrina Pediátrica, Desenvolvimento e Comportamento. 2010. Disponível em: https://www.sbp.com.br/imprensa/detalhe/nid/doutrina-pediatrica-desenvolvimento-e-comportamento/ Acessado em março de 2022.
2. Silva LR. Pediatras: guardiões da saúde das crianças. Disponível em: https://www.sbp.com.br/especiais/pediatria-para-familias/importancia-do-pediatra/ Acessado em março de 2022.
3. Silva LR. Diagnóstico em pediatria. Rio de Janeiro: Guanabara Koogan; 2009. 1180p.

4

Ensino de pediatria no Brasil na graduação e na residência médica

Rosana Fiorini Puccini
Ana Cristina Ribeiro Zöllner
Eduardo Jorge da Fonseca Lima

INTRODUÇÃO

A pediatria representa um campo de saberes e práticas que tem algumas particularidades – o acompanhamento do crescimento e do desenvolvimento, as mudanças e especificidades observadas do recém-nascido à adolescência, a relação médico-paciente mediada pelo adulto, as diferentes linguagens que compõem a comunicação. O ensino de pediatria, portanto, reveste-se de grande complexidade. Neste capítulo, são abordados aspectos históricos do ensino de pediatria na graduação e na residência médica, legislação, principais características deste ensino na atualidade, perspectivas e desafios diante da organização do sistema de saúde e das novas necessidades e demandas na saúde da criança e do adolescente.

ATENÇÃO À SAÚDE DA CRIANÇA E DO ADOLESCENTE E O ENSINO DE PEDIATRIA – ASPECTOS HISTÓRICOS

A pediatria foi constituída formalmente como especialidade em 1881, com a fundação da Policlínica Geral do Rio de Janeiro, por iniciativa de Carlos Arthur Moncorvo de Figueiredo. Diplomado em 1872 pela Faculdade de Medicina do Rio de Janeiro, estagiou durante dois anos em serviços pediátricos da Faculdade de Paris. Antes de regressar ao Brasil, percorreu alguns hospitais, dispensários e policlínicas, influenciando-o na idealização da criação de um serviço semelhante no Brasil. Deve-se a ele, também, o primeiro curso da especialidade iniciado em 1882, ministrado em sua Policlínica, e a criação da cadeira de Clínica de Moléstias de Crianças na Escola de Medicina do Rio de Janeiro. Em justificativa ao governo imperial para a criação dessa cadeira, Moncorvo de Figueiredo destacava:

> A frequência exagerada das moléstias que assaltam a infância, a sua crescida letalidade e finalmente as particularidades que oferecem tais moléstias demonstram a necessidade inadiável de se prestar à criança doente grande soma de cuidados especiais, cuidados que exigem por sua vez conhecimentos que só pode possuir o médico que se tenha consagrado ao estudo aliás difícil da patologia infantil[1].

Moncorvo de Figueiredo fazia referência, também, à tendência mundial de instituir clínicas para o atendimento ambulatorial específico para crianças, enfatizando "os conhecimentos recentes sobre algumas doenças de crianças"[1].

Ainda que preocupações relacionadas à crescente urbanização[2] e à necessidade de uma atenção voltada às orientações sobre higiene para famílias pobres constituíssem justificativas para a criação das policlínicas, de caráter sobretudo filantrópico naquele período, é reconhecida a forte argumentação de Moncorvo Figueiredo também sobre o papel para o ensino e para a produção de conhecimento desse tipo de atendimento. Moncorvo Figueiredo reforçava que a policlínica poderia proporcionar maior diversidade de casos, quando comparada às Santas Casas de Misericórdia, estas com enfermarias pequenas para crianças e, ainda, com casos muito graves e inúmeras restrições que comprometiam a autonomia e dificultavam o desenvolvimento do ensino e de pesquisas[3,4].

Mesmo longe da cátedra, é na Policlínica Geral do Rio de Janeiro que Moncorvo Figueiredo desenvolve o "Curso Livre" de Pediatria, frequentado por Fernandes Figueira, Clemente Ferreira, Luiz Barbosa, Olinto de Oliveira, dentre outros mestres da Clínica de Crianças. Por essa atividade de ensino e por ter publicado suas lições em várias línguas, Moncorvo de Figueiredo teve seu nome reconhecido internacionalmente[4,5].

Arquivos oficiais, entretanto, registram que o primeiro termo de habilitação acadêmica em pediatria ocorreria somente em 1895. No final do século XIX, foi criada a cátedra de Pediatria na escola médica da Bahia e essa será a tendência nas demais instituições do país a serem instaladas no decorrer do século seguinte. As denominações dessas cátedras são variadas – Clínica de Crianças, Pediatria Médico-Cirúrgica, Clínica Pediátrica Médica e Higiene Infantil, Puericultura e Pediatria, Pediatria. Na Faculdade de Ciências da Saúde da Universidade de Brasília, cujas atividades têm início em 1966, a pediatria foi denominada Medicina Integral da Criança, a partir da concepção de que se tratava de uma grande área da medicina e não uma especialidade[5].

Essa visão é reforçada em diferentes documentos e na organização dos programas de pediatria dos cursos de medicina que se instalavam naquele período. Em documento datado de 1958, o prof. Renato Woisky afirma que a Pediatria não pode ser considerada uma especialidade única. Ela é o conjunto de todas as especialidades, levando em conta as peculiaridades devidas à idade. É o conjunto dessas peculiaridades que caracteriza a especialidade, e é a transmissão desses conhecimentos que vem integrar o ensino da Pediatria, harmoniosamente, no conjunto de todas as outras cadeiras do currículo médico. Entendemos que a Pediatria em seus aspectos gerais deva ser bagagem cultural de todo médico, qualquer a especialidade a que se destine[6].

Nesse documento, é descrito o plano para ensino de pediatria na Faculdade de Medicina de Ribeirão Preto da Universidade de São Paulo, destacando-se os conteúdos a serem ministrados e a necessária diversificação dos cenários para suas práticas – ambulatórios, unidades de internação, serviço de neonatologia e uma unidade de saúde rural[6]. Em outros artigos e documentos que se seguem ao mencionado e descrevem programas de ensino e diretrizes para o ensino de pediatria, fica clara a concepção de uma atenção integral à criança, no seu contexto familiar e social, com uma visão global que inclui atividades de promoção à saúde, prevenção de doenças, recuperação, reabilitação e cuidado, como essenciais para formação médica[7-9].

Dada a histórica articulação entre a atenção pediátrica e os serviços públicos de saúde[2,5], é reconhecido que professores e profissionais envolvidos com o ensino de pediatria anteciparam-se à discussão de temas relacionados ao ensino médico, com destaque à inadequação da excessiva fragmentação dos currículos e do desenvolvimento quase exclusivo de atividades práticas intra-hospitalares, questões hoje presentes na agenda de órgãos oficiais do ensino superior, de sociedades científicas e das escolas médicas[10].

Essa concepção do ensino de pediatria fortaleceu-se nas décadas de 1970 e 1980, com o desenvolvimento dos programas da área materno-infantil[11] e dos programas de integração docente-assistenciais[12], com expressivo envolvimento dos departamentos de pediatria nesses programas, favorecendo as atividades de ensino que visavam à formação de um médico com visão integral, crítico e com compreensão de seu meio e estrutura do sistema de saúde vigente.

A diversificação de cenários de práticas, a assistência ambulatorial e a atuação em unidades de atenção básica, em creches e escolas manteve-se presente em diferentes programas de ensino e sempre foi muito valorizada para o ensino de pediatria, ainda que seja reconhecida a necessidade de ampliação desses conteúdos nos currículos de medicina[13-15].

O ENSINO DE PEDIATRIA NA GRADUAÇÃO – DIRETRIZES CURRICULARES E SITUAÇÃO ATUAL

Com a criação do Sistema Único de Saúde (SUS), em 1988, a saúde é definida como direito do cidadão, sendo dever do Estado o seu provimento em todos os níveis – uma das mais importantes conquistas de nossa sociedade. Soma-se a essa conquista, na área específica da pediatria, o Estatuto da Criança e do Adolescente (ECA), sancionado em 13 de julho de 1990, constituindo-se no principal instrumento normativo do Brasil sobre os direitos da criança e do adolescente. O ECA incorporou os avanços preconizados na Convenção sobre os Direitos da Criança das Nações Unidas e trouxe o caminho para concretizar o art. 227 da Constituição Federal, que determinou direitos e garantias fundamentais a crianças e adolescentes[16].

Na década que se seguiu, entretanto, constatava-se um descompasso na formação, sobretudo do médico, à medida que avançava o processo de concretização do SUS com seus princípios e estratégias de implementação e com a definição de novas atribuições para os equipamentos de saúde dos diferentes níveis do sistema. Esse quadro somava-se ao movimento nacional pela reformulação da educação médica apoiado em ampla discussão internacional que questionava antigos modelos e estratégias de ensino-aprendizagem. As Diretrizes Curriculares Nacionais – DCN[17] resultaram desse processo e visavam à superação desses problemas intensamente debatidos. São estabelecidas orientações para a elaboração de currículos e projetos que devem ser adotados por instituições de ensino superior e trazem a perspectiva de assegurar flexibilidade, diversidade e qualidade da formação oferecida aos estudantes, abandonando a concepção antiga de grades curriculares, com estruturas rígidas.

Iniciativas interministeriais, dentre as quais se destacam o Promed e o Pró-Saúde[18,19], foram estabelecidas pelos Ministérios da Educação e da Saúde com o objetivo de induzir mudanças curriculares de acordo com o estabelecido pelas DCN, destacando-se o desenvolvimento de atividades práticas na atenção básica à saúde, mudanças pedagógicas que favorecessem a integração básico-clínica e a implementação de atividades práticas junto aos serviços de saúde desde o início do curso.

Destacam-se, a seguir, alguns pontos da edição de 2014 das DCN do Curso Médico[20], que dizem respeito à formação geral e ao projeto pedagógico[20]. No Capítulo I, as DCN estabelecem que a articulação entre conhecimentos, habilidades e atitudes para o futuro exercício profissional do médico requer a formação nas áreas de atenção à saúde, gestão em saúde e educação em saúde. São enfatizados os aspectos relacionados à responsabilidade social e ao compromisso com a defesa da cidadania, da dignidade humana e da saúde integral do ser humano, tendo como transversalidade em sua prática a determinação social do processo de saúde e doença. No Capítulo III, são apresentados os conteúdos e as orientações do projeto pedagógico do curso. O art. 24 especifica a organização dos estágios, incluindo a formação em pediatria, definida como grande área da medicina:

> Art. 24. A formação em Medicina incluirá, como etapa integrante da graduação, estágio curricular obrigatório de formação em serviço, em regime de internato, sob supervisão, em serviços próprios, conveniados ou em regime de parcerias estabelecidas por meio de Contrato Organizativo da Ação Pública Ensino-Saúde com as Secretarias Municipais e Estaduais de Saúde, conforme previsto no art. 12 da Lei n. 12.871, de 22 de outubro de 2013.
>
> § 1º A preceptoria exercida por profissionais do serviço de saúde terá supervisão de docentes próprios da Instituição de Educação Superior (IES).
>
> § 2º A carga horária mínima do estágio curricular será de 35% (trinta e cinco por cento) da carga horária total do Curso de Graduação em Medicina.
>
> § 3º O mínimo de 30% (trinta por cento) da carga horária prevista para o internato médico da Graduação em Medicina será desenvolvido na Atenção Básica e em Serviço de Urgência e Emergência do SUS, respeitando-se o mínimo de dois anos deste internato.
>
> § 4º Nas atividades do regime de internato previsto no parágrafo anterior e dedicadas à Atenção Básica e em Serviços de Urgência e Emergência do SUS, deve predominar a carga horária dedicada aos serviços de Atenção Básica sobre o que é ofertado nos serviços de Urgência e Emergência.
>
> § 5º As atividades do regime de internato voltadas para a Atenção Básica devem ser coordenadas e voltadas para a área da Medicina Geral de Família e Comunidade.
>
> § 6º Os 70% (setenta por cento) da carga horária restante do internato incluirão, necessariamente, aspectos essenciais das áreas de Clínica Médica, Cirurgia, Ginecologia-Obstetrícia, Pediatria, Saúde Coletiva e Saúde Mental, em atividades eminentemente práticas e com carga horária teórica que não seja superior a 20% (vinte por cento) do total por estágio, em cada uma destas áreas.

Com as DCN de 2014, o ensino voltado à criança e ao adolescente na atenção básica passa a ser incluído na área da Medicina Geral de Família e Comunidade, diferentemente do que constava nas DCN de 2001, as quais estabeleciam "que o estágio curricular obrigatório de treinamento em serviço incluirá necessariamente aspectos essenciais nas áreas de Clínica Médica, Cirurgia, Ginecologia-Obstetrícia, Pediatria e Saúde Coletiva, devendo incluir atividades no primeiro, segundo e terceiro níveis de atenção em cada área".

De fato, essa mudança já estava e continua sendo vivenciada na prática. Nos últimos anos, a implementação da Estratégia de Saúde da Família (ESF), como modelo preferencial na atenção básica, a qual não prevê o pediatra na equipe, trouxe questões e desafios que envolvem a atuação do profissional propriamente dita e, também, para o ensino de pediatria na graduação do curso médico e na residência médica. A vigilância do crescimento e desenvolvimento, o acompanhamento da criança normal e de risco, a qualificação para o exercício de uma puericultura cada vez mais complexa, a qual requer experiência para a abordagem de questões próprias da contemporaneidade, compõem alguns temas exigidos para o ensino de pediatria na graduação e na formação do pediatra. Entretanto, em muitas unidades básicas de saúde, quando presente o pediatra, este acaba assumindo apenas a assistência das intercorrências de crianças e adolescentes, sendo pouco envolvido no acompanhamento e no planejamento das ações voltadas à criança e ao adolescente. A proposta de atuação do pediatra com novo papel na rede – como apoio às equipes de saúde da família ou no Núcleo Ampliado de Saúde da Família (NASF) tem encontrado dificuldades, ainda permeada por diferentes poderes e enfrentamentos. No entanto, é indispensável que este passo seja dado colocando o pediatra na atenção básica.

Nas escolas médicas que têm mantido o ensino de pediatria na atenção básica sob coordenação da área pediátrica, observa-se, muitas vezes, uma separação entre a equipe que faz a preceptoria na atenção básica e aquela que atua nos ambulatórios hospitalares, dificultando a incorporação da assistência e do ensino das doenças mais frequentes pelo pediatra geral na atenção básica, ainda que não exijam tecnologias de maior complexidade. Esta prática dificulta o aprendizado sobre a integralidade da atenção e sobre a resolubilidade e as potencialidades na atenção básica, bem como sobre o papel do pediatra geral nesse nível de atenção. A discussão sobre a inserção das especialidades pediátricas nos currículos de medicina também merece amplo debate. Se, de um lado o ensino de pediatria na graduação tem garantido uma adequada formação geral, de outro, em escolas médicas que não incluem as especialidades pediátricas no currículo, não é proporcionada ao estudante uma visão mais completa das possibilidades futuras de atuação profissional na pediatria, além de fortalecer a concepção de que o atendimento à criança e ao adolescente por especialista é realizado por profissionais da clínica de adulto.

Outro desafio é o ensino sobre a atenção à saúde do adolescente, tanto na atenção básica como no hospital, muitas vezes constituindo experiências isoladas[21]. A estreita relação com os serviços de saúde tem favorecido esse processo de incorporação desse segmento no atendimento pediátrico; entretanto, esse movimento ocorre sobretudo em ambulatórios, pois para o atendimento em enfermarias e unidades de emergência são necessárias adequações de estrutura quanto à área física e de recursos humanos raramente previstos nos serviços pediátricos. Assim, esse processo de ampliação da faixa etária sob responsabilidade do pediatra em hospitais tem sido mais lento e difícil, tanto nos serviços públicos como nos serviços privados.

A definição de competências a serem desenvolvidas na graduação em medicina tem sido adotada como forma objetiva de construir os currículos, estabelecer conteúdos e estratégias a serem desenvolvidos nos cursos. O conceito de competência – capacidade de articular, ajustar e mobilizar recursos é uma categoria educacional da qual fazem parte processos avaliativos que incluam habilidades e atitudes que conferem ao profissional as condições para desenvolver seu trabalho.

Em documento publicado pela Sociedade Brasileira de Pediatria (SBP)[22], são apresentadas competências a serem adquiridas pelos estudantes de medicina na área de Pediatria durante o curso de graduação, dos quais destacam-se alguns pontos:

- Abrangência da faixa etária de 0 a 19 anos, com destaque à primeira infância e seu papel no desenvolvimento integral do ser humano.
- Promoção do crescimento e desenvolvimento de crianças e adolescentes, inseridos em seu ambiente de vida, reconhecendo suas necessidades de saúde; uso do raciocínio clínico e avanços da ciência para promover a saúde, prevenir, diagnosticar e tratar os principais agravos e doenças prevalentes no Brasil e no contexto local, utilizando conceitos de risco e vulnerabilidade.
- Semiologia pediátrica tratada com sua especificidade e presente de forma independente da semiologia do adulto.

- Ensino nos diferentes níveis de atenção à saúde – atenção básica, ambulatório geral de pediatria (hospital geral ou hospital universitário), unidade de internação de hospital geral (ou enfermaria geral de pediatria em hospital universitário), urgência e emergência, neonatologia (alojamento conjunto e sala de parto).
- Supervisão nas atividades práticas realizadas por pediatra, respeitando o trabalho em equipe multiprofissional, incentivando as habilidades de comunicação entre profissionais da saúde, e entre estes e os pacientes.
- Ensino de pediatria correspondente a no mínimo 10% da carga total do curso, preferencialmente de forma contínua e progressiva até o final do curso.
- Avaliação considerando os níveis de competência e diferentes tipos de avaliação (diagnóstica, formativa e somativa) capaz de avaliar habilidades cognitivas, clínicas e comportamentais.

Nesse mesmo documento, encontram-se de forma detalhada as competências a serem adquiridas segundo cada um dos cenários de práticas. Considera-se que a definição de competência é um processo dinâmico e que deve ser sempre atualizado, segundo novas demandas e especificidades regionais.

Estudos que avaliam e descrevem o ensino de pediatria em nosso país, sobretudo após a edição das DCN, em 2001, revelam que são desenvolvidas atividades teórico-práticas, sobretudo a partir da 3ª série, com poucas experiências que incluem o ensino sobre saúde da criança e do adolescente no decorrer de todo o curso e nas séries iniciais. Os conteúdos priorizam temas para formação geral do médico, sendo as atividades práticas desenvolvidas em diferentes cenários – comunidade, atenção básica, unidades de internação de média complexidade, serviços de neonatologia, sala de parto, alojamento conjunto e urgência e emergência, correspondendo a aproximadamente 10% da carga horária na maioria dos cursos[23-26]. Entretanto, em parte dessas escolas a carga horária da pediatria é inferior às 720 horas recomendadas pela SBP[25,26], merecendo destaque a necessária qualificação e o preparo dos profissionais para a adequada supervisão em todos esses cenários[27]. Especificamente em relação à atenção básica, é apontado que o ensino sobre a saúde da criança e do adolescente desenvolve-se, em algumas das escolas, integrado à saúde da comunidade, sem a participação da pediatria[25].

RESIDÊNCIA MÉDICA DE PEDIATRIA NO BRASIL

Em 1944, teve início o primeiro programa de residência médica (RM) no Brasil. A RM foi regulamentada pelo Decreto n. 80.281 (1977)[28] e constitui-se em uma modalidade de ensino de pós-graduação *lato sensu* destinada a médicos, sob a forma de curso de especialização, funcionando em instituições de saúde, sob a orientação de profissionais médicos de elevada qualificação ética e profissional, sendo considerada o "padrão-ouro" da especialização médica. O mesmo decreto criou a Comissão Nacional de Residência Médica (CNRM).

A CNRM estabeleceu, no processo de regulamentação da Residência Médica, requisitos e condições mínimas para o processo pedagógico e de trabalho. Determina um valor nacional para a bolsa de estudos e outros direitos como férias e licença-maternidade que também foram assegurados ao longo do tempo. O certificado conferido pelos programas de RM foi elevado à categoria de título de especialista, reconhecido pelo Ministério da Educação (MEC), sem deixar de reconhecer como válidos os títulos aprovados pelas sociedades de especialistas. A residência cumpre um papel fundamental também na defesa da categoria médica nessa etapa fundamental do processo de formação dos médicos.

Estima-se que cerca de 70% dos médicos que concluem o curso de graduação têm a oportunidade de frequentar um programa de residência no Brasil, sendo fundamental compreender o papel que os programas desempenham na formação dos médicos em nosso país. A residência complementa o treinamento da graduação e permite o aprofundamento no conhecimento da especialidade, culminando com o título de especialista ao término de seu curso e, assim, permite adequada inserção no mercado de trabalho.

A formação profissional historicamente tem sido transmitida por meio de treinamento em serviço. É no processo de combinar os conhecimentos teóricos adquiridos com a experiência clínica que se modula e forma o médico. É na prática que se solidifica a experiência clínica e é pelo aprendizado em serviço que o residente constrói a ética de suas relações baseada no exemplo. A tecnologia incorporou um rico arsenal de propedêutica armada e pode favorecer um processo de objetivação da apreensão da realidade pelo médico. Mas a perda de qualidade e da relação entre o médico em formação e o paciente poderia comprometer a sensibilidade do raciocínio clínico e é preciso refletir sobre esta questão, inclusive na pediatria, em que o contato com a criança e toda sua família são pilares históricos desse aprendizado.

A diversidade de experiências práticas que a RM propicia (em relação a casos, cenários, exames, condutas, procedimentos), associada a uma atividade teórica de sistematização e níveis crescentes de autonomia, parece compor um programa eficaz, sendo mantido como o padrão-ouro de treinamento. Utilizando-se das matrizes de competências criadas pelas sociedades de especialidade junto à CNRM, o médico residente deve, ao final de cada ano de formação, ter habilidades, competências e atitudes dentro do proposto para que, ao final deste ciclo, que pode durar de dois a cinco anos, torne-se um especialista. É ainda pelos contatos propiciados pela RM que se compõem as relações profissionais e que surgem as oportunidades para os jovens médicos se integrarem às equipes mais experientes e ingressarem efetivamente no mercado.

Em relação à residência de pediatria, especificamente representa um dos mais antigos dentre os inúmeros programas de residência oficialmente reconhecidos pela CNRM. Por essa razão e por se tratar a pediatria de uma das especialidades básicas da medicina, é, sem dúvida, um dos programas que mais médicos qualificou no País desde a criação da nova modalidade de treinamento profissional. Neste início de século XXI, considerando os novos perfis epidemiológicos e conteúdos temáticos de saúde, gerados principalmente por mudanças na sociedade e avanços de conhecimento científico e arsenal tecnológico, os programas de RM, assim, como a área de graduação, passam por necessárias atualizações e adaptações, visando a ajustar-se a essa nova realidade[29]. Seguindo a tendência de outros países, incluindo os da América Latina, foi desencadeado intenso debate sobre a ampliação do programa de residência em pediatria para três anos, o qual contou com a atuação efetiva da SBP nesse processo. Assim, com a Resolução n. 1 da CNRM, de 29 de dezembro de 2016, ficou definido em seu art. 1º: "Os Programas de Residência Médica de Pediatria credenciáveis pela CNRM Médica passarão a ter a duração de três anos". Nessa mesma resolução são definidos o conhecimento, as competências, habilidades e atitudes e a distribuição de carga horária de cada ano do programa[30].

A residência em pediatria objetiva desenvolver o treinamento nos três níveis de atenção à saúde, com o predomínio de atividades de atenção básica e secundária durante o primeiro ano de treinamento, focando no cuidado e atenção à criança sadia. No segundo e terceiro anos deve haver predomínio de atividades de atenção secundária e terciária em ambiente hospitalar de maior complexidade. Com essa ampliação, o programa como um todo foi redefinido quanto à distribuição no decorrer dos três anos e implementados conteúdos e competências. Segundo a SBP, hoje há 273 programas de residência médica em pediatria com duração de três anos[31].

Hoje a especialidade pediátrica abrange um campo extenso e multifacetado, com uma ampla sistematização de conhecimentos sobre as diversas enfermidades, constituindo-se em uma especialidade eminentemente clínica na qual a criança é vista em sua integralidade. A RM é um meio de aprofundar os conhecimentos com uma oportunidade de treinamento para o exercício clínico.

A ampliação teórica, tomando-se por base a prática, é um dos fatores que tornam a RM um campo frutífero ao desenvolvimento da experiência clínica. O exercício da puericultura se baseia que o saber pediátrico não é originário apenas do conhecimento biomédico em senso estrito. A higiene infantil, dentro da qual se insere o discurso puericultor, segue um conjunto de preceitos educativos e presentes desde sua origem, objetivando uma abordagem predominantemente preventiva.

Tudo isso reforça o papel do pediatra na orientação da família nos cuidados com as crianças dos pontos de vista físico, psíquico e social. As proposições ligadas à higiene infantil levam à promoção da saúde e à prevenção das doenças, inclusive como meio a um dispêndio menor de recursos e redução de procedimentos invasivos e potencialmente iatrogênicos. Em contraponto, os programas de residência oferecidos em hospitais terciários despertam o interesse na aquisição de habilidades mais refinadas e à familiarização com os equipamentos mais avançados. É necessário garantir que isso não leve a uma distância entre as atividades específicas e os cuidados primários em saúde.

A transformação sociodemográfica da população e o avanço tecnológico, principalmente em biologia molecular, genética e tecnologia da informação, devem ser acompanhados de uma atualização no perfil de formação do pediatra, para contemplar novas atribuições, competências e habilidades inerentes à atuação profissional no século XXI. Estas mudanças devem direcionar o pediatra geral para um maior envolvimento no cuidado de casos mais complexos e para a colaboração com o pediatra especialista no cuidado ao doente crônico. As doenças crônicas constituem importante área de atuação do pediatra e precisam ser incorporadas aos programas de residência, uma vez que geralmente necessitam de recursos mais invasivos para maior segurança na condução adequada desses casos.

Para os hospitais terciários são encaminhados os casos mais graves, especialmente das doenças crônicas, porque é nesses hospitais que se encontram os recursos demandados por esses pacientes. Os residentes têm a oportunidade de perceber e lidar com o doente altamente comprometido. A experiência adquirida na residência de pediatria com três anos de duração permite o manuseio de um grande número de doentes graves e os residentes familiarizam-se com a conduta requerida pelas condições de emergência, aperfeiçoando suas habilidades psicomotoras necessárias ao treinamento médico. A medicina compreende sempre, de forma articulada, a ciência e a arte ou habilidade de exercer bem um ofício, permitindo diversas formas de interação médico-paciente, despertando a segurança na própria capacidade e na autonomia.

Formar profissionais com base em competências impõe mudanças radicais no processo de avaliação, não apenas no formato, mas sobretudo na concepção. É preciso modificar a cultura da avaliação como instrumento de classificação e punição, para trabalhar na avaliação como recurso de aprendizagem significativa, por meio do *feedback* construtivo e da revisão dos processos que levaram a um resultado insatisfatório. Os residentes devem ser capazes de entender a avaliação para seu crescimento pessoal e dos serviços. A avaliação desempenha um papel central no processo de ensino e aprendizagem. Os critérios de validade e confiabilidade são fundamentais nesta análise.

Nas últimas décadas, o paradigma da avaliação, como intrínseca ao processo de aprendizagem, tem sido amplamente defendido. Ao seu papel somativo, definindo progressão e titulação, espera-se cada vez mais agregar diferentes métodos que possam a contribuir para o aprimoramento das competências a serem alcançadas, destacando-se que estas devem incluir competências humanísticas e técnicas[32]. Considerando o programa de RM como o treinamento de excelência para a formação do profissional dentro de sua área de atuação/especialidade, torna-se imperativo planejar a avaliação de forma longitudinal e sistêmica, agregando variados métodos e estratégias que incluam avaliação de competências no ambiente de atuação do profissional, como a aplicação de testes padronizados de habilidades como o OSCE (*objective structured clinical examination*), o mini-Cex (*mini-clinical evaluation exercise*) e outros processos avaliativos semelhantes[32].

A avaliação do domínio cognitivo é utilizada com frequência nos programas de residência e precisa ser aprimorada. É realizada com o auxílio de testes escritos e avalia conhecimento e compreensão, etapa importante para o desempenho e desenvolvimento das competências. É preciso evoluir no processo de avaliação e discutir inclusive novos modelos de avaliação seriada. Vários países têm adotado uma modalidade de avaliação única na especialidade, aplicada nos três anos, no estilo do teste do progresso individual (TPI). A incorporação de processos avaliativos evolutivos, integrando aquisição e avaliação de competências básicas, cujos dados de desempenho devem ser considerados nos programas, é uma das possibilidades[29].

Os preceptores também precisam estar preparados para o novo formato de avaliação e isso constitui ponto crítico que merece uma reflexão, pois não existe mudança de qualidade do perfil do residente sem investimento paralelo na figura do preceptor, que deve se apropriar dos instrumentos de avaliação adequados. Além do trabalho das novas competências, da preparação adequada dos preceptores e da incorporação de modalidades de avaliação diversificadas, é essencial assegurar ao residente a certeza de que ele não está completamente formado, devendo incorporar o conceito de aprender por toda a vida. Nessa mesma direção, é essencial o acompanhamento regular e sistemático de egressos, prática incomum em diversas áreas, especialmente entre instituições formadoras de profissionais da saúde. A monitoração periódica de egressos de programa de residência é um instrumento muito útil para a avaliação de programas e o monitoramento das intervenções implementadas, pois certamente viabiliza a obtenção de informações atualizadas que ajudam no planejamento de novos programas.

As atividades de ensino nas especialidades pediátricas necessitam de revisão em seu conteúdo e forma. A ampliação para três anos na formação em pediatria certamente amplia suas habilidades e possibilidades, mas por outro lado pode afetar a procura e a busca pela continuidade da formação nas especialidades, ressaltando-se a clara demanda no país por profissionais capacitados em cuidados intensivos em pediatria e neonatologia, para citar algumas das especialidades pediátricas. Este é um ponto que deverá ser avaliado futuramente, visando a compreender os impactos dessa mudança para as especialidades pediátricas.

Entende-se que, no cenário atual, uma forte parceria da Comissão Mista de Especialidades, formada por Associação Médica Brasileira (AMB), CNRM e Conselho Federal de Medicina (CFM), deve convergir na luta por fortalecer e reconhecer os médicos que atuam como preceptores nos diversos cenários de formação, como unidades básicas de saúde, ambulatórios, enfermarias, unidades de urgência e emergência, unidades de terapia intensiva, entre outros, uma vez que são a base da formação dos futuros médicos especialistas. Além disso, é necessário atuar para a melhoria de condições de trabalho nesses mesmos locais, para que isso não seja um fator limitador de aprendizado. O ensino médico requer ações combinadas de médicos com conhecimento e prática técnico-científica e ética consistentes em busca de melhorias que terão impactos sobre os médicos do futuro e a população brasileira.

EXPECTATIVAS E DESAFIOS PARA O ENSINO DE PEDIATRIA NA GRADUAÇÃO E NA RESIDÊNCIA MÉDICA

Entende-se que a definição de competências para o ensino de pediatria na graduação e na RM em pediatria constitui processo promissor para melhor definição dos currículos e respectivos cenários de práticas. A presença do pediatra na atenção básica e o papel dos hospitais de ensino que requerem espaços apropriados para o ensino em ambulatórios, unidades de internação de média e alta complexidade, serviços de urgência e emergência, e serviços de neonatologia, incluindo salas de parto e alojamento conjunto, são essenciais para essa formação e essa compreensão deve ser buscada junto aos gestores em todas as esferas de governo.

A complexidade que envolve a assistência à criança e o processo contínuo de construção da atenção à saúde da criança e do adolescente torna clara a necessidade de desenvolver um ensino de pediatria na graduação e pós-graduação *lato sensu* integrado a esse processo. A adequada formação profissional exige dinamismo, acompanhamento e atualização constantes em relação ao sistema de saúde, contribuindo para a formação de um profissional com competências para atuar na assistência – individual e coletiva – da criança e do adolescente, capaz de conduzir seu processo de autoaprendizagem, ético, humanista, crítico e ativo em relação ao sistema de saúde e à realidade sociossanitária de seu país.

REFERÊNCIAS BIBLIOGRÁFICAS

1. Rocha JM. Introdução à história da puericultura e pediatria no Brasil. In: Aguiar A, Martins RM. História da Pediatria Brasileira. Coletânea de textos e depoimentos. Sociedade Brasileira de Pediatria. Rio de Janeiro: Reproarte; 1996. p.85-123.
2. Madeira A. Evolução histórica e aspectos atuais da assistência médico-social da criança no Brasil (Excertos). In: Aguiar A, Martins RM. História da Pediatria Brasileira. Coletânea de textos e depoimentos. Sociedade Brasileira de Pediatria. Rio de Janeiro: Reproarte; 1996. p.73-84.
3. Sanglard G, Ferreira LO. Médicos e filantropos – a institucionalização do ensino de pediatria e da assistência à infância no Rio de Janeiro da Primeira República. Varia Hist. 2010;26(44):437-59.
4. Moreira VC. Ações pioneiras do ensino de pediatria no Brasil: Carlos Artur Moncorvo de Figueiredo (Moncorvo pai) e a Policlínica Geral do Rio de Janeiro, 1882-1901. Hist Cienc Saúde – Manguinhos. 2020;27(2):467-84.
5. Carneiro G. Um compromisso com a esperança – História da Sociedade Brasileira de Pediatria: 1910-2000. Rio de Janeiro: Expressão e Cultura; 2000.
6. Woisky JR. O ensino de pediatria no curso médico. Bol Oficina Sanit Panam. 1958;44(5):382-5.
7. Lisboa JMJ. Contribuição à elaboração de diretrizes para o ensino de pediatria no curso de graduação tendo em vista a prática da medicina geral. Rev Bras Educ Med (Rio de Janeiro). 1991;15:5-7.
8. Marcondes E. Diretrizes para o ensino de Pediatria. J Pediatr (Rio J). 1993;69(6):349-52.

9. Sociedade Brasileira de Pediatria (SBP). Bases doutrinárias para o ensino de pediatria. Pediatria (S. Paulo). 1988;10(2):51-3.
10. Moreira ASS, Araújo APQC, Ribeiro MG, Siqueira-Batista R. Reflexões acerca do ensino de pediatria no Século XXI: o cenário brasileiro. Rev Bras Educ Med. 2015;39(3):339-43.
11. Brasil. V Conferência Nacional de Saúde. Programa Nacional de Saúde Materno-Infantil. Brasília (DF), 1975.
12. Marsiglia RG. Relação ensino/serviços: dez anos de integração docente-assistencial no Brasil. São Paulo: Hucitec; 1995.
13. Marcondes E, Issler H, Mascaretti LAS, Valente MH. O ensino de pediatria preventiva e social ao nível da graduação na Faculdade de Medicina da Universidade de São Paulo. Rev Hosp Clin Fac Med São Paulo. 1990;45:80-6.
14. Puccini RF, Wechsler R, Silva EMK, Silva RRF, Esteves AR, Ventura RN, et al. A experiência do Departamento de Pediatria da Unifesp/EPM no Programa de Integração Docente-Assistencial do Embu. Rev Paul Pediatria. 1998;16(2):91-8.
15. Puga TF, Leone C, Santoro Junior M, Cusminsky M, Flores MA. O ensino de pediatria nas escolas de medicina da América Latina. ALAPE – OPS 2000. Informe preliminar. Pediatria (São Paulo). 2000;22:302-11.
16. Brasil. Câmara dos Deputados. Lei n. 8069, de 13 de julho de 1990. Dispõe sobre o Estatuto da Criança e do Adolescente. Brasília (DF), 1990. Disponível em: https://www2.camara.leg.br/legin/fed/lei/1990/lei-8069-13-julho-1990-372211-publicacaooriginal-1-pl.html [acesso em set. 2021].
17. Brasil. Ministério da Educação. CNE/CSE 4/2001, de 7 de novembro de 2001. Diretrizes Curriculares Nacionais do Curso de Graduação em Medicina. Brasília (DF), 2001. Disponível em: https://abmes.org.br/legislacoes/detalhe/796/resolucao-cne-ces-n-4 [acesso em out. 2021].
18. Brasil. Ministérios da Educação e da Saúde. Portaria Interministerial n. 610. Promed. Brasília (DF), em 26 de março de 2002. Disponível em: https://www.jusbrasil.com.br/diarios/496301/pg-75-secao-1-diario-oficial-da-uniao-dou-de-01-04-2002 [acesso em out. 2021].
19. Brasil. Ministérios da Educação e da Saúde. Portaria Interministerial n. 2.101, de 3 de dezembro de 2005. Institui o Programa Nacional de Reorientação da Formação profissional em Saúde – Pró-Saúde – para os cursos de Medicina, Enfermagem e Odontologia. Brasília (DF), 2005. Disponível em: http://portal.mec.gov.br/index.php?option=com_docman&view=download&alias=15432-port-inter-n2117-03nov-2005&Itemid=30192 [acesso em out. 2021].
20. Brasil. Ministério da Educação. CNE/CSE 116/2014, 20 de junho de 2014. Diretrizes Curriculares Nacionais do Curso de Graduação em Medicina. Brasília (DF), 2014. Disponível em: http://www.toledo.ufpr.br/portal/wp-content/uploads/2017/07/DCN-2014.pdf [acesso em out. 2021].
21. Reato LFN, Aguiar RMP, Viegas D, Machado RMP, Azzolini AL, Gil NC. Ensino da adolescência a nível da graduação. Pediatr Mod. 1992;28(7):530-5.
22. Sociedade Brasileira de Pediatria. Premissas e Diretrizes do Ensino de Pediatria na Graduação. Acesso em 13 out 2021. Disponível em: https://www.sbp.com.br/paginas/graduacao/ [acesso em out. 2021].
23. Veiga EQO, Batista NA. O ensino de pediatria no nível de graduação nas escolas de medicina do estado do Rio de Janeiro. J Pediatr (Rio J). 2006;82(2):115-20.
24. Del Ciampo LA, Del Ciampo IRL. Curso de medicina em ensino de pediatria nas escolas médicas brasileiras. Pediatria (São Paulo). 2011;32(1):9-14.
25. Silva GVC, Paredes CE, Pinheiro MALL, Berenguer MF, Santos C, Lima EJF. Análise do ensino de pediatria nas escolas médicas de Recife e região metropolitana: um estudo transversal. Resid Pediatr. 2021;11(2):1-7
26. Campo JB, Grosserman S. Carga horária total e de pediatria de escolas médicas brasileiras. Rev Bras Educ Med. 2020;44(3):e098.
27. Prearo AY, Rizzato ABP, Martins STF. O ensino de pediatria na atenção básica em saúde: entre as fronteiras do modelo biomédico e a perspectiva da integralidade do cuidado; Interface – Comunic Saude Educ. 2011;15(39):1039-51.
28. Brasil. Câmara dos Deputados. Decreto n. 80.281, 5 de setembro de 1977. Regulamenta e cria a Comissão Nacional de Residência Médica. Brasília (DF), 1977. Disponível em: http://portal.mec.gov.br/sesu/arquivos/pdf/leg.pdf [acesso out. 2021].
29. Koch VHK, Doria-Filho U, Bollela VR. Avaliação do Programa de Residência Médica do Departamento de Pediatria da Faculdade de Medicina da USP. Rev Bras Educ Med. 2011;35(4):454-9.
30. Brasil. Ministério da Educação. Comissão Nacional de Residência Médica. Resolução n. 1, de 29 de dezembro de 2016. Dispõe sobre os requisitos mínimos do Programa de Residência Médica em Pediatria e dá outras providências. Brasília (DF), 2016.
31. Sociedade Brasileira de Pediatria. Residência Médica em Pediatria. Programas de Residência Médica em Pediatria. Disponível em: https://www.sbp.com.br/residenciamedica/programa-de-residencia/ [acesso 25 out. 2021].
32. Domingues RCL, Amaral E, Bicudo-Zeferino AM. Conceito global: um método de avaliação de competência clínica. Rev Bras Educ Med. 2009;33(1):148-51.

5

Semiologia social e os indicadores da situação de saúde da criança e do adolescente

Maria Tereza Fonseca da Costa
Edson Ferreira Liberal
Luciana Rodrigues Silva

INTRODUÇÃO

Na observação das informações sobre saúde e doenças dos brasileiros, a análise da situação específica de crianças e adolescentes reveste-se de importância singular, tendo em vista que se relaciona muito diretamente às condições de vida da população e à efetividade das políticas públicas voltadas para grupos mais vulneráveis. A proteção social diferenciada, nessa fase dos ciclos de vida, tem expressiva relevância ao considerarmos os mais variados determinantes de saúde, o que diz respeito também às práticas de cuidados em pediatria e à tomada de decisão sobre planos de ação nos sistemas de saúde.

O monitoramento de indicadores de saúde na infância e adolescência caracteriza-se como estratégia para uma proposta de semiologia social, ou das condições de saúde-doença, na medida em que apoiam o olhar do pediatra para as necessidades coletivas da população, contextualizando melhor a situação de seus pacientes em quadros familiares e comunitários. Alguns destaques foram selecionados para compor o conteúdo deste capítulo, considerando que uma ampla referência de indicadores ou condições epidemiológicas relaciona-se a focos específicos, a serem tratados nos diferentes temas abordados neste livro.

A mortalidade na infância tem no acompanhamento da taxa de mortalidade infantil, que relaciona o número de óbitos em menores de 1 ano por mil nascidos vivos no período observado, seu principal enfoque. Estudo que utilizou múltiplas fontes de dados, dos sistemas de informação nacionais de óbitos e nascimentos, assim como de inquéritos populacionais, observou que a redução da mortalidade na infância, no período de 1990 a 2015, foi de mais de dois terços, mas não tão marcada no componente neonatal, mantendo-se em excesso a incidência da sífilis congênita, a taxa de cesarianas, os nascimentos de prematuros e a proporção de baixo peso ao nascer.

Diretamente envolvidos na saúde infantil, os dados de saúde materna e da mulher apontaram no mesmo período para uma queda importante da fecundidade, mesmo entre os grupos de mulheres mais pobres e de idade entre 15-19 anos. Esse fator está também associado ao aumento da escolaridade de mulheres, embora se mantenham grupos de grande vulnerabilidade social e baixo nível de instrução, reflexos de nossas desigualdades sociais. De 1990 a 2015, a taxa de fecundidade total passou de 2,89 para 1,72 (número médio de filhos por mulher). Entretanto, a razão de mortalidade materna, apesar de seu decréscimo, ainda se apresentava em patamares indesejáveis de 59,7 óbitos maternos por 100 mil nascidos vivos, a maior parte com grande potencial de evitabilidade e trazendo impacto muito negativo para famílias e crianças[1].

Na Figura 1 é apresentada uma série histórica da taxa de mortalidade infantil no Brasil, do ano de 1990 até 2019, assim como as taxas respectivas das cinco regiões do país. A tendência de decréscimo em todas as regiões e para a média nacional, que sai de 47,1 óbitos em menores de 1 ano por mil nascidos vivos em 1990, passando a 13,3 em 2019, teve essa característica de queda contínua comprometida com aumentos em 2016, em relação a 2015. Diferentes aspectos têm sido discutidos como fatores determinantes para essas alterações de tendência da mortalidade infantil, tais como as crises econômicas, a situação de desemprego e os níveis de pobreza da população, o que poderá ser intensificado nos últimos anos, com as graves consequências da pandemia do novo coronavírus (Covid-19).

Ainda em observação à Figura 1, note-se que a grande desigualdade entre as regiões, no início do período analisado, atenuou-se consideravelmente, aproximando gradativamente os indicadores de óbitos infantis da Regiões Nordeste, principalmente dos das demais regiões[2,3]. No caso da Região Norte, a partir da análise de outras medidas é possível inferir sobre a qualificação dos registros de óbitos, com provável diminuição proporcional do sub-registro de óbitos infantis. Embora sejam mantidas desigualdades regionais, tradução de desigualdades socioeconômicas, essa diminuição das diferenças regionais nas taxas de mortalidade infantil, no período analisado, parece ser provável resultante da efetividade de políticas públicas de proteção social e da ampliação do acesso aos serviços no quadro do Sistema Único de Saúde (SUS), entre outros fatores.

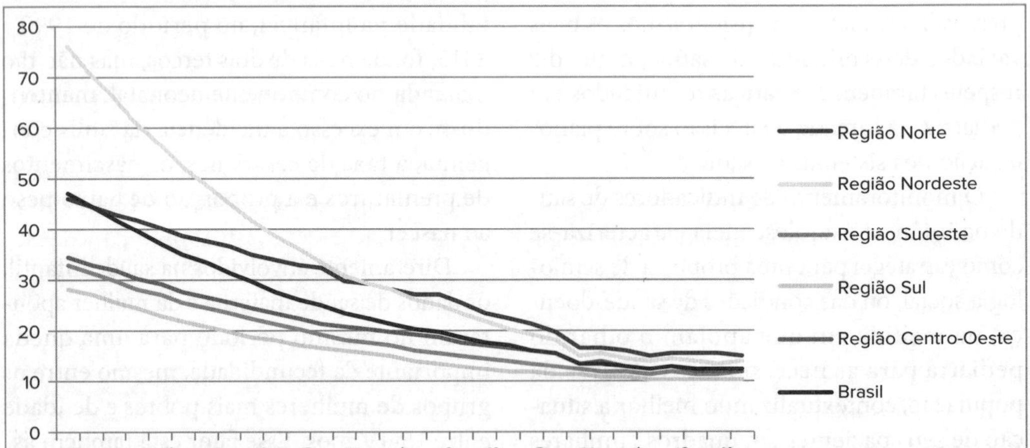

FIGURA 1 Taxa de mortalidade infantil (óbitos em menores em 1 ano por mil nascidos vivos) (Brasil – Regiões, 1990 a 2019)[2].
1990-2011: TMI obtidas a partir dos indicadores e dados básicos (IDB/Datasus); 2012-1019: TMI obtidas com cálculo direto a partir do Sinasc e do SIM.
TMI: taxas de mortalidade infantil.

Na análise da Tabela 1, observa-se a variação das taxas de mortalidade infantil por diferentes componentes, de 2012 a 2019, período em que o tratamento dos dados no sistema de informação amplia a validade do indicador apresentado[2,3]. Apesar do decréscimo da mortalidade infantil observado na Figura 1, verifica-se na Tabela 1 que os componentes neonatais precoce e tardio (óbitos de 0 até 27 dias de vida) apresentam uma desfavorável estabilidade, apontando para os desafios mantidos nos planos de ação voltados à assistência ao pré-natal, parto e nascimento, com necessidade de fortalecimento das políticas públicas ligadas à atenção perinatal e dos investimentos em recursos humanos e tecnológicos da neonatologia.

A apresentação da mortalidade infantil proporcional por grupo de causas, como apresentado na Tabela 2, sobre os óbitos infantis do ano de 2020, permite analisar a carga de contribuição das diferentes causas correspondentes aos capítulos da Classificação Internacional de Doenças versão 10 (CID-10). Quase 60% dos óbitos em menores de 1 ano, em 2020, estavam relacionados às chamadas afecções originadas no período perinatal[2,3], tendência crescente de maior proporção já observada a partir dos anos 1990.

Como segundo grupo de causas se apresentam as malformações congênitas, deformidades e anomalias cromossômicas, elevando para mais de 80% a carga de causas com necessidades de abordagens diagnósticas e terapêuticas precoces, ainda no período perinatal. Cabe ainda compreender essa oportunidade de análise para levantar a discussão sobre o peso da morbidade consequente a essas causas, quando não houve a evolução para o óbito, apresentando-se um perfil de necessidades em atenção à saúde com alto potencial de diferenciada utilização de tecnologias em saúde, incluindo profissionais especializados.

Na Tabela 2 também se observa uma carga importante de causas infecciosas, além de chamar a atenção o fato de que o grupo de causas externas aparece entre as 5 principais causas proporcionais de óbitos infantis (menores de 1 ano), na atualidade, com destaque para as causas ligadas aos riscos acidentais à respiração, outros acidentes e diferentes formas de violência.

As ações de saúde específicas para crianças se fortaleceram ao longo do século XX, acompanhando o próprio fortalecimento da pediatria. A mortalidade infantil tem sido historicamente um indicador de condições de vida, tamanha a sua sensibilidade diante das adversidades que interferem na qualidade de vida dos diferentes grupos populacionais. O acompanhamento do decréscimo de óbitos

TABELA 1 Taxa de mortalidade infantil (óbitos em cada faixa por mil nascidos vivos) (Brasil, 2012-2019)[3]

Componentes TMI	Ano							
	2012	2013	2014	2015	2016	2017	2018	2019
Neonatal precoce	7,08	6,97	6,81	6,69	6,66	6,63	6,41	6,46
Neonatal tardia	2,25	2,23	2,17	2,10	2,14	2,13	2,13	2,14
Pós-neonatal	4,13	4,21	3,92	3,65	3,92	3,63	3,64	3,79

TMI neonatal precoce: óbitos de 0-6 dias de vida completos, por mil nascidos vivos; TMI neonatal tardia: óbitos de 7-27 dias de vida completos, por mil nascidos vivos; TMI pós-neonatal: óbitos de 28-364 dias de vida completos, por mil nascidos vivos.
TMI: taxa de mortalidade infantil.

TABELA 2 Mortalidade proporcional por grupo de causas – capítulos CID-10. Óbitos infantis (menores de 1 ano) (Brasil, 2020)[2]

Causa (Capítulo CID-10)	N.	%
XVI. Algumas afecções originadas no período perinatal	18.641	59,5
XVII. Malformações congênitas, deformidades e anomalias cromossômicas	7.187	22,9
I. Algumas doenças infecciosas e parasitárias	1.365	4,4
XVIII. Sintomas, sinais e achados anormais exame clínico e laboratorial	856	2,7
XX. Causas externas de morbidade e mortalidade	852	2,7
X. Doenças do aparelho respiratório	825	2,6
VI. Doenças do sistema nervoso	341	1,1
XI. Doenças do aparelho digestivo	300	1
IX. Doenças do aparelho circulatório	284	0,9
IV. Doenças endócrinas nutricionais e metabólicas	274	0,9
II. Neoplasias (tumores)	126	0,4
III. Doenças do sangue, órgãos hematopoiéticos e transtornos imunitários	121	0,4
XIV. Doenças do aparelho geniturinário	117	0,4
XII. Doenças da pele e do tecido subcutâneo	33	0,1
VIII. Doenças do ouvido e da apófise mastoide	11	0
XIII. Doenças do sistema osteomuscular e tecido conjuntivo	9	0
V. Transtornos mentais e comportamentais	3	0
VII. Doenças do olho e anexos	2	0
XV. Gravidez, parto e puerpério	0	0
XIX. Lesões, envenenamento e algumas outras consequências e causas externas	0	0
XXI. Contatos com serviços de saúde	0	0
XXII. Códigos para propósitos especiais	0	0
Campo da causa básica em branco	0	0
Total	31.347	100

Fonte: MS/ SVS – Sistema de Informação sobre Mortalidade – SIM, 2021.

infantis evitáveis, nas últimas décadas, nos sugeriu um quadro de resultados muito positivos, trazendo esperanças em relação ao futuro, não só para crianças, mas também quanto ao grande potencial de promoção da saúde do adulto.

O maior controle das causas evitáveis de adoecimento e morte na infância, particularmente das doenças infectocontagiosas, entre essa grande parcela das imunopreveníveis, assim como a modificação da carga de doenças relacionadas à desnutrição nesse grupo, nos permitiram identificar um processo de transição epidemiológica particular. Na sequência, tornou-se importante observar que, com o aumento da sobrevida de crianças, crescia proporcionalmente uma carga de condições crônicas, algumas das quais com perfil de importante complexidade, consolidando um quadro por si só desafiador para a concepção de políticas públicas e programas de saúde.

A diminuição da mortalidade por causas evitáveis, marcadamente no período pós-neonatal, isto é, depois dos primeiros 27 dias de vida, ampliou a visibilidade para a proporção de óbitos neonatais, mais ligados a questões de saúde reprodutiva, saúde da mulher, assistência pré-natal e ao parto, assim como à assistência ao recém-nascido de risco. Nesse quadro, evidenciou-se também a necessidade de investimentos diferenciados na formação e educação permanente de profissionais de saúde, com grande destaque para os pediatras, do mesmo modo que na incorporação de tecnologias em saúde, decorrentes da ampliação contínua do conhecimento técnico-científico no campo da perinatologia e das práticas pediátricas.

A análise com base na Figura 4 permite observar a mortalidade proporcional em crianças e adolescentes e suas principais causas por faixa etária[2-3] (1 a 4 anos, 5 a 9 anos, 10 a 14 anos e 15 a 19 anos), no Brasil, para os anos de 2000, 2010 e 2020, considerando categorias mais específicas de diagnóstico. Embora as taxas de mortalidade em menores de 5 anos tenham decréscimo observado, particularmente por causas infecciosas e doenças do aparelho respiratório[1], chama a atenção o fato de que as pneumonias ainda aparecem como causa importante entre os de 1-4 anos. Diferentes categorias diagnósticas relacionadas ao grande grupo das causas externas aparecem para os quatro grupos etários, com destaque para afogamentos e submersão para os de 1-4 anos, assim como agressão por arma de fogo para os adolescentes, esta última caracterizando grave quadro de risco e vulnerabilidades.

Outra situação digna de nota refere-se ao aumento da mortalidade proporcional pela categoria X70 da CID-10 entre adolescentes – lesão autoprovocada intencionalmente por enforcamento, estrangulamento e sufocação, indicando a urgência na ampliação das ações preventivas, de promoção de saúde e proteção social, nas famílias, escolas e comunidade em geral, para esse grupo etário.

Os diferentes tipos de neoplasia têm sido agrupados para indicar sua carga de contribuição entre as principais causas de óbito por doenças, entre crianças e adolescentes. No Quadro 1 observa-se a importante contribuição das neoplasias do encéfalo e das leucemias, principalmente no grupo de 5-9 anos, implicando o direcionamento necessário para o investimento na organização da rede de atenção à saúde e formação profissional, que sejam facilitadores para o diagnóstico precoce, tratamento oportuno e ampliação da sobrevida no câncer infantojuvenil no país, ainda mais baixa de a observada em média nos países mais desenvolvidos.

Na Tabela 3 pode-se verificar que, para o ano de 2020, causas de doença viral não especificada representam uma das principais causas de óbito no grupo de 5-9 anos, o que ainda precisará ser mais bem acompanhado, tendo em vista o quadro sanitário diferenciado da pandemia de Covid-19 a partir daquele ano.

Até antes da chegada da infecção pelo novo coronavírus e a caracterização de um quadro global crescente de adoecimento e mortes no grupo das causas infecciosas, os dados do Estudo Carga Global de Doenças (GBD) disponíveis para o Brasil, permitiram observar situação de saúde da população brasileira ao longo dos últimos 30 anos, com o país em avançado estágio em seus processos de transição demográfica e epidemiológica, com ganhos expressivos na expectativa média de vida de sua população, ao mesmo tempo que diminuiu progressivamente o peso da mortalidade por doenças infectoparasitárias e aumentou o peso da morbimortalidade por doenças crônicas não transmissíveis (DCNT), entre os adultos, evidenciando conquistas, mas com diversos desafios a serem superados. Nesse cenário, expressa como uma forma de polarização epidemiológica, a transição epidemiológica brasileira se caracteriza por man-

QUADRO 1 Mortalidade proporcional em crianças e adolescentes: principais causas por faixa etária e ano do óbito (Brasil, 2000, 2010 e 2020)[2]

Idade	Ano 2000	Ano 2010	Ano 2020
1-4 anos	▪ Pneumonia por microrganismos NE. ▪ Morte sem assistência. ▪ Outras causas mal definidas e NE mortalidade.	▪ Pneumonia por microrganismos NE. ▪ Outras causas mal definidas e NE mortalidade. ▪ Diarreia e gastroenterite de origem infecciosa presumida.	▪ Pneumonia por microrganismos NE. ▪ Outras causas mal definidas e NE mortalidade. ▪ Afogamento e submersão NE.
5-9 anos	▪ Pedestre, trauma, outros acidentes com transporte e NE. ▪ Morte sem assistência. ▪ Afogamento e submersão NE.	▪ Pneumonia por microrganismos NE. ▪ Paralisia cerebral. ▪ Neoplasia maligna do encéfalo.	▪ Neoplasia maligna do encéfalo. ▪ Leucemia linfoide. ▪ Doença por vírus de localização NE.
10-14 anos	▪ Afogamento e submersão NE. ▪ Agressão, disparo, outra arma de fogo ou NE. ▪ Pedestre, trauma, outro acidente de transporte e NE.	▪ Agressão, disparo outra arma de fogo ou NE. ▪ Afogamento e submersão em águas naturais. ▪ Paralisia cerebral.	▪ Agressão, disparo, outra arma de fogo ou NE. ▪ Paralisia cerebral. ▪ Outras causas mal definidas e NE mortalidade.
15-19 anos	▪ Agressão, disparo, outra arma de fogo ou NE. ▪ Acidente veículo motorizado, não motorizado, outros tipos de veículo NE. ▪ Agressão por meios NE.	▪ Agressão, disparo, outra arma de fogo ou NE. ▪ Agressão com objeto cortante ou penetrante. ▪ Acidente com veículo motorizado, não motorizado, outros tipos de veículo NE.	▪ Agressão, disparo, outra arma de fogo ou NE. ▪ Lesão autoprovocada, intencional, enforcamento, estrangulamento, sufocação. ▪ Outras causas mal definidas e NE mortalidade.

NE: não especificada.

ter altas taxas de morbimortalidade por doenças crônicas não transmissíveis, especialmente na população idosa, coexistindo com uma elevada incidência e prevalência de doenças infectoparasitárias, especialmente na população abaixo dos 10 anos, e de causas externas, com destaque para os homicídios, na população masculina jovem (15-29 anos)[4].

No Brasil, essa dinâmica assume determinadas particularidades diante das desigualdades sociais e econômicas. A situação epidemiológica brasileira difere da transição epidemiológica clássica dos países desenvolvidos e caracteriza-se por tripla carga de doenças: uma agenda não superada de infecções; o desafio das doenças crônicas (e de seus fatores de riscos); e o forte crescimento das causas externas[5]. Essas características necessitam ser consideradas no desenho de políticas públicas de saúde, reconhecendo também os distintos contextos socioculturais, intimamente ligados aos padrões de distribuição dos investimentos, dos serviços de saúde e de saneamento básico.

A grave situação das causas externas como causas de morbimortalidade de jovens, característica dessa complexa configuração de desafios em nosso padrão de transição epidemiológica, pode ser exemplificado na observação da Tabela 3, que apresenta a mortalidade proporcional por causas em adolescentes de 15-19 anos, com mais da metade

TABELA 3 Mortalidade proporcional por causas em adolescentes de 15-19 anos (CID-10) (Brasil, 2020)[2]

Causa por categoria de diagnóstico	N.	%
Total	16.552	100
X95 Agressão, disparo, outra arma de fogo ou NE	4556	27,5
X70 Lesão autoprovocada, intencional, enforcamento, esganadura, sufocação	741	4,5
R99 Outras causas mal definidas e NE mortalidade	675	4,1
Y34 Fatos ou eventos NE e intenção não determinada	596	3,6
X99 Agressão por objeto cortante ou penetrante	588	3,6
X93 Agressão, disparo de arma de fogo de mão	439	2,7
V29 Motociclista, trauma, outro acidente de transporte e NE	387	2,3
Y24 Disparo, outra arma fogo e NE intencional não determinado	384	2,3
B34 Doença por vírus de localização NE	343	2,1
V89 Acidente com veículo motorizado, não motorizado, tipos de veículo NE	335	2
Outros	7.508	45,4

NE: não especificado.

dos óbitos ocorrendo por causas violentas ou acidentes[2,3].

Tal situação tem agravantes impressionantes quando analisadas diferentes situações de estrato social e diferenciação dos óbitos quanto a raça/cor. Em publicação que apresenta um painel de indicadores de saúde com temática saúde da população negra, nas informações sobre taxas de mortalidade específicas por agressão, segundo raça/cor, nos anos de 2000, 2005 e 2012, as taxas para o grupo de negros (pardos e pretos) passaram de 28 para 32 e 40 óbitos por 100 mil habitantes, nesses anos respectivos, caracterizando uma ampliação do risco de morrer por essa causa e da vulnerabilidade social desse grupo de raça/cor[6].

As doenças emergentes, como as novas epidemias e a reemergência de outras doenças, definem uma categoria teórica que se apresenta como indispensável à discussão sobre carga de morbidade, isto é, condições de adoecimento, entre crianças e jovens.

O caso do sarampo tem sido apresentado como um dos exemplos relacionados à atenção sobre a instabilidade de nossas coberturas vacinais, assim como sobre a revisão de protocolos de vacinação, tendo em vista a reemergência da doença no país.

Após os últimos casos da doença no ano de 2015, o Brasil recebeu da Organização Mundial de Saúde (OMS), em 2016, a certificação da eliminação do vírus. Nos anos de 2016 e 2017 não foram confirmados casos de sarampo no Brasil. Em 2018 foram confirmados 10.346 casos da doença e logo a seguir, em 2019, após comprovação da circulação do vírus, o Brasil perdeu a certificação de "país livre do vírus do sarampo", surgindo novos surtos. Em 2020 foram confirmados 8.448 casos e em 2021, até a Semana Epidemiológica (SE) 52, 668 casos de sarampo foram confirmados por critérios laboratorial ou clínico-epidemiológico[7].

A situação endêmica das arboviroses no país, com períodos de epidemias de dengue em todos os Estados brasileiros, em algumas fases caracterizando importante risco para a população infantil, mostrou-se com particular gravidade no surgimento dos quadros de infecção pelo Zika vírus, que determinou dramática situação epidemiológica com os casos de microcefalia na síndrome congênita associada à infecção pelo vírus Zika.

Em 11 de novembro de 2020 completaram-se 5 anos desde a publicação da Portaria n. 1.813, que declarou Emergência em Saúde Pública de Importância Nacional (Espin), pelo aumento no número de nascidos com microcefalia no Brasil. Desde então, desafios têm sido mantidos na ampliação do conhecimento sobre a doença, sua identificação e monitoramento, assim como no delineamento de ações preventivas. A vigilância da síndrome congênita associada à infecção pelo vírus Zika (SCZ) ocorre a partir da notificação dos casos suspeitos no Registro de Eventos em Saúde Pública. No perfil dos casos confirmados e óbitos houve 3.563 casos confirmados, notificados entre 2015 e 2020, sendo 78% recém-nascidos, cerca de 15% crianças com média de idade de 8,7 meses, e os demais correspondiam a natimortos, fetos e abortos espontâneos[8]. O aumento da mortalidade infantil no ano de 2016 tem sido estudado, a fim de se verificar associação entre esse aumento e a epidemia dessa síndrome congênita.

Novas epidemias trazem questões especialmente complexas para a saúde das crianças. No início da pandemia de Covid-19, em março de 2020, a situação de risco para crianças e jovens era pouco conhecida, inclusive com divergências quanto ao papel desse grupo na transmissibilidade.

A focalização na importância da doença para os adultos, principalmente idosos, levou a uma provável minimização de sua potencial gravidade na população pediátrica, com debates e questionamentos sobre a necessidade de inclusão desse grupo etário no programa de vacinação antiCovid-19.

A composição demográfica da população brasileira com alto número de crianças e adolescentes, inclusive em situações de grande vulnerabilidade social; o grande contingente de crianças com condições crônicas; os desafios no acesso e qualidade do cuidado na atenção primária à saúde; assim como os desafios no acesso e qualidade do cuidado pediátrico de maior complexidade, com destaque para a insuficiência de leitos em terapia intensiva, foram fatores apontados como condicionantes de um quadro sanitário preocupante.

Em 2020, na faixa etária de 0-19 anos foram notificados 14.638 casos de síndrome respiratória aguda grave (SRAG) hospitalizados e confirmados por Covid-19, cerca de 2,5% dos casos de SRAG por Covid-19 no país. Foram notificados 1.203 óbitos por SRAG confirmados por Covid-19 nesse grupo, o que corresponde a 0,6% dos óbitos por Covid-19 no país. Em 2021, na faixa etária de 0-19 anos foram notificados 95.866 casos de SRAG hospitalizados até 28/8/2021 — correspondendo a 6,7% dos casos de SRAG hospitalizados. Destes, 16.246 casos foram confirmados por Covid-19 (17%). Até a Semana Epidemiológica 22 (5/6/2021), foram notificados 1.010 casos de síndrome inflamatória multissistêmica pediátrica (SIM-P), temporariamente associada à Covid-19, confirmados em crianças e adolescentes de 0-19 anos, sendo que, destes, 65 evoluíram para óbito (letalidade de 6,4%); 53,8% desses óbitos foram em crianças de 0-4 anos[9].

Há ênfase consolidada sobre a importância das doenças crônicas degenerativas na população em geral, na perspectiva da dinâmica em curso das transições demográfica, epidemiológica e também nutricional, esta última considerando o aumento da carga de adoecimento e óbitos relacionados ao incremento da obesidade. Se esses aspectos são relevantes com o gradativo envelhecimento da população, não menos importante tem se apresentado a consideração sobre doenças crônicas na infância e adolescência. As condições crônicas de saúde exigem tratamento contínuo, de longa duração, e cuidados permanentes.

Algumas dessas condições estão relacionadas a doenças de alta prevalência na infância, como é o caso da asma brônquica, o que determina decisões específicas para os investimentos em recursos voltados a cuidados e tratamentos. Outras são condições mais raras e, em grande parte, complexas, implicando necessidades em saúde com alta utilização tecnológica. No caso de crianças e adolescentes, uma condição crônica não se define somente a partir do tempo de adoecimento e quantidade de vezes em que os pacientes demandam serviços de saúde. Devem ser observados fatores que se modificam ao longo de todo o processo de desenvolvimento, nas diferentes etapas do ciclo de vida da infância e adolescência, assim como na transição para a idade adulta. Tal situação coloca em discussão a capacidade de organização do sistema de saúde, considerando-se a rede de atenção à saúde e de suporte social, com garantia de direitos[10].

Embora as condições crônicas de saúde na infância ainda não tenham estimativas consistentes de sua prevalência no Brasil, em 2015 passaram a configurar a agenda de prioridades da saúde da criança, constituindo o eixo estratégico IV de atuação da Política Nacional de Atenção Integral à Saúde da Criança (Pnaisc)[11], instituída no âmbito do SUS, onde se incluem também as crianças com necessidades especiais de saúde (Crianes), expressão decorrente de "*children with special health care needs*" (CSHCN), que se refere a "crianças que têm ou estão em elevado risco de produzir disfunções físicas, do desenvolvimento, de comportamento ou mesmo emocionais e que necessitam de cuidados e serviços de saúde específicos"[12].

Em crianças, nos países desenvolvidos ou em desenvolvimento, as tendências observadas nas últimas décadas sugerem que a incidência de doenças agudas graves esteja diminuindo, enquanto há um crescimento e concentração da morbidade e mortalidade por condições crônicas. Marcadamente a partir da segunda metade do século XX, o desenvolvimento de novas vacinas, antibióticos mais efetivos e outros medicamentos, os avanços da terapia intensiva neonatal e pediátrica, assim como os da cirurgia pediátrica, ao mesmo tempo que melhoraram a sobrevida desse grupo, deixaram efeitos que acabaram por determinar outras necessidades de estrutura, perfil e organização de serviços pediátricos bastante diferenciados ou especializados. Crianças e adolescentes com condições crônicas complexas, dependência de tecnologias, doenças raras e/ou com necessidades especiais em saúde fazem parte hoje da rotina de pediatras e outros profissionais que atuam com essa população. Esse é um grupo crescente, com alta importância para decisões que passam por benefícios e suporte sociais para as famílias, até aquelas mais difíceis, que envolvem dilemas no campo da bioética e relacionados à alocação de recursos. A classificação de Feudtner13 é uma das principais na literatura sobre condições crônicas complexas em crianças, considerando as seguintes características: presença de qualquer doença cuja duração mínima esperada seja de 12 meses e o envolvimento de mais de um órgão ou sistema, ou apenas um órgão de forma severa, necessitando de acompanhamento especializado e provavelmente de um período de internação em hospital terciário.

Hospitalizações são um importante problema na saúde de crianças e adolescentes, implicando elevados custos, sofrimento familiar, absenteísmo escolar, entre outros desfechos negativos. Entretanto, parte das internações decorre de falhas do atendimento ambulatorial, por perdas de oportunidade no primeiro nível de atenção, onde poderia ser evitado o agravamento da doença, reduzindo as hospitalizações. Essas situações definem as chamadas Internações por Condições Sensíveis à Atenção Primária (Icsap)[14]. Em estudo transversal realizado em cidade do Sudeste brasileiro, cujo objetivo foi discutir a acessibilidade e a utilização dos serviços de saúde, as trajetórias de cuidados para crianças hospitalizadas indicaram que grande parte das famílias não procurou a atenção primária, independentemente do motivo que gerou a internação, revelando um padrão irregular de utilização dos serviços nesse nível de atenção, por crianças com Icsap[15]. Essa observação aponta para a importância da discussão sobre modelos de organização dos serviços de atenção básica, no que se refere à assistência e saúde infantil.

Um painel de indicadores de saúde e a seleção de algumas referências relevantes possibilitam a demarcação de um quadro de saúde das crianças e adolescentes brasileiros, condicionados por componentes sociais, históricos, econômicos e políticos. Essas informações podem ser também orientadoras na estruturação de planos de formação ou desenvolvimento profissionais, assim como de políticas públicas baseadas em evidências científicas.

Pode-se voltar à mortalidade infantil para concluir que muitos desafios ainda precisam ser superados. O Brasil avançou na redução da mortalidade infantil, mas ainda são necessários grandes investimentos para enfrentar as diferenças regionais e chegar a uma redução mais significativa, eliminando os excessos por causas com bom potencial de evitabilidade. Pode-se classificar o valor de taxas de mortalidade infantil como alto (50 por mil ou mais), médio (20 a 49) e baixo (menos de 20), parâmetros esses que necessitam de revisão, por conta do fato de que vários países mais desenvolvidos já alcançaram taxas abaixo de 10 por mil nascidos vivos há algum tempo[16]. Nesse sentido, apesar de ser essa redução da mortalidade infantil um bom exemplo do quanto podemos fazer, não há tranquilidade na observação das atuais perspectivas sem que se ultrapassem desigualdades sociais persistentes e se avance na consolidação de um sistema de saúde com equidade e garantia de direitos.

REFERÊNCIAS BIBLIOGRÁFICAS

1. Leal MC, Szwarcwald CL, Almeida PVB, Aquino EML, Barreto ML, Barros FC, et al. Saúde reprodutiva, materna, neonatal e infantil nos 30 anos do Sistema Único de Saúde (SUS). Cien Saude Colet. 2018;23(6):1915-28.
2. Brasil. Ministério da Saúde, 2021. Tabnet. Datasus. Sistema de Informações sobre Mortalidade – SIM, 2021. Disponível em: http://tabnet.datasus.gov.br/cgi/deftohtm.exe?sim/cnv/obt10uf.def. Acesso em: mar. 2022.
3. Brasil. Ministério da Saúde, 2021. Tabnet. Datasus. Sistema de Informações sobre Nascidos Vivos – Sinasc, 2021. Disponível em: http://tabnet.datasus.gov.br/cgi/deftohtm.exe?sinasc/cnv/nvuf.def. Acesso em: mar. 2022.
4. Martins TCF, Silva JHCM, Máximo GC, Guimarães RM. Transição da morbimortalidade no Brasil: um desafio aos 30 anos de SUS. Cien Saude Colet. 2021;26(10):4483-96.
5. Mendes EV. As redes de atenção à saúde. Cien Saúde Colet. 2010;15(5):2297-305.
6. Brasil. Ministério da Saúde, Secretaria de Gestão Estratégica e Participativa. Departamento de Articulação Interfederativa. Painel de Indicadores do SUS. Temático Saúde da População Negra. Brasília, 2016; 7(10). Disponível em: https://pesquisa.bvsalud.org/bvsms/resource/pt/mis-38998. Acesso em: mar. 2022.
7. Brasil. Ministério da Saúde. Vigilância epidemiológica do sarampo no Brasil – semanas epidemiológicas 1 a 52 de 2021. Boletim Epidemiológico. Secretaria de Vigilância em Saúde – Ministério da Saúde. 2022. Disponível em: http://www.ial.sp.gov.br/resources/editorinplace/ial/2021_7_16/boletim-epidemiologico-25_svs.pdf. Acesso em: mar. 2022.
8. Brasil. Ministério da Saúde. Situação epidemiológica da síndrome congênita associada à infecção pelo vírus Zika em 2020. Boletim Epidemiológico. Secretaria de Vigilância em Saúde – Ministério da Saúde. Volume 51, n. 47, Nov. 2020. Disponível em: https://www.gov.br/saude/pt-br/centrais-de-conteudo/publicacoes/boletins/boletins-epidemiologicos/edicoes/2020/boletim_epidemiologico_svs_47.pdf. Acesso em: mar. 2022.
9. Fiocruz. Instituto Nacional de Saúde da Mulher, da Criança e do Adolescente Fernandes Figueira. Covid-19 e Saúde da Criança e do Adolescente. 2.ed. 21 de setembro de 2021. Disponível em: https://portal.fiocruz.br/documento/covid-19-e-saude-da-crianca-e-do-adolescente. Acesso em: mar. 2022.
10. Moreira MCN, Gomes R, Sá MRC. Doenças crônicas em crianças e adolescentes: uma revisão bibliográfica. Cien Saúde Colet. 2014;19(7):2083-94.
11. Brasil. Ministério da Saúde. Secretaria de Atenção à Saúde. Departamento de Ações Programáticas Estra-

tégicas. Política Nacional de Atenção Integral à Saúde da Criança: orientações para implementação. Brasília: Ministério da Saúde; 2018. Disponível em: https://portaldeboaspraticas.iff.fiocruz.br/wp-content/uploads/2018/07/Pol%C3%ADtica-Nacional-de-Aten%C3%A7%C3%A3o-Integral-%C3%A0-Sa%C3%BAde-da-Crian%C3%A7a-PNAISC-Vers%C3%A3o-Eletr%C3%B4nica.pdf. Acesso em: mar. 2022.

12. McPherson M, Arango P, Fox H, Lauver C, McManus M, Newacheck PW, et al. A new definition of children with special health care needs. Pediatrics. 1998;102:137-40.

13. Feudtner C, Feinstein JA, Zhong W, Hall M, Dai D. Pediatric complex chronic conditions classification system version 2: updated for ICD-10 and complex medical technology dependence and transplantation. BMC Pediatr. 2014;14(1):1-7.

14. Alfradique ME, Bonolo PF, Dourado I, Lima-Costa MF, Macinko J, Mendonça CS, et al. Internações por condições sensíveis à atenção primária: a construção da lista brasileira como ferramenta para medir o desempenho do sistema de saúde (Projeto Icsap — Brasil). Cad Saude Publica. 2009;25(6):1337-49.

15. Leão HM, Caldeira A. Acessibilidade e trajetórias de cuidado para crianças com internações por condições sensíveis à atenção primária. Cien Saúde Colet. 2021;26(8):3301-10.

16. Brasil. Ministério da Saúde. Mortalidade infantil no Brasil. Boletim Epidemiológico. Secretaria de Vigilância em Saúde – Ministério da Saúde. Volume 52, n. 37, out. 2021. Disponível em: https://www.gov.br/saude/pt-br/centrais-de-conteudo/publicacoes/boletins/boletins-epidemiologicos/edicoes/2021/boletim_epidemiologico_svs_37_v2.pdf. Acesso em: mar. 2022.

6

Aspectos psicológicos do adoecer: a doença pela perspectiva da criança, do adolescente e da família

Roberto Santoro Almeida
Adriana Rocha Brito

INTRODUÇÃO[1-16]

Desde que nascem, as crianças convivem de maneira próxima e intensa com o universo médico, que faz parte significativa de seu mundo emocional. Por meio das consultas com o pediatra, dos cuidados proporcionados pela família e das doenças que fazem parte do desenrolar da infância, a criança é introduzida às questões da saúde. O impacto emocional dessas questões se revela pela presença marcante das brincadeiras de médico e paciente, que reproduzem na fantasia atuada muitas das vivências das crianças com os profissionais de saúde, algumas de natureza traumática.

Observando o brincar espontâneo das crianças, podem-se entender seus processos psicológicos.

Uma menina de 5 anos retorna de uma consulta pediátrica, em que se mostrou cordata e colaborativa ao ser vacinada. Chegando em casa, enfileira todas as bonecas e diz: "Agora eu sou a médica, vou dar vacina em vocês todas e vai doer muito!". A vacina foi um microtrauma, que a menina tenta elaborar por meio da brincadeira, repetindo a situação. Mas há uma diferença fundamental: agora ela é a médica que aplica a vacina. Substituiu na fantasia a passividade pela atividade. E "vacina" as bonecas com uma raiva que não existia no pediatra, porque na brincadeira desconta a raiva que sentiu por se ver "agredida" pelo médico.

A experiência indesejável da doença surge sempre de forma inesperada. De um modo geral, os pais gerenciam com relativa facilidade as doenças mais simples, com a ajuda do pediatra. Em algumas ocasiões, porém, o adoecimento pode ter repercussões negativas mais duradouras para a criança, o adolescente, a família e a comunidade.

A forma como a criança ou o adolescente lidam com a doença depende de diversos fatores, como o estágio de desenvolvimento, as vivências prévias de adoecimento, a reação dos pais, o conceito que a família tem de saúde e de doença, a presença de complicações e sequelas, a necessidade de internação hospitalar e a alteração na rotina, entre outros.

A doença pode surgir como quadro patológico agudo em uma pessoa previamente hígida, ou como condição de evolução crônica, manifestando-se em um *continuum* que vai desde uma forma leve até problemas que ameaçam a vida.

A resposta da criança ou do adolescente e dos pais à presença de um sintoma ou uma doença envolve aspectos objetivos e subjetivos, que devem ser minuciosamente avaliados. O pediatra deve acolher as necessidades emocionais dos pacientes e da família, sempre presentes nessas situações.

A pandemia de Covid-19 submeteu a humanidade a situações traumáticas repetidas e a um enorme estresse psicológico, causado pelos adoecimentos e mortes devidos ao vírus, pela restrição à vida, pela interrupção do convívio, e pelas pressões econômicas e laborativas. Crianças e adolescentes foram particularmente atingidos. Houve um aumento significativo dos casos de ansiedade e depressão em crianças e adolescentes, e uma maior frequência de situações de violência doméstica. Muitas crianças foram submetidas à pressão massacrante e traumática de conteúdos inadequados veiculados por meios de comunicação mais preocupados em aumentar a audiência que em respeitar o público e as vítimas da pandemia.

FATORES QUE INFLUENCIAM O IMPACTO DO ADOECIMENTO

A intensidade e a natureza das reações emocionais ao adoecer são muito variáveis, dependendo de características individuais. Alguns fatores, no entanto, condicionam a forma como crianças e adolescentes reagem a doenças.

Estágio de desenvolvimento cognitivo e emocional[1,2,6-8,13]

O nível de desenvolvimento cognitivo e emocional influencia diretamente a resposta psicológica ao adoecimento. Antes dos 6 anos, a criança não dispõe de recursos mentais para lidar de forma lógica com a realidade. A compreensão do mundo é autocentrada, o pensamento tem poderes mágicos e influencia diretamente as coisas. Os objetos são dotados de vida, as pessoas são divididas entre boas e más, e os adultos são todo-poderosos. Nesta fase, a criança tem dificuldade de diferenciar o mundo interno da realidade externa, e não é capaz de estabelecer relações de causa e efeito. Muitas vezes se sente culpada por estar doente, ou atribui a culpa a outra pessoa (aos pais, principalmente), porque não consegue compreender a noção de acaso. O pequeno paciente pode não entender a natureza ou a necessidade de exames ou procedimentos. São fundamentais nesta fase o apoio emocional dos pais e o cuidado empático da equipe.

A partir dos 7 anos, a criança torna-se capaz de operações lógicas concretas. Explicações detalhadas com exemplos podem contribuir para maior adesão aos tratamentos propostos.

Na adolescência, embora o desenvolvimento cognitivo tenha avançado rumo à capacidade de pensar abstratamente, a luta pela autonomia, a onipotência e a oposição sistemática aos adultos podem dificultar a relação médico-paciente e a colaboração com a terapêutica proposta.

Intensidade da dor e grau de comprometimento de função[1,7,8,11,13]

A presença de dor, principalmente de intensidade moderada a forte, é um importante causador de estresse. A dor dificulta a utilização de recursos psicológicos saudáveis para a adaptação ao adoecimento e deve ser tratada com presteza.

A ocorrência de limitações físicas pode ameaçar e comprometer o desenvolvimento da autonomia. Na adolescência, a preocupação com a autoimagem pode gerar reações emocionais intensas a pequenas mudanças na aparência ou nas funções corporais.

Reação aos procedimentos e ao tratamento[1,6-8,10,11]

Muitos medos, reais ou fantasiados, podem surgir nas crianças e adolescentes submetidos a tratamentos médicos: medo de sentir dor, medo de sofrer uma lesão ou mutilação, medo de morrer. Fantasias de culpa e punição são comuns.

Alguns procedimentos e tratamentos são desconfortáveis, constrangedores e dolorosos. Muitas crianças sentem raiva, dirigida aos pais ou à equipe médica.

Para a criança, o cuidado recebido de adultos é algo natural, que faz parte de sua condição de dependência emocional. Para o adolescente, ao contrário, entregar-se aos cuidados propostos caminha na direção oposta do sentido do desenvolvimento, que é da busca de maior independência. Muitos adolescentes, ameaçados em sua autonomia e sentimentos de onipotência, em fase de afirmação da identidade pela oposição aos adultos, não colaboram com as medidas terapêuticas propostas. É fundamental que o profissional torne o adolescente parte ativa do tratamento, convidando-o a tomar posse da sua condição de saúde, estimulando o autocuidado.

Interferência na rotina[1,6,7,10-12]

Muitas doenças, especialmente as agudas, exigem o afastamento das aulas e das atividades usuais, incluindo as brincadeiras com os amigos, podendo influenciar horários habituais de alimentação e de sono, e desorganizar a rotina de toda a família.

Significado da doença para a criança, para o adolescente e para a família[1,2,6-11,14]

Crianças e adolescentes podem interpretar as situações de adoecimento e os tratamentos à luz de fantasias apavorantes de culpa e punição. Os pais também podem ser tomados por sentimentos de culpa, ou podem buscar, muitas vezes na equipe de saúde, culpados para o problema de saúde dos filhos.

A situação pode ser agravada por dificuldades de comunicação. Muitas vezes o profissional de saúde utiliza uma linguagem técnica que não é compreendida pelos pacientes ou pelas famílias. Muitos pais têm vergonha de admitir que não entenderam o que o médico disse, criando fantasias assustadoras a partir de suas incompreensões. É fundamental que os profissionais de saúde transmitam informações de forma clara, evitando termos técnicos, e verificando se os pacientes e seus pais compreenderam as explicações.

Reação dos pais ou cuidadores[1,2,6-11,14,16-19]

A família, especialmente os pais, desempenha papel essencial de apoio afetivo à criança e ao adolescente doente, e suas reações à situação condicionam a forma como o paciente reagirá. A criança lê a realidade pelos olhos dos pais. Se os pais estão ansiosos ou desesperados, contaminam os filhos com seus estados emocionais, mesmo que tentem ocultar seus sentimentos.

A qualidade da relação com os pais e as demais figuras afetivas próximas tem importância primordial para a forma como a criança vai lidar com as dificuldades ao longo da vida. A presença de vínculos saudáveis com cuidadores estáveis e atenciosos favorece a aquisição de competências para lidar construtivamente com os desafios e as adversidades da vida. Crianças que sofrem maus-tratos, fazem parte de famílias com graves conflitos ou têm pais com transtornos mentais e abuso de substâncias psicoativas apresentam maior risco de desenvolver doenças físicas e mentais.

Qualidade do cuidado prestado pelo pediatra e demais profissionais da saúde[1,2,6,7,9-12,17]

É fundamental que o pediatra identifique e aborde os aspectos psicológicos envolvidos no cuidado das crianças e adolescentes doentes, apoiando os pacientes e suas famílias em suas necessidades emocionais. A observação atenta, a escuta ativa e a valorização das demandas, associadas a um diálogo franco e claro, são essenciais para a formação de um vínculo de confiança que promoverá melhor adesão aos procedimentos e tratamentos.

ASPECTOS PSICOLÓGICOS DO ADOECIMENTO

O conhecimento das fantasias, das angústias e das expectativas em torno do processo de adoecimento é fundamental para a assistência adequada ao paciente e sua família, permitindo a adaptação apropriada à situação.

A doença aguda[1-3,6,8,9,11,13]

Em todas as idades, a reação mais frequente ao adoecimento é a regressão. As crianças passam a se comportar como se fossem menores, por vezes retornando a comportamentos já ultrapassados, como chupar o dedo, falar como bebê ou buscar contato físico exagerado com a mãe. A reação é normal e esperada. Adolescentes podem tentar lutar contra a regressão se tornando rebeldes, desafiadores e não colaborativos.

A negação da realidade, um mecanismo de defesa psicológica, também é bastante comum. A mente tende a negar situações que provoquem dor emocional. A defesa tem uma função adaptativa, permitindo o ajuste gradual ao problema, mas pode comprometer a continuidade do tratamento.

Em muitos casos ocorrem sentimentos de raiva e revolta, medos reais ou fantasiados de dor, morte ou desfiguração, ansiedade e medo em relação a procedimentos médicos de investigação ou tratamento, isolamento ou recusa em colaborar. Fantasias assustadoras podem moldar a forma de reação de crianças ou de adolescentes. São comuns, principalmente nos adolescentes, a vergonha, a diminuição da autoestima e o medo da avaliação negativa por outros adolescentes.

Experiências anteriores de adoecimento e a gravidade das manifestações clínicas da doença interferem na forma como o paciente lida com a enfermidade.

O paciente pode se acomodar ao papel de doente, evitando as tarefas da vida diária e aproveitando a situação de dependência para ter vantagens afetivas e a isenção de responsabilidades (o chamado ganho secundário).

Os pais podem se sentir culpados pelo adoecimento dos filhos, por vezes atribuindo a culpa aos profissionais de saúde. Pode também haver negação da gravidade da doença e da necessidade de tratamento, ou desconfiança em relação aos profissionais.

A doença crônica[1-3,7,10-12,18,20]

As reações psicológicas ao diagnóstico de uma condição crônica, nos pacientes e na família, incluem todas as variedades descritas nos casos de doenças agudas (regressão, negação, raiva, revolta, culpa, fantasias assustadoras, ganho secundário), além de dificuldades adicionais oriundas da duração prolongada da enfermidade, da falta de perspectiva de cura e da perturbação à vida originada nos sintomas e no tratamento.

Crianças e adolescentes com doenças crônicas podem sentir ressentimento, raiva, culpa, desânimo, medo de morrer, baixa autoestima e isolamento. Há um risco maior de desenvolver transtornos mentais, principalmente quadros de ansiedade e depressão.

Os pais muitas vezes vivenciam momentos de esgotamento e desânimo. Também são comuns a culpa, a raiva, a revolta e o sentimento de impotência.

Os profissionais de saúde devem oferecer amplo apoio aos pacientes e suas famílias, na busca de uma melhor qualidade de vida, dentro das limitações impostas pela doença.

A hospitalização[1,2,6,8,10,11,13,21-23]

A internação muitas vezes é percebida, pelos pais ou pelo paciente, como um fracasso dos recursos familiares para dar conta dos problemas de saúde. A adaptação às regras, horários e rotina do hospital pode ser difícil para a criança, o adolescente e a família. Algumas crianças também estranham a comida fornecida pela instituição. A realização de procedimentos e tratamentos dolorosos e invasivos contribui ainda mais para o estresse. São frequentes a irritabilidade, a insônia e a perda de apetite.

Para crianças pequenas, entre o segundo semestre de vida e os 4 anos de idade, o afastamento prolongado dos pais tem efeito traumático, podendo gerar consequências danosas à sua saúde física e mental. Desde 1990, com a entrada em vigor do Estatuto da Criança e do Adolescente (ECA), as instituições de saúde devem garantir que as crianças hospitalizadas sejam acompanhadas por seus cuidadores, evitando o trauma da separação forçada. É necessário esclarecer os cuidadores quanto à necessidade de permanecer com as crianças pequenas durante a internação, oferecendo apoio e condições objetivas para que essa permanência seja possível. A instituição deve permitir que as crianças mantenham brinquedos e objetos que trazem segurança, como travesseiros ou bonecos.

Para os adolescentes, em fase de consolidação da independência e da autonomia, pode ser difícil se submeter às restrições impostas pela doença e pela rotina hospitalar. O paciente pode reagir com rebeldia e recusa em colaborar.

Pacientes fora de possibilidades terapêuticas[1,8,11,13,14,18,24,25]

O enfrentamento de uma doença considerada fora de possibilidades de tratamento é muito difícil, ocasionando sofrimento psicológico a todos os envolvidos – paciente, família e profissionais de saúde. São frequentes sentimentos como raiva, culpa, ansiedade, frustração, perda de controle, impotência e desesperança. Além do medo da morte, muitos pacientes convivem com o medo da dor, do sofrimento, da debilitação e do desamparo.

A assistência a crianças fora de possibilidade de cura é um desafio para os profissionais de saúde. Os cuidados paliativos visam a preservar a dignidade do paciente e proporcionar sobrevida com a melhor qualidade possível, priorizando o alívio da dor e de outros sintomas e de sofrimentos decorrentes da condição, sejam eles físicos, sejam psicossociais ou espirituais, garantindo uma assistência integral de natureza interdisciplinar, do diagnóstico ao luto da família.

A criança, o adolescente, a família e a morte[1,8,9,11,13,14,18-20,24-28]

As consultas regulares de puericultura são momentos propícios para o pediatra conhecer os hábitos e os valores da família, além de fornecer orientações para a promoção da saúde em todas as suas dimensões. O pediatra pode orientar os pais a responder sinceramente às perguntas de seus filhos, respeitando seu nível de desenvolvimento cognitivo e emocional.

Quando o adulto evita falar sobre determinados problemas, deixando as crianças sem resposta, pode causar confusão e desamparo. Subestimar sua capacidade, ocultar informações e esconder a verdade podem fazer a criança se sentir enganada e solitária. As crianças são muito observadoras e percebem muitas coisas que os adultos tentam esconder, muitas vezes expressando o que percebem nos desenhos e nas brincadeiras. É necessário tratar o tema da morte de forma natural, acompanhando os questionamentos da criança.

O nível de desenvolvimento cognitivo e emocional da criança determina a compreensão do conceito de morte. Crianças pequenas acreditam que nem todos morrem, que os mortos podem voltar à vida, podem ver e sentir. Entre os 5 e 10 anos, a criança passa a compreender que a morte é irreversível e universal, havendo a interrupção completa de todas as funções vitais do indivíduo.

A perda de entes queridos, a vivência de situações trágicas e alguns contextos socioculturais podem influenciar e acelerar a aquisição do conceito de morte. Pacientes com menos de 5 anos que têm uma doença crônica e fatal podem desenvolver a consciência de que vão morrer, embora ainda não tenham alcançado a capacidade de compreender o conceito de morte de forma completa.

A criança ou adolescente que se encaminha para o fim da vida pode manifestar raiva, desespero, angústia, comportamentos regressivos e negação da gravidade da condição. Pode também, por um processo de elaboração psicológica, aceitar a finitude. Para isso, a família e a equipe de saúde devem fornecer o apoio empático e intensivo de que o paciente necessita.

Para os pais de crianças e adolescentes com situações de saúde que se encaminham para a possibilidade de morte, o sofrimento é intenso, e a instabilidade afetiva muitas vezes se manifesta pela alternância de medo, esperança, culpa, raiva, conflitos com os profissionais de saúde, apatia, tristeza, desligamento, negação e luto antecipado.

Se a morte acontece, os pais são tomados pela dor profunda do luto, muitas vezes acompanhada de desespero e desesperança. Sentimentos de desamparo e culpa são comuns, assim como a apatia. Os pais precisam do apoio da equipe de saúde para completar o dolorosíssimo processo de luto e continuar suas vidas.

Os irmãos também precisam de cuidado. Muitas vezes foram deixados de lado por muito tempo por pais dedicados ao filho doente, e podem desenvolver medo de perder o amor dos pais, culpa por terem sobrevivido ou temor de morrer também.

Acompanhar crianças e adolescentes em fim de vida é muito penoso para a equipe de saúde. Muitas vezes os profissionais se sentem impotentes, fracassados ou culpados. A morte confronta o pediatra com seus limites e sua própria finitude, podendo despertar sentimentos de desamparo, ansiedade e necessidade de afastamento do paciente, da família ou mesmo do trabalho. O profissional de saúde deve abrir mão de suas fantasias onipotentes de cura e proporcionar aos pacientes e à família o amparo necessário, tratando a dor, aliviando e acolhendo o sofrimento e preservando a dignidade da criança e da família. Quando o paciente morre, há a tarefa de amparar a família, por meio do apoio empático e da disponibilidade solidária.

RECOMENDAÇÕES PARA MINIMIZAR O IMPACTO DO ADOECIMENTO

Os pediatras podem contribuir significativamente para amenizar as consequências psicossociais do adoecer nas vidas de crianças ou adolescentes e de seus parentes. A seguir, serão apresentadas algumas ações que visam a minorar o sofrimento causado pela doença.

Comunicação empática, honesta e clara[1,2,6,7,9-14,17]

A boa relação entre o médico, o paciente e a família é fundamental para conduzir positivamente o tratamento e reduzir as consequências psicológicas negativas do adoecimento. O pediatra deve estar disponível para os pacientes e seus pais, encorajando a expressão de dúvidas, crenças e emoções.

O profissional deve ser claro, empático e verdadeiro, utilizando uma linguagem compreensível e desprovida de jargões. O diálogo com o paciente deve respeitar seu nível de desenvolvimento cognitivo e emocional. A falta de informações pode causar insegurança e comprometer a adesão ao tratamento. O médico deve responder a todas as perguntas do paciente e de seus cuidadores, certificando-se de que foi compreendido.

Desenvolvimento de competências promotoras de resiliência[1,2,10,11,17,18]

Muitas crianças e adolescentes desenvolvem recursos e estratégias para a resolução de conflitos que permitem enfrentar as experiências adversas sem que haja maiores traumas psicológicos.

Os pediatras devem auxiliar seus pacientes a ampliar e fortalecer os recursos psicológicos que permitem a adaptação saudável aos agravos à saúde, favorecendo a construção de resiliência. Aprender a administrar emoções desagradáveis e responder positivamente a exigências e desafios da vida faz parte desse processo. O desenvolvimento da resiliência é fundamental para que a criança ou adolescente tenha sucesso no enfrentamento de eventos estressantes.

Atenção às manifestações dos pais ou cuidadores[1,2,6-14,17,18,29]

É essencial compreender o papel que os sentimentos, as crenças e as percepções dos pais desempenham na vida psíquica dos filhos. Os pais e cuidadores são o principal amparo afetivo da criança e moldam sua visão de mundo.

Algumas vezes a conduta da família pode deixar a criança confusa e insegura, prejudicando o atendimento médico, a adesão do paciente e a realização do tratamento. Atitudes e comentários inadequados, principalmente se negam a realidade percebida pela criança, podem criar problemas (Quadro 1). É fundamen-

QUADRO 1 Atitudes e comentários da equipe de saúde e da família que podem prejudicar uma boa adaptação psicológica da criança ou do adolescente ao adoecimento

Indiferença	▪ O profissional se comunica exclusivamente com os pais, ignorando o paciente. ▪ O profissional não esclarece as dúvidas das crianças, adolescentes ou família. ▪ O profissional utiliza uma linguagem técnica, sem avaliar se foi compreendido pelo paciente e pela família.
Onipotência	▪ O profissional responsabiliza indevidamente os pais por situações que não são controláveis. ▪ O profissional se responsabiliza por situações que estão fora de seu controle.
Negação	▪ Frases como "Não é nada!", "Não doeu!". ▪ O profissional reage de forma hostil à negação defensiva dos pacientes ou dos pais.
Desvalorização	▪ Frases como "Que feio! Desse tamanho e com medo!", "Deixa de frescura, chorou tanto e não doeu nadinha!", "Fez um escândalo por nada!".
Ameaça	▪ A família apresenta o médico ou o profissional de saúde como figura punitiva. "Se você não se comportar, o médico vai te dar uma injeção!".
Inconsistência	▪ Ora o problema de saúde é apresentado como grave, ora não é nada.
Banalização	▪ Frases como "Vai melhorar logo!", "Já passou!".
Escândalo	▪ Demonstração emocional exagerada, causada por ansiedade ou descontrole emocional, ou para intimidar ou amedrontar a criança.
Culpa	▪ Os pais se sentem culpados, acreditando que causaram a doença ou não fizeram o suficiente para evitá-la ou tratá-la. ▪ Os pais se tornam superprotetores por culpa, dificultando o ajuste psicológico do paciente ou o tratamento.
Superstição	▪ A família acredita em soluções mágicas para a doença, por vezes recusando tratamentos necessários.
Mentira	▪ Frases como "Não vai doer!", "Ele só vai olhar!", "Não, não vamos ao médico!", "Ele não vai tirar o sangue, vai só olhar o seu braço!".

Fonte: baseado em Almeida e Brasil, 2012[1], Mello Filho, 1992[9], e na própria experiência dos autores.

tal que os profissionais de saúde acolham os pais, esclareçam suas dúvidas e forneçam uma orientação sólida quanto à forma de conduzir a criança ou o adolescente doente.

Intervenção psicológica[1,2,6-8,11,13,17,25,30]

Em alguns casos, o apoio psicoterápico é essencial para ajudar os pacientes a superar seus temores e angústias. Recursos lúdicos, como desenhar, criar histórias e brincar, devem ser usados para reduzir o impacto da hospitalização.

O profissional de saúde mental pode oferecer apoio psicológico ao paciente e à família, diagnosticar transtornos mentais, prescrever psicofármacos, orientar os pais e auxiliar a equipe a lidar com os aspectos psicológicos do gerenciamento de crianças e adolescentes doentes.

Apoio da classe hospitalar durante a internação[1,12]

O apoio de professores durante a internação, especialmente nas hospitalizações de longo prazo, contribui para a manutenção do processo de aprendizado, diminuindo a lacuna pedagógica pela perda das aulas, proporcionando a continuidade da rotina de vida e contribuindo para a recuperação dos pacientes.

Capacitação dos profissionais de saúde para lidar com a singularidade de cada pessoa[1,2,6,7,9-11,13,14,17-19,24]

Muitas vezes o profissional de saúde se angustia diante da perspectiva de conduzir situações como a comunicação de um quadro agudo potencialmente grave ou uma doença crônica. Frequentemente, sente-se inseguro para oferecer apoio a pacientes considerados fora de possibilidades terapêuticas ou em fim de vida.

É necessário que o pediatra se capacite para dar conta das demandas emocionais que surgem no gerenciamento desses problemas. O profissional deve ter um cuidado especial na escolha das palavras e atitudes, reforçando o apoio terapêutico aos pacientes e suas famílias.

A qualificação dos pediatras deve incluir o desenvolvimento de uma assistência empática e humanizada, que considere a vida subjetiva e os mecanismos inconscientes subjacentes às reações dos pacientes e seus pais. É fundamental refletir sobre temas difíceis, como a morte e o morrer.

A ampliação da consciência do próprio universo psíquico, por meio do autoconhecimento, e o ideal de progresso como ser humano são as bases de um trabalho pediátrico de excelência no cuidado às crianças, aos adolescentes e a suas famílias.

O desenvolvimento pessoal e o autoconhecimento, fundamentos da ampliação da capacidade empática, podem ser promovidos por meio da realização de psicoterapia pessoal individual, do exercício de práticas espirituais, da busca de cursos e leituras de artigos e livros de saúde mental, e por mergulhos nos diversos caminhos da arte (que permitem o enriquecimento das experiências vivenciais). O diálogo e o trabalho em colaboração com profissionais de saúde mental (psiquiatras, psicólogos, psicanalistas) também são indispensáveis.

CONSIDERAÇÕES FINAIS

O atendimento pediátrico deve promover o bem-estar físico e psicológico de crianças, adolescentes e suas famílias, e estimular o desenvolvimento saudável. O pediatra não cuida de doenças, e sim de pessoas – indivíduos que vivenciam sensações, sentimentos e emoções singulares, e que estão inseridos em um meio socioeconômico-cultural particular.

Pais e outras pessoas que convivem com o paciente devem ser convocados a participar ativamente das medidas para minimizar o impacto negativo da doença e de seu tratamento, valorizando a saúde integral do paciente.

O conhecimento dos fatores que influenciam as reações psicológicas do paciente e da família ao adoecimento permite um acolhimento mais sensível e cuidadoso, favorecendo a adaptação saudável.

REFERÊNCIAS BIBLIOGRÁFICAS

1. Almeida RSPC, Brasil HHA. A criança doente. In: Brasil MAA, Campos EP, Amaral GF, Medeiros JGM (eds.). Psicologia médica: a dimensão psicossocial da prática médica. Rio de Janeiro: Guanabara-Koogan; 2012. p.169-73.
2. Almeida RS, Lima RC, Crenzel G, Abranches CD. Saúde mental da criança e do adolescente – Série Pediatria SOPERJ. 2. ed. Barueri: Manole; 2019.
3. Goodman R, Scott S. Child and adolescent psychiatry. 3. ed. London: Willey Blackwell; 2012.
4. Marcelli D. Enfance et psychopathologie. 11. ed. Issy-les-Moulineux: Elsevier-Masson; 2021.
5. Marcelli D, Braconnier A. Adolescence et psychopathologie. 9. ed. Issy-les-Moulineux: Elsevier-Masson; 2018.
6. Jepsen SL, Haahr A, Eg M, Jørgensen LB. Coping with the unfamiliar: how do children cope with hospitalization in relation to acute and/or critical illness? A qualitative metasynthesis. J Child Health Care. 2019;23(4):534-50.
7. Perrin JM, Gnanasekaran S, Delahaye J. Psychological aspects of chronic health conditions. Pediatr Rev. 2012;33(3):99-109.
8. Lepri LMF. A criança e a doença: da fantasia a realidade. Rev SBPH. 2008;11(2):15-26.
9. Mello Filho J (ed.). Psicossomática hoje. Porto Alegre: Artes Médicas; 1992.
10. 10. Mu PF, Lee MY, Sheng CC, Tung PC, Huang LY, Chen YW. The experiences of family members in the year following the diagnosis of a child or adolescent with cancer: a qualitative systematic review. JBI Database System Rev Implement Rep. 2015;13(5):293-329.
11. Godinho IC, Braga AT, Nalin LM, Peres MLA, Souza TCS, Araújo BC, et al. Aspectos psicológicos de pacientes pediátricos acometidos pelo câncer. Br J Health Rev. 2021;4(1):824-39.
12. Nygård C, Clancy A. Unsung heroes, flying blind – a metasynthesis of parents' experiences of caring for children with special health-care needs at home. J Clin Nurs. 2018;27(15-16):3179-96.
13. Bassols AMS, Zavaschi ML, Palma RB. A criança frente à doença e à morte: aspectos psiquiátricos. Rev Bras Psicoter. 2013;15(1):12-25.
14. Classen CF. Pediatric palliative care – the role of the patient's family. World J Clin Pediatr. 2012;1(3):13-9.
15. Racine N, McArthur BA, Cooke JE, Eirich R, Zhu J, Madigan S. Global prevalence of depressive and anxiety symptoms in children and adolescents during COVID-19: a meta-analysis. JAMA Pediatr. 2021;175(11):1142-50.
16. Secord E, McGrath EJ. Covid-19 in children. Pediatr Clin North Am. 2021;68(5).
17. Brito AR, Alves ASM, Almeida RS, Lima RC, Barros VFR. Promoção da saúde mental na infância e na adolescência. In: Sociedade Brasileira de Pediatria. Tratado de Pediatria. 5. ed. Barueri: Manole; 2021.
18. Nogueira AJ, Ribeiro MT. "Na sombra da doença": a perspectiva de irmãos de crianças em cuidados paliativos. Rev Iberoam Diag Eval Psicol. 2020;54(1):19-33.
19. Kübler-Ross E. Sobre a morte e o morrer: o que os doentes terminais têm para ensinar a médicos, enfermeiras, religiosos e aos seus próprios parentes. 10. ed São Paulo: Martins Fontes; 2017.
20. Hatano Y, Yamada M, Nakagawa K, Nanri H, Kawase M, Fukui K. Using drawing tests to explore the multidimensional psychological aspects of children with cancer. Jpn J Clin Oncol. 2014;44(10):1009-12.
21. Wilson ME, Megel ME, Enenbach L, Carlson KL. The voices of children: stories about hospitalization. J Pediatr Health Care. 2010;24(2):95-102.
22. Spitz R. Hospitalism. In: Harrison S, MacDermott, J. Childhood psychopathology: an anthology of basic readings. New York: International Universities Press; 1972.
23. Brasil. Lei n. 8.069, 13 de julho de 1990. Estatuto da Criança e do Adolescente. Brasília, 2019. Disponível em: https://www.gov.br/mdh/pt-br/centrais-de-conteudo/crianca-e-adolescente/estatuto-da-crianca-e-do-adolescente-versao-2019.pdf [acesso em 27 out. 2021].
24. Kovács MJ. Morte e desenvolvimento humano. São Paulo: Casa do Psicólogo; 1992.
25. Bally JMG, Smith NR, Holtslander L, Duncan V, Hodgson-Viden H, Mpofu C, Zimmer M. A Metasynthesis: uncovering what is known about the experiences of families with children who have life-limiting and life-threatening Illnesses. J Pediatr Nurs. 2018;38:88-98.
26. Torres WC. A criança diante da morte: desafios. São Paulo: Casa do Psicólogo; 2012.
27. Lewis M, Volkmar FR. Dying and death in childhood and adolescence: concepts and care. In: Lewis M, Volkmar FR. Clinical aspects of child and adolescent development. Philadelphia: Lea & Febiger; 1990. p.275-85.
28. Raimbault G. A criança e a morte. Rio de Janeiro: Francisco Alves; 1979.
29. Rotberg B, Wittenberg J, Orkin J, Saunders NR, Cohen E. Caring about caregivers: the role of paediatricians in supporting the mental health of parents of children with high caregiving needs. Arch Dis Child. 2020;105:1028-30.
30. Gjærde LK, Hybschmann J, Dybdal D, Topperzer MK, Schrøder MA, Gibson JL, et al. Play interventions for paediatric patients in hospital: a scoping review. BMJ Open. 2021;11(7):e051957.

7

Aspectos éticos, bioéticos e legais relacionados à assistência à saúde da criança e do adolescente

Clóvis Francisco Constantino
Ana Cristina Ribeiro Zöllner
Mario Roberto Hirschheimer

Obter o equilíbrio entre o consentimento substitutivo e o assentimento da criança ou do adolescente é importante para conseguir a empatia necessária entre a equipe de saúde e o paciente e sua família. Quando existirem divergências importantes significando conflito entre o princípio da beneficência (critérios da equipe de saúde) e o da autonomia (critérios do paciente e de seus responsáveis legais), sem risco iminente de morte, deve-se tentar expandir o diálogo para outros membros da equipe multiprofissional, comissões de ética, de bioética e também da família expandida (como avós, tios etc.).

INTRODUÇÃO

Assistir, do ponto de vista da saúde, crianças e adolescentes traz aos profissionais situações instigantes difíceis e, por vezes, conflitantes.

Os acelerados avanços científicos dos últimos sessenta anos nos colocam em condições de agir sobre a saúde do ser humano de forma quase que absoluta. Resta-nos, nesse cenário, compreender nossas limitações e agir na estrita direção da dignidade da pessoa.

Por dever ético, devemos estar atentos à nossa atualização científica, conhecer as melhores evidências do que nos propomos a fazer, conhecer o aparato tecnológico à nossa disposição, aprimorar nossas habilidades, ilustrar-nos em técnicas de gestão, ensino e pesquisa, mas jamais deixar de ter a preocupação com a cidadania, a dignidade humana e o meio ambiente.

O conhecimento torna-se cada vez mais globalizado e difundido, por isso os operadores do conhecimento, em suas áreas de atuação, devem compreender sua responsabilidade e ter plena consciência de seus deveres em relação ao indivíduo e à sociedade, conhecendo a reflexão que se aprimora sobre seu campo de trabalho, assim como as normas estabelecidas e toda a legislação pertinente.

A relação médico-paciente no que diz respeito à Pediatria é, na realidade, a relação médico-paciente-família ou responsável legal. Por esse motivo, os referenciais filosóficos, éticos e legais dessas relações devem ser entendidos em sua maior complexidade.

Quando se fala em vinculação profissional médico-paciente, colocam-se em pauta os direitos intrínsecos da pessoa do paciente, isto é, sua autonomia ou a liberdade de autodeterminar-se, sua privacidade e sua confidencialidade. Tudo está previsto nos debates bioéticos, nas normas dos variados códigos, na legislação ordinária e na própria Carta Magna. Também colocam-se em pauta os deveres dos médicos, a saber: não causar dano (a não maleficência) e a beneficência, sempre que possível.

Na época atual, com recursos limitados e o alto custo da assistência à saúde, não se pode deixar de levar em elevada consideração a necessidade da atenção à equidade e à justiça na distribuição dos finitos recursos econômicos disponíveis. Aqueles que adoecem também são cidadãos, assim como seus familiares. Todos têm direitos individuais, mas fazem parte do coletivo, portanto, devem respeitar a convivência democrática.

Importante deixar claro que a criança não é um adulto em menor escala, mas um ser humano em crescimento e desenvolvimento, rumo à sua autonomia na vida adulta. Com tal particularidade, a sociedade organizada deve ter mecanismos que possam criar condições adequadas para essa caminhada rumo ao futuro.

Conduzir a criança e o adolescente ao futuro e em segurança, dirigindo-os à sua própria inserção autônoma na coletividade democrática sempre será a missão do pediatra.

Assim, neste capítulo, por meio do pensamento nessa nobre tarefa faremos reflexões a respeito de alguns pormenores relacionados à assistência médica em Pediatria.

LEGISLAÇÃO

A criança e o adolescente estão inseridos, com destaque, na estrutura jurídica brasileira, desde a Carta Magna, passando pela legislação ordinária e os códigos deontológicos, como o Código de Ética Médica, por exemplo. Além disso, em todo o mundo, existem tratados, declarações e discussões internacionais a respeito da temática infanto-juvenil.

Diz nossa Constituição:

> Art. 227. É dever da família, da sociedade e do Estado assegurar à criança, ao adolescente e ao jovem, com absoluta prioridade, o direito à vida, à saúde, à alimentação, à educação, ao lazer, à profissionalização, à cultura, à dignidade, ao respeito, à liberdade e à convivência familiar e comunitária, além de colocá-los a salvo de toda forma de negligência, discriminação, exploração, violência, crueldade e opressão.

Esse artigo tem vários parágrafos e incisos que deixam claros os deveres do Estado e dos cidadãos organizados para com o melhor interesse de crianças e adolescentes. Resta que sejam cumpridos por todos.

A regulamentação desse artigo redundou no Estatuto da Criança e do Adolescente, o conhecido ECA, a Lei Federal n. 8.069 de 13 de julho de 1990, que "dispõe sobre a proteção integral à criança e ao adolescente".

Em nosso país, por essa legislação, a criança é a pessoa até 12 anos de idade incompletos e o adolescente, aquele entre 12 e 18 anos.

O art. 3º é enfático ao deixar claro que:

> [...] a criança e o adolescente gozam de todos os direitos fundamentais inerentes à pessoa humana, sem prejuízo da proteção integral de que trata esta Lei, assegurando-se-lhes, por lei ou por outros, meios, todas as oportunidades e facilidades, a fim de lhes facultar o desenvolvimento físico, mental, moral, espiritual e social, em condições de liberdade e de dignidade.

O art. 4º, seu parágrafo único e suas alíneas, entre outras responsabilizações, colocam a nós, médicos e demais profissionais da saúde, entre os que têm obrigação de assistir as crianças e adolescentes prioritariamente:

> [...] é dever da família, da comunidade, da sociedade em geral e do Poder Público assegurar, com absoluta prioridade, a efetivação dos direitos referentes à vida, à saúde,

> à alimentação, à educação, ao esporte, ao lazer, à profissionalização, à cultura, à dignidade, ao respeito, à liberdade e à convivência familiar e comunitária.
>
> Parágrafo único. A garantia de prioridade compreende:
>
> *a)* primazia de receber proteção e socorro em quaisquer circunstâncias;
>
> *b)* precedência do atendimento nos serviços públicos ou de relevância pública;
>
> *c)* preferência na formulação e na execução das políticas sociais públicas;
>
> *d)* destinação privilegiada de recursos públicos nas áreas relacionadas com a proteção à infância e à juventude.

Como se pode ver, a legislação é pródiga, generosa com nossos cidadãos em crescimento e desenvolvimento.

A Lei Federal n. 13.010 de 2014, a apelidada "lei da palmada", a nosso ver inócua e dispensável, refere:

> A criança e o adolescente têm o direito de ser educados e cuidados sem o uso de castigo físico ou de tratamento cruel ou degradante, como formas de correção, disciplina, educação ou qualquer outro pretexto, pelos pais, pelos integrantes da família ampliada, pelos responsáveis, pelos agentes públicos executores de medidas socioeducativas ou por qualquer pessoa encarregada de cuidar deles, tratá-los, educá-los ou protegê-los.
>
> Parágrafo único. Para os fins desta Lei, considera-se: I – castigo físico: ação de natureza disciplinar ou punitiva aplicada com o uso da força física sobre a criança ou o adolescente que resulte em: *a)* sofrimento físico; ou *b)* lesão; II – tratamento cruel ou degradante: conduta ou forma cruel de tratamento em relação à criança ou ao adolescente que: *a)* humilhe; ou *b)* ameace gravemente; ou *c)* ridicularize.

O texto "altera a Lei n. 8.069 de 13 de julho de 1990, que dispõe sobre o Estatuto da Criança e do Adolescente, para estabelecer o direito da criança e do adolescente de serem educados e cuidados sem o uso de castigos corporais ou de tratamento cruel ou degradante".

Conforme já referimos em publicações anteriores, antes mesmo da promulgação desta lei, sua existência tem um ponto positivo, isto é, estimular o debate sobre educação. Há argumentos e opiniões tanto contrárias como favoráveis a ela.

A polêmica chamou a atenção para o fato de que a educação tem de existir com base no diálogo, na liderança, no exemplo, na colocação de limites com justificativa fundamentada e compreendida pelas crianças e adolescentes e não por meio da violência ou força.

Do ponto de vista negativo, temos a intervenção na intimidade da família, o que pode trazer insegurança aos responsáveis sobre como agir, pois a eles estaria sendo imposta uma lei de forma súbita em detrimento de contínuas ações pedagógicas sobre educação. Tal insegurança e, eventualmente, perplexidade, trariam dúvidas em lugar de esclarecimentos, podendo levar os pais a uma inação reacional, a qual poderia levá-los também ao excesso de permissão, o que também não é indicado.

Pode ocorrer, também, avalanche de estímulos às crianças e aos adolescentes para que denunciem seus responsáveis a respeito de agressões, o que pode gerar sensação de impunidade entre crianças e adolescentes.

Hoje em dia é muito comum propagar-se a ideia dos direitos, como é o caso das prerrogativas das crianças e dos adolescentes previstos em lei específica, diga-se de passagem, de forma acertada; mas pouco se divulga sobre deveres, aqui considerando-se também daqueles que estão em crescimento e desenvolvimento.

Penso até que não se fala muito em deveres neste país porque há aqueles do poder público, positivados em lei, para com as crianças e os adolescentes que, nem de forma tangente, são respeitados. Como exemplo, referenciamos estes três artigos do Estatuto da Criança e do Adolescente que, obviamente, estão longe de serem atendidos em nosso território nacional:

> Art. 3º A criança e o adolescente gozam de todos os direitos fundamentais inerentes à pessoa humana, sem prejuízo da proteção integral de que trata esta Lei, assegurando-se-lhes, por lei ou por outros meios, todas as oportunidades e facilidades, a fim de lhes facultar o desenvolvimento físico, mental, moral, espiritual e social, em condições de liberdade e de dignidade.
>
> Art. 4º É dever da família, da comunidade, da sociedade em geral e do poder público assegurar, com absoluta prioridade, a efetivação dos direitos referentes à vida, à saúde, à alimentação, à educação, ao esporte, ao lazer, à profissionalização, à cultura, à dignidade, ao respeito, à liberdade e à convivência familiar e comunitária.
>
> Art. 7º A criança e o adolescente têm direito a proteção à vida e à saúde, mediante a efetivação de políticas sociais públicas que permitam o nascimento e o desenvolvimento sadio e harmonioso, em condições dignas de existência.

Na coluna Tendências/Debates da Folha de São Paulo de 10 de junho de 2012, página A3, a doutora em Direito Penal pela USP, advogada Janaína Conceição Pascoal, fala sobre a tendência de o legislador "criar crimes para atender o clamor público" ou para "atender os reclamos da intelectualidade". Ela exemplifica, de forma competente, que atualmente o abandono de incapaz está sujeito a uma pena de seis meses a três anos de prisão, sendo que a comissão que assessora o Congresso Nacional sobre as reformas do Código Penal propõe pena de um a quatro anos para quem abandona um cachorro na rua. Discorre também sobre a proposta de criminalização do *bullying* e do *stalking* (perseguição obsessiva). Conclui referindo que:

> [...] paulatinamente abrimos mão de nossos poderes e deveres em prol de um Estado interventor que nos dita como ser, pensar e falar. É o império da padronização e não podemos transformar a lei penal em braço mais forte do Estado, em uma sucessão de bandeiras do politicamente correto. Há medidas menos invasivas e mais efetivas para a concretização de uma sociedade mais solidária.

Para a OAB do Brasil, a "Lei da Palmada" pode ser inócua, como declarou o então presidente da Ordem, Ophir Cavalcante, em www.fatoexpresso.com.br em 20 de novembro de 2012. Acrescenta que a lei pode cair no vazio se não houver campanhas educativas e de planejamento por parte do poder público para informar as famílias sobre a melhor forma de educar as crianças e os adolescentes.

A deputada federal Maria do Rosário (PT-RS), autora do projeto de lei, refere em entrevista para www.parana-online/editoria/cidades/news, em 1º de agosto de 2010, que

> A intenção do projeto não é intervir dentro das famílias, mas orientar para que as pessoas sejam mais pacientes e eduquem sem usar violência. Os pais devem substituir os castigos físicos por outras formas educativas. Infelizmente, no Brasil, existe uma cultura histórica de maus-tratos a crianças.

Já a secretária de Estado de Criança e da Juventude do Paraná, Thelma Alves de Oliveira, no mesmo veículo de comunicação, diz que a matéria já está tratada em dois dispositivos, que são o Estatuto da Criança e do Adolescente e a Constituição. Meu receio é que esta lei, se aprovada, vire um outro símbolo do exagero no sentido de explicitar coisas que já existem e, ainda, reforçar o mau entendimento do Estatuto.

O que precisamos ter em mente com clareza e expor às famílias em relação a seus filhos, é que educar não é o mesmo que adestrar, domesticar, domar, amansar, e sim um processo contínuo de aplicação de orientação, liderança, demonstração do porquê da necessidade de limites, ensinando de forma pacienciosa o equilíbrio entre direitos e deveres.

AÇÕES RECOMENDADAS AOS PEDIATRAS E DEMAIS PROFISSIONAIS QUE ATENDEM A CRIANÇA E O ADOLESCENTE

Durante a primeira década deste milênio, houve um crescente desinteresse entre os egressos de faculdades de Medicina no país pela Pediatria. Isso se dá em função de baixa remuneração em uma especialidade que não agrega, em larga escala, o uso de tecnologia, ou seja, não há incremento nos honorários do profissional e ainda pelo grande dispêndio de energia pessoal na relação médico-paciente-família necessária ao competente exercício da profissão.

Afortunadamente, pelas ações efetivas das entidades pediátricas do país, tal condição está sendo revertida, e já encontramos os programas de residência médica nessa especialidade e em suas áreas de atuação, com suas vagas ocupadas por jovens médicos.

Os pacientes pediátricos, conforme já indicado neste texto, são os recém-nascidos até aqueles que estão no final da adolescência.

Sabemos com consistência, desde os anos 1970 do século XX, que o referencial "autonomia" foi incorporado definitivamente na assistência à saúde e não exclui as crianças e os adolescentes. Mas estabelecer os limites da autonomia na faixa etária pediátrica nem sempre é fácil e, com frequência, produz dilemas éticos e bioéticos.

Torna-se necessário lembrar que em pacientes adultos competentes, a autonomia é mais facilmente compreendida e colocada em prática, desde que se considere o pré-requisito da comunicação e do esclarecimento prévios.

Mas a questão da autonomia em Pediatria é muito mais complexa nas diferentes faixas do período de crescimento e desenvolvimento do indivíduo. Não é difícil compreender que, em crianças pequenas, quem decide por elas são os pais/responsáveis e isso parece muito natural, pela transposição do princípio do respeito à autonomia, ou seja, o direito é outorgado aos pais ou responsáveis legais. Mas não podemos deixar de enfatizar que esse direito deriva de um dever, a saber: decidir o que é melhor para seus filhos e, salvo exceções, os pais compreendem bem o que é melhor para seus pequenos.

Vale lembrar que, apesar desse direito dos pais, a criança, independentemente da idade, tem o direito à explicação, na medida de sua compreensão. Os pais têm o direito de "consentimento" e decisão e os filhos têm o seu direito de "assentimento", ou seja, de concordância.

Por todos esses motivos, a partir dos anos 2000, a Sociedade de Pediatria de São Paulo (SPSP), por meio de seus Departamentos Científicos de Bioética e de Adolescência, com participação de áreas sociais e jurídicas, produziu recomendações no sentido de serem ferramentas para facilitar tomadas de decisões, sintetizadas a seguir:

Para participar das decisões sobre sua saúde, o paciente e seus responsáveis legais precisam ser esclarecidos sobre a enfermidade, seu prognóstico, a necessidade de exames complementares e de procedimentos e as opções terapêuticas com seus riscos, benefícios e custos.

Sendo os genitores os defensores dos interesses de seus filhos, são eles, em tese, que tomam as decisões, mas a concordância dos pacientes deve ser considerada.

Caso se trate de procedimento que visa preservar a vida (risco iminente de morte), o consentimento pode ser considerado presumido, o que é legalmente lícito e universalmente aceito.

Quando existirem divergências ou conflitos entre o princípio da beneficência defendida pela equipe de saúde e o da autonomia da família e não houver risco iminente de morte, deve-se ampliar o diálogo, envolvendo outros membros da equipe multiprofissional e da família expandida.

Se não houver consenso, recorrer à decisão judicial por meio da elaboração de ofício devidamente fundamentado à Vara da Infância e Juventude de atuação local.

A elaboração específica de "consentimento informado" como documento em apartado, no prontuário do paciente, não é necessária.

O consentimento informado pode ser obtido verbalmente, sem a assinatura do paciente ou de seus responsáveis legais em documento específico. Nesse caso, a reunião do paciente e de seus responsáveis legais com os membros da equipe multidisciplinar que transmitiram os esclarecimentos e obtiveram o consentimento deve ser detalhadamente registrada no prontuário, que é o documento por excelência do paciente.

Quando se optar pela formalização em prontuário do consentimento informado por meio de um documento específico, este não pode ser um documento padrão para todos os tipos de procedimentos, pois a diversidade de situações em Medicina é tamanha que a previsão de situações em impresso único é impossível.

Em relação ao "consentimento informado", que apresenta várias sinonímias, tais como "consentimento livre esclarecido", *informed consent* e muitos outros, cabem algumas considerações oriundas dos mesmos consensos da SPSP:

Consentimento informado é o *registro em prontuário de uma decisão voluntária*, por parte do paciente ou de seus responsáveis legais, tomada após um processo de comunicação informativo e esclarecedor para autorizar um tratamento ou procedimento médico específico. Deve documentar que o paciente e seus representantes foram informados a respeito das opções de tratamento se existirem, de seus riscos, benefícios e possíveis consequências.

O bom atendimento médico, mesmo quando o desfecho é desfavorável, depende da empatia entre a equipe de saúde e o paciente e sua família. Fazer coincidir expectativas é um dos objetivos a alcançar nesse processo e, para tanto, a troca de informações continuadas entre as partes envolvidas é fundamental.

Para participar das decisões, as informações devem ser abrangentes e em termos que possam ser entendidos pelo paciente e por sua família.

Documentar que tais informações foram transmitidas e compreendidas é o *espírito do consentimento informado*, expressando o respeito ao direito do paciente e seus responsáveis de decidir.

O consentimento dado pode ser revogado a qualquer momento.

É dever do médico recomendar a conduta que considera a mais adequada, baseada nas melhores evidências disponíveis, mas respeitando o direito do paciente e de seus familiares de escolherem livremente as que mais lhes convêm, ao considerar seus próprios valores religiosos, espirituais, morais, éticos e culturais. Lei Federal n. 8.069, de 13 de julho de 1990.

Consentimento informado *não é mera formalidade burocrático-administrativa.*

Considerar situações especiais tais como risco de morte, risco de dano permanente e incapacitante, nas quais é válido o conceito de *consentimento presumido.*

A capacidade de compreender as consequências de seus atos é um processo dinâmico e progressivo da criança e do adolescente em seu processo de crescimento e desenvolvimento, transitando assim, na medida do passar do tempo, do assentimento ao próprio consentimento.

A criança ou o adolescente que se recusam a assentir deve ser ouvido com atenção por todos os envolvidos.

CONSIDERAÇÕES ESPECÍFICAS A RESPEITO DO ATENDIMENTO AO ADOLESCENTE

A SPSP, mantendo sua tônica de criar consensos e entendimentos relacionados à sua área de abrangência, divulgou diretrizes específicas a respeito do atendimento ao adolescente. Importante enfatizar que este tem direito à sua privacidade e confidencialidade, e essa garantia temos que dar a ele, em relação às ações profiláticas, diagnósticas e terapêuticas. Como regra geral, a informação aos pais ocorrerá com seu expresso consentimento.

Seguem recomendações:

O envolvimento da família é desejável, mas os limites desse envolvimento devem ficar claros para ambos: adolescente e família.

A equipe da saúde e os pediatras devem incentivar o adolescente a envolver a família.

Ausência dos pais ou responsáveis não é impedimento para o atendimento médico do adolescente em consultas ou retornos.

Em todas as situações em que se caracterizar a necessidade da quebra do sigilo do adolescente em relação à sua família, o primeiro deve ser informado pelo médico, justificando-se, com fundamentos, os motivos.

Tais motivos envolvem situações consideradas de risco, tais como gravidez, abuso de drogas, não adesão a tratamentos necessários, doenças graves, risco de morte ou risco à saúde de terceiros, procedimentos de maior complexidade.

CONSIDERAÇÕES ESPECÍFICAS SOBRE "ALTA A PEDIDO"

Partimos do princípio de que a criança e o adolescente têm o direito de não permanecer internados, mas também de que a autonomia dos profissionais deve ser garantida, observadas as práticas cientificamente reconhecidas e com respeito às normas legais.

Devemos sempre manter os responsáveis informados de tudo durante uma hospitalização, bem como manter o paciente informado na medida de sua compreensão. Devemos, ainda, avaliar dinamicamente as situações evolutivas, esclarecer dúvidas, medos, angústias e ansiedades eventualmente surgidas. Mas havendo a solicitação de alta a pedido, devemos concedê-la, a não ser que haja:

- risco de morte;
- risco de perda de qualidade de vida;
- risco de perda de função de um determinado órgão ou sistema;
- risco de sofrimento por eventual interrupção de tratamento.

Nessas condições, havendo intransigência na solicitação de alta, a equipe deve recorrer ao plantão da Vara da Infância e Juventude, com relatório fundamentado, cauteloso e isento.

Vale lembrar que não existe documento com inequívoco valor jurídico, tal como o chamado "Termo de Responsabilidade" assinado pelos pais em situações como as referidas, que isente o médico da responsabilidade da alta do paciente com idade inferior a 18 anos, por maior que seja a insistência familiar. Até que outro médico assuma, a responsabilidade é do último que assistira o paciente.

CONSIDERAÇÕES FINAIS

Importante frisar que obter o equilíbrio entre o consentimento substitutivo e o assentimento da criança ou do adolescente é importante para conseguir a empatia necessária entre a equipe de saúde e o paciente e sua família. Quando existirem divergências importantes significando conflito entre o princípio da beneficência (critérios da equipe de saúde) e o da autonomia (critérios do paciente e de seus responsáveis legais), não havendo risco iminente de morte, deve-se tentar ampliar o diálogo para outros membros da equipe multiprofissional, comissões de ética, de bioética e também da família expandida, tais como avós, tios etc.

Importante sempre considerar os aspectos religiosos, culturais e morais de cada pessoa ou família. A Medicina trata de pessoas, de seres humanos que têm a sua dignidade intrínseca, portanto, seus próprios valores devem estar sempre em pauta no exercício profissional dos médicos e de todos os profissionais da saúde. Estes, por sua vez, têm consciência de seus direitos e deveres para com as pessoas e para com o prestígio e bom conceito da profissão de médico e de todos os membros da equipe multiprofissional.

Nunca nos esqueçamos de que a criança e o adolescente têm direito a um futuro que ainda está em aberto nessa tenra fase do crescimento e desenvolvimento.

Nossa profissão é pautada em *tomada de decisões*, com base em tudo o que foi aqui considerado e discutido.

Parafraseando Jean-Paul Sartre, *o que não é possível é não optar.*

REFERÊNCIAS BIBLIOGRÁFICAS

1. BRASIL. Constituição da República Federativa do Brasil de 1988. Disponível em: http://www.planalto.gov. br/ccivil_03/constituicao/constituicao.htm. Acessado em julho 2021.
2. BRASIL. Lei n. 8.069, de 13 de julho de 1990. Dispõe sobre o Estatuto da Criança e do Adolescente e dá outras providências. Disponível em: http://www.planalto.gov.br/ccivil_03/leis/l8069.htm. Acessado em julho 2021.
3. BRASIL. Lei n. 13.010, de 26 de junho de 2014. Altera a Lei n. 8.069, de 13 de julho de 1990 (Estatuto da Criança e do Adolescente), para estabelecer o direito da criança e do adolescente de serem educados e cuidados sem o uso de castigos físicos ou de tratamento cruel ou degradante, e altera a Lei n. 9.394, de 20 de dezembro de 1996. Disponível em: http://www.planalto.gov.br/ccivil_03/_ato2011-2014/2014/lei/l13010.htm. Acessado em julho 2021.
4. CONSELHO FEDERAL DE MEDICINA. Código de Ética Médica: resolução CFM n. 1.931, de 17 de setembro de 2009. Brasília: Conselho Federal de Medicina, 2010. Disponível em: http://portal.cfm.org.br/index.php?option=com_content&view=category&id=9&Itemid=122. Acessado em julho 2021.
5. Constantino CV, Barros JCR, Hirschheimer MR. Cuidando de crianças e adolescentes sob o olhar da ética e da bioética. 2009, Atheneu, São Paulo, p.608
6. Sociedade Brasileira de Pediatria. Adolescência. Disponível em: https://www.sbp.com.br/departamentos-cientificos/adolescencia/. Acessado em julho 2021.

A anamnese

Luciana Rodrigues Silva
Dirceu Solé

"Devíamos ter como missões na vida: amar, compreender e criar."

Bertrand Russell

INTRODUÇÃO

O que há de mais precioso para a maioria das pessoas? Seus filhos. Ao refletirmos sobre esse aspecto, podemos concluir que, se quisermos ser bons pediatras, devemos tratar todas as crianças como gostaríamos que as nossas fossem tratadas.

Os principais elementos para um bom diagnóstico são representados por anamnese e exame físico completos e detalhados. Segundo estudos que avaliam o peso da anamnese, do exame físico e dos exames complementares, a coleta de uma boa história representa entre 75-82%, enquanto o exame físico entre 12-19% e os exames criticamente dirigidos para a queixa do paciente para confirmar a suspeita diagnóstica entre 8-20%[1-3].

Naturalmente, vários fatores influenciam esses achados, sobretudo a experiência do médico, o tipo de doença apresentada pelo paciente, a especialidade considerada, mas de qualquer modo é a anamnese a parte mais importante para a formulação diagnóstica na maioria das vezes. Necessita, por isso, de um médico tecnicamente bem preparado, do exercício de repetição constante e sistematizado, deve ser um bom ouvinte, fazer uma conexão adequada com o paciente e seus familiares e estar em um ambiente adequado. Vale ressaltar que nos pacientes hospitalizados, os casos são mais complexos, mas ainda assim a sistematização é indispensável, pois muitas vezes o erro no diagnóstico está relacionado à omissão de algum dado não perguntado na história ou a alguma etapa do exame físico que não foi realizada.

De um lado, há um conjunto de alterações anatômicas, bioquímicas, fisiológicas ou psicológicas, cuja etiologia, mecanismos adaptativos, apresentações clínicas, prognóstico e terapêutica, são conhecimento que se adquire nos livros de medicina e nas aulas que relatam a doença. Por outro lado, há os efeitos da doença descritos pelo paciente, ou em resposta a perguntas que lhe fazemos, e os sinais que são encontrados ao exame que também constituem a doença; aqui vale enfatizar que cada paciente é único e apresenta sua doença de modo individualizado. E o terceiro componente da doença é representado pelo ambiente familiar, social, econômico e psicológico no qual o paciente está inserido.

Quando se fala no quadro clínico de um paciente, entenda-se que não é apenas a fotografia estática de uma criança doente, mas sim um conjunto representado pelo paciente e sua vida, constituída de sua casa, sua família, sua escola, suas relações sociais, seus amigos, suas alegrias, temores e esperanças. Os pacientes ou seus familiares procuram os médicos devido às queixas que sentem, e os médicos diagnosticam doenças que explicam essas queixas. Algumas dificuldades podem ocorrer quando os médicos não encontram dados objetivos para explicar os sintomas e sinais descritos, por exemplo, em algumas doenças funcionais e psiquiátricas[4].

Cabe enfatizar que, mesmo diante das mudanças no sistema de saúde, nos progressos tecnológicos, laboratoriais e farmacológicos, a entrevista ainda é e sempre será a base mais importante da assistência médica, e a habilidade principal para desenvolver uma boa anamnese e obter sucesso nessa etapa se fundamenta em uma boa comunicação. A boa comunicação, ela mesma, tem efeito positivo para diminuir a ansiedade do paciente ao ser entrevistado e contribui sobremodo para a resposta ao tratamento. Há quem diga que o tratamento começa nesse ponto, com um bom médico que sabe ouvir e conduzir a anamnese.

Se imaginarmos a complexidade existente na interlocução médica eficiente, na qual o paciente e seus familiares se comunicam pela primeira vez com um médico em uma relação entre dois ou mais desconhecidos, na qual são discutidos detalhes íntimos sobre a vida de alguém, e que nessa relação se estabelece a confiança como parte da aliança terapêutica, podemos dizer que esta representa uma das mais extraordinárias relações entre seres humanos. Por isso a comunicação é de extrema importância e deveria ser discutida desde o curso de graduação, com detalhes sobre suas técnicas e elementos.

A anamnese ou história da moléstia atual tem a função de obter todas as informações sobre a doença e sobre o modo como o paciente se sente em relação a ela. O paciente deve perceber que, além das queixas, o médico quer saber sobre o ambiente onde ele vive, quais os aspectos sociais e culturais do contexto do paciente, como as condutas e procedimentos vão sendo negociados ao longo da consulta e quais condutas terapêuticas e mudanças de hábitos poderão ser necessárias. Por todas essas questões, a arte de ouvir e a de falar são cruciais, portanto uma boa comunicação é a base de tudo, evitando e esclarecendo os mal-entendidos que possam surgir. A linguagem deve ser simples e compreensível para a criança que já entende e para seus familiares, e todos os envolvidos devem se sentir confortáveis na conversa. Para tanto, o médico experiente e atento deve estar genuinamente interessado e colocar perguntas curtas, tendo como regras de ouro: ouvir mais, falar menos e interromper pouco.

Diante de histórias vagas, claro que o médico deve dirigir as perguntas sempre com respeito, empatia e compaixão, lembrando que muitas crianças sentem medo do médico, o que demanda deste a percepção e a flexibilidade para o ambiente ficar mais ameno, sobretudo diante de problemas que podem determinar preconceitos, como adolescentes que se drogam, questões de comportamento sexual ou crianças com problemas que determinam vergonha para os pais.

São normas que devem ser sempre seguidas nas entrevistas: ouvir atentamente, avaliar, perguntar com respeito sobre aquilo que carece de mais esclarecimentos, observar o desenrolar da entrevista e os fatos relevantes e compreender o modo como o paciente e seus familiares se sentem. Observar a entonação de voz e os gestos e a linguagem corporal, se pode inferir sobre a ansiedade ou a depressão e outros aspectos comportamentais. Levantar-se, apresentar-se e apertar a mão do paciente e de seus pais ao se apresentar pode significar o acolhimento no início da consulta, assim como manter o contato visual durante a entrevista. Os pediatras mais jovens, além do aprendizado dos recentes avanços médicos e das tecnologias, devem sempre se exercitar na percepção completa do paciente e seus familiares, além de seus próprios sentimentos, atitudes e vulnerabilidades.

Esses cuidados são indispensáveis para prevenir a prática inadequada da medicina, que muitas vezes é decorrente de falha na comunicação. Outro aspecto importante é identificar se há no paciente ou nos familiares a sensação de culpa ou algum desconforto pela doença do paciente. As principais queixas contra os médicos que vêm dos pacientes são: falta de tempo e disponibilidade, arrogância e superioridade, indiferença e falta de informações adequadas sobre a doença. Por outro lado, as principais qualidades dos médicos citadas pelos pacientes são: competência técnica, facilidade em ouvir e compreender, a colocação de instruções claras, a honestidade, o respeito, a postura e o bom humor.

A entrevista feita de modo espontâneo e não como um interrogatório, aliada a pequenos detalhes, tais como chamar o paciente e seus pais pelo nome, perguntar sobre algo que lhes interessa, representa uma ferramenta valiosa para a suspeita diagnóstica e traduz a competência do pediatra.

Os sintomas são referidos pelos pacientes e podem diferir em sua caracterização entre pessoas de culturas e níveis socioeconômicos diferentes, sempre com o objetivo de permitir compreender e caracterizar melhor a doença, daí a importância de seus detalhes e da sequência temporal. Os sinais são identificados pelo médico e podem ser medidos e quantificados. Alguns sinais podem ser sintomas se trazidos pelo paciente na história (relato de dispneia). Com treinamento, leitura, observação e experiência, os mais jovens começam a ligar os sinais e sintomas a determinadas causas etiológicas, o que deve promover o estudo dos mecanismos das doenças e sua fisiopatologia. Os processos do raciocínio e inferências diagnósticas se iniciam desde quando o paciente chega.

O médico deve se apresentar e estar corretamente vestido, com seu avental e sua identificação na lapela. O paciente e seus familiares devem ser tratados formalmente pelo nome e não por apelidos ou diminutivos. De modo ideal, a entrevista deve ocorrer em uma sala calma, clara e confortável. Se o paciente estiver acamado no hospital, o médico deve puxar uma cadeira e sentar-se próximo dele ou colocar alguns travesseiros, se possível, atrás das costas do paciente, para que ambos fiquem no mesmo nível. Sentar na cama do paciente é desaconselhável. O contato visual deve ser sempre mantido e o médico não deve ficar de braços cruzados.

A conversa pode ser iniciada de várias formas: O que o trouxe hoje aqui? Como está se sentindo? Se o paciente não está gravemente enfermo, o médico pode solicitar a ele ou aos familiares que falem um pouco de si mesmos para se apresentarem. Enquanto o paciente fala, algumas coisas podem ser anotadas, mas é fundamental que o médico observe o paciente quando este relata os fatos. Após essa introdução vem o relato da queixa principal e a descrição detalhada da história relacionada com a queixa.

Um ponto significativo deve ser mencionado: à medida que a conversa vai acontecendo, se alguém faz um comentário amistoso ou de brincadeira e o outro sorri, o que fez a brincadeira dirige a conversa; caso contrário, quem não ri é quem vai dirigir a entrevista. Diante de respostas pouco claras, o médico deve perguntar detalhes: se a diarreia é frequente, por favor, quantifique o que significa frequente. Há técnicas para influenciar a narrativa com encorajamento, gestos amigáveis, interpretação, perguntas abertas, perguntas diretas sobre o início e a sequência dos sintomas, fatores que os precipitam e os aliviam, a qualidade, a gravidade e as manifestações associadas.

Perguntas que devem ser evitadas são aquelas que sugerem a resposta. Do mesmo modo, as perguntas não devem ser iniciadas com "por que". Perguntas múltiplas, perguntas com termos médicos ou começando com frases negativas. Pausas breves podem ajudar, mas as longas atrapalham e não devem ser usadas como os pacientes que falam muito.

Gestos de facilitação e sinalizações positivas são bons para o paciente, e a confrontação deve ser empregada com cuidado para o médico não parecer deseducado. O tom de voz nas frases também é extremamente importante para o paciente adquirir confiança e se sentir compreendido. Conscientemente ou não, o médico envia ao paciente algumas mensagens por seus gestos, pelas mãos, o contato visual, a expressão, que devem expressar interesse, tranquilidade e aceitação. O paciente facilmente perceberá um médico distraído, apressado e preconceituoso, fatos que bloqueiam a comunicação adequada. Na atualidade, o emprego da informatização na coleta dessas informações por prontuário eletrônico tem sido muito difundido. Nessa situação, é recomendável que o médico não fixe sua atenção apenas à tela e ao teclado do computador durante a digitação dos dados sem dar atenção ao paciente e seus familiares.

Próximo do fim da entrevista, o médico pode dizer que precisa fazer algumas anotações no prontuário e perguntar se há algo mais a acrescentar na história, ou se há algo mais que queiram falar e não foi perguntado. Em seguida, o pediatra agradece paciente e seus acompanhantes e pede que o paciente venha para o exame físico.

A atitude empática é percebida pelo paciente e é a característica de que ele mais necessita, assim como seus acompanhantes.

Tradicionalmente a história é coletada por formulários (eletrônicos ou não), que podem ser baseados na doença ou no doente, dando-se preferência para esta última forma, que analisa o paciente de modo mais abrangente. Dependendo da complexidade dos sintomas, o médico pode, a partir de cada sintoma, relatá-los separadamente, indicando sua cronologia, ou de forma sequenciada com todo o conjunto de sintomas.

ETAPAS DA ANAMNESE

As etapas da anamnese são representadas por:

- Data e horário do atendimento e nome de quem o realizou.
- Identificação do paciente: nome, sexo, idade, data de nascimento, padrão étnico, naturalidade e procedência.
- Fonte de informação e qualidade da informação: se mãe, pai, outro acompanhante ou o próprio paciente. Referência quanto à qualidade das informações prestadas.
- Queixa principal: de modo resumido, o que trouxe o paciente para a consulta e sua duração (falta de ar há 6 horas, diarreia há 2 dias, dores articulares há 2 meses, exame de rotina para a escola).
- História da doença atual e os sintomas associados: o paciente descreve o que o trouxe à consulta e por que veio ao médico. Nessa etapa deverão ser respondidas as perguntas sobre a queixa: o quê, quando, como, onde, qual, quem e por quê.

A cronologia é fundamental para organizar a história, começando do primeiro sintoma e da evolução do quadro. Vale referir até quando o paciente estava em boa saúde e procurar relacionar os acontecimentos com datas fáceis de lembrar (Natal, Ano-Novo, São João, Carnaval, Dia das Crianças, verão).

O paciente deve responder se ocorreram alguns sintomas debilitantes associados, tais como dor aguda ou crônica, febre, constipação, fraqueza, dispneia, depressão, perda de apetite ou perda de peso e ansiedade. A intensidade do sintoma, por exemplo, e a presença de dor podem alterar a qualidade de vida, o sono, o apetite, as atividades escolares e de brincadeiras. Deve-se anotar a localização do sintoma, sua caracterização, sua extensão, sua gravidade, quais os fatores de melhora e piora e se já houve anteriormente tentativa de tratamento médico ou por automedicação ou ainda por outros aconselhamentos. Deve-se referir se houve necessidade de investigação do sintoma ou hospitalização.

Em se tratando de dor como queixa, pode-se fazer perguntas curtas ajudando a caracterizá-la melhor, tais como: você está sentindo dor agora? Teve dor na semana passada? Mostre o local da dor. Como a dor afeta suas atividades? Como está controlando a dor? Outro aspecto utilizado com crianças e adultos para caracterizar a dor é o uso de escalas descritivas (sem dor, dor leve, moderada, intensa, muito intensa), escalas numéricas de zero a dez, escala analógica visual de cor vermelha com aumento da intensidade da cor ou escala com um desenho facial que vai de alegre até muito triste.

Todos os sintomas que acompanham aquele inicial devem ser detalhados, com a relação cronológica. Cada sintoma deve ter a descrição de sua localização, a descrição exata da qualidade, da quantidade, como começa, quanto dura e com que frequência ocorre, que fatores o deflagram, fatores de melhora e piora e manifestações associadas. Vale também descrever se a dor ou outro sintoma ocorre à noite e atrapalha o sono.

Depois de solicitar ao paciente que descreva sua moléstia atual, deve-se perguntar como a nutrição pode ter tido influência na doença apresentada, como ela afetou o estado nutricional do paciente e se este ou sua família acham que os alimentos têm alguma relação com a doença, além de saber como foi a variação no peso.

Várias são as causas relacionadas à perda de peso:

- Diminuição de ingesta calórica (perda de apetite ou saciedade, mudança no paladar, boca seca, inflamação de boca e faringe, mastigação/deglutição difícil, obstrução/estenose gastrointestinal, náusea/vômitos, incapacidade de pedir ou comer, dieta autoimposta, infecções e outras).
- Má absorção e má digestão (diarreia crônica, fezes volumosas e gordurosas, mudança nas evacuações, alimentos não digeridos nas fezes).
- Metabolismo prejudicado ou aumento de necessidades, processo inflamatório ou infeccioso ou neoplásico (febre, doenças crônicas, cirurgias, fases de crescimento acelerado).
- Aumento de perdas e excreção (fístulas, diarreia, poliúria, vômito, sangramento).

Outro aspecto que deve ser perguntado é sobre o uso de medicamentos, além de avaliar se há interação desses medicamentos com algum alimento (antiácidos e fósforo, sulfassalazina com folato, fenobarbital com cálcio e vitamina D, óleo mineral com eletrólitos e vitaminas lipossolúveis, isoniazida com vitamina B6, anticoagulantes com vitamina K, aspirina com ferro, furosemida com potássio, magnésio, cálcio e zinco).

HISTÓRIA MÉDICA PREGRESSA OU ANTECEDENTES MÉDICOS

Neste item o pediatra deve descrever a situação de saúde e doença antes da doença atual, incluindo o estado geral de saúde e as doenças apresentadas, com descrição detalhada de alergias a alimentos ou medicamentos, esquema detalhado do histórico das imunizações obrigatórias e as adicionais, com o número de reforços, padrão de sono (quantas horas dorme, como é o sono, se acorda muitas vezes, se tem insônia), medicações atuais em uso, outros tratamentos alternativos empregados (homeopatia, acupuntura e ervas). Pergunta-se sobre doenças infecciosas, convulsões, asma, diarreias, acidentes e traumas, visitas a serviços de pronto atendimento e hospitalizações e cirurgias com relato completo, medicações utilizadas e distúrbios psiquiátricos. Os hábitos e as condições de moradia devem ser especificados, pois podem estar relacionados a determinadas patologias. Pergunta-se sobre atividade física, horas de tela, brincadeiras preferidas, para adolescentes o início da atividade sexual, uso de álcool, tabaco e outras drogas.

HISTÓRIA PRÉ-NATAL

Perguntar sobre a saúde materna na gestação da criança, especialmente sobre sangramento, infecções, toxemia, outras doenças, uso de medicamentos, exposição a animais, uso de drogas, álcool, fumo, resultados de sorologias, tipagem sanguínea e outras intercorrências, além de outros exames ou amniocentese. Saber se fez pré-natal e quantas consultas; se houve ganho excessivo ou insuficiente de peso durante a gravidez. Número de gestações prévias, abortos, natimortos. Perguntar se fez consulta pré-natal com pediatra.

HISTÓRIA DO NASCIMENTO

Duração da gestação, tipo e duração do parto, utilização de anestesia ou analgesia. Peso e altura ao nascer.

HISTÓRIA NEONATAL

Perguntar se houve cianose ou desconforto respiratório ao nascer, escores do Apgar, se foram realizadas manobras de ressuscitação, se a criança necessitou de cuidados ou qualquer intervenção, se apresentou icterícia, convulsão, infecção, anomalia congênita ou qualquer anormalidade.

ANTECEDENTES ALIMENTARES

A nutrição representa um dos mais importantes fatores de impacto sobre a saúde dos indivíduos, especialmente a das crianças e adolescentes. Os hábitos alimentares estão intimamente relacionados à determinação de doenças em curto e longo prazo. Há que se chamar atenção, pois a cada dia cresce o número de crianças e adolescentes com obesidade e sobrepeso, e a tendência tem aumentado também entre os lactentes, pré-escolares e escolares.

No atendimento pediátrico é fundamental detalhar os hábitos alimentares, o conteúdo da dieta em cada refeição, por quanto tempo a criança recebeu exclusivamente o leite materno, a partir de quando iniciou a alimentação complementar e como era, quando ocorreu o desmame, se faz uso de proteínas animais, verduras, frutas, salgadinhos, leite e derivados, alimentos com gordura saturada, frituras, café, refrigerantes, guloseimas. O lactente recebe fórmula láctea ou outro tipo de alimentação, suga de modo adequado, qual o tipo de fórmula e como esta é preparada. Deve-se se fazer um inquérito alimentar detalhado do dia anterior.

O pediatra deve ter conhecimento de nutrição clínica e seu impacto na saúde dos indivíduos. Em todas as faixas etárias, detalhar se há problemas alimentares. Na Fgura 1 observa-se uma criança sendo amamentada. Sempre que possível, o pediatra deve observar como a mãe está amamentando seu filho durante a consulta, pois pode responder dúvidas e orientar a técnica correta, contribuindo para evitar o desmame precoce.

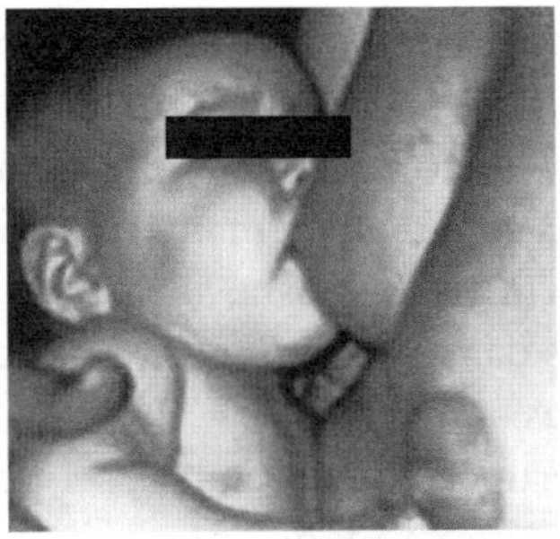

FIGURA 1 A técnica de amamentação deve ser ensinada a todas as mães, contribuindo assim para seu prolongamento.

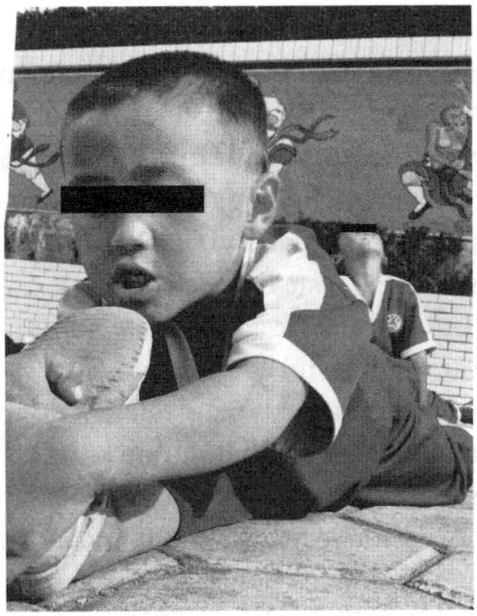

FIGURA 2 Pré-escolar realizando atividade física apropriada para sua idade.

HISTÓRIA DE IMUNIZAÇÕES

Verificar todas as vacinas administradas e as reações apresentadas. Solicitar o cartão de vacinação para avaliar.

ATIVIDADE FÍSICA

As perguntas relacionadas à regularidade e ao tipo da atividade física são fundamentais, assim como o tempo gasto na frente da televisão, *videogames* e computadores, se frequenta algum clube, se faz esporte com amigos ou sozinho, pois o estímulo desde a vida precoce deve ser feito, sobretudo atividades de lazer em áreas abertas, atividade física junto aos familiares e amigos. Na Figura 2 observa-se um pré-escolar fazendo atividade física com determinação, como um hábito precocemente ensinado; a atividade física da criança não deve ser competitiva e sim prazerosa e diária (ver capítulo sobre atividade física).

OUTRAS CONSIDERAÇÕES

As perguntas sobre o uso de drogas de adição para os adolescentes devem ser feitas com delicadeza, mas diretamente sobre álcool, nicotina, maconha e outras, inquirindo sobre a quantidade, a periodicidade de uso e como começou, se dirige veículos sob a ação de drogas ou se tem episódios de amnésia. Para essa abordagem deve-se perguntar se usa a droga sozinho ou com amigos, se se sente culpado, se há sensação de urgência para consumi-la, se tem aumentado ou diminuído o consumo, se tentou parar e como foi, se teve sintomas de abstinência, se há problemas de escolaridade ou trabalho em função das drogas. Deve-se perguntar também sobre o uso de medicamentos sem prescrição médica. Deve-se aproveitar a oportunidade da consulta para fazer uma intervenção nesse sentido com o paciente e seus familiares. O médico tem um papel crucial na identificação e na orientação dos problemas encontrados, de causa orgânica, social e psiquiátrica. Para tanto, há que estar atento para a detecção, a prevenção e a manutenção da saúde.

Outro aspecto a depender da idade do paciente é, sempre que possível, incluir a criança, no sentido de fazê-la entender que ela própria deve se cuidar, se proteger e sinalizar quando algo não estiver bem. Essa ação aumenta a autoestima da criança e ajuda no processo de independência responsável que se está ajudando a construir. É preciso saber quando a criança foi ao dentista, quando foi ao médico, se faz avaliações regulares desde o nascimento, se tem um pediatra, quando fez exame oftalmológico e otorrinolaringológico para acuidade visual e auditiva. Se ao nascer fez o teste do pezinho.

Ao se tratar de adolescente feminina, procurar saber se foi ao ginecologista, se já sabe fazer autoexame das mamas, além de enfatizar, para ambos os sexos, por que não se deve fumar ou ingerir álcool e outras drogas, por que fazer atividade física regular, incentivar a leitura e atividades sadias com os familiares, se alimentar de modo correto e se manter em bom peso. Essas representam as mais importantes medidas de prevenção para a saúde atual e futura. Além desses aspectos, enfatizar o uso do cinto de segurança nos veículos e do capacete quando andarem de bicicleta e a prevenção dos acidentes mais comuns, além da necessidade de um ambiente seguro em casa e na escola. Deve-se conversar com o paciente e seus familiares sobre os acidentes mais comuns em cada uma das faixas etárias pediátricas e como preveni-los.

Não se pode esquecer dos tóxicos ambientais. Perguntar se o domicílio fica próximo de alguma fábrica ou se algum membro da família trabalha com material tóxico (radiação, chumbo, mercúrio, fumaça, ruído excessivo e outros).

AVALIAÇÃO DO CRESCIMENTO E DESENVOLVIMENTO

Deve-se ter o peso e a altura de todas as consultas de puericultura da criança desde o nascimento e pelo menos ao nascer, aos 6 meses, 1 ano, 2 anos, 5 anos e 10 anos. Qualquer perda ou ganho devem ser anotados para avaliar a relação com doença orgânica ou psicossocial. O ideal é que a criança traga consigo sua curva de crescimento para ser analisada. Deve-se comparar com os dados dos pais e irmãos. Devem ser anotadas as idades em que o paciente começou a seguir as pessoas com o olhar, manteve o pescoço ereto, sorriu em resposta, segurou e transferiu objetos das mãos, começou a andar e a falar palavras e frases.

A erupção dentária deve ser perguntada, assim como a idade em que começou a se vestir, tomar banho sozinha, andar de bicicleta e como é o desempenho escolar, se há alguma dificuldade escolar que necessita de maior investigação. Deve ser perguntado quando foram adquiridos os controles de diurese e dejeção e como foram realizados esses treinamentos[8].

Um aspecto importante é avaliar a escolaridade da criança, se está bem adaptada na escola com os colegas e a professora, como é seu aprendizado, se há queixas recentes de diminuição do rendimento escolar ou até mesmo se o comportamento é muito impulsivo e inquieto; muitas crianças podem ter distúrbios de atenção que não são detectados pelas professoras ou familiares.

Deve-se fazer referência à frequência escolar. É importante ter em mente que, em decorrência da pandemia de Covid-19 e do confinamento e afastamento das atividades didáticas presenciais, pode haver dificuldades de aprendizado.

Deve-se saber que atividades culturais a criança realiza, se gosta de ler, se já visitou algum museu, se toca algum instrumento ou gosta de desenhar. Infelizmente, em alguns níveis socioeconômicos esses aspectos são pouco ou nunca estimulados, mas fazem parte de uma boa saúde e deveriam ter suporte governamental, pois contribuem para o crescimento adequado de uma comunidade e de uma nação. Em alguns centros, tal como na Figura 3, essas atividades fazem parte da programação escolar obrigatória e periódica, de modo que haja uma contribuição significati-

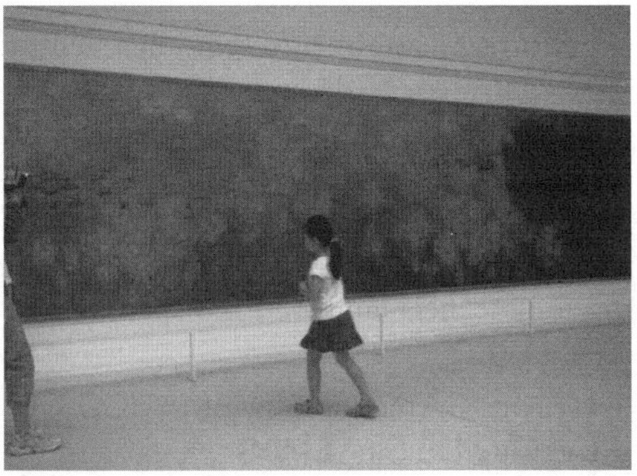

FIGURA 3 Deve-se estimular as crianças a ler, visitar exposições, desenhar e tocar instrumentos para que se possa no futuro dispor de comunidades com cidadãos mais críticos e participantes. Aqui uma escolar vai ao museu e aprecia uma pintura de Claude Monet.

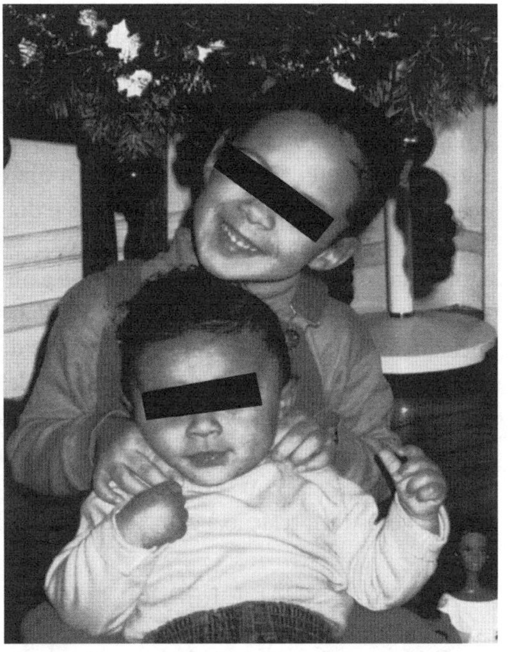

FIGURA 4 Criança maior na idade escolar e criança menor na fase de lactente, com tarefas diferentes que podem atestar o desenvolvimento adequado para a idade.

va para o desenvolvimento das crianças e adolescentes, para o conhecimento das técnicas e das artes, ajudando na construção de sua autoestima e na ampliação mental dos indivíduos.

Na Figura 4 estão duas crianças de diferentes idades, para as quais se espera que algumas tarefas já estejam sendo realizadas; para a maior, que já deve andar, falar, vestir-se sozinha, participar da vida familiar; para a menor, que já fique sentada e esteja começando a engatinhar (ver Capítulo 17).

HISTÓRIA FAMILIAR

A história familiar fornece informações sobre a saúde da família, as causas de doença e de morte. Aqui é muito importante avaliar causas genéticas e hereditárias, a idade dos membros da família e a condição de saúde de cada um deles. Onde nasceram os pais e os avós, se há doenças familiares alérgicas, cardiovasculares, pulmonares, gastrointestinais ou endócrinas, diabetes ou hipertensão, obesidade, enfermidades psiquiátricas ou ambientais e neoplasias. Checar as condições de saúde dos pais e irmãos. Verificar se há consanguinidade entre os pais e detalhar as doenças existentes e registradas na família.

HISTÓRIA PSICOSSOCIAL

Informações sobre a escolaridade dos pais, experiências de vida, relação entre os membros da família, crenças religiosas, tipo de esporte e lazer devem ser pesquisadas, assim como a sensação do paciente diante da doença atual. O pediatra deve perguntar: “Como é um dia habitual na vida desta criança?”. O pediatra também pode pedir aos pais que descrevam os principais traços da personalidade da criança, se é tímida, extrovertida, se tem facilidade de se entrosar com outras crianças. Perguntar ao informante se a criança é feliz, sociável, se tem problemas de comportamento, pesadelos; se for adolescente, perguntar se namora, se já teve intercurso sexual, avaliando se é necessário sigilo sobre essas questões e se é necessária uma parte da consulta privada só com o paciente.

Deve-se também perguntar aos pais como é feita a disciplina da criança, como os limites são dados, como a educação no dia a dia é realizada – se com exemplos, palavras e diálogo ou se há desqualificação, coerção ou violência. Perguntar sobre a presença e a autoridade da mãe e do pai, se a orientação para a criança é semelhante à que foi transmitida aos irmãos. Perguntar aos pais que qualidades e defeitos eles próprios encontram em si como pais, se estão em harmonia e se concordam na maioria das vezes ou se discordam na maioria das vezes com relação à educação do filho[8].

HISTÓRIA SEXUAL E REPRODUTORA

Deve ser feita com cuidado para os adolescentes, mas não pode ser esquecida, pois pode estar relacionada com ansiedade, depressão ou distúrbio de comportamento, assim como alterações psicológicas também determinam alterações sexuais. Deve-se perguntar sobre o conhecimento das infecções sexualmente transmissíveis, enfatizando Aids, se já teve algum episódio, quando iniciou a atividade sexual e em que circunstância, se faz prevenção de gravidez e como é feita.

O pediatra deve procurar ser isento de julgamentos ou discriminação ao lidar com esses assuntos e sobretudo com dados sobre violência doméstica, abuso físico, sexual ou psíquico, abuso entre irmãos ou praticados por pais e padrastos. Esses fatos em algumas circunstâncias podem ficar claros, mas em outras podem ser escamoteados por medo ou vergonha. A abordagem desse assunto pode se iniciada com uma pergunta direta, do tipo "Você sabe que a violência doméstica é frequente, e por isso eu pergunto rotineiramente sobre esse assunto a todos os meus pacientes. Alguém já o amedrontou? Ou você não se sente segura na sua família?".

Mostrar acolhimento sem julgamento é essencial, além de descrever e orientar adequadamente. Essa questão é extremamente frequente e não pode ficar sem ser mencionada na infância, para o escolar ou o adolescente. Orientar sobre a prevenção da gravidez na adolescência também é indispensável.

INTERROGATÓRIO SISTEMÁTICO OU REVISÃO DE SISTEMAS

Esta secção da anamnese é uma parte ativa em que o pediatra pergunta sobre cada um dos sistemas e órgãos no momento atual da doença. Em geral segue da cabeça em direção às extremidades inferiores. Quando as respostas forem positivas, solicita-se que o paciente ou seus familiares detalhem o sintoma. A sequência habitualmente consiste em perguntar sobre:

- Aspecto geral: estado de saúde atual, febre, calafrios, peso habitual, mudança recente de peso, fraqueza, fadiga, sudorese, intolerância ao frio ou calor, relato de anemia, tendência para sangramentos, relato de transfusões, reações a medicamentos ou transfusões, exposição à radiação.
- Pele: exantemas, prurido, urticária, equimoses, eczema, secura de pele, mudanças na cor da pele, na textura do cabelo, nas unhas, relato de alterações prévias de pele, massas, outras alterações.
- Cabeça: tonturas, cefaleia, dor, desmaios, história de traumatismo craniano, acidente vascular.
- Olhos: como está a visão, uso de óculos, mudanças na visão, visão dupla, lacrimejamento excessivo, dor, consultas recentes ao oftalmologista, dificuldade para olhar para a luz, sensações diferentes, vermelhidão, descarga aquosa ou purulenta, infecções, glaucoma, catarata, escotomas, trauma.

- Ouvidos: dificuldade de audição, uso de aparelho auditivo, descarga aquosa ou purulenta, tonturas, dor, infecções, surdez, zumbido.
- Nariz: sangramentos, infecções, descargas, frequência das infecções de vias aéreas superiores, obstrução nasal, respiração bucal, trauma, sinusites, rinites. Dorme com a boca aberta? Baba no travesseiro? Tem voz anasalada?
- Boca e orofaringe: condição dos dentes e gengivas, época da erupção dentária, como e quantas vezes ao dia higieniza os dentes. Última consulta ao dentista, sangramento gengival, amigdalites frequentes, lesões da língua, rouquidão, ronco, mudança de tom de voz, descarga de secreção posterior em orofaringe, deglutição, disfagia.
- Pescoço: massas, desvios, bócio, dor à movimentação, problema de tireoide ou de glândulas salivares.
- Tórax: tosse, dor, alteração do ritmo respiratório, produção de secreção (quantidade e aspecto), tuberculose, asma, pleurisia, bronquite, escarro com sangue, sibilância, última radiografia e teste de Mantoux.
- Aparelho cardiovascular: dor torácica, hipertensão, cianose, cansaço, sudorese excessiva durante a alimentação, falta de ganho de peso, dificuldade respiratória com esforço e quando deitado ou dormindo, antecedente de febre reumática, sopro cardíaco, eletrocardiograma, outros exames cardíacos. Dores ou peso nas pernas, enquanto anda, edemas de extremidades, tromboflebite, frio excessivo ou mudança de cor na extremidade do membro, úlceras.
- Mamas: tumores, descarga, dor, hábito de autoexame.
- Aparelho digestório: apetite, fome e sede excessivas, náuseas, regurgitação, vômitos, eructações, flatulência, constipação, diarreia, dor retroesternal, azia, dor abdominal, mudança na cor e consistência das fezes, frequência de evacuação, presença de sangue em vômitos ou nas fezes, fezes enegrecidas, aumento do volume abdominal, infecções, icterícia, dor retal, hemorroidas, doença hepática, doença da via biliar e pâncreas, dor anal, tenesmo, prurido, fissuras, fístulas.
- Aparelho urinário: frequência, urgência, dificuldade para iniciar a diurese, incontinência, aumento da diurese, época que obteve o controle da diurese, enurese, cor da urina, incontinência urinária, dor ao urinar, presença de sangue, cólicas renais, oligúria, anúria, eliminação de cálculos, dor nos flancos, acorda à noite para urinar, cor e odor da urina, passado de infecção urinária. Alguma má-formação?
- Genitália masculina: lesões penianas, descarga, presença de fimose, localização da uretra e testículos, dor, relato de doenças sexualmente transmissíveis.
- Genitália feminina: lesões em genitália externa, prurido, descarga, hérnias, alteração vulvar, idade da menarca, fluxo menstrual e regularidade, tipos de gestação ou aborto, relato de doenças sexualmente transmissíveis.
- Sistema musculoesquelético: fraqueza, paralisia, dor, limitação da movimentação, edema articular, artrite, escoliose, cifose, lordose, cãibras musculares, deformidades.
- Sistema neurológico: memória, insônia, desmaios, tonturas, convulsões, síncope, tremores, parestesias, perda de memória, mudanças de comportamento, alterações psiquiátricas, mudanças de humor, nervosismo, alterações da fala e da marcha, época da deambulação, perda de consciência, alucinação, desorientação, quedas súbitas.

A história de cada paciente é diferente e sua coleta também. As perguntas são sistematizadas, mas o médico deve ser flexível para individualizar cada caso. A história escrita é um documento permanente e legal que deve ser bem escrito com letra legível, acurado, sumarizado de forma clara e objetiva.

Enquanto a entrevista está sendo feita, o pediatra deve avaliar se as pessoas demonstram que estão confortáveis, se há alguma barreira cultural ou de linguagem, e deve mudar sua conduta para facilitar a coleta dos dados. Para ter sucesso, essa coleta da história deve ser feita em um ambiente formal, mais relaxado. Excepcionalmente pode ser necessário fazer com a criança maior ou com o adolescente algumas técnicas de relaxamento com exercícios respiratórios ou técnicas de visualização. O ideal é que o ambiente também seja tranquilo e agradável.

A resposta à doença é extremamente variável e influenciada por vários fatores. Ao se sentirem doentes, os pacientes podem desenvolver uma série de estados emocionais, tais como ansiedade, medo, depressão, negação, projeção, regressão, raiva, frustração, retraimento ou exagero nos sintomas. O paciente e seus familiares precisam aprender a lidar com as doenças e as limitações trazidas por ela.

A ansiedade é um estado frequente que provoca no indivíduo a sensação de perigo iminente, e costuma ser uma resposta ao estresse de qualquer tipo, como da separação, trauma, doença, desaprovação social ou diminuição de autoestima. Muitas vezes a ansiedade e o medo são palavras semelhantes na resposta à doença, mas de fato o medo geralmente é desencadeado por um fato específico, enquanto a ansiedade é mais difusa sem um fenômeno desencadeador muito claro. O medo aparece abruptamente, e a ansiedade é mais progressiva e demora mais a passar. Sentimentos de culpa, perda de controle e frustração podem contribuir para as reações emocionais desde os pequenos pacientes e estão relacionados com a conscientização da mortalidade. Por outro lado, o medo pode se apresentar de várias formas, como lassidão, problemas gastrointestinais e cefaleias. Algumas formas de apresentação da ansiedade estão relacionadas com insônia, pesadelos, palpitações, cansaço, parestesias, dispneia, entre outras. Nos pacientes hospitalizados essas reações podem ser mais claras e intensas, até com ameaças de se sentirem dependentes e em contato com procedimentos dolorosos e com pessoas estranhas. Quando possível, o médico deve conversar sobre esses aspectos com o paciente e se colocar disponível para ouvi-lo.

A depressão é também muito comum diante da perda de saúde, da perda de um ente querido ou da própria autoestima. Há vários tipos de depressão, entre elas a reativa, a neurótica, a maníaca, a melancólica e a agitada. Em geral percebe-se o indivíduo deprimido pela expressão facial e pelo tom de voz, pela brevidade das respostas, se se sente de pouca valia, inadequado e rejeitado, além de exacerbar os sentimentos de culpa. A depressão é uma resposta comum à doença e pode ser apresentada como diminuição de interesse ou prazer nas atividades habituais, insônia, mudança no apetite ou peso, fadiga e perda de energia, agitação, sentimentos de culpa, diminuição de concentração, dificuldades na escola e retraimento e pensamentos de morte ou suicídio. O médico habilidoso e atento pode identificar na criança de várias idades e no adolescente essas características e deve encaminhá-lo para tratamento adequado, que sem dúvida colaborará com o prognóstico da doença.

A negação acontece de modo frequente nos pacientes e seus familiares quando recebem a notícia de algumas doenças graves e crônicas. Lidar com a negação pode ser difícil e deve ser progressivamente conversado com os envolvidos sobre essa questão.

A projeção, sobretudo da hostilidade, e do enfrentamento desafiador também é um comportamento comum, mais nos adolescentes diante da doença e da relação com os médicos e enfermeiros.

A regressão é um mecanismo de defesa que inconscientemente o paciente desenvolve para retornar a períodos mais fáceis da vida, sem ansiedade. É comum esses pacientes tornarem-se muito dependentes de seus familiares e necessitarem mais atenção e afeto; é comum que isso ocorra com crianças pequenas pelo nascimento de irmãos ou em vista de doenças graves; a criança volta a ter enurese.

Cada paciente representa um novo desfio para o pediatra, e mesmo diante do paciente hostil o médico deve tentar entender sua reação e não tomar as colocações feitas como algo pessoal, mas sim como parte do quadro apresentado pelo paciente ao lidar com a situação do momento. O paciente que fica em silêncio ou aquele que fala demais pode requerer conduções diferentes na entrevista. O paciente sedutor pode ser difícil de lidar, mas é necessário identificá-lo pelo andar, pela forma de falar e olhar e de manter-se estritamente formal e distante. Se necessário, colocar com palavras que a relação deve ser estritamente profissional.

O paciente zangado, frustrado e hostil pode ser desagradável para o médico, mas este deve evitar devolver a hostilidade, sabendo identificar a raiva, a inveja e a agressividade e agindo de forma absolutamente profissional. Muitas vezes a raiva é a forma de lidar com a doença que o paciente desenvolve. Se muito difícil, o médico deve pedir ajuda a um colega. Os médicos alertas para esses aspectos farão entrevistas mais produtivas e poderão até fazer confronto com o paciente de forma madura: "Você parece muito zangado. Me fale sobre o que está errado".

O pediatra deve evitar interpretações ou julgamentos e perguntar de forma pragmática sobre a história atual da doença com tranquilidade. Por outro lado, o paciente paranoico pensa que sempre estão falando dele, pode ter sentimentos persecutórios, mas o médico não deve tentar convencê-lo naquele momento dessas ideias paranoicas e sim completar o questionário e depois encaminhá-lo adequadamente. Há ainda os pacientes insatisfeitos e ingratos, os muito demandantes e compulsivos, os dependentes, os masoquistas, que requerem identificação e tranquilidade na entrevista.

Os pacientes agressivos frequentemente têm uma desordem de personalidade e não conseguem lidar com os pequenos estresses da vida diária; muitos mascaram outros problemas tornando-se agressivos e hostis, pois se sentem inseguros, inadequados e inferiores; nessas situações, o médico deve estar atento para não provocar mais ansiedade, e muitas vezes estes não aceitam psicoterapia.

Por fim, os pacientes *borderline* têm distúrbios claros de personalidade, com instabilidade em suas relações pessoais. Com frequência cometem atos impulsivos e apresentam labilidade e flutuação de humor, além de altos e baixos entre amor e ódio. Esses pacientes de fato necessitam de suporte psicoterápico porque podem ameaçar em algumas circunstâncias. É difícil fazer uma aliança entre o médico e o paciente devido à raiva que em geral encobre o medo; esses pacientes são mais bem entrevistados quando o médico emprega palavras de reafirmação e suporte positivo[5-6].

Essa variedade das respostas à doença ocorre no adulto e na criança, e esta muitas vezes se sente muito vulnerável quando doente e sobretudo quando hospitalizada, longe do ambiente conhecido e diante de procedimentos dolorosos e da separação dos familiares. Os familiares devem permanecer junto a suas crianças sempre que possível, e o médico deve explicar tudo de acordo com a idade do paciente e se disponibilizar a responder a suas perguntas e às perguntas dos pais, que, ao entenderem as reais circunstâncias, ajudarão bastante seus filhos.

Pacientes em estresse pós-traumático requerem uma abordagem ainda mais cuidadosa: se foram vítimas de traumas graves, se tiveram experiências repetidas de trauma, se estão entorpecidos, com hiperexcitação, com dificuldades em casa ou na escola e dificuldade na socialização, se foram vítimas de catástrofes ou estupro, ataques de pânico, autocondenação, automutilação, distúrbios do apetite, drogadição, isolamento e outros comportamentos ou sintomas somáticos. O mais importante para esses pacientes é a transmissão de segurança e o encaminhamento adequado para psiquiatras competentes[7].

Pacientes com deficiências visual, auditiva ou de locomoção necessitam de suporte especial, assim como os pacientes com câncer, com Aids, os disfásicos, os delirantes, os dementes e até mesmo os psicóticos, todos devem ser precocemente identificados. Se necessário, o médico deve manter-se calmo e solicitar auxílio de outros membros da equipe multidisciplinar. Não se pode deixar de citar o paciente ou familiar com síndrome de Munchausen, que muda de médico e de hospital com frequência, criando histórias e sintomas falsos e que muitas vezes apresentam um traço de perpetuação masoquística.

Atender pacientes com uma doença aguda ou provavelmente cirúrgica necessita de avaliação imediata adequada do pediatra para verificar a necessidade de um cirurgião e muitas vezes a avaliação em um pronto atendimento, além da realização de exames complementares, solicitando o especialista para discutir o caso e encaminhando de modo precoce para a resolução do problema. A interlocução entre os médicos e entre os médicos e a equipe multidisciplinar deve ser sempre feita de modo solidário com o objetivo de assistir melhor o paciente.

O paciente terminal pode ser difícil de lidar, sobretudo quando criança ou adolescente, e requer dedicação e compreensão mais ampla de sua situação, habitualmente necessitando de alguém para ouvi-lo. O pediatra deve estar preparado para atender a essa necessidade e providenciar outros suportes, se necessário.

Outro aspecto importante e mais difícil e que deve ser lembrado é quando o médico está doente e exatamente por esse fato fica muito ansioso. Deve então procurar alguém para tratá-lo, evitando a automedicação e não ignorando seu estado de saúde.

Uma das noções mais importantes que o pediatra deve ter em mente é que ele tem uma oportunidade única para exercer um papel de educador para as crianças e seus familiares, contribuindo na mudança de alguns comportamentos e mudando a qualidade de vida desses indivíduos. Essa atividade é a essência da puericultura. Além disso, o pediatra deve assumir a postura de aprender sempre e com cada paciente, fato que o enriquecerá como pessoa e como médico, pois cada paciente é único. Estabelecer contato com cada criança, no mesmo nível, significa compreender as características de cada faixa etária para favorecer a aproximação, a obtenção de informações e a realização de um exame satisfatório.

Ao fim da anamnese, na maioria das vezes o médico já tem algumas possibilidades diagnósticas em mente, pelas associações que veio fazendo durante a entrevista, ressaltando algumas informações, como se estivesse a montar um quebra-cabeça. Em seguida passará para o exame físico, que também envolve uma ciência e uma sistematização, em busca das formulações diagnósticas que serão feitas e que a anamnese em várias circunstâncias já previu.

O bom médico faz o exercício diário de desenvolver sua observação, e uma boa anamnese representa a arte da obtenção de dados importantes para a avaliação completa da criança.

REFERÊNCIAS BIBLIOGRÁFICAS

1. Roshan R, Rao AP. A study on relative contributions of the history, physical examination and investigations in making medical diagnosis. J Assoc Physicians India. 2000;48(8):771-5.
2. Sackett DL. The science of the art of the clinical examination: an agenda to make it more rational. JAMA. 1992;267:2650.
3. Sackett DL. Clinical epidemiology: a basic science for clinical medicine. 2.ed. Boston: Little, Brown and Company; 1991.
4. Gorlin R, Zucher HD. Physician's reactions to patients: a key to teaching humanistic medicine. N Engl J Med. 1983;308:1057.
5. Groves JE. Taking care of the hateful patient. N Engl J Med. 1998;298:883.
6. Swartz MH. The patient's responses. In: Swartz MH. Physical diagnosis. 4.ed. Philadelphia: W. B. Saunders Company; 2002. p.35-50.
7. Silva LR. Diagnóstico em pediatria. Rio de Janeiro: Guanabara Koogan; 2009.

9

O exame físico

Luciana Rodrigues Silva
Dirceu Solé

"Só há uma coisa constante na natureza – a mudança. E quem melhor expressa a mudança? A criança." (Anônimo)

"Nos grandes infortúnios da vida, ganhamos coragem quando somos o sustentáculo de uma criança. A inquietação que temos pela criança sustenta uma coragem invencível." (Bachelard, citado por Rubem Alves)

"Nossos adolescentes amam, estudam, brigam, trabalham. Batalham com seus corpos, que se esticam e se transformam. Lidam com as dificuldades de crescer no quadro complicado da família moderna. Como se diz hoje, se procuram e eventualmente se acham. Mas, além disso, eles precisam lutar com a adolescência, que é uma criatura um pouco monstruosa, sustentada pela imaginação de todos, adolescentes e pais." (Contardo Calligaris)

O exame físico da criança deve ser realizado após a coleta da história, quando o pediatra, a depender da idade da criança, continua com esta uma conversa agradável e brinca, respondendo ao que lhe é perguntado. O paciente e seus acompanhantes devem sentir a competência, a sensibilidade, a segurança e o real interesse do médico pelo paciente. A observação atenta, iniciada na coleta da anamnese, deve ser mantida durante o exame, pois pode contribuir com novas informações para o diagnóstico. O treinamento dos ouvidos e dos olhos do médico, assim como sua compreensão de cada paciente, continuam a ocorrer durante todo o período em que exerce sua atividade profissional, e os mais jovens devem perceber que o tempo e a repetição sistemática podem ser aprendidos e sempre aperfeiçoados.

Os pacientes e seus familiares devem construir uma aliança terapêutica com o pediatra, aliança que se inicia quando entram no consultório e todos devem participar dela ativamente, cada um dando sua contribuição para o tratamento do paciente. Novamente aqui, enfatiza-se que os próprios pacientes e seus familiares, sobretudo as mães, querem um pediatra que os ouça atentamente e que tenha tempo suficiente para a consulta. As questões silenciosas e não ditas na família, que muitas vezes contribuem para a doença, podem aparecer nas entrelinhas ou até claramente, se os familiares sentirem confiança no médico; em algumas oportunidades não é a criança que está doente, mas sim a família; a criança pode ser o instrumento de facilitação para a compreensão da dinâmica familiar inadequada ou que perdeu a estabilidade. Por outro lado, é extremamente comum que os familiares se sintam culpados ou indulgentes em relação à doença da criança, que não estejam dando os limites necessários ao pequeno paciente e esses aspectos também precisam ser sempre considerados.

Antes de qualquer atitude, são fundamentais a postura e a apresentação pessoal do médico. É necessário o uso de roupas limpas e adequadas, além da obrigatoriedade de lavar as mãos antes de realizar o exame físico da criança, de forma que os pais presenciem esse ato. O desenvolvimento de todas as habilidades para ser um bom pediatra ocorre com a rotina sistematizada ao longo da vida. Um bom lembrete é que, enquanto conversam, antes do exame físico, a entrevista deve ser realizada com todos sentados, inclusive o médico. A terapêutica já se inicia aqui pela tentativa do médico em diminuir a ansiedade de todos, conversando com calma e tranquilidade, respondendo as questões, mostrando-se confortável e disponível. Demonstrar que o tempo da família é tão importante quanto o do médico é frequentemente relevante, assim como perguntar se os pais têm disponibilidade de tempo e apertar as mãos dos familiares e do paciente, chamá-los pelos nomes e não por diminutos que infantilizem a relação. É importante em algumas oportunidades lidar com a raiva de alguns pais ou adolescentes, e esse fato deve ser entendido como uma expressão de sua frustração ou ansiedade e não como algo pessoal contra o médico. O exercício da gentileza é muito importante mesmo em condições adversas.

Ao realizar o exame físico, em geral os pais acompanham o procedimento. Já com o adolescente, deve-se perguntar se ele prefere ser examinado sozinho ou não e, ao examinar um adolescente de outro sexo, é desejável que haja um auxiliar na sala. Apenas a parte do corpo a ser examinada deve ser descoberta, e todas as outras permanecem cobertas. Toda a sequência deve ser informada, assim como os achados alterados e os achados comuns que são anormais, mas que merecem que o pediatra tranquilize o paciente e os pais, como a assimetria de mamas e dos testículos da criança. Mesmo o paciente escolar deve ter coberta parte do corpo, assim como se faz com os adolescentes.

Os seguintes materiais devem estar disponíveis na sala do exame físico: estetoscópio, otoscópio, oftalmoscópio, abaixadores de língua descartáveis, esfigmomanômetro com manguitos de tamanhos pediátricos, régua, fita métrica flexível, balança para bebê, balança para adultos, estadiômetro, termômetro, lanterna, espéculo nasal, marcador de escrever na pele, martelo de reflexos, diapasão, cotonetes, gaze, luvas descartáveis, lubrificante, catálogo para avaliação visual, relógio com mostrador de segundos, material para avaliação do desenvolvimento, um dicionário de especialidades farmacêuticas e o código internacional das doenças (CID), lençóis e, opcionalmente, uma máquina fotográfica e um espéculo vaginal. O ambiente também deve estar preparado para assegurar a privacidade, ter iluminação adequada, minimizando qualquer ruído externo, e garantir o conforto do cliente; deve-se ajudar o paciente a subir ou descer escadas, dispor de temperatura agradável, quando possível fazer o paciente usar um avental, periodicamente perguntar se está tudo bem e, ao colocar o paciente em decúbito dorsal, se possível, elevar a cabeceira. As crianças pequenas em geral traduzem seus sentimentos mais em ações do que em palavras e, se a criança ficar muito indócil, pode-se terminar o exame em outra oportunidade. Novamente aqui também se enfatiza a necessidade permanente de aceitação e apoio e não julgamento. Se o paciente chega com quadro de trauma ou choque ou outra emergência, o primeiro passo é estabilizá-lo, realizando a sequência de abrir as vias aéreas, garantir a respiração e a circulação e, depois da estabilização, fazer o exame físico completo.

Com frequência os pais perguntam se o filho é normal; a normalidade em pediatria, assim como em estatística, costuma ser confundida com a média, no entanto, há uma variação considerável a partir da média em qualquer população normal. A normalidade em crianças inclui muitas diferenças em torno da média para a idade, além de se levar em conta a herança genética e o ambiente. O registro do exame físico da criança tem grande importância, pois traduz em um dado momento específico como ela se encontrava e pode, com a sequência no prontuário, muitas vezes identificar a partir de quando ela começou a se afastar da normalidade.

O exame físico é constituído de quatro partes: inspeção, palpação, percussão e ausculta. Para adquirir competência nessas etapas, é importante praticar e praticar. O objetivo do exame físico é a obtenção de novas informações para confirmar as suspeitas já feitas desde a coleta da história ou novas informações adicionais que possam auxiliar o diagnóstico, além de avaliar a situação de saúde de vários órgãos. Os três fatores que determinam um bom exame são a segurança nas técnicas empregadas, a experiência do profissional e a sequência sistematizada na realização completa do exame.

A inspeção fornece muitas informações e necessita de uma conduta sistematizada para ser bem produtiva. Inicialmente, o pediatra deve observar durante alguns minutos o paciente de modo a enxergar determinados aspectos; este é o momento de apenas observar antes de tocar o paciente. Desde a coleta da história, o médico já vai avaliando a aparência geral do paciente, seu estado nutricional, a simetria corporal, a postura, os gestos, a marcha e a fala nas crianças maiores, além da conexão com seus acompanhantes. Na aparência geral, observa-se logo se o paciente parece doente ou não, se está alerta ou não, se parece ter uma doença aguda ou crônica, se está limpo e bem cuidado ou se apresenta algum sinal que requer cuidados imediatos (dispneia, cianose, torpor). Quanto ao aspecto nutricional, também logo se pode dizer se o médico está diante de uma criança ou adolescente emagrecido ou obeso, assim como as assimetrias são percebidas. O exame da postura e a facilidade da marcha refletem um sistema esquelético e nervoso coordenados. Na fala, observa-se se o paciente responde de modo concatenado, se está orientado no tempo e no espaço. Outra observação importante a ser feita é verificar se há sinais de inflamação em algum segmento corpóreo, se há edema, calor, rubor e alteração da função. A inspeção representa a observação do aspecto, cor, forma, tamanho e movimentação do corpo e de cada um de seus segmentos ou sistemas. Para melhor aproveitar a inspeção, deve-se estar atento aos comentários dos pais e das crianças, considerando naturalmente as condições climáticas do aposento e realizando todas as manobras sequenciais necessárias.

Na palpação, o pediatra utiliza seu tato para caracterizar certos órgãos e identificar massas e o principal objetivo é avaliar o que é fisiológico e detectar algumas anormalidades. A aproximação e a colocação da mão do examinador no paciente devem ser feitas de modo gentil, aquecendo previamente as mãos, conversando sobre o que se está avaliando. Informações são obtidas pelo tato e pressão, podendo-se identificar modificações na forma, textura, consistência, sensibilidade, volume, presença de frêmito, flutuação e edema, e a palpação pode ser feita com uma ou duas mãos espalmadas, bimanual de forma oblíqua, em pinça com o polegar e o indicador e ainda com as mãos em garra.

Na percussão, o médico emprega o conjunto da sensação tátil com a audição. A percussão consiste na vibração dos tecidos, da superfície até a profundidade; esses sons obtidos podem ser caracterizados quanto à intensidade, ao timbre e à tonalidade. Pode ser feita de modo dígito-digital, com os dígitos diretamente sobre o órgão, como punho-percussão e como piparote, para avaliar líquido na cavidade abdominal.

Na ausculta, o médico vai identificar os sons normais e anormais dos órgãos internos. Para desempenhar bem essas tarefas, o médico precisa de treinamento repetido com exames normais para distinguir o anormal do normal. A ausculta é representada pela avaliação de sons com a ajuda do estetoscópio, sons pulmonares, cardíacos, de vasos e vísceras abdominais. A ausculta respiratória, cardíaca e abdominal deve seguir uma sequência adequada.

Dependendo da idade da criança, o exame é feito na sequência habitual e, nas muito pequenas, geralmente os exames da orofaringe e a otoscopia são deixados para o final. A criança pequena deve ser examinada sem roupa com exame completo e as maiores devem ser completamente examinadas, mas com os segmentos do corpo cobertos. Antes de iniciar o exame físico, o médico deve lavar bem as mãos com água e sabão e idealmente o paciente e seus familiares devem vê-lo fazendo isso, pois denota cuidado com a higiene. Por convenção, o médico fica do lado direito do paciente deitado a ser examinado ou em frente ao paciente sentado e, dependendo da idade, algumas partes do exame também podem ser feitas com a criança no colo de um dos pais, sobretudo se ela estiver ansiosa ou sobressaltada. Enquanto o exame é realizado, o médico continua conversando.

Precauções devem ser tomadas pelo médico ao examinar alguns pacientes, sobretudo os portadores de certas doenças infecciosas ou com material contaminado com fezes, outros líquidos ou sangue, ou ao examinar pacientes com síndrome de imunodeficiência adquirida (Aids) ou com Covid-19. Considerando-se o momento atual – a pandemia de Covid-19 –, é importante que o pediatra tome alguns cuidados para diminuir as chances de contaminação dentro dos consultórios, como:

1. Solicitar que haja apenas um acompanhante da criança no consultório.
2. Solicitar que o acompanhante mantenha a criança no colo ou sentada na cadeira, para evitar tocar superfícies que não forem necessárias.
3. As crianças com sintomas respiratórios, assim como seu acompanhante, devem permanecer dentro do consultório com máscara cirúrgica sempre que possível.
4. Retirar brinquedos e revistas de dentro do consultório.
5. O uso de máscara cirúrgica, além de luvas, óculos ou protetor facial e aventais descartáveis é necessário no momento de atendimento dos pacientes sintomáticos.

Além dessas medidas, deve-se manter constante a higiene das mãos com álcool 70% ou lavagem. Levando em conta as evidências que demonstram a replicação do vírus nas vias aéreas superiores e inferiores e as taxas significativas de crianças infectadas com formas assintomáticas ou oligossintomáticas da Covid-19, recomenda-se que a orofaringe das crianças seja examinada apenas se for essencial[1].

Quando o exame da orofaringe for imprescindível, enfatiza-se a necessidade de utilização dos equipamentos de proteção individual (máscara cirúrgica, avental descartável de mangas longas, proteção ocular e luvas)[2].

Alguns pacientes necessitam de isolamento, como os portadores de tuberculose bacilífera, varicela ou com Covid-19. Algumas vezes os profissionais devem se proteger e em outras é necessário proteger os pacientes imunossuprimidos ao serem examinados. Todos os profissionais de saúde que lidam diretamente com pacientes devem receber o esquema completo da vacinação para hepatite B, hepatite A e de pneumococos, e Covid-19.

Algumas técnicas utilizadas para o exame do adulto são utilizadas em adolescentes e escolares, mas sobretudo no lactente há muitas diferenças. Após descrever o estado geral e a aparência, devem ser tomados os dados vitais (pulsos, temperatura, pressão arterial) e em seguida tomados o peso e altura da criança, indispensáveis para a avaliação nutricional, e, em se tratando de lactente, também se deve realizar a medida da circunferência da cabeça. As avaliações do crescimento e do desenvolvimento são feitas por comparação com várias tabelas existentes e validadas[3,4]. É fundamental que todas essas medidas, tomadas sequencialmente nas diversas consultas, estejam anotadas no prontuário em gráficos e que os pais também possam dispor de um gráfico adicional consigo.

A ausculta do sistema cardiorrespiratório nos lactentes deve ser realizada no início do exame, quando a criança ainda está no colo da mãe, e as áreas sabidamente inflamadas devem ser deixadas para a última etapa do exame. É natural que o paciente, criança ou adolescente e mesmo adulto, sinta-se desconfortável, apreensivo e exposto durante o exame físico; esses sentimentos devem ser percebidos pelo médico, que então deve fazer o exame com tranquilidade, de modo sistemático, mas flexível, com gentileza e maturidade. Com o tempo e a experiência, o pediatra ganha autoconfiança e competência, sobretudo quando está atento a esses aspectos de modo contínuo. Durante o exame, deve-se evitar demonstrar surpresa ou susto com algum achado e, do mesmo modo que ao colher a história, o médico deve procurar desenvolver sua sensibilidade para examinar o paciente e avaliar suas reações, evitando comentários ou gestos que possam assustar o paciente e seus familiares. O ambiente também deve ser calmo e dispor de boa iluminação e, à medida que o exame ocorra, o médico deve informar ao paciente todas as etapas que virão em seguida.

O exame deve ser completo e periódico nos lactentes sadios, em geral uma vez por mês, a cada dois meses a partir do primeiro ano e uma vez ao ano a partir dos três anos, a não ser que haja doenças ou ocorram outras intercorrências. Esses encontros periódicos são oportunidades nas quais é checada a saúde dos indivíduos e representam oportunidades fundamentais para transmitir as medidas de prevenção para evitar determinadas doenças, considerando sempre as doenças e os acidentes mais prevalentes na faixa etária do paciente, as imunizações adequadas, a alimentação e a atividade física.

Muitas vezes é preciso lembrar aos pais, quando estiverem apreensivos quanto ao tamanho e ao peso, que a criança traz uma "bagagem" genética e tende a se parecer com os pais e que há questões ambientais e constitucionais que são determinantes. A criança que vem com queixa de não crescer ou de ser gorda demais, ou de não comer, ou comer demais, ou de estar com a puberdade retardada ou precoce necessita de abordagem especial, mais atenta para traçar a estratégia no exame e na orientação diagnóstica e terapêutica. Todas as medidas devem ser realizadas com cuidado e atenção e comparadas com os padrões de normalidade disponíveis de peso, altura, perímetro cefálico no lactente, índice de massa corpórea e outras medidas que são detalhadamente descritas no Capítulo 34.

O pediatra deve entender que precisa observar a criança por sua expressão corporal, seu comportamento, sua atitude, sua postura, seu choro, sua fácies, sua conexão com os acompanhantes e sua atividade. Essas avaliações ajudam no diagnóstico e na dimensão do sofrimento que a criança experimenta. O aprendizado dessa leitura vem com o tempo e a prática e deve ser percebido paulatinamente. Algumas medidas e estratégias são feitas pelo bom pediatra para se aproximar da criança de modo amigável. Pode-se aproximar da criança fazendo elogios sobre sua roupa ou conversar no nível delas sobre interesses de sua faixa etária. Aos pré-escolares pode-se oferecer brinquedos para distraí-los ou fazer referência a animais ou heróis imaginários. Uma criança com idade entre 3 e 6 anos pode ficar envaidecida se lhe damos uma idade superior àquela que tem; eventualmente um pirulito ou um brinde por bom comportamento na consulta podem criar um bom vínculo entre a criança e seu pediatra. Se a criança demonstra estar assustada, jamais se deve pedir que o acompanhante saia da sala. Uma criança maior de quatro anos que não colabora com o exame físico pode ter vivido uma situação prévia estressante ou apresentar algum problema emocional. A mesa do exame deve ser confortável para a criança, que não deve ficar amedrontada, e deve ser alta o suficiente para ser confortável também para o médico que a examina. Na maioria das vezes as crianças maiores podem ser examinadas sentadas e em decúbito dorsal. As menores preferem ficar sentadas no colo da mãe, ou até em decúbito ventral se for mais confortável para elas e se permitir uma boa ausculta respiratória. Uma criança pequena rebelde pode recusar todas as tentativas; pode ser necessário examiná-la no colo da mãe e o exame de orofaringe e otoscopia pode necessitar de contenção com a ajuda do acompanhante. Quando for necessária a cooperação para procedimentos mais difíceis, o ideal é dizer com firmeza ao paciente o que eles precisam fazer e não pedir para que façam algo.

Avisar ao paciente antes que se trata de procedimento desconfortável, mas não doloroso, é bom para as crianças que possam compreender. Qualquer desconforto deve durar o mínimo possível. Se a criança está agudamente doente ou muito irritada, deve-se fazer o exame o mais rápido possível, sem omitir nenhuma etapa. As crianças respondem bem aos médicos que são seguros e os pais ficam mais satisfeitos com os médicos meticulosos. Os pediatras têm a sorte de cuidar das crianças, pois elas raramente dissimulam.

Para determinar se um recém-nascido é sadio, no exame físico procura-se evidenciar se há anomalias congênitas, assimetrias, lesões resultantes do parto ou alguma enfermidade aguda, assim como o estado nutricional. Outras informações que auxiliam na avaliação da criança nessa idade são a determinação da idade gestacional e a adequação do tamanho para essa idade. É importante verificar as frequências respiratória e cardíaca, realizar uma palpação delicada do abdome e avaliar os reflexos próprios do recém-nascido. Após a palpação das artérias femorais, deve-se avaliar o quadril em busca de luxação. Ao carregar a criança pequena pelo dorso e segurando a cabeça, ao levantá-la, ela abre os olhos e então se examinam os olhos e os reflexos pupilares. Em seguida, é feito o exame renal e de extremidades. O choro também deve ser avaliado e, em seguida, o exame neurológico. Nas primeiras 24 a 48 horas de vida alguns achados podem desaparecer e, por isso, novos exames são necessários nesse período, especialmente se o parto foi laborioso ou a criança apresentou dificuldade respiratória ou outra anormalidade.

Durante os dois primeiros anos de vida, o lactente apresenta profundas transformações. Até os seis meses a criança se deixa examinar, mas a partir dessa idade às vezes pode haver relutância, que pode ser contornada com a troca de fralda, uma chupeta (que logo que possível deve ser descartada de vez), e ocorre em virtude do estranhamento ou separação dos pais. Para as crianças muito relutantes, o pediatra deve se aproximar aos poucos, falando com a voz suave, enquanto ele brinca com o acompanhante. Nessa faixa etária avaliam-se as mudanças do desenvolvimento e muitas vezes o ideal é auscultar o tórax enquanto a criança dorme. Nesta fase a criança se senta, começa a andar e a falar e começa a ter a capacidade de pensar e responder a estímulos.

O pré-escolar já tem várias habilidades desenvolvidas, assim como a fala, e pode-se avaliar se é uma criança curiosa ou tímida, qual sua relação com a mãe ou o acompanhante, se já há sinais de autonomia e como os familiares lidam com isso, se estimulam ou não a independência, como a criança responde à entonação diferente da voz dos adultos e se a família já começou a estabelecer limites para ela. Algumas crianças nessa idade se deixam examinar deitadas, outras só sentadas. Ao redor de 3 a 4 anos, a criança já colabora se o médico souber se aproximar dela, e já há possibilidade de uma boa interação com ela. A triagem auditiva e visual pode ser feita no consultório. Nesta fase, a criança se orgulha quando fez algo bem e merece ser elogiada como muito boa colaboradora no exame. Deve-se analisar e discutir com os pais a questão da educação e limites, os medos, o temperamento, e se começou o treinamento da evacuação, sempre acima dos dois anos. Nesta fase, outra avaliação necessária é a ortopédica, a qual deve ser detalhada.

A maioria dos escolares é sadia e adoece pouco, salvo os acidentes que são bem frequentes nessa faixa etária. Em geral colaboram com o exame e perguntam coisas sobre ele. Novamente aqui se enfatizam os exames odontológico e ortopédico. Deve-se perguntar sobre a escola, os professores e os colegas e suas atividades escolares, além de atividades físicas. Há progressivos ganhos cognitivos e sociais nesta fase e o exame físico deve ser completo. Muitos pais ficam preocupados nesta fase com a genitália da criança.

As mudanças físicas, afetivas e cognitivas do adolescente são dramáticas; atenção deve ser dada sobretudo aos estágios do desenvolvimento comportamental e à maturação dos caracteres sexuais. Muitos adolescentes colaboram com o exame e ficam ansiosos com a imagem corporal. A privacidade deve ser respeitada com seriedade e passada a orientação da importância do autoexame das mamas e testículos, do autocuidado diante das doenças sexualmente transmissíveis, dos vícios posturais inadequados, do consumo de álcool e do fumo, dos acidentes, da obesidade e da anorexia. As variações em torno da normalidade devem ser discutidas. Nas meninas, cerca de 85% apresentam como primeiro sinal da puberdade o aumento das mamas entre 8 e 13 anos. Apenas 15% apresentam pubarca antes da telarca. Nos meninos, o primeiro sinal de puberdade é representado pelo aumento testicular e espessamento da pele no local, entre 9 anos e meio e 13 anos, seguidos de pubarca e depois de aumento peniano. Neste período, pode haver assimetria das mamas nas meninas e ginecomastia nos meninos. A habilidade do pediatra é definida pelo seu conhecimento sobre as particularidades de cada faixa etária da criança e de sua conexão com ela de forma espontânea.

Portanto, na maioria das vezes a sequência do exame físico é a seguinte:

- Observação do aspecto geral do paciente, de sua postura, marcha, higiene e suas expressões faciais. Observar o nível de consciência. Medir o peso e a altura, o que, no caso de lactentes, pode ser realizado ao final do exame, assim como o perímetro cefálico e de outros segmentos corpóreos. Pedir ao paciente que se sente em seguida na maca de exame e habitualmente o exame começa com o médico na frente da criança sentada.

Caso o paciente seja um recém-nascido ou lactente jovem, deve-se pedir que a mãe retire sua roupa, que ele fique despido, mas aquecido, que a sala seja bem iluminada e, caso haja necessidade, pode-se colocar a mão da mãe ou do examinador para a criança fazer preensão e se sentir mais estável. Idealmente o exame físico deve ser feito algum tempo após uma refeição e então o médico, ao observar, deve responder às seguintes perguntas: A criança parece normal? Ela parece estar bem ou enferma? Parece confortável ou não? Por quê? Está limpa ou suja? Sua atitude é de cooperação ou hostilidade? As proporções corporais parecem adequadas? Há alguma malformação ou algum aspecto diferente? A criança respira normalmente ou apresenta taquipneia ou dispneia? Tem irritabilidade excessiva ou choro inconsolável? Apresenta apatia ou letargia? Há cianose ou presença de hematomas? Os reflexos primitivos esperados estão presentes (Moro ou abraço, preensão palmar e plantar, cervical, marcha reflexa)? Obedece à mãe e ao médico ou luta com eles? Está excitada ou calma? Em essência, ela é semelhante às outras crianças da mesma idade ou diferente? Sob quais aspectos? Há hipertonia ou hipotonia? Devem-se observar os movimentos da criança, seu choro e suas mudanças faciais. O choro pode estar alterado diante de doenças do sistema nervoso, hipotireoidismo, síndrome de Down, entre outras condições. A circunferência da cabeça deve ser medida com uma fita métrica maleável, envolvendo o maior diâmetro occipitofrontal passando pela testa, logo acima dos olhos e na porção mais proeminente do osso occipital. O perímetro cefálico em geral varia entre 33 e 37 cm no recém-nascido a termo (Figura 1). Perímetros muito grandes ou muito pequenos necessitam de investigação depois de se aferir os perímetros de ambos os pais. Os exames físicos detalhados do recém-nascido a termo e do prematuro estão descritos nos Capítulos 21 e 22, assim como as características físicas relacionadas com a idade gestacional da criança. Se em alguma etapa do exame o médico tiver dúvida, deve chamar um colega para ajudá-lo e, para ganhar segurança, deve examinar muitas crianças, seguindo sempre a sistemática adequada. O acolhimento do pediatra aos pais de crianças com quaisquer deformidades é indispensável, além de detalhar se ele se encontra diante de malformações únicas e menores ou múltiplas e maiores ou de alguma síndrome bem caracterizada. As alterações devem ser descritas com detalhe no exame físico e, quando necessário, pode ser importante fotografá-las. Diante de más formações genitais, muitas vezes é necessária a opinião de um geneticista.

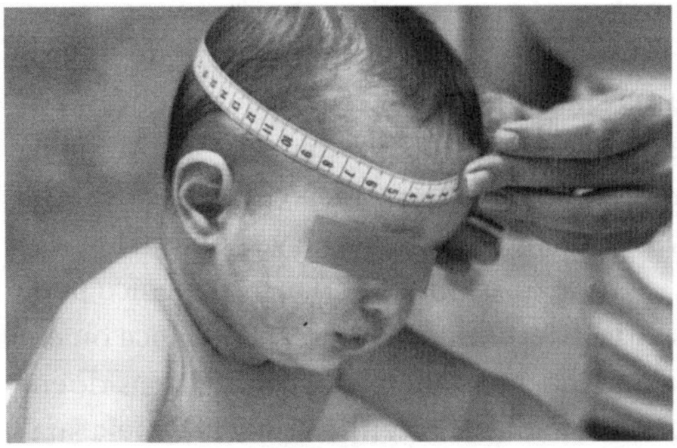

FIGURA 1 Medida de perímetro cefálico em lactente. No início, é sempre interessante o estudante fazer duas ou três medidas para verificar se estão semelhantes e corretas.

Caso a criança esteja agudamente doente, é importante determinar o sistema envolvido e a gravidade do envolvimento. Por exemplo, se apresenta delírio e convulsões, há sugestão do envolvimento do sistema nervoso; se apresenta batimento das asas do nariz e tiragem costal, indica envolvimento respiratório baixo.

A fácies da criança também pode sugerir uma síndrome ou determinadas doenças, por exemplo, fácies adenoidiana é constituída de obstrução nasal, respiração oral, boca aberta, nariz afilado, palato alto e voz anasalada.

Ao se aproximar da criança, o médico pode sentir determinados odores na criança ou em sua urina que podem sugerir algumas doenças: mofo ou rato (fenilcetonúria), meia suada (acidemia), cerveja ou peixe (alteração no metabolismo da metionina), alho (intoxicação por arsênico, tálio, paration, fósforo, selênio), amêndoa amarga (intoxicação por cianeto), urina de gato (deficiência de biotina), cebola (intoxicação por álcool, metanol e acidose), pera (intoxicação por hidrato de cloral), cera de sapato (intoxicação por nitrobenzeno), repolho cozido (tirosinemia), esgoto (corpo estranho no nariz, vagina, ouvido), peixe (insuficiência renal) e odor de urina (uremia).

Ao realizar o exame físico, o médico deve concentrar-se em um passo de cada vez, sempre perguntando a si mesmo: Quais as habilidades que devo usar nesta parte do exame? Quais os meus achados? Como deveriam estar normalmente? Estou usando a técnica adequada? Como posso aprimorá-la?

Observar cuidadosamente a postura antes de examinar e ter o cuidado de descobrir apenas as áreas sob exame e avaliar a criança de forma completa. Retardar o exame completo apenas nas crianças com quadros críticos e emergenciais com risco à vida (convulsões, trauma, apneia, choque, ausência de pulso). Descrever a impressão causada pela criança. Observar se a criança está alerta, qual seu estado nutricional, desenvolvimento, posturas atípicas, apreensão ou cooperação, posição antálgica e odor anormal.

A sequência resumida está demonstrada a seguir, lembrando que os detalhes de cada sistema ou segmento são descritos nos capítulos seguintes deste livro, de forma mais aprofundada.

1. Sinais vitais: é obrigatória a tomada dos pulsos centrais e periféricos nas quatro extremidades, o ritmo respiratório, a pressão arterial e a temperatura. Na primeira consulta, deve-se medir a pressão arterial nos quatro membros com manguitos adequados para a idade. O manguito deve envolver 80% da circunferência do braço. A altura, o peso e a circunferência craniana devem ser tomados adequadamente para que se tenha a avaliação da condição nutricional do paciente. É interessante dispor de tabela de valores normais para cada faixa etária do ritmo respiratório e da pressão arterial próxima da mesa de exame (ver Capítulo 54).
2. Pele: avaliar cor, pigmentação, cianose; observar toda a pele e descrever as lesões que encontrar com sua localização, cor e distribuição; observar e palpar as unhas e o cabelo e continuar a ver o corpo, as mãos e os pés. Avaliar os tipos de lesões, condições da pele, das unhas e do cabelo. Avaliar se há cianose, palidez, icterícia, edema, desidratação, exantema e outras alterações. Identificar se há sinais periféricos de hepatopatia. Verificar veias, artérias, flebite, petéquias, equimoses, urticária, nódulos, xantomas, descamação, estrias, cicatrizes, sudorese, tecido celular subcutâneo, turgor e edema. Nas unhas, avaliar a presença de cianose, palidez, pulsações, depressões, hemorragias, deformidades. Verificar a distribuição dos pelos.
3. Cabeça: o crânio e a face devem ser examinados cuidadosamente no tocante à forma, simetria, alterações, distribuição de cabelo, tamanho e tensão das fontanelas; identificar se há micro ou macrocefalia. Avaliar se a face lembra alguma síndrome.
4. Face: forma, simetria, aparência, hipertelorismo, paralisia, glândulas salivares ou contrações espasmódicas.

5. Olhos: avaliar a acuidade visual e os campos visuais, dependendo da idade da criança, o piscar, os movimentos oculares, presença de nistagmo ou ptose. Examinar a conjuntiva, a esclera, as pálpebras, as córneas e as íris, além de avaliar a resposta pupilar à luz e sua simetria. Na criança maior que ficar calma, deve-se desligar a luz da sala e realizar o exame do fundo de olho. Na avaliação da acuidade visual da criança pequena, devem-se usar objetos coloridos e, na das maiores, cartões escritos. Avaliar a resposta à luz e o exame de fundo de olho (hemorragias, áreas pigmentadas, catarata, mácula, reflexo corneano). Avaliar a presença de estrabismo, de movimentos oculares, de ptose, de epicanto, das conjuntivas, da esclera, da córnea, das pupilas (tamanho e forma) e da íris. Verificar a presença de icterícia.
6. Ouvidos: inspecionar o pavilhão externo, verificar se há cerume ou secreção, avaliar a acuidade auditiva, fazer a otoscopia neste momento ou ao final do exame. Verificar o posicionamento, a implantação e a presença de deformidades da orelha externa, a acuidade auditiva, otoscopia (canal, membrana timpânica, alterações presentes, movimentação, abaulamento, perfuração), região mastóidea e função vestibular.
7. Nariz e seios nasais: examinar a simetria externa e com um espéculo, quando possível, verificar a mucosa nasal, o septo, se há dor dos seios maxilares e frontais à digitopressão. Olhar ambas as narinas com luz, avaliar a presença de descargas nasais, a mucosa, a presença de sangramentos, deformidades, pólipos, tumor. Avaliar o batimento de asas do nariz.
8. Boca e faringe: pela resistência da criança, pode-se postergar este exame para o final. Avaliar, lábios, mucosa, gengivas (alteração da cor, inflamação, sangramento, cistos, paralisia), dentes (número, estado de conservação e limpeza, oclusão dentária, cáries), palato (cor, forma, perfuração, tipo do arco, epiglote, úvula, palato mole), descrição das amígdalas se há secreção ou gotejamento pós-nasal, língua (revestimento, umidade, tremor, papilas, cor, sulcos, cicatrizes, paralisia). Verificar o odor do hálito, se há exsudato, e como é o reflexo de deglutição. Avaliar obstrução respiratória. Com relação à laringe, avaliar voz, choro e fala. Laringoscopia deve ser feita quando necessário.
9. Pescoço: verificar tamanho, presença de anomalias, edema ou de massas. Examinar linfonodos e descrevê-los (tamanho, sinais inflamatórios, dor). Palpar traqueia, tireoide, vasos e movimentos e avaliar detalhadamente outras massas. Verificar a flexão e a extensão do pescoço, se há cistos ou nódulos e descrever sua localização, consistência e tamanho. Sinais sugestivos de rigidez de nuca. Reflexos. Sustentação da cabeça.
10. Linfonodos: além de examinar detalhadamente os cervicais, também avaliar os inguinais, epitrocleares, supraclaviculares, axilares e occipitais posteriores. As anormalidades devem ser descritas.
11. Tórax: observar forma e simetria, perímetro, presença de rosário raquítico e alargamento, assim como sua expansão. A respiração é predominantemente abdominal até os seis anos e, após essa idade, torácica. Observar se há retrações intercostais, supraesternais ou subcostais; edema na junção costocondral ou na parede torácica; assimetria na expansão torácica, retrações e escápula.
12. Mamas: observar o estágio de desenvolvimento; hipertrofiadas ao nascimento regredindo até seis meses; telarca em geral assimétrica. Palpação para identificar presença de nódulos, calor, rubor e dor.

13. Pulmões: observar o tipo de respiração, a frequência e o ritmo, identificando taquipneia, bradipneia ou dispneia inspiratória ou expiratória, apneia; presença de tosse, hemoptise, escarro e características, reflexo da tosse; à palpação, verificar frêmitos e massas; realizar percussão torácica completa para identificar macicez, consolidação ou ressonância. Na ausculta, utilizar o diafragma corretamente, dependendo da idade da criança; avaliar o murmúrio vesicular e a presença de estertores (roncos, crepitação, sibilos) ou atritos, ausência de ausculta e determinar a área. A percussão e a ausculta devem ser simétricas.
14. Coração: inspeção cuidadosa, abaulamento, posição do íctus. Presença de cianose, edema, medir a frequência cardíaca e ritmo, se taquicárdico ou bradicárdico, presença de pulso alternante, arritmias, pulso em martelo d'água, batimentos prematuros e extrassístoles. Além do pulso, ritmo, pressão arterial, observar a forma, a qualidade do som e a altura do pulso, além da presença de sopros, caracterizando-os detalhadamente; anotar se há impulsão paraesternal ou precordial, localizar o precórdio, avaliar o tamanho da área cardíaca. Percutir e palpar a área cardíaca; auscultar o paciente sentado e em posição supina, seguindo a seguinte ordem: área mitral, área tricúspide, área pulmonar e área aórtica; em seguida na axila, resto do precórdio, nas costas e no pescoço. Identificar sopros sistólicos e diastólicos, caracterizando-os. Descrever as bulhas, galope, atrito, sopros e insuficiência. Observar o pulso venoso, os pulsos centrais e periféricos.
15. Abdome: observar a forma e o tônus; se há distensão, se é plano ou se há alguma massa localizada. Avaliar o umbigo, a peristalse. Deve-se auscultar antes de percutir e palpar; os ruídos hidroaéreos devem ser ouvidos a cada 10 ou 30 segundos. A palpação superficial deve ser seguida pela profunda. A palpação deve ser gentil, sendo iniciada pelo quadrante inferior esquerdo, seguindo-se o quadrante superior esquerdo, o quadrante superior direito, o quadrante inferior direito e, finalmente, as áreas medianas. Em seguida, a palpação profunda deve ser feita em todas as áreas e devem ser caracterizados o tamanho, a consistência e as bordas do fígado, do baço e de quaisquer outras massas; na presença de massas, deve-se fazer transiluminação. Realizar a palpação profunda também das alças intestinais, da aorta e da área da vesícula. Avaliar a presença de dor ou aumento súbito de órgãos. Realizar percussão em todo o abdome. Avaliar a presença de ascite e circulação colateral. Avaliar a presença de icterícia e hérnias.
16. Genitália: caracterizar o estágio de desenvolvimento puberal em que a criança se encontra baseando-se na presença de pelos pubianos, tamanho das mamas e aumento da velocidade do crescimento, de acordo com os critérios de Tanner. Não se esquecer do cuidado com este exame em adolescentes. Fazer inspeção da genitália no menino, avaliando se há descarga uretral. Na menina, avaliar a presença de sangramento vaginal, corpo estranho, fusão de pequenos lábios, hímen perfurado, descarga vaginal, dor na região baixa do abdome e avaliação do tamanho do útero; este exame deve ser acoplado com o toque retal. Nas adolescentes com vida sexual ativa, deve-se fazer exame vaginal completo ou encaminhar para o ginecologista. Nos meninos, deve-se observar o reflexo cremastérico, toda a região escrotal, o jato urinário e afastar a presença de hidroceles e hérnias, além da palpação sistemática dos testículos (ver Capítulo 56).

17. Reto: inspeção do ânus para identificar fissuras, fístulas, inflamação ou perda de tônus; este último pode indicar abuso sexual. O toque retal de rotina deve ser feito nas crianças com obstipação e sangramento retal. Verificar hemorroidas, assaduras e dor.
18. Extremidades e dorso: avaliar a presença de assimetrias, anomalias, dor, calor, edema, baqueteamento digital. Verificar a presença de alterações inflamatórias das articulações, além da limitação de seus movimentos. Deve-se observar a criança andando. A coluna deve ser observada para identificar lordose, cifose, escoliose, massas, limitação de movimentos, espinha bífida, cisto pilonidal, tufos de cabelos, malformações, infecções ou tumores. Deve-se anotar se há fraqueza, paresia ou outras alterações musculares. Examinar a marcha, o equilíbrio, se há claudicação ou ataxia. Na coluna observar pelos, depressões, espinha bífida, dor, opistótono, postura e quaisquer outras alterações.
19. Articulações: presença de calor, dor, tumefação, deformidade, limitação de movimentos.
20. Músculos: desenvolvimento, tônus, dor, espasmo, paralisia, rigidez, contraturas e atrofia.
21. Exame neurológico: deve-se determinar o estado mental e a orientação da criança, considerando suas condições ambientais, responsividade, posição na cadeira/maca, movimentos espontâneos e atividade. Avaliar a sensibilidade tátil, térmica, dolorosa e à pressão, assim como o nível de consciência, se há irritabilidade ou estado convulsivo. Verificar se a marcha é coordenada, se há claudicação, tremores, coreia, atetose, rigidez, paresia, paralisia, espasticidade ou flacidez. Deve-se avaliar sua posição em repouso, a presença de movimentos anormais como tremores, coreia, atetose e incoordenação, além dos sinais de Kernig e Brudzinski. A avaliação de todos os nervos cranianos (I-XII) deve ser sempre feita, além do exame dos reflexos tendinosos (bíceps, tríceps, patelar e aquileu), superficiais e verificar se há clônus. Dependendo da idade, avaliar a persistência dos reflexos de Moro, tônico-cervical, Babinski, Romberg e Hoffman. Sensação de cegueira ou surdez, hiper ou hipoestesia, vibração, temperatura, toque. Toda a sequência do exame neurológico deve ser realizada de forma minuciosa (ver Capítulos 46, 47 e 48).

A avaliação do desenvolvimento está mais detalhada em outros capítulos e deve ser feita em todas as idades pediátricas, geralmente realizada após o exame neurológico. Um resumo desta avaliação encontra-se no Quadro 1. Esta avaliação deve responder às seguintes questões: Qual o nível de desenvolvimento da criança em relação à sua idade? Estão relacionadas as habilidades motoras, a motora fina, a linguagem, a pessoal e a social? Quando comparada aos colegas da mesma idade, ela se encontra na média? Há alguma evidência de parada ou regressão no desenvolvimento? Qual o padrão de comportamento da criança? Algo que sugira autismo ou distúrbio de atenção e hiperatividade durante a consulta? Há algum elemento que sugira distúrbio de comportamento em casa ou na escola? Alteração na rotina de sono, de alimentação, de agressividades, de hiperatividade ou nas relações sociais com os colegas? Há alterações de fala ou linguagem? Queixas de não contato visual com as pessoas, queixas de mau rendimento escolar? Enurese ou encoprese em crianças maiores? Durante o exame físico há evidência de depressão, ansiedade, hiperatividade? A criança rói as unhas? Para avaliar o desenvolvimento, é necessário escolher os gráficos ou escalas a serem comparados com a criança,

QUADRO 1 Habilidades do desenvolvimento da criança nas várias faixas etárias

Lactentes
De 0 a 4 semanas – na posição prona, os joelhos ficam fletidos sob o abdome e pode fazer rotação com a cabeça. Na posição supina, a cabeça pende para um dos lados, com o reflexo tônico-cervical predominante. Quando suspensa, a cabeça cai. A visão segue um movimento de 90°, as mãos e o polegar, em geral, estão fechados; pode olhar para alguém durante alguns minutos. Responde a um som e chora.
2 meses – na posição prona, os joelhos já não permanecem abaixo do abdome (posição de sapo); a cabeça gira 45°. Quando suspensa, a cabeça balança e pode manter-se ereta por poucos instantes. As mãos ficam abertas a maior parte do tempo. Segue com a visão um objeto que se move verticalmente. A face começa a ficar expressiva e pode sorrir em resposta. Começa a vocalizar com o som de uma vogal.
3 meses – na posição prona, levanta a cabeça por um período e gira. Na posição de suspensão ventral, mantém a cabeça acima da linha do corpo. Em posição supina, mantém a cabeça na posição média. As mãos ficam abertas, brinca com os dedos das mãos e gosta desta atividade. Olha para um objeto colocado em sua mão e já segue com a visão em um arco de 180° e de modo circular. Antecipa com sons o horário da refeição e sorri espontaneamente.
4 meses – na posição prona, levanta a cabeça 90° e fica com os braços estendidos, mantém por poucos momentos as pernas estendidas, rola de frente para trás com o corpo. Na posição de suspensão ventral, levanta a cabeça e as pernas. Leva os brinquedos à boca, olha para os objetos que estão nas suas mãos e os agarra. Demonstra excitação ao ver brinquedos. Antecipa o horário das refeições abrindo a boca. Já sorri e vocaliza quando se olha no espelho. Dá tapas na mamadeira. Já ri alto e demonstra excitação com inflexão da voz e com a respiração. Aumenta as vocalizações diante de brinquedos e pessoas. Quando colocada sentada, a criança mantém a cabeça inclinada mais para a frente.
5 meses – na posição supina, eleva as pernas, quando sentada mantém a cabeça ereta. Pode rolar de trás para a frente. Segura um cubo pequeno e pode manter-se segurando dois objetos simultaneamente, um em cada mão. Distingue pessoas estranhas dos familiares. Vira-se para o lado de onde vem o som. Vocalização com duas sílabas.
6 meses – quando colocada sentada, já fica bem na posição. Na posição prona, gira o corpo. Se segurada, mantém o peso sobre as pernas. O reflexo assimétrico tônico cervical desaparece. Alcança um brinquedo com a mão e grita. Aceita alimentos solidificados sem protrusão da língua. Empurra as mãos do adulto. Na posição supina, brinca com os pés. Demonstra descontentamento quando lhe tiram brinquedos. Começa a balbuciar. Expressa desprazer com sons, algumas vezes sem chorar.
7 meses – salta quando levantada. Senta-se ereta por alguns momentos. Assume a posição de engatinhar. Alcança e segura cubos em ambas as mãos. Sacode objetos fazendo ruídos. Na posição supina, põe o pé na boca, morde os brinquedos. Quando saciada, fecha a boca e não aceita mais o alimento. Antecipa ser carregada, estendendo os braços. Inicia a vocalização com consoantes e consegue repetir alguns sons.
8 meses – a criança se mantém sentada por cerca de 10 minutos. Ao se sentar, se joga um pouco para a frente e depois volta a ficar ereta na posição. Se colocada na posição, se mantém segurando o apoio. Remove um cubo de dentro de um vaso. Mantém uma bolinha segura entre o polegar e outro dedo da mão. Segura sua mamadeira. Vira-se quando chamada pelo nome. Entende o não, quando falado enfaticamente.
9 meses – permanece sentada por um bom tempo numa superfície rígida. Dá um impulso para se levantar. Começa a rastejar. Explora uma bola com o dedo indicador. Tenta imitar algumas brincadeiras com gestos. Pode vocalizar "mama" e "dada" de modo inespecífico.
10 meses – pode andar segurando-se em um móvel com as duas mãos. Segura com mais delicadeza uma bolinha entre o polegar e o indicador. Bate um cubo no outro imitando alguém. Realiza uma ação simples por solicitação (dar tchau com a mão). Pode dizer algo com significado (da-da).
11 meses – fica em pé por breve período e anda segurando-se em um móvel com uma das mãos. Começa a ter memória visual pegando um vaso onde o cubo foi escondido. Prefere os objetos menores para segurar se lhe oferecem dois de tamanhos diferentes. Levanta os pés para se vestir ou calçar. Levanta as mãos e faz gestos quando deseja algum brinquedo. Aumenta o vocabulário.

(continua)

QUADRO 1 Habilidades do desenvolvimento da criança nas várias faixas etárias *(continuação)*

12 meses – anda alguns passos. Fica bem em pé sozinha. Sobe degraus engatinhando. Sobe em uma cadeira pequena e se senta. Ajuda a passar páginas de um livro. Arremessa a bola. Imita riscados. Abraça uma boneca ou animal. Descarta brinquedos que não se interessam. Faz gestos para demonstrar os desejos. Começa a jogar bola. Olha para um objeto quando se fala dele. Fala mais uma palavra além de "mama" e "dada".
15 meses – anda bem, sobe em móveis para alcançar algo. Sobe degraus com o apoio de uma das mãos. Levanta-se sozinha. Usa a colher com a mão, mas ainda derrama muito. Leva o prato e coloca na bandeja. Ajuda na retirada da roupa. Pede ajuda por gestos e fala quatro ou cinco palavras.
18 meses – anda carregando brinquedos. Com a mão dada a alguém, desce os degraus. Começa a correr. Faz uma torre com três cubos. Vira três páginas de um livro de uma vez. Já se alimenta sem a rotação lateral. Atende a pedidos simples (entregue à mamãe). Segura um copo e coloca um chapéu. Imita algumas atividades. Consegue tirar algumas peças de roupa. Aponta uma figura pelo nome. Aponta algumas partes do corpo.
21 meses – corre facilmente. Sobe e desce escadas segurando no corrimão. Chuta uma bola. Faz uma torre com cinco ou seis cubos. Alinha três peças imitando um desenho de trem. Solicita água e comida. Começa a usar a faca. Já se identifica no espelho. Ajuda em tarefas simples (colocar brinquedos em um canto). Fala 20 a 50 palavras, combina duas palavras e repete palavras ditas. Aponta uma figura solicitada em um livro. Realiza alguns comandos (dê a bola para mamãe, ponha o bloco na mesa).
Pré-escolares
24 meses – pula com ambos os pés, pula um degrau, joga a bola de volta, passa o cadarço pelo orifício do sapato. Vira a maçaneta da porta. Faz uma torre de sete cubos. Imita um círculo. Já se alimenta derramando bem menos comida. Pode iniciar o treinamento do toalete. Lava e seca as mãos. Veste peças simples de roupa. Fala pelo menos 50 palavras e faz frases com três palavras. Usa o pronome pessoal (eu, você).
30 meses – alterna os pés para subir degraus. Consegue se manter brevemente sobre um pé. Faz uma torre com nove cubos. Passa uma página de cada vez de um livro. Usa a mão predominante para colocar bolinhas em um vaso. Faz o desenho de um círculo. Presta atenção por no máximo cinco minutos. Calça os sapatos incorretamente. Diz seu nome ao se olhar no espelho. Bate palmas ao ouvir uma música. Faz sentenças com várias palavras. Refere-se a si mesmo como "eu". Já diferencia grande e pequeno. Usa plurais.
48 meses – balança-se sobre um só pé por cinco segundos. Constrói uma ponte seguindo o modelo. Copia uma cruz. É capaz de se vestir sem ajuda. Responde bem às perguntas com entendimento. Compreende as preposições (sob, sobre, atrás, na frente). Aponta as cores. Dá opostos. Conta três objetos. Faz perguntas.
Escolares
Aos cinco anos, a criança pode se balançar em um só pé por 10 segundos e pode pular alternativamente com os dois pés. Nesta idade, segura um lápis e copia uma linha com boa acurácia. Define os objetos que usa e começa a compreender as distâncias em uma figura, copia um triângulo e um quadrado. Desenha um homem e pode copiar letras. Repete quatro dígitos. Recita o alfabeto. Já faz letras maiúsculas e minúsculas. Lê seu nome e mais quatro outros. Identifica moedas e conta mais de dez.
6 anos – as frases podem ser gramaticalmente corretas. Conhece lado direito e esquerdo, entende ontem, amanhã, mais, menos, muitos e poucos. Pode citar diferenças entre um pássaro e um cachorro. Desenha um homem mais detalhado em duas dimensões, com mãos e dedos. Pode ler palavras monossilábicas. Pode fazer adições e subtrações simples. Conta acima de 20 objetos. Sabe dizer a hora. Entende os valores das moedas.
7 anos – pode começar a descrever as coisas, se solicitada. Já tem a caligrafia legível, com poucos erros. Amarra os laços dos sapatos. Desenha uma pessoa com vários itens e roupas. Repete cinco dígitos. Conta de dois em dois e até 100.
8 anos – cita os dias da semana em ordem. Descreve as diferenças entre os objetos. Começa a fazer a letra cursiva e desenha um homem mais elaborado. Repete cinco dígitos e três dígitos em ordem decrescente. Lê a maioria das palavras de duas sílabas. Faz somas e subtrações mais complexas e multiplicações simples.

(continua)

QUADRO 1 Habilidades do desenvolvimento da criança nas várias faixas etárias *(continuação)*

9 anos – compreende frases com absurdos e os identifica. Copia um cilindro. Desenha um homem ainda mais detalhado com cinco dedos em cada mão. Pode ler palavras com quatro sílabas. Compreende as frações, multiplicação de dois dígitos, divisões simples.
10 anos – entende palavras como curiosidade, surpresa, pêsames. Desenha um boneco com muitos detalhes no corpo e nas roupas. Pode citar seis dígitos e quatro dígitos em ordem decrescente. Pode ler palavras mais complicadas. Faz operações com frações, multiplicação e divisão mais complexas, usa decimais.
Adolescentes – pensamento abstrato, socialização, independência e dependência da família, iniciação sexual, verificar os modelos e mentores, avaliar o autocuidado e as noções sobre doenças sexualmente transmissíveis, álcool, fumo e outras drogas. Avaliar o projeto de vida.

os testes que o pediatra está familiarizado e que estão discutidos de modo mais amplo nos Capítulos 13 e 17. A Figura 2 mostra uma criança de seis meses com desenvolvimento neurológico normal.

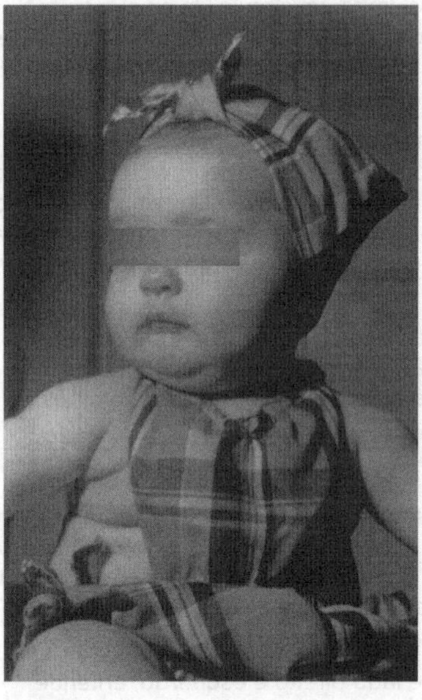

FIGURA 2 Lactente de 6 meses já sentada de modo equilibrado, atenta ao que ocorre à sua volta.

As crianças tímidas, agressivas e hiperagitadas merecem atenção e abordagem mais cuidadosa. Outro ponto a enfatizar é evitar que os pais respondam às perguntas feitas para as crianças. A partir da idade do escolar, as habilidades motoras passam a ser menos importantes do que as cognitivas e as atividades escolares.

As etapas do exame físico estão mais detalhadas em cada um dos capítulos específicos e seguintes deste livro. O médico deve fazer sua própria lista, acrescentando as etapas que tem omitido, a fim de que seu exame seja cada vez mais completo e aperfeiçoado, pois assim ganhará experiência e competência com o passar do tempo, sendo sua realização profissional mais rica e confirmando-se que, ainda que com todos os avanços tecnológicos, a parte mais significativa para fazer um diagnóstico correto está baseada em dois pilares: a coleta detalhada da anamnese e a realização de um exame físico completo. Nas Figuras 3 e 4 observam-se algumas das etapas e técnicas do exame físico.

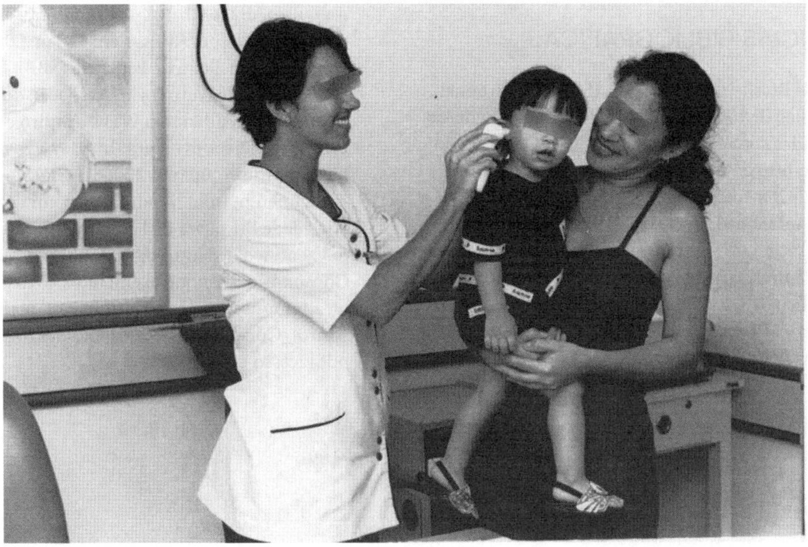

FIGURA 3

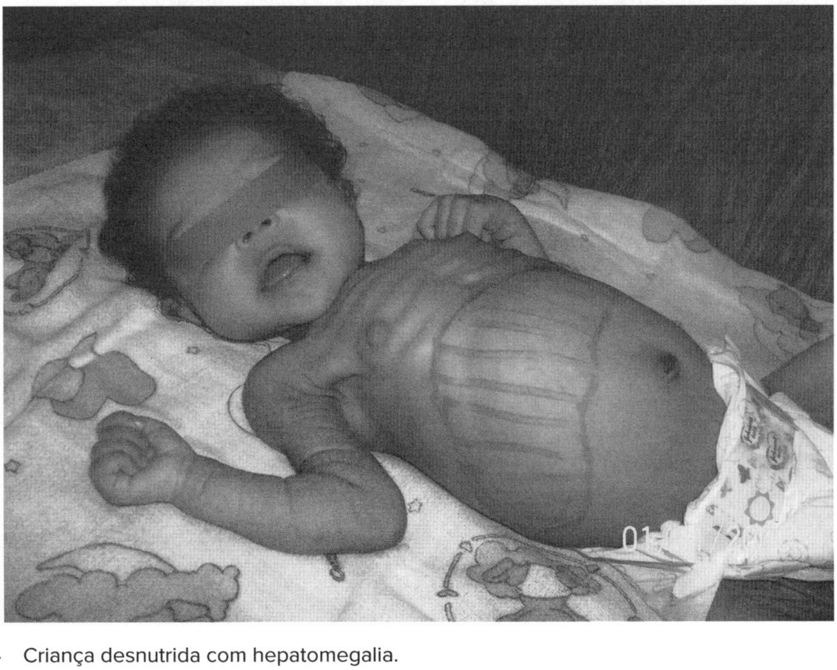

FIGURA 4 Criança desnutrida com hepatomegalia.

REFERÊNCIAS BIBLIOGRÁFICAS

1. Sociedade Brasileira de Pediatria (SBP). Departamento Científico de Infectologia. Medidas para o Pediatra relacionadas com a Pandemia do COVID-19. Disponível em: https://www.sbp.com.br/fileadmin/user_upload/22426b-Infectologia_-_NAlerta_-_Medidas_p_Pediatra_relacionadas_COVID-19.pdf [acesso em dez. 2021].
2. Sociedade Brasileira de Pediatria (SBP). Departamento Científico de Otorrinolaringologia. Exame da Orofaringe em situações específicas: Faringotonsilites. Disponível em: https://www.sbp.com.br/fileadmin/user_upload/22432b-NA_-_Exame_da_Orofaringe_Faringotonsilites.pdf [acesso em 11 jan. 2021].
3. Sociedade Brasileira de Pediatria (SBP). Departamento Científico de Nutrologia. Avaliação do crescimento infantil – Entendendo o WHO Anthro e o WHO Anthro Plus. Disponível em: https://www.sbp.com.br/fileadmin/user_upload/22066E-GPA_-_Avaliacao_Crescimento_Infantil.pdf [acesso em dez. 2021].
4. Sociedade Brasileira de Pediatria (SBP). Departamento Científico de Nutrologia. Avaliação Nutrológica no Consultório. Disponível em: https://www.sbp.com.br/fileadmin/user_upload/Nutrologia-GuiaPratico_AvalNutrol_Consultorio-retificado20dez16.compressed.pdf [acesso em dez. 2021].

A formulação diagnóstica e a condução do paciente

Luciana Rodrigues Silva
Dirceu Solé

INTRODUÇÃO

Como se fora um quebra-cabeça ou um desenho que vai sendo montado aos poucos, a cada vez que o médico faz um atendimento, ele vai juntando as peças ou os pontos desde a chegada do paciente com seus familiares, pela observação atenta, pelas informações que colhe na história e pelos dados identificados na sequência do exame físico. Nesse processo, que é absolutamente individualizado e único para cada paciente, o médico analisa os dados obtidos, reflete sobre eles, identifica os problemas de saúde e a maneira como o paciente e a família lidam com eles, classifica os problemas segundo sua gravidade e começa a traçar um plano de diagnóstico sindrômico, diagnósticos diferenciais mais prováveis, faz uma avaliação sobre quais exames vai solicitar para confirmar suas suspeitas e planeja uma conduta terapêutica e educacional para aquele paciente a curto e longo prazo.

Para os estudantes mais jovens pode parecer complicado, mas, à medida que estes vão realizando um número maior de atendimentos, vão assimilando o processo, que necessita de vários fatores simultaneamente, leitura e atualização bibliográfica para enriquecimento do conhecimento e ganho de maior habilidade nesse exercício. É fundamental que ao término de cada caso ou em determinado momento haja a atualização e a leitura sistemática por um período para sedimentar o conhecimento antigo e o novo.

Essa sequência de atividades e todo o processo de reflexão que as acompanham nas entrelinhas vão dando experiência e competência ao médico, que ao longo do tempo poderá desenvolvê-la com mais rapidez, mas nunca deve omitir qualquer das etapas da história ou do exame, sob pena de não fazer o diagnóstico adequado. Muitas vezes só um diagnóstico simples é feito, outras vezes os dados obtidos não são suficientes para fazê-lo ou confirmá-lo, de sorte que são necessários os exames complementares, também racionalmente solicitados. Frequentemente se pode estar diante de um paciente com múltiplas condições patológicas, fato mais comum no adulto que na criança, ou até de um paciente com doença crônica à qual se junta uma outra doença aguda.

Alguns dados são subjetivos e outros objetivos, mas todos são passíveis de erros, exigindo, portanto, uma disciplina na coleta dos dados, obedecendo sempre a uma sequência e fazendo a anotação adequada dos achados da forma mais real e acurada possível. Além da listagem dos problemas identificados, é necessário sempre avaliar a maneira como o paciente se sente em relação ao problema. Ao serem traçados os planos diagnóstico e terapêutico, estes também devem ser explicados e partilhados com a família para a obtenção de um melhor resultado na solução dos problemas identificados.

As informações passadas para o paciente e seus familiares atuam de forma educacional para todos, e o médico deve estar disponível para responder às perguntas que surgirem, por que a realização de cada exame e por que a escolha desta ou daquela medicação ou a necessidade da mudança de hábitos e posturas. Quando há colaboração do paciente e de seus familiares, o resultado é sempre mais eficiente. Fundamental nessa fase, portanto, responder à pergunta: o que não está bem com o paciente ou quais os seus problemas? Para responder bem a essa questão e fazer a formulação diagnóstica e a condução adequadas do paciente, são necessários os seguintes passos:

1. Anotar os achados anormais – os sintomas apontados pelos pacientes e familiares, os sinais identificados no exame e, se houver, os resultados de alguns exames que foram trazidos.
2. Localizar esses achados do ponto de vista anatômico.
3. Interpretar os achados, tentando explicá-los por mecanismos determinantes das doenças e dos mecanismos fisiopatológicos, se congênitos, inflamatórios, imunológicos, neoplásicos, metabólicos, nutricionais, degenerativos, vasculares, traumáticos, tóxicos, psíquicos ou emocionais. Identificar se há apenas um processo ou vários atuando em conjunto.
4. Fazer as hipóteses diagnósticas mais prováveis, levando em consideração os aspectos epidemiológicos, e procurar referências bibliográficas para aprofundar seus conhecimentos.

- Tentar agrupar os sintomas e sinais encontrados e identificar se há apenas um sistema ou mais acometidos (febre com hepatoesplenomegalia, astenia com anorexia e vômitos, dificuldade de deambular e abdome muito doloroso e outros).
- Fazer inferências sobre as condições conhecidas que podem determinar os achados e as estruturas acometidas.
- Eliminar as possibilidades que não preencherem os critérios de determinadas condições.
- Avaliar o conjunto de achados e sua duração e colocar as causas mais prováveis para a faixa etária do paciente, a área de procedência, a informação sobre as doenças familiares e outras informações positivas. Nessa fase, a probabilidade estatística e a bagagem de experiência e de leitura vão ajudar o pediatra a escolher as causas mais importantes para explicar o caso.
- Procurar ver se o pediatra está diante de uma situação de emergência, uma causa cirúrgica ou uma situação tratável, se há necessidade de outra opinião (apendicite, trauma, meningite meningocócica, colestase neonatal, desidratação, choque) ou se é necessário transferir o paciente para algum outro serviço ou até para uma unidade de terapia intensiva (UTI) ou um serviço de referência.
- Para testar as hipóteses finais, verificar a necessidade da realização crítica de exames, levando em consideração o custo, a experiência de quem faz esses exames em crianças e a maneira como será planejado o seguimento do paciente, se ambulatorial ou hospitalar.
- Naturalmente algumas situações serão difíceis, e pode-se mudar de opinião à medida que se reflete mais ou se procura alguma informação adicional; para muitos profissionais esse exercício representa um

desafio agradável para cumprir uma de suas missões de ajudar o próximo. Importante é identificar os problemas, as estruturas envolvidas, os processos envolvidos, os eventos recentes (perda de um familiar, repetência de ano), verificar se há apenas uma doença ou mais de uma no caso, se múltiplos órgãos estão envolvidos, a idade do paciente, a duração dos achados e então traçar o plano diagnóstico e o terapêutico, que pode consistir em fármacos, procedimentos específicos cirúrgicos ou clínicos ou fisioterápicos ou comportamentais, mudanças de hábitos, imunizações, orientações sobre acidentes, orientações nutricionais ou atividade física.

- A coleta adequada das informações e a qualidade destas são fundamentais, avaliando-se sempre que possível a validade, a reprodutibilidade, a sensibilidade e a especificidade, os valores preditivos positivos e negativos de modo crítico, relacionando-se com as condições apresentadas pelo paciente (ver outros capítulos deste livro). Esse exercício envolve a avaliação dos fatores de risco apresentados pelo paciente, a sazonalidade de alguns quadros, as áreas endêmicas de algumas condições, avaliando o paciente como um todo e não como um conjunto de compartimentos separados. Para evitar erros, é importante ter em mente a natureza probabilística que ocorre constantemente em medicina ao fazer um diagnóstico diferencial ou ao assistir a uma apresentação de caso, estar apto a ler criticamente a bibliografia atualizada e disponível sobre o doente e muitas vezes voltar à história ou às informações que podem ser acrescidas em outro momento pelo paciente ou seus familiares.
- Uma pergunta que sempre ocorre, sobretudo para os mais jovens: quanto de leitura é necessária? A leitura é necessária, e idealmente se deve ler sempre, procurando fontes adequadas e atualizadas com evidências disponíveis e publicações em revistas de alto impacto. A compreensão da fisiologia e da fisiopatologia fornece ao médico um suporte muito bom para a interpretação dos achados da história e do exame físico na construção da formulação do diagnóstico do paciente. Para pesquisa bibliográfica, os materiais habituais a serem acessados em revisões, o médico deve buscar artigos de revisão, metanálise e capítulos de livros; para ler sobre as manifestações, deve procurar artigos sobre diagnóstico, complicações e fatores de risco; para ler sobre etiologia, pode buscar artigos sobre riscos, estudos de coorte, estudos de causa, *odds-ratio*, estudos de caso-controle; para ler sobre achados clínicos, pode procurar artigos ou capítulos de livro sobre testes diagnósticos, sensibilidade e especificidade, reprodutibilidade, coleta de anamnese e dados de exame físico; sobre diagnóstico diferencial, pode buscar estudos em diagnóstico diferencial, sobre causas e diagnóstico, além de sensibilidade, especificidade e valores preditivos. Para estudos envolvendo terapêutica, deve procurar trabalhos randomizados, *clinical trials*, estudos de coorte, de prognóstico, mortalidade, história natural da doença, valores preditivos e de incidência. Enfatizar sempre revistas e publicações com bons índices de impacto e de referência.
- Cultivar a observação atenta e a reflexão judiciosa.
- Evitar os erros de técnica (falta de equipamento ou sequência desordenada na história e exame físico).
- Evitar os erros de omissão (não avaliar o pulso venoso no pescoço, não examinar a genitália ou o sistema nervoso).
- Evitar os erros de detecção (falha na detecção de sopros ou sons pulmonares).

- Evitar erros de interpretação (hepatimetria, reflexos neurológicos).
- Evitar erros de memória (usar abreviaturas, esquecer o local para auscultar o coração, deixar de anotar informações significativas).

Neste ponto deve-se então fazer a lista de problemas apresentados, a data de seu início, se são problemas ativos e quando foram resolvidos, e esquematizar as medidas diagnósticas e terapêuticas a serem propostas. O prontuário deve ser impecável; deve-se usar letra legível, com detalhes das informações obtidas e dos achados encontrados, de forma concisa e precisa, não esquecendo que o prontuário é um documento científico e legal. O emprego de prontuário eletrônico na atualidade não diminui a responsabilidade no registro dos dados obtidos. Não se deve demorar em preencher o prontuário, sob pena de esquecer referências importantes; nunca deixar para outro dia e ao final se perguntar se há algo mais que deva ser buscado nesse caso e como se poderia buscar informações adicionais.

QUADRO 1 Primeira possibilidade: método tradicional

1. Formulação diagnóstica.
2. Diagnósticos sindrômicos e suspeitas diagnósticas (diagnóstico diferencial).
3. Plano diagnóstico (solicitação racional de exames complementares).
4. Plano terapêutico.

Fonte: elaborado pelos autores.

QUADRO 2 Segunda possibilidade: prontuário baseado em problema

1. Dados (história + exame físico + laboratório – exames trazidos pelo paciente).
2. Lista de problemas.
3. Plano inicial (solicitação racional de exames complementares, conduta diagnóstica a curto e longo prazo).
4. Notas de evolução.
5. Sumário de alta.

Fonte: elaborado pelos autores.

O preenchimento adequado auxilia o médico a raciocinar corretamente, registra as questões do paciente no prontuário e facilita a avaliação deste por outros médicos e profissionais de saúde, sobretudo nos pacientes hospitalizados que apresentam quadros de urgência e que precisam de alteração da prescrição quando o médico assistente não está presente.

O prontuário adequadamente preenchido também pode servir de consulta no futuro para outros médicos sobre as condições do paciente. O preenchimento do prontuário deve ser objetivo e claro, além de completo e sistematizado. Quando se emprega a lista de problemas do paciente, esta deve constar na primeira folha do prontuário, pois deve estar acompanhada da data do início do problema e a data de sua resolução, ou sua continuação.

O médico diante da lista de problemas é levado a refletir sobre cada um dos problemas por ordem de prioridade e de gravidade, o que lhe dá chance de maior aprendizado para o diagnóstico diferencial e depois analisar se os problemas são interdependentes ou não. Um prontuário com o levantamento de problemas, que é diariamente avaliado e atualizado, caso o paciente esteja hospitalizado, ou atualizado a cada consulta no ambulatório, traz ao médico todos os achados do paciente, evitando omissões. O paciente e seus familiares se sentem seguros diante do médico que se lembra de todos os problemas, não o confundindo com outros, fato que contribui de modo significativo para a assistência do paciente.

Essa sistematização também auxilia os planos diagnóstico e terapêutico de modo mais racional, com a tomada de decisão progressiva, a depender de determinados achados. Dessa forma também se torna mais fácil fazer o resumo adequado na alta do paciente, assim como as transferências para outros setores ou serviços, além de mais facilmente se anotar as sugestões fornecidas de outros colegas que o avaliem em interconsulta. Outros médicos que assumam o caso têm melhores condições de entender de modo mais fácil a evolução do doente. Todos esses dados contribuem para o acompanhamento de longo prazo do indivíduo, seja em consultas com queixas de patologia, seja em consultas de orientação.

Ao término do preenchimento da ficha do paciente deve-se fazer um resumo com os dados positivos, que constitui a formulação diagnóstica, especificando os problemas e numerando-os por ordem de prioridade. A evolução diária também deve ser detalhada e não feita de modo automático. Cada pediatra faz suas próprias anotações, obedecendo à ficha do serviço e acrescentando os dados que considere de importância no momento da consulta, tais como desenhos dos nódulos encontrados, ou do tamanho do fígado ou da cardiomegalia, por exemplo. Se o problema é resolvido, não constará da próxima lista; se é recorrente, volta para a lista com novo número.

Cada uma das situações deve ter os dados subjetivos (S) relatados pelo pacientes, familiares, enfermeiros; os dados objetivos, que incluem os achados positivos do exame e os resultados dos exames laboratoriais (O); a interpretação (I) diante da evolução do paciente e a justificativa para a conduta tomada a seguir; e a conduta (C) de tratamento proposta, incluindo o tratamento com fármacos e as outras medidas dietéticas e orientações de suporte; neste último espaço deve-se acrescentar, quando necessários, novos exames a serem realizados. Não deixar de anotar as orientações sobre hábitos de vida, imunizações ou mudanças de comportamento.

Sobre a orientação terapêutica, deve-se levar em conta o conhecimento farmacológico adequado dos medicamentos que serão empregados e a aderência do paciente e seus familiares, que será tanto melhor quanto mais detalhada e clara for a explicação do médico sobre os medicamentos, seus horários, a posologia, a duração para serem usados, os efeitos mais comuns, respondendo às perguntas que surjam.

Outros fatores que estão relacionados à adesão ao tratamento são o nível educacional dos pais, não esquecendo algumas dificuldades para obter essa adesão, quando se tratar de adolescentes, quando se deve fazer com estes uma relação em que seja possível fazer negociações produtivas. Os pediatras são sabidamente mais envolvidos e pessoais com seus pacientes e os familiares destes do que os médicos de adultos. Com o envolvimento de toda a família, os resultados são sempre mais positivos, embora não se deva perder o foco nas doenças crônicas, cuja adesão é sempre mais complicada, mas o sucesso é obtido quando há participação de todos e interdependência.

Fatores de entendimento sobre a doença, fatores relacionados com os seguros de saúde e o custo do tratamento, influências sociais, culturais e a complexidade da terapêutica são elementos que devem ser levados em consideração, lembrando que são importantes: a instrução adequada sobre o tratamento, a simplificação de horários sempre que possível, o aconselhamento sobre o tratamento e a elaboração de um calendário pela própria criança sobre os acontecimentos, métodos que podem lembrar para evitar a omissão da medicação, revisões periódicas com o médico.

Os pais são responsáveis pela medicação das crianças pequenas, e para os adolescentes deve existir a colaboração dos pais em um regime de interdependência. Em muitas condições, a estruturação de grupos é bastante eficaz para motivar os pacientes quando se trata de condições crônicas.

Portanto, apesar dos grandes avanços tecnológicos de diagnóstico e terapêutica e de grandes mudanças na estruturação dos serviços, o trabalho do médico é sobretudo reconhecer os problemas de doenças do pacientes, dar conforto e aconselhamento, sobretudo em prevenção, aliviar a dor e o sofrimento e lidar com a vida e a morte. Grandes avanços continuam a acontecer com o propósito de melhorar a cada dia a qualidade de vida dos indivíduos, e a educação continuada desses profissionais é indispensável.

Pode parecer que, diante de tantas exigências, hoje seja mais difícil desenvolver a prática da medicina, no entanto atualmente existe disponibilidade mais fácil de informação. A prática, a experiência, a ética são indispensáveis, e a satisfação e a sensação de gratificação de um bom médico ao exercer sua profissão são muitas vezes inenarráveis, seja nas consultas de orientação ou puericultura, seja na condução de uma criança que é hospitalizada e se cura (Figuras 1 e 2).

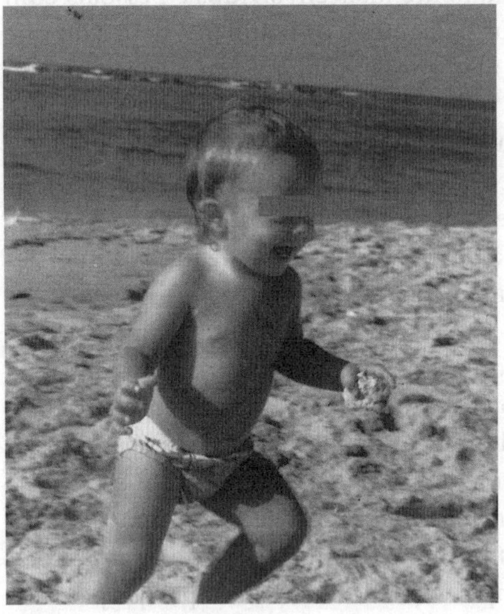

FIGURA 1 Criança de 1 ano com desenvolvimento adequado para a idade, brincando.

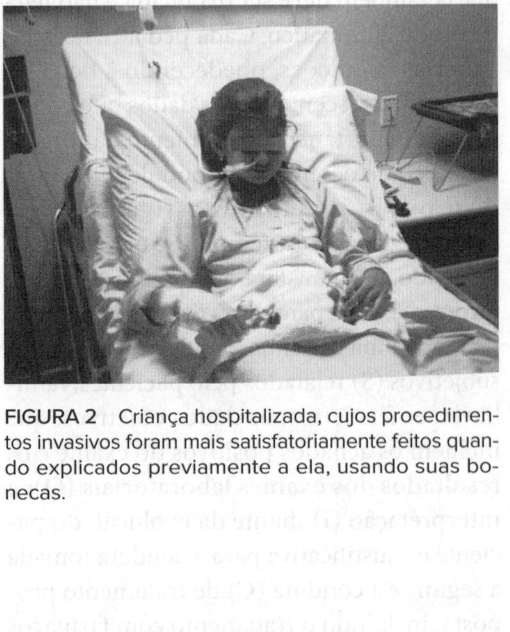

FIGURA 2 Criança hospitalizada, cujos procedimentos invasivos foram mais satisfatoriamente feitos quando explicados previamente a ela, usando suas bonecas.

REFERÊNCIAS BIBLIOGRÁFICAS

1. Roshan R, Rao AP. A study on relative contributions of the history, physical examination and investigations in making medical diagnosis. J Assoc Physicians India. 2000;48(8):771-5.
2. Silva LR. Diagnóstico em pediatria. Rio de Janeiro: Guanabara Koogan; 2009.
3. Swartz MH. The patient's responses. In: Swartz MH. Physical diagnosis. 4.ed. Philadelphia: W. B. Saunders Company; 2002. p.35-50

Prontuário médico da criança e do adolescente: aspectos éticos

Paulo Tadeu Falanghe

INTRODUÇÃO

O prontuário médico é um documento fundamental e que se reveste de segurança para o médico e o paciente. As informações que ele contém permitem a continuidade no atendimento e tratamento, pois contempla informações básicas a respeito do paciente.

Prontuário médico é, portanto, um conjunto de documentos que mostra o histórico de atendimentos de saúde de um paciente. Atestados, laudos de exames e prescrições médicas são exemplos de registros que devem ficar arquivados no prontuário médico.

Em relação ao prontuário médico, é importante frisar que o mesmo é motivo de frequentes infrações à ética médica. Deve ser realçado que o prontuário médico é um instrumento valioso para o paciente, para o médico e demais profissionais de saúde, além da instituição que o atende. O correto e completo preenchimento do prontuário torna-se grande aliado do médico para sua eventual defesa judicial junto à autoridade competente. O prontuário médico, na verdade prontuário do paciente, é o conjunto de documentos padronizados, ordenados e concisos, destinados ao registro de todas as informações referentes aos cuidados médicos e paramédicos prestados ao paciente. As anotações no prontuário ou ficha clínica devem ser feitas de forma legível, com data e horário, permitindo, inclusive, identificar os profissionais de saúde envolvidos no cuidado. Além disso, o médico está obrigado a assinar e carimbar ou, então, assinar, escrever seu nome legível e sua respectiva inscrição no CRM. É importante enfatizar que não há lei que obrigue o uso do carimbo. Nesse caso, o nome do médico e seu respectivo CRM devem estar legíveis. São obrigatórios no prontuário a identificação do paciente, a anamnese, o exame físico, as hipóteses diagnósticas e a conduta adotada, além de observações pertinentes ao atendimento. Não se deve escrever a lápis, usar líquidos corretores ou mesmo deixar folhas em branco.

O prontuário médico é um documento de manutenção permanente pelos médicos e estabelecimentos de saúde (Resolução CFM nº 1821/07, modificada pela Resolução CFM nº 2218/18). Ele pode ser, posteriormente, utilizado pelos interessados como meio de prova até que transcorra o prazo prescricional de 20 anos para efeitos de ações que possam ser impetradas na Justiça. Todos os documentos originais que compõem o prontuário devem ser guardados pelo prazo mínimo de 12 anos, a fluir da data do último registro de atendimento do paciente. Ao final desse tempo, o prontuário pode ser substituído por métodos de registro capazes de assegurar a restauração plena das informações nele contidas e os originais poderão ser destruídos.

Compete ao médico, em seu consultório, e aos diretores clínicos e/ou diretores técnicos, nos estabelecimentos de saúde, a responsabilidade pela guarda dos documentos.

Especificamente em relação ao Código de Ética Médica, há todo um capítulo sobre documentos médicos. Nele, é vedado ao médico, o que destacamos:

- Art. 85 – Permitir o manuseio e o conhecimento dos prontuários por pessoas não obrigadas ao sigilo profissional quando sob sua responsabilidade.
- Art. 87. Deixar de elaborar prontuário legível para cada paciente.
  - § 1º O prontuário deve conter os dados clínicos necessários para a boa condução do caso, sendo preenchido, em cada avaliação, em ordem cronológica com data, hora, assinatura e número de registro do médico no Conselho Regional de Medicina.
  - § 2º O prontuário estará sob a guarda do médico ou da instituição que assiste o paciente.
- Art. 88. Negar, ao paciente, acesso a seu prontuário, deixar de lhe fornecer cópia quando solicitada, bem como deixar de lhe dar explicações necessárias à sua compreensão, salvo quando ocasionarem riscos ao próprio paciente ou a terceiros.
- Art. 89. Liberar cópias do prontuário sob sua guarda, salvo quando autorizado, por escrito, pelo paciente, para atender ordem judicial ou para a sua própria defesa.
  - § 1º Quando requisitado judicialmente, o prontuário será disponibilizado ao perito médico nomeado pelo juiz.
  - § 2º Quando o prontuário for apresentado em sua própria defesa, o médico deverá solicitar que seja observado o sigilo profissional.
- Art. 90. Deixar de fornecer cópia do prontuário médico de seu paciente quando de sua requisição pelos Conselhos Regionais de Medicina.

Também se destaca a Resolução CFM nº 1638/2002 que versa em seu art. 2º – Determinar que a responsabilidade pelo prontuário médico cabe:

I. Ao médico assistente e aos demais profissionais que compartilham do atendimento;
II. À hierarquia médica da instituição, nas suas respectivas áreas de atuação, que tem como dever zelar pela qualidade da prática médica ali desenvolvida;
III. À hierarquia médica constituída pelas chefias de equipe, chefias da Clínica, do setor até o diretor da Divisão Médica e/ou diretor técnico.

O acesso ao prontuário pela figura do médico auditor enquadra-se no princípio do dever legal, já que tem ele atribuições de peritagem sobre a cobrança dos serviços prestados pela entidade, cabendo-lhe opinar pela regularidade dos procedimentos efetuados e cobrados, tendo, inclusive, o direito de examinar a paciente, para confrontar o descrito no prontuário. Todavia, esse acesso sempre deverá ocorrer dentro das dependências da instituição de assistência à saúde responsável por sua posse e guarda, não podendo a instituição ser obrigada, a qualquer título, a enviar os prontuários aos seus contratantes públicos ou privados (Resolução CFM n. 1614/01).

A observância do sigilo médico constitui-se em uma das mais tradicionais características da profissão médica. O segredo médico é um tipo de segredo profissional e pertence ao paciente, sendo o médico o seu depositário e guardador, somente podendo revelá-lo em situações muito especiais, como: dever legal, justa causa ou autorização expressa do paciente. Revelar o segredo sem a justa causa ou dever legal, causando dano ao paciente, além de antiético é crime, capitulado no art. 154 do Código Penal Brasileiro.

O dever legal se configura quando compulsoriamente o segredo médico tem de ser revelado por força de disposição legal expressa que assim determine. Por exemplo: atestado de óbito, notificação compulsória de doenças etc. Outra situação específica de revelação de segredo médico por dever legal é a comunicação de crime de ação pública, especialmente os ocasionados por arma de fogo ou branca, e as lesões corporais que apresentam gravidade. Nesse caso, a comunicação deverá ocorrer à autoridade policial ou do Ministério Público da cidade em que se procedeu o atendimento, observando a preservação da paciente.

É importante observar que prontuários podem ser solicitados por outras entidades. Neste caso, constata-se que os convênios médicos e as companhias de seguro são os principais solicitantes. Salvo com autorização expressa da paciente, é vedado ao médico fornecer essas informações. Haverá justa causa quando a revelação for o único meio de conjurar perigo atual ou iminente e injusto para si e para outro.

Exemplos de "justa causa":

- Para evitar casamento de portador de defeito físico irremediável ou moléstia grave e transmissível por contágio ou herança, capaz de pôr em risco a saúde do futuro cônjuge ou de sua descendência, casos suscetíveis de motivar anulação de casamento, em que o médico esgotará, primeiro, todos os meios idôneos para evitar a quebra do sigilo.
- Crimes de ação pública incondicionada quando solicitado por autoridade judicial ou policial, desde que estas, preliminarmente, declarem tratar-se desse tipo de crime, não dependendo de representação e que não exponha o paciente a procedimento criminal.
- Defender interesse legítimo próprio ou de terceiros.

Dever legal, ou seja, aquele que deriva de não vontade de quem o confia a outrem, mas de condição profissional, em virtude da qual ele é confiado e na natureza dos deveres que, no interesse geral, são impostos aos profissionais. Exemplos de "dever legal":

- Leis penais – doenças infectocontagiosas de notificação compulsória, de declaração obrigatória (toxicomanias), etc.
- Crimes de ação pública cuja comunicação não exponha o paciente a procedimento criminal (Lei da Contravenções Penais, artigo 66, inciso II).
- Leis extraspenais: médicos militares, médicos legistas, médicos sanitaristas, médicos peritos, médicos de juntas de saúde, médicos de companhias de seguros, médicos de empresas, atestados de óbito, etc.; ou autorização expressa da paciente; permanece essa proibição:
  - mesmo que o fato seja de conhecimento público ou que o paciente tenha falecido;
  - quando o médico depõe como testemunha. Nesta hipótese, o médico comparecerá perante a autoridade e declarará seu impedimento.

Vale lembrar que o médico não está obrigado a comunicar às autoridades crime pelo qual seu paciente possa ser processado. O dever de manutenção do segredo médico decorre de necessidade do paciente em confiar irrestritamente no médico para que o tratamento se estabeleça da melhor forma possível e com a menor possibilidade de agravo à saúde.

Nesse sentido, o médico não pode revelar à autoridade, por exemplo, um aborto criminoso, posto que isso ensejará procedimento criminal contra a sua paciente.

Pelo próprio ECA (Estatuto da Criança e do Adolescente), a sociedade atual reconhece o direito da criança e do adolescente em ter suas informações protegidas, independentemente de sua maioridade civil. O fato de ser menor sob a ótica do Direito Civil não impacta diretamente na questão do sigilo. O que está em voga é a proteção do indivíduo e de sua autonomia em decidir sobre si e sobre seu corpo. Quando o médico julgar que o sigilo pode acarretar um dano maior à criança ou ao adolescente, está autorizada a quebra. Importante, porém, que o médico tenha a consciência de que se trata de medida excepcional e que a informação deve ser levada aos pais ou representantes legais, e não a terceiros.

Para a bioética, deve ser levada em consideração a capacidade que a criança ou adolescente tem de entender o que está acontecendo consigo, cabendo a ele decidir se tais informações devem ser passadas para seus familiares ou não. Por essa razão, o médico sempre deve deixar clara essa questão, solicitando ao paciente menor que diga qual adulto pode ter acesso a seu prontuário médico. Essa é uma decisão do paciente.

Dessa forma, a entrega do prontuário de forma automática para pais ou responsáveis acontece somente no caso em que criança ou adolescente não tenha capacidade de discernimento. Para terceiros, não há essa autorização.

No que tange à legislação ordinária, tal situação também não se enquadra no art. 245 do ECA, que estabelece uma permissão para a quebra de sigilo, a saber:

- Art. 245. Deixar o médico, professor ou responsável por estabelecimento de atenção à saúde e de ensino fundamental, pré-escola ou creche, de comunicar à autoridade competente os casos de que tenha conhecimento, envolvendo suspeita ou confirmação de maus-tratos contra criança ou adolescente.

Trata-se de situação específica de suspeita ou confirmação de maus-tratos. Três são as possibilidades, portanto, de liberação de cópias de prontuário médico, a saber:

- Por autorização expressa do paciente.
- Quando requisitado judicialmente.
- Para sua própria defesa.

A Lei Federal n. 6.259/15, por sua vez, estabelece normas relativas à notificação compulsória de doenças, situação de quebra de sigilo por dever legal, como visto anteriormente, senão vejamos:

- Art. 8º – É dever de todo cidadão comunicar à autoridade sanitária local a ocorrência de fato, comprovado ou presumível, de caso de doença transmissível, sendo obrigatória a médicos e outros profissionais de saúde no exercício da profissão, bem como aos responsáveis por organizações e estabelecimentos públicos e particulares de saúde e ensino a notificação de casos suspeitos ou confirmados das doenças relacionadas em conformidade com o artigo 7º.

As doenças a que este artigo faz menção são:

- Doenças que podem implicar medidas de isolamento ou quarentena, de acordo com o Regulamento Sanitário Internacional.
- Doenças constantes de relação elaborada pelo Ministério da Saúde, para cada Unidade da Federação, a ser atualizada periodicamente.

Para que a regra da notificação compulsória seja efetiva, portanto, é imprescindível a análise conjunta da norma com o Regulamento Sanitário Internacional, bem como com a relação de doenças de notificação compulsória. São nesses documentos que estão elencadas as doenças cuja notificação é obrigatória.

Corroborando entendimento anterior, na lista fornecida pelo Ministério da Saúde não está elencado o uso de álcool e outros entorpecentes, o que elimina de forma definitiva a possibilidade de quebra de sigilo por esta via.

O prontuário é, portanto, um suporte essencial para a prestação de cuidados de saúde, sendo protegido pelo sigilo médico. Ou seja, manter um prontuário atualizado e com informações confiáveis é benéfico para pacientes, estabelecimentos e profissionais da área da saúde.

Sempre que o paciente autorizar a realização de procedimentos de saúde, o chamado Termo de Consentimento, o termo assinado deve ser anexado e arquivado em seu prontuário. Qualquer paciente que receba atendimento em saúde, seja em estabelecimentos públicos ou privados, tem direito ao prontuário.

Imagens obtidas em testes de diagnóstico, fichas referentes à marcação de consultas e outros atendimentos também podem constar no prontuário do paciente.

Quanto mais completo, mais útil se torna esse documento, revelando detalhes que podem ajudar em abordagens futuras.

Devido à popularização de prontuários digitais, atualmente está sendo comumente usado o prontuário eletrônico, que fica arquivado em nuvem, ou seja, em local protegido na internet.

Em ambos os casos, prontuário em papel ou eletrônico, o paciente ou seu responsável têm direito aos originais ou cópias, tanto de uma parte específica quanto do documento completo.

O prontuário médico eletrônico tem a mesma função e segue as mesmas regras do documento em papel, mas com vantagens. Também deverá conter assinatura eletrônica, certificada, para garantir a confiabilidade, segurança e veracidade documental.

Prontuários tradicionais podem se deteriorar com o tempo, prejudicando informações valiosas para médicos e pacientes, como também exigem espaço físico para armazenamento, o que pede um investimento considerável por parte de instituições que atendam muitas pessoas.

O formato eletrônico elimina a necessidade de papel e é mais seguro, uma vez que imagens e texto ficam também salvos. Podem ser compartilhados e facilitam a localização de informações através de uma busca simples no *software* do prontuário. Outro benefício do prontuário eletrônico do paciente é sua integração com uma série de sistemas, inclusive plataformas de telemedicina.

Clínicas, hospitais e consultórios que possuem prontuário digital podem se beneficiar desses serviços, proporcionando modernidade e agilidade aos resultados de exames.

REFERÊNCIAS BIBLIOGRÁFICAS

1. Código Penal. Decreto-lei n. 2848/40 | Decreto-lei n. 2.848, de 7 de dezembro de 1940.
2. Lei das Contravenções Penais. Decreto-lei n. 3688/41 | Decreto-lei n. 3.688, de 3 de outubro de 1941.
3. Lei n. 6.259, de 30 de outubro de 1975. Dispõe sobre a organização das ações de Vigilância Epidemiológica.
4. Lei n. 8.069, de 13 de julho de 1990 – Estatuto da Criança e do Adolescente.
5. Lei n. 10.406, de 10 de janeiro de 2002 – Institui o Código Civil.
6. Resolução CFM n. 1.614/01 – Trata da inscrição do médico auditor e das empresas de auditoria médica nos Conselhos de Medicina.
7. Resolução CFM n. 1.821/07 – Normas técnicas de digitalização, guarda e manuseio de prontuários.
8. Resolução CFM n. 1.931/2009 – Código de Ética Médica – Conselho Federal de Medicina.
9. Resolução CFM n. 1.638/2002 – Define prontuário médico.
10. Cartilha sobre Prontuário Eletrônico – Conselho Federal de Medicina e Sociedade Brasileira de Informática em Saúde. Fev/2012.
11. Parecer Cremesp 156454 – Conselho Regional de Medicina do Estado de São Paulo – 17 de Janeiro de 2012.

12

Avaliação crítica dos exames complementares e aspectos relevantes na sua interpretação em pediatria

Magda Carneiro-Sampaio
Natasha Slhessarenko Barreto
Filumena Maria da Silva Gomes

INTRODUÇÃO

Os recentes avanços na área da investigação diagnóstica têm sido realmente extraordinários, considerando-se tanto o campo das análises laboratoriais como o da exploração por imagem e o dos chamados testes funcionais. Exames laboratoriais são fundamentais, por exemplo, para o diagnóstico de doenças genéticas e a maior parte das doenças complexas, para a abordagem nas emergências pediátricas, para o acompanhamento de crianças em terapia intensiva e com condições crônicas, e mesmo triagens para acompanhamento ambulatorial de rotina, porém precisam sempre ser vistos como complementares aos achados clínicos. Desta forma, neste capítulo, reforça-se uma vez mais o papel dos dados da anamnese e do exame físico, esses realmente os procedimentos essenciais para o estabelecimento de um diagnóstico definitivo ou para a formulação de hipóteses diagnósticas, que devem então ser exploradas com a ajuda dos exames complementares.

IMPACTO DOS EXAMES COMPLEMENTARES PARA A SAÚDE DA CRIANÇA

Os exames complementares têm se tornado cada vez mais disponíveis e cresce entre os médicos, inclusive entre os pediatras, a "cultura" da liberalidade em solicitá-los em grande número e com elevada frequência, sem se considerar que podem ter impacto negativo sobretudo para lactentes e pré-escolares, além do aumento dos custos dos cuidados com a saúde. Faz-se necessário racionalizar o emprego dos métodos diagnósticos na prática pediátrica para que tragam o máximo de benefícios, o mínimo de riscos atuais e futuros, e que poupem a criança e o adolescente de sofrimento físico e agravos psicológicos evitáveis. Desta forma, a solicitação de cada exame complementar deve necessariamente ser precedida de uma análise crítica criteriosa sobre a contribuição da informação que o exame trará para confirmação ou afastamento da hipótese(s) diagnóstica(s) levantada(s) ou para o seguimento do caso. É preciso que se desestimule a solicitação das "baterias", "perfis" e "pacotes" não raramente propostos para determinadas situações clínicas. Da mesma forma, deve ser evitada a oportunidade, ou seja, não se deve coletar mais exames "aproveitando" que uma coleta sanguínea já será feita.

Começando a discussão pelos exames laboratoriais, a maior preocupação é sem dúvida relacionada com os elevados volumes de sangue habitualmente coletados, que hoje são sabidamente desnecessários e, portanto, deve haver muito empenho para coletar o menor volume de sangue possível[1,2]. A crescente automação dos laboratórios modernos permite que se realizem mais e mais análises precisas nos campos da Bioquímica, Hematologia, Imunologia e dosagens hormonais, com volumes cada vez mais reduzidos de sangue total, soro, plasma ou outros fluidos biológicos, que em geral muito raramente ultrapassam os 100 µL (0,1 mL). Atualmente a maior parte das plataformas e equipamentos que fazem parte dos parques tecnológicos dos laboratórios usa volumes diminutos de amostra, utilizando o chamado micrométodo. Com as diversas maneiras de negociação, as empresas devem implementar em suas rotinas aparelhos que utilizem micrométodos, especialmente laboratórios que prestam serviços para unidades de terapia intensiva neonatal e pediátrica, dada a necessidade de coletas recorrentes para exames de sangue. Entretanto, para alguns exames, como hemocultura, ainda são necessários volumes mais elevados (1 a 2 mL), pois o volume de sangue coletado é considerado o fator determinante mais importante para a positividade do exame.

Apesar de todo o avanço tecnológico e de toda inovação com a utilização de pequenos volumes de amostra usados nas análises laboratoriais, há grande contraste com os volumes coletados na chamada fase pré-analítica, ou seja, na fase de coleta do sangue. Ainda se coleta muito sangue diante da necessidade do material utilizado para a execução do exame! A utilização de microcoletores, dispositivos próprios para coletas de microamostras (Figuras 1 a 4), ainda é, em nosso meio, uma prática restrita a serviços privados de elite, algumas unidades de terapia intensiva neonatal e a hospitais universitários localizados em centros médicos avançados. A técnica para obtenção das microamostras requer treinamento específico de quem coleta, adequação da rotina dentro do laboratório e tubos especiais, ainda de custo mais elevado que os convencionais, mas que traria um enorme ganho no sentido de evitar a espoliação pela retirada de sangue para exames laboratoriais. Através da punção digital, no calcanhar do bebê ou mesmo por punção venosa, coleta-se por gotejamento de sangue, deixando-se o sangue fluir por capilaridade, ou preenchem-se os dispositivos com

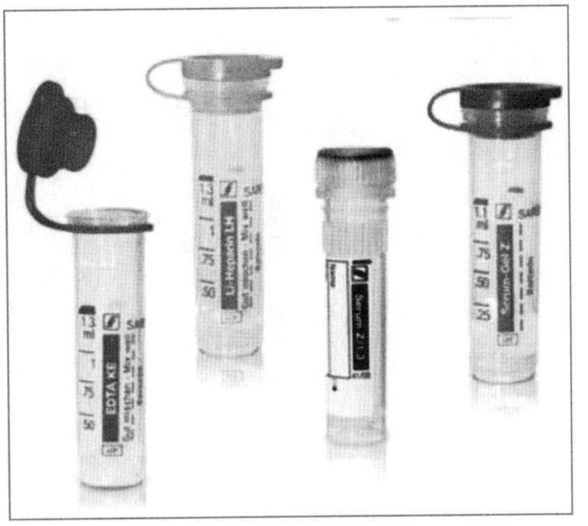

FIGURA 1 Coletores para microamostras – EDTA, heparina, fluoreto e soro.

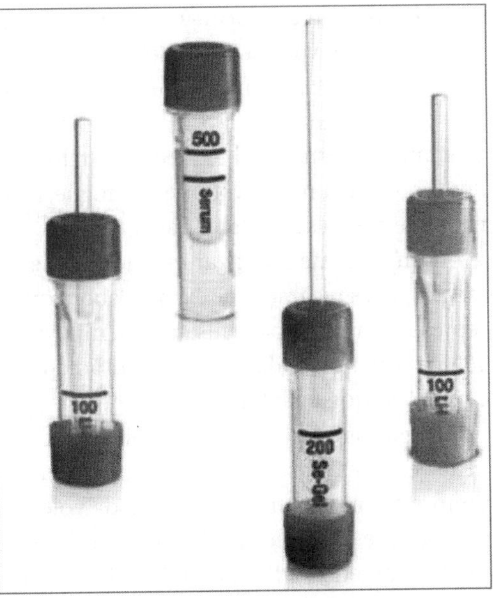

FIGURA 2 Coletores para microamostras por capilaridade – EDTA, heparina, fluoreto e soro.

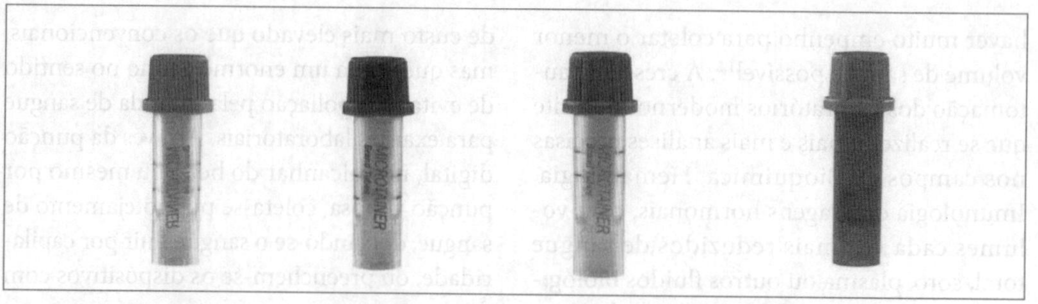

FIGURA 3 Microtainers® para microamostras – EDTA, heparina, fluoreto e soro âmbar.

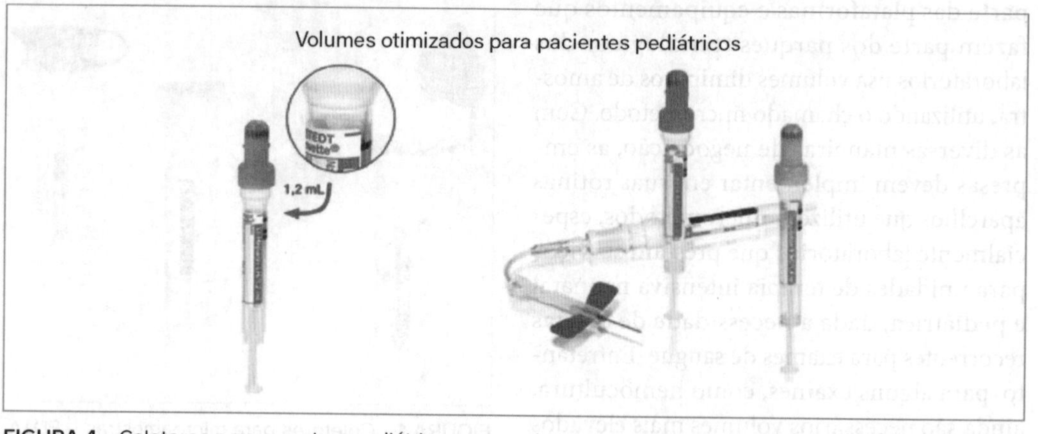

FIGURA 4 Coletores para amostras pediátricas, com volumes menores.

sangue coletado em seringa e evita-se o desperdício, pois o volume coletado é praticamente todo aproveitado para a realização dos exames, além de contribuir para menor contaminação ambiental. Ao reduzir o tamanho dos tubos coletores e o volume de sangue, contribui-se para a sustentabilidade.

É importante enfatizar que a retirada de sangue para a realização de exames laboratoriais representa a principal causa de anemia iatrogênica com necessidade de transfusão em recém-nascidos e lactentes com internações prolongadas nos hospitais brasileiros[3]. Ao solicitar exames de sangue, o pediatra deve ter sempre em mente uma estimativa da volemia do paciente e da frequência com que ele está sendo submetido a coletas (Tabela 1). O volume de sangue estimado pelo peso, a quantidade de sangue a ser retirada em cada punção e a quantidade de sangue que pode ser coletada em 4 a 6 semanas podem ser encontrados na Tabela 2. No dia a dia, a retirada de 2,5 a 3 mL/kg ou em torno de 3% do volume total a cada punção é considerada segura.

Os próprios pediatras, em especial os neonatologistas e intensivistas, precisam se envolver e estar alinhados com as medidas propostas para reduzir a quantidade de sangue coletada àquela realmente necessária para realizar a análise. É muito útil uma maior integração entre as equipes das unidades pediátricas e as do laboratório, de modo que estejam sempre juntos debatendo as dificuldades na obtenção das amostras e sobre a possibilidade do aproveitamento integral de todo o volume de sangue colhido para diferentes análises.

Outro aspecto a ser abordado é a questão da necessidade do jejum, sempre um motivo

TABELA 1 Estimativa do volume de sangue circulante (volemia) em crianças de diferentes faixas etárias

Idade da criança	Volemia
Recém-nascido pré-termo	90 mL/kg
Recém-nascido de termo a 3 meses	80-90 mL/kg
Entre 3 meses e 2 anos	70-80 mL/kg
Acima de 2 anos	70 mL/kg

Fonte: adaptada de Haetrey, 2009[4].

TABELA 2 Volume de sangue estimado pelo peso, volume por coleta isolada e volume que pode ser coletado em 4 a 6 semanas

Peso (kg)	Volume total de sangue (mL)	Volume por coleta isolada (mL) (3 mL/kg)	Volume retirado em 4 a 6 semanas (mL) 5%
< 1,8	< 207	< 6	< 10
1,8-2,7	135-297	6-8	6-14
2,7-3,6	202-396	8-11	10-20
3,6-4,5	270-495	11-13	17-24
4,5-6,8	338-748	13-20	16-38
6,8-9,1	510-910	20-27	26-46
9,1-11,4	682-1.140	27-34	34-56
11,4-13,6	855-1.360	34-41	41-68
13,6-15,9	1.020-1.590	41-48	50-80
15,9-18,2	1.192-1.820	48-55	60-92
18,2-20,4	1.365-2.040	55-61	68-102
20,4-22,7	1.530-2.170	61-68	76-108
22,7-25,0	1.589-2.250	68-75	80-112
25,0-27,2	1.750-2.448	75-82	88-122
27,2-29,5	1.904-2.655	82-88	96-132
29,5-31,8	2.065-2.862	88-95	104-144
31,8-34.0	2.126-2.880	95-102	106-148
34,0-36,3	2.210-2.904	102-109	110-150
36,3-38,6	2.360-3.088	109-116	118-154
38,6-40,9	2.509-3.272	116-123	126-164
40,9-43,1	2.658-3.448	123-129	132-172
43,1-45,4	2.801-3.632	129-136	140-182

Fonte: adaptada de Jones, 2010[5].

de sofrimento para a criança. Avaliações recentes têm mostrado que as recomendações são quase sempre exageradas e transmitidas por tradição e sem muitas evidências. Sabe-se que mais de quatro horas de jejum não são hoje solicitadas nem mesmo para procedimentos cirúrgicos, inclusive pelos riscos metabólicos que podem causar[6]. Em relação à maior parte das análises laboratoriais solicitadas na clínica pediátrica, aceita-se que o paciente possa ingerir até o momento da coleta do sangue o que se convencionou chamar de "líquidos claros", que incluem chás, água de coco e gelatinas, naturalmente em quantidades moderadas. Para lactentes em aleitamento natural, uma a duas horas de pausa é suficiente, ou seja, o sangue deve ser colhido um pouco antes da mamada seguinte. Exames relacionados com exploração de glicemia, hormônio de crescimento e triglicerídeos podem requerer orientações diferentes.

Abordando os exames de diagnóstico por imagem, um de seus principais riscos relaciona-se às técnicas que empregam radiações ionizantes, com os efeitos biológicos deletérios decorrentes da exposição a elas, sendo o mais temido o maior risco de aparecimento de câncer no futuro. Quanto mais jovem o paciente exposto à radiação, maiores as possibilidades de desdobramentos adversos, pois, pelo fato dos tecidos e órgãos estarem em desenvolvimento, é maior a sensibilidade aos efeitos da radiação ionizante. Uma radiação é considerada ionizante quando induz a produção de íons, radicais e/ou elétrons livres no tecido que sofreu a interação, por possuir energia alta o suficiente para quebrar ligações químicas ou expulsar elétrons dos átomos após a colisão[7]. Constituem radiações ionizantes os raios-X e aquelas emanadas de radiofármacos ou radiotraçadores, sendo o primeiro a forma mais largamente usada na pediatria, seja em radiografias convencionais ou contrastadas, seja em tomografias computadorizadas (TC), e nas últimas as doses de raios-X empregadas são muito mais elevadas. Neste ponto, cabe uma reflexão sobre as indicações quase sistemáticas de radiografia de tórax em crianças com quadros respiratórios que chegam a serviços de pronto atendimento, muitas vezes sem ter sido realizada anamnese e ausculta detalhadas. Cabe também um lembrete sobre o número de radiografias – provavelmente muitas desnecessárias – ao qual são submetidas crianças com quadros respiratórios crônicos ou recorrentes, como uma asma brônquica de certa gravidade. Também não se pode deixar de advertir sobre as indicações de tomografia computadorizada em casos de traumas cranianos leves, ocorrências frequentes na vida de uma criança normal, mas que implica a exposição do sistema nervoso central a doses elevadas de raios-X[8]. Vale a pena ressaltar que as radiações são cumulativas ao longo da vida e que a avaliação da real necessidade de expor a criança a determinado procedimento com radiação deve sempre fazer parte da rotina. É muito importante a preocupação com o uso racional das ferramentas diagnósticas de imagem e o apoio e a colaboração dos pais e profissionais de saúde é fundamental, assim como a sensibilização dos profissionais envolvidos a fazerem adaptações nos equipamentos de tal forma a adequá-los às necessidades dos pequenos pacientes.

Por outro lado, na ultrassonografia (USG) e na ressonância magnética (RM), não se usam radiações ionizantes. Na USG, para a geração de imagens, utilizam-se ondas sonoras de alta frequência, imperceptíveis ao ouvido humano, produzidas por um transmissor. Quando direcionadas ao órgão ou região a serem examinados, as ondas geram um eco captado por um transdutor, dando origem assim à imagem[8]. Além de ser inócua e ter custo baixo, representa um exame "em tempo real", e assim a USG deveria ser priorizada em pediatria em todas as circunstâncias possíveis, incluindo a exploração do sistema nervoso central em recém-nascidos e lactentes ainda com as fontanelas permeáveis[8]. Por sua vez, a RM utiliza um campo magnético e ondas de rádio na geração de imagens do corpo. Além do alto custo, outra desvantagem da RM está ligada ao longo período necessário para a realização do exame no interior do equipamento, sendo imperativa quase sempre a anestesia de lactentes e pré-escolares ou sedação de crianças maiores, com todos os riscos adicionais que esses procedimentos trazem.

EXAMES COMPLEMENTARES DE ROTINA EM PEDIATRIA

A supervisão de saúde da criança e adolescente é uma questão complexa e abrange os vários serviços por onde a criança é atendida durante sua vida. Engloba a recomendação de intervenções preventivas, como o aconselhamento ou a triagem, e também aborda as necessidades específicas de cada criança no contexto de sua família e comunidade. Os pediatras têm uma oportunidade única de avaliar a saúde e o desenvolvimento das crianças ao longo de sua vida, pois fazem um grande número de consultas de problemas infantis e de seguimento de saúde (puericultura). O monitoramento da saúde de uma criança ao longo do tempo, isto é, a vigilância em saúde, é muito importante, sendo realizado com a avaliação clínica e complementado com determinadas triagens[9].

As evidências sobre o benefício geral dessas triagens e a possibilidade da prestação de serviços preventivos no ambiente de atenção primária continuam a ser centrais para essas recomendações de acompanhamento na saúde infantil[10]. Muitas vezes a falta de evidências não significa falta de eficácia, e sempre existe a preocupação de garantir o benefício potencial dessas ações preventivas, evitando os possíveis danos das intervenções, como o superdiagnóstico e o custo econômico. Mas, por outro lado, não se deve perder a oportunidade de tratar a saúde da criança, e em vez disso ficar aguardando as evidências mais adequadas. A periodicidade dos exames é continuamente revisada pela Sociedade Brasileira de Pediatria e pela Academia Americana de Pediatria, sendo essa atividade muito complexa e baseada, por um lado, nos benefícios dos cuidados preventivos e, por outro lado, nas evidências incompletas dos benefícios e danos[10].

Os primeiros exames complementares da vida de uma criança são realizados na maternidade: a oximetria de pulso (para constatar doenças críticas no coração), as emissões otoacústicas evocadas transientes (para triagem de problemas auditivos) e, antes da alta hospitalar, em torno do terceiro dia, a triagem metabólica neonatal, oferecida gratuitamente pelo Ministério da Saúde, que inclui triagem obrigatória para seis problemas: fenilcetonúria, hipotireoidismo congênito, doença falciforme e outras hemoglobinopatias, fibrose cística, hiperplasia adrenal congênita e deficiência de biotinidase (T4, TSH, dosagem quantitativa de fenilalanina, dosagem de hemoglobinas, tripsina imunorreativa para avaliar fibrose cística, dosagem da 17-hidroxiprogesterona e análise da enzima biotina)[11].

A maioria das maternidades também coletará a tipagem sanguínea materna e do recém-nascido (ABO/Rh), assim como as sorologias para sífilis (VDRL e TPHA), para hepatite B e para HIV, pois pode ocorrer aquisição tardia dessas doenças sexualmente transmissíveis, que podem ser assintomáticas. Nos recém-nascidos com icterícia serão solicitados ainda: dosagem de bilirrubinas total e frações, dosagem de hemoglobina e hematócrito, morfologia das hemácias e dosagem de G6PD[12-14] (Tabela 3).

Após essas avaliações ao nascimento, estão indicados, em crianças saudáveis:

- Entre 9 e 12 meses de vida: hemograma para triagem de anemia ferropriva e ferropenia (Academia Americana de Pediatria). Pode-se incluir na investigação a ferritina, reticulócitos e proteína C reativa (SBP) (Tabelas 3 e 4).
- Aos 9 ou 10 anos: perfil lipídico para todas as crianças, independentemente da presença de fatores de risco (Academia Americana de Pediatria, Sociedade Brasileira de Pediatria, Sociedade Brasileira de Cardiologia) (Tabela 4).
- Aos 17 anos: perfil lipídico (Academia Americana de Pediatria, Sociedade Brasileira de Pediatria), e triagens para doen-

TABELA 3 Principais triagens de rotina com exames complementares no primeiro ano de vida

	Recém-nascido	2-5 dias	9-12 meses
Triagem metabólica neonatal		X*	
Tipagem sanguínea	X*		
HIV	X*		
Sífilis	X*		
Bilirrubinas	X*		
Triagem de cardiopatias congênitas críticas	X**		
Anemia			X***
Chumbo			X****

* Realizados no atendimento ao recém-nascido na maioria das maternidades, no primeiro dia de vida.
** A oximetria de pulso deve ser realizada em recém-nascidos após 24 horas de vida, antes da alta da maternidade.
*** O hemograma completo é realizado para triagem de anemia ferropriva e ferropenia (Academia Americana de Pediatria). Pode-se incluir na investigação ferritina, reticulócitos e proteína C reativa (Sociedade Brasileira de Pediatria).
**** Realizar a dosagem de chumbo em avaliações de risco ou triagem com base nas áreas de alta prevalência.
Fonte: adaptada de American Academy of Pediatrics, 2021[10], Ministério da Saúde, 2014[12], Ministério da Saúde, 2016[13], Sociedade Brasileira de Pediatria, 2018[15], Sociedade Brasileira de Pediatria, 2021[16].

TABELA 4 Exames complementares de rotina em crianças de 1 a 10 anos de idade

	Idade		
	1 ano	2 anos	10 anos
Anemia	X*		
Chumbo	X**	X**	
Dislipidemia			X***

* Realizar avaliação de triagem ou de risco, quando necessário.
** Realizar a dosagem de chumbo em avaliações de risco ou triagem com base nas áreas de alta prevalência.
*** "Integrated Guidelines for Cardiovascular Health and Risk Reduction in Children and Adolescents" (http://www.nhlbi.nih.gov/guidelines/cvd_ped/index.htm).
Fonte: adaptada de American Academy of Pediatrics, 2021[10], Sociedade Brasileira de Pediatria, 2018[15], Sociedade Brasileira de Pediatria, 2021[16].

ças sexualmente transmissíveis e citologia cervical (Tabela 5).

Em grupos de crianças com fatores de risco, está indicado:

- A partir de 24 meses: perfil lipídico, se houver fator de risco, sinais clínicos ou histórico familiar presentes, como antecedentes de diabetes e doenças cardiovasculares, como infarto, acidente vascular cerebral

TABELA 5 Exames complementares de rotina dos 11 aos 21 anos de idade

Exames	Idade (anos)							
	11	15	16	17	18	19	20	21
HIV		/	/	x	/			
Hepatite C					x	/	/	/
Citologia cervical (teste do Papanicolau)							/	x
Dislipidemia				/	/	/	x	

Fonte: adaptada de American Academy of Pediatrics, 2021[10], National Institutes of Health, 2012[17].
/: antecipar, atrasar ou repetir a triagem conforme a característica individual do adolescente.

(AVC) e hipertensão arterial (Academia Americana de Pediatria, Sociedade Brasileira de Pediatria, Sociedade Brasileira de Cardiologia).

- Em adolescentes, a cada cinco anos: triagem de anemia, podendo ser uma triagem mais frequente entre os adolescentes com fatores de risco – como atividade física intensa/competitiva (especialmente atletas adolescentes do sexo feminino), se dietas vegetarianas/veganas/com múltiplas restrições, baixo peso ou obesidade, ou história de perdas de sangue menstrual significativas (Academia Americana de Pediatria).
- Em crianças e adolescentes obesos, devem-se considerar exames adicionais por ocasião da avaliação do perfil lipídico, considerando as consequências da obesidade e comorbidades (p. ex., enzimas hepáticas para determinar a presença de doença hepática gordurosa não alcoólica).

CUIDADOS NA INTERPRETAÇÃO DOS EXAMES COMPLEMENTARES EM PEDIATRIA

Uma vez abordadas as questões relacionadas à indicação da necessidade real de realização de exames nas crianças, o volume de sangue que pode ser coletado e os dispositivos a serem utilizados para as coletas pediátricas, reforça-se a importância de que os exames sejam realizados em laboratórios acreditados ou certificados.

Os selos de certificação ou acreditação buscam garantir a qualidade técnica dos exames realizados, ou seja, sua exatidão e precisão, tão importantes para a confiança nos resultados. A busca pela qualidade nos laboratórios não se restringe ao uso de controles internos e externos da qualidade, mas também à constante capacitação e atualização dos profissionais envolvidos, dentre outros quesitos. A não obrigatoriedade e os custos fazem com que muitas empresas não busquem a acreditação ou a certificação. Ao escolher o laboratório para realizar seus exames, tanto o médico quanto o paciente devem optar por laboratórios que tenham selos de qualidade.

A acreditação é um processo de avaliação dos serviços e dos exames realizados no laboratório que visam a garantir a segurança e a eficiência da organização. No Brasil, quem faz a Coordenação Geral de Acreditação é o Instituto Nacional de Metrologia, Qualidade e Tecnologia (Inmetro), porém existem órgãos certificadores autorizados a atuar, entre eles a Sociedade Brasileira de Patologia Clínica (SBPC). O Programa de Acreditação de Laboratórios Clínicos (PALC), por exemplo, o maior programa de acreditação da América Latina, é um programa de adesão voluntária, confidencial e educativo da SBPC. Os requisitos a serem cumpridos estão estabelecidos na norma ABNT NBR NM ISO 15189. O laboratório se adequa à norma, se inscreve no programa e os auditores do PALC vão até o laboratório para fazer auditoria. Quando apontadas inadequações, o laboratório tem um prazo para enviar as evidências das correções e, uma vez aprovadas, o laboratório recebe o selo de acreditação expedido pela SBPC que o diferencia como laboratório de qualidade. Os prestadores de serviço devem divulgar quais os laboratórios de sua rede credenciada têm selo de acreditação.

A acreditação dá ao médico e ao paciente a confiança nos resultados e garante mais eficiência ao processo, contribuindo para a sustentabilidade do setor da saúde. Já a certificação é a atividade de comprovação da qualificação de itens, produtos, serviços, procedimentos, processos, pessoal ou de sistema de qualidade, no todo ou em parte, pode ser alcançada por meio da Norma NBR ISO 9001. Na certificação os requisitos são aplicáveis para qualquer tipo de empresa. Todo laboratório de análises clínicas deve cumprir um programa de acreditação ou certificação garantindo maior segurança e confiança aos seus processos

Uma vez realizados, os exames precisam ser interpretados adequadamente e, para isso, é imperioso que o laboratório libere os resultados com os intervalos de referência (IR) apropriados para a idade, permitindo a análise adequada pelo médico assistente.

Os IR são um conjunto de valores utilizados para interpretar os resultados dos exames laboratoriais quantitativos e são poderosas ferramentas que auxiliam os profissionais de saúde na tomada de decisões durante a assistência ao paciente[18,19]. Os resultados dos exames influenciam as decisões médicas em 60 a 70% dos casos[20].

Idealmente cada laboratório deve estabelecer seus intervalos de referência, entretanto é um processo muito trabalhoso e oneroso para os laboratórios clínicos. É o melhor método, uma vez que reflete as condições da população para a qual os testes serão aplicados no dia a dia, dado que condições demográficas, hábitos alimentares e culturais interferem nos intervalos de referência[21,22]. Entretanto, dadas as dificuldades de seleção de uma população pediátrica de referência, bem como de obtenção de amostras de crianças e adolescentes saudáveis, além do custo, grande parte dos laboratórios opta por liberar, muitas vezes, IR de adultos, ou IR de crianças e adolescentes constantes na literatura internacional ou na bula dos *kits*. Qualquer que seja a fonte, a referência do IR deve constar no laudo.

A interpretação dos resultados dos exames é um processo de decisão comparativa com IR definidos. As crianças e adolescentes têm particularidades que os diferenciam entre as diferentes faixas etárias e essas peculiaridades podem estar refletidas nos exames laboratoriais. Um exemplo muito comum da importância de se ter laudos com IR próprios para a idade é a fosfatase alcalina. Trata-se de enzima de produção óssea, hepática, prostática e placentária. Seus níveis são muito maiores em crianças e adolescentes, especialmente em momentos de estirão de crescimento, chegando a valores 5 vezes maiores que os IR de adultos. A liberação de laudos sem os IR apropriados para a idade podem levar a preocupações exageradas e realização de exames desnecessários, o que leva à exposição e espoliação da criança e do adolescente, além de gastos.

A interlocução com médicos do laboratório também ajuda na interpretação dos exames, bem como na indicação do exame mais apropriado a ser feito, o que se faz ainda mais importante diante de exames genéticos e exames pouco habituais. A prática de manter um canal de comunicação aberto com o laboratório cria um círculo virtuoso e de grande utilidade para médicos, pacientes e laboratório.

REFERÊNCIAS BIBLIOGRÁFICAS

1. Carneiro-Sampaio M, Slhessarenko N. Let's reduce the blood volume collected for laboratorial exams? Rev Paul Pediatr. 2014;32(2):291-2.
2. Choosing Wisely. SABM Society for the Advancement of Patient Blood Management: Pediatric and Neonatal Medicine. Avoid hemodilution and unnecessary blood draws to avoid dilutional coagulopathy and iatrogenic anemia. September 21, 2021. Disponível em: https://www.choosingwisely.org/clinician-lists/sabmpeds2-avoid-hemodilution-and-unnecessary-blood-draws-to-avoid-dilutional-coagulopathy-and-iatrogenic-anemia/?highlight=hemodilution [acesso out. 2021].
3. Miyashiro AM, dos Santos N, Guinsburg R, Kopelman BI, Peres CA, Taga MF, et al. Strict red blood cell transfusion guideline reduces the need for transfusion in very-low-birthweight infants in the first 4 weeks of life: a multicenter trial. Vox Sang. 2005;88:107-13.
4. Haetrey R. Transfusion principles in children. Anaesth Intensive Care. 2009;10:71-5.
5. Jones P. Pediatric clinical biochemistry: why is it different? In: Dietzen DJ, Bennett MJ, Wong ECC (eds.). Biochemical and molecular basis of pediatric disease. Washington DC: AACC Press; 2010. p.1-9.
6. Gandolfo AS, Cardoso PFN, Buscatti IM, Velhote MCP, Bonfim MAC, Helito AC. Implementation of a preoperative fasting abbreviation protocol in a tertiary pediatric center. Clinics (Sao Paulo). 2021;76:e2995.
7. Valente M. Proteção radiológica em Pediatria. In: Oliveira LAN, Suzuki L, Rocha SMS, Valente M (eds.). Diagnóstico por imagem. Barueri: Manole; 2012. p.136-50.

8. Valente M, Oliveira, LAN, Carneiro-Sampaio MMS. Radiologia pediátrica: quando o diagnóstico deve ser "amigo" da criança [carta]. Radiol Bras. 2012;45(5):V.
9. Sociedade Brasileira de Pediatria (SBP). Calendário de Puericultura. Disponível em: https://www.sbp.com.br/fileadmin/user_upload/pdfs/CalendarioPuericultura_Jan2014.pdf [acesso out. 2021].
10. American Academy of Pediatrics (AAP). Bright Futures. Recommendations for Preventive Pediatric Health Care. Bright Futures/American Academy of Pediatrics. Disponível em: https://downloads.aap.org/AAP/PDF/periodicity_schedule.pdf [acesso out. 2021].
11. Sociedade Brasileira de Pediatria (SBP). Departamento Científico de Neonatologia. Nascimento Seguro. Documento científico n. 3, abril de 2018. Disponível em: https://www.sbp.com.br/especiais/reanimacao-neonatal/noticias/single/nid/nascimento-seguro-documento-cientifico/ [acesso em out. 2021].
12. Brasil. Ministério da Saúde. Secretaria de Atenção à Saúde. Departamento de Ações Programáticas e Estratégicas. Atenção à saúde do recém-nascido: guia para os profissionais de saúde. 2014. Disponível em: https://bvsms.saude.gov.br/bvs/publicacoes/atencao_saude_recem_nascido_v1.pdf [acesso out. 2021].
13. Brasil. Ministério da Saúde. Secretaria de Atenção à Saúde. Departamento de Atenção Especializada e Temática. Triagem neonatal biológica: manual técnico. 2016. Disponível em: https://bvsms.saude.gov.br/bvs/publicacoes/triagem_neonatal_biologica_manual_tecnico.pdf [acesso out. 2021].
14. Secretaria de Estado da Saúde do Estado do Paraná (SESA/PR). Caderno de atenção à saúde da criança recém-nascido de risco. Secretaria de Estado da Saúde do Estado do Paraná; 2020. (Cadernos de Atenção à Saúde n. 7). Disponível em: https://www.saude.pr.gov.br/sites/default/arquivos_restritos/files/documento/2020-07/pdf1.pdf [acesso out. 2021].
15. Sociedade Brasileira de Pediatria (SBP). Departamentos de Nutrologia e Hematologia-Hemoterapia. Diretrizes. Consenso sobre Anemia Ferropriva: Atualização: Destaques 2021. N. 2/junho/2018, atualizado em 26/08/21. Disponível em: https://www.sbp.com.br/fileadmin/user_upload/23172c-Diretrizes-Consenso_sobre_Anemia_Ferropriva.pdf [acesso out. 2021].
16. Sociedade Brasileira de Pediatria (SBP). Departamento Científico de Toxicologia e Saúde Ambiental. Toxicidade do Chumbo na Infância. Documento Científico n. 3, 08 de março de 2021. Disponível em: https://www.sbp.com.br/fileadmin/user_upload/22887f-DC-Toxicidade_do_Chumbo_na_Infancia.pdf [acesso out. 2021].
17. US Department of Health and Human Services. National Institutes of Health. National Heart, Lung, and Blood Institute. Expert Panel on Integrated Guidelines for Cardiovascular Health and Risk Reduction in Children and Adolescents SUMMARY REPORT 2012. Disponível em: https://www.hhs.gov/guidance/sites/default/files/hhs-guidance-documents/2007154166-as-12-7486a.pdf [acesso out. 2021].
18. Jung B, Adeli K. Clinical laboratory reference intervals: the CALIPER initiative. Clin Biochem. 2009;42:1589-95.
19. Huma T, Waheed U. The need to establish reference ranges. J Pub Health Bio Sci. 2013;2(2):188-90.
20. Frosman RW. Why is the laboratory an afterthought for managed care organizations? Clin Chem. 1996;42:813-6.
21. Ferreira CES, Andriolo A. Intervalos de referência no laboratório clínico. J Bras Patol Med Lab. 2008;44:1-8.
22. Clinical and Laboratory Standards Institute (CLSI). Defining, establishing, and verifying reference intervals in the clinical laboratory; approved guideline. 3. ed. Wayne, PA: CLSI; 2010 (CLSI document EP28 A3c).

13

Saúde mental na prática pediátrica

Roberto Santoro Almeida
Adriana Rocha Brito

INTRODUÇÃO – A MENTE[1-12]

A dimensão mental é um aspecto básico e fundamental da existência humana. No espaço da mente ocorrem as percepções, sensações, sentimentos, lembranças, pensamentos, planos, projetos, fantasias e sonhos. A mente humana se diferencia da mente dos animais pela capacidade de simbolização, que permite o acesso a um estado de consciência reflexiva capaz de transcender as limitações do momento presente.

A mente é um espaço virtual que se cria entre o corpo e o mundo das relações.

A interação mente-corpo é profunda e permanente. Estados corporais interferem nas funções mentais. Por outro lado, o corpo é o palco dos processos mentais. Não há emoção que não tenha respostas corporais. Quando o indivíduo, por exemplo, sente medo, uma série de processos fisiológicos ocorre, modificando o funcionamento do corpo.

A mente humana se constrói no universo das relações. A mente do bebê se desenvolve pela interação afetiva com seu cuidador. Mesmo na idade adulta, o espaço virtual da mente se edifica pela interação entre o funcionamento do corpo e do cérebro e a relação com outros indivíduos.

Há dois aspectos complementares do universo mental: o objetivo (as mudanças corporais e cerebrais ocorridas pelos estados mentais) e o subjetivo (o mundo interno de sensações, sentimentos e pensamentos). Os dois aspectos são facetas diferentes de um mesmo processo. Não é possível reduzir um aspecto ao outro. Da mesma forma que não se podem ver todos os lados de um edifício ao mesmo tempo, na abordagem dos fenômenos mentais é necessário utilizar as duas perspectivas complementares, objetiva e subjetiva.

DESENVOLVIMENTO MENTAL DA CRIANÇA E DO ADOLESCENTE[4-12]

O desenvolvimento mental humano se realiza pela interação do programa genético com as experiências, principalmente as experiências interpessoais. A relação afetiva do bebê com seus cuidadores molda os circuitos cerebrais. As experiências afetivas promovem mudanças estruturais no cérebro, registrando-se na biologia do indivíduo.

Falhas nas experiências precoces com os cuidadores criam rachaduras no alicerce da mente, facilitando o desencadeamento futuro de transtornos mentais. Quanto mais precoces são as falhas ambientais, maior o impacto na vida futura do indivíduo.

VIAS OBJETIVAS E SUBJETIVAS DE ABORDAGEM DO UNIVERSO MENTAL[3-5,8]

Existem duas vias de acesso aos fenômenos mentais: a via objetiva e a via subjetiva.

A via objetiva é composta por todos os métodos de observação e registro da atividade mental: os relatos ou a observação do comportamento, as mudanças físicas e fisiológicas decorrentes de processos psicológicos, os relatos e produções artísticas que objetivam a vida mental.

A via subjetiva ocorre pela conexão com os estados emocionais do indivíduo, pela empatia e pela introspecção. Os estados emocionais são expressos corporalmente, na expressão facial, no ritmo de respiração e de fala, no tom de voz, nos movimentos, na postura. O ser humano é dotado biologicamente para se conectar com os estados corporais expressivos de outra pessoa, passando a sentir o que o outro está sentindo. Se for capaz de perceber pela introspecção seus estados emocionais (há pessoas que estão bloqueadas para a percepção das próprias emoções), passa a sentir o que o outro está sentindo. Este é o componente emocional da empatia.

Há ainda o componente cognitivo: a capacidade de se diferenciar dos estados emocionais do outro e se colocar na sua posição, vendo o mundo pela perspectiva da outra pessoa, por meio do exercício da imaginação.

A capacidade empática é um instrumento fantástico para que o pediatra perceba, na consulta, problemas psicológicos, dificuldades familiares e sofrimentos ocultos. É também uma via para fortalecer os vínculos com os pacientes e suas famílias. Não se trata de aumentar o tempo da consulta: a dimensão subjetiva ocorre concomitantemente a todos os processos objetivos que configuram a avaliação clínica.

O bom profissional é dotado de boa capacidade empática, que se desenvolve ainda mais com a experiência. Há outras formas de aprimorar a empatia: pela análise pessoal (que permite ao indivíduo se conhecer melhor e aumentar a capacidade de perceber os estados subjetivos das outras pessoas) e pela fruição das artes (literatura, música, artes plásticas, teatro, cinema etc.). Nas obras de arte estão registradas as experiências de vida dos artistas. A apreciação das obras permite a ampliação do universo vivencial, capacitando o indivíduo a ver o mundo por outras perspectivas e se imaginar no lugar de outras pessoas.

SAÚDE MENTAL NA PRÁTICA PEDIÁTRICA[1-3]

Saúde mental e saúde física são aspectos complementares da saúde. A Organização Mundial da Saúde (OMS) define saúde como um "estado de completo bem-estar físico, mental e social, e não apenas a ausência de doença ou enfermidade". Embora a definição guarde uma perspectiva ideal utópica, reconhece a importância de fatores mentais e sociais para a saúde.

O pediatra ocupa um lugar privilegiado para a promoção da saúde mental de seus pacientes. Acompanha o desenvolvimento das crianças e dos adolescentes que atende, e participa da intimidade das famílias, podendo intervir diretamente na vida de seus pacientes.

Incorporar a dimensão mental na consulta não requer tempo adicional. Basta ao profissional estar atento aos aspectos objetivos e subjetivos que configuram o campo mental.

Ao longo das consultas, o pediatra pode reconhecer a presença de transtornos mentais, intervindo ou encaminhando os pacientes a profissionais de saúde mental, ou impedindo que os transtornos identificados se agravem ou cronifiquem, por intervenções precoces. Pode também identificar crianças e adolescentes sob risco de agravos à saúde mental, pelo reconhecimento de fatores de risco e de proteção.

A dimensão mental sempre está presente nas consultas pediátricas. Aspectos psicológicos e relacionais se constroem na relação do médico com seu paciente e a família, e podem se manifestar de maneira positiva (relações de confiança, segurança em relação ao profissional) ou negativa (relações hostis e não colaborativas, desconfiança, falta de adesão aos tratamentos propostos).

O encaminhamento a profissionais de saúde mental e o trabalho em parceria pode ser necessário em alguns casos. É importante que o paciente e a família sejam preparados para o encaminhamento, de forma sensível e cuidadosa. Ainda existe muito preconceito em relação aos profissionais de saúde mental e aos pacientes que apresentam transtornos mentais. O encaminhamento precipitado pode ser um golpe na autoestima da criança, do adolescente e da família. Por vezes o diagnóstico psiquiátrico é tomado como uma ofensa ou uma condenação, e não como o reconhecimento de um problema que causa sofrimento e pode ser tratado.

PSIQUIATRIA E PEDIATRIA[1-3,13-18]

A psiquiatria é a especialidade médica que trata dos transtornos mentais, problemas que se manifestam na esfera das emoções, pensamentos e comportamento. Em parceria com outras especialidades médicas e com profissionais de outras áreas (psicólogos, enfermeiros, fisioterapeutas, assistentes sociais, terapeutas ocupacionais etc.), promove a saúde mental de seus pacientes, pela prevenção (minimização de fatores de risco, aumento dos fatores de proteção, promoção da resiliência), da intervenção precoce, e do tratamento e reabilitação de pacientes com transtornos mentais já instalados.

A colaboração de psiquiatras e pediatras abre um campo profícuo de atuações conjuntas. Muitas vezes o psiquiatra pode funcionar como consultor, orientando o pediatra na condução de um caso. Outras vezes, os dois profissionais podem realizar o tratamento do mesmo paciente, em parceria e diálogo constante, com abordagens complementares que contemplam saúde física e mental.

A presença concomitante de problemas físicos e mentais no mesmo paciente é muito comum, tornando necessário o cuidado pelas duas vias, a pediátrica e a psiquiátrica. Os tratamentos psiquiátricos com medicações muitas vezes requerem o monitoramento físico para lidar com possíveis efeitos colaterais mais sérios (p. ex., a síndrome metabólica com o uso de medicações antipsicóticas).

O NORMAL E O PATOLÓGICO NA SAÚDE MENTAL DA CRIANÇA E DO ADOLESCENTE[1-3,13-18]

As fronteiras entre a normalidade e a patologia na psiquiatria não são tão evidentes como nas outras especialidades médicas. Os limites entre os diversos transtornos mentais e a normalidade, ou entre dois transtornos, não são tão claramente delimitados, e se tornam ainda mais complicados na infância e na adolescência, porque crianças e adolescentes são seres cambiantes, sempre em processo de mudança.

A normalidade pode ser definida pela adoção de diferentes critérios. No campo da saúde mental de crianças e adolescentes, qualquer que seja o critério adotado, as limitações ficam evidentes.

Adotar o critério de normal como média pode incluir erroneamente, entre os pacientes com transtornos mentais, crianças e adolescentes que são diferentes da maioria, dentro da ampla gama de comportamentos que fazem parte da diversidade humana. Utilizar critérios de ideal de saúde, ausência de doença ou estado de equilíbrio pode levar à desconsideração de crianças e adolescentes aparentemente bem adaptados e sem sintomas que estão em sofrimento psíquico. Há ainda os casos de indivíduos com sintomas mentais muito exuberantes como reação a meios familiares patológicos, que podem receber, pela adoção desses critérios, diagnósticos indevidos.

A melhor maneira de avaliar se um paciente necessita de cuidados de saúde mental é adotar uma abordagem pragmática: merecem atenção as situações em que o problema apresentado causa sofrimento para o paciente e a família e limita de forma persistente suas capacidades de aprendizado, relações interpessoais e lazer.

O DIAGNÓSTICO PSIQUIÁTRICO[1-3,13-21]

O diagnóstico psiquiátrico se realiza fundamentalmente pela avaliação clínica. A anamnese (de preferência com a utilização de várias fontes de informação) e o exame psíquico embasam o processo diagnóstico (Quadro 1).

Exames laboratoriais, entrevistas padronizadas, *checklists* e testagens psicológicas são recursos complementares, não sendo essenciais para a maioria dos diagnósticos.

Muitas vezes são necessárias várias avaliações ou o acompanhamento do caso por algum tempo para completar a avaliação. O diagnóstico se realiza na interação com o paciente e a família, e pode identificar a presença de transtornos mentais ou problemas no campo da saúde mental (sintomas isolados, sofrimento psíquico, problemas familiares ou fatores de risco).

CATEGORIAS E DIMENSÕES[1-3,13-21]

A maior parte dos diagnósticos médicos ocorre de modo categorial: ou se tem ou não se tem o problema. Os diagnósticos são categorias distintas, com fronteiras claras em relação à normalidade e às outras doenças. A abordagem categorial funciona apenas par-

QUADRO 1 Avaliação psiquiátrica de crianças e adolescentes

Identificação: ▪ Nome, data de nascimento (idade), escola, ano escolar, com quem mora
Queixa principal: ▪ Dos pais ou responsáveis ▪ Da própria criança ou adolescente ▪ Dos encaminhadores (escola, médicos, psicólogos etc.)
História do problema atual: ▪ Dificuldades que motivaram a avaliação ▪ Contexto em que ocorrem os problemas ▪ Duração e frequência dos sintomas
História da gestação e do nascimento: ▪ Gravidez, incluindo histórico do acompanhamento pré-natal ▪ Parto
História do desenvolvimento: ▪ Primeira infância ▪ Marcos do desenvolvimento ▪ Treinamento de esfíncteres ▪ Sono e alimentação ▪ Pontos fortes e vulnerabilidades da criança ou adolescente
História patológica pregressa: ▪ Doenças sistêmicas ▪ Uso de medicamentos ▪ Alergias ▪ Acidentes, cirurgias
História psiquiátrica: ▪ Tratamentos (uso de psicofármacos, psicoterapias) ▪ Histórico de violência (incluindo adversidades psicossociais) ▪ Histórico de comportamentos arriscados ▪ Comportamento auto e heteroagressivo ▪ Tentativas de suicídio ▪ Comportamento sexual ▪ Uso de substâncias (álcool, drogas)
História social: ▪ Relacionamento com os pares ▪ Temperamento ▪ História escolar desde a pré-escola ▪ Atividades (lazer, esportes, uso de internet, videogames)
História familiar: ▪ Genograma ▪ História familiar, incluindo problemas psiquiátricos e de aprendizagem ▪ Profissão dos pais ou responsáveis ▪ Pontos fortes e vulnerabilidades da família
Contexto cultural: ▪ Migrações ▪ Identificações étnicas e religiosas

(continua)

QUADRO 1 Avaliação psiquiátrica de crianças e adolescentes (*continuação*)

Exame do estado mental:
▪ Aparência e comportamento, vestimentas, arrumação, lesões, atitudes diante do examinador e com os acompanhantes (contato visual, exploração do ambiente, nível de atividade) ▪ Capacidade de cooperar durante o exame ▪ Fala e linguagem: fluência, velocidade, volume, habilidade ▪ Desempenho cognitivo ▪ Atenção ▪ Memória ▪ *Insight* (capacidade de reconhecer os próprios problemas) ▪ Julgamento ▪ Funções motoras: atividade, impulsividade, coordenação, tiques ▪ Humor e afeto: sintomas maníacos, humor deprimido, desinteresse, culpa ▪ Pensamento: conteúdo, coerência, velocidade ▪ Sensopercepção: ilusões ou alucinações auditivas, visuais ou em outras esferas sensórias ▪ Ansiedade, medos, fobias, obsessões e compulsões ▪ Sintomas de comportamento: inibição, oposição, agressividade ▪ Avaliação de risco: ideação ou comportamento suicida ▪ Planos de se ferir ou ferir outras pessoas

Fonte: Almeida et al., 2019[1].

cialmente no campo do diagnóstico psiquiátrico, em que os limites entre os diagnósticos ou entre um transtorno e a normalidade são menos nítidos.

Como exemplo, a ansiedade é uma emoção normal e adaptativa. A partir de que grau de ansiedade, de que intensidade, frequência e tempo de persistência dos sintomas pode se dizer que o indivíduo tem um transtorno de ansiedade?

O problema é resolvido por consenso de especialistas, que estabelecem critérios diagnósticos de intensidade, frequência e duração dos sintomas, e a exigência de que sua presença cause sofrimento ou perturbação na vida do indivíduo. O ponto de corte entre o normal e o patológico é estabelecido de forma arbitrária.

A adoção de um critério categorial rígido no campo da saúde mental oferece o risco de tornar as categorias diagnósticas entidades concretas, ignorando que os diagnósticos são formas de descrever problemas. Além disso, pode estimular a negligência em relação a fatores psicológicos ou ambientais implicados na gênese ou manutenção do problema.

Como alternativa à perspectiva categorial, a visão dimensional considera que há uma linha de continuidade entre o normal e o patológico. O risco dessa perspectiva é a patologização da vida, considerando a presença de qualquer sintoma como uma forma leve, frusta ou limítrofe, do transtorno mental. O problema está muito bem descrito no conto *O Alienista*, de Machado de Assis. O psiquiatra Simão Bacamarte (na época psiquiatras eram chamados de alienistas) acaba internando toda a população da cidade por ampliar indevidamente os critérios de inclusão dos seus diagnósticos.

COMORBIDADES[1-3,13-21]

A literatura médica na área da Psiquiatria aponta que na infância e na adolescência são comuns as comorbidades – a presença de dois ou mais diagnósticos em um mesmo indivíduo. Uma vez que, como visto, as fronteiras entre os diversos transtornos não são muito nítidas em crianças e adolescentes, que podem apresentar diversos sinais e sintomas em quadros cambiantes com o tempo, em alguns casos a aparente comorbidade pode indicar apenas as limitações das classificações e das categorias diagnósticas.

CLASSIFICAÇÕES PSIQUIÁTRICAS[1-3,22-24]

Uma vez que transtornos psiquiátricos são maneiras de descrever as diversas formas de problemas de comportamento e sofrimento mental que interferem no desenvolvimento, na vida relacional e no aprendizado de crianças e adolescentes, os critérios diagnósticos e as categorias muitas vezes mudam, uma vez que os problemas de saúde mental se modificam com o tempo. Para fazer jus a isso, categorias diagnósticas e classificações são sempre provisórias, sofrendo revisões periódicas.

As principais classificações psiquiátricas utilizadas atualmente são a Classificação Internacional de Doenças (CID), da Organização Mundial da Saúde (OMS), e o Manual Diagnóstico e Estatístico de Transtornos Mentais, da Associação Psiquiátrica Americana (APA). A 11ª edição da CID (CID-11) já está disponível *online* e entrou em vigor a partir em janeiro de 2022. A 5ª edição do DSM (DSM-5) foi publicada em 2013.

As duas classificações são muito próximas na seleção e na definição das categorias diagnósticas.

Nas revisões, o DSM-5 e a CID-11 retiraram as seções específicas de infância e adolescência constantes das edições anteriores ("Transtornos geralmente diagnosticados pela primeira vez na infância e adolescência" no DSM-IV e "Transtornos do Desenvolvimento Psicológico" e "Transtornos emocionais e de comportamento com início usualmente ocorrendo na infância e adolescência" na CID-10), transferindo grande parte dos diagnósticos para a seção "Transtornos do Neurodesenvolvimento" (que inclui a deficiência intelectual ou transtorno do desenvolvimento intelectual, os transtornos da comunicação/linguagem, os transtornos da aprendizagem, o transtorno de déficit de atenção/hiperatividade – TDAH, os transtornos do espectro do autismo e os transtornos de movimentos).

Outras categorias foram transportadas para outras seções: o transtorno de ansiedade de separação e o mutismo seletivo para os Transtornos de Ansiedade, os transtornos de conduta e o transtorno de oposição desafiante para os Transtornos Disruptivos. Foram criados outros diagnósticos, como o transtorno disruptivo de desregulação do humor (TDDH) no DSM-5, e o *gaming disorder* e o transtorno de escoriação na CID-11.

Em relação às edições anteriores, nas revisões ficam claras a dispersão e a perda de especificidade dos diagnósticos de crianças e adolescentes. Para a maioria das categorias, os critérios utilizados são os mesmos dos adultos, por vezes com algumas modificações. Ressalte-se também o conceito de neurodesenvolvimento, decorrente do predomínio recente das neurociências, e a criação de categorias diagnósticas por vezes com pouca fundamentação clínica ou validação.

Para além do diagnóstico baseado nas classificações e nas categorias diagnósticas e respectivos critérios, na abordagem do paciente é preciso incluir aspectos biológicos, psicológicos, familiares e socioeconômico-culturais, sempre presentes e de importância fundamental na avaliação cuidadosa e completa.

GRUPOS DIAGNÓSTICOS E PROBLEMAS DE SAÚDE MENTAL NA INFÂNCIA E NA ADOLESCÊNCIA[1-3,13-24]

Os transtornos psiquiátricos da infância e da adolescência podem ser classificados em cinco grandes grupos, apresentados no Quadro 2. Outra forma de classificar os problemas de saúde mental que podem surgir na clínica pediátrica é dividir as categorias de acordo com a presença de problemas nas áreas emocional, de conduta, de desenvolvimento e de interações sociais (Quadro 3).

Como visto, para a realização do diagnóstico ou a inclusão nos grupos anteriormente listados, é necessário avaliar a duração dos sintomas e seu impacto na vida do paciente (sofrimento para o paciente e a família, perturbação das relações interpessoais, do aprendizado e do lazer).

QUADRO 2 Grupos diagnósticos em psiquiatria da infância e da adolescência

Transtornos do desenvolvimento	Deficiência intelectual, transtornos do espectro autista, transtornos da aprendizagem e da linguagem
Transtornos disruptivos ou externalizantes	Transtorno de déficit de atenção/hiperatividade, transtornos de conduta e transtorno de oposição desafiante
Transtornos emocionais ou internalizantes	Transtornos de ansiedade, depressão
Transtornos da corporeidade	Transtornos alimentares, abuso de álcool e drogas, transtornos com sintomas somáticos, autolesão intencional, tiques, enurese e encoprese
Transtornos psicóticos	Esquizofrenia infantil e transtorno de humor bipolar (mais comuns na adolescência)

Fonte: Almeida et al., 2019[1].

QUADRO 3 Principais problemas de saúde mental infantojuvenil

Problemas emocionais	▪ Sintomas de ansiedade: angústia, fobias (de animais, de situações específicas, de exposição social) e comportamentos de evitação ▪ Sintomas obsessivo-compulsivos: obsessões (pensamentos intrusivos que causam ansiedade) ou compulsões (comportamentos repetitivos adotados para aliviar a ansiedade) ▪ Sintomas de humor: sentimentos de desvalorização, falta de prazer nas atividades, desesperança, autoagressão, prostração, perturbações no sono e no apetite (para mais ou para menos) ▪ Equivalentes somáticos: queixas somáticas (dor de cabeça, dor de barriga etc.) como manifestação de problemas emocionais
Problemas de conduta	Comportamento desafiador (contestação sistemática da autoridade), agressão, irritabilidade, explosões de raiva, condutas francamente antissociais (roubo, destruição de objetos, uso de drogas etc.)
Problemas do desenvolvimento	Manifestações nas áreas motora, da alimentação, do controle esfincteriano, da fala e da linguagem, do brincar, da atenção, do nível de atividade e do desempenho escolar (principalmente leitura, escrita e habilidades matemáticas)
Problemas de interação social	Indiferença, distanciamento, pouca empatia, inabilidade social, passividade, comportamentos desinibidos e inadequados, dificuldades de relacionamento

Fonte: Almeida et al., 2019[1].

ETIOLOGIA[1-3,13-25]

Os transtornos psiquiátricos são decorrências da interação complexa de fatores biológicos, psicológicos e socioeconômico-culturais. Fragilidades genéticas muitas vezes se associam a experiências emocionais negativas para desencadear os quadros clínicos. Mesmo nos casos em que os fatores constitucionais e biológicos são os mais importantes, aspectos psicológicos e relacionais contribuem para as manifestações sintomáticas e a evolução dos quadros.

Assim, para o diagnóstico, torna-se fundamental avaliar os aspectos psicológicos e familiares, o meio social, as condições objetivas de vida e o ambiente cultural do paciente. A avaliação multidimensional é indispensável tanto para o diagnóstico quanto para o planejamento das estratégias terapêuticas.

EPIDEMIOLOGIA DOS TRANSTORNOS MENTAIS[1,2,13-25]

De acordo com diversos estudos internacionais, a prevalência de transtornos mentais infantojuvenis se situa em uma faixa de 10 a 20%, com mediana de 12%. Trabalhos brasileiros realizados entre 2001 e 2009 encontraram frequência de 12% a 24,6% (com a utilização de instrumentos de rastreamento como entrevistas padronizadas e *checklists*) e de 7% a 12,7% (com o uso de entrevistas clínicas). A prevalência cresce com o aumento da idade, com frequência de 8% entre indivíduos com 1 a 5 anos, 12% entre os com 6 e 12 anos e 15% em maiores de 13 anos.

A variabilidade de números se explica em parte pelos meios utilizados – a concordância entre diversas fontes (pacientes, pais, professores) é baixa. Além disso, estudos que não consideram o impacto na vida dos pacientes costumam encontrar taxas mais altas.

Na infância, os transtornos mentais são mais frequentes em meninos. Na adolescência, passam a ser mais comuns no sexo feminino. Os transtornos internalizantes (ansiedade, depressão) ocorrem mais comumente em meninas; os externalizantes (transtornos de oposição, de conduta, hiperatividade), em meninos.

Vários transtornos mentais se iniciam na infância: deficiência intelectual, transtorno do espectro autista, hiperatividade, transtornos de vinculação, ansiedade de separação, fobias, transtornos de linguagem e leitura. Outros começam caracteristicamente na adolescência: transtorno de humor bipolar, suicídio, autoagressão, esquizofrenia, transtorno de pânico, anorexia nervosa, bulimia e abuso de substâncias.

FATORES DE RISCO[1,2,13-25]

A consulta pediátrica é um espaço privilegiado para identificar fatores de risco para transtornos mentais na infância e na adolescência (Quadro 4). A presença desses fatores indica a necessidade de estratégias para minimizá-los e o cuidado de acompanhar de perto o paciente, para prevenir a eclosão de transtornos mentais.

FATORES DE PROTEÇÃO E RESILIÊNCIA[1,2,13-26]

Na consulta, devem-se avaliar ainda os pontos fortes do paciente: fatores de proteção e de resiliência (Quadro 5). Resiliência é a

QUADRO 4 Fatores de risco para transtornos mentais na infância e na adolescência

Na criança ou no adolescente	▪ Problemas perinatais (infecções, doença congênita, exposição ao álcool ou drogas) ▪ Baixo peso no nascimento ▪ Lesões do sistema nervoso central ▪ Baixa inteligência ▪ Desnutrição ▪ Doença crônica ▪ Mau desempenho escolar
Na família	▪ Conflitos familiares graves ▪ Violência doméstica ▪ Criminalidade paterna ▪ Pais com transtornos mentais ou usuários de drogas ▪ Famílias com muitos filhos ▪ Separação dos pais ▪ Ausência ou perda de um dos pais
No meio social	▪ Problemas sociais graves ▪ Más condições de moradia ▪ Desemprego ▪ Condições econômicas desfavoráveis ▪ Ausência de escolas ou de serviços de saúde adequados ▪ Comunidades violentas

Fonte: Almeida et al., 2019[1].

QUADRO 5 Fatores de proteção e resiliência para a saúde mental de crianças e adolescentes

Pessoais	▪ Temperamento fácil ▪ Inteligência
Familiares	▪ Relações afetivas seguras com pelo menos um adulto ▪ Boas relações familiares
Sociais	▪ Pertencimento a grupos e instituições que oferecem apoio social e comunitário

Fonte: Almeida et al., 2019[1].

capacidade de preservar a saúde mental na presença de fatores de risco.

AVALIAÇÃO DA SAÚDE MENTAL NA CONSULTA PEDIÁTRICA[1,2]

A consulta pediátrica é ideal para a avaliação da saúde mental de crianças e adolescentes. O pediatra acompanha o desenvolvimento de seus pacientes e pode observar de perto as relações entre os membros da família. Além disso, muitas vezes na consulta os pais comunicam ao pediatra problemas emocionais e de comportamento de seus filhos.

Ao longo da avaliação, o profissional pode reconhecer a presença de transtornos mentais, problemas no campo da saúde mental ou fatores de risco. Pode também perceber aspectos subjetivos do paciente e da família, as relações entre os membros ou a presença de sofrimento psicológico.

O profissional deve acompanhar a evolução dos problemas no campo da saúde mental por várias consultas, evitando diagnósticos intempestivos. Deve levar em conta todas as variáveis, de ordem biológica, psicológica e social, envolvidas no problema. A observação cuidadosa da família e a compreensão do contexto socioeconômico-cultural são fundamentais.

É necessário lembrar que ao longo da infância e da adolescência podem surgir sintomas emocionais ou de comportamento que são transitórios e não constituem doença mental. Assim, por exemplo, em pré-escolares, as fobias de animais e os rituais antes de dormir são comuns e fazem parte da fase do desenvolvimento. Por outro lado, crianças em risco e vivendo situações graves podem apresentar uma pseudonormalidade que oculta um intenso sofrimento. É preciso lembrar também que sintomas mentais podem corresponder a uma reação normal a vivências insuportáveis.

ENCAMINHAMENTO AO ESPECIALISTA[1,2]

Situações mais difíceis podem tornar necessário o recurso de apelar para profissionais de saúde mental. Muitas vezes os profissionais podem orientar o pediatra quanto à condução do caso. Em outras ocasiões, é necessário o encaminhamento ao especialista.

O campo da saúde mental e a especialidade médica que trata de problemas na esfera mental, a psiquiatria, ainda são alvo de muitas incompreensões e preconceitos, prolongando, por vezes desnecessariamente, situações de sofrimento ou impedindo que pessoas realmente necessitadas recebam ajuda. A verdade é que o preço da riqueza criativa e vivencial e da liberdade humana é a possibilidade de adoecer psiquicamente. Estamos todos sujeitos a fases de desequilíbrio ou mesmo à eclosão de um transtorno mental.

O encaminhamento ao especialista deve ser cuidadoso, construído no diálogo com os pacientes e com a família. Muitas vezes a simples menção da possibilidade de recorrer a um psicólogo ou a um psiquiatra desperta fantasias negativas e repúdio. Muitos pais temem que a indicação a esses profissionais seja uma espécie de diagnóstico de loucura. Outros se sentem culpados e fracassados. Com muita paciência, o profissional pode ajudar os envolvidos a substituir as fantasias assustadoras por uma perspectiva positiva.

Todas as pessoas têm problemas. O que faz a diferença é encontrar as maneiras corretas de resolvê-los.

SAÚDE MENTAL E COVID-19[2,27-30]

A pandemia de Covid-19, que se iniciou em 2019, tem ocasionado diversos agravos à saúde mental dos indivíduos. As medidas de isolamento e de autocuidado, com a consequente restrição da vida social e a mudança de hábitos, as aulas *on-line*, o estresse familiar, o uso excessivo de telas, a exposição indevida a situações traumáticas na mídia, o luto pelas mortes, entre outros problemas, têm atingido particularmente as crianças e adolescentes, interferindo em seu processo de desenvolvimento. Além disso, trabalhos recentes apontam para diversos sintomas neuropsiquiátricos causados pela doença em fase aguda e como sequelas. Estudos de neuroimagem revelam alterações do sistema nervoso com intensidade moderada a grave, durante e após a doença, como encefalomielite, espessamento de corpo caloso e nervos cranianos, entre outros, com expressão clínica variável.

Em diversas faixas etárias, vários sintomas neurológicos e psiquiátricos foram descritos. Entre os quadros neurológicos, podem-se citar *delirium*, alterações cognitivas, problemas de memória, desatenção, desorientação e anosmia, entre outros. Os quadros psiquiátricos mais frequentes são transtornos de ansiedade, depressão, transtorno de estresse pós-traumático, transtorno obsessivo-compulsivo e psicoses.

Estudos recentes, provenientes de vários países, apontam para aumento importante da frequência de quadros de ansiedade e de depressão em crianças e adolescentes, bem como de perturbações de sono e de alimentação. Também há evidências do aumento de casos de abuso e de violência doméstica.

O pediatra tem papel fundamental na prevenção, detecção de risco e reconhecimento de agravos à saúde mental decorrentes da pandemia. O Grupo de Trabalho de Saúde Mental da Sociedade Brasileira de Pediatria (SBP) publicou vários trabalhos de orientação para profissionais, pacientes e famílias sobre a saúde mental de crianças e adolescentes na vigência da pandemia de Covid-19, listados nas referências.

REFERÊNCIAS BIBLIOGRÁFICAS

1. Almeida RS, Lima RC, Crenzel G, Abranches CD. Saúde mental da criança e do adolescente – Série Pediatria SOPERJ. 2. ed. Barueri: Manole; 2019.
2. Almeida RS, Lima RC, Crenzel G, Alves ASM. Introdução à saúde mental na infância e na adolescência. In: Sociedade Brasileira de Pediatria. Tratado de pediatria. 5. ed. Barueri: Manole; 2021.
3. Almeida RS. Afetividade e desenvolvimento. Rev Ped SOPERJ. 2011;12(supl.1): 21-7.
4. Siegel DJ. The mindful brain. New York: WW Norton & Company; 2007.
5. Siegel DJ. The developing mind. 3. ed. New York: The Gilford Press; 2020.
6. Lewis M, Volkmar F. Clinical aspects of child and adolescent development. 3. ed. Philadelphia: Lea & Febiger; 1990.
7. Damon W (ed.). Child and adolescent development: an advanced course. Hoboken: John Wiley & Sons; 2008.
8. Eizirik C, Bassols AMS. O ciclo da vida humana: uma perspectiva psicodinâmica. 2. ed. Porto Alegre: Artmed; 2013.
9. Gilmore K, Meersand P. Normal child and adolescent development: a psychodynamic primer. Washington: American Psychiatric Publishing; 2014.
10. Cozolino L. The neuroscience of human relationships. New York: WW Norton & Company; 2006.
11. Shore AN. Affect regulation and repair of the self. New York: WW Norton & Company; 2003.
12. Shore AN. Affect dysregulation and disorders of the self. New York: WW Norton & Company; 2003.
13. Sadock BJ, Sadock V, Ruiz P. Kaplan. Sadock's comprehensive textbook of psychiatry. 10. ed. Philadelphia: Wolters Kluwer; 2017.
14. Goodman R, Scott S. Child and adolescent psychiatry. 3. ed. London: Willey Blackwell; 2012.
15. Martin A, Volkmar F. Lewis's child and adolescent psychiatry: a comprehensive textbook. 5. ed. Philadelphia: Lippincott Williams & Wilkins; 2018.
16. Dulcan M. Dulcan's textbook of child and adolescent psychiatry. 2. ed. Arlington: American Psychiatric Association; 2016.

17. Marcelli D. Enfance et psychopathologie. 10. ed. revue et complétée. Issy-les-Moulineux: Elsevier-Masson ; 2016.
18. Marcelli D, Braconnier A. Adolescence et psychopathologie. 9. ed. Issy-les-Moulineux: Elsevier-Masson ; 2018.
19. O'Brien JD. The process of assessment. In: Dulcan MK. Textbook of child and adolescent psychiatry. 2. ed. Arlington: American Psychiatric Association; 2016. p.3-16.
20. Rutter M, Pine DS. Diagnosis, diagnostic formulations and classification. In: Thapar A, Pine DS (eds.). Rutter's child and adolescent psychiatry. 6. ed. Chichester: John Wiley & Sons; 2015. p.17-30.
21. Leckman JF, Taylor E. Clinical assessment and diagnostic formulation. In: Thapar A, Pine DS (eds.). Rutter's child and adolescent psychiatry. 6. ed. Chichester: John Wiley & Sons; 2015. p.407-18.
22. American Psychiatric Association. Diagnostic and statistical manual of mental disorders. 5. ed. Washington: American Psychiatric Association; 2013.
23. Organização Mundial de Saúde (OMS). Classificação de transtornos mentais e de comportamento da CID-10: descrições clínicas e diretrizes diagnósticas. Porto Alegre: Artes Médicas; 1993.
24. World Health Organization (WHO). ICD 11. International classification of diseases 11th revision. Disponível em: https://icd.who.int/ [acesso 09 out. 2021].
25. Maughan B, Collishaw S. Development and psychopathology: a life course perspective. In: Thapar A, Pine DS (eds.). Rutter's child and adolescent psychiatry. 6. ed. Chichester: John Wiley & Sons; 2015. p.5-16.
26. Rutter M. Resilience: concepts, findings and clinical implications. In: Thapar A, Pine DS (eds.). Rutter's child and adolescent psychiatry. 6. ed. Chichester: John Wiley & Sons; 2015. p.341-51.
27. Racine N, McArthur BA, Cooke JE, Eirich R, Zhu J, Madigan S. Global prevalence of depressive and anxiety symptoms in children and adolescents during COVID-19: a meta-analysis. JAMA Pediatr. 2021;175(11):1142-50.
28. Sociedade Brasileira de Pediatria (SBP). Grupo de Trabalho de Saúde Mental. Promoção de Saúde Mental em Tempos de COVID-19: Apoio aos Pediatras. SBP, 29 de abril de 2020. Disponível em: https://www.sbp.com.br/fileadmin/user_upload/22485c-NA_-_Prom_SaudeMentalTempos_COVID19-_Apoio_Pediatras.pdf [acesso 09 out. 2021].
29. Almeida RS, Brito AR, Alves ASM, Abranches CD, Wanderley D, Crenzel G, et al. Pandemia de COVID-19: guia prático para promoção da saúde mental de crianças e adolescentes. Resid Pediatr. 2020;10(2):1-4. Disponível em: https://www.sbp.com.br/fileadmin/user_upload/aop318.pdf [acesso 09 out. 2021].
30. Brito AR, Almeida RS, Crenzel G, Alves ASM, Lima RC, Abranches CD. Autismo e os novos desafios impostos pela pandemia da COVID-19. Rev Ped SOPERJ. 2020:1-6. Disponível em: https://www.sbp.com.br/fileadmin/user_upload/72.pdf [acesso 09 out. 2021].

O poder transformador da arte e da natureza para crianças e adolescentes

Maria Isabel Amando de Barros
Rita Cácia Oenning da Silva
Evelyn Eisenstein
Ricardo Ghelman

INTRODUÇÃO

Apesar dos avanços significativos na sobrevivência, saúde, nutrição e educação nas últimas décadas, as crianças de hoje enfrentam um futuro incerto. Mudanças climáticas, degradação ecológica, ondas migratórias, conflitos, excesso de urbanização, desigualdades generalizadas, ameaças à democracia e práticas comerciais predatórias ameaçam a saúde e o futuro das crianças em todos os países[1]. A humanidade tem afetado progressivamente os ambientes globais e o sistema planetário a tal ponto que nosso próprio bem-estar e sobrevida está agora sob ameaça. Diversos relatórios, documentos e chamados da Organização das Nações Unidas (ONU) alertam para a tarefa definidora do século XXI: fazer as pazes com a natureza[2]. Os Objetivos de Desenvolvimento Sustentável (ODS) são um apelo global à ação para acabar com a pobreza, proteger o meio ambiente e o clima e garantir que as pessoas, em todos os lugares, possam desfrutar de paz e de prosperidade. Muitos desses objetivos estão relacionados ao desenvolvimento e aos direitos das crianças[3].

O impacto sobre a diversidade de espécies do mundo natural também é sofrido pela diversidade de culturas quando se propaga um só modelo cultural, dominante. A perda da diversidade cultural coloca em risco diferentes formas de saberes acumulados pela humanidade com suas diferentes percepções, expressões e formas de conexão com o mundo natural e cultural. A humanidade interage com o meio natural e, nessa conexão, inventa e perpetua formas diversas de comportamentos que envolvem o fazer cotidiano e extracotidiano e seus significados, as quais são passadas de geração a geração, muitas vezes de modo ritualizado, e são altamente reinventadas de uma geração a outra. Esses saberes humanos e seus significados e sentidos são chamados pela antropologia de cultura, e suas pesquisas buscam entender a diversidade de povos e as inter-relações entre eles. As crianças são parte fundamental nesse processo. Por elas e através delas uma cultura se perpetua e se renova[4].

Muito embora se tente separar o mundo natural e o cultural, cada vez mais se entende que esses dois sistemas se comunicam profundamente – mudanças culturais afetam a natureza e vice-versa, uma vez que elas estão totalmente interconectadas. Assim, a diversidade de modos de viver e as práticas culturais são igualmente fundamentais para que se mantenha um equilíbrio no planeta – por elas e com elas podem-se perpetuar espécies e sistemas naturais ou acabar com eles. Os sistemas globalizados, disseminados pelos meios de comunicação de massa e por uma lógica de padronização higienista, por exemplo, têm trazido mudanças profundas na percepção do mundo, e tendem a uma uniformização dos sistemas culturais e dos saberes e na percepção do meio natural[5].

Diferentes grupos culturais, com seus modos de entender e perceber o mundo, têm uma experiência estética e ética próprias, e essa diversidade não deve ser vista como ameaça, mas como riqueza. A experiência estética, relacionada à dimensão do sensível (desde Platão), algumas vezes vista como supérflua, é fundamental quando se fala em saúde e mais ainda para o desenvolvimento saudável das crianças. E o desenvolvimento dessas experiências estéticas é construído dentro de cada cultura, desde a concepção de uma criança. E é nessa relação que natureza e cultura se interconectam profundamente.

Para o pleno desenvolvimento infantil, é fundamental que haja, nos primeiros anos de vida, uma alimentação adequada rica em nutrientes, uma diversidade de estímulos sensoriais e uma possibilidade de expressão de movimentos corporais, assim como uma relação de apego com um cuidador. A estruturação biológica e a herança genética são parte desse desenvolvimento, mas são os estímulos que o meio oferece que vão determinar quanto e como a criança se desenvolverá em cada faixa etária, estímulos esses determinados em cada cultura.

Os pais e familiares, primeiro grupo ao qual a criança pertence, oferecerão oportunidades únicas e pontuais necessárias para que o crescimento aconteça, pois não basta apenas ter um sistema neurológico em perfeitas condições de funcionamento. Será preciso haver toda uma estimulação adequada para que as estruturas continuem se formando, se complementando e se ampliando[6].

Segundo Sue Gerhard, o afeto é essencial para o desenvolvimento do cérebro nos primeiros anos de vida e como essas interações iniciais podem ter consequências duradouras sobre a saúde física e emocional futura[7]. As pesquisas da epigenética têm mostrado que inclusive os genes sofrem influências do meio*.

A importância dessa fase do desenvolvimento, especialmente incluindo a gestação e os primeiros dois anos de vida, tem sido enfatizada pela neurociência a ponto de considerar que estes primeiros mil dias de vida sejam determinantes para o desenvolvimento do eixo psiconeuroimunoendócrino, ou seja, da psique, do sistema nervoso, do sistema imune e do sistema endócrino em interação, assim como a predisposição para a saúde do adulto por toda a vida. Considerando o efeito das experiências sensório-motoras, do afeto e da alimentação nessa fase da vida, chegando até a influenciar os genes da criança pequena, este período tem sido caracterizado como uma janela de plasticidade epigenética[8].

Na junção desses elementos, a diversidade de experiências sensoriais e habilidades motoras, assim como interações afetivas, influencia o desenvolvimento cerebral das crianças e define os caminhos e sinapses cerebrais, que, como parte de uma totalidade, promovem e reafirmam padrões de maneira muito própria em cada contexto individual e cultural. Aqui é onde a experiência estética e artística humana tem uma profunda influência no modo como a criança se desenvolve. Estudos indicam que, dentro do ventre da mãe, o desenvolvimento do feto envolve uma multidimensionalidade de fatores, sejam genéticos, sejam epigenéticos – como alimentação, paladares no líquido amniótico, experiências sonoras e

* A epigenética é a ciência que busca compreender as mudanças reversíveis na expressão gênica, ou seja, os componentes que podem modificar como os genes são lidos sem alterar a sequência de nucleotídeos do DNA.

ainda condições psicológicas da mãe e outras condições do ambiente. As condições dadas para o desenvolvimento favorecem determinados processos – todas as reações químicas que formam o corpo humano são afetadas pelo meio[9], nos permitindo dizer que a relação entre arte e desenvolvimento humano está entrelaçada de tal modo que a própria formação do corpo humano se molda pela cultura, e pode-se até afirmar que natureza e cultura se conectam e se confundem.

Estudos antropológicos dizem que a experiência vivida guia a cultura e que o corpo humano, embora parte da natureza, é moldado pela cultura. O impressionante desenvolvimento dos hominídeos ao longo de milhões de anos se reflete na criança pequena que, ao adquirir no primeiro ano a capacidade, por imitação, de andar de forma ereta, reflete o desenvolvimento dos *Homo erectus*. No segundo e terceiro anos de vida, com a aquisição das habilidades motoras e de autopercepção, o lactente reflete as fases do *Homo habilis* e *Homo sapiens*. Nessa fase se desenvolve a expressão sonora da criança. Cordas vocais são instrumentos musicais humanos. No entanto, as experiências sensoriais, envolvendo os sentidos do bebê, vão criando um campo para ampliar as capacidades humanas. Mesmo antes de nascer, o feto já é capaz de escutar; a partir do quinto mês de gestação, ouve as batidas do coração da mãe (além de todos os outros barulhos do organismo) e reconhece a voz dela; reage a esses estímulos virando a cabeça, chutando ou mexendo os braços, o que é visível na ultrassonografia morfológica, além de reagir com aceleração da frequência cardíaca. Quando adulto, os sons continuam a provocar essas e outras reações mais sofisticadas: evocam memórias e pensamentos, comunicam, provocam sensações, emocionam e movimentam. Assim como com a música, propiciar experiências estéticas organizadas e diversas influência corpo e psique humana e, se são positivas, provocam benefícios para a pessoa e sua saúde e auxiliam no desenvolvimento infantil e adulto.

Considerando a complexidade dos estímulos sensoriais das atividades expressivas artísticas, com *inputs* e *outputs* completamente diferentes, o universo das formas, texturas e cores das artes plásticas inclui desenho, pintura, fotografia, escultura e instalações; o universo do movimento inclui a dança, integrado ao universo sonoro da música com toda a gama de timbres dos instrumentos musicais. O universo amplo das artes cênicas inclui ainda performances, narrativas, o hábito de contar histórias, literatura, declamações de poesias e ainda inclui as expressões artísticas como um todo na construção de cenários e musicais. Aqui é onde o afeto e a promoção de uma conexão positiva com o mundo importam para completar esse circuito favorável ao desenvolvimento**. Desta forma, as inteligências sensório-motora e emocional, integradas à inteligência cognitiva, promovem o desenvolvimento da criança e do adolescente.

MUDANÇAS E PERDAS PARA CRIANÇAS

No período de uma ou duas gerações, a vida das crianças em todo o mundo se transformou muito. Um grande movimento em direção à excessiva urbanização, orientado para a segurança e o cuidado, levou em grande parte as crianças para dentro de espaços construídos, como escolas, prédios e casas, com a perda da livre exploração das cidades e da natureza próxima e com cada vez menos mobilidade, característica do estilo de vida urbano moderno. Com o crescimento das

** Ver em Gerhard, 2016[7], a importância do amor, para conhecer melhor a relação entre processos químicos, físicos e psíquicos no desenvolvimento da criança.

grandes cidades e o uso constante da tecnologia, os agrupamentos livres e comunitários foram diminuindo a espontaneidade dos encontros e limitando a mobilidade das crianças. A falta de contato entre grupos diversos de crianças tornou o dia a dia mais monótono e previsível. Algumas crianças, moradoras de cidades grandes, têm pouca ou nenhuma oportunidade de experimentar o mundo natural de forma livre e espontânea, indo e vindo para os ambientes construídos dentro de carros e ainda dentro de realidades virtuais digitais. Esse contexto de confinamento e sedentarismo, em que os rituais cotidianos vão ficando cada vez mais conectados a um mundo adulto e escolar, contribui para que as crianças e adolescentes apresentam diversos sinais e sintomas de sofrimento físico, mental e perda de saúde e bem-estar relacionados à falta de oportunidades de vivenciar uma infância rica em movimento, experiências sensoriais e estéticas e brincadeiras independentes e não estruturadas a céu aberto[10].

Há atualmente um amplo conjunto de pesquisas que relacionam a falta de oportunidades de brincar e aprender com a – e na – natureza com problemas de saúde na infância e na adolescência, como miopia, obesidade/sedentarismo, hiperatividade e baixa motricidade – falta de equilíbrio, agilidade e habilidade física[11]. A falta de brincar livre entre pares, em uma cultura infantil autônoma, traz ainda dinâmicas de dependência excessiva do mundo adulto ou intermediado por adultos, impedindo as crianças de terem autonomia de criar uma cultura infantil coletiva livre.

Outro aspecto a ser considerado é que a principal causa de morte nos adultos corresponde às doenças cardiovasculares, e que a síndrome metabólica, caracterizada como a associação de fatores de risco como sobrepeso, elevação da glicemia, do colesterol e da pressão arterial, tornou-se uma pandemia que vem avançando em fases precoces da vida[12]. Apesar de ser causada por vários fatores de risco, sabe-se que a síndrome metabólica está diretamente ligada ao estilo de vida das crianças e adolescentes e, portanto, a privação de movimento e o maior nível de estresse podem afetar gravemente o futuro desta e das próximas gerações[13].

Outra frente dos efeitos da urbanização e do modelo atual de desenvolvimento e estilo de vida diz respeito à perda de biodiversidade em larga escala, que ecoa na escala microecológica com mudanças nos ecossistemas microbianos pessoais e ambientais. Essa perda está diretamente relacionada à epidemia de alergia e de muitas outras doenças não transmissíveis. As evidências apontam que há relação entre o fato de as crianças passarem mais tempo dentro de casa e terem progressivamente menos contato com a biodiversidade em ambientes naturais, e um aumento na desregulação imunológica e à maior propensão para inflamação de baixo grau[14].

O cenário de confinamento da infância e adolescência, e o consequente uso excessivo das telas, também está relacionado com consequências comportamentais, como aumento de equivalentes depressivos, ansiedade e transtornos de sono[15].

E, finalmente, perdas culturais e comunitárias bruscas e violentas (como a perda de territórios e símbolos sagrados), ou diminuição do reconhecimento cultural coletivo ou individual (como aqueles provocados pelo preconceito, pelo racismo estrutural e *bullying*), provocam sofrimento e perda de sentido, especialmente para crianças e jovens e são, em muitos casos, provocadores de estresse tóxico, um dos grandes problemas para o desenvolvimento e a saúde infantil. Sociedades que sofreram ou sofrem violências e perdas bruscas nas suas formas rituais de socialização, transformações violentas nos modos de estar juntos, falta de aceitação ou reconhecimento social e rompimento de vínculo, apresentam problemas no desenvolvimento e na saúde das crianças, que perdurarão por toda a vida. Perda de sentido, conflitos e não aceitação são apontados como causadores de suicídio entre jovens do Rio Negro[16], assim como a violência simbólica e o desamparo social entre os guaranis no Mato Grosso do Sul[17].

BENEFÍCIOS DA RELAÇÃO COM A NATUREZA

Está cada vez mais claro, e as evidências apontam, que as experiências diretas da natureza na infância contribuem para a saúde, o bem-estar e para o desenvolvimento integral das crianças e adolescentes em diversas dimensões, sistematizadas a seguir:

- Saúde física:
  - A exposição à luz solar em ambientes abertos pode reduzir a incidência de miopia[18] e aumentar os níveis de vitamina D[19].
  - O acesso a parques e outras áreas verdes pode aumentar a frequência da prática de atividades físicas e, consequentemente, reduzir o risco de obesidade, sobrepeso e doenças cardiovasculares[20].
  - O acesso a elementos naturais melhora o sistema imunológico[21].
  - Melhora a percepção espacial e temporal e influencia o ciclo circadiano dia-vigília/noite-sono e a produção de vários hormônios e neurotransmissores que influenciam os comportamentos e hábitos e rotinas para o bem-estar e a saúde.
- Bem-estar emocional[22]:
  - Nas áreas verdes da cidade e da escola, as crianças encontram paz e refúgio das tensões de ambientes construídos e da vida cotidiana.
  - Os estudantes que têm acesso a pátios escolares verdes desenvolvem mais competências e relações sociais cooperativas.
  - A diversidade encontrada em pátios escolares verdes promove o foco.
- Desenvolvimento cognitivo e autorregulatório: a exploração e as descobertas que acontecem no ambiente natural favorecem a motivação e o engajamento relacionados aos processos educativos promotores de resiliência[23].
- Imaginação e criatividade: as crianças que brincam em espaços mais naturais, diversos e desafiantes apresentam mais habilidades relacionadas ao brincar imaginativo e criativo[24].
- Senso de pertencimento em relação à cidade: as crianças que frequentam os espaços públicos – ruas, parques e praças – e desenvolvem vínculos positivos com a cidade têm mais chances de se sentirem parte de uma comunidade e valorizar seus territórios[25].
- Comportamento conservacionista: uma infância rica em experiências positivas e significativas com o ambiente natural contribui para o desenvolvimento do sentimento de pertencimento, valorização e promoção da conservação em relação à natureza[26].
- Esperança construtiva: desenvolvimento da capacidade de enfrentar ameaças e incertezas ambientais, encontrando significado positivo na ação individual e coletiva[27].

BENEFÍCIOS DA EXPERIÊNCIA COM A ARTE E CULTURA/EXPERIÊNCIA ESTÉTICA

A experiência estética proporciona o contato com o diferente, o inesperado, e proporciona uma percepção sensível e criativa, extracotidiana. Envolver as crianças em atividades e experiências estéticas, seja sozinho, seja coletivamente, desenvolve suas capacidades sensíveis e artísticas e traz a elas e à sociedade uma série de benefícios:

- Saúde física: a exposição a experiências sensoriais e artísticas diversas (plásticas, musicais, performáticas) conectadas ao movimento amplia capacidades motoras (aquisição de coordenação motora fina e grossa, equilíbrio, força e plasticidade), reduz o risco de obesidade e sobrepeso e aumenta o bem-estar físico geral.
- Experiências sensoriais e bem-estar emocional: fundamental para o desenvolvimento das crianças, as atividades que permitem a livre expressão auxiliam na redução de estresse e trazem equilíbrio das emoções.
- Desenvolvimento cognitivo e autorregulatório: atividades sensoriais e que promovem desde cedo a livre experimentação desenvolvem os sentidos e percepções e o senso de curiosidade e pesquisa; a exploração e as descobertas sensoriais e estéticas favorecem os processos educativos e potencializam as capacidades intelectuais; atividades que motivam a expressão desenvolvem a capacidade de imersão e concentração. Contação de histórias, desenhos e fantoches auxiliam na elaboração narrativa e na aquisição de linguagem falada e escrita.
- Imaginação e criatividade: as crianças que experimentam desde cedo um mundo cultural diverso e rico, e que são estimuladas a criarem livremente, apresentam mais habilidades relacionadas ao brincar imaginativo, estimulando o senso criativo e inovador por toda a vida.
- Senso de pertencimento comunitário: crianças estimuladas a fazer arte e viver dinamicamente a cultura ritual e artística desenvolvem vínculos comunitários mais fortes e senso de pertencimento e valorização do grupo e de suas tradições culturais. Crianças que são estimuladas a competências e relações sociais cooperativas sentem-se mais felizes e não sofrem tanto de depressão e ansiedade. Contações de história em especial promovem bem-estar comunitário e partilhamento intergeracional[28].
- Capacidade de comunicação, de autoconhecimento e de mudança: uma infância rica em experiências significativas com o mundo cultural e artístico desenvolve a capacidade de comunicar ideias e transformar o meio, de criar e de dar novos significados a ele. Contar histórias para e com as crianças estimula sua capacidade de simbolizar – um ótimo elemento em qualquer processo terapêutico[29]. Apresentar desde cedo a arte é a melhor maneira de fazer com que adquiram naturalmente noções de estética e senso crítico, e mais capacidade de se autoconhecer. Desenvolve perseverança e dedicação e aumenta a habilidade da observação, tornando a criança mais capaz para outras áreas, como a ciência.

Considerando os benefícios cruzados tanto do contato com a natureza como da experiência estética com arte e cultura, ações integrando natureza, arte e cultura devem ser promovidas pelos seus efeitos sinérgicos.

Tendo em vista esse contexto, a comunidade pediátrica tem um papel fundamental: ao incentivar e promover uma infância mais rica em natureza e arte, estará contribuindo não apenas para o desenvolvimento saudável das crianças e adolescentes e para a minimização de problemas de saúde futuros, mas também para o fortalecimento do vínculo positivo entre o ser humano, sua cultura e a vida, tão essencial para que se possa reverter as crises que afetam nossa sobrevivência no planeta e a vida das outras espécies que o compartilham conosco. Alguns caminhos são indicados sobre como agir na prática clínica.

Estas novas orientações provenientes da pediatria, focadas no desenvolvimento global da criança e adolescente, assim como da saúde planetária, vêm sendo incorporadas na prática clínica em vários programas e sociedades pediátricas em todo o mundo, e se refletem nas recomendações de consenso de dez países no *São Paulo agreement on integrative pediatrics*, endossadas pela Sociedade de Pediatria de São Paulo[30].

SUGESTÕES PARA A PRÁTICA CLÍNICA

Para estimular pais, mães e outros cuidadores a ampliar o repertório e valorizar os aspectos ligados ao mundo natural, ao sensível e à arte, é importante valorizar as boas práticas locais. É preciso ter em mente que em um país grande e diverso culturalmente como o Brasil, as formas e expressões culturais, artísticas e rituais que fazem sentido para cada contexto são muitas e bastante ricas. E estimular essa diversidade é um bom passo para amplificar experiências que auxiliem no desenvolvimento das crianças. Algumas atividades podem ajudar nesse sentido:

- Brincadeiras sensoriais utilizando elementos naturais envolvendo o sentir e o criar transformador.
- Jogos teatrais coletivos, como teatro de sombras, teatro de bonecos, rituais teatrais, narrativas de mitos, contação de histórias que envolvem a cultura local do grupo.
- Estimular que as famílias deem atenção às histórias contadas pelas crianças.
- Envolvimento em danças em festas e rituais típicos.
- Observação das cores, formas e cheiros de diferentes tipos de plantas (promover montagem de colagens ou pequenos mundos naturais com pedrinhas, pequenos galhos etc.).
- Desenhar no chão, paredes, papel ou outros tipos de suporte.
- Promover mostras de obras das crianças que também valorizem artistas locais.
- Envolver as crianças em danças típicas ou colocar música e dançar com elas; contar muitas histórias para e com as crianças.
- Produzir sons no próprio corpo ou de qualquer objeto doméstico – bambus dão ótimas flautas e tampas de panelas são clássicas formas de crianças brincarem no fazer sonoro;
- Promover caminhadas e no caminho ir notando as plantas e suas cores, cheiros e formas.
- Motivar o livre brincar na natureza; plantar e observar uma plantinha crescer, correr e subir em árvores etc.
- Motivar a percepção das imagens por meio de brincadeiras como olhar o céu, observar as transformações e os movimentos das nuvens, observar as formas da natureza, do mundo, desenhar (no chão, na areia, no papel) e, quando possível, fotografar com as crianças.

Aprender dos cuidadores os modos valorizados de cultura e arte no grupo e, a partir disso, motivar a conversa sobre sua importância para as crianças e a comunidade vai aproximar o médico e o cuidador, trazendo para o encontro essa conexão e a valoração das formas artísticas e sensíveis locais. A promoção de uma pediatria mais abrangente em termos de recomendações de intervenções baseadas em natureza e arte, assim como a disseminação do conhecimento científico traduzido à sociedade e ao grande público de cuidadores quanto aos impactantes benefícios decorrentes da adoção e incorporação dessas atividades na rotina e no estilo de vida das crianças e adolescentes, representa um modelo inovador e uma conexão respeitosa com corresponsabilidade quanto às futuras gerações, que enfrentarão desafios ambientais e culturais sem precedentes.

Essa cooperação/conversa/troca pode seguir estimulando os pais e cuidadores, como agentes de transformação, a envolverem seus filhos em atividades que eles já fazem localmente e desenvolverem outras de forma qualificada e criativa. Assim, os pais serão os aliados do desenvolvimento infantil e nós, profissionais de saúde, seguiremos atentos à diversidade cultural e natural, e ao que ela tem a nos oferecer para estimular as boas práticas para o desenvolvimento infantil, inclusive aprendendo uns com os outros novos significados e modos para construirmos, com as crianças, um mundo mais respeitoso e diverso, mais livre e conectado com as demais espécies e ambientes naturais, mais lúdico, sensível e feliz.

REFERÊNCIAS BIBLIOGRÁFICAS

1. Clark H, Coll-Seck AM, Banerjee A, Peterson S, Dalglish SL, Ameratunga S, et al. A future for the world's children? A WHO-UNICEF-Lancet Commission. Lancet. 2020;395(10224):605-58.
2. United Nations Environment Programme (2021). Making Peace with Nature: A scientific blueprint to tackle the climate, biodiversity and pollution emergencies. Nairobi. Disponível em: https://www.unep.org/resources/making-peace-nature [acesso out. 2021].
3. Wernham M. Mapping the Global Goals for Sustainable Development and the Convention on the Rights of the Child. Disponível em: https://www.unicef.org/media/60231/file [acesso out. 2021].
4. Silva RCO. Superar no movimento: etnografia de performances de Pirráias em Recife e mais além [tese de doutorado]. Florianópolis: Universidade Federal de Santa Catarina – Programa de Pós-Graduação em Antropologia Social; 2008.
5. Giddens A. As consequências da modernidade. São Paulo: Editora Unesp; 1991. Disponível em: http://www.afoiceeomartelo.com.br/posfsa/Autores/Giddens,%20Anthony/ANTHONY%20GIDDENS%20-%20As%20Consequencias%20da%20Modernidade.pdf [acesso out. 2021].
6. Arruda AZT, Veríssimo MR. A importância da afetividade na formação da criança desde a gestação até os três anos de idade. In: Chiesa AM (org.). A experiência do I Curso de especialização em promoção do desenvolvimento infantil: concepção, estrutura e alguns resultados. São Paulo: Escola de Enfermagem da Universidade de São Paulo/Fundação Maria Cecília Souto Vidigal/Fundação Faculdade de Medicina; 2013. 224p.
7. Gerhard S. Porque o amor é importante: como o afeto molda o cérebro do bebê. Porto Alegre: Artmed; 2016.
8. Groom A, Elliott HR, Embleton ND, Relton CL. Epigenetics and child health: basic principles. Arch Dis Child. 2011;96(9):863-9.
9. Nelson CA, Thomas KM, de Haan M. Neuroscience and cognitive development: the role of experience and the developing brain. New York: John Wiley & Sons; 2006.
10. Louv R. A última criança na natureza: resgatando nossas crianças do transtorno do déficit de natureza. São Paulo: Aquariana; 2016.
11. Chawla L. Benefits of nature contact for children. J Plann Liter. 2015;30(4):433-52.
12. Organização Pan Americana de Saúde. Dez principais causas de morte no mundo. Folha informativa atualizada em maio de 2018. OPAS; 2018. Disponível em: https://www3.paho.org/bra/index.php?option=com_content&view=article&id=5638:10-principais-causas-de-morte-no-mundo&Itemid=0 [acesso set. 2021].
13. Al-Hamad D, Raman, V. Metabolic syndrome in children and adolescents. Transl Pediatr. 2017;6(4):397-407.
14. Prescott S. A butterfly flaps its wings: extinction of biological experience and the origins of allergy. Ann Allergy Asthma Immunol. 2020;125(5):528-34.
15. Roberts A, Hinds J, Camic PM. Nature activities and wellbeing in children and young people: a systematic literature review. J Advent Educ Outd Learn. 2020;20(4):298-318.
16. Pereira MM. Representações sociais sobre suicídio indígena em São Gabriel da Cachoeira – AM: um estudo exploratório [dissertação de mestrado multidisciplinar em Saúde, Sociedade e Endemias na Amazônia]. Manaus: Universidade Federal do Amazonas; 2013.
17. Pimentel SK. Sansões e Guaxos: suicídio Guarani e Kaiowá: uma proposta de síntese [dissertação de mestrado em Antropologia Social]. São Paulo: Faculdade de Filosofia, Letras e Ciências Humanas; 2006.
18. Dolgin E. The myopia boom. Nature. 2015;519:276-8.
19. McCurdy LE, Winterbottom KE, Mehta SS, Roberts JR. Using nature and outdoor activity to improve children's health. Curr Probl Pediatr Adolesc Health Care. 2010;40(5):102-17.
20. Mears M, Brindley P, Baxter I, Maheswaran R, Jorgensen A. Neighborhood greenspace influences on childhood obesity in Sheffield, UK. Pediatr Obes. 2020;15(7):e12629.
21. Roslund MI, Puhakka R, Grönroos M, Nurminen N, Oikarinen S, Gazali AM, et al. Biodiversity intervention enhances immune regulation and health-associated commensal microbiota among daycare children. Sci Adv. 2020;6(42):eaba2578.
22. Chawla L, Keena K, Pevec I, Stanley E. Green schoolyards as havens from stress and resources for resilience in childhood and adolescence. Health Place. 2014;28:1-13.

23. Lieberman GA, Hoody LL. Closing the achievement gap: Using the environment as an integrating context for learning. 1998. Disponível em: https://www.researchgate.net/publication/44823956_Closing_the_achievement_gap_Using_the_environment_as_an_integrate_context_for_learning [acesso set. 2021].
24. Dankiw KA, Tsiros MD, Baldock KL, Kumar S The impacts of unstructured nature play on health in early childhood development: a systematic review. PLoS One. 2020;15(2):e0229006.
25. Gill T. Cities alive: designing for urban childhoods 2017. Disponível em: https://www.arup.com/perspectives/publications/research/section/cities-alive-designing-for-urban-childhoods [acesso set. 2021].
26. Hughes R, Lumber A. Evaluating connection to nature and the relationship with conservation behaviour in children. J Nat Conserv. 2018;45:11-9.
27. Chawla L. Childhood nature connection and constructive hope: a review of research on connecting with nature and coping with environmental loss. People Nat. 2020;2:619-42.
28. Reinking AK, Vetere III MJ, Percell JC. Collaborating with theatre, nature, and STEM: a multigenerational family event. N Waves Edu Res Develop. 2017;20(1):23-37.
29. Girardello G. Voz, presença e imaginação: a narração de histórias e as crianças pequenas. In: Fritzen C, Cabral G (org.). Infância: imaginação e educação em debate. Campinas: Papirus; 2007. p.39-57.
30. Ghelman R, Sibinga EMS, von Schoen-Angerer T, Vagedes J, Seifert G. The São Paulo agreement on integrative pediatrics: a consensus-based document fostering integrative health of children and adolescents globally. Complement Ther Med. 2021;58:102677.

15

Peculiaridades da farmacologia em pediatria e prevenção dos erros de medicação

Luciana Rodrigues Silva
Dirceu Solé

INTRODUÇÃO

As crianças têm como característica primordial o crescimento e o desenvolvimento contínuos, e, naturalmente, sua resposta às drogas é condicionada por vários fatores, devendo-se ressaltar entre eles a idade, o tamanho, o peso e o estágio de desenvolvimento em que se encontra o indivíduo.

Também precisam ser levados em consideração outros aspectos que podem atuar na modificação da resposta à farmacoterapia, como doenças que determinam insuficiência de múltiplos órgãos, a hereditariedade, a administração simultânea de outras drogas e suas interações. Essas diferenças podem ocorrer nos mecanismos da farmacocinética ou da farmacodinâmica das drogas, ou em ambos. O estudo da farmacologia nas diversas etapas do desenvolvimento da criança é ainda muito fragmentário. Alguns aspectos da farmacocinética e da farmacodinâmica começam a ser compreendidos, embora ainda sejam necessárias investigações adicionais na faixa etária pediátrica.

A prescrição racional de um medicamento representa um dos atos médicos de grande importância, pois necessita de conhecimento prévio adequado da droga e, sobretudo, de ter-se um diagnóstico correto da afecção do paciente. É sempre importante ressaltar a necessidade de anamnese cuidadosa e de exame físico detalhado para a obtenção de uma formulação diagnóstica acertada, além do conhecimento detalhado das drogas que serão prescritas, para obtenção de um plano terapêutico ideal.

Sobretudo na faixa pediátrica, esses conceitos precisam ser otimizados, levando-se em consideração as peculiaridades do pequeno paciente, as mudanças rápidas que ocorrem com seu desenvolvimento, que seguramente afetarão o trânsito e os efeitos das drogas no organismo. Ressalte-se ainda que o bom senso do médico que atende uma criança muitas vezes é tão ou mais importante que a prescrição dos fármacos, devendo-se levar em consideração também os aspectos biológicos, socioeconômicos e culturais do ambiente que envolvem o pequeno paciente[1-3].

A medicina pediátrica difere da medicina do adulto em vários aspectos, sejam eles clínicos, psicológicos ou farmacológicos, pois possui muitas peculiaridades. As crianças crescem e se desenvolvem e, portanto, mudam as respostas às drogas que recebem. É considerado um axioma o fato de que o aumento do peso e da altura se relaciona com a mudança da dose dos medicamentos e sua resposta. O entendimento acerca da influência real da idade sobre a biodisponibilidade e o efeito dos medicamentos ainda é bastante limitado, o que impede, em algumas circunstâncias, de traçar esquemas terapêuticos precisos, especialmente nas crianças muito jovens. A maioria dos conhecimentos a respeito das drogas provém de estudos realizados com adultos, e, por conseguinte, as orientações posológicas podem, em certas situações, encerrar variações, inexatidões e até mesmo, eventualmente, alguns riscos; esses fatos provavelmente contribuem para a reserva dos pediatras diante do emprego de novas aquisições terapêuticas. Esse comportamento conservador muitas vezes é indispensável, sendo acrescido da avaliação criteriosa e atualização periódica sobre os estudos com fármacos na faixa etária pediátrica, considerando a farmacocinética e a farmacodinâmica em cada uma das faixas etárias.

Como já exposto, a farmacologia pediátrica ainda deixa muito a desejar quando comparada à do adulto; poucas drogas têm sido completamente estudadas nos diversos grupos etários pediátricos. Na orientação concernente à maioria dos fármacos, não há estudos suficientes que orientam sua utilização em recém-nascidos, prematuros, lactentes, escolares ou adolescentes. Essa falta de informação adequada muitas vezes exclui as crianças dos benefícios de drogas reconhecidamente úteis para os adultos, o que deu origem à expressão tradicional de Shirkey, hoje consagrada, de que as crianças são os órfãos da terapêutica[4,5].

A farmacologia pediátrica pode ser dividida em duas grandes áreas com subdivisões:

1. Farmacologia que atua nos períodos intrauterinos, compreendendo:
   - Embriogênese e organogênese, que representam essencialmente o primeiro trimestre da gestação.
   - Maturação fetal, período que se estende do segundo trimestre da gravidez até o parto.
   - Período imediato antes do nascimento e durante o trabalho de parto.
2. Farmacologia que atua nos períodos extrauterinos que compreendem o atendimento pediátrico:
   - Recém-nascidos pré-termo e a termo (do nascimento até 30 dias): nessa fase há imaturidade fisiológica, com modificações no metabolismo e eliminação dos fármacos.
   - Lactentes (1 mês a 2 anos): é uma extensão do período anterior, mas com peculiaridades distintas.
   - Pré-escolar (2-5 anos): essa etapa está associada, sobretudo, a infecções agudas que necessitam de esquemas terapêuticos de curta duração. Ressaltam-se a dificuldade da administração das drogas nessa fase e a facilidade das intoxicações acidentais.
   - Escolares (5-10 anos): o metabolismo de certos agentes terapêuticos é acelerado nessa idade, por exemplo, no caso da teofilina e de drogas antiepilépticas, o que dificulta a posologia.
   - Adolescentes (10-18) anos: não parece haver diferenças importantes com relação à farmacologia dos adultos, exceto, muitas vezes, pela não aceitação das medicações por parte dos pacientes.

Muito se tem discutido sobre o esquema posológico ideal para as crianças, sobretudo por causa da prática, instituída para os pacientes pediátricos, de calcular a dose da medicação de acordo com o peso do paciente. A dose ideal deveria ser aquela mínima capaz de produzir o efeito esperado sem causar efeitos indesejáveis. Na clínica são empregadas médias de doses ideais com base em estudos feitos com grandes amostras populacionais, lembrando-se, no entanto, a possibilidade das variações individuais muitas vezes geneticamente determinadas. Os esquemas posológicos na criança em geral são relacionados a seu peso ou a sua superfície corpórea. Na maioria dos casos em que se emprega essa técnica, os resultados são satisfatórios, provavelmente porque os fármacos são relativamente pouco tóxicos e se dispõe de uma margem terapêutica ampla. A situação, no entanto, muda quando se trata de agentes com elevada toxicidade e margem terapêutica reduzida, tais como digitálicos, aminoglicosídeos, drogas citotóxicas e quimioterápicos, que são administrados em doses muito específicas para cada idade, em vista de seus índices terapêuticos. Além disso, as crianças tratadas em ambulatório com quadros leves a moderados são completamente diferentes daquelas com doenças graves e enfermidades crônicas, que necessitam de tratamento prolongado com doses mais elevadas ou múltiplas drogas que podem interagir entre si. Os recém-nascidos, o lactente e a criança representam indivíduos em contínuo desenvolvimento, nos quais as diferenças e os processos de maturação não são graduais, previsíveis ou matemáticos. As variações fisiológicas sofrem modificações contínuas nessas etapas da vida, e podem concorrer para alterar profundamente as ações e os efeitos dos fármacos, por exemplo, a pressão arterial, o pH gástrico, a concentração de ácidos graxos, a concentração de albumina, a proporção de água e gordura corpórea, o tamanho e o peso dos órgãos, a presença de patologias prévias, dentre outros[6-10].

Morselli chama a atenção para a necessidade da superação da nossa ignorância diante da farmacologia pediátrica e sugere algumas perguntas que devem ser feitas sempre que um esquema terapêutico for instituído para uma criança[11]:

1. Essa droga é bem absorvida pela criança?
2. Como se faz a distribuição da droga em função das modificações dos diferentes compartimentos de água e gordura no organismo infantil?
3. Essas modificações de distribuição influem no efeito das drogas?
4. Quais as taxas metabólicas nas diferentes faixas etárias?
5. Os níveis terapêuticos e tóxicos na criança são os mesmos dos adultos?
6. Quando ocorre uma alteração significativa na capacidade excretora renal nos primeiros meses de vida?
7. Dos fatores citados, quais os mais relevantes para os efeitos dessa droga?
8. A criança realmente necessita de todos esses medicamentos que lhe estão sendo administrados?

Nem todas as perguntas podem ser respondidas no momento atual, mas demonstram claramente o que é preciso saber e em que direções as pesquisas devem seguir. Vários autores têm traduzido contribuições importantes, embora algumas ainda fragmentárias, para a compreensão das drogas nos pacientes pediátricos.

A monitoração da terapêutica empregada, sobretudo pela dosagem plasmática das drogas ou de seus receptores, tem contribuído para a melhor compreensão de seus níveis, além de poder acompanhar a obediência do paciente no comprimento das prescrições. Prescrição, algumas vezes, não é igual a tratamento.

Outro ponto que precisa ser mencionado é sobre a farmacogenética, que estuda as variações hereditárias clinicamente significativas nas respostas aos fármacos. Essas diferenças podem decorrer de defeitos no metabolismo ou de efeitos anormais, que surgem devido à presença de receptores anômalos nos locais de ações desses agentes terapêuticos. Esses conceitos têm revolucionado o conhecimento farmacológico nos últimos anos. Múltiplos fatores têm sido investigados e identificados como importantes na determinação das variações que se encontram nas respostas às drogas: idade, sexo, horário da administração, em jejum ou não, tipo de alimento ingerido, doenças subjacentes, estado nutricional e hormonal, estresse, exposição a indutores ou inibidores das enzimas microssomais hepáticas que metabolizam as drogas[12-15].

Muitas doenças genéticas afetam as respostas dos fármacos nas crianças. Quando uma resposta incomum a um deles ocorre em um paciente, o pediatra deve considerar a possibilidade de existir um mecanismo subjacente, que também pode expressar-se em outros membros da família.

Em alguns países há legislação rígida com relação ao uso de certas drogas na faixa etária pediátrica, e os novos medicamentos só devem ser empregados em crianças após estudos extensos bem controlados experimentais, em animais, adultos e crianças.

Medicamentos eficazes e seguros para o emprego em neonatos, lactentes, crianças e adolescentes requerem uma compreensão adequada do processo de amadurecimento que envolve todos os órgãos e sistemas, por conseguinte alterando os fenômenos da ação das drogas e sua disponibilidade. Os protocolos terapêuticos devem ser ajustados, baseando-se nas características cinéticas de cada droga e nas especificidades dos pacientes, tais como idade, tipo de doença, sexo e necessidades individuais. Se esses detalhes não forem lembrados, pode ocorrer tratamento ineficiente ou toxicidade[16-19].

A abordagem da farmacoterapia pediátrica se baseia no entendimento da biologia do desenvolvimento humano, assim como na ontogênese dinâmica que regula os processos de absorção, distribuição, metabolismo e excreção de fármacos. Deve-se ressaltar que há mudanças nos aspectos relacionados com a interação entre as drogas e seus receptores, envolvendo alterações ontogênicas no número de receptores, afinidade com os receptores, ligação receptor-efetor, além da regulação e modulação dos receptores ao longo do crescimento e desenvolvimento. Nos dois primeiros anos de vida há crescimento e desenvolvimento acelerados, especialmente no primeiro ano de vida, não comparável com nenhuma outra faixa etária. No primeiro ano de vida o peso da criança duplica aos 4 meses e triplica aos 12, comparando-se com o peso do nascimento. Com 1 ano a altura aumenta 50% e a superfície corpórea dobra com relação ao nascimento. O gasto calórico aumenta 3-4 vezes no primeiro ano de vida. Os diferentes órgãos e sistemas crescem e amadurecem ao longo dos primeiros anos de vida, uns até a fase escolar, outros até o início da adolescência. Esses processos dinâmicos de crescimento, diferenciação e amadurecimento envolvem mudanças fisiológicas e farmacológicas.

As proporções corpóreas são dimensionadas, baseando-se nos componentes de gordura, proteína, água intracelular e água extracelular, que mudaram proporcionalmente do recém-nascido até a infância. No recém-nascido a termo a quantidade de água é de 75-80% do peso corporal. Essa quantidade decresce até 60% aos 5 meses, quando permanece constante. Haverá diminuição progressiva da quantidade de água intracelular, a partir da infância até o período de adulto jovem. Ademais, a quantidade de gordura dobra entre 4-5 meses e no segundo ano de vida a massa proteica aumenta, com uma diminuição relativa de gordura.

O tamanho do fígado e do rim também muda; esses dois órgãos atingem o máximo peso relativo entre 1-2 anos, quando a capacidade de metabolismo e eliminação dos fármacos é máxima. A área de superfície corpórea no lactente é maior relativamente quando comparada à da criança maior ou à do adulto.

Durante a adolescência, a altura aumenta aproximadamente 25% e o peso quase dobra. As proporções de gordura e massa muscular são diferentes em ambos os sexos. Alguns nomogramas e fórmulas têm sido desenvolvidos para predizer a densidade corpórea e a quantidade de gordura, baseados em medidas de prega cutânea e circunferência do braço. Na puberdade, o aumento dos hormônios sexuais afeta a composição do corpo e o metabolismo hepático das drogas.

A superfície absortiva e o trânsito do intestino delgado são menores nos lactentes e crianças de baixa idade quando comparados aos dos adultos, o que provavelmente tem repercussão na absorção dos fármacos. O metabolismo hepático é complexo e vai amadurecendo nos 3 primeiros meses de vida.

O *clearance* de creatinina também aumenta de modo significativo no primeiro ano de vida. A função tubular amadurece depois da função glomerular. Na puberdade a função excede a dos adultos.

A curva de atividade das enzimas geralmente é baixa no feto, aumenta no neonato em alguns casos e atinge o pique na adolescência. A atividade das enzimas microssomais hepáticas muda com a idade e é diferente nos homens e mulheres adultos; a capacidade de ligação ao citocromo P-450, que promove a oxidação dos fármacos, é maior nos homens. Há também uma discreta diferença na atividade do sistema transportador de elétrons ligado ao Fosfato de dinucleótido de nicotinamida e adenina (NADPH) microssomal.

Em síntese, as mudanças que ocorrem no organismo com a idade afetam diretamente o modo como os fármacos se distribuem no corpo[20-25].

Finalmente, vale lembrar que nem sempre tratar significa usar fármacos, especialmente quando se cuida de crianças; esses pequenos pacientes, quando doentes, necessitam de conforto e segurança, e muitas vezes outras medidas de suporte que são também valiosas para diminuir as consequências da doença. Todo fármaco, ao lado do benefício, traz também riscos que devem ser bem avaliados, e essa avaliação depende do médico, que deve conhecer bem os medicamentos que emprega, as possibilidades de interação medicamentosa com outras drogas e com outras substâncias, além do conhecimento adequado de seu paciente pediátrico.

PERÍODO INTRAUTERINO

Em nenhum outro campo da medicina os riscos terapêuticos são tão grandes quanto durante a gestação. Enquanto nos adultos os efeitos colaterais são na maioria reversíveis, o mesmo não ocorre na fase embrionária. A partir de alguns exemplos trágicos, sabe-se que o embrião é mais sensível às ações deletérias dos fármacos do que em qualquer outra fase da vida. O embrião caracteriza-se sobretudo pelas mudanças celulares contínuas, no que diz respeito a divisões, migrações e diferenciações. Devido a esses aspectos, alguns efeitos danosos podem determinar más formações congênitas, defeitos morfológicos irreversíveis ou até outros efeitos bioquímicos ou comportamentais, que às vezes se expressam em fase mais avançada da vida.

Para o desenvolvimento, o embrião utiliza os nutrientes e as substâncias que chegam até ele através da placenta, que funciona como um filtro e que também secreta hormônios fundamentais para a manutenção da gravidez. Como regra geral, os fármacos podem atravessar a placenta, quando usadas em quantidade suficiente. O principal mecanismo de transferência das drogas ocorre por difusão direta e depende de propriedades físico-químicas do composto, tais como lipossolubilidade, grau de ionização, peso molecular e afinidade proteica. Um fármaco tem potencial embriotóxico ou dismorfogênico se houver acúmulo suficiente em um embrião suscetível. Esse acúmulo depende das relações do fármaco ou seu metabólito ativo entre a mãe, a placenta e o embrião. Até o momento não há dados suficientes para que se façam tabelas com dados preditivos para a maioria dos fármacos.

Há o exemplo da talidomida, responsável por graves más formações, enquanto a glutetimida, que se relaciona quimicamente com ela, não tem sido responsável por dismorfogênese.

Para produzir uma má formação congênita, é necessário não só determinada dose, mas também a atuação do fármaco em um momento preciso durante a morfogênese do embrião.

Também vários fatores são peculiares para outras fases da gravidez, no segundo e terceiros trimestres. Um aspecto que merece ser enfatizado é que podem haver grandes variações na farmacocinética de muitos fármacos durante a gestação, representando os fatores maternos que podem alterar as respostas a eles nessa fase (Quadro 1). Esse aspecto seguramente contribuirá para que haja consequências no concepto. Grandes mudanças com aumento na concentração de fármacos como diazepam, ácido valproico, cafeína e ácido salicílico têm sido relatadas. Por outro lado, a obesidade materna contribui para a sequestração de fármacos no tecido gorduroso e menor disponibilidade para a transferência ao feto.

Certas drogas podem ter sua concentração diminuída, sobretudo aquelas que são eliminadas predominantemente pelos rins, como alguns antibióticos, a digoxina e os antiepilépticos. O significado clínico dessas mudanças e os ajustes terapêuticos necessários ainda não foram idealmente estabelecidos. Há ainda relatos de más formações em animais que não se repetem em fetos humanos, demonstrando que nem sempre extrapolações podem ser feitas[9,11,13,26,27].

Os vários fatores placentários que influenciam na transferência dos fármacos e em sua permeabilidade são representados por:

- Coeficiente de partição e lipossolubilidade do fármaco: a succinilcolina e a d-tubocurarina atravessam a placenta lentamente e com dificuldade, promovendo baixas concentrações no feto. Já a fenazona e o tiopental fazem rapidamente essa travessia.
- Peso molecular: os compostos de baixo peso atravessam mais rapidamente a placenta. À medida que o peso molecular aumenta, a lipossolubilidade torna-se um determinante mais importante na transferência placentária. Fármacos com peso molecular entre 250-500 Da atravessam facilmente, aquelas entre 500-1.000 Da já o fazem com maior esforço, e as drogas de peso molecular acima de 1.000 Da passam com muita dificuldade: exceção não esclarecida ocorre com certos anticorpos e polipeptídios.
- A área de superfície e espessura: a espessura das membranas diminui ao longo da gestação, o que aumenta a permeabilidade para certos compostos, como sódio e antibióticos.
- Ligação proteica: os fármacos livres atravessam a placenta para atingir o equilíbrio entre a circulação materna e fetal. Os agentes que atravessam as membranas mais lentamente são dependentes da ligação proteica.
- pH: há maior passagem de fármacos básicos da mãe para o feto.
- Gradiente de concentração e equilíbrio: a velocidade na qual o equilíbrio é alcançado entre o sangue materno e fetal depende do fluxo da substância através da

QUADRO 1 Mudanças na farmacocinética das drogas durante a gravidez

Droga	Concentração plasmática	*Clearance*	Meia-vida	Volume de distribuição
Ampicilina	↓	↑	—	—
Azlocilina	—	—	—	—
Cefurozima	↓			
Moxalactam	↓			
Ceftazidima	↓			
Cefalotina	—	—	↑	↑
Cefocetril	↓		↓	
Amicacina	↓		↓	
Gentamicina	↓		—	↑
Clindamicina	—			
Metronidazol	—		—	
Metoprolol	↓	↑	—	↑
Propranolol	—	—	—	—
Sotalol	↓	↓	↓	—
Labetalol	—	—	—	—
Prazosin	↑			
Digoxina	↓	↑	↑	
Furosemida	↓	↑		
Diazepam	↑	—	—	—
Clorazepato	↓		↑	↑
Oxazepam		—		
Midazolam		↑	↑	↑
Fenitoína	↓	↑		
Fenobarbital	↓	↑		
Primidona	↓	↑		
Carbamazepina	↓	↑		
Ácido valproico	↓	↑	—	↑
Cafeína	↑		↑	—
Propiltiuracil		—	—	↑
Betametasona			—	↑
Lítio	↓			
Teofilina		—	↑	↑

Fonte: adaptado de Mirkin[10].

placenta e de sua remoção da circulação fetal. Naturalmente, condições que afetam a circulação placentária, como diabetes, lúpus, hipertensão e toxemia, vão alterar esse processo.

- Metabolismo do fármaco na placenta e no feto: a biotransformação enzimática pode diminuir a concentração da droga e alterar a biodisponibilidade desta para o feto. É possível que metabólitos possam inibir transportes energéticos de certos substratos. A capacidade do feto e da placenta para metabolizar esteroides endógenos já foi documentada. Muitas reações enzimáticas começam a ser identificadas em extratos de tecidos placentares e fetais, embora seu real significado ainda não seja conhecido. Algumas reações de oxidação ocorrem na placenta, como acontece, por exemplo, com o etanol e o pentobarbital. Certos fármacos podem ser metabolizadas no fígado do feto antes de entrar na circulação.

- Farmacodinâmica: uma única exposição à droga pode causar dano ao feto; a talidomida é um exemplo. Seu efeito sobre o desenvolvimento dos membros é crítico, quando a exposição à droga ocorre nos três primeiros meses de gestação, e os mecanismos provavelmente são multifatoriais. O uso crônico de álcool na gravidez pode resultar na síndrome alcoólica fetal, afetando o sistema nervoso, o crescimento e o desenvolvimento facial. O uso crônico de derivados opioides pode provocar dependência no recém-nascido.

A terapêutica fetal é um ramo recente da farmacologia que envolve a administração de fármacos à mãe para que se obtenham efeitos no feto, tais como o uso de corticosteroides para estimular a maturação pulmonar ou o fenobarbital para promover a indução das enzimas hepáticas responsáveis pela glicuronidação da bilirrubina. Em algumas situações, os fármacos têm sido usados na mãe para tratar arritmias no feto. A exposição do feto a diferentes medicamentos tem aumentado, porém poucas investigações prospectivas controladas têm sido efetuadas, embora se deva partir de um amplo estudo laboratorial para futuras aplicações clínicas.

Muitos dos efeitos dos fármacos são insignificantes ou questionáveis para o feto quando usados pela mãe, mas ressalta-se a necessidade de enfatizar os mais importante: tetraciclinas (descoloração dentária), opioides e barbitúricos no trabalho de parto (depressão neonatal), sulfonamidas (*kernicterus*), compostos de iodo e drogas antitireoidianas (bócio), estrógenos (adenocarcinoma vaginal em jovens). Os únicos fármacos comprovadamente causadores de anormalidades congênitas até o momento são: drogas antiepilépticas, varfarina, talidomida, retinoides, andrógenos, progestágenos virilizantes, aminopterina e antagonistas fólicos (Quadro 2).

De todo modo, qualquer fármaco só deve ser empregado na gestação se houver efeito específico e benéfico para a mãe e o feto, após minucioso estudo.

PERÍODO EXTRAUTERINO

Essa etapa é representada por um grande espaço de tempo que se estende do período imediato após o parto até o final da adolescência. Já se enfatizaram inicialmente algumas diferenças importantes que ocorrem desde o recém-nascido, lactente, pré-escolar e escolar até o adolescente.

A resposta aos fármacos encontra-se alterada em crianças, sobretudo devido a diferenças farmacocinéticas e, algumas vezes, devido a diferenças teciduais. A distribuição das drogas obedece a uma série de fatores, tais como mudanças na composição corpórea, metabolismo e ligação proteica. O metabolismo e a excreção das drogas estão diminuídos no período neonatal, especialmente no prematuro. A segurança e a eficácia terapêutica nesse período são complicadas pela excreção de fármacos através do leite materno.

Os processos fisiológicos na criança mudam significativamente, sobretudo no primeiro ano e especialmente nas primeiras semanas de vida. No Quadro 2 estão relacionadas algumas drogas com seus efeitos adversos para o feto.

QUADRO 2 Drogas utilizadas pela mãe com efeitos adversos sobre o feto

Droga	Trimestre	Efeito
Ácido valproico	Todos	Várias anomalias, *spina* bífida
Aminopterina	1º	Múltiplas anomalias
Aminoglicosídeos	Todos	Ototoxicidade
Anfetaminas	Todos	Lesão cística cerebral Padrão anormal de comportamento
		Baixo rendimento escolar
Andrógenos	2º e 3º	Masculinização na menina
Antidepressivo tricíclico	1º 3º	Anomalias congênitas Síndrome de abstinência neonatal
Barbitúricos	1º Todos	Malformação congênita Dependência neonatal
Bussulfan	Todos	Malformações congênitas Baixo peso ao nascimento
Clorambucil	Todos	Malformação geniturinária
Cloranfenicol	3º	Síndrome cinzenta
Clorpropamida	Todos	Hipoglicemia neonatal
Clomipramina	3º	Letargia neonatal, hipotonia, cianose
Cocaína	Todos	Aborto espontâneo, prematuridade, infarto e lesão cística cerebral, desenvolvimento anormal, baixo rendimento escolar
Cortisona	1º	Fenda palatina
Ciclofosfamida	1º	Malformação congênitas
Citarabina	1º e 2º	Malformações congênitas
Diazepam	Todos	Dependência neonatal
Dietilbestrol	Todos	Adenocarcinoma vaginal
Dissulfiram	1º	Malformações de membros, anomalias vertebrais, renais e cardíacas, fístula traqueoesofágica, atresia anal
Etanol	Todos	Síndrome alcoólica fetal
Etretinato	Todos	Malformações múltiplas
Fenitoína	Todos	Fenda palatina e labial
Heroína	Todos	Dependência neonatal
Hidroflumetiazida	1º	Malformações congênitas
Iodo	Todos	Bócio, hipotireoidismo
Isotretinoína	Todos	Malformações congênitas
Lítio	1º	Defeitos cardiovasculares
Metadona	Todos	Dependência neonatal
Metotrexato	1º	Malformações múltiplas
Metiltiuracil	Todos	Hipotireoidismo
Metronidazol	1º	Pode ser mutagênico em animais
Penicilamina	1º	*Citus laxa* e outros
Peniciclidina	Todos	Exame neurológico anormal, reflexo de sucção débil

(continua)

QUADRO 2 Drogas utilizadas pela mãe com efeitos adversos sobre o feto (*continuação*)

Droga	Trimestre	Efeito
Progestínicos	Todos	Genitália ambígua, defeito cardiovascular
Propiltiuracil	Todos	Bócio congênito
Tamoxifeno	Todos	Aborto espontâneo
Tetraciclina	Todos	Descoloração e defeitos dos dentes, alteração óssea
Talidomida	1º	Focomelia
Trimetadiona	Todos	Anomalias múltiplas
Vacinas atenuadas	Todos	Infecção
Varfarina	1º 3º	Condrodisplasia Sangramento

Fonte: adaptado de Ohen[21].

VARIAÇÃO FARMACODINÂMICA

As diferenças farmacodinâmicas entre as respostas de pacientes pediátricos e pacientes adultos podem ser divididas em: efeitos peculiares em crianças, efeitos desejáveis e reações adversas.

Efeitos peculiares nas crianças

Alguns fármacos podem determinar o aparecimento de efeitos especiais na faixa etária pediátrica. Certos compostos podem perturbar o crescimento e o desenvolvimento peculiares a essa fase da vida, por exemplo, os teratógenos. As tetraciclinas afetam o crescimento dentário e ósseo, e os corticosteroides desaceleram o crescimento linear da criança.

Efeitos desejáveis

Os recém-nascidos e os lactentes necessitam de menores doses de bloqueadores neuromusculares, tais como o pancurônio e a d-tubocurarina. Isso ocorre provavelmente por um aumento de sensibilidade farmacológica. Por outro lado, doses iguais de succinilcolina por unidade de peso proporcionam duração mais curta de apneia nos lactentes que nos adultos. Com base no peso corporal, os lactentes necessitam de duas vezes a dose do adulto a fim de produzir graus equivalentes de bloqueio.

A redução do volume sistólico e da complacência indica que o coração imaturo possui reserva de "pré-carga" limitada. A resposta cardiovascular às catecolaminas pode também ser limitada por diferenças no número e função dos receptores adrenérgicos. A reduzida sensibilidade vascular a diversas catecolaminas tem sido um achado bem constante, porém variável nos animais imaturos. Os estudos clínicos até o momento não permitem conclusões precisas.

Reações adversas

Reações adversas em crianças com aumento da ocorrência ou da sensibilidade podem acontecer com vários medicamentos. São exemplos a metoclopramida, a proclorperazina, o haloperidol e a clorpromazina. Essas drogas produzem reações distônicas agudas muito mais frequentemente em crianças e adolescentes do que em adultos. O verapamil não deve ser empregado antes do primeiro ano de vida, pela grave insuficiência cardiorrespiratória que pode determinar.

Há também reações adversas em crianças com diminuição da ocorrência ou da sensibilidade, como é o caso da isoniazida, do halotano e do acetaminofeno, que produzem menos lesão hepática em crianças que nos adultos. A ototoxicidade e a nefrotoxicidade são provavelmente menos comuns em crianças e lactentes do que em adultos. Os lactentes toleram concentrações séricas de digoxina mais elevadas sem manifestar sinais de toxicidade do que as crianças maiores e adultos. As crianças também são menos suscetíveis à intoxicação aguda por teofilina.

VARIAÇÃO FARMACOCINÉTICA

Há várias influências determinadas pelo desenvolvimento na biodisponibilidade dos fármacos, que precisam ser reconhecidas por quem faz prescrição habitualmente para pacientes pediátricos.

Absorção

A absorção dos fármacos ocorre através do trato gastrointestinal (boca, estômago, intestino, reto), da via parenteral intramuscular, da intradérmica, da subcutânea, da pele e mucosas e do trato respiratório; agentes administrados por via venosa ou arterial não necessitam dessa etapa, pois já chegam diretamente à circulação. O fator primordial que influencia na absorção é representado pelo fluxo sanguíneo. A absorção depois de uma injeção intramuscular ou subcutânea depende principalmente da velocidade do fluxo sanguíneo, devendo-se atentar para condições que possam diminuir esse fluxo, tais como choque, uso de drogas simpatomiméticas e insuficiência cardíaca. O prematuro, por sua vez, tem pequena massa muscular, o que pode determinar irregularidade na absorção de medicamentos; se a perfusão dessas áreas melhora subitamente, também pode ocorrer uma absorção abrupta, resultando no aparecimento de efeitos tóxicos, como pode ocorrer com os digitálicos, aminoglicosídeos e anticonvulsivantes. Em condições acompanhadas de edema, como na síndrome nefrótica e na desnutrição tipo *kwashiorkor*, a biodisponibilidade intramuscular encontra-se reduzida. As drogas que são pobremente absorvidas por via intramuscular e que não devem ser administradas por essa via são: fenitoína, digoxina e diazepam.

O efeito da idade na absorção enteral se faz presente: sabe-se que a absorção é mais lenta nos recém-nascidos que em crianças maiores e em adultos. Esse dado depende de vários fatores de imaturidade do trato digestivo, que incluem pH, ausência ou diminuição de enzimas e secreções digestivas, diminuição da motilidade, notadamente nos prematuros. O recém-nascido, nos primeiros dias de vida, apresenta uma acloridria relativa, que seria responsável, para alguns, pela maior disponibilidade da penicilina, ampicilina e nafcilina: a secreção ácida só começa a aumentar progressivamente a partir do quarto dia de vida. O fenobarbital tem absorção retardada nessa faixa etária até 15 dias de vida, assim como o ácido nalidíxico, a difenildantoína, a cefalexina, o fenobarbital, a rifampicina e o acetaminofeno.

O desenvolvimento determina mudanças no trato digestivo, que são importantes na criança, pois estas frequentemente recebem medicamentos por via oral. Essas mudanças não são muito previsíveis, mas é necessário estar alerta para elas. O esvaziamento gástrico é um determinante significativo na velocidade de absorção que vai ocorrer no duodeno. Retardo no esvaziamento gástrico em crianças contribui para aumentar o refluxo gastroesofágico e para retardar a absorção. Por outro lado, na pré-adolescência o esvaziamento gástrico é igual ou até excede o dos adultos, o que determina maior rapidez de absorção. As medicações em apresentação líquida têm absorção mais rápida. Nas crianças pequenas, o tempo de trânsito é mais rápido e reduz a fração de absorção das drogas[5,14,28-30].

A produção de ácido no estômago quando diminuída na criança pequena pode resultar na biodisponibilidade aumentada das drogas tipo penicilina, ampicilina e nafcilina, que são ácido-lábeis. No período neonatal, a alteração de absorção devido à diminuição da acidez é negligível.

Outros fatores fundamentais na determinação da absorção dos fármacos são a integridade da mucosa duodenal e sua extensão.

Os fármacos absorvidos no intestino passam pelo fígado antes de chegarem até a circulação sistêmica. A fase de captação dos fármacos pelo fígado ainda tem lacunas em seu conhecimento, valendo lembrar, por exemplo, a captação irregular de drogas como propranolol e propoxifeno em crianças entre 2-13 anos.

A maturação da flora intestinal na infância modifica o *clearance* da digoxina; a redução a metabólitos inativos que é feita pelas bactérias do trato gastrointestinal e 10% do que ocorre no adulto.

Com a diminuição da peristalse, a quantidade de má absorção também pode ser imprevisível e, algumas vezes, abrupta e causar efeitos deletérios.

Por via oral são reconhecidamente bem absorvidas no recém-nascido as seguintes drogas: sulfonamidas, fenilbutazona, diazepam, cotrimoxazol, digoxina e carbamazepina.

A doença diarreica aguda e as síndromes de má absorção são condições comuns na infância, e também contribuem para diminuição na absorção dos medicamentos por via oral.

De importância prática é a questão da absorção relacionada com a administração dos fármacos durante as refeições ou não. Atualmente se admite que todas as drogas devem ser ingeridas com alimentos, exceto aquelas cuja absorção é comprometida, como: isoniazida, rifampicina, tetraciclinas (exceto doxiciclina e minociclina), penicilinas de curto espectro, antidiabéticos orais e alguns anti-histamínicos.

A via retal, por sua vez, torna-se a cada dia menos empregada, devido à absorção irregular de muitas substâncias, tornando-se imprevisíveis os efeitos, por isso se tem abandonado o emprego de aminofilina, aspirina e acetaminofeno por essa via. Seu emprego é realizado na prática, sobretudo em crianças com vômitos. Por outro lado, recentemente a administração retal tem sido feita com sucesso na administração de diazepam e valproato de sódio em manifestações convulsivas.

Já a administração intraóssea na infância vem ganhando novos adeptos e tem sido utilizada em situações emergenciais quando o acesso venoso é difícil em poucos segundos, como no caso do uso imediato de catecolaminas, cálcio, bicabornato, sangue, coloides e salina. Essa via tem substituído a via intracardíaca.

A absorção percutânea é maior no recém-nascido do que na criança maior, especialmente se a pele está lesada, escoriada ou queimada. Devido a alguns efeitos indesejáveis, essa via de administração deve ser evitada no paciente muito pequeno.

Fármacos altamente hidrofóbicos como diazepam e fenitoína não devem ser utilizados pela via intramuscular. Além disso, a fenitoína forma cristais insolúveis na aplicação intramuscular, pode causar hemorragia local, necrose muscular e absorção sistêmica mínima.

Distribuição

A distribuição se refere ao movimento da droga no local central até o local de ação e eliminação. Mudanças no volume de distribuição alteram a concentração dos fármacos.

A distribuição pode ser afetada pelo débito cardíaco, fluxo sanguíneo, composição e tamanho dos compartimentos corpóreos, pH dos fluidos, ligação com as proteínas plasmáticas e tecidos periféricos, peso molecular e grau de ionização do fármaco.

No neonato, no lactente e na criança, os compartimentos corpóreos têm tamanhos relativos e absolutos e composições diferentes dos adultos. No recém-nascido, a ligação dos fármacos às proteínas é diminuída, a quantidade de albumina é menor, o que provoca aumento no volume de distribuição, diminuição da concentração plasmática do medicamento e aumenta a chance de toxicidade. A ligação dos fármacos às proteínas do plasma atinge os valores do adulto quando a criança atinge 12-14 meses. Vários fatores afetam a fixação das medicações às proteínas, tais como a concentração plasmática total, a concentração de albumina, a ácido-alfa 1-glicoproteína, a albumina fetal, as globulinas plasmáticas, a bilirrubina não conjugada, os ácidos graxos livres e o pH sanguíneo. Na criança de baixa idade é preciso estar atento a fármacos como diazepam, fenitoína, furosemida, alguns antibióticos, fenobarbital, propranolol e tiopental. Alguns fármacos competem com a bilirrubina indireta em sua ligação com albumina. Medicamentos administrados em recém-nascidos ictéricos podem promover o deslocamento da bilirrubina e ser um risco para o desenvolvimento de *kernicterus*, a exemplo de sulfonamidas, salicilatos e difenildantoína.

Mudanças dependentes da idade na composição corpórea podem modificar a distribuição na criança em fase de crescimento. Compostos altamente lipossolúveis como os anestésicos inalatórios, os agentes hipnóticos e os sedativos lipofílicos apresentam distribuição relativamente maior em crianças no primeiro ano de vida, quando comparadas com crianças maiores, devido à quantidade de gordura naquela faixa etária. Do mesmo modo, a distribuição aparente de fármacos como penicilina, aminoglicosídeo e cefalosporinas, que se distribuem primariamente na água extracelular, tende a ser maior nos lactentes e decrescer com a idade. Em geral, o volume aparente de distribuição tende a ser maior em crianças pequenas. Mas deve-se ressaltar também que há variações individuais e exceções à regra. Exceções como, por exemplo, teofilina e fenobarbital, que mostram pequena correlação entre mudanças relacionadas com a idade e o volume de distribuição.

Embora a ligação das proteínas plasmáticas de muitas drogas esteja diminuída no feto e no recém-nascido quando se compara ao adulto, diferenças relacionadas à idade na ligação às proteínas plasmáticas não são clinicamente significativas. Por outro lado, os processos de amadurecimento na ligação tissular podem afetar a distribuição dos fármacos. A concentração miocárdio-plasma da digoxina em lactentes e crianças até 36 meses é 2-3 vezes maior que nos adultos. Além disso, os eritrócitos dos lactentes apresentam maior capacidade de ligação à digoxina que os adultos. Essa ligação maior da digoxina ao miocárdio e aos eritrócitos está associada a um volume significante maior de distribuição da digoxina em lactentes e crianças, quando comparadas ao adulto.

Quadros com insuficiência hepática ou cardíaca, síndrome nefrótica ou insuficiência renal crônica, desnutrição e síndrome de má absorção podem alterar a ligação proteica e o volume de distribuição das drogas, pois comprometem a concentração da albumina, alterando seguramente a resposta clínica à terapêutica.

As crianças necessitam e toleram volumes menores de líquidos do que os adultos, fato que limita algumas vezes a diluição de certos agentes e sua velocidade de infusão. Essas dificuldades aumentam em circunstâncias em que existem limites de fluidos associados a doenças críticas cardíaca, respiratória ou renal. Os volumes de diluição de medicações intravenosas podem ser ajustados, mas suas propriedades físicas, assim como as preocupações com a segurança, limitam ao máximo sua concentração. As recomendações atuais para diluição de algumas drogas estão na Tabela 1. As taxas de fluido intravenoso lento provocam retardamento substancial antes que sua administração se inicie ou se complete. A magnitude desse retardo depende da taxa de infusão, do volume de dosagem da droga e do local de introdução desta pelo equipo intravenoso, o que pode determinar alterações na monitoração plasmática do fármaco. Por outro lado, deve-se também considerar que o neonato tem grande percentagem de água (70-75% do seu peso), enquanto no adulto a percentagem é menor (50-60%); no prematuro essa quantidade é ainda maior (85%). De modo geral há uma tendência progressiva para que o volume de distribuição diminuída com a idade.

TABELA 1 Concentração máxima de droga para infusão intravenosa para crianças

Droga	Concentração
Aciclovir	7 mg/mL
Amicacina	6 mg/mL
Anfotericina	0,1 mg/mL
Betalactâmicos	50-100 mg/mL
Clorafenicol	50-100 mg/mL
Clindamicina	6 mg/mL
Eritromicina lactobionato	5 mg/mL
Gentamicina	2 mg/mL
Imipenem	5 mg/mL
Canamicina	6 mg/mL
Metronidazol	8 mg/mL
Penicilina G	50-100.000 U/mL
Sulfatrimetropima	1 mL/15 mL
Tobramicina	2 mg/ mL
Vancomicina	5 mg/mL
Vidarabina	0,45 mg/mL
Aminofilina	1 mg/mL
Sulfato de magnésio	10 mg/mL
Metildopa	10 mg/mL

Fonte: adaptada de Nelson[36].

Os prematuros e neonatos também têm menos quantidade de gordura corporal, o que pode influenciar a concentração de drogas lipossolúveis. O conteúdo de gordura no prematuro é 3%, no neonato a termo é 12%, na criança de 1 ano por volta de 30%, e no adulto 18% em média.

A barreira hematoencefálica no recém-nascido é incompleta, o que facilita a penetração de substâncias no cérebro. A penetração desses compostos depende da lipossolubilidade e do grau de ionização do fármaco. Outros fatores importantes no neonato que favorecem essa penetração incluem acidose, hipóxia, hipotermia e a descontinuidade da mielina, além de processos inflamatórios nas meninges. Fármacos que penetram bem no sistema nervoso central são o cloranfenicol e o cotrimoxazol. Já outros medicamentos aumentam sua penetração no curso das meningites, como é o caso das penicilinas, ampicilina, ticarcilina, azlocilina, cefalosporinas, rifampicina e vancomicina. Os que atravessam a barreira com dificuldade incluem os aminoglicosídeos, clindamicina, eritromicina e tetraciclinas.

Essas observações demonstram o conhecimento incompleto que ainda temos a respeito desse item nas crianças de baixa idade. Outro aspecto que merece menção é que o recém-nascido doente é frequentemente sujeito a uma "polifarmácia", o que potencializa as possibilidades de interações e toxicidade de fármacos.

Biotransformação

Klinger distingue as fases I e II na atividade de biotransformação dos fármacos. Na fase I, o fármaco ou corpo estranho é levado para o interior da célula. Na fase II ocorrem as reações e o transporte de metabólitos para fora da célula. No período perinatal, essas duas fases têm rendimento baixo, com exceção da hidroxilação e da sulfatação dos esteroides no feto[15,31-33].

O metabolismo da maioria das drogas ocorre no fígado. A atividade metabolizadora do citocromo P-450, a função das oxidases e das enzimas conjugadoras encontram-se reduzidas no período neonatal, com atividade menor, em cerca de 50-70%, do que nos adultos. A formação do glicuronídeo alcança taxas semelhantes às do adulto por volta do terceiro e quarto anos de vida. Devido à dificuldade do recém-nascido em metabolizar os fármacos, ocorre com muitos compostos uma lentidão no seu *clearance* e um prolongamento em sua meia-vida. Em algumas situações, se ajustes posológicos não são feitos, pode haver predisposição para o aparecimento de efeitos tóxicos. Na Tabela 2 observam-se diferenças em meias-vidas de alguns fármacos.

Se, no entanto, a mãe está recebendo fenobarbital, pode ocorrer amadurecimento precoce das enzimas hepáticas no feto. Nessa situação, a capacidade de metabolizar fármacos pelo neonato será maior do que a habitual.

Também podem ocorrer no período neonatal as reações de N-oxidação de aminas secundárias e terciárias nos pulmões, de glicuronidação no intestino e de sulfatação nos rins.

Estudo de casos de intoxicação e morte pelo cloranfenicol em prematuros e recém-nascidos normais com o aparecimento da "síndrome cinzenta" revelou que o problema surgiu em decorrência de peculiaridades farmacocinéticas no período neonatal.

É fundamental que as principais vias metabólicas de biotransformações dos fármacos e a atividade biológica dos metabólitos sejam investigadas em animais recém-nascidos e jovens antes de serem administrados em pacientes pediátricos. A comparação de DL 50 das drogas nos animais adultos não pode ser aplicada em animais muito jovens.

TABELA 2 Meias-vidas de algumas drogas em neonatos

Drogas	Neonato $t_{1/2}$ (horas)	Adulto $t_{1/2}$ (horas)
Acetaminofeno	2,20-5	1,9-2,2
Diazepam	25-100	40-50
Digoxina	60-107	30-60
Fenobarbital		
0-5 dias	200	
5-15 dias	100	
1-30 meses	50	64-140
Fenitoína		
0-2 dias	80	
3-14 dias	18	
14-50 dias	6	12-18
Salicilato	4,5-11	10-15
Teofilina		
Neonato	13-26	
Criança	3-4	5-10

Fonte: elaborada pelos autores.

O *clearance* de muitas drogas é primariamente dependente do metabolismo hepático, seguido da excreção da droga e/ou seus metabólitos através do fígado e rins. Comumente os compostos não polares são transformados em compostos polares e hidrossolúveis antes da excreção, enquanto as drogas hidrossolúveis são excretadas sem alterações pela filtração glomerular e/ou pela secreção tubular renal.

Embora a capacidade de metabolização de um número de fármacos esteja diminuindo no período neonatal, com poucas exceções, o amadurecimento de vários caminhos metabólicos ocorre no primeiro ano de vida. As etapas metabólicas amadurecem em épocas diferentes, e há consideráveis diferenças individuais, assim como também são diversas as épocas nas quais a criança senta, anda ou fala.

Em alguns casos, a etapa metabólica predominante nas crianças pequenas é diferente da dos adultos. Por exemplo, a N-metilação da teofilina para produzir cafeína é bem desenvolvida no recém-nascido, enquanto a demetilação oxidativa é deficiente. O *clearance* da teofilina e da cafeína aumenta progressivamente com o amadurecimento da atividade oxidativa da enzima N-demetilase. O perfil metabólico do acetaminofen é também diferente entre as crianças e adultos; até 12 anos, o metabolismo predominante é a conjugação com sulfato, enquanto nos adolescentes e adultos é a glicuronização.

Já foram realizadas observações interessantes quanto à possibilidade de induzir biotransformações no período neonatal. Muitas drogas foram experimentadas em animais como indutoras, destacando-se o fenobarbital, a difenildantoína, a fenilbutazona e o diazepam. Os indutores têm a finalidade de aumentar a atividade de certas reações metabólicas que ocorrem, sobretudo, no sistema microssomal hepático. No tratamento de hiperbilirrubinemias tem-se acelerado a glicuronidação e a excreção da bilirrubina e de outras drogas. A concentração do citocromo P-450 e a atividade de outros componentes da cadeia microssomal de transporte eletrônico são peculiares a cada espécie, como já demonstraram vários autores.

A maturação da biotransformação hepática ocorre progressivamente, e na tenra infância (por volta do primeiro ano) muitas substâncias são metabolizadas mais rapidamente que nos adultos. Vale lembrar que diferenças individuais ocorrem na velocidade do metabolismo hepático em adultos e neonatos.

Como é mostrado na Tabela 3, a meia-vida plasmática da maioria de fármacos

TABELA 3 Meias-vidas plasmáticas (em horas) de algumas drogas em neonatos, crianças e adultos

Drogas	Neonato < 7 dias	Lactentes > 1 mês	Crianças 1-15 anos	Adultos
	Drogas de eliminação principalmente hepática			
Carbamazepina	8-28		14-19	16-36
Diazepam	22-46	10-12	15-21	24-48
Prematuros	38-120			
Etossuximida			24-41	40-60
Indometacina	15			4-11
Ácido nalidíxico	4	3	2	1,5-2,5
Nortriptilina	56			18-28
Acetaminofeno	2-5			2
Petidina	23			6
Fenobarbital	70-500	20-70	20-80	60-180
Fenilbutazona	27	18	18-23	70
Fenitoína	30-60	2-7	2-20	20-30
Salicilato	4,5-11		2-3	2-4
Teofilina	14-58	5,6	1,4-8	4-10
	Drogas de eliminação principalmente renal			
Benzilpenicilina	3,2	1,4	0,8	0,5
Digoxina	26-170	11-37	19-50	30-60
Prematuros	90			
Gentamicina	4-5	2-5	2-4	2-3

Fonte: adaptada de Morselli et al.[10]

eliminados principalmente pelo fígado está prolongada no recém-nascido. Na criança maior, a posologia necessária de alguns agentes antiepilépticos é maior do que no adulto, devido a sua rápida metabolização no fígado, o mesmo ocorrendo em certas situações com a teofilina[33-35].

Excreção renal

No período neonatal ainda não estão completos o desenvolvimento e a maturação dos mecanismos de excreção renal de fármacos. As diferentes funções renais se desenvolvem em ritmos diferentes. De modo geral, as diferenças básicas relacionadas com a idade podem ser previstas, mas para cada fármaco é preciso uma investigação experimental particular da excreção renal, se por filtração glomerular ou secreção tubular. As diferenças de idade na excreção renal de fármacos são maiores para os compostos de excreção renal predominante ou seletiva sem biotransformação prévia. O ritmo circadiano influi em muitas funções renais, geralmente havendo diminuição à noite. No neonato não há dados disponíveis sobre ese ponto.

No início do período pós-natal parece ainda não haver a secreção tubular de fármacos por processos de transporte ativo. Os mecanismos ativos de reabsorção tubular de aminoácidos, ácido úrico e glicose ainda não estão completamente desenvolvidos.

A baixa filtração glomerular do recém-nascido é condicionada pela imaturidade morfológica e funcional, explicada pelo pequeno número e tamanho reduzido dos glomérulos, pela baixa proporção de glomérulos funcionantes em relação a seu número total e a incompleta maturação dos néfrons isolados.

A capacidade excretória da secreção tubular no recém-nascido é menor do que no adulto, sobretudo no prematuro, o que se pode verificar especialmente com a administração de sulfonamidas e antibióticos. Essa imaturidade morfológica e funcional se deve à menor massa funcionante de células tubulares, menor comprimento dos túbulos, fluxo sanguíneo insuficiente na área peritubular, processos energéticos ainda não totalmente desenvolvidos e à menor velocidade dos sistemas de transporte ativo. Valores semelhantes aos dos adultos para a filtração glomerular são alcançados entre 3-6 meses de idade, enquanto para as funções tubulares só um pouco mais tarde.

Diante desses aspectos, a posologia para os recém-nascidos a lactentes jovens deve ser diminuída, e, mesmo com fármacos de baixa toxicidade, os intervalos muitas vezes precisam ser maiores do que para os adultos, especialmente porque a excreção renal de fármacos está diminuída nos pequenos pacientes.

Agentes como aminoglicosídeos, penicilinas, carbenicilina e meticilina apresentam taxas bem mais elevadas em suas meias-vidas, devido ao retardo na excreção. Também nos casos de insuficiência renal é necessário diminuir as doses desses fármacos e aumentar o espaçamento em sua administração. Por outro lado, os pacientes com fibrose cística necessitam de doses mais elevadas de certos antibióticos, pois apresentam excreção aumentada.

A creatinina sérica na faixa etária pediátrica é menor quando comparada à dos adultos. No quinto dia de vida a creatinina plasmática se acha por volta de 0,40 mg/dL. Até os 18 anos seus valores são menores do que 0,8 mg/dL, o que reflete menor massa muscular. A modificação da posologia diante da disfunção renal depende de sua gravidade, refletida pelo *clearance* de creatinina.

O método para calcular o *clearance* de creatinina (Cl Cr; desde que não haja perda de massa muscular grave) em crianças de 1 semana até a idade de 21 anos é:

Cl cr (mL/minuto/1,73 m^2) = comprimento (cm) × k/P cr (mg/dL) e, de acordo com a idade:

Lactente (1-52 semanas)	k = 0,45
Crianças (1-13 anos)	k = 0,55
Adolescente (14-21 anos)	
Masculino	k = 0,7
Feminino	k = 0,55

A seguinte equação é então empregada para calcular a posologia corrigida:

$$Dr = Dn\ [1 - f\,(1 - R)]$$

Onde R, a fração remanescente de função renal, é dado por:

$$R = \frac{\text{Cl cr estimado do paciente (por 1,73 m}^2\text{)}}{\text{Cl cr normal para a idade (por 1,73 m}^2\text{)}}$$

A Dr, dose diária durante a insuficiência renal, pode ser administrada na dose usual com aumento no intervalo ou com dose reduzida a intervalos usuais.

A maturação de *clearance* renal dos fármacos e seus metabólitos se finaliza em torno de 1 ano.

Com a maturação das funções hepáticas e renal, o *clearance* de muitos fármacos na criança jovem, quando se corrige para superfície corpórea, iguala-se ou excede o da criança maior ou do adulto. Na Tabela 4 há uma comparação entre a meia-vida de eliminação de alguns fármacos nos períodos de recém-nascido, lactentes, crianças e adultos. Tipicamente a meia-vida está prolongada no recém-nascido, diminui durante a infância, é mais curta na pré-adolescência e em alguns casos mais longa no adulto do que na criança de modo geral. Com raras excreções, uma meia-vida mais curta reflete um *clearance* maior.

As mudanças na disponibilidade dos fármacos durante o crescimento e o desenvolvimento refletem as alterações que ocorrem nas funções hepática e renal. Essas mudanças podem requerer alterações nas dosagens prescritas. As doses dos medicamentos podem necessitar de ajustes não só pelo aumento da massa corporal, mas também pelo aumento do *clearance* e a diminuição da meia-vida. Esses aspectos são particularmente importantes quando se empregam drogas de modo prolongado, tais como anticonvulsivantes, agentes cardiovasculares e broncodilatadores. As doses iniciais se baseiam em seu volume de distribuição, enquanto as doses de manutenção são determinadas pelo *clearance*. Além disso, os intervalos de tempo relativos à meia-vida determinam o grau de flutuação na concentração da droga entre as doses administradas[10,28,36,37].

Como exemplo, as doses de manutenção da digoxina refletem as mudanças no volume de distribuição e *clearance* de acordo com a idade. A digitalização no prematuro é feita com 20 mcg/kg; no recém-nascido a termo com 30 mcg/kg; nos lactentes menores de 2 anos com 40-50 mcg/kg; e para crianças maiores de 2 anos com 30-40 mcg/kg. Já a dose de manutenção no prematuro é 5 mcg/kg; para recém-nascidos a termo é 8-10 mcg/kg; para crianças abaixo de 2 anos, 10-12 mcg/kg; e crianças acima de 2 anos, 8-10 mcg/kg.

No Quadro 3 estão relacionadas as mudanças na meia-vida de eliminação (horas) durante o desenvolvimento.

A dose de aminoglicosídeos e outros antibióticos requerem concentrações plasmáticas às vezes 50-100% maiores que nos adultos, por seu *clearance* renal intenso. Também o intervalo entre as doses pode necessitar ser menor. Funcionam desse mesmo modo drogas como carbamazepina, etosuximida, fenobarbital e fenobarbital e fenitoína.

Posologia

Devido às diferenças na farmacocinética nas diversas fases da vida da criança, a redu-

TABELA 4 Mudanças na meia-vida de eliminação (horas) durante o desenvolvimento[10,28,36,37]

Droga	Recém-nascido	Lactente	Criança	Adulto
Acetaminofeno	4,9		4,5	3,6
Amicacina	5-6,5		1,6	2,3
Ampicilina	4	1,7		1-1,5
Amoxicilina	3,7		9-1,9	0,6-1,5
Cafeína	100	2		6
Carbamazepina			8-25	10-20
Cefazolina			1,7	2
Cefotaxima	4	0,8	1	1,1
Cefoxitina	3,8	1,4	0,8	0,8
Ceftazidima	4,5	4,5	2	1,8
Ceftriazone	17	5,9	4,7	7,8
Cefuroxime	5,5	3,5	1,2	1,5
Cefalotina			0,3	0,6
Ciclosporina			4,8	5,5
Clindamicina	3,6	3	2,4	4,5
Clonazepam			22-23	20-60
Diazepam	30	10	25	30
Digoxina		18-33	37	30-50
Etossuximida			30	52-56
Fenobarbital	67-99		36-72	48-120
Gentamicina	4	2,6	1,2	2-3
Ibuprofeno	20		1-2	2-3
Isoniazida			2,9	2,8
		Acetiladores lentos		
Mezlocinina	3,7		0,8	1
Moxalactam	5,4	1,7	1,6	2,2
Naproxeno			11-13	10-17
Primidona			5-11	12-15
Piperacilina	0,8	0,5	0,4	0,9
Quinidina			4	5-7
Rifampina			2,9	3,3-3,9
Sulfadiazina	40	10		10-15
Sulfametoxipiridazina	280	50	50	50
Sulfissoxizol	18	8	8	8
Teofilina	30	6,9	3,4	8,1
Ticarcilina	5-6		0,9	1,3
Tobramicina	4,6		1-2	2-3
Valproato			7	6-12
Vancomicina	4,1-9,1		2,2-2,4	5-6
Zidovudina			1-1,5	1,6

QUADRO 3 Determinação da superfície corpórea pela altura e peso. Como a relação entre tamanho e peso do paciente é variável, às vezes é melhor ajustar a dose dos medicamentos com a superfície corpórea. A superfície corpórea do adulto e, em geral, de cerca de 1,8 m2. Os dados desta tabela foram calculados a partir da

fórmula de Dubois e Dubois: S = W0,125 × H 0,725 × 71,84
S = superfície corpórea em cm^2 (na tabela, em metros quadrados); W = peso em quilogramas; H = altura em centímetros.

Fonte: elaborado pelos autores.

ção linear simples na dose do adulto raramente é adequada na obtenção de uma pediátrica segura e eficaz. Do ponto de vista ideal, todas as drogas deveriam ser estudadas nos diversos grupos etários, de acordo com as seguintes fases do período de crescimento:

A. Pré-natal (0-9 meses):
1. Embrionário (organogênese) (0-3 meses).
2. Fetal (3-9 meses):
   a. Inicial (3-6 meses).
   b. Terminal (6-9 meses).

B. Natal ou perinatal ou intranatal.

C. Pós-natal:
1. Infância (0-12 anos):
   a. Fase do recém-nascido (0-28 dias).
   b. Fase do lactente (0-2 anos).
   c. Idade pré-escolar (2-7 anos).
   d. Idade escolar (7-10 anos).
2. Adolescência (10-20 anos):
   a. Pré-puberal (10 a 12-14 anos).
   b. Puberal (12-14 a 14-16 anos).
   c. Pós-puberal (18-20 anos).

Por falta dessa base de estudos com a maioria dos fármacos, a posologia pediátrica ainda é derivada da posologia dos adultos, por inúmeras fórmulas, das quais se destacam as de Frien, de Clark e de Young (ver adiante).

As diferenças metabólicas entre as crianças e os adultos, entretanto, não subscrevem *in totum* o uso dessas fórmulas. Basta lembrar, por exemplo, as deficiências metabólicas e de excreção decorrentes de imaturidade orgânica nos recém-nascidos e prematuros. As necessidades de água constituem outro fator importante para muitas funções, inclusive na excreção renal e nos processos patológicos, como se observa na excreção urinária da aspirina e nos quadros febris, associados estes últimos à diminuição do fluxo plasmático renal e à baixa do pH urinário. Nesses exemplos, a dose média de uma droga pode aproximar-se dos níveis tóxicos.

As fórmulas da posologia pediátrica não se aplicam ao período neonatal, e é difícil saber a partir de que idade podem ser aplicadas com segurança. Shirkey declara que um período razoável de fidedignidade seria entre os 6 meses e os 2 anos de idade[38].

As seguintes fórmulas, baseadas na idade e no peso, são as mais citadas, embora haja enorme lista delas, o que indica sua falibilidade.

Fórmula de Fried – para pacientes com menos de 1 ano de idade:

$$\frac{\text{Idade (meses)}}{150} \times \text{Dose do adulto} = \text{Dose aproximada para o lactente}$$

Fórmula de Clark – para pacientes com 2 anos ou mais de idade:

$$\frac{\text{Peso (kg)}}{70} \times \text{Dose do adulto} = \text{Dose aproximada para a criança}$$

Fórmula de Young – para pacientes com 2 anos ou mais de idade:

$$\frac{\text{Idade (anos)}}{\text{Idade (anos)} + 12} \times \text{Dose do adulto} = \text{Dose aproximada para a criança}$$

A adaptação da posologia baseada no peso, especialmente para o lactente, nem sempre é fiel, ocorrendo subdosagem. Se, inversamente, adaptarmos a posologia infantil para o adulto, tendo como base o peso, pode ocorrer superdosagem.

A sulfadiazina, por exemplo, é recomendada para crianças na dose de 150 mg/kg/dia. Se aplicássemos esse esquema para um adulto de 70 kg, resultaria um total de 10,5 g, dose excessiva sobre a usual de 6 g/dia. Se, por outro lado, dividíssemos essa dose de adulto por 70 (70 kg do peso do adulto), obteríamos o resultado de 85 mg/kg/dia, insuficiente se aplicado às crianças.

A dosagem baseada na idade é também falha quando se observa a grande variação de peso em criança da mesma idade.

Dada a precariedade do peso e da idade como critérios da determinação posológica para os fármacos, chegou-se à conclusão de que o melhor denominador comum era a superfície corpórea[11-13,23,39].

A lei de Rubner diz que nos animais homeotérmicos, em repouso, a perda de calor é a mesma por metro quadrado da superfície do corpo, durante o período de 24 horas, independentemente do tamanho do animal. Além da perda de calor, outros processos fisiológicos se correlacionam com a superfície corporal, por exemplo, o débito cardíaco, o volume sanguíneo, a filtração glomerular, o crescimento dos órgãos e o volume-minuto da respiração.

Alguns estudos explicam a racionalidade do uso da superfície do corpo na orientação dos esquemas posológicos, não só para crianças, mas também para adultos. Há duas fórmulas que utilizam a superfície corpórea para determinar a posologia infantil, uma ainda baseada no adulto e a outra independente dessa relação.

1. $$\frac{\text{Superfície do corpo da criança}}{\text{Superfície do corpo adulto}} \times \text{Dose do adulto} = \text{Dose para a criança}$$

2. $$\text{Superfície corporal da criança (m}^2\text{)} \times \text{Dose do por m}^2 = \text{Dose da criança}$$

A relação superfície/peso varia inversamente com o comprimento. A superfície do corpo do lactente é maior do que se esperaria a partir de seu peso. Ele é menor e pesa menos que o adulto, mas, relativamente, possui maior superfície corporal.

Com a fórmula de número 2, se conhecemos a dose por metro quadrado, essa dose é aplicável as crianças da primeira infância, pré-escolares, adolescentes e adultos. Só não seria aplicável no período neonatal, em que todas as fórmulas são inaplicáveis.

Existem tabelas de posologia das drogas por quilograma e por metro quadrado em vários livros de pediatria.

Na realidade, nenhuma fórmula se aplica a todos os casos, mas permite o cálculo da dose inicial. As doses do fármaco, em última análise, deveriam ser adaptadas a cada caso clínico.

Os defensores do peso como unidade da estimativa da dose atacam o método da superfície corpórea, dizendo que o processo que mede essa superfície não é exato, do ponto de vista estatístico, pois apresenta um desvio padrão de 8%. Esse desvio, porém, do ponto de vista clínico, não é significativo, e o método da superfície corpórea é mais simples e permite maior racionalidade terapêutica.

TÓPICOS NA ADMINISTRAÇÃO DE MEDICAMENTOS À CRIANÇA

Muitos medicamentos são preparados para crianças sob a forma de elixir ou suspensão; o elixir é uma solução alcoólica na qual as moléculas da droga são dissolvidas, sem ser necessário agitar antes de seu emprego. A suspensão contém partículas não dissolvidas da droga que necessitam ser distribuídas no veículo pela agitação no frasco. Se não se agitar o frasco antes de cada uso, as primeiras doses terão menos medicamento que as últimas, podendo ocorrer toxicidade no término da terapêutica.

A obediência à prescrição tende a ser mais difícil entre as crianças, o que demonstra a necessidade de informação detalhada aos pais ou cuidadores.

A sensibilidade aos fármacos pode ser afetada por fatores como desidratação, febre e acidose. A acidose metabólica, que é bastante comum na criança doente, especialmente nas de baixa idade, pode alterar sua penetração nas células. O estado de hidratação pode ser de importância capital, assim como a hipóxia, na determinação de maior sensibilidade aos medicamentos.

Algumas peculiaridades genéticas podem determinar respostas anormais aos fármacos. Um desses exemplos é representado pela deficiência de 6-glicose-fosfato desidrogenase (G6PD), que torna os acometidos extremamente sensíveis a certo número de drogas, podendo apresentar quadros hemolíticos e hiperpirexia, tais como aspirina, cloranfenicol, cotrimoxazol, dapsona, hidroxicloroquina, isoniazida, ácido nalidíxico, nitrofurantoína, probenecida, procainamida, quinidina, quinina e sulfonamidas.

A administração oral de fármacos em neonatos pode resultar em aspiração, e alguns medicamentos nas primeiras semanas não são bem absorvidos. A via intramuscular nos muito pequenos e desnutridos deve ser evitada, e ao ser usada deve-se preferir a face anterior ou lateral da coxa.

A monitoração de fármacos tem papel definitivamente muito importante em pediatria, e suas principais indicações são:

1. Drogas de metabolismo saturado: fenitoína, teofilina, salicilatos.
2. Drogas com variações metabólicas interindividuais: fenitoína e teofilina.
3. Suspeita de não estar usando o medicamento.
4. Ajuste posológico para acompanhar o crescimento.
5. Falha terapêutica.
6. Prevenção de efeitos adversos.
7. Insuficiência hepática, renal ou cardíaca.

Nos pré-escolares e escolares, chama-se sempre a atenção para o perigo das intoxicações acidentais. É importante recomendar que todos os medicamentos sejam guardados em lugar seguro.

Por outro lado, nos adolescentes, os problemas comuns referem-se à rebeldia e não aceitação da medicação, à possibilidade de autoenvenenamento com objetivos suicidas e à exposição ao uso de drogas ilícitas.

O envenenamento na criança pode resultar de um acidente, de um envenenamento terapêutico, de uso abusivo ou de tentativas de suicídio. Até algum tempo atrás, a intoxicação salicílica era comum, e hoje está sendo substituída, em termos de frequência, pelos benzodiazepínicos. Há dados que revelam como principais agentes relacionados com intoxicações na infância: derivados do petróleo (13%), anti-histamínicos (9%), benzodiazepínicos (9%), detergentes (7%) e aspirina (6%). Casos fatais ocorrem mais frequentemente com drogas.

O recém-nascido requer cuidados especiais no que diz respeito ao uso de fármacos. Ao nascer, os recém-nascidos recebem sistematicamente vitamina K, um colírio antimicrobiano e uma tintura no coto umbilical. Os recém-nascidos de baixo peso e prematuros permanecem em unidades de alto risco e habitualmente recebem vários medicamentos. Além dos medicamentos administrados, há ainda a exposição a outras substâncias do ambiente ou recebidas pela mãe (álcool, nicotina, chumbo etc.). Há ainda a possibilidade de exposição via leite materno. Por todos esses aspectos, há que se estar atento para evitar a toxicidade nessa faixa etária.

Vale ressaltar que a absorção adequada de fármacos requer uma circulação mantida, que pode estar comprometida nos recém-nascidos muito graves ou com hipotensão, hipóxia, asfixia, convulsão.

Algumas questões devem ser enfatizadas para aqueles que lidam com recém-nascidos:

1. A velocidade de biotransformação dos fármacos é menor.
2. A velocidade da eliminação dos fármacos é muito variável.
3. As mudanças no metabolismo e biodisponibilidade são extremamente variáveis
4. A biotransformação e a eliminação dos fármacos são vulneráveis aos estados patológicos.
5. Pode ocorrer ativação de passagens metabólicas alternativas.
6. A rapidez com que ocorrem as mudanças nessa fase da vida muitas vezes requer a dosagem sistemática da concentração sérica do fármaco para a monitoração e ajustes adequados.

DROGAS E LEITE MATERNO

Os medicamentos devem ser prescritos com reserva para mulheres que estejam amamentando. A maioria dos fármacos usados pela mãe aparece no leite materno e pode ser potencialmente perigosa para os lactentes. Felizmente, a concentração dos fármacos no leite materno em geral é baixa.

Os fármacos são transferidos para o leite materno de acordo com a teoria de partição, sendo os compostos lipossolúveis mais prontamente passados para o leite materno, assim como as substâncias básicas.

A presença e a concentração de compostos no leite materno dependem do peso molecular, do grau de ionização, da ligação à proteína plasmática, de sua lipossolubilidade e da captação específica do tecido mamário.

Medicamentos que não são absorvidos após a ingestão oral não aparecem no leite materno. Pequenos compostos com peso molecular abaixo de 200 Da aparecem livremente no leite materno, e admite-se que passem através dos poros dos alvéolos mamários. Grandes compostos como insulina ou heparina não passam; compostos de tamanho intermediário devem atravessar a membrana lipoproteica da célula por difusão ou transporte ativo. Em geral, fármacos não ionizados no pH sanguíneo atravessam a membrana mais facilmente que os agentes altamente ionizados. Com o pH do leite materno fica ao redor de 7 ou um pouco menos, ele age como um captador de bases fracas.

Os fármacos atravessam a membrana apenas em sua forma livre, portanto aqueles ligados às proteínas são menos disponíveis para a passagem. Medicamentos ou outros agentes químicos lipossolúveis atravessam facilmente a membrana da célula alveolar, e, como o leite materno é rico em gordura, essas substâncias aí se diluem. Finalmente alguns compostos são captados ativamente pelo leite materno, onde são encontrados em maior concentração que no sangue.

A quantificação de um fármaco no leite materno pode ser mensurada por sua relação entre o leite materno e o plasma, no entanto o melhor é medir a concentração diretamente no leite materno.

Para ter uma ação qualquer, o fármaco presente no leite materno deve agir no trato gastrointestinal da criança diretamente ou ser absorvida. É possível que em certas circunstâncias, se o fármaco estiver ligado a proteína do leite materno, não seja absorvido ou, ainda, no intestino da criança muito pequena, pode ocorrer absorção de grandes moléculas. Deve-se ainda estar atento para o fato de alguns medicamentos terem o potencial de deslocar a bilirrubina de sua ligação com albumina.

- Anticoagulantes: a heparina não passa para o leite materno. Já os anticoagulantes orais podem passar e estão associados a coagulopatias no recém-nascido.
- Anti-inflamatórios e analgésicos: o ácido acetilsalicílico parece não causar dano quando usado ocasionalmente. Embora existam poucos estudos, o acetaminofeno e o ibuprofeno parecem seguros. A indometacina tem sido associada a convulsões neonatais.
- Antimicrobianos: a maioria parece segura para os lactentes. Algumas vezes os antibióticos do grupo das penicilinas podem causar diarreia no bebê pela alteração da flora. As cefalosporinas parecem ser excretadas em quantidades insignificantes no leite materno. A passagem de sulfonamidas é influenciada pelo grau de ionização e ligação proteica e às vezes determina o deslocamento da bilirrubina da ligação com a albumina, por isso as sulfonamidas devem ser evitadas para as mulheres que estão amamentando na primeira semana de vida da criança. A eritromicina é encontrada em alta concentração no leite materno, sugerindo que a criança deve receber uma dose considerável. As tetraciclinas estão proibidas durante a lactação, pois podem determinar o escurecimento dos dentes. A maioria dos autores recomenda que as mães que estão amamentando não usem cloranfenicol, mesmo que a concentração no leite materno não seja alta. Os aminoglicosídeos são pobremente absorvidos pelo trato digestivo da criança. A isoniazida e o PAS não têm sido relacionados com efeitos deletérios na criança. O metronidazol não é recomendado pela possibilidade carcinogênica em animais, embora recentes estudos demostrem que doses usuais de metronidazol não sejam contraindicadas.
- Fármacos de ação cardiovascular: a quantidade de digoxina no leite materno depende da dose usada na mãe. Filhos de mães que ingerem 0,25 mg/dia não recebem quantidades suficientes de digoxina, que seja detectada no plasma da criança. Os diuréticos podem ser perigosos, pois podem determinar desidratação materna e diminuição da produção de leite materno. A clortalidona pode se acumular na criança. O propranolol parece ser seguro. A quinidina é bastante excretada no leite materno, mas não parece levar a efeitos deletérios.
- Fármacos que afetam o sistema nervoso central: tanto o diazepan como seu metabólito desmeildiazepan são encontrados no leite materno. O uso crônico da mãe pode determinar na criança letargia e perda de peso. Os barbitúricos aparecem no leite materno em concentrações variáveis. O clordiazepóxido tem sido relacionado a depressão do neonato. O meprobamato deve ser evitado pelas grandes concentrações que atinge no leite materno.

O lítio é definitivamente contraindicado durante a lactação, podendo causar sintomas cardiovasculares e do sistema nervoso central da criança. A fenotiazina e os antidepressivos tricíclicos em pequenas doses parecem seguros. As anfetaminas podem causar tremores.

O fenobarbital é metabolizado mais lentamente nos neonatos que nos adultos, e talvez os neonatos acumulem o fármaco droga. As crianças devem ser monitorizadas quanto à letargia e à perda de peso.

Fármacos que afetam o sistema endócrino: medicamentos da família do tiuracil, metilmazol, carbimazol e iodados devem ser contraindicados durante o aleitamento; todas elas atingem altas concentrações no leite materno e podem suprimir a função tireoidiana da criança.

A tiroxina e outros hormônios tireoidianos parecem seguros; o hormônio materno passa para o leite materno e pode até mascarar quadros de cretinismo. Os efeitos de longo prazo dos corticosteroides e seus derivados não são conhecidos.

Um dilema comum é o uso de contraceptivos durante a lactação. Pouco se sabe sobre os efeitos da exposição de longa duração a esses agentes nesses bebês amamentados. Se seu uso é imperativo, deve começar a partir de 4 semanas após o parto, a fim de assegurar uma lactação bem estabelecida, com a menor dose possível. As crianças devem ser cuidadosamente seguidas, pois algumas podem desenvolver ginecomastia ou alteração do epitélio vaginal. São necessários estudos em longo prazo sobre essa questão[4,8,9,33].

Outras drogas: a cimetidina tem sido demonstrada em elevadas concentrações no leite materno. Como não se dispõe de muitos dados, ela está contraindicada nas mães que amamentam. O mesmo se aplica à ranitidina e ao omeprazol.

A teobromina do chocolate pode ser encontrada no leite materno. A teofilina usada pela mãe que aleita pode determinar irritabilidade na criança. Os extratos do ergot são contraindicados, assim como isótopos radioativos. Se os radiofármacos são indicados para a mãe, a lactação deve ser suspensa.

Substâncias não terapêuticas podem ser encontradas no leite humano. Uma delas é a cafeína, cerca de 1 hora após a ingestão pela mãe; eventualmente, com grandes quantidades pode levar irritabilidade para a criança. A nicotina tem sido identificada no leite materno. O etanol utilizado em excesso pela mãe pode deprimir o lactente. Narcóticos como heroína, morfina, metadona e outros opioides podem determinar adição e síndrome de abstinência nas crianças.

Poluentes ambientais também podem ser identificados no leite materno. O chumbo é encontrado no leite humano e bovino, e também em fórmulas comerciais. Não há relato de toxicidade até o momento. O mercúrio tem sido encontrado em algumas áreas poluídas. Os pesticidas orgânicos podem ser encontrados no leite materno, embora tal achado tenha diminuído pela proibição desses produtos. Outros agentes tóxicos ambientais podem ser encontrados no leite materno, como o dicloro-difenil-tricloroetano (DDT) e o 2,3,7,8-tetraclorodibenzo-P-dioxina (TCDD), embora, com sua retirada de muitas áreas, não se saiba exatamente o grau de toxicidade para lactentes.

Habitualmente algumas regras devem ser seguidas para a mãe que amamenta:

1. Avaliar com critério qualquer medicamento a ser empregado.
2. A secreção no leite materno é variável.
3. Leites humanos procedentes dos bancos de leite devem ser seguros e livres de contaminação.
4. Avaliar o risco e o benefício do tratamento materno e se há necessidade de interromper a lactação.
5. Quaisquer sinal ou sintoma do lactente deve ser relacionado a possível fármaco usado pela mãe.
6. Durante o tratamento materno, monitorizar a criança de perto.

O uso crônico de corticosteroides, anfetamina e metilfenidato pela mãe pode comprometer o crescimento da criança. Metoclorpramida determina maior frequência de reações distônicas na criança. Atropina e escopolamina podem determinar hiperpirexia nos lactentes, assim como os derivados opioides podem levar a depressão respiratória. O valproato excepcionalmente pode levar a hiperamoniemia.

Por outro lado, há também casos de diminuição da toxicidade. Os neonatos apresentam menores índices de ototoxicidade com os aminoglicosídeos. A hepatotoxicidade por halotano é rara em crianças, assim como a lesão pelos tuberculostáticos.

Sulfonamidas usadas pela mãe no período podem promover *kernicterus*, pois competem com a bilirrubina pela ligação com a albumina; cloranfenicol pode provocar depressão medular; isoniazida usada pela mãe pode provocar deficiência de piridoxina na criança se a mãe não está fazendo suplementação. A maioria de sedativos e hipnóticos pode alcançar concentração plasmática suficiente para produzir letargia e sedação no lactente. Heroína e morfina podem prolongar a dependência da criança. Quantidades excessivas de álcool ingeridas pela mãe podem produzir efeitos no filho. No Quadro 4 estão listadas algumas drogas que, quando usadas pela mãe na lactação, podem produzir efeitos na criança. No Quadro 5 estão os fármacos que podem suprimir a lactação. Existem ainda as drogas que requerem suspensão temporária da amamentação, como metronidazol, radiofármacos, gálio-69, iodo-125, iodo-131 e tecnécio-99.

No Quadro 6 estão relacionados alguns compostos que, por estarem presentes nos alimentos da mãe, podem ser excretados pelo leite materno e causar alguns efeitos no lactente.

Estão disponíveis na internet alguns *sites* para serem consultados quanto ao uso de medicações em mulheres que estão amamentando, como:

QUADRO 4 Drogas empregadas durante a fase de lactação com possíveis efeitos no lactente

Droga	Efeito	Comentários
Ácido nalidíxico	Significante	Anemia hemolítica
Álcool	Significante	Intoxicação
Aminopterina	Significante	Imunossupressão Evitar amamentação
Ampicilina	Mínimo	Diarreia ou alergia
Aspirina	Mínimo	Altas doses podem produzir concentração no leite
Betanecol	Mínimo	Dor e diarreia
Cafeína	Mínimo	A concentração no leite é de 1%
Cimetidina	Significante	Supressão da acidez gástrica, inibe metabolismo de drogas, estímulo do SNC Evitar amamentação
Ciclofosfamida	Significante	Imunossupressão Evitar amamentação
Clindamicina	Mínimo	Diarreia com sangue
Cloranfenicol	Significante	Síndrome cinzenta, aplasia Evitar amamentação
Clortiazida	Mínimo	
Clorpromazina	Mínimo	Letargia
Codeína	Mínimo	
Contraceptivo oral	Mínimo	Supressão láctea Ginecomastia
Dapsona	Significante	Anemia hemolítica
Derivados do ouro	Significante	Nefrite, hepatite, *rash* Evitar amamentação

(continua)

QUADRO 4 Drogas empregadas durante a fase de lactação com possíveis efeitos no lactente (*continuação*)

Droga	Efeito	Comentários
Diazepam	Significante	Sedação e acúmulo
Dicumarol	Mínimo	Alteração do tempo de protrombina
Digoxina	Mínimo	Vômito, diarreia, convulsão
Ergotamina	Significante	Evitar amamentação
Espironolactona	Mínimo	
Etanol	Moderado	Efeitos alcoólicos
Fenidiona	Significante	Sangramento
Fenitoína	Moderado	Sedação, metaemoglobinemia
Fenobarbital	Moderado	Sedação
Heroína	Significante	Dependência
Hidrato de cloral	Significante	Tontura
Iodo	Significante	Supressão tireoidiana
Imunossupressores	Significante	Evitar amamentação
Indometacina	Significante	Convulsão Evitar amamentação
Isoniazida	Mínimo	Deficiência de piridoxina
Laxantes	Mínimo	Diarreia
Lítio	Significante	Toxicidade Evitar amamentação
Metadona	Significante	Dependência
Metimazol	Significante	Interferência na tireoide Evitar amamentação
Nicotina	Mínimo	Insônia, vômitos, diarreia Taquicardia
Penicilina	Mínimo	*Rash*, febre
Prednisona	Moderado	Evitar doses elevadas
Propranolol	Mínimo	
Propiltiuracil	Significante	Supressão tireoidiana Evitar amamentação
Salicilatos	Mínimo	*Rash*, acidose
Sulfissoxasol	Significante	*Kernicterus*
Tetraciclina	Moderado	Descoloração dentária Evitar amamentação
Teofilina	Moderado	Irritabilidade
Tiroxina	Mínimo	
Tolbutamida	Mínimo	
Vitamina D	Mínimo	Hipercalcemia
Varfarina	Mínimo	

SNC: sistema nervoso central.
Fonte: elaborado pelos autores.

QUADRO 5 Drogas que podem suprimir a lactação

Bromocriptina
Contraceptivos orais combinados a estrógenos/progestágenos
Dienoestrol
Estradiol
Piridoxina
Estilbestrol
Diuréticos tiazídicos

Fonte: elaborado pelos autores.

QUADRO 6 Substâncias encontradas em alimentos utilizados pela mãe com possíveis efeitos em lactentes

Agente	Efeito
Aspartame	Cuidado em fenilcetonúricos
Clordane	–
Chocolate	Irritabilidade e aumento de trânsito intestinal
Ciclamato	–
Fava	Hemólise naqueles com deficiência de G6PD
Hexaclorobenzeno	*Rash*, diarreia, vômitos, urina, neurotoxicidade
Chumbo	Neurotoxicidade
Metilmercúrio	Afeta o desenvolvimento neuronal
Tetracloroetileno	Icterícia obstrutiva
Dieta vegetariana	Deficiência de vitamina B_{12}

Fonte: elaborado pelos autores.

1. Drugs and lactation database (lactMed): http://toxnet.nlm.nih.gov/cgi-bin/sis/htmlgen?LACT.
2. World Health Organization. Breastfeeding and maternal medication: http://www.who.int/child-adolescent-health/New_Publications/NUTRITION/BF_Maternal- Medication.pdf._

Os pediatras deveriam observar o seguinte esquema para a mãe que amamenta e necessita fazer uso de medicação:

1. A mãe de fato precisa usar esse fármaco?
2. Deve-se evitar medicações de rotina no pós-parto.
3. É possível empregar uma medicação alternativa?
4. Um similar mais inócuo ou mais conhecido deve ser preferido.
5. Deve-se estabelecer um horário para minimizar a exposição do lactente.
6. Se possível, dosar a droga no plasma da criança ou no leite da mãe.
7. Procurar literatura atualizada a respeito das drogas que a mãe vai utilizar.
8. Examinar periodicamente a criança
9. Tranquilizar a mãe, enfatizando sempre as vantagens do aleitamento.

PREVENÇÃO CONTRA ERROS DE MEDICAÇÃO

Com os avanços tecnológicos, houve uma explosão no desenvolvimento de medicações e em procedimentos terapêuticos para diversas áreas da medicina. Naturalmente muitos desses medicamentos e procedimentos mudaram completamente a prevalência de diversas doenças e de suas complicações, aumentaram a sobrevida das pessoas, assim como fizeram surgir outros problemas de saúde, dantes não existentes, alguns dos quais determinados por erros no emprego das medicações. Para evitar esses erros, é fundamental que o pediatra conheça esses medicamentos, sua farmacocinética e farmacodinâmica, e também do modo de administração e dos possíveis efeitos de curto e longo prazo, assim como de seus custos, riscos e benefícios.

Os medicamentos representam uma bênção quando adequadamente indicados e administrados com segurança, modificando a qualidade de vida dos pacientes, em algumas circunstâncias salvando vidas, mas os seres humanos são passíveis de erros, e é muito importante que o pediatra e as enfermeiras ou técnicas de enfermagem estejam atentos aos vários aspectos que envolvem a prescrição e administração de medicamentos, para prevenir, sempre que possível, a ocorrência de erros. Esses erros variam de acordo com o conhecimento do médico a respeito das drogas utilizadas, sua dosagem adequada (fato significativo em pediatria), a troca de medicação, a prescrição errada, a via de administração inadequada, a troca de paciente, o desconhecimento da interação entre as drogas prescritas, a data da validade da medicação ultrapassada, o desconhecimento dois efeitos colaterais possíveis, entre outros erros.

Alguns erros podem passar despercebidos e não determinar maiores consequências; no entanto, alguns podem ser até fatais. Em alguns países já existem comissões encarregadas da Segurança de Medicamentos, que estimulam a comunicação de todos os erros cometidos de modo involuntário, a fim de dividir essas experiências, no sentido do aperfeiçoamento constante e da prevenção da repetição desses erros e com o objetivo da construção de um sistema de saúde mais seguro. Com o intuito de diminuir os erros, foram criados alguns processos que devem ser sistematicamente seguidos; em muitas situações, os erros ocorrem quando essas normas são quebradas, e os erros podem ter vários fatores em sua determinação. Uma norma simples, que deve sempre ser seguida e que evita muitos erros, é não utilizar abreviaturas de qualquer natureza e ter certeza sobre as unidades empregadas sempre, as diluições em substâncias compatíveis, a verificação do bom funcionamento dos vários aparelhos que são empregados na dispensação de medicamentos, além da orientação dos profissionais de saúde, e também a orientação de alguns aspectos que deve ser repassada para os pais e pacientes adolescentes, para assegurar a aderência adequada ao tratamento.

Outro aspecto é representado pelo avanço na prescrição eletrônica, com a qual os profissionais devem estar familiarizados. A cultura da segurança deve ser enfatizada entre os profissionais de saúde de modo sistemático e deve ser priorizada pelos gestores, desde os fabricantes de medicamentos e os fornecedores até quem os administra, identificando nas diversas etapas os possíveis erros que podem ocorrer para evitá-los.

O erro pode ser definido por um ato não intencional, pela realização ou omissão dele. À medida que se identificam os erros, pode-se melhor programar medidas para evitá-los. Admite-se que ocorram anualmente nos EUA mais de 1 milhão de danos iatrogênicos em pacientes hospitalizados e que mais de dois terços sejam devido a erros evitáveis[40]. Estudos têm demonstrado que os erros de medicação são comuns, podem estar associados à dose mal prescrita, ao ato de administrar as drogas, à administração no horário indevido e à não supervisão do paciente para verificar se ele de fato usou a medicação. Além disso, vale ressaltar outras possibilidades para os erros de medicação, tais como características dos pacientes, despreparo dos profissionais de saúde, falha nos atendimentos à saúde, formação graduada e educação continuada insuficientes dos diferentes profissionais, polifarmácia, uso de preparações injetáveis e até a perigosa prática da automedicação. A segurança de um medicamento começa com o balanço de seu inerente potencial de risco, passa pela prescrição (doses, intervalos, horários e duração adequados), administração (diluições, aplicações, assepsia nas injeções, horários, drogas simultâneas atentando para interações, alimentos concomitantes), aquisição (qualidade, boas práticas de fabricação e conservação), armazenamento (umidade, temperatura, umidade, tempo de validade) e dispensação corretos, e termina com a adesão do paciente e seus familiares ao tratamento.

Alguns erros ocorrem mais frequentemente com determinados fármacos administrados a pacientes de alto risco (na dependência de gênero, idade, peso, função renal, comorbidades presentes), que devem ser estritamente monitorizados. A cultura médica e a estruturação de serviços influenciam os erros de prescrição. Em serviços com um número muito grande de atendimentos, com muitas prescrições e funcionários sobrecarregados há maior chance de erros. Clínicas organizadas com protocolos e análise crítica de resultados relacionam-se a menos erros. A análise periódica dos erros com objetivo de aprendizado e aperfeiçoamento é fundamental. Alguns erros se relacionam com prescrição e administração de medicamentos; outros erros também comuns associam-se à deficiente informação clínica e à falha no seguimento de protocolos.

O uso de preparações injetáveis tem sido associado a erros mais frequentes e sérios com medicamentos, tais como rotulagem ausente ou incorreta, diluição incorreta, intervalo errado entre as doses e a falta de assepsia. Maiores cuidados são necessários para o preparo e a administração das medicações parenterais[41-43].

Deve-se enfatizar que os profissionais de saúde – médicos, enfermeiros, técnicos, farmacêuticos – lidam com dificuldade com os erros, pela falta de discussão nesse tema na graduação, forma de advertência, perfeccionismo, e este deve ser um tema sempre rediscutido. Considerar a possibilidade do erro humano para desenvolver medidas de prevenção e maior atenção e consciência no uso de medicamentos são medidas claras para as providências que visam priorizar a segurança do paciente[44].

Estudiosos do comportamento cognitivo admitem que dois comportamentos são bem frequentes relacionados com esses erros: o comportamento automático, repetitivo e rápido e o comportamento de solucionar problemas que requerem atenção e intensa atividade mental e conscientização; para ambos é indispensável tranquilidade, disposição e envolvimento profissional. No comportamento repetitivo, pequenas distrações podem ser danosas e podem estar ligadas à fadiga, à doença, ao álcool, à raiva, à ansiedade, à depressão, à frustração ou ainda ao ambiente, tais como calor, excesso de ruídos ou estímulos visuais. Por outro lado, no comportamento de solucionar problemas, os erros são mais complexos e podem estar relacionados com falta de treinamento ou de informação, enganos de memória, falta de pensamento crítico, tendência a resolver de modo impulsivo, estresse e pressão no trabalho. Portanto, é fundamental que os profissionais de saúde saibam que esses erros podem ocorrer, que estejam muito atentos e que sejam desenvolvidas normas de segurança e checagem, com supervisão próxima.

Para diminuir os erros é preciso identificá-los, documentá-los, quantificá-los e discuti-los sistematicamente com a equipe e aperfeiçoar o sistema, com protocolos e *checklists*. O ambiente de trabalho confortável, a orientação adequada e periódica, o treinamento das equipes é indispensável. Sempre se deve afastar obstáculos como a fofoca ou a vergonha sobre os erros, além de se exigir comportamentos e letras legíveis, interlocução das lideranças com os funcionários de modo claro e direto. São recomendações gerais:

1. Percepção correta sobre a segurança, desde a prescrição dos medicamentos até sua administração.
2. Sistema com todas as apresentações com respectivas dosagens (líquido, comprimido, injetável).
3. Unidade de farmácia com dispensação de medicamentos de onde a medicação já sai pronta para o uso.
4. Sinalização adequada dos horários de administração.
5. Rotulagem clara e sem rasuras.

6. Identificação eletrônica, com códigos de barra sempre que possível.
7. As medicações só devem ser liberadas pelo pessoal da dispensação no horário determinado.
8. Conferência da administração na beira do leito do paciente.
9. Informações facilmente disponíveis sobre as drogas e sua administração.
10. Quaisquer erros em uma das etapas devem acionar um sensor específico.
11. Melhorar a luminosidade e o silêncio no local das prescrições médicas.
12. Ao administrar a medicação, perguntar o nome do paciente, ler na prescrição e no rótulo e mostrá-lo ao paciente ou familiar.
13. Dispensar medicações sob a forma de unidades de dose.
14. Desenvolver a cultura da segurança.
15. Aprendizagem a partir dos erros de forma positiva.
16. Estímulo à atividade questionadora.
17. Avaliação sistemática das causas de erros.
18. Eliminar fatores que aumentem a chance de erros.
19. Reconhecimento da falibilidade humana.
20. Admissão dos erros em sistemas organizados.
21. Minimização das consequências de erros.
22. Desenvolvimento de estratégias para diminuir os erros[45-47].

Em pacientes pediátricos, deve-se ainda estar muito atento, pois a chance de erros é maior devido a:

1. A farmacocinética é diferente nos vários estágios do desenvolvimento.
2. Há necessidade de muitos cálculos para individualizar as doses, baseados na idade ou peso ou na superfície corpórea.
3. Algumas vezes a apresentação disponível não é apropriada para pacientes pediátricos e pode requerer formulações.
4. Os medicamentos administrados sob forma líquida podem não ser medidas corretamente.
5. Muitas vezes quem faz dispensação não está habituado a doses pediátricas.
6. Deve-se ter muita atenção com as infusões venosas, pois algumas vezes a prescrição é em mg/kg/minuto, mg/hora, mg/kg/hora ou microgramas/minuto.
7. Não há disponibilidade de informações para todos os medicamentos utilizados em pediatria.
8. Quando a prescrição não é clara é necessária uma boa interlocução entre médico, enfermeira e farmacêutico.
9. A prescrição informatizada tem avançado bastante, e deve haver um alerta quando a dose não for calculada corretamente.
10. Todos os profissionais devem ler as normas da Agência Nacional de Vigilância Sanitária (Anvisa) e do Ministério da Saúde sobre prescrição racional de medicamentos.

Portanto, há a necessidade de muita reflexão e informação adequadas por todos os profissionais de saúde que prescrevem e administram medicamentos[48-50].

CONSIDERAÇÕES FINAIS

Na prescrição de fármacos para crianças, atenção especial deve estar voltada para a dose, via de administração e duração da terapia; deve-se sempre escolher o esquema mais simples para o paciente pediátrico. Os pais e responsáveis devem ser informados de todos os possíveis efeitos que possam advir do uso da droga, assim como da ação esperada sobre a condição apresentada pelo paciente. Muitas vezes a não obediência ao regime terapêutico prescrito ocorre pela falta da informação detalhada dada pelo médico aos familiares e à própria criança, quando possível. Para melhorar o seguimento da prescrição, não só é importante a informação detalhada, mas também manter a terapêutica o mais simples possível, conferir responsabilidades aos pais e à própria criança e fazer um segmento periódico do paciente.

O axioma de que as crianças não são de fato pequenos adultos é importante na farmacologia pediátrica. Portanto, há necessidade de conhecimento detalhado de todas as peculiaridades da farmacocinética e farmacodinâmica nessa faixa etária especial e diversa, para que um melhor sucesso terapêutico possa ser obtido quando administrarmos drogas para as crianças.

Sente-se que há no meio pediátrico uma saudável atitude interessada na compreensão dos aspectos farmacológicos das drogas usadas em clínica, não só para diminuir a frequência dos desastres medicamentosos, mas também para o estabelecimento de prescrição terapêutica mais racional.

Os parâmetros farmacocinéticos de muitos fármacos apresentam profundas modificações durante o desenvolvimento da criança. Tais alterações ainda podem ser aumentadas ou diminuídas pela administração concomitante de várias drogas ou pela gravidade da doença. Tais diferenças, quando relacionadas com a farmacocinética do adulto, como opina Morselli, podem assumir grande importância clínica porque podem conduzir a um resultado negativo ou positivo da intervenção terapêutica[23].

No recém-nascido há absorção modificada, redução da ligação às proteínas plasmáticas, volume de distribuição alterado e grande diminuição da capacidade de metabolizar e excretar fármacos. No segundo e terceiro anos de vida as velocidades de absorção e eliminação parecem ser muito mais elevadas que nos adultos. A partir de então há progressiva aproximação dos valores dos adultos, com possibilidade de modificações bruscas na época da maturação sexual.

As diferenças no volume aparente de distribuição se relacionam com as propriedades físico-químicas dos fármacos e com o estágio de desenvolvimento do organismo da criança.

Há várias normas que reagem aos ensaios terapêuticos em seres humanos, que são ainda mais rígidos quando envolvem crianças, sobretudo os aspectos éticos, e que necessariamente têm de ser seguidos antes de qualquer utilização de medicamentos em pediatria. Esses estudos incluem várias fases desde os dados laboratoriais até o estudo em populações, com estimativa rigorosa dos riscos e benefícios e vigilância continuada.

Vale lembrar ainda que numerosas condições genéticas podem afetar a resposta e a eliminação dos fármacos. Condições farmacogenéticas transmitidas monogenicamente são menos influenciadas por circunstâncias ambientais que as variações interindividuais controladas poligenicamente. Quando uma resposta a uma droga não usual é encontrada em um paciente, o pediatra deve considerar a possibilidade de um mecanismo genético subjacente que pode ou não também se expressar em outros membros da família.

Diante do que foi exposto, a prescrição de medicamentos para a criança precisa de meditação, e uma das medidas que poderiam ajudar seria o ajuste posológico pelo controle ou monitoração dos níveis sanguíneos dos fármacos e sua correlação em efeitos terapêuticos, subterapêuticos tóxicos. Os farmacologistas clínicos pediátricos consideram a monitoração da concentração sanguínea dos fármacos um serviço rotineiro que todo hospital deveria possuir. Forneceria dados sobre a posologia ideal, sobre os efeitos adversos e o conhecimento sobre o destino dos medicamentos nas diversas fases de crescimento da criança e nos diversos estados patológicos.

Tal serviço necessitaria de pessoal treinado, novas e adequadas técnicas de análise química e eficácia terapêutica e um eficiente fluxo de informações entre os especialistas interessados nesse campo de investigação.

Não há regras para garantir a segurança e a eficácia dos medicamentos nos pacientes pediátricos, especialmente nos recém-nascidos. Há que se familiarizar com a farmacologia detalhada dos fármacos e acompanhar de perto os pacientes, avaliando sempre de modo crítico sua indicação, monitorizando quando necessário seus níveis plasmáticos e ajustando periodicamente de modo individualizado para cada paciente.

Há novas perspectivas farmacológicas promissoras com o advento da imunofarmacologia e da farmacogenômica que seguramente já estão realizando grandes mudanças e novas perspectivas para a condução terapêutica de várias doenças.

Por fim, há que se exercitar uma cultura de segurança rigorosa a fim de evitar erros de medicação.

REFERÊNCIAS BIBLIOGRÁFICAS

1. Atkinson HC, Begg EJ, Darlow BA. Drugs in breast milk: clinical pharmacokinetic considerations. Clin Pharmacokinet. 1998;14:217-40.
2. Augsberger A. Old and new rules for dosage determination in pediatrics. Triangle. 1962;5:200.
3. Barthels H. Drug therapy in childhood: what have been done and what has to be done. Pediatr Pharmacol. 1993;3:31.
4. NPS Medicinewise: drugs and breastfeeding 2004 guide. Royal Woman´s Hospital, Melbourne. Disponível em: https://www.nps.org.au/australian-prescriber/articles/drugs-and-breastfeeding-2004-guide. Acesso em: mar. 2022.
5. Shou M, Amdisen A. Lithium and pregnancy. 3. Lithium ingestion by children breast-fed by women on lithium treatment. Br Med J. 1973;2:138.
6. Boyde E. The growth of the surface area of the human body. Minneapolis: Praeger Editora; 1935. p.145.
7. Brown RD, Campoli-Richards DM. Antimicrobial therapy in neonates, infantes, and children. Clin Parmacokinet. 1999;17(Suppl 1):105-15.
8. Buchanan N. Paediatric clinical pharmacology and therapeutics. Washington: Elsevier; 2002. p.118-57.
9. Morselli PL, Garatitini S, Sereni F (ed.). Basic and therapeutic aspects of perinatal pharmacology. New York: Raven Press; 1975. p.440.
10. Mirkin BL. Fetal and maternal clinical pharmacology. Clin Therap. 2001;14(4):643-7.
11. Morselli PL. Drug absorption. In: Drug Disposition During Development. Acta Pharm Suec. 1974;11(6):647.
12. Graef JW, Joseph I. Wolfsdorf JI, Greenes MD, David S. (eds.). Manual of pediatric therapeutics. 7.ed. Boston: Lippincott Williams & Wilkins; 2007. p.716.
13. Henry J, Volans G. ABC of poisoning: problems in children. Br Med J. 1986;287-486.
14. Shirey HC. Therapeutic orphans: who speaks children? In: Shirkey HC, Eichenwald HF (eds.). Pediatric therapy. 5.ed. Saint Louis: CV Mosby; 1985. p.52-5.
15. Vessey DA. Hepatic metabolism of drugs and toxins. In: Zakim D, Boyer TD (eds.). Hepatology. Philadelphia: WB Saunders; 1985.
16. Cohen SN, Weber WW. Pharmacogenetics. Pediatr Clin North Am. 1972;19(1):21-36.
17. American Academy of Pediatrics. Committee on Drugs. The transfer of drugs and other chemicals into human milk. Pediatrics. 1994;93:137-50.
18. Klinger W. Development of drug metabolizing enzymes. In: Morselli PL (ed.). Drug disposition during development. New York: Spectrum Publications; 1977. p.71-88.
19. Palmisano PA, Polhill RB. Fetal pharmacology. Pediatr Clin North Am.1972;19(1):3-20.
20. Butler AM, Richie RH. Simplification and improvement in estimating drug dosage and fluid and dietary allowances for patients of varying sizes. New Engl J Med. 1990;262:903.
21. Ohen M. Special aspects of perinatal and pediatric pharmacology. Katzung BG (ed.). Basic and clinical pharmacology. McGraw Hill; 1977. p.853-61.
22. Crawford JD, Terry ME, Rourke GM. Simplification of drug dosage calculation by application of the surface area principle. Pediatrics. 1950;5:783.
23. Franke H, Klinger W. Simplified procedures for calculating drug dosage from body weight infancy and childhood. Pediatrics. 1961;27:503.
24. Jusko WJ. Pharmacokinetic principles in pediatric pharmacology. Pediatr Clin North Am. 1972;19(1):81-100.
25. Miller LC, Heller WM. Physical and chemical considerations in choice of drugs for pediatric use. In: Shirkey HC, Eichenwald HF (eds.). Pediatric therapy. 5.ed. Saint Louis: CV Mosby; 1985. p.46-9.
26. Rane A, Sjoqvist F. Drug metabolism in the human fetus and newborn infant. Pediatr Clin North Am. 1972;19(1):37-49.
27. Roberts R. Drugs and the newborn infantil. In: Yaffe SJ (ed.). Pediatric pharmacology therapeutic principles in practice. Grune & Straton; 1980. p.149-67.
28. Schvarsman S. Bases farmacológicas da terapêutica pediátrica. In: Marcondes E, Manissadjian A. Terapêutica pediátrica. São Paulo: Sarvier; 1978. p.15-24.
29. Snively Jr WD. Body surface area as a dosage criterion in fluid therapy: theory and application. Metabolism. 1957;6:70.

30. Tunessen Jr WW, Hertz C. Toxic effects of lithium in newborn infants: a commentary. J Pediatr. 1982;81:804-7.
31. Klinger W. Development of drug metabolizing enzymes. In: Morselli PL. Drug disposition during development. New York: Spectrum Publications; 1977. p.71-88.
32. Ward R. Maternal-placental-fetal unit: unique problems of pharmacologic study. Pediatr Clin North Am. 1989;36(5):1075-88.
33. Kweder SL. Drugs and biologics in pregnancy and breastfeeding: FDA in the 21(st) century. Birth Defects Res A Clin Mol Teratol. 2008;82(9):605-9.
34. Yaffe S, Aranda J. Pharmacology in pediatrics. In: Munson P (ed.). Principles of pharmacology. New York: Man and Hall; 1995.
35. Yaffe SJ, Stern L. Clinical implications of perinatal pharmacology. In: Mirkin BL (ed.). Perinatal pharmacology and therapeutics. New York: Academic Press; 1976. p.355.
36. Nelson JD. Pocketbook of pediatric antimicrobial therapy. 12.ed. Baltimore: Williams and Wilkins; 2005.
37. Nelson WE. Textbook of pediatrics. 12.ed. Philadelphia: WB Saunders; 2006.
38. Shirkey HC. Pediatric dosage handbook. Washington: American Pharmaceutical Association; 1993.
39. Hale TW. Medications and mothers' milk. 12.ed. Amarillo: Pharmasoft Medical Publishing; 2006.
40. Leape LL, Lawthers AG, Brennan TA. Preventing medical injury. QRB Qual Rev Bul. 1993;19:1444-9.
41. Vincent C, Neale G, Woloshynowych M. Adverse events in British hospitals: preliminar retrospective record review. Br Med J. 20001;322:517-9.
42. Smetzer J, Cohen M. Lesson from the Denver medication error/criminal negligence case: look beyond blaming individuals. Hosp Pharm. 1998;33:640-57.
43. Barker KN, Flynn EA, Pepper GA. Medication errors observed in 36 health care facilities. Arch Intern Med. 2002;162:1997.
44. Anacdleto TA, Perini E, Rosa MB, César CC. Medication errors and drug-dispensing systems in a hospital pharmacy. Clinics. 2005;60(4):325-32.
45. Nebeker JR, Hoffmann JM, Weir CR, Bennett Cl, Hurdle JF. High rates of adverse drug events in a highly computerized hospital. Arch Intern Med. 2005;165(10):1111-6.
46. Agência Nacional de Vigilância Sanitária. Formulário erro de medicação. Disponível em: https://www.anvisa.gov.br/multimidia/form_erro/index.asp. Acesso em: fev. 2022.
47. Rozich JD, Resar RK. Medication safety: one organization's approach to the challenge. J Clin Outc Manag. 2001;8(10):27-34.
48. Kralewski JE, Dowd BE, Heaton A, Kaissi A. The influence of the structure and culture of medical group practices on prescription drug errors. Med Care 2005;4,3(8):817-25.
49. Kaushal R, Bates DW, Landrigan C. Adverse drug reactions from birth to early childhood. Pediatr Clin North Am. 1997:44:79-92.
50. Levine S, Cohen R. Preventing medication errors in pediatric and neonatal patients. In: Cohen RM (ed.). Medication errors. 2.ed. Washington: American Pharmacists Association; 2006. p.469-92.

16

O crescimento da criança e do adolescente

Crésio de Aragão Dantas Alves
Renata Arruti
Renata Lima
Julia Constança
Zilda Braid

INTRODUÇÃO

A avaliação do crescimento e desenvolvimento em crianças e adolescentes é de extrema importância para o pediatra. Conhecer o que é fisiológico permite reconhecer situações em que esse processo não ocorre de forma adequada.

O crescimento envolve processo de replicação celular de todo organismo, podendo ser evidenciado pelo aumento da estatura, ganho de peso, tamanho e mudanças físicas das crianças, relacionando-se às transformações progressivas e quantitativas que ocorrem nas dimensões corporais.[1]

O padrão (velocidade e ritmo de crescimento) varia de acordo com o órgão envolvido (p. ex., linfonodos, sistema nervoso, gônadas) e com a fase da vida.

Nos primeiros anos de vida, as crianças apresentam velocidade de crescimento mais acentuada, que tende à estabilidade próximo aos 4 anos de idade, voltando a acelerar na adolescência. Após o estirão puberal, o crescimento desacelera em correspondência à maturação óssea, até que seja atingida a estatura final.[1]

O acompanhamento desse crescimento deve ser realizado utilizando as curvas de crescimento da Organização Mundial de Saúde (OMS). Mudanças nessa curva de crescimento são frequentes e, quando associadas a momentos de estirão de crescimento, geralmente não apresentam significado patológico. Por outro lado, mudanças bruscas na curva de crescimento, bem como momentos longos de platô, podem sugerir situações patológicas, e a investigação deve ser realizada, sempre com foco nos fatores relacionados ao crescimento.[1]

Já, o desenvolvimento engloba transformações qualitativas, que devem ocorrer simultaneamente para garantir a evolução ponderal, estatural, puberal e motora adequadas. Ele envolve o aperfeiçoamento em realizar funções no âmbito cognitivo, emocional, motor e comportamental, que vão progredindo no decorrer dos anos, com mudanças em seu grau de complexidade. A evolução no desenvolvimento culmina em marcos durante toda a infância, alguns mais aguardados do que outros, como: desenvolvimento da fala, primeiros passos, desfralde, desenvolvimento puberal, entre outros.[2]

O psicólogo suíço Jean Piaget divide as fases do desenvolvimento de forma prática, para facilitar sua avaliação. A teoria de Piaget considera que o desenvolvimento infantil consiste em quatro fases no que diz respeito à cognição: sensório-motor, pré-operatório, operatório concreto e operatório formal.[2]

A fase sensório-motora ocorre nos 2 primeiros anos de vida e engloba o desenvolvi-

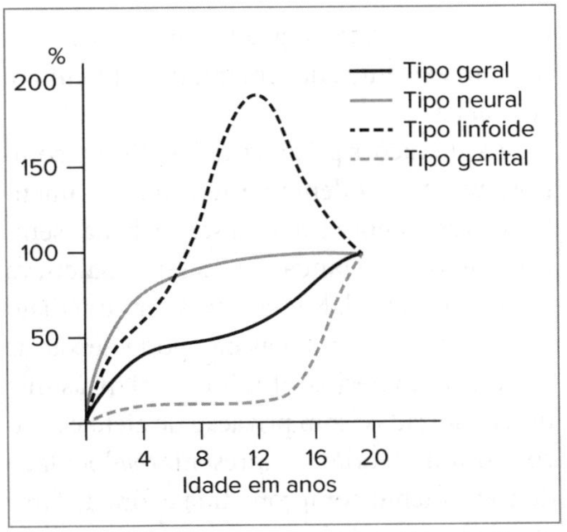

FIGURA 1 Gráfico de crescimento de diferentes órgãos.

mento da coordenação motora. A segunda fase, o pré-operatório, inclui crianças de 2-7 anos, no período de "faz de conta", quando ocorrem representações da realidade dos próprios pensamentos. No operatório concreto, que envolve crianças de 8-12 anos, começa a ser demonstrado o início do pensamento lógico concreto e as normas sociais já começam a fazer sentido para a criança. Finalmente, a fase operatória formal, que envolve crianças maiores de 12 anos com capacidade de compreender situações abstratas e experiências de outras pessoas.[2]

Dessa forma, o crescimento e o desenvolvimento devem estar relacionados, e para que se tenha uma infância saudável é necessário buscar o equilíbrio entre eles. Juntos, crescimento e desenvolvimento são responsáveis pela integridade biopsicossocial, construindo a individualidade de cada ser.

FATORES QUE INFLUENCIAM O CRESCIMENTO

Fatores intrínsecos

Os fatores intrínsecos de crescimento englobam fatores genéticos de herança familiar. Dessa forma, cada indivíduo, a depender de sua carga genética, desenvolverá características específicas tais como: cor de pele, formato do rosto, capacidade de crescimento e estatura final, distribuição de adiposidade corporal, desenvolvimento da puberdade, entre outros.[3]

Doenças genéticas podem cursar com baixa estatura isoladamente, ou associadas a outros colaborativos, tais como síndrome de Turner e síndrome de Down.

As alterações neuroendócrinas também são consideradas fatores intrínsecos. Alterações dos hormônios tireoidianos, do crescimento, sexuais, mineralocorticoides e glicocorticoides interferem diretamente no crescimento.[4]

A presença de hipotireoidismo pode contribuir para atraso na idade óssea, com déficit de crescimento. Já o hipertireoidismo pode avançar a idade óssea, acelerar a puberdade e o crescimento, com perda estatural em longo prazo caso não seja instituído tratamento adequado.[1]

A deficiência do hormônio de crescimento pode causar déficit de crescimento pós-natal, com desaceleração da curva de crescimento. O nanismo hipofisário se evidencia por deficiência congênita do hormônio de crescimento, que pode ser associado ou não a outras deficiências hormonais (hormônio tireoestimulante [TSH], hormônio adrenocorticotrófico [ACTH], gonadotrofinas, hormônio antidiurético [ADH]).[4]

Fatores extrínsecos

Os fatores extrínsecos são representados por tudo aquilo capaz de interferir no crescimento da criança e que não dependa de seu potencial genético e neuro-hormonal. Eles englobam os fatores externos, representados por fatores socioeconômicos, maternos, ambientais, culturais, demográficos, psicológicos e nutricionais.[1]

O controle dos fatores externos é fundamental para que a criança possa alcançar seu alvo genético, sem prejuízo de altura final. A depender da etapa do crescimento (feto, lactente, escolar, puberdade), a demanda por nutrientes será proporcional a seu crescimento. Na fase fetal, nos primeiros 2 anos de vida e no estirão puberal, a demanda por nutrientes aumenta e, caso não haja adequação, pode-se observar redução na capacidade de crescimento.[1]

Quanto mais longa e duradoura for a escassez de nutrientes, mais intensa será a perda estatural dessa criança. Alimentação balanceada, atividade física e sono adequado são pilares para o crescimento na criança e no adolescente.[4]

Os hábitos maternos, incluindo o período gestacional, também contribuem para um crescimento adequado. Tabagismo, doença hipertensiva específica da gestação, diabetes e sobrepeso/obesidade materna são fatores de risco.[5]

A criança com hábitos inadequados, tais como alimentação inadequada, sono irregular e sedentarismo, muito provavelmente não conseguirá usufruir de sua capacidade genética de forma plena, ficando aquém do alvo genético.[6]

As questões socioeconômicas são relevantes, uma vez que alimentação adequada e atividade física dependem diretamente da condição familiar. Famílias com menor poder aquisitivo encontram dificuldade em manter uma boa nutrição, muitas vezes consumindo alimentos processados e ultraprocessados, que têm menor custo do que o alimento *in natura*. Além disso, as crianças que vivem em bairros mais populosos e violentos encontram maior dificuldade em realizar atividade física regular.[5]

Algumas regiões têm maiores variações de temperatura, o que pode interferir também no crescimento do menor. Regiões quentes, litorâneas, são mais propícias para a realização de atividade física, enquanto regiões mais frias ou com extremos de temperatura dificultam sua realização.[2]

As alterações psicológicas, afetivas e comportamentais podem interferir negativamente no crescimento e devem ser avaliadas sempre que uma criança desacelerar na curva ponderoestatural. Muitas vezes será um diagnóstico de exclusão, mas não pode deixar de ser aventado nessas situações. Crianças institucionalizadas, com privação de afeto e pouco estímulo tendem a apresentar velocidade de crescimento comprometida e fora da faixa esperada para idade e sexo.[2]

CRESCIMENTO NAS DIFERENTES FASES DA VIDA

Feto

O crescimento intrauterino pode ser didaticamente dividido entre dois momentos: embrionário e fetal. No período embrionário, predominam a multiplicação e a diferenciação celulares, sem que ocorra um crescimento muito intenso, enquanto o fenômeno do crescimento é mais marcante no período fetal.

A fase de crescimento fetal é muito suscetível a influências ambientais, sociais e psicológicas. Agentes infecciosos, medicamentos e drogas influenciam negativamente.[7] Agravos maternos, que ocorrem na primeira metade da gravidez, comprometem mais o comprimento ao nascimento, ao passo que os da segunda metade afetarão mais o peso, gerando a assimetria entre peso e comprimento do recém-nascido. Se o agravo ocorrer durante toda a gestação, o recém-nascido será simétrico com comprometimento homogêneo de comprimento e peso. Fatores maternos como nutrição, diabetes, hipertensão e tabagismo irão influenciar no tamanho do recém-nascido.[8]

A média de velocidade de crescimento do feto é de 1,2-1,5 cm/semana, com grandes variações a depender da fase da gestação: pico de 2,5 cm/semana no meio da gestação e 0,5 cm/semana logo antes do parto, quando é intenso o ganho ponderal.[8] De maneira geral, até a 24ª semana de gestação ocorre crescimento linear rápido do feto, seguido de desaceleração do crescimento em comprimento e aumento do ganho de peso.

Muitos hormônios desempenham papel importante no crescimento fetal, como hormônios tireoidianos, insulina, leptina, somatomedina C (ou IGF1, do inglês *insulin-like growth factor* - 1), IGF2 (do inglês *insulin-like growth factor* - 2) e suas proteínas transportadoras (IGFBP, do inglês *insulin-like growth factor biding proteins*).[8] Nessa fase, o hormônio do crescimento (GH) exerce papel secundário, sendo evidentes peso e estatura quase normais em crianças com deficiência de GH, nessa faixa etária.

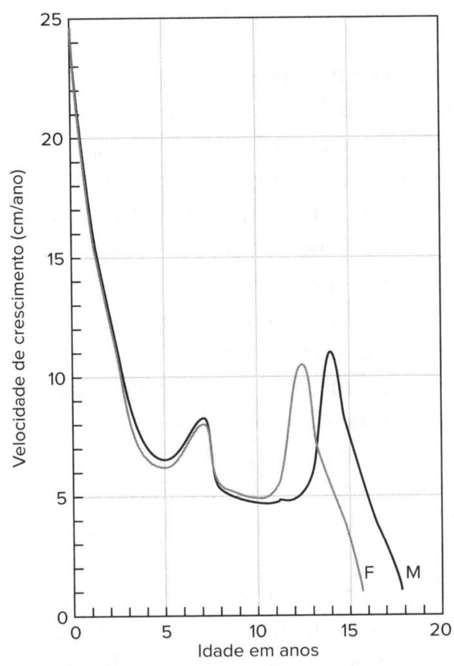

FIGURA 2 Velocidade de crescimento anual de crianças e adolescentes de acordo com o sexo.
Fonte: adaptada de Leone e Gallo.[10]

Recém-nascido e lactente

Nessa fase, os principais fatores implicados no crescimento da criança são os nutricionais (com destaque para o aleitamento materno) e os ambientais, enquanto os fatores genéticos e o GH têm menor atuação. A velocidade de crescimento é elevada, especialmente nos primeiros 6 meses, sendo o período pós-natal em que a criança mais cresce (cerca de 25 cm/ano).[9]

Ao nascer, a criança apresenta elevada velocidade de crescimento, porém já em desaceleração, o que pode ser visto na Figura 2.

Em relação ao nascimento, o peso triplica no final do primeiro ano e quadruplica no final do segundo ano de vida. Quanto ao comprimento, no primeiro ano aumenta 50% e no segundo ano mais 25% do valor que a criança apresentava ao nascer.

Nessa etapa as proporções corpóreas se modificam, alterando a relação entre o comprimento do segmento superior (SS) e o do inferior (SI): ao nascimento a relação SS/SI é por volta de 1,7 e reduz para 1,2 aos 2 anos, ficando próximo a 1 nas crianças mais velhas.

O perímetro cefálico aumenta 12 cm no primeiro ano de vida, 3 cm no segundo ano e 1 cm no terceiro ano de vida. Até os 17 anos aumentará apenas mais 2-3 cm. Como nessa fase ocorre maior velocidade de crescimento do sistema nervoso central (SNC), há maior vulnerabilidade desse sistema diante dos agravos ambientais e nutricionais, podendo causar prejuízos irrecuperáveis no crescimento e maturação da criança.

Até os 2 anos a criança alcança o percentil estatural da família (*catch-up* ou *catch-down*), refletindo a influência genética. Os hormônios que têm maior importância nessa fase são os tireoidianos (T3 e T4), principalmente por sua ação determinante sobre o crescimento e a maturação do SNC.

Pré-escolar e escolar

Essa é uma fase de crescimento mais estável, na qual a velocidade de crescimento mantém-se entre 5-7 cm/ano até o quarto ano. Após os 5 anos, o ganho é de aproximadamente 5 cm/ano. Entre 8-10 anos de idade, as meninas são mais altas e mais pesadas que os meninos, o que é atribuído à proximidade do início da fase puberal, que normalmente se inicia antes no sexo feminino.

O crescimento proporcionalmente é maior nas extremidades, em relação ao tronco, o que faz com que crianças nessa fase sejam mais esguias, com progressiva redução da relação SS/SI, que aos 10 anos de idade se aproxima de 1. Nessa fase, fatores genéticos e hormonais (GH) têm maior importância, e desvios na curva de crescimento podem representar alteração genética ou hormonal, devendo ser investigados.[8] Os hormônios tireoidianos também têm ação evidente.

Adolescente

Segundo a OMS, a adolescência compreende a faixa etária situada entre 10-20 anos incompletos e se constitui como uma fase crítica do processo de crescimento e desenvolvimento, marcada por numerosas transformações nos aspectos físicos, psíquicos e sociais do indivíduo.

Nessa fase ocorre o estirão, que é um momento de aceleração importante do crescimento, durante o qual o adolescente chega a ultrapassar o dobro da velocidade de crescimento que vinha apresentando nos anos anteriores, com um pico de 10 cm/ano na menina e de 12 cm/ano no menino. Isso resulta em acréscimo de estatura de pouco mais de 20 cm na menina e de 30 cm no menino.

O estirão puberal não ocorre de maneira uniforme. Inicia-se pelos membros, seguindo uma direção distal-proximal, ou seja, pés e mãos inicialmente, seguindo pernas e membros superiores, o que confere ao corpo do adolescente um aspecto desarmônico ou de desproporcionalidade. Ao término do estirão, após o crescimento do tronco, o aspecto volta a ser harmônico e proporcional.

A forma corporal, masculina e feminina, é estabelecida na puberdade. Isso é resultante do desenvolvimento esquelético, muscular e do tecido adiposo. O depósito de gordura nas meninas ocorre principalmente na região das mamas e dos quadris, conferindo o aspecto característico do corpo feminino, ao passo que no menino ocorre o crescimento do diâmetro biacromial (entre ombros), associado ao desenvolvimento muscular na região da cintura escapular, definindo a forma masculina.[11]

Nessa fase há grande influência dos hormônios sexuais (testosterona no menino e estrógeno na menina), dos hormônios tireoidianos e do hormônio do crescimento. A menina inicia o aumento da velocidade de crescimento logo no início da puberdade, enquanto os meninos apresentam o pico de velocidade nas fases 3 e 4 do desenvolvimento sexual, segundo os critérios de Tanner. Em ambos os sexos o pico de velocidade de crescimento se correlaciona com a maturação óssea. O crescimento cessa quando se completa a fusão das placas de crescimento, o que depende do início da maturação sexual.[12]

CRESCIMENTO E DESENVOLVIMENTO PUBERAL

O crescimento e o desenvolvimento são eventos geneticamente programados, desde a fecundação até o amadurecimento completo, porém fatores inerentes ao indivíduo (constituição genética) e fatores extrínsecos (p. ex., fatores ambientais, climáticos, socioeconômicos, nutricionais) podem modificar o processo, acelerando-o ou retardando-o.[13]

Nas classes de menor nível socioeconômico o desenvolvimento puberal é mais tardio, ao passo que meninas de classes sociais mais favorecidas tendem a apresentar a menarca mais cedo.

A sequência de desenvolvimento das características sexuais secundárias foi estabelecida por Tanner em 1962. Os estágios de maturação são classificados pela inspeção durante o exame físico. Esses estágios variam do 1 (infantil) ao 5 (adulto), considerando-se o desenvolvimento das mamas e pelos pubianos na menina e o desenvolvimento genital externo e pelos pubianos no menino (Figuras 3 e 4, respectivamente).

O desenvolvimento puberal masculino inicia-se por volta de 11 anos de idade, com variação de 9-14 anos, normalmente pelo aumento testicular (G2), que é caracterizado por uma medição testicular longitudinal de mais de 2,5 cm ou volume testicular de superior a 4 mL.[15] A pubarca (P2) geralmente segue de perto e se correlaciona com o crescimento do pênis sob a influência dos andrógenos. Outros eventos puberais incluem espermarca entre G3 e G4 e o aparecimento de pelos faciais e de alteração da voz no estágio G4, além da presença de mama (ginecomastia) entre os estágios G3 e G4.[15]

Na menina, o estágio M2 de Tanner coincide com o início do estirão puberal, atingindo o máximo de velocidade no M3 e desacelerando em M4, quando geralmente ocorre a menarca. No menino, a aceleração do crescimento geralmente ocorre no estágio G3, com pico de velocidade de crescimento no G4.

MONITORAÇÃO DO CRESCIMENTO

A monitoração do crescimento permite avaliar o grau de ajustamento entre o potencial genético e fatores ambientais. Faz-se necessário utilizar técnicas previamente estabelecidas a fim de monitorar adequadamente o crescimento.

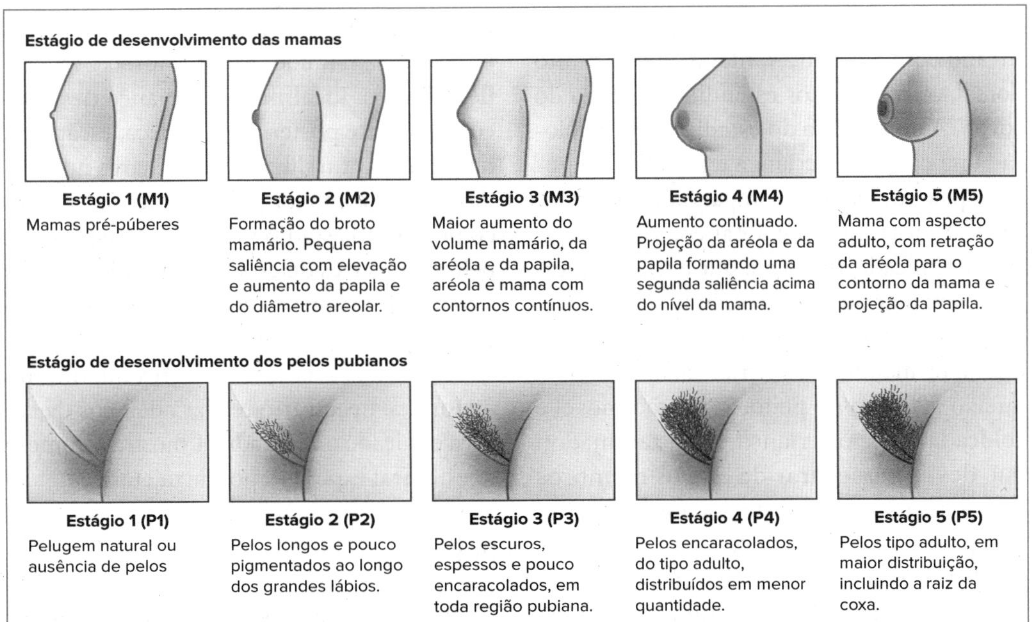

FIGURA 3 Estágios de maturação sexual de Tanner para o sexo feminino.
Fonte: modificada de Ministério da Saúde.[14]

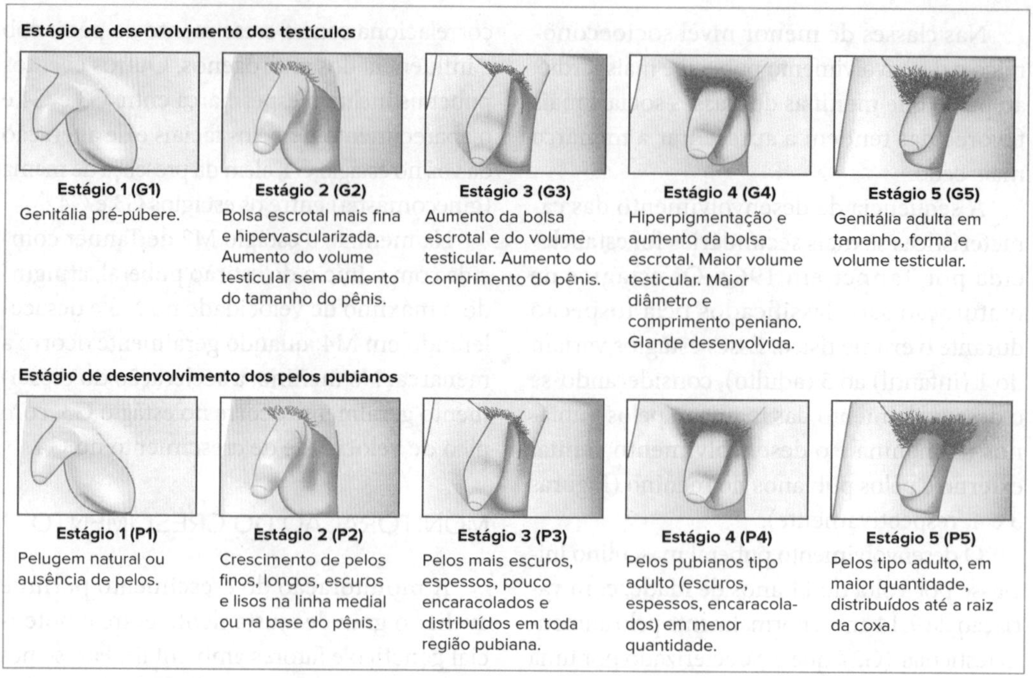

FIGURA 4 Estágios de maturação sexual de Tanner para o sexo masculino.
Fonte: modificada de Ministério da Saúde.[14]

Estatura

Quando lactente, o comprimento é mensurado com a criança deitada, em decúbito dorsal, com os braços estendidos ao lado do corpo. A porção fixa do estadiômetro é colocada na cabeça da criança e mantida na posição pelo auxiliar ou acompanhante da criança. É importante que a cabeça da criança esteja retificada, de forma que a mão esquerda do auxiliar ou acompanhante seja colocada na porção fixa do estadiômetro e a mão direita na mandíbula da criança, mantendo o queixo afastado do peito. A porção móvel é colocada no pé da criança pelo examinador, que deve se assegurar de que os membros inferiores não estejam flexionados, fazendo leve pressão sobre os joelhos da criança. Os pés devem estar em ângulo reto com as pernas.

Em crianças maiores a altura é verificada com o estadiômetro na posição vertical. A criança se posiciona de pé, com o corpo ereto, de costas para o estadiômetro, olhando fixamente para um ponto na altura dos olhos. É importante que as pernas estejam paralelas, os pés estejam unidos e os joelhos não estejam flexionados. Idealmente, a criança deve encostar a parte posterior da cabeça, escápulas, nádegas, panturrilhas e calcanhares no estadiômetro. Se não for possível encostar os cinco pontos no estadiômetro, deve-se encostar pelo menos três deles. O examinador retifica a coluna, posiciona a régua na cabeça da criança e mensura a estatura.

Tanto nas crianças menores quanto nas maiores, é necessário retirar adereços da cabeça e calçados. O Quadro 1 mostra o aumento estatural esperado por faixa etária.

Peso

Para mensurar o peso é necessário verificar se a balança está com a tara adequada. A criança/adolescente deve retirar todos os adornos.

QUADRO 1 Aumento estatural esperado por faixa etária

Faixa etária	Aumento estatural esperado (cm/ano)
Primeiro ano de vida	25
Segundo ano de vida	12,5
2-4 anos	7
4-6 anos	6
6 anos até puberdade	5
Estirão puberal	Meninas (Tanner 2 e 3) Meninos (Tanner 3 e 4)

Lactentes de até 15 kg devem utilizar a balança pediátrica. Pacientes que já ficam de pé podem utilizar a balança convencional. Crianças com mais de 15 kg que ainda não fiquem de pé podem ser pesadas no colo de um adulto, com posterior mensuração do peso do adulto individualmente.[16] O peso da criança será a diferença entre o peso do binômio e o peso do adulto individualmente. O Quadro 2 mostra o ganho ponderal esperado por faixa etária.

Perímetro cefálico

A mensuração do perímetro cefálico é essencial para crianças de até 3 anos de idade para avaliar crescimento craniano excessivo (p. ex., hidrocefalia) ou limitado (p. ex., craniossinostose). Passa-se a fita métrica em torno da cabeça do lactente, passando pela região frontal na altura do sulco supraorbital e pela proeminência occipital, de forma a obter o perímetro máximo.[16] O Quadro 3 mostra o crescimento de perímetro cefálico esperado para cada faixa etária.[17] Até os 3 anos o cérebro representa 80% do tamanho do cérebro adulto, e até os 7 anos, 90% deste.[17]

QUADRO 2 Ganho ponderal esperado por faixa etária

Faixa etária	Ganho ponderal esperado	
Primeiro ano		
1º trimestre	700 g/mês	25-30 g/dia
2º trimestre	600 g/mês	20 g/dia
3º trimestre	500 g/mês	15 g/dia
4º trimestre	400 g/mês	12 g/dia
Segundo ano		
1º semestre	200 g/mês	
2º semestre	180 g/mês	
Pré-escolar e escolar	2-4 kg/ano	

Índice de massa corpórea

O índice de massa corpórea (IMC) é calculado dividindo-se o peso em quilos pelo quadrado da altura em metros. Esse é um índice importante para avaliação do excesso ponderal. Os Quadros 4 e 5 mostram a interpretação do estado nutricional de acordo com o IMC.

QUADRO 3 Crescimento de perímetro cefálico esperado por faixa etária

Faixa etária	Aumento do perímetro cefálico	
Primeiro ano		
1º trimestre	2 cm/mês	6 cm no 1º trimestre
2º trimestre	1 cm/mês	3 cm no 2º trimestre
3º trimestre	0,5 cm/mês	3 cm no 2º semestre
4º trimestre	0,5 cm/mês	
Segundo ano	3,5 cm/ano	

QUADRO 4 Valores de referência para diagnóstico do estado nutricional de crianças menores de 5 anos utilizando as curvas de IMC para idade e sexo (critérios da OMS)

Valor encontrado Percentil (P)	Escore Z (Z)	Diagnóstico nutricional
< P 0,1	< Z −3	Magreza acentuada
≥ P 0,1 e < P 3	≥ Z −3 e < Z −2	Magreza
≥ P 3 e < P 85	≥ Z −2 e < Z +1	Eutrofia
≥ P 85 e < P 97	≥ Z +1 e < Z +2	Risco de sobrepeso
≥ P 97 e < P 99,9	≥ Z +2 e < Z +3	Sobrepeso
> P 99,9	> Z +3	Obesidade

IMC: índice de massa corpórea.

QUADRO 5 Valores de referência para diagnóstico do estado nutricional de crianças e adolescentes entre 5-19 anos utilizando as curvas de IMC para idade e sexo (critérios da OMS)

Valor encontrado Percentil (P)	Escore Z (Z)	Diagnóstico nutricional
< P 0,1	< Z −3	Magreza acentuada
≥ P 0,1 e < P 3	≥ Z −3 e < Z −2	Magreza
≥ P 3 e < P 85	≥ Z −2 e < Z +1	Eutrofia
≥ P 85 e < P 97	≥ Z +1 e < Z +2	Sobrepeso
≥ P 97 > P 99,9	≥ Z +2 > Z +3	Obesidade Obesidade grave

IMC: índice de massa corpórea.

Medidas acessórias

Algumas medidas acessórias são importantes na avaliação do crescimento. Em crianças com estatura alta, é importante verificar a envergadura, que é aferida medindo-se a distância entre as extremidades dos dedos médios direito e esquerdo, estando os braços abertos, formando um ângulo de 180 graus.[1] Habitualmente, mede-se a distância entre o externo e a extremidade do dedo médio do lado direito, repetindo o procedimento no lado esquerdo e somando as duas medidas.

Considera-se normal um valor de envergadura quando ela não ultrapassa em 5 cm a altura. Quando isso acontece, caracteriza-se a proporção eunucoide. A razão envergadura/altura também é utilizada, sendo considerado normal um valor de até 1,03.

A altura sentada é importante para checar a proporção corporal da criança. Ela é medida com a criança sentada, verificando-se a distância entre o banco e a cabeça do paciente.[16] Essa medida é relevante quando se suspeita de baixa estatura desproporcional com limitação do crescimento do tronco. Os valores de normalidade variam de acordo com a idade e o sexo e devem ser obtidos em gráficos apropriados.

Outra medida importante para a observação da proporção corporal é a relação entre o segmento superior e o segmento inferior. O segmento inferior é medido da sínfise púbica até o chão, com a criança de pé. O segmento superior é obtido pela subtração da altura da criança pelo segmento inferior.

Velocidade de crescimento

A velocidade de crescimento (VC) é uma medida importante da saúde da criança. Ao contrário das comorbidades agudas, que possuem impacto imediato sobre o peso, as doenças crônicas podem comprometer a VC, causando, posteriormente, efeito negativo sobre a estatura. A avaliação da VC deve ser verificada nas consultas, principalmente nos períodos de maior crescimento da criança: nos primeiros 2 anos de vida e na puberdade.

O pico de VC ocorre, em média, aos 13,5 anos nos meninos e aos 11,5 anos nas meninas com valor de VC igual a 9,5 e 8,3 cm/ano, respectivamente. Os maturadores precoces e tardios são variações da normalidade do pico de VC durante o período puberal, sem comprometimento da altura final. Os maturadores precoces apresentam pico de VC próximo ao limite inferior da idade média (−2DP), 11,7 anos nos meninos e 9,7 anos nas meninas, com amplitude de pico superior à dos que maturam na média para idade e sexo, 10,3 e 9,0 cm/ano, respectivamente. Já os tardios possuem pico de VC no limite superior da idade média (+2DP), 15,3 anos nos meninos e 13,3 anos nas meninas, porém com amplitude inferior à dos maturadores na média para idade e sexo, 8,5 e 7,6 cm/ano, respectivamente[18] (Figuras 5 e 6).

A avaliação da velocidade de crescimento permite observar se a criança vem se mantendo em seu canal de crescimento ou se está apresentando alguma alteração para mais ou para menos. Para calcular a velocidade de crescimento, verifica-se a diferença entre a

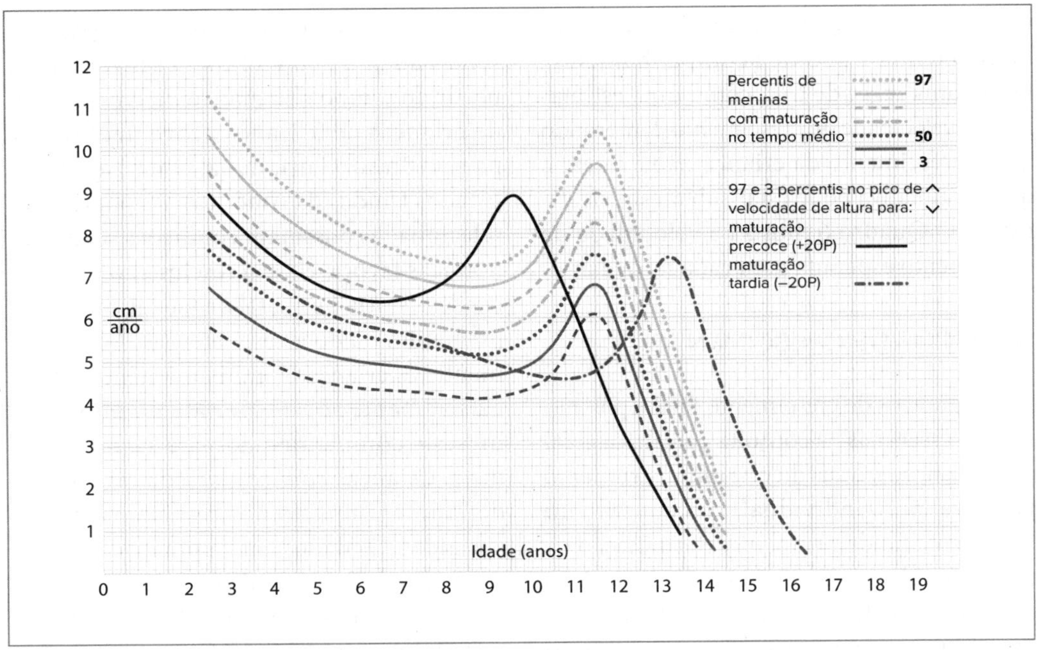

FIGURA 5 Curva de velocidade de crescimento para idade para meninas de 2-19 anos.
Fonte: adaptada de Tanner e Davies.[18]

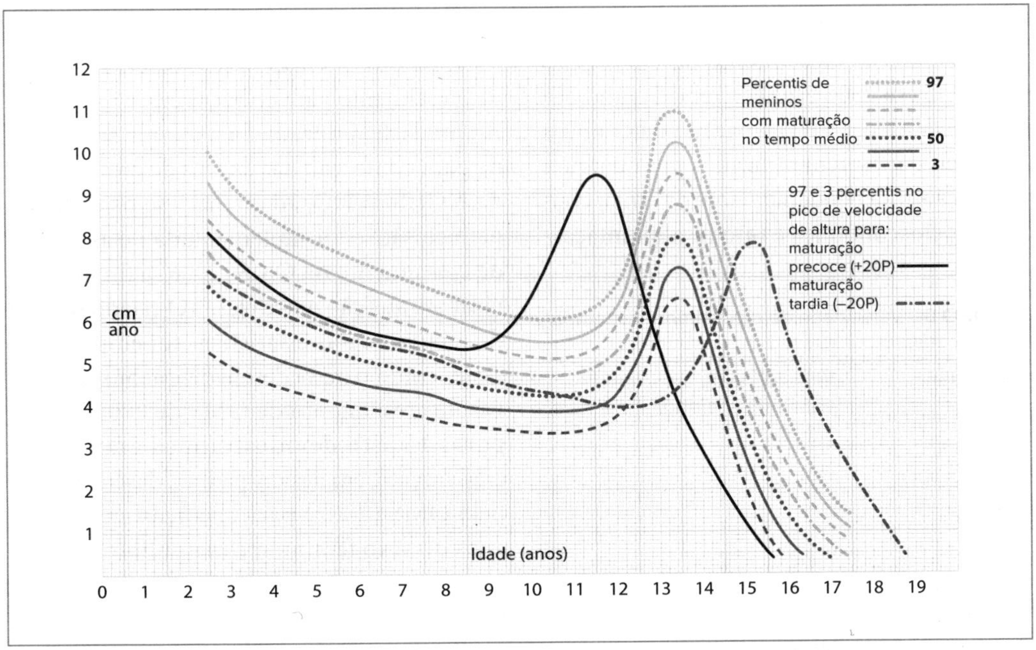

FIGURA 6 Curva de velocidade de crescimento para a idade para meninos de 2-19 anos.
Fonte: adaptada de Tanner e Davies.[18]

estatura atual e a estatura anterior. Caso ainda não tenha 1 ano de acompanhamento, faz-se uma regra de três, como uma estimativa da velocidade de crescimento, lembrando que o crescimento da criança não é linear e que a estimativa pode estar sub ou superestimada. O Quadro 6 mostra a velocidade de crescimento esperada para cada faixa etária.

GRÁFICOS DE CRESCIMENTO

Os gráficos de crescimento fetal e pós-natais são essenciais na consulta pediátrica geral e especializada. Mais do que um instrumento para avaliação individual, eles constituem ferramenta fundamental na determinação da saúde populacional e na tomada de decisão para implementação de medidas públicas visando à promoção, prevenção e recuperação da saúde.

Curvas de crescimento

World Health Organization Child Growth Standards

As curvas de crescimento desenvolvidas pela OMS em 2006 e 2007 tiveram como objetivo estabelecer curvas-padrão de crianças saudáveis para serem utilizados por qualquer população, independentemente da etnia, condição socioeconômica e tipo de alimentação.

QUADRO 6 Velocidade de crescimento esperada por faixa etária

Faixa etária	Velocidade de crescimento esperada (cm/ano)
0-1 ano	25
1-2 anos	12,5
2-4 anos	7
4-6 anos	6
6 anos até puberdade	5
Estirão puberal	Meninas: 10-12 Meninos: 12-14

As curvas de crescimento da OMS referentes ao ano 2006 foram desenvolvidas a partir do estudo sistemático do crescimento de crianças de 0-5 anos provenientes de 7 países (Brasil, Gana, Índia, Omã, Noruega e Estados Unidos da América). As populações selecionadas possuíam condições socioeconômicas favoráveis ao crescimento e ausência de história perinatal de tabagismo, parto prematuro ou doenças maternas. Adicionalmente, as crianças foram amamentadas exclusivamente ao seio por até no mínimo 4 meses e complementado até 12 meses ou mais. Crianças com comorbidades que poderiam ter impacto no crescimento foram excluídas. Os dados antropométricos foram coletados de forma padronizada e a confecção dos gráficos seguiu o estado da arte de metodologias estatísticas. Como consequência, a variação do crescimento interpopulacional foi pequena (3%).[19] As Figuras 7 a 12 demonstram os gráficos de crescimento, em desvio-padrão, desenvolvidos pela OMS (2006) para crianças entre 0-5 anos do sexo feminino e masculino.

Em 2007, a OMS desenvolveu as curvas de crescimento para crianças entre 5-19 anos. A população utilizada foi a mesma selecionada para confecção das curvas de crescimento da NCHS/WHO, adaptando-se os critérios de inclusão, e foi suplementada pelas curvas de crescimento da OMS (2006) a fim de suavizar a transição entre elas.[20] O estado da arte de metodologias estatísticas foi empregado, assim como para O desenvolvimento das curvas de crescimento da OMS de 2006. As Figuras 13 a 16 demonstram os gráficos de crescimento, em desvio-padrão, desenvolvidos pela OMS (2007) para crianças entre 5-19 anos do sexo feminino e masculino.

Intergrowth-21st

The International Fetal and Newborn Growth Consortium for the 21st Century (Intergro-

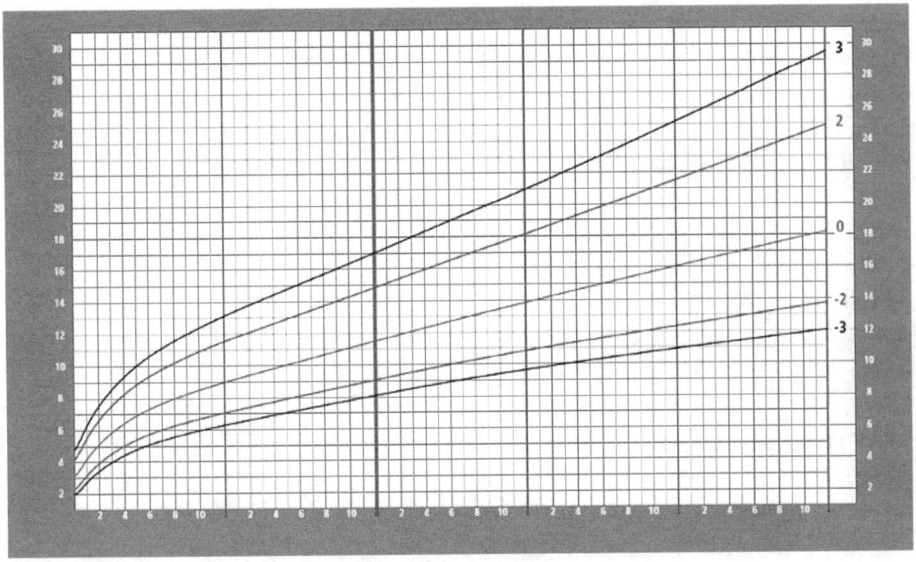

FIGURA 7 Curva de peso para a idade, em desvio-padrão, desenvolvida pela Organização Mundial da Saúde (2006) para meninas entre 0-5 anos.

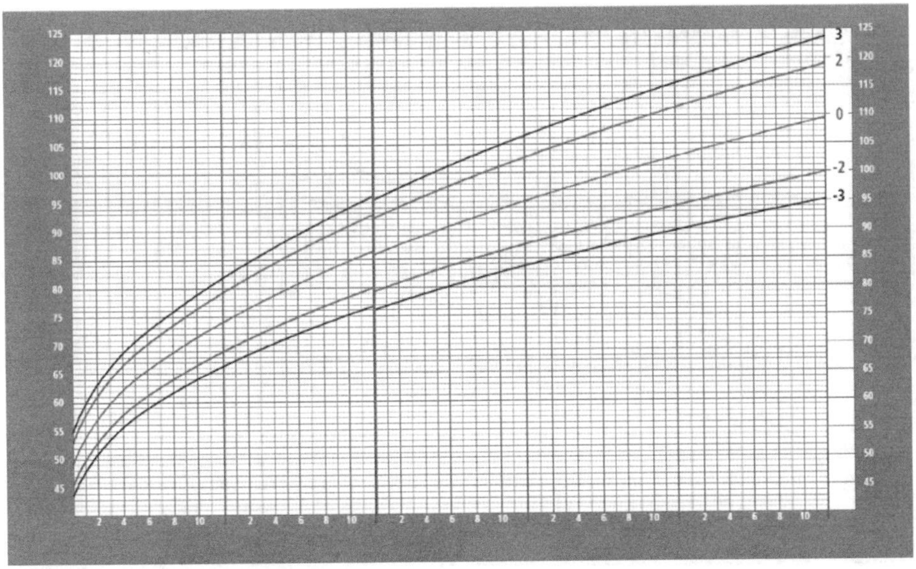

FIGURA 8 Curva de comprimento/estatura para a idade, em desvio-padrão, desenvolvida pela Organização Mundial da Saúde (2006) para meninas entre 0-5 anos.

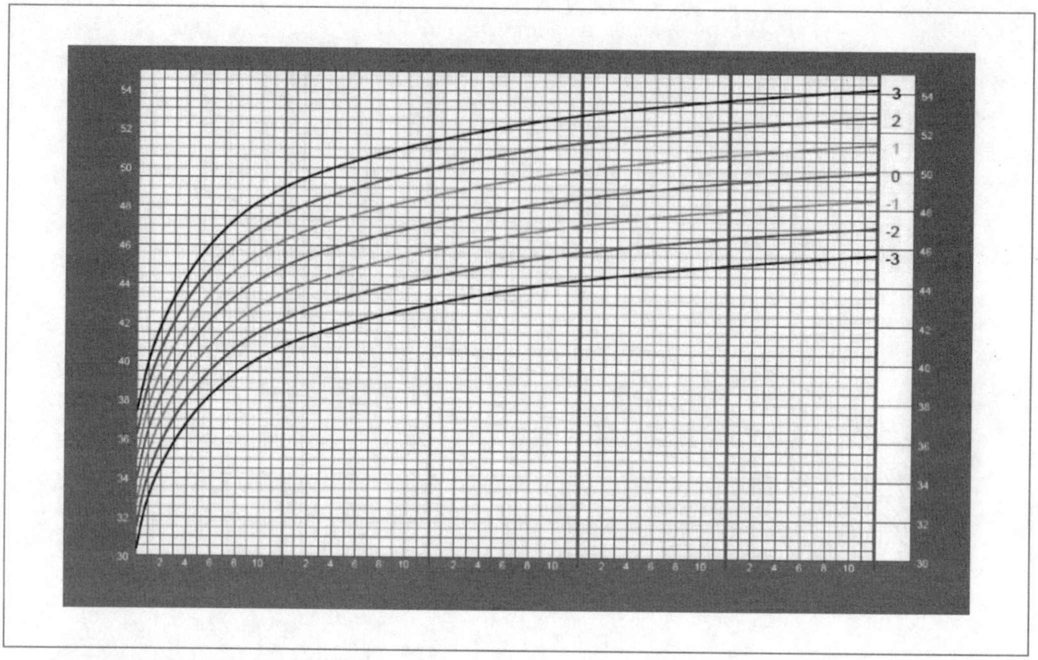

FIGURA 9 Curva de perímetro cefálico para a idade, em desvio-padrão, desenvolvida pela Organização Mundial da Saúde (2006) para meninas entre 0-5 anos.

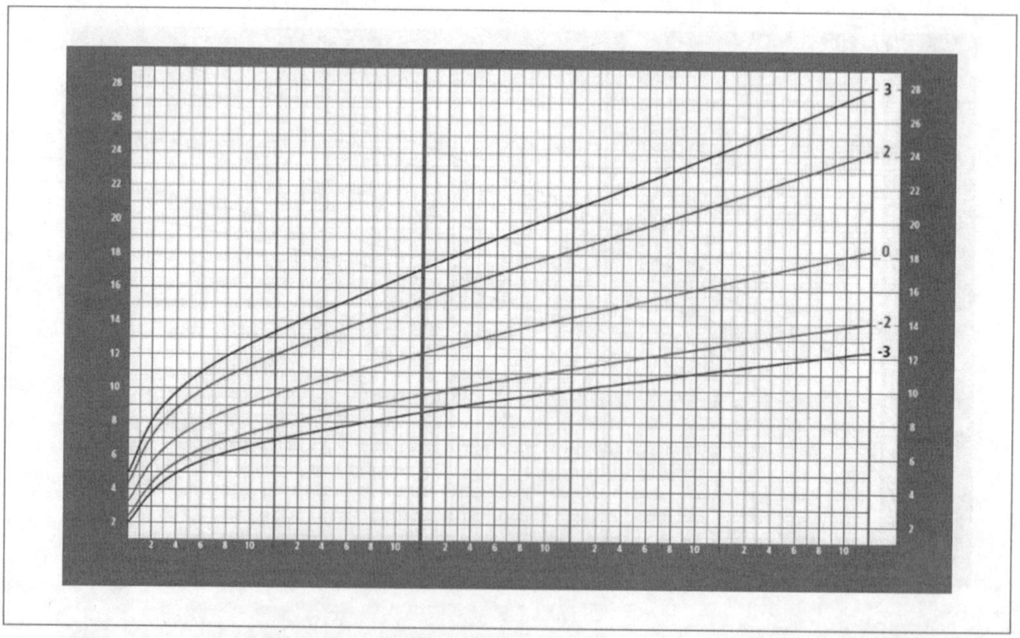

FIGURA 10 Gráfico de peso para a idade, em desvio-padrão, desenvolvida pela Organização Mundial da Saúde (2006) para meninos entre 0-5 anos.

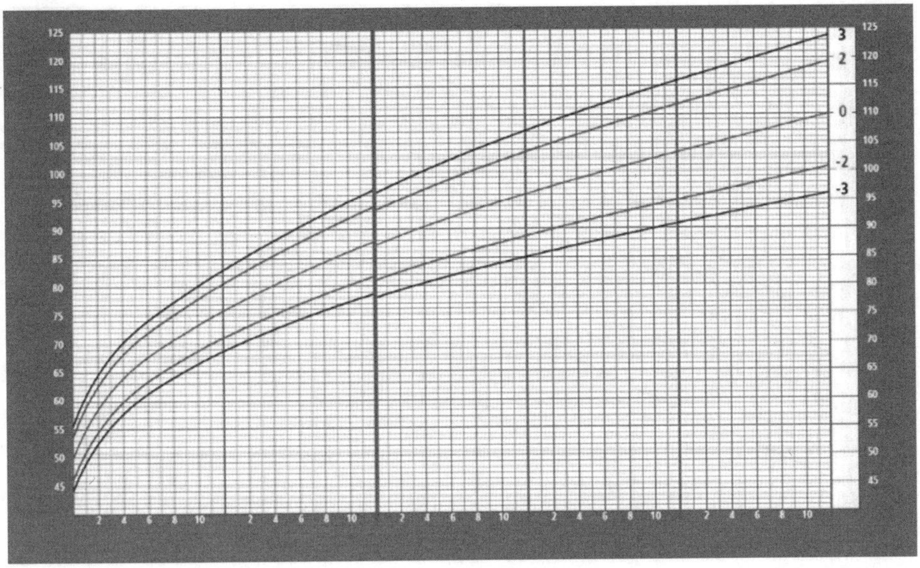

FIGURA 11 Curva de comprimento/estatura para a idade, em desvio-padrão, desenvolvida pela Organização Mundial da Saúde (2006) para meninos entre 0-5 anos.

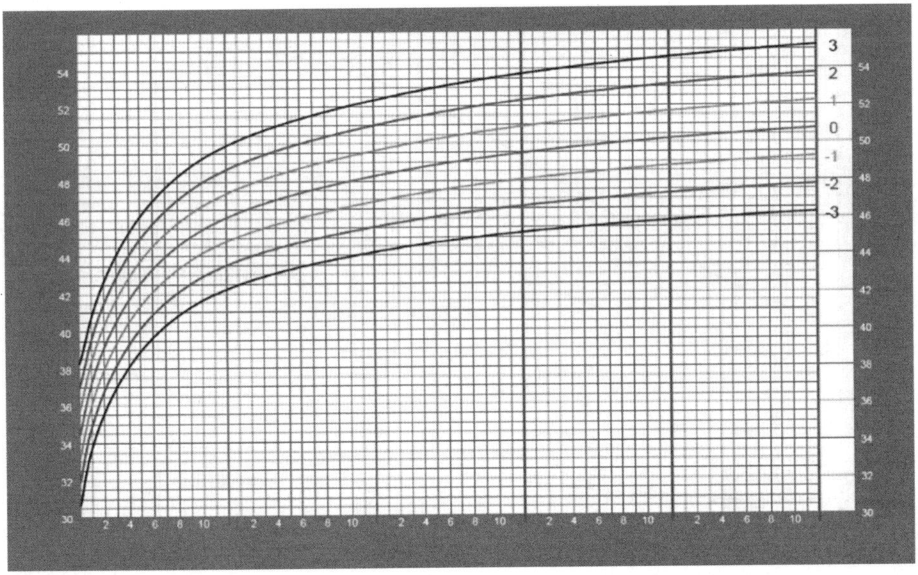

FIGURA 12 Curva de perímetro cefálico para a idade, em desvio-padrão, desenvolvida pela Organização Mundial da Saúde (2006) para meninos entre 0-5 anos.

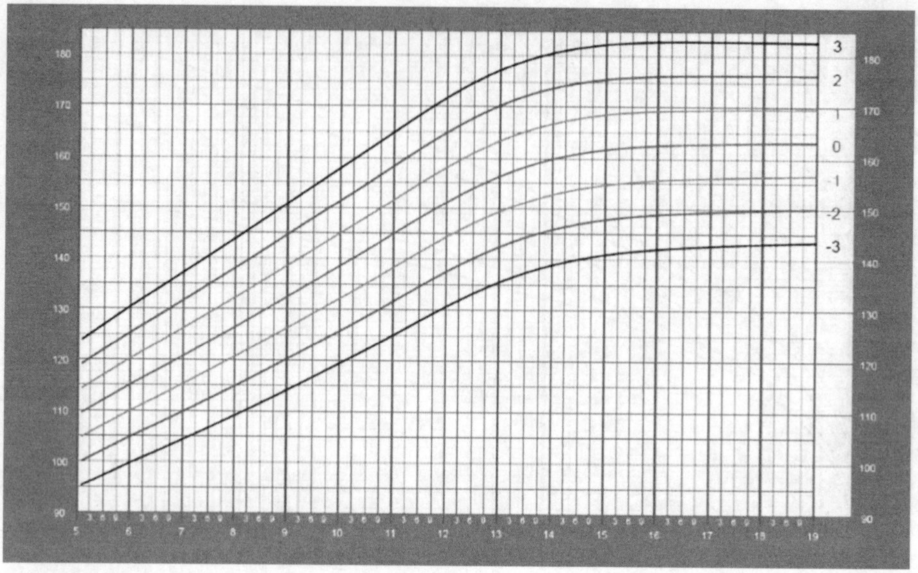

FIGURA 13 Curva de estatura para a idade, em desvio-padrão, desenvolvida pela Organização Mundial da Saúde (2007) para meninas entre 5-19 anos.

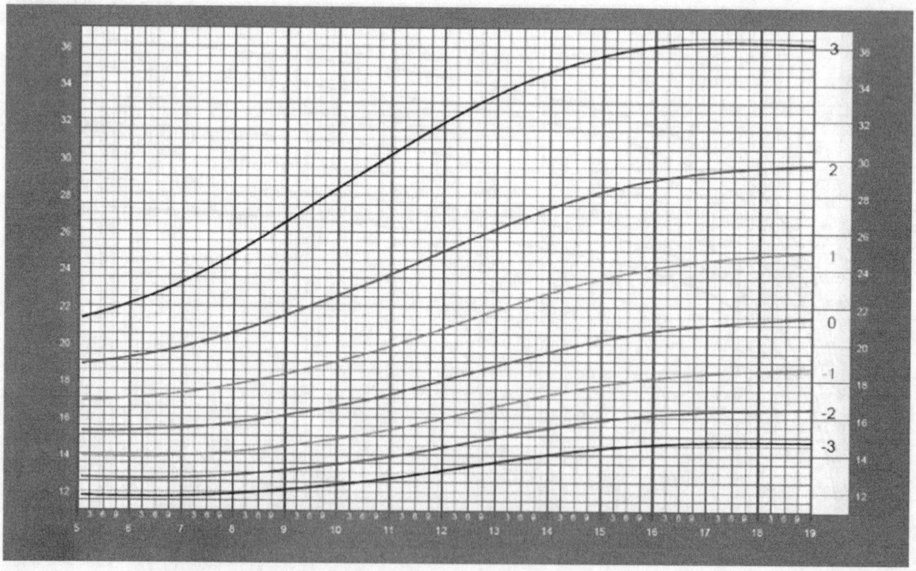

FIGURA 14 Curva de índice de massa corpórea (IMC) para a idade, em desvio-padrão, desenvolvida pela Organização Mundial da Saúde (2007) para meninas entre 5-19 anos.

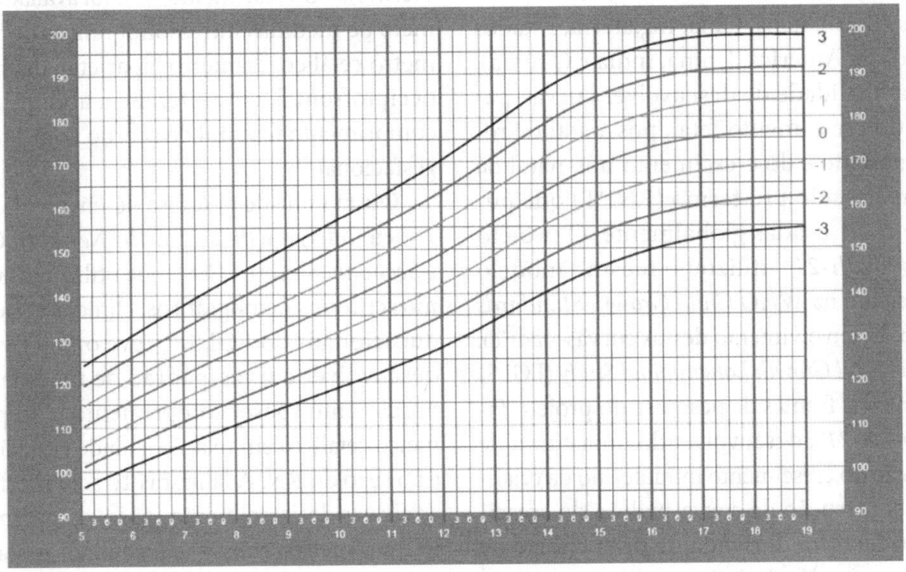

FIGURA 15 Curva de estatura para a idade, em desvio-padrão, desenvolvida pela Organização Mundial da Saúde (2007) para meninos entre 5-19 anos.

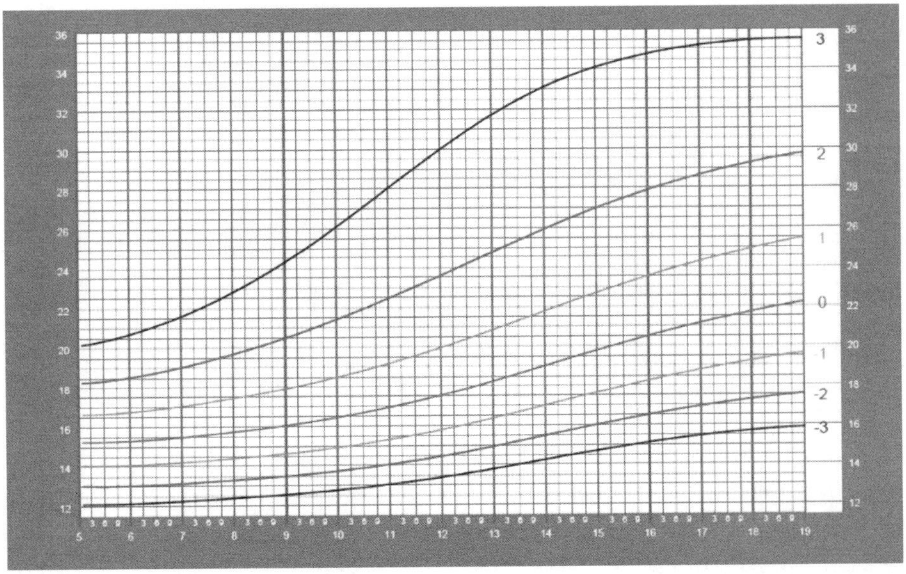

FIGURA 16 Curva de índice de massa corpórea (IMC) para a idade, em desvio-padrão, desenvolvida pela Organização Mundial da Saúde (2007) para meninos entre 5-19 anos.

wth-21st) foi um projeto multicêntrico, desenvolvido entre 2009 e 2014, envolvendo 8 países (Brasil, Itália, Omã, Inglaterra, Estados Unidos da América, China, Índia e Quênia), com a finalidade de desenvolver curvas-padrão do crescimento fetal, pós-natal de recém-nascido e do crescimento pós-natal de recém-nascido pré-termo (RNPT) que pudessem ser usadas globalmente. O projeto *Intergrowth-21st* utilizou o mesmo modelo empregado na *WHO Child Growth Standards* para o desenvolvimento dessas curvas-padrão.

The Fetal Growth Longitudinal Study (FGLS) foi uma das frentes de pesquisa do projeto *Intergrowth-21st*, desenvolvendo uma curva de avaliação do crescimento intrauterino da criança. A construção de curva-padrão do crescimento fetal foi derivada de uma coorte de gestantes saudáveis, bem nutridas, com bom nível socioeconômico e educacional e com baixo risco de eventos adversos maternos e perinatais (incluindo restrição do crescimento uterino).[21] O crescimento fetal foi avaliado por meio de medidas ultrassonográficas do perímetro cefálico, diâmetro biparietal, diâmetro occiptofrontal, circunferência abdominal e comprimento femoral de acordo com a idade gestacional.[21]

Outra linha de pesquisa desenvolvida pelo projeto *Intergrowth-21st* foi *The Newborn Cross-Sectional Study* (*NCSS*), que utilizou os mesmos critérios demográficos, clínicos e socioeducacioniais do FGLS.[22] Teve o objetivo de desenvolver curvas-padrão de medidas do nascimento (peso, comprimento e do perímetro cefálico) em relação à idade gestacional e ao sexo do RN. As Figuras 17 a 20 mostram as curvas de crescimento (peso, comprimento e perímetro cefálico) para a idade gestacional ao nascimento, em desvio-padrão, para recém-nascidos prematuros do sexo feminino e masculino.

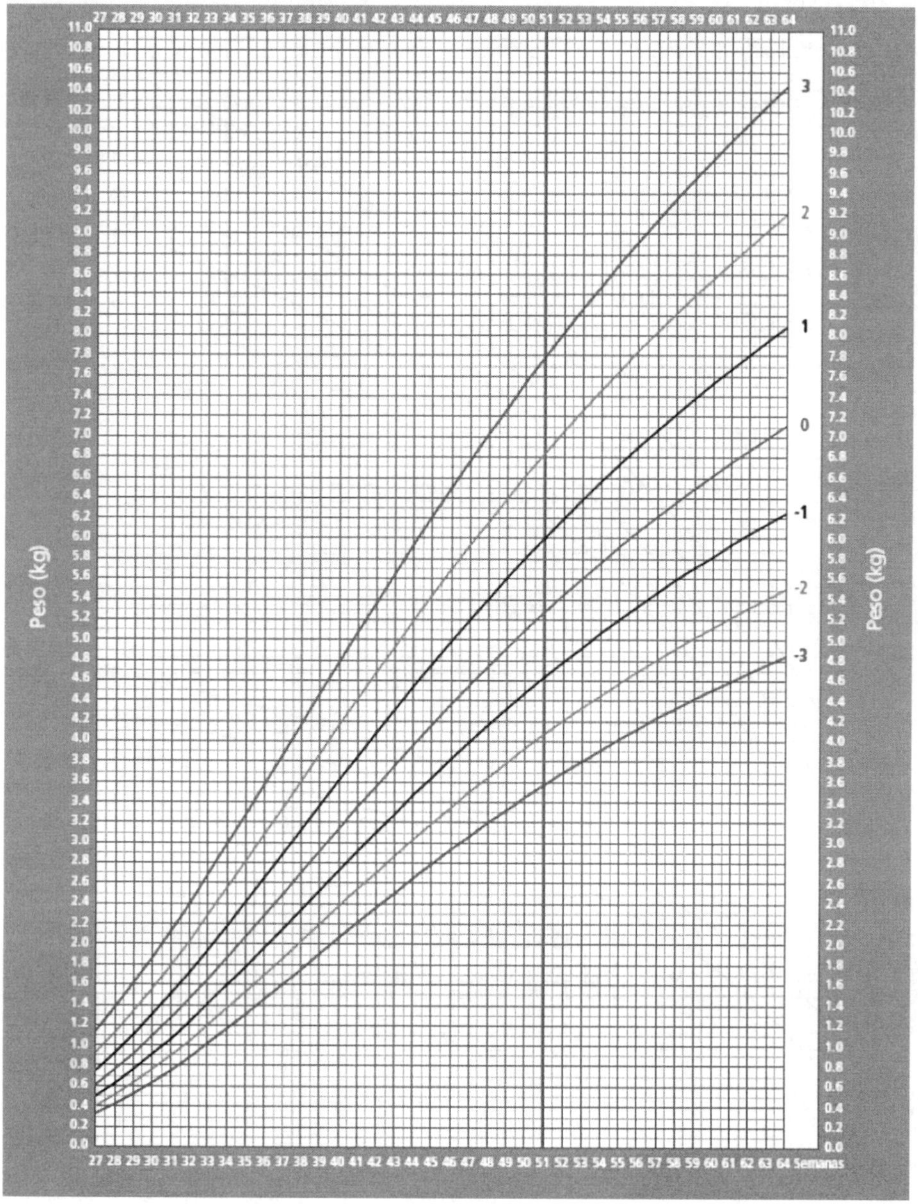

FIGURA 17 Curvas de peso para a idade gestacional ao nascimento, em desvio-padrão, desenvolvido pelo Intergrowth-21st, 2014, para recém-nascidos prematuros do sexo feminino.

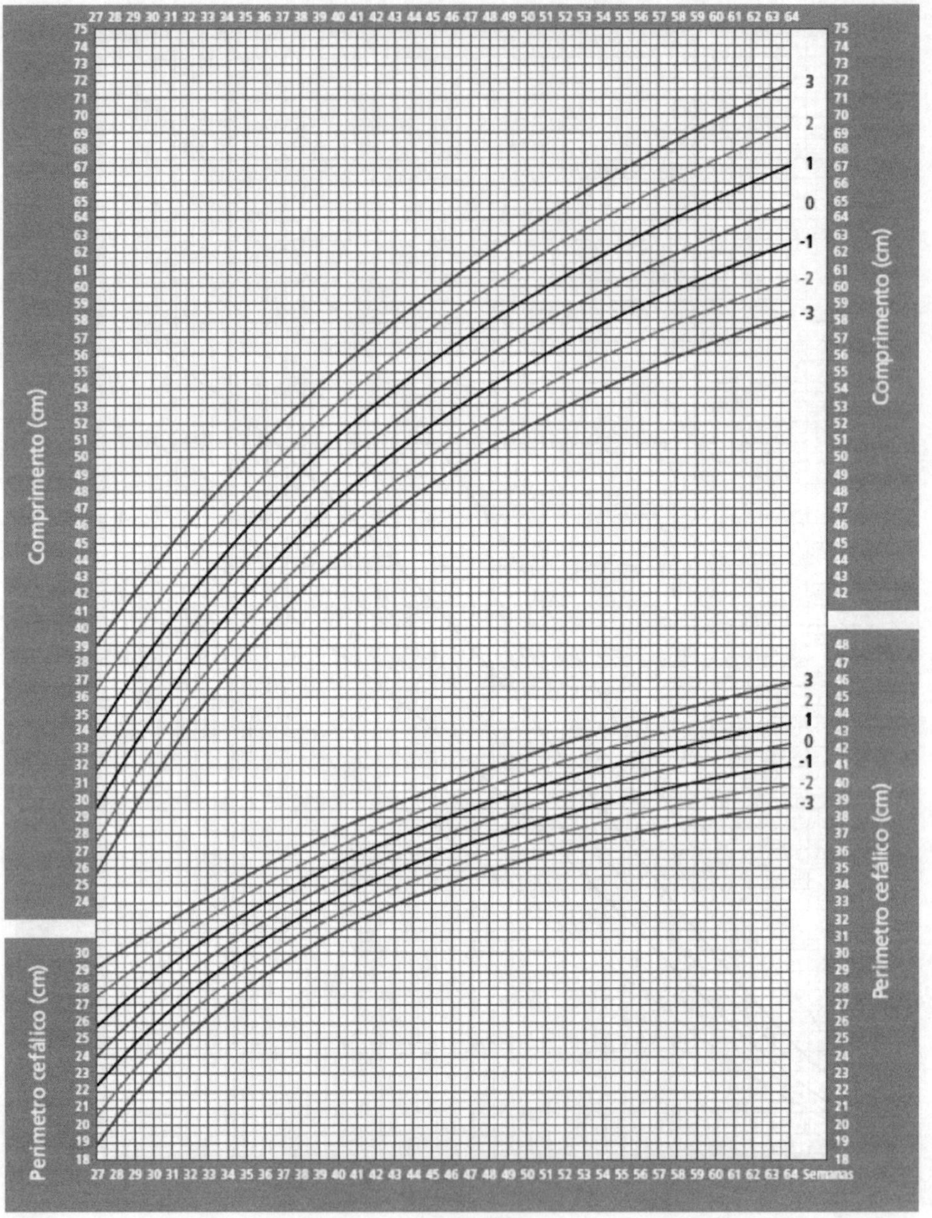

FIGURA 18 Curvas de comprimento e perímetro cefálico para a idade gestacional ao nascimento, em desvio-padrão, desenvolvido pelo Intergrowth-21st, 2014, para recém-nascidos prematuros do sexo feminino.

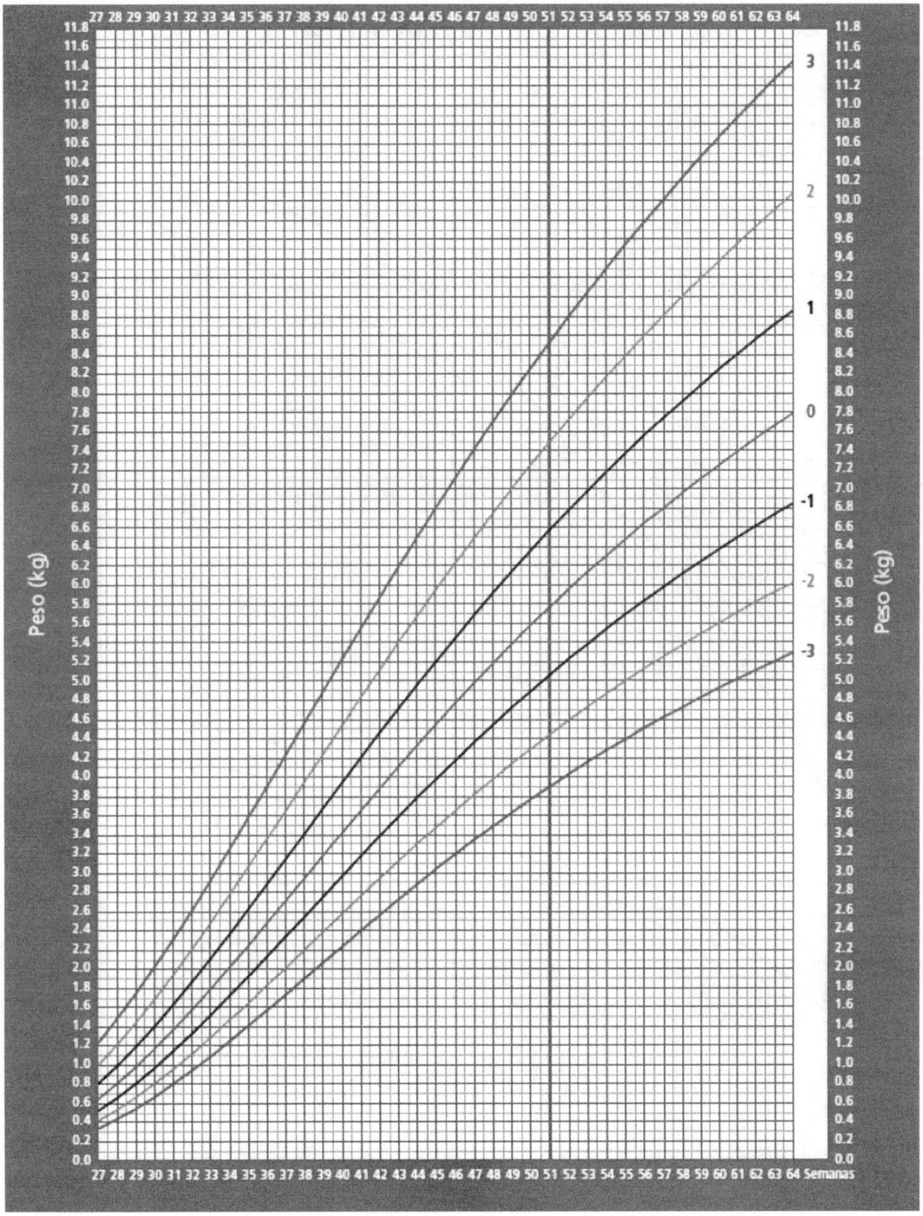

FIGURA 19 Curvas de peso para a idade gestacional ao nascimento, em desvio-padrão, desenvolvido pelo Intergrowth-21st, 2014, para recém-nascidos prematuros do sexo masculino.

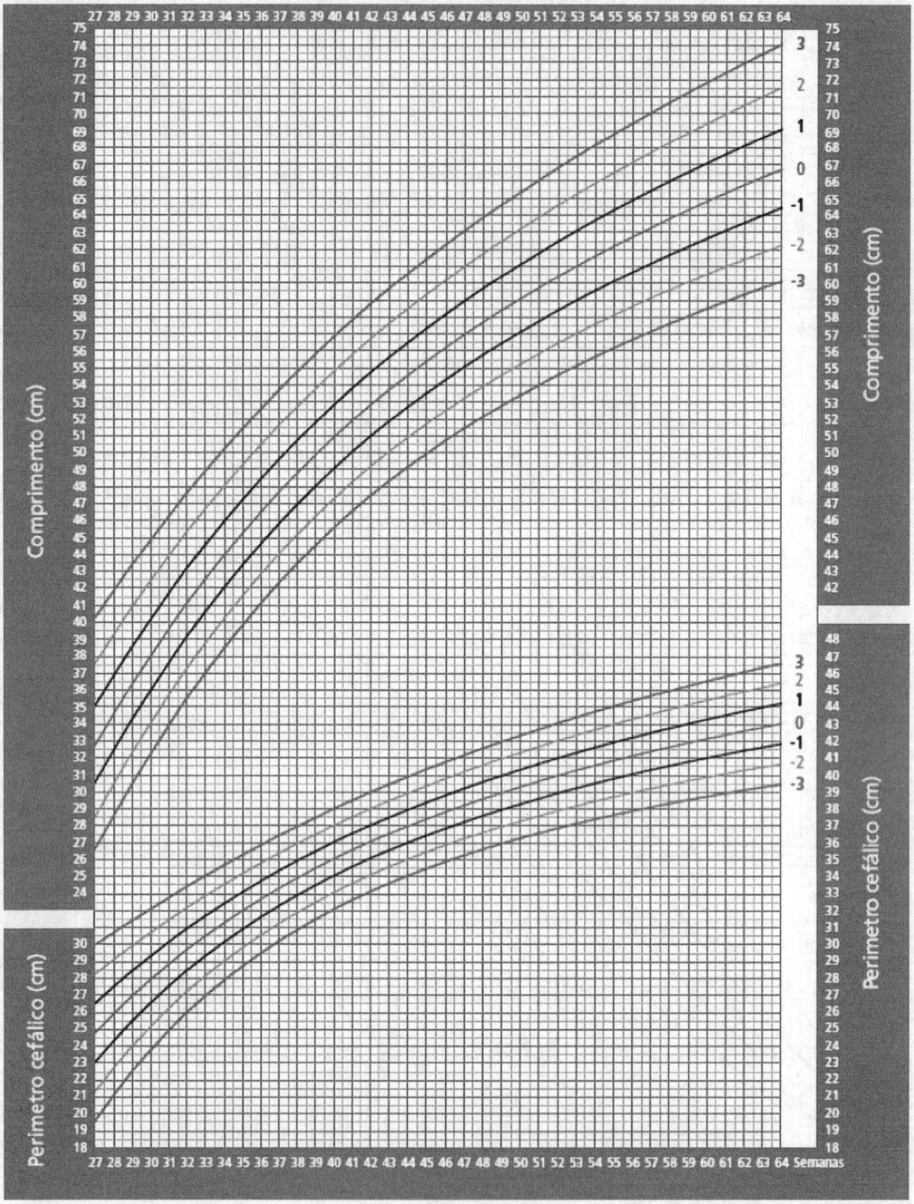

FIGURA 20 Curvas de comprimento e perímetro cefálico para a idade gestacional ao nascimento, em desvio-padrão, desenvolvido pelo Intergrowth-21st, 2014, para recém-nascidos prematuros do sexo masculino.

REFERÊNCIAS BIBLIOGRÁFICAS

1. Alves C. Endocrinologia pediátrica. Barueri: Manole; 2019.
2. Ministério da Saúde. Secretaria de Políticas de Saúde. Saúde da criança. Acompanhamento do crescimento e desenvolvimento infantil. Brasília, DF: O Ministério; 2002. Disponível em: https://bvsms.saude.gov.br/bvs/publicacoes/crescimento_desenvolvimento.pdf. Acesso em; ago. 2021.
3. Boguszewski MCS. Growth hormone deficiency and replacement in children. Rev Endocr Metab Disord. 2021;22(1):101-8.
4. Vilar L. Endocrinologia clínica. 7.ed. Rio de Janeiro: Guanabara Koogan; 2020.
5. Collett-Solberg PF, Jorge AAL, Boguszewski MCS, Miller BS, Choong CSY, Cohen P, et al. Growth hormone therapy in children; research and practice – a review. Growth Horm IGF Res. 2019;44:20-32.
6. Parks JS. Congenital hypopituitarism. Clin Perinatol. 2018;45(1):75-91.
7. Wood CL, Lane LC, Cheetham T. Puberty: normal physiology (brief overview). Best Pract Res Clin Endocrinol Metab. 2019;33(3):101-265.
8. Benyi E, Sävendahl L. The physiology of childhood growth: hormonal Regulation. Horm Res Paediatr. 2017;88(1):6-14.
9. Martin L, Collin J. An introduction to growth and atypical growth in childhood and adolescence. Nurs Child Young People. 2015;27(6):29-37.
10. Leone C, Gallo PR. O crescimento da criança e do adolescente: diagnóstico em pediatria. Rio de Janeiro: Guanabara Koogan; 2009. p.157.
11. Lourenço B, Queiroz LB. Crescimento e desenvolvimen[1]-to puberal na adolescência. Rev Med. 2010;89(2):70-5.
12. Sanders JO, Qiu X, Lu X, Duren DL, Liu RW, Dang D, et al. The uniform pattern of growth and skeletal maturation during the human adolescent growth spurt. Sci Rep. 2017;7(1):16705.
13. Wei C, Davis N, Honour J, Crowne E. The investigation of children and adolescents with abnormalities of pubertal timing. Ann Clin Biochem. 2017;54(1):20-32.
14. Ministério da Saúde. Secretaria de Atenção à Saúde. Orientações para o atendimento à saúde do adolescente – 2013. Disponível em: https://bvsms.saude.gov.br/bvs/publicacoes/orientacao_basica_saude_adolescente.pdf. Acesso em: ago. 2021.
15. Chulani VL, Gordon LP. Adolescent growth and development. Prim Care. 2014;41(3):465-87.
16. Enani – Estudo nacional de Alimentação e Nutrição Infantil. Manual de antropometria. Disponível em: https://enani.nutricao.ufrj.br/wp-content/uploads/2020/07/Manual-de-Avaliacao-Antropometrica.pdf. Acesso em: set. 2021.
17. Manual MSD para profissionais de saúde: crescimento físico de lactentes e crianças. Disponível em: https://www.msdmanuals.com/pt-br/profissional/pediatria/crescimento-e-desenvolvimento/crescimento-f%C3%ADsico-de-lactentes-e-crian%C3%A7as?query=crescimento. Acesso em: set. 2021.
18. Tanner JM, Davies PS. Clinical longitudinal standards for height and height velocity for North American children. J Pediatr. 1985;107(3):317-29.
19. WHO Multicentre Growth Reference Study Group. WHO Child Growth Standards based on length/height, weight and age. Acta Paediatr Suppl. 2006;450:76-85.
20. De Onis M, Onyango AW, Borghi E, Siyam A, Nishida C, Siekmann J. Development of a WHO growth reference for school-aged children and adolescents. Bull World Health Organ. 2007;85(9):660-7.
21. Papageorghiou AT, Ohuma EO, Altman DG, Todros T, Cheikh Ismail L, Lambert A, et al. International Fetal and Newborn Growth Consortium for the 21st Century (INTERGROWTH-21st). International standards for fetal growth based on serial ultrasound measurements: the Fetal Growth Longitudinal Study of the Intergrowth-21st Project. Lancet. 2014;384(9946):869-79. Erratum in: Lancet. 2014 Oct 4;384(9950):1264.
22. Villar J, Cheikh IL, Victora CG, Ohuma EO, Bertino E, Altman DG, et a. International Fetal and Newborn Growth Consortium for the 21st Century (Intergrowth-21st). International standards for newborn weight, length, and head circumference by gestational age and sex: the Newborn Cross-Sectional Study of the Intergrowth-21st Project. Lancet. 2014; 384(9946):857-68.

17

O desenvolvimento da criança e do adolescente e a detecção das alterações

Liubiana Arantes de Araújo

INTRODUÇÃO

O conhecimento sobre o desenvolvimento da criança e do adolescente é fundamental para que o pediatra saiba avaliar, orientar as famílias em relação à estimulação adequada e também detectar precocemente qualquer atraso a fim de iniciar a intervenção em tempo de respostas mais efetivas.

A visão de desenvolvimento cada vez se torna mais ampla e atribui-se ao conjunto de aptidões físicas e habilidades psicossociais, interligadas ao ambiente e às propriedades biológicas do indivíduo, que vão surgindo gradualmente ao longo dos primeiros anos da infância e refinando-se logo em seguida, para que cada indivíduo se torne sociável, independente e autossuficiente. O desenvolvimento depende do amadurecimento cerebral, da constituição corporal e da maturação de outros sistemas além do nervoso, como o imunológico e osteoarticular, por exemplo.

O pediatra precisa compreender os conceitos, as etapas e realizar formalmente a avaliação do desenvolvimento neuropsicomotor de cada criança e adolescente em todas as consultas.

Essa relevância é de tal magnitude que em 2017 entrou em vigor a Lei n. 13.438, na qual o pediatra deve aplicar o protocolo para detecção de risco para o desenvolvimento, obrigatoriamente, a todos os lactentes em seus primeiros 18 meses de vida. O Ofício do Ministério da Saúde (MS) n. 35-SEI/2017/CGSCAM/DAPES/SAS/MS, de 14 de novembro de 2017, trouxe um documento de consenso sobre essa lei, destacando em seu encaminhamento de número 5 a seguinte orientação: "Para fins de instrumentalização das redes locais, o MS orienta a utilização da Caderneta de Saúde da Criança (CSC), como instrumento de maior alcance para a vigilância do pleno desenvolvimento na puericultura, que inclui, dentre as diferentes dimensões, os aspectos psíquicos". Diante disso, a parte da caderneta da criança que contém dados relacionados ao desempenho individual para cada faixa de idade e cada aquisição deve mandatoriamente estar preenchida de forma criteriosa. Contudo, a taxa de cadernetas da criança preenchidas de forma adequada ainda é muito baixa no Brasil, segundo estudos nacionais, o que traz prejuízos diretos para cada criança. Cabe ao pediatra incluir essa tarefa em cada consulta e também divulgar esse dado para que familiares e equipes de saúde possam ter mais conhecimentos e aperfeiçoar os cuidados nesse momento tão crítico do desenvolvimento infantil.

Além da caderneta da criança, a Sociedade Brasileira de Pediatria (SBP) recomenda a aplicação da escala M-CHAT R-F para triagem do transtorno do espectro do autismo em todas as crianças. O pediatra também pode utilizar instrumentos mais elaborados de avaliação formal do desenvolvimento, como a escala Denver, a Bayley e a PEDs.

A maturação cerebral é um processo cada vez mais conhecido nos últimos anos devido aos avanços da neurociência. Ela envolve axônios, dendritos, mielinização, crescimento cerebral, sinaptogênese e conectividade, além de especialização das diferentes áreas cerebrais. Há períodos considerados críticos de desenvolvimento de habilidades, que são aqueles nos quais as janelas de oportunidade estão abertas no cérebro.

Logo após a concepção, é iniciada a formação do cérebro. Ao nascimento ele ainda é muito imaturo, pois se fosse maior não seria possível a cabeça do recém-nascido atravessar o canal de parto. Isso torna o bebê humano tão dependente em relação aos outros animais, o que acontece devido a essa imaturidade cerebral: o ser humano precisa de 3 meses para sustentar o pescoço, 6 meses para sentar e cerca de 10-15 meses para caminhar.

O desenvolvimento neuropsicomotor (DNPM) é craniocaudal e próximo-distal – o equilíbrio cervical precede o do tronco e o controle motor dos braços precede a função manual de pinça fina, por exemplo. Ele também segue sempre as mesmas etapas, indo das mais simples para as mais complexas: a criança aprende primeiro a amassar uma massinha e depois a descascar uma laranja. A criança só vai conseguir alcançar uma etapa se já teve sucesso na anterior, ou seja, não há como "pular etapas de desenvolvimento".

A genética programa as etapas e o ambiente, o local e as experiências que cercam o dia a dia da criança e que vão executar esse amadurecimento cerebral e o desenvolvimento de cada um. As experiências vividas no cotidiano entram no corpo e são conduzidas ao cérebro como descargas elétricas traduzidas no formato de impulsos nervosos.

Esses impulsos nervosos ativam a ligação entre um neurônio e outro, e essas conexões formadas são as chamadas sinapses. Cada conjunto de sinapses forma o que se chama de redes neurais, e todo aprendizado depende da formação dessas redes. Aprender uma habilidade significa que uma rede neural foi criada e que ela está conseguindo comandar um novo movimento ou uma nova aquisição.

Ao nascimento, o cérebro humano já possui seus bilhões de neurônios, mas eles se encontram isolados, com pouquíssimas conexões entre si. É nos primeiros mil dias que a velocidade de formação dessas conexões é a mais elevada em toda a vida.

Cerca de mil trilhões de sinapses são formadas até 1 ano de idade, e isso é responsável por tudo o que cada criança aprende em cada etapa.

O desenvolvimento acontece de forma simultânea e integrada, envolvendo o físico, o cognitivo, a linguagem, o social, o emocional e o temperamento

Existem limites de idade para a aquisição de cada habilidade. Apesar de a idade ter certa variação de criança para criança, a observância do limite superior e a detecção de atraso é de responsabilidade do pediatra. A frase "cada criança tem seu tempo" pode resultar em déficits irreversíveis no desenvolvimento neuropsicomotor da criança e deve ser substituída por "a criança pode adquirir tal habilidade entre as idades X e Y, mas se ultrapassar esse período ela está com atraso e deve iniciar intervenção imediata". Ajustes da idade são necessários na avaliação dos prematuros, pois os marcos devem ser questionados de acordo com a idade gestacional corrigida até 18-24 meses de vida.

DESENVOLVIMENTO MOTOR

O recém-nascido a termo apresenta predominância do tônus flexor dos membros associado à hipotonia axial, preensão palmar reflexa e reflexo de sucção.

Os reflexos primitivos são considerados fisiológicos nos primeiros meses de vida: preensão palmar, preensão plantar, reflexo cutâneo plantar, reflexo de Moro, reflexo tônico-cervical, também conhecido como reflexo do esgrimista ou reação de Magnus-Kleijn, reflexo da marcha reflexa e reflexo da procura ou voracidade. Se estiverem ausentes ou persistirem além do tempo adequado, a criança deve ser investigada.

Após os 2 meses, esses reflexos primitivos vão desaparecendo para dar lugar a um movimento mais intencional. A cabeça permanece na linha média, em alinhamento com o tronco em supino. Quando colocado em prono, o bebê tenta elevar a cabeça em torno de 45 graus por um momento breve. Aqui o equilíbrio cervical ainda é precário, mas a cabeça acompanha o tronco quando trazido de deitado para sentado. Aos 3 meses o bebê adquire o equilíbrio cervical de regular a bom.

Após o quarto mês, o bebê mantém a cabeça elevada na posição prona em um ângulo de 90 graus, com os cotovelos alinhados com as orelhas. O bebê apresenta postura simétrica, mãos abertas, reflexo palmar praticamente ausente e brinca com as duas mãos, sendo capaz de pegar alguns objetos e de manter as mãos abertas. Também é capaz de girar ao redor do próprio eixo. Ele inicia o virar incompleto de prono para supino e vice-versa.

A partir de 4 meses os reflexos de procura ou voracidade e de preensão palmar já desapareceram e o reflexo de Moro e o tônico-cervical começam a desaparecer; se ficam persistentes além dessa idade, podem ser indicativos de lesão cerebral.

Aos 6 meses, o bebê gira de prono para supino e vice-versa com facilidade e consegue sozinho levar objetos à boca. É capaz de sentar com equilíbrio de tronco de regular a bom, sustenta seu peso com apoio nos membros inferiores, apreende objetos com as mãos, tenta pegar objetos pequeno e brinca com os pés.

Entre 7-8 meses, o bebê é capaz de se transferir de deitado para a posição sentada e consegue ficar um bom tempo sem cair para os lados ou para a frente. Consegue apanhar objetos e levar pedaços de alimentos à boca. O deslocamento acontece por meio do arrastar.

Alguns lactentes com 9 meses conseguem engatinhar, passar para a posição ortostática com apoio ou ficar de pé com apoio, e se deslocam de um lado para o outro, por exemplo, apoiando-se na grade do berço. Nessa fase, a criança rola em todas as direções, inclusive durante o sono, o que requer muita atenção por parte de seus cuidadores.

Aos 10 meses, o bebê caminha com apoio de um adulto, sustentando o corpo nas próprias pernas. Aos 11 meses consegue ficar em pé por seus próprios meios e por volta de 12 meses realiza marcha com ou sem apoio, com o equilíbrio variando de regular a bom. Espera-se que tenha aquisição de marcha independente até 15 meses; alguns bebês com exame neurológico normal, mas que apresentam frouxidão ligamentar, podem adquirir marcha aos 18 meses. Aos 9-10 meses já começa a pinça fina.

Aos 12 meses, a coordenação visomotora e a habilidade de preensão e soltura voluntária é aperfeiçoada. Contudo, aos 18 meses o bebê já terá a capacidade de colocar até 10 blocos dentro de uma caneca de forma ordenada, demonstrando um aprimoramento que é associado à maturidade.

Com 18 meses, as crianças conseguem andar com segurança e até dar pequenas corridas, além de subir e descer degraus baixos e sentar em cadeiras pequenas. A partir dos 2 anos, evoluções motoras importantes costumam ser observadas: a criança já é capaz de ficar na ponta dos pés, chutar e lançar bolas sem ajuda, aprende a correr, subir escadas, escalar, pular e abrir maçanetas e começa tirar sozinha algumas peças de roupa. Em relação à coordenação, consegue copiar grosseiramente desenhos de círculos e linhas horizontais, manifesta preferência pelo uso de uma das mãos e segue ordens com dois comandos diferentes.

Aos 3 anos, corre bem, consegue chutar uma bola, sobe escadas alternando os pés e anda de triciclo. Realiza a preensão do lápis e consegue fazer traços e rabiscos.

Aos 4 anos, sobe e desce escadas alternando os pés, salta sobre um pé e consegue lançar uma bola, tendo maior controle dos movimentos. Desenha uma figura humana simples (garatuja nomeada), os controles vesical diurno e anal estão consolidados e o vesical noturno em consolidação.

Aos 5 anos, pula e pega uma bola arremessada e salta alternadamente sobre cada pé. Copia um triângulo, desenha uma pessoa em 6 partes (etapa pré-esquemática) e usa a tesoura. Aos 6 anos, anda em linha reta usando toda a superfície do pé. A lateralidade está definida, consegue escrever o próprio nome e está apta a comer sozinha com uma colher.

Após essa idade, a função manual se aprimora e a criança é capaz de escrever e de descascar frutas.

Sinais de alerta:

- Não seguimento dos marcos descritos.
- Assimetria da função motora evidente em qualquer idade.
- Não aquisição da marcha aos 18 meses.
- Incapacidade de realizar pinça fina aos 12 meses.
- Incapacidade de passar páginas aos 24 meses.
- Inabilidade para segurar xícaras e copos aos 24 meses.
- Lateralidade bem evidente antes de 3 anos.

DESENVOLVIMENTO DA LINGUAGEM E COMUNICAÇÃO

Após o nascimento, o recém-nascido é capaz de imitar alguns gestos mais simples da face do adulto, como abrir a boca e colocar a língua para fora e de se comunicar pelo choro alto e repetido. Os pais que se conectam com tranquilidade com seu bebê e passam a reconhecer o choro relacionado a fome, dor, frio/calor, sono ou tédio. No segundo mês, o bebê começa a emitir alguns sons, como os de vogais, e pode-se percebê-lo brincando com os próprios sons produzidos. Aos 2 meses ele se vira ou reage aos sons laterais.

A percepção e a imitação das expressões faciais e da linguagem vai se aperfeiçoando rapidamente, e aos 4 meses o lactente reconhece os diversos padrões sonoros, como repreensão ou elogios por parte do cuidador, respondendo com mudança da fisionomia para alegria ou tristeza. Localiza melhor a fonte sonora. Nessa fase o bebê emite alguns sons ("gugu", "eee"), vocaliza socialmente, grita e sorri. Aos 6 meses consegue emitir sílabas isoladas, com combinação de consoante e vogal ("gu", ba", "ga").

Após os 6 meses, a criança passa a reconhecer seu próprio nome e se vira para tentar encontrar a origem de algum som mais chamativo. Alguns sons específicos, como o do telefone, assim como o som que representa o nome de objetos ou ações (cachorro, gato, bola, tchau), também são aprendidos. O lactente imita muitos sons, como "da-da-da" e sons específicos mais parecidos com palavras que balbucios. Começa o gesto de dar e a imitação de outros gestos, como aquele que os pais fazem de "BRUUU" com os lábios. Os bebês começam a silenciar quando existe um interlocutor e esperam para responder com vocalizações quando seus parceiros param de conversar.

Aos 9 meses, o bebê mostra objetos e responde de forma efetiva com o movimento de cabeça quando não quer algo; aos 10 meses busca objetos e levanta os braços para ser acolhido; aos 11 meses mostra, compartilha e começa a responder de forma motora a situações sociais como abanar com a mão. Aos 12 meses aponta com a mão aberta na direção do objeto e o toca com intenção de exploração. Nessa fase a capacidade de comunicação da criança é mais importante do que uma vocalização explícita. Aprende a dar tchau e a soltar beijos. Algumas crianças no final desse período, aos 12 meses, falam palavras singulares conhecidas – conhecido como período holográfico (essas palavras muitas vezes parecem representar o significado de toda uma sentença).

Aos 12 meses a criança compreende e reconhece boa parte das situações e objetos que fazem parte de seu cotidiano. Embora sua fala inclua apenas duas ou três palavras com significado, como "papá", "mamã", "neném", "aga", compreende ordens ou solicitações simples ("me dê a bola"), além de olhar corretamente para os objetos indicados pelos pais ou mesmo apontá-los para especificar o que deseja.

Aos 15 meses a criança aprende a falar uma ou mais palavras, além dos nomes de membros da família e de animais de estimação, usando um jargão mais rico e elaborado. Aos 18 meses a linguagem da criança se aprimora, seu jargão se mostra correlato à maior percepção das pessoas e eventos de sua rotina diária e seu vocabulário se amplia (em torno 50 palavras), sendo capaz de formar frases de duas palavras: "qué passear", "dá agua", "cá mamãe". Compreende e segue ordens simples e, quando solicitada, reconhece e aponta fotos, pessoas e partes do corpo, assim como o nome de objetos familiares. Ao se aproximar dos 2 anos já está usando entre 50-200 palavras e formando frases com um substantivo e um verbo. Aos 2 anos se chama pelo nome, completa frases e começa a diferenciar cores, formas e animais.

Após 3 anos, a criança aprimora a percepção auditiva e visual, segue as instruções com duas ou três etapas, fala o primeiro nome, idade e sexo, nomeia um amigo, diz palavras como "eu", "nós" e "você", alguns plurais (carros, cães, gatos), já se faz inteligível para pessoas não familiares e mantêm uma conversa usando duas a três frases. Nessa fase pode haver a gagueira fisiológica da infância e dislalias de troca (R pelo L).

Dos 4 aos 5 anos, a criança alcança 1.500-2.000 palavras, manifestando grande interesse pela linguagem, e as dislalias de trocas desaparecem. A curiosidade é aguçada e faz muitas perguntas, gostando de contar e de inventar histórias, usando conjunções e compreendendo preposições. Entre 5-6 anos aprecia conversar durante as refeições, realizando muitos questionamentos (fase dos "Por quês?"). Utiliza corretamente o plural, os pronomes e tempos verbais.

Após os 6 anos, já inicia a linguagem escrita e, depois, é capaz de compreender figuras de linguagem, como metáforas.

Sinais de alerta:

- Ausência de palavras aos 12 meses.
- Ausência de comunicação gestual até 12-15 meses.
- Fala menos de 6 palavras aos 18 meses.
- Fala descontextualizada aos 15-18 meses.
- Não responde ao comando de uma palavra aos 18 meses.
- Não forma frases de duas a três palavras aos 24 meses.
- Frases ininteligíveis ou sem significado aos 3 anos.

- Aparenta não compreender a linguagem aos 18-24 meses.

DESENVOLVIMENTO COGNITIVO

O recém-nascido é capaz de prestar atenção a rostos, seguir luzes ou objetos preto e branco ou amarelo e preto com os olhos.

Aos 2 meses, os bebês estão focados no seu próprio corpo e praticam o chupar o dedo, colocar objetos na boca, ouvir os próprios sons, apertar as próprias mãos. Já são capazes de olhar nos olhos dos cuidadores e se interessam por pessoas e movimentos.

Aos 3 meses, a criança presta mais atenção ao seu entorno e aos 4 meses pega o brinquedo com uma mão, usa as mãos e os olhos juntos, como ver um brinquedo e estender a mão para pegá-lo, observa rostos de perto e reconhece pessoas familiares e coisas a distância. Tem grande interesse por tudo ao redor e gosta muito de brincar com objetos que estimulam outros sentidos, como aqueles que emitem sons ou luzes.

Aos 6 meses, começa a passar os objetos de uma mão para a outra, derruba torres e começa a antecipar ação e reação. Aos 9 meses já gosta de brincar de esconder objetos e começa a procurá-los, coloca os objetos na boca com facilidade, pega pequenas coisas, como cereais, entre o polegar e o indicador e bate duas coisas juntas.

Aos 12 meses, é capaz de explorar os objetos de maneiras diferentes, como sacudir, bater e jogar. Olha para a imagem ou objeto certo quando este é nomeado, imita gestos, começa a usar as coisas corretamente, por exemplo, bebidas de um copo, escova de cabelo, coloca e tira as coisas em uma caixa, deixa as coisas correrem sem ajuda, cutuca com o dedo indicador e segue instruções simples como "pegue o brinquedo".

Entre 12-18 meses, inicia-se o jogo simbólico mais rudimentar, como dar comida para um urso de pelúcia, apontar para uma parte do corpo. Rabisca sozinho e pode seguir comandos verbais de um passo sem quaisquer gestos; por exemplo, se senta quando você diz "sente-se".

Entre 18-24 meses, começa a parear e a classificar formas e cores, completa frases e rimas em livros já familiares, brinca de jogos simples de faz de conta, atende instruções seguidas, como "pegue o copo e coloque-o na mesa" e nomeia itens em um livro, como bebê, cachorro, casa.

Após 2-3 anos o jogo simbólico é bem mais elaborado: brinca de faz de conta com bonecos, animais e pessoas, faz quebra-cabeças com 3 ou 4 peças, entende o que "dois" significa, copia um círculo com lápis ou giz de cera, vira as páginas do livro uma de cada vez, constrói torres de mais de 6 blocos. Aos 3 anos começa o desenho da imagem humana com cabeça, braços e pernas saindo dela.

Aos 4 anos, reconhece bem todas as cores, números, entende conceitos temporais e espaciais de antes e depois, em cima e embaixo, ontem, hoje e amanhã. Conhece as diferenças de sexo e começa a interessar-se por saber de onde vêm os bebês. Consegue assegurar sua higiene com autonomia. Pode desenhar melhor a figura humana, agora com mais detalhes na face e com pernas; escrever algumas letras ou números, copia um triângulo e outras formas geométricas e entende sobre as relações do dia a dia.

Aos 5 anos, é capaz de fazer operações mentalmente.

QUADRO 1 Desenvolvimento cognitivo segundo Jean-Piaget

Sensório-motor	0-2 anos	▪ Conhecimento do mundo baseado nos sentidos e habilidades motoras. ▪ No fim do período, emprega representações mentais.
Pensamento pré--operatório	2-6 anos	▪ Uso de símbolos, palavras e números para representar aspectos do mundo. ▪ Relaciona-se apenas por meio de sua perspectiva individual. ▪ O mundo é fruto da percepção imediata.
Pensamento operatório--concreto	7-11 anos	▪ Aplicação de operações lógicas a experiências centradas no aqui e agora. ▪ Início da verificação das operações mentais, revertendo-as e atendendo a mais de um aspecto.
Pensamento operatório--formal	Adolescência em diante	▪ Pensamento abstrato, especulação sobre situações hipotéticas, raciocínio dedutivo.

Sinais de alerta:

- Não demonstra interesse pelo ambiente ou por pessoas.
- Presença de estereotipias.
- Não é capaz de fazer pareamentos ou encaixes após 18 meses.
- Brincadeira superficial e desorganizada após 24 meses.
- Não possui jogo simbólico aos 24 meses.

DESENVOLVIMENTO SOCIOEMOCIONAL

Os bebês buscam as interações por meio de olhares, sorrisos, choro, palavras e gestos corporais. O sorriso em resposta pode estar presente alguns dias após o nascimento ou no primeiro mês de vida, e o sorriso social inicia-se entre o primeiro e segundo mês. Desde o nascimento, há preferência pela face humana em detrimento dos brinquedos e objetos.

Aos 3 meses, o bebê apresenta reciprocidade afetiva, vista pelo sorriso social, ao ser estimulado afetuosamente. Ele olha direta e demoradamente para a mãe ao ser amamentado, reage positivamente ao ser estimulado, sorrindo e emitindo grunhidos, demonstra satisfação nas atividades prazerosas, como aninhar-se ao corpo do cuidador, olha para as pessoas ao redor e sorri para elas.

Aos 4 meses, é capaz de antecipar a intenção do cuidador e acompanha seus movimentos. Com 6 meses, já manifesta expectativa quanto aos horários de sua rotina, como comer, passear e tomar banho. Já modifica a postura com o afastamento dos cuidadores, sorri quando estimulado de forma ativa e intencional, bem como se decepciona ao ser frustrado, fazendo caretas ou chorando.

Com 6 meses, o bebê é capaz de compreender-se como um ser separado da mãe e do mundo, passa a perceber a intenção do cuidador e reconhece alguns objetos de sua convivência.

Aos 6 meses, inicia o entendimento de seus próprios sentimentos, como a diferença entre sentir sede e necessidade de afeto, com indícios de dicas se quer água ou carinho, por exemplo. Sente o afastamento dos cuidadores, sorri quando estimulado de forma ativa e intencional.

De 6 aos 9 meses, os bebês passam a demonstrar preferência por determinadas pessoas, objetos ou lugares e muitas vezes choram quando outra criança chora. Eles progressivamente vão desenvolvendo as preferências entre os familiares, culminando com a ansiedade de separação, que acontece por volta dos 9 meses. Ficam felizes em ambientes com outras crianças e querem ficar sempre com cuidadores, no colo ou brincando.

Aos 12 meses, gostam de estar com outras crianças, comunicam melhor suas emoções respondendo com intensidade positiva ou negativa frente a determinados estímulos. Brincam ao lado das crianças e chamam adultos para brincar com frequência e gostam muito de colo.

Entre os 18 e 24 meses, passam a entender o conceito de "meu" e "não" e a repetir frequentemente estas palavras no dia a dia.

Aos 24 meses, os comportamentos mais opositores e questionadores aparecem com mais intensidade e podem apresentar momentos de choro desproporcional à situação quando contrariados. Iniciam também a compreensão de comportamentos inadequados e necessidade de desculpas.

Aos 3 anos, começam a brincar com outras crianças com bolas, cordas e outros brinquedos. Imitam bem os adultos, ficam felizes ou tristes quando alguém ao seu lado também está e demonstram atitudes de compaixão, como dar um beijo.

Aos 4 anos, podem ter amigos imaginários, com grande capacidade de fantasiar. A criança entre 5-6 anos consegue seguir bem as instruções e aceita supervisão. Está mais calma, não é tão exigente nas relações, gosta de copiar os adultos e tem maior sensibilidade às necessidades e sentimentos dos outros. A mãe ainda é o centro do mundo e receia perdê-la, podendo apresentar medos e certa ansiedade de separação.

Após 7-8 anos, as crianças aprendem valores próprios da sua cultura, crescendo em competência, aprimorando a capacidade de dominar certas habilidades e de realizar tarefas. Nesse momento, percebe-se, de forma mais clara, a autoestima das crianças que tiveram adequadas relações com seus pares ao longo do tempo, amparadas pela atitude positiva dos pais e cuidadores, diante dos desafios diários ao longo de seu desenvolvimento.

Sinais de alerta:

- Prefere objetos à face humana desde os primeiros meses.
- Não olha nos olhos ou sustenta pouco o olhar após 3 meses.
- Não olha ou olha pouco quando chamado pelo nome.
- Não apresenta ansiedade de separação e fica bem sem os pais após 10 meses.
- Prefere brincar sozinho aos 2 anos.
- Não possui brincadeiras simbólicas aos 3 anos.
- Não interage com os pares aos 3 anos.
- Não consegue ter autocontrole em situações sociais aos 6 anos.

CONCLUSÃO

O acompanhamento do desenvolvimento neuropsicomotor deve ser realizado de forma sistemática em toda consulta de forma a promover o alcance do máximo da capacidade cerebral e de sucesso de cada indivíduo.

Como a neurociência comprova que a arquitetura cerebral básica se forma nos primeiros meses e anos de vida, orientações aos pais sobre promoção do desenvolvimento resultam em ganhos na saúde física, mental e cognitiva a curto, médio e longo prazo.

Toda criança tem direito a receber estímulos adequados. Ao acompanhar o desenvolvimento infantil por meio da caderneta da criança e das escalas apropriadas, a família também tomará conhecimento do que é esperado e do que deve ser ensinado em cada idade. Nos casos em que há a identificação de qualquer fator de risco que possa comprometer o desenvolvimento saudável, seja gestacional, perinatal ou pós-natal (como a prematuridade, p. ex.), há a indicação de iniciar a intervenção de estimulação direcionada antes mesmo de a criança apresentar qualquer atraso.

Quando há a detecção de atraso em qualquer área do desenvolvimento, o pediatra deve inicialmente conferir o crescimento e saúde geral e reforçar com a família os pilares do desenvolvimento neuropsicomotor saudável, como dieta e hábitos de vida:

- Sono: horário do início e término do sono noturno e das sonecas, horas dormidas, despertares noturnos, dados de respirador oral.
- Tempo de tela, local, horários e conteúdo que acessa.
- Afeto.
- Interação com pais e cuidadores e com crianças.
- Contato com a natureza e tempo ao ar livre.
- Práticas de atividade física.
- Ambiente escolar.
- Doença crônica e/ou necessidade de internação.
- Eventos adversos e fatores relacionados a possível estresse tóxico na infância.

Acolher os pais e orientá-los sobre oferecer à criança nutrientes e estímulos adequados é fundamental. Assumir o paciente e discutir com a equipe de forma interdisciplinar os casos em que há a necessidade de encaminhamento para outras especialidades, como fonoaudiólogo, terapeuta ocupacional, psicólogo, fisioterapeuta, educador físico, oftalmologista, otorrinolaringologista, entre outros. O pediatra é o profissional que acompanha a criança desde a consulta de pré-natal, a cada mês após o nascimento e ao longo do seu crescimento, e deve estar atento aos desvios do desenvolvimento, que são cada vez mais frequentes.

Avaliar e promover o desenvolvimento neuropsicomotor faz parte dos Objetivos do Desenvolvimento Sustentável do Planeta. Os ganhos são indiscutíveis, no nível individual e coletivamente.

REFERÊNCIAS BIBLIOGRÁFICAS

1. Alderman H, Behrman JR, Glewwe P, Fernald L, Walker S, Bundy DAP, et al. evidence of impact of interventions on growth and development during early and middle childhood. In: Child and adolescent health and development. 3.ed. Washington: The International Bank for Reconstruction and Development / The World Bank; 2017. Chapter 7.
2. American Academy of Pediatrics. Identifying infants and young children with developmental disorders in the medical home: an algorithm for developmental surveillance and screening. Pediatrics. 2006;118(1):405-20.
3. Aplicar a neurociência aumenta o sucesso do seu filho. Tedx Talks. YouTube. Disponível em: https://www.youtube.com/watch?v=SBeM2hyDedo.
4. Arantes L, Mendes F. Vamos brincar? Barueri: Manole; 2019.
5. Brasil. Ministério da Saúde. Caderneta de saúde da criança. Disponível em: https://bvsms.saude.gov.br/bvs/publicacoes/caderneta_crianca_menino_2ed.pdf. Acesso em: jan. 2022.
6. Bronfenbrenner U. Ecology of the family as a context for human development: research perspectives. Dev Psychol. 1986;22:723-42.
7. CDC's developmental milestones. Disponível em: https://www.cdc.gov/ncbddd/actearly/milestones/index.html. Acesso em: dez. 2021.
8. Diament A, Cypel S. Tratado de neurologia infantil. São Paulo: Atheneu; 1998. p.1400.
9. Halpern R. Manual de pediatria do desenvolvimento e comportamento. Barueri: Manole; 2015. p.123.
10. Marques D, Malloy D. O Pré-escolar. São Paulo: Hogrefe; 2018. p.392.
11. Polanczyk GV, Lambert MT. A criança de 3 a 5 anos. Psiquiatria da infância e adolescência. Barueri: Manole; 2015. p.110.
12. Salles JF, Haase VG. Neuropsicologia do desenvolvimento: infância e adolescência. Porto Alegre: Artmed; 2015.
13. Shonkoff JP, Garner AS; Committee on Psychosocial Aspects of Child and Family Health; Committee on Early Childhood, Adoption, and Dependent Care; Section on Developmental and Behavioral Pediatrics.

The lifelong effects of early childhood adversity and toxic stress. Pediatrics. 2012;129(1):e232-46.
14. Sociedade Brasileira de Pediatria (SBP). Departamento de Desenvolvimento e Comportamento. Caderneta de saúde da criança e do adolescente: instrumentos de vigilância e promoção do desenvolvimento. Guia prático de atualização. Disponível em: https://www.sbp.com.br/fileadmin/user_upload/20415d-GPA_-_Caderneta_Saude_da_Crianca.pdf. Acesso em: jan. 2022.
15. Sociedade Brasileira de Pediatria (SBP). Departamento de Desenvolvimento e Comportamento. Caderneta de saúde da criança: instrumento e promoção do desenvolvimento. Como avaliar e intervir em crianças de 0 a 2 meses: Instrumentos de vigilância e promoção do Desenvolvimento. Disponível em: https://www.sbp.com.br/fileadmin/user_upload/20493c-GPA_-_Caderneta_de_Saude_da_Crianca.pdf. Acesso em: jan. 2022.
16. Sociedade Brasileira de Pediatria. Departamento de Desenvolvimento e Comportamento. Caderneta de saúde da criança instrumento e promoção do desenvolvimento: como avaliar e intervir em crianças de 2 a 4 meses. Disponível em: https://www.sbp.com.br/fileadmin/user_upload/20493c-GPA_-_Caderneta_de_Saude_da_Crianca.pdf. Acesso em: jan. 2022.
17. Sociedade Brasileira de Pediatria (SBP). Departamento de Desenvolvimento e Comportamento. Caderneta de saúde da criança: instrumento e promoção do desenvolvimento. Como avaliar e intervir em crianças de 4 a 6 meses. Disponível em: https://www.sbp.com.br/fileadmin/user_upload/_Ped._Desenv_-_no4_-_20668d-GPA_-_Caderneta_de_Saude_da_Crianca_4.2.pdf. Acesso em: jan. 2022.
18. Sociedade Brasileira de Pediatria (SBP). Departamento de Desenvolvimento e Comportamento. Caderneta de saúde da criança: instrumento e promoção do desenvolvimento. Como avaliar e intervir em crianças de 6 a 9 meses. Disponível em: https://www.sbp.com.br/fileadmin/user_upload/21562c-GPA_-_Cadern_Saude_da_Crianca_6_a_9_meses-1.pdf. Acesso em: jan. 2022.
19. Sociedade Brasileira de Pediatria (SBP). Departamento de Desenvolvimento e Comportamento. Caderneta de saúde da criança: instrumento e promoção do desenvolvimento. Como avaliar e intervir em crianças de 9 a 12 meses. Disponível em: https://www.sbp.com.br/fileadmin/user_upload/23073c-DC_Aval_Desenv_9-12meses.pdf. Acesso em: jan. 2022.
20. Sociedade Brasileira de Pediatria (SBP). Departamento de Desenvolvimento e Comportamento. Caderneta de saúde da criança: instrumento e promoção do desenvolvimento. Como avaliar e intervir em crianças de 12 a 18 meses. Disponível em: https://www.sbp.com.br/fileadmin/user_upload/23074b-DC_Como_Aval_Intervir_12-18meses.pdf. Acesso em: jan. 2022.
21. Sociedade Brasileira de Pediatria (SBP). Departamento de Desenvolvimento e Comportamento. Caderneta de saúde da criança: instrumento e promoção do desenvolvimento. Como avaliar e intervir em crianças de 18 a 24 meses. https://www.sbp.com.br/fileadmin/user_upload/22594b-DC_-_Camp_Caderneta_da_Crc___Aval._Desenv._18a24m.pdf. Acesso em: jan. 2022.
22. Sociedade Brasileira de Pediatria (SBP). Departamento de Desenvolvimento e Comportamento. O papel do pediatra na prevenção do estresse tóxico na infância. Disponível em: https://www.sbp.com.br/fileadmin/user_upload/19710c-MOrient-_Papel_pediatra_prev_estresse.pdf. Acesso em: dez. 2021.

18

Detecção da deficiência intelectual em crianças e adolescentes

Renato Santos Coelho
Ricardo Sukiennik

DEFINIÇÃO

Desde o início do século XX, os pesquisadores da área de comportamento buscam a melhor forma de definir a deficiência intelectual (DI). As diversas mudanças que vêm ocorrendo nessa definição estão associadas à necessidade de trocar um conceito estático (retardo mental) para uma definição que traga um conceito mais abrangente e que traduza melhor a funcionalidade do paciente, com melhores perspectivas para a intervenção. A definição de deficiência intelectual mais atual foi dada pela Associação Americana de Deficiência Intelectual (AADI) em 2002, como sendo "uma incapacidade caracterizada por limitações tanto no funcionamento intelectual quanto no comportamento adaptativo; está expresso nas habilidades adaptativas conceituais sociais e práticas". Essa incapacidade deve ter início antes dos 18 anos de idade e é caracterizada por impedimentos em pelo menos duas áreas do comportamento adaptativo: comunicação, cuidados pessoais, competências domésticas, habilidades sociais, autonomia, saúde e segurança, aptidões escolares e lazer.

Embora provavelmente representem a mesma população, em crianças menores de cinco anos, a terminologia utilizada em relação a limitações significativas em habilidades adaptativas e aprendizagem é atraso no desenvolvimento global, em pelo menos duas das seguintes subescalas de desenvolvimento: motor (amplo/fino), fala e linguagem, cognição, pessoal-social e habilidades da vida diária.

A criança com atraso de desenvolvimento global não será necessariamente uma criança com DI quando mais velha, pois existe um aspecto dinâmico em relação à evolução.

Premissas essenciais no entendimento da DI:

- Limitações na função devem ser avaliadas em relação à idade da criança, cultura e meio ambiente.
- Uma avaliação válida considera as diferenças de língua e cultura, bem como aquelas em comunicação, desenvolvimento motor e sensorial, e fatores comportamentais.
- As pessoas muitas vezes têm pontos fortes, bem como limitações. Um importante aspecto é caracterizar as limitações e identificar os apoios que são necessários.
- Fornecer suporte individualizado apropriado durante um longo período normalmente melhorará o funcionamento da vida de uma pessoa com DI.

EPIDEMIOLOGIA

Estudos referem que, na população global, cerca de 3% dos indivíduos apresentam algum grau de DI. A maioria dos casos se refere aos indivíduos com comprometimento leve, sendo responsáveis por 85% da prevalência total, e a ocorrência é maior no sexo masculino, com uma proporção de até 2:1. Estudo recente realizado na América Latina encontrou uma prevalência de 3,2% de crianças com algum tipo de deficiência, e 80% dos casos estavam relacionados com DI. No Brasil, em uma coorte de nascimentos, Karam et al.[6] encontraram uma prevalência de 4,5% nas crianças aos sete anos de idade.

ETIOLOGIA

Fatores genéticos, ambientais e socioculturais compõem a etiologia de DI, que é bastante heterogênea e multifatorial (Quadro 1). A identificação da etiologia varia de acordo com a gravidade do quadro clínico. Em pacientes com sintomas graves, a causa é identificada em até 80% dos casos, possivelmente porque a DI está relacionada a causas genéticas conhecidas e erros metabólicos. Por outro lado, a etiologia é identificada em torno de 24% nos casos leves.

São divididas didaticamente de acordo com o ponto de prevalência quando ocorreu o comprometimento:

- Pré-natal (intrínsecas): genéticas, metabólicas e malformações do sistema nervoso central (SNC).
- Pré-natal (extrínsecas): teratógenos, toxinas, abuso de drogas e/ou medicação.
- Perinatal: asfixia, prematuridade, complicações neonatais.
- Pós-natal: infecções, trauma, abuso e negligência.

De acordo com Karam et al.[6], em estudo de uma coorte de nascimentos, as DI foram divididas em cinco grupos: a) genéticas (16,6%); b) idiopáticas, aquelas com alterações

QUADRO 1 Principais causas de deficiência intelectual

Pré-natais	Perinatais	Pós-natais
Cromossômicas Síndrome de Down Síndrome do X frágil Síndrome de Prader-Willi Síndrome de Klinefelter **Alterações por gene único** Erros inatos do metabolismo Fenilcetonúria Hipotireoidismo Mucopolissacaridose Neurofibromatose Esclerose tuberosa Microcefalia **Outras causas genéticas** Síndrome de Cornelia de Lange Síndrome de Rubinstein-Taybi **Situações ambientais adversas** Desnutrição na gestação Abuso de álcool, tabaco e outras drogas Exposição a poluentes Uso de medicações teratogênicas Infecção STORCH – HIV	**Final da gestação** Complicações gestacionais Diabetes, doença cardíaca, doença renal Disfunção placentária **Durante o nascimento** Asfixia ao nascer Muito baixo peso Prematuridade Parto distócico – trauma **Neonatal** Septicemia Hipoglicemia Icterícia grave	**Infecções do SNC** Meningite bacteriana Meningite tuberculosa Encefalites **Trauma craniano** Acidentes Maus-tratos **Metais pesados e poluentes** Exposição crônica a chumbo **Desnutrição grave e prolongada** Doença crônica Falta de oferta de nutrientes **Outras condições clínicas** Epilepsia Associada a TDAH **Baixa estimulação** Negligência, abuso Ambiente disruptivo Abuso de substâncias pelos pais

HIV: vírus da imunodeficiência humana; SNC: sistema nervoso central; STORCH: sífilis-toxoplasmose-outras doenças-rubéola-citomegalovírus-herpes; TDAH: transtorno do déficit de atenção com hiperatividade.
Fonte: modificada de Ke e Liu, 2012[7].

dismórficas e comportamento alterado sem explicação aparente (12,6%); c) decorrentes de sequelas neonatais (13,2%); d) outras condições clínicas (12,2%); e) causas não biológicas (44%). As divisões foram diferentes das de outros países, possivelmente em razão da pouca disponibilidade para realização de uma investigação genética plena.

O meio ambiente como mediador de etiologia traz diversas apresentações clínicas para a mesma etiologia.

GRAU DE COMPROMETIMENTO DA DI

A DI tem sido tradicionalmente dividida em quatro níveis de gravidade que refletem o grau de deficiência: leve, moderada, grave e profunda. Pretende-se que estes níveis de gravidade mantenham-se inalterados na 11ª revisão da Classificação Internacional de Doenças (CID-11).

Entretanto, na 5ª edição do Manual Diagnóstico e Estatístico de Transtornos Mentais (DSM-5), a proposta é usar especificadores em vez de subtipos para designar o grau de disfunção adaptativa nas áreas acadêmica, social e prática, conforme o Quadro 2, adaptado para a faixa etária de crianças e adolescentes.

A gravidade da DI tem sido caracterizada tradicionalmente pela extensão do desvio do quociente de inteligência (QI), considerada a estimativa média de 100 para a população. O limite inferior ao normal é considerado como sendo de dois desvios padrão abaixo da média, ou seja, um QI de 70 (Quadro 3). Apesar de essa classificação ainda ser utilizada, é fundamental que o entendimento da DI não seja definido somente pelo QI, mas baseada na capacidade adaptativa funcional do paciente. De acordo com Bertelli et al.[3], o uso do QI é de valor limitado em razão da complexidade do quadro clínico. A AADI classifica a deficiência intelectual como intermitente, limitada, extensiva ou generalizada, trazendo os conceitos de capacidade adaptativa.

A nova classificação proposta pelo DSM-5 especifica de forma detalhada as principais dimensões para o entendimento da DI nas diferentes etapas de desenvolvimento da criança (Quadro 2).

DIAGNÓSTICO

Naqueles casos em que não existe nenhuma causa conhecida, durante o acompanhamento de saúde e vigilância do desenvolvimento o pediatra vai poder observar os

QUADRO 2 Níveis de gravidade e funcionalidade da deficiência intelectual

Nível de gravidade	Área acadêmica	Área social	Área de funcionamento prático
Leve	Sem diferenças marcadas na pré-escola Dificuldades de aprendizado na idade escolar e adolescência em áreas como leitura escrita, matemática e orientação temporal, com suporte necessário para acompanhar as expectativas relacionadas à faixa etária	Apresentam imaturidade nas interações sociais. Mostram dificuldades em perceber algumas regras entre seus pares. A linguagem e comunicação é concreta e imatura para a idade. Dificuldades na regulação das emoções e comportamento e no julgamento de situações sociais; são facilmente manipulados pelos pares	Funcional de acordo com a idade nos cuidados pessoais (higiene, alimentação). Em geral necessitam de auxílio para realizar tarefas mais complexas do dia a dia, como utilizar serviços bancários, decisões sobre compras e organização Atividades recreacionais são prejudicadas pelo julgamento, embora apresentem as habilidades para realizá-las

(continua)

QUADRO 2 Níveis de gravidade e funcionalidade da deficiência intelectual (*continuação*)

Nível de gravidade	Área acadêmica	Área social	Área de funcionamento prático
Moderado	Na pré-escola as habilidades pré-acadêmicas se desenvolvem aquém do grupo, de forma muito lenta. Na idade escolar, os progressos na leitura, escrita, matemática e noções de dinheiro e orientação temporal são marcadamente limitados comparados ao grupo social. Existe a necessidade de auxílio permanente para que possam completar as atividades do dia a dia	Marcadas diferenças na comunicação e convívio social com seus pares. A linguagem é bastante elementar. Mostram dificuldades na interpretação de regras sociais e apresentam um julgamento limitado, tendo de ser auxiliados pelos cuidadores para resolver situações sociais. As relações com os pares são afetadas pela pouca comunicação ou limitação social. São muito ligados aos adultos, principalmente membros da família	É funcional nas áreas de alimentação, higiene e cuidados pessoais, mas é necessário um treinamento extenso e intenso para que consolidem esses comportamentos. Para atividades mais complexas, mesmo as recreacionais, também necessitam de um treinamento muito extenso e contínuo
Grave	Apresentam entendimento muito limitado da linguagem escrita e conceitos como quantidade e números. Necessitam de um suporte permanente para a resolução de problemas ao longo da vida	O vocabulário é limitado e, na maioria das vezes, com palavras e/ou frases curtas. A linguagem é utilizada somente para comunicação em atividades do dia a dia e não para conversação. A família é a base para ajuda e situações prazerosas	O indivíduo requer supervisão permanente para todas as atividades, inclusive nas áreas básicas de alimentação e higiene. Não apresenta condições de tomar decisões sobre seu próprio bem-estar
Profundo	Está restrito na maioria das vezes ao mundo físico e não apresenta processos simbólicos. Pode usar objetos dirigidos para autocuidado e recreação		

QUADRO 3 Deficiência intelectual e suas principais características com base nos intervalos de quociente de inteligência

DI leve – QI entre 50 e 55 até 70: cerca de 85% dos casos
- Alfabetização possível
- Autocuidado sempre possível
- Uso da linguagem sempre possível
- Realização de trabalhos simples sem necessidade de qualificação às vezes possível

DI moderada – QI entre 35 e 40 até 50 e 55: cerca de 12% dos casos
- Alfabetização às vezes possível
- Autocuidado sempre possível
- Uso da linguagem doméstica possível
- Realização de trabalhos simples com supervisão às vezes possível

DI grave – QI entre 20 e 25 até 35 e 40: 3 a 4% dos casos
- Alfabetização não possível
- Autocuidado possível com supervisão
- Uso de linguagem doméstica mínima possível
- Realização de tarefas domésticas às vezes possível

DI profunda – QI < 20 a 25: cerca de 1 a 2% dos casos
- Uso da linguagem às vezes possível
- Autocuidado com supervisão às vezes possível

DI: deficiência intelectual; QI: quociente de inteligência.

marcos do desenvolvimento e identificar possíveis atrasos. Em geral, os pais trazem como queixa atrasos na aquisição dos marcos de linguagem e comportamentos imaturos para a faixa etária. É fundamental que o pediatra valorize as queixas dos pais e busque avaliar formalmente o desenvolvimento da criança por meio de métodos de triagem.

As manifestações da DI são diferentes em gravidade durante as diversas etapas de desenvolvimento da criança. Os sintomas de maior gravidade em geral estão associados a uma apresentação precoce já nos primeiros meses de vida, e a função linguagem é considerada um bom preditor de capacidade intelectual futura, desde que descartada uma deficiência sensorial (surdez).

Algumas condições clínicas estão associadas e podem se manifestar antes que outros sintomas da DI sejam percebidos, como convulsões, alterações motoras (hipotonias) e alterações sensoriais (visão e audição). Quanto mais grave for a DI, maior o grau de associação dessas condições. É bastante frequente que a DI esteja associada a outros tipos de transtornos mentais, como o transtorno do espectro autista, problemas alimentares (pica), ansiedade, TDAH, tiques e sintomas como automutilação.

QUADRO 4 Etapas para o diagnóstico

1ª fase: anamnese (com heredograma, se possível de pelo menos três gerações) e exame físico, buscando características dismórficas, exame neurológico e medida de perímetro cefálico. Resultado do teste do pezinho. Se possível, revisar fotos e vídeos do paciente. Triagem sensorial (visão e audição). História clínica de convulsões.
2ª fase – exames laboratoriais: hemograma completo, eletrólitos, cálcio, magnésio, fósforo e fosfatase alcalina. Níveis séricos de homocisteína e amônia. Descartar transtorno do espectro autista.
3ª fase: cariótipo, pesquisa de X frágil e demais síndromes (se houver evidências), testes para STORCH (se pertinentes), testes de função de tireoide, testes neuropsicológicos, exames de neuroimagem.
4ª fase: aprofundamento da investigação metabólica, gasometria arterial, níveis séricos de chumbo, parecer da genética e da neuropediatria e eletroencefalograma se clínica de episódio convulsivo.
5ª fase: técnica FISH para microdeleções específicas, estudos cromossômicos subteloméricos, nível materno de fenilalanina se clínica de microcefalia, sondas de DNA para mutações específicas.

STORCH: sífilis, toxoplasmose, rubéola, citomegalovírus, herpes; FISH: hibridização *in situ* por fluorescência.

Como proceder na investigação de DI?

A investigação de crianças com DI segue etapas que envolvem diferentes níveis de complexidade. O pediatra, na sua prática, a partir da avaliação clínica mesmo não dispondo de todos os métodos de investigação descritos a seguir, procedendo às primeiras etapas de investigação, certamente terá dado passos importantes na tentativa de definir a etiologia da DI. Didaticamente, a investigação está separada em diversas fases, como mostra o Quadro 4. Essas fases estão adaptadas às possibilidades de investigação da prática clínica e podem ser encontrados protocolos diferentes em ordem e complexidade de acordo com as possibilidades de recursos à disposição.

Em relação aos erros inatos do metabolismo, no início de 2021 já existiam 116 doenças potencialmente tratáveis. As categorias, sinais e sintomas, diagnóstico e tratamento podem ser encontrados no *site* www.treatable-id.org.

ABORDAGEM APÓS O DIAGNÓSTICO DA DEFICIÊNCIA INTELECTUAL

A grande maioria dos casos de DI não apresenta cura e, como já mencionado, em quase metade dos casos não existe uma etiologia definida. O diagnóstico então é estabelecido com base nos sistemas classificatórios de acordo com a funcionalidade dos indivíduos e testes neuropsicológicos. A partir do diagnóstico, esses indivíduos e suas famílias estarão elegíveis para receberem serviços, benefícios e proteção legal.

Da mesma forma, o planejamento dos apoios necessários está ligado à funcionalidade do indivíduo e centrado na melhora da independência, relacionamentos interpessoais, participação na escola e bem-estar pessoal. As intervenções em indivíduos com DI estão baseadas no conceito de Planos Individuais de Atendimento. Esse planejamento valoriza as características e habilidades individuais do indivíduo e sua família, traçando dessa forma ações que podem melhorar a qualidade de vida dos pacientes em três dimensões: desenvolvimento humano, ensino e educação e nas atividades de vida doméstica.

A abordagem deve ser colaborativa e multidisciplinar. Na adolescência, a ênfase deve ser colocada em metas profissionais, incluindo a adaptação social, e os indivíduos responsáveis pela formação profissional devem fazer parte da equipe multidisciplinar.

Medidas gerais

Crianças com DI exigem a vigilância da saúde em curso semelhante a crianças típicas. Progressos no desenvolvimento acadêmico e psicossocial devem ser monitorados. Deve ser esperado progresso mais lento do desenvolvimento com o aumento da gravidade da deficiência cognitivo-adaptativa. E não há nenhuma evidência de que tratamentos alternativos como restrições alimentares e altas doses de vitaminas solúveis em gordura são eficazes, devendo ser evitados.

É importante lembrar que as habilidades adaptativas peculiares de cada criança devem ser observadas e cuidadosamente consideradas no planejamento do tratamento.

A intervenção é fundamentalmente baseada no acompanhamento por equipe multiprofissional, em que todas as áreas do desenvolvimento serão objeto de tratamento e estimulação. As intervenções são de longo curso e estão baseadas na identificação das áreas de dificuldades e em sua estimulação. A maioria dos indivíduos com DI exige uma ampla gama de intervenções, que devem ser aplicadas desde o início. Algumas delas são:

- Fonoaudiologia.
- Terapia ocupacional.
- Terapia e reabilitação física, incluindo mobilidade e apoio postural.
- Aconselhamento familiar e apoio.
- Intervenção comportamental.
- Assistência educacional especializada.

USO DE PSICOFÁRMACOS EM PACIENTES COM DEFICIÊNCIA INTELECTUAL

Não existe um protocolo específico para a utilização de determinado fármaco; serão utilizados de forma específica, quando o sintoma-alvo comprometer o melhor funcionamento do paciente e medidas comportamentais não forem suficientes para controlá-lo. O tratamento inicial, quando indicado, deve usar a menor dose recomendada, e o paciente deve ser monitorado regularmente em relação à resposta. Os principais sintomas comuns nos pacientes com DI são ansiedade, comportamentos disruptivos e agressividade e déficit de atenção e hiperatividade. A literatura pontua que não existe um consenso de efetividade do uso de medicação para esses sintomas específicos, em razão da complexidade do quadro clínico e das diversas possibilidades de várias intervenientes relacionadas com os sintomas.

As crianças com DI apresentam etiologias diversas, portanto, requerem estratégias de intervenção específicas. Existem algumas questões fundamentais que devem ser discutidas com a família que trarão benefícios diretos ao desenvolvimento e prognóstico da criança com DI.

Não existe prognóstico fechado em relação às crianças com DI. As áreas de habilidade devem ser exploradas para maximizar as potencialidades.

De acordo com cada fase da vida, existem questões que devem ser abordadas com as famílias de crianças com DI (Quadro 5). O momento do diagnóstico traz consigo um componente emocional muito intenso, em que as famílias passam pelas diversas fases do luto, e é decisivo que o profissional possa oferecer o acolhimento e o tempo necessário para

QUADRO 5 Estratégia da condução da deficiência intelectual ao longo da infância

Estágios do ciclo de vida	Principais questões de cada estágio
Nascimento 0 a 5 anos	▪ Diagnóstico precoce ▪ Informar aos membros da família ▪ Identificar necessidades, serviços e recursos ▪ Discutir estigma ▪ Identificar contribuições positivas ▪ Estabelecer expectativas realistas
Idades escolar 6 a 12 anos	▪ Estabelecer rotinas para a família ▪ Suporte emocional × ingresso na escola ▪ Identificar recursos acadêmicos ▪ Identificar atividades extracurriculares
Adolescência 12 a 21 anos	▪ Discutir questões referentes a mudanças físicas e emocionais da puberdade, sexualidade ▪ Cronicidade, isolamento, rejeição ▪ Identificar atividades acadêmicas, vocacionais e recreativas
Idade adulta Acima de 21 anos	▪ Planejar questões sobre independência, moradia, guarda (tutela), socialização, atividades vocacionais ▪ Suporte para familiares/ responsáveis ▪ Identificar recursos

que esse ajustamento permita que a família se organize para a busca de serviços. A participação da família no tratamento e na condução favorece de forma definitiva o desenvolvimento e a aquisição de habilidades, mas para isso a individualização do processo, a identificação das necessidades e as potencialidades desse grupo familiar devem fazer parte da agenda do pediatra. Quando existe uma expectativa desfavorável em relação à criança com DI, essa em geral causa isolamento social e vem acompanhada de preconceito, e com isso existe uma diminuição das oportunidades de intervenção e tratamento. O diagnóstico e a intervenção precoce podem mudar definitivamente o prognóstico do paciente.

REFERÊNCIAS BIBLIOGRÁFICAS

1. American Academy of Neurology. Evaluation of the child with global developmental delay. Disponível em: www.aan.com/guidelines [acesso maio 2021].
2. Bélanger SA, Caron J. Evaluation of the child with global developmental delay and intellectual disability. Paediatr Child Health. 2018;23(6):403-19.
3. Bertelli MO, Cooper Sally-Ann, Carulla LS. Intelligence and specific cognitive functions in intellectual disability: implications for assessment and classification. Curr Opin Psychiatry. 2018;31(2):88-95.
4. Halpern R, Rezende RQ. Déficit cognitivo e atraso no desenvolvimento neuropsicomotor. In Lago PM, Ferreira CT, Mello ED, Pinto LA, Epifânio M (org.). Pediatria baseada em evidências. Barueri: Manole; 2015. p.800.
5. Halpern R. A criança com deficiência Intelectual. In: Halpern R. Manual de pediatria do desenvolvimento e comportamento. Barueri: Manole; 2015.
6. Karam SM, Barros AJ, Matijasevich A, Dos Santos IS, Anselmi L, Barros F, et al. Intellectual disability in a birth cohort: prevalence, etiology, and determinants at the age of 4 years. Public Health Genom. 2016;19(5):290-7.
7. Ke X, Liu J. Intelectual disability. In: Rey JM (ed.). IACAPAP e-textbook of child and adolescent mental health. Geneva: International Association for Child and Adolescent Psychiatry and Allied Professions; 2012.
8. Lee JS, Hwang H, Kim SY, Kim KJ, Choi JS, Woo MJ, et al. Chromosomal microarray with clinical diagnostic utility in children with developmental delay or intellectual disability. Ann Lab Med. 2018;38(5):473-80.
9. Levine, MD, Carey WB, Crocker AC. Developmental--behavioral pediatrics. 3. ed. Philadelphia: WB Saunders; 1999.

10. Luckasson RA. Intellectual disability: definition, classification and systems of supports. 11. ed. Washington DC: American Association on Developmental and Intellectual Disabilities; 2009. Disponível em: https://www.aaidd.org/sis/supports-and-sis/other-support-products [acesso out. 2021].
11. Maulik PK, Mascarenhas MN, Machers CD. Prevalence of Intellectual disability: a metaanalysis of population-based studies. Res Develop Dis. 2011;32:419-36.
12. Puga C, Pagotto V, Giunta D, Vicens J, Leist M, Vaucheret Paz E, et al. Prevalence and incidence of disability based on the Unique Certificate of Disability at a teaching hospital in the Metropolitan Area of Buenos Aires. Arch Argent Pediatr. 2019;117(3):183-7.
13. Shaffer LG; American College of Medical Genetics Professional Practice and Guidelines Committee. American College of Medical Genetics guideline on the cytogenetic evaluation of the individual with developmental delay or mental retardation. Genet Med. 2005;7(9):85-92.
14. Tarrant N, Roy M, Deb S, Odedra S, Retzer A, Roy A. The effectiveness of methylphenidate in the management of Attention Deficit Hyperactivity Disorder (ADHD) in people with intellectual disabilities: a systematic review. Res Dev Disabil. 2018;83:217-32.
15. Van Karnebeek CD, Stocler-Ipsiroglu S. Early identification of treatable inborn errors of metabolism in children with intellectual disability. The Treatable Intellectual Disability Endeavor protocol in British Columbia. Paediatr Child Health. 2014;19(9):469-71.
16. Vasudevan P, Suri M. A clinical approach to developmental delay and intellectual disability. Clin Med (Lond). 2017;17(6):558-61.
17. WHO. Better health, better lives: children and young people with intellectual disabilities and their families. 2010. Disponível em: https://www.euro.who.int/en/health-topics/noncommunicable-diseases/mental-health/publications/2010/better-health,-better-lives-children-and-young-people-with-intellectual-disabilities-and-their-families.-the-case-for-change-2010 [acesso em out. 2021].

19

A importância do pré-natal e dos mil dias sobre a saúde e o futuro do indivíduo

Tadeu Fernando Fernandes

PUERICULTURA: UMA ARTE PEDIÁTRICA

Embora o termo "puericultura" tenha sido proposto no século XVIII pelo suíço Jacques Ballexserd, é atribuída ao médico Alfred Caron a primeira publicação, em 1865, que propõe a puericultura como meio de melhorar as condições higiênicas e fisiológicas das crianças. A partir daí, começaram a surgir serviços que procuravam orientar as mães sobre como cuidar e alimentar seus filhos[1].

Com a descoberta da pasteurização do leite, da filtração e fervura da água, os médicos responsáveis pelo cuidado e atenção às crianças passaram a orientar as mães quanto à importância desses cuidados com a saúde e a prevenção de doenças. Esse serviço, criado na França e depois em diferentes países, mostrou-se bastante eficiente ao reduzir expressivamente as taxas de mortalidade infantil[1].

No Brasil, o patriarca da pediatria foi o professor Carlos Arthur Moncorvo de Figueiredo, que, em 28 de julho de 1882, na presença do imperador D. Pedro II, inaugurou a Policlínica Geral do Rio de Janeiro e nela criou o primeiro curso regular de pediatria do país[2].

Seu descendente Carlos Arthur Moncorvo de Figueiredo Filho criou, em 1899, o Instituto de Proteção e Assistência à Infância do Rio de Janeiro, responsável pela introdução da puericultura no Brasil, seguindo os moldes das propostas da França[2].

A Sociedade Brasileira de Pediatria (SBP), idealizada pelo médico Fernandes Figueira, seu primeiro presidente, foi fundada em 27 de julho de 1910. Dedicada ao estudo dos problemas e doenças infantis, a SBP evoluiu junto com a pediatria e atualmente conta com mais de vinte mil associados[3].

A SBP, em seu desafio de contribuir cada vez mais para a melhoria dos serviços médicos prestados às crianças e adolescentes do Brasil, valorizou a fundamental e vital consulta de puericultura, e a incluiu como um procedimento pediátrico, passando a se chamar "atendimento ambulatorial em puericultura", incluído pela Agência Nacional de Saúde Suplementar (ANS) no rol de procedimentos e pela Resolução Normativa 338, de 21 de outubro de 2013, passou a valer em todo território brasileiro a partir de 2 de janeiro de 2014[4].

O reconhecimento da importância do acompanhamento ambulatorial de crianças saudáveis é um marco de transformação na pediatria, pois atualmente nos deparamos com um novo e grande desafio: cuidar da saúde física e mental de crianças que poderão chegar a 100 anos ou mais e precisam viver a quantidade com qualidade de vida[4,5].

A SBP, alinhada com a American Academy of Pediatrics (AAP), a Associação Médica

Brasileira (AMB) e o Ministério da Saúde (MS) do Brasil, normatizou a periodicidade do atendimento ambulatorial em puericultura, como mostra a Tabela 1[4,6].

Com essa valorização da puericultura, visa-se a ampliar o atendimento pediátrico diante das novas demandas no dia a dia do pediatra e, assim, contribuir cada vez mais para a melhoria dos serviços prestados às crianças e adolescentes do Brasil[4].

Seguindo o passo a passo do novo calendário de consultas de rotina[6], desde a primeira consulta de puericultura, que atualmente é feita no 3º trimestre da gestação, dando ênfase às peculiaridades de cada marco do crescimento e desenvolvimento da criança à adolescência, e obviamente abordando os dilemas e dificuldades do pediatra na rotina de seu consultório ou ambulatório, a seguir será abordado, de modo esquemático e didático, o atendimento ambulatorial em pediatria desde a gestação até o final da adolescência.

OS PRIMEIROS MIL DIAS

A decisão de ser mãe não deve se transformar em uma obsessão, tampouco em uma circunstância sem consequências. Ter um filho é uma responsabilidade e um compromisso, uma decisão que deve ser tomada com tranquilidade, confiança e sinceridade.

O conceito dos primeiros mil dias não é um chavão de marketing ou modismo midiático. Ele surgiu a partir de evidências científicas, apresentadas em uma série de três publicações feita pela revista *The Lancet* em 2008, que identificaram a necessidade de se focar no período que vai desde a concepção até o final do segundo ano de vida da criança, que ficaram conhecidos como "os primeiros mil dias", nos quais a boa nutrição e o crescimento saudável teriam benefícios que se prolongariam por toda a vida[7-9].

Na primeira publicação, intitulada "Maternal and child undernutrition: global and regional exposures and health consequences", abordou-se a influência da desnutrição materno-infantil no aumento substancial da morbidade e mortalidade infantil, e estimou-se um total de 2,2 milhões de mortes e 21% de DALY para crianças menores de 5 anos[1]. DALY (*disability adjusted life years*) significa ano de vida ajustado por incapacidade, ou seja, um DALY é igual a um ano de vida sau-

TABELA 1 Calendário das consultas de atendimento ambulatorial em puericultura segundo a Sociedade Brasileira de Pediatria, Associação Médica Brasileira – CBHPM, 2014[6]

Lactente (0-2 anos)	Pré-escolar (2-4 anos)	Escolar (5-10 anos)	Adolescentes (11-19 anos)
1ª semana	24 meses	5 anos	11 anos
1 mês	30 meses	6 anos	12 anos
2 meses	36 meses	7 anos	13 anos
3 meses	42 meses	8 anos	14 anos
4 meses	48 meses	9 anos	15 anos
5 meses		10 anos	16 anos
6 meses			17 anos
9 meses			18 anos
12 meses			19 anos
15 meses			
18 meses			

CBHPM: Classificação Brasileira Hierarquizada de Procedimentos Médicos.

dável perdido. O conceito DALY permite estimar o número total de anos perdidos por causas específicas e fatores de risco em níveis regional e mundial[7].

A segunda publicação, "Maternal and child undernutrition: consequences for adult health and human capital", contou com a participação de um grupo de pediatras e epidemiologistas de Pelotas (RS), que analisaram estudos de coorte em cinco países (Brasil, Guatemala, Índia, Filipinas e África do Sul) e observaram que os índices materno-infantis, como altura da mãe, peso ao nascer e restrição de crescimento intrauterino, correlacionados com peso, altura e índice de massa corporal (IMC) aos dois anos, segundo os novos gráficos da Organização Mundial da Saúde (OMS), influenciam sobremaneira os resultados de altura final, nível de escolaridade, produtividade econômica, IMC, níveis glicêmicos e variações na pressão arterial em adultos.

Algumas observações importantes desse artigo são:

- O peso ao nascer está positivamente associado à função pulmonar na vida adulta e à incidência de alguns tipos de câncer.
- A desnutrição pode estar associada a doenças mentais.
- A altura para a idade aos dois anos é o melhor preditor do capital humano futuro.

Os autores também concluíram que os danos sofridos no início da vida promovem deficiências permanentes, e sua prevenção trará importantes ganhos na saúde e na educação, além de benefícios econômicos[8].

Para concluir, o artigo "What works? Interventions for maternal and child undernutrition and survival" analisou as intervenções realizadas nessa fase materno-infantil, como a promoção da amamentação, a educação para uma alimentação complementar saudável, com ou sem fornecimento de suplementos alimentares, intervenções com micronutrientes específicos (p. ex., vitaminas A e D, ferro e zinco), estratégias gerais de apoio para melhorar a educação familiar e níveis socioeconômicos, além da redução na carga de doenças com estratégias sanitárias (p. ex., saneamento básico, promoção da lavagem das mãos, vacinação materno-infantil), documentando resultados positivos na redução dos DALY, melhora da estatura final e redução de doenças crônico-degenerativas, como obesidade, hipertensão e diabetes tipo 2[9].

Diante dessas evidências, concluiu-se que os primeiros mil dias de vida oferecem uma janela de oportunidade única, para intervenções que serão decisivas para o futuro da criança, fato que motivou várias entidades governamentais e não governamentais (ONG) a investirem na primeira infância[7,9].

Em parceria com o Banco Mundial, a Fundação Bill & Melinda Gates e a Fundação do Fundo de Investimento Infantil fundaram a ONG One Thousand Days, que desenvolveu uma estrutura de investimentos globais para orientar o financiamento de metas para combater a desnutrição materna e infantil, com apoio científico do Center on the Developing Child da Universidade de Harvard e de universidades e sociedades médicas de todo o mundo, destacando-se no Brasil a Fundação Maria Cecília Souto Vidigal, em parceria com a SBP[10].

E foi assim, a partir desses marcos de 2008, que se iniciaram vários estudos e pesquisas de intervenção nas chamadas janelas de oportunidade, documentando-se que, quanto mais precocemente houver intervenção, menores serão os riscos acumulados e os resultados serão mais evidentes e consistentes[7,11].

A NOVIDADE: AGORA SÃO 1.100 DIAS?

Novos *insights* científicos mostraram que fatores nutricionais e ambientais, que antecedem a fecundação, podem influenciar a saúde futura; uma pesquisa de Snyder et al. revelou que fatores nutricionais podem afetar as células germinativas masculinas e femininas antes da concepção, além de modificar o desenvolvimento do embrião e do feto[12].

Os ovócitos da mulher são formados ainda durante sua vida fetal e é possível que a qualidade do óvulo seja afetada por eventos ou exposições ambientais a qualquer momento, desde sua gestação até a concepção de seus filhos[12].

Um fator-chave de grande interesse terapêutico é a nutrição, e nesta a mais conhecida é a deficiência de ácido fólico e as malformações do tubo neural, que se forma na primeira semana de vida intrauterina; portanto, deve-se iniciar a suplementação três meses antes da fecundação, a tempo de que, imediatamente após a fecundação, os níveis séricos de ácido fólico estejam adequados[12,13].

Por sua vez, os mecanismos patogênicos envolvidos na produção defeituosa de espermatozoides são desconhecidos, ainda que vários agentes tenham sido utilizados na tentativa de aumentar seu potencial de maturação e diferenciação[14].

A maioria dos compostos essenciais necessários para a síntese de DNA e a espermatogênese deriva da alimentação e também sofre influências ambientais, motivo pelo qual a concentração dos nutrientes necessários na dieta e outros fatores relevantes na vida do homem podem ter efeitos substanciais na qualidade e na capacidade reprodutiva do espermatozoide[14].

Há vários estudos que envolvem a suplementação de micronutrientes para o homem, também três meses antes da fecundação, com destaque para a vitamina E, o selênio, o zinco e o ácido fólico, para a prevenção de metilação do DNA e modificação das histonas da carga genética do espermatozoide[14].

A partir desses conceitos, as sociedades mundiais de pediatria e de ginecologia recentemente propuseram a ampliação do conceito dos 1.000 dias para 1.100 dias, aumentando a janela de oportunidades de intervenção[13].

EPIGENÉTICA

No final do século XX, ocorreu uma corrida imensa no sentido da realização do mapeamento genético do ser humano (Projeto Genoma Humano). Havia a ideia de que, se todo o genoma humano fosse mapeado, seria possível prever com antecedência qualquer doença, manifestação ou o próprio envelhecimento do indivíduo e, assim, eventualmente programar um meio de protegê-lo no caminhar da vida[15].

Mas esse projeto fracassou porque se percebeu que havia outros fatores que atuavam e modificavam a expressão genética do *Homo sapiens* – isso já era conhecido como fenótipo, mas não se tinha a ideia do peso da influência da nutrição, do estresse tóxico e do estilo de vida, tendo nascido, assim, o termo epigenética, definido como uma alteração herdável na expressão gênica, sem que haja mudança na sequência primária de DNA, sendo a metilação do DNA e a modificação de histonas importantes mecanismos envolvidos[16].

A metilação do DNA influencia a organização da cromatina e leva à repressão de genes e elementos transponíveis (transcrição)[16].

As modificações pós-tradução, nos ribossomos, podem ocorrer em proteínas chamadas histonas, alterando diferentes aminoácidos e posições, resultando em múltiplas combinações, constituindo um verdadeiro "código de histona"[16].

É importante salientar que a reversibilidade faz parte do conceito de epigenética, ou seja, os fenótipos diferentes produzidos a partir da mesma sequência de DNA por meio de modificações epigenéticas são potencialmente reversíveis, uma vez que não há mudança na sequência dos nucleotídeos do DNA.

É este ponto que diferencia uma modificação epigenética de uma mutação[17].

Se o genoma é o conjunto de genes de um organismo, o epigenoma corresponde ao conjunto de modificações químicas que ocorrem no próprio genoma e na cromatina. Esse código epigenético é quem dá instruções ao genoma de quando e onde os genes devem ser expressos[17,18].

Até o momento, as pesquisas científicas indicam duas formas pelas quais o ambiente pode afetar geneticamente os indivíduos[19,20]:

- Intergeracional: estudo mostrou que o trauma em pessoas que presenciaram de perto o atentado às torres gêmeas, ocorrido em Nova York em 2001, promoveu o desenvolvimento de estresse pós-traumático, cujo impacto induziu alterações gênicas, levando-as a adoecimentos posteriores, inclusive físicos, que não estavam em sua programação gênica[19]. Traçando um paralelo, provavelmente em um futuro próximo, serão estudados os efeitos em médio e longo prazo da pandemia da Covid-19 sobre a vida pós-crise dos indivíduos que a estão vivenciando.
- Transgeracional: de acordo com as pesquisas da professora Rachel Yehuda ao estudar os sobreviventes do Holocausto, observou-se prevalência acentuada de transtornos depressivos e de ansiedade entre a segunda e terceira gerações de descendentes das vítimas da tragédia, embora eles não tenham passado pela experiência traumática propriamente dita[20].

Discute-se se essa transmissão se daria somente via intrauterina ou se a própria relação familiar, em que os pais relatam repetitivamente aos filhos os eventos traumáticos, produziriam mudanças gênicas. De qualquer modo, finalmente passa-se a reconhecer a importância do ambiente nas nossas raízes biológicas[19,20].

Na pediatria, deve-se focar na prevenção nos primeiros 1.100 dias, já que modificações epigenéticas podem afetar a embriogênese, o desenvolvimento fetal e o crescimento pós-natal precoce e tardio. Esse é um período crítico e intervenções devem ser tomadas nos âmbitos nutricional e ambiental, visando à proteção contra doenças crônico-degenerativas, alterações no neurodesenvolvimento e repercussões futuras na saúde global do indivíduo[19].

PROGRAMAÇÃO METABÓLICA

Como os conceitos de epigenética e programação metabólica se misturam, será contado um breve histórico que favorecerá o entendimento do tema.

Registros detalhados de óbitos na Inglaterra e na Escócia permitiram ao cardiologista e epidemiologista David Barker observar uma associação positiva entre as taxas de mortalidade por doença coronariana nessas regiões e as respectivas taxas de mortalidade infantil e de recém-nascidos (RN) com baixo peso ao nascer cerca de 50 anos antes[21].

Outros autores avaliaram os efeitos da fome na Holanda após a Segunda Guerra Mundial (Dutch Famine Birth Cohort Study) e descreveram que, entre o grupo de indivíduos nascidos no período de alta restrição calórica holandesa, houve um número maior de RN com baixo peso e maior prevalência de obesidade, hipertensão arterial, doença coronariana, diabete melito (DM) tipo 2, esquizofrenia, depressão e câncer de mama na vida adulta[22]. Além disso, observou-se que os efeitos adversos da fome sobre o feto dependiam muito do período de exposição. Por exemplo, as doenças coronarianas, a obesidade e o câncer de mama estavam relacionados com a exposição no primeiro trimestre, enquanto o DM era mais evidente nos indivíduos expostos no final da gestação[22].

Tais estudos geográficos foram a base da origem da teoria de Barker ou teoria da origem fetal das doenças do adulto ou programação metabólica, que sugere que a deficiência nutricional durante a gestação e a infância precoce promoveria uma adaptação metabólica e/ou estrutural permanente no indivíduo, aumentando o risco de desenvolvimento de doenças crônico-degenerativas, como DM e doenças cardiovasculares, como hipertensão arterial, infarto agudo do miocárdio e os acidentes vasculares encefálicos (AVE) na vida adulta[21,23].

A programação metabólica tem como base o conceito de que um meio ambiente hostil pode determinar alterações na expressão gênica sem alterar o genoma do indivíduo, ou seja, a epigenética[23].

Vale notar que os efeitos adversos da fome não se limitaram àqueles que a viveram, mas passaram aos filhos ainda no ventre materno, que podem ser mais suscetíveis a apresentar problemas de saúde na vida adulta comparados aos filhos de mães não expostas à fome[22]. É uma forma não genética de hereditariedade capaz de influenciar a saúde, denominada "herança epigenética", ou seja, a transmissão de características dos pais para os filhos que não ocorre pelo DNA[23].

O reconhecimento da programação metabólica, que pode ocorrer no começo da vida, é fundamental para que todas as medidas sejam tomadas, tanto do ponto de vista de saúde pública quanto no atendimento individual, para que a criança possa viver em um ambiente adequado. Do ponto de vista nutricional, esse estudo começa com a atuação do pediatra antes do nascimento, junto à gestante, hoje oficializada pela SBP, pela AAP e por outras entidades nacionais e internacionais, conhecida como "consulta pré-natal", inserida na tabela de procedimentos da ANS desde 2016 com o código 1.01.06.04-9, com porte de remuneração no grupo 2B[24].

A inserção do pediatra no terceiro trimestre do pré-natal representa uma oportunidade de antecipação de riscos e um dos pilares da tríade para a redução da morbidade e mortalidade neonatal, juntamente com a assistência ao RN em sala de parto e a consulta pós-natal na primeira semana de vida[25].

E desse modo, de forma holística, completa e intensa, o pediatra se insere nos cuidados com a criança desde o pré-natal, período em que se iniciam os fundamentais e decisivos primeiros 1.100 dias de vida que determinarão a saúde e o futuro do nosso pequeno paciente.

REFERÊNCIAS BIBLIOGRÁFICAS

1. Bonilha LR, Rivorêdo CR. Puericultura: duas concepções distintas. J Pediatr (Rio J). 2005;81:7-13.
2. Sociedade Brasileira de Pediatria (SBP). Carlos Arthur Moncorvo de Figueiredo (1846-1901). Disponível em: https://www.sbp.com.br/capa-teste/institucional/academia-brasileira-de-pediatria/patronos-e-titulares/carlos-arthur-moncorvo-de-figueiredo/ Acessado em dezembro 2021.
3. Sociedade Brasileira de Pediatria (SBP). A SBP. Disponível em: https://www.sbp.com.br/capa-teste/institucional/a-sbp/ Acessado em dezembro 2021.
4. Fernandes TF. O pediatra do século XXI. In: Fernandes TF. Pediatria ambulatorial: da teoria à prática. São Paulo: Atheneu; 2016. p.29-35.
5. Carneiro-Sampaio MMS. Uma nova puericultura para crianças que vão viver 100 anos ou mais. [Editorial]. Pediatria (São Paulo). 2005;27(4):219-20.
6. de Jesus MM. SBP – Puericultura no rol da ANS. Esclarecimento. Disponível em: https://www.sbp.com.br/imprensa/detalhe/nid/puericultura-no-rol-da-ans-esclarecimento/ Acessado em dezembro 2021.
7. Black RE, Allen LG, Bhutta ZA, Caulfield LE, de Onis M, Ezzati M, et al. Maternal and child undernutrition: global and regional exposures and health consequences. Lancet. 2008;371:243-60.
8. Victora CG, Adair L, Fall C, Hallal PC, Martorell R, Richter L, et al. Maternal and child undernutrition: Consequences for adult health and human capital. Lancet. 2008;371:340-57.
9. Bhutta ZA, Ahmed T, Black RE, Cousens S, Dewey K, Giugliani E, et al. What works? Interventions for maternal and child undernutrition and survival. Mat Child Undernutr. 2008;371(9610):417-40.
10. One Thousand Days. The 1.000 days between a woman's pregnancy and her child's 2nd birthday. Disponível em: https://thousanddays.org/ Acessado em dezembro 2021.

11. Snyder TM, Martinez H, Wuehler S, De-Regil ML. A role for preconception nutrition. Boca Raton: Taylor & Francis; 2018.
12. From the Centers for Disease Control and Prevention. Recommendations for use of folic acid to reduce number of spina bifida cases and other neural tube defects. JAMA. 1993;269(10):1233, 1236-8.
13. Nogueira-de-Almeida CA, Pimentel C, da Fonseca EB. Além da nutrição: o impacto da nutrição materna na saúde das futuras gerações. São Paulo: Luiz Martins; 2019.
14. Sa RAM. Componente biológico masculino. In: Nogueira-de-Almeida CA, Pimentel C, da Fonseca EB. O impacto da nutrição materna na saúde das futuras gerações. São Paulo: Luiz Martins; 2019.
15. Bandeira FMGDC, Gomes YDM, Abath FGC. Public health and ethics in the age of genomic medicine: Genetic screening. Rev Bras Saúde Mat Infantil. 2006;6(1):141-6.
16. Bird A. Perceptions of epigenetics. Nature. 2007;447(7143):396.
17. Desai M, Jellyman JK, Ross MG. Epigenomics, gestational programming and risk of metabolic syndrome. Int J Obesity. 2015;39(4):633-41.
18. National Institutes of Health. A scientific illustration of how epigenetic mechanisms an affect health. Disponível em: http://commonfund.nih.gov/epigenomics/figure.aspx Acessado em dezembro 2021.
19. Ornellas F, Carapeto PV, Mandarim-de-Lacerda CA, Aguila MB. Obese fathers lead to an altered metabolism and obesity in their children in adulthood: review of experimental and human studies. J Pediatr (Rio J). 2017;93:551-9.
20. Yehuda R, Daskalakis NP, Bierer LM, Bader HN, Klengel T, Holsboer F, et al. Holocaust exposure induced intergenerational effects on FKBP5 methylation. Biol Psychiatry. 2016;80(5):372-80.
21. Barker DJ, Winter PD, Osmond C, Margetts B, Simmonds SJ. Weight in infancy and death from ischaemic heart disease. Lancet. 1989;2(8663):577-80.
22. Bleker LS, de Rooij SR, Painter RC, van der Velde N, Roseboom TJ. Prenatal undernutrition and physical function and frailty at the age of 68 years: the Dutch Famine Birth Cohort Study. J Gerontol A Biol Sci Med Sci. 2016;71(10):1306-14.
23. Lane RH. Fetal programming, epigenetics, and adult onset disease. Clin Perinatol. 2014;41(4):815-31.
24. Zöllner ACR, Constantino CF, Fernandes TF. O pediatra do século XXI. In: Fernandes TF. Pediatria ambulatorial da teoria à prática. São Paulo: Atheneu; 2016. p.29-36.
25. Sociedade Brasileira de Pediatria (SBP). Manual de orientação – Departamento Científico de Pediatria Ambulatorial da SBP. A consulta pediátrica pré-natal. Documento n. 1, abril de 2020. Disponível em: https://www.sbp.com.br/fileadmin/user_upload/_22375c-ManOrient_-_ConsultaPediatrica_PreNatal.pdf Acessado em dezembro 2021.

A consulta pediátrica pré-natal

Normeide Pedreira dos Santos França

INTRODUÇÃO

Escolher o pediatra é uma decisão importante para a família, uma vez que é o profissional capacitado a cuidar da saúde física, comportamental e mental de crianças desde o pré-natal até atingir a idade adulta. Para essa longa convivência, é necessária a construção de uma relação empática, de parceria e confiança, iniciada precocemente, com a consulta pediátrica pré-natal. Esta é uma intervenção necessária para todas as gestantes, independentemente de intercorrências gestacionais e da classificação de risco da gravidez[1-4].

Realizar essa consulta no terceiro trimestre da gestação abre um canal de comunicação obstetra-pediatra-família, antecipa a relação de confiança entre a família e o pediatra, oportuniza o esclarecimento de dúvidas parentais relacionadas aos cuidados ao bebê que nascerá, além de iniciar precocemente os cuidados à saúde da criança dentro dos primeiros mil dias de vida[1]. Os conhecimentos mais recentes sobre a epigenética trazem consigo a possibilidade de modelar, durante esse período, vários aspectos da saúde do adulto[5,6].

ASPECTOS EPIDEMIOLÓGICOS

Apesar de sua importância para a redução da morbidade e mortalidade perinatal estar embasada na literatura científica[1-4], essa consulta ainda não é uma realidade na rotina da maioria dos pediatras.

Nos Estados Unidos, apesar da larga oferta de pediatras habilitados a essa consulta, em 2018 o serviço só era utilizado por 5 a 39% dos pais e esse percentual menor foi observado em gestantes de classes socioeconômicas mais baixas, residentes em áreas urbanas[3].

No Brasil, a realização dessa consulta é recente, ainda pouco conhecida por muitos obstetras e pela população, além de estar restrita ao setor privado e à saúde suplementar[7], o que pode justificar a ausência de estatísticas.

ABORDAGEM SEMIOLÓGICA

Acolhimento[1]

Se realizado adequadamente, desde o primeiro contato para o agendamento, poderá reafirmar ao casal gestante a escolha do pediatra que os acompanhará até o final da adolescência de seu filho.

Ao agendamento, deverá ser solicitado que a gestante apresente todos os resultados de exames laboratoriais e de imagem e seu cartão de vacinação.

O ambiente do consultório deve ser agradável e todas as ações deverão ser direcionadas ao conforto da gestante, para que ela se sinta bem acolhida. O pediatra deverá usar linguagem clara e acessível ao nível de compreensão da família.

As informações geradas por essa consulta deverão ser registradas em prontuário e serão utilizadas para compor os antecedentes obstétricos e familiares no prontuário do recém-nascido (RN) para as consultas subsequentes de puericultura, a partir da primeira semana de vida.

Anamnese[1-4,8]

Identificação dos pais

Registrar para ambos: nome, idade, procedência, profissão (para identificar exposição habitual a produtos tóxicos), tipo sanguíneo e fator Rh[1].

1. Demandas da família (equivalente à queixa principal da anamnese): o pediatra deve permitir que a família expresse livremente suas dúvidas e queixas[1].
   História obstétrica:
2. Dados da gestante: idade, doenças prévias à gestação, como diabetes e hipertensão arterial, entre outras; uso de fármacos e drogas lícitas ou ilícitas, prática de esportes/atividade física, vacinação prévia à gestação, data provável do parto, expectativa para a via de parto, experiência anterior com aleitamento materno[1-4].
   - Dados sobre a gestação atual: data da última menstruação, idade gestacional na data da consulta; investigar se a gestação atual foi planejada, espontânea ou por fertilização *in vitro*; intercorrências na gestação atual, como traumas, infecções, febre, exantema, exposição à radiação e a produtos químicos, e vacinação da gestante[1,2].
   - História obstétrica pregressa: paridade, história de abortos, natimortos, intervalos entre os partos, histórico de partos prematuros e RN de baixo peso em gestações anteriores, mortalidade perinatal e causas dos óbitos[1-4].
3. História familiar: consanguinidade entre os pais, casos de malformações congênitas, síndromes genéticas, diabetes, hipertensão arterial, doenças contagiosas (tuberculose, hanseníase, entre outras), câncer de mama ou de outros sítios, tabagismo, alcoolismo, uso de drogas ilícitas; vacinação dos componentes do núcleo familiar contra doenças infecciosas[1].
4. História social/determinantes sociais da saúde: pais adolescentes, baixo nível socioeconômico e cultural, baixa escolaridade, mãe solteira, risco de violência doméstica; estresse tóxico, fatores que possam interferir na estabilidade emocional dos pais, como emprego ou condições inadequadas de moradia; expectativas dos pais para o nascimento do bebê; estrutura familiar, número e idade dos filhos, presença de animais no ambiente doméstico[1,2].
5. Avaliação de risco para transmissão vertical de doenças infecciosas: doenças infectocontagiosas recentes ou em atividade; exantema, febre, infecção do trato urinário; alterações em exames complementares: hemograma, exames de urina e testes de triagem para estreptococos B e para infecções de possível transmissão vertical (HIV, sífilis, hepatites virais, toxoplasmose, herpes, citomegalovírus, HTLV, arboviroses e outras)[1].
6. Avaliação de risco para pré-eclâmpsia, retardo de crescimento intrauterino e parto prematuro[1]: Com a ultrassonografia (USG) morfológica do primeiro trimestre (entre a 11ª e a 14ª semana gestacional), os riscos de pré-eclampsia e de retardo de crescimento intrauterino (RCIU) são avaliados pelo Doppler das artérias uterinas associado à história clínica e obs-

tétrica da mãe juntamente com suas características demográficas.

Adicionalmente à USG morfológica do segundo trimestre (entre 20 e 24 semanas), é realizada uma USG endovaginal para medida do colo do útero (cervicometria) e cálculo do risco de parto prematuro.

Exame físico[1]

- Dados de importância para a consulta pediátrica pré-natal:
- Peso atual e anterior à gestação, ganho ponderal na gestação, índice de massa corporal (IMC).
- Aferição da pressão arterial.
- Avaliação de edema periférico.
- Exame das mamas – avaliar os mamilos, se planos, invertidos ou protrusos, e verificar presença de colostro. Enquanto examina, orientar sobre a prevenção de fissuras de mamilos pela "pega" adequada e sobre a ordenha manual, quando necessária.
- Exame do feto – realizado indiretamente, pelos exames complementares de imagem.

Aspectos clínicos[1,5,6,9]

A gestação envolve mudanças metabólicas e hormonais, bem como alguns ajustes anatômicos e fisiológicos, como o aumento do tamanho dos rins e de seus parâmetros fisiológicos, aumento do coração, da frequência cardíaca e alteração no ritmo e o aumento do volume sanguíneo. Essas alterações, associadas a alguns fatores ambientais, podem desencadear aumento de riscos para problemas maternos e fetais no último trimestre da gestação, traduzidos clinicamente por:

- Ansiedade.
- Hipertensão arterial e edema, podendo representar pré-eclâmpsia.
- Sangramentos.
- Prematuridade.
- Retardo de crescimento intrauterino.
- Lesões fetais por uso crônico de medicamentos.
- Complicações infecciosas.
- Malformações, alterações fisiológicas fetais e síndrome de abstinência, secundárias ao uso de medicamentos e drogas lícitas ou ilícitas na gestação.
- Óbito fetal e materno.

O pediatra deve estar preparado para identificar esses riscos durante a consulta pré-natal a fim de oferecer sua contribuição para a redução da morbidade e mortalidade perinatal.

EXAMES COMPLEMENTARES[10]

Laboratoriais:

- Tipagem sanguínea (ABO/Rh).
- Hemoglobina (Hb) e hematócrito (Ht).
- Glicemia.
- Testes sorológicos.
- Triagem para anemia falciforme/eletroforese de hemoglobina.
- Sumário de urina.

De imagem:

- USG obstétrica: fornece estimativa de medidas antropométricas do RN e ocorrência de RCIU.
- USG morfológica: evidencia possibilidades de malformações fetais e síndromes genéticas, bem como risco para pré-eclâmpsia, RCIU e parto prematuro.
- Ecocardiograma fetal com mapeamento de fluxo em cores.

Procedimentos invasivos mais comuns na assistência obstétrica:

- Amniocentese diagnóstica transabdominal (após a 16ª semana de gestação) – existe o risco de rotura do âmnio.
- Biópsia de vilo corial (entre a 11ª e a 14ª semana de gestação), embora haja estudos com esse exame em fases mais tardias.

DIAGNÓSTICO

A consulta deverá gerar diagnósticos referentes à presença de riscos à saúde perinatal, risco social, situação nutricional e vacinal da gestante[1].

ORIENTAÇÕES TERAPÊUTICAS E PROFILÁTICAS

As orientações fornecidas na consulta pediátrica pré-natal deverão ser impressas e entregues para a família consultar em casa sempre que necessitar, para lhes dar mais segurança nos cuidados com seu bebê. O conteúdo deve contemplar[1]:

- Respostas às demandas do casal;
- Esclarecimentos sobre as intercorrências no pré-natal.
- Prevenção de doenças infecciosas.
- Orientação sobre as vias de parto e a assistência pediátrica em sala de parto.
- Aleitamento materno.
- Testes de triagem neonatal.
- Aspectos gerais sobre os cuidados com o RN:
  - Segurança da criança.
  - Orientação sobre a primeira consulta pós-natal, dentro da primeira semana de vida.
  - Sinais de alerta e problemas frequentes no primeiro mês de vida.

Devem ser ainda elaborados relatórios para a família entregar ao obstetra e ao neonatologista na maternidade, nos quais deverá constar o parecer pediátrico em relação aos riscos à saúde fetal e neonatal e às orientações que foram oferecidas à família[1].

REFERÊNCIAS BIBLIOGRÁFICAS

1. França NPS. A consulta pediátrica pré-natal: um guia para antecipar condutas preventivas. Rio de Janeiro: Atheneu; 2018. p.120.
2. Bright futures pocket guide: guidelines for health supervision of infants, children and adolescents. 4. ed. Elk Grove Village: American Academy of Pediatrics; 2017.
3. Yogman M, Lavin A, Cohen G, Committee on Psychosocial Aspects of Child and Family Health. The prenatal visit. Pediatrics. 2018;142(1):e20181218.
4. Maseda N, Campbell. Prenatal pediatric visit. In: McInerny TK, Adam HM, Campbell DE, DeWitt TG, Foy JM, Kamat DM. American Academy of Pediatrics Textbook of Pediatric Care. Disponível em: https://pediatriccare.solutions.aap.org/chapter.aspx?sectionid=139978096&bookid=1626 [acesso nov. 2021].
5. Blackmore HL, Ozanne SE. Programming of cardiovascular disease across the life-course. J Mol Cell Cardiol. 2015;83:122-30.
6. Szostak-Wegierek D. Intrauterine nutrition: long-term consequences for vascular health. Int J Womens Health. 2014;6:647-56.
7. Agência Nacional de Saúde Suplementar (ANS). Resolução Normativa (RN) n. 387. Disponível em: https://www.in.gov.br/materia/-/asset_publisher/Kujrw0TZC2Mb/content/id/33295504/do1-2015-10-29-resolucao-normativa-rn-n-387-de-28-de-outubro-de-2015-33295485 [acesso nov. 2021].
8. Penholati RRM, Boroni JD, Carvalho EAA. Consulta pediátrica pré-natal. Rev Med Min Ger. 2014;24(2):254-61.
9. Nomura B. Programação fetal das doenças. In: Zugaib M. Medicina fetal. 3. ed. São Paulo: Atheneu; 2012.
10. Brasil. Ministério da Saúde. Secretaria de Atenção à Saúde. Departamento de Ações Programáticas Estratégicas. Área Técnica de Saúde da Mulher. Pré-natal e puerpério: atenção qualificada e humanizada – manual técnico. Disponível em: https://bvsms.saude.gov.br/bvs/publicacoes/manual_pre_natal_puerperio_3ed.pdf [acesso nov. 2021].

Semiologia do recém-nascido termo

Lilian dos Santos Rodrigues Sadeck
Maria Albertina Santiago Rego

Neste capítulo serão revistos os seguintes componentes da semiologia neonatal, correspondentes aos períodos críticos de transição do cuidado perinatal e neonatal, com relevância para o recém-nascido (RN) termo:

- Semiologia materno-fetal: abordagem preventiva pediátrica de condições maternas e fetais com repercussão clínica neonatal.
- Semiologia ao nascimento: assistência neonatal imediatamente após o parto.
- Semiologia da adaptação à vida extrauterina: monitoramento clínico e cuidados no período de transição feto-neonatal.
- Semiologia neonatal do RN potencialmente saudável: exame físico detalhado realizado nas primeiras 24 horas de vida pós-natal.
- Semiologia da evolução no período neonatal: exame clínico evolutivo no primeiro mês de vida.

DIRETRIZES DA ATENÇÃO NEONATAL NO COMPONENTE HOSPITALAR

- Todos os RN devem ser assistidos pelo pediatra desde a sala de parto, imediatamente após o nascimento, avaliados quanto à maturidade, ao padrão respiratório e ao tônus muscular, para definir cuidados essenciais para os RN que apresentam boa vitalidade ou iniciar os cuidados de reanimação neonatal, para os que não assumem o padrão respiratório.
- O RN, nas primeiras 12 horas de vida, deve ser avaliado quanto ao crescimento fetal pelo peso ao nascer, comprimento e perímetro craniano, comparando-os com padrão de crescimento fetal sistematizados em gráficos e/ou tabelas de percentis ou Z escores.
- O RN deve ser classificado quanto à nutrição por meio da avaliação da proporcionalidade do peso ao nascer para a idade gestacional correspondente em adequado (AIG), pequeno (PIG) ou grande para a idade gestacional (GIG), utilizando os percentis 10 e 90 (ou escore Z correspondente) como limites do crescimento normal, na curva de crescimento padrão utilizada.
- Os RN PIG devem ser classificados como simétricos e assimétricos, utilizando como parâmetros a proporcionalidade entre o peso, o comprimento e o perímetro craniano ao nascer.
- A história clínica perinatal e a classificação de risco ao nascer permitem a categorização dos RN em fenótipos específicos (associados às condições maternas e fe-

tais), resultando na estratificação de riscos de desenvolvimento de doenças no período neonatal e futuramente (síndrome metabólica).

- O exame físico inicial, com foco na ectoscopia e na evolução clínica nas primeiras horas de vida pós-natal, a partir dos fatores de risco identificados na gestação, no processo do parto e do nascimento, é mandatório para abordagem imediata de condições clínicas específicas como sepse bacteriana precoce (protocolo de indicação de profilaxia antimicrobiana intraparto na presença de fatores de risco maternos), triagem de hipoglicemia neonatal (filhos de mães diabéticas, pré-termo tardios, desnutridos fetais), abordagem de quadros hemolíticos (doença hemolítica materno-fetal), infecções crônicas (hepatite B) e infecções perinatais (profilaxia de vírus da imunodeficiência humana – HIV – na presença da doença materna).
- O exame físico detalhado e minucioso realizado pelo pediatra é mandatório nas primeiras 24 horas de vida pós-natal e antes da alta hospitalar com 48 horas pós-nascimento, em média, em RN termo e clinicamente estáveis, após avaliação da vulnerabilidade biológica e social e assegurados os cuidados na atenção primária à saúde.
- O exame físico, a evolução clínica e os exames complementares, de triagens universais, específicos e diagnósticos (quando indicados), devem assegurar a abordagem de doenças, principalmente das malformações congênitas cardíacas, que apresentam riscos imediatos na vida da criança, antes da alta hospitalar.
- O exame físico deve ser uma oportunidade para promover a saúde e prevenir doenças por meio da escuta e da conversa com os pais, durante a permanência hospitalar e na transição do cuidado hospitalar ao ambulatorial, sumarizado no plano de alta.

FUNDAMENTOS

A semiologia aplicada ao período neonatal adquire uma abordagem que extrapola o estudo clínico de sinais e sintomas para esclarecimento de diagnósticos de quadros nosológicos específicos. O conceito das origens desenvolvimentistas dos processos de saúde e doença (DOHaD), instalados precocemente desde a vida fetal, demanda dos perinatologistas e dos pediatras um olhar vigilante desde a vida fetal, passando pelo período crítico do nascimento, pelo período neonatal e os primeiros anos de vida, para promover ações protetoras de saúde que assegurem o melhor desenvolvimento do potencial da criança[1].

Os fenótipos ao nascimento sumarizam o crescimento e o desenvolvimento fetal, correspondentes aos diferentes riscos de adoecer e morrer no período neonatal, no primeiro ano de vida, nos primeiros 5 anos de vida e o risco de desenvolvimento da síndrome metabólica na vida adulta[2-4]. Assim, a classificação do RN quanto ao peso ao nascer, à idade gestacional, à proporcionalidade entre peso ao nascer, ao comprimento e ao perímetro craniano correspondentes à idade gestacional e os sinais ao exame físico de desnutrição fetal são marcadores importantes de saúde e doença no período neonatal e ao longo da vida[5].

A medicina materno-fetal e neonatal, com desenvolvimento e disponibilização de novos diagnósticos e terapias, dentre elas técnicas de fertilização *in vitro*, procedimentos de diagnósticos semiológicos e terapias essenciais para o cuidado (estabilização ao nascimento do pré-termo extremo, suporte ventilatório, hipotermia terapêutica e muitos outros), demanda da pediatria interposição com a obstetrícia e interdisciplinas afins, ampliando a visão de saúde infantil que extrapola o período neonatal. A semiologia neonatal, portanto, permite a abordagem de eventos agudos do período perinatal e neonatal e, integrando os ciclos de vida, promover ações de prevenção de eventos crônicos futuros. Os problemas neonatais, em sua grande maioria, apresentam-se como síndromes com manifestações inespecíficas e sobrepostas, independentes da etiologia. A história perinatal, da vida intrauterina ao nascimento, associada ao exame físico minucioso e à evolução clínica, definem o diagnóstico e o plano de cuidados.

SINGULARIDADES RELACIONADAS À SEMIOLOGIA NEONATAL[6,7]

A anamnese e o exame físico de um RN apresentam singularidades em relação ao exame pediátrico do lactente e de crianças maiores, tanto na técnica quanto na interpretação de achados e resultados de exames complementares. Características anatomofisiológicas e adaptativas que ocorrem no período crítico da transição da vida fetal à neonatal demandam avaliações clínicas diferenciadas, complementares e sistematizadas, para os primeiros dias e primeiro mês de vida pós-natal.

Na vida fetal, os componentes da semiologia são definidos pelos processos biológicos em sua interação com o ambiente materno, que determinam o equilíbrio entre a saúde feto-materna. Ao nascimento, a avaliação da vitalidade determina o foco semiológico para assegurar autonomia respiratória e cardiocirculatória, resultados da capacidade de adaptação fetal à vida extrauterina, modificada pelos eventos intraparto. Os primeiros minutos de vida pós-natal têm impacto significativo na vida da criança. RN que demandam procedimentos de reanimação avançada e aos 5 minutos de vida pós-natal ainda apresentam Apgar menor que 7 têm risco aumentado de sequelas neurológicas comparados aos RN que apresentam boa vitalidade ao nascer. No período neonatal, as principais tecnologias semiológicas para o diagnóstico das afecções perinatais são determinados pela evolução de processos fisiológicos e/ou fisiopatológicos, característicos da interação entre desenvolvimento, maturação e nutrição.

ELEMENTOS DA SEMIOLOGIA NEONATAL, CORRESPONDENTES AOS PERÍODOS DE TRANSIÇÃO DO CUIDADO PERINATAL

História clínica perinatal[8-10]

Os elementos importantes da história clínica materno-fetal, para estratificação do risco gestacional, incluem:

- Dados sociodemográficos maternos: idade, escolaridade, estado civil e residência.
- Antecedentes familiares e pessoais de: diabetes, hipertensão, pré-eclâmpsia e eclâmpsia, cardiopatia, nefropatia, outras condições médicas importantes, infertilidade, cirurgia geniturinária, violência.
- Antecedentes obstétricos: gestações prévias, gemelaridade, perdas fetais, neomortos, nascidos vivos, prematuridade, baixo peso ao nascer, GIG, intervalo interpartal.
- Gravidez atual: planejada, desejada; peso anterior à gestação e altura; idade gestacional estimada pelos métodos: biológico, a partir da data confiável da última menstruação, em mulheres com ciclos menstruais regulares, sem relato de uso de anticoncepcional hormonal nos últimos 2-3 meses antes da gestação atual e sem historia de hemorragias vaginais e ultrassonografia, realizada entre 9-13 semanas, considerado o método padrão ouro para datação da gravidez; grupo sanguíneo, fator Rh, CI, hemograma, eletroforese de hemoglobina, conforme recomendado nas várias etapas do pré-natal de acordo com o risco gestacional estratificado; exames de urina rotina e urocultura; sorologias para toxoplasmose, HIV, sífilis

e outros do grupo ZTORCHS (zika, toxoplasmose, rubéola, citomegalovirose, herpes e sífilis), com resultados de exames, diagnósticos e tratamentos realizados, registrados na caderneta da gestante; vacinação, triagem para estreptococos do grupo B.

- Parto (inclui os componentes do trabalho de parto e do parto): acolhimento e classificação do risco; presença de acompanhante; único; único ou múltiplo; vaginal ou cesáreo (indicação segundo Robson); uso de corticosteroides antenatal; tempo de ruptura de membranas; apresentação e tamanho fetal; partograma; doenças maternas: hipertensão crônica; pré-eclâmpsia; eclâmpsia; diabetes, cardiopatia; nefropatia; relato de hemorragia no primeiro, segundo e/ou terceiro trimestres; sinais e sintomas de corioamnionite; diagnóstico e época de restrição de crescimento fetal; sofrimento fetal agudo; ameaça de parto prematuro ou parto prematuro (ver capítulo específico); infecção puerperal.
- Nascimento (avaliação na sala de parto ou correspondente): morte fetal; RN vivo; morte imediatamente ao nascimento; boa vitalidade ao nascimento, colocado pele a pele, e amamentação nos primeiros 30-60 minutos de vida; reanimação neonatal (especificação: passos iniciais, ventilação com pressão positiva – VPP –, intubação, massagem cardíaca, medicações); clampeamento do cordão (imediato, 60-180 segundos após o nascimento); sexo.
- Evolução nas primeiras horas: peso ao nascer; comprimento; perímetro craniano; presença de dismorfismos e de malformações congênitas maiores (macroscopicamente visíveis); triagens universais (oximetria de pulso, teste do reflexo vermelho, audiometria); vacinação; alta com aleitamento materno exclusivo; alta do RN; doenças neonatais.

A VINCULAÇÃO DA GESTANTE À MATERNIDADE PARA O PARTO E NASCIMENTO

A vinculação da gestante à maternidade para o parto e o nascimento é definida pela estratificação gestacional de riscos maternos, placentários e fetais, definidos e reavaliados ao longo da gestação. Se durante o trabalho de parto, em maternidade de risco habitual, forem verificadas situações de risco, maternas ou fetais, não identificadas durante a gestação, será necessário verificar o nível de capacidade de resposta da maternidade para definir a necessidade e a possibilidade de transferência com segurança, preferivelmente antes do parto, para uma unidade perinatal de maior nível de complexidade assistencial, considerando a distância a ser percorrida (com definição do tipo de transporte) em relação à gravidade e à instabilidade clínica. O transporte pós-nascimento tem resultado mais desfavorável, tanto para a mãe quanto para o RN[10].

O cuidado neonatal de acordo com o perfil assistencial das unidades perinatais[11-13]

Não é possível oferecer todos os níveis de cuidados materno-fetais e neonatais em todos os hospitais-maternidades. A organização do cuidado perinatal em rede de atenção materno-infantil responde à organização dos fluxos assistenciais de acordo com o risco gestacional e para o parto e nascimento.

No entanto, todas as instituições onde ocorrem partos e nascimentos precisam assegurar o cuidado clínico às situações não previstas de urgências e emergências, com aplicação de práticas clínicas efetivas até que a transferência do cuidado seja efetivada. Para o cuidado neonatal, os níveis do cuidado podem ser subdivididos em:

- Nível I em maternidades de risco habitual: cuidados previstos para RN clinicamente estáveis, que demandam cuidados básicos, conforme o programa "Iniciativa Hospital Amigo da Criança - Unicef", institucionalizado pelo Ministério da Saúde (MS) do Brasil. Em todos os níveis de cuidados perinatais é preciso assegurar: reanimação neonatal no primeiro minuto de vida; estabilização do RN na sala de parto pós-reanimação, quando indicada; cuidados clínicos essenciais, incluindo de suporte ventilatório e nutricional, para RN termo e pré-termo tardios (idade gestacional - IG = 35-37 semanas), que evoluem com estabilização e melhora em 24-48 horas; monitoramento e cuidados clínicos essenciais até a transferência do RN com IG < 35 semanas e todos os RN com intercorrências clinicas e quadro clínico instável.
- Mesmo com a RAS-MI[12] implementada, uma proporção variável de crianças nasce em hospitais-maternidades que não respondem a suas demandas clínicas. O chamado cuidado essencial, particularmente controle térmico, suporte ventilatório e nutricional até a transferência, devido às complicações da prematuridade, restrição de crescimento intrauterino, eventos intraparto e infecções, é frequente para RN com IG entre 33-37 semanas. Nesse caso, os cuidados devem ser oferecidos em unidade neonatal de apoio, previstos em protocolos clínicos até a efetivação da transferência para unidade perinatal de maior complexidade assistencial. Também importante é a abordagem terapêutica inicial para crianças com malformações cardíacas (com teste da oximetria alterada). A abordagem para hiperbilirrubinemia de causas mais comuns, triagem em RN com fatores de risco para hipoglicemia transitória, testes de triagem e diagnóstico para infecção em RN estáveis deve, preferivelmente, ter abordagem local. No Brasil, o nível I de cuidados é oferecido em alojamento conjunto mãe-filho, em maternidades de risco habitual, com normas técnicas definidas em portaria[12].
- O nível II de cuidados neonatais corresponde ao cuidado neonatal especializado para RN com IG igual ou maior que 32 semanas e ou PN > 1.500 g ou RN termo com problemas clínicos de evolução rápida, assegurando até 24-48 horas de ventilação mecânica ou CPAP (*continuous positive airway pressure*). Em maternidades que atendem volume alto de partos é necessário prever esse nível de cuidado. Na organização da rede, deve-se prever unidades com cuidados intermediários para assistir essas crianças, próximo ao local de residência da mãe.
- O nível III de cuidados neonatais corresponde ao cuidado abrangente ao RN, com procedimentos diagnósticos por laboratório e imagem e suporte ventilatório com leque ampliado e acesso às subespecialidades pediátricas. Esse nível corresponde às unidades neonatais de cuidados intensivos na normatização brasileira, sumarizada na Portaria MS n. 930, de 2012[13].

Os centros perinatais correspondem aos serviços de medicina fetal de hospitais de referência em excelência do cuidado e universitários, para cirurgias de condições complexas e condições materno-fetais com prematuridade extrema.

CONDIÇÕES DE RISCO PARA O PARTO E NASCIMENTO[8,9]

As seguintes condições devem ser revisadas durante o processo da internação hospitalar da parturiente, com a participação do pediatra, na classificação de risco para o parto e nascimento:

Fatores de risco gestacionais:

- Pré-natal incompleto.
- Baixo nível educacional (escolaridade menor que 4 anos de instrução formal).
- Idade (menor de 16 ou maior de 35 anos).
- Consanguinidade parental.
- Primípara ou grande multípara.
- Gemelaridade.
- História de prematuridade anterior.
- Anemia.
- Isoimunização materno-fetal.
- Perdas fetais ou óbitos neonatais ou anteriores.
- Malformações fetais diagnosticadas no pré-natal.
- Doenças com repercussões sistêmicas anteriores e durante a gravidez.
- Diabete melito (DM) pré-gestacional ou gestacional.
- Síndromes hemorrágicas.
- Síndromes hipertensivas (hipertensão arterial crônica ou doença hipertensiva específica da gestação).
- Quadros depressivos.
- Infecções agudas durante a gestação: infecção urinária, pielonefrite, infecções respiratórias.
- Desnutrição ou obesidade materna.
- Alterações do volume do líquido amniótico.
- Infecções crônicas perinatais: ZTORCHS.
- Testes de pré-natal, especialmente para hepatites B e C, HIV e *Streptococcus* do grupo B.
- Uso de álcool, tabagismo, drogas ilícitas e medicações, prescritas ou não.

Fatores de risco intraparto

- Trabalho de parto prolongado.
- Estado fetal não tranquilizador.
- Apresentações fetais anômalas.
- Rotura prematura de membranas (antes do trabalho de parto).
- Rotura prematura de membranas em parto prematuro (IG < 37 semanas).
- Rotura prolongada de membranas (> 18 horas).
- Prolapso de cordão.
- Sinais e sintomas sugestivos de corioamnionite materna (febre materna intraparto, dor suprapúbica, líquido amniótico fétido).
- Sofrimento fetal agudo (anormalidades da frequência cardíaca).
- Líquido amniótico meconial.
- Anestesia geral.
- Parto operatório.
- Sedação materna.

DOENÇAS CRÔNICAS MATERNAS COM REPERCUSSÃO FETO-NEONATAL

As condições maternas crônicas, instaladas antes e durante as várias fases da gestação, e as doenças infecciosas agudas, podem resultar em anormalidades do crescimento e desenvolvimento embrionário e/ou fetal, com manifestações clínicas ao nascimento e no período neonatal e repercussões na saúde futura da criança. O controle de condições crônicas como hipertensão arterial crônica, DM pré-gestacional, doenças da glândula tireóidea, síndromes convulsivas, doenças do colágeno (lúpus eritematoso sistêmico – LES –, artrite reumatoide), doença renal crônica, doença cardiovascular, trombofilia, asma e doenças raras começa com aconselhamento pré-concepcional, para reduzir riscos de agravamento e morte materno-fetal e neonatal, incluindo avaliação de uso de medicações potencialmente teratogênicas.

Muitas dessas condições, além das infecções, aumentam o risco de malformações congênitas, crescimento intrauterino restrito, macrossomia e suas repercussões, sofrimento fetal crônico e agudo, parto prematuro e morte fetal intraútero no terceiro trimestre. Ao nascimento e no período neonatal, aumenta o risco de complicações da prematuridade e/ou desnutrição fetal, hipoglicemia, hiperbilirrubinemia e dificuldades cardiocirculatórias e respiratórias de adaptação à vida extrauterina[8,14].

- Síndromes hipertensivas: no Brasil, representam a maior causa de morte materna e de complicações feto-neonatais, associadas às complicações da desnutrição fetal e da prematuridade, consequentes à hipertensão arterial crônica ou às síndromes desenvolvidas durante a gestação, com repercussões fenotípicas e clínicas diferenciadas;
- DM: aproximadamente 6-7% das gestações são complicadas pelo DM, 90% dos casos classificados como diabete melito gestacional (DMG), definido como a manifestação da doença durante a gravidez[15]. O DMG, assim como o diabete tipo II, desenvolve-se mais frequentemente em mulheres com histórico da condição em gravidez anterior e índice de massa corporal aumentado. A condição também está associada ao aumento do risco de desenvolver doença hipertensiva da gravidez (DHEG), pré-eclâmpsia, com complicações fetais e neonatais decorrentes da gravidade do quadro[14,15]. No DM tipo I (pré-gestacional), o controle glicêmico antes e após a concepção, com hemoglobina glicada abaixo de 6%, reduz os riscos de morte fetal e anomalias congênitas[16]. O rastreamento ultrassonográfico de anomalias fetais particularmente para o coração é recomendado especialmente para quadros de difícil controle. O DM pré-gestacional não é incomum entre mulheres em idade reprodutiva, em consequência do aumento da prevalência de obesidade, na concepção tardia e do sucesso na abordagem terapêutica de mulheres com DM tipo 1.
- Distúrbios reumatológicos: os mais frequentes em mulheres jovens são LES, artrite reumatoide, esclerodermia e síndrome de Sjögren. A passagem transplacentária de anticorpos maternos (anticorpos anti-Ro/SSA e anti-La/SSB) pode causar o quadro clínico de lúpus neonatal (LN), com bloqueio atrioventricular total (BAVT) congênito. Em cerca de metade dos casos de BAVT atribuído ao LN, a mãe nunca teve sintomas de quaisquer doenças autoimunes, mas possui esses anticorpos, que podem causar a doença no feto[14]. A fisiopatologia do comprometimento cardíaco é desencadeada pela ação dos anticorpos sobre o nó AV imaturo, iniciando um processo inflamatório que evolui para fibrose e interrupção da passagem do estímulo elétrico do átrio para o ventrículo. Portanto, trata-se de manifestação permanente. Outras manifestações clínicas dependem dos órgãos acometidos. A mais comum é alteração de pele caracterizada por manchas descamativas, em forma de anel, distribuídas principalmente ao redor dos olhos, couro cabeludo, tronco, braços e pernas. São lesões fotossensíveis e aparecem após o nascimento com a exposição à fototerapia e ao sol. As manifestações incluem também anemia, plaquetopenia e ou leucopenia. Alguns casos evoluem com icterícia, colestase e alteração das enzimas hepáticas, com elevação de transaminase oxalacética (TGO), transaminase glutâmico pirúvica (TGP) e gama-GT.
- Doenças da tireoide são alguns dos problemas endócrinos mais comuns observados durante a gestação. O hipotireoidismo ocorre em aproximadamente 0,5% das gestações, e o hipotireoidismo subclínico ocor-

re em aproximadamente 2-5% das gestações. Mulheres com hipotireoidismo apresentam risco mais elevado de aborto, natimorto, parto prematuro, pré-eclâmpsia, restrição do crescimento fetal e descolamento prematuro da placenta. Tendo em vista que o hormônio tireoidiano é crítico para o desenvolvimento fetal normal, todas as mulheres com hipotireoidismo devem receber terapia de reposição tireoidiana, prevenindo ou minimizando as complicações gestacionais ou fetais. No hipertireoidismo, a etiologia mais frequente é a doença de Graves, causando 95% dos casos, embora outras causas possam ser a doença trofoblástica gestacional e outras condições autoimunes[17]. No caso da mãe com doença de Graves ou tireoidite autoimune crônica, os anticorpos maternos (imunoglobulina tireoestimulante e imunoglobulina inibidora da ligação do hormônio tireoestimulante – TSH) podem cruzar a placenta, afetando o feto/RN e causando bócio neonatal e disfunção tireoidiana. A tioamida mais comumente utilizada durante a gravidez nos EUA (propiltiouracil – PTU) é o tratamento de escolha durante o primeiro trimestre; o metimazol é o tratamento de escolha na Europa e no Canadá no segundo e no terceiro trimestres[17]. As drogas atravessam a barreira placentária e atuam sobre a tireoide do feto, podendo reduzir o risco de hipertireoidismo fetal. A tireotoxicose neonatal é rara, e há relatos de que ela se desenvolve em 1% dos RN de mães com doença de Graves[17].

- Outras doenças autoimunes maternas, como púrpura trombocitopênica idiopática e miastenia *gravis*, podem afetar o feto e o RN, pela passagem dos anticorpos maternos pela placenta.

No Quadro 1 são apresentadas, de forma objetiva, as doenças mais prevalentes e importantes que dizem respeito aos efeitos sobre o feto em desenvolvimento e o RN.

USO DE ÁLCOOL E CIGARROS DURANTE A GESTAÇÃO E IMPACTO SOBRE O FETO E O RECÉM-NASCIDO[14]

Síndrome alcoólica fetal

De todas as substâncias de abuso (incluindo cocaína, heroína e maconha), o álcool é a droga que produz os efeitos neurocomportamentais mais graves no feto, sendo também o agente teratogênico fetal mais comum, tendo-se tornado um problema de saúde pública. Múltiplos fatores podem ser responsáveis pelos efeitos do álcool no feto: dose-dependência, modo de exposição, época da gestação, características de nutrição e saúde maternas, reação sinérgica com outras drogas e/ou fumo e alterações genéticas. As manifestações clínicas características são: restrição de crescimento intrauterino, podendo comprometer peso, comprimento e perímetro cefálico; alterações faciais com nariz em sela, hipoplasia maxilar, ausência de filtro labial e lábio superior fino; defeitos cardíacos; problemas comportamentais como irritabilidade no lactente e hiperatividade na criança; atraso do desenvolvimento com QI médio de 63.

Tabagismo

A gestante que fuma cigarros pode ter aborto espontâneo e natimorto; e RN com comprometimento do peso, restrição de crescimento intrauterino, comprometendo principalmente o peso. A restrição de crescimento intrauterina está relacionada ao número de cigarros fumados por dia. Na infância está associado com aumento do risco de síndrome de morte súbita e com maior risco de ser um bebê chiador.

QUADRO 1 Doenças maternas que demandam condutas no RN nas primeiras horas, mesmo para o RN estável ao nascimento em alojamento conjunto

Doença materna		Repercussão sobre o feto e o recém-nascido	Conduta inicial no RN
Síndromes hipertensivas	HAC	Restrição de crescimento fetal: RN pequeno para a idade gestacional. Risco de hipoglicemia transitória por baixa reserva.	▪ Iniciar aleitamento materno na 1ª hora, ainda em sala de parto. ▪ Realizar controle de glicemia capilar: iniciar com 3 horas de vida e manter até 48 horas (3, 6, 12, 24 e 48 horas).
	DHEG	Prematuridade. risco de sofrimento fetal agudo e hipoglicemia por baixa reserva.	▪ Iniciar aleitamento materno na 1ª hora. ▪ Realizar controle de glicemia capilar: iniciar com 3 horas de vida e manter até 48 horas (3, 6, 12, 24 e 48 horas).
Diabete melito	Diabete pré-gestacional	▪ Anomalias congênitas maiores são a causa mais frequente de mortalidade perinatal em RN de mães diabéticas. As anormalidades mais comuns incluem defeitos de tubo neural, defeitos cardíacos congênitos complexos e malformações esqueléticas: agenesia sacral e síndrome de regressão caudal. ▪ Macrossomia, traumatismo ao nascimento, distócia de ombro, complicações respiratórias e metabólicas neonatais: hipoglicemia, hipocalcemia, hipomagnesemia e hiperbilirrubinemia.	▪ Realizar ecocardiograma pós-natal. ▪ Na ausência de US morfológica fetal, realizar radiografia de coluna e US de rins e vias urinárias. ▪ Realizar controle de glicemia capilar: iniciar com 1 hora de vida e manter até 12-24 horas (3, 6, 12, 24 horas), se controles normais. ▪ Controle de cálcio iônico e magnésio, em 12 ou 24 horas, se o RN apresentar sinais clínicos. ▪ Observar sinais de policitemia e, se necessário, medir hemoglobina e hematócrito.
	Diabete gestacional	Macrossomia, traumatismo ao nascimento, distócia de ombro, complicações respiratórias e metabólicas: hipoglicemia, hipocalcemia, hipomagnesemia e hiperbilirrubinemia.	▪ Controle de glicemia capilar: iniciar com 1 hora de vida e manter até 12-24 horas (3, 6, 12, 24 horas), se controles normais. ▪ Controle de cálcio iônico e magnésio, em 12 ou 24 horas, apenas se o RN apresentar sinais clínicos. Observar sinais de policitemia e, se necessário, medir hemoglobina e hematócrito.
Doenças do tecido conjuntivo	LES; artrite reumatoide, esclerodermia e síndrome de Sjögren	▪ LN. ▪ Alterações cardiológicas: ação de anticorpos sobre o tecido em desenvolvimento do nó atrioventricular, provocando bloqueio AV do 2º e 3º graus. ▪ Bradicardia (comumente observada intraútero): o nó AV sofre um processo inflamatório, evoluindo para fibrose e interrupção da passagem do estímulo elétrico do átrio para ventrículo. FC fetal abaixo de 80 bpm. ▪ Alterações cutâneas: em 34% dos RN; placas eritematodescamativas anulares ou policíclicas e fotossensíveis em face, couro cabeludo, pescoço e periorbitária; *cutis marmorata*, com telangiectasia.	▪ Para todos os RN filhos de mães com doença do tecido conjuntivo: fazer hemograma (avaliar as citopenias e necessidade de transfusões sanguíneas para plaquetopenia ou anemia) e os anticorpos anti-Ro (anti-SSA) e anti-La (anti-SSB), marcadores do LN. ▪ A presença de bradicardia demanda a realização de eletrocardiograma; ecocardiograma, Holter de 24 horas para avaliar a necessidade de implante de marca-passo. ▪ Para alterações cutâneas, ações de fotoproteção e conduta conservadora. ▪ Para alterações hepáticas: medida de enzimas hepáticas, bilirrubinas total e frações e ferritina. ▪ Para colestase significativa, pode-se usar ursacol.

(continua)

QUADRO 1 Doenças maternas que demandam condutas no RN nas primeiras horas, mesmo para o RN estável ao nascimento em alojamento conjunto (*continuação*)

Doença materna		Repercussão sobre o feto e o recém-nascido	Conduta inicial no RN
Doenças do tecido conjuntivo	LES; artrite reumatoide, esclerodermia e síndrome de Sjögren	▪ As lesões aparecem em dias ou semanas após o nascimento e são transitórias, podendo desaparecer em 6 meses, comumente sem sequelas, ▪ Alterações hematológicas: citopenias, em 10-20% dos RN. ▪ Plaquetopenia: 10-20% com petéquias, púrpuras, hemorragia digestiva; anemia; leucopenia. ▪ Alterações hepáticas: hepatomegalia em 20-40%; congestão passiva crônica; hematopoese extramedular, hemossiderose; elevação de enzimas hepáticas e colestase em cerca de 9% dos casos. ▪ Outras manifestações mais raras: pneumonite, meningite asséptica, miastenia *gravis*, vasculite de SNC.	
Doenças da tireoide	Hipotireoidismo	▪ Hipotireoidismo neonatal transitório, decorrente da passagem transplacentária de anticorpos maternos.	▪ Ver o resultado de TSH do teste do pezinho. Se alterado, coletar TSH e T4 livre.
	Hipertireoidismo (doença de Graves)	▪ Hipertireoidismo neonatal, decorrente da passagem transplacentária de anticorpos maternos, com queda lenta dos níveis séricos no RN, com desaparecimento em 4-6 meses. ▪ Hipotireoidismo neonatal transitório – decorrente da passagem transplacentária da medicação materna (metimazole ou propiltiuracil). É autolimitado, pois o nível sérico da medicação cai rapidamente em 7-10 dias.	▪ Avaliar os exames maternos: TSH, T4L, anticorpos Trab e antiperoxidase. Verificar tratamento materno. ▪ No RN: medir TSH, T4L, Trab e antiperoxidase, após 48 horas de vida. ▪ Se hipotireoidismo: tratar por 1 ou 2 semanas com Puran T4. ▪ Se hipertireoidismo: tratar com PTU por 4-6 meses, com acompanhamento dos níveis de TSH e T4L e dos níveis de anticorpos.
Síndrome antifosfolípides Anticorpos mais comuns: anticoagulante lúpico, anticorpos anticardiolipina e anticorpos anti-eta-2 glicoproteína I		Associada a resultados perinatais adversos: natimortos, restrição de crescimento intrauterino, trombocitopenia autoimune e trombose.	RN PIG: monitoramento da glicemia capilar; iniciar com 3 horas de vida e manter até 48 horas (3, 6, 12, 24 e 48 horas). Fazer hemograma com plaquetas para avaliar a presença de trombocitopenia.

DHEG: doença hipertensiva da gravidez; FC: frequência cardíaca; HAC: hiperplasia adrenal congênita; LES: lúpus erimatoso sistêmico; LN: lúpus neonatal; RN: recém-nascido; PIG: pequeno para a idade gestacional; PTU: propiltiuracil; SNC: sistema nervoso central; Trab: anticorpo antirreceptor de TSH; TSH: hormônio tireoestimulante; US: ultrassonografia.

CONDIÇÕES MATERNAS QUE AUMENTAM O RISCO DE SEPSE NEONATAL PRECOCE

A presença de fatores de risco materno, instabilidade clínica ao nascimento e nas primeiras 24-48 horas de vida é forte preditor de sepse neonatal precoce, independentemente do agente causal. A maioria dos RN infectados inicia os sintomas nesse período. Nos RN termo e pré-termo tardios o monitoramento clínico, com exame físico sistematizado e seriado, tem maior valor preditivo para o diagnóstico que os fatores de risco e os exames laboratoriais de triagem infecciosa[18,19].

Fatores de risco materno para sepse neonatal precoce[20]

- Corioamnionite.
- Febre materna nas últimas 48 horas.
- Rotura de membranas por tempo maior ou igual a 18 horas.
- Colonização por estreptococo beta-hemolítico do grupo B (EGB) em gestante sem quimioprofilaxia intraparto, quando indicada.
- Trabalho de parto antes de 37 semanas de gestação sem causa aparente.
- Infecção do trato urinário materna sem tratamento ou em tratamento há menos de 72 horas
- Procedimentos de medicina fetal nas últimas 72 horas

Os patógenos mais comumente associados à sepse precoce são EGB, *Escherichia coli,* bacilos entéricos Gram-negativos, enterococos e *Listeria monocytogenes*[20], sendo o EGB responsável por aproximadamente 45% de todos os casos de sepse precoce confirmada por cultura nos RN termo e por cerca de 25% de todos os casos de sepse precoce que ocorrem em RN com muito baixo peso ao nascer. O EGB coloniza o trato geniturinário e gastrointestinal em 10-30% das mulheres. Aproximadamente 50% das gestantes colonizadas transmitem o EGB para seus RN. Na ausência de antibioticoterapia profilática intraparto, 1-2% desses RN desenvolvem sepse precoce. A quimioprofilaxia intraparto para o EGB deve ser administrada para todas as gestantes por ele colonizadas, com cultura de urina positiva em qualquer período da gravidez e nas que tiveram um filho anterior com infecção por estreptococo. Para a profilaxia intraparto, o regime antimicrobiano recomendado é: penicilina cristalina 5 milhões de unidades endovenoso como dose de ataque e 2,5 milhões endovenoso a cada 4 horas até o parto[14,21].

Abordagem neonatal: na presença de fatores de risco para sepse neonatal precoce, observação clínica sistematizada e seriada nas primeiras 48 horas de vida é mandatória, portanto o RN não deve receber alta antes desse período critico. No caso da suspeita clínica de sepse precoce (RN sintomático), está indicada a realização de exames laboratoriais priorizando a coleta de hemocultura e o início imediato de antibiótico empírico de amplo espectro dirigido para as causas mais comuns de sepse precoce, como ampicilina e gentamicina[20]. Se confirmada a infecção, deve-se manter antibioticoterapia por 7-10 dias, conforme agente etiológico. Se em 48 horas após o início do antibiótico houver resultados normais de hemograma e proteína C reativa (PCR), hemocultura parcial negativa e resolução dos sinais clínicos, pode-se suspender a antibioticoterapia, mantendo a criança em observação até o resultado da hemocultura.

INFECÇÕES MATERNAS E ABORDAGEM NEONATAL PARA INFECÇÕES CONGÊNITAS E PERINATAIS

É necessário avaliar a história clínica perinatal em relação às infecções ZTORCHS, analisando as sorologias coletadas no pré-natal e o registro de tratamento materno, quando realizado, para avaliar o risco de comprometimento do RN. O Quadro 2 apresenta as principais manifestações clínicas do RN doente. Lembrar que cerca de 2/3 das crianças com infecções congênitas e perinatais apresentam-se assintomáticas ao nascimento, com alterações sorológicas[8].

A Figura 1 sumariza as recomendações para avaliação e manejo, na maternidade, das crianças nascidas de mães com diagnóstico de sífilis na gestação atual[22].

Em relação aos riscos de transmissão perinatal de infecção pelo HIV e para hepatites B (VHB) e C (VHC), deve-se avaliar as sorologias realizadas no pré-natal e os testes rápidos realizados à internação hospitalar para o parto. Quando presentes, os cuidados iniciais incluem a retirada de sangue e de secreções visíveis com compressas macias e banho do RN, imediatamente após o nascimento, com água corrente, mantendo o binômio em alojamento conjunto mãe-filho durante a permanência hospitalar[23].

As Figuras 2, 3 e 4 apresentam as recomendações específicas para a abordagem no momento do parto e para os cuidados dos RN de mães portadoras de HIV, de acordo com a adesão ao tratamento da gestante e a carga viral[23].

Para prevenir a transmissão perinatal em filho de mãe com antígeno de superfície da hepatite B (HBSag) reagente deve-se administrar vacina contra a hepatite B e imunoglobulina humana anti-hepatite B (IGHAHB) logo após o nascimento, preferencialmente nas primeiras 12 horas de vida, na dose de 0,5 mL, intramuscular, no vasto lateral da coxa, uma em cada lado. No caso de filho de mãe com perfil sorológico desconhecido, administrar a vacina contra a hepatite B e, simultaneamente, solicitar a pesquisa de HBsAg materno. Se o resultado for reagente, indica-se a IGHAHB até o sétimo dia de vida. A aplicação da vacina e da imunoglobulina específica torna segura a amamentação[23].

QUADRO 2 Manifestações clínicas das infecções congênitas (TORCHS)

Manifestações	Toxoplasmose	Rubéola	CMV	Herpes	Sífilis
RCIU	X	X	X		
Rash/petéquias	X	X	X	X	X
Icterícia	X		X		X
Hepatomegalia	X	X	X	X	X
Esplenomegalia	X	X	X	X	X
Linfadenopatia	X				X
Microcefalia	X	X	X	X	
Hidrocefalia	X		X		X
Calcificações do SNC	X	X	X	X	
Coriorretinite	X	X	X	X	
Catarata		X			
Malformações cardíacas		X			
Pneumonia					X
Alterações esqueléticas					X

CMV: citomegalovírus; RCIU: restrição de crescimento intrauterino; SNC: sistema nervoso central.

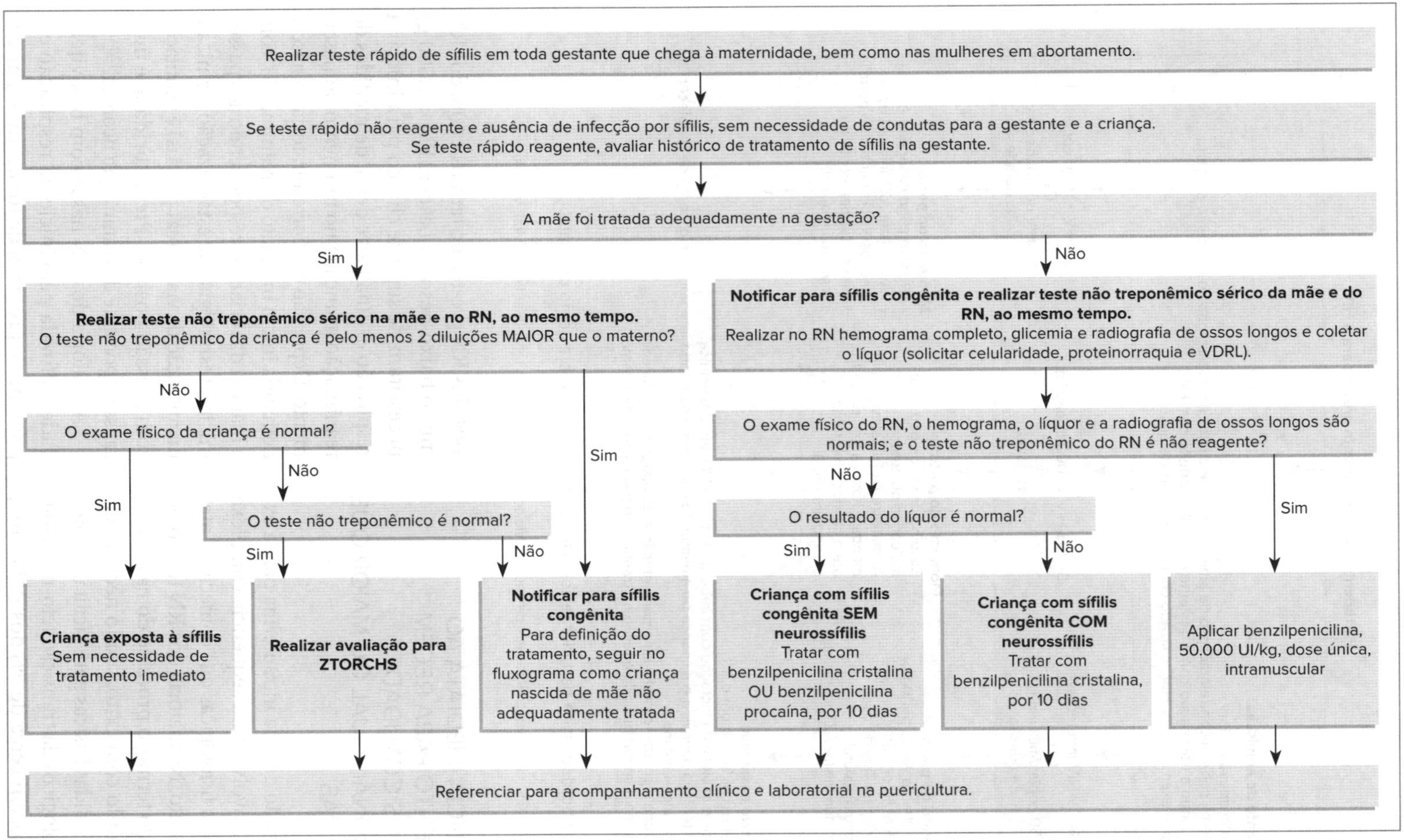

FIGURA 1 Recomendações para avaliação e abordagem na maternidade das crianças nascidas de mães com diagnóstico de sífilis na gestação atual ou no momento do parto.

RN: recém-nascido; ZTORCHS: zika, toxoplasmose, rubéola, citomegalovirose, herpes e sífilis.

Fonte: Domingues et al.[22]

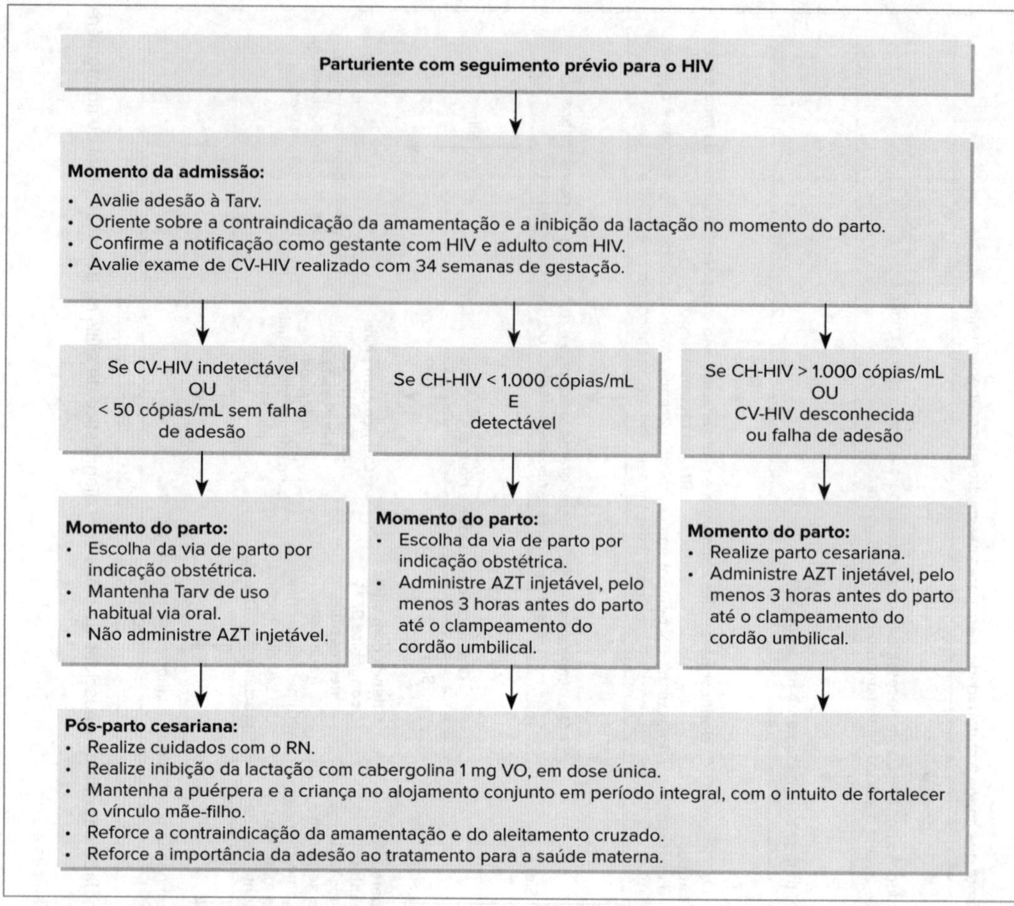

FIGURA 2 Abordagem da parturiente com HIV com seguimento prévio no pré-natal.
Fonte: Brasil[23].
AZT: zidovudina; CV: carga viral; HIV: vírus da imunodeficiência humana; Tarv: terapia antirretroviral; VO: via oral.

ASSISTÊNCIA IMEDIATA AO NASCIMENTO PARA RECÉM-NASCIDOS COM IDADE GESTACIONAL IGUAL OU MAIOR QUE 34 SEMANAS

A transição da vida intrauterina para a extrauterina envolve uma sequência complexa de mudanças fisiológicas que começam antes do nascimento. Na maioria dos RN termo ou próximos do termo, o processo do nascimento é concluído com êxito, sendo necessárias somente medidas básicas para facilitar os processos fisiológicos da transição feto-neonatal. No entanto, em cerca de 6% dos RN termo, 14% dos RN pré-termo tardios e 60% dos RN muito baixo peso ao nascer (PN < 1.500 g) necessitam de suporte clínico para iniciar a respiração e, uma parte deles, de medidas de reanimação avançada no momento do nascimento. Depressão cardiorrespiratória ao nascer demanda início imediato da reanimação, com a maioria das crianças respondendo aos passos iniciais (estratégias de estabilização térmica e manutenção de vias aéreas pérvias) e ventilação com pressão positiva. Prematuridade é uma causa importante de reanimação neonatal[12,24-26].

A maioria dos RN nasce com boa vitalidade, definida pelo início da respiração espontânea e presença de tônus muscular em

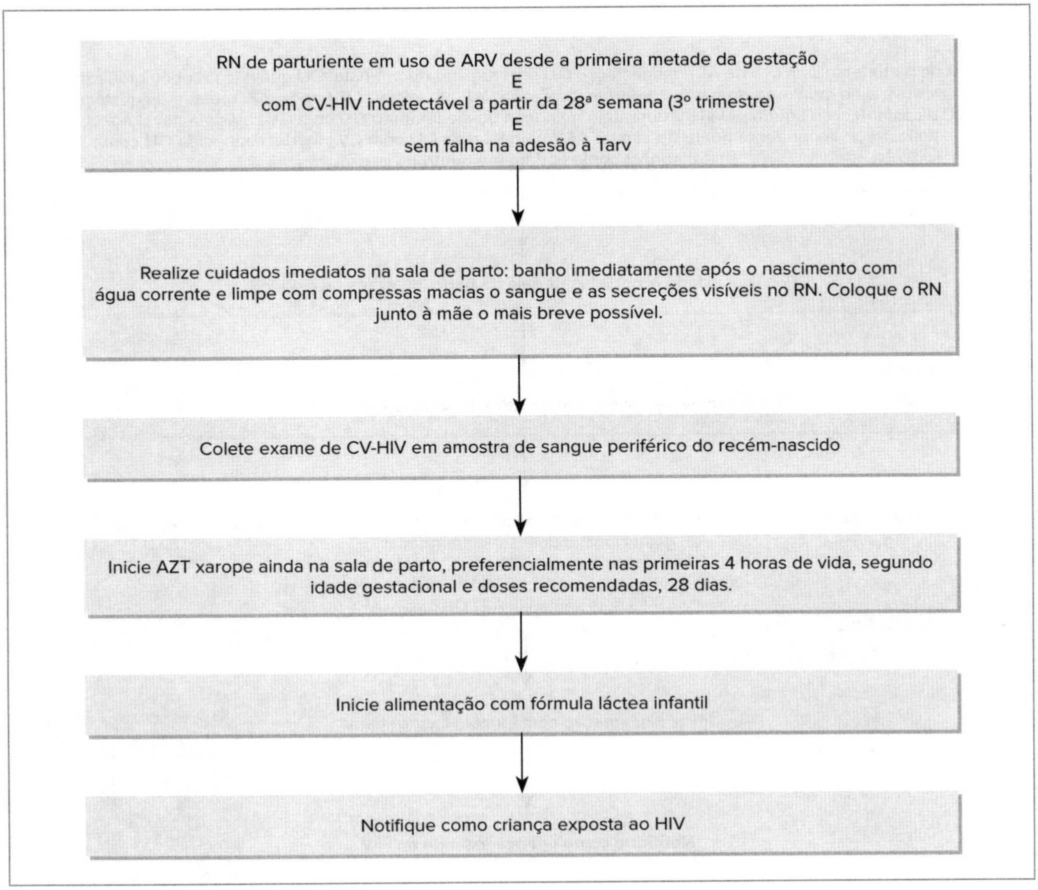

FIGURA 3 Abordagem da criança exposta ao HIV de baixo risco.
AZT: zidovudina; CV: carga viral; HIV: vírus da imunodeficiência adquirida; RN: recém-nascido.
Fonte: Brasil[23].

flexão (ou movimentação ativa). Para essas crianças as recomendações incluem clampeamento do cordão umbilical entre 1-3 minutos e contato pele a pele mãe-criança durante a primeira hora de vida para prevenção da hipotermia, primeira mamada nos primeiros 30 minutos de vida pós-natal, início da colonização da pele e intestinos com microbiota protetora e facilitação do estabelecimento de vínculo afetivo mãe-criança. Esses aspectos se desdobram em muitos outros benefícios para a criança ao longo da sua vida.

Para os RN que assumem autonomia respiratória e estabilidade cardiocirculatória nos primeiros 60 segundos de vida (minuto de ouro), o contato pele a pele na primeira hora de vida (*golden hour*) e o monitoramento clínico avaliado pela estabilidade térmica, padrão respiratório (observação do movimento toracoabdominal), frequência cardíaca (FC > 100 b/min) e movimentação ativa precisam ser assegurados. O monitoramento clínico é realizado pela ectoscopia e verificando também características macroscópicas da criança, como presença de malformações congênitas maiores. Oxímetro de pulso pode ser usado quando houver dúvida quanto à estabilidade respiratória e oxigenação.

Com a criança estável clinicamente, exame físico sumário deve ser realizado, ainda no

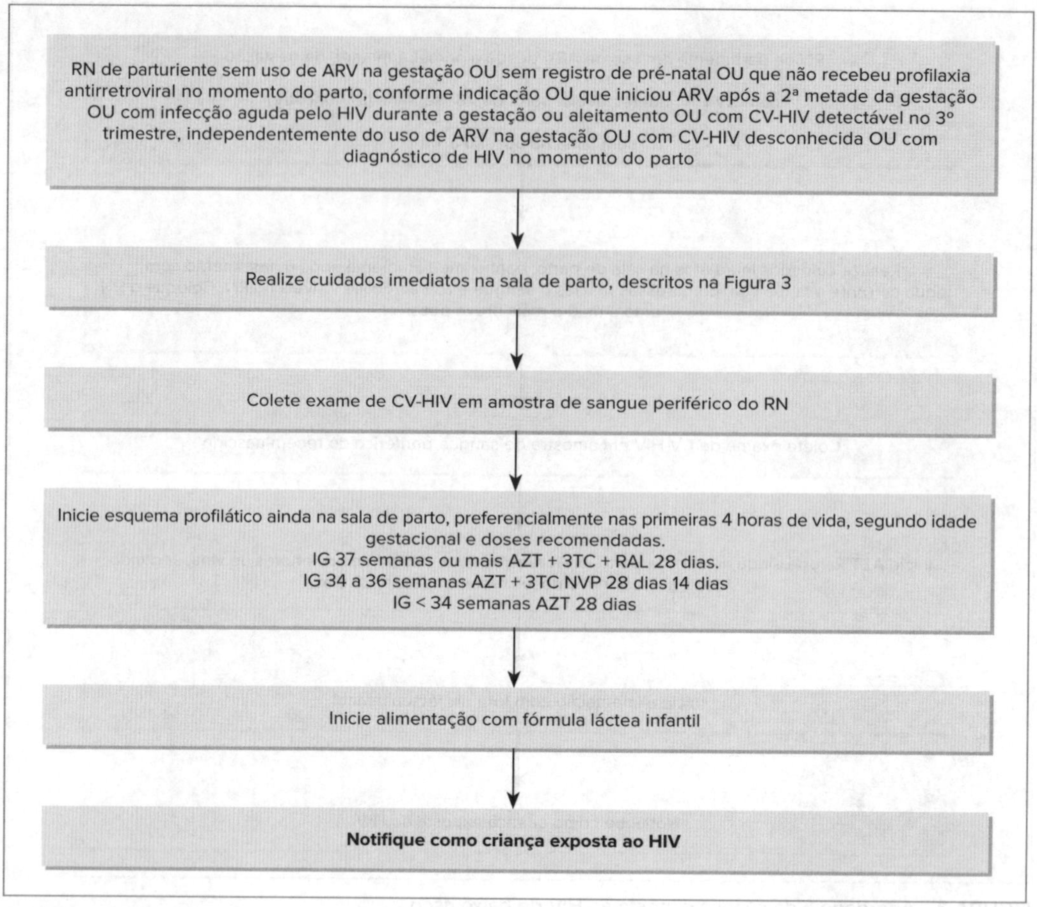

FIGURA 4 Abordagem da criança exposta ao HIV de alto risco.
3TC: lamivudina; AZT: zidovudina; CV: carga viral; IG: idade gestacional; NVP: nevirapina; RAL: raltegravir.
Fonte: adaptada de Brasil[23].

centro obstétrico, na sala de parto ou de pós-parto com a mãe ou ainda nas primeiras horas de vida, em alojamento conjunto. Essa avaliação tem o propósito de identificar malformações congênitas significativas ou outros fatores de risco que definem o plano inicial de cuidados, no alojamento conjunto, na unidade neonatal ou em leito neonatal de apoio.

Para crianças instáveis após a reanimação ou que se instabilizam na primeira hora de vida, deve-se instituir medidas de suporte, mais comumente CPAP nasal, monitoramento da temperatura em incubadora de transporte e oximetria, transportando-a para a unidade neonatal de cuidados progressivos ou para unidade de cuidados especiais, dependendo do nível de complexidade da maternidade onde ocorreu o parto. Quando o transporte neonatal[27,28] for indicado, é necessário manter assistência mínima essencial com suporte respiratório, manutenção hídrica e nutricional, até a transferência para unidade neonatal de maior complexidade assistencial. Todas as maternidades de risco habitual precisam assegurar o cuidado neonatal e materno até a transferência para unidade perinatal de maior complexidade assistencial, com leitos de apoio.

Instabilidade clínica, desde as primeiras horas de vida, demanda continuidade dos cuidados iniciados imediatamente após o nascimento, definidos pela evolução clínica da criança. O monitoramento clínico e eletrônico das condições respiratória e cardiocirculatória, conjuntamente com a história perinatal, define o plano de cuidados.

PERÍODO DE TRANSIÇÃO FISIOLÓGICA DA VIDA FETAL À NEONATAL, ESTABILIZAÇÃO E EVOLUÇÃO CLÍNICA

Esse período compreende as primeiras 12 horas de vida pós-natal, com flutuações fisiológicas da cor e aspecto da pele e mucosas; padrão respiratório com gemidos esporádicos e à ausculta, presença de estertores; frequência cardíaca variável com períodos transitórios de bradicardia e taquicardia; atividade motora variável relacionada à vigília calma e sono, presença de secreção oral e atividade intestinal variável[6]. Nas primeiras 4 horas de vida, o RN deve ser manuseado o mínimo possível, havendo necessidade apenas de observação frequente da vitalidade e estabilidade clínica. Observar o aparecimento de sinais de anormalidades, como salivação abundante, distensão abdominal, dificuldade de sucção ao peito, hipoatividade ou irritabilidade, cianose, palidez, icterícia, dificuldade respiratória, dentre outras. Registrar, se presentes, diurese (considera-se normal ocorrer com até 24 horas pós-nascimento) e eliminação de mecônio (considera-se normal com até 48 horas pós-nascimento), com descrição sumária do aspecto de cada uma e contexto.

Exame físico sumário[5,6]

O exame físico sumário deve ser realizado, em condições de estabilidade térmica e clínica, em todos os RN, para verificar a ausência de malformações congênitas maiores ou de condições clínicas que determinam condutas precocemente na vida pós-natal. A ectoscopia inclui um breve, mas cuidadoso olhar por todo o corpo. O significado é que naquele momento a criança aparenta estar bem e saudável.

A avaliação anatômica e da constituição corpórea, um dos componentes do exame físico, pode representar um desafio diagnóstico para o pediatra na presença de achados "anormais" transitórios ou de "variações da normalidade", diferenciando-os de marcadores de malformações ou de síndromes "raras". Existe uma considerável sobreposição entre processos normais associados a alterações fisiológicas que ocorrem durante o período de transição pós-natal e aqueles de estados patológicos.

Procedimentos que demandam separação da criança de sua mãe devem ser postergados, exceto se existe uma indicação médica, como o banho imediatamente após o nascimento, na infecção por HIV, hepatite B, hepatite C. O peso, o perímetro craniano e estatura também devem ser realizados após a primeira hora de vida, exceto em condições de doenças.

O exame sumário deve compreender[5,6,28,29]:

- Avaliação da temperatura.
- Padrão respiratório: sinais de esforço respiratório, cianose, ausculta assimétrica e presença de gemidos.
- Ausculta cardíaca: frequência e presença de arritmias.
- Pele: palidez, presença de petéquias, equimoses, lacerações.
- Face: observação para presença de dismorfismos com características sindrômicas.
- Vasos do cordão umbilical: duas artérias e uma veia (melhor visualizadas e avaliadas na sala de parto).
- Malformações grosseiras como fenda labial e palatina, anomalias anorretais, defeitos da parede abdominal, defeitos do tubo neural, alterações da genitália, massas visíveis.
- Abdome: verificação de defeitos de parede abdominal ou abdome escavado, na hérnia diafragmática.

- Visceromegalias, na presença de fatores de risco na história perinatal, como doença hemolítica por incompatibilidade Rh.

Avaliação da maturidade e do crescimento fetal

- Estimativa da idade gestacional: o método para determinar a idade gestacional deve estar claramente definido para que a variabilidade inerente a essas estimativas possa ser considerada na interpretação dos resultados.
  - Estimativa da idade gestacional obstétrica[30,31]: O Committee on Obstetric Practice, juntamente com o American Institute of Ultrasound in Medicine e a Society for Maternal-Fetal Medicine, passou a considerar o exame obstétrico ultrassonográfico realizado no primeiro trimestre de gestação, entre 9 semanas e 0 dias e 13 semanas e 6 dias, como o padrão ouro para estimativa da IG, recomendação também do grupo Intergrowth-21st. A idade gestacional biológica deve ser utilizada quando a data da última menstruação for confiável, em gestantes com ciclos menstruais regulares e ausência de uso de anticoncepcionais hormonais nos últimos 3 meses antes da gestação.
  - Avaliação pediátrica da idade gestacional: a estimativa da idade gestacional após o nascimento pode ser obtida pelo método de New Ballard (Figura 5), quando a idade gestacional obstétrica parecer imprecisa. O escore é construído utilizando critérios físicos e de maturidade neuromuscular, com imprecisão de mais ou menos 2 semanas, em média[32].

Classificação do recém-nascido para estimativas de risco

Todo RN deve ter, nas primeiras 12 horas de vida, medidas de peso, comprimento e perímetro craniano (com as devidas precauções para evitar hipotermia) que, comparadas com valores considerados padrão de crescimento fetal e sistematizados em tabelas ou curvas de percentil ou escores Z, possibilitam estimativas de riscos neonatais e ao longo da infância e da vida adulta, associados à desnutrição fetal e/ou às complicações da prematuridade, de acordo com definição do fenótipo ao nascer.

O método utilizado pela Organização Mundial da Saúde (OMS) no desenvolvimento das curvas prescritivas do crescimento pós-natal da criança que nasceu a termo (ao redor de 40 semanas de idade gestacional) foi utilizado também nos estudos *Intergrowth-21st*[33], coordenados pela Universidade de Oxford, para avaliação do crescimento fetal ao nascimento, conforme os gráficos apresentados a seguir, para meninos[34] e meninas[35]. A construção dessas curvas de crescimento fetal, com medidas de peso, comprimento e circunferência craniana obtidas ao nascer, de populações multiétnicas de mulheres potencialmente saudáveis (avaliadas pela nutrição, comportamentos e estilos de vida vivendo em condições socioeconômicas adequadas) e que evoluíram com gestações de baixo risco (coorte prospectiva de gestantes), possibilita a avaliação integrada dos ciclos de vida fetal-pós-natal, com a classificação da criança ao nascimento pelas curvas internacionais de tamanho ao nascer. Após a alta hospitalar, o acompanhamento e o monitoramento do crescimento de RN termo é realizado com as curvas de crescimento da OMS, disponíveis na caderneta da criança[34,35].

Os grupos e subgrupos de risco de acordo com recomendações da OMS estão descritos a seguir:

De acordo com o peso ao nascer[36]: o peso ao nascer é considerado um indicador muito importante pela facilidade de obtenção e associação ao risco de morte, em crianças sem defeitos congênitos maiores.

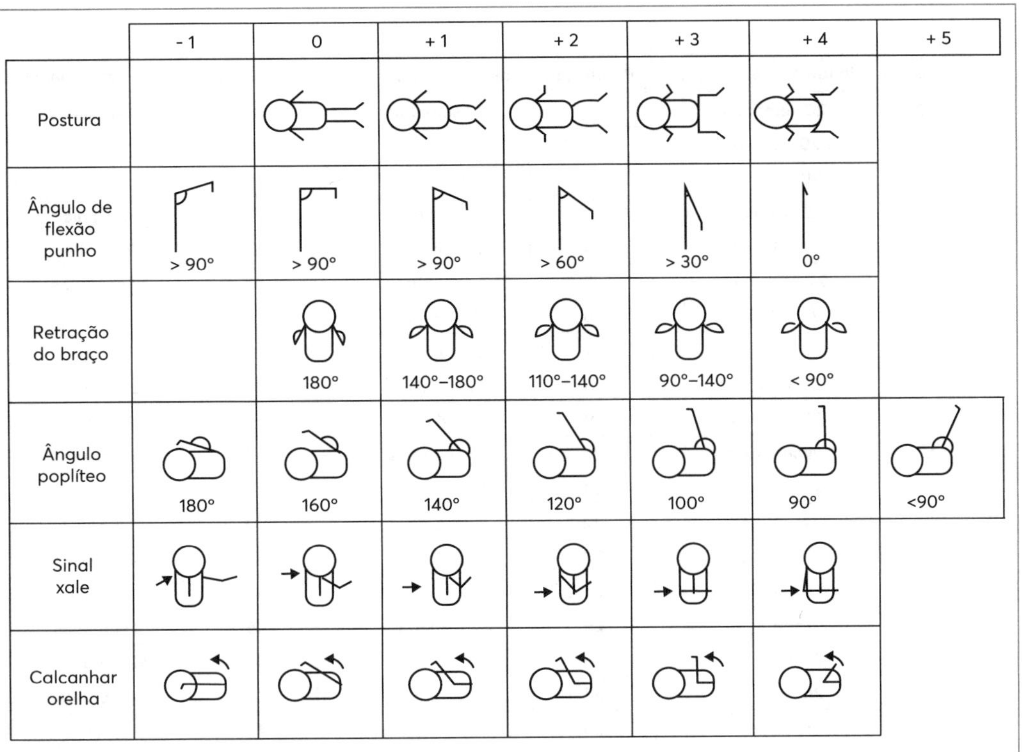

Pele	Pegajosa Friável Transparente	Gelatinosa Vermelha Translúcida	Homogenea-mente rósea Veias visíveis	Rash ou descamação superficial Poucas veias	Descamação grosseira Áreas de palidez Raras veias	Apergaminhada Fissuras profundas Sem vasos	Coriácea Fissuras profundas enrugadas
Lanugo	Nenhum	Esparso	Abundante	Lanugo fino	Áreas com pelos	Praticamente ausente	
Superfície plantar	40-50 mm: -1 < 40 mm: -2	> 50 mm sem marcas	Marcas tênues	Marcas de superfície anterior	Marcas nos 2/3 anteriores	Marcas cobrem toda a superfície plantar	
Glândula mamária	Imperceptível	Pouco perceptível	Aréola plana sem glândula	Aréola parcialmente elevada 1-2 mm de glândula	Aréola borda elevada 3-4 mm de glândula	Borda elevada 5-10 mm de glândula	
Olhos Orelhas	Pálpebras fundidas frouxas/ -1 fortes/ -2	Pálpebras abertas pavilhão plano permanece dobrado	Pavilhão parcial/ recurvado, mole com recolhimento lento	Pavilhão completo/ encurvado, mole com recolhimento rápido	Pavilhão completo/ encurvado, firme recolhimento instantâneo	Cartilagem grossa e orelha firme	
Genital masculino	Escroto plano e liso	Testículo fora da bolsa escrotal sem rugas	Testículo no canal superior e raras rugas	Testículo descendo e poucas rugas	Testículo na bolsa e rugas bem visíveis	Bolsa escrotal em pêndulo com rugas profundas	
Genital feminino	Clitóris proeminente Lábios planos	Clitóris proeminen-te Lábios menores pequenos	Clitóris proeminente Lábios menores evidentes	Lábios menores e maiores igualmente proeminentes	Lábios maiores grande e menores pequenos	Lábios maiores recobrem o clitóris e os lábios menores	

FIGURA 5 Método de avaliação da idade gestacional New Ballard.
Fonte: Ballard et al., 1991.[12]

continua

Pontuação	Idade em semanas
–10	**20 semanas**
–9	20 + 3 dias
–8	20 + 6 dias
–7	21 + 1 dia
–6	21 + 4 dias
–5	**22 semanas**
–4	22 + 3 dias
-3	22 + 6 dias
–2	23 + 1 dia
–1	23 + 4 dias
0	**24 semanas**
1	24 + 3 dias
2	24 + 6 dias
3	25 + 1 dia
4	25 + 4 dias
5	**26 semanas**
6	26 + 3 dias
7	26 + 6 dias
8	27 + 1 dia
9	27 + 4 dias

Pontuação	Idade em semanas
10	**28 semanas**
11	28 + 3 dias
12	28 + 6 dias
13	29 + 1 dia
14	29 + 4 dias
15	**30 semanas**
16	30 + 3 dias
17	30 + 6 dias
18	31 + 1 dia
19	31 + 4 dias
20	**32 semanas**
21	32 + 3 dias
22	32 + 6 dias
23	33 + 1 dia
24	33 + 4 dias
25	**34 semanas**
26	34 + 3 dias
27	34 + 6 dias
28	35 + 1 dia
29	35 + 4 dias

Pontuação	Idade em semanas
30	**36 semanas**
31	36 + 3 dias
32	36 + 6 dias
33	37 + 1 dia
34	37 + 4 dias
35	**38 semanas**
36	38 + 3 dias
37	38 + 6 dias
38	39 + 1 dia
39	39 + 4 dias
40	**40 semanas**
41	40 + 3 dias
42	40 + 6 dias
43	41 + 1 dia
44	41 + 4 dias
45	**42 semanas**
46	42 + 3 dias
47	42 + 6 dias
48	43 + 1 dia
49	43 + 4 dias
50	**44 semanas**

FIGURA 5 Método de avaliação da idade gestacional New Ballard. (continuação)
Fonte: Ballard et al., 1991.[12]

A. RN com baixo peso ao nascer (BPN): peso ao nascer abaixo de 2.500 g.
B. RN com muito baixo peso ao nascer: peso ao nascer abaixo de 1.500 g.
C. RN com extremo baixo peso ao nascer: peso ao nascer abaixo de 1.000 g.
D. RN com peso insuficiente: peso ao nascer abaixo de 3.000 g.
E. RN com peso excessivo ao nascer: peso ao nascer maior que 4.500 g.

De acordo com a idade gestacional: a idade gestacional, isoladamente, é o indicador mais sensível para a predição de complicações neonatais e ao longo da vida. Exige métodos confiáveis para sua estimativa, definidos no início da gestação.

Classificação recomendada de nascimentos a partir de 37 semanas de gestação

- Termo precoce: 37 0/7 semanas até 38 6/7 semanas.
- Termo completo: 39 0/7 semanas até 40 6/7 semanas.
- Termo tardio: 41 0/7 semanas até 41 6/7 semanas.
- Pós-termo: 42 0/7 semanas e além.
- Para RN pré-termo
- RN prematuro extremo: IG < 28 semanas.
- RN muito prematuro: IG de 28-31 semanas.
- RN com prematuridade moderada: IG de 32-33 semanas.
- RN pré-termo tardio: IG de 34-36 semanas.
- RN pré-termo: IG < 37 semanas.

De acordo com a adequação do crescimento intrauterino: definido com valores entre o percentil 10 (limite inferior) e percentil 90 (limite superior):

A. adequado para a idade gestacional: AIG.
B. grande para a idade gestacional: GIG.
C. pequeno para a idade gestacional: PIG.

No Quadro 3 está apresentado o sumário da classificação do RN para riscos associados de complicações neonatais, de acordo com o peso e a idade gestacional ao nascer[36].

Exame físico detalhado[5,6,28,29]

Objetivos do exame físico detalhado:

- Revisão para identificação de situações de risco e de condições clínicas, considerando o percurso perinatal: estratificação de risco gestacional, história do parto e nascimento e evolução nas primeiras horas de vida.
- Identificação de anomalias congênitas e abordagem de síndromes genéticas.
- Identificação de problemas que se apresentam inicialmente assintomáticos ou de evolução insidiosa.
- Avaliação de condições biológicas decorrentes de vulnerabilidade social: gravidez não desejada, condições inadequadas de vida e moradia, uso de drogas, violência doméstica, doença mental.

O exame físico detalhado deve ser realizado pelo pediatra, em todo RN clinicamente estável, nas primeiras 24 horas de vida pós-natal. O exame neonatal detalhado deve ocorrer em ambiente confortável e com temperatura controlada para prevenir hipotermia. A iluminação deve permitir a visualização de marcas cutâneas e da cor da pele e de mucosas. Muitas vezes é necessária a adequação da luminosidade para que a criança faça a abertura espontânea dos olhos e para avaliação da icterícia, esta mais bem avaliada na luz natural do dia.

QUADRO 3 Classificação do recém-nascido de acordo com o peso ao nascer, idade gestacional, proporcionalidade entre o peso ao nascer e a idade gestacional

Peso ao nascer	Extremo baixo peso ao nascer	< 1.000 g
	Muito baixo peso ao nascer	< 1.500 g
	Baixo peso ao nascer	< 2.500 g
	Peso excessivo ao nascer	> 4.500 g
Idade gestacional	Extremamente prematuro	IG < 28 s
	Muito prematuro	IG de 28 a 31 semanas
	Pré-termo moderado	IG de 32 a 33 semanas
	Pré-termo tardio	IG de 34 a 36 semanas
	Termo precoce	IG de 37 a 38 semanas
	Termo completo	IG de 39 a 41 semanas
	Pós-termo	IG ≥ 42 semanas
Proporcionalidade entre peso ao nascer e IG	Adequado para a idade gestacional (AIG)	
	Pequeno para a idade gestacional (PIG)	Crescimento simétrico
		Crescimento assimétrico
	Grande para a idade gestacional (GIG)	

Fonte: adaptado de WHO, 2012 (Born too Soon)[36].

Se o RN se apresentar instável, o exame físico deverá ser direcionado para as avaliações mais relevantes para a definição da abordagem clínica, postergando o exame mais abrangente até que a estabilidade clínica o permita.

O exame físico deve ser realizado na presença de um ou de ambos os pais por oferecer oportunidades de esclarecimento e orientação de aspectos relevantes da condição clínica e do cuidado e por direito constitucional.

DEFINIÇÃO DO "MELHOR MOMENTO" PARA O EXAME DO RECÉM-NASCIDO

O período ideal para ser realizado exame físico minucioso, corresponde ao momento em que o RN alcançou um equilíbrio homeostático e se apresenta calmo, mas alerta. A idade do RN em horas preconizado para o exame físico varia entre os autores, entre 2-4 horas, 12 horas e nas primeiras 24 horas. No cuidado centrado na criança integrada à família, o horário deve ser adaptado às condições da criança, respeitando o período necessário para sua adaptação e disponibilidade da mãe.

O primeiro exame detalhado, e posteriormente o registro das evoluções clínicas, serão referência para todo o período neonatal e para o futuro da vida pediátrica.

Todo RN requer uma avaliação sistemática completa, porém flexível na abordagem, em decorrência da peculiaridade de seu período de vida.

Assim, o estado de alerta da criança, calma ou irritada, ou de sono, pode interferir no resultado do exame. A criança com fome ou frio, após o banho, precisa ser amamentada e colocada pele a pele, antes do exame. Esse momento pode ser de interação com os pais e de observação do comportamento deles para com a criança. Também é uma oportunidade para observar a amamentação. A ectoscopia pode ser parcialmente realizada enquanto se acalma a criança, com calor e ou com a amamentação. Durante o período de alerta calmo ou de sono da criança, pode-se auscultar as bulhas cardíacas ou a clareza do murmúrio vesicular pulmonar. Do mesmo modo, durante o período acordado e ativo, a observação pode fornecer um volume de informações importantes do estado neurológico do RN[6,28,29].

NÍVEL DE VIGÍLIA

Indicadores importantes do bem-estar do RN são os estados ou níveis de sono e vigília que o RN atinge ao longo do dia e durante o exame, conforme o relato dos pais e registro da equipe de enfermagem. A categorização dos estados citada aqui foi originalmente definida por Prechtl e Beintema[37]:

- Sono profundo, olhos fechados, respiração regular, nenhum movimento.
- Sono leve, olhos fechados, respiração irregular, movimentos periféricos leves.
- Vigília, olhos abertos, movimentos periféricos leves.
- Vigília, olhos abertos, movimentos amplos, sem choro.
- Vigília, olhos abertos ou fechados, com choro.

Durante o exame, um RN potencialmente saudável pode apresentar-se em vários estados ou níveis de vigília ou sono. As condições do exame são ótimas durante o sono leve e até o segundo estado de vigília. A ausculta cardíaca e a palpação abdominal são melhor realizadas durante os estado de sono e vigília sem choro. Componentes do exame que requerem o manuseio do RN podem ser deixados para a parte final do exame.

A inspeção, palpação, percussão e ausculta são recursos importantes do exame físico também na avaliação neonatal.

Uma avaliação imediata do bem-estar provém da observação da cor, do esforço respiratório, da postura e da atividade espontânea.

A Figura 6 representa os aspectos essenciais de exame físico do RN discriminados de forma mais detalhada[28].

ECTOSCOPIA[6]

A primeira impressão, geralmente subjetiva, do pediatra é descrita como estado geral. Representa uma impressão imediata do conjunto que quando alterada é de difícil expressão, mas de rápida assimilação pelos mais experientes: "o RN que não está bem". O quadro clínico é inespecífico, podendo representar sepse, problemas neurológicos, alterações metabólicas como hipoglicemia e outras.

Nas apresentações anômalas não cefálicas, a criança apresenta posturas variadas de acordo com sua posição no útero, por exemplo, extensão dos membros inferiores sobre o tronco na apresentação pélvica ou hiperextensão da cabeça, simulando opistótono, na apresentação de face. Os RN prematuros apresentam-se em extensão com os membros largados ao longo do corpo, a depender do grau de prematuridade, conforme bem ilustrado e parametrizado no exame de maturidade de New Ballard[32].

Muitos dados valiosos são obtidos da observação da criança. Cianose central é mais bem observada na língua, parte anterior do tronco sobre o esterno e lábios. Se presente, demanda monitoramento com oximetria de pulso em incubadora e investigação imediata para infecção (riscos na história perinatal), malformações, asfixia (lembrar que a janela de oportunidades para início da hipotermia terapêutica é de 6 horas). Lembrar na avaliação da cianose que policitemia com hematócrito acima de 65% produz cianose central mesmo sem hipoxemia pela alta concentração de hemoglobina reduzida no sangue. Acrocianose, com cianose de mãos e pés, é comum nos primeiros dias de vida, sem significado clínico. Também uma descoloração azulada frequentemente associada a petéquias no local é comum em apresentações anômalas (face, pélvica) e nos de cordão (descoloração próxima a pescoço), porém a língua permanece rósea.

MALFORMAÇÕES E SÍNDROMES

Algumas malformações significativas são detectadas na vida fetal, pela ultrassonografia. A maioria é verificada ao nascimento ou nas primeiras horas de vida, pelo exame físico, monitoramento clínico, triagem e exames diagnósticos: síndrome de Down e outras trissomias; hipospádia, pé torto congênito; lábio leporino e fenda palatina; displasia do quadril; espinha bífida e anencefalia e cardiopatias. Sempre que forem observadas anormalidades ou face atípica, deve-se questionar se a criança tem uma síndrome. No período neonatal imediato a síndrome de Down pode ser de difícil reconhecimento, principalmente na criança prematura, mas são sinais relevantes a apresentação de hipotonia, osso occipital plano, pregas palmares únicas (bilateralmente), espaço aumentado entre o primeiro e segundo dedo dos pés. Enquanto o geneticista clínico está sendo solicitado principalmente em maternidades onde não é previsto esse profissional na equipe (muito comum), as síndromes devem ser procuradas em livros ou *sites* disponíveis para comparação de características com as anormalidades observadas na criança.

POSTURA

A postura do RN termo, potencialmente saudável, é de flexão dos quatro membros, resultado da posição intraútero e de hipertonia fisiológica, transitória. O quadril se apresenta abduzido e parcialmente fletido, com flexão também dos joelhos. Os braços se apresentam abduzido e fletidos na altura dos cotovelos.

1 Crânio: assimetrias, tensão das fontanelas; bossa serossanguínea, cefaloematoma; encefalocele.
Coluna vertebral (dorso): nevus, edema, tufos de cabelos ao longo da coluna vertebral; pés equinovarus.

8 Ectoscopia: observação geral.
Pele: palidez, icterícia, pletora, marcas de nascimento, *rashes*;
Aparência geral, movimentos ativos, tônus muscular em flexão;
FC 100-160 bpm; FR 40-60 irpm; temperatura: 36,5-37, 5 °C;
peso, comprimento, perímetro cefálico.

2 Respiratório: padrão e ritmo; retrações torácicas: esternal e intercostal; movimentos de aletas nasais; gemência; ausculta em hemitórax em ambos os lados.

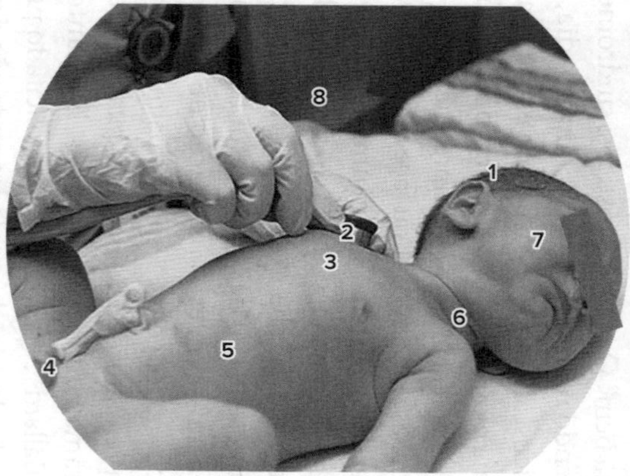

7 Face: assimetrias, dismorfismos.
Olhos: secreções, hiperemia, edema, catarata, opacificações.
Nariz: permeabilidade de coanas.
Cavidade oral: cianose central, fenda labiopalatina.

3 Cardiológico: observar ictus; ausculta: identificar bulhas e presença de sopros; palpação dos pulsos femurais.

6 Pescoço: excesso de pele; tumorações: higroma cístico, torcicolo congênito.
Clavículas: edema, hematoma, crepitação, fratura

4 Genitais: masculino: hipospádia, criptorquidia; feminino: anatomia normal. Identificar meato uretral; ânus: posição e aparência; presença de genitália ambígua.

5 Abdome: observar parede e tensão; aspecto do coto umbilical; palpar fígado, baço, lojas renais.

Neurológico: irritabilidade, hipoatividades; reflexos: sucção, preensão palmar e plantar, busca, marcha, moro, tônus cervical, cutâneo plantar.

FIGURA 6 Representação dos pontos chaves que devem ser avaliados em exames sumários nas primeiras 4 horas de vida.
FC: frequência cardíaca; FR: frequência respiratória.
Fonte: adaptada de Lissaeur e Hansen[28].

ATIVIDADE MOTORA E CHORO

Observar se o RN se alonga, move todos os membros igualmente, abre e fecha as mãos, procura com a boca e começa a sugar quando algo toca sua face e boceja com expressão facial. Quando não manuseado, tende a permanecer calmo e com movimentação lenta e esparsa, e quando estimulado, global ou especificamente em partes do corpo, tem movimentação ativa. Irritabilidade excessiva, tremores, movimentos repetitivos ou apatia constante devem ser considerados anormais e investigados até que se provem normais.

O choro normal é sonoro, tem timbre variável relacionado com fome, frio ou qualquer outro desconforto. Choros agudos e constantes indicam dor. Choro de timbre monótono, intermitente e agudo pode estar associado com lesão neurológica grave. Choro fraco, assemelhando-se a um miado, ocorre em casos de deleção parcial do braço curto do cromossoma 5 – síndrome do miado do gato. Ausência de choro à manipulação pode significar doença grave[28].

PELE

Verificar a cor da pele, textura, unhas e quaisquer erupções cutâneas. A avaliação da cor inclui análise da perfusão e cor da pele para pesquisa de cianose, icterícia, palidez, pletora ou qualquer pigmentação incomum[5,6,28,29]. Os principais achados são descritos no Quadro 4.

FACE

A avaliação da face inclui a pesquisa de simetria, tamanho, forma e as relações de todas as partes da face e como o bebê as mantém ou utiliza. Um aspecto facial aparentemente incomum determina que se analisem os componentes individuais para decidir se a constelação representa malformação, deformação, uma síndrome ou apenas a aparência familiar.

QUADRO 4 Alterações frequentes da pele do recém-nascido

Alteração	Descrição
Vernix caseoso	Substância branca acinzentada e espessa secretada pelas glândulas sebáceas fetais; desaparece nos primeiros dias de vida. Não deve ser removido ao nascimento: funciona como isolante térmico e com propriedades de defesa para a pele.
Lanugem	Cabelo fino e esparso, visto principalmente no couro cabeludo, fronte, bochechas, ombros e costas.
Descamação	É comum após o nascimento, geralmente na primeira semana, e é mais significante em mãos e pés. Descamação intensa das palmas das mãos e plantas dos pés: investigar sífilis congênita.
Petéquias e equimoses	Podem ser causadas pelas compressões locais durante o parto devido à fragilidade capilar fisiológica. Se presentes fora das áreas de compressão, investigar doenças hemorrágicas ou infecciosas.
Nevo flamejante	Descrito como áreas de vermelhidão na raiz nasal, pálpebras superiores ou nuca, planas. Desaparecem com a pressão digital e devem ser diferenciados de hemangiomas. Desaparecem em alguns meses.
Millium	Apresentam-se como pequenos pontos esbranquiçados e opalescentes no nariz e estruturas circundantes. São glândulas sebáceas bloqueadas que se esvaziam espontaneamente. Nenhum tratamento é necessário. Importante distingui-los de pústulas.

(continua)

QUADRO 4 Alterações frequentes da pele do recém-nascido (*continuação*)

Alteração	Descrição
Melanose pustular benigna	Manifesta- se ao nascimento em 5% dos recém-nascidos negros e 1% dos brancos, como pequenas pústulas superficiais que se rompem facilmente, deixando áreas hipercrômicas. As lesões podem apresentar-se esparsas ou numerosas, em qualquer parte da superfície da pele, incluindo palmas, plantas dos pés e couro cabeludo. As pústulas duram cerca de 48 horas, mas as manchas podem persistir por vários meses. É uma condição benigna.
Manchas azuis	Áreas de pigmentação azul profundo nas nádegas e costas, mais frequentemente observadas em RN de pele escura. É conhecido como "mancha mongólica", sem associação com quaisquer doenças. Desaparece antes dos 2 anos de idade.
Eritema tóxico	Erupção cutânea comum vista na primeira semana de vida. Lembra urticária papular e consiste em uma área eritematosa com pápula central. Não é um processo infeccioso e não requer tratamento. Não deve ser confundido com pústulas estafilocócicas.
Hemangio-mas	Marcas de nascença, geralmente desaparecem dentro de alguns anos sem tratamento, embora possam aumentar de tamanho até nos primeiros anos, antes de regredir. Isso acontece principalmente para hemangiomas cavernosos.

Fonte: adaptado de Narvey[5]

CABEÇA[5]

A inspeção da cabeça inclui a avaliação da forma e do tamanho em relação ao resto do corpo, estrutura facial, suturas e fontanelas. Observar a distribuição e as características dos pelos e o couro cabeludo subjacente. No Quadro 5 se descrevem as alterações decorrentes do trabalho de parto.

OLHOS[6,28,29]

A avaliação dos olhos de um RN requer paciência. Tentar forçar a abertura dos olhos

QUADRO 5 Alterações da cabeça do recém-nascido associadas ao trabalho de parto

Moldagem	Bossa serossanguínea	Cefaloematoma
Ocorre devido à flexibilidade das suturas e às características cartilaginosas dos ossos do crânio. O cavalgamento dos ossos cranianos ocorre nas linhas de sutura. A forma do crânio se normaliza em poucos dias e não requer nenhum tratamento.	Caracteriza-se por edema ou inchaço de tecidos moles, mal delimitados, que aparece na área de apresentação em partos cefálicos. Esse inchaço contém soro e/ou sangue e é causado pela alta pressão exercida pelo útero e pelas paredes vaginais. O inchaço é superficial, acima do periósteo e pode ultrapassar a linha média e as suturas. Não requer tratamento e se resolve espontaneamente em 3-4 dias. Sobre o couro cabeludo pode ocorrer formação de petéquia ou equimose.	Consiste em uma coleção de sangue subperiosteal circunscrito à superfície de um osso craniano, geralmente parietal, secundário à ruptura dos vasos localizados entre os ossos do crânio e o periósteo. Portanto, não ultrapassa as suturas, o que ajuda na diferenciação com a bossa serossanguínea. Como o sangramento subperiosteal é lento, o cefaloematoma é mais evidente após as primeiras 24-48 horas de vida. Pode ser encontrada fratura do osso parietal. Nos casos mais extensos pode haver anemia ou hiperbilirrubinemia e outras complicações menos frequentes, como infecções. O tratamento é conservador. O cefaloematoma se resolve espontaneamente entre 2 semanas e 3 meses, dependendo do tamanho inicial.

Fonte: modificado de Narvey[5].

torna a realização do exame mais difícil devido ao choro. Adiar o exame para um momento mais cooperativo da criança é mais prudente. Estimular a sucção pode facilitar a abertura espontânea dos olhos sob iluminação fraca. Nesse momento pode-se realizar o reflexo vermelho, utilizando-se um oftalmoscópio direto com o maior feixe de luz possível, seguro a 30 cm da criança de modo que os dois olhos estejam dentro do campo da luz. A resposta anormal à luz indica alteração em quaisquer estruturas, da córnea à retina, e demanda avaliação oftalmológica em caráter de urgência para esclarecimento diagnóstico e abordagem terapêutica imediatas. A falha ao visualizar o reflexo vermelho pode ser secundária a doenças como catarata, retinoblastoma, glaucoma ou a condições benignas como edema corneano presente nos primeiros 2 dias pós-nascimento ou observadas em lactentes com olhos de pigmentação escura.

Deve-se observar a presença de microftalmia, macroftalmia, blefarofimose, edema palpebral, hiperemia ou hemorragia conjuntival, secreção, nistagmo, leucocoria, opacificação da córnea, colobomas e reatividade pupilar.

ORELHAS[5,6]

Cada orelha é examinada quanto à forma e à simetria, tamanho, posição (implantação baixa), presença de apêndices pré-auriculares, defeitos no pavilhão auricular, secreção nos orifícios, atresia de meato acústico. Para avaliação da implantação das orelhas deve-se imaginar uma linha passando pelos ângulos internos dos olhos e projetando-se posteriormente em direção ao crânio. O ponto superior de fixação da orelha deve estar nessa linha ou acima dela. As anormalidades devem ser interprestadas no contexto global do resultado do exame completo e da triagem auditiva.

NARIZ

Avalia-se forma, tamanho, deformações, tumoração sobre o ducto nasolacrimal e definição dos sulcos nasolabiais. O nariz deve ter tamanho apropriado e estar posicionado na linha média da face quando visto de perfil e face a face. Na suspeita de atresia de coanas (cianose durante o sono com melhora com o choro), pode-se testar a permeabilidade com a passagem de uma sonda de pequeno calibre em cada narina.

BOCA

Deve-se observar a simetria da abertura da boca com o RN em repouso e chorando. As causas de abertura assimétrica incluem inclinação da cabeça *in utero* durante um período prolongado; paresia do nervo facial com achatamento ipsilateral do sulco nasolabial; ausência do músculo depressor do ângulo da boca (nenhum achatamento do sulco nasolabial). A assimetria oral provoca dificuldade na amamentação. A forma da boca é um marcador da posição e atividade neuromotora fetal. A fenda do palato duro pode provocar uma resistência insuficiente para a movimentação da língua *in utero*, culminando no subdesenvolvimento da mandíbula. Se o palato duro estiver intacto, mas a língua for inativa, o palato duro poderá apresentar forma em ogiva ou cristas palatinas laterais proeminentes. Achados orais benignos e frequentes incluem: presença de 1-6 pares de cistos pequenos na linha média, na junção dos palatos duro e mole, conhecidos como "pérolas de Epstein"; dentes, com frequência em pares, encontrados mais comumente ao longo das cristas alveolares mandibulares; frênulo lingual estreito (anquiloglossia ou "língua presa") associado à dificuldade de "pega" e dor no mamilo materno à amamentação. Pode-se considerar frenuloplastia para o lactente com graves problemas de alimentação persistente ou dor mamilar refratária às intervenções terapêuticas habituais, conforme o protocolo de Bristol, recomendado pelo MS-Brasil[38]. Outras anormalidades que acometem a língua incluem a macroglossia, que impede o fechamento da boca, e a protrusão lingual secundária a hipotonia orofacial ou uma cavidade oral pequena.

PESCOÇO

Deve-se pesquisar a presença de fendas ou cistos branquiais em qualquer local desde a orelha, ao longo da borda anterior do esternocleidomastóideo. A tireoide normal raramente é palpável, mas aumentos na linha média podem representar bócio ou outra massa congênita, tais como higroma cístico, linfangioma ou teratoma cervical. A palpação superficial das clavículas sempre deve ser feita, podendo revelar o contorno do osso assimétrico, edema, hematoma e crepitações em decorrência da fratura clavicular. Muitas vezes é assintomática, sendo a forma mais comum de tocotraumatismo, geralmente observada como um achado em uma radiografia do tórax.

SISTEMA RESPIRATÓRIO

A frequência respiratória é de 40-60 incursões respiratorias por minuto no RN termo, mas no primeiro dia de vida pode-se observar taquipneia intermitente, sem significado clínico. Observar a profundidade das incursões, o uso dos músculos acessórios com retrações ou batimento das asas do nariz, quaisquer ruídos durante o ciclo respiratório (p. ex., gemidos ou sibilos) e o padrão de choro. O desconforto respiratório pode ser avaliado pelo boletim de Silverman e Anderson[39] de forma objetiva (Figura 7). A identificação do padrão de esforço respira-

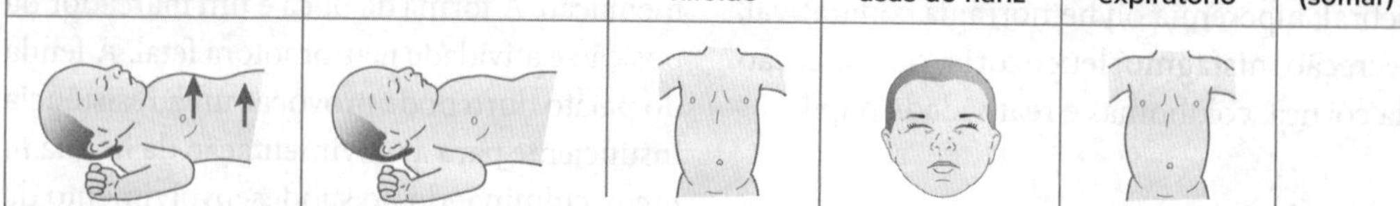
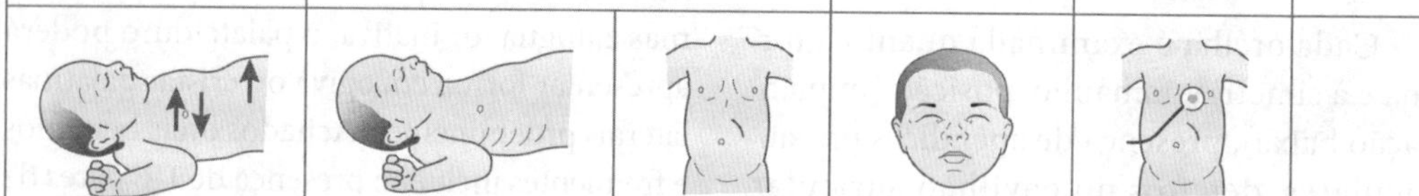
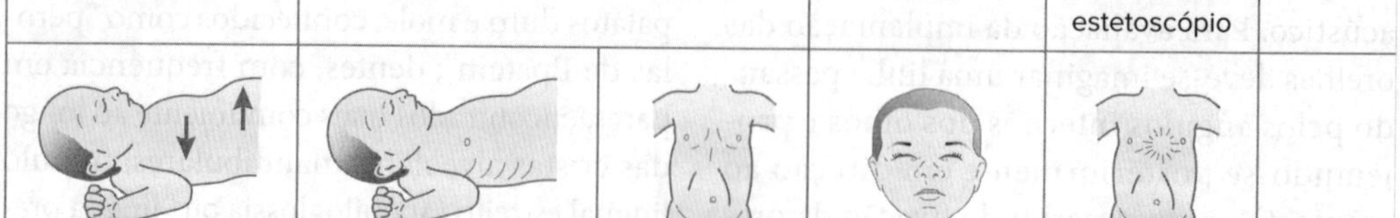

Movimentos de tórax e abdome	Retração costal interior	Retração xifoide	Batimento de asas do nariz	Gemido expiratório	Nota (somar)
Sincronismo	Retração ausente ou mínima		Ausente	Ausente	0
Declínio respiratório	Retração leve ou moderada		Discreto	Audível com estetoscópio	1
Balancim	Retração intensa		Intenso	Audível sem estetoscópio	2

FIGURA 7 Boletim de Silverman-Andersen.
Fonte: adaptada de Sadeck e Leone[39].

tório do neonato pode sugerir uma doença específica e dirigir o exame físico. O Quadro 6 sumariza a associação de sinais clínicos à localização do problema[5].

SISTEMA CARDIOCIRCULATÓRIO[5]

A frequência cardíaca varia de 100-160 batimentos por minuto (bpm), durante os estados de sono profundo e de vigília ativa. A taquicardia, frequência persistentemente acima de 160 bpm, pode ser um sinal de sepse, anemia, insuficiência cardíaca congestiva ou hipertireoidismo, dentre outros. A medida da pressão arterial faz parte do exame detalhado e deve ser realizada nos quatro membros, especialmente para investigação de coarctação da aorta, associada à palpação dos vasos radiais e femorais. A faixa de referência de normalidade da pressão arterial depende do método usado e da IG da criança ao nascer. A pressão arterial é mais bem obtida com o RN no estado "calmo", utilizando um manguito com largura de 2/3 do comprimento do braço. Palpação dos pulsos, com atenção especial à intensidade do pulso femoral em relação ao pulso braquial. O achado de diminuição da força ou assimetria dos pulsos femorais requer investigação ecocardiográfica urgente para descartar coarctação da aorta. Os pulsos periféricos amplos são indicativos de roubo de fluxo, como um PCA ou, menos comumente, uma malformação arteriovenosa com baixa pressão arterial diastólica resultante.

O *ictus cordis* deve ser palpado no quarto ou quinto espaço intercostal, na linha hemiclavicular. Um *ictus cordis* acentuado com ou sem impulsos paraesternais é indicativo de aumento significativo biventricular ou do ventrículo direito. Frêmitos podem estar presentes com sopros significativos.

A ausculta cardíaca deve ser avaliada com relação ao ritmo, frequência e presença de sopros. Os sopros que persistem após as primeiras 12 horas provavelmente refletem anormalidades estruturais, mas nem todos são hemodinamicamente significativos. A decisão de realizar ecocardiograma, um exame importante para definição diagnóstica e decisão terapêutica, depende de uma série de fatores, incluindo o monitoramento clínico e de dados vitais da criança, concomitância de achados no exame clínico sugestivos de patologias cardíacas e história materna e familiar. Em um estudo de RN encaminhados à cardiologia pediátrica para avaliação de sopros entre idades de 12 horas a 14 dias de vida, 84% tinham lesões cardíacas identificáveis, sendo as mais comuns as comunicações interventriculares (39%), estenose pulmonar (15%) e PCA (15%)[40]. Os demais 16% tinham coração normal com sopros inocentes devidos a insuficiência tricúspide ou estenose pulmonar periférica.

Ressalta-se que RN com formas graves de cardiopatia congênita podem não ter sopro, porque os defeitos nos quais o sangue está fluindo podem ser tão grandes que o

QUADRO 6 Sinais clínicos respiratórios e localização anatômica do problema

Sinais clínicos	Localização anatômica
Retração esternal e intercostal	Obstrução de vias aéreas superiores
Retração esternal e intercostal, movimentos de abertura de aletas nasais, gemência, taquipneia e esforço respiratório	Obstrução de vias aéreas inferiores ou doenças do parênquima pulmonar
Taquipneia sem desconforto respiratório	Origem cardíaca
Apneia, hipoventilação	Depressão do sistema nervoso central

Fonte: adaptado de Narvey[5].

turbilhonamento do fluxo de sangue necessário para produzir um sopro não ocorre. Esses dados justificam a importância de realizar o teste da oximetria a partir de 24 horas de vida (teste do coraçãozinho) para afastar uma grande parte, mas não a totalidade, de cardiopatias congênitas críticas. Lembrar que a coarctação da aorta pode não ser detectada pelo teste de oximetria.

O exame cardiológico pelo pediatra não tem o objetivo de definir precisamente a anatomia cardíaca, mas excluir cardiopatias e, no RN sintomático, determinar se a causa dos sintomas é cardíaca. O momento de apresentação dos sinais pode oferecer "pistas" para a condição cardiovascular. Por exemplo, o RN cianótico no primeiro dia de vida pode apresentar lesões dependentes do canal arterial com um *shunt* esquerda-direita (p. ex., atresia pulmonar), enquanto o RN com choque cardiogênico com 1 semana de vida deve apresentar uma cardiopatia dependente de *shunt* direita-esquerda pelo canal arterial (p. ex., síndrome do coração esquerdo hipoplásico), até que se prove o contrário. Nos dois exemplos é necessário iniciar a medicação com prostaglandina E2 (PGE2), para manter o canal arterial pérvio e realizar o ecocardiograma o mais rápido possível.

SISTEMA GASTROINTESTINAL[5,6,28]

O abdome normal é ligeiramente globoso e flácido. O fígado pode ser palpável (palpação superficial com as polpas dos dedos) a 1 ou 2 cm do rebordo costal nas linhas de referência axilar anterior, hemiclavicular e do apêndice xifoide. O baço habitualmente não é palpável. O cordão umbilical é gelatinoso e possui duas artérias e uma veia. Presença de sangramentos no coto umbilical ou edema e descoloração da região periumbilical podem ser sinais iniciais de doenças sistêmicas. A mumificação do umbigo ocorre nos primeiros dias e a queda, em média, ocorre entre o 7º e o 14º dia de vida pós-natal. Hérnia umbilical é frequente, e sua resolução espontânea pode ocorrer nos primeiros 2 anos de vida. O orifício anal deve ser examinado quanto a sua permeabilidade, localização, tamanho (10 mm) e à presença de pregas. Observar a presença de ânus imperfurado ou de fístulas.

RN com hérnia diafragmática ou com defeitos de fechamento da parede abdominal são crianças que evoluem com quadro clínico instável e desde a gestação precisam ter um plano de cuidados definidos em serviços de medicina fetal e neonatal de alta complexidade assistencial.

SISTEMA GENITURINÁRIO[5,28]

Os rins, especialmente o direito, podem ser palpáveis nas primeiras 48 horas de vida. A primeira diurese pode demorar até 24 horas.

Anormalidades genitais são relativamente incomuns, mas causam estresse intenso nos pais. Também por isso, é importante distinguir variações do normal e malformações. No RN do sexo masculino, avaliar o comprimento peniano, que no RN termo deve ser de, pelo menos, 2,5 cm. A presença de curvatura ventral do pênis devido a rafe mediana retorcida não tem relevância clínica. Em neonatos obesos, o corpo do pênis pode estar retraído e coberto por gordura suprapúbica, dando a falsa impressão clínica de tamanho anormalmente pequeno. Qualquer hipospadia significativa geralmente acompanha-se de prepúcio incompleto, tornando-se evidente à simples inspeção. Os testículos devem ser palpáveis na bolsa escrotal, mas podem se apresentar no canal inguinal. Avaliar consistência e coloração. Hidrocele é o acúmulo de líquido em bolsa escrotal, sendo frequente ao nascimento, com regressão em tempo variável pós-nascimento.

Hérnia inguinal é sempre anormalidade e, com o diagnóstico, deve ser abordada cirurgicamente.

No RN feminino, a presença de edema de grandes e pequenos lábios é frequente. Pode existir secreção vaginal esbranquiçada e posteriormente sanguinolenta secundária a alteração hormonal. Prolapso himenal é considerado normal.

No caso de genitália ambígua, deve ser realizado cariótipo, antes de definir o sexo, além de abordagem multidisciplinar para definições terapêuticas.

SISTEMA MUSCULOESQUELÉTICO[5,6,28]

O exame da coluna vertebral inclui a observação de curvaturas anormais e manifestações cutâneas de deformidades subjacentes. Tufos de pelos longos, um hemangioma sobrejacente, lipoma ou nevo pigmentado podem indicar espinha bífida oculta ou medula espinal ancorada, salvo se estiverem bem abaixo da origem da cauda equina. Suspeita-se de seio pilonidal quando o fundo de uma depressão sacral não pode ser visualizado ou se houver umidade em uma área normalmente seca. O teratoma sacrococcígeo é uma massa fixa, lateral à linha média, e o disrafismo espinal apresenta-se como massa na linha média, frequentemente sem cobertura completa da pele.

Os membros são avaliados quanto à simetria, tamanho e comprimento, amplitude dos movimentos ativos e passivos e deformidades óbvias. O comprimento dos membros superiores deve permitir que os dedos alcancem a parte superior das coxas à extensão. Os músculos não estão bem definidos, mas não devem ser atróficos nem fibróticos à palpação.

O exame das mãos consiste em observar aspecto e resposta aos reflexos, incluindo também o exame das unhas, articulações proximais e cristas palmares. O encurtamento da falange média do quinto dedo leva à angulação em curva denominada clinodactilia, geralmente maior que 10-15 graus. O polegar deve alcançar um pouco além da base do dedo indicador. Dedos extras, pós-axiais no lado ulnar, são mais frequentemente equivalentes a apêndices cutâneos, sem relevância clínica. Dedos extras, pré-axiais no lado radial estão associados a anormalidades hematológicas e cardíacas e justificam avaliação adicional.

Os quadris requerem avaliação no exame detalhado e, posteriormente, após a alta hospitalar, porque luxações podem não ser detectáveis no exame inicial. Se o fêmur se luxar livremente, ele pode parecer saltar espontaneamente quando o RN voluntariamente estende ou flete o quadril. Os membros inferiores devem ser simétricos em comprimento à extensão e com os joelhos fletidos e os pés apoiados sobre o leito. Se forem desiguais, sugerem luxação do membro menor, chamado sinal de Galeazzi.

A manobra de Ortolani é realizada com o quadril e o joelho fletidos e com uma das mãos com o terceiro dedo sobre o trocanter maior e o polegar próximo ao trocanter menor. A outra mão estabiliza a pelve. À medida que se abduz a coxa, aplica-se pressão delicada sobre o trocanter maior para reduzir a cabeça femoral luxada de volta ao acetábulo, que produz um estalido tátil, se positivo. Se os membros estiverem repousando em abdução total, a primeira manobra é tentar luxar a cabeça femoral, denominada manobra de Barlow. Com o quadril e o joelho fletidos, a coxa é aduzida até 15 graus além da linha média durante a aplicação de pressão para baixo. Se o quadril luxar durante a manobra, a manobra de Ortolani deve reduzi-lo. Se o quadril chegar à borda mas não sair do acetábulo durante a manobra de Barlow, ele é subluxável.

SISTEMA NERVOSO CENTRAL[5,28,29]

Avaliar a postura de lateralização de cabeça, semiflexão de extremidades, atividade, tônus, simetria de movimentos e força muscular. Pode-se detectar muito sobre o estado neurológico pela simples observação da atividade espontânea do RN. Os RN exibem padrões de atividade muscular espontânea chamados de movimentos gerais. Nos primeiros 3 meses de vida, eles são tipicamente de contorção, velocidade leve a moderada e baixa amplitude. Anormalidades são caracterizadas como sendo confinadas a uma ou poucas partes corporais, aquelas que envolvem contração simultânea de todos os músculos dos membros e tronco (sincronizados) ou as que são caóticas com alta amplitude.

O Quadro 7 descreve como realizar e interpretar os principais reflexos primitivos: busca, sucção, moro, preensão palmar e plantar, Galant, marcha reflexa, cutâneo-plantar e tônico-cervical de Magnus-De Kleijn (esgrima).

LIMITAÇÕES DO EXAME FÍSICO PARA O DIAGNÓSTICO E OS TESTES DE TRIAGEM UNIVERSAIS[6]

Grande parte das doenças congênitas não se manifesta ao nascimento demandando triagens neonatais universais. Os testes da oximetria de pulso, do reflexo vermelho, da triagem auditiva e da triagem biológica (teste do pezinho) estão normatizados pelo MS-Brasil, em portarias ministeriais, portanto precisam ser realizados.

A realização do exame físico na presença dos pais é uma oportunidade para orientação com foco na promoção da saúde infantil, prevenção de morte súbita e acidentes e prevenção de doenças com sinais de alerta de acordo com a idade gestacional. Na escuta ativa, durante a interação com os pais, é possível detectar fato-

QUADRO 7 Reflexos neurológicos normais do recém-nascido

Reflexos	Descrição
Busca	O RN responde ao estimulo tátil nos lábios, a partir de 28 semanas, virando a cabeça na mesma direção, por exemplo, do toque pelo seio materno. Desaparece ao redor de 4 meses.
Sucção	Movimento rítmico e coordenado da língua e da boca e a partir de 34-36 semanas, com coordenação da sucção-deglutição-respiração.
Moro	Resposta a um estímulo repentino, sonoro ou associado aum movimento, com extensão e abdução de membros seguida de adução e flexão do corpo, acompanhada de choro.
Preensão palmar e plantar	Obtém-se aplicando pressão suave na palma da mão e na sola do pé; o RN flexiona os dedos, empunhando a mão ou prendendo os dedos dos pés.
Galant	Inclinação do tronco (coluna vertebral) em direção ao estimulo tátil em cada lado do corpo, dos ombros à nadega, com o RN em posição dorsal. É normal desde o nascimento, a partir de 24 semanas, e desaparece por volta do terceiro mês de vida.
Marcha reflexa	O RN é colocado com os pés apoiados na superfície da mesa de exame em posição ligeiramente inclinada para a frente; em resposta, o RN, a partir de 34 semanas, realiza dorsiflexão dos pés descansando nos calcanhares ou nas pontas dos dedos
Cutâneo-plantar	Extensão dos dedos do pé quando o RN tem a planta do pé estimulada. Normalmente persiste até os 15 meses.
Reflexo tônico-cervical de Magnus e Klein, ou reflexo do esgrimista	É desencadeado por rotação da cabeça enquanto a outra mão do examinador estabiliza o tronco do RN. Observa-se extensão do membro superior ipsilateral à rotação e flexão do membro superior contralateral. A resposta dos membros inferiores obedece ao mesmo padrão, porém é mais sutil.

Fonte: elaborado pelos autores.

res de vulnerabilidade e riscos sociais para a criança, como a não interação dos pais com o bebê, sinais indiretos de violência doméstica e outros. O plano de cuidados à alta, portanto, deve contemplar ações de vigilância, na transição do cuidado hospitalar para a atenção primária à saúde, a partir da história neonatal durante a permanência hospitalar.

O exame físico detalhado e sistematizado facilita a interpretação dos achados clínicos integrados e contextualizados a partir da história gestacional e perinatal. As complicações da prematuridade, dos eventos intraparto (asfixia perinatal), das infecções e das malformações congênitas constituem emergências diagnósticas com definições terapêuticas dentro do período crítico para reduzir mortes e sequelas.

Todos os procedimentos que demandam a separação da criança de sua mãe nas primeiras horas de vida devem ser postergados e progressivamente realizados conforme recomendações.

Intercorrências mais frequentes

Obstrução gastrointestinal

A maioria das condições clínicas que causam obstrução gastrointestinal é grave, mas o prognóstico varia de acordo com a abordagem clínico-cirúrgica, com propedêutica e terapêuticas atualmente disponíveis.

Atraso no diagnóstico resulta em desequilíbrio hidroeletrolítico e choque.

Má rotação e volvo intestinal é emergência cirúrgica.

- Diagnóstico no pré-natal: polidrâmnio; anormalidades no ultrassom (intestino dilatado e hipercoico; ascite e lesões calcificadas). Trissomia 21 está associada à atresia duodenal em 30% daquelas crianças. História familiar de fibrose cística está associada a íleo meconial. Na sala de parto, na avaliação ao nascimento, a presença de secreção oral bolhosa sugere atresia esofagiana. Descoloração de parede abdominal periumbilical sugere perfuração intestinal intraútero.
- Apresentação clínica: vômitos (usualmente biliosos, de cor verde-amarelada). O vômito é bilioso se a obstrução é distal à ampola de Vater. Hematêmese (vômito sanguinolento) pode estar presente na má rotação. O abdome se apresenta distendido com movimentos de alças intestinais visíveis (peristálticas), com eritema e edema de parede, massa abdominal, peritonite e choque.

A doença de Hirschsprung é diagnóstico diferencial nos quadros obstrutivos.

A abordagem é emergencial e de acordo com protocolos clínicos e fluxos assistenciais estabelecidos na RAS-MI[11,12].

Icterícia neonatal[41]

Não existe um nível isolado de hiperbilirrubinemia indireta que cause a encefalopatia hiperbilirrubinêmica. Porém, em RN termo ou pré-termo tardios os seguintes fatores aumentam significativamente o risco: presença de hemólise (Rh, ABO, ou grupos menores), sepse, hipóxia, convulsões, acidose, hipoalbuminemia.

Icterícia nas primeiras 24 horas de vida é mais frequentemente de causa hemolítica, com aumento rápido de índices de bilirrubina tóxicos ao sistema nervoso central.

Causas de icterícia neonatal de acordo com o período de vida em que se apresentam

Apresentação nas primeiras 24 horas:

- Doença hemolítica por incompatibilidade de Rh.
- Doença hemolítica por incompatibilidade de ABO.

- Doença hemolítica por outros antígenos.
- Deficiência de G6PD.
- Esferocitose hereditária.
- Infecção congênita.
- Apresentação após 24 horas:
- Icterícia por dificuldade no estabelecimento do aleitamento materno (importante: manter e orientar o aleitamento materno).
- Hemolítica.
- Infecção.
- Reabsorção de cefaloematoma.
- Obstrução gastrointestinal.
- Policitemia.
- Doenças metabólicas.
- Defeitos de enzimas hepáticas (conjugação).

Icterícia prolongada

Com aumento da bilirrubina não conjugada: icterícia associada ao leite materno; hipotireoidismo; obstrução gastrointestinal; sepse; defeitos de conjugação hepática.

Com aumento da bilirrubina conjugada: síndrome da hepatite neonatal; atresia de vias biliares (tratamento cirúrgico emergencial).

O tratamento da hiperbilirrubinemia patológica deve-se iniciar logo após o diagnóstico e pode ser realizado na maioria das vezes, no local de nascimento. Se o tratamento é iniciado em tempo oportuno a exsanguineotransfusão torna-se um procedimento menos frequente. A fototerapia por meio de aparelhos com luz LED oferece radiância adequada e devem ser priorizados. Os gráficos de predição de evolução da hiperbilirrubinemia desenvolvidos por Bhutani et al. e os de indicação de fototerapia da Academia Americana de Pediatria são os mais utilizados e recomendados, portanto precisam estar disponíveis em todas as maternidades, sistematizados em protocolos clínicos.

A necessidade de aparelho que faz estimativa da bilirrubina sérica por aferição transcutânea com método não invasivo é recomendada em todas as maternidades. Na ausência, fazer a estimativa pelo método de Kramer e se necessário, nos casos de icterícia moderada ou grave interpretados no contexto neonatal (hipótese mais provável para etiologia, fatores de risco, horas de vida e outros), confirmar com dosagem plasmática da bilirrubina e exames complementares necessários (grupo sanguíneo, Coombs, associado à história da mãe) para início do tratamento, conforme as ferramentas clínicas citadas.

Prevenção da morte súbita

Durante a internação do RN no alojamento conjunto os profissionais podem aproveitar a oportunidade para orientar os pais sobre o risco de síndrome de morte súbita infantil (SMS), salientando os pontos mais importantes para prevenir, descritos no Quadro 8.

REAVALIAÇÃO CLÍNICA EM RECÉM-NASCIDOS POTENCIALMENTE SAUDÁVEIS EM ALOJAMENTO CONJUNTO[42]

Crianças de termo ou pré-termos tardios, assistidos em alojamento conjunto, que apresentam riscos para hipoglicemia, sepse, infecções congênitas e/ou perinatais, hiperbilirrubinemia ou outros fatores de risco demandam monitoramento clínico-laboratorial, com protocolos clínicos específicos.

Durante a permanência hospitalar no alojamento conjunto de um RN potencialmente saudável, com plano de alta com 48 horas de vida pós-natal, em média, deverá ser reavaliado a cada 6, 12, 18 e 24 horas, incluindo:

- Avaliação do aleitamento materno: o leite materno deve ser o alimento do RN termo, exceto em condições muito específicas. No alojamento conjunto deve-se incentivar o aleitamento materno em livre demanda, de acordo com o choro ou o sono da criança, com monitoramento da normalidade da evolução clínica da criança. Inicialmente, nos primeiros dias de vida, o RN deve ser colocado para amamentar 8-12 vezes ao dia. As mães devem ser orientadas a apoiar a criança em posição confortável, para evitar fissuras de mamilos e favorecer a boa ejeção láctea, a mãe com o dorso apoiado. O colostro, fundamental para a nutrição, é progressivamente (entre 24-72 horas) substituído pelo leite de transição e maduro, em volume e nutrientes suficientes, na maioria das lactantes. A perda de peso inicial do RN é fisiológica, alcançando 7-10% do peso ao nascer distribuídas nos primeiros dias, com estabilização, em média, a partir do quarto dia de vida. O peso de nascimento é recuperado entre 10-14 dias. Não está indicado suplemento com água ou fórmula, exceto por condições médicas indicadas. Toda maternidade precisa aderir à Iniciativa Hospital Amigo da Criança, com práticas recomendadas pela Unicef.

- Avaliação das informações verbais e das registradas em formulários, sobre o estado geral, aceitação e prática alimentar, presença de eliminações fisiológicas (mecônio/fezes e urina), ou anormalidades como convulsões, vômitos, que merecem investigação criteriosa e suspensão da alta hospitalar.
- Ectoscopia: peso diário, com cálculo da porcentagem de perda, observação do padrão respiratório, cor, reatividade, sucção com observação da amamentação, distensão abdominal (nesse caso, exame detalhado do abdome mesmo com registro de normalidade no primeiro exame detalhado), aparecimento e evolução da icterícia, e presença de cianose, palidez, e lesões de pele não consideradas achados normais ao nascimento.
- Sistema cardiovascular: ausculta cardíaca, palpação de pulsos periféricos, verificação de reperfusão capilar (mesmo com teste de oximetria de pulso normal).

EXAME PRÉ-ALTA[42]

No momento da alta, reexame global da criança, com ênfase na identificação da icterícia, distúrbios respiratórios, sopros cardíacos, distensão abdominal eventualmente não diagnosticados previamente. Nesse momento, complementando os anteriores, os pais precisam ser orientados sobre o período de transição do cuidado, a visita ao centro de saúde, a prevenção de infecções, sinais de alerta universais e específicos segundo a classificação (fenótipo neonatal), evolução clínica durante a permanência hospitalar e presença de vulnerabilidade social. Sempre a criança recebe alta vinculada à atenção primária à saúde.

REFERÊNCIAS BIBLIOGRÁFICAS

1. Enciso JM, Devaskar SU. Developmental origins of adult health and diseases. In: Martin RJ, Fanaroff AA, Walsh M. Fanaroff & Martin's: neonatal – perinatal medicine: diseases of the fetus and infant. 11.ed. Philadelphia: Elsevier; 2020. p.274-85.
2. Barros FC, Papageorghiou AT, Victora CG, Noble JA, Pang R, Iams J, et al. The distribution of clinical phenotypes of preterm birth syndrome implications for prevention. JAMA Pediatrics. 2015;169(3):220-9.
3. 2016 Mortality Collaborators. Global, regional, and national under-5 mortality, adult mortality, age-specific mortality, and life expectancy, 1970-2016: a systematic analysis for the Global Burden of Disease Study 2016. Lancet. 2017;390:1084-150
4. França EB, Lansky S, Rego MAS, Malta DC, França JS, Teixeira R, et al. Leading causes of child mortality in Brazil, in 1990 and 2015: estimates from the Global Burden of Disease study. Rev Bras Epidemiol. 2017;20(Suppl. 1):46-60.
5. Narvey MR, MacDonald MG. Physical assessment and classification. In: MacDonald MG, Seshia MMK (ed.). Avery's neonatology pathophysiology and management of the newborn. 7.ed. Philadelphia: Walters Kluwer; 2016. p.242-64.
6. Lissauer T, Fanaroff AA, Miall L, Fanaroff J (ed.). Neonatology at a glance. 4.ed. Philadelphia: John Wiley & Sons. p. 242.

7. Tavares EC. A consulta do RN. In: Martins MA, Viana MRA, Vasconcelos MC, Ferreira RA (eds.). Semiologia da criança e do adolescente. São Paulo: Medbook; 2010. p.608.
8. Zilberman D, Halscott T, Landy HJ. The impact of maternal illness on the neonate. In: MacDonald MG, Seshia MMK (ed.). Avery's neonatology pathophysiology and management of the newborn. 7.ed. Philaldelphia: Walters Kluwer; 2016. p.160-8.
9. Rego MAS. Avaliação do sistema informático perinatal (SIP – CLAP – OPS) no monitoramento da assistência hospitalar perinatal em Minas Gerais. [Tese]. Doutorado – Ciências da Saúde. Faculdade de Medicina da Universidade Federal de Minas Gerais. 2008.
10. Rego MAS, Moraes M, Machry J, Gomes MASM, Galera MF, Almeida JHCL, et al. Integração do cuidado perinatal: do modelo em rede de atenção à saúde materno-infantil aos microprocessos nas unidades perinatais, no contexto clínico-epidemiológico. In: Silva LR, Solé D, Silva CAA, Constantino CF, Liberal EF, Lopes FA. Tratado de pediatria. Sociedade Brasileira de Pediatria. 5.ed. Barueri: Manole; 2022.
11. CONASS. Planificação da Atenção à Saúde: um instrumento de gestão e organização da RAS. Cadernos de Informação Técnica 31. Brasília, 2018. Disponível em: https://www.conass.org.br/consensus/planificacao-da-atencao-saude-uma-proposta-de-gestao-e-organizacao-da-atencao-primaria-saude-e-da-atencao-ambulatorial-especializada-nas-redes-de-atencao-saude/. Acesso em: fev. 2022.
12. Rego MAS, Matos MAB, Lopes, PRR. Nota técnica para organização da rede de atenção à saúde com foco na atenção primária à saúde e na atenção ambulatorial especializada: saúde da criança. Disponível em: https://www.as.saude.ms.gov.br/wp-content/uploads/2021/11/notatecnica_crianca-1-1.pdf. Acesso em: fev. 2022.
13. Brasil. Ministério da Saúde. Portaria n. 930, de 10 de maio de 2012. Diretrizes e objetivos para a organização da atenção integral e humanizada ao RN grave ou potencialmente grave e os critérios de classificação e habilitação de leitos de unidade neonatal no âmbito do Sistema Único de Saúde (SUS). Disponível em: http://www.as.saude.ms.gov.br/wp-content/uploads/2016/07/Portaria-GM-MS-n%C2%BA1.020-do-dia-29-de-maio-de-2013.pdf. Acesso em: fev. 2022.
14. Brasil. Ministério da Saúde. Manual de gestação de alto risco. Disponível em: https://www.gov.br/saude/pt-br/assuntos/noticias/2022/marco/ministerio-da-saude-lanca-manual-gestacao-de-alto-risco. Acesso em: mar. 2022.
15. American College of Obstetricians and Gynecologists. Gestacional diabetes mellitus. Practice Bulletin Nº 137. Obstet Gynecol. 2013;122:406.
16. Pridjian G. Pregestational diabetes. Obstet Gynecol Clin North Am. 2010;37:143.
17. Neale DM, Cootauco AC, Burrow G. Thyroid disease in pregnancy. Clin Perinatol. 2007;34:543.
18. Benitz WE, Wynn JL, Polin RA. Reappraisal of guidelines for management of neonates with suspected early-onset sepsis. J Pediatr 2015;166(4):1070-4.
19. Puopolo KM, Benitz WE, Zaoutis TE. Committee on Fetus and Newborn; Committee on Infectious Diseases. Management of neonates born at ≥ 35 0/7 weeks' gestation with suspected or proven early-onset bacterial sepsis. Pediatrics. 2018;142(6):e20182894.
20. Pereira LDC, Calil R. Sepse neonatal precoce. In: Silva LR, Solé D, Silva CAA, Constantino CF, Liberal EF, Lopes FA. Tratado de pediatria. Sociedade Brasileira de Pediatria. 5.ed. Barueri: Manole; 2022.
21. American College of Obstetricians and Gynecologists. Prevention of group B Streptoccocal early-onset disease in newborns: ACOG Committee Opinion, number 797. Obstet Gynecol. 2020;135(2):e51-e72.
22. Domingues CSB, Duarte G, Passos MRL, Sztajnbok DCN, Menezes MLB. Protocolo brasileiro para infecções sexualmente transmissíveis 2020: sífilis congênita e criança exposta à sífilis. Epidemiol Serv Saude. 2021;30(Esp.1):e2020597.
23. Ministério da Saúde. Secretaria de Vigilância em Saúde. Departamento de Vigilância das Doenças Transmissíveis. Fluxogramas para prevenção da transmissão vertical do HIV, sífilis e hepatites B e C nas instituições que realizam parto. 2021. Disponível em: http://www.aids.gov.br/pt-br/pub/2021/fluxogramas-para-prevencao-da-transmissao-vertical-do-hiv-sifilis-e-hepatites-b-e-c-nas. Acesso em: mar. 2022.
24. Sociedade Brasileira de Pediatria. Departamento Científico de Neonatologia: Documento científico: nascimento seguro. 2017 Disponível em: https://www.sbp.com.br/imprensa/detalhe/nid/pediatras-lancam-documento-com-diretrizes-para-o-nascimento-seguro-no-brasil/. Acesso em: fev. 2022.
25. Sadeck LSR, Rebello CM. A golden hour do recém-nascido pré-termo. In: Sociedade Brasileira de Pediatria; Procianoy RS, Leone CR (orgs.). PRORN – Programa de Atualização em Neonatologia: ciclo 12. Porto Alegre: Artmed Panamericana; 2015. p.97-134.
26. Almeida MFB, Guinsburg R, Machado MGP, Anchieta LM. Assistência ao nascimento na sala de parto. In: Silva LR, Solé D, Silva CAA, Constantino CF, Liberal EF, Lopes FA. Tratado de pediatria. Sociedade Brasileira de Pediatria. 5.ed. Barueri: Manole; 2022.
27. Marba STM, Caldas JPS, Vale MS, Nader PJH. Transporte neonatal. In: Silva LR, Solé D, Silva CAA, Constantino CF, Liberal EF, Lopes FA. Tratado de pediatria. Sociedade Brasileira de Pediatria. 5.ed. Barueri: Manole; 2022.
28. Lissauer T, Hansen A. Physical examination of the newborn. In: Martin RJ, Fanaroff AA, Walsh MC (ed.). Neonatal-perinatal medicine: diseases of the fetus and infant. 11.ed. Philadelphia: Elsevier; 2020.
29. Pereira LDC, Moreira LMO, Lyra PPR, Nader SS. Semiologia neonatal. In: Silva LR, Solé D, Silva CAA, Constantino CF, Liberal EF, Lopes FA. Tratado de

pediatria. Sociedade Brasileira de Pediatria. 5.ed. Barueri: Manole; 2022.
30. American College of Obstetricians and Gynecologists. Methods for estimating the due date. Committee Opinion n. 700. Obstet Gynecol. 2017;129:e150-4.
31. American Academy of Pediatrics. Policy Statement. Age terminology during the perinatal period. Committee on Fetus and Newborn. Pediatrics. 2004 Nov;114(5).
32. Ballard JL, Khoury JC, Wedig K, Wang L, Eilers-Walsman BL, Lipp R. New Ballard Score, expanded to include extremely premature . J Pediatr. 1991;119:417-23.
33. Papageorghiou AT, et al. for the International Fetal and Newborn Growth Consortium for the 21st Century (Intergrowth-21st. International standards for fetal growth based on serial ultrasound measurements: the Fetal Growth Longitudinal Study of the Intergrowth--21st Project. Lancet. 2014;384:869-79.
34. Brasil. Ministério da Saúde. Caderneta da Criança, Meninos, 2020. Disponível em: http://bvsms.saude.gov.br/bvs/publicacoes/caderneta_crianca_menino_2ed.pdf.
35. Brasil. Ministério da Saúde. Caderneta da Criança, Meninas, 2020. Disponível em: http://bvsms.saude.gov.br/bvs/publicacoes/caderneta_crianca_menina_2ed.pdf.
36. World Health Organization (WHO). March of Dimes, PMNCH, Save the Children. Born Too Soon: The Global Action Report on Preterm Birth. CP Howson, MV Kinney, JE Lawn (eds.). Geneva: World Health Organization; 2012.
37. Prechtl H, Beintema D. The neurologic examination of the full-term newborn infant. In: Clinics in developmental medicine. v.12. London: SIMP Heinemann; 1964.
38. Brasil. Ministério da Saúde. Secretaria de atenção à Saúde, Departamento de Ações Programáticas Estratégicas, Coordenação Geral da Saúde da Criança e Aleitamento Materno – Nota técnica n. 35/2018 – Anquiloglossia em recém-nascidos. Disponível em: https://portaldeboaspraticas.iff.fiocruz.br/biblioteca/nota-tecnica-n-o-35-2018-anquiloglossia-em-recem-nascidos/. Acesso em: mar. 2022.
39. Sadeck LSR, Leone CR. Diagnóstico diferencial da insuficiência respiratória no período neonatal. In: Marcondes E, Vaz FAC, Ramos JLA, Okay Y. Pediatria básica. 9.ed. São Paulo: Savier; 2002.
40. Du ZD, Roquin N, Barak M. Clinical and echocardiographic evaluation of neonates with heart murmurs. Acta Paediatr. 1997;86:752.
41. Brandão D, Almeida MFB. Icterícia neonatal. In: Silva LR, Solé D, Silva CAA, Constantino CF, Liberal EF, Lopes FA. Tratado de pediatria. Sociedade Brasileira de Pediatria. 5.ed. Barueri: Manole; 2022.
42. Rego MAS, Nader SS, Vale MS, Sadeck LSR, Silveira RC, Graziano RM. Crescimento e desenvolvimento do recém-nascido pré-termo: da transição do cuidado hospitalar ao acompanhamento ambulatorial. In: Silva LR, Solé D, Silva CAA, Constantino CF, Liberal EF, Lopes FA. Tratado de pediatria. Sociedade Brasileira de Pediatria. 5.ed. Barueri: Manole; 2022.

22

Semiologia do recém-nascido pré-termo

Maria Albertina Santiago Rego
Lilian dos Santos Rodrigues Sadeck

DEFINIÇÃO DE PREMATURIDADE

A Organização Mundial da Saúde (OMS) tem recomendado o uso de "recém-nascido pré-termo" substituindo "recém-nascido prematuro". Comumente, "prematuridade" refere-se ao conceito geral do nascimento prematuro. A OMS recomenda a nomenclatura "pré-termo" para crianças que nascem com idade gestacional (IG) menor que 37 semanas ou menos de 259 dias, contados a partir do primeiro dia do último período menstrual da gestante. No entanto, mais recentemente (2017), o Committee on Obstetric Practice, juntamente com o American Institute of Ultrasound in Medicine e da Society for Maternal-Fetal Medicine, passou a considerar o exame obstétrico ultrassonográfico realizado no primeiro trimestre de gestação, entre 9 semanas e 0 dia e 13 semanas e 6 dias, como o padrão ouro para estimativa da IG, recomendação também do grupo Intergrowth-21st[1-6].

RELEVÂNCIA DA PREMATURIDADE

No Brasil, ao redor de 12% (variando entre 10 e 14%, de acordo com as fontes de informações consideradas e dos métodos utilizados para estimar os índices e taxas) dos 3 milhões de nascidos vivos nascem antes de completar 37 semanas de IG. Isso significa que cerca de 360 mil crianças nascem prematuras todos os anos, o que corresponde a quase mil crianças por dia, em sua maioria sob circunstâncias potencialmente evitáveis por ações intersetoriais e específicas de saúde. Também no Brasil, diferentemente das taxas de países com melhores indicadores de saúde perinatal e neonatal, as crianças que nascem com IG < 32 semanas ou peso ao nascer (PN) < 1.500g têm risco muito alto de vir a morrer ainda no período neonatal e ao longo do primeiro ano de vida. Esse risco continua aumentado em relação às outras crianças, até os 5 anos de idade.

Em relação à morbidade, essas crianças têm grande probabilidade de desenvolver eventos crônicos, como hipertensão e diabetes, na vida adulta, segundo estudos da integração dos ciclos de vida e da epigenética. Também os recém-nascidos pré-termo (RNPT) tardios têm risco aumentado de apresentar problemas de desenvolvimento em relação aos recém-nascidos (RN) termo.

As complicações da prematuridade contribuem para, no mínimo, metade de todas as mortes e morbidades nos primeiros 5 anos de vida, destacando-se doença pulmonar crônica, suscetibilidade às infecções, disfunção gastrointestinal e renal, comprometimento visual e auditivo, alterações do crescimento e neurodesenvolvimento, hospitalizações prolongadas e re-hospitalizações, especialmente nos primeiros 2 anos. Obesidade, diabetes tipo 2, hipertensão arterial e doença cardiovascular são condições crônicas associadas à prematuridade e à desnutrição fetal[7-11].

CLASSIFICAÇÃO DO RECÉM-NASCIDO PRÉ-TERMO, EM GRUPOS DE RISCO[12]

A IG ao nascer determina a base das subcategorias do RNPT, estratificados por grupos de risco para morbimortalidade neonatal, segundo a OMS, em:

- Pré-termo extremo: < 28 semanas.
- Muito pré-termo: 28 a < 32 semanas.
- Pré-termo moderado: 32 a < 34 semanas.
- Pré-termo tardio: 34 a < 37 semanas.

O baixo peso, associado à prematuridade e à desnutrição fetal, é definido como o PN < 2.500 g. Essa classificação se baseia em observações epidemiológicas de que crianças com menos de 2.500 g ao nascer têm risco aproximadamente 20 vezes maior de morrer comparadas a crianças com peso maior.

Para o RNPT, o baixo PN pode ainda ser subcategorizado em:

- Extremo baixo PN: PN < 1.000 g.
- Muito baixo PN: PN < 1.500 g.

Todo RN deve ser avaliado para adequação e proporcionalidade do crescimento fetal para a IG ao nascer, considerando as medidas de peso, comprimento e perímetro craniano obtidas nas primeiras 12 horas após o nascimento, sendo assim definido: RN adequado para a IG (AIG), quando o PN está entre o percentil 10 e o 90 (ou escore-z correspondente); pequeno para a IG (PIG), quando abaixo do percentil 10, e grande para a IG (GIG), se acima do percentil 90, de acordo com gráficos padrão de crescimento fetal:

- AIG.
- PIG.
- GIG.

A Sociedade Brasileira de Pediatria (SBP) recomenda a utilização das curvas *Intergrowth-21st*, de crescimento intrauterino (Figura 1), de RNPT ao nascer, construídas com peso, comprimento e perímetro craniano de população de gestantes potencialmente saudáveis de vários países, com metodologia coordenada pela Universidade de Oxford, tornando-se uma ferramenta padrão de crescimento fetal[12]. Essas curvas estão normatizadas pelo Ministério da Saúde do Brasil.

Para o RN PIG, a proporcionalidade entre peso, comprimento e perímetro craniano ao nascer classifica o crescimento fetal em simétrico ou assimétrico, associado às causas que levaram às alterações do crescimento fetal[5]:

- PIG simétrico.
- PIG assimétrico.

Os desvios isolados de crescimento do perímetro craniano demandam abordagem diferenciada para o risco de macrocrania e microcrania e para diagnósticos associados.

Esses marcadores das condições do crescimento e desenvolvimento fetal, avaliados ao nascimento, quando integrados às informações obstétricas da história clínica perinatal, compõem a base fenotípica da criança definida ao nascer.

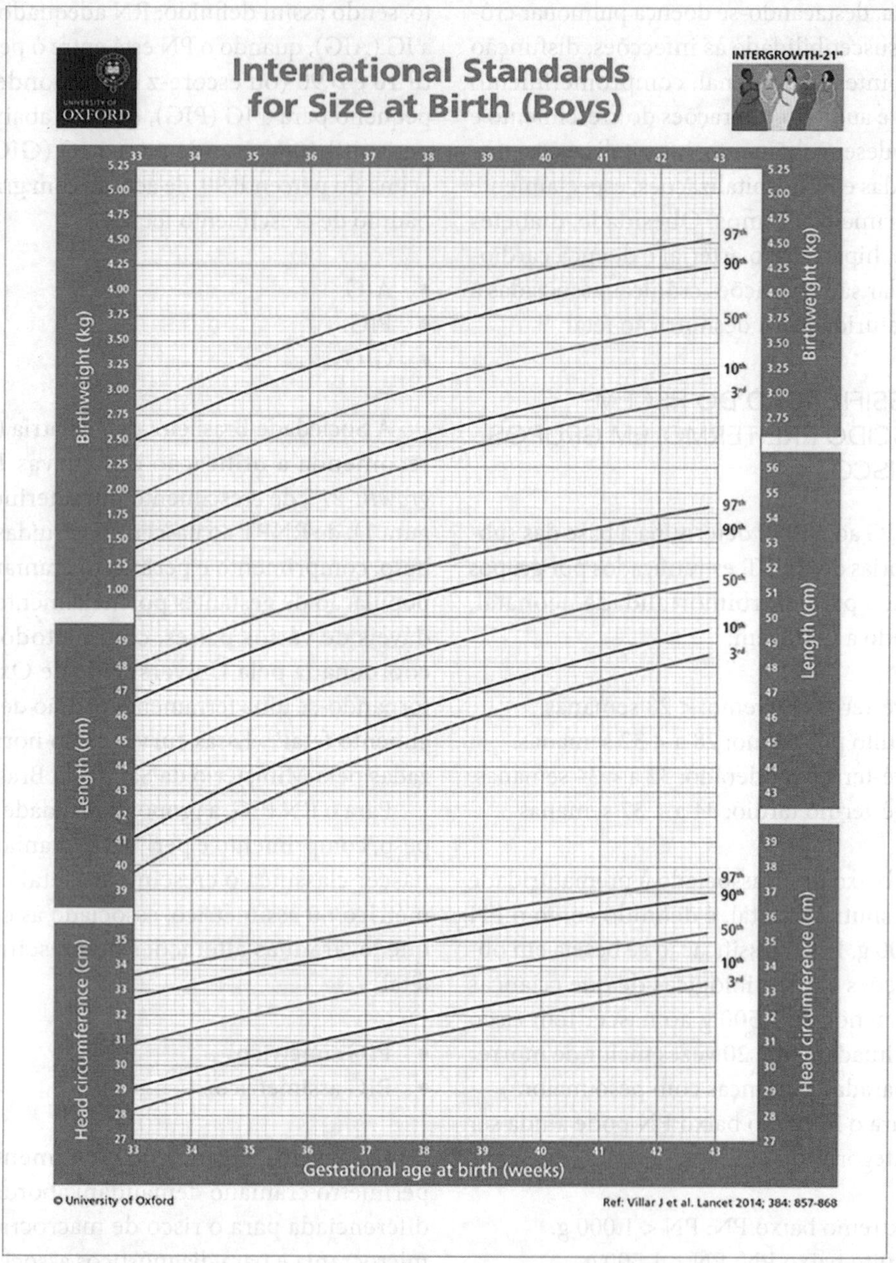

FIGURA 1 Curvas padrão *Intergrowth-21st* de crescimento intrauterino (masculina e feminina). (*continua*)
Fonte: Villar et al., 2014[12]; https://intergrowth21.tghn.org/newborn-size-birth/#ns1.

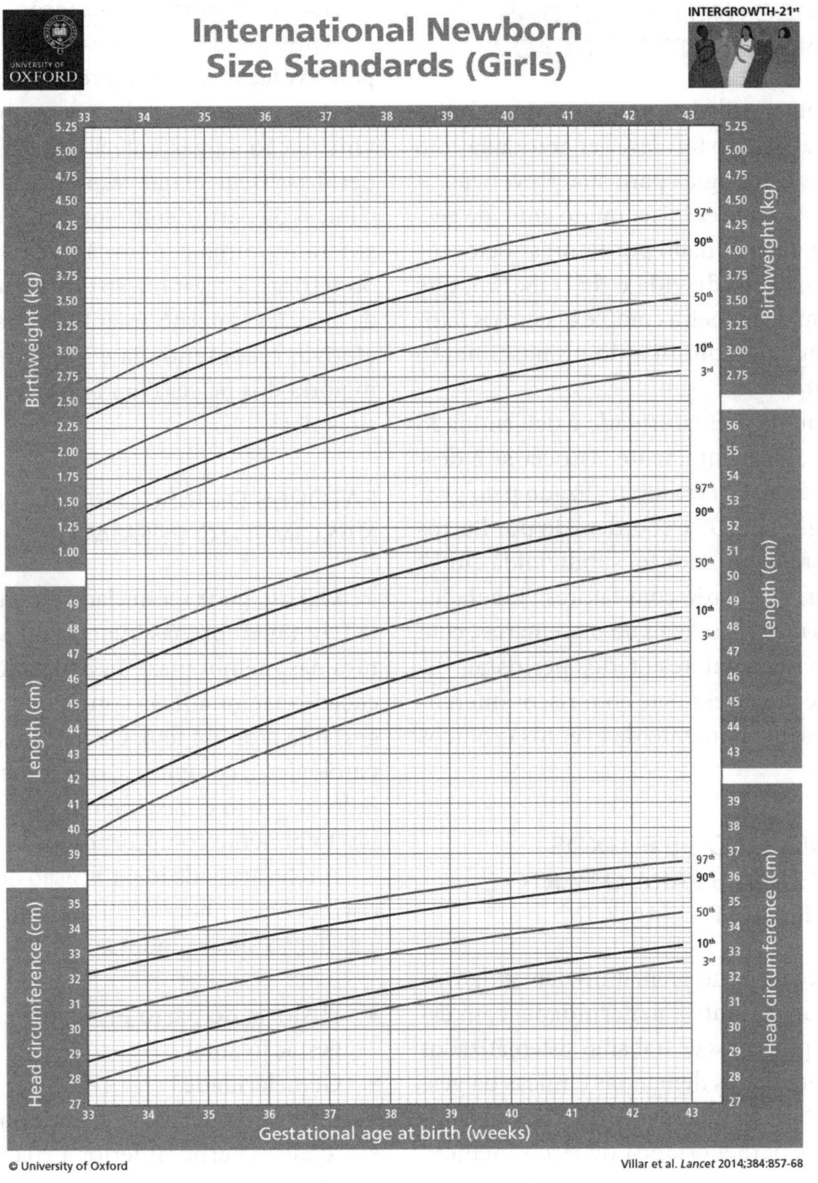

FIGURA 1 (*continuação*) Curvas padrão *Intergrowth-21st* de crescimento intrauterino (masculina e feminina). Fonte: Villar et al., 2014[12]; https://intergrowth21.tghn.org/newborn-size-birth/#ns1.

FENÓTIPOS DA PREMATURIDADE COM FOCO NAS ESTRATÉGIAS DE PREVENÇÃO E INTERVENÇÃO

A prematuridade é uma síndrome clínica complexa e, como tal, deve ser abordada com múltiplas estratégias para sua prevenção. É um processo que se inicia muito antes da gestação e é determinado por fatores socioeconômicos, estilo de vida e de trabalho, que interagem de maneira complexa com os fatores biológicos, culminando no nascimento prematuro.

O grau de prematuridade é determinado pela IG e, frequentemente, associa-se à desnutrição fetal. Em estudo realizado pelo grupo Intergrowth-21st e coordenado por Barros et al., a prematuridade foi subdividida em 12 fenótipos, de acordo com fatores vinculados às causas maternas, fetais ou placentárias, com evolução neonatal, resultados perinatais diferentes e provavelmente com riscos diferentes de desenvolvimento de eventos crônicos futuros[13].

ORGANIZAÇÃO DE FLUXOS ASSISTENCIAIS PARA O PARTO E NASCIMENTO PREMATURO

O risco de parto prematuro demanda vinculação da gestante à maternidade, com estrutura e processos de trabalho sistematizados para responder às demandas clínicas da gestante/parturiente/puérpera e do RN. Cuidados essenciais para a criança de risco incluem acesso venoso central, apoio diagnóstico para triagem de infecção aguda, serviço de imagem com ultrassonografia (US) transfontanelar, suporte ventilatório convencional e suporte nutricional, como nutrição enteral com leite materno desde os primeiros dias de vida, e nutrição parenteral, para os muito prematuros e prematuros extremos.

A estratificação do risco materno-fetal e neonatal, ao longo da gestação, utilizando ferramentas clínicas de estimativas de risco para evolução de parto prematuro, possibilita não somente medidas preventivas como a vinculação da gestante à maternidade com perfil assistencial que responda às demandas clínicas da parturiente e/ou RN. Mesmo considerando uma proporção de emergências obstétricas, a organização do cuidado em rede de atenção materno-infantil é uma estratégia efetiva, recomendada e implementada na maioria dos países com bons resultados perinatais1[4].

FATORES DE RISCO PARA O PARTO E NASCIMENTO PREMATURO

O parto pode ser iniciado espontaneamente (com membranas intactas ou após a ruptura das membranas) ou realizado por indicação relacionada às condições clínicas da gestante e/ou do feto. Os mecanismos fisiopatológicos, complexos, que levam ao resultado do parto e nascimento prematuro não são totalmente compreendidos.

A relevância da identificação de fatores de risco define a abordagem preventiva durante a gestação, destacando-se[15-17]:

- História de parto prematuro anterior à gestação atual.
- Gemelaridade.
- Intervalo interpartal menor que 6 meses.
- Idade materna (inferior a 20 ou acima de 35 anos).
- Nutrição materna: baixo índice de massa corporal e obesidade, muitas vezes associada às síndromes hipertensivas e ao diabetes melito.
- Exposições ambientais, especialmente ao tabaco.
- Uso abusivo de drogas.

- Propensão genética.
- Altos índices de estresse materno emocional e/ou social.
- Vulnerabilidade socioeconômica, em interações multiníveis complexas.

CONDIÇÕES MÉDICAS ASSOCIADAS AO PARTO PREMATURO

- Distensão uterina excessiva nas gestações múltiplas, com risco 10 vezes maior comparado ao parto único.
- Inflamação, possivelmente resultante de insuficiência cervical.
- Condições médicas maternas:
  - Infecção intrauterina: corioamnionite, vaginose bacteriana, rotura prolongada de membranas.
  - Infecção urinária isolada ou de repetição com ou sem pielonefrite, infecções sexualmente transmissíveis; outras infecções.
  - Condições médicas crônicas: síndromes hipertensivas graves, doenças sistêmicas.
- Alterações do colo uterino.
- Alterações placentárias levando às síndromes hemorrágicas.
- Condições fetais: restrição do crescimento intrauterino; malformações congênitas.

PROPEDÊUTICA FETAL

Os escores de risco até então desenvolvidos para previsão do parto prematuro não respondem de maneira satisfatória. Considerando as causas de prematuridade no Brasil, em grande parte evitáveis, a estratégia do cuidado mais relevante é a estratificação de risco gestacional evolutiva, com abordagem em tempo adequado dos problemas médicos, comportamento e estilo de vida e de vulnerabilidade social, detectados.

A medida do comprimento cervical por ultrassom transvaginal tornou-se uma importante ferramenta na avaliação do risco de PPT[17,18]. O comprimento cervical pode ser realizado a partir de 16 semanas nos casos considerados de maior risco; nos demais casos, pode ser feita entre 19-24 semanas, no momento da US morfológica de segundo trimestre. Colo curto é normalmente definido como inferior a 25 mm, e está associado a aumento do risco de parto prematuro, proporcional a seu tamanho[18].

INTERVENÇÕES PARA REDUZIR A INCIDÊNCIA DE PARTO PREMATURO

- Cerclagem no diagnóstico de colo curto.
- Autocuidado apoiado para mudanças no estilo de vida materno com fatores de risco para o parto prematuro (uso de tabaco, p. ex.).
- Vigilância de infecções cervicovaginais e urinárias.
- Suplementação de progesterona: é um tratamento promissor, que se tornou o manejo padrão para reduzir o parto prematuro recorrente[17,18].

INTERVENÇÕES PARA MINIMIZAR A MORBIMORTALIDADE NEONATAL ASSOCIADA À PREMATURIDADE

- Administração anteparto de um ciclo de corticosteroides (12 mg de betametasona via intramuscular por 2 vezes com 24 horas de intervalo, ou 6 mg de dexametasona via intramuscular por 4 vezes com 12 horas de intervalo), em gestantes com risco de evoluir para parto prematuro, entre 24-34 semanas de gestação.
  - O corticosteroide antenatal diminui a morbidade e a mortalidade neonatal por acelerar a maturidade do feto, reduzindo o risco de síndrome de desconforto respiratório (SDR), hemorragia peri-intraventricular, enterocolite necrosante,

persistência do canal arterial e displasia broncopulmonar[19].

- Assistência ao parto em hospital ou maternidade que responda às demandas clínicas da parturiente e do RN.
- Administração de sulfato de magnésio, imediatamente antes do parto prematuro em gestações < 32 semanas, para redução do risco de paralisia cerebral[19].

MELHOR MOMENTO, LOCAL E DEFINIÇÃO DO MODO DE NASCIMENTO

O papel do pediatra, na equipe de assistência perinatal, tanto durante a gestação quanto no momento emergencial de definições médicas do parto e do nascimento, é apoiar o obstetra em suas decisões com fundamentos técnico-científicos, para aplicação em potencialmente melhores práticas clínicas, considerando a condição de risco materna, fetal e neonatal, no local considerado, e pela equipe assistencial[8].

MOMENTO DO PARTO

Para uma boa assistência ao RNPT ao nascimento é importante conhecer a fisiologia da transição da vida intrauterina para a extrauterina, assim como as particularidades em relação à reanimação neonatal.

Transição da vida intrauterina à extrauterina

A circulação fetal é dependente da placenta para a troca dos gases e de nutrientes com a circulação materna. O desenvolvimento da placenta é essencial para o desenvolvimento e o adequado crescimento fetal. O oxigênio é essencial para a sobrevivência, tanto antes como após o nascimento. Antes do nascimento, todo o oxigênio usado pelo feto se difunde através da membrana placentária do sangue da mãe para o sangue do feto. Apenas uma pequena fração do sangue fetal passa através dos pulmões do feto. Os pulmões do feto não funcionam como uma via para o transporte de oxigênio para o sangue ou para excretar o dióxido de carbono. Portanto, o fluxo de sangue para os pulmões não é importante para manter a oxigenação fetal normal e para o equilíbrio ácido-base.

Os pulmões do feto vão se desenvolvendo no útero, de acordo com a IG, mas os sacos alveolares e, posteriormente, os alvéolos estão preenchidos com líquido em vez de ar. Além disso, concomitantemente ao desenvolvimento das estruturas alveolares, ocorre o desenvolvimento da vascularização que irriga os pulmões fetais. As arteríolas pulmonares que se desenvolvem se mantêm contraídas, em parte devido à baixa pressão parcial de oxigênio (pO_2) no feto. Antes do nascimento, apenas 10% do sangue do lado direito do coração passa para os pulmões devido à resistência aumentada ao fluxo sanguíneo em decorrência da vasoconstrição da circulação pulmonar do feto. A maioria do volume sanguíneo segue para a região de menor resistência, através do canal arterial para a aorta[20].

A circulação placentária tem menor resistência vascular, em decorrência do amplo leito de capilares, acomodando cerca de 40% do débito cardíaco fetal. A circulação fetal se caracteriza pela presença de dois *shunts*, com fluxo da direita para a esquerda, o forame oval e o canal arterial, presença do ducto venoso e com resistência vascular pulmonar alta e resistência sistêmica baixa[20].

Após o nascimento e o clampeamento do cordão, o RN já não estará conectado à placenta e dependerá dos pulmões como a única fonte de oxigênio. Portanto, em tempo, o fluido intrapulmonar deve ser absorvido, os pulmões devem expandir com a entrada de ar e com oxigênio, dilatando os vasos sanguíneos dos pulmões com a vasodilatação da vasculatura pulmonar, evoluindo com queda da resistência pulmonar e aumento do fluxo de sangue para os capilares perialveolares. Esses eventos possibilitam que o oxigênio seja absorvido e levado para o resto do corpo e o gás carbônico eliminado. As circulações venosas e arteriais são separadas, e os *shunts* fetais tornam-se desnecessários. A transição da circulação fetal para a neonatal é realizada por três processos cardiopulmonares principais:

1. Início da respiração, resultando em expansão pulmonar com redução concomitante da resistência vascular pulmonar e aumento do fluxo sanguíneo pulmonar.
2. Aumento do conteúdo sanguíneo de oxigênio, o que reduz mais a resistência vascular pulmonar.
3. Perda da circulação placentária, com resultante aumento da resistência vascular sistêmica, levando ao fechamento dos *shunts* cardiovasculares fetais e à transição da circulação fetal para a neonatal.

Assim, para que os pulmões se estabeleçam como o local da troca gasosa após o nascimento, alterações significativas na circulação cardíaca e pulmonar e o início da ventilação pulmonar devem ocorrer. Os sistemas respiratório e cardiovascular estão intimamente relacionados, e o conhecimento da fisiologia de transição, é fundamental para o diagnóstico e o planejamento da assistência.

As peculiaridades da função cardíaca, circulatória e pulmonar são essenciais para o entendimento dos processos fisiopatológicos que ocorrem no RN, especialmente em prematuros. Outras adaptações indispensáveis à vida extrauterina são alterações na função endócrina, metabolismo do substrato e termogênese.

Muitos distúrbios maternos, placentários e fetais podem interferir nessa transição fisiológica e comprometer o RN. O estabelecimento da ventilação pulmonar eficaz ao nascimento exige que os pulmões se desenvolvam até um estágio em que os alvéolos possam ser insuflados a fim de realizar uma troca gasosa adequada[21].

Particularidades da reanimação neonatal

Os RNPT, particularmente os menores de 34 semanas de IG ao nascer, apresentam risco aumentado para uma variedade de complicações, algumas relacionadas aos fatores que levaram ao parto prematuro e outras, consequência da imaturidade anatômica e/ou fisiológica. O momento de nascimento é de extrema vulnerabilidade, necessitando de cuidados essenciais relacionados às seguintes características fisiológicas[22]:

- Maior risco de hipotermia em consequência de sua pele fina, grande área de superfície em relação à massa corporal e diminuição da gordura marrom.
- Imaturidade dos órgãos que levam a maior suscetibilidade à lesão oxidativa, quando o RN é exposto a oxigênio excessivo.
- Alta complacência da caixa torácica pela imaturidade da ossificação das costelas, dificultando a mecânica pulmonar.
- Imaturidade dos pneumatócitos tipo II, com menor produção de surfactante e, consequentemente, maior tensão superficial intra-alveolar propiciando microatelectasias e diminuição da complacência pulmonar.
- A insuficiência respiratória acarreta a necessidade de ventilação mecânica, que por sua vez aumenta o risco de lesão do parênquima pulmonar por barotrauma, volutrauma, atelectrauma ou biotrauma.
- Sistema nervoso imaturo, com maior risco de apneia da prematuridade e de he-

morragia intraventricular e/ou leucomalácia periventricular.

- Sistema imunológico imaturo, com risco aumentado de infecções.
- Baixa volemia, com maior suscetibilidade aos efeitos da perda de sangue (maior risco de hipovolemia).

A transição bem-sucedida da vida intrauterina para extrauterina é dependente de alterações fisiológicas que ocorrem ao nascimento. Quanto menores a IG e o PN, maior o risco da necessidade de reanimação no primeiro minuto de vida.

Estima-se que até 60% dos RN de muito baixo PN precisam de procedimentos de reanimação para iniciar a respiração[23]. Portanto, para uma assistência adequada é necessário, na composição da equipe, 2 a 3 profissionais, sendo pediatra ou neonatologista principalmente para assistência ao RN muito prematuro. O profissional deve estar habilitado para realizar reanimação neonatal avançada, incluindo intubação endotraqueal, massagem cardíaca e cateterização umbilical para administração de medicações. Como recomendado para todos os nascimentos, o ambiente e os equipamentos devem estar preparados e checados, com ambiente à temperatura entre 23-26 °C[23].

Controle de temperatura

O cuidado com a temperatura corpórea em RNPT é particularmente importante. As temperaturas de admissão de RN muito prematuros com frequência caem na faixa hipotérmica, associadas ao aumento da mortalidade. Envolver o RN muito prematuro em plástico imediatamente após o parto tem se mostrado uma estratégia do cuidado efetiva para manter a temperatura corporal na zona térmica neutra, à admissão na unidade neonatal[24].O plástico evita a perda de calor por evaporação e diminui a perda de calor por convecção. A cabeça deve ser coberta com duas toucas, uma de plástico e outra de algodão, após a secagem com compressas aquecidas. A manta térmica ou colchão químico ou exotérmico, que cria calor quando ativado, também pode ser usado para aumentar a temperatura corporal de RNPT extremos, com IG inferior a 28 semanas e PN abaixo de 1.000 g. A temperatura da criança deve ser monitorada, evitando hipotermia e hipertermia. A hipertermia foi relatada quando múltiplos métodos de aumento da temperatura do bebê são usados conjuntamente[22].

Instituir ventilação eficaz

As intervenções na reanimação incluem a realização da ventilação com pressão positiva, avaliação e titulação do uso e concentração de oxigênio e definição da estratégia ventilatória no período de estabilização, após a reanimação[25]. Na ausência de vitalidade ao nascer e na resposta aos passos iniciais da reanimação (apneia e frequência cardíaca < 100 b/minuto), iniciar a ventilação com pressão positiva com o ventilador manual em T, com efeitos positivos em potencial:

- Reduz o risco de volutrauma.
- Permite a aplicação eficaz de pressão expiratória final positiva (Peep), com estabelecimento de capacidade residual funcional desde o início da ventilação manual, e reduz a resistência inspiratória com o aumento de diâmetro das vias aéreas.
- Aumenta a pressão média das vias aéreas, estabelecendo melhor relação ventilação/perfusão.
- Preserva o surfactante na interface ar-líquido alveolar.
- Melhora a oxigenação em decorrência de maior recrutamento alveolar[22].

O valor da Peep deve ser ajustado entre 5-6 cmH_2O. Valores de Peep acima de 7 cmH_2O resultam em aumento da pressão intratorácica e redução do retorno venoso, com possível redução do débito cardíaco e comprometimento hemodinâmico, de maior ou menor grau. Por outro lado, a menor pressão ventilatória (diferença entre o pico de pressão inspiratória – PIP – e a Peep) associada a maior capacidade residual funcional leva à aplicação de menor volume-corrente[22,26].

Em relação ao oxigênio suplementar, deve-se iniciar a ventilação por pressão positiva (VPP) com fração inspirada de oxigênio (FiO2) de 30%, para evitar a elevação de radicais livres oriundos do oxigênio sobre os tecidos do RNPT, particularmente nos pulmões e na retina. O RNPT é particularmente vulnerável à toxicidade pelo oxigênio em decorrência de sua reduzida defesa antioxidante, intra e extracelular[23].

Após as manobras de reanimação, deve-se avaliar o RN, especialmente em relação à necessidade de suporte respiratório. A equipe que assiste o RN deve adotar rotinas de ventilação pulmonar que minimizem a lesão pulmonar do RNPT, incluindo o uso de baixos volumes-correntes, o estabelecimento precoce da capacidade residual funcional e hipercapnia permissiva.

O suporte ventilatório inicial está associado a lesões pulmonares progressivas. A pressão positiva utilizada inicialmente na ventilação manual pode afetar adversamente a função cardiorrespiratória durante o período vulnerável de transição da circulação fetal para a neonatal, reduzindo o fluxo sanguíneo pulmonar e o débito cardíaco esquerdo. Para oferecer uma ventilação protetora, com estratégias de prevenção, ou para minimizar riscos de evolução para displasia broncopulmonar, destacam-se as estratégias a seguir, com evidências robustas[23]:

- Quando o RN apresenta frequência cardíaca (FC) > 100 bpm e respiração espontânea com sinais de desconforto respiratório ou saturação de oxigênio abaixo do alvo, é vantajoso iniciar uma pressão contínua de vias aéreas (CPAP). O CPAP como estratégia ventilatória inicial em RNPT extremos é seguro e pode ser utilizado como rotina para o atendimento a esse grupo de RN, desde que haja suficiente esforço respiratório. Essa estratégia ventilatória menos agressiva, quando comparada com ventilação mecânica convencional, tende a reduzir a incidência da displasia broncopulmonar, a necessidade de oxigênio, a pressão média das vias aéreas e o tempo de ventilação mecânica convencional.
- Quando o RN não responde à VPP e máscara ou se necessita de ventilação com máscara facial prolongada, ou seja, se o paciente não retoma a respiração espontânea e/ou se há necessidade de massagem cardíaca, está indicada a ventilação por cânula traqueal. Esse RN deverá ser encaminhado para a unidade de terapia intensiva neonatal (UTIN), entubado e em ventilação com pressão positiva, com ventilador manual em T ou ventilador de transporte e os parâmetros ventilatórios menores possíveis, mas que permitam expansibilidade e oxigenação adequadas.

Os pais precisam ser comunicados em tempo real das condições clínicas de seus filhos, antes da transferência do RN para a UTIN, e já antecipando a possibilidade da permanência da mãe e do pai, ao lado do filho, ter o primeiro contato pós-nascimento ainda na sala de parto.

EXAME FÍSICO[15,26]

O exame físico se mantém, isoladamente, como a ferramenta clínica mais efetiva disponível ao médico para o diagnóstico e a avaliação de respostas clínicas à abordagem terapêutica. Nenhuma das tecnologias complementares atualmente disponíveis substitui o exame físico. A semiologia neonatal aplicada aos períodos críticos de transição do cuidado resultantes do nascimento prematuro segue as mesmas diretrizes.

O exame físico é relevante na definição do cuidado neonatal, especialmente dos criticamente doentes. Ele fornece informação imediata sobre o estado clínico da criança e sobre como ele ou ela responde ao tratamento sem atrasos inerentes aos testes diagnósticos. O exame físico permanece acurado em avaliar ambos, o estado atual da criança e a resposta imediata às modificações no cuidado clínico, particularmente quando a criança não está sedada. Esse exame deve orientar o cuidado apoiado por exames complementares. Exames sequenciais devem ser frequentes, principalmente quando as terapias apresentam respostas rápidas, por exemplo, na administração do surfactante pulmonar. Finalmente, a observação da resposta terapêutica é a forma menos agressiva, mais confiável e custo-efetiva para determinar o sucesso ou falha na mudança terapêutica.

O exame físico, principalmente quando envolve exposição aos fatores estressores, precisa ser realizado de maneira mais gentil e menos invasiva possível. Os cuidados devem ser agrupados de forma a reduzir ao mínimo o manuseio desnecessário, a exposição aos estímulos luminosos e ao barulho, excessivos no ambiente, além de procedimentos dolorosos.

A interpretação clínica dos achados do exame físico de um RNPT é desafiador, com achados "normais" dependentes de variáveis influenciadas pela IG, dos fatores que levaram à prematuridade, da idade pós-natal, dentre outros. O exame físico de órgãos vitais se altera muito rapidamente à medida que ocorrem modificações anatômicas e fisiológicas, principalmente no período de transição dos primeiros dias de vida do prematuro. As respostas clínicas também se ajustam ao tipo de suporte respiratório e cardiocirculatório, dentre outros.

EXAME FÍSICO DO RECÉM-NASCIDO PRÉ-TERMO TARDIO[15]

O exame físico começa com a avaliação global do estado clínico da criança, por meio de observação e da avaliação rápida dos sinais vitais, levando em consideração que a normalidade depende da IG e minutos/horas/dias de vida pós-nascimento. Retrações torácicas leves e taquipneia relacionadas a melhora de complacência respiratória (pulmonar e torácica) podem ocorrer normalmente, em RNPT moderados e tardios, nas primeiras 12-24 horas.

O RN deve estar corado, com saturação de oxigênio dentro de parâmetros de normalidade, podendo manter cianose de extremidades. Deve estar bem perfundido, com rápido reenchimento capilar e tônus "normal" para a IG, com respostas aos estímulos externos compatíveis com sua maturidade, sem movimentos anormais. A criança deve estar respirando confortavelmente. O tórax deve apresentar-se com formato normal, com expansibilidade normal. A caixa torácica e o abdome devem movimentar-se de maneira sincrônica durante o ciclo respiratório.

A observação deve ser seguida pela ausculta cardíaca e pulmonar. O exame físico do RNPT tardio estável deve ser realizado em alojamento conjunto, na presença dos pais, seguindo as técnicas semiológicas descritas para o RN termo. No entanto, essas crianças têm risco aumentado de complicações comparadas aos RN termo, para hipotermia, hipoglicemia, dificuldades na amamentação resultante da incoordenação sucção-deglutição-respiração, que pode demandar um tempo de adaptação maior, desidratação hipertônica com hipernatremia, hiperbilirrubinemia, apneia, síndromes respiratórias, infecção.

EXAME FÍSICO NOS PERÍODOS DE TRANSIÇÃO CRÍTICA DO CUIDADO EM RECÉM-NASCIDOS PREMATUROS DOENTES[26]

Na unidade neonatal

- Como a criança nos parece?
- O que eu palpo, ausculto, vejo?
- O que eu sinto?
- Como sistematizo os achados físicos em interpretação clínica?

A ectoscopia, fundamentada na observação, avalia características faciais, proporção corpórea e, nas crianças em cuidados intensivos, conforto, cor, perfusão, padrão de movimentos voluntários, nível de interação com o ambiente, nas crianças não sedadas em suporte respiratório e/ou cardiocirculatório.

O exame físico se altera com a evolução e/ou progressão do quadro clínico nos RN com síndrome respiratória, hipoxemia e/ou insuficiência respiratória, muito comum nos RN muito prematuros. O RN com face de desconforto, uso de musculatura acessória da respiração e com gemidos chama a atenção do clínico. Esses sinais ao exame físico, relacionados aos problemas pulmonares, não são patognomônicos para qualquer doença respiratória em particular e muitas vezes podem ser resposta a um quadro sistêmico.

O espectro das síndromes respiratórias precisa ser considerado, com reavaliação frequente da criança para apoiar no diagnóstico diferencial. A taquipneia transitória, própria de RNPT tardios potencialmente saudáveis ou filhos de mães diabéticas, ou nascidos de cesarianas em mães hiperidratadas, evolui com estabilização não mais que 48 horas, com melhora rápida a partir daí. Essas crianças geralmente estabilizam com suporte ventilatório não invasivo, mais frequentemente com pressão contínua positiva das vias aéreas (CPAP) nasal e medidas essenciais de controle de temperatura e nutrição enteral com leite materno.

Essas considerações são relevantes nas definições terapêuticas e na decisão de transferência da criança para centros de maior complexidade quando nascem em maternidades com poucos recursos e não respondem às demandas clínicas da criança.

Um RNPT que apresente piora progressiva do quadro pode apresentar síndrome de desconforto respiratório ou sepse em evolução, com ou sem pneumonia. É preciso considerar que não existem testes laboratoriais ou de imagem, definitivos do diagnóstico e prontamente disponíveis, para a maioria das doenças que se manifestam com sintomas respiratórios, de causa pulmonar ou não.

Os RN muito prematuros, especialmente os RNPT extremos, em geral, apresentam quadros pulmonares e de instabilidade respiratória e hemodinâmica que demandam cuidados intensivos com suporte ventilatório, invasivo ou não invasivo (dependendo da gravidade do quadro clínico), suporte nutricional parenteral e enteral e outras intervenções.

Sinais indiretos complementam o diagnóstico, como volume pulmonar baixo em prematuros com pulmões com aspecto "fosco" à radiografia de tórax, que pode tratar-se de síndrome da angústia respiratória. Porém pode tratar-se de pneumonia, quadro inicial de taquipneia transitória do RN (TTRN) e até mesmo insuficiência cardíaca congestiva. O esclarecimento diagnóstico só é possível diante da história perinatal, condições ao nascimento, evolução clínica, exames de apoio laboratorial e de imagem. Assim deve ser durante toda a evolução do período neonatal da criança.

Existe uma abrangência grande de variações nos achados ao exame físico do RN, que podem refletir variações da normalidade, resultados do cuidado ou sinal de doença. Por exemplo, assimetria nos sons respiratórios pode refletir pneumotórax, pneumonia, hérnia diagramática, atelectasia ou posição anormal de tubo endotraqueal. Hepatomegalia pode refletir congestão venosa, doença hepática intrínseca, infecção, hiperinsuflação pulmonar. Distensão abdominal pode refletir obstrução, atresia, má rotação intestinal, excesso de gases. A partir do exame físico, com achados anormais ou ausência de achados normais, a abordagem propedêutica laboratorial e/ou imagem deve ser definida.

INTERPRETAÇÃO CLÍNICA DE ACHADOS DO EXAME FÍSICO EM SITUAÇÕES CLÍNICAS

Os RN estão saindo de um ambiente cheio de líquido no qual sangue com tensão de oxigênio (PO_2) relativamente baixa é fornecido pela placenta para um ambiente em que o sangue com PO_2 relativamente alto é fornecido pelos pulmões recém-cheios de ar; assim, a cor da pele do neonato é frequentemente cianótica, mesmo na ausência de doença. Além disso, existem inúmeros surtos hormonais associados ao trabalho de parto e ao parto, como o hormônio antidiurético, que impactam o eixo hipotálamo-hipofisário, podendo levar a sinais de hipoperfusão, como retardo do enchimento capilar mesmo na ausência de choque. Além disso, o RN tem uma parede torácica relativamente complacente, especialmente se ele nasceu prematuramente. Esse aumento da elasticidade da parede torácica pode levar à diminuição da capacidade residual funcional, resultando em taquipneia e aumento do trabalho respiratório mesmo na ausência de doença pulmonar. No entanto, nos RNPT, que apresentam alto risco de apneia e bradicardia, a definição de normalidade desses achados torna-se um desafio ao pediatra!

Exame físico do recém-nascido ventilado[26]

Os achados do exame do RN e sua interpretação modificam-se quando a criança está em suporte ventilatório e/ou em uso de outras terapias médicas.

RN muito prematuro e de muito baixo PN, com pulmões imaturos e paredes torácicas muito complacentes, demandam algum tipo de suporte respiratório imediatamente após o nascimento: CPAP nasal, ventilação com pressão positiva intermitente (PPV), ventilação convencional ou outras modalidades ventilatórias, como ventilação de alta frequência, nas primeiras semanas de vida. Cada modalidade de suporte respiratório, na interação com o sistema respiratório da criança, determinará achados respiratórios característicos. A evolução do quadro mostra sinais de adaptação ou não ao suporte respiratório, apoiando as definições do cuidado.

PONTOS CRÍTICOS NA ABORDAGEM DO RECÉM-NASCIDO PRÉ-TERMO NA UNIDADE NEONATAL DE CUIDADOS PROGRESSIVOS[27]

- Crescimento e nutrição: o peso deve ser monitorado de perto, principalmente nos primeiros dias de vida, quando há contração do volume extracelular e a desidratação com hipernatremia grave pode desenvolver-se. O peso, o comprimento e a circunferência da cabeça devem ser avaliados semanalmente e traçados em gráficos de crescimento pós-natal do pré-termo.

- Equilíbrio de eletrólitos: os níveis de eletrólitos, glicose, cálcio e fosfato precisam ser medidos periodicamente, particularmente em RN que recebem nutrição parenteral.
- Estado respiratório: a oximetria do pulso deve ser monitorada (avaliação contínua); radiografia de tórax e gasometrias são realizadas conforme a evolução clínica.
- Apneia e bradicardia: o monitoramento cardiorrespiratório deve ser realizado até a alta hospitalar. A cafeína está indicada para aumentar o sucesso de extubação e para apneia da prematuridade.
- Anormalidades hematológicas: controle de hemograma deve ser feito de acordo com complicações da prematuridade.
- Hiperbilirrubinemia: os níveis de bilirrubina transcutânea e/ou plasma são avaliados para detectar e monitorar a icterícia, conforme as manifestações clínicas.
- Infecção sistêmica: a coleta de exames de triagem e diagnóstico de sepse neonatal, como hemograma, plaquetas, proteína C reativa (PCR) e hemocultura, deve se basear na presença de fatores de risco e manifestações clínicas, para detecção precoce da sepse neonatal.
- Infecção no sistema nervoso central: a punção lombar é normalmente reservada para RNPT com sinais claros de infecção e/ou convulsões, hemocultura positiva ou infecção que não está respondendo a antibióticos.

Sistema respiratório[20,22,23,26-28]

Os RNPT, especialmente os muito prematuros, apresentam dificuldade para manter um padrão respiratório regular, devido inicialmente à imaturidade do sistema respiratório e do arcabouço de sustentação ósseo-cartilaginoso e muscular torácico, associado à imaturidade do controle central da respiração e à imaturidade de mecanismos neuroendócrinos. A produção de surfactante nos pneumócitos II pode ser insuficiente para prevenir o colapso alveolar, com microatelectasias progressivas que resultam na síndrome do desconforto respiratório da prematuridade. A associação com infecção e complicações da prematuridade piora a evolução e a gravidade do quadro clínico.

Independentemente da causa, RNPT extremos e muito prematuros têm dificuldade respiratória persistente e frequentemente demandam suporte respiratório invasivo prolongado, além da primeira semana de vida. A doença pulmonar crônica (displasia broncopulmonar) com necessidade de suporte respiratório prolongado – ventilação não invasiva utilizando cânula nasal de alto fluxo ou pressão contínua positiva das vias aéreas (CPAP) mais frequentemente, ou ventilação mecânica – é uma complicação frequente da prematuridade extrema, principalmente quando associada à infecção e persistência do canal arterial com repercussões hemodinâmicas. O suporte respiratório pode ser dado com ar ambiente ou com oxigênio suplementar. Se for necessário oxigênio suplementar, deve-se utilizar a menor concentração possível de oxigênio, para manter o alvo de saturação de 90 a 94%.

Nutricional

A nutrição é um componente essencial do cuidado ao prematuro. Exige processos padronizados e ágeis, caracterizados como de urgência. Plano de cuidados nutricionais deve fazer parte do protocolo da *golden hour*. Em RN prematuros, especialmente nos com IG ao nascer abaixo de 32 semanas, deve-se considerar a nutrição também como um procedimento de urgência.

Na vida intrauterina a passagem de glicose é passiva e facilitada, da gestante para o feto, sendo o nível de glicemia fetal cerca de dois terços da glicemia materna. Logo após o nascimento, com o clampeamento do cordão, interrompe-se a passagem de glicose para o RN com queda progressiva da glicemia. Quando os níveis de glicose no sangue caem, a secreção de glucagon aumenta os níveis de glicose, estimulando o fígado a fazer a glicogenólise e a liberar glicose para o sangue[29]. No entanto, o RNPT apresenta estoques de glicose e proteína muito limitados, pois só a partir do terceiro trimestre o feto passa a armazenar glicogênio e outros nutrientes.

Outro fator que deve ser considerado é a própria imaturidade desses RN, aumentando a dificuldade de estabilizar seus níveis de glicemia quando recebem infusão de glicose isoladamente, com risco de apresentar hipo ou hiperglicemia. Portanto, a administração precoce de proteína, associada à infusão de glicose, é importante para evitar o catabolismo e minimizar a ocorrência de hiperglicemia, pois estimula a secreção de insulina endógena[30].

Nos RNPT extremos o início da infusão de dextrose e de aminoácidos deve ocorrer na primeira hora de vida, e para isso recomenda-se a colocação de cateter em veia umbilical imediatamente após a admissão na UTIN, sendo a colocação do cateter adiada apenas para administração de surfactante, se indicado. Se a cateterização da veia umbilical transcorreu sem intercorrências, pode-se iniciar a infusão da solução mesmo sem a confirmação radiológica.

Castrodale et al.[30] realizaram um estudo para determinar se a aplicação de um protocolo de *golden hour* resultaria em impacto significativo na temperatura e glicemia no momento da admissão na UTIN e no tempo de início da administração intravenosa de glicose e aminoácidos. O protocolo foi desenvolvido e a implementação foi atribuída à equipe responsável pela reanimação do RNPT. Os componentes do cuidado foram distribuídos em uma linha de tempo começando antes do nascimento e mantendo-se durante a primeira hora de vida. Por meio do planejamento e do trabalho em equipe, as práticas evidenciadas e/ou recomendadas foram instituídas para evitar as complicações da hipotermia e hipoglicemia. As crianças do grupo pós-protocolo apresentaram níveis de glicemia à admissão na UTIN significativamente maior, duas vezes mais propensas a ter glicemia de admissão maior que 50 mg/dL (OR: 2,1; IC95%: 1,2-3,6).

Na outra meta do protocolo, de iniciar a infusão de solução intravenosa com glicose e aminoácido, através de cateter umbilical ou de cateter intravenoso periférico na primeira hora de vida, as crianças foram cerca de 19,5 vezes mais propensas a receber a infusão intravenosa dentro da primeira hora de vida.

MONITORAMENTO DA NUTRIÇÃO E CRESCIMENTO PÓS-NATAL (EXTRAUTERINO) DO PRÉ-TERMO

Metas a serem alcançadas

- Promover o crescimento e o desenvolvimento das potencialidades do prematuro.
- Diminuir eventos agudos associados à prematuridade: sinais de alerta de acordo com o fenótipo da prematuridade.
- Reduzir desmame, deficiências do crescimento e desenvolvimento e desnutrição calórico-proteica e de micronutrientes.
- Diminuir as complicações relacionadas às condições crônicas associadas à prematuridade: retinopatia da prematuridade, doença pulmonar crônica, síndrome do intestino curto pós-enterocolite necrosante e doença óssea metabólica da prematuridade.
- Alcançar menor índice de re-hospitalizações.

- Adequar a criança à inclusão na vida escolar.
- Realizar a inserção na sociedade, na vida adulta.
- Garantir a implementação do plano de cuidados à alta hospitalar: condições do prematuro, da família e recursos da comunidade.
- Sistematizar o cuidado com a saúde do prematuro.

As metas podem ser alcançadas das seguintes formas:

- Conhecendo a criança prematura.
- Identificando os recursos disponíveis na comunidade.
- Verificando potencialidades e fragilidades da família.
- Seguindo a orientação nutricional.
- Acompanhando o crescimento, por meio das curvas padrão de crescimento pós-natal.
- Realizando o acompanhamento do desenvolvimento por testes de triagem e diagnóstico do desenvolvimento infantil.
- Intervindo precoce e oportunamente na prevenção e no tratamento de alterações do crescimento e do desenvolvimento.
- Abordando as principais condições associadas à prematuridade: retinopatia da prematuridade, doença pulmonar crônica da prematuridade, enterocolite necrosante e suas complicações e doença metabólica óssea da prematuridade.

O histórico completo de internação (condições perinatais, diagnósticos, principais intercorrências, resultados de exames complementares e medidas preventivas e terapêuticas adotadas) é informação fundamental para o seguimento ambulatorial.

No momento da alta, juntamente do sumário de alta, deve ser definido o plano de cuidados no nível ambulatorial.

As curvas *Integrowth-21*st de crescimento pós-natal do pré-termo estão disponíveis na caderneta da criança e devem ser utilizadas a partir da primeira semana de vida, após a estabilização da perda inicial fisiológica do peso.

SISTEMATIZAÇÃO DO USO DAS CURVAS PARA CLASSIFICAÇÃO AO NASCER

O RN, nas primeiras 12 horas de vida, deve ser classificado quanto à adequação do crescimento fetal, com medidas de peso, comprimento e perímetro craniano ao nascer. Os resultados (detalhados anteriormente) associam-se aos riscos perinatais de evoluir para doenças da imaturidade, desnutrição e/ou alterações do desenvolvimento. As curvas de peso, comprimento e perímetro craniano recomendadas são as curvas padrão de tamanho ao nascer desenvolvidas pelos estudos *Intergrowth-21*st [12].

Para monitorar o crescimento pós-natal do RNPT, portanto a avaliação do crescimento extrauterino, utilizam-se as curvas padrão de crescimento pós-natal do pré-termo, para os RNPT moderados e tardios e as curvas de referência de crescimento pós-natal de pré-termos, para os muito prematuros e prematuros extremos, até 64 semanas de IG (pós-menstrual), sem correções[31]. As curvas de crescimento pós-natal do pré-termo estão disponíveis na caderneta da criança.

A avaliação do crescimento do RNPT, com diferentes idades gestacionais e fenótipos, demanda uma visão abrangente da interpretação clínica, principalmente nutricional, idealmente com a criança em aleitamento

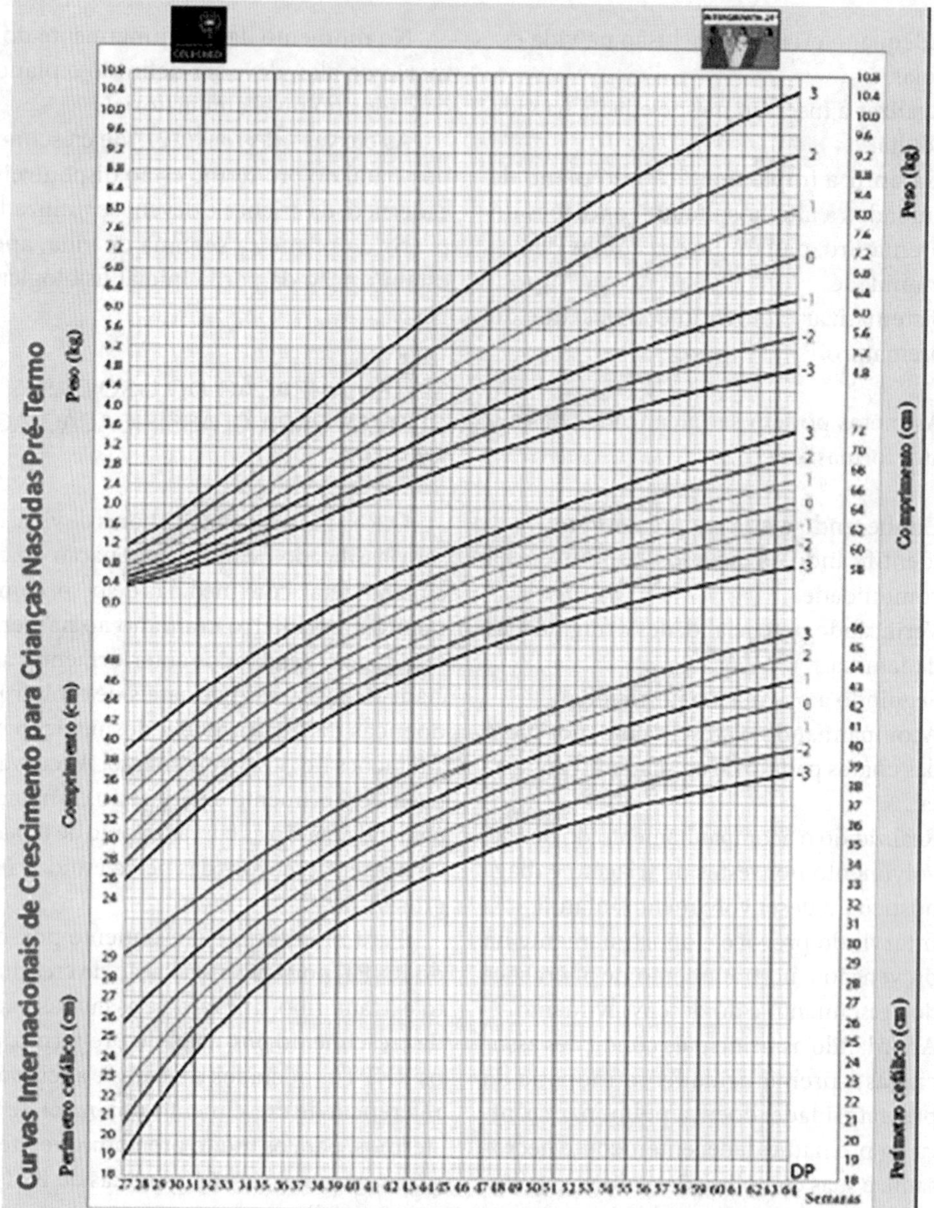

FIGURA 2 Curvas padrão *Intergrowth-21st* de crescimento pós-natal de pré-termos (feminina e masculino). (*continua*)

Fonte: Villar et al., 2014[12]; https://intergrowth21.tghn.org/newborn-size-birth/#ns1.

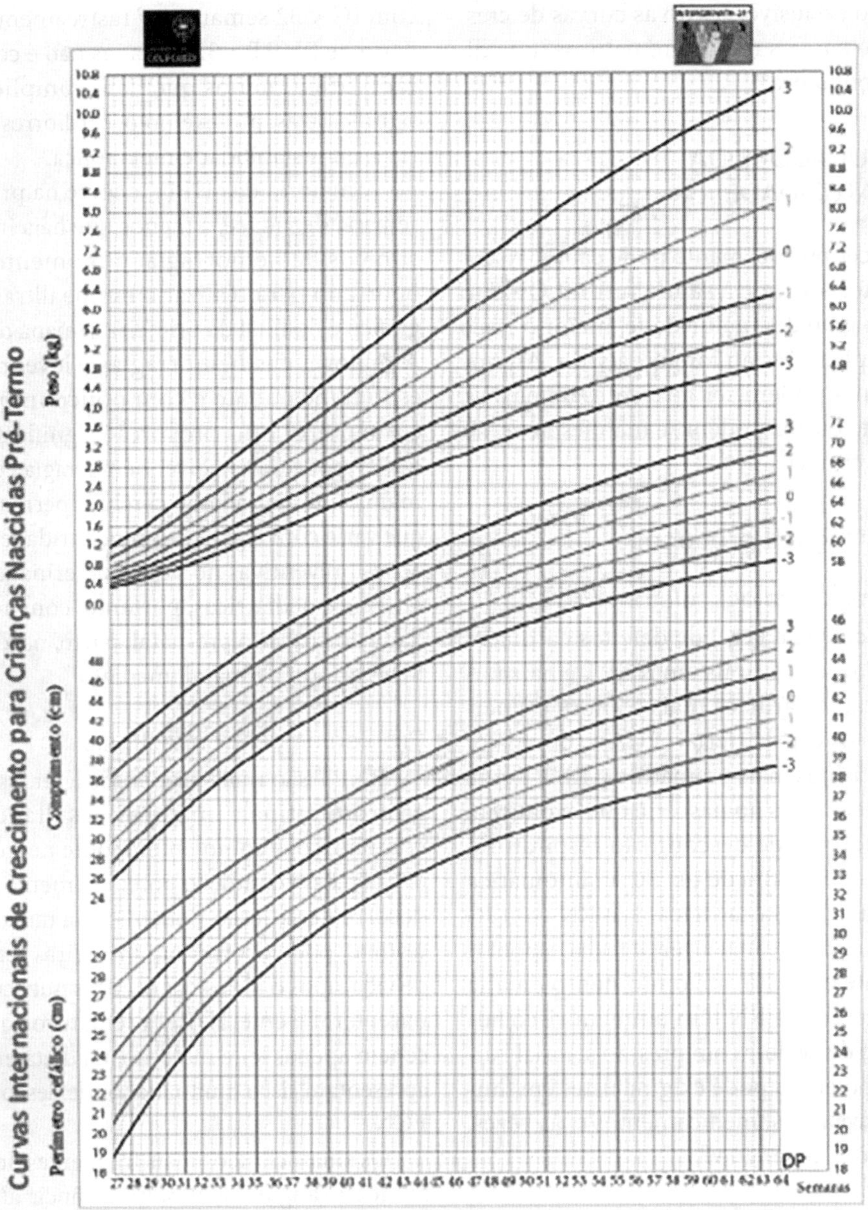

FIGURA 2 (*continuação*) Curvas padrão *Intergrowth-21st* de crescimento pós-natal de pré-termos (feminina e masculino).

Fonte: Villar et al., 2014[12]; https://intergrowth21.tghn.org/newborn-size-birth/#ns1.

materno exclusivo, sendo as curvas de crescimento para os muito prematuros uma diretriz condutora[31].

COMPLICAÇÕES DA PREMATURIDADE

Nascer precocemente pode causar riscos imediatos à vida e à saúde futura! Quanto maior o grau de imaturidade, maior o risco de complicações ao longo da vida. Alguns problemas podem ser aparentes ao nascer, enquanto outros podem se manifestar como eventos crônicos.

Complicações precoces

Problemas cardiocirculatórios

A incidência geral de defeitos cardíacos congênitos estruturais em RNPT é baixa. A complicação cardíaca mais comum é a persistência de canal arterial (PCA), com maior incidência nos mais prematuros. RNPT com IG ≤ 29 semanas ao nascer e que evoluíram com síndrome de desconforto respiratório têm risco 65 a 88% de ter PCA sintomático com insuficiência cardíaca. Em RN com IG ≥ 30 semanas, o canal arterial fecha espontaneamente em 98%, até o momento da alta hospitalar. Esses RN têm também risco aumentado de evoluir com pressão arterial baixa. A hipotensão pode exigir ajustes em fluidos intravenosos, medicamentos e, às vezes, transfusões de sangue[20].

Problemas cerebrais

Quanto menor a IG ao nascer, maior é o risco de sangramento no sistema nervoso central, conhecido como hemorragia peri-intraventricular (HPIV). A evolução da HPIV geralmente é silenciosa, portanto, o diagnóstico depende de exame de imagem. A US craniana de rastreamento é indicada em RNPT com IG < 32 semanas. O rastreamento rotineiro de RNPT > 32 semanas não é considerado útil a menos que haja complicações significativas, por exemplo, cardiorrespiratória e/ou instabilidade metabólica.

A maioria das HPIV ocorre na primeira semana de vida, e, a menos que haja indícios clínicos de hemorragia, o momento mais oportuno para realizar o exame ultrassonográfico é no final da primeira semana de vida. A maioria das hemorragias é leve, resolve espontaneamente e com pouco impacto a curto prazo. Uma proporção significativa de RNPT pode desenvolver hemorragia cerebral maior, que causa lesão cerebral permanente, que varia com o grau de prematuridade e com ações preventivas no período perinatal, obstétricas e pediátricas, portanto, com a qualidade do cuidado pré-natal, parto, nascimento e período neonatal imediato[27].

Problemas gastrointestinais

RNPT são mais propensos a ter sistemas gastrointestinais imaturos, resultando em complicações como enterocolite necrosante (ECN). Essa condição potencialmente grave, decorrente de lesão isquêmica da mucosa intestinal, pode ocorrer nas primeiras semanas de vida, após o início das práticas nutricionais, parenteral e enteral. RN prematuros que recebem apenas leite materno, na dieta enteral, apresentam risco muito menor de desenvolver ECN.

Os sinais clínicos mais frequentes de ECN são fezes sanguinolentas, intolerância alimentar e abdome distendido e doloroso. É a emergência cirúrgica mais comum no prematuro. As complicações da enterocolite necrosante neonatal incluem perfuração intestinal com pneumoperitônio, formação de abscesso intra-abdominal, obstrução ou semiobstrução, síndrome do intestino curto, septicemia e morte[33].

Retinopatia da prematuridade

Os RNPT podem desenvolver retinopatia da prematuridade (ROP), uma doença que ocorre quando o desenvolvimento da vascularização da retina é alterado em decorrência de episódios de hiperóxia, que desencadeia a ROP, e hipoxemia, que leva à progressão da doença. A ROP é classificada em cinco estágios:

- Estágio 1: parada do desenvolvimento dos vasos.
- Estágio 2: formação e neovasos desorganizados.
- Estágio 3: hemorragias dos vasos neoformados.
- Estágio 4: descolamento parcial da retina.
- Estágio 5: descolamento total da retina.

Por se tratar de uma doença evolutiva, é imprescindível que se acompanhe o desenvolvimento da vascularização retiniana. Em RNPT com IG < 32-34 semanas de IG ao nascer deve ser realizada avaliação da retina por oftalmologista capacitado, a partir de 4-6 semanas de vida. A prevenção da ROP é feita com um bom controle da oximetria das crianças que recebem oxigênio suplementar, com o objetivo de evitar saturações acima de 94%. Quando já ocorreu a ROP Estágio 1, deve-se acompanhar a vascularização da retina semanalmente, para intervir no estágio 2 e evitar o descolamento da retina. A intervenção poderá ser o *laser* ou aplicação intraocular de anticorpo monoclonal contra o fator vasogênico, interrompendo a formação dos neovasos[27].

Anemia da prematuridade

Embora todos os RN experimentem uma queda lenta na contagem de hemácias durante os primeiros meses de vida, a queda é maior quanto maior a imaturidade. A fisiopatologia dessa anemia está baseada em quatro processos, três deles fisiológicos e o último, iatrogênico:

1. Diminuição da produção de hemácias, pela melhora da oxigenação tecidual.
2. Hemólise mais acentuada consequente à maior quantidade de hemácias com hemoglobina fetal, com meia-vida menor.
3. Hemodiluição, pois no RN está aumentado o campo vascular.
4. Perdas sanguíneas em decorrência de coletas de sangue a que são submetidos.

Problemas no sistema imunológico

Os RNPT são mais vulneráveis às infecções, pois apresentam um sistema imunológico imaturo e receberam menos anticorpos maternos. Para a equipe assistencial deve ser uma preocupação detectar precocemente os fatores de risco e/ou sinais de infecção, com sepse e meningite, com alta letalidade. A prevenção e/ou o tratamento oportuno melhoram muito o prognóstico desses RN.

Complicações futuras[34]

- Paralisia cerebral: é uma desordem de movimento, tônus muscular ou postura que pode ser causada por infecção, fluxo sanguíneo inadequado ou lesão no cérebro em desenvolvimento de um RNPT, tais como hemorragia peri-intraventricular moderada a grave (graus 3 e 4) e leucoencefalomalácea.
- Atraso na aprendizagem: os RNPT são mais propensos a ficar atrás de seus pares em vários marcos de desenvolvimento. Na idade escolar, uma criança que nasceu prematuramente tem mais chances de ter deficiências de aprendizagem.
- Problemas de visão: além da retinopatia da prematuridade, os RNPT têm risco aumentado de outras alterações visuais: estrabismo, miopia, astigmatismo, glaucoma[26].
- Problemas auditivos: RNPT têm risco aumentado de algum grau de perda auditi-

va. Esses RN deverão realizar o teste de triagem auditiva com as emissões otoacústicas (EOA), que avaliam problemas de condução e o potencial evocado auditivo de tronco encefálico (Peate), que avalia o componente neurossensorial. A detecção de déficit auditivo já indica um tratamento, como colocação de prótese auditiva ou até mesmo implante coclear.

- Problemas dentários: RNPT que estiveram gravemente doentes têm maior risco de desenvolver problemas dentários, como erupção dentária retardada, descoloração dentária e dentes inadequadamente alinhados.
- Problemas comportamentais e psicológicos: crianças que tiveram parto prematuro podem ser mais propensas do que bebês a termo a ter certos problemas comportamentais ou psicológicos, bem como atrasos no desenvolvimento.
- Doenças crônicas: RNPT são mais propensos a ter problemas crônicos de saúde, alguns dos quais podem precisar de cuidados hospitalares, do que RN termo. São mais propensos a desenvolver infecções, asma e problemas alimentares. Também estão em risco aumentado de síndrome de morte súbita infantil (Sids).

Muito relevantes são as evidências de que as complicações da prematuridade podem ser reduzidas significativamente com a implementação de protocolos de práticas clínicas efetivas, verificado em inúmeros estudos das redes de qualidade do cuidado perinatal, a maior delas, Vermont Oxford Network!

REFERÊNCIAS BIBLIOGRÁFICAS

1. American College of Obstetricians and Gynecologists. Methods for estimating the due date. Committee Opinion n. 700. Obstet Gynecol. 2017;129:e150-4.
2. Engle WA; American Academy of Pediatrics Committee on Fetus and Newborn. Age terminology during the perinatal period. Pediatrics. 2004;114(5):1362-4.
3. World Health Organization (WHO). March of Dimes, PMNCH, Save the Children. Born Too Soon: The Global Action Report on Preterm Birth. 2012. Disponível em: https://www.who.int/pmnch/media/news/2012/201204_borntoosoon-report.pdf. Acesso em: mar. 2022.
4. World Health Organization (WHO). WHO recommendations on interventions to improve preterm birth outcomes. Geneve/Switzerland, 2015. Disponível em: www.who.int/reproductivehealth/publications/maternal_perinatal_health/preterm-birth-guideline. Acesso em: mar. 2022.
5. American College of Obstetricians and Gynecologists. Definition of term pregnancy. Committee Opinion n. 579. Obstet Gynecol. 2013;122:1139-40.
6. Papageorghiou AT, Ohuma EO, Altman DG, Todros T, Ismail LC, Lambert A, et al. International standards for fetal growth based on serial ultrasound measurements: the fetal growth longitudinal study of the Intergrowth-21st Project. Lancet. 2014;384:869-79.
7. França EB, Lansky S, Rego MAS, Malta DC, França JS, Teixeira R, et al. Leading causes of child mortality in Brazil, in 1990 and 2015: estimates from the Global Burden of Disease study. Rev Bras Epidemiol. 2017; 20(Suppl. 1):46-60.
8. Rego MAS, França EB, Tavassos APA, Barros FC. Assessment of the profile of births and deaths in a referral hospital. J Pediatr (Rio J). 2010;86(4):295-302.
9. Rego MAS, França EB, Afonso DCC. Avaliação da qualidade da informação do Sistema de Informação Perinatal (SIP-CLAP/OPAS) para monitoramento da assistência perinatal hospitalar, Belo Horizonte, 2004. Rev Bras Saúde Matern Infant. 2009;9(3):275-84.
10. Rego MAS, Matos MAB, Lopes, PRR. Nota técnica para organização da rede de atenção à saúde com foco na atenção primária à saúde e na atenção ambulatorial especializada: saúde da criança. Disponível em: https://www.as.saude.ms.gov.br/wp-content/uploads/2021/11/notatecnica_crianca-1-1.pdf. Acesso em: fev. 2022.
11. Rego MAS, Moraes M, Machry J, Gomes MASM, Galera MF, Almeida JHCL, et al. Integração do cuidado perinatal: do modelo em rede de atenção à saúde materno-infantil aos microprocessos nas unidades perinatais, no contexto clínico-epidemiológico. In: Silva LR, Solé D, Silva CAA, Constantino CF, Liberal EF, Lopes FA. Tratado de pediatria. Sociedade Brasileira de Pediatria. 5.ed. Barueri: Manole; 2022.
12. Villar J, Ismail LC, Victora CG, Ohuma EO, Bertino E, Altman DG, et al. International standards for newborn weight, length, and head circumference by gestational age and sex: the newborn cross-sectional study of the Intergrowth-21st project. Lancet. 2014; 384:857-68.

13. Barros FC, Papageorghiou AT, Victora CG, Noble JA, Pang R, Iams J, et al. For the international fetal and newborn growth consortium for the 21st century (Intergrowth-21st). The distribution of clinical phenotypes of preterm birth syndrome implications for prevention. JAMA Pediatrics. 2015; 169(3):220-9.
14. Brasil. Ministério da Saúde. Portaria n. 4.279, 30 de dezembro de 2010. Diretrizes para a organização da Rede de Atenção no âmbito do Sistema Único de Saúde (SUS). Disponível em: https://bvsms.saude.gov.br/bvs/saudelegis/gm/2010/prt4279_30_12_2010.html. Acesso em: mar. 2022.
15. Lissauer T, Fanaroff AA, Miall L, Fanaroff J (eds.). Neonatology at a glance. 4.ed. Philadelphia: John Wiley & Sons; 2020.
16. Enciso JM, Devaskar SU. Developmental origins of adult health and diseases. In: Martin RJ, Fanaroff AA, Walsh M. Fanaroff & Martin's: neonatal – perinatal medicine: diseases of the fetus and infant. 11.ed. Philadelphia: Elsevier; 2020. p.274-85.
17. American College of Obstetricians and Gynecologists. Practice Bulletin nº 130. Prediction and prevention of preterm birth. Obstet Gynecol. 2012;120(4):924.
18. Brasil. Ministério da Saúde. Manual de gestação de alto risco. Disponível em: https://portaldeboaspraticas.iff.fiocruz.br/biblioteca/gestacao-de-alto-risco-manual--tecnico/. Acesso em: mar. 2022.
19. Tsakiridis I, Mamopoulos A, Athanasiadis A, Dagklis Q. Antenatal Corticosteroids and magnesium sulfate for improved preterm neonatal outcomes: a review of guidelines. Obstet Gynecol Surv. 2020;75(5):298-307.
20. Lyra JC, Rugulo LMS, Sadeck LSR. Interação cardiorrespiratória: fisiologia para monitoramento e estratégias do cuidado na prematuridade. In Silva LR, Solé D, Silva CAA, Constantino CF, Liberal EF, Lopes FA. Tratado de Pediatria. Sociedade Brasileira de Pediatria. 5.ed. Barueri: Manole; 2022.
21. Zilberman D, Halscott T, Landy HJ. The impact of maternal illness on the neonate. In: MacDonald MG, Seshia MMK (eds.). Avery's neonatology pathophysiology and management of the newborn. 7.ed. Philadelphia: Walters Kluwer; 2016. p.160-8.
22. Sadeck LSR, Rebello CM. A golden hour do recém-nascido pré-termo. In: Sociedade Brasileira de Pediatria; Procianoy RS, Leone CR (org.). PRORN – Programa de Atualização em Neonatologia: ciclo 12. Porto Alegre: Artmed Panamericana; 2015, p.97-134.
23. Almeida MFB, Guinsburg R, Machado MGP, Anchieta LM. Assistência ao nascimento na sala de parto. In: Silva LR, Solé D, Silva CAA, Constantino CF, Liberal EF, Lopes FA. Tratado de pediatria. Sociedade Brasileira de Pediatria. 5.ed. Barueri: Manole; 2022.
24. McCall EM, Alderdice F, Halliday HL, Jenkins JG, Vohra S. Interventions to prevent hypothermia at birth in preterm and/or low birthweight infants. 2010 Mar 17;(3):CD004210.
25. Guinsburg R, De Almeida MFB. Reanimação do prematuro < 34 semanas em sala de parto: diretrizes 2021 da Sociedade Brasileira de Pediatria. Programa de Reanimação Neonatal. Disponível em: http//www.sbp.com.br/reanimacao. Acesso em: mar. 2022.
26. Shepherd EG, Nelin LD, Physical examination. In: Goldsmith JP, Karotkin EH. Kezler M, Suresh GK (eds.). Assisted ventilation of the neonate: an evidence-based approach to newborn respiratory care. 6.ed. Philadelphia: Elsevier; 2017.
27. Rego MAS, Vale MS, Marba STM, Rebello CM, Graziano R. Prematuridade: abordagem inicial para prevenção das complicações. In: Silva LR, Solé D, Silva CAA, Constantino CF, Liberal EF, Lopes FA. Tratado de pediatria. Sociedade Brasileira de Pediatria. 5.ed. Barueri: Manole; 2022.
28. Alvaro RE. Cardiorespiratory adjustments at birth. In: MacDonald MG, Seshia MMK (eds.). Avery's neonatology pathophysiology and management of the newborn. 7.ed. Philadelphia: Walters Kluwer; 2016. p.212-26.
29. Hay W, Raju T, Higgins R, Kathan S, Devaskar S. Knowledge gaps and research needs for understanding and treating neonatal hypoglycemia: workshop report from Eunice Kennedy Shriver National Institute of Child Health and Human Development. J Pediatr. 2009; 10:612-7.
30. Castrodale V, Rinehart S. The golden hour improving the stabilization of the very low birth-weight infant. Adv Neonat Care. 2014;14(1):9-14
31. Villar J, Giuliani F, Bhutta ZA, Bertino E, Ohuma EO, Ismail LC, et al. Postnatal growth standards for preterm infants: the preterm postnatal follow-up study of the Intergrowth-21st Project. Lancet Glob Health. 2015; 3(11):e681-e691. Disponível em: https://intergrowth21.tghn.org/postnatal-growth-preterm-infants/.
32. Villar J, Giuliani F, Barros F, Roggero P, Zarco IAC, Rego MAS, et al. Monitoring the postnatal growth of preterm infants: a paradigm change. Pediatrics. 2018; 141(2):e20172467
33. Vanderhoof JA, Pauley-Hunter RJ. Gastrointestinal disease. In: MacDonald MG, Seshia MMK (eds.). Avery's neonatology pathophysiology and management of the newborn. 7.ed. Philadelphia: Walters Kluwer; 2016. p.719-39.
34. Rego MAS, Nader SS, Vale MS, Sadeck LSR, Silveira RC, Graziano RM. Crescimento e desenvolvimento do recém-nascido pré-termo: da transição do cuidado hospitalar ao acompanhamento ambulatorial. In: Silva LR, Solé D, Silva CAA, Constantino CF, Liberal EF, Lopes FA. Tratado de pediatria. Sociedade Brasileira de Pediatria. 5.ed. Barueri: Manole; 2022.

23

A semiologia e a consulta do lactente

Tadeu Fernando Fernandes

A PRIMEIRA CONSULTA DE PUERICULTURA: PRIMEIRA SEMANA DE VIDA

Acolhimento e empatia

O primeiro atendimento ambulatorial em puericultura é, sem dúvida, um dos mais longos e importantes para se estabelecer vínculos entre o pediatra e os pais. É uma consulta pautada por duas palavras: acolhimento e empatia[1-3].

Caso tenha ocorrido a consulta com o pediatra no terceiro trimestre da gestação, a primeira consulta de puericultura será facilitada pelas orientações e recomendações já citadas no capítulo específico a este tema; caso contrário, começa-se do zero[1].

Essa consulta se inicia pelas apresentações, e é essencial conhecer os pais (atualmente prefere-se o termo "cuidadores") pelo nome, pois chamar de "mãezinha" e "paizinho" infantiliza e despersonaliza o relacionamento. Saber o grau de relacionamento dos pais, se moram juntos ou não, quem vai apoiar a mãe nas tarefas diárias (avós, babás ou parentes), conhecer o número de familiares que habitam sob o mesmo teto, quem é o "arrimo de família", tentar, de modo sutil, conhecer as condições financeiras da família, se a mãe trabalha fora, qual será o tempo de licença-maternidade, enfim, caracteriza-se o ambiente físico, social e familiar no qual o bebê se desenvolverá, importante para futuras intervenções[1].

É necessário obter os dados pessoais da família para contatos telefônicos e/ou de mídia eletrônica e o local da residência, fato que facilitará indicar o centro de saúde mais próximo para as vacinações e, em casos de urgência, os serviços médicos mais próximos; é importante também detectar fatores ecológicos de risco, por exemplo, morar perto de matas nativas aumenta o risco para febre amarela. Resumindo, é o que se chama de "identificações" ou "sondagens"[1-3].

É preciso também conhecer as condições da residência, a infraestrutura, o número de cômodos, se existe um quarto somente para o bebê, se tem água encanada, saneamento básico, carpete ou piso frio, onde a criança vai dormir, tomar banho, ser amamentada. Essa é a fase dos determinantes sociais de saúde[1,2].

Um bom pediatra começa por ter uma boa secretária (recepcionista), que deve ser treinada para que, no ato do agendamento da consulta, solicite aos pais, além da pontualidade, que tragam o cartão do pré-natal e a Caderneta de Saúde da Criança, que contém dados fundamentais para a primeira consulta, e que tragam uma lista de perguntas e dúvidas já escritas, para evitar atitudes prolixas durante a consulta[1-3].

É preciso conhecer os antecedentes pessoais e familiares, e o cartão do pré-natal traz dados importantes da gestação, que, associados a um inquérito familiar de doenças, poderão determinar fatores de riscos para futuras doenças. Os estudos são claros e evidentes: filhos de mães que durante a gestação ficaram obesas, resistentes à insulina ou diabéticas, hipertensas, disbióticas, ansiosas e/ou depressivas têm um risco maior para doenças crônico-degenerativas e comportamentos psicossociais limítrofes[1,2].

A Caderneta de Saúde da Criança, além de trazer os dados do nascimento e intercorrências no berçário, será um instrumento altamente qualificado de vigilância do crescimento, desenvolvimento e promoção de saúde. Sua apresentação é obrigatória em toda consulta e, obviamente, o preenchimento dos dados a cada consulta[1-3].

O Bright Futures, iniciativa do U.S. Bureau of Maternal and Child Health, nos Estados Unidos, apoiado pela Academia Americana de Pediatria (AAP), inspira a normatização de rotinas para o atendimento ambulatorial em puericultura por um conjunto de princípios, estratégias e ferramentas fundamentado na medicina baseada em evidências, visando a melhorar a eficácia e a produtividade do atendimento[4].

Na primeira consulta no pós-alta da maternidade, que deverá ocorrer, preferencialmente, na primeira semana de vida, devem-se priorizar os seguintes tópicos[1,4]: começar com perguntas "provocativas", para que a consulta seja interativa; é um "quebra-gelo":

- "Conte-me sobre você e seu bebê".
- "O bebê preencheu todas as suas expectativas criadas durante a gestação?"
- "Quais são suas principais preocupações e dúvidas?"
- "Como você está se sentindo?" (pergunta importantíssima e, muitas vezes, ignorada).
- "Como foram esses dias desde o nascimento até hoje?"
- "Cuidar do bebê está mais fácil ou mais difícil do que você esperava?"

Inquérito alimentar

- Verificar se o bebê está em aleitamento materno exclusivo e livre demanda. É dever do pediatra estimular, amparar e apoiar a amamentação. Investigar dificuldades no processo da amamentação.
- Avaliar o tempo e a periodicidade de cada mamada (deixar claro o diferencial de leite anterior e leite posterior, ainda que hoje alguns especialistas já discordem dessa terminologia).
- Assistir a uma mamada ou pelo menos à sua parte inicial, para orientação. Verificar os bicos das mamas. Observar a pega e fazer o *checklist*:
  - O lábio inferior do bebê toca o bico da mama?
  - O bebê abre bem a boca (como bocejo), abocanha a aréola?
  - O lábio inferior está voltado para fora ("boquinha de peixe")?
- Indagar sobre os períodos de sono e vigília. Se o bebê é dorminhoco, orientar a acordá-lo em um período médio entre 2 e 4 horas.
- Como está a alimentação da mãe? Orientar quanto a mitos e lendas de alimentos que dão cólicas, pois muitas vezes as mães estão em dietas restritivas de nutrientes importantes para o binômio mãe-filho.
- Deve-se orientar às mães que está cientificamente comprovado que mais de dois copos de leite por dia podem provocar cólicas e risco de alergia à proteína do leite de vaca.

- Alertar que, se a mãe ingerir bebidas com cafeína (café, chá-preto, chá-verde, chá-mate, energéticos e refrigerantes com cafeína), implicará maior excitabilidade do bebê.
- Indagar se a mãe está tendo uma alimentação satisfatória e/ou está suplementando sua dieta com ácidos graxos poli-insaturados da série ômega 3 ricos em ácido docosa-hexaenoico (DHA), ômega 6, ferro, vitamina D, iodo (muitas mulheres zeram o sal da dieta), zinco, magnésio, cálcio e proteínas de boa qualidade.

Exame físico

- Antropometria, com peso, estatura, perímetros cefálico e torácico, lembrando-se de anotar na Caderneta de Saúde da Criança (preencher os gráficos de crescimento; nos próximos itens será destacada a importância deste aspecto).
- Comparar o peso atual ao peso do nascimento e à alta. Calcular quantos gramas o bebê está ganhando por dia. Tranquilizar os pais sobre a perda fisiológica de peso nos primeiros dias de vida.
- Exame físico geral e específico: inspeção, palpação, ausculta, otoscopia, nasoscopia com o otoscópio e sem espéculo e oroscopia.
- Avaliar presença ou não de icterícia.
- Testar os principais reflexos: Moro, sucção e voracidade, preensão, marcha, fuga à asfixia, tônico do pescoço e Babinski (plantar).
- Palpar fontanelas.
- Confirmar se foi realizado o reflexo vermelho no berçário.
- Avaliar o freio lingual e a presença ou não de anquiloglossia (língua em forma de coração), agora obrigatória ao nascimento ("teste da linguinha"). Se presente, pode prejudicar a amamentação.
- Examinar e orientar sobre a higiene do coto umbilical. Aproveitar para quebrar mitos e tabus como uso de faixas, fita-crepe e até moedas para "moldar" o umbigo redondinho.
- Avaliar a genitália; nos meninos, verificar a presença de testículos na bolsa escrotal e orientar que não se deve fazer "massagem" na pele balanoprepucial; nas meninas, avaliar a presença de sinéquia labial e orientar a higiene anteroposterior para evitar infecções geniturinárias.
- Manobras de Ortolani e Barlow para avaliar displasia do quadril.

Verificar e orientar sobre a importância do calendário vacinal: imunizações[5]

O calendário vacinal da Sociedade Brasileira de Pediatria (SBP) é atualizado pelo Departamento Científico de Imunizações 2020/2021 (Figura 1 – consultar possíveis atualizações em www.sbp.com.br)[5].

Verificação do exame de triagem neonatal

- Verificar se colheu o exame de triagem neonatal na maternidade, simplificado ou ampliado, e cobrar o resultado (a maioria dos pais não busca o resultado).
- Orientar a trazê-lo na próxima consulta ou enviar por via eletrônica para anexar à ficha do paciente.

Prescrição

A primeira prescrição deve contemplar todas possíveis dúvidas para eventos que frequentemente ocorrem nos primeiros meses de vida[6]:

- Reforçar a importância do aleitamento materno exclusivo.

CALENDÁRIO DE VACINAÇÃO 2021 (RECOMENDAÇÃO DA SOCIEDADE BRASILEIRA DE PEDIATRIA)																
IDADE	Ao nascer	meses									anos					
		2	3	4	5	6	7-11	12	15	18	4 a 6	10	11-12	13-15	16	17-19
BCG ID	●															
Hepatite B	●	●		●		●						Adolescentes não vacinados deverão receber 3 doses				
Rotavírus		●		●												
DTP/DTPa		●		●		●			●		●					
dT/dTpa														●		
Hib		●		●		●			●							
VOP/VIP		●		●		●			●		●					
Pneumocócica conjugada		●		●		●		●								
Meningocócica conjugada C e ACWY			●		●			●			●		●		●	
Meningocócica B recombinante			●		●			●				Adolescentes não vacinados deverão receber duas doses				
Influenza	A partir dos 6 meses de idade															
SCR/Varicela/ SCRV								●	Reforço entre 15 meses a 4 anos			Adolescentes não vacinados deverão receber duas doses de ambas as vacinas				
Hepatite A								●		●		Adolescentes não vacinados deverão receber duas doses				
HPV												Meninos e meninas a partir dos 09 anos de idade				
Febre Amarela								A partir dos 9 meses de idade e 1 reforço aos 4 anos				1 dose para não vacinados previamente				
Dengue												Crianças e adolescentes a partir de 9 anos de idade com infecção prévia comprovada				

FIGURA 1 Calendário de vacinação 2021.

- Prescrever vitamina D na dose de 400 UI ao dia (inclusive para prematuros que ultrapassem os 1.500 gramas).
- Banho de sol de 10 a 15 minutos por dia, com uma grande novidade: não só com a finalidade de estimular a síntese de vitamina D, mas pelo passeio e pelo contato com o meio ambiente. Na pediatria tornou-se um paradigma; há décadas recomenda-se o famoso banho de sol para prevenção da deficiência de vitamina D (VD), com limitação dos horários: antes das 10 e após as 16h, pois entendia-se que essa demanda atenderia às necessidades básicas de VD[6]. Entretanto, recentemente a AAP alertou para o fato de não ser o sol em si que estimula a produção de VD, mas sim o comprimento de onda solar conhecido como radiação ultravioleta B que realmente converte o precursor da VD na pele em pré-VD, seguido de metabolismo posterior para o produto final vitamina D3[7].

Atualmente se destaca que a estação, a hora do dia, a duração do dia, a nebulosidade, a presença de poluição e partículas em suspensão, a duração da exposição, a quantidade de pele exposta, o tom da pele e o uso de filtros solares afetam a quantidade de exposição à radiação UV e a consequente produção de VD[7].

Com respeito ao horário de exposição ao sol, cabe salientar que, antes das 10 e após as 15h, o ângulo de incidência é mais oblíquo, semelhante ao que ocorre no inverno, e, por isso, pouca vitamina D3 é sintetizada pela pele. Por outro lado, a exposição ao sol no período das 10 às 15h pode ser associada ao aumento do risco de câncer de pele[6,7].

Foi sugerido por alguns pesquisadores que aproximadamente 5 a 30 minutos de exposição direta ao sol entre 10 e 15h, pelo menos duas vezes por semana, no rosto, braços, pernas ou costas, sem protetor solar, pode levar à síntese de VD suficiente para uma criança. No entanto, em virtude da associação entre radiação ultravioleta e o desenvolvimento de câncer de pele e danos futuros à pele (fotoenvelhecimento), a Academia de Dermatologia dos Estados Unidos aconselha a proteção da pele, incluindo filtros solares e a limitação da exposição ao sol durante o pico do tempo de radiação[7].

Os Departamentos Científicos de Dermatologia e Neonatologia (2019-2021) da SBP publicaram em 2021 um documento científico posicionando-se sobre o "banho de sol" para prevenção das deficiências e insuficiências de VD. Afirma-se:

Os lactentes e RN possuem camada epidérmica mais fina e menor produção de melanina e, por isso, são mais suscetíveis aos danos da radiação ultravioleta à pele. A exposição excessiva ao sol na primeira infância está associada ao aumento do risco de câncer de pele no futuro. Reconhecidamente, a exposição solar é a principal fonte de vitamina D, porém, a exposição intencional e desprotegida, com o objetivo de suplementar a vitamina, não é recomendada. A suplementação de vitamina D é recomendada no Brasil para todo RN a termo, desde a primeira semana de vida até os dois anos de idade[8].

É importante reforçar que tanto a AAP quanto a SBP orientam evitar a exposição direta ao sol em crianças menores de seis meses, devendo-se utilizar protetores mecânicos como sombrinhas, guarda-sóis, bonés e roupas de proteção, entretanto mantendo contato com a natureza[8].

A SBP reconhece o direito e o dever de a criança brincar e conviver do lado de fora de casa, ao ar livre, em contato com a natureza, fundamentado em diversos marcos legais ligados à infância, reconhecendo-o como uma prioridade, reforçando a responsabilidade de fazê-lo com toda segurança possível[9].

- Orientar sobre as cólicas do lactente a partir da terceira semana de vida. Neste item é importante destacar a quebra de mitos e tabus como uso de bolsas de água quente, que aumentam o risco de acidentes como as queimaduras, o uso indiscriminado de medicamentos analgésicos e antiespasmódicos, entre outros, que eleva o risco de intoxicações. Estudo mostrou que o uso de medicamentos nos primeiros 42 dias de vida foi de 76,8%, enquanto no decorrer de um ano aumentou para 99%. A automedicação foi realizada em 27,8% das crianças[10].
- Segundo os Critérios de Roma IV, as cólicas do lactente atualmente são classificadas como: uma Síndrome Comportamental caracterizada por períodos prolongados de choro, de difícil controle, sem uma causa explicável, frequentemente no período vespertino e noturno, com tendência a se revolver entre os 3 a 4 meses de idade. O pico de incidência ocorre entre 4 a 6 semanas de vida, destacando-se: em bebês com boa saúde e condição nutricional[11].

A etiologia das cólicas do lactente é multifatorial, envolvendo aspectos gastrointestinais, biológicos e psicossociais. A interação desses fatores com o sistema nervoso central (eixo cérebro-intestino) modula a ocorrência e intensidade da cólica. Nos primeiros meses de vida o lactente apresenta deficiência transitória e fisiológica da lactase, apesar de o leite materno ter, entre todos os mamíferos, o maior teor de lactose, fato explicado pela necessidade de sobrar um aporte maior de lactose após a passagem pelo intestino delgado, para servir de substrato para a alimentação, por fermentação, da microbiota intestinal, fato que pode gerar uma quantidade maior de gases intestinais, caso não se tenha uma microbiota intestinal de boa qualidade, quantidade e diversidade12. Associa-se a isso uma barreira intestinal imatura, com maior permeabilidade e uma coordenação da motilidade intestinal ainda incipiente (Figura 2)[12].

Atenção: as cólicas do lactente afetam a qualidade de vida do lactente e de sua família; o choro, a irritabilidade e a agitação do bebê geram ansiedade, estresse, desmame precoce e o que é pior, muitos casos de discórdia familiar e depressão pós-parto, além do uso indiscriminado de analgésicos e medicações sedativas. Estudos mostram que o choro excessivo sem resolução rápida em lactentes é uma das principais causas da síndrome do bebê sacudido (*shaken baby syndrome*)[12].

Atualmente as intervenções para lactentes em aleitamento materno exclusivo se baseiam nas orientações dos cuidadores e naqueles em que há probabilidade de a diversidade na microbiota intestinal estar reduzida. Por exemplo, para filhos de mães disbióticas pelo uso de antibióticos no período gestacional, nascidos de parto cesariana, entre outros fatores de risco, pode-se administrar *Lactobacillus reuteri* DSM 17938 por 21 dias a 3 meses, segundo a necessidade do paciente. As intervenções dietéticas também são indicadas a pacientes que estejam utilizando fórmulas infantis[12,13].

- Explicar que as fezes do recém-nascido oscilam em cor, consistência e frequência[12].
- Pontuar sobre os principais motivos de choro nas primeiras semanas de vida: fome, frio, calor e lembranças da vida intrauterina, como balanço do andar,

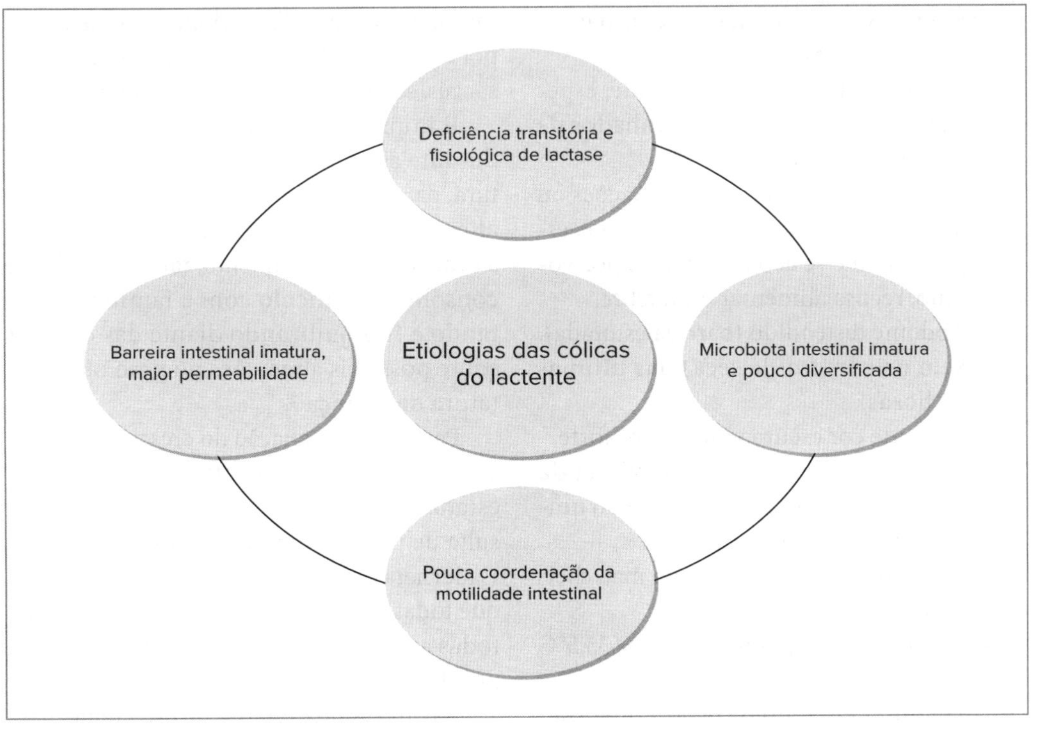

FIGURA 2 Etiologia das cólicas do lactente.

calor e odor materno (cuidado com o excesso de colo)[1].

- Segurança no trânsito: recomendar cadeirinhas tipo "ovo", fabricadas de modo que o bebê não escorregue para baixo e para que o arnês não lhe roce as orelhas[1]. Não colocar o bebê para dormir de bruços (risco de morte súbita no lactente)[1].
- Cuidados no banho do recém-nascido: no começo, é bom contar com um auxiliar na hora do banho[1].
- Orientar sobre os sinais de alerta para procurar o profissional de saúde[1]:
  - O bebê não consegue acordar direito, chora fraco ou está muito sonolento, especialmente se estiver diferente em relação aos outros dias.
  - Dificuldade para respirar: o bebê está cansado, especialmente durante as mamadas, e/ou gemente.
  - Presença de palidez ou alterações da cor das mãos e dos pés.
  - Recusa várias mamadas seguidas ou aceita muito pouco.
  - Vômitos em grande quantidade, especialmente se forem acompanhados de febre ou diarreia.
  - Aumento do número de evacuações ou fezes muito líquidas ou com sangue, especialmente se acompanhadas por vômito, recusa alimentar e/ou febre.
  - Abdome distendido (barriga estufada).
  - Sem urinar (fralda seca) nas últimas 12 horas.
  - Urina de cor escura e/ou cheiro forte.
  - Piora da icterícia (cor amarelada da pele), atingindo a região abaixo do umbigo ou os braços e as pernas.
  - Vermelhidão ou secreção com mau cheiro no umbigo.
  - Temperatura corporal menor que 35,5°C ou maior que 37,8°C.
  - Tremores em todo o corpo, convulsão (ataque) ou o bebê parece "desmaiado".

Finalizando a consulta do lactente[1]

- Deixar um contato para dúvidas e outro para urgências.
- Recomendar *sites* oficiais para informações gerais:
  - SBP: www.pediatriaparafamilias.com.br
  - Sociedade de Pediatria de São Paulo (SPSP): www.pediatraorienta.org.br
- Agendar o próximo atendimento para o primeiro mês de vida ou antes, caso tenha detectado algum problema nessa primeira consulta.

ACOMPANHAMENTO DO LACTENTE ATÉ O SEGUNDO ANO DE VIDA

Crescimento[14]

O crescimento é um processo biológico complexo, definido como as mudanças no aspecto físico do indivíduo, iniciado desde a vida intrauterina até a idade adulta, e influenciado por fatores genéticos, nutricionais, hormonais, sociais, econômicos, emocionais e ambientais[14].

É imprescindível avaliar o crescimento durante as consultas de rotina de puericultura, para que possa ser identificada qualquer alteração em momento oportuno. Durante a avaliação do crescimento, também pode-se consolidar o vínculo com a família, orientando e tranquilizando diante das dúvidas sobre possíveis alterações no peso ou na estatura da criança[15].

Parte dessa avaliação do crescimento consiste na realização da antropometria (peso, estatura e perímetro cefálico) em toda consulta de puericultura, anotando os dados na Caderneta de Saúde do Ministério da Saúde, que todas as crianças devem ter, assim como todas as famílias devem compreender a importância desse documento[16].

As curvas de crescimento são feitas para guiar o pediatra ou o profissional de saúde que atende crianças, para comparar valores antropométricos (peso, estatura, perímetro cefálico) de uma criança sob atendimento, de acordo com o sexo e a idade com as de referência da Organização Mundial da Saúde (OMS)[17] para crianças com até 5 anos, atualmente utilizadas no Brasil e sob as recomendações da SBP e do Ministério da Saúde do Brasil. Essas curvas estão disponíveis na Caderneta de Saúde da Criança ou ainda no *site* da SBP (www.sbp.com.br).

Vale lembrar que, para nascimentos prematuros, a utilização das curvas do projeto Intergrowth-21th permite classificar os RN em pequenos (< P10), adequados (entre P10 e P90) e grandes (> P90) para a idade gestacional (IG), sendo este um parâmetro que avalia o crescimento intrauterino. São curvas prescritivas construídas a partir de estudo multicêntrico, de base populacional multiétnica, que avaliou crianças desde 14 semanas de gestação até os 2 anos, com medidas de crescimento, nutrição e desenvolvimento, em modelo semelhante ao das curvas da OMS[17,18].

Ao avaliar uma criança que não ganha peso de maneira adequada, deve-se interpretar como[14]:

- A ingestão calórica está inadequada?
- Há alguma doença sistêmica?
- Há quanto tempo isso vem ocorrendo?

Failure to thrive é uma expressão utilizada para demonstrar má evolução de peso e crescimento, com diversas situações clínicas e ambientais que a justifiquem, como doenças sistêmicas, privação emocional, condições socioeconômicas e ambientais, causas genéticas e nutricionais[14].

Ao analisar em consulta de rotina os dados antropométricos de uma criança no primeiro semestre de vida, devem-se avaliar alguns aspectos, como o peso para a idade e para a estatura, sendo considerados inadequados quando peso/idade ou peso/estatura forem menores que 2 desvios-padrão (ou escore Z) em relação à média para mesma idade e sexo (z < –2 DP). O ganho de peso esperado para a idade e a evolução da curva de crescimento devem ser ascendentes, nunca lineares nem descendentes[14].

No primeiro ano de vida, ao identificar as alterações de peso/idade ou peso/estatura (< 2 DP em relação à média para mesma idade e sexo), ganho diário de peso abaixo do esperado para a idade e alteração na curva de crescimento (retificada ou descendente), é importante lembrar-se da qualidade e do tipo de alimentação oferecida, da forma de início da alimentação complementar e da alimentação atual de maneira criteriosa[14].

O exame físico deve ser realizado de forma detalhada, com atenção aos estigmas sindrômicos e aos sinais de doenças crônicas[14].

Quadros de carência de micronutrientes são frequentes nessa faixa etária, principalmente de ferro, independentemente do estado nutricional. Além disso, infecções urinárias assintomáticas podem ser a causa de baixo ganho pôndero-estatural. Assim, hemograma e exame de urina com urocultura podem contribuir para a investigação do quadro clínico[14].

O tratamento deve ser realizado de acordo com o diagnóstico, as necessidades e as realidades da criança e de sua família e o ambiente em que ela está inserida. Estão relacionados com a gravidade do quadro de desnutrição o comprometimento de estatura, o tempo de instalação e a presença de complicações, como desidratação e causas secundárias ao quadro[14].

Deve-se lembrar que no Brasil, e em todo mundo, nos últimos anos percebe-se uma mudança do perfil nutricional em todas as faixas etárias, com taxas cada vez maiores de crianças com excesso de peso (sobrepeso e obesidade)[15].

Desde o nascimento, mas com ênfase a partir do segundo semestre de vida, quando ocorre a introdução da alimentação complementar, deve-se brigar por uma alimentação saudável e adequada, e explicar para os cuidadores que esses cuidados têm relação direta com a prevenção dos distúrbios nutricionais, com consequências que perduram para toda a vida, atuando de maneira significativa na prevenção de doenças crônicas não transmissíveis (que representam a principal causa de óbito na vida adulta)[14,15].

DESENVOLVIMENTO

O desenvolvimento neuropsicomotor da criança, segundo Gesell, ocorre de acordo com seu potencial genético, em uma sequência fixa de etapas, e depende da integridade do sistema nervoso central, acrescida de estímulos múltiplos (afetivos, ambientais, sociais e psicológicos)[19,20]. Assim, a carga genética, influenciada pelos diferentes determinantes, propiciará a cada criança que tenha seu próprio desenvolvimento[19,20].

No primeiro semestre de vida, o cérebro do recém-nascido ainda está em crescimento, iniciado no período intrauterino, e sua velocidade diminuirá a partir do sétimo mês de vida, até os seis anos de idade. Para que o pediatra possa observar e acompanhar o desenvolvimento infantil, é de fundamental importância uma abordagem integral, considerando e envolvendo toda a família e o ambiente no qual ela está inserida[19].

A partir de uma avaliação sistemática e programada do desenvolvimento, o diagnóstico precoce nos casos de desvios pode ser rapidamente percebido pelos médicos e pediatras. Entre os testes disponíveis para essa avaliação, o teste de triagem do desenvolvimento de Denver revisado (TTDD-R) ou Denver II, por ser de simples aplicação e interpretação. É o mais utilizado no Brasil e em vários países do mundo[21].

Esse teste está dividido em quatro áreas do desenvolvimento: motor grosseiro, motor adaptativo, pessoal-social (relacionamento com as pessoas e cuidado consigo mesmo) e linguagem[21].

Para uma boa avaliação, o lactente deve ser observado em diferentes posições e posturas (prona, supina, puxado para se sentar e levantado pela axila), consciente e acordado, calmo e sem choro, em uma avaliação global e completa de suas áreas do desenvolvimento[19].

No primeiro semestre de vida, os marcos do desenvolvimento marcantes estão no primeiro, segundo, quarto e sexto mês de vida, sendo referências utilizadas para identificar parâmetros de desenvolvimento da criança. Isso pode gerar uma comparação e preocupação em alguns pais e familiares, o que é absolutamente normal; no entanto, devemos lembrar que são apenas padrões, e não regras, sendo cada criança única e com seu próprio ritmo[19].

A seguir, são apresentadas algumas perguntas-chave, considerando os marcos do desenvolvimento, conforme a idade média que costumam ocorrer, a serem sempre verificados e assinalados na escala de Denver II[22].

Desenvolvimento – Perguntas para rápida avaliação[22]:

- 1 mês – Quando de bruços é capaz de erguer a cabeça?
- Fixa o rosto da mãe quando ela lhe fala?
- 2 meses – Sorriso social?
- 3 meses – Acompanha um objeto em movimento com o olhar? Mantém as mãos abertas a maior parte do tempo?
- 4 meses – Segura um chocalho? Ri alto? Senta-se quando apoiada nas costas?
- 5 meses – É capaz de se virar? Alcança e segura objetos?
- 6 meses – Senta-se com apoio e os braços esticados para a frente e para baixo?
- 7 meses – Senta-se sem apoio? Transfere objetos de uma mão para outra? Balbucia?
- 8 meses – Estranha pessoas? Participa do jogo "esconde-achou"?

- 9 meses – Avaliar com atenção o desenvolvimento atingido até esta fase: Mantém-se de pé apoiado nos móveis?
  Engatinha? (não obrigatório).
  Pega em pinça polegar-indicador?
  Fala ma-ma, da-da?
  Tem ansiedade de separação dos pais?
  Recupera um objeto escondido por um lenço?
- 11 meses – Anda apoiada pelas duas mãos ou apoiado nos móveis?
- 12 meses – Anda segura por uma das mãos?
  Localiza sons produzidos abaixo e acima da cabeça?
  Obedece ao comando dado junto com um gesto ("me dá")?
  Olha para um objeto que cai ou foi escondido?
  Observação: nas crianças que têm desenvolvimento em "câmera lenta", é importante que esse desenvolvimento seja progressivo, na sequência certa e que cada etapa atingida seja de boa qualidade.

Sinais de alerta

Fim do primeiro trimestre

- Ausência de sorriso social.
- Olhar vago, pouco interessado.
- Grande sobressalto ao menor ruído.
- Nenhuma reação a ruídos fortes (surdez).
- Mãos persistentemente fechadas.

Fim do segundo trimestre

- Não vira a cabeça para localizar sons (4 meses).
- Hipertonia (rigidez) dos membros inferiores.
- Hipotonia do eixo do corpo: controle deficiente da cabeça.
- Criança exageradamente lenta e sem interesse.
- Movimentos bruscos do tipo "descarga motora".
- Não dá risada.
- Falta de reação aos sons (surdez?).

Fim do terceiro trimestre

- Não se senta sem apoio (hipotonia do tronco).
- Pernas duras, "em tesoura" (espasticidade).
- Pernas moles em "posição de rã" (hipotonia).
- Mãos persistentemente fechadas.
- Não tem preensão em pinça.
- Incapacidade de localizar um som (surdez?).
- Ausência de balbucio (distúrbio articulatório?).
- Sorriso social pobre.
- Não tem interesse no jogo "esconde-achou".
- Ausência de sinergia pés-mãos (se colocada em pé com apoio, não procura ajudar com as mãos) e movimentos anormais.
- Psiquicamente inerte ou irritada, sorriso social pobre.
- Não fala sílabas.

CONCLUSÃO

Após o primeiro ano de vida, recomendam-se, basicamente, três consultas: aos 15, aos 18 e aos 24 meses[1].

A queixa sobre recusa alimentar é muito frequente quando se aproxima do segundo ano de vida, quando a velocidade de crescimento diminui bastante em relação ao primeiro ano e, consequentemente, diminuem também as necessidades nutricionais e o apetite[2,3].

Nessa idade, a criança encontra-se naturalmente no processo de neofobia, em que as novidades são inicialmente rejeitadas; trata-se da fase da seletividade. As crianças devem ser estimuladas a comer vários alimentos, com diferentes gostos, cores, consistências, temperaturas e texturas, explorando-se sua curiosidade e sua fantasia. Para isso, a paciência, a criatividade e a persistência são as principais ferramentas: nunca forçar, ameaçar ou associar eventos negativos ao ato de comer[2,3]. Também não se deve premiar com ofertas extras o alimento que está sendo oferecido; assim, consegue-se a confiança da criança naquilo que ela come, sem reforçar a neofobia[1].

A dependência de um único alimento, como o leite, ou o consumo de grandes volumes de outros líquidos, como os sucos, podem provocar um desequilíbrio nutricional[1].

Quanto ao desenvolvimento no primeiro e segundo ano de vida, a criança sente-se desafiada a se fazer entender pela fala e se esforça para aumentar o repertório de palavras a cada dia. Com o interesse do bebê mais aguçado do que nunca por palavras, expressões e sons diferentes, é hora de proporcionar jogos e brincadeiras que permitam ao pequeno tagarela ampliar o vocabulário e melhorar a pronúncia e a dicção[1-3].

Aos 18 meses, a criança está apta a se comunicar formando frases curtas, de duas ou três palavras. Ao mesmo tempo que algumas atitudes da família estimulam a linguagem, outras atrasam os avanços da criança. Embora a aquisição da fala seja um processo que se estende até o terceiro ano de vida, desde esse momento convém evitar atitudes como imitar o jeito infantilizado do bebê; se ele pede "tete", deve-se responder: "Quer tomar leite?[1,2].

O bebê está na época das descobertas, andando e buscando novos horizontes, arriscando-se e, assim, aumentando o risco de acidentes domésticos. Com tanta energia para gastar e tantas descobertas pela frente, a criança não quer parar sua atividade para comer e/ou dormir[1,2].

É importante determinar uma rotina, o que por si só já é o primeiro contato da criança com as regras da casa, entretanto, a maneira como as regras são impostas varia conforme a maturidade da criança. Até os dois anos, a criança começa a perceber o mundo e as pessoas ao seu redor, mas ainda não sabe dividir; trata-se da tradicional fase do "É meu!". É nesse período que o "não", principalmente relacionado à segurança, passa a fazer parte da vida da criança mais ativamente.

Mais que um suporte fundamental em orientações técnicas sobre amamentação, vacinação, alimentação e soluções de eventuais problemas de saúde, o papel do pediatra é crucial também como um aparato emocional aos pais do recém-nascido à adolescência, colaborando para a harmonia familiar e, assim, proporcionando um desenvolvimento infantil saudável, principalmente nessa fase crucial do desenvolvimento neuropsicomotor.

Vale lembrar que, a partir do primeiro ano de vida, desenvolve-se o córtex pré-frontal, responsável pelas tarefas cognitivas mais sofisticadas e complexas da mente humana; é a "casa" da personalidade, que participa na tomada de decisões e na adoção de estratégias e do controle do comportamento emocional. É na puericultura, passo a passo nos dois primeiros anos de vida, que se abrem janelas de oportunidade para a formação de crianças saudáveis, sensíveis e emocionalmente equilibradas.

REFERÊNCIAS BIBLIOGRÁFICAS

1. Fernandes TF, Assad RR. A consulta de puericultura. In: Fernandes TF, Fonseca CRB (coord.). Puericultura passo a passo. São Paulo: Atheneu; 2018. p.29-31.
2. Fernandes TF. Os primeiros mil dias. In: Pediatria ambulatorial: da teoria à prática. São Paulo: Atheneu; 2016. p.37-47.
3. Murahovschi J. Consulta pediátrica no primeiro ano de vida. In: Temas de pediatria Nestlé Nutrition. Disponível em: https://www.nestlenutrition-institute.org/country/br/publicacoes [acesso dez. 2021].
4. American Academy of Pediatrics. Infancy visits. In: Bright futures pocket guide: guidelines for health supervision of infants, children and adolescents. 4. ed. Elk Grove Village: American Academy of Pediatrics; 2017. p.303-563.
5. Sociedade Brasileira de Pediatria – Departamentos Científicos de Imunizações e de Infectologia (2019-

2021). Calendário de Vacinação da SBP 2021. Disponível em: https://www.sbp.com.br/fileadmin/user_upload/23107b-DocCient-Calendario_Vacinacao_2021.pdf [acesso dez. 2021].

6. Fernandes TF, Pires AMB. O dia a dia do pediatra. São Paulo: Atheneu; 2021. p.1-5.
7. American Academy of Pediatrics. Vitamin D recommended by the American Academy of Pediatrics 2018. Disponível em: https://www.shoreviewpediatrics.com/2018/09/28/vitamin-d-recommended-by-the-american-academy-of-pediatrics/ [acesso dez. 2021].
8. Sociedade Brasileira de Pediatria – Departamentos Científicos de Dermatologia e Neonatologia (2019-2021). Atualização sobre os cuidados com a pele do recém-nascido 2021. Disponível em: https://www.sbp.com.br/fileadmin/user_upload/22978c-DocCient-Atualiz_sobre_Cuidados_Pele_do_RN.pdf [acesso dez. 2021].
9. Sociedade Brasileira de Pediatria – Grupo de Trabalho Criança, Adolescente e Natureza (2019-2021). O papel da natureza na recuperação da saúde e bem-estar das crianças e adolescentes durante e após a pandemia de COVID-19. Disponível em: https://www.sbp.com.br/fileadmin/user_upload/23207d-NA_-Papel_Natureza_na_recuper_saude_BEstar_cr_e_adl.pdf [acesso dez. 2021].
10. Souza AL, Batista FF, Tacla MT, Cardelli AA, Ferrari RA. Medication use in children below one-year-old. Rev Soc Bras Enferm Ped. 2020;20(1):31-9.
11. Rome IV Pediatric functional gastrointestinal disorders and disorders of gut-brain interaction. 4. ed. Raleigh, NC: The Rome Foundation; 2016.
12. Fernandes TF. Transtornos gastrointestinais funcionais. In: Fernandes TF, Pires AMB (ed.). O dia a dia do pediatra. São Paulo: Atheneu; 2021. p.42-6.
13. Dryl R, Szajewska H. Probiotics for management of infantile colic: a systematic review of randomized controlled trials. Arch Med Sci. 2018;14(5):1137-43.
14. Domingues NT, Strufaldi MWL. Crescimento. In: Fernandes TF, Pires AMB (ed.). O dia a dia do pediatra. São Paulo: Atheneu; 2021. p.6-28.
15. Filho AAB. Crescimento. In: Sociedade Brasileira de Pediatria. Tratado de Pediatria. 4. ed. Barueri: Manole; 2017. p.63-70.
16. Brasil. Ministério da Saúde. Caderneta da Criança. 2. ed. Passaporte da Cidadania. Brasília: MS; 2020. Disponível em: https://bvsms.saude.gov.br/bvs/publicacoes/caderneta_crianca_menino_2ed.pdf [acesso dez. 2021].
17. E=World Health Organization (WHO) Child Growth Standards – WHO 2006. Disponível em: https://www.who.int/tools/child-growth-standards [acesso dez. 2021].
18. Villar J, Cheikh Ismail L, Victora CG, Ohuma EO, Bertino E, Altman DG, et al. International Fetal and Newborn Growth Consortium for the 21st Century (INTERGROWTH-21st). International standards for newborn weight, length, and head circumference by gestational age and sex: the Newborn Cross-Sectional Study of the INTERGROWTH-21st Project. Lancet. 2014; 384(9946):857-68.
19. Fonseca CRB. Desenvolvimento. In: Fernandes TF, Pires AMB (ed.). O dia a dia do pediatra. São Paulo: Atheneu; 2021. p.29-32.
20. Gesell A. Diagnóstico del desarrollo. Buenos Aires: Paidós; 1945.
21. Faleiros FTV, Prearo AY, Tiba CAH. Desenvolvimento neuropsicomotor nos primeiros anos e saúde do escolar. In: Rugolo LMSS, Martin JG, Fioretto JR, Bentlin MR. Pediatria: do recém-nascido ao adolescente. São Paulo: Atheneu; 2020. p.91-6.
22. Sociedade Brasileira de Pediatria (SBP). Departamento Científico de Pediatria Ambulatorial. Resgate do pediatra geral. 2004. Disponível em: https://www.sbp.com.br/fileadmin/user_upload/img/documentos/doc_pediatria_ambulatorial.pdf [acesso dez. 2021].

24

Semiologia e a consulta na idade pré-escolar

Tadeu Fernando Fernandes

O PRÉ-ESCOLAR: FASE DA ASSIMILAÇÃO E DA ACOMODAÇÃO

Conceitos e recomendações importantes para a consulta do pré-escolar

Os pré-escolares de 2 a 6 anos de idade constituem faixa populacional de grande importância, quer pelo processo de maturação biológica por que passam, durante o qual a alimentação desempenha papel decisivo, quer pelo desenvolvimento sociopsicomotor, para o qual contribuem fundamentalmente os meios familiar e comunitário em que vivem e, complementarmente, as instituições que os assistem[1].

Aos dois anos de idade o peso da criança já é o quádruplo daquele do nascimento, aumentando, em continuação, cerca de dois quilos por ano de idade. Aos seis anos pesa cerca de seis vezes mais e seu perímetro craniano atinge a nove décimos de seu valor de adulto. Quando o pré-escolar chega aos quatro anos, possui cerca de 90% da massa cerebral do adulto. Esta é, portanto, uma fase de rápido desenvolvimento anatômico e fisiológico para a qual a nutrição tem importância fundamental[2].

Paralelamente, a criança necessita receber do meio ambiente estímulos e solicitações adequados para que desenvolva suas estruturas cognitivas pelo processo espontâneo e de interação com o meio em que vive. Esse desenvolvimento psicossocial e cognitivo da infância desempenha importante papel no futuro comportamental do indivíduo na comunidade biótica em que vai viver[2].

O acervo de conhecimentos adquiridos é progressivo e cumulativo e sua aquisição obedece à norma sequencial e a um ritmo que é determinado pela densidade e qualidade dos estímulos recebidos[2].

Toda criança possui uma base informacional que a torna apta a receber as informações biológicas genéticas ou neuronais. As primeiras constituem "o plano básico de construção do indivíduo" e que, de certo modo, predispõem ou predeterminam seu comportamento diante dos estímulos que receberá[2].

A par das informações genéticas, o indivíduo também traz ou recebe informações em nível neuronal (informações neuronais programadas e programáveis). O cérebro contém cerca de dez bilhões de neurônios e, como cada neurônio tem de mil a dez mil sinapses, na realidade o ser humano conta com dez a cem trilhões de sinapses programáveis[2].

Observe como nesta fase são importantes, além da nutrição, a quantidade e a qualidade de estímulos. Em casa e na escola geram-se informações que alimentarão o intenso circuito neuronal. Na falta de *inputs* nessa fase, teremos um alicerce estrutural deficiente, com podas neuronais de difícil recuperação[2,3].

As sucessivas interações que ocorrem somam-se, umas às outras, para constituírem o "processo cognitivo". A "aquisição" desses conhecimentos é conseguida pelo que se chama de processo de adaptação, que nada mais é que o resultado do equilíbrio harmônico da criança com o meio em que vive. A adaptação é conseguida pela "assimilação" e pela "acomodação"[2].

Quanto maior o contingente assimilado e acomodado, maior será a capacidade de assimilação e de acomodação a novos contingentes. As operações cognitivas dão os alicerces para o raciocínio da criança e, como diz Piaget, nada mais são que "uma reconstrução endógena de dados exógenos fornecidos pela experiência"[4].

A Sociedade Brasileira de Pediatria (SBP), preocupada com o excessivo uso de telas por crianças na idade escolar, e ciente dos prejuízos causados ao desenvolvimento neuronal e cognitivo nessa idade, publicou um importante documento pelo Grupo de Trabalho Saúde na Era Digital (2019-2021)[5].

Segundo o documento, crianças em idades cada vez mais precoces têm tido acesso a *smartphones*, *notebooks* e *tablets*, além dos computadores que são usados pelos pais, irmãos ou família, em casa, nas creches, em escolas ou mesmo em quaisquer outros lugares, como restaurantes, ônibus e carros, sempre com o objetivo de fazer com que a criança "fique quietinha"[5].

Isso é denominado distração passiva, resultado da pressão pelo consumismo dos joguinhos e vídeos nas telas, e pela publicidade das indústrias de entretenimento, o que é muito diferente do brincar ativamente, um direito universal e temporal de todas as crianças e adolescentes, em fase de desenvolvimento cerebral e mental[5].

O atraso no desenvolvimento da fala e da linguagem é frequente em crianças que ficam passivamente expostas às telas, por períodos prolongados. O estabelecimento das rotinas do dia/vigília e da noite/sono também é fundamental para a produção dos hormônios necessários a um crescimento corporal e mental harmonioso. Transtornos do sono são cada vez mais frequentes e associados aos transtornos mentais precoces em crianças e adolescentes, além dos traumas da violência e outras doenças[5].

Por isso, torna-se imprescindível na consulta pediátrica do pré-escolar avaliar todos os fatores predisponentes e precipitantes das queixas que são apresentadas durante as consultas, incluindo o contexto cultural, a dinâmica familiar e a codependência no relacionamento pais-filhos e seus valores e regras do convívio familiar, além do tempo de uso diário de telas[5].

Finalizam com algumas recomendações da SBP que aqui são destacadas[6]:

- Crianças com idades entre 2 e 5 anos: limitar o tempo de telas ao máximo de 1 hora/dia, sempre com supervisão de pais/cuidadores/responsáveis.
- Para todas as idades: nada de telas durante as refeições e desconectar 1-2 horas antes de dormir.
- Oferecer alternativas para atividades esportivas, exercícios ao ar livre ou em contato direto com a natureza, sempre com supervisão responsável.

Identificar, avaliar e diagnosticar o uso inadequado precoce, excessivo, prolongado, problemático ou tóxico de crianças e adolescentes para tratamento e intervenções imediatas e prevenção da epidemia de transtornos físicos, mentais e comportamentais associados ao uso problemático e à dependência digital que começa frequentemente nesta faixa etária do pré-escolar.

PERIODICIDADE DAS CONSULTAS DO PRÉ-ESCOLAR

Dos 2 aos 4 anos, as consultas devem ser semestrais e acima de 4 anos podem ser anuais, se tudo estiver dentro do esperado e a criança saudável, até a fase de iniciar a adolescência, quando sugerimos estreitar novamente a observação clínica a cada 6 meses[7].

Estas recomendações são válidas para o acompanhamento da criança saudável, ou seja, sem nenhum agravo, seja físico, seja psíquico, alimentar ou de qualquer outra natureza. Assim sendo, se no acompanhamento da criança houver qualquer alteração, doença ou situação em que ela precise ser mais avaliada ou supervisionada, o pediatra deve agendar consultas e/ou retornos mais próximos ou frequentes[7].

Avaliar[7]:

- Crescimento:
  - 2 kg/ano e 5 a 7 cm/ano. Avaliar índice de massa corporal (IMC = peso/estatura^2).
  - Avaliar curva de crescimento.
  - Dar o diagnóstico nutricional: desnutrido, eutrófico, sobrepeso ou obesidade.
- Desenvolvimento:
  - 24 a 30 meses: corre, sobe e desce escadas (um degrau por vez, segurando-se no corrimão), abre portas, usa bem copo e colher, chuta bola, responde aos comandos verbais de duas partes, gosta de imitar os adultos, tem vocabulário de 20 palavras, frases compostas de três palavras. Avaliar sinais para programar desfralde (ficar com a fralda seca por um período de 2 horas, avisar que urinou/defecou).
  - 36 a 42 meses: abre portas, alterna os pés para subir escadas, pedala triciclo, copia círculo, sabe o nome e o sexo, começa a reconhecer cores, calça sozinha os sapatos, capaz de atender a ordens emitidas sem gestos ("sobre", "embaixo de", "atrás de"); linguagem inteligível.
  - 48 meses: segura e usa lápis, desenha uma pessoa com duas ou três partes, lava e seca as mãos, canta, sabe três ou quatro cores, pula em um pé só, sabe recortar e colar, copia uma cruz, escova os dentes, conta até 5, brinca de faz de conta, veste-se e despe-se com ajuda.
- Comportamento:
  - 24 a 30 meses: birra, agressividade, alimentação (seletividade), treinamento esfincteriano. Certa gagueira é normal (não interferir); deve-se dar tempo para a criança se expressar. Precisa de 10 a 12 horas de sono por noite.
  - 36 a 42 meses: dócil, social; aceita limites e já é capaz de estabelecer um compromisso, entretém-se com jogos imitativos e imaginativos, primeiras perguntas sobre a origem das pessoas, ainda alguns períodos de gagueira. Precisa de 10 a 12 horas de sono por noite.
  - 48 meses: afirmativa e expansiva (grande atividade física e vivacidade mental), faladora, perguntadora, independente, sociável, interesse pelo ambiente maior do que pelo alimento, controla evacuação e micção. Precisa de 10 a 12 horas de sono por noite.
- Prevenção de acidentes:
  - Cuidado com a cozinha, piscina domiciliar; colocar grades nas janelas e portões nas escadas, colocar decalques coloridos nas portas grandes de vidro; se a criança pula do berço, trocar o berço pela cama.
  - No carro: banco traseiro em assentos apropriados, bicicletas só em lugares seguros. A criança deve ser constantemente vigiada quando na rua.
  - Conservar facas, remédios e armas de fogo longe das crianças.

- Advertir a criança a não mexer em cão desconhecido, especialmente quando ele está comendo.
- Cuidado com piscina e mar (saber nadar não é garantia contra afogamento nessa idade), manter grades nas janelas e portões nas escadas.
- Advertir a criança para não acompanhar estranhos e não se deixar ser tocada por eles.
- Novamente: cuidado com o excesso de telas. Cuidado com acesso à internet; controle com senha o acesso a *sites* e à TV aberta e fechada. Vigiar o conteúdo acessado.

SOLICITAÇÃO DE EXAMES PARA O PRÉ-ESCOLAR

A solicitação de exames complementares para crianças assintomáticas deve ser criteriosa, avaliando-se individualmente a indicação e considerando os fatores de risco para o desenvolvimento de doença. Para crianças maiores de 24 meses:

- Hemograma com dosagem da ferritina (sempre na ausência de processos febris): sugere-se pesquisa anual nos pacientes com fatores de risco até os cinco anos de idade. Fatores de risco para anemia: dieta pobre em ferro, vegetarianos, excesso de laticínios (mais de dois copos de leite por dia ou equivalente) e baixa ingestão de frutas e verduras, infecções frequentes, hemorragias frequentes ou profusas (epistaxe, sangramentos digestivos), cardiopatias congênitas cianóticas, uso prolongado de anti-inflamatórios e/ou corticosteroides por via oral, fatores ambientais (pobreza, acesso limitado a alimentos).
- Urina I com urocultura: convém destacar que não se recomenda exame comum de urina para crianças assintomáticas. No entanto, o pediatra deve estar atento a manifestações inespecíficas em crianças pequenas, como febre, irritabilidade, vômitos, diarreia e desaceleração do crescimento ponderoestatural, que podem estar relacionadas com infecção urinária.
- Parasitológico de fezes: não existem recomendações a respeito da frequência ideal. O exame parasitológico de fezes deve ser realizado em crianças que vivem em áreas de maior prevalência de parasitoses intestinais ou que apresentem sintomas relacionados (dor abdominal, náuseas, alteração no ritmo e frequência das evacuações, eliminação de vermes pelas fezes ou por vômitos, coceira na região do ânus ou da vagina, principalmente à noite, entre outros). Devem ser estimuladas medidas preventivas contra verminoses (uso de calçados, lavagem e cozimento adequado dos alimentos, lavagem das mãos antes das refeições, manutenção de unhas curtas e limpas, boa higiene pessoal e proteção dos alimentos contra poeira e insetos).
- Perfil lipídico: o rastreamento do perfil lipídico (colesterol total, HDL, LDL, colesterol não HDL, triglicérides) deve ser realizado a partir dos dois anos de idade, a cada 3 a 5 anos para crianças cujos pais ou avós apresentaram doença cardiovascular precoce (antes de 55 anos para homens e 65 anos para mulheres) ou cujos pais tenham níveis de colesterol total acima de 240 mg/dL. Avaliar os resultados de acordo com as referências pediátricas.

ATENÇÃO PARA ESTA NOVIDADE: TESTE DO BRACINHO AOS 3 ANOS DE IDADE

A Comissão de Seguridade Social e Família (CSSF) aprovou em 2021 parecer favorável ao Projeto de Lei n. 4.274/2020, que institui a prática do "teste do bracinho" nas consultas pediátricas em crianças a partir de três anos de idade.

Estima-se que entre 23 e 25% da população no Brasil tenha hipertensão arterial (HA) e outra parcela desconheça a doença. Em crianças e adolescentes a prevalência varia de 3 a 15%. É de suma importância aferir a pressão arterial (PA) rotineiramente no exame físico da criança e do adolescente para evitar que exista diagnóstico tardio e subdiagnóstico[8].

Essa medida tem de ser realizada na atenção primária de saúde pública e privada e, para isso, é fundamental que os serviços disponham de manguitos pediátricos adequados para todos os tamanhos[8].

A preocupação com a HA na infância pode ser considerada recente, sendo a primeira diretriz de avaliação da hipertensão pediátrica publicada em 1977. Desde então houve quatro atualizações, a última realizada em 2017. No Brasil foi publicada em 2016, na Diretriz Brasileira de Hipertensão, uma parte referente à HA pediátrica, além do manual de orientação em HA na infância e adolescência publicado pela Sociedade Brasileira de Pediatria (SBP) em 2019[9].

A HA é definida como valores de PA sistólica (PAS) e/ou diastólica (PAD) superiores ou iguais aos do P95 para sexo, idade e percentil da altura em três ou mais ocasiões diferentes. A classificação atual considera hipertenso o paciente que tem medidas elevadas na avaliação médica ou fora dela, normotenso o que tem medidas normais independendo de onde e quem meça. Quanto aos estágios, a classificação atual considera como PA elevada valores de PAS e/ou PAD entre P90 e P95 para sexo, idade e percentil da altura[8,9]:

- HA estágio 1: valores de PAS e/ou PAD entre P95 e P95 + 12 mmHg.
- HA estágio 2: valores ≥ P95 +12 mmHg.

Todas as crianças maiores de três anos devem ter sua PA medida pelo menos uma vez por ano. Os menores de três anos devem ter a medida realizada em caso de história neonatal de prematuridade (< 32 semanas), baixo peso ao nascer, cateterismo umbilical, complicações que requerem unidade de tratamento intensivo, doenças cardíacas, infecções do trato urinário, hematúria e proteinúria[8,9].

Nos maiores de três anos ou adolescentes que sejam obesos, usem medicamentos hipertensores, tenham doença renal, diabéticos, com história de obstrução do arco aórtico ou coartação da aorta, a PA deve ser medida a cada consulta médica[8,9].

A técnica de aferição da PA é muito importante e deve ser revisada. O método é o auscultatório com aparelho aneroide calibrado ou digital validado. Profissionais de saúde não devem usar manguitos de punho[8,9].

O manguito adequado para a medida terá sua largura cobrindo 40% do comprimento do braço e seu comprimento circundando 80 a 100% da circunferência. Anotar os valores exatos, sem arredondar, pois, pelo método auscultatório, como o intervalo de valores no manômetro é de 2 mmHg, não existem valores ímpares[8,9].

AVALIAÇÃO VISUAL

É importante observar que a criança pequena não se queixa de dificuldades visuais. Por isso, a partir dos três anos, está indicada a triagem da acuidade visual, utilizando-se tabelas de letras ou figuras durante as consultas. Devem ser encaminhadas ao oftalmologista crianças de 3 a 5 anos que tenham acuidade inferior a 20/40 ou diferença de duas linhas entre os olhos e crianças de seis anos ou mais que tenham acuidade inferior a 20/30 ou diferença de duas linhas entre os olhos[7].

CONCLUSÃO

O pediatra tem papel fundamental na orientação da importância das consultas pediátricas de puericultura e nelas deve-se realizar uma anamnese detalhada para identificar erros alimentares, hábitos de sono, saúde bucal, socialização e como está o cartão de vacinas. Ao exame físico, observar sinais cutâneos de deficiência de vitaminas, a curva de crescimento (se tem atraso no crescimento) e avaliar o passo a passo dos marcos do desenvolvimento como descrito no capítulo.

Para as escolhas alimentares, é importante conhecer a pirâmide alimentar proposta pela SBP ou o prato saudável (*My plate*). Deve-se evitar o consumo de alimentos com excesso de sódio, açúcar e gordura saturada e não esquecer que um comportamento alimentar saudável deve ser sempre abordado e manejado.

Quanto à alimentação complementar, deve-se seguir as dicas e o passo a passo citados no *Guia Prático de Alimentação da Criança de 0 a 5 anos* da SBP 2021, entretanto, podem-se adicionar algumas "dicas" para os cuidados, propostas pelo professor Benny Kerzner, um especialista em dificuldades alimentares[10].

São nove os pontos de destaque que o pediatra deve propor aos cuidadores[10]:

1. Limites: onde, quando, o quê e quanto comer.
2. Distrações: evitar barulhos, brinquedos, televisão, *tablets*, celulares e outras mídias que possam tirar o foco da ação principal: comer. A criança precisa saber de um modo lúdico que o ato de comer é prazeroso. Odores e sabores precisam ser aprendidos.
3. Apetite: existe um controle central do apetite, que é acionado pela queda na glicemia, além de outros hormônios que atuarão somente se ocorrer um jejum de 3 a 4 horas, chamado de "intervalo alimentar".
4. Atitude neutra: reações extremas de felicidade ou "dureza" podem interferir no desenvolvimento do hábito alimentar.
5. Duração: comer não deve ser um martírio, mas um prazer. Trinta minutos é o tempo máximo para uma refeição; se durar mais que isso, tem algo errado nos itens anteriormente citados.
6. Comida apropriada para idade: como apresentado neste manual, cada marco do desenvolvimento alimentar terá um grupo de alimentos e texturas adequadas.
7. Novos alimentos: cada novo alimento apresentado, se rejeitado deve ser reapresentado de 10 a 15 vezes. Não se deve desistir! Não colocar rótulos tipo "ele não gosta disso".
8. Autonomia: a introdução alimentar e seu seguimento deve acompanhar os marcos do desenvolvimento da criança (sentar-se, mastigar, pegar o alimento com a mão e levar à boca, usar o talher começando com a colher), tudo de modo lúdico e agradável.
9. Bagunça: como já mencionado, comer é um momento lúdico. Passo a passo, deixe a criança se sujar, depois limpem juntos, mas, sendo propositalmente repetitivo: comer deve ser um prazer e não um momento de terror, angústia e ansiedade.

Esta é a visão do pediatra que vive o dia a dia da arte de fazer a puericultura do pré-escolar.

REFERÊNCIAS BIBLIOGRÁFICAS

1. Scharf RJ, Scharf GJ, Stroustrup A. Developmental milestones. Pediatr Rev. 2016;37(1):25-37.
2. Ribeiro Gandra YR. O pré-escolar de dois a seis anos de idade e o seu atendimento. Rev Saúde Pública. 1981;15 (suppl). Disponível em: https://www.scielo.br/j/rsp/a/DYGkDv454x7gBBscXZ9bT8k/abstract/?lang=pt [acesso dez. 2021].
3. Halpern R. A consulta terapêutica: a importância de intervenção precoce na primeira infância. Manual de Pediatria do Desenvolvimento e Comportamento. Barueri: Manole; 2015. p.73-82.
4. Piaget J. Psicologia da inteligência. Rio de Janeiro: Zahar Editores; 1977.

5. Sociedade Brasileira de Pediatria. Grupo de Trabalho Saúde na Era Digital 2019-2021. #Menos Telas #Mais Saúde. Disponível em: https://www.sbp.com.br/fileadmin/user_upload/_22246c-ManOrient_-__MenosTelas__MaisSaude.pdf [acesso dez. 2021].
6. Sociedade Brasileira de Pediatria (SBP). Manual de orientação: saúde de crianças e adolescentes na era digital. Disponível em: https://www.sbp.com.br/fileadmin/user_upload/2016/11/19166d-MOrient-Saude-Crian-e-Adolesc.pdf [acesso dez. 2021].
7. Pires AMB, Bizzoto CHLD. O calendário de consultas do pré-escolar. In: Fonseca CRB, Fernandes TF (ed.). Puericultura passo a passo. São Paulo: Atheneu; 2018. p.45-50.
8. Departamento Científico de Nefrologia Pediátrica da SOPERJ. Matulevic LC. Hipertensão arterial na criança e adolescente. Disponível em: http://soperj.com.br/hipertensao-arterial-na-infancia-e-adolescencia/ [acesso dez. 2021].
9. Sociedade Brasileira de Pediatria (SBP) Manual de orientação. Hipertensão arterial na infância e adolescência. Disponível em: https://www.sbp.com.br/fileadmin/user_upload/21635c-MO_-Hipertensao_Arterial_Infanc_e_Adolesc.pdf [acesso dez. 2021].
10. Sociedade Brasileira de Pediatria (SBP). Departamento Científico de Pediatria Ambulatorial e Nutrologia. Guia prático de alimentação da criança de 0 a 5 anos – 2021. Disponível em: https://www.sbp.com.br/imprensa/detalhe/nid/guia-pratico-de-alimentacao-da-crianca-de-0-a-5-anos/ [acesso dez. 2021].

A semiologia e a consulta na idade escolar

Tadeu Fernando Fernandes

O ESCOLAR

A atenção à saúde da criança em idade escolar (5 a 10 anos) demanda enfoque intersetorial e multiprofissional que agregue saberes diversificados para uma atenção resolutiva e de qualidade, levando em conta a multiplicidade de fatores que interferem no crescimento, desenvolvimento e integração social da criança[1].

A complexidade do meio em que as crianças vivem, a presença de problemas antigos e não resolvidos, como a tendência à medicalização do fracasso escolar e a obesidade infantil, ao lado de algumas temáticas de abordagem social, reforçam a necessidade do enfoque intersetorial para a compreensão da situação de saúde da criança em idade escolar em busca de práticas qualificadas, visando à integralidade do cuidado a esse grupo[2].

No caso da atenção à saúde do escolar, a intersetorialidade se refere à possível articulação de distintos setores, particularmente saúde e educação, para pensar a produção de saúde, para desenvolver ações que promovam a saúde da criança[1,3].

Atualmente a Academia Americana de Pediatria (AAP) e a Sociedade Brasileira de Pediatria (SBP) direcionam a atenção para novos olhares à criança em idade escolar, pois a consideram no contexto de suas relações de vida e história social, física e mental, juntamente com a valorização dos aspectos sociais, econômicos e culturais dessas crianças e sua comunidade[4,5].

Priorizando ações de natureza educativa, preventiva ou assistencial, em parceria com as escolas, produzem-se práticas com impactos positivos na qualidade de vida dos escolares. Tais práticas compreendem, entre outras: a prevenção do uso de drogas, a saúde bucal, a prevenção de violências (física, sexual e *bullying* ou assédio moral), a prevenção de infecções sexualmente transmissíveis, o aconselhamento contraceptivo, a promoção da saúde, como orientações em relação à nutrição, à prática de atividade física e à cultura da paz[3].

CUIDADOS COM O ESCOLAR NA ERA PÓS-ISOLAMENTO SOCIAL

Os tratados e manuais de pediatria da era pré-pandemia da Covid-19 deixavam claro que a criança em idade escolar está em fase de grande avanço cognitivo e com capacidade para compreender os conteúdos abordados em sala de aula. Ela também apresenta interesse em organizar coleções e está apta a participar de jogos com regras complexas. Todo esse processo é gradual, mas o ambiente deve favorecer situações sistemáticas e organizadas para que isso aconteça. A noção de pertencimento ao grupo é fundamental. Ao mesmo tempo que não seguem regras dos adultos, seguem regras do "líder do grupo", da melhor amiga, do ídolo da TV, da moda e atualmente dos ditos *influencers*[4,5].

Entretanto, ninguém contava com o isolamento social imposto pela pandemia da Covid-19. Vivemos em um país com grandes desigualdades e a pandemia contribuiu para agravar problemas que já permeavam a questão do ensino no Brasil. Mais de 80% dos alunos do ensino fundamental e do ensino médio estão matriculados na rede pública[6].

Apesar disso, o investimento governamental nessa rede ainda é muito baixo. O acesso das crianças ao ensino fundamental vem aumentando, mas não conseguimos manter as crianças na escola ao longo dos anos; grande parte dos alunos não conclui o ensino médio[7].

Dessa forma, ainda convivemos com repetência, evasão e abandono escolares muito elevados. Com a suspensão abrupta das aulas presenciais em decorrência da pandemia, não houve tempo hábil para o planejamento imediato de uma solução alternativa que permitisse a manutenção do vínculo dos alunos com a escola[6,7].

A principal opção encontrada foi a implantação do ensino remoto, principalmente na rede privada, e nós que pregávamos contra o excesso de tempo de tela, tivemos de conviver com o mundo *on-line*[6]. Ou seja, "demos um cheque em branco" para os escolares gastarem no mundo virtual.

O uso da internet e as gratificações significativas, por pontos ou *likes*, recebidas por esses comportamentos nos jogos ou redes, perpassam os mecanismos de recompensa e da produção do neurotransmissor dopamina. Muitos comportamentos se tornam impulsivos e automáticos, aliviando episódios recentes de tédio, estresse ou depressão. Assim, algo que começou como uma distração na tela ou simples experimentação do objeto de consumo, como um jogo de videogame, estimulado pelas indústrias de entretenimento, passa a ser uma solução rápida para fazer desaparecer sentimentos perturbadores e emoções difíceis com as quais as crianças e adolescentes ainda não aprenderam a lidar[8].

A dependência dos jogos, inclusive com teor violento, mas que trazem desafios e recompensas, impede que se enfrente os problemas que contribuíram para esse estresse tóxico e a liberação do cortisol, criando um círculo vicioso de ansiedade e depressão[8].

O "tecnoestresse" se torna ainda mais problemático por perda da empatia, crescente irritabilidade e agressividade, causando alterações no comportamento, no relacionamento familiar e social, transtornos de aprendizado e escolar, além de diversas outras doenças[8]. Daí a importância da supervisão, regulação e engajamento parental durante as atividades exercidas pelas crianças *on-line* e o pediatra é o guardião dessas crianças[8].

O brilho decorrente da faixa de onda de luz azul presente na maioria das telas contribui para o bloqueio da melatonina e para a prevalência cada vez maior das dificuldades para dormir e manter uma boa qualidade de sono à noite na fase de sono profundo, com aumento de pesadelos e terrores noturnos. Ao acordar, há aumento da sonolência diurna, problemas de memória e concentração durante o aprendizado, com diminuição do rendimento escolar e associação com sintomas dos transtornos do déficit de atenção e hiperatividade[8].

Há também o aumento do estresse pelo uso indiscriminado de fones de ouvido (*headphones*) em volumes acima do tolerável, podendo causar trauma acústico e perda auditiva irreversível induzida pelo ruído[8].

As influências que as mídias exercem estão bem estudadas em várias teorias de comunicação, como o aprendizado social cognitivo, e a pressão dos *scripts* e dos modelos referenciais atraentes e "descolados" sobre as crianças, além do efeito da "terceira pessoa": "isto não vai acontecer comigo!"[8].

Atualmente extrapoladas por mídias distorcidas ou *fake news* que também usam a fantasia, a imaginação e a curiosidade das crianças, os meios de comunicação preenchem vários vácuos, temporal ou existencial, desde não ter o que fazer, distração, falta de apego, abandono afetivo ou mesmo pais ocupados, estressados ou cansados demais para dar atenção aos seus filhos, ou porque nem mesmo eles desgrudam de seus próprios celulares[8].

A CONSULTA DO ESCOLAR: ANUAL NAS ROTINAS[9]

A anamnese do escolar deve ser abrangente e a criança deve ser ouvida, seja em conjunto com os pais, seja, quando necessário, em separado. Segue um roteiro com itens importantes para essa faixa etária:

1. Nome, idade, gênero, procedência da família, escola que frequenta (especialmente se houver queixa escolar), com quem reside e quem acompanha a vida escolar, escolaridade dos familiares, queixa atual e motivo da consulta.
2. História da moléstia atual e sintomas gerais.
3. Cabeça e pescoço: cefaleia, otalgia, sintomas nasais, respiração bucal.
4. Sistema cardiorrespiratório: taquicardia, dispneia, episódios de sibilância.
5. Sistema digestório: hábito intestinal, náuseas, vômitos, dores abdominais.
6. Sistema geniturinário: disúria, polaciúria, enurese noturna.
7. Aparelho locomotor: dores, alterações posturais.
8. Pele e anexos.
9. Comportamento habitual e alterações, segundo a percepção da família.
10. Acuidade visual: dificuldades para enxergar de longe outros sinais e sintomas visuais, avaliação oftalmológica pregressa e tratamento adotado.
11. Acuidade auditiva e compreensão da fala: ouve bem? Localiza o som? Tem dificuldades para compreender a fala em ambientes ruidosos? Solicita repetição das ordens? Atende a solicitações dadas em sequência?
12. Fala: fala bem? A fala é inteligível? Demorou para aprender a falar? Troca fonemas ao falar? Quais? Gagueja?
13. Leitura e escrita: lê bem? Entende o que lê? Teve dificuldade para aprender a ler? Escreve bem? Comunica-se por meio da escrita? Teve dificuldade para aprender a escrever? Troca letras ao escrever? Quais?
14. Cinetose e distúrbios do equilíbrio: tem náuseas e vômitos ao andar de ônibus, trem, automóvel? Tem tonturas? Anda de bicicleta?
15. Antecedentes pré, peri e neonatais: história obstétrica materna; intercorrências do pré-natal; movimentação fetal; peso ao nascer; condições de nascimento e intercorrências neonatais; exposição pré-natal ao tabaco, álcool, medicamentos e drogas ilícitas; infecções congênitas; risco para deficiências ou atrasos no desenvolvimento.
16. Antecedentes mórbidos: otites de repetição, amigdalites, rinite, doenças crônicas, medicamentos em uso e demais terapias, internações prévias.
17. História alimentar e alimentação atual.
18. Situação vacinal: entre os 4 e os 6 anos de idade, o segundo reforço da vacina contra difteria, tétano e pertussis (DTP/DTPa) e da vacina contra poliomielite (VIP/VOP) deve ser realizado. Crianças com 7 anos ou mais, nunca imunizadas ou com histórico vacinal desconhecido, devem receber

três doses da vacina contendo o componente tetânico, sendo uma delas, preferencialmente, com a vacina tríplice acelular, com intervalo de dois meses entre elas (0, 2 e 4 meses – intervalo mínimo de 4 semanas). A partir dos 9 anos, para meninas e meninos, a vacina HPV (papilomavírus humano) deve ser aplicada.

19. Principais marcos do desenvolvimento e habilidades atuais, rotina da criança, horários e padrões de estudo, alimentação, lazer, sono, trabalho, tarefas domésticas, atividades extracurriculares, habilidades e interesses, jogos, brincadeiras, tempo de tela.
20. Sociabilidade em casa e na escola, com crianças e adultos, diálogo familiar, expectativas dos pais, condutas depreciativas dos pais e colegas.
21. Antecedentes familiares: consanguinidade, antecedentes maternos, paternos, irmãos, história familiar de alterações visuais, auditivas, dificuldades escolares.
22. Situação socioeconômica e ambiental: tipo de habitação e características; local para estudos; animais de estimação; presença ou risco para violência em casa, na vizinhança e na escola.
23. Escolarização: idade de entrada na escola; dificuldades, mudanças de comportamento com relação à escola, faltas, repetência; relação família-escola, trocas de escola e de professor, situações sugestivas de *bullying*.
24. Situações de estresse familiar: violência, dificuldades econômicas, doença grave, isolamento social, preocupações importantes para a família.
25. Sexualidade: avaliar se recebe ou necessita de algum tipo de orientação.
26. Viagens e migração recente.

No exame físico, há componentes importantes que devem ser observados[9]:

1. Aferição da pressão arterial; medidas de peso, altura e cálculo do índice de massa corporal (IMC) para avaliação da condição nutricional de acordo com as curvas da Organização Mundial da Saúde (OMS); medida do perímetro cefálico se houver desvios fenotípicos ou suspeita de alterações do desenvolvimento.
2. Segmento cefálico: fácies, dentes, palato, exame da orofaringe, otoscopia.
3. Tórax: ausculta cardíaca e pulmonar; abdome: massas ou visceromegalias.
4. Osteoarticular: postura, exame da coluna, hipermobilidade.
5. Exame neurológico.
6. Desenvolvimento puberal (obrigatório o pediatra ter as tabelas de desenvolvimento puberal de Tanner – disponíveis no *site* da SBP)[10].
7. Pele: dermatoses, ectoparasitoses, traumas, sinais suspeitos de violência.
8. Observar o desenvolvimento: memória (com elementos do cotidiano), raciocínio matemático (Faz contas? Faz compras? Acerta o troco?), orientação temporal e espacial, discriminação de cores, coordenação motora, equilíbrio, compreensão de informações visuais e auditivas, fala, leitura e ditados de palavras ou frases, desenhos e jogos; observação dos cadernos escolares.
9. Pode-se realizar triagem visual com testes, desde que corretamente aplicados, já que os erros de refração são muito frequentes no escolar.

Após a avaliação inicial, realiza-se a síntese dos achados e eventuais problemas. Em condições normais e sem queixas, os retornos podem ser anuais. Se necessário, define-se, com a família, a programação de diagnóstico e seguimento, buscando a integralidade da atenção à saúde e a compreensão da criança em seu contexto. A orientação à família deve incluir prevenção da violência intrafamiliar associada a queixas escolares e outras. Atividades extracurriculares e de lazer, sem excessos, podem ser indicadas, pois propiciam autoconhecimento e desenvolvimento de habilidades para a vida.

ALIMENTAÇÃO DO ESCOLAR[11]

Nos últimos anos, vêm se observando mudanças nos padrões nutricionais nas diversas classes sociais de diversos países. O aspecto mais visível é a adoção da chamada "dieta ocidental", rica em gorduras, açúcar, alimentos refinados e industrializados.

Essa alteração dietética, associada ao aumento do sedentarismo entre crianças e adultos, levou a uma alteração na prevalência de doenças infantis: a desnutrição infantil entrou em declínio, dando lugar à obesidade e, com ela, o aumento na prevalência de diabetes e hipercolesterolemia, entre outros.

Nesse contexto, a escola aparece como espaço privilegiado para o desenvolvimento de ações de melhoria nas condições de saúde e no estado nutricional das crianças, sendo um setor estratégico para a concretização de iniciativas de promoção da saúde, com o conceito da "escola promotora da saúde", que incentiva o desenvolvimento humano saudável e as relações construtivas e harmônicas.

No ambiente escolar, a criança ingere lanches oferecidos pela escola, trazidos de casa ou comprados na cantina, pode fazer uma ou duas refeições, geralmente oferecidas pelas escolas integrais ou trazidas de casa em marmitas.

Schmitz et al. em 2008 propuseram dez passos para a promoção da alimentação saudável do escolar. Veja a seguir[12]:

1. A escola deve definir estratégias em conjunto com a comunidade escolar para favorecer escolhas saudáveis.
2. Reforçar a abordagem da promoção da saúde e da alimentação saudável nas atividades curriculares da escola.
3. Desenvolver estratégias de informação às famílias dos alunos para a promoção da alimentação saudável no ambiente escolar, enfatizando sua corresponsabilidade e a importância de sua participação nesse processo.
4. Sensibilizar e capacitar os profissionais envolvidos com a alimentação na escola para produzir e oferecer alimentos mais saudáveis, adequando os locais de produção e fornecimento de refeições às boas práticas para serviços de alimentação e garantindo a oferta de água potável.
5. Restringir a oferta, a promoção comercial e a venda de alimentos ricos em gorduras, açúcares e sal.
6. Desenvolver opções de alimentos e refeições saudáveis na escola.
7. Aumentar a oferta e promover o consumo de frutas, legumes e verduras, com ênfase nos alimentos regionais.
8. Auxiliar os serviços de alimentação da escola na divulgação de opções saudáveis por estratégias que estimulem essas escolhas.
9. Divulgar a experiência da alimentação saudável para outras escolas, trocando informações e vivências.
10. Desenvolver um programa contínuo de promoção de hábitos alimentares saudáveis, considerando a monitoração do estado nutricional dos escolares, com ênfase em ações de diagnóstico, prevenção e controle dos distúrbios nutricionais.

Estudos demonstram que os alimentos das cantinas escolares são muito energéticos, ricos em açúcares, gorduras e sal, contrariando as recomendações do *Guia alimentar para a população brasileira* do Ministério da Saúde e o *Guia prático* da SBP de 2021, que recomenda fortemente a utilização dos alimentos *in na-*

tura ou minimamente processados, em detrimento dos alimentos processados e ultraprocessados[12,13].

As cantinas devem oferecer alimentos constituídos de cereais, grãos, frutas e frutas secas, oleaginosas, leites e derivados de leite, sem adição de açúcares refinados ou conservantes, farináceos integrais, evitando os refrigerantes, biscoitos, salgadinhos (*snack foods*), bebidas isotônicas, preparações fritas, guloseimas e industrializados em geral[11].

E o pediatra, por sua vez, deve despertar a curiosidade na família para saber que tipo de alimento é oferecido na escola. Quem faz o prato da criança? Quem supervisiona a criança durante as refeições? A criança ingere suco nas refeições? Qual é a sobremesa? Muitas vezes a família confia na escola ou na nutricionista da escola e nem questiona. Geralmente, essa informação é trazida pela própria criança na consulta[11].

CONCLUSÃO

Neste momento da puericultura, a idade escolar, deve-se focar a tarefa da idade escolar, ou seja, a produtividade *versus* inferioridade. Nesse período, a criança deve adquirir a competência de realizar as tarefas acadêmicas. Ela está sendo alfabetizada e frequentando a escola, o que propicia o convívio com pessoas que não são seus familiares e exigirá maior socialização, trabalho em conjunto, cooperatividade e outras habilidades necessárias. Caso tenha dificuldades, o próprio grupo a criticará e ela passará a viver a inferioridade em vez da construtividade.

A integração do pediatra aos cuidadores, aos professores e supervisores escolares é um fator primordial, porque a criança precisa sentir-se competente no lar, fora do lar, no convívio social e na aquisição das habilidades escolares. Nessa fase, o incentivo e a atenção são fundamentais.

Enquanto a idade escolar é permeada por aquisições cognitivas importantes, que impulsionam o desenvolvimento psicossocial, não se observa mudanças físicas significativas. Ao contrário, na próxima etapa, a adolescência, além de mudanças físicas, serão observadas mudanças cognitivas e psicossociais expressivas que preparam a pessoa para a autonomia e vida produtiva. A consulta do adolescente será abordada em outro capítulo.

REFERÊNCIAS BIBLIOGRÁFICAS

1. Villardi ML, Cyrino EG. O cuidado à criança em idade escolar: percepções de equipes da Estratégia Saúde da Família. Rev Bras Med Fam Comunidade. 2012;7(24):177-83.
2. Cyrino EG, Pereira MLT. Reflexões sobre uma proposta de integração saúde-escola: o projeto saúde e educação de Botucatu, São Paulo. Cad Saúde Pública. 1999;15:39-44.
3. Brasil. Ministério da Saúde. Escolas promotoras de saúde: experiências do Brasil. Brasília: Ministério da Saúde; 2006. Disponível em: https://bvsms.saude.gov.br/bvs/publicacoes/escolas_promotoras_saude_experiencias_brasil_p1.pdf [acesso dez. 2021].
4. Sociedade Brasileira de Pediatria (SBP). Grupo de Trabalho de Saúde Mental. Promoção de Saúde Mental em Tempos de COVID-19: Apoio aos Pediatras. 2020. Disponível em https://www.sbp.com.br/fileadmin/user_upload/22485c-NA_-Prom_SaudeMentalTempos_COVID19-_Apoio_Pediatras.pdf [acesso dez. 2021].
5. Sociedade Brasileira de Pediatria (SBP). Departamento Científico de Saúde Escolar (2019-2021). Repercussões do isolamento social na aprendizagem e no comportamento dos estudantes: desafios a enfrentar. Disponível em: https://www.sbp.com.br/fileadmin/user_upload/22911c-DC-Reperc_IsolamSoc_dos_Estudantes.pdf [acesso dez. 2021].
6. Sociedade Brasileira de Pediatria (SBP). Departamento Científico de Saúde Escolar. O Ano Letivo 2020 e a COVID-19. Disponível em: https://www.sbp.com.br/fileadmin/user_upload/22514c-NA_-_O_Ano_Letivo_de_2020_e_a_COVID-19.pdf [acesso 12 jan. 2022].
7. Fundação Carlos Chagas; UNESCO; Itaú Social. Educação Escolar em Tempos de Pandemia. Disponível em: https://www.fcc.org.br/fcc/wp-content/uploads/2020/06/educacaopandemia-a4_16-06_final.pdf [acesso dez. 2021].
8. Sociedade Brasileira de Pediatria (SBP). Grupo de Trabalho Saúde na Era Digital 2019-2021. #Menos Telas #Mais Saúde. Disponível em: https://www.sbp.com.br/fileadmin/user_upload/_22246c-ManOrient_-__MenosTelas__MaisSaude.pdf [acesso dez. 2021].

9. Strufaldi MWL, Pedroso GC. A consulta do pré-escolar e do escolar. In: Fonseca CRB, Fernandes TF (ed.). Puericultura passo a passo. São Paulo: Atheneu; 2018. p.51-4.
10. Sociedade Brasileira de Pediatria (SBP). Desenvolvimento Puberal de Tanner. Disponível em: https://www.sbp.com.br/departamentos-cientificos/endocrinologia/desenvolvimento-puberal-de-tanner/ [acesso dez. 2021].
11. Pires AMB, dos Santos RCK. Escola parceira: na educação e nutrição. In: Fonseca CRB, Fernandes TF (ed.). Puericultura passo a passo. São Paulo: Atheneu; 2018. p.57-60.
12. Schmitz BA, Recine E, Cardoso GT, Silva JR, Amorim NF, Bernardon R, et al. A escola promovendo hábitos alimentares saudáveis: uma proposta metodológica de capacitação para educadores e donos de cantina escolar. Cad Saúde Pública. 2008;24:312-22.
13. Sociedade Brasileira de Pediatria (SBP). Departamento Científico de Pediatria Ambulatorial e Nutrologia. Guia prático de alimentação da criança de 0 a 5 anos – 2021. Disponível em: https://www.sbp.com.br/imprensa/detalhe/nid/guia-pratico-de-alimentacao-da-crianca-de-0-a-5-anos/ [acesso dez. 2021].

26

A consulta médica do adolescente

Alda Elizabeth Boehler Iglesias Azevedo
Darci Vieira da Silva Bonetto
Lígia de Fátima Nóbrega Reato

INTRODUÇÃO

A adolescência é reconhecida como uma etapa importante do desenvolvimento humano, situada entre a infância e a idade adulta e caracterizada por marcantes transformações físicas, emocionais e sociais, das quais se destacam o segundo estirão do crescimento, a maturação sexual, o estabelecimento da capacidade reprodutiva, a busca de si mesmo e da identidade, a independência e a autonomia.

De modo geral, os adolescentes (indivíduos entre 10 e 19 anos ou de 10 a 20 anos incompletos, de acordo com critério cronológico estabelecido pela Organização Mundial da Saúde – OMS) são considerados um grupo saudável. Entretanto, muitos morrem de forma prematura por acidentes, suicídio, violência, complicações decorrentes de gravidez e enfermidades preveníveis ou tratáveis. Um número maior ainda é constituído por adolescentes com necessidades especiais ou outros problemas de saúde. Adicionalmente, sabe-se que muitos problemas graves de saúde da idade adulta iniciam-se na adolescência. Por exemplo, o consumo de drogas/tabagismo, as infecções sexualmente transmissíveis/síndrome da imunodeficiência adquirida (IST/Aids), os transtornos alimentares e o sedentarismo são causas de enfermidades e/ou morte prematura em fases posteriores da vida[1].

A singularidade, a vulnerabilidade decorrente do próprio processo de desenvolvimento e da suscetibilidade às influências externas e a magnitude dos problemas de saúde fundamentam a importância da atenção integral e especializada direcionada a esse grupo populacional de significante dimensão demográfica.

Não obstante, embora a adolescência esteja inserida na área de abrangência da Pediatria e a Sociedade Brasileira de Pediatria (SBP) tenha assumido o cuidado à saúde do adolescente como papel do pediatra, na prática ainda são poucos os que incorporam adequadamente o atendimento ao adolescente ao seu exercício profissional, por insegurança ou falta de conhecimento[2].

Dessa forma, constata-se a necessidade de informações respaldadas que subsidiem a realização da consulta médica de adolescentes de forma completa e diferenciada. Nesse sentido, o objetivo deste capítulo é instrumentalizar o profissional para o atendimento médico do adolescente, integrando conteúdos da semiologia com princípios legais, éticos, bioéticos e recomendações consolidadas.

ESPECIFICIDADES DO ATENDIMENTO

A abordagem do adolescente difere da abordagem da criança, pois, além de exigir do profissional conhecimento técnico-científico específico, requer habilidade em promover a participação ativa do adolescente na entrevista, no exame físico e nos encaminhamentos, assim como em permitir o entrosamento da família/responsáveis, facilitando a adesão à proposta terapêutica[3-5].

Recomenda-se que a sala de espera seja exclusiva para o atendimento do adolescente sempre que possível ou que sejam reservados horários diferenciados para o atendimento. O local deve apresentar sinalização adequada, ser claro, ventilado, acolhedor, agradável e possibilitar acesso a informações educativas como *folders, cards*, revistas ou mídia digital, o que minimiza o tempo de espera. A prévia adequação do ambiente é importante para que se alcancem os objetivos de acolhimento nos serviços de saúde, sendo fundamental também o apoio dos funcionários/equipe multidisciplinar, o que contribui para a humanização das relações interpessoais e a potencialização da capacidade de resposta, intervenção e vínculo[4].

A porta do consultório deve permanecer fechada durante a consulta para impedir interrupções, e o espaço deve ser suficiente para conter mobiliário que permita a entrevista do adolescente e de sua família. A sala de exame deve ser separada do espaço da entrevista, assegurando a privacidade do exame físico; caso não seja possível, pode-se utilizar divisórias[4,6].

Interessante salientar que a motivação para a consulta médica costuma ser diferenciada, em relação aos adolescentes e a seus responsáveis. Muitas vezes, principalmente nas consultas iniciais, o adolescente não procura espontaneamente o atendimento, mas é levado por outras pessoas, frequentemente contra a sua vontade. Assim, é comum deparar-se com um paciente assustado, ansioso, inseguro e até mesmo assumindo uma atitude de enfrentamento. Daí a importância de estabelecer desde o início uma atitude acolhedora, sensível e empática, postura essa a ser adotada por toda a equipe envolvida com o atendimento[3].

Outro aspecto a ser ressaltado diz respeito ao fato de o processo de desenvolvimento puberal não ocorrer de maneira simultânea ou uniforme, o que implica pacientes diversificados e, consequentemente, a necessidade de considerar o estágio de maturação na abordagem do adolescente.

Finalmente, o atendimento do adolescente demanda uma mudança de paradigma no que se refere ao modelo tradicional de relação médico-paciente adotada na prática pediátrica, na qual o responsável é o principal interlocutor[5].

Uma das principais particularidades da consulta do adolescente é a substituição do modelo de relação indireta estabelecido durante a infância entre profissional e familiar/responsável pela relação direta entre o médico e o adolescente. Essa diferença configura a consulta como um verdadeiro rito de passagem para a vida adulta, na medida em que o adolescente passa a assumir uma responsabilização progressiva pelo seu autocuidado e por sua saúde[3,5].

Reconhecer o adolescente como um sujeito de direito e respeitá-lo com tal é essencial para que se possa avançar no desafio de propiciar atenção integral à saúde para esse grupo populacional[5].

Para que isso aconteça, é necessário que sejam suplantados alguns impasses ocasionados pelo fato de o público-alvo em questão não ser constituído nem de crianças, tampouco de adultos. Essa indefinição de papéis gera alguns conflitos pertinentes à peculiaridade das inter-relações dos jovens com a sociedade[5]. Na busca por alternativas, identifica-se a bioética como uma útil e interessante instrumentação para respaldar o exercício da medicina do adolescente[5].

ASPECTOS ÉTICOS, BIOÉTICOS E LEGAIS

De modo geral, as legislações consideram a faixa etária, a saúde ou o desenvolvimento intelectual de determinadas pessoas com a finalidade de protegê-las. Entretanto, a adoção da idade como critério único pode resultar em limitação legal para o exercício dos direitos dos adolescentes[5,7].

Na prática diária, são comuns situações em que os limites da relação entre o médico e seu paciente menor de idade e/ou responsáveis são controversos. Por exemplo, qual a conduta correta quando um adolescente procura atendimento sozinho? A família precisa ser notificada a respeito do conteúdo das consultas? E sobre os procedimentos? Para responder a esses e a outros questionamentos não basta que os profissionais de saúde recorram a códigos e leis; eles precisam valer-se também da reflexão bioética na discussão conjunta dos diferentes enfoques envolvidos. Nesse sentido, outros aspectos da avaliação profissional precisam ser considerados, como grau de maturidade, emancipação e situações de risco[5,8,9].

O Código de Ética Médica (CEM), considerando que a revelação de determinados fatos para os responsáveis legais de adolescentes pode suscitar em quebra de confiança e propiciar consequências danosas para sua saúde, não adotou o critério "idade", mas sim o do desenvolvimento intelectual, respeitando categoricamente a opinião do jovem e garantindo a ele o sigilo profissional, conforme transcrito no art. 74: "É vedado ao médico: revelar segredo profissional referente a paciente menor de idade, inclusive a seus pais ou responsáveis legais, desde que o menor tenha capacidade de discernimento salvo quando a não revelação possa acarretar dano ao paciente"[5,8,10].

Dessa forma, os princípios éticos para o atendimento ao adolescente estão relacionados à autonomia, à privacidade à confidencialidade e ao sigilo. Esses preceitos buscam respeitar os direitos dos adolescentes e encorajá-los a procurar ajuda para seus problemas de saúde[8,10].

- Autonomia: na atenção à saúde, autonomia é a capacidade de decisão do paciente acerca de questões relacionadas a sua própria saúde. Muitos profissionais alegam que pacientes adolescentes, dada a pouca idade, não estão aptos a assumir a responsabilidade por sua própria saúde, devendo, assim, passar pelo crivo de seus representantes legais. Na prática, porém, o profissional não pode garantir que esses tutores realmente assegurem o benefício dos menores sob sua tutela. Essa proposição pode ser questionada. Não obstante, vale salientar que, em determinadas condições, a autonomia pode ser limitada, cabendo ao médico e aos demais profissionais de saúde tentar asseverar o cuidado e a proteção de danos[5,10].
- Privacidade: é o direito do adolescente de, independentemente da idade, ser atendido sozinho, em espaço privado de consulta, na qual é reconhecida sua autonomia e respeitada sua individualidade. Essa privacidade deverá ser mantida durante todo o exame físico, a menos que o adolescente não queira ou em determinadas condições: distúrbios psiquiátricos, déficit intelectual importante, suspeita ou referência de violência ou abuso sexual. Quando o adolescente manifestar o desejo de não permanecer sozinho ou não tiver condições de fornecer as informações necessárias, um responsável deverá acompanhá-lo durante a consulta. Havendo suspeita de violência física ou sexual, recomenda-

-se que outro profissional da equipe de saúde esteja presente[5,10].

- Confidencialidade e sigilo: o acordo entre o profissional da saúde e o adolescente, no qual fica estabelecido que o que for transmitido pelo paciente durante e após a consulta não será compartilhado com seus responsáveis, denomina-se confidencialidade. Isso possibilita que um número maior de informações acerca da saúde, e principalmente dos fatores de risco aos quais o adolescente possa estar exposto, seja revelado. O temor de que relatos da consulta sejam divulgados aos familiares pode retardar a procura do adolescente por auxílio médico, comprometendo a relação médico-paciente, e ainda induzir à omissão de informações importantes para um adequado diagnóstico e tratamento[5,10].
- A confidencialidade é apoiada em regras de bioética médica, no princípio da autonomia e reforça o reconhecimento do adolescente como sujeito, protagonista de suas ações. É essencial que a família compreenda essa abordagem como uma oportunidade de aprendizado, que pode auxiliar o adolescente a exercitar sua cidadania.

Quanto ao sigilo, trata-se de um princípio ético regulamentado em nosso país pelo Conselho Federal de Medicina, explicitado no CEM. O principal parâmetro a ser considerado para sua interrupção ou permanência é a possibilidade concreta de dano para a saúde do adolescente ou de terceiros.

De modo geral, nas questões próprias da adolescência, que pressupõem respeito à intimidade de cada um, o sigilo deve ser mantido. Quando houver risco à integridade de vida, há indicação de sua interrupção[5,10].

No Quadro 1 estão listadas as situações mais comuns encontradas na prática profissional relacionadas à manutenção ou à quebra do sigilo[3,5,10,11].

QUADRO 1 Manutenção do sigilo x quebra de sigilo na consulta do adolescente

Manutenção do sigilo	Quebra de sigilo
Namorar, "ficar", iniciação sexual (excluída violência)	Qualquer tipo de violência: sexual, maus-tratos, emocional, *bullying* etc.
Orientação sexual, conflitos com identidade de gênero	Autoagressão, ideações suicidas; fuga de casa; tendência homicida
Prescrição de contraceptivos (para adolescente com maturidade)	Gravidez; abortamento
Experimentação de psicoativos (sem sinais de dependência)	Uso escalonado de álcool e outras drogas; sinais de dependência
IST (afastada a violência sexual e desde que o adolescente tenha maturidade).	Sorologia positiva para HIV (comunicar familiares e parceiros sexuais)
	Diagnóstico de doenças graves, quadros depressivos e outros transtornos psiquiátricos
	Não adesão a tratamentos, ocasionando riscos para o adolescente ou para terceiros
	Participação ou risco de participação em roubos, assaltos, tráfico de drogas, direção de veículos sob efeito de álcool e drogas

IST: infecções sexualmente transmissíveis.
Fonte: Manual de adolescência SBP, 2019.[10]

RECOMENDAÇÕES

Há mais de duas décadas os departamentos científicos de Adolescência e Bioética da Sociedade de Pediatria São Paulo (SPSP) reuniram conhecimentos de suas respectivas áreas de atuação e elaboraram um documento acerca dos aspectos éticos a serem respeitados no atendimento médico do adolescente. Essa normatização foi incorporada pela SBP e por outras entidades médicas[5,12].

As principais recomendações ali contidas são as seguintes:

1. O médico deve reconhecer o adolescente como indivíduo progressivamente capaz e atendê-lo de forma diferenciada.
2. O médico deve respeitar a individualidade de cada adolescente, mantendo uma postura de acolhimento, centrada em valores de saúde e bem-estar do jovem.
3. O adolescente, desde que identificado como capaz de avaliar seu problema e de conduzir-se por seus próprios meios para solucioná-lo, tem o direito de ser atendido sem a presença dos pais ou responsáveis no ambiente da consulta, garantindo-se a confidencialidade e a execução de procedimentos diagnósticos e terapêuticos. Os pais ou responsáveis somente serão informados sobre o conteúdo das consultas, por exemplo, nas questões relacionadas à sexualidade e prescrição de métodos contraceptivos, com o consentimento do adolescente.
4. A participação da família no processo de atendimento do adolescente é altamente desejável. Os limites desse envolvimento devem ficar claros para a família e para o jovem. O adolescente deve ser incentivado a envolver a família no acompanhamento de seus problemas.
5. A ausência dos pais ou responsáveis não deve impedir o atendimento médico do jovem, seja em primeira consulta ou nos retornos.
6. Em situações consideradas de risco e diante da realização de procedimentos de maior complexidade (p. ex., gravidez, abuso de drogas, não adesão a tratamentos recomendados, doenças graves, risco à vida ou à saúde de terceiros) e da realização de procedimentos de maior complexidade (p. ex., biópsias e intervenções cirúrgicas), torna-se necessária a participação e o consentimento dos pais ou responsáveis.
7. Em todas as situações em que houver a necessidade da quebra de sigilo médico, o adolescente deve ser informado[3-5,8,12,13].

ATENÇÃO INTEGRAL À SAÚDE

Um programa de atenção integral à saúde do adolescente deve oferecer atendimento periódico e eventual quando a situação exigir, ou seja, assistindo os indivíduos sadios antes que os problemas os acometam e reconhecendo comportamentos de risco e/ou sinais/sintomas que, mesmo sem aparente importância, possam denotar o início de alguma doença. Portanto, o principal desafio desse modelo de atenção é integrar ações preventivas com o atendimento médico de rotina[14].

As ações desse atendimento devem ser voltadas à redução da vulnerabilidade, dos riscos à saúde física e emocional, à promoção de relações de confiança e autocuidado, prevenção de lesões, de doenças manifestas no adulto com início precoce, de doenças relacionadas à atividade sexual desprotegida, além de abordar questões acerca de trabalho, escola, cidadania, tecnologia, dependência digital, meio ambiente, aspectos nutricionais, violência e saúde mental.

A atenção integral à saúde do adolescente deve ser dirigida a toda a população na faixa etária dos 10-20 anos incompletos, com seguimento longitudinal e distinto entre as diferentes fases, sendo realizada por intermédio de atendimento ambulatorial individualizado, visitas domiciliares e participação em grupos educativos com os seguintes objetivos[14]:

- Acompanhar o crescimento e o desenvolvimento.
- Facilitar a cobertura vacinal.
- Promover a saúde sexual e reprodutiva.
- Promover a educação alimentar e nutricional.
- Promover a segurança e a prevenção de acidentes.
- Promover a prevenção de lesões intencionais no ambiente doméstico, escolar e interpessoal.
- Estimular a promoção da saúde e a prevenção das doenças mais comuns nessa faixa etária.
- Promover a higiene física e mental e a prática de atividades de lazer adequadas a cada fase.
- Propiciar a socialização, a estimulação cultural e a adaptação do adolescente em seu meio social.
- Promover a saúde oral.
- Estimular a escolha e a adesão a um projeto de vida[14].

A perspectiva da atenção integral viabiliza-se por intermédio da consulta realizada com visão global de saúde, o que pressupõe anamnese ampliada e exame físico completo. Algumas questões gerais independem da idade e devem ser analisadas rotineiramente, como alimentação, imunização, prevenção de acidentes e violência. Outras são específicas, como desenvolvimento puberal, sexualidade, hábitos, atitudes e comportamentos de risco.

De modo geral, considera-se que a melhor maneira de avaliar as condições de saúde física na adolescência é a monitorização dos eventos que ocorrem a partir da puberdade.

No acompanhamento do crescimento e desenvolvimento, gráficos são essenciais para que se possa identificar precocemente qualquer desvio. Por exemplo, para avaliar o estado nutricional, utiliza-se o índice de massa corporal (IMC) como referencial; para a análise da estatura, calcula-se a velocidade de crescimento e define-se a fase de crescimento: estável, aceleração, pico (PVC), desaceleração e parada; para a avaliação do desenvolvimento puberal, utilizam-se os critérios de Tanner.

Um diferencial básico entre crianças e adolescentes é o de que, enquanto na criança o parâmetro adotado é a idade, na adolescência o critério cronológico é substituído pelo estadiamento puberal. Devido à grande variabilidade na idade de início e na velocidade de progressão da maturação sexual na população, a idade cronológica tem pouca importância como parâmetro isolado para avaliação do crescimento físico na adolescência.

Quanto ao desenvolvimento psicossocial, analisam-se aspectos emocionais, comportamento, escolaridade, trabalho, lazer, atividade física, mídias, sexualidade, hábitos e projeto de vida[14].

INTERVALO E PERIODICIDADE DOS ATENDIMENTOS

Alguns autores recomendam que, a partir dos 10 anos, as consultas sejam semestrais até os 20 anos de idade. Entretanto, é importante lembrar que, ao planejar um calendário de consultas que melhor se adapte ao seu contexto, o médico precisa considerar que a atenção à saúde deve ser personalizada. Os procedimentos devem ser adaptados às necessidades do adolescente e/ou da família, dependendo de fatores de risco e resiliência e, evidentemente, da estrutura e recursos do serviço de saúde. Nesse sentido, todo protocolo deve ser flexível, permitindo que determinadas circunstâncias indiquem a necessidade do aumento ou diminuição do número de consultas[4].

Sabendo da importância de detectar precocemente qualquer alteração, recomenda-se um intervalo menor entre as consultas durante o período de estirão, nas fases de aceleração e principalmente no PVC, e esse intervalo pode ser ampliado nas fases de crescimento constante[14].

A necessidade de retorno em curto ou longo prazo para acompanhar a evolução de uma doença e/ou normalidade deve ser esclarecida e agendada, sendo importante que o adolescente esteja ciente da possibilidade de antecipação do atendimento caso haja necessidade[13].

Sugestões de intervalos entre as consultas têm sido propostas, na dependência da ausência de patologias ou da identificação de alguma alteração na história clínica ou exame físico[4-5].

CONSULTA MÉDICA

Os preceitos que embasam o atendimento ao adolescente são a integralidade, a interdisciplinaridade, a humanização e a ética. Isso significa que a consulta médica deve ser pensada, organizada e estruturada a partir desses elementos, tanto no que diz respeito à anamnese quanto no que se refere ao exame físico[4]. Nesse sentido, alguns cuidados são fundamentais.

Caso o atendimento seja realizado por um pediatra, o ideal é que haja uma sala de espera própria ou um horário especial para que os jovens não fiquem mesclados às crianças, motivo de constrangimento e de eventual desistência de consultas futuras[4]. A consulta inicia-se com a apresentação do profissional ao adolescente e à família e com a explicação da dinâmica diferenciada do atendimento.

Para proporcionar um bom acolhimento, é necessário que o médico escute o jovem atentamente, desvencilhe-se de preconceitos e adote uma postura imparcial, centrada em valores de saúde, tanto diante das questões apresentadas pelo adolescente quanto pela sua família.

O adolescente, como figura principal da consulta, necessita de um espaço sozinho e

QUADRO 2 Intervalos propostos de consultas para adolescente saudável considerando fase de crescimento

Fase de crescimento	Intervalo da consulta
No início da puberdade	A cada 3 meses
Aceleração	A cada 4 meses
Desaceleração	1 vez/ano até finalizar o crescimento

Fonte: Manual de adolescência SBP 2019.[10]

QUADRO 3 Detecção de comportamento de risco x periodicidade de retorno na consulta

Anamnese	Situação	Retorno
Relacionamento familiar	Comportamento de risco	Trimestral/semestral
Rendimento escolar	Baixo	Semestral
Atividade físicas	Sedentarismo	Semestral
Hábitos alimentares	Distúrbios alimentares	Trimestral/semestral
Lazer	Ausência	Semestral
Comportamento sexual	De risco	Trimestral/semestral
Uso e abuso de substâncias psicoativas	Abuso e dependência	Bimestral ou menos

Fonte: adaptado de Azevedo[4].

QUADRO 4 Condição identificada no exame físico x necessidade de retorno em consulta médica

Procedimento Exame fisico	Condição	Retorno
Estatura	Desvio do canal de crescimento	Semestral
Peso	Desvio do canal de peso	Semestral
Pressão arterial	Hipertensão arterial	Semestral
Exame da mama	Detecção de massas e ensino do autoexame	Anual
Exame do testículo	Detecção de massas e ensino do autoexame	Anual
Exame da coluna	Escoliose, desvio de postura	Semestral
Exame da tireoide	Detecção de massas	Anual

Fonte: Azevedo[4].

ampliado com o médico, mas, como ainda não responde legalmente por seus atos, é importante a participação dos responsáveis, que devem estar cientes de seu papel e da necessidade de apoio para que o jovem possa assumir progressivamente o autocuidado. Para atender a essa dualidade, preconiza-se que a consulta do adolescente seja conduzida em tempos ou momentos distintos: um tempo em que o médico atenda apenas o adolescente; um momento em que o responsável também se encontre presente, podendo haver ainda uma etapa para atendimento conjunto – médico/adolescente-acompanhante. A ordem desses momentos varia de serviço para serviço[4,5,10,13].

Nos casos em que houver impossibilidade de uma relação direta com o adolescente (p. ex., problemas psiquiátricos graves, déficit intelectual que o incapacite a responder ou até mesmo o desejo do adolescente de não ficar sozinho), a consulta pode ser realizada em uma única etapa: médico/responsável/adolescente[9,13].

É imprescindível salientar ainda que a ausência de acompanhante não pode ser obstáculo para a realização da consulta. Caso o adolescente compareça sem acompanhante, deve ser garantido seu atendimento, e a presença do responsável poderá ser solicitada posteriormente[5,13].

Levando em consideração esses aspectos, será apresentado a seguir um roteiro padronizado de consulta médica para adolescentes.

Anamnese

Esse momento da consulta implica coletar informações sobre o paciente, familiares e o ambiente onde vive. Necessita ser ampla e abordar os aspectos físicos, psíquicos, sociais, culturais, sexuais e espirituais[3,10,11,13].

A anamnese é um exercício de comunicação interpessoal e não deve obedecer a formatos rígidos e preconcebidos, englobando a comunicação verbal e não verbal. Tanto ou mais importante do que prestar atenção ao que o paciente fala é estar atento às emoções, gestos, tom de voz e expressão facial do adolescente e ou familiares. Esse momento precisa ser compreendido como um espaço privilegiado de confiança, respeito e sigilo[4,13].

Deve-se considerar particularmente as especificidades relativas à idade, ao sexo, às diferenças de gêneros, à orientação sexual, à raça e etnia, ao meio familiar e social, às condições de vida e escolaridade, além do estado civil[4,13].

Caso os responsáveis solicitem conversar sozinhos com o médico, isso poderá acontecer, desde que o adolescente seja informado e não se oponha, dado que ele é o paciente de fato. Essa conversa com os responsáveis pode ser necessária, pois pode haver fatos que o adolescente desconheça, por exemplo, ser adotado, e o médico poderá ajudar a família na revelação desse segredo. Muitas vezes é necessário oferecer um espaço aos pais para que eles possam ser acolhidos em suas dúvidas e angústias, que não são poucas[10]. De modo semelhante, na existência de evidentes conflitos ou de violência familiar, torna-se necessária uma conversa a sós com os responsáveis[11].

Muitas vezes não se consegue obter a anamnese completa em uma primeira abordagem. Há situações (timidez, constrangimento, desconfiança) em que será necessário enfocar apenas a queixa principal, postergando para outros momentos a abordagem de aspectos como estratégia de criar vínculo ou confiança entre médico e adolescente. O importante é mostrar ao adolescente que existe alguém disposto a escutá-lo com respeito, sem querer julgá-lo[13].

Anamnese com o adolescente

Constitui o tempo mais importante da consulta, uma vez que é a oportunidade de o adolescente se expressar de forma mais livre e abertamente, abordando-se questões pessoais e demandas do paciente.

Importante ressaltar que os adolescentes desenvolvem linguagem específica dentro do grupo de pares para ter a sensação de unidade e identidade. Os profissionais de saúde não devem julgar, corrigir ou sequer imitar. O melhor é agir normalmente e indagar com interesse. Ademais, vale lembrar que o médico é também um educador e deve ser um bom modelo para o adolescente. Não é adequado lançar mão de linguagem ou vestimentas próprias do adolescente com o objetivo de aproximação ou *marketing.* Sua função essencial é de profissional da saúde, e sua relação com o jovem deve ser cordial, próxima e técnica, sem confusão de papéis[3,4,8].

Compreendendo o adolescente como responsável pela própria saúde, torna-se necessário conversar com ele sobre hábitos, costumes e atividades. E, para que o médico consiga informações efetivas, é imprescindível uma comunicação adequada, amistosa e confiável.

Algumas orientações iniciais são elementares para que o vínculo médico/adolescente seja estabelecido:

1. O médico deve sempre se apresentar e perguntar como o adolescente quer ser chamado.
2. Manter uma conversa frente a frente (evite escrever ou digitar enquanto conversa), olho no olho.
3. Explicar como será a consulta, que será atendido sem a presença dos pais ou responsáveis, se assim o quiser.
4. Iniciar a consulta conversando sobre assuntos diversos que não o problema central que o trouxe à consulta. Isso faz o adolescente sentir-se mais acolhido e facilita a comunicação. Além disso, ajuda a criação de vínculo entre profissional e adolescente, pois ele perceberá que o médico tem interesse genuíno por sua vida e interesses (p. ex., saber se faz algo fora da escola e o quê, se tem algum *hobby*, séries preferidas, que posição joga no futebol, se coleciona algo, se dança, se escreve poesias, desenhos, pedir para ver alguns de seus escritos, cadernos)[10,13].

Essas recomendações facilitarão a consulta não só no início, mas também em seu desenrolar, assim como no enfoque da prevenção de riscos.

Na sequência, deve ser questionado o motivo pelo qual o adolescente veio à consulta, o que pode diferir do relato da família, salientando o direito ao sigilo profissional e os limites para a quebra deste[3,5,8,10-13,15].

- Queixa e duração (QD) + história pregressa da moléstia atual (HPMA) ou motivo da consulta – é muito frequente que, quando questionado a respeito do motivo pelo qual buscou o atendimento, a resposta do adolescente seja vaga ou justificada por uma queixa aparentemente banal, que não deve ser ignorada ou minimizada. Por trás dessas queixas é possível encontrar uma vasta problemática emocional e/ou familiar, preocupação com a imagem corporal e/ou sexualidade.
- Interrogatório sintomatológico dos diversos aparelhos (ISDA): existem dados que precisam ser obrigatoriamente pesquisados como sono, apetite, atividade, ganho ou perda de peso, dores, estado emocional, mal-estar, acuidade visual, auditiva etc. Esquematicamente, pergunta-se: geral – atividade, febre, apetite, peso; pele – lesões cutâneas, estrias, varizes; cabeça e pescoço – cefaleia, tonturas, traumas; olhos, ouvidos, nariz e cavidade oral – acuidade, secreção, obstrução, sangramentos, infecções, problemas dentários; aparelho respiratório (AR) – tosse, dispneia, chiado; aparelho cardiovascular (ACV) – cianose, palpitações, tolerância aos esforços; aparelho gastrointestinal (AGI) – hábito intestinal, dor, diarreia, vômitos, constipação; aparelho geniturinário (AGU) – diurese, secreção vaginal e/ou uretral, lesões em região vulvar ou peniana, desenvolvimento puberal – para os meninos: ejaculação; e para as meninas: menarca, caracterização dos ciclos menstruais, dismenorreia, data da última menstruação (DUM); sistema osteoarticular (SOA) – dor em membros, deformidades e sintomas inflamatórios em região de coluna, membros e articulações, marcha, paresias, paralisias; sistema nervoso (SN) – coordenação, tiques, tremores, convulsões, medicação.

Muito além do levantamento de eventuais sinais e sintomas, precisam ser coletadas informações sobre: imagem corporal e autoestima; relacionamento com a família (pais, irmãos, parentes) e ocorrência de conflitos; utilização das horas de lazer, relações sociais, grupo de iguais, desenvolvimento afetivo, emocional e sexual.

É importante ainda conhecer outros espaços por onde o adolescente transita e mantém relacionamentos interpessoais – escola, comunidade, grupos de jovens e trabalho (normas adequadas do tipo e local, salubridade, não interferência na escola e remuneração); crenças e atividades religiosas.

As situações de risco e vulnerabilidade a que os adolescentes se submetem também necessitam ser investigadas: contato com drogas lícitas (álcool, tabaco, cigarro eletrônico, narguilés) e ilícitas; comportamentos sexuais, identidade de gênero e orientação sexual, saúde reprodutiva, gestações não planejadas, IST; ocorrência de acidentes, submissão a violências; tempo de exposição às telas digitais – celular, *notebook*, televisão e *videogame*.

Projetando esses dados para uma ficha de atendimento, pode-se agrupar as informações da seguinte forma:

- Alimentação, nutrição, sono: recordatório alimentar (preferencialmente analisar o dia alimentar em dois momentos – durante a semana e no final de semana), substituições, horários, hábitos, preparo dos alimentos, ingesta hídrica, local e com quem realiza as principais refeições. No caso de utilização de suplementos, tipo e quantidade. Quanto ao sono, em que horário costuma dormir (dias úteis e finais de semana), número de horas e qualidade do sono.
- Relações familiares e interpessoais: estrutura, relacionamento intra e extradomici-

liar – posição do adolescente na família, características familiares, relacionamentos, amizades, grupos de referência.

- Escolaridade, atividades, trabalho, lazer: questionar a respeito da escola e do ciclo que está cursando, verificar aproveitamento, repetências, dificuldades, adaptação à escola e relacionamento com professores e colegas. Má adaptação e/ou mau rendimento escolar levam o adolescente à desmotivação, refletindo no aproveitamento escolar. Quanto ao trabalho, verificar tipo, remuneração, horário, condições e realização pessoal, lembrando que o Estatuto da Criança e do Adolescente (ECA), em seus artigos 60 a 69, proíbe o trabalho a menores de 14 anos, salvo na condição de aprendiz. Também devem ser investigadas atividades extracurriculares, como cursos profissionalizantes, de idiomas ou informática, atividades culturais e engajamento em projetos políticos ou sociais. Em relação ao lazer, o que costuma fazer nas horas de folga; tempo de exposição às telas, hábitos e preferências no que diz respeito às mídias em geral.
- Religião, espiritualidade: crenças, prática religiosa, envolvimento em outras atividades, como grupo de jovens.
- Atividade física, sedentarismo, prática esportiva: faz-se algum tipo de atividade física, com que frequência e intensidade; se frequenta academia, quais tipos de exercícios costuma fazer, cargas utilizadas e orientação; caso pratique algum esporte, especificar tipo, frequência, intensidade, satisfação e supervisão.
- Hábitos, situações e comportamentos de risco: medicamentos utilizados; tabagismo, alcoolismo, drogas ilícitas: conhecimento, experimentação, utilização no grupo ou família, uso, abuso. Perguntar também a respeito do uso de energéticos, tipo, conhecimento, quantidade e frequência de utilização.

Para investigar o uso de álcool e drogas, a presença de depressão e o risco de suicídio, recomenda-se a utilização de questionário estruturado. Sugere-se o CRAFFT para uso de substâncias psicoativas (SPA) e o PHQ-2 e o PHQ-9 para depressão[10] (Quadros 5 a 7).

QUADRO 5 Entrevista de triagem CRAFFT-II (versão para o Brasil)

Comece: "Agora, vou fazer algumas perguntas que sempre faço para todos os meus pacientes. Por favor, responda com sinceridade; vou manter suas respostas em sigilo."	
PARTE A	
Nos últimos 12 meses, quantos dias você:	
1. Bebeu qualquer bebida alcoólica, como cerveja, cachaça, vodca, vinho (mais do que uns goles)?	______ (0 se não usou)
2. Fumou maconha (*marijuana*, haxixe) ou maconha sintética, como K2 ou *spice*?	(0 se não usou)
3. Tomou remédio que NÃO foi receitado para você ou tomou MAIS do que o recomendado (p. ex., calmante, remédio para dor ou TDAH)?	______ (0 se não usou)
4. Usou qualquer outra coisa para ficar alto/louco/chapado? ("outra coisa" inclui drogas ilegais, remédios com receita médica ou inalantes)	______ (0 se não usou)
Seu paciente respondeu "0" para todas as perguntas na Parte A?	
Sim ☐ ↓	Não ☐ ↓

(continua)

QUADRO 5 Entrevista de triagem CRAFFT-II (versão para o Brasil) (*continuação*)

Faça a pergunta do CARRO apenas	**Faça todas as 6 perguntas do CRAFFT**	
PARTE B	**Não**	**Sim**
1. Você já andou em um CARRO/MOTO dirigido por alguém (inclusive você) que estava alterado ou tinha bebido álcool ou usado drogas?	☐	☐
2. Você já bebeu álcool ou usou drogas para RELAXAR, sentir-se bem ou enturmar-se?	☐	☐
3. Você já bebeu álcool ou usou drogas quando estava por sua conta ou SOZINHO/A?	☐	☐
4. Você já ESQUECEU coisas que fez quando tinha bebido álcool ou usado drogas?	☐	☐
5. Sua FAMÍLIA ou seus AMIGOS já falaram para você diminuir seu uso de álcool e drogas?	☐	☐
6. Você já se meteu em ENCRENCA enquanto estava usando álcool ou drogas?	☐	☐

1. Mostre ao seu paciente o escore dele no gráfico e converse sobre o nível de risco para transtornos por uso de substância

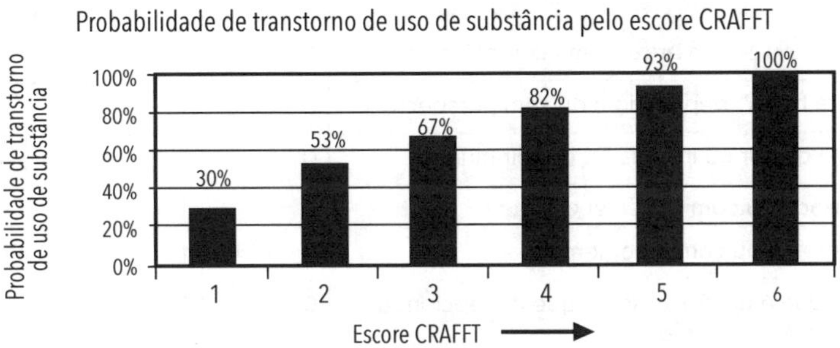

2. Pontos de abordagem para aconselhamento clínico

	1. REVEJA os resultados da avaliação Para cada resposta "sim": "Você pode me falar um pouco mais sobre isso?"
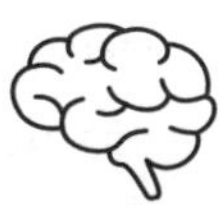	2. RECOMENDE o não uso "Minha recomendação como seu médico é você não usar nada de álcool, nenhuma maconha ou outras drogas, porque elas podem: 1) causar danos ao seu cérebro em desenvolvimento; 2) interferir no seu aprendizado e memória; 3) colocar você em situações constrangedoras e perigosas."
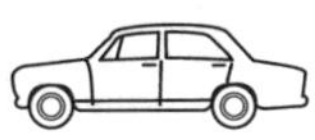	3. PEGAR CARONA/DIRIGIR aconselhamento de risco "Acidentes de trânsito são as principais causas de morte de jovens. Eu dou a todos os meus pacientes o Contrato pela Vida. Leve para sua casa e converse com seus pais/responsáveis para criar um plano de carona seguro."
	4. INDUZIR Estimule declarações automotivadoras Não usuários: "Se alguém perguntasse por que você não bebe ou usa drogas, o que você diria?" Usuários: "Quais seriam algumas das vantagens de não usar?"
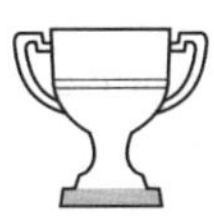	5. REFORCE autoeficácia "Você tem tanto potencial. Eu ficaria muito chateado de ver o álcool ou as drogas atrapalharem a realização dos seus sonhos."

3. Dê ao paciente o Contrato pela Vida (www.sadd.org/contract.htm#cfl)

Fonte: Knight, 2016.[16]

QUADRO 6 PHQ-2 – Triagem para sintomas depressivos

Durante as últimas 2 semanas, com que frequência você foi incomodado por: (marque a pontuação correspondente).				
	Nenhum dia	**Vários dias**	**Mais da metade dos dias**	**Quase todos os dias**
Pouco interesse ou pouco prazer em fazer as coisas	0	1	2	3
Sentir-se "para baixo", deprimido/a ou sem perspectiva	0	1	2	3
Se pontuação ≥ 3, aplicar o PHQ-9 para ampliar investigação (Quadro 7).				

Fonte: Arroll et al., 2010.[17]

QUADRO 7 PHQ-9 – para depressão

Durante as últimas 2 semanas, com que frequência você foi incomodado/a por:				
	Nenhum dia	**Vários dias**	**Mais da metade dos dias**	**Quase todos os dias**
1. Pouco interesse ou pouco prazer em fazer as coisas	0	1	2	3
2. Sentir-se "para baixo", deprimido/a ou sem perspectiva	0	1	2	3
3. Dificuldade de dormir ou insônia ou dormir muito	0	1	2	3
4. Sentir-se cansado ou com pouca energia	0	1	2	3
5. Com pouco apetite ou comendo demais	0	1	2	3
6. Sentir-se mal, que é um fracasso ou que decepcionou sua família ou a você mesmo	0	1	2	3
7. Dificuldade de se concentrar em coisas (ler jornal, assistir à TV)	0	1	2	3
8. Fazer coisas de forma lenta ou o contrário, agitado demais	0	1	2	3
9. Pensamentos de que seria melhor morrer ou se machucar	0	1	2	3
10. Quão difícil tem sido para você trabalhar, se relacionar, cuidar da casa	Nada	Um pouco	Muito	Extrema-mente

Intepretação dos escores	
Escore total	**Gravidade da depressão**
1 a 4	Depressão mínima
5 a 9	Depressão leve
10 a 14	Depressão moderada
15 a 19	Depressão moderadamente grave
20 a 27	Depressão grave

Fonte: Arroll et al., 2010.[17]

A vantagem de utilizar um questionário estruturado reside no fato de as perguntas serem feitas sempre da mesma maneira, sem vieses, e na possibilidade de os adolescentes serem rastreados para o uso de álcool e outras drogas. A avaliação também pode auxiliar os pais a terem um papel ativo junto aos adolescentes e jovens para que estes desenvolvam ferramentas sociais que os auxiliem no autocuidado[10].

- Desenvolvimento puberal, sexualidade, saúde sexual e reprodutiva: uma estratégia facilitadora consiste em pedir para o adolescente fazer a autoavaliação do desenvolvimento puberal, utilizando as pranchas ou tabelas de Tanner. Quanto à sexualidade, abordar de acordo com a idade (estágio de desenvolvimento puberal) e a receptividade do adolescente. Identificar fontes de informação, conhecimento, interesse, dúvidas; prática masturbatória; atividade sexual; afetividade; prazer. E, no que se refere à saúde sexual e reprodutiva, identificar conhecimento e utilização das medidas de prevenção.

Do ponto de vista prático, algumas considerações podem nortear e apoiar a abordagem da sexualidade na adolescência:

1. Ao questionar a respeito de relacionamentos amorosos, evitar usar masculino ou feminino, e sim palavras genéricas, como: "você está namorando alguém?", "você tem ou fica com alguém?", "está amando?". Assim, haverá espaço aberto para o adolescente falar sobre relações não convencionais, se existirem.
2. Avaliar os conhecimentos sobre anticoncepção, tanto das meninas quanto dos meninos. Deixar claro que prevenção da gravidez não é responsabilidade unicamente das mulheres. Explicar que existem diferentes métodos contraceptivos e opções de escolha. Ao propor anticoncepção, explicar de maneira clara e idealmente com figuras ou fotos.
3. Reforçar sempre o uso de preservativos. Verificar se os meninos realmente sabem como utilizar e informar que nas unidades básicas de saúde (UBS) o preservativo é obtido sem custos. Estimular as meninas a terem preservativos masculinos com elas, caso seja necessário. Reforçar periodicamente a necessidade do uso.
4. Conversar com meninas e meninos sobre maternidade e paternidade responsável.
5. Em caso de gravidez, explicar que será necessário conversar com os responsáveis, prontificar-se para apoiar o momento da notícia e explicar quais os direitos que a gestante adolescente tem, inclusive os relacionados à escola.
6. Verificar se as adolescentes fazem exames preventivos.
7. Explicar sobre as infecções sexualmente transmissíveis (IST) e como preveni-las. Falar sobre HIV/Aids e sobre a vacina contra o papilomavírus humano (HPV). Propor a realização de sorologias e testagem para HIV em adolescentes sexualmente ativos que não praticam sexo seguro.
8. Conversar sobre relacionamentos abusivos e explicar que o início da atividade sexual é uma decisão pessoal, e não imposição de parceiro/a ou do grupo[10].

- Abordagem psicológica: opinião sobre si mesmo, temperamento, imagem corporal, aspirações futuras/projeto de vida.

Anamnese com a família

Nesse momento são levantados os dados que o responsável adulto tem mais conhecimento, como antecedentes pessoais, fisiológicos e patológicos, antecedentes familiares, assim como queixas e história da moléstia atual, a partir da ótica da família ou de seu responsável legal[3,4,10,13].

Os principais tópicos a serem abordados são os seguintes:

- Motivo da consulta: nem sempre é uma doença, mas uma situação ou agravo, por exemplo, queda no rendimento escolar, timidez, comportamento inadequado.

- Histórico da situação atual e pregressa do paciente: condições de gestação, parto e nascimento, incluindo peso e estatura ao nascer; crescimento e desenvolvimento, agravos e doenças anteriores.
- Histórico vacinal: verificar o cartão de imunizações.
- Hábitos alimentares: horário e preparo das refeições, quantidade e qualidade dos nutrientes, hábitos, guloseimas.
- Condições de habitação, ambiente e rendimento escolar, exposição a ambientes violentos, uso de tecnologia da informática (tempo em celular, games, computador, smartphone).
- Histórico familiar: configuração, dinâmica e funcionalidade: com quem o adolescente mora, situação conjugal dos pais e consanguinidade, outros agregados na residência, harmonia ou situações conflituosas no ambiente[4,8,10,11,13].

Anamnese a partir da abordagem HEEADSSS

Existem aspectos da vida do adolescente que precisam ser sempre avaliados. Para facilitar, pode-se utilizar o acrônimo HEEADSSS, sigla em inglês facilmente adaptada ao português, que se propõe a obter o mais completo conhecimento da história psicossocial possível a partir de um sistema de avaliação que contempla diferentes aspectos de vida dos adolescentes[10,11].

A utilização desse instrumento é considerada um excelente método indireto para avaliar comportamentos e complementar da anamnese do adolescente, podendo ser incorporada na prática cotidiana[11].

Nesse sentido, pode ser modificado e utilizado como guia de orientação dos atendimentos, principalmente quando se dispõe de tempo curto e múltiplas tarefas[11]. A entrevista é feita com o adolescente sozinho, pelo menos uma vez por ano ou sempre que houver indícios de algum fato estressante recente ou precipitante da consulta. O tempo de preenchimento médio fica ao redor de 20 minutos, e algumas das perguntas podem ser realizadas na presença de familiares para melhor contextualização do ambiente e da rotina de vida do adolescente[11].

No Quadro 8 encontram-se exemplos de como utilizar esse protocolo.

Exame físico do adolescente

O exame físico e a anamnese se complementam, e examinar um adolescente sem causar constrangimento exige conhecimento e sensibilidade. O exame deve ser completo e detalhado, de modo a possibilitar a avaliação do crescimento, do desenvolvimento e da saúde como um todo.

Adicionalmente, essa etapa da consulta é apropriada para estimular o autocuidado e para fornecer orientações a respeito das transformações físicas e psicossociais, podendo constituir-se em uma oportunidade para a abordagem de aspectos educativos, por exemplo, instruir a respeito do autoexame das mamas e dos testículos. A orientação sobre hábitos higiênicos é também um aspecto importante a ser tratado nesse momento.

O profissional deve destacar a relevância do exame clínico, inclusive de genitais, para avaliação do desenvolvimento puberal e esclarecer os procedimentos a serem realizados, assim como deve compreender o pudor do adolescente, que é mais evidente no início da puberdade. Para evitar a exposição desnecessária, recomenda-se cobrir a região que não está sendo examinada e deixar a avaliação dos genitais para o final[13,16].

Na comunicação com o adolescente, a linguagem deve ser simples, compreensível, enfatizando os aspectos de normalidade. Importante obter o assentimento prévio para os procedimentos, pois, além da ansiedade dian-

QUADRO 8 Abordagem pelo protocolo HEEADSSS conforme sigla, significado e indagações sugeridas

Sigla e significado	Indagações sugeridas
H (*Home*) Casa	Onde você mora? Quem reside na casa com você? O ambiente é calmo ou "agitado"? Quem briga mais na sua casa?
E (*Education/Employment*) Educação/emprego	Sabe ler e escrever? Atualmente estuda? Em que ano? Você trabalha? Em quê? Horário? Tem carteira assinada? Interfere nos estudos?
E (*Eating disorders*) Distúrbios alimentares	Já fez dieta? Gosta de seu corpo? Está contente com seu peso e altura?
A (*Activities*) Atividades	O que você faz além da escola? Pratica esporte? Qual? Quantas vezes por semana? Utiliza celular? Você joga *videogame*? Quanto tempo passa entre celular, *games*, TV, computador, telas em geral?
D (*Drugs*) Drogas lícitas/ilícitas	Você bebe? Com que frequência? Quando foi seu último porre? Onde costuma beber: em casa/bar/festas? Já experimentou *kit* (vodca + energético)? Já ficou de porre? Quando foi a última vez? Fuma tabaco? Início, quantidade de cigarros/maços fuma? Usou/usa outra droga? Qual/início/frequência/intoxicações/*overdose*?
S (*Sexuality*) Sexualidade	Já ficou? Está apaixonado? Divide sua intimidade corporal com alguém? Já teve relações sexuais? Com pessoas de sexo oposto, mesmo sexo ou tanto faz?
S (*Security*) Segurança	Já sofreu algum tipo de violência? Onde? Por quem? Assalto? *Bullying*? Já causou violência a alguém? Consequências?
S (*Suicide*) Suicídio	O que você faz quando se sente triste: Fica quieto? Chora? Já pensou em desaparecer/se machucar? Já tentou?

Fonte: adaptado de HEEADSSS 3.0 Contemporary Pediatrics 2014.

te do manuseio do corpo, não raro o adolescente encontra-se ansioso ante a expectativa de achados anormais[4]. Antes de iniciar o procedimento, em se tratando de adolescente de sexo oposto ao do examinador, recomenda-se a presença de outra pessoa na sala, que pode ser alguém da equipe (profissional) ou o próprio acompanhante, caso o jovem assim o queira[13].

A discrição deve predominar, e um cuidado importante é evitar comentários durante o exame. Como o fato de se despir pode ser constrangedor para o adolescente, sugere-se evitar o contato visual. O uso de roupões ou lençóis para o adolescente e de luvas para o médico confere uma conotação profissional, reduzindo o constrangimento do contato com a pele[4,16]. Vale a pena lembrar também a regra básica de lavagem das mãos, preferentemente na presença do paciente, antes de começar essa etapa da consulta.

Do ponto de vista semiotécnico, o exame deve ser conduzido no sentido craniocaudal e realizado de forma segmentar. A inspeção geral contribui para avaliar diversas situações que, somadas ao exame físico detalhado, facilitarão o diagnóstico[13,16].

Além do exame geral e especial, há alguns aspectos específicos que, pela sua importância, merecem destaque na adolescência. No exame geral, deve-se analisar: estado geral, biotipo, condições de higiene, atividade, hidratação, humor, marcha, linguagem, psiquismo[17,18].

Quanto aos sinais vitais, merece destaque a aferição da pressão arterial, que deve ser realizada pelo menos uma vez por ano e comparada às curvas de referência[13].

- Dados antropométricos: o peso deve ser aferido em balanças mecânicas ou eletrônicas com o mínimo de roupa, e a altura com antropômetro na posição supina. A partir dos valores obtidos de peso e estatura, calcula-se o IMC, a estatura/idade e coloca-se nas respectivas curvas da OMS para análise. Esses dados são valiosos para o acompanhamento do crescimento e desenvolvimento, devendo ser avaliados em todas as consultas de rotina[19,20]. Complementa-se com a aferição dos perímetros (braquial, abdominal e quadril), principalmente da circunferência da cintura, considerados recursos complementares na avaliação nutricional e no acompanhamento de obesos, salvo em casos de algumas doenças crônicas, como as renais. A envergadura, outra medida adicional interessante em casos de baixa estatura, é mensurada com o adolescente na posição supina e de braços estendidos em 180 graus, analisando a distância entre os dedos médios de ambas as mãos e comparando com a altura. A relação envergadura/estatura deve ser igual ou inferior a 1 cm. Atentar para o caso de a envergadura ser maior que a estatura nos adolescentes que apresentam outros sinais como: membros e dedos das mãos e pés longos, articulações muito flexíveis, curvatura anormal da coluna. Nesse caso, pensar em síndrome de Marfan[21].

- Pele e anexos: descrever condição da pele (hidratada, seca, áspera); presença de nevos, estrias, cicatrizes, tatuagens e *piercings*; observar unhas (roer unhas pode ter relação com ansiedade); ou sinal de Russel (escoriações dorsais da pele, das mãos ou calo na ponta do dedo utilizado para provocar o vômito sugestivo de bulimia); coloração, presença ou não de cianose; distribuição de pelos; presença de lesões (descrever tipo, localização, coloração, descamação, distribuição e grau de desenvolvimento); picadas de agulha; escoriações, hematomas.
- Cabeça e pescoço: na face: verificar simetria, hipertelorismo, contrações espasmódicas. Nos olhos: acuidade visual, aspecto da esclerótica e conjuntiva, coloração, exoftalmia, edema palpebral, hiperemia conjuntival, estrabismo. No nariz e seios da face: coloração da mucosa nasal, desvio de septo, secreção, dor à pressão dos seios da face. Na boca/cavidade oral: avaliar mucosa, estado de conservação dos dentes e gengivas, presença de cáries; palato – cor, formato; hálito; freio lingual, macroglossia; orofaringe, amígdalas palatinas e úvula desgaste do esmalte (bruxismo ou transtorno alimentares). A erosão dentária é a manifestação oral mais comum da regurgitação na forma crônica, típica de distúrbios alimentares. É necessário realizar exame clínico minucioso, com a superfície dental seca, limpa, com excelente iluminação, uma vez que tais cuidados podem facilitar a identificação e o diagnóstico das lesões. Os transtornos alimentares podem ter repercussão não só nos dentes, mas também nos demais tecidos bucais, como o aumento de volume das glândulas salivares, principalmente nas parótidas, eritema do palato, gengivas e faringe, xerostomia, gengivite, as papilas interdentais hipertrofiadas, palato mole ulcerado pela utilização de objetos para provocar os vômitos, queilite angular, candidíase oral e também no corpo do paciente[22]. Ouvidos: inspecionar o pavilhão auditivo, realizar otoscopia. No pescoço: avaliar tireoide, verificando volume, presença de cistos ou nódulos, localização e consistência; mobilidade; formato do pescoço (p. ex., alado – síndrome de Turner). Especificamente em relação à tireoide, deve fazer parte da avaliação sistemática dos adolescentes, usando a técnica adequada, que compreende a inspeção, a palpação e a ausculta. A glândula normal geralmente não é visível. Durante a palpação observam-se o tamanho dos lobos, a consistência, a mobilidade e a presença de dor ou alterações em sua superfície. A ausculta da glândula tireoide deverá ser

realizada em todos os pacientes com tireotoxicose, pois o aumento do fluxo sanguíneo poderá determinar a ocorrência de sopros sobre a glândula, algumas vezes acompanhados de frêmitos[21].

- Cadeias ganglionares: localização, tamanho, consistência, mobilidade, coalescência, sensibilidade, sinais inflamatórios.
- Tórax: observar a presença de retrações intercostais, assimetrias; avaliar pulmão e coração: inspeção, percussão, palpação e ausculta. Mamas: no sexo feminino – avaliar o estágio de desenvolvimento na adolescente, conforme os critérios de Tanner; verificar volume, assimetrias mamárias, nódulos, secreção. No sexo masculino – observar a presença de lipomastia ou ginecomastia.
- Abdome: observar forma, simetria, presença de cicatrizes, hérnias, abaulamentos, ascite, circulação colateral. Fazer percussão, palpação e ausculta de acordo com as normas semiológicas.
- Sistema osteoarticular: observar postura: avaliar em pé e andando. Coluna: analisar se há lordose, escoliose, cifose. Utilizar o teste de 1 minuto ou teste de Adams, que tem especificidade muito boa e é considerado procedimento padrão de fácil execução para detectar escoliose. Consiste na mensuração da gibosidade por meio da flexão anterior do tronco (Figuras 1 e 2). Requisita-se que o adolescente flexione o tronco para a frente com os pés juntos, sem dobrar os joelhos e com as mãos unidas (a curva da escoliose estrutural é mais aparente quando se curva para a frente). O examinador atrás e/ou na frente da pessoa observa se há algum desequilíbrio, alguma diferença na altura do tórax, de um lado em relação ao outro. Qualquer assimetria na caixa torácica ou outras deformidades ao longo das costas pode ser um sinal de escoliose[23].
- Nas extremidades – dor no calcâneo, sugestivo da síndrome de Sever, comum em adolescentes; dor mais aumento de volume da tuberosidade da tíbia, indicativo da doença de Osgood-Schlatter.
- Sistema neurológico: não deixar de avaliar o equilíbrio, a marcha, a coordenação motora, o tônus motor e movimentos atí-

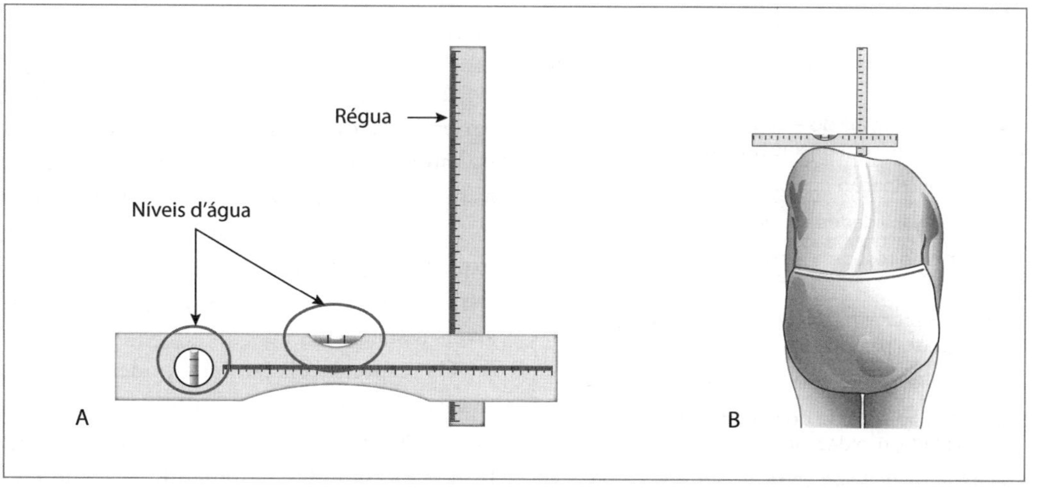

FIGURA 1 A: instrumento para medir a gibosidade. B: posicionamento do teste de Adams para mensuração da gibosidade.
Fonte: Menezes et al.[22]

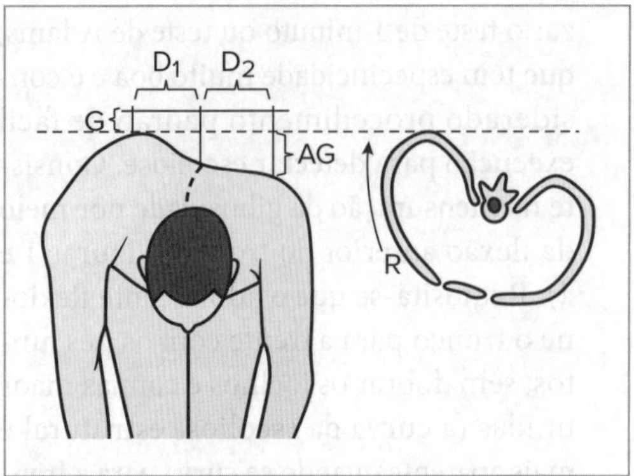

FIGURA 2 Esquema utilizado para mensuração clínica da gibosidade.
D_1: distância da coluna ao ponto mais alto da gibosidade; D_2: mesma distância registrada em D1; AG: altura da gibosidade; R: rotação.
Fonte: Menezes et al.[22]

picos. Existem sinais de alerta cuja relevância independe da idade, isto é, sua presença sempre deve servir de argumento para investigar o paciente. Estão discriminados no Quadro 9[24].

A avaliação dos sinais de irritação meníngea não faz parte do exame neurológico habitual, no entanto é fundamental seu conhecimento em atendimentos na emergência, especialmente em pacientes com febre e alterações do nível de consciência, em que o diagnóstico de um processo meníngeo infeccioso ou químico ou hemorrágico (hemorragia subaracnóidea) deve ser avaliado[24].

QUADRO 9 Sinais de alerta para uma investigação neurológica em qualquer idade[24]

Sinais de alerta
Forte preocupação dos pais
Perda de habilidades adquiridas previamente
Ausência de resposta a estímulos sonoros ou visuais
Interação precária com pessoas do convívio diário (p. ex., pais, irmãos, professora)
Contato visual nulo ou escasso
Alteração persistente do humor, p. ex., irritabilidade, rispidez, apatia, retraimento
Diferença acentuada entre os lados do corpo quanto a força, tônus ou movimentos
Hipotonia ou hipertonia significativa, com prejuízo na aquisição de habilidades motoras

- Genitais: a genitália deve ser avaliada ao final do exame físico, se o paciente permitir. No sexo feminino, avaliar pequenos lábios, coloração, presença de coalescência dos pequenos lábios, hímen imperfurado, presença de secreção e características desta. No sexo masculino, avaliar a consistência e o tamanho dos testículos, a presença de fimose, epispádia, hipospádia, ectopia testicular, hidrocele ou varicocele. Poderá haver diferença de volume entre os dois testículos como achado normal; porém, se for acima de 20%, deverá ser investigado (orquite, varicocele etc.)[25,26].

Em ambos os sexos, avaliar o desenvolvimento puberal, utilizando os critérios de Tanner para estadiamento, conforme as Figuras 3 e 4[3,4,6,10,11,13,19,20,25,26]. A avaliação pode ser complementada, no caso dos meninos, com a mensuração do volume testicular, realizada com o auxílio do orquidômetro de Prader (Figura 5)[16].

CONSIDERAÇÕES FINAIS

Ao final da consulta, o adolescente deve ser esclarecido a respeito de suas condições de saúde, reforçando-se os dados relevantes, as hipóteses diagnósticas e a conduta proposta. A justificativa a respeito da necessidade de exames, encaminhamentos para outros profissionais e prescrições podem prevenir possíveis resistências[6,13].

Os responsáveis também podem ser chamados novamente para, junto com o adolescente, receber as orientações quanto aos diagnósticos e tratamento, tomando-se o cuidado de preservar o sigilo de questões pessoais reveladas pelo adolescente, desde que não sejam de risco para ele ou para terceiros[3,4,10].

Estágio de desenvolvimento dos testículos

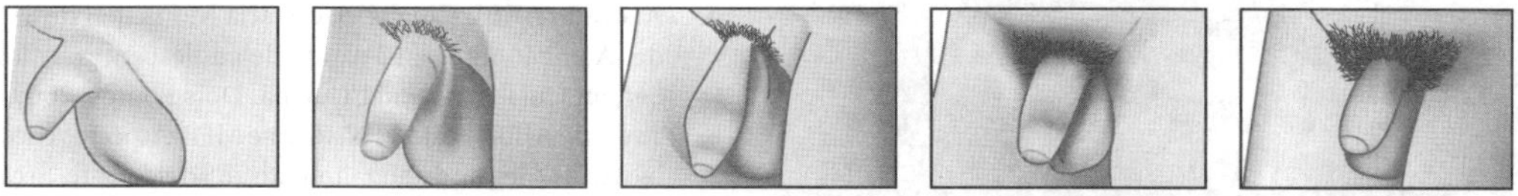

Estágio 1 (G1)	Estágio 2 (G2)	Estágio 3 (G3)	Estágio 4 (G4)	Estágio 5 (G5)
Genitália pré-púbere.	Bolsa escrotal mais fina e hipervascularizada. Aumento do volume testicular sem aumento do tamanho do pênis.	Aumento da bolsa escrotal e do volume testicular. Aumento do comprimento do pênis.	Hiperpigmentação e aumento da bolsa escrotal. Maior volume testicular. Maior diâmetro e comprimento peniano. Glande desenvolvida.	Genitália adulta em tamanho, forma e volume testicular.

Estágio de desenvolvimento dos pelos pubianos

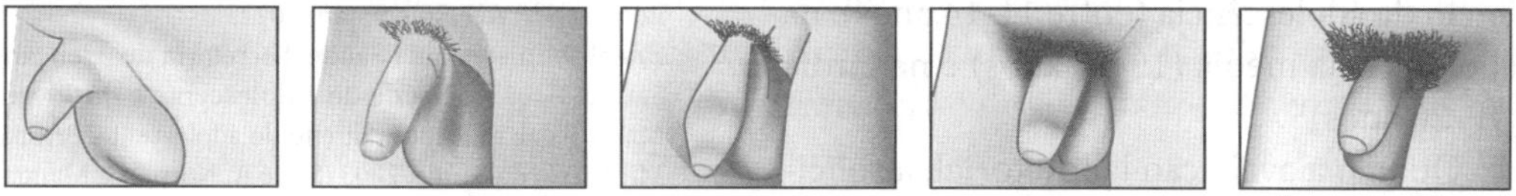

Estágio 1 (P1)	Estágio 2 (P2)	Estágio 3 (P3)	Estágio 4 (P4)	Estágio 5 (P5)
Pelugem natural ou ausência de pelos.	Crescimento de pelos finos, longos, escuros e lisos na linha medial ou na base do pênis.	Pelos mais escuros, espessos, pouco encaracolados e distribuídos em toda a região pubiana.	Pelos pubianos tipo adulto (escuros, espessos, encaracolados) em menor quantidade.	Pelos tipo adulto, em maior quantidade, distribuídos até a raiz da coxa.

FIGURA 3 Desenvolvimento puberal masculino segundo critérios de Tanner[20].
Fonte: Brasil[20].

Estágio de desenvolvimento das mamas

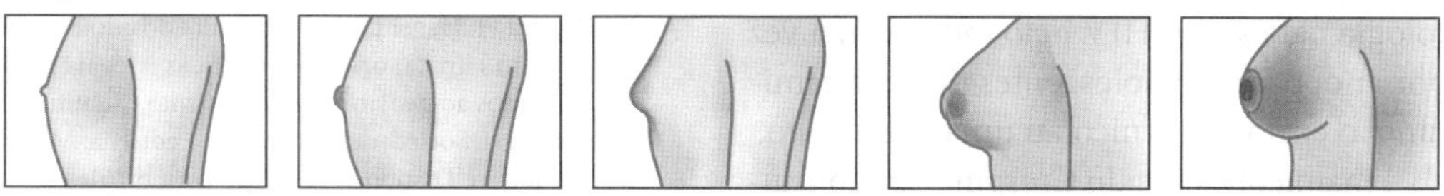

Estágio 1 (M1)	Estágio 2 (M2)	Estágio 3 (M3)	Estágio 4 (M4)	Estágio 5 (M5)
Mamas pré-púberes	Formação do broto mamário. Pequena saliência com elevação e aumento da papila e do diâmetro areolar.	Maior aumento do volume mamário, da aréola e da papila, aréola e mama com contornos contínuos.	Aumento continuado. Projeção da aréola e da papila formando uma segunda saliência acima do nível da mama.	Mama com aspecto adulto, com retração da aréola para o contorno da mama e projeção da papila.

Estágio de desenvolvimento dos pelos pubianos

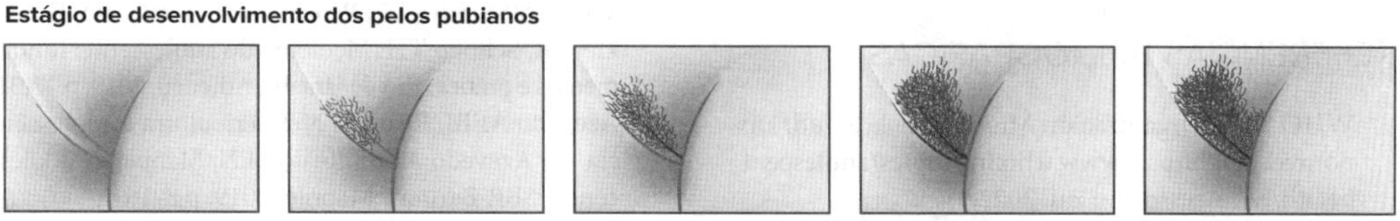

Estágio 1 (P1)	Estágio 2 (P2)	Estágio 3 (P3)	Estágio 4 (P4)	Estágio 5 (P5)
Pelugem natural ou ausência de pelos	Pelos longos e pouco pigmentados ao longo dos grandes lábios.	Pelos escuros, espessos e pouco encaracolados, em toda a região pubiana.	Pelos encaracolados, do tipo adulto, distribuídos em menor quantidade.	Pelos tipo adulto, em maior distribuição, incluindo a raiz da coxa.

FIGURA 4 Desenvolvimento puberal feminino segundo critérios de Tanner[19].
Fonte: Brasil[19].

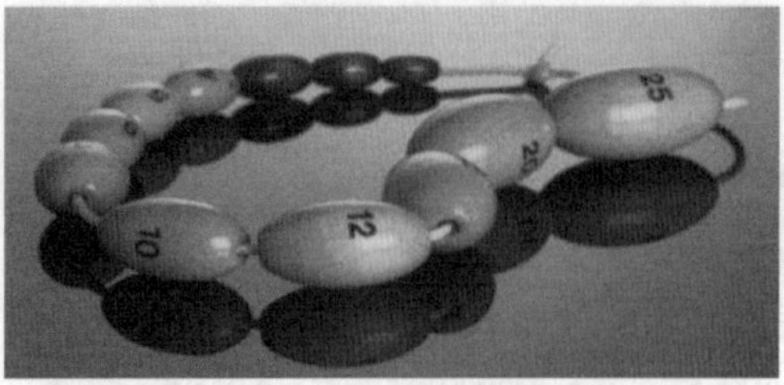

FIGURA 5 Orquidômetro de Prader.
Fonte: edisciplinasusp.com.br.

A avaliação visual deve ser realizada no início da adolescência (entre 11-14 anos), na adolescência média (15-17 anos) e na tardia (17-20 anos)[13].

Quanto à avaliação laboratorial, a solicitação irá depender das hipóteses diagnósticas levantadas, embora alguns exames possam ser solicitados como rotina na primeira consulta: hemograma completo, urina tipo I, parasitológico de fezes, ferro e ferritina sérica, vitamina D, glicemia e lipidograma completo. Este último deve ser dosado pelo menos uma vez durante a adolescência, segundo a Academia Americana de Pediatria[13]. Aos adolescentes sexualmente ativos recomenda-se sorologia para sífilis, HIV pelo menos uma vez por ano; para as adolescentes do sexo feminino, o exame Papanicolau uma vez ao ano.

Finalmente, citando Crespin, "... a consulta do adolescente, embora cansativa, é extremamente gratificante, e atender bem ao adolescente é também prestar um bom serviço ao país e à sociedade"[27].

REFERÊNCIAS BIBLIOGRÁFICAS

1. WHO 2021. Organización Mundial de la Salud. Disponível em: https://www.who.int/topics/adolescent_health/es/. Acesso em: jan. 2022.
2. Reato LFN. Importância da capacitação do pediatra em medicina do adolescente. In: Azevedo AEBI, Reato LFN. Manual de adolescência SBP. Barueri: Manole; 2019. p.1-3.
3. Hagel LD, Jonas MIRC, Vitalle MSS. O atendimento médico do adolescente, aspectos éticos e roteiro semiológico. Seção Adolescência. In: Tratado de pediatria. Sociedade Brasileira de Pediatria. 5.ed. Barueri: Manole; 2022. p.850-85.
4. Azevedo AEBI. Cuiabá. Secretaria Municipal de Saúde. Atenção integral à saúde de adolescentes. Adole Ser em Cuiabá. Manual/Cuiabá. Dois Pontos, 2008.
5. Azevedo AEBI, Reato LFN, Rheme MFB. Aspectos éticos, bioéticos e legais do atendimento ao adolescente. Seção Bioética. In: Tratado de pediatria da Sociedade Brasileira de Pediatria. 5.ed. Barueri: Manole; 2022. p.48-54.
6. Brasil. Ministério da Saúde. Secretaria de Atenção à Saúde. Departamento de Ações Programáticas Estratégicas. Saúde do adolescente: competências e habilidades. Brasília: Editora do Ministério da Saúde; 2008. Disponível em: https://bvsms.saude.gov.br/bvs/publicacoes/saude_adolescente_competencias_habilidades.pdf. Acesso em: jan. 2022.
7. Brasil. Ministério da Saúde. Secretaria de Atenção à Saúde. Área de Saúde do Adolescente e do Jovem. Marco legal: saúde, um direito do adolescente. Brasília: Ministério da Saúde; 2005 (Série A. Normas e Manuais Técnicos).
8. Saito MI, Leal MM. A consulta do adolescente. In: Sucupira ACL, Kobinger MEB, Saito MI, Bourrol MLM, Zucolotto SMC. Pediatria em consultório. 5.ed. São Paulo: Sarvier; 2010. p.925-30.
9. Almeida RA, Lins L, Rocha ML. Dilemas éticos e bioéticos na atenção à saúde do adolescente. Rev Bioét. 2015;23(2):320-30.
10. Andrade EP, Landi CA, Bonetto DV, Alves R, Silva VR, Vitalle MSS. Consulta médica e aspectos éticos do atendimento. In: Azevedo AEBI, Reato LFN. Manual de adolescência SBP. Barueri: Manole; 2019. p.17-31.
11. Azevedo AEBI, Eisenstein E, Bermudez B, Fernandes E, Oliveira H, Hagel L, et al. Consulta do adolescente: abordagem clínica, orientações éticas e legais como instrumentos ao pediatra. Departamento Científico de Adolescência, Sociedade Brasileira de Pediatria. Manual de orientação. Disponível em: sbp.com.br/fileadmin/user_upload/21512c-MO_-_ConsultaAdolescente_-_abordClinica_orientEticas.pdf. Acesso em: jan. 2022.
12. Sociedade de Pediatria de São Paulo. Departamentos de Bioética e Adolescência. Aspectos éticos do atendimento ao adolescente. Rev Paul Pediatr. 1999;17(2):95-7.
13. Vitalle MSS, Silva FC. A consulta do adolescente. In: Vitalle MSS, Silva FC, Pereira AML, Weiler RME, Niskier SR, Schoen TH. Medicina do adolescente: fundamentos e prática. Rio de Janeiro: Atheneu, 2019. p.27-31.
14. Azevedo AEBI, Reato LFN. Puericultura a adolescência. In: Azevedo AEBI, Reato LFN. Manual de adolescência SBP. Barueri: Manole; 2019. p.8-16.
15. Coates MVG. Atendimento ao adolescente. In: Tratado de pediatria. Sociedade Brasileira de Pediatria. 4. ed. Barueri: Manole; 2017. p.42-3.
16. Lourenço B, Queiroz LB. Leal MM. Atendimento de adolescentes e particularidades da consulta médica. In: Lourenço B (ed.). Medicina do adolescente. Barueri: Manole; 2015.

17. Silva RL. O exame físico. In: Silva L. Diagnóstico em pediatria. Guanabara Koogan, Rio de Janeiro: Guanabara Koogan; 2009. p.77-8.
18. Santana, JC, Kipper DJ, Fiore W. Exame físico geral, semiologia pediátrica. Porto Alegre: Artmed; 2002. p.52-4.
19. Brasil. Ministério da Saúde. Secretaria de Atenção à Saúde. Departamento de Ações Programáticas Estratégicas. Orientações para o atendimento à saúde da adolescente. Disponível em: https://bvsms.saude.gov.br/bvs/publicacoes/orientacoes_atendimento_adolescnte_menina.pdf .31/01/22. Acesso em: jan. 2022.
20. Brasil. Ministério da Saúde. Secretaria de Atenção à Saúde. Departamento de Ações Programáticas Estratégicas. Orientações para o atendimento à saúde do adolescente. Disponível em: https://bvsms.saude.gov.br/bvs/publicacoes/orientacoes_atendimento_adolescnte_menino.pdf. Acesso em: jan. 2022.
21. Unifoa. A consulta do adolescente: manual de orientação para os alunos do curso de graduação em medicina. Disponível em: https://sites.unifoa.edu.br/portal_ensino/mestrado/mecsma/arquivos/2013/pd23.pdf. Acesso em: jan. 2022.
22. Menezes JMM, Silva SP, Costa MDMA, Moura EM, Nascimento F, Dietrich L. Aspectos característicos da perimólise: uma revisão de literatura entre os anos de 2010 a 2021. Res Soc Develop. 2021;10(14):e.
23. Ferreira DMA, Fernandes CG, Camargo MR, Pachioni CAS, Fregonesi CEPT, Faria CRS. Avaliação da coluna vertebral: relação entre gibosidade e curvas sagitais por método não invasivo Rev Bras Cineantropom Desemp Hum. 2010;12(4):282-9.
24. Sociedade Brasileira de Pediatria, Departamento Científico de Neurologia. Sinais de alerta na avaliação neurológica da criança e do adolescente. Abril de 2020. Disponível em: https://www.sbp.com.br/fileadmin/user_upload/_22390c-MO_-_Sinais_Alerta_na_Aval-Neurologica.pdf. Acesso em: jan. 2022.
25. Pagnocelli RS, Costa COM. Abordagem ao adolescente. In: Costa MCO, Pagnoncelli RR. Semiologia e atenção primaria à criança e ao adolescente. 2.ed. Rio de Janeiro: Revinter; 2005. p.76-90.
26. Costa MCO, Sauer MTN, Souza KES. Roteiro semiológico do adolescente. In: Costa MCO, Pagnoncelli RR. Semiologia e atenção primária à criança e ao adolescente. 2.ed. Rio de Janeiro: Revinter; 2005. p.117-29.
27. 2Crespin J. Consulta médica do adolescente e patologias mais frequentes. In: Crespin J, Reato LFN (eds.). Hebiatria: medicina da adolescência. São Paulo: Roca; 2007. p.160-74.

27

Políticas de saúde na escola e como o pediatra pode avaliar o desempenho escolar de crianças e adolescentes

Edson Ferreira Liberal
Joel Conceição Bressa da Cunha

INTRODUÇÃO

A escola deve ser um espaço privilegiado no desenvolvimento da criança e do adolescente como cidadãos. É necessário, para tanto, que o Estado brasileiro invista muito mais do que tem feito ao longo da História. Temos, de fato, uma dívida com a educação, principalmente com o ensino fundamental. Educação, saúde, ciência, tecnologia e arte são áreas cujos investimentos têm alto retorno para o desenvolvimento de uma nação.

Com a ótica da integração entre saúde, educação e cultura, nós, pediatras e profissionais da saúde, devemos nortear todas as possibilidades de implementar projetos e ações que levem ao desenvolvimento integral de nossas crianças e nossos adolescentes.

Além disso, é importante destacar a escola inclusiva, que trabalha com crianças e adolescentes com dificuldades no desenvolvimento. Esse modelo de escola reproduz as interações da vida real, ajudando no aprimoramento de toda a comunidade escolar, seja no âmbito social, seja no relacionamento. As crianças que não têm problemas de aprendizado progridem em sua capacidade de solidarizar-se, além de entenderem limites e até mesmo a si próprias. A sensibilidade da criança para perceber o outro é enorme: sem filtros, sem rótulos, sem preconceitos[1].

Tendo isso em vista, este capítulo aborda a escola de horário integral e algumas experiências, bem como o Programa de Saúde na Escola (PSE), integrado ao Programa Saúde da Família (PSF), além de políticas públicas de saúde e educação em tempos de pandemia.

ESCOLA DE HORÁRIO INTEGRAL/ ESCOLAS PROMOTORAS DA SAÚDE

Escolas promotoras da saúde: bases teóricas

Alguns marcos importantes no movimento de promoção da saúde que dão base às escolas promotoras da saúde precisam ser destacados, a saber[2]:

- Conferência Internacional sobre Cuidados Primários (Alma-Ata, 1978)[2] – sua meta era saúde para todos no ano de 2000 ("O Estado deve garantir o acesso à saúde para todos por políticas socioeconômicas e que seja igualitário para as ações e os serviços para sua promoção, proteção e recuperação")[2].

- Primeira Conferência Internacional em Promoção da Saúde (Ottawa, 1986) – essa conferência produziu a carta de Ottawa, referência mundial para a promoção da saúde. Segundo a carta, "a saúde é o maior recurso para o desenvolvimento social, econômico e pessoal, assim como importante dimensão da qualidade de vida"[2]. O documento reforça a amplitude da saúde em que, como recursos indispensáveis, estão os programas de paz, renda, habitação, alimentação adequada, meio ambiente e recursos sustentáveis, entre outros. Outrossim, ressalta-se a questão da educação, que faz toda a interface com as escolas promotoras da saúde.

As diversas conferências mundiais fortaleceram a de Ottawa, assim como acrescentaram e aprofundaram discussões como financiamento, infraestrutura, *modus operandi*, entre outros aspectos.

No Brasil, destacam-se a VIII Conferência Nacional de Saúde e a Constituição Cidadã de 1988, lei que define a saúde como "direito de todos e dever do Estado" e aborda o conceito de "atendimento integral, com prioridade para as atividades preventivas, sem prejuízo dos serviços assistenciais"[2].

Além desse arcabouço normativo, a Lei n. 8.080/90 (Lei Orgânica da Saúde), amplia o conceito de saúde e define, como fatores condicionantes e determinantes, a educação, a alimentação, a moradia, o saneamento básico, o meio ambiente e o acesso a bens e serviços essenciais.

A Organização Mundial da Saúde (OMS) sempre define e fortalece o conceito de saúde que vai muito além da ausência de doença. Sob esse viés, a promoção da saúde torna-se multifatorial, com a participação dos segmentos governamental e populacional, incluindo as áreas da educação – sobretudo no que se refere à qualidade da aprendizagem –, do trabalho, da cultura, entre outras esferas.

Tanto em nível nacional quanto mundial, faz-se mister o conceito amplo de saúde, associado à qualidade de vida e ao desenvolvimento do indivíduo, com abrangentes possibilidades de tomar decisões que envolvam não só a individualidade, mas também a população e o indivíduo pleno. Nesse sentido, os setores de educação, saúde e cultura são fundamentais, devendo receber investimentos maciços decorrentes de políticas públicas que envolvam crianças e adolescentes.

Em face disso, no estado do Rio de Janeiro, desenvolveu-se o Programa Especial de Educação (PEE) nos anos 1980, de que fazem parte a construção e o desenvolvimento do projeto Centro Integrado de Educação Pública (CIEP)[3].

PROGRAMA ESPECIAL DE EDUCAÇÃO (PEE)/CENTRO INTEGRADO DE EDUCAÇÃO PÚBLICA (CIEP)

Algumas iniciativas de escolas de horário integral surgiram ao longo do tempo, em que se buscava integrar a educação com os projetos e as ações de saúde. Entretanto, nenhum desses teve a mesma dimensão dos CIEP implantados no Rio de Janeiro nos anos 1980 e 1990.

Esse projeto, idealizado pelo professor Darcy Ribeiro, congrega uma ampla equipe de professores e de profissionais da saúde e das artes. No início, foram construídas cerca de 500 instituições, sendo recuperada a rede de escolas existentes.

O CIEP desenvolveu-se como um amplo projeto pedagógico e construiu-se junto à comunidade escolar, baseando-se no tripé educação, cultura e saúde. Passou pela reestruturação de todo o processo de ensino-aprendizagem, com capacitação de professores e produção de material didático inovador, tendo sempre como referencial a comunidade no entorno da escola.

No campo da saúde, buscou integrar os conteúdos das disciplinas com temas da saúde. Já na esfera das artes, com os educadores culturais, mantinha as mais diferentes expressões de cultura integradas ao desenvolvimento da cidadania, sendo facilitador e promotor do diálogo entre a comunidade e o setor público.

O CIEP era uma escola de funcionamento em horário integral, das 8 às 17 horas com capacidade para 1.000 alunos. Constitui-se de três blocos. No bloco principal com três andares, estão as salas de aula, o centro médico, a cozinha e o refeitório, além das áreas de apoio e recreação. No segundo bloco, fica o ginásio coberto, com sua quadra de vôlei/basquete/futebol de salão, arquibancada e vestiários. Esse ginásio é polivalente porque pode também ser utilizado para shows, apresentações teatrais e festas. No terceiro bloco, ficam a biblioteca e, sobre ela, o lar dos alunos residentes[3].

A área da saúde oferecia assistência médico-odontológica para todos os alunos.

Ademais, um projeto inédito era o aluno residente, em que alunos temporariamente desassistidos poderiam morar no CIEP, acompanhados das famílias de policiais militares (PM) ou bombeiros.

O projeto desenvolveu-se com a integração das áreas, sendo posteriormente desconstruído. Alegou-se, para tanto, o dispêndio de verbas com o alto custo de manutenção dos CIEP, bem como a exclusão de outras escolas. Na verdade, o projeto, a nosso ver, deveria ser implementado como política em todas as escolas do sistema público de ensino. Entretanto, seriam necessários recursos mais amplos e progressivos para a educação.

Em 1991, com o retorno do governo gestor dos primeiros CIEP, que chegaram ao montante de 406, o projeto foi retomado. Contudo, em 1994, assumiu um novo governo que, novamente, encerrou as atividades do projeto[4].

A CONSTRUÇÃO DAS ESCOLAS PROMOTORAS DE SAÚDE

Entre 2000 e 2006, com um novo governo, resolveu-se retomar o projeto que, progressivamente, atingiu 317 CIEP, abrangendo mais de 300 mil alunos, com base nas mesmas premissas de integração entre educação, cultura e saúde[5-7]. Realizou-se um concurso público que admitiu médicos, cirurgiões-dentistas, enfermeiras, psicólogas, fonoaudiólogas, assistentes sociais e nutricionistas, todos os oficiais da Secretaria de Estado de Defesa Civil (Sedec) e do Corpo de Bombeiros Militar do Estado do Rio de Janeiro (CBMERJ). Além disso, foram admitidos, por concursos militares, praças de auxiliar de consultório dentário (ACD) e auxiliar de enfermagem. Cada CIEP tinha, em seu núcleo de saúde, um médico, um cirurgião-dentista, um ACD e um auxiliar de enfermagem. Os demais profissionais ficavam lotados em polos especiais[8].

A implantação de polos especiais nos CIEP logrou proporcionar atividades de prevenção e assistência em fonoaudiologia, nutrição, assistência social e psicologia, estabelecendo, assim, um fórum interdisciplinar de desenvolvimento do PSE. O desenvolvimento do programa relacionou entre si as áreas da saúde, da educação e da cultura. Sempre procuramos, como médicos, a integração com os animadores culturais que existiam nos CIEP, buscando uma expressão artística cotidiana que fosse intrinsecamente relacionada à temática de saúde que estivéssemos trabalhando. Na abertura de todo evento, havia uma manifestação cultural de crianças e adolescentes.

Em relação à produção do conhecimento, podemos destacar:

- Publicamos o livro *Construindo Escolas Promotoras de Saúde*[5].
- Apresentamos inúmeros trabalhos nos Congressos Brasileiros de Pediatria e no Congresso Internacional de Pediatria.
- Desenvolvemos inúmeros trabalhos de conclusões de curso, como especialização, mestrado e doutorado.

Evidencia-se, portanto, a necessidade de uma política de Estado, e não apenas de uma política de governo, no que diz respeito a essas questões retromencionadas. Isto posto, há que se desenvolver políticas que possam, com efeito, definir o espaço da escola como promotora da saúde, da cidadania e da cultura.

POLÍTICAS PÚBLICAS NAS ESCOLAS EM TEMPO DE PANDEMIA

Um ponto importante e atual foi a pandemia da Covid-19, que levou ao fechamento das escolas. No início do ano letivo de 2020, as aulas foram interrompidas em razão dessa doença que surpreendeu a todos[9,10].

A Sociedade Brasileira de Pediatria (SBP), durante a pandemia, lançou várias publicações que orientaram profissionais e famílias a respeito das diretrizes, alertando para as implicações do longo período longe da sala de aula e para os diversos desdobramentos ligados à saúde mental, à violência e à nutrição, entre outros aspectos decorrentes do isolamento social.

A tentativa de minorar e substituir as aulas presenciais pelo ensino remoto levou a uma série de adaptações sem tempo hábil de aprendizado das técnicas adequadas tanto pelos professores quanto pelos educandos[9]. Nessa modalidade de ensino remoto, a pandemia ampliou a desigualdade entre os que tinham acesso à internet de qualidade e aos aparatos eletrônicos necessários a um ensino proficiente (computadores, celulares, *tablets* etc.) e aqueles que não conseguiam acessar as aulas remotas, que já não davam conta do conteúdo presencial, lembrando o grande desnível no tempo de adaptação da escola pública e privada em geral.

Nesse período de afastamento, o governo federal e os governos estaduais e municipais, em geral, desperdiçaram uma grande oportunidade de investir na melhoria e na adequação dos espaços físicos, assim como na implantação de rede lógica nas escolas. Na realidade, houve certa "economia" com sobra nos orçamentos. Assim, os setores da saúde e da educação uniram-se para estabelecer regras e normas para adaptações nas escolas, principalmente distanciamento e áreas sanitárias adequadas, utilizando o conhecimento científico que se consolidava a respeito da nova pandemia.

As repercussões do isolamento social são variadas, levando a mudanças bruscas nas rotinas das crianças e das famílias. Muitas vezes, os pais em casa, em regime de trabalho remoto, tentaram suprir, mesmo que parcialmente, o papel da escola. Outra situação recorrente refere-se ao desemprego, que atingiu grande parte da população, campo fértil para o desenvolvimento de estresse crônico e tóxico no seio familiar.

Além disso, a família passou por outro tipo de isolamento: por cômodos da casa. Pais nos escritórios ou nas salas; filhos nos quartos, sem qualquer supervisão ou rotinas fundamentais, principalmente nesse momento, usando telas por períodos intermináveis. Em decorrência desse contexto, a SBP emitiu um manual de orientações intitulado *Menos Telas, Mais Saúde*, que abrange os mais diversos contextos, servindo como um guia para profissionais da saúde e da educação[11].

Várias foram as manifestações de agravos de ordem psicológica, o que engendrou ao Grupo de Trabalho de Saúde Mental da SBP a publicação de questões relacionadas ao impacto da pandemia nos profissionais e nas crianças.

Na atual pandemia, pediatras têm atendido solicitações de famílias que descrevem o surgimento de insônia, anorexia, crises de ansiedade ou depressão em seus filhos. Algumas vezes, podem reaparecer comportamentos já superados pela criança, como urinar na cama (enurese) ou pedir para dormir com os pais[12].

O Departamento Científico de Neurologia, em novembro de 2020, apresentou uma análise a respeito do sono durante o período de pandemia:

> Em suma, os dados disponíveis na literatura sugerem que houve impacto significativo do isolamento social na qualidade de vida das crianças e principalmente na do sono. A associação entre distúrbios do sono e comorbidades psiquiátricas é um fator que deverá ser acompanhado cuidadosamente nos anos pós-pandemia. A quebra na rotina com mudança de hábitos em função do fechamento das escolas teve um papel importante no aumento das queixas de problemas de sono[12].

Dessa forma, é importante que estejamos preparados para trabalhar, no retorno às aulas presenciais, além das questões da defasagem educacional, aspectos emocionais, nutricionais e cognitivos. Nesse sentido, torna-se primordial uma parceria profunda e com muita qualidade entre educação, saúde e sociedade organizada, buscando o máximo de inclusão sob uma ótica da escola promotora da saúde.

A SBP apresenta as seguintes conclusões e recomendações[12]:

> Não é justificável perder-se mais tempo para criar oportunidades para a melhoria das condições estruturais e de processos, principalmente das escolas públicas, depois do longo período fechadas, garantindo-se condições adequadas para a reabertura e a vigilância em saúde, com monitoramento de casos e contatos[12].
>
> Esse momento crítico também se mostra como uma excelente oportunidade para se discutir cidadania, socialização, promoção da saúde e de ambientes saudáveis com a comunidade escolar[12].
>
> Recomenda-se um projeto urgente de inserção digital dos alunos das redes públicas, nos planos orçamentários plurianuais, como política pública de investimento e proteção social, visando a diminuir as graves desigualdades de acesso e a plena inclusão educacional, ocasionadas hoje pela exclusão digital[12].

PROGRAMA SAÚDE NA ESCOLA INTEGRADO AO PROGRAMA SAÚDE DA FAMÍLIA

Uma estratégia importante é a integração de ambos os programas, o PSE e o PSF, tendo em vista a articulação entre a escola e os serviços de saúde, fortalecendo os diversos níveis de atenção. A escola é o principal local para o trabalho de prevenção e promoção da saúde, com ampla possibilidade de interface com a comunidade. É fundamental, sob esse prisma, o trabalho de produção coletiva do conhecimento, identificando as temáticas que a comunidade escolar considera pertinentes para a realidade da escola. A criança e o adolescente levam para casa o conhecimento correto, contrapondo-se às *fake news* e dialogando com a família acerca do aprendizado na escola.

É fundamental ressaltar, também, que a implantação do PSF ainda apresenta baixa cobertura e que vivemos, neste momento, muita desconstrução do programa. Na realidade, a integração do PSF com o PSE não deve ser vista como mais uma atribuição à equipe da saúde da família sem, contudo, oferecer mais recursos humanos e investimentos[13].

Em 2011, os Ministérios da Saúde e da Educação lançaram um instrutivo para o PSE, com o intuito de definir linhas metodológicas, diretrizes, gestão com estruturas de Grupo de

Trabalho Intersetorial (GTI), nos âmbitos federal, estadual e municipal[13].

A escola como um espaço de relações é ideal para o desenvolvimento do pensamento crítico e político, na medida em que contribui para a construção de valores pessoais, crenças, conceitos e maneiras de conhecer o mundo e interfere diretamente na produção social da saúde.

> Nessa perspectiva, o Programa Saúde na Escola (PSE), do Ministério da Saúde e do Ministério da Educação, foi instituído em 2007 pelo Decreto Presidencial nº 6.286. Fruto do esforço do governo federal em construir políticas intersetoriais para a melhoria da qualidade de vida da população brasileira. Nesse contexto, as políticas de saúde e educação voltadas às crianças, adolescentes, jovens e adultos da educação pública brasileira estão unindo-se para promover o desenvolvimento pleno desse público[13].

O manual apresenta oito diretrizes bem amplas e abrange as mais diversas áreas e setores da sociedade, a saber:

1. Saúde e educação integral.
2. Intersetorialidade da educação e da saúde.
3. Articulação de saberes, envolvendo todos os segmentos da comunidade escolar.
4. Saúde e cultura da paz (Escola de Paz).
5. Articulação entre o Sistema Único de Saúde (SUS) e a rede pública de educação.
6. Enfrentamento das vulnerabilidades na saúde e na educação.

7 e 8. Reorientação do sistema de saúde para a ação básica e integral dos alunos, ampliando muito além do foco curativo.

O instrutivo também define várias ações práticas de saúde, como avaliação antropométrica, atualização de calendário vacinal, detecção precoce de hipertensão arterial, *screening* auditivo e visual, entre outras.

Em 2017, a Portaria Interministerial da educação e da saúde redefiniu as regras e os critérios para adesão ao PSE por estados, municípios e Distrito Federal, dispondo sobre o respectivo incentivo financeiro para custeio de ações. Fortalece, além disso, a integração entre o PSE, o PSF e as diretrizes anteriores, emanadas em 2011[14].

Importante destacar na portaria o texto do art. 3º: "Art. 3º: O PSE constitui estratégia para a integração e a articulação permanente entre as políticas e ações de educação e de saúde, com a participação da comunidade escolar, envolvendo as equipes de saúde da família e da educação básica".

No art. 12, que trata dos incentivos para custeio das ações, verifica-se que os incentivos são insuficientes, com muito menos de R$ 10,00 por aluno/ano, e os níveis de exigência de realização e controle são extremamente detalhados.

Neste cenário de prejuízos para o desenvolvimento e mesmo retrocesso do PSF e o subfinanciamento do PSE, é fundamental que as secretarias estaduais e municipais de saúde e educação mantenham suas estruturas de saúde escolar (p. ex., departamentos) atuantes, em última análise de escolas promotoras de saúde para acompanhar e ajudar a desenvolver políticas públicas de acordo com os cenários locais.

COMO O PEDIATRA PODE AVALIAR O DESEMPENHO ESCOLAR DE CRIANÇAS E ADOLESCENTES

O desempenho escolar é crucial na trajetória de vida do ser humano em sociedade. A avaliação desse desempenho pelo pediatra, dada sua complexidade, é capaz de revelar a integralidade do funcionamento do ser, ao levar em conta seus aspectos físicos, sensoriais, mentais, cognitivos, emocionais, sociais. Tudo em interação com o ambiente – o mundo, objeto de conhecimento –, ao mesmo tempo motivador e potencial limitador da aquisição de tal conhecimento.

O desempenho escolar é avaliado formalmente pela escola, por meio de relatórios, portfólios e outros instrumentos, mas quase sempre simplificado na forma de conceitos ou notas. Quando o desempenho não é considerado bom, ainda é comum atribuir o fracasso acadêmico a causas físicas, orgânicas, o que é chamado de medicalização[15], pois o médico é referenciado para avaliar e tratar o problema, muitas vezes sem considerar outros fatores. No entanto, o sucesso ou o fracasso da escolaridade está relacionado não só ao biológico, mas também a complexos fatores psicológicos, sociais, familiares, educacionais, pedagógicos e outros. Ao lado do grupo com transtornos específicos da aprendizagem e doenças orgânicas, observa-se um número muito maior de crianças que apresentam baixo rendimento escolar em decorrência de outros fatores isolados ou em interação: atraso no desempenho escolar por falta de interesse, perturbação emocional, inadequação metodológica ou mudança no padrão de exigência da escola – ou seja, alterações evolutivas normais que foram consideradas no passado como alterações patológicas. Os dados brasileiros sugerem que a maioria das dificuldades de aprendizagem não decorre de causas orgânicas nem está relacionada às atividades cognitivas da criança[16].

ANAMNESE

Identificação do paciente

O estudante e seus acompanhantes devem ser chamados pelo nome. Devem ser anotados os dados de idade (pareada com a classe/ano que frequenta, assim como o nome da escola), etnia, procedência e naturalidade.

Desempenho escolar como queixa principal

As dificuldades escolares que motivam uma consulta médica são sinalizadas pela escola ou pela família, dificilmente pelo próprio estudante. Muitas vezes a consulta acontece ao final do ano letivo, quando as chances de reprovação são grandes, e a situação vem carregada de preocupação por parte da família e constrangimento por parte do estudante. Quando o relato da escola é detalhado, ele mostra o número de faltas durante o período, o comportamento do estudante e sua motivação para os estudos, participação em aula, concentração, memória e outros atributos. A escola bem preparada sinaliza se as dificuldades persistem mesmo com intervenções pedagógicas adequadas. No entanto, é comum que a família apresente a queixa sem muitas informações da escola. É importante saber se houve intervenções para sanar as dificuldades e quais foram seus resultados. Infelizmente, nem toda escola ou professor consegue avaliar seus estudantes de forma detalhada e individualizada, e informações valiosas passam despercebidas. Portanto, a queixa pode vir bem documentada e apontar para áreas específicas, ou ser muito vaga, baseada principalmente nas notas ou conceitos obtidos até o momento.

O estudante deve ser reconhecido como sujeito na consulta e participar ativamente de sua avaliação[17]. Sua opinião é fundamental e deve ser buscada, sempre que possível. Independentemente de seu desempenho pessoal, é importante conhecer seus sentimentos, suas opiniões e a representação da escola no seu projeto de vida[18-20].

Desempenho escolar e interrogatório dos sistemas

O interrogatório pode revelar dificuldades não explicitadas na queixa principal, fora do foco da consulta. Muitas situações, de fato, não propiciam a abordagem de tais problemas, mas sua detecção permite ao menos agendar nova consulta para tratar especificamente das questões escolares.

Tradicionalmente, a pergunta "Vai bem na escola?" introduz o assunto. Qualquer resposta deve ser qualificada. A resposta afirmativa, mesmo quando concordante entre escola, família e o próprio estudante, pode esconder um viés importante a ser considerado: o nível de exigência da escola. A exposição simplificada dos conteúdos curriculares e dos exercícios de fixação, seguida de avaliação mediante provas escritas ou trabalhos que reproduzam conteúdos memorizados, pode resultar em notas ou conceitos satisfatórios, mas com falta de elementos de criatividade, pensamento crítico ou raciocínio mais elaborado.

Em relação às expectativas da família, há famílias que se contentam com a aprovação apenas, mesmo que com rendimento mínimo. Isso ocorre especialmente quando os pais têm baixa escolaridade, eventualmente mais baixa do que a de seu filho naquele momento. Ao contrário, a alta expectativa familiar faz com que seja considerado insuficiente um rendimento que, na verdade, é bom, às vezes superior à média de sua turma. É comum haver comparação com o desempenho dos próprios pais e de irmãos ou cobrança para que esteja entre os primeiros da classe. Novamente cabe ressaltar a importância da opinião do estudante.

Há que se considerar a possibilidade de o paciente não estar frequentando a escola. A pandemia de Covid-19, a falta de aulas presenciais por tempo prolongado e a insuficiência (ou mesmo ausência) de bons resultados em atividades remotas resultou em evasão e abandono escolar a partir dos anos de 2020 e 2021. Detectada tal condição, o paciente e sua família devem ser orientados a retornar às atividades escolares, não só em cumprimento à lei[21,22], mas também para não desperdiçar a oportunidade única que a escola oferece em benefício do desenvolvimento integral do estudante.

Antecedentes pessoais

Gestação, nascimento e antecedentes perinatais

Indagar sobre idade e condições prévias de saúde da mãe, doenças, imunizações e medicamentos usados durante a gravidez, realização de pré-natal. Saber se a gravidez foi desejada e qual sua relevância no projeto de vida dos pais. Tipo de parto, intercorrências obstétricas, sofrimento fetal. Tempo de gestação, dados antropométricos ao nascimento (peso, comprimento e perímetro cefálico), condições de nascimento, índice de Apgar, doenças, acidentes e uso de medicamentos no período perinatal. Interrogar sobre os testes de triagem neonatais e seus resultados.

O conjunto dessas informações orienta o raciocínio diagnóstico para possíveis alterações sensoriais, motoras e intelectuais que possam ter impacto na escolaridade. É necessário considerar que mesmo a ausência de doença manifesta no recém-nascido pode resultar em dificuldades cognitivas futuras, especialmente na prematuridade e em determinadas doenças maternas ocorridas na gestação.

Alimentação

Questionar sobre aleitamento materno, sua duração e como transcorreu. Introdução da alimentação complementar. Aceitação dos alimentos e sua qualidade, quantidade, equilíbrio e variedade. Deficiências nutricionais, como a anemia ferropriva, se relacionam com dificuldades cognitivas[23,24].

História médica e cirúrgica pregressa

Este item inclui todo o passado de doenças e procedimentos cirúrgicos realizados, com suas eventuais complicações e sequelas, com foco na possibilidade de representar risco para adequado rendimento escolar. Histórico médico de alergias também é informação importante.

Imunizações

Toda vacinação deve ser registrada e acompanhada, com o objetivo de manter as imunizações sempre atualizadas de acordo com a idade da criança ou adolescente. As informações devem ser preferentemente anotadas na Caderneta de Saúde da Criança ou do(a) Adolescente[18,19,25,26].

História social

É importante conhecer a renda familiar, a ocupação dos pais e de outros membros da família que contribuem para a renda. Deve-se esclarecer se há garantia das condições para estudar, como transporte, uniforme, material escolar. Investigar se a renda permite usufruir de atividades culturais, esportivas e de lazer, incluindo os hábitos familiares de leitura de livros e periódicos. Verificar a escolaridade dos familiares, tendo em mente que a escolaridade materna tem correlação com o desempenho escolar dos filhos[27]. Investigar sobre higiene pessoal e cuidados com a saúde bucal. Hábitos e relações interpessoais, familiares e individuais do paciente, são importantes para avaliar seu bem-estar no convívio em sociedade, usufruindo de lazer e descanso. Avaliar o tempo dedicado ao uso de telas[11], às atividades ao ar livre e ao contato com a natureza.

A habitação deve ser considerada para além de seu potencial de risco ou proteção para acidentes e doenças, especialmente as infecciosas e parasitárias. Também é importante avaliar se é um ambiente facilitador da aprendizagem: espaço para estudar em casa, níveis de ruído, luminosidade e temperatura, dispositivo eletrônico com acesso à internet, segurança do entorno da residência, condições adequadas para o sono noturno.

Crescimento e desenvolvimento

Avaliar as curvas de crescimento e de perímetro cefálico. Avaliar detalhadamente os marcos do desenvolvimento psicomotor e seus períodos de aquisição, considerando os aspectos de motricidade, cognição, socialização e linguagem[25,26,28]. Interrogar sobre o relacionamento social, familiar e extrafamiliar, bem como sobre a sexualidade.

Indagar sobre o desenvolvimento da escolaridade até o momento, considerando a qualidade das escolas frequentadas e o rendimento obtido, a adequação idade/série, a assiduidade, a repetência e a evasão escolar. Perguntar sobre a estrutura física da escola, a qualidade dos professores, o ambiente socioemocional, incluindo a relação do paciente com colegas e professores, e a ocorrência de *bullying* ou outras formas de violência. Cabe registrar a opinião do estudante sobre suas motivações e seus interesses nas atividades escolares e o papel da escola em seu projeto de vida[18,19].

Há necessidade de avaliar os impactos da pandemia de Covid-19 a médio e longo prazos[29]. A mudança na trajetória da escolaridade, causada pela pandemia (com o fechamento das escolas e a oferta de atividades remotas, muitas vezes com qualidade precária), traz repercussões, de intensidades variáveis, que precisam ser investigadas[30].

Interrogatório sobre os sistemas

Perguntar sobre todos os sistemas não mencionados nos itens anteriores da anamnese. Qualquer causa de desconforto (como tosse, prurido, falta de ar, obstrução nasal, tonteira, zumbido, sonolência, dor etc.) pode representar prejuízo ao bom desenvolvimento da escolaridade. Atentar para o comportamento do estudante, correlacionando com possíveis alterações neurológicas ou emocionais.

Avaliar o sono, que pode estar quantitativamente insuficiente e qualitativamente deteriorado por determinantes ambientais, uso de medicamentos, uso de telas, parassonias ou outras condições[31,32].

Visão e audição são essenciais para o desenvolvimento pleno da escolaridade. É necessário interrogar se ouve e enxerga bem. Dor de cabeça ou queixa de desconforto após fazer esforço visual, necessidade de aproximar livros e objetos, e franzir a testa para enxergar ao longe são indicativos de dificuldades visuais. Desinteresse por atividades, não atender quando chamado(a) pelo nome, não acompanhar bem uma conversa, aumentar o volume do som de aparelhos indicam dificuldades auditivas.

Antecedentes familiares

Etnia e local de origem das famílias paterna e materna. Consanguinidade dos pais, histórico de saúde dos familiares, incluindo imunizações e doenças genéticas. Indagar sobre a escolaridade dos pais e irmãos.

EXAME FÍSICO

Deve ser completo e minucioso, cobrindo todos os órgãos e sistemas, já que virtualmente qualquer alteração de saúde pode trazer prejuízo ao desempenho escolar.

A avaliação do desenvolvimento pode ser feita utilizando-se o teste de triagem do desenvolvimento infantil de Denver, para crianças até seis anos de idade. O teste avalia os aspectos pessoal-social, motor fino-adaptativo, motor grosseiro e linguagem. Diversos outros instrumentos de triagem são usados na avaliação clínica do desenvolvimento infantil[33].

A memória global pode ser aferida pelo uso de listas de palavras ou tarefas e pela descrição de fatos ou histórias. As memórias visual e auditiva podem ser testadas a partir do reconhecimento de desenhos e figuras, pela identificação de cores, pelo reconhecimento de sons musicais[34]. O raciocínio aritmético se manifesta na noção de número e de quantidades, na habilidade em contar, lidar com dinheiro, resolver problemas e operações aritméticas[34]. A relação espacial e o esquema corporal são avaliados a partir dos conceitos de localização (em cima, embaixo, longe, perto etc.), de denominação de partes do corpo e de noção de lateralidade. A relação temporal se refere a conceitos de tempo (antes, durante, depois, datas, horários) e ritmos (mais rápido, mais lento etc.). Também deve ser avaliado o domínio do conceito e da diferenciação de cores, tamanhos e formas. A coordenação motora e o equilíbrio podem ser avaliados pelas habilidades de correr, praticar esportes, andar de bicicleta, desenhar e brincar com jogos de montar e quebra-cabeças[34].

Brinquedos e objetos do consultório servem de instrumentos para aplicação dos testes e verificações mencionados. Papel, lápis de cor, canetas e tintas devem ser oferecidos à criança ou ao adolescente, para desenhar, escrever ou efetuar cálculos. Os desenhos e textos devem ser de livre escolha do paciente e feitos sob demanda do examinador. São recursos simbólicos que possibilitam ao pediatra obter informações sobre o interesse do estudante, sobre a qualidade de suas relações na escola e sua forma de organizar seus estudos, a partir dos desenhos, dos textos e da conversa sobre eles[35].

Exame do material escolar

Esse recurso deve ser sempre considerado, juntamente com o relatório pormenorizado enviado pela escola. A análise da produção do estudante, nos seus cadernos, lições de casa, trabalhos e provas escritas, pode revelar informações muito úteis para compreender suas dificuldades e sua trajetória escolar[35].

Avaliação da acuidade visual

Considerando a idade da criança, observa-se sua reação a brinquedos com cores e formas contrastantes e a percepção de figuras. Quando possível, a avaliação pode ser feita utilizando-se as tabelas de Snellen com figuras, com a letra **E** em posições variadas ou com as letras do alfabeto.

Avaliação da acuidade auditiva

Em consultório é possível usar o recurso da audiometria comportamental, com a emissão de sons por meio de instrumentos musicais e sons da fala e observação da resposta da criança ao estímulo sonoro. Embora não seja muito preciso, permite detectar os casos mais severos.

EXAMES COMPLEMENTARES

São orientados pela anamnese e achados do exame físico e incluem todo o arsenal diagnóstico laboratorial, de imagem e outros, que possam elucidar qualquer hipótese diagnóstica, orientar tratamentos e acompanhar a evolução de doenças. Dificuldades escolares, notadamente as relacionadas com deficiência intelectual, estão muitas vezes associadas a fatores neurológicos, hormonais ou genéticos. Também cabe ressaltar que transtornos neurobiológicos podem se manifestar sem alteração em exames subsidiários.

Triagens visual e auditiva

Na presença de sinais ou sintomas de baixa acuidade visual ou auditiva, a investigação deve ser realizada imediatamente. As triagens, no entanto, são recomendadas rotineiramente. Desde que as avaliações no período neonatal e no primeiro ano de vida tenham sido normais, as triagens são agendadas em idades e com periodicidade variáveis entre os especialistas. A qualidade dos exames depende, em parte, da cooperação da criança.

Entre 3 e 5 anos (idealmente aos 3 anos), um exame detalhado dos olhos deve ser feito por oftalmologista, incluindo inspeção externa, avaliação da acuidade visual, avaliação da motilidade e alinhamento dos olhos, refração sob cicloplegia e avaliação do fundo de olho[36]. Entre 5 e 8 anos de idade, as crianças devem ser submetidas a triagem visual anual e, em caso de acuidade menor que 20/40 em pelo menos um dos olhos, serem submetidas a exame detalhado[37]. Em determinadas situações e localidades, na inviabilidade de exames anuais, admite-se a realização de exames com intervalos de 3 anos: aos 3 ou 4 anos, pela maior probabilidade de diagnosticar a ambliopia; aos 6 anos, para coincidir com o ingresso no ensino fundamental; dos 9 aos 15 anos, para detecção de miopia e outros erros refrativos, com ocorrência mais frequente nessa faixa etária[15].

A avaliação da acuidade auditiva por meio de audiometria tonal e vocal deve ser realizada também por volta dos 4 anos de idade, assim que a criança tenha condições de entender as instruções do exame e colaborar com o examinador.

Avaliação do processamento auditivo

É um exame comportamental que avalia qualitativamente a audição, indicado quando há dificuldade na compreensão da linguagem oral ou escrita e queixas relacionadas à aprendizagem e ao rendimento escolar[37].

CONCLUSÃO

A avaliação vai levar *à* conclusão de que a escolaridade está transcorrendo normalmente, dentro da expectativa ou mesmo acima dela, ou, por outro lado, apontar para dificuldades que exigem alguma forma de intervenção. As dificuldades escolares, consideradas como um conjunto de problemas, de causas variadas e múltiplas, englobam não somente as questões inerentes ao estudante, em seus aspectos orgânicos e psicológicos. Dizem respeito também a aspectos culturais, sociais, educacionais e pedagógicos (metodologia ou abordagens inadequadas, insuficiente capacitação profissional, ambiente escolar hostil e pouco estimulante). Todo esforço deve ser conduzido para evitar que o estudante seja estigmatizado pelo sistema educacional e desacreditado pela família[15]. O pediatra deve zelar pela autoestima do estudante, durante todo o processo de avaliação, não o culpabilizando (ou a sua família) pela situação de dificuldade, não reforçando rótulos que o depreciem e valorizando suas qualidades e habilidades demonstradas.

Cabe distinguir tais dificuldades do transtorno específico da aprendizagem, condição em que domínios e sub-habilidades podem estar comprometidos:

- Com prejuízo na leitura.
- Com prejuízo na expressão da escrita.
- Com prejuízo na matemática.

Essa classificação[38] aprimora a compreensão dos fenômenos denominados disgrafia, disortografia, dislexia e discalculia.

A detecção de dificuldades escolares ou transtorno de aprendizagem pressupõe ações intersetoriais, envolvendo os profissionais da saúde e da educação.

A avaliação do rendimento escolar feita pelo pediatra pode, na sequência da investigação diagnóstica e na posterior orientação terapêutica, ampliar-se para um atendimento multiprofissional e interdisciplinar. Além do encaminhamento para outras especialidades médicas, o pediatra poderá interagir com profissionais das áreas de odontologia, psicologia, fonoaudiologia, terapia ocupacional, psicomotricidade, psicopedagogia, fisioterapia e assistência social.

Na perspectiva da educação inclusiva, a escola deve preparar-se para acolher todos os estudantes. Ressalte-se, conforme definido em legislação específica, o público-alvo da educação especial: pessoas com deficiências, com transtornos globais do desenvolvimento e com altas habilidades/superdotação[39].

REFERÊNCIAS BIBLIOGRÁFICAS

1. Ribeiro OOP, Espíndola VBP. Escola inclusiva: respeitando a singularidade na prática cotidiana. In: Vasconcelos MM, Liberal EF (orgs.). Saúde escolar. Rio de Janeiro: Guanabara Koogan; 2012. p.11-22.
2. Liberal EF, Aires ST, Aires MT. Escolas promotoras de saúde. In: Vasconcelos MM, Liberal EF (orgs.). Saúde escolar. Rio de Janeiro: Guanabara Koogan; 2012. p.13-34.
3. Ribeiro D. O livro dos CIEPs. Rio de Janeiro: Bloch; 1986.
4. Memória T, Barbosa L. Prefácio. In: Liberal EF. Construindo escolas promotoras de saúde. São Paulo: Atheneu; 2003.
5. Liberal EF, Fae ACG, Santos DO, Oliveira U, Silva OS, Kuschnir F, et al. PSE Desenvolvimento. In: Liberal EF. Construindo escolas promotoras de saúde. São Paulo: Atheneu; 2003. p.3-11.
6. Santos DO. Escolas promotoras de saúde. In: Liberal EF. Construindo escolas promotoras de saúde. São Paulo: Atheneu; 2003. p.17-21.
7. Coelho LMCC. Educação integral em tempo integral. In: Liberal EF. Construindo escolas promotoras de saúde. São Paulo: Atheneu; 2003. p.23-8.
8. Kuschnir F, Liberal EF. Pólos especiais. In: Liberal EF. Construindo escolas promotoras de saúde. São Paulo: Atheneu; 2003. p.13-5.
9. Sociedade Brasileira de Pediatria (SBP). Departamento Científico de Saúde Escolar. Nota de alerta: O ano letivo de 2020 e a COVID-19. 2020. Disponível em: https://www.sbp.com.br/fileadmin/user_upload/22514c-NA_-_O_Ano_Letivo_de_2020_e_a_COVID-19.pdf [acesso 28 dez. 2021].
10. Maranhão AGK, Lima EJF, Sáfadi MAP, Arnoni MV, Kfouri RA (rels.); Sociedade Brasileira de Pediatria, Departamento Científico de Imunizações; Sociedade Brasileira de Pediatria, Departamento Científico de Infectologia. Nota de alerta: COVID-19 e a volta às aulas. Rio de Janeiro: SBP; 13 maio 2020. Disponível em: https://www.sbp.com.br/fileadmin/user_upload/22516b-NA_-_COVID-19_e_a_Volta_as_Aulas.pdf [acesso 25 nov. 2021].

11. Sociedade Brasileira de Pediatria (SBP). Grupo de Trabalho Saúde na Era Digital. Manual de Orientação. #Menos telas #Mais Saúde. 2019. Disponível em: https://www.sbp.com.br/fileadmin/user_upload/_22246c-ManOrient_-__MenosTelas__MaisSaude.pdf [acesso 27 out. 2021].
12. Sociedade Brasileira de Pediatria (SBP). Nota complementar: Retorno seguro nas escolas. Rio de Janeiro: SBP; 2021. Disponível em: https://www.sbp.com.br/fileadmin/user_upload/22896d-NC_-_Retorno_Seguro_nas_Escolas.pdf [acesso 25 nov. 2021].
13. Brasil. Ministério da Saúde. Secretaria de Atenção à Saúde, Departamento de Atenção Básica. Instrutivo PSE. Brasília: Ministério da Saúde; 2011.
14. Brasil. Ministério da Saúde. Portaria Interministerial n. 1.055, de 25 de abril de 2017. Redefine as regras e os critérios para adesão ao Programa Saúde na Escola – PSE por estados, Distrito Federal e municípios e dispõe sobre o respectivo incentivo financeiro para custeio de ações. Diário Oficial da União: 26 abr 2017;79(seção 1):36-7.
15. Silva CS (org.). Programa de saúde do escolar numa perspectiva crítica. 3. ed. Rio de Janeiro: Secretaria Municipal de Saúde; 1999.
16. Lahterman B. Ambulatório de dificuldades escolares e o papel na formação do residente de 1° ano em pediatria – Unifesp [tese de mestrado]. São Paulo: Universidade Federal de São Paulo – Escola Paulista de Medicina; 2010.
17. Strufaldi MWL, Pedroso GC. O calendário de consultas do escolar: dúvidas e queixas mais comuns. In: Fonseca CRB, Fernandes TF (Ed.). Puericultura: passo a passo. Rio de Janeiro: Atheneu; 2018. p.51-3.
18. Brasil. Ministério da Saúde. Caderneta de saúde da adolescente. 2. ed. Brasília: Ministério da Saúde; 2013. Disponível em: http://bvsms.saude.gov.br/bvs/publicacoes/caderneta_saude_adolescente_feminina.pdf [acesso 09 out. 2021].
19. Brasil. Ministério da Saúde. Caderneta de saúde do adolescente. 3. ed. Brasília: Ministério da Saúde; 2014. Disponível em: http://bvsms.saude.gov.br/bvs/publicacoes/caderneta_saude_adolescente_masculino.pdf [acesso 09 out. 2021.
20. Brasil. Ministério da Educação. Base Nacional Comum Curricular. Ensino Médio. 2018. Disponível em: http://basenacionalcomum.mec.gov.br/images/historico/BNCC_EnsinoMedio_embaixa_site_110518.pdf [acesso 09 out. 2021].
21. Brasil. Presidência da República. Emenda Constitucional n. 59, de 11 de novembro de 2009. Disponível em: http://www.planalto.gov.br/ccivil_03/constituicao/emendas/emc/emc59.htm [acesso 27 out. 2021].
22. Brasil. Ministério da Mulher, da Família e dos Direitos Humanos. Estatuto da criança e do adolescente. Brasília: 2019. Disponível em: https://www.gov.br/mdh/pt-br/centrais-de-conteudo/crianca-e-adolescente/estatuto-da-crianca-e-do-adolescente-versao-2019.pdf [acesso 27 out. 2021].
23. Sociedade Brasileira de Pediatria (SBP). Departamentos de Nutrologia e Hematologia. Consenso sobre anemia ferropriva: Atualização: destaques 2021. Disponível em: https://www.sbp.com.br/fileadmin/user_upload/23172d-Diretrizes-Consenso_sobre_Anemia_Ferropriva-OK.pdf [acesso 27 out. 2021].
24. Machado EHS, Leone C, Szarfarc SC. Deficiência de ferro e desenvolvimento cognitivo. Rev Bras Cresc e Desenv Hum. 2011;21(2):368-73.
25. Brasil. Ministério da Saúde. Secretaria de Atenção Primária à Saúde. Caderneta da Criança – Menino. 2. ed. Brasília: Ministério da Saúde; 2020. Disponível em: http://bvsms.saude.gov.br/bvs/publicacoes/caderneta_crianca_menino_2ed.pdf [acesso 29 out. 2021].
26. Brasil. Ministério da Saúde. Secretaria de Atenção Primária à Saúde. Caderneta da Criança – Menina. 2. ed. Brasília: Ministério da Saúde; 2020. Disponível em: http://bvsms.saude.gov.br/bvs/publicacoes/caderneta_crianca_menina_2ed.pdf [acesso 29 out. 2021].
27. Bassetto CF. Background familiar e desempenho escolar: uma abordagem com variáveis binárias a partir dos resultados do Saresp. R Bras Est Pop. 2019;36:1-18.
28. Silva LR. A semiologia do aparelho digestório. In: Silva LR. Diagnóstico em pediatria. Rio de Janeiro: Guanabara Koogan; 2009. p.512-3.
29. Almeida RS, Brito AR, Alves ASM, Abranches CD, Wanderley D, Crenzel G, et al. Pandemia de COVID-19: guia prático para promoção da saúde mental de crianças e adolescentes. Residência Pediátrica. 2020;10(2):133-6.
30. Sociedade Brasileira de Pediatria (SBP). Departamento Científico de Saúde Escolar. Documento Científico. Mattos PCA (relator). Repercussões do isolamento social na aprendizagem e no comportamento dos estudantes: desafios a enfrentar. 2021. Disponível em: https://www.sbp.com.br/fileadmin/user_upload/22911c-DC-Reperc_IsolamSoc_dos_Estudantes.pdf [acesso 31 out. 2021].
31. Sociedade Brasileira de Pediatria (SBP). Departamento Científico de Medicina do Sono. Documento Científico. Parassonias. 2017. Disponível em: https://www.sbp.com.br/fileadmin/user_upload/20176c-DocCientifico_-_Parassonias.pdf [acesso 27 out. 2021].
32. Sociedade Brasileira de Pediatria (SBP). Departamento Científico de Medicina do Sono. Documento Científico. Higiene do sono. 2021. Disponível em: https://www.sbp.com.br/fileadmin/user_upload/23196c-DC_Higiene_do_Sono_-_Atualizacao_2021.pdf [acesso 07 nov. 2021].
33. Eickmann SH, Emond AM, Lima M. Evaluation of child development: beyond the neuromotor aspect. J Pediatr (Rio J.) 2016;92(3 Suppl 1):S71-83.
34. Mascaretti LAS. Atenção integral à saúde: a consulta do escolar. In: Sociedade Brasileira de Pediatria (ed.). Tratado de pediatria. 3. ed. Barueri: Manole; 2014. p.307-11.
35. Lahterman B, Pedroso GC, Harada J. Pediatra e dificuldades escolares. In: Sociedade Brasileira de Pedia-

tria (ed.). Tratado de pediatria. 3. ed. Barueri: Manole; 2014. p.313-6.

36. Rossetto JD, Hopker LM, Carvalho LEMR, Vadas MG, Zin AA, Mendonça TS, et al. Diretrizes brasileiras sobre avaliação oftalmológica de crianças saudáveis menores de 5 anos: exames recomendados e frequência. Arq Bras Oftalmol. 2021;84(6):561-8.
37. Ramos BD, Costa-Ferreira MID, Guedes MC, Alvarez AM. Processamento auditivo e transtornos de aprendizagem. In: Sociedade Brasileira de Pediatria (ed.). Tratado de pediatria. 3. ed. Barueri: Manole; 2014. p.2341-50.
38. American Psychiatric Association. Transtorno específico da aprendizagem. In: American Psychiatric Association. Manual diagnóstico e estatístico de transtornos mentais – DSM-5. 5. ed. Porto Alegre: Artmed; 2014. p.66-74.
39. Brasil. Decreto n. 10.502, de 30 de setembro de 2020. Institui a Política Nacional de Educação Especial: Equitativa, Inclusiva e com Aprendizado ao Longo da Vida. Disponível em: https://www.in.gov.br/en/web/dou/-/decreto-n-10.502-de-30-de-setembro-de-2020-280529948 [acesso 30 out. 2021].

28

Avaliação da criança e do adolescente com dificuldades de aprendizagem

Liubiana Arantes de Araújo

INTRODUÇÃO

Os avanços da neurociência e a nova Era do Conhecimento têm trazido consigo uma cobrança cada vez maior em relação ao desempenho pedagógico de crianças e de adolescentes. De forma paralela, as dificuldades escolares e os transtornos específicos de aprendizagem têm se tornado cada vez mais prevalentes, exigindo do pediatra *expertise* na investigação e na condução adequadas.

Para que cada criança ou adolescente tenha êxito em sua vida escolar é imprescindível a parceria entre família, escola e equipe de saúde, compreendendo a visão nos níveis individual e coletivo. O desenvolvimento cognitivo e de aprendizagem na infância faz parte dos Objetivos do Desenvolvimento Sustentável do Planeta, e cada pediatra deve compreender seu papel fundamental nessa busca.

A neurociência esclarece hoje os princípios que norteiam o amadurecimento cerebral e os processos de aprendizagem e memória. Compreender como o cérebro se desenvolve, aprende e amadurece faz parte da formação e da prática de todo pediatra nos dias atuais.

A avaliação das dificuldades de aprendizagem deve ser realizada levando em consideração não apenas as alterações ou as faltas no desenvolvimento cognitivo, mas também os contextos nos quais as pessoas estão inseridas e os processos por elas vivenciados. Assim evitamos, por exemplo, incorrer em equívocos de medicalização indevida na educação, mesmo em se tratando de pessoas com desvios da função cognitiva.

As dificuldades escolares diferem dos transtornos específicos de aprendizagem, pois esses são transtornos do neurodesenvolvimento, de origem biológica, com alteração na arquitetura e funcionamento pleno cerebral. A origem biológica inclui a interação de fatores genéticos, epigenéticos e ambientais, que afetam a habilidade cerebral de perceber ou processar informações de forma eficiente e precisa.

A consulta pediátrica deve sempre incluir a investigação do desempenho escolar da criança e do adolescente. Essa investigação deve ser realizada por perguntas na anamnese, avaliação de materiais escolares (como cadernos ou provas) e, quando necessário, solicitação de relatório com o parecer da escola.

As seguintes perguntas podem fazer parte da anamnese:

- A criança/adolescente tem prazer em frequentar a escola ou resiste sempre a ir para a aula?

- A criança/adolescente apresenta desempenho pedagógico de acordo com o esperado para sua turma da escola ou está acima/abaixo?
- Quais são as matérias nas quais a criança/adolescente tem melhor e pior desempenho?
- A criança/adolescente tem apresentado necessidade de reforço escolar com professor particular?
- A criança/adolescente possui horário de estudo em casa e cumpre o horário?
- Quem apoia a criança/adolescente nas tarefas de casa e qual a postura do adulto que faz esse acompanhamento pedagógico?
- A criança/adolescente socializa bem com seus pares da escola?

A detecção precoce de qualquer dificuldade de aprendizagem é essencial para que o pediatra possa intervir a tempo de auxiliar a criança ou o adolescente a alcançar o máximo de seu potencial de aprendizado.

A neurociência comprova que o processo de aprendizagem é complexo e depende da capacidade cerebral de cada indivíduo, definida por sua genética influenciada pelo meio externo, ou seja, pelo ambiente em que vive.

Para que o indivíduo consiga ter êxito no processo de aprendizagem, que significa alcançar o máximo de seu potencial, ele precisa de uma rotina adequada. Grande parte das queixas sobre dificuldades escolares está relacionada a inadequações na rotina, como:

- Quantidade, qualidade e horário do sono.
- Boa nutrição.
- Tempo e qualidade de tela (TV, *tablet*, *smartphone*, *videogame*).
- Tempo e local adequado para o estudo.
- Exemplo de leitura e estudo por parte dos familiares.
- Apoio adequado dos familiares no estudo.
- Nivelamento adequado da capacidade de aprendizagem com a série escolar.

Dificilmente uma criança ou adolescente que dorme às 23 horas e acorda às 6, que permanece por mais de três horas/dia nas telas, cujos pais adotam uma postura agressiva ou de crítica e não de apoio nos momentos de cumprir as tarefas, terá êxito escolar.

Se a rotina é adequada, a família assume uma postura de apoio e de reforço positivo e a criança/adolescente ainda mantém a dificuldade de aprendizado, o pediatra deve, então, afastar causas clínicas ou suspeitar de transtorno específico de aprendizagem.

A realidade das dificuldades escolares e dos transtornos de aprendizagem (TA) no Brasil carece de dados mais robustos, uma vez que não há testes padronizados quanto à idade, nível de escolaridade, grupo cultural ou grupo linguístico que sirvam para as diferentes regiões do país.

FATORES DE RISCO

Vários fatores de risco estão relacionados às dificuldades de aprendizagem, e cabe ao pediatra investigar adequadamente cada paciente. Alterações relacionadas à capacidade de aprender podem ser secundárias a fatores desde a gestação até o período pós-natal.

Pré-natais

No período pré-natal, temos causas genéticas e ambientais como causadoras de futuros atrasos acadêmicos. As causas genéticas são responsáveis por grande fatia de atraso do desenvolvimento cognitivo, que pode ser leve e tornar-se evidente apenas no período escolar. Elas são divididas em cromossômicas, com alterações numéricas nos cromossomos ou grandes deleções, visíveis ao cariótipo com bandas (trissomia do 21 e síndrome do X-frágil, p. ex.), e gênicas, que necessitam de técnicas especiais para serem detectadas por se tratar de microdeleções ou transladações ou até alterações epigenéticas na sequência do DNA (fenilcetonúria, p. ex.).

Causas ambientais

Ainda dentro dos fatores pré-natais para risco de dificuldades de aprendizagem, temos algumas causas ambientais de extrema importância, muitas com o início na gravidez:

- Desnutrição materna: destaca-se aqui que a deficiência de iodo na gestação pode acarretar o cretinismo, com déficit cognitivo e transtorno de aprendizagem.
- Abuso de substâncias, especialmente o álcool, que pode caracterizar a síndrome alcoólica fetal (SAF), manifestada da forma clássica com retardo mental, estigmas faciais e dismorfismos cerebrais. Pode também constituir o espectro alcoólico fetal, que engloba um amplo fenótipo comportamental, desde hiperatividade até dificuldades escolares.
- Exposição a poluentes e/ou drogas: exposição a agentes teratogênicos, como drogas anticonvulsivantes, talidomida e outras substâncias.
- Infecções congênitas, em especial as STORCHHZ: sífilis, toxoplasmose, rubéola, citomegalovírus, herpes, HIV e Zika.
- Idade parental aumentada, tanto materna, com maior risco de síndrome de Down, quanto paterna, como temos visto no transtorno do espectro autista e em algumas síndromes cromossômicas.
- Luto materno na gestação.
- Fertilização *in vitro*.

Perinatais

Os fatores de risco do período perinatal estão intimamente envolvidos com o estado de saúde materno, doenças prévias ou desencadeadas na gravidez, como:

- Diabetes.
- Alterações tireoidianas.
- Doença materna renal, cardíaca e/ou reumatológica.
- Disfunção placentária.
- Asfixia neonatal.
- Parto com distocias.
- Intoxicações anestésicas.
- Prematuridade e suas complicações.
- Uso tóxico de oxigênio.
- Baixo peso ao nascer.
- Anemias fetais.
- Hipoglicemia.
- Icterícia.
- Infecções neonatais.
- Meningoencefalites.

Pós-natais

O estresse tóxico é aquele no qual a criança vivencia níveis elevados de estresse ou diários sem suporte para que ela possa desativar seus efeitos deletérios. Isso acarreta perda de conexões cerebrais, com consequentes dificuldades de aprendizado e de comportamento. Este tópico aborda o ambiente em que a criança vive como fator de risco para seu desenvolvimento, apresentado como "experiências adversas na infância", "variáveis ambientais", "eventos estressantes da vida", "características pessoais", condições ou situações associadas a "alta probabilidade de ocorrência, negativa ou indesejável", evidenciando a maneira como essas experiências podem comprometer, dentre vários aspectos individuais, também o desempenho cognitivo e suas futuras competências acadêmicas e profissionais.

Entendem-se como eventos adversos na infância que podem estar relacionados ao estresse tóxico:

- Depressão parental.
- Conflitos familiares.
- Perda do vínculo pai-filho.
- Abuso.
- Negligência infantil.
- Violência doméstica, a saber: a violência física, a negligência e a violência psicológica; a última inclui a exposição à violência conjugal.
- Violência psicológica (ameaças, humilhações, privação emocional, rejeição, depreciação, discriminação, desrespeito, cobrança exagerada, punições desproporcionais).
- Famílias baseadas em distribuição desigual de autoridade e poder.
- Famílias nas quais não há hierarquia entre os membros.
- Famílias com nível de tensão permanente.
- Pais com dificuldades de diálogo e descontrole da agressividade.
- Famílias nas quais há ausência ou pouca manifestação positiva de afeto entre pai/mãe/filho.
- Famílias que se encontram em situação de crise ou perdas (separação conturbada do casal, desemprego, morte etc.).
- Alienação parental.
- Violência física.
- Violência sexual.

Além disso, deve-se investigar dificuldades escolares nos pais e em outros familiares. As pesquisas mostram que, entre gêmeos homozigóticos, mesmo se criados em ambientes diferentes, se um apresentar dislexia, o outro terá 70% de chance de evoluir da mesma maneira. Entre a irmandade, a herdabilidade da dislexia encontra a taxa de 40-60%, ou seja, se um dos pais sofrer de transtornos específicos de aprendizagem, o filho tem 8 vezes mais chance de apresentar o mesmo problema, o que mostra transmissão complexa, poligênica e heterogênica.

DIFICULDADES ESCOLARES: PROBLEMAS RELACIONADOS AO APRENDIZADO

A aprendizagem depende de outras variáveis, que devem ser analisadas pelo pediatra diante de uma criança com queixa de dificuldades escolares, para melhor manejo e encaminhamento para intervenção adequada.

Tendo em vista a complexidade da aprendizagem em suas múltiplas habilidades e funções cognitivas e as definições referentes aos problemas de leitura, cálculo e escrita, faz-se necessário um diagnóstico diferencial mais elaborado e cuidadoso, com o objetivo de desmistificar alguns rótulos, que em geral têm caráter pejorativo e negativo e consequentemente modulam a autoimagem das crianças diante dos familiares e colegas, gerando situações muitas vezes vexatórias e com forte comprometimento emocional.

Um cérebro estruturalmente normal, com condições neuroquímicas e funcionais normais e padrão genético adequado, não significa a total garantia de bom aprendizado. Daí a importância de diferenciarmos o diagnóstico dos transtornos específicos da aprendizagem, que são resultados de alterações do sistema nervoso central (SNC), de causa primária, das dificuldades para a aprendizagem, que compreendem um grupo heterogêneo de problemas capazes de alterar as possibilidades da criança de aprender, independentemente de suas condições neurológicas para fazê-lo. De forma didática, dividiremos o diagnóstico diferencial em fatores relacionados com a escola, com a família e com a criança.

Fatores relacionados à escola

A escola deve acompanhar as mudanças das novas gerações, adaptar-se aos nativos digitais e às novas formas de aprender. Persistir com modelos anteriores e exigir que as crianças e adolescentes se adaptem pode gerar falta de interesse e falsa dificuldade de aprendizagem. A escola deve ter ambiente harmonioso, limpo, seguro, arejado, com boa iluminação e com número adequado de crianças por sala, de acordo com cada faixa etária. Do mesmo modo, material didático adequado para a faixa etária, método e planejamento pedagógico de acordo com a realidade de cada criança, sem cobrança excessiva e geradora de estresse, interação escola-família, profissionais qualificados, motivados, dedicados e com remuneração adequada são grandes responsáveis pelo desempenho e aprendizado de seus alunos.

Fatores relacionados à família

O ambiente familiar, a postura dos cuidadores e o exemplo interferem diretamente no desempenho pedagógico. A escolaridade dos pais, o hábito de leitura, o estímulo, a rotina, a motivação e as condições socioeconômicas são relevantes para o bom sucesso no aprendizado. Porém, em algumas situações familiares a falta de suporte dos cuidadores, cobranças excessivas e indevidas e exemplos inadequados podem prejudicar o aprendizado da criança e do adolescente. O estudo deve ser estimulado de forma positiva, os deveres acompanhados com reforço positivo e não com críticas, posturas violentas ou que diminuam as crianças e os adolescentes. O pediatra tem papel fundamental em orientar os pais adequadamente no acompanhamento pedagógico e no reforço positivo.

Fatores relacionados à criança

O pediatra deve investigar, durante a consulta, os comprometimentos físicos em geral, os problemas psicológicos e os transtornos psiquiátricos, a deficiência intelectual e as patologias neurológicas.

A deficiência visual ou auditiva e outras dificuldades sensoriais podem comprometer a aprendizagem. A criança que não escuta bem frequentemente parece estar desatenta, inquieta e com dificuldade de compreensão. A avaliação oftalmológica regular e de rotina deve sempre fazer parte do exame escolar, principalmente nos casos de suspeita de dificuldade acadêmica.

As doenças orgânicas, como a anemia e o cretinismo, e as crônicas podem alterar o rendimento acadêmico da criança e muitas vezes simular situações semelhantes a um transtorno da aprendizagem, seja de forma direta, por estar debilitada pela doença ou pelo tratamento, seja por seus possíveis efeitos adversos. Rinite alérgica (respirador oral, ronco noturno), hipotireoidismo, infecções de vias aéreas superiores de repetição, desnutrição, anemias, doenças reumáticas, asma e outras alterações pulmonares, nefropatias, cardiopatias, hepatopatias e alterações gastrointestinais são exemplos a serem investigados.

Timidez excessiva, insegurança, baixa autoestima, necessidade de afirmação e falta de motivação são exemplos de questões psicológicas a serem avaliadas no insucesso escolar, seja como diagnóstico diferencial direto, seja como consequência deste. Abuso e violência são questões que devem ser levantadas, principalmente quando há declínio no aprendizado, previamente adequado, associado a mudanças de comportamento da criança.

Já as questões de ordem psiquiátrica podem trazer dificuldades diretamente ligadas ao insucesso da aprendizagem e constituir importante diagnóstico diferencial, em alguns casos como comorbidades, por exemplo, o transtorno do déficit de atenção e hiperatividade – TDAH (no qual a desatenção, a desorganização, a dificuldade de planejamento, de controle dos impulsos e de execução acompanham o indivíduo em todos os ambientes, enquanto na criança com transtorno específico da aprendizagem a desatenção é referente à frustração, falta de interesse ou de motivação e à capacidade limitada) ou o transtorno do espectro autista (a dificuldade está muitas vezes associada a comportamentos e ilhas de interesses muito restritos, à dificuldade de reciprocidade social, à adaptação escolar e em até dois terços dos casos a uma deficiência intelectual).

As crianças ou adolescentes que apresentam deficiência intelectual apresentam dificuldade global no desenvolvimento, podendo apresentar prejuízos que vão além dos domínios acadêmicos (dificuldades sociais e de autocuidado, p. ex.).

Nos transtornos do humor, o interesse prejudicado nas relações sociais, motivacionais e de autocontrole leva a alterações acadêmicas; já nos transtornos da ansiedade, pelas fobias, pensamentos intrusivos, falsas crenças e sofrimento antecipatório, a angústia gerada e as preocupações são importantes fontes de insucesso escolar. Nos transtornos psicóticos existe um declínio rápido nos domínios funcionais e cognitivos desses pacientes, ocasionando prejuízos escolares.

As crianças com paralisia cerebral sempre apresentam comprometimento motor que já dificulta a participação efetiva nos processos pedagógicos, e em até dois terços dos casos há também déficit intelectual associado, o que implica prejuízo escolar.

Quando há o diagnóstico de epilepsia, como com crises de ausência, algumas crises focais ou sensitivo-sensoriais, pode haver comprometimento da aprendizagem, tanto pelo comprometimento cerebral quanto pelo efeito colateral de algumas medicações.

O pediatra deve estar atento também aos sinais precoces de doenças psiquiátricas com início na infância, pois as dificuldades escolares podem ser os primeiros sintomas de várias condições relacionadas ao estado mental, como o humor, a atenção, a presença de sofrimento psíquico, de transtornos do comportamento, de transtornos do sono e dificuldades na socialização, que levarão à falência da aprendizagem.

Das variáveis neurodesenvolvimentais, os transtornos específicos da aprendizagem da leitura e escrita têm origem neurobiológica, multifatorial, envolvendo fatores genéticos e ambientais.

Cabe ao pediatra evitar o excesso de diagnóstico e sempre avaliar criteriosamente cada criança e adolescente dentro de seu contexto. Muitas crianças podem ser tachadas com diagnóstico de transtorno do déficit de atenção (TDA) ou TDAH quando sua rotina está inadequada ou quando se têm altas habilidades com desinteresse pelo conteúdo proposto. Em outras pode-se pensar em transtorno opositivo desafiador (TOD), mas na verdade as questões comportamentais podem ser secundárias ao sono inadequado ou respirador oral, por exemplo. A escuta atenta dos pais, a observação do comportamento e das expectativas de cuidadores e de professores e o nivelamento da capacidade da criança com a série escolar em curso são fundamentais.

TRANSTORNOS ESPECÍFICOS DA APRENDIZAGEM

Transtorno específico de aprendizagem é um termo médico usado para diagnóstico. É muitas vezes referido como "distúrbio de aprendizagem" ou "dificuldade de aprendizagem", mas para o diagnóstico de transtorno específico da aprendizagem há a necessidade de afastar as causas anteriores descritas e de preencher os critérios a seguir.

Os transtornos de aprendizagem são classificados em leves, moderados e graves. Os distúrbios de aprendizagem, se não reconhecidos e tratados, podem causar problemas ao longo da vida de uma pessoa, além de ocasionar desempenho acadêmico inferior. Esses problemas incluem maior risco de maior sofrimento psicológico, pior saúde mental geral, desemprego, subemprego e abandono escolar. As dificuldades se manifestam em pelo menos uma das seguintes áreas por pelo menos 6 meses, apesar da ajuda direcionada:

- Dificuldade de leitura (p. ex., imprecisa, lenta e apenas com muito esforço). Dificuldade em entender o significado do que é lido.
- Dificuldade com a ortografia. Dificuldade com a expressão escrita (p. ex., problemas com gramática, pontuação ou organização).
- Dificuldade em entender conceitos numéricos, fatos numéricos ou cálculo. Dificuldade com raciocínio matemático (por exemplo, aplicar conceitos matemáticos ou resolver problemas matemáticos).
- Habilidades acadêmicas substancialmente abaixo do esperado para a idade da criança, causando problemas na escola, no trabalho ou nas atividades cotidianas.

As dificuldades começam na idade escolar, mesmo que algumas pessoas não tenham problemas significativos até a idade adulta (quando as exigências acadêmicas, de trabalho e do dia a dia são maiores). As dificuldades de aprendizagem não se devem a outras condições, como deficiência intelectual, problemas de visão ou audição, uma condição neurológica (p. ex., acidente vascular cerebral

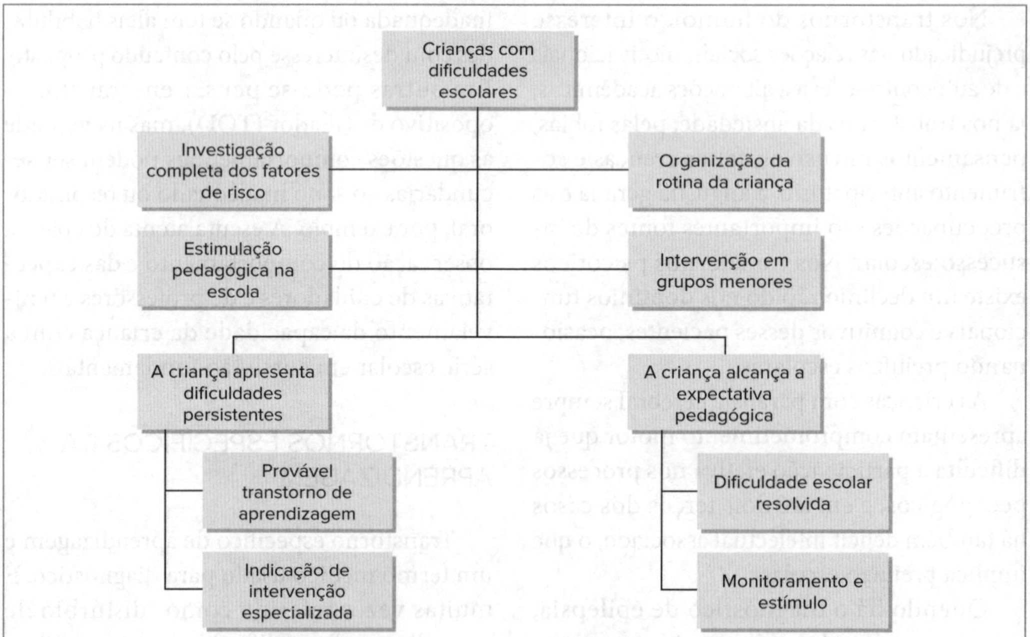

FIGURA 1 Fluxograma para diagnóstico e tratamento do transtorno de aprendizagem.
Fonte: SBP, 2018.

pediátrico), condições adversas, como desvantagem econômica ou ambiental, falta de instrução ou dificuldades em falar/compreender o idioma. Os tipos de transtornos específicos de aprendizagem podem ser nomeados como dislexia, discalculia e disgrafia.

CRITÉRIOS DIAGNÓSTICOS DE TRANSTORNOS MENTAIS (DSM IV/ DSM-5)

Segundo o Manual Diagnóstico e Estatístico de Transtornos Mentais – DSM-5, o transtorno específico da aprendizagem é diagnosticado diante de déficits específicos na capacidade individual para perceber ou processar informações com eficiência e precisão. Esse transtorno do neurodesenvolvimento manifesta-se, inicialmente, durante os anos de escolaridade formal, caracterizando-se por dificuldades persistentes e prejudiciais nas habilidades básicas, acadêmicas de leitura, escrita e/ou matemática. O desempenho individual nas habilidades acadêmicas afetadas está bastante abaixo da média para a idade, ou níveis de desempenho aceitáveis são atingidos somente com esforço extraordinário.

O transtorno específico da aprendizagem pode ocorrer em pessoas identificadas como apresentando altas habilidades intelectuais e manifestar-se apenas quando as demandas de aprendizagem ou testes de avaliação impõem dificuldades que não podem ser vencidas pela inteligência inata ou por estratégias compensatórias. No geral, pode acarretar prejuízos duradouros em atividades que dependam das habilidades, inclusive no desempenho profissional.

A realização do diagnóstico exige a pesquisa de características associadas, tais como atrasos na atenção, na linguagem ou nas habilidades motoras, capazes de persistir e de serem comórbidos com transtorno específico da aprendizagem. É preciso diferenciar situações de baixo desempenho em testes psicológicos de processamento cognitivo de indivíduos com outros transtornos de desenvolvimento, tais como transtorno do espectro autista, transtorno de comunicação e transtorno de desenvolvimento da coordenação.

Não existem marcadores biológicos conhecidos de transtorno específico da aprendizagem. Os testes cognitivos, de neuroimagem ou testes genéticos não são úteis para o diagnóstico, no momento atual. As pesquisas de biomarcadores cerebrais estão em andamento e podem ser uma importante ferramenta diagnóstica no futuro.

A realização do diagnóstico segundo os critérios do DSM-5 segue as características diagnósticas de um transtorno de ordem biológica que é a base das anormalidades no nível cognitivo que são associadas com as manifestações comportamentais. A origem biológica inclui uma interação de fatores genéticos, epigenéticos e ambientais que influenciam a capacidade do cérebro para perceber ou processar informações verbais ou não verbais com exatidão e eficiência.

O DSM-5 define critérios de características diagnósticas, conforme será visto a seguir.

Critério A

A característica essencial são as dificuldades persistentes para aprender habilidades acadêmicas fundamentais, com início durante os anos de escolarização formal. Essas perturbações não constituem simplesmente uma consequência da falta de oportunidade de aprendizagem ou da educação escolar inadequada. Pode-se observar dificuldade específica de aprender e correlacionar letras a sons do próprio idioma – dificuldade com a leitura de palavras impressas (frequentemente chamado de dislexia) e com cálculos matemáticos e raciocínio matemático (Al-Shidani et al., 2021).

Em suma, trata-se de dificuldades na aprendizagem e no uso de habilidades acadêmicas, conforme indicado pela presença de ao menos um dos sintomas a seguir que tenha persistido por pelo menos 6 meses, apesar da provisão de intervenções dirigidas a essas dificuldades:

- Leitura de palavras de forma imprecisa ou lenta e com esforço.
- Dificuldade para compreender o sentido do que é lido.
- Dificuldade para escrever ortograficamente.
- Dificuldade com a expressão escrita.
- Dificuldade para dominar o senso numérico, fatos numéricos ou cálculo.
- Dificuldades no raciocínio.

Critério B

Uma segunda característica-chave é a de que o desempenho do indivíduo nas habilidades acadêmicas afetadas está bem abaixo da média para a idade. Um forte indicador clínico de dificuldades para aprender habilidades acadêmicas é o baixo desempenho acadêmico para a idade ou o desempenho mediano mantido apenas por níveis extraordinariamente elevados de esforço ou apoio. Esses critérios requerem a observação clínica associada a evidências psicométricas por testes de desempenho acadêmico, relatórios escolares, escalas classificatórias ou avaliações educacionais ou psicológicas prévias. As dificuldades de aprendizagem são persistentes e não transitórias.

Em suma, as habilidades acadêmicas afetadas estão substancial e quantitativamente abaixo do esperado para a idade cronológica do indivíduo, causando interferência significativa no desempenho acadêmico ou profissional ou nas atividades cotidianas, confirmada por meio de medidas de desempenho padronizadas administradas individualmente e por avaliação clínica abrangente.

Critério C

Uma terceira característica central é a de que as dificuldades de aprendizagem estejam prontamente aparentes nos primeiros anos escolares, na maior parte dos indivíduos. Mas podem não se manifestar completamente até que as exigências pelas habilidades acadêmicas afetadas excedam as capacidades limitadas do indivíduo.

Critério D

As dificuldades de aprendizagem devem ser consideradas "específicas" por quatro razões. Primeiro, elas não são atribuíveis a deficiências intelectuais, a atraso global do desenvolvimento, a deficiências auditivas ou visuais, ou a problemas neurológicos ou motores. O transtorno específico de aprendizagem afeta a aprendizagem em indivíduos que de outro modo demonstram níveis normais de funcionamento intelectual, geralmente estimado por escore de QI superior a cerca de 70 (+/− 5 pontos de margem de erro de medida). Sendo assim, a expressão "insucesso acadêmico inesperado" é frequentemente citada como a característica definidora do transtorno específico de aprendizagem, no sentido de que as incapacidades de aprendizagem específicas não são parte de uma dificuldade de aprendizagem mais genérica, como a que ocorre na deficiência intelectual ou no atraso global do desenvolvimento.

A dificuldade de aprendizagem não pode ser atribuída a fatores externos gerais, como desvantagem econômica ou ambiental, absenteísmo crônico ou falta de educação, conforme geralmente oferecido no contexto da comunidade do indivíduo.

A dificuldade para aprender não pode ser atribuída a um transtorno neurológico, motor, a deficiência visual ou auditiva, que são distinguíveis pela presença de sinais neurológicos. E a dificuldade de aprendizagem pode se limitar a uma habilidade ou domínio acadêmico.

O diagnóstico de transtorno específico de aprendizagem é clínico e baseia-se na história médica, de desenvolvimento educacional e familiar do indivíduo; na história de dificuldade de aprendizagem, incluindo sua manifestação atual e prévia; no impacto da dificuldade no funcionamento acadêmico, profissional ou social e em relatórios escolares prévios ou atuais. Enfim, é necessário especificar os domínios e sub-habilidades acadêmicas prejudicados.

Em relação a qualquer uma das especificações é necessário definir a gravidade atual:

- Leve: gravidade suficientemente leve, que permite ao indivíduo ser capaz de compensar ou funcionar bem quando lhe são propiciados adaptações ou serviços de apoio adequados, especialmente durante os anos escolares.
- Moderada: dificuldades acentuadas em aprender habilidades em um ou mais domínios acadêmicos.
- Grave: dificuldades graves em aprender habilidades afetando vários domínios acadêmicos.

CLASSIFICAÇÃO INTERNACIONAL DE DOENÇAS (CID-11)

Segundo a Classificação Internacional de Doenças (CID-11), os transtornos específicos de aprendizagem se dividem em:

- 6A03.Z: transtorno do desenvolvimento da aprendizagem, não especificado.
- 6A03.0: transtorno do desenvolvimento da aprendizagem com prejuízo na leitura.
- 6A03.2: transtorno do desenvolvimento da aprendizagem com prejuízo em matemática.
- 6A03.3: transtorno do desenvolvimento da aprendizagem com outro comprometimento específico da aprendizagem.
- 6A03.1: transtorno do desenvolvimento da aprendizagem com prejuízo na expressão escrita.

Prevalência dos transtornos específicos da aprendizagem

O DSM-5 aponta que a prevalência nas três esferas da aprendizagem – leitura, escrita e matemática –, considerando diferentes linguagens e culturas, varia entre 5% e 15%. Fontes em 2014 investigando a prevalência de TA, suas comorbidades e correlatos, baseadas no DSM-5, em uma amostra de 1.618 crianças e adolescentes do 2º ao 6º ano escolar, das quatro regiões geográficas do Brasil, encontraram os seguintes resultados: 7,6% para comprometimento global, 5,4% para comprometimento na escrita, 6% para comprometimento na área de aritmética e 7,5% para comprometimento da leitura.

Estudo do Laboratório de Neuropsicologia do Desenvolvimento da Universidade Federal de Minas Gerais (2014) mostra que a prevalência da dislexia na população é de 6-7% e mais frequente em meninos do que em meninas. A discalculia, que é um transtorno específico de aprendizagem com prejuízo no domínio da matemática, está presente em 3-6% da população (laboratório). A variedade de terminologias e de métodos utilizados nos estudos sobre esse tema torna difícil realizar uma comparação entre as taxas nacionais e aquelas de estudos prévios efetuados em outros países.

Neurofisiologia do ato de aprender: informação, cognição e motivação

O processo de aprender é extremamente complexo, e a inteligência depende da somatória do quociente intelectual, do quociente emocional, das funções executivas e das habilidades artísticas.

Todo aprendizado ocorre quando um neurônio se conecta com outro formando uma sinapse. Se o estímulo é repetido e necessário, essa sinapse vai sendo reforçada e acaba se conectando ou criando uma rede neural.

Toda habilidade aprendida na verdade é uma rede neural formada no cérebro. Para que as redes neurais sejam formadas, há a necessidade da observação dos fatores individuais e ambientais já discutidos neste capítulo.

Destaca-se também que cada criança possui capacidades e interesses que diferem entre si.

DIFICULDADE ESCOLAR: PROBLEMAS DE ORIGEM PEDAGÓGICA, SEM QUALQUER ENVOLVIMENTO ORGÂNICO

Os aportes da avaliação das dificuldades de aprendizagem

Diante de uma criança ou adolescente com dificuldade de aprendizagem, ou com capacidade superior para aprender, podem estar indicadas avaliações específicas para compreender melhor as áreas de maiores dificuldades e traçar objetivos de estimulação direcionada. A seguir, serão descritos vários instrumentos que podem ser utilizados para avaliar o desempenho cognitivo, de desenvolvimento, de funções executivas e sociais, por exemplo. Lembrar que a criança ou o adolescente deve estar cooperativo para que o resultado do teste seja fidedigno, devendo ser sempre avaliados levando também em consideração o relato dos pais e dos profissionais que acompanham o aluno dentro e fora da escola.

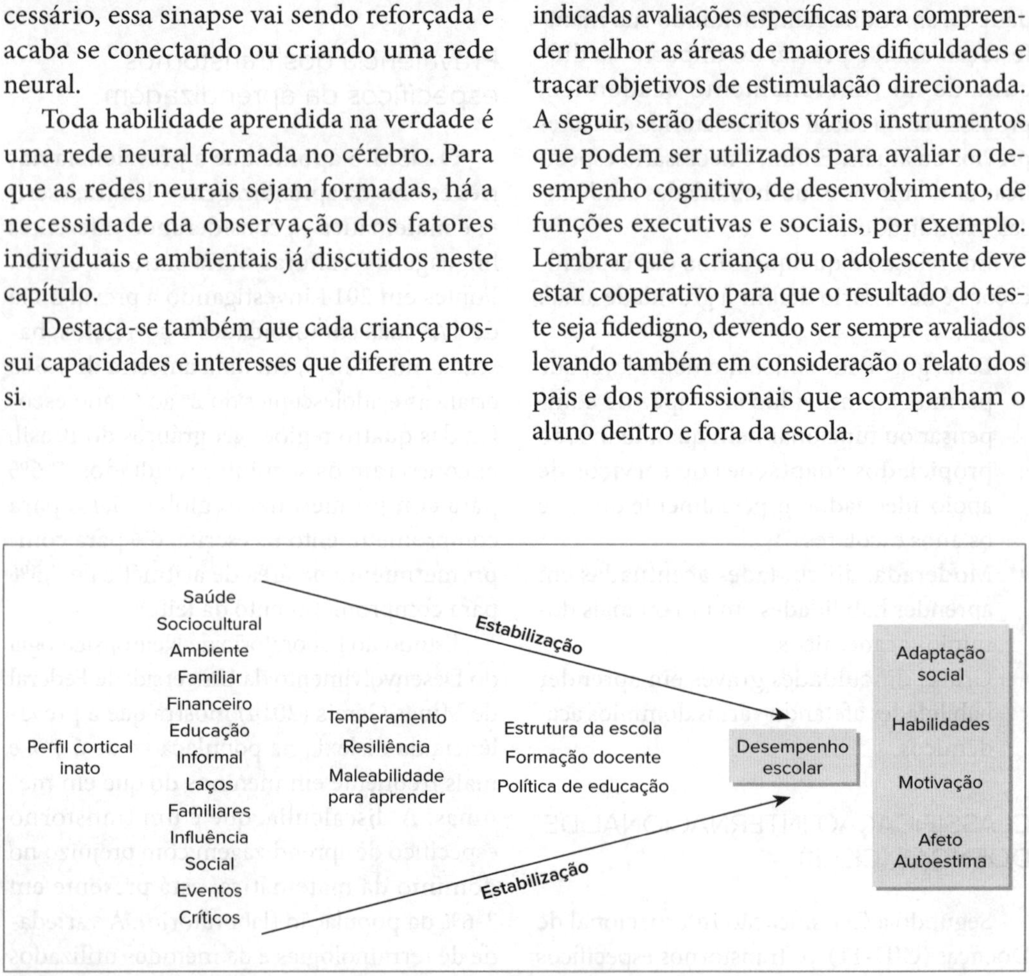

FIGURA 2 Desenvolvimento e aprendizado nos anos escolares: fatores associados.
Fonte: Halpern R, 2018, adaptada de Levine MD, 1987.

INSTRUMENTOS DE TRIAGEM PARA A AVALIAÇÃO DO NEURODESENVOLVIMENTO

- Denver II.
- Bayley III.

Testes de inteligência e de raciocínio lógico

O padrão ouro internacional para a quantificação das capacidades intelectuais são as escalas Wechsler de Inteligência, subdivididas pela faixa de idade. Essas escalas consistem em perguntas e respostas padronizadas que medem o potencial do indivíduo em áreas intelectuais diferentes, como o nível de informação sobre assuntos gerais, a interação com o meio ambiente e a capacidade de solucionar problemas cotidianos.

- O WISC-IV (*Wechsler Intelligence Scale for Children – IV*) é a Escala Wechsler de Inteligência para Crianças - 4ª edição (WISC-IV).
- WASI - Escala *Wechsler* Abreviada de Inteligência.
- Teste Não Verbal de Inteligência - SON-R 2½.
- Colúmbia – Escala de Maturidade Mental (CMMS).
- Raven infantil ou teste Matrizes Progressivas Coloridas.

Outros instrumentos incluem: testes de percepção visual e coordenação visomotora, testes de memória, testes de atenção, teste de funções executivas, testes de domínio de habilidades sociais, aspectos emocionais, do comportamento e da personalidade, sondagem das habilidades acadêmicas.

Os testes devem ser interpretados dentro do que é proposto para cada um deles. Habilidades artísticas, de liderança, capacidade de trabalhar em equipe, criatividade e inovação geralmente não são levadas em consideração nos testes habituais.

Abordagem

O pediatra desempenha papel fundamental no processo de investigação e acompanhamento da criança e do adolescente no seu processo de aprendizagem.

Detectar causas que possam prejudicar a aprendizagem, fazer exames necessários de acordo com a anamnese e o exame físico, orientar bem os cuidadores e apoiá-los no decorrer dos anos escolares é essencial para que a criança e o adolescente alcancem o máximo de sua capacidade pedagógica.

O pediatra também deve avaliar o momento de solicitar avaliações por testes específicos e trabalhar sempre em equipe interdisciplinar, definindo o plano de tratamento individualizado. Visitas escolares e discussão com a equipe que acompanha a criança e com a família só gera sucesso na intervenção. Muitas crianças com transtornos específicos de aprendizagem ou com altas habilidades têm direito à adaptação curricular, segundo a Lei Brasileira de Inclusão (Lei n. 13.146/2015). A construção do chamado Plano de Ensino Individualizado (PEI) ou Plano de Desenvolvimento Individual (PDI) e seu conteúdo programático devem ser de autoria do professor em conjunto com a equipe pedagógica da escola, e os pais devem participar e ser adequadamente orientados pela escola e equipe de apoio.

Conclui-se que a avaliação individualizada e responsável de cada criança dentro de seu contexto de vida em conjunto com família, escola e equipe interdisciplinar é fundamental para auxiliá-la no processo ensino-aprendizagem de forma precoce e efetiva.

REFERÊNCIAS BIBLIOGRÁFICAS

1. Al-Shidhani TA, Arora V. Understanding dyslexia in children through human development theories. Sultan Qaboos Univ Med J. 2012;12(3):286-94.
2. American Psychiatric Association. DSM-5 Manual diagnóstico e estatístico de transtornos mentais. 5.ed. Porto Alegre: Artmed; 2014.
3. Brasil. Ministério da Educação. Nota Técnica n. 4/2014/ MEC/Secadi/DPEE. Orientação quanto a documentos comprobatórios de alunos com deficiência, transtornos globais do desenvolvimento e altas habilidades/superdotação no Censo Escolar [internet]. Brasília, DF: Ministério da Educação; 2014. Disponível em: http://portal.mec.gov.br/index.php?option=com_docman&view=download&alias=15898-nott04-secadi-dpee-23012014&category_slug=julho-2014-pdf&Itemid=30192 Acesso em: jan. 2022.
4. Brasil. Ministério da Saúde. Secretaria de Atenção à Saúde. Departamento de Ações Programáticas Estratégicas B. Linha de cuidado para a atenção integral à saúde de crianças, adolescentes e suas famílias em situação de violência: orientações para gestores e profissionais de saúde. Brasília: Ministério da Saúde; 2010 (Série F. Comunicação e Educação em Saúde).
5. Ghisi M, Bottesi G, Re AM, Cerea S, Mammarella IC. Socioemotional features and resilience in Italian university students with and without dyslexia. Front Psychol. 2016;7:478.
6. Halpern R. Dificuldade de aprendizado. In: Halpern R (ed.). Manual de pediatria do desenvolvimento e comportamento. Barueri: Manole; 2015. p.281-8.
7. Hulme C, Snowling MJ. The interface between spoken and written language: developmental disorders. Philos Trans R Soc Lond B Biol Sci. 2014;369(1634):20120395.
8. Kim CA, Albano LMJ, Bertola DR, Schvartsman BGS, Mauf Jr PT. Genética na prática pediátrica. Barueri: Manole: 2010.
9. Miceli PJ, Goeke-Morey MC, Whitman TL, Kolberg KS, Miller-Loncar C, White RD. Brief report: birth status, medical complications, and social environment: individual differences in development of preterm, very low birth weight infants. J Pediatr Psychol. 25(5):353-8.
10. Peterson RL, Pennington BF. Developmental dyslexia. Lancet. 2012;379(9830):1997-2007.
11. Schechter JC, Brennan PA, Smith AK, Stowe ZN, Newport DJ, Johnson KC. Maternal prenatal psychological distress and preschool cognitive functioning: the protective role of positive parental engagement. J Abnorm Child Psychol. 2017;45(2):249-60.
12. Schüler-Faccini L, Sanseverino MT, Netto C. Teratógenos. Sistema de Informação sobre Agentes Teratogênicos – SIAT. Departamento de Genética – UFRGS, Serviço de Genética Médica – HCPA, Porto Alegre. 2010. Disponível em: http://gravidez-segura.org/PDFs/Teratogenos.pdf Acessado em janeiro 2022.
13. Seabra AG (org.). Avaliação neuropsicológica cognitiva: atenção e funções executivas. São Paulo: Memnon; 2012.
14. Sociedade Brasileira de Pediatria. O papel do pediatra na prevenção do estresse tóxico na infância. 2017. Disponível em: http://www.sbp.com.br/fileadmin/user_upload/2017/06/Ped.-Desenv.-Comp.-MOrient-Papel-pediatra-prev-estresse.pdf. Acesso em: jan. 2022.
15. van der Mark S, Klaver P, Bucher K, Maurer U, Schulz E, Brem S, et al. The left occipitotemporal system in reading: disruption of focal fMRI connectivity to left inferior frontal and inferior parietal language areas in children with dyslexia. Neuroimage. 2011;54(3):2426-36.
16. Knapp P, Rohde LAP, Lyszkowski L, Johannpeter J. Terapia cognitivo-comportamental no TDAH: manual do terapeuta. Porto Alegre: Artmed; 2002.
17. Silva MC. Dificuldades de aprendizagem: do histórico ao diagnóstico. O Portal dos Psicólogos. 2008. Disponível em: https://www.psicologia.pt/artigos/ver_artigo.php?codigo=a0408. Acesso em: jan. 2022.
18. Snowling MJ, Hulme C. Annual research review: The nature and classification of reading disorders – a commentary on proposals for DSM-5. J Child Psychol Psychiatry. 2012;53(5):593-607.
19. Wajnsztejn ABC, Wajnsztejn R. Transtornos de aprendizagem. In: Coelho BM, Pereira JG, Assumpção TM, Santana Jr. GL (ed.). Psiquiatria da infância e da adolescência: guia para iniciantes. Porto Alegre: Sinopsys; 2015. p.153-72.
20. What is a specific learning disorder. Diponível em: https://www.psychiatry.org/patients-families/specific-learning-disorder/what-is-specific-learning-disorder. Acesso em: jan. 2022.
21. Psychoeducational assessments. Disponível em: http://auspeld.org.au/wp-content/uploads/2019/08/Old-DSF9214_SLD-Flow-Chart_4P-Flyer-V3_WEB_View.pdf. Acesso em: jan. 2022.
22. Sociedade Brasileira de Pediatria (SBP). DC de Pediatria do Desenvolvimento, Sociedade Brasileira de Pediatria. O papel do pediatra diante da criança com dificuldade escolar. 2018. Disponível em: https://www.sbp.com.br/fileadmin/user_upload/21156d-DIRETRIZES_-Papel_pediatra_diante_crianca_DificEscolar.pdf. Acesso em: jan. 2022.
23. Sociedade Brasileira de Pediatria. DC de Pediatria do Desenvolvimento. Funções executivas e resiliência na primeira infância. 2020. Disponível em: https://www.sbp.com.br/fileadmin/user_upload/22710c-DocCient-Func_executivas_e_resiliencia_na_1a_infancia.pdf. Acesso em: jan. 2022.

Semiologia das repercussões tecnológicas em crianças e adolescentes

Evelyn Eisenstein
Eduardo Jorge Custódio da Silva

INTRODUÇÃO

Crianças e adolescentes convivem atualmente com as tecnologias desde o momento em que nascem, aliás, desde a vida intraútero, pois a imagem do exame de ultrassonografia será compartilhada por sua mãe, na internet, para visualização por todos os familiares e amigos. E assim acontece, a seguir pelo compartilhamento das telas nos telefones celulares de seus pais, nos computadores e aparelhos de televisão. Fotos, imagens, vídeos, desenhos animados e jogos fazem parte da rotina da família e as telas se tornam parte da triangulação entre pais e filhos, inclusive com as redes de aprendizado, nas escolas com aulas híbridas e cursos *online*. Mudanças de comportamento vão se refletindo e influenciando as questões e riscos à saúde, durante as fases do crescimento e desenvolvimento cerebral, mental, emocional e social de todas as crianças e adolescentes. O fenômeno é global, mas com profundas repercussões no Brasil, onde ainda temos poucos marcos regulatórios para a moderação e fiscalização dos conteúdos nas telas. A internet se tornou espaço público e as tecnologias de informação e comunicação (TIC) fazem parte do cotidiano e das rotinas de conexão com o mundo à nossa volta. A indústria do entretenimento é um mercado de bilhões, com impactos duradouros em relação às questões éticas, de políticas de segurança e proteção social e já há muitas evidências científicas de sua influência nos relacionamentos e comportamentos humanos com foco, e principalmente, nas questões de saúde. Cabe aos pediatras fazerem parte do leque de profissionais também responsáveis socialmente pelos aspectos de prevenção das doenças associadas ao uso precoce, excessivo e prolongado das tecnologias por crianças e adolescentes.

ASPECTOS EPIDEMIOLÓGICOS

No Brasil, 89% das crianças e adolescentes entre 9 e 17 anos são usuárias de internet, segundo a pesquisa TIC *Kids Online* de 2019; 92% estão nas regiões urbanas e 75% nas regiões rurais e 95% conectados pelo telefone celular[1]. Foram entrevistados 2.954 crianças e adolescentes e seus responsáveis, nas cinco regiões brasileiras e de diferentes classes socioeconômicas e os dados se referem aos três meses que antecederam a pesquisa.

Alguns dados são muito interessantes e significativos: 83% assistiram a vídeos, programas, filmes ou séries na internet; 76% pesquisaram na internet para fazer trabalhos escolares e 64% por curiosidade ou por vontade própria; 68% usaram as redes sociais e 79% afirmaram ter enviado mensagens instantâneas; 48% publicaram uma foto ou um vídeo em que aparecem *(selfies)* e 31% procuraram informações sobre saúde (37% das meninas e 25% dos meninos).

Outros dados são demonstrativos dos riscos que podem ocorrer, pois 25% tentaram passar menos tempo conectados e não conseguiram; 15% já viram imagens ou vídeos de conteúdo sexual e 6% já enviaram mensagens de conteúdo sexual (*sexting*); 10% já conversaram com alguém desconhecido sobre sexo e 4% já transmitiram fotos ou *nudes*. Trinta e nove por cento já sofreram algum tipo de discriminação *online*. Sobre jogar *online*, 37% jogaram conectados e 28% não conectados com outros jogadores; 52% dos pais pouco ou nada sabiam dos conteúdos que seus filhos acessam na internet.

Esses dados demonstram que crianças e adolescentes acessam, usam e interagem com as tecnologias baseadas em inteligência artificial (IA). E, no Brasil, em que um em cada três internautas é criança ou adolescente, muitos não sabem nada a respeito das regras de segurança e privacidade no espaço público e virtual. Algumas preocupações sobre o uso dos dados, a falta de clareza sobre as etapas do desenvolvimento em relação aos conteúdos acessados e as incertezas em relação ao controle e à responsabilização de todos os envolvidos na cadeia de desenvolvimento das tecnologias foram alguns dos motivos listados pelo Fundo Internacional de Emergência das Nações Unidas para a Infância (Unicef)[2] para assegurar a inclusão dessa população, priorizar a equidade e a não discriminação. Também a Convenção dos Direitos da Criança produziu um documento intitulado Comentário Geral # 25 sobre Os Direitos às Mídias[3], listando as responsabilidades de proteção social a serem asseguradas pelas famílias, o que se denomina mediação parental, pelas empresas de tecnologia e pelos órgãos governamentais.

ASPECTOS CLÍNICOS

A Sociedade Brasileira de Pediatria (SBP) vem produzindo desde 2016 vários documentos com extensa revisão de literatura que listam os principais problemas clínicos e as repercussões das tecnologias durante a infância e adolescência e que precisam ser sempre consultados pelos pediatras ou especialistas, também para complementar nos cursos de graduação e pós-graduação e que estão no *site* da SBP, como:

- Manual de Orientação: Saúde de Crianças e Adolescentes na Era Digital[4].
- Manual de Orientação: #Menos Telas #Mais Saúde[5].
- Dependência Virtual – um problema crescente: #Menos Vídeos #Mais Saúde[6].
- Recomendações sobre o uso saudável das telas digitais em tempos de pandemia da COVID-19: #Boas Telas #Mais Saúde[7].
- Recomendações sobre prevenção da violência e abusos: #Sem Abusos #Mais Saúde[8].

Materiais didáticos também são produzidos e disponibilizados no Sistema de Educação Continuada à Distância, no Programa de Atualização em Terapêutica Pediátrica (ProPed):

- *Cyberbullying* e riscos à saúde na era digital[9].
- Dependência tecnológica por crianças e adolescentes[10].

Os quadros clínicos podem ser separados, de acordo com os principais problemas apresentados, e associados à idade de início, ao tempo e duração do uso de telas, critérios de segurança e privacidade, conteúdos acessados, padrões familiares de proteção ou risco e condições psiquiátricas prévias ou subjacentes[5,6,8]. Geralmente os problemas são multifatoriais e podem ser interdependentes na apresentação e, por isso mesmo, a avaliação precisa ser mais cuidadosa:

- Dependência digital e o uso problemático das mídias interativas[11], transtornos da saúde mental como irritabilidade, ansiedade e depressão, transtornos compulsivos, transtornos do déficit de atenção e hiperatividade, cibercondria e isolamento social.
- Atrasos nos desenvolvimentos da fala e psicomotor.
- Transtornos comportamentais como *nomofobia* (do inglês, medo de ficar sem o telefone celular); *fomo* (do inglês, medo de ficar fora do grupo); síndrome do toque fantasma; tecnoestresse e transtorno opositivo desafiador.
- Transtornos da violência, abuso sexual e fatalidades por *selfies* ou desafios perigosos, *cyberbullying*, lesões de automutilação, indução e riscos de suicídio.
- Transtornos da alimentação, como sobrepeso e obesidade, com suas várias consequências para todo o organismo, ou anorexia nervosa, bulimia ou transtornos evitativos-restritivos, associados ao sedentarismo e à falta ou ao excesso da prática de exercícios.
- Transtornos da imagem corporal e da autoestima associados a diversos comportamentos de risco como *grooming*/sedução e serem fisgados/vítimas de *phishing* em redes de pedofilia, pornografia e discriminação.
- Riscos da sexualidade, nudez, *sexting*, sextorsão, estupro virtual e exploração sexual.
- Riscos visuais, miopia e síndrome visual do computador.
- Riscos auditivos e perda auditiva induzida pelo ruído (Pair).
- Transtornos posturais e musculoesqueléticos, lesões de esforço repetitivo (LER), cervicobraquialgias, síndrome do adutor do polegar.
- Transtornos de sono, insônia, terror noturno, sonolência diurna.
- Transtornos por drogas, como *vaping* ou cigarro eletrônico com nicotina ou maconha, bebidas alcoólicas, uso de anabolizantes.

O termo dependência de internet[12] permanece controverso, apesar de ser usado com frequência, e requer mais estudos, pois a quinta edição do Manual Diagnóstico e Estatístico de Transtornos Mentais (DSM-5) da American Psychiatry Association só classifica o transtorno do jogo compulsivo (*gaming disorder*) como comportamento compulsivo e fora do controle[13]. A proposta diagnóstica da dependência do uso de internet, enquanto transtorno do impulso, compreende:

- Uso excessivo e não percepção da passagem do tempo.
- Desenvolvimento de quadros de abstinência, com alterações de humor e sentimentos de raiva, tristeza ou frustração.
- Tolerância e a necessidade de mais horas de uso como mecanismo de recompensa.
- Repercussões negativas, incluindo conflitos familiares e com a escola, isolamento social, fadiga e desempenho insatisfatório nas atividades de rotina de estudo ou trabalho.

A Organização Mundial da Saúde (OMS)[14], em recente versão da Classificação Internacional de Doenças (CID-11), usa os critérios para jogos de videogame como *gaming disorder* # 6 C 51.0 (*online*) e # 6 C 51.1 (*off-line*) e ainda # Q E 22 para *hazardous gaming*, que são os jogos perigosos causadores de fatalidades, coma, asfixia, pneumonias, intoxicações e outros acidentes. São jogos de provocação e desafios com narrativas de violência que existem nas redes sociais e aplicativos, frequentemente usados por adolescentes nos vídeos e *webcams* com transmissão *online* entre grupos e colegas.

Como critérios para a dependência digital, a OMS define padrão de comportamento persistente, episódico ou recorrente, como:

- Falta de controle sobre o jogo: início, duração, frequência, intensidade, término, contexto.
- Aumento da prioridade dada aos jogos sobre as outras atividades diárias com a família, com a escola, com o trabalho.
- Continuação ou aumento do uso dos jogos, apesar das consequências negativas, na rotina da escola ou trabalho.
- Período de 12 meses, apesar de essa duração poder ser encurtada se todos os critérios anteriores estiverem presentes e os sintomas forem graves e compatíveis com o diagnóstico.

As interações com as mídias e a internet, com vozes, ruídos, cores, imagens, luminosidade e brilho das telas, estimulam as regiões cerebrais, principalmente a região límbica e o córtex pré-frontal, e provocam efeitos deletérios em algumas funções cognitivas, com perdas na atenção e memória de longo prazo. Nos jogos e *videogames* são usadas técnicas de persuasão e mecanismos de recompensa, baseados em psicologia comportamental, para buscar mais e mais, atrair a curiosidade e substituir o foco de atenção do mundo "externo" (real) ou das emoções de medo, frustração ou fantasias, para o enredo do jog, e, assim, o que começou como distração se tornará dependência. A pessoa aprende a viver com alto teor de dopamina e cortisol, e não consegue desconectar, fica mesmo "vidrado" e querendo sempre mais estímulos, em um estado semelhante à fissura causada em usuários de substâncias. Daí o termo frequente de usuário de internet e usuário de jogos e *videogames*.

ASPECTOS DE SEMIOLOGIA

É importante avaliar o uso da internet e dos dispositivos na rotina diária da criança e do adolescente e dos hábitos da família. São pequenas nuances e bastante sutis quando ocorre o desequilíbrio com o uso quase constante das telas na comunicação e nos relacionamentos, muitas vezes dos próprios pais que nem interrompem o uso para conversar ou estar com os filhos ou estão trabalhando em casa, em *home office*, ocorrendo uma "triangulação" com as telas dos celulares, *notebooks* ou da televisão.

Avaliar, com perguntas simples e diretas, os pontos problemáticos relacionados ao tempo de uso da mídia em detrimento de outras atividades externas ou ao ar livre, por exemplo, ou aos fins de semana. Incluir perguntas sobre higiene pessoal, hábitos de sono e alimentação, exercícios, atividades "fora" das telas e rendimento escolar.

Aprofundar algumas questões sobre o uso das mídias digitais, como:

- Início, frequência, duração do uso, em casa ou escola.
- Tempo durante o dia ou à noite, ou nos fins de semana.
- Local de acesso ou uso, tipos de dispositivos (celular, *tablet*, computador, consoles de *games* e acesso a *wi-fi*).
- Uso de *webcam* e *headphones*.
- Presença nas redes sociais.
- Jogos e *videogames* que mais usa.
- Se sabe configurar a privacidade e as regras de segurança ou se divide a senha com alguém.
- Se existe ou não a mediação dos pais, alguma regra ou controle parental.

Sugestões de perguntas de avaliação diagnóstica e anamnese para iniciar alguma conversa sobre o uso da internet e jogos:

- Quais os tipos de *sites*, jogos ou filmes de que você gosta mais?
- Você costuma comer enquanto está jogando? Ou esquece?
- Durante as refeições em família, vocês usam os celulares na mesa ou conversam ou brigam sobre qualquer assunto?
- Nos fins de semana, quais atividades você faz com a família ou amigos?
- Na sua escola e sala de aula, é possível usar o celular? E no recreio?
- Quanto tempo você consegue se concentrar para fazer o dever de casa? E para jogar jogos?
- Você já virou a noite ou ficou sem dormir só jogando *videogames*?
- Você costuma ter dificuldades para dormir ou pesadelos?
- Você se sente cansado ou sonolento durante o dia?
- Você faz brincadeiras com conteúdo sexual com seus amigos, na vida real ou *online*?
- Você já postou fotos ou imagens ou *nudes* nas redes sociais?
- Você já buscou informações *online* sobre sua saúde? Sobre dietas? Sobre drogas ou uso de anabolizantes? Achou o que procurava?
- A quais filmes de terror você assiste mais? E quais jogos violentos você mais joga?
- Quando você tem uma crise de raiva ou frustração, já quebrou algo? Ou bateu em alguém? Ou já levou alguma surra de colega, na escola?
- Você tem se sentido mais triste? Mal-humorado? Nervoso? Ansioso?
- Isso ocorre quando você está conectado ou não conectado?
- Você se sente sozinho quando está em algum lugar sem *wi-fi*? Fica difícil arranjar o que fazer sem internet? O que você faz?
- Você já se encontrou com pessoas desconhecidas ou que conheceu somente *online*? Ou procura pessoas desconhecidas para se encontrar? E para ir a alguma festa?
- Você já recebeu mensagens desagradáveis ou de discriminação *online*? Nas redes sociais? Ou já repassou mensagens de ódio, raiva, intolerância ou violentas *online*? Alguma foto ou vídeos?
- Você já foi chantageado, ameaçado ou humilhado no grupo social?
- Você sabe como bloquear ou denunciar uma mensagem ofensiva ou anúncio de algo que não solicitou?
- Você costuma postar fotos, *selfies* ou *nudes* usando a *webcam*?
- Você compartilha sua senha com alguém da turma de amigos?
- Você sente dores de cabeça ou tonteiras quando fica *online*?
- Sente dores nas costas? Zumbido nos ouvidos? Coceira nos olhos?
- O que você faz de atividades ou exercícios ao ar livre?
- Você tem mais amigos *online* ou na vida real, colegas de escola?
- Você conversa com seus pais sobre conteúdo das redes e jogos *online*? Quando tem algum problema, *online* ou na vida real, com quem você gosta de conversar mais?
- Você dorme com o celular debaixo do travesseiro?
- Se você pudesse ficar sem o celular, o que você gostaria de fazer mais?
- Você sabe baixar com segurança músicas, filmes e jogos da internet?

ASPECTOS TERAPÊUTICOS

O principal tratamento para os problemas causados pelo uso excessivo e prolongado das redes sociais e jogos de *videogames* é um só: desconectar.

Muitas vezes se torna difícil interromper quando essa rotina está associada ao uso do computador ou celular, que se tornou uma necessidade imprescindível, diária e cada vez mais enraizada nos novos estilos de vida da sociedade atual. Porém, deve-se programar horas sem qualquer conexão, saída de redes sociais e de jogos de forma progressiva e contínua, aprendendo a autocolocar-se limites e regras de convivência para toda a família. Desconectar nas horas de refeições e uma hora antes de dormir. Também nos fins de semana, nas férias ou em atividades ao ar livre.

Terapias de mudanças de comportamento, terapia cognitivo-comportamental (TCC) e psicoterapias são alternativas possíveis e válidas. Desintoxicar, propor melhor equilíbrio entre as atividades ao ar livre, esportivas e culturais como arte, teatro ou música são possibilidades de convívio fora das telas. Combinar com os pais ou familiares ou amigos para passar um fim de semana sem jogos ou celulares e ir se acostumando a diminuir progressivamente e controlar melhor o tempo gasto *online* e conectado. Conversar com os amigos presencialmente em terapias de grupo sobre o que está acontecendo e como buscar ajuda terapêutica ou na comunidade pode ajudar a diminuir a "pressão" e as emoções conflitantes internas que geralmente existem com a família ou a escola e que ficam "escondidas" ou subjacentes aos comportamentos *online*.

Muitos dependentes podem sofrer de comorbidades, com baixa autoestima, baixa sociabilidade e difícil controle dos impulsos, que podem ser causas ou consequências de comportamentos disfuncionais como depressão, ansiedade, transtornos compulsivos, transtornos do déficit de atenção e hiperatividade ou transtornos de conduta e desafiador-opositor. O uso de medicamentos deve ser bem avaliado e controlado pelo pediatra com apoio de psicólogo, terapeuta familiar ou psiquiatra, pelo risco de suicídio e complicações terapêuticas. O tratamento para as doenças psiquiátricas associadas visa a diminuir o *craving* (forte desejo ou impulso) com ansiolíticos ou antidepressivos ou antipsicóticos[15].

Deve-se elaborar um plano de ação em conjunto com o adolescente para evitar as reações de constrangimento, vergonha ou castigo pelo uso das mídias digitais, pois "todo mundo usa e joga". Além disso, encorajar o adolescente a perceber as limitações do uso excessivo e correlacionar com as emoções, pensamentos e atividades de rotina para aprender a organizar melhor seu tempo em relação aos programas e jogos e conversas com os amigos. Conversar sobre "quem controla a máquina" (e dispositivos), quais as finalidades e as diferenças entre o mundo real/externo e o mundo virtual, que podem ser muito sutis, mas que o próprio adolescente, com a ajuda da família e a orientação do pediatra, será capaz de compreender.

Salientar também os aspectos legais e criminais que podem estar envolvidos nas redes sociais, e como acessar os *sites* de denúncias e as cartilhas de segurança que são disponibilizadas para todos, com as dicas de saúde e privacidade[16-19].

CONCLUSÕES

Os pediatras precisam avaliar e orientar sobre o tempo diário do uso das tecnologias como celulares, *videogames* e computadores nas rotinas das crianças e dos adolescentes, assim como dos pais/família. Correlacionar com os sintomas apresentados e aprofundar as questões comportamentais e de saúde mental associadas. Prevenção é sempre a melhor solução. Prescrever mais atividades ao ar livre, atividades esportivas ou culturais e fora das telas. Também é importante a atualização de seus próprios conhecimentos em relação às evidências científicas sobre as influências das mídias *online*, das infodemias, das *fake news* e, como responsabilidade de todos, a construção das redes de proteção social, inclusive no uso da internet e das tecnologias atuais.

REFERÊNCIAS BIBLIOGRÁFICAS

1. Cetic.br/Nic.br. Pesquisa Tic Kids Online Brasil 2019. 2020. Disponível em: https://cetic.br/pt/pesquisa/kids-online/indicadores [acesso set. 2021].
2. Unicef. AI for Children. 2020. Disponível em: https://www.unicef.org/globalinsight/featured-projects/ai-children [acesso set. 2021].
3. United Nation Human Rights. General Comment on children's rights in relation to the digital environment. 2021. Disponível em: https://www.ohchr.org/EN/HRBodies/CRC/Pages/GCChildrensRightsRelationDigitalEnvironment.aspx [acesso set. 2021].
4. Sociedade Brasileira de Pediatria (SBP). Departamento de Adolescência. Manual de Orientação Saúde de Crianças e Adolescentes na Era Digital. 2016. Disponível em: https://www.sbp.com.br/fileadmin/user_upload/publicacoes/19166d-MOrient-Saude-Crian-e-Adolesc.pdf [acesso set. 2021].
5. Sociedade Brasileira de Pediatria (SBP). Grupo de Trabalho Saúde na Era Digital (2019-2021): Manual de Orientação #MenosTelas #Mais Saúde. 2020. Disponível em: https://www.sbp.com.br/fileadmin/user_upload/_22246c-ManOrient_-__MenosTelas__MaisSaude.pdf [acesso set. 2021].
6. Sociedade Brasileira de Pediatria (SBP). Grupo de Trabalho Saúde na Era Digital (2019-2021): Dependência Virtual- um problema crescente #Menos Vídeos #Mais Saúde. 2020. Disponível em: https://www.sbp.com.br/fileadmin/user_upload/22496c-MO_-_DepVirtual__MenosVideos__MaisSaude.pdf [acesso out. 2021].
7. Sociedade Brasileira de Pediatria (SBP). Grupo de Trabalho Saúde na Era Digital. Recomendações sobre o uso saudável das telas digitais em tempos de pandemia da COVID-19 #Boas Telas #Mais Saúde. 2020. Disponível em: https://www.sbp.com.br/fileadmin/user_upload/22521b-NA_Recom_UsoSaudavel_TelasDigit_COVID19__BoasTelas__MaisSaude.pdf [acesso set. 2021].
8. Sociedade Brasileira de Pediatria (SBP) Grupo de Trabalho Saúde na Era Digital. Recomendações sobre a prevenção da violência e abusos #Sem Abusos #Mais Saúde. 2021. Disponível em: https://www.sbp.com.br/fileadmin/user_upload/_22969c-GPA-_SemAbusos__MaisSaude.pdf [acesso set. 2021].
9. Eisenstein E, Silva EJC, Ting E. Cyberbullying e riscos à saúde na era digital. In: Sociedade Brasileira de Pediatria: Leone C, Cabral AS (org.). ProPed - Programa de Atualização em Terapêutica Pediátrica. Ciclo 4, v. 2. Porto Alegre: Artmed Panamericana; 2017. p.33-65.
10. Silva EJC, Eisenstein E. Dependência tecnológica por crianças e adolescentes. In: Sociedade Brasileira de Pediatria: Leone C, Cabral AS (org.). ProPed - Programa de Atualização em Terapêutica Pediátrica. Porto Alegre: Artmed Panamericana; 2021 (no prelo).
11. Rich M. Uso problemático da mídia interativa: a OMS está respondendo... incompletamente. In: Nabuco C, Goes DS, Lemos IL (org.). Como lidar com a dependência tecnológica: guia prático para pacientes, familiares e educadores. São Paulo: Hogrefe; 2020. p.147-57.
12. Abreu CN. O que é a dependência de Internet? In: Nabuco C, Goes DS, Lemos IL (org.). Como lidar com a dependência tecnológica: guia prático para pacientes, familiares e educadores. São Paulo: Hogrefe; 2020. p.17-28.
13. American Psychiatry Association. Diagnostic and Statistical Manual of Mental Disorders, 5th edition (DSM-V). Arlington, VA: American Psychiatry Association; 2013.
14. World Health Organization (WHO). International Statistical Classification of Diseases and Related Health Problems (ICD). 2019. Disponível em: https://www.who.int/classifications/icd/en [acesso set. 2021].
15. Niskier S. Tratamento da dependência tecnológica. In: Nabuco C, Goes DS, Lemos IL (org.). Como lidar com a dependência tecnológica: guia prático para pacientes, familiares e educadores. São Paulo: Hogrefe; 2020. p.185-94.
16. Safernet Brasil. Denuncie e Hotline. Disponível em: https://new.safernet.org.br/denuncie# [acesso set. 2021].
17. Safernet Brasil. Canal de Ajuda. Disponível em: https://www.canaldeajuda.org.br/helpline# [acesso set. 2021].
18. Comitê Gestor da Internet no Brasil, Núcleo de Informação e Coordenação do ponto BR. Guia para Pais e Guia para Filhos. 2018. Disponível em: https://internetsegura.br/pdf/guia-internet-segura-pais.pdf [acesso set. 2021].
19. Google e Internet Keep Safe Coalition, Estados Unidos e Brasil. 2019. Disponível em: https://g.co/SejaIncrivelnaInternet [acesso set. 2021].

Avaliação do estado nutricional: quais dados são importantes para a nutrologia na anamnese e no exame físico?

Virgínia Resende Silva Weffort

INTRODUÇÃO

De acordo com a Organização Mundial da Saúde (OMS), "Saúde é um estado de completo bem-estar físico, mental e social e não apenas a ausência de doença ou enfermidade"[1]. Assumido o conceito da OMS, nenhum ser humano (ou população) será totalmente saudável ou totalmente doente. Ao longo de sua existência, viverá condições de saúde/doença, de acordo com suas potencialidades, suas condições de vida e sua interação com elas. Assim, considera-se que a nutrição adequada é fundamental para que se possa atingir bem-estar físico completo, além do mental e social, devendo-se considerar também os aspectos socioculturais relacionados à alimentação.

Individualmente, em todas as faixas etárias devem ser realizados[2]:

- Anamnese clínica.
- Anamnese nutricional.
- Exame físico detalhado.
- Medidas antropométricas (peso, comprimento/estatura e índice de massa corporal – IMC/idade e sexo).
- Velocidade de crescimento.
  - Avaliação neuropsicomotora.

Devem-se também avaliar antecedentes pessoais e familiares, prática de atividade física, horas de sono, consumo de álcool e outras drogas, nível socioeconômico, condições de habitação e saneamento.

Exames bioquímicos e dosagens hormonais para essa avaliação só devem ser realizados em condições específicas, nunca como regra. Os exames de composição corporal como bioimpedância, DXA e a ultrassonografia, têm suas indicações em situações particulares[2].

Essa avaliação completa é fundamental para o diagnóstico nutrológico com a identificação de situações de risco ou distúrbios nutricionais já instalados. O diagnóstico nutrológico possibilitará a prevenção dos distúrbios nutricionais, o tratamento e, consequentemente, a promoção da saúde do indivíduo[2].

Deve ser realizada periodicamente na criança saudável, possibilitando a monitoração de seu crescimento e a intervenção precoce quando são observados desvios.

Em crianças hospitalizadas, a avaliação nutricional é mandatória, com o objetivo de combater a desnutrição hospitalar, mas principalmente de propiciar uma terapia nutricional individualizada, reduzindo complicações, o tempo de internação hospitalar e a morbidade e mortalidade[3,4].

Crianças desnutridas e obesas apresentam maior risco de complicações e devem ser identificadas e submetidas à terapia nutricional adequada para sua enfermidade e estado nutricional[2].

COMO REALIZAR A AVALIAÇÃO NUTROLÓGICA[2,5,6]

Anamnese

A anamnese compreende história clínica e nutricional, antecedentes pessoais e familiares, avaliação socioeconômica e cultural, do estilo de vida, da rotina diária e do vínculo mãe-filho.

Alguns destaques relacionados ao diagnóstico nutricional:

- Avaliação dos fatores socioeconômicos e culturais: ocupação e escolaridade dos pais, condições de saneamento (coleta de lixo, água encanada, esgoto, luz elétrica etc.), presença de animais e condições de habitação.
- Antecedentes gestacionais: realização ou não de pré-natal na gestação atual, número de consultas, intercorrências durante a gestação (infecções, trabalho de parto prematuro e presença de distúrbios nutricionais, como anemia), estado nutricional prévio e na gestação atual, uso de medicamentos e de suplementação vitamínica e/ou mineral (início e duração), utilização de álcool, fumo ou drogas.
- Antecedentes pessoais:
  - Neonatais – peso e comprimento ao nascer, idade gestacional, intercorrências perinatais (incubadora, oxigênio, infecções). Salienta-se a importância do peso ao nascer como indicador do que ocorreu durante a fase fetal. Peso inferior a 2.500 g, que permite classificar as crianças como de baixo peso ao nascer, pode ser decorrente de prematuridade e/ou crescimento intrauterino restrito. As crianças com crescimento intrauterino restrito tendem a apresentar maior prevalência de distúrbios nutricionais a curto e longo prazos e requerem atenção especial dos serviços de saúde.
  - Desenvolvimento neuropsicomotor e cognitivo – anotar a idade das principais aquisições motoras de acordo com o proposto pela OMS em 2006[7] para crianças menores de 5 anos, ou escala de Denver II[8]. Para pré-escolares e escolares, avaliar o desempenho escolar e o relacionamento com colegas e familiares.
  - Antecedentes mórbidos – pesquisar doenças agudas e crônicas e a utilização de medicamentos que podem interferir no estado nutricional, por exemplo, durante uma internação (é preciso saber motivo, idade, duração e estado nutricional).
  - Antecedentes nutricionais – informações sobre aleitamento materno (exclusivo e total) e introdução de outros alimentos (suco, fruta, cereal, papa como refeição principal, carne, ovos, leite artificial, refeição da família). Avaliar a utilização prévia de suplementos vitamínicos e minerais em todas as faixas etárias (p. ex., vitamina D e ferro até 2 anos de idade). Dificuldade alimentar ou seletividade, compulsão alimentar, entre outros.
  - Estilo de vida:
    - Atividade física curricular e extracurricular (tipo, duração, frequência e continuidade no tempo); período destinado a atividades como ver televisão, jogar videogame e utilizar computador; brincadeiras preferidas, como

boneca, carrinho, bicicleta e patins; frequência de outras atividades preferidas, como idas a restaurantes de *fast-food* e praças de alimentação.

- Hábitos de sono.
- Creche/escola (período integral ou não?).
- Exposição regular ao sol (tempo e área exposta).

- Interrogatório sobre os diversos aparelhos: investigar dificuldade de sucção e deglutição, ocorrência de vômitos, regurgitação e/ou distensão abdominal, hábito intestinal (frequência de evacuações, aspecto e consistência das fezes), manifestações respiratórias, alterações ortopédicas e articulares, alterações de comportamento e outras relacionadas ao sistema nervoso central, como crises convulsivas e mudanças em pelos, cabelos e unhas.
- Antecedentes familiares: investigar, em parentes de primeiro e segundo grau (pais, irmãos e avós), a presença de doenças cardiovasculares, diabetes, dislipidemia ou obesidade e a ocorrência de doenças alérgicas (como asma, rinoconjuntivite ou alergia alimentar). Presença de consanguinidade.

PARÂMETROS AFERIDOS DURANTE A ANAMNESE PARA AVALIAÇÃO NUTROLÓGICA[2,5,6]

- Gestação:
  - Estado nutricional prévio e ganho de peso durante a gestação.
  - Doenças associadas (hipertensão, diabetes, hemorragias, anemia e infecções).
  - Uso de medicamentos e de suplementos vitamínicos e minerais.
  - Tabagismo, etilismo ou uso de drogas ilícitas.
- Período neonatal:
  - Peso, comprimento e perímetro cefálico ao nascer.
  - Intercorrências ou doenças no primeiro mês de vida.
  - Aleitamento materno (se exclusivo ou não, se há sinais de dificuldade).
  - Classificação do recém-nascido quanto ao peso/idade gestacional.
  - Observar a mamada.
- Fase de lactente (1-2 anos):
  - Aleitamento materno.
  - Intercorrências (doenças, internações e cirurgias, entre outras).
  - História alimentar detalhada (introdução da alimentação complementar, diversidade e quantidade da alimentação oferecida, cuidados higiênicos com a preparação dos alimentos).
  - Uso de suplementos vitamínicos e minerais (ferro, flúor, vitamina D).
  - Condições de habitação e saneamento.
  - Atividades da vida diária, incluindo-se as lúdicas (tipo e tempo destinado) e as sedentárias (TV, videogame e computador).
  - Desenvolvimento neuropsicomotor, cognitivo e social.
- Fases pré-escolar e escolar:
  - Hábitos alimentares (qualidade e quantidade da alimentação oferecida).
  - Atividade física curricular e extracurricular (incluir atividades dos períodos de lazer).
  - Internações e doenças (infecciosas, anemia, desnutrição).
  - Presença de risco familiar de desenvolvimento de doenças crônicas não transmissíveis (obesidade, diabetes, doenças cardiovasculares e neoplasias, entre outras).
- Adolescência:
  - Avaliação do estadiamento puberal.
  - Percepção da imagem corporal.
  - Comportamento: relacionamento com amigos e parentes, rendimento escolar, atividades físicas e de lazer e frequência a restaurante de *fast-food* e praças de alimentação.

- Hábitos alimentares.
- Atividades físicas curriculares e extracurriculares.
- Consumo de álcool, anabolizantes e suplementos, tabagismo e uso de drogas ilícitas.

As informações devem ser primeiro levantadas de maneira objetiva, contribuindo para direcionar a orientação alimentar[2,5]. No Quadro 1 estão discriminados os tipos de inquéritos alimentares.

Ressalte-se que não há um padrão de referência para a avaliação do consumo alimentar. Entretanto, a avaliação criteriosa, combinada com a anamnese clínica, exame físico e antropometria, contribui para o aprimoramento do diagnóstico nutricional.

Os alimentos devem ser considerados dentro dos grupos a que pertencem e os dados devem ser comparados com as frequências sugeridas pela pirâmide alimentar da SBP, conforme a Figura 1.

EXAME FÍSICO

O exame físico minucioso traz dados importantes relacionados direta ou indiretamente com a queixa principal registrada na anamnese e com possíveis distúrbios nutricionais a ela associados. Vale ressaltar a importância da aferição da pressão arterial, para crianças acima de três anos, cada seis meses, utilizando-se manguitos apropriados. Utilizar as tabelas de referência para sexo, idade e estatura para que se classifique o valor da pressão arterial aferida. As tabelas para classificação encontram-se disponíveis no manual *Obesidade na Infância e Adolescência*, 3ª edição, do Departamento Científico de Nutrologia da SBP[9].

É fundamental orientar a família sobre o acompanhamento periódico do crescimento e do desenvolvimento, independentemente da presença de doenças, além de sempre levar a Caderneta de Saúde nas consultas.

As principais condições clínicas que devem ser observadas ao exame físico para identificação dos distúrbios nutricionais são:

- Desnutrição grave (ver Capítulo 37).
- Obesidade (ver Capítulo 36).
- Anemia ferropriva – a carência nutricional de maior prevalência em nosso meio. Antes da instalação da anemia por deficiência de ferro, o comprometimento dos estoques desse mineral já afeta uma série

QUADRO 1 Tipos de inquérito alimentar[2]

Tipo de inquérito	Definição	Pontos críticos
Recordatório de 24 horas	Consiste em uma entrevista na qual a criança e a mãe (ou o adolescente) recordam toda a alimentação ingerida nas 24 horas precedentes	▪ Reflete a alimentação de apenas um dia, que pode ser atípica ▪ Depende da memória do entrevistado ▪ Está sujeito a vieses de resposta
Registro alimentar	Consiste no preenchimento de uma planilha estruturada, na qual deverá ser anotada toda a alimentação ingerida durante três ou quatro dias alternados (dois dias de semana e um de fim de semana)	▪ Exige maior tempo e dedicação no preenchimento ▪ A anotação pode estar sujeita a modificações desencadeadas pela consulta (p. ex., não incluir alimentos industrializados, ricos em gorduras, sal ou açúcar)
Frequência alimentar	Estima o número de vezes que determinado alimento ou grupo alimentar foi ingerido durante um determinado período	▪ É importante que se escolha o alimento ou grupo alimentar que se quer avaliar e então se indague sobre a frequência. Ex.: em situações de anemia perguntar com que frequência são ingeridas carnes e vísceras

Nível da pirâmide	Grupo alimentar	Idade – 6 a 11 meses	Idade – 1 a 3 anos	Idade – pré-escolar a escolar	Adolescentes e adultos
1	Cereais, pães, tubérculos e raízes	3	5	5	5 a 9
2	Verduras e legumes	3	3	3	4 a 5
	Frutas	3	4	3	4 a 5
3	Leites, queijos e iogurtes	Leite materno*	3	3	3
	Carnes e ovos	2	2	2	1 a 2
	Feijões	1	1	1	1
4	Óleos e gorduras	2	2	1	1 a 2
	Açúcar e doces	0	1	1	1 a 2

Pirâmide Alimentar

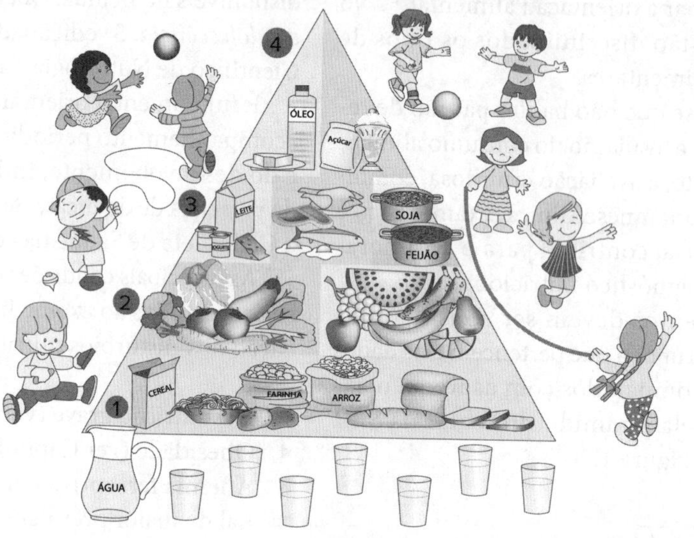

Quantidade de alimentos que corresponde a 1 porção

Carboidratos

- 2 colheres de sopa de aipim cozido ou macaxeira ou mandioca (48 g) ou arroz branco cozido (62 g) ou aveia em flocos (18 g)
- 1 unidade de batata cozida (88 g)
- ½ unidade de pão tipo francês (25 g)
- 3 unidade de biscoito de leite ou tipo *cream cracker* (16 g)
- 4 unidades de biscoito tipo "maria" ou "maisena" (20 g)

Frutas

- ½ unidade de banana-nanica (43 g) ou caqui (50 g) ou fruta-do-conde (33 g) ou pera (66 g) ou maçã (60 g)
- 1 unidade de caju (40 g) ou carambola (110 g) ou kiwi (50 g) ou laranja-lima ou pera (75 g) ou nectarina (69 g) ou pêssego (85 g)
- 2 unidades de ameixa-preta (15 g)/vermelha(70 g) ou limão (126 g)
- 4 gomos de laranja-baía ou seleta (80 g)
- 6 gomos de mexerica ou tangerina (84 g)
- 9 unidade de morango (115 g)

Hortaliças

- 1 colher de sopa de beterraba crua ralada (21 g) ou cenoura crua (20 g) ou chuchu cozido (26 g) ou ervilha fresca (10 g) ou couve-manteiga cozida (21 g)
- 2 colheres de sopa de abobrinha (40 g) ou brócolis cozido (27 g)
- 2 fatias de beterraba cozida (15 g)
- 4 fatias de cenoura cozida (21 g)
- 1 unidade de ervilha-torta ou vagem (5 g)
- 8 folhas de alface (64 g)

Leguminosas

- 1 colher de sopa de feijão cozido (26 g) ou ervilha seca cozida (24 g) ou grão-de-bico cozido (12 g)
- ½ colher de sopa de feijão-branco cozido (16 g) ou lentilha cozida ou soja cozida (18 g)

Carnes em geral

- ½ unidade de bife bovino grelhado (21 g) ou filé de frango grelhado (33 g) ou omelete simples (25 g) ou ovo frito (25 g) ou sobrecoxa de frango cozida (37 g) ou hambúrguer (45 g)
- 1 unidade de espetinho de carne (31 g) ou ovo cozido (50 g) ou moela (27 g)
- 2 unidades de coração de frango (40 g)
- ½ fatia de carne bovina cozida ou assada (26 g)
- 2 colheres de sopa rasas de carne bovina moída refogada (30 g)

Leite e derivados

- 1 xícara de chá de leite fluido (182 g)
- 1 pote de bebida láctea ou iogurte de frutas (120 g) ou iogurte de polpa de frutas (130 g)
- 2 colheres de sopa de leite em pó (30 g)
- 3 fatias de muçarela (45 g)
- 2 fatias de queijo minas (50 g) ou pasteurizado ou prato (40 g)
- 3 colheres de sopa de queijo parmesão (30 g)

Óleos e gorduras

- 1 colher de sobremesa de azeite de oliva (4 g) ou óleo de soja ou canola ou milho ou girassol (4 g)
- 1 colher de sobremesa de manteiga ou margarina (5 g)

Açúcares – após 1 ano de idade

- 1 colher de sopa de açúcar refinado (14 g)
- 1 colher de sopa de doce de leite cremoso (20 g) ou açúcar mascavo (18 g)
- 2 colheres de sobremesa de geleia (23 g)
- 3 colheres de chá de açúcar cristal (15 g)

Observação:
Estas porções são destinadas para crianças de 6 meses a 3 anos. Para crianças em idade pré-escolares, escolares e adolescentes considera-se 1 porção dos grupos de carboidratos, leguminosas, carnes, óleos e açúcares, o dobro destas medidas.

Quantidade de água de acordo com a DRI

- 0 a 6 meses – 700 mL (incluindo leite materno ou fórmula infantil)
- 7 a 12 meses – 800 mL (incluindo leite materno, fórmula e alimentação complementar)
- 1 a 3 anos – 1.300 mL (900 mL como sucos, outras bebidas e água)
- 4 a 8 – 1.700 mL (1.200 mL como bebidas e água)
- 9 a 13 anos – 2.400 mL (meninos, 1.800 mL como bebidas e água) e 2.100 mL (meninas, 1.600 mL como bebidas e água)
- 14 a 18 anos – 3.300 mL (meninos, 2.600 mL como bebidas e água) e 2.300 mL (meninas, 1.800 mL como bebidas e água)

FIGURA 1 Número de porções diárias recomendadas, de acordo com a faixa etária, por grupo da pirâmide alimentar
Fonte: SBP, 2021

de processos metabólicos. O aparecimento de palidez cutânea e de mucosas é tardio e indica anemia importante. São comuns também apatia, astenia, atraso de desenvolvimento neuropsicomotor (especialmente alteração do equilíbrio e da linguagem) e cognitivo, comprometimento do crescimento ponderoestatural e maior suscetibilidade a infecções.

- Hipovitaminoses:
  - Hipovitaminose A: a faixa etária de maior risco é a pré-escolar. Didaticamente, a deficiência de vitamina A é dividida em duas fases: a subclínica (retinol plasmático 20-40 μg/dL), em que ocorre a diminuição progressiva das reservas hepáticas e ainda não há alterações clínicas evidentes; e a clínica (retinol plasmático < 20 μg/dL), em que se podem observar: parada do crescimento; maior predisposição a infecções; alterações cutâneas como xerose (pele seca, com aspecto escamoso, mais frequente em membros inferiores) e hiperceratose folicular (pele áspera em virtude do intumescimento dos folículos pilosos por secreção insuficiente da glândula sebácea e acúmulo de células descamadas); alterações oculares, que se desenvolvem de forma insidiosa e progressiva e são divididas em seis estágios: 1. Nictalopia (cegueira noturna): a mais precoce das alterações visuais, impede a criança de enxergar bem em ambientes pouco iluminados. Frequentemente não referida por crianças muito pequenas (menores de 7 anos). 2. Xerose conjuntival: a conjuntiva (mais comumente na porção nasal e temporal do globo ocular) torna-se seca e perde o brilho; os reflexos luminosos tornam-se difusos e de pequena intensidade. 3. Manchas de Bitot: placas acinzentadas de aparência espumosa encontradas com mais frequência na região nasal da conjuntiva ocular. 4. Xerose corneal: a córnea torna-se seca e perde o brilho, assumindo aspecto granular (reflexo luminoso difuso no lugar de puntiforme). 5. Ulceração da córnea: em decorrência da xerose há destruição do epitélio e estroma corneal com ou sem perfuração. 6. Queratomalácia: ulceração progressiva da córnea com destruição do globo ocular (cegueira irreversível).
  - Deficiência de vitamina B1 (tiamina): aparece em alguns grupos populacionais cujas dietas são baseadas em consumo exclusivo de arroz polido e farinha de trigo refinada. Há duas apresentações clínicas clássicas: a. Beribéri seco (polineuropatia com perda de massa muscular), úmido (edema, anorexia, fraqueza muscular, confusão mental e insuficiência cardíaca) ou infantil, que acomete crianças de 2 a 3 meses desnutridas ou amamentadas por mães carentes de tiamina (forma cardíaca e pseudomeningítica). b. Síndrome de Wernicke-Korsakoff: a forma aguda da deficiência. Trata-se de encefalopatia que evolui com oftalmoplegia, confusão, diminuição do nível de consciência e perda de memória.
  - Deficiência de vitamina B12: relacionada a dietas vegetarianas estritas ou a situações de má absorção crônica. As manifestações associadas à sua deficiência são: anemia megaloblástica, irritabilidade, glossite, diarreia, parestesias, transtornos psiquiátricos e neuropatia desmielinizante central e periférica.
  - Deficiência de vitamina C: tem início insidioso e dor intensa como característica importante, que faz com que a criança reaja com irritabilidade e choro à manipulação. Outros achados clínicos dessa deficiência são: hematomas subperiostais, micro e macrofraturas, tu-

mefações (hematomas) em superfícies cutâneas (joelhos e tornozelos) e nas junções condrocostais, rosário costal, pseudoparalisias e posições antálgicas (posição de batráquio, na qual os membros inferiores estão afastados da linha média, imóveis, em rotação externa, os joelhos semifletidos e as articulações coxofemorais semifletidas e em abdução), sangramentos em mucosas e no globo ocular, hematúria, febre (relacionada à presença dos hematomas), xerose conjuntival e ceratoconjuntivite.

- Deficiência de vitamina D: leva ao raquitismo carencial, que cursa com uma série de deformidades ósseas, como afilamento da calota craniana (craniotabes) e fontanela ampla, alargamento de epífises (alargamento de punhos, tornozelos e junções condrocostais, o que resulta no chamado rosário raquítico), arqueamento de ossos longos (*genu valgum* ou *genu varum*), fraturas patológicas, sulco de Harrison (que corresponde a uma depressão da caixa torácica na inserção do diafragma nas costelas), deformidades torácicas ("peito de pombo" ou "tórax em quilha"), atraso da erupção e alteração do esmalte dentário e baixa estatura. Além das alterações ósseas, o quadro é acompanhado de fraqueza muscular e hipotonia generalizada. A deficiência de vitamina D também está correlacionada com infecções de repetição, uma vez que a vitamina tem papel importante na imunidade.

- Deficiência de zinco: pode comprometer o crescimento, a função imunológica e o desenvolvimento neuropsicomotor. As lesões de pele variam de dermatite bolhosa pustular a dermatite acro-orificial, anorexia, distúrbios emocionais, infecções recorrentes e diarreia. A acrodermatite enteropática é doença autossômica recessiva rara e pode ser fatal se não tratada precocemente com doses elevadas de zinco

MEDIDAS ANTROPOMÉTRICAS

As medidas antropométricas devem ser aplicadas cuidadosamente, seguindo-se padronização, e os instrumentos utilizados para sua aferição devem ser calibrados com frequência, sendo as medidas mais utilizadas na faixa etária pediátrica peso, estatura, perímetro cefálico e circunferência abdominal.

Tendo em vista a padronização da aferição das medidas antropométricas, no Ministério da Saúde (MS) o Sistema de Vigilância Alimentar e Nutricional (Sisivan) publicou o material *Orientações para Coleta e Análise de Dados Antropométricos em Serviços de Saúde*[10].

A avaliação nutricional na criança hospitalizada tem como objetivos identificar as crianças em risco nutricional e carências específicas de macro e micronutrientes, diagnosticar o estado nutricional e definir a terapia nutricional. No momento da avaliação nutricional, deve-se obter o peso mais fidedigno. O peso atual pode não representar o peso real na presença de edema, desidratação, presença de tumores sólidos, visceromegalias volumosas, entre outras. Nesses casos, pode-se optar pelo peso usual ou peso mais recente anterior a essas alterações, informado pelos familiares. Mais detalhes podem ser vistos no *Guia Prático de Atualização*[11].

O Quadro 2 mostra os indicadores antropométricos utilizados de acordo com idade, padronizados pela OMS e seguidos pelo MS/SBP[2,7,10].

O MS e a SBP adotam as recomendações da OMS sobre o uso de curvas de referência na avaliação do estado nutricional. Assim, para crianças menores de 5 anos, recomenda-se a utilização da referência internacional da OMS lançada em 2006 e, para os com cinco anos ou mais e adolescentes, a referência lançada em 2007[7].

QUADRO 2 Indicadores antropométricos

Crianças de 0 a 5 anos incompletos	Crianças de 5 a 10 anos incompletos	Adolescentes (10 a 19 anos)
Peso para idade	Peso para idade	–
Peso para estatura	–	–
IMC para idade	IMC para idade	IMC para idade
Estatura para idade	Estatura para idade	Estatura para idade

O cálculo desses índices antropométricos pode ser facilitado e acompanhado pelos programas WHO Anthro (para avaliação de crianças menores de 5 anos)[12] e WHO Anthro Plus (para crianças de cinco anos ou mais e adolescentes)[13]. O passo a passo para o *download* e orientações para seu uso são descritos no guia prático de atualização publicado pelo Departamento de Nutrologia da SBP, em agosto de 2019, intitulado *Avaliação do Crescimento Infantil – Entendendo o WHO Anthro e o WHO Anthro Plus*[14].

Peso

O peso é a medida mais comumente realizada na avaliação nutricional. Lembrando que é uma observação isolada e tem valor relativo. Deve-se sempre valorizar a curva ponderal de forma longitudinal. A medida do peso deve ser feita com a criança despida ou, nas crianças maiores, com roupas leves. A balança, manual ou eletrônica, deve ser verificada e calibrada antes de se colocar a criança.

A aferição periódica da balança, por assistência técnica credenciada pelo Instituto Nacional de Metrologia, Normalização e Qualidade Industrial (INMETRO), é de extrema importância para a confiabilidade dos dados coletados.

Estatura

Para a correta interpretação da estatura, é importante a observação longitudinal da criança por determinado período (± 4 meses), a fim de calcular sua velocidade de crescimento e verificar se está seguindo um canal constante. Uma medida única dificilmente permitirá o diagnóstico correto.

Para a realização dessa medida, utilizam-se como instrumentos a régua antropométrica (em crianças de até 24 meses para medir o comprimento) e o antropômetro de madeira (para medir a altura) ou, na sua ausência, uma trena ou fita métrica, com divisões em milímetros, afixada à parede (observando-se que tal parede não tenha rodapé, o que provocaria erro na medição)[2,5,7]. Para fins de padronização com a OMS, crianças até dois anos devem ser medidas deitadas e, a partir dessa idade, em pé. Havendo obstáculos à técnica, para aquelas menores de dois anos, quando medidas em pé, deverá ser acrescido 0,7 cm ao resultado final e esse mesmo valor deverá ser subtraído para as maiores de dois anos quando medidas deitadas.

Para crianças na faixa etária de 2 a 12 anos com limitações físicas e naquelas com impossibilidade de medida adequada (pacientes críticos, acamados, em pós-operatório imediato), as medidas segmentares dos membros superiores e inferiores permitem estimar a estatura com a utilização das equações propostas por Stevenson[15]. As fórmulas empregadas para estimativa da estatura estão no Quadro 3.

As medidas de segmento utilizadas são (Figura 2):

- Comprimento superior do braço (CSB): distância do acrômio até a cabeça do rádio, medida com o membro superior fletido a 90°.
- Comprimento tibial (CT): distância da borda superomedial da tíbia até a borda

QUADRO 3 Fórmulas para estimativa de estatura em crianças de 2 a 12 anos com restrição física

Medida do segmento	Estatura estimada (cm)	Desvio-padrão (cm)
Comprimento superior do braço (CSB)	E = (4,35 x CSB) + 21,8	± 1,7
Comprimento tibial (CT)	E = (3,26 x CT) + 30,8	± 1,4
Comprimento a partir do joelho (CJ)	E = (2,69 x CJ) + 24,2	± 1,1

Fonte: SBP, 2021[2] e Stevenson, 1995[15].

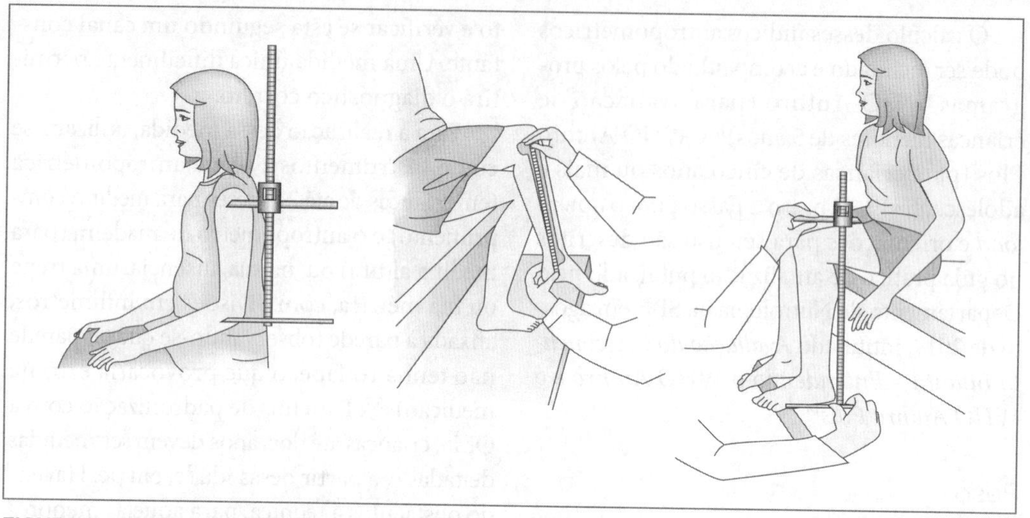

FIGURA 2 Esquema para medir os segmentos para avaliar estatura[2,15].

do maléolo medial inferior, feita com fita inextensível.

- Comprimento do membro inferior a partir do joelho (CJ): distância do joelho ao tornozelo.

Índice de massa corporal

Em todas as faixas etárias, pode-se avaliar o estado nutricional pelo índice de massa corpórea ou corporal (IMC), obtido pela equação: P (kg)/E² (m). Também está disponível nos programas WHO Anthro e WHO Anthro plus[6].

O IMC também pode ser utilizado para classificar o estado nutricional de crianças e adolescentes, no entanto, devem-se levar em consideração a idade e o sexo[2,5,7].

O IMC para a idade é recomendado internacionalmente no diagnóstico individual e coletivo dos distúrbios nutricionais, considerando-se que incorpora a informação da idade do indivíduo e foi validado como indicador de gordura corpórea total nos percentis superiores, além de proporcionar continuidade em relação ao indicador utilizado entre adultos. O cuidado principal que deve ser tomado refere-se ao fato de que o IMC avalia a "massa corporal" total em relação à estatura. Entretanto, ainda que raramente, algumas crianças e adolescentes podem ter essa massa elevada sem que seja gordura (edema, músculos hipertrofiados) ou reduzida sem que seja falta de gordura (p. ex., desidratação).

Circunferência abdominal

Reflete de maneira indireta a adiposidade central em crianças e adolescentes. Existem várias formas de aferição, e a mais empregada é a que utiliza o ponto médio entre a última costela fixa e a crista ilíaca superior (cintura natural), aproximadamente dois dedos acima da cicatriz umbilical (Figura 3). Estudos mostram que a circunferência abdominal (quando acima do percentil 90) tem boa correlação com o desenvolvimento de dislipidemia, hipertensão arterial e resistência insulínica, assim como a relação circunferência abdominal/estatura quando > 0,5. O referencial sugerido para avaliação da circunferência abdominal é o proposto por Freedman em 1999[2,5,7,16].

Circunferência de pescoço em adolescentes

Para a avaliação do risco cardiovascular, também é possível realizar a aferição da circunferência de pescoço a partir dos 10 anos de idade (Tabela 1).

Circunferência do braço

É representada pelo perímetro ocupado pelos tecidos ósseo e muscular acrescido do tecido adiposo. O instrumento a ser utilizado é a fita métrica inextensível (Figura 4).

Estadiamento puberal

Em adolescentes recomenda-se a avaliação do estadiamento puberal, de acordo com o proposto por Tanner. Em relação ao crescimento estatural, é importante considerar o desenvolvimento de mamas em meninas e o

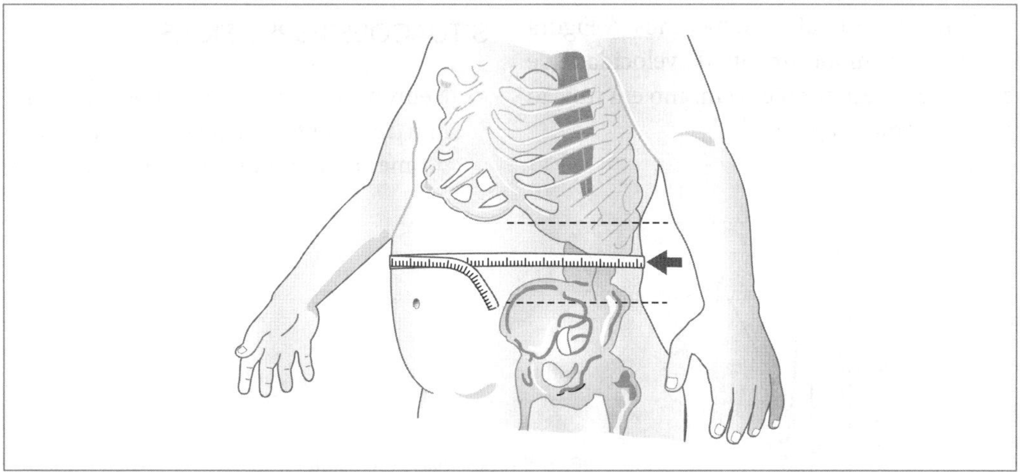

FIGURA 3 Medida da circunferência abdominal[2].

TABELA 1 Circunferência de pescoço em adolescentes

Sexo	Idade (anos)	Sobrepeso (cm)	Obesidade (cm)
Feminino	10 a 12	≥ 29,35	≥ 30,95
	13 a 15	≥ 31,25	≥ 32,60
	16 a 17	≥ 31,65	≥ 32,45
Masculino	10 a 12	≥ 29,65	≥ 30,20
	13 a 15	≥ 33,90	≥ 33,55
	16 a 17	≥ 36,45	≥ 38,45

Fonte: Ferretti, 2015[17].

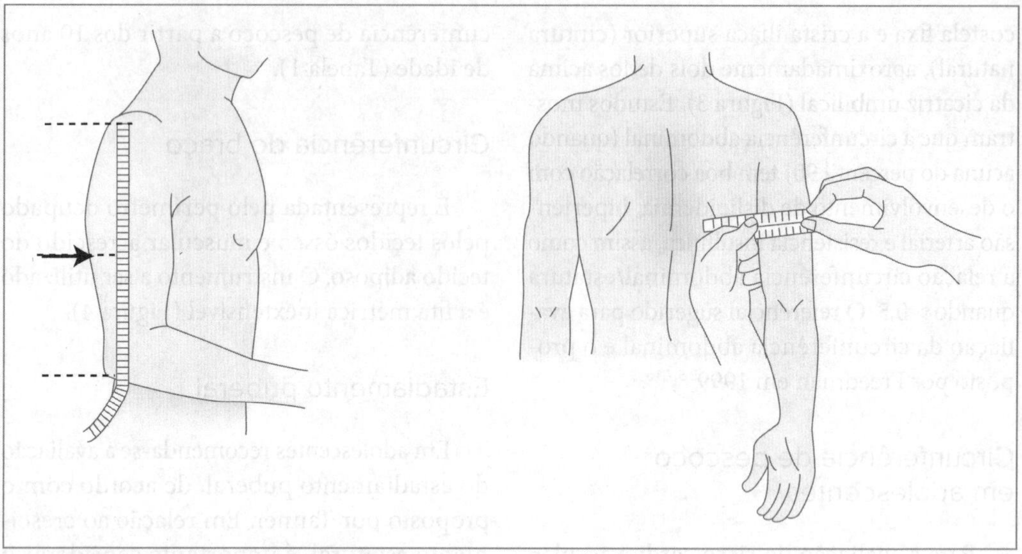

FIGURA 4 Medidas da circunferência braquial.
Fonte: Frisancho, 1981[18].

crescimento testicular em meninos. A Figura 5 ilustra o comportamento da velocidade de crescimento estatural em cm/ano em função do estadiamento puberal.

SITUAÇÕES ESPECÍFICAS

- Neuropata: as curvas de Brooks et al.[20] foram desenvolvidas segundo o grau de comprometimento motor da criança. A clas-

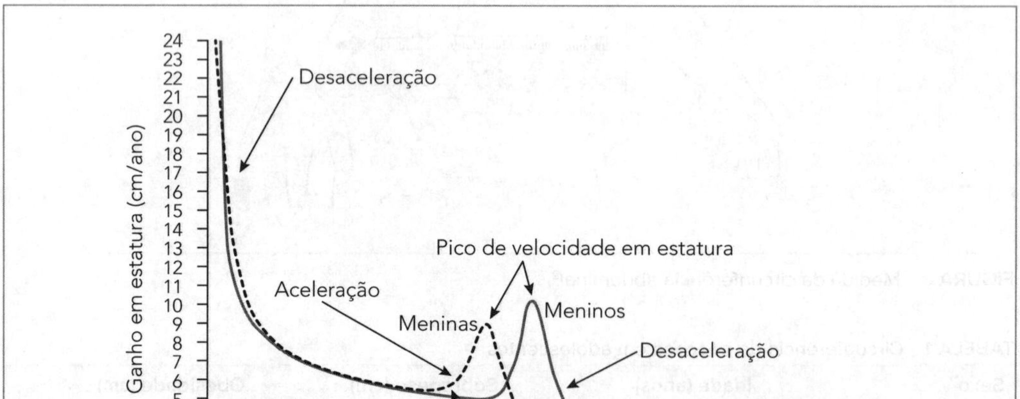

FIGURA 5 Comportamento da velocidade de crescimento estatural em cm/ano em função do estadiamento puberal.
Fonte: Tanner e Whitehouse, 1983[19].

sificação utilizada é a *Gross Motor Function Classification System* (GMFCS), que contém cinco subgrupos de acordo com o comprometimento motor, variando progressivamente do nível mais leve (I) até o mais grave (V). No item V de gravidade as curvas são divididas para crianças que recebem alimentação por via oral e por via enteral[20].

- Síndrome de Down: para crianças do sexo masculino e feminino de 0 a 36 meses estão disponíveis os gráficos de peso/idade, comprimento ou altura/idade, circunferência craniana e peso/estatura e para crianças de 2 a 20 anos, peso/idade, altura/idade e circunferência craniana[21].

REFERENCIAIS ANTROPOMÉTRICOS

Os pontos de corte para a avaliação do estado antropométrico de crianças e adolescentes segundo cada índice e a nomenclatura adotada para cada faixa de percentil ou escore z segundo a recomendação da OMS podem ser observados no Quadro 4.

CONCLUSÕES

Avaliar o estado nutricional de um paciente pediátrico é tarefa obrigatória de todo pediatra ou profissional de saúde que tem como objetivo analisar individualmente condutas clínicas e intervenção nutricional. Técnicas adequadas e bem treinadas facilitam a rotina. A informação nutricional correta, que abrange história clínica, antecedentes pessoais e familiares, verificação e análise de dados antropométricos, complementados pela avaliação da alimentação, suas condições de preparo, local, hábitos de vida e de refeições, permite um acompanhamento adequado do crescimento e desenvolvimento. Estabelecer uma rotina facilita a análise nutricional completa sem dificuldades.

QUADRO 4 Classificação do estado nutricional de crianças e adolescentes[12]

Valores críticos		Índices antropométricos						
		Crianças de 0 a 5 anos incompletos				Crianças de 5 a 10 anos incompletos		
		Peso para a idade	Peso para a estatura	IMC para a idade	Estatura para a idade	Peso para a idade	IMC para a idade	Estatura para a idade
< percentil 0,1	< escore z -3	Muito baixo peso para a idade	Magreza acentuada	Magreza acentuada	Muito baixa estatura para a idade	Muito baixo peso para a idade	Magreza acentuada	Muito baixa estatura para a idade
≥ percentil 0,1 e < percentil 3	≥ escore z -3 e < escore z -2	Baixo peso para a idade	Magreza	Magreza	Baixa estatura para a idade	Baixo peso para a idade	Magreza	Baixa estatura para a idade
≥ percentil 3 e < percentil 15	≥ escore z -2 e < escore z -1	Peso adequado para a idade	Eutrofia	Eutrofia	Estatura adequada para a idade	Peso adequado para a idade	Eutrofia	Estatura adequada para a idade
≥ percentil 15 e ≤ percentil 85	≥ escore z -1 e ≤ escore z +1		Risco de sobrepeso	Risco de sobrepeso			Sobrepeso	
> percentil 85 e ≤ percentil 97	> escore z +1 e ≤ escore z +2	Peso elevado para a idade	Sobrepeso	Sobrepeso		Peso elevado para a idade	Obesidade	
> percentil 97 e ≤ percentil 99,9	> escore z +2 e ≤ escore z +3		Obesidade	Obesidade			Obesidade grave	
> percentil 99,9	> escore z +3							

REFERÊNCIAS BIBLIOGRÁFICAS

1. Organização Mundial da Saúde (OMS). Publicações da OMS. 2010. Disponível em: https://www.who.int/eportuguese/publications/pt/ [acesso nov. 2021].
2. Sociedade Brasileira de Pediatria (SBP). Avaliação nutricional da criança ao adolescente – Manual de Orientação. Rio de Janeiro: Sociedade Brasileira de Pediatria; 2021. 112 p. Disponível em: https://www.sbp.com.br/fileadmin/user_upload/_22962e-ManAval_Nutricional_-_2Ed_Atualizada_SITE.pdf [acesso nov. 2021].
3. Oliveira EN, Nishimura LNS, Barbosa LG. A importância da avaliação nutricional em crianças internadas na enfermaria pediátrica em hospitais municipais de São Paulo. Rev Bras Nutr Clin. 2015;30(1):71-5.
4. Gambra-Arzoz M, Alonso-Cadenas JA, Jiménez-Legido M, López-Giménez MR, Martín-Rivada Á, de los Ángeles Martínez-Ibeas M, et al. Nutrition risk in hospitalized pediatric patients: higher complication rate and higher costs related to malnutrition. Nutr Clin Pract. 2020;35(1):157-63.
5. Weffort VRS, Ued FV. Avaliação nutricional. In: Weffort VRS, Lamounier JA. Nutrição em pediatria: da neonatologia à adolescência. 2. ed. Barueri: Manole; 2018.
6. Weffort VRS. Avaliação do estado nutricional. In: Tratado de pediatria. 4. ed. Barueri: Manole; 2017.
7. World Health Organization (WHO). Curvas de crescimento. Disponíveis em http://www.who.int/childgrowth/standards/en [acesso nov. 2021].
8. Frankenburg WK, Dodds J, Archer P, Shapiro H, Bresnick B. The Denver II: a major revision and restandardization of the Denver Developmental Screening Test. Pediatrics. 1992;89:91-7.
9. Sociedade Brasileira de Pediatria (SBP). Departamento de Nutrologia. Obesidade na Infância e Adolescência – Manual de Orientação. 3. ed. São Paulo: SBP; 2019. Disponível em: https://www.sbp.com.br/fileadmin/user_upload/Manual_de_Obesidade_-_3a_Ed_web_compressed.pdf [acesso nov. 2021].
10. Brasil. Ministério da Saúde. Secretaria de Atenção à Saúde. Departamento de Atenção Básica. Orientações para a coleta e análise de dados antropométricos em serviços de saúde: Norma Técnica do Sistema de Vigilância Alimentar e Nutricional–SISVAN. Brasília: Ministério da Saúde; 2011. Disponível em: http://bvsms.saude.gov.br/bvs/publicacoes/orientacoes_coleta_analise_dados_antropometricos.pdf [acesso nov. 2021].
11. Sociedade Brasileira de Pediatria (SBP). Departamento Científico de Nutrologia. Guia Prático de Atualização. Avaliação nutrológica da criança hospitalizada. Janeiro de 2017. Disponível em: https://www.sbp.com.br/fileadmin/user_upload/publicacoes/Nutrologia-AvalNutrol-Criana-Hospitalizada.pdf) [acesso nov. 2021].
12. World Health Organization (WHO). WHO Anthro Survey Analyser and other tools. Disponível em: https://www.who.int/tools/child-growth-standards/software [acesso nov. 2021].
13. World Health Organization (WHO). WHO AnthroPlus software. Disponível em: https://www.who.int/tools/growth-reference-data-for-5to19-years/application-tools [acesso nov. 2021].
14. Sociedade Brasileira de Pediatria (SBP). Departamento Científico de Nutrologia. Guia Prático de Atualização. Avaliação do crescimento infantil. Entendendo o WHO Anthro e o WHO Anthro Plus. Agosto de 2019. Disponível em: https://www.sbp.com.br/fileadmin/user_upload/22066E-GPA_-_Avaliacao_Crescimento_Infantil.pdf [acesso nov. 2021].
15. Stevenson RD. Use of segmental measures to estimate stature in children with cerebral palsy. Arch Pediatr Adolesc Med. 1995;149:658-62.
16. Freedman DS, Serdula MK, Srinivasan SR, Berenson GS. Relation of circumference and skinfold thicknesses to lipid and insulin concentrations in children and adolescents: the Bogalusa Heart Study. Am J Clin Nutr. 1999;69:308-17.
17. Ferretti RL, Cintra IP, Passos MAZ, de Moraes Ferrari GL, Fisberg M. Elevated neck circumference and associated factors in adolescents. BMC Public Health. 2015;15:208.
18. Frisancho AR. New norms of upper limb fat and muscle areas for assessment of nutritional status. Am J Clin Nutr. 1981;34:2540-5.
19. Tanner JM, Whitehouse R, Cameron N, Marshall W, Healy M, Goldstein H. Assessment of Skeletal Maturity and Prediction of Adult Height (TW2 Method). New York: Academic Press; 1983.
20. Brooks J, Day S, Shavelle R, Strauss D. Low weight, morbidity, and mortality in children with cerebral palsy: new clinical growth charts. Pediatrics. 2011;128:299-307. Disponível em: https://www.lifeexpectancy.org/articles/newgrowthcharts.shtml [acesso nov. 2021].
21. Centers for Disease Control and Prevention (CDC). Growth Charts for Children with Down Syndrome. Disponível em: https://www.cdc.gov/ncbddd/birthdefects/downsyndrome/growth-charts.html [acesso nov. 2021].

31

Leite humano – composição e vantagens para a criança, para a mãe e para a comunidade

Luciano Borges Santiago
Roberto Gomes Chaves
Joel Alves Lamounier

INTRODUÇÃO

Nos últimos anos, observou-se um aumento do conhecimento científico sobre a composição e a importância do leite humano para o crescimento e o desenvolvimento neurológico e cognitivo da criança e na prevenção de doenças no adulto. Considerando as vantagens nutricionais e imunológicas do leite humano, a Organização Mundial da Saúde (OMS) recomenda o aleitamento materno exclusivo até seis meses de vida como a melhor prática nutricional. A introdução de outros alimentos somente deve ser iniciada a partir do sexto mês, como recomendado na alimentação complementar adequada. Não há vantagens na introdução precoce nem tardia de outros alimentos, visto as reconhecidas vantagens e benefícios da amamentação[1-4].

A nutriz produz em média 500-1.000 mL/dia de leite, o que representa uma economia importante em gastos com a alimentação da criança, especialmente para famílias de baixo nível socioeconômico. Para a mãe, representa maior comodidade, atua como contraceptivo natural, leva ao emagrecimento mais rápido e reduz a incidência de câncer de mama e de útero. Para o lactente, o aleitamento materno proporciona maior vínculo entre mãe e filho, proteção contra doenças infecciosas, menor incidência de alergias e reduz morbidades e mortalidade. Porém, a decisão de amamentar é construída a partir das vivências da mãe e da relação com os conceitos e experiências de sua cultura e tradição, traduzidos em atitudes e opiniões concernentes à amamentação. Os esforços dos pediatras e outros profissionais mediante ações conduzidas pela Sociedade Brasileira de Pediatria (SBP), pelo Ministério da Saúde (MS) e pelo Fundo das Nações Unidas para a Infância (Unicef) têm resultado no aumento das taxas de amamentação. Assim, as mulheres são estimuladas para praticarem o aleitamento materno e são preparadas nas diversas etapas da maternidade desde o pré-natal, parto e acompanhamento do recém-nascido no ambulatório de pediatria[2-4].

Entretanto, na sociedade atual é necessário entender os vários papéis sociais da mulher e das vivências atuais da maternidade que, em geral, levam ao desmame precoce. Deste modo, a atuação e a responsabilidade dos profissionais de saúde na decisão materna de amamentar devem ter uma postura ética, em que haja domínio do conhecimento e sensibilidade de uma escuta realmente efetiva na identificação dos problemas e dificuldades alegados pelas mães. Neste contexto, devem-se considerar questões referentes ao preparo da mulher para amamentar com êxito e as orientações corretas do pediatra caso ela tenha alguma dificuldade[5].

O foco deste capítulo é nos conhecimentos da composição do leite humano e nas vantagens do aleitamento materno para a criança, a nutriz e para a sociedade de maneira geral. São reforçados os motivos pelos quais as mães devem amamentar e que precisam ser enfatizados na consulta pelo profissional de saúde no atendimento da gestante e da nutriz.

LACTAÇÃO

Anatomia e histologia da mama

As mamas são glândulas exócrinas túbulo-alveolares, com 15 a 20 unidades lactíferas envoltas por tecido conjuntivo, vasos sanguíneos e linfáticos. O leite é produzido em unidades lactíferas, denominadas alvéolos. Esses alvéolos são formados por pequenas glândulas secretoras, que se comunicam com a superfície através de um sistema de drenagem formado por canalículos e canais, denominados ductos lactíferos. Ao se aproximarem da superfície, os ductos dilatam-se formando as ampolas ou seios lactíferos – onde o leite é armazenado – que, por sua vez, vão abrir-se no mamilo, através dos poros mamilares. Tanto o mamilo como a aréola são profusamente inervados, fator importante no desencadeamento dos reflexos da descida do leite[6,7].

Processo hormonal da lactação e produção do leite

Durante a gravidez, as glândulas mamárias preparam-se para lactar, aumentando seu volume mediante a ação de hormônios, principalmente estrógeno e progesterona. No entanto, só após o nascimento, com a expulsão da placenta, cessa o efeito inibitório desses hormônios sobre a prolactina, que é o hormônio responsável pela produção do leite. O recém-nascido, ao sugar a mama, estimula as terminações nervosas do mamilo, enviando um estímulo à hipófise, cujo lobo posterior libera a ocitocina. Este hormônio atua sobre as células mioepiteliais que envolvem os alvéolos, provocando o reflexo da ejeção ou "descida" do leite. A ocitocina também é responsável pela contração do útero, acelerando sua involução e, portanto, diminuindo o sangramento pós-parto. Em decorrência dessas contrações, algumas mães queixam-se de cólicas durante as mamadas nos primeiros dias da lactação.

O leite materno é produzido pelos lactócitos e fica armazenado nos alvéolos, que nada mais são que um conjunto dessas células. A produção de leite é dinâmica e ocorre antes e durante a mamada. Conforme o leite é produzido pelos lactócitos, a gordura, em forma de "glóbulos", fica aderida na parede do alvéolo e umas às outras. No início da mamada, os glóbulos ainda estão presos à parede dos alvéolos. Conforme a mama esvazia, os glóbulos de gordura deslocam-se em direção aos ductos e então ao mamilo. Dessa forma, a gordura presente no leite se solta e, conforme o alvéolo fica menos distendido, os glóbulos se soltam e são transportados com mais facilidade. Assim, pode-se entender por que a gordura está em maior proporção ao final da mamada. Portanto, leite anterior e leite posterior devem ser entendidos como um único tipo de leite, uma vez que não existem dois tipos de leite, mas sim uma mudança gradual na composição durante a mamada. Estudos envolvendo várias mães com amostras do leite materno mostraram que a gordura do leite aumenta progressivamente ao longo da mamada[8-11].

O leite produzido pela mediação da prolactina acumula-se no intervalo das mamadas

– leite anterior – e corresponde a um terço do leite total produzido durante cada mamada e é mais diluído e com menor teor de gordura. Com o reflexo da ejeção, produzido pela ocitocina, ocorre a pressão das células mioepiteliais sobre as células lactíferas, o que provoca a ruptura de suas membranas. Assim, o conteúdo dessas células (gorduras) passa para os ductos, fazendo com que esse leite – leite posterior – seja mais rico em lipídios e apresente maior consistência, bem como maior teor de energia. Entretanto, não existem "dois tipos de leite". Apesar dessa crença comum, não existe um "momento mágico" em que o primeiro leite se transforma em leite posterior. À medida que o bebê mama, o aumento do teor de gordura é gradual, com o leite ficando cada vez mais gorduroso à medida que a mama é drenada mais completamente. Assim, o leite total consumido diariamente – não o leite posterior – determina o ganho de peso do bebê. Quer os bebês sejam amamentados com frequência por períodos mais curtos, quer sejam amamentados com horas de intervalo entre as mamadas e com mamadas mais longas, o consumo diário total de gordura não varia na verdade. Da mesma forma, o leite anterior nem sempre tem baixo teor de gordura. A razão para isso é que o teor de gordura do primeiro leite varia muito, dependendo do padrão de amamentação diária. Se o bebê mamar novamente logo após a última mamada, o primeiro leite daquela mamada pode ser mais gorduroso do que o último leite consumido em outras mamadas.

O primeiro ciclo da amamentação compreendido pela sucção $\Rightarrow$ medula $\Rightarrow$ hipófise anterior $\Rightarrow$ prolactina $\Rightarrow$ produção de leite é, principalmente, somático, isto é, ocorre em toda mulher. Portanto, é baixa a incidência de mulheres que, realmente, não são capazes de produzir leite em quantidade adequada. O segundo ciclo, sucção $\Rightarrow$ córtex $\Rightarrow$ hipófise posterior $\Rightarrow$ ocitocina $\Rightarrow$ reflexo de ejeção, é, basicamente, somatopsíquico. Os fatores emocionais – como a ansiedade ou a confiança, o desejo, as condições ambientais – podem facilitar ou inibir. Outros estímulos, como os visuais, auditivos e horário da mamada, influenciam nesse reflexo.

A maioria das mulheres tem condições biológicas para produzir leite suficiente para atender à demanda de seu filho. No entanto, uma queixa comum durante a amamentação é "pouco leite" ou "leite fraco". Muitas vezes, essa percepção é o reflexo da insegurança materna quanto à sua capacidade de nutrir plenamente seu bebê. Essa insegurança, com frequência reforçada por pessoas próximas, interpreta o choro do bebê e as mamadas frequentes (que fazem parte do comportamento normal em bebês pequenos) como sinais de fome. A ansiedade gerada na mãe e na família pode ser transmitida à criança, que responde com mais choro. A suplementação com outros leites muitas vezes alivia a tensão materna e essa tranquilidade é repassada ao bebê, que passa a chorar menos, vindo a reforçar a ideia de que a criança estava passando fome. Uma vez iniciada a suplementação, a criança passa a sugar menos o peito e, como consequência, há menor produção de leite, culminando com a interrupção da amamentação[12-16]. Assim, na consulta a queixa de "pouco leite" ou "leite fraco" deve ser valorizada e devidamente discutida com a mãe. Até a "descida do leite", que costuma ocorrer entre o terceiro ou quarto dia após o parto, a produção do leite se dá por ação de hormônios e ocorre mesmo que a criança não esteja sugando. A partir de então, a produção do leite depende basicamente do esvaziamento da mama, assim, o número de vezes que a criança mama ao dia e sua capacidade de esvaziar com eficiência a mama é que determinam a quantidade de leite produzido.

O volume de leite produzido na lactação já estabelecida varia de acordo com a demanda da criança. O bebê dá sinais quando há insuficiência de leite, como não ficar saciado após as mamadas, chorar muito, querer mamar com frequência e ficar muito tempo no peito nas mamadas. O número de vezes que a criança urina ao dia (menos que 6 a 8) e evacuações infrequentes, com fezes em pequena quantidade, secas e duras, são indicativos indiretos de pouco volume de leite ingerido. Porém, o melhor indicativo de que a criança não está recebendo volume adequado de leite é a constatação, por meio do acompanhamento de seu crescimento, pela falta de ganho de peso adequado para a idade. Qualquer fator materno ou da criança que limite o esvaziamento das mamas pode causar diminuição na produção do leite. A má pega é a principal causa de remoção ineficiente do leite. Outros fatores são as mamadas infrequentes e/ou curtas, amamentação com horários preestabelecidos, ausência de mamadas noturnas, ingurgitamento mamário, uso de complementos e uso de chupetas e protetores de mamilo.

Situações menos frequentes associadas à sucção ineficiente do bebê podem ser lábio/palato leporino, freio da língua curto, micrognatia, macroglossia, uso de medicamentos pela mãe ou pela criança que deixe a criança sonolenta ou que reduza a produção de leite (bromocriptina, cabergolina, estrogênios, progestogênios, pseudoefedrina e, em menor grau, álcool e nicotina), asfixia neonatal, prematuridade, síndrome de Down, hipotireoidismo, disfunção neuromuscular, doenças do sistema nervoso central, padrão de sucção anormal, problemas anatômicos da mama (mamilos muito grandes, invertidos ou muito planos), doenças maternas (infecção, hipotireoidismo, diabetes não tratada, síndrome de Sheehan, tumor hipofisário, doença mental), retenção de restos placentários, fadiga materna, distúrbios emocionais, uso de medicamentos que provocam diminuição da síntese do leite, restrição dietética importante (perda de peso maior que 500 g por semana), redução cirúrgica das mamas, fumo e gravidez são possíveis determinantes de baixa produção de leite. Portanto, é fundamental durante a anamnese obter uma história detalhada e observação cuidadosa das mamadas para descartar tais problemas[4-6].

Para aumentar a produção de leite, as seguintes medidas são úteis:

- Melhorar o posicionamento e a pega do bebê, quando não adequados.
- Aumentar a frequência das mamadas.
- Oferecer as duas mamas em cada mamada.
- Massagear a mama durante as mamadas ou ordenha.
- Dar tempo para o bebê esvaziar bem as mamas.
- Trocar de mama várias vezes em uma mamada se a criança estiver sonolenta ou se não sugar vigorosamente.
- Após a mamada, ordenhar o leite residual.
- Evitar o uso de mamadeiras, chupetas e protetores (intermediários) de mamilos.
- Consumir dieta balanceada.
- Ingerir líquidos em quantidade suficiente, mas lembrar que líquidos em excesso não aumentam a produção de leite e podem até diminuir.
- Repousar, sempre que possível.

Galactogogos

Embora haja controvérsias sobre uso de medicamentos para o estímulo da lactação, o profissional de saúde, em casos selecionados e quando as medidas não produziram o efeito desejado, pode indicar algum medicamento. As situações incluem criança adotada, relactação em mãe de bebê prematuro ou mãe em ordenha de leite. Os medicamentos mais utilizados são: domperidona (10 a 20 mg, 3 a 4 vezes ao dia, por 3 a 8 semanas) e metoclopramida (10 mg, 3 vezes ao dia, por 1 ou 2 semanas). A domperidona tem a vantagem de não atravessar a barreira hematoencefálica, o que a torna mais segura do que a metoclopramida, com menos efeitos colaterais[16-18].

COMPOSIÇÃO DO LEITE HUMANO

A partir do segundo trimestre da gestação, a glândula mamária da mulher tem atividade suficiente para produzir leite, que, nessa fase e até os primeiros dias após o parto, é denominado colostro. Inicialmente branco amarelado e bem espesso, torna-se, ao final da gravidez, mais fluido e, após o parto, mais abundante. Geralmente entre o segundo e quarto dias do puerpério, tem início a produção do leite, às vezes excessiva, assinalada pelo ingurgitamento dos seios. O colostro evolui para leite de transição e leite maduro entre 3 e 14 dias após o nascimento.

A composição do leite humano muda de acordo com as necessidades do crescimento da criança e tem como principais componentes: água, proteínas, carboidratos, gorduras, vitaminas e minerais, oligossacarídeos, hormônios, anticorpos, células imunológicas e cerca de 800 tipos de bactérias (Figura 1).

A composição do leite humano é muito dinâmica e ajustada às necessidades do bebê a cada mamada. Podem ocorrer variações na cor e no aspecto do leite e a composição muda conforme o período do dia, a fase de lactação, a idade do lactente, a idade gestacional, a idade materna, a dieta materna, a condição nutricional e de saúde tanto da mãe quanto do bebê, em uma única mamada, de uma mamada para outra. Além disso, é importante considerar o fortalecimento do vínculo entre mãe e filho, o contato pele a pele, olho no olho e a troca física e emocional proporcionada pela amamentação[2-5].

O colostro difere do leite maduro em sua composição, principalmente nos seguintes aspectos: contém o dobro de proteínas, mais albumina e globulina; menor conteúdo de lactose e gordura; maior concentração de sais minerais, fatores de crescimento e fatores imunológicos, principalmente a imunoglobulina A secretora (IgAs). A IgAs tem grande importância na formação de uma barreira na mucosa gastrointestinal que impede a penetração de microrganismos. Isso é muito importante para proteção, pois a maioria das infecções ocorre nas mucosas e a produção de IgAs, nos recém-nascidos, é muito lenta. A Tabela 1 ilustra alguns componentes do colostro e leite maduro. A Tabela 2 ilustra a composição entre colostro e leite maduro de acordo com a idade gestacional.

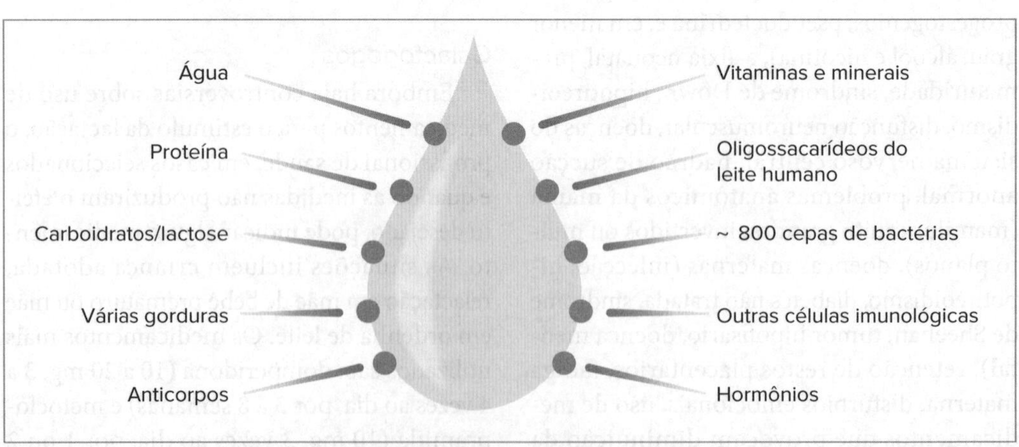

FIGURA 1 Principais componentes do leite humano.

TABELA 1 Composição nutricional do colostro e leite humano[3,19,20]

Componente	Colostro	Leite de transição	Leite maduro
Água (g/dL)	87,2	86,4	87,6
Energia (kcal/dia)	58	74	71
Proteína (g/dL)	2,7	1,6	1,6
Gordura (g/dL)	2,3	3,2	3,4
Lactose (g/dL)	5,3	6,6	7
Sódio (mEq/L)	21	13	7
Ferro (mg/dL)	0,09	0,04	0,10
Zinco (mg/dL)	0,70	0,40	0,30
Vitamina A (mcg/dL)	161	88	53
Carotenoides (mcg/dL)	137	38	27
Tiamina – B1 (mcg/dL)	1,9	5,9	16
Vitamina C (mg/dL)	7,2	7,1	4,3
Vitamina E (mg/dL)	1,50	0,68	0,46

TABELA 2 Composição do colostro e leite maduro de acordo com a idade gestacional[3]

Colostro		
Nutriente	**A termo**	**Pré-termo**
Calorias (kcal/dL)	48	58
Lipídios (g/dL)	1,8	3
Proteínas (g/dL)	1,9	2,1
Lactose (g/dL)	5,1	5
Maduro		
Nutriente	**A termo**	**Pré-termo**
Calorias (kcal/dL)	62	70
Lipídios (g/dL)	3	4,1
Proteínas (g/dL)	1,3	1,4
Lactose (g/dL)	6,5	6

As proteínas do leite humano são, na sua estrutura química e na qualidade, diferentes das do leite de vaca (Tabela 3). O conteúdo proteico do leite humano é de 80% de lactoalbumina e 20% de caseína, ao passo que, no leite de vaca, essa proporção é inversa. Nos substitutos do leite humano, essa relação varia de 18/82 a 60/40. A baixa concentração de caseína no leite humano resulta na formação de coalho gástrico mais leve, com flóculos de mais fácil digestão e com reduzido tempo de esvaziamento gástrico.

TABELA 3 Composição do leite humano e leite de vaca[3]

Leite humano	
Nutriente	**Quantidade**
Água (%)	87
Calorias (kcal/100 mL)	67
Proteínas (g/100 mL)	0,9 a 1,5
Gorduras (g/100 mL)	3,8
Lactose (g/100 mL)	7
Caseína (%)	40
Proteínas do soro (%)	60
Cálcio (mg/L)	240 a 280
Fósforo (mg/L)	100 a 140
Leite de vaca	
Nutriente	**Quantidade**
Água (%)	
Calorias (kcal/100 mL)	65
Proteínas (g/100 mL)	3,4
Gorduras (g/100 mL)	3,7
Lactose (g/100 mL)	4,6
Caseína (%)	80
Proteínas do soro (%)	20
Cálcio (mg/L)	1.130 a 1.200
Fósforo (mg/L)	950

Comparado ao leite de vaca, o leite humano contém concentrações maiores de aminoácidos essenciais de alto valor biológico, dentre os quais a cistina e a taurina, que são fundamentais ao crescimento do sistema nervoso central. Isso é particularmente importante para o prematuro, que não consegue sintetizá-los a partir de outros aminoácidos, por deficiência enzimática. A betalactoglobulina, proteína do soro do leite bovino, inexistente no leite humano, quando ingerida pela mãe pode passar pelo seu leite e provocar resposta antigênica no lactente.

A lactose, açúcar encontrado apenas em leites, é o principal carboidrato do leite humano, em que também estão presentes pequenas quantidades de galactose, frutose e outros oligossacarídeos. A concentração de lactose é de 4% no colostro e de até 7% no leite maduro. A lactose parece ser um nutriente específico da infância, pois a enzima lactase, responsável pelo seu desdobramento para a absorção, presente ao nascimento nos mamíferos, vai perdendo sua atividade após o desmame e, na espécie humana, várias raças apresentam baixa ou nula atividade enzimática após a infância. A lactose facilita a absorção de cálcio e ferro e promove a colonização intestinal com *Lactobacillus bifidus*.

As gorduras fornecem cerca de 50% das calorias do leite materno e do leite de vaca. O teor de 4 a 4,5 g/100 mL permanece relativamente estável durante a lactação, embora com variações tanto no conteúdo total de lipídios quanto na composição de ácidos graxos, que também apresentam, ainda, flutuações circadianas. Às vezes, ocorrem variações em uma mesma mamada. O leite materno é rico em ácidos graxos insaturados de cadeia longa, importantes para o desenvolvimento e mielinização do cérebro[2-5].

A concentração de ácido linoleico e de outras gorduras poli-insaturadas é influenciada não somente pela dieta, mas também pelo estado nutricional materno. Os ácidos araquidônico e linoleico, gorduras poli-insaturadas de cadeia longa (LCPUFAS), são importantes na síntese de prostaglandinas e estão presentes em maiores concentrações no leite humano do que no leite de vaca. Os ácidos linoleico e alfalinolênico sofrem processos de dessaturação e elongação sob ação de enzimas e formam o ARA (ácido araquidônico ou ômega-6). O mesmo processo enzimático leva à formação do DHA (ácido docosa-hexaenoico ou ômega-3)[19,20].

IMUNOLOGIA E PROTEÇÃO DO LEITE HUMANO

O colostro e o leite humano contêm linfócitos T e B, monócitos, macrófagos, neutrófilos e células epiteliais. Os macrófagos são as principais células – que podem chegar 95% do total de células. Na fase inicial do colostro, observa-se alta concentração celular. Os linfócitos T de memória "ativados", contidos no leite humano, são os principais estimuladores do sistema imunológico do recém-nascido e do lactente, mediando sua imunidade – sistema imunorreativo. O desenvolvimento do sistema imunológico ainda é incompleto e pouca informação tem sido armazenada em sua memória imunológica, o que os torna particularmente suscetíveis a infecções.

Na mulher lactante, o mecanismo denominado sistema enteromamário ou broncomamário ocorre quando os patógenos (bactérias) entram em contato com as mucosas do intestino ou do aparelho respiratório e são fagocitados pelos macrófagos. Isso desencadeia uma ação estimulante nos linfócitos T, promovendo a diferenciação dos linfócitos B produtores de IgA. Os linfócitos migram para a glândula mamária e amadurecem com a mediação de citocinas, tornando-se plasmócitos, que passam a produzir uma glicoproteína, a peça secretora, que é acoplada a duas moléculas de IgA, formando a IgAs. Esta é responsável por função importante e específica de proteção pelo leite humano.

A passagem de células íntegras do colostro humano através da mucosa gastrointestinal do recém-nascido prematuro de macaco babuíno já foi demonstrada em estudo de Jain et al. As células foram detectadas no baço, fígado e medula óssea dos macacos, sugerindo passagem do tubo gastrointestinal para a circulação sanguínea. Os recém-nascidos humanos, a termo ou pré-termo, nascem com uma deficiência peculiar ou janela imunológica e essa passagem de componentes imunologicamente ativos do colostro para a corrente sanguínea tende a torná-los imunocompetentes. Assim, compreende-se melhor a importância e a especificidade do leite humano na sobrevivência e desenvolvimento do homem em toda a sua história.

As deficiências humorais e celulares conferem aos recém-nascidos, a termo e pré-termo, uma "janela" imunológica que parece, assim, adequar-se à necessária transferência da maturidade dos componentes imunológicos e imunomoduladores do colostro e leite humano no início da vida pós-natal. Suplementos alimentares oferecidos à criança nos primeiros dias interferem nesse mecanismo protetor.

MICROBIOMA E OLIGOSSACARÍDEOS DO LEITE HUMANO

O aleitamento materno é de extrema importância para a formação e o aumento da microbiota intestinal do recém-nascido. Através do leite se inicia o desenvolvimento do sistema imunológico, de extrema importância para a proteção do lactente contra infecções e alergias. Pelo leite humano o recém-nascido adquire microrganismos favoráveis para o surgimento de colônias intestinais e forma a microbiota[21-23]. O microbioma é considerado todo *habitat* que inclui microrganismos, genes e condições ambientais. O feto, a placenta e o líquido amniótico não são estéreis e a aquisição e colonização do trato gastrointestinal se iniciam no meio intrauterino. O ácido siálico é um componente estrutural do cérebro e faz parte da estrutura de oligossacarídeo do leite humano. É descrita uma comunicação bidirecional do eixo cérebro-intestino-microbiota intestinal pela conexão entre microbioma intestinal e desenvolvimento cerebral do lactente. Fatores que influenciam a colonização da microbiota do lactente estão ilustrados no Quadro 1. Os fatores bioativos do leite humano estão no Quadro 2.

Os oligossacarídeos são compostos formados pela união de dois a até 10 monossacarídeos por ligações glicosídicas. Encontrados no leite humano: fruto-oligossacarídeos (FOS) e galacto-oligossacarídeos (GOS) não são produzidos pelo organismo humano. O colostro contém 2,2 g/dL e o leite maduro, 1,2 g/dL. Não há absorção intestinal e metabolismo desses oligossacarídeos. Na luz intestinal, promovem o crescimento das bifidobactérias, redução de bactérias "prejudiciais" e prevenção da constipação intestinal. Os oligossacarídeos não são fontes de nutrição para recém-nascidos, mas servem como substrato para bifidobactérias que reduzem a incidência de enterocolite e infecção por rotavírus. Cogita-se que essa ação seja por efeito direto ou interação com outras bactérias que modulam a resposta imunológica do lactente[24-27].

Os oligossacarídeos do leite humano são carboidratos complexos abundantes no leite materno. Não são utilizados como fontes de energia para o lactente. São essenciais para orientar e organizar um microbioma intestinal saudável dominado por micróbios benéficos do intestino, como as bifidobactérias.

- Oligossacarídeos do leite humano são compostos de diversas estruturas neutras ou ácidas e de algumas formas sialiladas ou fucosiladas.

QUADRO 1 Fatores que influenciam a colonização da microbiota intestinal do lactente[22]

Antes do nascimento	Durante o nascimento	Após o nascimento
▪ Meio intrauterino ▪ Exposição materna a estresse, tabagismo, uso de antibióticos ▪ Tempo de gestação (termo ou pré-termo)	▪ Tipo de parto (cesárea ou normal) ▪ Meio ambiente no momento do nascimento ▪ Contato com a mãe ou equipe que conduz o parto	▪ Aleitamento materno ou fórmula ▪ Amamentação ou complementação alimentar ▪ Antibioticoterapia ▪ Ambiente rural x urbano ▪ Estrutura domiciliar (contato com a mãe ou outros membros da família, incluindo irmãos e parentes próximos)

QUADRO 2 Fatores bioativos no leite humano[19,20]

Fatores bioativos presentes no leite materno	Ações	Fatores bioativos presentes no leite materno	Ações
IgA secretora	Ação anti-infecciosa envolvendo antígenos específicos	Enzimas Acetil-hidrolase Glutationa peroxidase	Bloqueia a ação do fator ativador de plaquetas Previne a oxidação lipídica
Lisozima	Lise bacteriana, imunomodulação	Fatores de crescimento Fator de crescimento epidérmico Fator de crescimento de transformação Fator de crescimento neural	Reparo do epitélio intestinal Crescimento da célula intestinal Promove o crescimento do nervo
Caseína	Antiadesividade bacteriana, flora bacteriana		
Oligossacarídeos	Impede a adesão de bactérias patogênicas à mucosa intestinal	Glutamina	Favorece o crescimento de epitélio intestinal
Nucleotídeos	Estimulam a resposta imune, promovem crescimento da mucosa	Lipídios	Propriedades anti-infecciosas
Vitaminas A, C e E	Antioxidantes		

Fonte: *American Academy of Pediatrics*, 2004.

- São encontrados mais de 200 oligossacarídeos.
- Fornecem substrato para microbiota (*Bifidobacterium longum infantis*).
- *B. infantis* faz parte do leite humano, embora não seja produzido pela mama.
- Estimulam as células intestinais a produzir proteínas que formam uma barreira no intestino.
- Ação de modular o sistema imunológico.
- Protegem o lactente contra infecções patogênicas e facilitam o estabelecimento da microbiota intestinal.
- Promovem o desenvolvimento do intestino e estimulam a maturação imunológica.
- Liberam metabólitos que nutrem a célula intestinal.
- Têm relação com o desenvolvimento cerebral.

BENEFÍCIOS DO ALEITAMENTO MATERNO

Inúmeras são as vantagens do aleitamento materno para a criança, a mãe e a sociedade em geral. Para a criança, as vantagens nutricionais, emocionais, de desenvolvimento e crescimento, e desenvolvimento imunológico. Para as famílias, os aspectos econômicos e sociais, com o custo de compra de substitutos do leite humano pela família, menor geração de resíduos com embalagens e menor contaminação ambiental. A Figura 2 ilustra as vantagens e os benefícios do aleitamento materno. Outro aspecto importante é a proteção propiciada pelo leite humano contra doenças na criança e na mãe[28-30].

Os Quadros 3 e 4 ilustram as principais doenças evitadas pela amamentação na criança e na mãe.

Algumas contraindicações temporárias ou permanentes ao aleitamento materno podem ocorrer e o profissional de saúde deve conhecer e saber orientar as mães. A Figura 3 ilustra as contraindicações do aleitamento materno. O uso de drogas ilícitas imediatamente antes do parto ou durante o aleitamen-

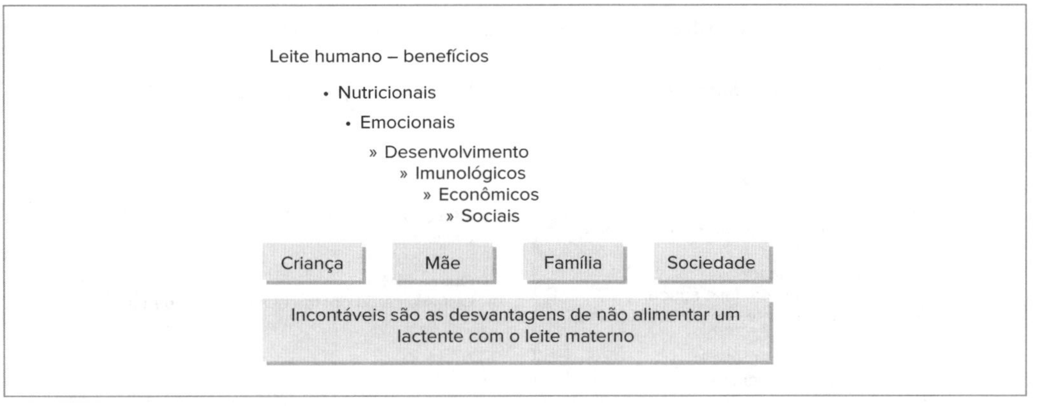

FIGURA 2 Benefícios do aleitamento materno.

QUADRO 3 Redução do risco de doenças na criança pelo aleitamento materno[2]

Condição	Tempo de aleitamento materno	Efeito
	Curto prazo	
Otite média	Exclusivo ≥ 3 ou 6 meses	↓ 50%
Infecção de vias aéreas superiores	Exclusivo > 6 meses	↓ 63%
Infecção de vias aéreas inferiores	Exclusivo ≥ 4 meses	↓ 72%
Bronquiolite	Total > 4 meses	↓ 74%
Gastroenterites	Qualquer modalidade	↓ 64%
Morte súbita	Total > 1 mês	↓ 36%
	Longo prazo	
Asma	Total ≥ 3	↓ 26%
Asma atópica	Total ≥ 3	↓ 40%
Dermatite atópica	Exclusivo ≥ 3 meses	↓ 21%
Doença celíaca	Total > 2 meses (exp. glúten)	↓ 52%
Diabete melito tipo 1	Exclusivo > 3 meses	↓ 30%
Doença inflamatória intestinal	Qualquer modalidade	↓ 31%
Leucemia linfoide aguda	Total > 6 meses	↓ 20%

QUADRO 4 Benefícios para a saúde da mulher e duração da amamentação[2]

Condição	Tempo de aleitamento materno	Efeito
	Curto prazo	
Ganho de peso	Exclusivo > 6 meses	↓ 1,4 kg
Diabete melito tipo 2	Para cada ano de aleitamento	↓ 4-12%
Hipertensão arterial	12 a 24 meses	↓ 11%
Dislipidemia	12 a 24 meses	↓ 19%
Doença cardiovascular	12 a 24 meses	↓ 26%
Câncer de ovário	> 12 meses	↓ 28%

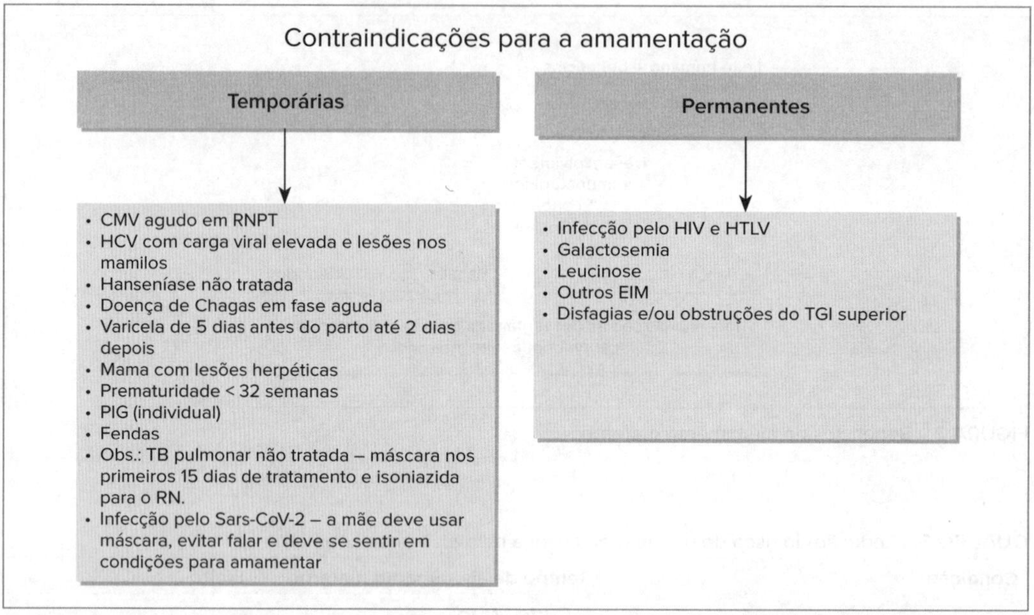

FIGURA 3 Contraindicações à amamentação.

Legenda: CMV: infecção pelo citomegalovírus; EIM: erros inatos do metabolismo; HCV: hepatite C viral; HIV: vírus da imunodeficiência humana; HTLV: vírus linfotrópico da célula humana; PIG: pequeno para a idade gestacional; RN: recém-nascido; RNPT: recém-nascido pré-termo; TB: tuberculose; TGI: trato gastrointestinal.

to materno podem ser fatores que contraindicam amamentação. No Quadro 5 estão ilustradas as orientações ao profissional de saúde em relação ao uso de drogas ilícitas e álcool durante a amamentação.

CONCLUSÕES

O leite materno é o alimento adequado para a criança, tanto do ponto de vista nutritivo e imunológico quanto no plano psicológico, pois além de favorecer o vínculo entre mãe e filho, oferece os nutrientes de que a criança necessita para iniciar uma vida saudável[29]. Durante a gravidez, a mulher deve receber orientações sobre alimentação e outros cuidados. O estado nutricional adequado da gestante, o bom controle de peso e a suplementação com vitaminas, minerais e ácido fólico são fundamentais. Prevenir malformações, anemia e proporcionar bom aporte de ferro, bem como de ácidos graxos ômega 3 e

QUADRO 5 Drogas ilícitas, álcool e amamentação[13]

Droga	Recomendação de suspender o aleitamento
Maconha	24 horas
Anfetamina e *ecstasy*	24-36 horas
Cocaína, *crack*	24 horas
Maconha	24 horas
Heroína e morfina	24 horas
LSD	48 horas
Barbitúrico	48 horas
Fenciclidina	1-2 semanas
Etanol	2-3 horas por dose ou até a mãe estar sóbria

LSD: ácido lisérgico.

6, juntamente com outros procedimentos, favorecem o desenvolvimento fetal adequado. Assim, o período compreendido entre a gestação e os dois anos de idade do lactente, referido como "mil dias", é o período de crescimento cerebral e de desenvolvimento rápidos do lactente. Neste contexto, é fundamental o entrosamento entre o pediatra e o obstetra, com troca de informações que contribuam para esse momento na vida do ser humano. A boa nutrição intrauterina e no período extrauterino fazem parte da puericultura, que se inicia já no preparo da mulher para a gestação.

REFERÊNCIAS BIBLIOGRÁFICAS

1. Sociedade Brasileira de Pediatria. Tratado de pediatria. 5. ed. Barueri: Manole; 2022. p.3200.
2. Section on Breastfeeding. Breastfeeding and the use of human milk. Pediatrics. 2012;129(3):e827-41.
3. Santiago LB. Manual de aleitamento materno. Sociedade Brasileira de Pediatria. Barueri: Manole; 2013.
4. Ministério da Saúde. Saúde da Criança. Aleitamento Materno e Alimentação Complementar. Ministério da Saúde. Secretaria de Atenção à Saúde Departamento de Atenção Básica. Disponível em: https://bvsms.saude.gov.br/bvs/publicacoes/saude_crianca_aleitamento_materno_cab23.pdf [acesso nov. 2021].
5. Amamentação. São Paulo: Federação Brasileira das Associações de Ginecologia e Obstetrícia (FEBRASGO), 2018. (Série Orientações e Recomendações FEBRASGO, n. 6, Comissão Nacional Especializada em Aleitamento Materno).
6. Ramsay DT, Kent JC, Hartmann RA, Hartmann PE. Anatomy of the lactating human breast redefined with ultrasound imaging. J Anat. 2005;206(6):525-34.
7. Órfão A, Gouveia C. Apontamentos de anatomia e fisiologia da lactação. Dossier: aleitamento materno. Rev Port Clin Geral. 2009;25:347-54.
8. Weffort RS, Lamounier JA. Nutrição em Pediatria: da neonatologia ä adolescência. 2ª ed., 2017, Manole, Barueri.
9. Kent JC, Mitoulas LR, Cregan MD, Ramsay DT, Doherty DA, Hartmann PE. Volume and frequency of breastfeeding and fat content of breastmilk throughout the day. Pediatrics. 2006;17(6):387-95.
10. Willy K, Judith K, Peter C. Longitudinal changes of human milk nutrient content in the first 6 months of lactation. World J Nutr Health. 2020;8(1):1-6.
11. Mhorbacher N. Breastfeeding Answers, Second Edition 2020. Disponível em: http://www.nancymohrbacher.com/articles/2020/5/3/breastfeeding-answers-second-edition ácesso out. 2021].
12. World Health Organization (WHO). Guideline: protecting, promoting and supporting breastfeeding in facilities providing maternity and newborn services. World Health Organization; 2017. Disponível em: https://apps.who.int/nutrition/publications/guidelines/breastfeeding-facilities-maternity-newborn/en/index.html [acesso out. 2021].
13. Sociedade Brasileira de Pediatria (SBP). Amamentação: A base da vida. Documento Científico Departamento Científico de Aleitamento Materno. Agosto de 2018. Disponível em: https://www.sbp.com.br/fileadmin/user_upload/_21162c-DC_-_Amamentacao_-_A_base_da_vida.pdf [acesso out. 2021].
14. 14. Breastfeeding and the use of human milk. The Academy of Breastfeeding Medicine, 2008. Pediatrics. 2012;129 e-827.
15. Saarela T, Kokkonen J, Koivisto M. Macronutrient and energy contents of human milk fractions during the first six months of lactation. Acta Paediatrica. 2005;94(9):1176-81.
16. Giugliani ERJ. Problemas comuns na lactação e seu manejo. J Pediatr (Rio J). 2004; 80(5):s147-s154.
17. The Academy of Breastfeeding Medicine Protocol Committee. ABM Clinical Protocol #9: Use of galactogogues in initiating or augmenting the rate of maternal milk secretion (First Revision January 2011). Breastfeeding Med. 2011;6(1):41-9.
18. Chaves RG, Lamounier JA, Santiago LB, Vieira GO. Uso de galactagogos na prática clínica para o manejo do aleitamento materno. Rev Med Min Ger. 2008;4(supl 1):S146-153.
19. Gartner LM, Morton J, Lawrence RA, Naylor AJ, O'Hare D, Schanler RJ, et al. American Academy of Pediatrics Section on Breastfeeding. Breastfeeding and the use of human milk. Pediatrics. 2005;115(2):496-506.
20. Olivia Ballard JD, Morrow AL. Human milk composition: nutrients and bioactive factors. Pediatr Clin North Am. 2013;60(1):49-74.

21. Santos MPMC, Pereira TG, Freitas MTS. A influência do leite materno na microbiota intestinal do recém-nascido. Braz J Develop. 2020;6(11):2020:
22. Muniaka PM, Khafipour E, Ghia JE. External influence of Early childhood establishment of gut microbiotic and subsequent health implications. Front. Pediatr. 2014;9;2:109.
23. Musilova S, Rada V, Vlkova E, Bunesova V. Beneficial effects of human milk oligosaccharides on gut microbiota. Benef Microbes. 2014;5(3):273-83.
24. Nyangahu DD, Jaspan HB. Influence of maternal microbiota during pregnancy on infant immunity. Clin Exper Immunol. 2019;198(1):47-56.
25. Donovana SM, Comstockb SS. Os oligossacarídeos do leite humano influenciam a imunidade da mucosa e sistêmica dos neonatos. Ann Nutr Metab. 2016;69(suppl 2):42-51.
26. Bode L, Krenn EJ. Structure-function relationships of human milk oligosaccharides. Adv Nutr. 2012;3(3):383S-391S.
27. Autran CA, Kellman BP, Kim JH, Asztalos E, Blood AB, Spence ECH, et al. Human milk oligosaccharide composition predicts risk of necrotising enterocolitis in preterm infants. Gut. 2018;67(6):1064-70.
28. Mosca F, Gianni ML. Human milk: composition and health benefits. Med Surg Pediatr. 2017;39:155.
29. Sousa FLL, Alves RSS, Leite AC, Silva MPB, Veras CA, Santos RCA, et al. Benefícios do aleitamento materno para a mulher e o recém-nascido. Res Soc Develop. 2021;10(2):e12710211208.
30. Roussos A. Aleitamento materno exclusivo na prevenção de doenças crônicas não transmissíveis [trabalho de conclusão de curso]. Rio de Janeiro: Centro Universitário IBMR. Laureate International Universities. Curso de Nutrição; 2017.

Semiologia do aleitamento materno – orientação e dificuldades no período pré-natal, no nascimento e no pós-natal

Luciano Borges Santiago
Roberto Gomes Chaves
Joel Alves Lamounier

INTRODUÇÃO

A amamentação e o leite humano são os padrões normativos para a alimentação e nutrição infantil. Dadas as vantagens médicas e de desenvolvimento neurológico documentadas de curto e longo prazo da amamentação, a nutrição infantil deve ser considerada um tema de saúde pública e não apenas uma escolha de estilo de vida. A Academia Americana de Pediatria reafirma sua recomendação de aleitamento materno exclusivo por cerca de seis meses, seguido de amamentação contínua à medida que os alimentos complementares são introduzidos, com continuação da amamentação por um ano ou mais, conforme desejado pela mãe e pelo bebê. Felizmente, as contraindicações médicas para a amamentação são raras[1,2].

O aleitamento materno é uma prática de fundamental importância para a mãe, a criança e a sociedade em geral. Porém, vários fatores contribuem para a interrupção precoce da amamentação, dentre eles problemas relacionados à mulher e à criança. O bom conhecimento pelos profissionais de saúde sobre amamentação, técnica correta de amamentar a criança e a fisiologia da lactação são fundamentais para o aleitamento materno ser bem-sucedido. Os pediatras desempenham um papel fundamental na prática do aleitamento materno e são vistos como defensores da amamentação, portanto, devem estar informados sobre os riscos à saúde de não amamentar, os benefícios econômicos da amamentação para a sociedade e as técnicas para controlar e apoiar a díade da amamentação.

Neste capítulo será abordado o preparo da mulher com relação aos cuidados com a mama e os problemas mais frequentes da amamentação.

GLÂNDULA MAMÁRIA

A glândula mamária tem como função principal a lactação, que é a capacidade de produzir o alimento ideal para o lactente. As glândulas mamárias ou mamas são uma característica que distingue os mamíferos, pois são órgãos produtores de leite para fornecer nutrição aos filhos. Também desempenham importante papel na sexualidade da mulher. As mamas, ao nascer, são rudimentares e assim permanecem nos homens. Nas mulheres iniciam seu desenvolvimento e diferenciação na puberdade, reguladas por hormônios, e a cada ciclo menstrual sofrem alterações estruturais, atingindo seu maior desenvolvimento próximo dos 20 anos de idade. O estágio final de crescimento, maturação e diferenciação ocorre na gravidez sob ação hormonal, sendo a prolactina e o lactogênio placentário os mais importantes nesse processo. Em torno dos 40 anos têm início alterações atróficas[1,3,4].

ANATOMIA E HISTOLOGIA DA MAMA

As mamas são estruturas pares que se localizam no tórax e ocupam desde a segunda ou terceira costela, superiormente, até a sexta ou sétima costela, inferiormente, e medialmente limitam-se à borda lateral do osso esterno, estendendo-se até a linha axilar anterior ou média. Sua superfície posterior repousa sobre a fáscia profunda dos músculos do tórax e ocupa um espaço entre os folhetos superficial e profundo da fáscia superficial da parede torácica anterior. Entre as mamas identifica-se o sulco intermediário e abaixo delas, o sulco inframamário. Sua estrutura constitui-se pelo parênquima de tecido glandular tecido conjuntivo e tecido adiposo, juntamente com vasos e nervos. A forma e o tamanho funcional das mamas variam também com a raça, o peso e a idade de função e, geralmente, há uma assimetria de volume entre ambas. Na parte central, revestida por pele lisa e elástica, tornando-se mais espessa, enrugada, pigmentada e de forma circular, constitui-se a aréola, cuja porção central apresenta uma elevação cilíndrica, de mesma coloração do mamilo ou papila[5-7].

A aréola possui glândulas sebáceas, sudoríparas e areolares acessórias (glândulas de Montgomery), que são intermediárias em sua estrutura, entre as mamárias verdadeiras e as sudoríparas. Na gravidez, hipertrofiam-se e os ductos se abrem em orifícios na superfície areolar formando pequenas elevações chamadas tubérculos de Montgomery. Estas glândulas produzem secreção oleosa e antisséptica que protege o mamilo e a aréola no decorrer da sucção. O mamilo é constituído de numerosas glândulas sebáceas e no seu vértice possui de 15 a 20 orifícios que correspondem à desembocadura dos ductos lactíferos. Debaixo da pele da aréola há uma fina camada de músculo liso cujas fibras se distribuem no sentido radial e continuam na papila com fibras longitudinais e circulares que envolvem os ductos lactíferos, juntamente com o tecido conjuntivo de sustentação.

Na mulher adulta, a mama é composta por 15 a 20 lobos irregulares divididos por faixas fibrosas de tecido conjuntivo, chamados ligamentos suspensores de Cooper. Os ligamentos irradiam-se do mamilo à fáscia profunda e subdividem-se em lóbulos. As glândulas tubuloalveolares são derivadas de glândulas sudoríparas modificadas na epiderme, especializadas em secretar leite. Cada lobo termina em um ducto lactífero que se abre no mamilo, é independente e se constitui em barreira contra infecção causada por bactérias patogênicas. Assim, impede que bactérias nocivas alcancem o tecido mamário através da abertura de um ducto lactífero durante a lactação. Os lobos variam de tamanho e são mais numerosos na parte superior da mama.

Abaixo da aréola, os ductos lactíferos dilatam-se formando os seios lactíferos e estendem-se radialmente em direção à parede torácica, ramificando-se em ductos menores até terminarem em formações pequenas e saculares. Os alvéolos ou ácinos, em número de 10 a 100, formam os lóbulos mamários. Os canais lactíferos são revestidos por epitélio que se diferencia ao longo de sua estrutura e possuem células mioepiteliais com função contrátil que, ao se contraírem, expulsam o leite para os ductos menores e destes, aos ductos principais, indo armazenar-se nos seios lactíferos e a se exteriorizar através dos orifícios do mamilo (Figura 1). As principais descobertas foram:

- O número de aberturas dos ductos é de 4 a 18 (antes de 15 a 20).
- A ramificação dos ductos situa-se mais perto do mamilo.

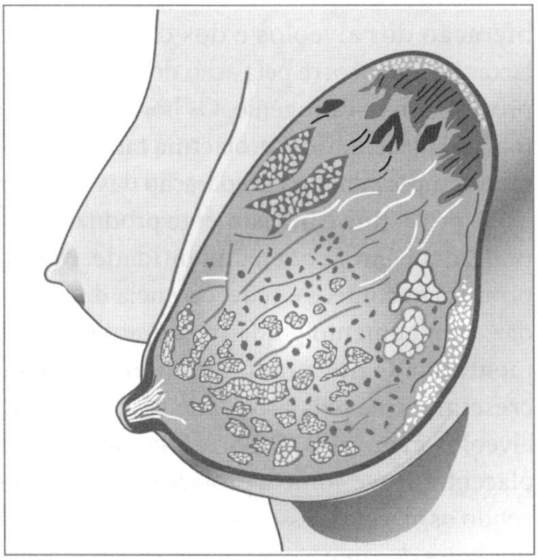

FIGURA 1 Anatomia da mama da lactante[5].

- Os seios lactíferos, convencionalmente descritos na literatura, não existem.
- Os ductos podem localizar-se próximo da superfície da pele, o que faz com que sejam facilmente comprimidos.
- Grande parte do tecido glandular encontra-se a 30 mm do mamilo.

O tamanho das mamas está relacionado com a quantidade de tecido glandular e a deposição de gordura. No entanto, esses fatores não influenciam em sua capacidade funcional. Durante os períodos finais da gestação ocorre aumento na produção de prolactina, hormônio responsável pela produção de leite. Após o parto, o nível de prolactina retorna ao seu estado basal. Pelo estímulo realizado pela sucção pelo bebê, os níveis aumentam até 20 vezes. A liberação do leite depende da estimulação hormonal de ocitocina que, ao mesmo tempo, depende do estímulo de sucção produzido pelo recém-nascido. Isto é, a produção e a liberação do leite dependem das necessidades individuais de cada recém-nascido, não sendo relacionada com o tamanho mamário, já que o tecido apenas responderá a esses estímulos (sejam estímulos elevados, sejam reduzidos).

FISIOLOGIA DA LACTAÇÃO

A glândula mamária deriva do ectoderma na sexta semana de vida embrionária. É considerada um órgão endócrino, metabólico e sexual secundário. Está sob controle hormonal, envolvendo hormônios ligados à reprodução (estrógeno, progesterona, prolactina, ocitocina), hormônios com papel metabólico (insulina, corticosteroides, tiroxina) e hormônio de crescimento.

O desenvolvimento mamário apresenta três fases (Figura 2):

- Crescimento mamário – mamogênese.
- Proliferação dos elementos epiteliais, formação de extenso sistema de ductos e ácinos, e respectivas luzes.

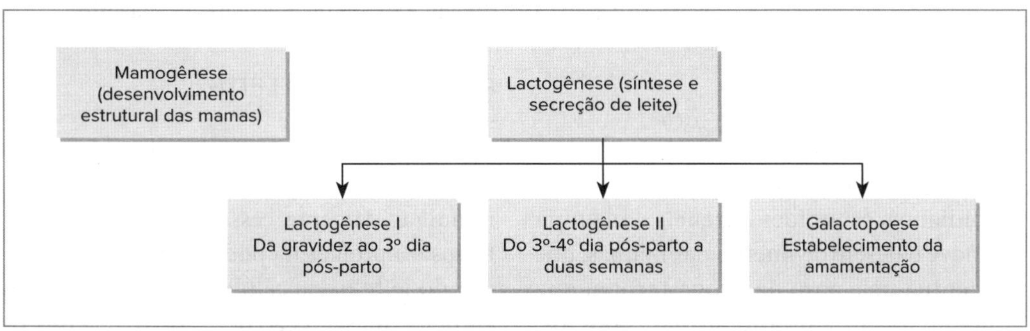

FIGURA 2 Desenvolvimento mamário.

- Secreção láctea: controle hormonal.
  - Lactogênese I – gestação
    - A placenta, pelos altos níveis de estrógeno e progesterona, inibe a prolactina, assim, a inibição da secreção láctea só cessa após a dequitação. A rápida elevação da prolactina induz o começo da síntese de colostro. O volume varia de 2 a 10 mL por mamada. Aumenta rapidamente nas duas primeiras semanas de vida e pode chegar a aumentar até 10 vezes.
  - Lactogênese II – descida do leite
    - Nas primeiras 30 a 48 horas pós-parto ocorre aumento na secreção de lactose e migração de água, com consequente dilatação de ductos e alvéolos. Esse fenômeno é conhecido como apojadura e causa a sensação de mama intumescida, que com frequência desaparece em 36 a 48 horas. Logo em seguida ocorre a descida do leite. É um período crítico da lactação, pode causar dor e desconforto, que diminuem a ejeção do leite.
  - Lactogênese III – galactopoese
    - Etapa de manutenção da produção de leite. A regulação da produção de leite passa a ser feita no próprio local da produção. O volume de leite passa a depender da demanda e é diretamente proporcional à frequência e ao número das mamadas. A Figura 2 ilustra a formação e desenvolvimento mamário.

REGULAÇÃO DA LACTAÇÃO

O estrogênio associado aos hormônios tireoidianos, esteroides adrenais e insulina promove o desenvolvimento das mamas, que se acentua pela ação da progesterona, que também produz a proliferação dos ductos. Durante a gravidez, há a necessidade de proliferação dos alvéolos e dos ductos para a lactação. Isto ocorre pela ação dos hormônios progesterona e estrogênio. Os hormônios lactogênio placentário e prolactina também são muito importantes na preparação das mamas.

A prolactina é inicialmente produzida na puberdade em pequena quantidade. Maior produção acontece em decorrência da gravidez, com aumento gradativo durante a amamentação. O hormônio é responsável pelo crescimento e pela atividade secretora dos alvéolos mamários. O hormônio lactogênio placentário age como a prolactina, desenvolvendo os alvéolos. Esses dois hormônios estão presentes durante toda a gravidez, porém em baixas quantidades em razão da inibição causada pelos altos níveis de progesterona e estrogênio. Ao final do trabalho de parto, há diminuição nos níveis desses hormônios, ocasionando aumento nas quantidades de prolactina e lactogênio placentário, possibilitando, assim, o início da produção de leite. A sucção dos mamilos pelo lactente estimula o hipotálamo a secretar o fator liberador da prolactina, mantendo seus níveis e, consequentemente, a produção de leite. A produção de leite diminui ou cessa completamente se a mãe não amamentar, pois, neste caso, não haverá mais a estimulação decorrente da sucção do mamilo. A sucção também estimulará a hipófise anterior para secretar ocitocina, hormônio responsável pela ejeção do leite. A ocitocina contrai os músculos ao redor dos alvéolos e o leite chega até ao mamilo.

PRODUÇÃO DO LEITE

Após o parto e remoção da placenta, a concentração sanguínea dos hormônios diminui rapidamente, cessando os efeitos inibitórios e a prolactina pode promover a secreção do leite pelas células lactotróficas com aumento da secreção de colostro. O controle da produção inicial de leite é endócrino, isto é, depende dos níveis dos hormônios que participam deste processo. No período aproximado de 30 minutos após o início da mamada, há elevação dos níveis de prolactina basal, fazendo com que a mama produza leite para a próxima mamada. O estímulo na região mamilo-alveolar percorre as fibras nervosas, alcança a medula espinhal e se conecta com o hipotálamo, onde existem fatores estimulantes e inibidores da produção de prolactina. A elevação da prolactina basal pode se manter por 3 a 4 horas. A amamentação frequente mantém os níveis sanguíneos do hormônio elevados, assim como a redução na frequência diminui a quantidade de prolactina. Entre 24 e 48 horas após o parto, a mama se apresenta intumescida pela migração de água e dilatação dos ductos e alvéolos, levando ao fenômeno denominado apojadura. A regulação passa a ser feita no próprio local da produção de leite, constituindo o controle autócrino.

EJEÇÃO DO LEITE

A estimulação tátil do mamilo pela sucção pelo bebê estimula as terminações nervosas, que por via aferente agem no hipotálamo estimulando a adeno-hipófise a liberar ocitocina. Este hormônio é transportado por via sanguínea e age nas células mioepiteliais, em torno dos alvéolos e ductos, ocasionando contração. O leite é mobilizado para os ductos mais largos até ser removido pelo lactente. Este mecanismo, em geral, ocorre aproximadamente 1 minuto após o início da sucção. Porém, em mulheres primíparas pode levar em torno de 3 a 5 minutos. O contato do recém-nascido com a mama ainda na sala de parto, junto com sentimentos agradáveis, estímulos auditivos e visuais, ajuda no reflexo da ocitocina. Isto facilita a "descida do leite". Dor, estresse, preocupação, ansiedade e cansaço materno inibem esse reflexo, mediados pela adrenalina e noradrenalina.

A produção exagerada de leite resulta no aumento da pressão intra-alveolar e consequente bloqueio da ação da ocitocina sobre as células mioepiteliais, que pode prejudicar o reflexo de ejeção do leite. Este fato acontece por uma falha no mecanismo autócrino de regulação da lactação. Nestes casos, é necessário esvaziar as mamas por ordenha (manual ou mecânica). A liberação de ocitocina também promove contração das fibras musculares do útero durante a amamentação, contribuindo para a involução uterina e uma recuperação mais rápida da mulher no puerpério. A produção do leite, portanto, depende primordialmente de dois controles principais: a sucção do bebê e o esvaziamento das mamas.

Os reflexos primitivos de alimentação (reflexo de busca e procura, de extrusão, de sucção, de preensão reflexa ou mordida fásica e de deglutição) têm papel principal na alimentação no período neonatal e precisam ocorrer de forma integrada e sequenciada. Os distúrbios desses reflexos podem prejudicar a amamentação. A síntese do leite ocorre continuamente pela célula alveolar (gordura, proteína, lactose, imunoglobulinas).

SECREÇÃO DO LEITE

A secreção do leite ocorre de forma intermitente. Sob a ação da ocitocina, há o estímulo do reflexo de ejeção (contração da célula mioepitelial) e o fluxo de leite. O acúmulo de leite no alvéolo regula os receptores de prolactina no epitélio mamário, resultando na diminuição da produção de leite. Os peptídeos (frações de proteína) supressores da produção de leite, se acumulados pelo não esvaziamento da mama, emitem sinal para interrupção da produção. O volume de leite passa a depender da demanda e é diretamente proporcional ao número de mamadas. Se o bebê não sugar ao seio ou não conseguir esvaziá-lo, haverá um acúmulo de peptídeos supressores e uma contraordem à liberação de prolactina.

REGULAÇÃO DO VOLUME DE LEITE PRODUZIDO NO ALVÉOLO MAMÁRIO

Após a descida do leite, o volume produzido tende a ser maior que o solicitado pelo bebê. Neste caso, recomenda-se que o leite excedente, após a mamada, seja doado ao Banco de Leite Humano. O acúmulo de leite no interior da mama inicia o sistema de regulação da célula alveolar e ajusta a produção de leite às necessidades da criança. Esse sistema de regulação é formado pelos peptídeos supressores presentes no leite, mecanismo de proteção da própria glândula contra os possíveis danos do ingurgitamento. O mecanismo age bloqueando a ação da prolactina na célula alveolar.

Nos primeiros dias após o parto, é comum a mulher sentir dor discreta ou mesmo moderada nos mamilos no começo das mamadas, em virtude da forte sucção deles e da aréola. Essa dor pode ser considerada normal e não deve persistir além da primeira semana. Porém, ter os mamilos muito doloridos e machucados, apesar de muito comum, não é normal e requer intervenção. A causa mais comum de dor para amamentar deve-se a lesões nos mamilos por posicionamento e pega inadequados. Outras causas incluem mamilos curtos, planos ou invertidos (Figura 3), disfunções orais na criança, freio de língua excessivamente curto, sucção não nutritiva prolongada, uso impróprio de bombas de extração de leite, não interrupção adequada da sucção da criança quando for necessário retirá-la do peito, uso de cremes e óleos que causam reações alérgicas nos mamilos, uso de protetores de mamilo (intermediários) e exposição prolongada a forros úmidos. A crença de que mulheres de pele clara são mais vulneráveis a lesões mamilares que mulheres com pele escura nunca se confirmou.

APOJADURA

A apojadura refere-se ao processo de preparação da mama para a produção de leite, que ocorre até cinco dias após o parto. Durante esse período, comumente as mamas encontram-se maiores e bem cheias, de maneira igual, e algumas vezes podem ficar quentes. É comum ocorrer um pequeno fluxo de leite, sob forma de gotas, suficiente para satisfazer o lactente[1,3].

Durante a fase de lactogênese, a glândula mamária desenvolve sua capacidade de produzir leite. Entre a 10ª e a 22ª semana de gestação, a mama está pronta para produzir lei-

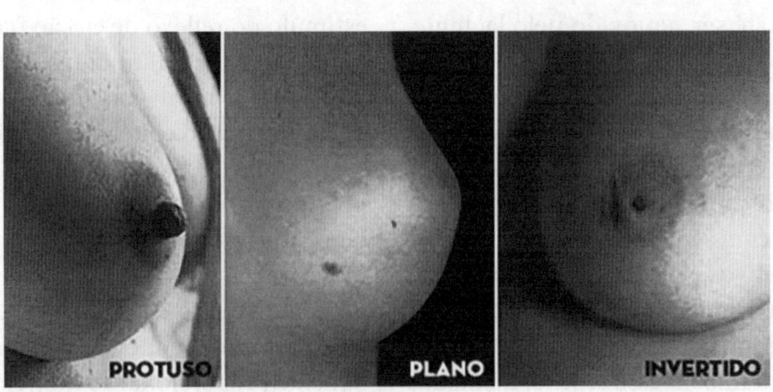

FIGURA 3 Tipos de mamilos.

te, no entanto o faz em pequena quantidade em razão dos altos níveis de progesterona produzidos pela placenta[1,3]. Após o parto ocorre a expulsão da placenta, seguida de queda drástica dos níveis de progesterona, enquanto, consequentemente, os níveis séricos de prolactina se elevam. Entre 24 e 48 horas, a mama torna-se intumescida em decorrência da migração de água atraída pela força hiperosmolar da lactose, com consequente dilatação dos alvéolos e ductos. Nesse momento ocorre a lactogênese II, com secreção mais volumosa de leite[8]. A partir desse momento, a regulação da secreção de leite passa a ser autócrina e o volume de leite secretado é determinado pelo estímulo produzido pelo esvaziamento das mamas.

PROLACTINA

A prolactina promove a secreção de leite. É um hormônio secretado pela hipófise anterior materna. Sua concentração sanguínea na gestante aumenta, de maneira progressiva, a partir da quinta semana gestacional até o nascimento do bebê. Além disso, é responsável pelo crescimento e pela atividade secretora dos alvéolos mamários. A prolactina é produzida principalmente à noite, sendo importante orientar e estimular as mamadas noturnas. A placenta também secreta somatomamotropina coriônica humana em grandes quantidades, que possui propriedade lactogênica e auxilia na atividade da prolactina materna durante o período gestacional. Estes hormônios estão presentes durante toda a gravidez, no entanto suas quantidades não se elevam, pela inibição dos altos níveis de progesterona e estrogênio. No final do trabalho de parto, os níveis de progesterona e estrogênio diminuem e, consequentemente, as quantidades de prolactina e lactogênio placentário aumentam, possibilitando assim o início da produção de leite.

A sucção do complexo aréola-mamilo pelo lactente promove estímulo de neurônios sensórios locais que emitem impulsos nervosos aferentes ao hipotálamo, levando à secreção de ocitocina pela hipófise posterior. Na hipófise posterior, ou neuro-hipófise, a secreção de hormônios é controlada por sinais neurais que têm origem no hipotálamo e terminam na região hipofisária posterior. Esses sinais neurais consistem em neurônios hipotalâmicos magnocelulares, localizados nos núcleos supraópticos e nos núcleos paraventriculares do hipotálamo, que projetam seus axônios para baixo, pela haste infundibular, até a *pars* nervosa ou lobo posterior da pituitária, um órgão neurovascular por onde os neuro-hormônios são secretados. São sintetizados nos corpos celulares de neurônios magnocelulares e são transportados até a *pars* nervosa através dos axônios dos tratos hipotalâmicos-hipofisários. Esse mecanismo de secreção de ADH e ocitocina na *pars* nervosa é controlado pelos estímulos que são captados pelos corpos celulares e dendritos hipotalâmicos[9].

OCITOCINA

A ocitocina é um hormônio que potencializa as contrações uterinas, de modo a torná-las fortes e coordenadas, até o fim do parto. No início do período gestacional, verifica-se a inexistência de receptores uterinos para a ocitocina. No decorrer da gravidez, esses receptores aparecem progressivamente. Quando ocorre a ligação entre a ocitocina e esses receptores, há a contração do músculo liso uterino, assim como a estimulação da produção de prostaglandinas, pelo útero, que ativa o músculo liso uterino. Deste modo, entende-se que o parto é dependente da secreção da ocitocina e da produção das prostaglandinas[9,10].

A ocitocina secretada é conduzida, pelo sangue, até as glândulas mamárias, onde se liga a receptores específicos presentes nas células mioepiteliais, de modo a promover contração e a liberação do leite dos alvéolos para os ductos e seios subareolares. O processo é denominado reflexo de ejeção do leite. A secreção de ocitocina é inibida por catecolaminas, substâncias liberadas em situações de estresse ou dor. A prevenção do estresse psíquico ou da dor, assim como o tratamento de situações que exponham gestante a tais situações, são fatores fundamentais para o sucesso da amamentação[9,10].

PROGESTERONA

Durante todo o período gestacional, a progesterona mantém-se em níveis elevados, de modo a inibir o músculo liso uterino, bloqueando sua resposta à ocitocina e às prostaglandinas, enquanto o estrogênio aumenta o grau de contratilidade uterina. No fim da gestação, em sua última etapa, verifica-se que o nível do estrogênio em relação à progesterona tende a aumentar mais, possibilitando ao útero uma contratilidade maior. Contudo, a relaxina aumenta a quantidade de receptores para a ocitocina, assim como produz um rápido amolecimento das articulações pélvicas e das suas cápsulas articulares, proporcionando flexibilidade necessária para o parto[8-10].

COLOSTRO

O primeiro líquido secretado, denominado colostro, compõe-se por quantidades iguais de proteína e lactose, contudo sem gordura. Assim, até que a sucção do mamilo pelo bebê seja cessada, a prolactina continua a produzir leite. O fenômeno ocorre em razão do estímulo atribuído ao hipotálamo quando o bebê faz a sucção nos mamilos, de modo a secretar o fator liberador da prolactina, mantendo seus níveis e, por conseguinte, a produção de leite. Logo após o nascimento, pequeno volume de leite é produzido, 37 a 169 mL de colostro, durante as primeiras 48 horas. A partir do quinto dia após o parto, a mulher é capaz de produzir de 500 a 750 mL de leite por dia, e depois do 14º dia, de 700 a 1.000 mL por dia. Deste modo, mães de gêmeos ou trigêmeos podem produzir 2 litros ou mais de leite diariamente, evidenciando que os mecanismos fisiológicos são capazes de se adaptar à produção de leite de acordo com as necessidades nutricionais dos lactentes. Assim, o volume do leite produzido pela mãe pode ser regulado pelos lactentes pela frequência das mamadas. Aumento na frequência das mamadas está associado a maior volume de leite secretado[2,3].

O esvaziamento mamário remove o inibidor de *feedback* da lactação (IFL), possibilitando maior secreção de leite. O IFL é uma glicoproteína de baixo peso molecular sintetizada pela glândula mamária e secretada para o leite. Essa substância bloqueia de forma reversível a síntese de proteínas pelas células mamárias. O IFL se acumula nos alvéolos mamários em meio às mamadas, impedindo a secreção proteica. Quando ocorre o esvaziamento da mama, cessa o bloqueio e as células mamárias reiniciam o processo de produção de proteína e lactose[8-10]. É importante lembrar que o esvaziamento mamário depende crucialmente da pega correta do complexo aréola-mamilo pelo lactente. O procedimento também evita o trauma mamilar e consequente dor, sintoma relacionado à inibição do reflexo de ejeção.

CUIDADOS COM A MAMA

Com a higiene diária habitual, não há necessidade de lavar as mamas. A remoção da lubrificação natural do mamilo e da aréola propicia traumas. Na apojadura dolorosa e no ingurgitamento mamário, faz-se a ordenha manual do excesso de leite e a sucção a intervalos pequenos, mudando a posição da pega no mamilo. Deve-se também usar sutiã com boa sustentação da mama. Durante a gravidez, deve-se orientar o uso de óleos no mamilo e aréola e a massagem leve dessa região com uma toalha após o banho. Expor a mama ao sol durante 10 a 15 minutos, duas a três vezes ao dia, também propicia fortalecimento da pele. Favor verificar se esta recomendação ainda se mantém. Protetores de mamilo não devem ser usados porque mantêm a umidade e dificultam a aeração do local[11].

A técnica inadequada de sucção é fator importante de desmame precoce por causar desconforto na criança e escoriações e fissuras mamárias na mãe. A aréola deve estar macia para que a criança consiga uma boa pega e, às vezes, pode ser necessário o esvaziamento inicial no período de maior ingurgitamento mamário. Avaliação médica pode ser necessária e deve-se aproveitar para ensinar à puérpera a técnica correta de amamentação. A posição de amamentar deve ser confortável para mãe e criança. A má pega, além de dificultar a retirada do leite, machuca os mamilos. Na pega correta, o mamilo fica em uma posição dentro da boca da criança que protege contra a fricção e compressão, prevenindo as lesões da mama. Na consulta, é muito importante observar durante a mamada os seguintes parâmetros (Figura 4):

- A mãe sustenta todo o corpo da criança e não apenas pescoço e os ombros.

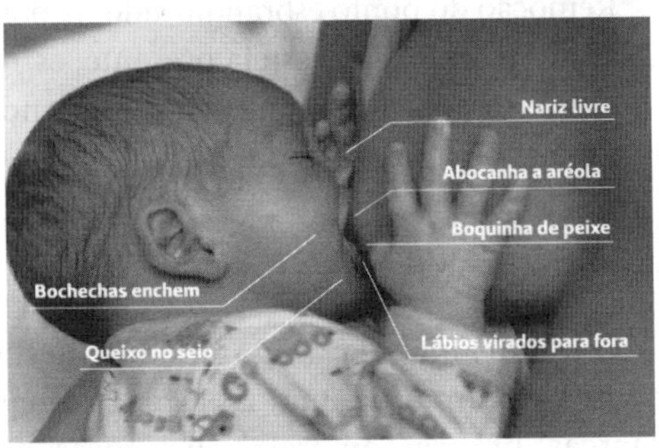

FIGURA 4 Técnica adequada ou boa pega.
Fonte: https://www.unimed.coop.br/viver-bem/pais-e-filhos/dor-ao-amamentar-quais-sao-as-causas-e-como-prevenir-

- O corpo da criança está alinhado com o da mãe.
- O queixo da criança toca o seio.
- A boca está bem aberta.
- O lábio inferior está voltado para fora.
- A aréola está mais visível acima da boca que abaixo.
- A criança está sugando bem, com movimentos lentos, profundos e pausas ocasionais.

MAMILOS PLANOS OU INVERTIDOS

No pré-natal, orientar para banho de sol e uso de sutiã com abertura no mamilo.

Após o parto, estimular a autoconfiança da mãe e explicar a localização do depósito de leite. Ajudar a posicionar o bebê e se necessário, aplicar o exercício da seringa. O Quadro 1 ilustra as situações relacionadas à mãe e à criança que podem interferir na amamentação.

DIFICULDADES COM A MAMA PUERPERAL

A maioria dos problemas comuns relacionados à lactação pode ser prevenida com

QUADRO 1 Dificuldades na amamentação relacionadas com condições maternas e do lactente

Mãe	Criança
Mamilos invertidos Fissura de mamilo Ingurgitamento mamário Mastite Candidíase mamária Depressão puerperal Doença mamária, cirurgia mamária Insuficiência glandular primária Aberrações hormonais Doença materna conhecida ou não Medicamentos Estresse Cirurgia mamária Leite fraco Pouco leite	Prematuridade Disfunção motora oral Infecção do trato urinário Problemas neurológicos Freio lingual curto Refluxo gastresofágico Alergia alimentar Doença conhecida ou não

esvaziamento adequado das mamas. Uma vez presentes, os problemas devem ser abordados adequadamente, evitando-se, assim, o desmame precoce decorrente de situações dolorosas e, por vezes, debilitantes para a nutriz[11].

INGURGITAMENTO MAMÁRIO

Ocorre entre o terceiro e o quinto dia após o parto (aumento do volume de leite e da circulação linfática durante a apojadura). Se a mama não for esvaziada, ocorre acúmulo de peptídeos supressores. O leite é removido por sucção ou expressão, assim os peptídeos supressores são removidos e a mama volta a produzir leite. O ingurgitamento manifesta-se por congestão vascular, com grande quantidade de leite retido na mama. Ao exame clínico, as mamas estão quentes, dolorosas, brilhantes e pode ocorrer febre. A conduta é observar se o bebê mama corretamente. A sucção adequada alivia o processo e, com o passar dos dias, os sintomas melhoram e a produção de leite se ajusta às necessidades do lactente. A Figura 5 ilustra o ingurgitamento mamário.

BLOQUEIO DOS DUCTOS LACTÍFEROS

O bloqueio de ductos lactíferos ocorre quando o leite produzido em uma determinada área da mama, por alguma razão, não é drenado adequadamente. Isso ocorre quando a amamentação é infrequente ou quando a criança não está conseguindo remover o leite da mama de maneira eficiente. Pode ocorrer também quando existe pressão local em uma área, como um sutiã muito apertado, ou como consequência do uso de cremes nos mamilos, obstruindo os poros de saída do leite.

A mulher com bloqueio de ductos lactíferos apresenta nódulos localizados, sensíveis e dolorosos, acompanhados de dor, vermelhidão e calor na área envolvida. Em geral, a febre não faz parte do quadro clínico. Às vezes, essa condição está associada a um pequeno, quase imperceptível, ponto branco na ponta do mamilo, que pode ser muito doloroso durante as mamadas. Qualquer medida que favoreça o esvaziamento completo da mama irá atuar na prevenção do bloqueio de ductos lactíferos. A técnica correta de amamentação e mamadas frequentes reduzem a chance dessa complicação, assim como o uso de sutiã que não bloqueie a drenagem do leite e a restrição ao uso de cremes nos mamilos.

O tratamento dessa condição deve ser instituído precoce e energicamente, para que o processo não evolua para mastite. As seguintes medidas são necessárias para o desbloqueio de um ducto lactífero:

- Mamadas frequentes.
- Utilização de distintas posições para amamentar, oferecendo primeiro a mama afetada, com o queixo do bebê direcionado para a área afetada, o que facilita a retirada do leite do local.
- Calor local com uso de compressas mornas e massagens suaves na região atingida, na direção do mamilo, antes e durante as mamadas.
- Ordenha manual da mama ou com bomba de extração de leite caso a criança não esteja conseguindo esvaziá-la.
- Remoção do ponto esbranquiçado na ponta do mamilo, caso esteja presente, esfregando-o com uma toalha ou utilizando uma agulha esterilizada.

LESÕES MAMILARES – FISSURAS

O trauma mamilar (Figura 5) manifesta-se por eritema, edema, fissuras, bolhas, "marcas" brancas, amarelas ou escuras, hematomas ou equimoses. É importante causa de desmame e, por isso, sua prevenção é muito importante. A causa mais comum de dor na amamentação relaciona-se com lesões nos mamilos, decorrentes do mau posicionamento e pega incorreta do seio. Outras causas maternas incluem mamilos curtos, planos ou invertidos. Na criança, as causas podem ser disfunções orais, freio de língua excessivamente curto, sucção não nutritiva prolongada, uso impróprio de bombas de extração de leite, não interrupção adequada da sucção quando for necessária a retirada do peito. Uso de cremes e óleos que causam reações alérgicas nos mamilos, uso de protetores de mamilo (intermediários) e exposição prolongada a forros úmidos podem também causar traumas mamários.

Medidas de prevenção:

- Amamentar com técnica adequada (posicionamento e pega adequados).
- Cuidar para manter os mamilos secos, expondo-os ao ar livre ou à luz solar e trocas frequentes dos forros utilizados quando há vazamento de leite.
- Não usar produtos que retiram a proteção natural do mamilo, como sabões, álcool ou qualquer produto secante.
- Amamentar em livre demanda – a criança é colocada no peito logo nos primeiros sinais de vontade de mamar.
- Evitar ingurgitamento mamário.

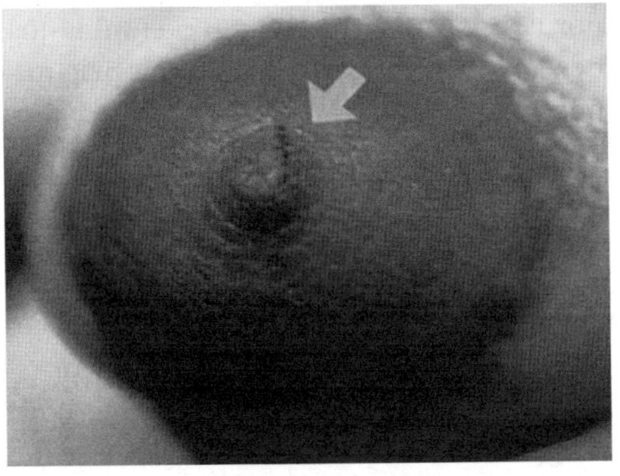

FIGURA 5 Lesões mamilares.

- Ordenhar manualmente a aréola antes da mamada se estiver ingurgitada, o que aumenta sua flexibilidade, permitindo uma pega adequada.
- Introduzir o dedo indicador ou mínimo pela comissura labial no canto da boca do bebê se for preciso interromper a mamada, de maneira que a sucção seja interrompida antes de a criança ser retirada do seio.
- Não usar protetores (intermediários) de mamilo, pois eles, além de não serem eficazes, podem ser a causa do trauma mamilar.

Usar analgésicos por via oral se a dor for importante.

Tratamento

Muitos tratamentos têm sido utilizados ou recomendados para lesões mamilares. Entretanto, sua eficácia não tem sido avaliada adequadamente; como consequência, os tratamentos de traumas mamilares utilizados rotineiramente não são respaldados por estudos de qualidade. A orientação sobre o posicionamento adequado e pega correta é a melhor intervenção para dor nos mamilos. Em caso de mamilos com escoriações ou fissuras, recomenda-se enxaguar com água limpa após cada mamada, para evitar infecção[12]. O uso de luz infravermelha tem indicação, principalmente na falta do sol. Em casos de dor e traumas acentuados, está indicada a suspensão parcial ou temporária da sucção. Deve-se avaliar a condição emocional da nutriz, a drenagem do leite e a melhora da mama e dos sintomas para se reiniciarem ou aumentarem as mamadas[12].

Agentes tópicos

Para alívio da dor, recomenda-se a utilização de compressas de água morna. Na ausência de infecção, lanolina purificada pode diminuir o desconforto da lactante, embora não haja evidências de que esse produto acelere a cicatrização. O uso tópico de ácidos graxos essenciais está relacionado à melhora da barreira na pele danificada, porém, ainda com poucos estudos e evidências científicas que justifiquem a recomendação de seu uso. Além disso, cremes, óleos em geral, antissépticos, saquinhos de chá ou outras substâncias tópicas devem ser evitados, pois não há comprovação de que sejam eficientes, podendo inclusive ser prejudiciais. O uso de leite ordenhado da mãe é controverso, visto que não há estudos que comprovem a sua eficácia[11].

O tratamento seco das lesões mamilares (banho de luz, banho de sol, secador de cabelo), bastante popular nas últimas décadas, não tem sido mais recomendado porque acredita-se que a cicatrização de feridas é mais eficiente se as camadas internas da epiderme (expostas pela lesão) se mantiverem úmidas. Se a lesão mamilar é muito extensa ou a mãe não está conseguindo amamentar por causa da dor, pode ser necessário interromper temporariamente a amamentação na mama afetada. A mama deve ser esvaziada por ordenha manual ou com bomba de extração de leite. No caso de suspeita de infecção, o agente mais comum é o estafilococo. Deve-se usar antibiótico tópico (mupirocina a 2%) e antibiótico sistêmico, em casos mais graves.

CANDIDÍASE (MONILÍASE)

A infecção da mama no puerpério por *Candida* sp. é frequente. A infecção pode atingir só a pele do mamilo e da aréola ou comprometer os ductos lactíferos. São fatores predisponentes: a umidade, a lesão dos mamilos e o uso pela mulher de antibióticos, contraceptivos orais e esteroides. Na maioria das vezes a criança transmite o fungo, mesmo quando a doença não é aparente. Manifesta-se por coceira, sensação de queimadura e dor em agulhadas nos mamilos, que persiste após as mamadas. A pele dos mamilos e da aréola pode apresentar-se avermelhada, brilhante ou apenas irritada ou com fina descamação; raramente se observam placas esbranquiçadas. É muito comum a criança apresentar crostas brancas orais, que devem ser distinguidas do leite (essas últimas são removidas sem machucar a língua ou gengivas). Uma vez que o fungo cresce em meio úmido, quente e escuro, são medidas preventivas manter os mamilos secos e arejados.

A mãe e o bebê devem ser tratados simultaneamente, mesmo que a criança não apresente sinais evidentes de candidíase. O tratamento inicialmente é local, com nistatina, clotrimazol, miconazol ou cetoconazol tópicos por duas semanas. As mulheres podem aplicar o creme após cada mamada e ele não precisa ser removido antes da próxima mamada. Há um número grande de espécies de cândida resistentes à nistatina. Pode-se usar violeta de genciana 0,5 a 1,0% nos mamilos/aréolas e na boca da criança uma vez por dia por 3 a 5 dias. Se o tratamento tópico não for eficaz, recomenda-se cetoconazol 200 mg/dia, por 10 a 20 dias. Além do tratamento específico contra o fungo, algumas medidas gerais são úteis durante o tratamento, como enxaguar os mamilos e secá-los ao ar livre após as mamadas e expô-los à luz por pelo menos alguns minutos por dia. As chupetas e bicos de mamadeira são fontes importantes de reinfecção, por isso, caso não seja possível eliminá-los, devem ser fervidos por 20 minutos pelo menos uma vez ao dia[2,11].

MASTITE

A mastite é um processo inflamatório de um ou mais segmentos da mama (o mais comumente afetado é o quadrante superior esquerdo), geralmente unilateral, que pode progredir ou não para uma infecção bacteriana (Figura 6). É mais comum na segunda e

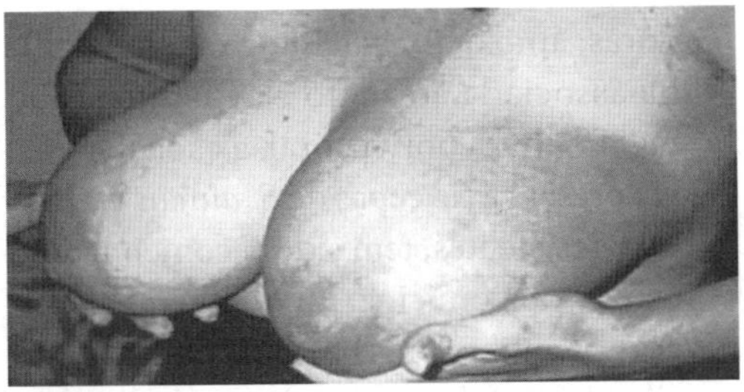

FIGURA 6 Mama com mastite.

terceira semanas após o parto, mas pode ocorrer em qualquer período da amamentação. A estase do leite é o evento inicial da mastite e o aumento da pressão intraductal resulta no achatamento das células alveolares. São formados espaços entre as células para os quais migram componentes do plasma para o leite e deste para o tecido intersticial da mama, causando uma resposta inflamatória. O leite acumulado, a resposta inflamatória e o dano tecidual resultante favorecem a instalação da infecção, comumente pelo *Staphylococcus* (*aureus* e *albus*) e ocasionalmente pela *Escherichia coli* e pelo *Streptococcus* (alfa-hemolítico, beta-hemolítico e não hemolítico). As lesões mamilares, na maioria das vezes, são a porta de entrada do agente infeccioso.

A estagnação do leite materno predispõe ao aparecimento de mastite, incluindo mamadas com horários regulares, redução súbita no número de mamadas, longo período de sono do bebê à noite, uso de chupetas ou mamadeiras, não esvaziamento completo das mamas, freio de língua curto, criança com sucção fraca, produção excessiva de leite, separação entre mãe e bebê e desmame abrupto. A fadiga materna é tida como um facilitador para a instalação da mastite. Mulheres que tiveram mastite em outras lactações têm mais chance de desenvolver mastites por causa do rompimento da integridade da junção entre as células alveolares. Comumente afeta as mulheres em amamentação (mastite lactacional ou mastite puerperal), embora em raras circunstâncias esta condição possa ocorrer fora da lactação. Na maioria dos casos, a mastite lactacional ocorre nos primeiros três meses após o parto, sendo mais comum na segunda e terceira semana após o parto, mas pode acontecer mais tarde durante a amamentação. Nesta situação a mãe torna-se mais fraca, o que pode tornar mais difíceis os cuidados com o bebê e levar ao desmame precoce[13].

Os sintomas e sinais associados à mastite mais comumente encontrados são: aumento da sensibilidade mamária ou calor ao toque, mal-estar geral, inchaço da mama, dor ou sensação de queimação contínua ou durante a amamentação, vermelhidão da pele e febre alta com calafrios. A mastite puerperal tende a afetar apenas uma mama e não ambas. A terapia com *laser* de baixa intensidade (LBI) tem atuação comprovada no processo inflamatório melhorando a reparação tecidual, atua na estimulação da síntese do colágeno, aumenta a proliferação celular, síntese de ATP e microcirculação tecidual[14].

Entretanto, nem sempre é fácil distinguir mastite infecciosa da não infecciosa apenas pelos sinais e sintomas. Em ambas, a parte afetada da mama encontra-se dolorosa, vermelha, edemaciada e quente. Quando há infecção, costuma haver mal-estar importante, febre alta (acima de 38ºC) e calafrios. A cultura do leite com antibiograma é recomendada apenas nas seguintes circunstâncias: não resposta ao tratamento com antibióticos, mastite recorrente (mais de duas vezes), mastite adquirida em ambiente hospitalar, nos casos graves e mastite epidêmica. O sabor do leite materno costuma alterar-se nas mastites, tornando-se mais salgado em decorrência do aumento dos níveis de sódio e da diminuição dos níveis de lactose. A alteração de sabor pode ocasionar rejeição do leite pela criança. A produção do leite pode ser afetada na mama comprometida, com diminuição do volume secretado. Isso se deve à diminuição de sucção da criança na mama afetada, diminuição das concentrações de lactose ou dano do tecido alveolar. As medidas de prevenção da mastite são as mesmas do ingurgitamento mamário, do bloqueio de ductos lactíferos e das fissuras.

O tratamento da mastite deve ser instituído o mais precocemente possível, pelo risco de evoluir para abscesso mamário. No tratamento convencional é essencial a remoção do leite, porque a estase é muitas vezes o principal fator para início da mastite. A mulher deve ser encorajada a iniciar a mamada pela mama afetada e diminuir o intervalo entre as mamadas. As que não podem amamentar por uma ou outra razão devem receber orientação para retirar o leite por ordenha manual ou utilizando uma bomba de sucção. Medicamento como ibuprofeno pode ser usado para melhorar os sinais e sintomas relacionados à inflamação. Caso as medidas iniciais não tenham resultado e ocorra piora do quadro clínico, os antibióticos são necessários[13,15,16].

O tratamento inclui as seguintes medidas:

- Identificação e tratamento da causa que provocou a estagnação do leite.
- Esvaziamento adequado da mama: este é o componente mais importante do tratamento da mastite. A mama deve ser esvaziada pelo próprio lactente, de preferência, pois, apesar da presença de bactérias no leite materno, quando há mastite, a manutenção da amamentação está indicada por não oferecer riscos ao recém-nascido a termo sadio. A retirada manual do leite após as mamadas pode ser necessária se não houver esvaziamento adequado.
- Os antibióticos serão indicados se houver sintomas graves desde o início do quadro, fissura mamilar e ausência de melhora dos sintomas após 12 a 24 horas da remoção efetiva do leite acumulado. As opções são: cefalexina 500 mg, por via oral, a cada 6 horas; amoxicilina 500 mg ou amoxicilina associada ao ácido clavulânico (500 mg/125 mg), por via oral, a cada 8 horas. Na presença de cepas de *S. aureus* meticilino-resistentes, tem sido recomendado o uso da vancomicina. Em mulheres alérgicas aos antibióticos betalactâmicos (penicilinas e cefalosporinas), está indicada a eritromicina 500 mg, por via oral, a cada 6 horas. Os antibióticos devem ser utilizados por, no mínimo, 10 dias, pois tratamentos mais curtos apresentam alta incidência de recorrência.
- Suporte emocional: este componente do tratamento da mastite é muitas vezes negligenciado, apesar de ser muito importante, pois essa condição é muito dolorosa, com comprometimento do estado geral.
- Repouso da mãe (de preferência no leito); analgésicos ou anti-inflamatórios não esteroides, como ibuprofeno; líquidos abundantes; iniciar a amamentação na mama não afetada; e usar sutiã bem firme. Se não houver regressão dos sintomas após 48 horas do início de antibióticos, deve ser considerada a possibilidade de abscesso mamário e de encaminhamento para unidade de referência, para eventual avaliação diagnóstica especializada e revisão da antibioticoterapia. Diante dessa situação, é importante que o profissional agende o retorno da mãe à unidade de saúde e que a unidade ofereça acesso sob demanda espontânea, para garantir a continuidade do cuidado.

LASER NO TRATAMENTO DE TRAUMAS MAMÁRIOS

O *laser* é uma tecnologia com amplificação de luz por emissão estimulada de radiação. É uma terapia que auxilia no tratamento de diversos problemas de saúde e na maioria das feridas agudas e crônicas. A fotobiomodulação

(FBML) é a terapia que se baseia na interação da luz (laser, LED) com os tecidos do corpo humano. A FBML a *laser* é uma modalidade de tratamento clínico que possui efeitos dependentes do estado fisiológico das células. A luz é absorvida no tecido irradiado por uma variedade de cromóforos que absorvem os fótons. A luz é transformada em energia bioquímica por reações secundárias múltiplas, que resultam na restauração de função celular, redução da dor, inflamação e na melhora do reparo tecidual. Tem como resultados: redução da dor, alteração do fluxo de sangue e neoangiogênese. Aumenta o metabolismo de endorfinas (acetilcolina, serotonina, cortisol), produção de ATP, função celular (liberação de fatores de crescimento, reações de citocinas, replicação), síntese de DNA e proteínas que levam à aceleração da cicatrização.

O *laser* de baixa intensidade (LBI) tem se tornado um potente aliado por oferecer efeito anti-inflamatório e cicatrizante, além de reduzir a dor causada por lesões. Estudos já mostraram sua eficácia na cicatrização de tecido mamário e na redução da dor durante a amamentação. A terapia com o LBI pode ser realizada por duas modalidades distintas, aplicação do *laser* diretamente no local da lesão, chamada de laserterapia local (LL), ou administração do *laser* transcutâneo, chamada *intravascular laser irradiation of blood* (ILIB). Neste caso a administração é realizada por uma pulseira colocada no pulso da paciente, sobre a artéria radial, e que irradia de modo sistêmico o sangue. O efeito destas modalidades foi investigado em traumas mamilares. Os resultados mostraram que a ILIB teve melhor efeito na cicatrização quando comparada ao *laser* comum e à LL; mesmo sendo mais cara, sugere um custo-benefício positivo e a alternativa de tratamento mais eficiente.

Na lactação, a terapia com *laser* tem sido administrada com o objetivo de promover melhor resolução de processos inflamatórios, reduzir a dor e evitar a ocorrência de edema, bem como preservar tecidos e nervos adjacentes ao local da lesão. A FBML com LBI é um procedimento inovador e útil no tratamento da dor mamilar, pois proporciona analgesia, efeitos anti-inflamatórios e acelera a cicatrização[17,18]. Quando utilizada nos mamilos lesionados, tem por objetivo principal a reparação tecidual, bem como a redução da dor. A radiação emitida não é prejudicial aos tecidos e o aumento da produção de ATP provoca aumento no ritmo da divisão celular, com maior produção de fibroblastos e fibras colágenas. Após aplicação do *laser* ocorrem redução do trauma e melhora da dor ao amamentar e, com isso, auxilia na continuidade da amamentação.

Estudo de revisão integrativa da literatura sobre o uso de *laser* de baixa potência em traumas mamilares selecionou oito artigos científicos publicados entre 2009 e 2019. Os estudos abordavam o uso de *laser* no tratamento de traumas mamilares. Concluiu-se que o uso de *laser* no cuidado e tratamento de trauma mamilar é um tema pouco explorado, mas de grande importância, pois sua aplicabilidade visa a diminuir a dor e acelerar o processo de cicatrização. Contribui, assim, para a diminuição da taxa de desmame precoce[18]. Entretanto, estudo de revisão não demonstrou os efeitos benéficos da LBI, em condições de processos inflamatórios mamários em mulheres no período lactacional[19,20].

ABSCESSO NA MAMA

O abscesso mamário, em geral, é causado por mastite não tratada ou por tratamento iniciado tardiamente ou ineficaz. É comum após a interrupção da amamentação na mama afetada pela mastite sem o esvaziamento adequado do leite por ordenha. O diagnóstico é feito basicamente pelo quadro clínico: dor intensa, febre, mal-estar, calafrios e presença de áreas de flutuação à palpação no local afetado (Figura 7). No diagnóstico diferencial do abscesso, deve-se considerar: galactocele, fibroadenoma e carcinoma da mama. A ultrassonografia pode confirmar o abscesso mamário, além de indicar o melhor local para incisão ou aspiração. Todo esforço deve ser feito para prevenir o abscesso mamário, já que essa condição pode comprometer futuras lactações em aproximadamente 10% dos casos. Qualquer medida de prevenção da mastite consequentemente também impede a evolução para abscesso mamário[13].

CONDIÇÕES DA CRIANÇA E DA MÃE – CONTRAINDICAÇÕES À AMAMENTAÇÃO

- Criança com galactosemia: a criança não pode ingerir leite humano ou qualquer outro que contenha lactose.
- Uso pela mãe de medicamentos incompatíveis com a amamentação: alguns fármacos são considerados contraindicações absolutas ou relativas ao aleitamento materno, como antineoplásicos e radiofármacos. Como essas informações sofrem atualizações frequentes, recomenda-se que previamente à prescrição de medicações a nutrizes o profissional de saúde consulte a literatura.

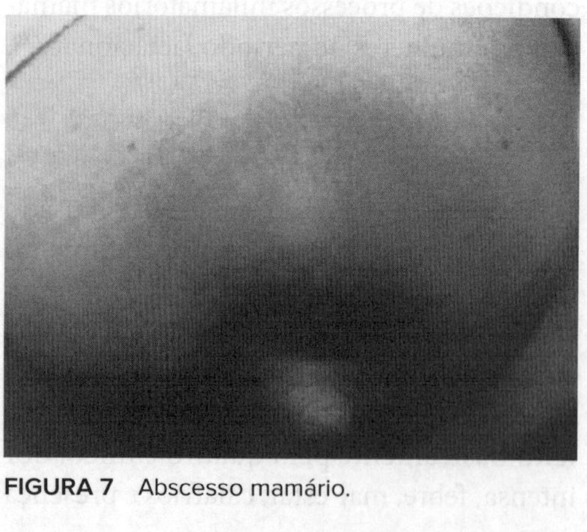

FIGURA 7 Abscesso mamário.

INFECÇÕES MATERNAS COM RECOMENDAÇÃO DE INTERRUPÇÃO TEMPORÁRIA DA AMAMENTAÇÃO

As infecções maternas e amamentação estão ilustradas nos Quadros 2 e 3 segundo a Sociedade Brasileira de Pediatria[21].

- Tuberculose: recomenda-se que as mães não tratadas ou ainda bacilíferas (duas primeiras semanas após início do tratamento) amamentem com o uso de máscaras e restrinjam o contato próximo com a criança por causa da transmissão potencial por gotículas do trato respiratório. Neste caso, o recém-nascido deve receber isoniazida na dose de 10 mg/kg/dia por três meses. Após esse período, deve-se fazer o teste tuberculínico (PPD): se reator, a doença deve ser pesquisada, especialmente em relação ao acometimento pulmonar; se a criança tiver contraído a doença, a terapêutica deve ser reavaliada; em caso contrário, deve-se manter isoniazida por mais três meses. Se o teste tuberculínico for não reator, pode-se suspender a medicação e a criança deve receber a vacina BCG.
- Herpes simples: quando há vesículas localizadas na pele da mama, manter a amamentação na mama sadia.
- Varicela: se a mãe apresentar vesículas na pele cinco dias antes do parto ou até dois dias após o parto, recomenda-se o isolamento da mãe até que as lesões adquiram a forma de crosta. A criança deve receber imunoglobulina humana antivaricela zóster (IGHAVZ), disponível nos Centros de Referência de Imunobiológicos Especiais (CRIE), que deve ser administrada em até 96 horas do nascimento, aplicada o mais precocemente possível.
- Hepatite B: a vacina e a administração de imunoglobulina específica (HBIG) após o nascimento praticamente eliminam qual-

QUADRO 2 Conduta em relação à amamentação e uso do leite materno ordenhado cru em algumas infecções bacterianas e parasitárias na nutriz[21]

Infecção	Modo de transmissão	Conduta quanto à amamentação	Uso do leite materno ordenhado cru	Observação
Staphylococcus aureus: doença grave ou invasiva	Contato	Interrupção temporária por 24-48 horas após início da antibioticoterapia	Permitido, após 24-48 horas da antibioticoterapia	Doença materna grave, muitas vezes mediada por toxinas
Streptococcus do grupo B: doença grave ou invasiva	Contato	Interrupção temporária por 24-48 horas após início da antibioticoterapia	Permitido, após 24-48 horas da antibioticoterapia	Pode causar infecções maternas recorrentes
Neisseria meningitidis: doença grave ou invasiva	Gotículas respiratórias	Interrupção temporária por 24 horas após início da antibioticoterapia	Permitido, após 24 horas do início da antibioticoterapia	Uso de antibioticoterapia profilática nos contactantes
Tuberculose: lactantes abacilíferas ou tratadas há mais de 2 semanas antes do parto	-	Sem restrição	Permitido	Manutenção do tratamento da mulher
Tuberculose: lactantes com sinais, sintomas e exames radiológicos consistentes com doença tuberculosa ativa	Gotículas do trato respiratório	Suspender temporariamente até diagnóstico e início da terapia na lactante e terapia profilática na criança	Permitido	Seguir normas higiênico-sanitárias, em especial uso de máscara cobrindo nariz e boca Manter diminuição do contato mãe/filho por pelo menos 2 semanas após início do tratamento Investigar a criança e iniciar isoniazida
Tuberculose: lactantes portadoras de tuberculose multidroga-resistente	Gotículas do trato respiratório	Suspender temporariamente até início da terapia adequada e até a mulher se tornar abacilífera	Permitido	Seguir normas higiênico-sanitárias, em especial uso de máscara cobrindo nariz e boca Separação da mãe do seu filho até se tornar abacilífera Investigar a criança e iniciar antibioticoterapia
Mastite ou abscesso causado por *Mycobacterium tuberculosis*	Contato	Interrupção temporária para tratamento	Contraindicado até resolução das lesões e cultura negativa	Investigar e iniciar tratamento da criança com isoniazida Manter ordenha para evitar estase e diminuição da produção de leite
Hanseníase não contagiosa	-	Sem restrição	Permitido	Submeter a criança a exames clínicos periódicos e aplicar BCG

(continua)

QUADRO 2 Conduta em relação à amamentação e uso do leite materno ordenhado cru em algumas infecções bacterianas e parasitárias na nutriz[21] (*continuação*)

Infecção	Modo de transmissão	Conduta quanto à amamentação	Uso do leite materno ordenhado cru	Observação
Hanseníase virchowiana não tratada ou com tratamento inferior a 3 meses com sulfona ou inferior a 3 semanas com rifampicina ou com lesões da pele na mama	Secreções nasais e pele	Interrupção temporária até tratamento corretamente instituído com duração superior a 3 meses com sulfona ou superior a 3 semanas com rifampicina, sem lesões na pele da mama	Contraindicado até tratamento corretamente instituído com duração superior a 3 meses com sulfona ou superior a 3 semanas com rifampicina, sem lesões na pele da mama	Submeter a criança a exames periódicos, aplicar BCG e tratar a criança simultaneamente com sua mãe Diminuir, ao máximo, o contato mãe/filho
Doença diarreica	-	Sem restrição	Permitido	Os agentes etiológicos da doença diarreica materna podem ser contaminantes externos Ênfase nos cuidados higiênicos, principalmente lavagem das mãos
Brucelose	Leite, contato	Interrupção temporária até 72-96 horas do início do tratamento	Contraindicado até 72-96 horas do início do tratamento Permitido, se pasteurizado	A mulher pode apresentar doença grave Avaliar estado clínico da lactante
Listeriose	Contato perinatal	Sem restrição Em lactantes gravemente doentes, na fase aguda, interrupção temporária	Permitido Em lactantes gravemente doentes, contraindicado na fase aguda	
Leptospirose	Contato com urina de animais portadores, leite	Interrupção temporária na fase aguda	Contraindicado na fase aguda Permitido, se pasteurizado	Lactante pode apresentar doença grave. Neste caso, ordenhar o leite para evitar estase e pasteurizá-lo Avaliar estado clínico da lactante
Coqueluche no período neonatal	Gotículas do trato respiratório	Interrupção temporária por 5 dias após início da terapia antimicrobiana	Permitido, com garantia de medidas higiênicas, com ênfase no uso de máscara cobrindo nariz e boca	Iniciar antibioticoterapia para a lactante e a criança Restrição de contato mãe/criança Vacinar a criança
Doença de Chagas	Fezes de inseto (barbeiro), transfusão sanguínea, transmissão vertical via placenta, leite materno	Interrupção temporária na fase aguda da doença ou quando houver lesão mamilar com sangramento	Contraindicado na fase aguda da doença ou quando houver lesão mamilar com sangramento	Evolução benigna do lactente Rara descrição de sequelas

QUADRO 3 Conduta em relação à amamentação em algumas infecções virais na nutriz[21]

Infecção	Modo de transmissão	Conduta quanto à amamentação	Outras condutas	Observação
Varicela	Contato direto, via aérea	Permitida, exceto se a infecção for adquirida entre 5 dias antes e 2 dias após o parto	Isolamento de mãe e filho no período Imunoglobulina humana antivaricela zóster, que deve ser administrada o mais precocemente possível, em até 96 horas do nascimento	A doença não é transmitida pelo leite materno O isolamento da díade tem sido questionado
Infecção pelo herpes simples tipos 1 e 2	Contato direto com fluidos corporais ou feridas de pessoa infectada	Permitida, exceto na mama que apresentar lesões	Cobrir as lesões herpéticas em outras localizações Orientar as mães a praticar higiene cuidadosa das mãos	
Citomegalovirose	Secreções genitais maternas durante o parto ou através do leite materno	Permitida, exceto para recém-nascidos com peso < 1.000 g e/ou idade gestacional < 30 semanas	Alimentar o recém-nascido com leite humano ordenhado pasteurizado	Alguns pesquisadores contraindicam a amamentação para recém-nascidos pré-termo com peso < 1.500 g
Rubéola	Secreções respiratórias	Permitida, sem restrições	-	A doença não é transmitida pelo leite materno
Caxumba	Contato direto com secreções respiratórias	Permitida, sem restrições		A doença não é transmitida pelo leite materno Os anticorpos específicos (IgA) passam para o recém-nascido através do leite
Sarampo	Contato com secreções respiratórias no período de incubação e durante o período da doença	Permitida após isolamento da mãe nos primeiros 4 dias da doença	Alimentar o lactente com leite materno ordenhado cru durante o isolamento da mãe Uso de imunoglobulina pela criança	A doença não é transmitida pelo leite materno Presença de IgA contra o sarampo no leite materno
Infecção pelo HIV	Vertical na gestação, parto e via leite materno	Varia de acordo com o país Contraindicada no Brasil		A alimentação alternativa deve ser aceitável, factível, acessível, sustentável e segura (AFASS) Aumento do risco de transmissão na presença de outras doenças infecciosas
Infecção pelo HTLV-1 e HTLV-2	Sangue, leite materno	Contraindicada		A alimentação alternativa deve ser AFASS Aumento de risco de transmissão na presença de outras doenças infecciosas

(continua)

QUADRO 3 Conduta em relação à amamentação em algumas infecções virais na nutriz[21] (*continuação*)

Infecção	Modo de transmissão	Conduta quanto à amamentação	Outras condutas	Observação
Hepatite A	Água, alimentos e fezes maternas contaminadas	Permitida	Imunoglobulina humana para o recém-nascido se o parto ocorrer na fase aguda	A doença não é transmitida pelo leite materno
Hepatite B	Vertical, sangue, fluidos corporais	Permitida	Administração da primeira dose da vacina contra hepatite B e imunoglobulina específica contra hepatite B, nas primeiras 12 horas de vida	A imunoprofilaxia elimina o risco teórico de transmissão do VHB através da amamentação
Hepatite C	Sangue, uso de drogas intravenosas	Permitida		O VHC não é transmitido pelo leite materno, e sim pelo sangue infectado Aumento do risco de transmissão nos traumas mamilares com sangramento Discussão informada sobre os riscos e benefícios
Influenza H1N1	Contato com gotículas expelidas ao tossir ou espirrar	Permitida	Medidas de higienização das mãos e uso de máscara facial pela mãe	A doença não é transmitida pelo leite materno Não é necessário isolamento
Febre amarela	Picadas de mosquitos infectados	Permitida, se a condição clínica materna permitir	Se a nutriz for vacinada, a amamentação deve ser suspensa por 10 dias se a criança for menor de 6 meses	Doença não contagiosa O vírus vacinal pode ser transmitido pelo leite materno
Zika vírus	Picada do *Aedes* sp. infectado, vertical e sexual	Permitida, sem restrições		Não há evidências científicas de transmissão da doença pelo leite materno, apesar de identificado RNA viral no leite materno
Chikungunya	Picada do *Aedes* sp.	Permitida	-	-
Dengue	Picada do *Aedes* sp.	Permitida, se a condição clínica materna permitir		A transmissão pelo leite humano é improvável

quer risco teórico de transmissão da doença via leite materno.

- Hepatite C: a prevenção de fissuras mamilares em lactantes HCV positivas é importante, uma vez que não se sabe se o contato da criança com sangue materno favorece a transmissão da doença.
- Hanseníase: doença cuja transmissão depende de contato prolongado da criança com a mãe. Com o tratamento, a primeira dose de rifampicina é suficiente para que a mãe não seja mais bacilífera. Deve-se manter a amamentação.
- Mães infectadas por HIV, HTLV1, HTLV2: o aleitamento não é recomendado.

COVID-19

Ainda não há evidências consistentes que sustentem a transmissão vertical do vírus SARS-CoV-2 ou a transmissão no período neonatal pela amamentação. As recomendações atuais consideram que os benefícios do leite humano superam possíveis riscos de contaminação. Desta forma, a amamentação deve ser encorajada em mães infectadas com a Covid-19, com o reforço de adotar medidas adequadas de higiene respiratória e pessoal. Os dados mostram que ainda não é possível dizer se o vírus é transmitido ou não pelo aleitamento materno[23]. Até o momento, as organizações de saúde são unânimes em recomendar o aleitamento mesmo em casos de mães infectadas. É importante enfatizar a necessidade de máscaras e a higienização das mãos antes de pegar a criança. Se uma mãe com confirmação ou suspeita de Covid-19 tossir sobre as mamas ou o peito exposto, deverá lavá-lo delicadamente com sabão e água por pelo menos 20 segundos antes da mamada[21,22].

Revisão sistemática feita pela Organização Pan-Americana da Saúde e pela Organização Mundial da Saúde revela que as recomendações sobre o contato mãe-bebê e aleitamento materno devem se basear em uma consideração ampla, não apenas nos riscos potenciais da Covid-19 para o bebê, mas também dos riscos de morbidade e mortalidade associados ao não aleitamento e uso inapropriado de fórmulas infantis[23-26]. Até o momento, a transmissão ativa da doença pelo aleitamento materno não foi detectada. Por isso, recomenda-se que mães com suspeita ou confirmação de Covid-19 sejam estimuladas a amamentar ou continuar amamentando, pois os benefícios do aleitamento materno superam os riscos potenciais de transmissão viral. A mãe e o bebê devem permanecer em alojamento conjunto durante o dia e à noite, e praticar o contato pele a pele, inclusive o método canguru.

A revisão sistemática aponta que ainda não há informações suficientes para ter-se conclusão definitiva sobre a transmissão vertical da Covid-19 pelo aleitamento materno. No entanto, considera que, em bebês, o risco de infecção pelo novo coronavírus é baixo e a infecção é geralmente leve ou assintomática, ao passo que as consequências de não amamentar e separar a mãe da criança podem ser significativas. Neste ponto, parece que a Covid-19 em bebês e crianças representa uma ameaça bem menor à sobrevida e saúde do que outras infecções, contra as quais o aleitamento materno protege. Em mães com confirmação ou suspeita de Covid-19 ao amamentar devem seguir as seguintes medidas de prevenção e controle de infecção:

- Lavar as mãos frequentemente com água e sabão ou higienizá-las com álcool em gel, principalmente antes de tocar no bebê,
- Se possível, usar máscara médica (cirúrgica) durante qualquer contato com o bebê, inclusive durante a amamentação. Se a mãe não tiver acesso a uma máscara médica, deve amamentar da mesma forma.

- Espirrar ou tossir em um lenço de papel e descartá-lo imediatamente após o uso, além de lavar as mãos novamente.
- Limpar e desinfetar rotineiramente as superfícies em que se toca com frequência.

Em casos mais graves da doença, em que a mãe não tenha condições de amamentar, o Ministério da Saúde propõe um fluxo para a decisão para amamentação no contexto da Covid-19, que pode ser acessado em: https://portaldeboaspraticas.iff.fiocruz.br/biblioteca/fluxo-de-decisao-para-amamentacao-no-contexto-da-covid-19/ ou https://ne-np.facebook.com/IBFANBrasil/photos/pcb.3207524859271763/3207524779271771/

VACINAS E AMAMENTAÇÃO

Febre amarela para lactantes

Na impossibilidade de adiar a vacinação, durante o aconselhamento deve-se apresentar à mãe opções para evitar o risco de transmissão do vírus vacinal pelo aleitamento materno. Antes da vacinação, praticar a ordenha do leite, de preferência manualmente, e mantê-lo congelado por 15 dias em *freezer* ou congelador para planejamento de uso durante o período da viremia, ou seja, por 14 dias após a vacinação. Encaminhar a mãe à rede de Banco de Leite Humano.

Covid-19 para gestantes e lactantes

O Ministério da Saúde, em Nota Técnica n. 1/2021-DAPES/SAPS/MS, recomenda a gestores e a profissionais de saúde a administração de vacinas para prevenção da Covid-19 em gestantes e lactantes. Recomenda-se vacinar as gestantes com comorbidade preexistente, após avaliação dos riscos e benefícios. Em puérperas e lactantes, a vacina deve ser oferecida desde que pertençam a grupos prioritários elencados no Plano, respeitando a ordem de priorização. Após vacinadas, as lactantes devem ser orientadas pelos profissionais de saúde a não interromperem o aleitamento materno. É possível que a mãe doe o leite materno, desde que siga as recomendações de segurança estabelecidas pela Nota Técnica n. 13/2020 COCAM/CGCIVI/DAPES/SAPS/MS.

Os profissionais de saúde devem aconselhar as gestantes, puérperas e lactantes a manter as medidas de proteção contra a Covid-19, mesmo após a aplicação das duas doses da vacina e após transcorrido o período necessário para a resposta imunológica. As mulheres que optarem por não receber as vacinas devem ser apoiadas em sua decisão e instruídas a manter as medidas de prevenção contra a doença.

CONCLUSÕES

O papel do pediatra e demais profissionais da saúde na assistência ambulatorial, durante a amamentação, inicia-se no preparo da mulher para a gestação. Cuidados gerais e condições adequadas do estado nutricional são importantes para o crescimento e saúde fetal. Os benefícios para a saúde de mãe e filho são repetidamente comprovados pela ciência, mas amamentar nem sempre é fácil ou possível. O suporte de profissionais de saúde e de familiares é essencial para superar as primeiras dificuldades. Da mesma forma, é fundamental o não julgamento de mulheres que por quaisquer motivos não consigam dar o peito. O mais importante é o equilíbrio da família como um todo. Além disso, deve-se proporcionar suporte para a manutenção do aleitamento materno, ter segurança e conhecer em cada fase da lactação as dificuldades mais frequentes, antecipar e esclarecer as mães, promovendo e apoiando amamentação bem-sucedida. Na publicação da Federação Brasileira das Associações de Ginecologia e Obstetrícia (Febrasgo), os profissionais de saúde podem consultar e obter informações atualizadas sobre os principais problemas relacionados com gestação e aleitamento materno[27].

REFERÊNCIAS BIBLIOGRÁFICAS

1. Sociedade Brasileira de Pediatria. Tratado de Pediatria. 5. ed. Barueri: Manole; 2022. p.3200.
2. Section on Breastfeeding. Breastfeeding and the use of human milk. Pediatrics. 2012;129(3):e827-841.
3. Santiago LB. Manual de aleitamento materno. Sociedade Brasileira de Pediatria. Barueri: Manole. 2013.
4. Ministério da Saúde. Saúde da Criança. Aleitamento Materno e Alimentação Complementar. Ministério da Saúde. Secretaria de Atenção à Saúde Departamento de Atenção Básica. Disponível em: https://bvsms.saude.gov.br/bvs/publicacoes/saude_crianca_aleitamento_materno_cab23.pdf [acesso nov. 2021].
5. Ramsay DT, Kent JC, Hartmann RA, Hartmann PE. Anatomy of the lactating human breast redefined with ultrasound imaging. J Anat. 2005;206(6):525-34.
6. Órfão A, Gouveia C. Apontamentos de anatomia e fisiologia da lactação. dossier: aleitamento materno. Rev Port Clin Geral. 2009;25:347-54.
7. Magnus Martins ACM, Oliveira EB, Santos LF, Roman R. TeleCondutas Aleitamento Materno. Universidade Federal do Rio Grande do Sul. Faculdade de Medicina – Programa de Pós-Graduação em Epidemiologia Telessaúde. Disponível em: https://www.ufrgs.br/telessauders/documentos/telecondutas/tc_aleitamento_materno_10.01.20.pdf [acesso out. 2021].
8. Chaves RG, Lamounier JA, Santiago LB, Vieira GO. Uso de galactagogos na prática clínica para o manejo do aleitamento materno. Rev Med Min Ger. 2008;4(1):S146-153.
9. Koeppen BM, Stanton BA. In Bernes & Levy Physiology Updated Edition E-Book 2009.
10. Haddad Junior H, Visconti MA. Gestação, parto e lactação 5. Licenciatura em Ciências. módulo 4. USP/ Universidade São Paulo. Disponível em: https://midia.atp.usp.br/plc/plc0024/impressos/plc0024_05.pdf [acesso out. 2021].
11. Giugliani ERJ. Problemas comuns na lactação e seu manejo. J Pediatri (Rio J). 2004;80(5):s147-154.
12. Riordan J; Wambach K. Breastfeeding and human lactation. 4. ed. 2010, Sudbury, Massachusetts: Jones and Bartlett Publishers; 2010.
13. Breastfeeding and the use of human milk. The Academy of Breastfeeding Medicine, 2008. Pediatrics. 2012;129 e-827.
14. Zugaib M. Obstetricia. 2. ed. Barueri: Manole; 2012.
15. Hale T. Hale's medications & mothers' milk. A manual of lactational pharmacology. New York: Springer Publishing Co; 2021. p.736.
16. Crepinsek MA, Taylor EA, Michener K, Stewart F. Interventions for preventing mastitis after childbirth. Cochrane Database of Systematic Reviews 2020, Issue 9. Art. No.: CD007239.
17. Nogueira DNG, Curan FMS, Cardelli APM, Ferrari RAP, Tokushima T. Andraus RAC. *Laser* de baixa intensidade: custo da terapia no trauma mamilar. Rev Bras Saúde Mater Infant. 2021;21(1):161-70.
18. Luz KRG. Fotobiomodulação como proposta terapêutica em lesões mamárias no puerpério imediato [dissertação de mestrado]. São Paulo: Universidade Brasil, Programa de Pós-Graduação em Engenharia Biomédica; 2019.
19. Rüdiger DF. Proposta de procedimento operacional padrão para uso de laserterapia de baixa potência no cuidado de traumas mamilares em puérperas [trabalho de conclusão de curso]. Florianópolis: Universidade Federal de Santa Catarina, Centro de Ciências da Educação Curso de Graduação em Enfermagem; 2020.
20. Soares BKP, Barreto RAR, Feitoza IBL, Lopes AD, Silva ITS. Application of *laser* therapy in the treatment of nipple traumas: a literature review. Online Braz J Nurs. 2021;20:e20216508.
21. Sociedade Brasileira de Pediatria. Departamento Científico de Aleitamento Materno. Guia Prático de Atualização – Aleitamento materno. Disponível em: https://www.sbp.com.br/fileadmin/user_upload/22800f-GUIA-PRATICO-GuiaPratico_de_AM.pdf [acesso out. 2021].
22. Chen H, Guo J, Wang C, Luo F, Yu X, Zhang W, et al. Clinical characteristics and intrauterine vertical transmission potential of COVID-19 infection in nine pregnant women: a retrospective review of medical records. Lancet. 2020;395(10226):809-15.
23. World Health Organization. Novel Coronavirus (2019-nCoV): Situation Report - 22. 2020 Feb 11. Disponível em: https://www.who.int/docs/default-source/coronaviruse/situation-reports/20200211-sitrep-22-ncov.pdf?sfvrsn=fb6d49b1_2 [acesso out. 2021].
24. Centers for Disease Control and Prevention (CDC). Interim considerations for infection prevention and control of Coronavirus Disease 2019 (COVID-19) in inpatient obstetric healthcare settings. 2020. Disponível em: https://www.cdc.gov/coronavirus/2019-ncov/hcp/inpatient-obstetric-healthcare-guidance.html [acesso out. 2021].
25. Royal College of Obstetricians and Gynaecologists. Coronavirus (COVID-19) infection in pregnancy: information for healthcare professionals. Version 1. 2020. Disponível em: https://www.rcog.org.uk/globalassets/documents/guidelines/coronavirus-covid-19-virus-infection-in-pregnancy-2020-03-09.pdf [acesso out. 2021].
26. Martins-Filho PR, Santos VS, Santos Jr HP. To breastfeed or not to breastfeed? Lack of evidence on the presence of SARS-CoV-2 in breastmilk of pregnant women with COVID-19. Rev Panam Salud Publica. 2020;44:e59. Disponível em: https://iris.paho.org/handle/10665.2/52038 [acesso jan. 2022].
27. Amamentação. São Paulo: Federação Brasileira das Associações de Ginecologia e Obstetrícia (FEBRASGO), 2018. (Série Orientações e Recomendações FEBRASGO, n. 6, Comissão Nacional Especializada em Aleitamento Materno).

33

O papel do pai na amamentação

Luciana Rodrigues Silva
Luciano Borges Santiago
Roberto Gomes Chaves
Joel Alves Lamounier

INTRODUÇÃO

O aleitamento materno (AM) é o método mais adequado a ser utilizzado na alimentação da criança nos primeiros anos. As políticas de apoio, promoção e proteção do AM mobilizadas pela Organização Mundial da Saúde (OMS) e pelo Ministério da Saúde (MS) buscam redzuzir as taxas de morbimortalidade infantil. Porém, reconhece-se que o AM é abandonado precocemente. Esse abandono deve-se, dentre outros fatores, à falta de informação e à falta de apoio psicossocial, pelo que é fundamental inserir o pai nesse processo como figura influente no sucesso do AM. Entretanto, deve-se trabalhar na preparação dos pais com estratégias educacionais para o novo papel e a nova dinâmica familiar, pois, através das sessões de informação adequada e educação, ele pode apoiar e promover o AM, participando e ajudando a mãe no processo de amamentação. Enfatiza-se que o pai é, na maioria das vezes, o elemento mais próximo da mãe, detendo assim o privilégio para o acompanhamento necessário durante a amamentação. Porém, a orientação sobre AM voltada também para o pai deve ser importante preocupação para os profissionais de saúde[1].

O leite humano é considerado o padrão ouro da alimentação infantil. A Academia Americana de Pediatria (AAP) reafirma sua recomendação de AM exclusivo por cerca de 6 meses, seguido de amamentação continuada à medida que os alimentos complementares são introduzidos, com continuação do AM por 1 ano ou mais conforme recomendado pela OMS e pelo Fundo das Nações Unidas para a Infância (Unicef). Os pediatras e demais profissionais de saúde desempenham um papel muito importante em suas práticas clínicas como defensores do AM. Em geral, são bem informados sobre os riscos para a saúde em situações nas quais a mãe não pretende amamentar. A figura e o papel exercido pelo pai também são de fundamental importância. A AAP o destaca como fator importante para o AM bem-sucedido[2].

Nesse contexto, a presença e a participação do pai ou companheiro no suporte para a mulher são fundamentais para que a criança tenha um bom começo de vida. Portanto, como na gravidez e no parto, os pais têm papel fundamental na construção de uma vivência saudável e feliz. Importante lembrar que o pai do futuro nasce junto com seu filho. Seu papel na amamentação é essencial, como principal apoio da mãe, dia e noite, principalmente nas primeiras semanas, quando o pequeno dá mais trabalho e os novos pais ainda estão se reconhecendo em uma nova dinâmica familiar. Como integrante da família, o pai tem suas responsabilidades em prol do bem-estar de todos em casa. De todas as atividades e cuidados que um recém-nascido requer, a amamentação talvez seja a que demanda mais tempo e, às vezes, gera um grande desgaste físico na mãe. Embora para algumas mães seja mais fácil do que para outras, todas as mulheres precisam de ajuda para continuar com a amamentação e, acima de tudo, para aproveitar bem essa fase tão importante da vida. O pai possui obrigações nos cuidados com o filho, incluindo o sucesso da amamentação.

O AM, na maioria das culturas, tem sido considerado pela sociedade uma responsabilidade exclusiva da mulher. Entretanto, é reconhecida a relevância da presença e da participação do pai durante a amamentação, seja contribuindo para seu sucesso ou para o desenvolvimento da criança, pelo fortalecimento das relações familiares. A mulher precisa do apoio, compreensão, amor, respeito de seu companheiro no ato de amamentar. Cabe ao companheiro manter a calma, dar apoio e compreensão, principalmente no início, pois a harmonia familiar favorece a amamentação[3]. Portanto, para a prática do AM com êxito é necessário que a mãe tenha aliados em seu empreendimento de amamentar. O marido ou companheiro deve ser preparado, visto ser a pessoa mais íntima da mulher, com orientação sobre o assunto. O pai envolvido e motivado a ajudar a esposa durante essa fase faz toda a diferença na prevenção do desmame precoce.

PAPEL DO PAI NA AMAMENTAÇÃO: SUMÁRIO DA LITERATURA

O ato de amamentar é uma tarefa difícil para muitas mulheres, pois, além das dificuldades com o processo inicial, ainda existe a ansiedade gerada pelo tempo que elas consideram "gastar" ao amamentar. Nessa situação, na vida da mulher, o apoio é imprescindível, seja ele da mãe da puérpera e/ou do pai do recém-nascido. O pai representa em um importante aliado do aleitamento. O homem, como pai e companheiro, deve participar da saúde integral da mulher e da criança desde o pré-natal e durante toda a vida da criança.

Estudo qualitativo verificou a opinião de pais sobre o AM. Nele se observou que todos os pais eram favoráveis ao AM pelos benefícios tanto para o bebê quanto para a mãe[4]. Os pais consideraram que o ato de amamentar exige dedicação da mulher, com reflexo nos afazeres diários. Mesmo assim, entendiam sua importância e manifestaram apoio às mulheres. A amamentação ainda é, para muitos pais, uma ação centrada no corpo biológico ou, ou seja, uma atividade que pertence apenas à mulher. O apoio à mulher é percebido por muitos apenas como pais provedores do lar.

A amamentação é considerada uma prática alimentar simples, econômica e saudável que deve ser estimulada por todas as pessoas que cercam a nutriz. É uma prática fortemente influenciada pelo ambiente onde a lactante está inserida. O sucesso do aleitamento depende de apoio e incentivo à mulher pelos profissionais de saúde, familiares e comunidade. A família representa a rede social primária dos indivíduos e tem a capacidade de cuidar e dar suporte a seus membros, conforme seus valores, crenças e conhecimentos. No contexto familiar, o pai tem sido identificado como importante fonte de apoio à amamentação, tanto no incentivo do aleitamento quanto na divisão de tarefas domésticas e de cuidados com o bebê. Esse papel ficou mais evidente a partir das últimas décadas pela maior inserção da mulher no mercado de trabalho, pois esta assumiu múltiplos papéis no contexto familiar e social.

A maternidade envolve uma série de mudanças na vida da mulher, como as alterações no corpo durante a gestação, parto e pós-parto, na rotina diária e nas dimensões sociais e laborais, compreendendo a prestação de cuidados ao recém-nascido. Dessa forma, a participação familiar, particularmente a do pai, torna essa experiência menos extenuante para a mãe, a partir do momento em que ela percebe que pode contar com o apoio do parceiro, distribuindo tarefas, tensões, prazeres e as descobertas que envolvem esse momento. Desse modo, além de contribuir com a parceira, a participação paterna promove o desenvolvimento e o crescimento saudável da criança, garantindo bem-estar e satisfação a todos os envolvidos[3,5].

É importante romper com a figura do pai distante, autoritário e provedor financeiro, devendo ele exercer um papel ativo. Para essa mudança de papel, é necessário que o homem seja instruído e receba informações dos profissionais da saúde, assim como a mulher. Os pais devem ser incluídos desde a gestação, pois, embora o homem não engravide fisiologicamente, a paternidade se inicia nessa fase. O foco exclusivamente materno-infantil, que contribui para o afastamento do pai, deve ser superado pelos profissionais, centrando-se o enfoque na família. Assim, os pais devem ser inseridos nos cuidados com os filhos antes do nascimento destes, de modo a se preparar para exercer a paternidade e a exercer maior cuidado com a mulher e o bebê.

O pai se insere nos cuidados e aprende à medida que pratica. Aos poucos descobre sua figura de pai e os laços com o bebê são fortalecidos em uma fase precoce da vida. Seu papel na amamentação foi demonstrado em estudo em maternidades canadenses. As mulheres se sentem amparadas e apoiadas pelos companheiros e se veem como parte da equipe de saúde. Assim têm mais chances de manter a amamentação, mesmo quando se sentem exaustas ou inseguras[6]. Da mesma maneira, outros autores mostraram o importante papel do pai na prevenção e na abordagem das dificuldades relacionadas à amamentação. Assim, os pais devem ser ensinados sobre como proceder na ajuda para a mulher em amamentação[7].

O suporte familiar é fundamental para o sucesso da amamentação e inclui também o pai[8-10]. Mães relatam que o pai pode ser um fator na decisão de iniciar e manter a amamentação. Os pais manifestaram a decisão de apoiar a alimentação da criança e a vontade de aprender sobre amamentação. Porém, têm sido frequentemente ignorados pelos profissionais de saúde durante as consultas de pré-natal da esposa. Johnston e LeRoy enfatizam a necessidade da inclusão dos pais na assistência pelos profissionais de saúde. As preocupações dos pais em relação ao envolvimento e ao apoio para a amamentação devem fazer parte da consulta. Eles muitas vezes se sentem excluídos durante os cuidados perinatais da parceira e não recebem a mesma educação e apoio, especialmente sobre amamentação. A carência de informações práticas que envolvam o cuidar dos filhos e a amamentação e que se relacionem com o pai é uma queixa comum. Portanto, educar os profissionais de saúde sobre a importância de incluir os pais durante as consultas de pré-natal é uma intervenção importante para facilitar o apoio destes na amamentação. Em suma, existe o desejo dos pais de obter informações úteis para abordar questões na ajuda da esposa em tempos difíceis[11].

Revisão integrativa investigou a participação do pai ou companheiro na adesão ao AM de modo a evitar o desmame precoce[12]. O apoio social, profissional e familiar foi imprescindível para o sucesso do AM, sendo o pai considerado o suporte fundamental por sua forte influência na decisão da mulher de amamentar. Essa participação pode ser vista como desafio diante do papel tradicional da mulher na amamentação. O estudo evidenciou a relevância do apoio paterno para o sucesso do AM. Assim, são necessárias a capacitação efetiva e a sensibilização dos profissionais de saúde quanto a orientações e intervenções no processo do AM pela implantação de aconselhamento individual e/ou em grupo de gestantes, puérperas e na puericultura, com a participação dos parceiros. Investir na participação do pai no AM, sem qualquer tipo de imposição, é uma tarefa social de relevância, tendo em vista as circunstâncias que as mulheres enfrentam nos primeiros meses pós-parto. O marido tem influência na decisão da mulher, e, no caso do AM, o pai pode contribuir com seu apoio e evitar o desmame precoce.

O pai exerce influência no AM, pois sem sua colaboração se torna mais difícil o processo de amamentação. Estudo mostrou que as puérperas reconhecem a importância do pai no AM. Isso pode ocorrer pelo auxílio e incentivo à prática da amamentação, bem como pelos cuidados dispensados pelos pais à criança e à puérpera. Ou seja, o conhecimento dos pais sobre a importância do aleitamento pode influenciar na decisão da puérpera de amamentar. Entretanto, apesar de as mulheres referirem que os companheiros conhecem os benefícios do leite materno, principalmente para a saúde da criança, na ótica das mães, os pais pouco sabem sobre tais benefícios. Nesse sentido, é importante que o pai conheça e reconheça os benefícios do leite materno para a puérpera, e isso pode servir de estímulo para amamentar. Quanto mais o pai, a puérpera e a família souberem a respeito dos benefícios da amamentação para a saúde da criança e da mãe, e quanto maior o apoio que a puérpera receber nesse período, maiores serão as chances do AM bem-sucedido. A promoção do AM deve ser incentivada pelos profissionais de saúde, pela maior inserção e incentivo da participação paterna desde o pré-natal[13].

O desejo do pai de participar e envolver-se com o processo de amamentação também foi demonstrado[14]. A paternidade e a satisfação de presenciar a amamentação de filho superam o possível distanciamento físico enfrentado pelo casal após o parto. A orientação sobre o AM para o casal é importante nesse processo de adaptação na gestação que se inicia no pré-natal e se estende ao parto e puerpério. O papel do profissional de saúde na abordagem adequada do AM nesse momento torna-se essencial. Os pais que receberam orientações sobre amamentação tiveram melhor desempenho apoiando, participando, incentivando e reconhecendo a importância do leite materno para o filho. Os pais que não receberam orientações sentiram-se inseguros no processo de amamentação e consequentemente excluídos desse período, o que os levou ao distanciamento, seguido de pouca participação no período de aleitamento e, por vezes, pelo sentimento de abandono. O estudo mostrou que a equipe de enfermagem precisa incentivar o pai a participar efetivamente no processo do AM desde o pré-natal, no pré-parto e no puerpério. Deve-se ressaltar a importância de orientações e incentivo para amamentação exclusiva nos primeiros 6 meses de vida e evitar o desmame precoce. Os familiares e a mulher devem compreender que o pai não é apenas incentivador da prática do AM, mas o principal influenciador da amamentação.

O conhecimento das questões relacionadas ao AM sob a ótica da participação do homem/pai permite reconhecer mudanças nas atitudes masculinas que têm contribuído para a prática do AM, identificando-o como fator principal na construção de "novo pai", com papéis redefinidos no âmbito familiar. O modelo da "nova paternidade", em que o homem busca vivenciar todos os momentos desde a gravidez, possibilita as transformações das relações sociais de gênero e a formação do vínculo afetivo desde a gestação. Os pais expressam interesse e satisfação no cuidado com os filhos, com maior participação na vida da família, papéis desejáveis do "novo pai". Assim, o papel do pai na amamentação começa a partir do apoio e incentivo à mulher, na atenção à esposa e ao filho e na divisão de tarefas domésticas, ajudando a posicionar a criança no seio materno, nos cuidados com os filhos anteriores. A atuação passa a ser mais efetiva nas tarefas domésticas, incluindo a participação em consultas relacionadas à saúde. Apesar desse avanço, alguns permanecem com resquícios da visão tradicional do papel do pai, defendendo que o AM é função exclusiva da mulher. Mesmo em casais com divisão de responsabilidade financeira e de tarefas domésticas, alguns pais ainda se sentem como únicos responsáveis pelo sustento da família. Contudo, a mudança de pai-provedor para pai-participante não depende somente da sua vontade. Não pode ele ser relegado às responsabilidades sociais, como a de mantenedor da casa, o que pode limitar sua participação nesse novo modelo de pai, preservando a postura tradicional paterna, mesmo contra a vontade do homem[5].

A contribuição do pai se mostrou ativa e positiva no AM e nos cuidados ao recém-nascido. Ele assume diversas funções no cuidado com os filhos, inclusive no choro do bebê, momento em que há maior tensão e sentimento de impotência. Estudo revelou outras ações além do apoio na amamentação, como os cuidados com o bebê na troca de fraldas e no banho. Também com a puérpera, auxiliando na movimentação e posicionamento, mas principalmente na presença e na verbalização do apoio e incentivo ao AM. A busca do pai por informações também se destaca como forte contribuição para a amamentação[15]. Em um hospital comunitário da Pensilvânia investigaram-se os fatores que influenciam as decisões de alimentação, as taxas de amamentação e/ou início da mamadeira, bem como a duração da amamentação[8]. Duzentas e quarenta e cinco mães cujos filhos foram acompanhados em consultas de puericultura do nascimento ao primeiro ano de vida responderam a perguntas sobre alimentação. A taxa de iniciação do AM foi de 44,3%, porém, aos 6 meses de idade apenas 13% das crianças estavam sendo amamentadas. A decisão de amamentar ou pelo uso de mamadeira foi considerada antes da gravidez ou durante o primeiro trimestre. Os motivos mais comuns citados pelas mães para optar pelo AM incluíram:

- Benefício à saúde do bebê.
- Naturalidade.
- Vínculo emocional com o infante.
- As razões mais comuns para o uso da mamadeira foram:
- Percepção da mãe sobre atitude do pai.
- Incerteza quanto à quantidade de leite materno.
- Retorno ao trabalho.

Mães que deixaram de amamentar relataram ausência de informações e falta de apoio familiar.

Portanto, para aumentar as taxas de amamentação, dentre outras ações, é necessário fornecer maiores informações sobre os benefícios e vantagens do AM tanto para a mãe quanto para avós e pais.

A boa interação do casal pode contribuir positivamente para o AM. O apoio dos pais pode influenciar nas decisões e no comportamento de amamentação das mulheres. Investigaram-se no estudo as relações entre o apoio à amamentação relatado pelos pais e as percepções das mães sobre o apoio recebido e as intenções, satisfação e duração da amamentação. Um estudo mediu a frequência do envolvimento dos pais para prever as intenções de amamentar, a satisfação e a duração do aleitamento[16]. O papel que o pai exerce hoje, embora ainda não apresente grande crescimento quantitativo, denota maior desejo de participação na criação dos filhos. Pode-se constatar nos últimos anos a participação masculina nas diversas etapas do processo reprodutivo, embora a maior ênfase seja para estudos que envolvam a relação mãe-filho, deixando de lado a figura do pai[17]. Compreender e promover esse envolvimento é primordial para que se possa contar com a figura do pai com agente motivador à decisão da mulher de amamentar, bem como na manutenção do AM exclusivo.

O auxílio paterno nos cuidados com a criança proporciona uma interação precoce e muito mais intensa entre pai e bebê, o que favorece o crescimento saudável da criança e transmite segurança à mulher[18,19]. Essa segurança pode contribuir para o AM, pois pode transmitir uma serenidade maior à mulher que está amamentando, inclusive diante dos variados agentes estressores ao AM exclusivo. A participação do homem durante o ato de cuidar representa um alicerce à vivência do casal, contribuindo para a consolidação da estrutura familiar. Pode-se garantir o estabelecimento de vínculo entre todos os seres envolvidos, tornando essa aproximação mais significativa. Com a instauração desse vínculo, busca-se superar o modelo de paternidade hegemônico e ultrapassado, do "pai provedor", em prol de uma vivência paterna mais presente, intensa e colaborativa; o pai decide ser um "novo pai", baseado na ideia da "paternagem", para além da paternidade. O pai torna-se fundamental para a criança e não apenas o responsável biológico por sua origem. Exerce, assim, papel principal junto à figura materna no crescimento e desenvolvimento da criança.

Um estudo investigou os sentimentos e percepções dos pais quanto ao AM em entrevistas[20]. A televisão foi considerada o principal meio de informações sobre aleitamento. Os pais consideraram um dos atos mais importantes a necessidade de acompanhamento da mulher em todos os momentos do aleitamento. Os pais devem ser entendidos como sujeitos essenciais no cuidado da criança e das companheiras e, portanto, devem ser auxiliados quanto a esse aspecto. No homem, a percepção da figura de pai no período do AM pode acontecer de forma tranquila e natural, comum àqueles casais em um relacionamento bem estruturado. Na Maternidade Odete Valadares, em Belo Horizonte, foi realizado um estudo com 351 casais. As entrevistas ocorreram em duas fases: primeiro com a mãe e em seguida com o pai. A maioria dos pais (92%) relatou não ter recebido dos profissionais de saúde qualquer informação sobre a amamentação. Apenas 4,3% deles souberam informar o período de AM recomendado pela OMS e pelo MS. Os pais, apesar de reconhecerem a importância do AM, relataram não abordar esse assunto com a mulher.

Os pais bem informados e participativos em relação à prática da amamentação podem reduzir a possibilidade de desmame precoce[21]. Em Recife, pesquisa mostrou, de forma semelhante, que os pais têm muitos conhecimentos corretos sobre os benefícios do leite materno e que tais conhecimentos podem favorecer a escolha da alimentação infantil com incentivo à prática[22]. Em Pelotas, um estudo avaliou a percepção das mães quanto ao apoio dos pais e a sua influência na duração do AM. Percebeu-se que, apesar de a quase totalidade dos pais apresentar opinião favorável à amamentação, apenas um terço recebeu informações sobre o assunto. Além disso, metade dos pais acompanhou suas esposas nas consultas pré-natais e durante o trabalho de parto, mas apenas 3% estavam presentes na sala de parto[23]. Em Goiânia, muitos pais entrevistados não apresentaram conhecimento adequado acerca do AM, não receberam orientações durante o pré-natal e, portanto, poucos participaram desse processo. Houve, nesse caso, falta de integração entre a gestação e a amamentação[24].

A influência paterna é destacada como um dos fatores para o aumento da duração do aleitamento, ou seja, o pai influi na decisão da mulher de amamentar e contribui para sua duração[4]. O sucesso da amamentação não depende somente da presença do pai, mas também de sua atitude. Evidências mostram que a duração da amamentação é maior quanto maior a atuação paterna[25]. Se os pais demonstram forte apoio à amamentação, observa-se que 98% das crianças são amamentadas, enquanto apenas 27% são amamentadas quando os pais são indiferentes. Entre os fatores que influenciam o aleitamento incluem-se o uso de mamadeira e chupeta, a introdução precoce de alimentação complementar, o retorno da mãe ao trabalho e o apoio familiar, principalmente do pai da criança.

Estudos conduzidos em mulheres no período puerperal revelaram a necessidade de outra pessoa para ajudar a mãe na prática da amamentação. O apoio paterno é um dos suportes de maior relevância para a amamentação na perspectiva materna[4,23,26]. No entanto, muitos pais desconhecem maneiras de fornecer apoio às mães pela falta de informação. Alguns sentimentos negativos dos pais, comuns após o nascimento de um filho, poderiam ser aliviados pela conscientização da importância de seu papel, não apenas nos cuidados com o bebê, mas também nos cuidados com a mãe.

INSERÇÃO E PARTICIPAÇÃO DO PAI NO ALEITAMENTO MATERNO

De modo geral, é reconhecida a necessidade da inclusão e participação do pai no AM. Ele exerce um papel importante para sua promoção, por ser o elemento mais próximo da mãe, detendo assim o privilégio para o acompanhamento necessário durante a amamentação. A orientação sobre o AM deve ser preocupação importante para os profissionais de saúde em diferentes etapas da vida da mulher. É necessária a capacitação efetiva e a sensibilização desses profissionais nas questões envolvendo amamentação. Orientações e aconselhamentos individuais e/ou em grupo de gestantes, puérperas e puericultura, com a participação dos parceiros, podem ser maneiras de atuar. O homem deve ser preparado para a nova situação, essencial para a compreensão paterna em relação às modificações que ocorrem na dinâmica familiar pelo nascimento da criança. É necessário superar barreiras quando o pai enfrenta sentimentos de separação da companheira e de omissão e inabilidade no período da amamentação. Assim, o melhor período para inserir o pai no processo da amamentação é nas consultas, durante o pré-natal, quando o casal recebe esclarecimentos sobre o AM. O homem passa a compreender os benefícios do leite materno, disponibilizando-se então para o apoio à mulher, com suporte emocional e ajuda para superar as dificuldades que possam ocorrer durante o aleitamento. É importante demonstrar que o pai se sinta integrante desse período envolvendo a relação entre a mãe e o recém-nascido[3].

Outro estudo investigou o conhecimento dos pais sobre o aleitamento em grupo de 92 recém-nascidos amamentados e 89 não amamentados. Os resultados indicaram que os pais tinham pouco conhecimento sobre AM, principalmente aqueles cujos filhos estavam sendo alimentados com mamadeira. Após ajustes para fatores de confusão, os pais que tiveram filho(s) anteriormente amamentado(s), frequentaram aulas de pré-natal e receberam informações sobre AM da equipe médica tiveram uma chance significativamente maior de ter melhor conhecimento sobre

AM. O pré-natal mostrou-se uma boa oportunidade para aprimorar o conhecimento dos pais sobre o AM[27]. Ensaio clínico controlado realizado no Brasil avaliou o impacto da inclusão paterna em um programa de educação em AM realizado em uma maternidade. As taxas de amamentação nos primeiros 6 meses de vida dos bebês foram medidas em 586 famílias assim distribuídas: 201 no grupo controle, 192 no grupo com apenas mães expostas à intervenção e 193 no grupo com mães e pais expostos à intervenção. A inclusão paterna aumentou significativamente as taxas de AM exclusivo, mas não as taxas de qualquer tipo de AM. A intervenção com pais com menos de 8 anos de escolaridade resultou em diminuição da taxa de AM quando comparada à intervenção apenas com as mães. A probabilidade de sucesso poderia ter sido maior se as complexidades culturais e comportamentais associadas a essa prática tivessem recebido mais atenção[28].

No período pré-parto, é fundamental proporcionar ao pai ensinamentos e participação no processo de AM. Ele deve ter suas dúvidas esclarecidas e informar-se sobre as vantagens do AM nas consultas de pré-natal, com disposição para apoiar e ajudar a mulher nos momentos difíceis que possam ocorrer durante a amamentação. Dessa forma o pai se sentirá integrado ao processo de cuidar do filho desde a concepção, passando pelo AM e contribuindo para o estabelecimento de forte vínculo com a criança desde o início da vida. No contexto da amamentação, o homem precisa ser preparado para a nova situação de ser pai, essencial para compreender as modificações na dinâmica familiar com a chegada do filho. A partir desse momento, é necessário melhorar a relação com a esposa ou companheira para compreender e superar sentimentos de separação da mulher e sentimentos de omissão, passíveis de ocorrer na amamentação. A inabilidade para lidar com a nova situação pode gerar conflitos de papéis e requer atitude paterna de adaptação nessa fase inicial, fundamental para facilitar a prática do AM[29].

Estudos demonstram a importância da participação do pai no cuidado da criança e no apoio à amamentação, pois, se a mulher é incentivada e se sente amada, consegue amamentar com maior segurança e por mais tempo. A participação paterna desde o pré-natal quebra barreiras nas dificuldades de adaptação e nos cuidados com o filho e a mãe. Contribui na abordagem da amamentação, evitando o desmame precoce.

As mudanças nas atitudes dos pais têm contribuído não só para a prática do AM, mas, principalmente, para a interação pai-mãe-filho. De forma qualitativa, modifica o significado de ser pai. Nesse sentido, o "novo pai" ultrapassa o conceito do pai tradicional, dotando a paternidade de um sentido mais amplo, para além do papel de provedor material: a paternagem[5]. Sem dúvida, é necessário estimular a presença paterna durante a gestação de forma educativa, com informações consistentes sobre alimentação infantil e AM. Entretanto, em geral a influência do pai sobre amamentação é subestimada. Os profissionais de saúde habitualmente omitem a preparação dos futuros pais, que normalmente não participam de consultas de pré-natal, grupos operativos e outras ações. Essa desinformação paterna em relação ao AM pode manter ainda o desinteresse dos pais sobre a alimentação de seus filhos. A importância de orientar o pai sobre as questões básicas de amamentação proporciona mais ajuda à mulher. Ele reconhece a importância do leite materno para a saúde da criança, mas muitas vezes nem mesmo chega a conversar sobre esse assunto com a mãe por falta de conhecimento[3,30].

A consulta de pré-natal deve ser precoce, ter cobertura universal, ser realizada de forma periódica e integrada com demais ações preventivas e curativas. Durante o pré-natal as mães e os pais devem ser preparados para os primeiros cuidados com o futuro lactente. A qualidade do pré-natal pode refletir deficiências dos conhecimentos dos pais em relação à amamentação. Portanto, a assistência pré-natal adequada possibilita ao casal maior participação ativa do marido desde o início da gestação, fato que contribui ainda mais para a construção precoce do vínculo afetivo com o filho.

Além das consultas de pré-natal, diferentes formas de inclusão dos pais, com trabalhos educativos e discussões em grupo, dramatizações e outras dinâmicas que facilitam a fala e a troca de experiências, são importantes. Temas sobre alimentação da criança, bem como a participação do pai na gestação e a criação do vínculo pai-filho, devem ser abordados nestas oportunidades educativas. A educação em saúde motiva a pessoa a formar hábitos benéficos e evita ações nocivas. No entanto, na maior parte das culturas, excluindo-se a amamentação, os cuidados com o bebê são tarefas exclusivas da mulher. O profissional de saúde deve incentivar o pai a participar efetivamente no período do AM, contribuindo para que a mulher compreenda que o pai não é um simples incentivador da prática do AM, mas o principal influenciador da amamentação[3]. O pré-natal e o puerpério são períodos importantes, nos quais toda a família deveria participar das questões referentes ao AM, dissipando mitos e dúvidas que envolvem essa prática. Nesse momento, entretanto, ele exerce um papel essencial para sua adequação progressiva ao fato de se tornar pai. Alguns são muito participativos, procurando sentir o bebê na barriga da mulher, acompanhando-a nas consultas de pré-natal, ajudando-a a compor o enxoval e a organizar a arrumação do quarto. Após o parto fazem revezamento nas tarefas e cuidados com o recém-nascido. Por outro lado, outros se sentem alheios ao filho durante a gravidez, e mesmo depois do parto não desenvolvem uma ligação intensa com o recém-nascido.

O apoio do pai representa a influência de maior impacto no processo de amamentação. A mãe sente-se mais segura na amamentação com o suporte do companheiro, que participa mais ativa e efetivamente. Estudo avaliou o conhecimento sobre AM de 78 pais de uma maternidade pública de Salvador. A média de idade dos entrevistados foi de 29,9 anos e 53,8% tinham o ensino fundamental incompleto. Todos os pais entrevistados responderam que apoiavam o AM para seus filhos e acreditavam em seus benefícios; 39,7% relataram que sua opinião poderia interferir na decisão da parceira de prolongar o processo. Além disso, 69,2% dos homens compareceram às consultas de pré-natal da parceira, e destes mais de um terço não teve intervenção sobre o assunto. Do total de participantes, 80,8% afirmaram ter participado do processo de amamentação e destacaram sua gratificação nessa fase. Sobre a opinião paterna, 39,7% acreditavam que existe algum grau de influência na decisão do parceiro de amamentar, e por isso 50% deram sua opinião à mãe. O estudo ampliou o conhecimento sobre o papel do pai na amamentação, ratificando a importância de seu apoio à mãe nesse processo e contribuindo para melhorar a prática e beneficiar a relação mãe-filho. Portanto, concluiu-se que os entrevistados tinham algum conhecimento sobre AM, reconheciam sua importância durante o processo e gostariam de saber mais[31].

A entrada do homem na sala de parto surgiu entre famílias nucleares urbanas em países desenvolvidos na década de 1970, com o objetivo de recuperar a afetividade, a valorização da mulher e a referência familiar, perdidos com a passagem do parto domiciliar para a assistência hospitalar. O envolvimento emocional do pai na gestação pode ser compreendido por sua participação em atividades relativas à gestante e aos preparativos para a chegada do bebê, do apoio emocional proporcionado à mãe, da busca de contato com o bebê, bem como das preocupações e atividades de ambos os pais. A participação dos pais durante o parto se faz presente nas instituições em que foi implantada a escolha de acompanhante, e indica transformações nas relações de gênero, na compreensão de parto e de paternidade[3].

O papel do homem, particularmente do pai, na família, anteriormente negligenciado, tem emergido nas agendas das instituições internacionais e nacionais que propõem e implementam políticas públicas, como uma nova forma de promover a igualdade de gênero. Políticas sociais e regulamentações legais em muitos países, incluindo o Brasil, incentivam a paternidade responsável, e visam assegurar as condições necessárias para redimensionar o papel do pai em nossa sociedade. Os exemplos são a permissão de pais acompanhantes nos hospitais, o reconhecimento da legitimidade dos filhos, sejam concebidos dentro ou fora do matrimônio, a participação do pai no cuidado pré-natal da criança, sua presença no parto e a licença-paternidade[3].

A implementação de políticas públicas direcionadas a inserir os pais no contexto dos cuidados e das experiências mais afetivas, como o AM, é importante, como a licença-paternidade por alguns dias para o pai cuidar do recém-nascido e apoiar a mulher no pós-parto. Ações educativas direcionadas não só à mãe, mas ao casal, devem incluir o pai, orientando-o e encorajando-o a participar ativamente nas tarefas de apoio à mulher e de cuidado com filho, desde o pré-natal, na primeira infância e ao longo de seu desenvolvimento. Os profissionais de saúde devem ficar atentos e buscar a inserção precoce do pai nas consultas e com isso aumentar as chances de maiores índices de AM, fundamental para a saúde das crianças, futuro capital social do país.

Deve-se distinguir os conceitos de paternidade e paternagem. O primeiro é um aspecto biológico; o pai pode ser confirmado pelo exame de DNA. A paternagem é relacionada com o aspecto afetivo e emocional. O termo tem um significado mais amplo e abrange estratégias de cuidado à figura materna. A paternagem consiste, ainda, em estar presente sempre que necessário e apoiar a mãe no cuidado com o filho e consigo mesma, entender que a maternidade pode ser difícil, dolorosa e cansativa, dia após dia. Portanto, vai além do conceito biológico de pai[32].

A licença-paternidade inicialmente era de somente 5 dias, um tempo muito curto se comparado ao período de licença-maternidade de 180 dias. Atualmente esse período foi ampliado para 20 dias, e a mudança tem a base da nova mentalidade referente ao papel do pai antes, durante e depois da gravidez. Ele deve acompanhar todo o pré-natal, dar suporte à mulher após o parto e desenvolver um vínculo forte com a criança. Ainda não é o período ideal, e também contempla apenas os pais que trabalhem em empresas credenciadas no programa do governo federal "Empresa Cidadã", de acordo com o Decreto n. 7.052/2009. Mesmo assim, demonstra a importância paterna nesse período inicial para o estabelecimento do vínculo afetivo e responsabilidade com o filho, além do apoio à mulher nessa fase inicial.

De acordo com a Lei federal n. 11.108/2005, o Sistema Único de Saúde (SUS) deve garantir o direito das mulheres a ter acompanhante, independentemente do sexo, durante o pré-parto, parto e pós-parto imediato. Trata-se de uma recomendação da OMS. Infelizmente existe muita resistência no cumprimento dessa lei, principalmente quando o acompanhante é um homem, mesmo que seja o pai da criança. A amamentação na primeira hora de vida é recomendada pela OMS e corresponde ao Passo 4 da Iniciativa Hospital Amigo da Criança (IHAC). No Brasil essa ação tem mostrado importante impacto nas políticas de nutrição infantil e que favorecem o AM[33]. Essa é uma das estratégias prioritárias para a promoção, proteção e apoio ao AM no país, pois promove a interação dos recém-nascidos com suas mães nos primeiros minutos de vida e inclui a participação paterna. Esse contato é importante para o estabelecimento do vínculo mãe-bebê, além de aumentar a duração do AM. Um momento vital para que a decisão de amamentar se concretize na vida do casal.

O apoio adequado às mães lactantes é crucial para melhorar as taxas de iniciação precoce, amamentação exclusiva e continuada. A intenção materna de amamentar e a duração da amamentação contínua são fortemente previstas pelas crenças de amamentação de seus parceiros. O apoio do parceiro tem efeito significativo na melhoria das taxas de AM exclusivo, quando comparado ao apoio profissional, principalmente em populações de baixa renda. Uma revisão sistemática investigou a eficácia das intervenções de amamentação direcionadas aos pais em países de baixa e média renda. As intervenções de educação em amamentação direcionadas aos pais foram eficazes para melhorar o início precoce da amamentação, a amamentação exclusiva e a amamentação continuada.

A promoção do AM deve considerar a educação e o envolvimento dos pais na intervenção. O apoio do parceiro ou pai tem efeito positivo nas taxas de AM exclusivo, principalmente em populações de menor condição socioeconômica.

Revisão sistemática avaliou a eficácia das intervenções de amamentação direcionadas aos pais em países de baixa e média renda. Os critérios de inclusão foram projetos experimentais ou quase experimentais direcionados a pais de baixa renda com dados sobre início da amamentação, amamentação exclusiva e duração da amamentação. Oito artigos foram incluídos a partir de 6 intervenções: 2 ensaios quase experimentais e 4 de controle randomizado. Todas as intervenções envolveram educação sobre AM dirigida aos pais. Em todas elas a educação sobre AM mostrou melhora significativa nos resultados da amamentação na intervenção em comparação com grupos controle. As intervenções de educação em amamentação direcionadas aos pais mostraram eficácia com melhores índices de amamentação[34]. Quanto ao AM, estudo mostrou que o pai influencia em especial nos seguintes aspectos: decisão de amamentar, assistência na primeira mamada, apoio durante a amamentação e uso de mamadeira[35]. Pesquisas sobre apoio à amamentação têm identificado consistentemente os pais como importante fonte de apoio na decisão de amamentar.

Em Portugal, um estudo avaliou o conhecimento sobre AM em 143 pais durante o período inicial da gravidez. Cerca de 90% deles revelaram desconhecimento sobre amamentação, e seu conhecimento sobre AM era muito precário. Assim, o maior envolvimento do pai no pré-natal é relevante para promover o conhecimento no apoio à mulher[36].

Um estudo de revisão sobre a eficácia de direcionar os pais para a promoção do AM incluiu ensaios clínicos randomizados e estudos quase experimentais. Oito estudos de intervenção incluíram 1.852 famílias. O AM exclusivo aos 6 meses foi significativamente maior nos grupos com intervenção. O risco de alimentação com fórmula completa (RR = 0,69, IC95%: 0,52-0,93) e a ocorrência de problemas relacionados à lactação foram menores nos grupos de intervenção (RR= 0,24, IC95%: 0,10-0,57). Maior probabilidade de dar suporte em problemas relacionados ao aleitamento foi observada nos grupos com intervenção (RR = 1,43, IC95%: 1,22-1,68). O maior conhecimento materno e atitudes favoráveis ao aleitamento foram maiores nos grupos de intervenção ($P \leq 0,001$). O enfoque na promoção do AM nos pais proporcionou resultados favoráveis para todos os 7 desfechos com qualidade satisfatória de evidência[37].

O AM é uma medida essencial na redução da morbimortalidade neonatal. A literatura mostra uma forte promessa de educar os pais para melhorar as taxas gerais de amamentação. Ao implementar intervenções nos períodos pré-natal e pós-parto, espera-se que as taxas de amamentação possam alcançar as metas estabelecidas pela OMS[38]. Os pais são muitas vezes a forma de apoio social mais próxima da mãe, e pesquisas sugerem ser fonte importante de apoio à amamentação. No entanto, os pais não são reconhecidos em muitos protocolos ou políticas de amamentação existentes. Em revisão de literatura, foram avaliados: duração da amamentação; educar os pais; e apoio à amamentação. Os resultados sugerem que eles oferecem um potencial e valioso apoio para as mães que amamentam[39]. Desse modo, recursos para pesquisas e intervenções direcionadas deveriam ser priorizados como parte de políticas de reconhecimento do papel do pai na promoção e apoio ao AM.

CONSIDERAÇÕES FINAIS

O AM exclusivo é o método de alimentação mais adequado e melhor para a criança nos primeiros 6 meses de vida, devendo ser mantido até os 2 anos ou mais, complementado com outros alimentos. As políticas de apoio, promoção e proteção do AM implementadas pela OMS e pelo MS buscam promover o crescimento e o desenvolvimento adequado da criança, bem como também reduzir a morbimortalidade infantil. Porém, em algumas situações o AM é descontinuado precocemente. As mães, por vários motivos, tendem a introduzir outros alimentos, e aí se inicia o processo de desmame. Motivos e justificativas pelas mães envolvem a falta de informação e pouco apoio para amamentação pelos profissionais de saúde e pelo marido. Por isso é importante inserir os pais nesse processo, como figura influente no sucesso do AM.

Os pais devem ser preparados por estratégias educacionais para exercer um novo papel em uma nova dinâmica familiar, o que inclui apoio e auxílio da esposa na amamentação.

Os profissionais de saúde precisam estar preparados adequadamente para incentivar o pai a desenvolver atitudes que visem ao AM bem-sucedido.

REFERÊNCIAS BIBLIOGRÁFICAS

1. Sociedade Brasileira de Pediatria. Tratado de pediatria. 5.ed. Barueri; Manole; 2022. p.3282.
2. American Academy of Pediatrics. Breastfeeding and the use of human milk. Pediatrics. 2012;129:e827-e841
3. Costa CR. Representação do papel do pai no aleitamento materno. Faculdade de Ciências da Nutrição e Alimentação da Universidade do Porto / Nutrição Clínica, 2007. Disponível em: https://repositorio-aberto.up.pt/bitstream/10216/62560/2/124142_33M.pdf. Acesso em: dez. 2021.
4. Silva BT, Santiago LB Lamounier JA. Apoio paterno ao aleitamento materno: uma revisão integrativa. Rev Paul Pediatr. 2012;30(1):122-30.
5. Piazzalunga CRC, Lamounier JA, O contexto atual do pai na amamentação: uma abordagem qualitativa. Rev Med Minas Gerais. 2011;21(2):133-41.
6. Pisacane A, Continisio GI, Aldinucci M, Amora S. A Controlled trial of the father's role in breastfeeding promotion. Pediatrics. 2005;116(4):e494-e498.
7. Freed GL, Fraley JK, Schanler RL. Attitudes of expectant fathers regarding breast-feeding. Pediatrics. 1992;90(2):224-7.
8. Arora S, McJunkin C, Wehrer J, Kuhn P. Major factors influencing breastfeeding rates: mother's perception of father's attitude and milk supply. Pediatrics. 2000;106(5):E67.
9. Odom EC, Li R, Scanlon KS, Perrine CG, Grummer-Strawn L. Association of Family and Health Care Provider opinion on infant feeding with mother's breastfeeding decision. J Acad Nutr Diet. 2014;114(8):1203-7.

10. Lima JP, Cazola LHO, Picoli RP. A participação do pai no processo de amamentação. Cogitare Enferm. 2017;22(1):1-7
11. Johnston JT, LeRoy A. Engaging and supporting fathers with breastfeeding partners. Clin Lactation. 2018;9(1). Disponível em: http://dx.doi.org/10.1891/2158-0782.9.1.18 Acesso em: jan. 2022.
12. Brito JGL, Barbosa MJL, Araújo KG, Silva DS, Cavalcante NB. Presença paterna no aleitamento exclusivo. Rev Mult Psic. 2020;14(52):799-812.
13. Ferraz L, Oliveira PP, Antoniolli MA, Benedett A, Rossetti V, Almeida K. Opinião de mulheres sobre a participação do pai no aleitamento materno. Arq Ciênc Saúde (UNIPAR, Umuarama). 2016;20(2):95-9.
14. Jeneral BR, Bellini LA, Duarte CR, Duarte MF. Uma reflexão do papel do pai. Rev Fac Ciênc Méd Sorocaba. 2015;17(3):140-7.
15. Gutmann VLR, Silva CD, Fazio IA, Mota MS, Acosta DF. Cuidados com o recém-nascido: a contribuição do pai no aleitamento materno. Rev Ciênc Saúde. 2018;30(2):21-30.
16. Lynn A, Rempel LA, Moore KCJ. Relationships between types of father breastfeeding support and breastfeeding outcomes. Mat Child Nutr. 2017;13:e12337
17. Duarte GA. Vivências de casais com o aleitamento materno do primeiro filho. Faculdade de Ciências Médicas. Universidade Estadual de Campinas.
18. Brito RS. Oliveira EMF. Aleitamento materno: mudanças ocorridas na vida conjugal do pai. Rev Gaúcha Enferm. 2006;27(2):193-202.
19. Oliveira EMF, Brito RS. Ações de cuidado desempenhadas pelo pai no puerpério. Esc Anna Nery Ver Enferm. 2009;13(3):595-601.
20. Resende TC, Dias EP, Cunha CMC, Mendonça GS, Ribeiro ABJ, Santos LRL, Silva EP. Participação paterna no período da amamentação: importância e contribuição. Biosc J. 2014;30(3):925-32.
21. Silveira FJF, Barbosa JC, Vieira VAM. Conhecimento dos pais sobre o processo de aleitamento materno de uma maternidade pública em Belo Horizonte, MG. Rev Med Minas Gerais. 2016;26:e-1803.
22. Pontes CM, Alexandrino AC, Osório MM. Participação do pai no processo da amamentação: vivências, conhecimentos, comportamentos e sentimentos. J Pediatr (Rio J). 2008;84(4):357-64
23. Silva PP, Silveira RB, Mascarenhas MLW, Silva MB, Kaufmann CC, Albernaz EP. The maternal perception on paternal support: influence on the duration of breastfeeding Rev Paul Pediatr. 2012;30(3):306-13
24. Paula AO, Sartori AL, Martins CA. Aleitamento materno: orientações, conhecimento e participação do pai nesse processo. Rev Eletr Enf. 2010;12(3):464-70.
25. Littman H, Medendorp SV, Goldfarb J. The decision to breastfeed: the importance of father's approval. Clin Pediatr (Phila). 1994;33(4):214-9.
26. Silveira FJF, Lamounier JA. Fatores associados à duração do aleitamento materno em três municípios na região do Alto Jequitinhonha, Minas Gerais, Brasil. Cad Saúde Pública. 2006;22(1):69-77.
27. Giugliani ERJ, Bronner Y, Caiaffa WT, Vogelhut J, Witter JFR, Perman JA. Are fathers prepared to encourage their partners to breast feed? A study about fathers' knowledge of breast feeding. Acta Paediatr. 1994; 83(11):1127-31.
28. Susin LR. Giugliani ERJ. Inclusion of fathers in an intervention to promote breastfeeding: impact on breastfeeding rates. J Hum Lact. 2008;14(4):386-92.
29. Alves AR, Carreto F, Freitas S, Costa F, Ramos A. A representação do papel do pai no aleitamento materno. Percussos. 2010;18:32-7.
30. Araujo Filho IO. A influência da paternagem no estímulo e manutenção do aleitamento materno exclusivo: um relato de experiência. Universidade Federal da Paraíba, Centro de Ciências Médicas, 2016.
31. Lima F, Santana AC, Silva LR. The knowledge and participation of the father in breast feeding, Salvador, Brazil. J Obstet Gynecol. 2016;560-71.
32. Abade F, Romanelli G. Paternidade e paternagem em famílias patrifocais. Rev Est Femin. 2018;26(2):e50106.
33. Lamounier JA, Santiago LB, Romano MCC, Silva RP, Araujo RG, Chaves RG. Public health policies and breastfeeding: outcomes related to the baby-friendly hospital initiative in Brazil. World Nutr. 2021;12(4):83-135.
34. Tadesse KO, Zelenko KO, Gallegos OD. Effectiveness of breastfeeding interventions delivered to fathers in low-and middle-income countries: a systematic review. Mat Child Nutr. 2018;14(4):e12612.
35. Bar-Yam NB, Darby L, Fathers and breastfeeding: a review of the literature. J Hum Lact. 1997;13(1):45-50.
36. Cardoso A, Silva APE, Marin H. Fathers' to be' knowledge about breastfeeding. Int J Pregn Chi Birth. 2018; 4(6):169-73.
37. Mahesh PKB, Gunathunga MW, Arnol SM, Jayasinghe C, Pathirana S, Makarim MF, et al. Effectiveness of targeting fathers for breastfeeding promotion: systematic review and meta-analysis. BMC Public Health. 2018;18(1):1140.
38. Frisz JM. Breastfeeding Education for fathers: an intervention to increase breastfeeding rates 2016. Disponível em: https://scholar.valpo.edu/ebpr/92/. Acesso em: fev. 2022.
39. Bhairo RL. Encouraging breastfeeding: the role of fathers. J Health Visit. 2018;(6):290-301.

A semiologia e a orientação adequada da alimentação nas diversas faixas etárias pediátricas

Virgínia Resende Silva Weffort

INTRODUÇÃO

A anamnese nutricional é fundamental para que se façam inferências sobre a adequação e a qualidade da alimentação da criança e do adolescente. As informações devem ser primeiro levantadas de maneira objetiva, contribuindo para direcionar a orientação alimentar.

A anamnese deve abranger a alimentação habitual, o tipo e a frequência das refeições diárias e avaliar se houve alguma alteração nessa dinâmica nos dias anteriores à consulta e a que se atribui essa mudança. Também é importante perguntar a respeito de crenças e tabus e sobre a ocorrência de doenças no momento da entrevista[1,2].

O conceito dos primeiros mil dias surgiu com as evidências apresentadas na Série Lancet de 2008, ao identificar os primeiros mil dias de vida, período que começa após a concepção, como uma janela de oportunidades para melhorar a saúde dos indivíduos, além de um conjunto de intervenções altamente efetivas para a redução da desnutrição, e propõe que haja prioridade na alocação de recursos em um grupo de países menos desenvolvidos[1]. Em 2021, surgiu o conceito dos 2.200 dias, abrangendo 110 dias da pré-concepção, mil dias da gestação até 2 anos e mais mil dias até a idade de 5 anos, visando aos cuidados com o microbioma intestinal e à prevenção das doenças crônicas não transmissíveis, principalmente a obesidade[3]. Evidências de estudos experimentais e quase experimentais mostraram que a prevenção da baixa estatura é sensível durante os primeiros mil dias, e a sensibilidade às intervenções de desenvolvimento infantil se estende até os mil dias seguintes. O desenvolvimento cognitivo responde às intervenções pós-mil dias com grandes efeitos, que são inversamente associados com a idade inicial e a duração da exposição ao programa[3].

A pirâmide alimentar ou o prato alimentar são guias para orientação da quantidade de alimentos a serem consumidos (Quadro 1 e Figuras 1 e 2).

RECÉM-NASCIDO E LACTENTE

O leite humano, da mãe sadia e bem nutrida, atende perfeitamente às necessidades dos lactentes, a termo e saudáveis, sendo muito mais do que um conjunto de nutrientes, um alimento vivo e dinâmico, por conter substâncias com atividades protetoras e imunomoduladoras. Ele não apenas proporciona proteção contra infecções e alergias, mas também estimula o desenvolvimento do sistema

QUADRO 1 Pirâmide de alimentos como instrumento para a educação nutricional[1,2,4]

Nível da pirâmide	Grupo alimentar	Idade 6 a 11 meses	Idade 1 a 2 anos	Idade pré-escolar e escolar	Adolescentes e adultos
1	Cereais, pães, tubérculos e raízes	3	5	5	5 a 9
2	Verduras e legumes	3	3	3	4 a 5
	Frutas	3	4	3	4 a 5
3	Leites, queijos e iogurtes	Leite materno*	3	3	3
	Carnes e ovos	2	2	2	1 a 2
	Feijões	1	1	1	1
4	Óleos e gorduras	2	2	1	1 a 2
	Açúcar e doces	0	1	1	1 a 2

Número de porções diárias recomendadas de acordo com a faixa etária, segundo grupos da pirâmide alimentar.
*Na impossibilidade do leite materno, oferecer uma fórmula infantil adequada para a idade.

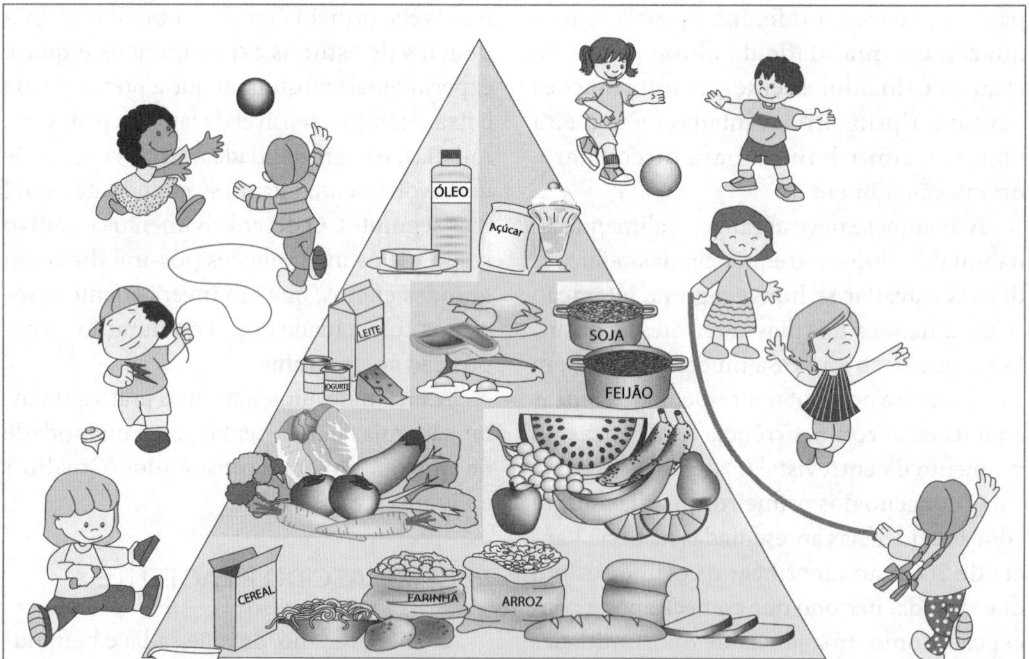

FIGURA 1 Pirâmide alimentar.
Fonte: adaptado de SBP, 20181, Philippi et al., 1999[5], Ministério da Saúde, 2005[6].

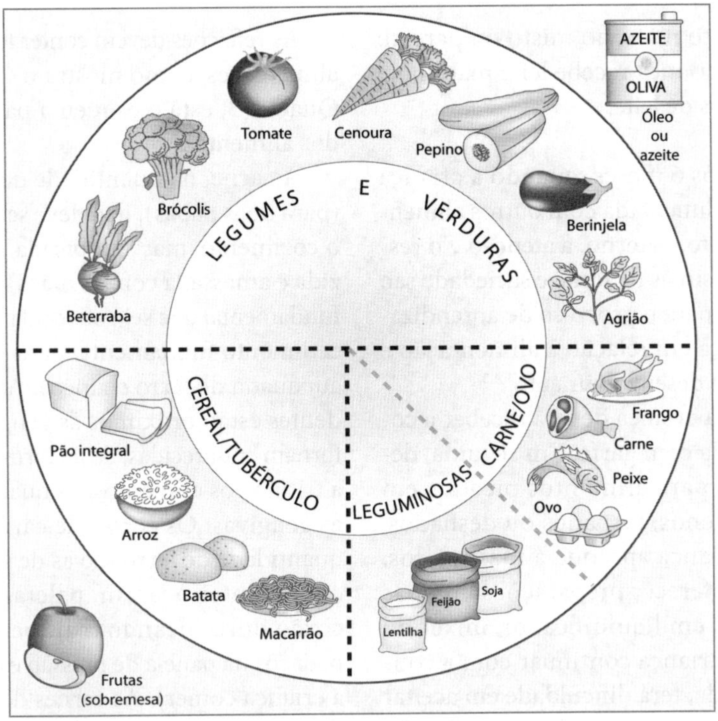

FIGURA 2 Prato alimentar.
Fonte: Weffort e Lamounier, 2018[2].

imunológico, a maturação dos sistemas digestório e neurológico, e desenvolve o vínculo mãe-filho, que fará dessa união um processo de também nutrir o psiquismo de ambos[1].

O incentivo e o apoio ao aleitamento materno devem ocorrer no pré-natal, na sala de parto, no alojamento conjunto e após a alta hospitalar, bem como nas unidades de alto risco que atendem o recém-nascido, devendo ser exclusivo até 6 meses e complementado até 2 anos ou mais[1,2].

É muito importante conhecer e utilizar as definições de aleitamento materno adotadas pela OMS (2015) e reconhecidas mundialmente. O aleitamento é definido como[1,4]:

- Aleitamento materno exclusivo: quando a criança recebe somente leite materno, diretamente da mama, ou leite humano ordenhado, e nenhum outro alimento líquido ou sólido, com possível exceção para medicamentos; ou seja, toda a energia e nutrientes são fornecidos pelo leite materno.
- Aleitamento materno predominante: quando o lactente recebe, além do leite materno, água ou bebidas à base de água, como sucos de frutas ou chás, mas não recebe outro leite.
- Aleitamento materno: quando a criança recebe leite materno, diretamente do seio ou dele extraído, independentemente de estar recebendo qualquer alimento, incluindo leite não humano.
- Aleitamento materno complementado: quando a criança recebe, além do leite materno, qualquer alimento sólido ou semissólido com a finalidade de complementá-lo, e não de substituí-lo. Nesta categoria a criança pode receber, além do leite materno, outro tipo de leite, mas este não é considerado alimento complementar.

- Aleitamento materno misto ou parcial: quando a criança recebe leite materno e outros tipos de leite.

A partir dos 6 meses, quando a criança começa a ser alimentada com outros alimentos além do leite materno, a atenção e o respeito aos seus sinais de fome e saciedade são fundamentais para o processo de aprendizagem da criança em relação à alimentação e para seu pleno desenvolvimento[1,4,5,7].

No início, a criança deverá receber a comida amassada com garfo. Em seguida, deve-se evoluir para alimentos picados em pedaços pequenos, raspados ou desfiados, para que a criança aprenda a mastigá-los. Não se deve oferecer preparações líquidas nem passadas em liquidificador, mixer ou peneira. Se a criança continuar com a consistência líquida, terá dificuldade em aceitar alimentos mais sólidos no futuro[1,4,5]. Na Figura 3 pode-se observar a evolução da consistência das preparações.

As refeições devem conter todos os grupos alimentares, como mostra o Quadro 2 e, no Quadro 3, está o esquema para introdução dos alimentos.

A carne, na quantidade de 50 a 70 g/dia (para duas papas), não deve ser retirada após o cozimento, mas sim picada, tamisada (cozida e amassada com as mãos) ou desfiada. É fundamental que seja oferecida à criança (procedimento fundamental para garantir oferta adequada de ferro e zinco). Aos 6 meses, os dentes estão próximos às gengivas, o que as tornam endurecidas, de tal forma que auxiliam a triturar os alimentos, os quais massageiam as gengivas. Os cortes de carne com maior quantidade de ferro são as de segunda: músculo dianteiro, acém, paleta, fraldinha ou coxão duro (ficando mais bem cozidas em pedaços na panela de pressão e desfiadas para a criança comer). As carnes de primeira podem ser moídas ou picadas em pedaços, por serem mais macias (coxão mole, filé mignon, alcatra, patinho, contrafilé)[1,2,4].

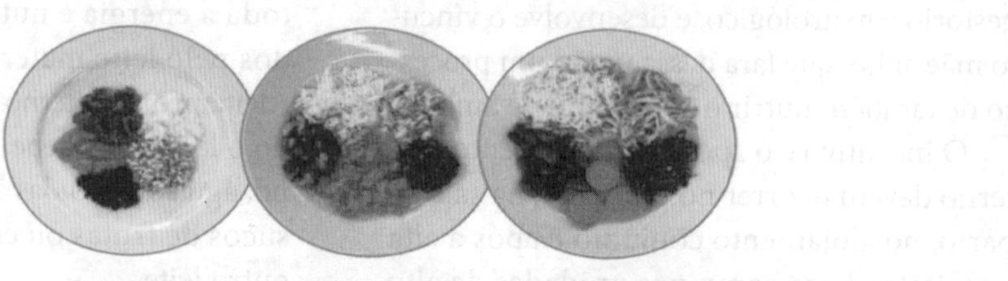

FIGURA 3 Evolução da consistência das preparações: almoço e jantar[5].
Fonte: Ministério da Saúde, 2021[5].

QUADRO 2 Componentes das refeições[1]

Cereal ou tubérculo	Leguminosa	Proteína animal	Hortaliças
Arroz Milho Macarrão Batatas Mandioca Inhame Cará Farinha de trigo Aveia	Feijões Soja Ervilha Lentilhas Grão-de-bico	Carne bovina Vísceras Carne de frango Carne suína Carne de peixe Ovos	Verduras ▪ Alface ▪ Couve ▪ Repolho Legumes ▪ Tomate ▪ Abóbora ▪ Cenoura ▪ Pepino

QUADRO 3 Esquema para introdução dos alimentos complementares[1]

Faixa etária	Tipo de alimento
Até o 6º mês	Leite materno exclusivo
6º a 24º mês	Leite materno complementado
6º mês	Frutas (amassadas ou raspadas)
6º mês	Primeira papa principal de misturas múltiplas
7º a 8º mês	Segunda papa principal de misturas múltiplas
9º a 11º mês	Gradativamente, passar para a refeição da família com ajuste da consistência
12º mês	Comida da família – observando a adequação dos alimentos

As vísceras, quando utilizadas, deverão passar por longo cozimento, a fim de evitar possíveis contaminações de manipulação em abatedouros com grande incidência de salmonelose[1,2,4].

Os ovos, além de excelente fonte proteica e de cofatores de alta eficiência nutricional, têm baixo custo e sua adoção deve ser incentivada na alimentação complementar. Para garantir a não contaminação por bactérias enteropatogênicas próprias da casca, o ovo deve sempre ser consumido cozido, oferecendo clara e gema[1,2,4].

Óleo vegetal (preferencialmente de soja ou canola pela quantidade de ômega-3 presente nestes óleos e sua proporção com o ômega-6, como mostra o Quadro 4), deve ser usado na quantidade de 3 a 3,5 mL para cada 100 mL ou 100 gramas de preparação. Não é recomendado o uso de caldos ou tabletes de carne industrializados, de legumes ou quaisquer condimentos industrializados. O óleo pode ser aquecido para refogar os alimentos.

O Quadro 5 apresenta uma orientação para o esquema alimentar diário e o Quadro 6, a quantidade a ser oferecida.

Recomenda-se não consumir açúcar de qualquer tipo (refinado, cristal, mascavo, mel, melado, rapadura) durante os dois primeiros anos de vida da criança[1,2,4,6].

Além das recomendações publicadas oficialmente por comitês profissionais, há outras abordagens sendo difundidas pela internet, como o *Baby-Led Weaning* (BLW), ou seja, o desmame guiado pelo bebê. Conceitualmente, a idealizadora, a britânica Gill Rapley, defende a oferta de alimentos complementares em pedaços, tiras ou bastões[1,4,6,10].

Assumindo os grandes questionamentos dos pais e dos profissionais de saúde relativos ao

QUADRO 4 Composição dos óleos vegetais comumente utilizados[1,2,4,8]

Tipo de óleo	Gordura (g)	Saturada	Monoinsaturada	Poli-insaturada	PUFA (n-6)	PUFA (n-3)	Colesterol (mg)
Canola	100	7	59	30	20	9,3	0
Milho	100	13	24	59	58	0	0
Girassol	100	10	19	66	66	0	0
Colza	100	7	56	33	22	11,1	0
Soja	100	15	43	38	35	2,6	0
Oliva	100	14	74	8	8	0,6	0
Gordura vegetal sólida	100	25	45	26	3	1,6	0
Banha de porco	100	39	45	11	10	1	95
Gordura láctea	81	50	23	3	21	1,2	219

QUADRO 5 Esquema para o dia alimentar[1,4]

Café da manhã	Leite materno ou fórmula infantil
Lanche da manhã ou colação	Leite materno + fruta
Almoço	Cereal ou tubérculo + proteína animal + leguminosa + hortaliças (verduras + legumes) + fruta
Lanche da tarde	Leite materno ou fórmula infantil + fruta
Jantar	Igual ao almoço
Lanche da noite	Leite materno ou fórmula infantil

QUADRO 6 Recomendações: idade, textura e quantidade[1,4,9]

Idade	Textura	Quantidade
A partir de 6 meses	Alimentos amassados	Iniciar com 2 a 3 colheres de sopa e aumentar a quantidade conforme aceitação
A partir de 7 meses	Alimentos amassados	2/3 de uma xícara ou tigela de 250 mL
9 a 11 meses	Alimentos cortados ou levemente amassados	3/4 de uma xícara ou tigela de 250 mL
12 a 24 meses	Alimentos cortados	Uma xícara ou tigela de 250 mL

BLW, como risco de engasgo, e de baixa oferta de ferro e calorias, um grupo de estudiosos neozelandeses criou uma versão chamada *Baby-Led Introduction to SolidS* (BLISS), que significa introdução aos sólidos guiada pelo bebê[1,4,10].

Não há evidências e trabalhos publicados em quantidade e qualidade suficientes para afirmar que os métodos BLW ou BLISS sejam as únicas formas corretas de introdução alimentar, e que fornecem todas as necessidades nutricionais dos lactentes[1,4,6,10]. O Departamento de Nutrologia da Sociedade Brasileira de Pediatria (SBP) recomenda que, no momento da alimentação, o lactente receba os alimentos amassados oferecidos na colher, mas também deve experimentá-los com as mãos, explorar as diferentes texturas dos alimentos como parte natural de seu aprendizado sensório-motor. Deve-se estimular a interação com a comida, evoluindo de acordo com seu tempo de desenvolvimento. A composição da dieta deve ser equilibrada, variada e fornecer todos os tipos de nutrientes. A oferta excessiva de carboidratos (especialmente os simples) e de lipídeos e proteína predispõe a doenças crônicas como obesidade e diabetes tipo 2.

Ao avaliar o consumo alimentar de uma criança, deve-se aproveitar para verificar os hábitos e padrões alimentares da família, uma vez que esses exercem um papel fundamental no comportamento alimentar da criança.

CRIANÇAS QUE NÃO ESTÃO EM ALEITAMENTO MATERNO – O QUE USAR?

Diante da impossibilidade do aleitamento materno, deve-se utilizar uma fórmula infantil que satisfaça as necessidades do lactente, conforme recomendado por sociedades científicas nacionais e internacionais (ESPGHAN, AAP e SBP)[1,2,4,6]. Todas as fórmulas (infantis para lactentes e de seguimento para lactentes) disponíveis no Brasil são consideradas seguras, pois seguem as resoluções da Agência Nacional de Vigilância Sanitária (Anvisa RDC n. 43 e 44/2011), que segue as exigências do *Codex Alimentarius*[11,12]. São estabelecidos requisitos mínimos de identidade, qualidade, perfil nutricional e de segurança que as fórmulas infantis devem cumprir e sejam designadas como tal em acordo com as necessidades nutricionais específicas de cada faixa etária, sendo elas[1,2,4]:

- Fórmulas infantis de partida (para lactentes do nascimento até 6 meses).
- Fórmulas infantis de seguimento (para lactentes a partir dos 6 meses).
- Fórmulas infantis de primeira infância (para crianças de 1 a 3 anos).

Para as crianças que utilizam fórmulas infantis, a introdução de alimentos não lácteos deverá seguir o mesmo preconizado para aquelas em aleitamento materno exclusivo (a partir dos 6 meses)[1,2,4,6,10].

Características gerais das fórmulas infantis

- Carboidratos: as fórmulas contêm apenas lactose ou associação de lactose com polímeros de glicose (maltodextrina).
- Proteínas: polimérica (soro do leite/caseína) ou parcialmente hidrolisada (soro).
- Minerais: há modificação nos teores dos minerais, tentando aproximar os seus teores aos do leite materno. A relação cálcio/fósforo é adequada.
- Oligoelementos: atendem às necessidades da criança sadia.
- Outros nutrientes e componentes:
  - Nucleotídeos (papel fundamental na estrutura do DNA e RNA; também são essenciais para o metabolismo celular).
  - Oligossacarídeos do leite humano (OLH) ou *human milk oligosaccharides* (HMO) são carboidratos naturalmente presentes no leite humano, prolongamentos do açúcar do leite, a lactose, com combinações de galactose, N-acetilglicosamina, fucose e/ou ácido siálico. São componentes biologicamente ativos que modulam de forma benéfica a microbiota do lactente, assim como o desenvolvimento do intestino, do sistema imunológico e, potencialmente, do sistema neurológico. O leite humano contém mais de 200 HMO diferentes. Destes, cerca de 20 estão presentes em concentrações mais elevadas, e os mais abundantes são a 2'-FL e a LNnT.
  - MFGM (*milk fat globule membrane* ou membrana do glóbulo de gordura do leite) é uma membrana de tripla camada encontrada em cada gota de gordura do leite. Nela estão presentes uma série de compostos bioativos que exercem efeito benéfico sobre a imunidade, a saúde digestiva e o neurodesenvolvimento.
  - Prebióticos (GOS/FOS) são carboidratos não digeríveis que estimulam o crescimento e/ou atividade de um grupo de bactérias no cólon que traz benefícios à saúde do indivíduo.
  - Probióticos são microrganismos vivos capazes de alcançar o trato gastrintestinal e alterar a composição da microbiota, produzindo efeitos benéficos à saúde quando consumidos em quantidades adequadas.
  - LC-PUFAS são ácidos graxos poli-insaturados de cadeia longa que participam na estrutura da membrana celular da retina e do sistema nervoso central – docosaexaenoico (C22:6n3) – DHA e ácido araquidônico (C20:4n6) – ARA.

PRÉ-ESCOLAR

O período pré-escolar engloba o período entre 2 e 6 anos de idade, sendo um período crítico na vida da criança, no qual se torna necessária e importante a sedimentação de hábitos saudáveis. Nesta fase a criança apresenta ritmo de crescimento regular e inferior ao do lactente. A velocidade de crescimento estatural e o ganho de peso são menores do que nos dois primeiros anos de vida (cerca de

2 a 3 kg/ano e 5 a 7 cm/ano), portanto, com decréscimo das necessidades nutricionais e do apetite. Isso pode acarretar diagnósticos errôneos de anorexia e o uso inadequado de medicamentos estimulantes do apetite. Além disso, o comportamento alimentar da criança pré-escolar caracteriza-se por ser imprevisível e variável: a quantidade ingerida de alimentos pode oscilar, sendo grande em alguns períodos e nula em outros; caprichos podem fazer com que o alimento favorito de hoje seja inaceitável amanhã, ou que um único alimento seja aceito por muitos dias seguidos[1,2,4].

Alguns aspectos importantes da evolução do comportamento alimentar deste período[1,2,4]:

- Neofobia: é caracterizada pela dificuldade em aceitar alimentos novos ou desconhecidos, isto é, a criança nega-se a experimentar qualquer tipo de alimento desconhecido e que não faça parte de suas preferências alimentares. Para que esse comportamento se modifique, é necessário que a criança prove o novo alimento em torno de 8 a 10 vezes, mesmo que seja em quantidade mínima. Somente dessa forma a criança conhecerá o sabor do alimento e estabelecerá seu padrão de aceitação. Geralmente, quanto mais neofóbica a criança, mais os pais usam persuasão, recompensa, contingência e o preparo de alimentos especiais.
- O apetite é variável, momentâneo e depende de vários fatores, entre eles, idade, condição física e psíquica, atividade física, temperatura ambiente, ingestão na refeição anterior. Criança cansada ou superestimulada com brincadeiras pode não aceitar a alimentação de imediato, assim como também, no verão, seu apetite pode ser menor do que no inverno.
- Os pais determinam o que, onde e como a criança deve se alimentar. A criança determina a quantidade a ser consumida.
- *Picky/fussy eating*: refere-se à criança que rejeita uma grande variedade de alimentos, com uma dieta caracterizada por uma variedade muito pequena. A criança "*picky/fussy*" pode ingerir baixas quantidades de alimentos com vitamina E, vitamina C, folato e fibras, provavelmente em decorrência do baixo consumo de vegetais.

O Quadro 7 ilustra as diferenças entre seletividade alimentar e dificuldade alimentar.

Diretrizes para que a conduta alimentar da criança seja saudável e a formação do hábito, adequada[1,4,13]:

- As refeições e lanches devem ser servidos em horários fixos diariamente, com intervalos suficientes para que a criança sinta fome na próxima refeição. O intervalo entre uma refeição e outra deve ser de 2 a 3 horas.
- Na fase pré-escolar, o esquema alimentar deve ser composto por cinco ou seis refei-

QUADRO 7 Seletividade × dificuldade alimentar[12]

Seletividade alimentar (*picky/fussy eating*)	Dificuldade alimentar
Crianças sadias	Crianças com comprometimento do estado nutricional (EN)
Redução na quantidade e variedade de alimentos consumidos	Recusa categoria de alimentos (textura, sabor, aparência)
Tolera novos alimentos no prato	Comportamento de fuga, luta ou medo quando apresentada a novos alimentos
Seleciona alimentos e os consome por tempo determinado	Não aceita diferentes formas de apresentação dos alimentos
Participa de refeições em família	Refeição geralmente realizada em momentos diferentes da refeição em família
Requer de 20 a 25 exposições para aceitar novos alimentos	Requer mais de 25 exposições para aceitar novos alimentos

ções diárias, com horários regulares: café da manhã – 8h; lanche matinal ou colação – 10h; almoço – 12h; lanche vespertino – 15h; jantar – 19h e algumas vezes lanche ou ceia antes de dormir.

- É necessário que se estabeleça um tempo definido e suficiente para cada refeição. Se nesse período a criança não aceitar os alimentos, a refeição deverá ser encerrada e apenas na próxima será oferecido algum alimento.
- O tamanho das porções dos alimentos nos pratos deve estar de acordo com o grau de aceitação da criança. Ela não deve ser obrigada a comer tudo o que está no prato.
- Oferecer a sobremesa como mais uma preparação da refeição, evitando utilizá-la como recompensa ao consumo dos demais alimentos. De preferência, a sobremesa deve ser uma fruta.
- A oferta de líquidos nos horários das refeições deve ser controlada, sendo, de preferência, água.
- Os sucos devem ser limitados à quantidade máxima de 120 mL/dia, para crianças de 1 a 3 anos, e de 175 mL/dia, para crianças de 4 a 6 anos.
- Os refrigerantes não precisam ser proibidos, mas devem ser evitados.
- Salgadinhos, balas e doces devem ser evitados. No entanto, uma atitude radical de proibição pode levar a um maior interesse da criança pelas guloseimas; faz-se necessário que os pais expliquem que o consumo inadequado pode trazer prejuízos, bem como eles mesmos devem ter hábitos saudáveis para o desenvolvimento de uma aprendizagem por imitação.
- Compostos lácteos desenvolvidos para a faixa etária pediátrica contêm, em sua maioria, maior quantidade de soro de leite e são enriquecidos com vitaminas e minerais como ferro, zinco, vitamina A, DHA, ômegas (especialmente ômega-3) e prebióticos, contribuindo para a oferta de nutrientes e minimizando eventuais carências nutricionais que possam acontecer em decorrência da seletividade alimentar própria desta idade. É recomendável que os compostos lácteos não apresentem adição de sacarose, frutose e aromatizantes, além de apresentar redução de sódio e de gordura saturada.
- A criança deve ser confortavelmente acomodada à mesa com os outros membros da família.
- Uma alimentação equilibrada deve ser representada por uma refeição com grande variedade de cores, texturas, formas interessantes e apresentação no prato de forma atrativa.
- Recomenda-se limitar a ingestão de alimentos com excesso de gordura, sal e açúcar, pois são comprovadamente fatores de risco para doenças crônicas, não transmissíveis no adulto. A OMS sugere 2 g/dia de sal nas refeições.
- Estar atento à qualidade da gordura consumida; limitar o uso de gorduras do tipo *trans* e saturadas e estimular o consumo de gorduras monossaturadas e poli-insaturadas, principalmente na forma de ômega-3. Dietas ricas em gorduras, sal e açúcares, ou seja, guloseimas, salgadinhos (a chamada *junk food*), levam a distúrbios nutricionais a curto, médio e longo prazos (da infância à idade adulta), como anemia, desnutrição, hipertensão arterial, doenças cardiovasculares, obesidade, diabetes tipo 2, osteoporose, entre outras.

ESCOLARES

A idade escolar caracteriza uma fase de transição entre infância e adolescência e compreende crianças na faixa etária de 7 a 10 anos. Este é um período de intensa atividade física, ritmo de crescimento constante, com ganho mais acentuado de peso próximo ao estirão da adolescência[2,4].

Diretrizes para a alimentação do escolar[1,2,4,13]:

- Ingestão de nutrientes para prover energia e nutrientes em quantidade e qualidade adequadas ao crescimento, ao desenvolvimento e à prática de atividades físicas.
- Alimentação variada, que inclua todos os grupos alimentares, conforme preconizado na pirâmide de alimentos, evitando-se o consumo de refrigerantes, balas e outras guloseimas.
- Priorizar o consumo de carboidratos complexos em detrimento dos simples (a ingestão de carboidrato simples dever ser inferior a 25% do valor energético total, enquanto o total de carboidrato ingerido deveria ser de 50 a 55% do valor energético total).
- Consumo diário e variado de frutas, verduras e legumes (> 5 porções/dia). A fruta deve ser priorizada em relação ao suco. Se for oferecer suco, a ingestão deve ser limitada, no máximo, a 120 mL diários para crianças de 1 a 3 anos de idade, a 175 mL para crianças de 4 a 6 anos de idade e a 250 mL dos 7 aos 18 anos, dentro da ingestão diária recomendada de 2 a 2 $^1/_2$ porções de frutas por dia. A fruta também contém açúcar (frutose) e o consumo, na forma de suco, se dá em maior quantidade do que se consumisse a fruta, aumentando o índice glicêmico. Diante disso, é mais importante consumir a fruta, que contém vitaminas e fibras, pois previne a obesidade[15].
- Consumo restrito de gorduras saturadas (30% do valor energético total): < 2% de gordura *trans* (para profilaxia de aterosclerose na vida adulta), 10% de gorduras monoinsaturadas, < 300 mg de colesterol e 10% de gorduras poli-insaturadas (n-6:n-3; 5 a 10:1).
- Estimular o consumo de peixes marinhos duas vezes por semana.
- Controle da ingestão de sal (< 5 g/dia) para a prevenção de hipertensão arterial.
- Consumo apropriado de cálcio (cerca de 600 mL de leite/dia e/ou derivados) para formação adequada da massa óssea e prevenção da osteoporose na vida adulta.
- Orientar o escolar e sua família sobre a importância de ler e interpretar corretamente os rótulos de alimentos industrializados.
- Controlar o ganho excessivo de peso pela adequação da ingestão de alimentos ao gasto energético e pelo desenvolvimento de atividade física regular.
- Evitar a substituição de refeições por lanches.
- Estimular a prática de atividade física.
- Reduzir o tempo gasto com atividades sedentárias (TV, videogame e computador). Limitar o tempo de tela (TV/celular) a 2 horas/dia ou menos.
- Incentivar hábitos alimentares e estilo de vida adequados para toda a família.
- Estimular a "autonomia orientada": que a própria criança sirva seu prato com orientações adequadas das porções.

ADOLESCÊNCIA

Segundo a Organização Mundial da Saúde (OMS), a adolescência é o período da vida que se inicia aos 10 anos de idade e se prolonga até os 20 anos (inclusive), ocorrendo durante esse percurso intensas transformações físicas, psicológicas e comportamentais. Ainda que as necessidades nutricionais sejam influenciadas simultaneamente pelos eventos da puberdade e pelo estirão do crescimento, na adolescência o padrão alimentar é determinado por vários fatores pessoais, ambientais e macroambientais.

A melhor forma de evitar déficit e excessos alimentares é promover o consumo de uma dieta variada, que inclua porções adequadas de cada um dos principais grupos de alimentos[16-20].

Preconizam-se seguir todas as orientações já mostradas para cada faixa etária, com destaque para prevenção da anemia, da deficiência de zinco e de cálcio.

As recomendações do ferro, segundo a ingestão dietética de referência (DRI, do inglês *dietary reference intakes*), são de 8 mg/dia para ambos os sexos nas idades entre 9 e 13 anos e 11 mg/dia e 15 mg/dia, respectivamente, para os meninos e meninas entre 14 e 18 anos[19].

As recomendações diárias são de 8 a 11 mg/dia. A alimentação equilibrada, com todos os grupos de alimentos, é essencial para promover o crescimento potencial máximo durante o estirão[19].

De acordo com as DRI, a necessidade diária estimada de cálcio para o adolescente é de 1.300 mg (o que equivale a 3 a 5 porções de derivados lácteos, sendo uma porção de leite ou iogurte igual a 240 mL e uma porção de queijo igual a 2 fatias, ou 40 g)[20].

CONCLUSÃO

O Quadro 8 resume a necessidade calórica de cada faixa etária e a quantidade que deve ser ingerida de cada grupo alimentar.

QUADRO 8 Necessidade calórica em cada faixa etária e suas respectivas porções em número e energia

	Crianças 1 a 2 anos	**Crianças 2 a 3 anos**	**Crianças 4 a 8 anos**	**Adolescente sexo masculino de 9 a 13 anos e sexo feminino e adultos**	**Adolescente sexo masculino 14 a 18 anos**
Necessidade energética média	950 kcal	1.100 kcal	1.500 kcal	2.000 kcal	2.500 kcal
Grupo do arroz, pão, massa, batata, mandioca	3 porções de 75 kcal	5 porções de 75 kcal	4 porções de 150 kcal	6 porções de 150 kcal	8 porções de 150 kcal
Grupo das verduras e legumes	2 porções de 8 kcal	3 porções de 8 kcal	3 porções de 15 kcal	4 porções de 15 kcal	6 porções de 15 kcal
Grupo das frutas	3 porções de 35 kcal	3 porções de 35 kcal	3 porções de 35 kcal	4 porções de 35 kcal	4 porções de 35 kcal
Grupo do leite, queijo e iogurte	3 porções de 120 kcal	3 porções de 120 kcal	3 porções de 120 kcal	3 porções de 120 kcal	3 porções de 120 kcal
Grupo das carnes e ovos	2 porções de 65 kcal	2 porções de 65 kcal	1 porção de 120 kcal	1 porção de 190 kcal	2 porções de 190 kcal
Grupo dos feijões e oleaginosas	1 porção de 20 kcal	1 porção de 37 kcal	1 porção de 55 kcal	1 porção de 55 kcal	2 porções de 55 kcal
Grupo dos óleos e gorduras	1 porção de 37 kcal	1 porção de 37 kcal	1 porção de 73 kcal	1 porção de 73 kcal	1 porção de 73 kcal
Grupo dos açúcares e doces	1 porção de 55 kcal	1 porção de 55 kcal	1 porção de 110 kcal	1 porção de 110 kcal	1 porção de 110 kcal

Fonte: SBP, 2018[1].

REFERÊNCIAS BIBLIOGRÁFICAS

1. Sociedade Brasileira de Pediatria (SBP). Departamento Científico de Nutrologia. Manual de Alimentação: orientações para alimentação do lactente ao adolescente, na escola, na gestante, na prevenção de doenças e segurança alimentar. 4. ed. São Paulo: SBP; 2018.
2. Weffort VRS. Alimentação. In: Weffort VRS, Lamounier JA. Nutrição em pediatria: da neonatologia à adolescência. 2. ed. Barueri: Manole: 2018.
3. Black MM, Pérez-Escamilla R, Rao SF. Integrating nutrition and child development interventions: scientific basis, evidence of impact, and implementation considerations. American Society for Nutrition. Adv Nutr. 2015;6:852-9.
4. Weffort VRS. Alimentação do lactente ao adolescente. In: Tratado de Pediatria. 4. ed. Barueri: Manole; 2018.
5. Brasil. Ministério da Saúde. Guia alimentar para criança brasileira menor de 2 anos. Versão resumida. 2021. Disponível em: https://bvsms.saude.gov.br/bvs/publicacoes/guia_alimentar_crianca_brasileira_versao_resumida.pdf [acesso nov. 2021].
6. Philippi ST, Cruz ATR, Colucci CA. Pirâmide alimentar para crianças de 2 a 3 anos. Rev Nutr. 2003;16(1):5-19.
7. Fewtrell M, Bronsky J, Campoy C, Domellöf M, Embleton N, Fidler Mis N, et al. Complementary Feeding: A Position Paper by the European Society for Paediatric Gastroenterology, Hepatology, and Nutrition (ESPGHAN) Committee on Nutrition. J Pediatr Gastroenterol Nutr. 2017;64:119-32.
8. Koletzko B, Lien E, Agostoni C, Böhles H, Campoy C, Cetin I, et al. The roles of long-chain polyunsaturated fatty acids in pregnancy, lactation and infancy: review of current knowledge and consensus recommendations. J Perinat Med. 2008;361:5-14.
9. Brasil. Ministério da Saúde. Cadernos de Atenção Básica n. 23, 2015. Disponível em: https://portaldeboaspraticas.iff.fiocruz.br/biblioteca/cab-no-23-saude-da-crianca-aleitamento-materno-e-alimentacao-complementar/ [acesso out. 2021].
10. Sociedade Brasileira de Pediatria (SBP). Guia alimentar para criança de 0 a 5 anos. Departamento de Nutrologia e de Pediatria Ambulatorial. 2021. Disponível em: https://www.sbp.com.br/imprensa/detalhe/nid/guia-pratico-de-alimentacao-da-crianca-de-0-a-5-anos/ [acesso out. 2021].
11. Brasil. Ministério da Saúde. Agência Nacional de Vigilância Sanitária (Anvisa). Resolução da Diretoria Colegiada – RDC n. 43, de 19 de setembro de 2011. Disponível em: http://www.ibfan.org.br/site/wp-content/uploads/2014/06/Resolucao_RDC_n_43_de_19_de_setembro_de_2011.pdf [acesso nov. 2021].
12. Brasil. Ministério da Saúde. Agência Nacional de Vigilância Sanitária (Anvisa). Resolução da Diretoria Colegiada – RDC n. 44, de 19 de setembro de 2011. Disponível em: https://bvsms.saude.gov.br/bvs/saudelegis/anvisa/2011/res0044_19_09_2011.html [acesso nov. 2021].
13. Junqueira P. Relações cognitivas com o alimento na infância. 2017, International Life Sciences Institute (ILSI)/Brasil, Série de publicações ILSI Brasil: força-tarefa – Nutrição da Criança/v. 5.
14. Weffort VRS, Obelar MS, Pires MMS, Wayhs MLC. Nutrição nas fases pré-escolar e escolar. Weffort VRS, Lamounier JA. Nutrição em pediatria: da neonatogia à adolescência. 2. ed. Barueri: Manole; 2017.
15. Heyman MB, Abrams SA. Section on Gastroenterology, Hepatology, and Nutrition. Committee on Nutrition. Pediatrics. 2017;139(6):e20170967.
16. Institute of Medicine, Food and Nutrition Board. Dietary reference intakes for energy, carbohydrates, fiber, fat, fatty acids, cholesterol, proteins, and aminoacids (macronutrients). Washington DC: National Academies Press; 2002.
17. Institute of Medicine, Food and Nutrition Board. Dietary reference intakes for thiamin, riboflavin, niacin, vitamin B6, folate, vitamin B12, pantothenic acid, biotin and coline. Washington DC: National Academies Press; 1998.
18. Institute of Medicine, Food and Nutrition Board. Dietary reference intakes for vitamin C, vitamin E, selenium and carotenoids. Washington DC: National Academies Press; 2000.
19. Institute of Medicine. Dietary reference intakes for vitamin A, vitamin K, arsenic, boron, chromium, copper, iodine, iron, manganese, molybdenum, nickel, silicon, vanadium, and zinc. Washington DC: National Academies Press; 2002.
20. Greer FR, Krebs NF, AAP Committee on Nutrition. Optimizing bone health and calcium intakes of infants, children and adolescents. Pediatrics. 2006;117(2):578-85.

Semiologia das dificuldades alimentares e transtornos alimentares da infância à adolescência

Nathalia Gioia de Paula
Priscila Maximino
Mauro Fisberg
Gabriela Malzyner

INTRODUÇÃO

Problemas com a alimentação na infância são cada vez mais frequentes. Na maioria dos casos, não causam repercussões clínicas significativas e tendem a resolver de forma espontânea com o passar do tempo. Podem resultar de variações fisiológicas do apetite da criança que ocorrem em determinados momentos do desenvolvimento do processo de alimentação durante a infância e a adolescência. Situações de estresse, doenças agudas ou crônicas, mudanças de rotina, hospitalização e desajustes da dinâmica familiar podem ser fatores de predisposição ou precipitação de alterações do comportamento alimentar das crianças e, consequentemente, de desorganização das práticas alimentares adotadas pelos cuidadores. Isso resulta na perpetuação dos problemas alimentares mesmo após resolução da "situação-gatilho".

A persistência de comportamentos alimentares inadequados compromete o funcionamento da criança em diversas áreas: reduz sua qualidade de vida, determina limitações em sua rotina, interfere em seu desenvolvimento físico e cognitivo, prejudica a relação com os cuidadores e altera a dinâmica das refeições em diferentes graus de gravidade. Os problemas com a alimentação que se transformam em condições clínicas limitantes, expressivas e persistentes compõem o espectro das dificuldades alimentares (DA) e dos transtornos alimentares (TA). Problemas alimentares clinicamente significativos são mais frequentes em crianças com outras condições médicas orgânicas, principalmente distúrbios do desenvolvimento e distúrbios neurológicos.

Ao longo das últimas décadas, há um interesse crescente na compreensão dos TA que incidem em crianças. Os TA mais prevalentes são anorexia nervosa (AN) e bulimia nervosa (BN). São caracterizados por distorção da imagem corporal, medo de ganhar peso e comportamentos de controle de ganho de peso. Geralmente se iniciam na adolescência ou no início da vida adulta; em crianças e pré-adolescentes são considerados raros[1]. Constituem o extremo de maior gravidade do espectro, pois associam-se a risco para complicações médicas e elevada mortalidade. Por outro lado, DA são muito frequentes na infância e raramente associam-se a repercussões clínicas significativas, complicações médicas e mortalidade. Evidências sugerem que DA sejam preditores de risco para a instalação futura de TA, conferindo maior vulnerabilidade aos fatores de risco para TA, às comorbidades associadas e às repercussões clínicas em idades precoces[1].

Os pediatras são a linha de frente na identificação e na abordagem dos principais fatores de risco para as DA e os TA na infância que incidem desde estágios precoces da vida. As definições de DA e TA na infância podem ser difíceis e precisam ser aprimoradas[2].

CLASSIFICAÇÃO DO ESPECTRO DE DIFICULDADES ALIMENTARES E TRANSTORNOS ALIMENTARES

Diferenças históricas em terminologias para o diagnóstico dos problemas com a alimentação na infância dividiram as áreas dos TA e das DA na prática clínica e entre os acadêmicos[2]. Na rotina do consultório pediátrico, os profissionais que atendem crianças com problemas com a alimentação têm dificuldades em estabelecer o diagnóstico para apresentações complexas e clinicamente significativas e desenvolveram uma série de definições e terminologias para descrevê-las[2].

O termo guarda-chuva dificuldades alimentares foi utilizado por Kerzner (2015) de forma ampla e heterogênea para caracterizar crianças que têm problemas com a alimentação. Por essa definição, crianças com DA podem apresentar recusa de alimentos usuais, ingestão de pouca quantidade de alimentos, desinteresse pela comida, ingestão de número limitado de alimentos, aceitação de alimentos e preparos inadequados, dificuldade de incluir novos alimentos, preparos ou consistências, medo de comer, refeições conturbadas e prolongadas. A classificação adotada por Kerzner para diagnóstico e abordagem das DA estabelece três categorias: seletividade alimentar, apetite limitado e fobia alimentar[3]. As crianças costumam apresentar mais de um tipo de DA; cada categoria compreende uma gama de apresentações desde a normalidade (interpretação equivocada dos pais) à maior gravidade (alterações orgânicas e comportamentais)[3]. Segundo Kerzner, apenas 25% dos pacientes cujos pais referem problemas com a alimentação apresentam DA e a minoria (1-4%) tem condições mais graves que caracterizam TA (Figura 1). Aproximadamente 80% das crianças com distúrbios do desenvolvimento neuropsicomotor tem algum grau de DA. Vale ressaltar que, ainda que a impressão dos pais sobre a alimentação dos filhos

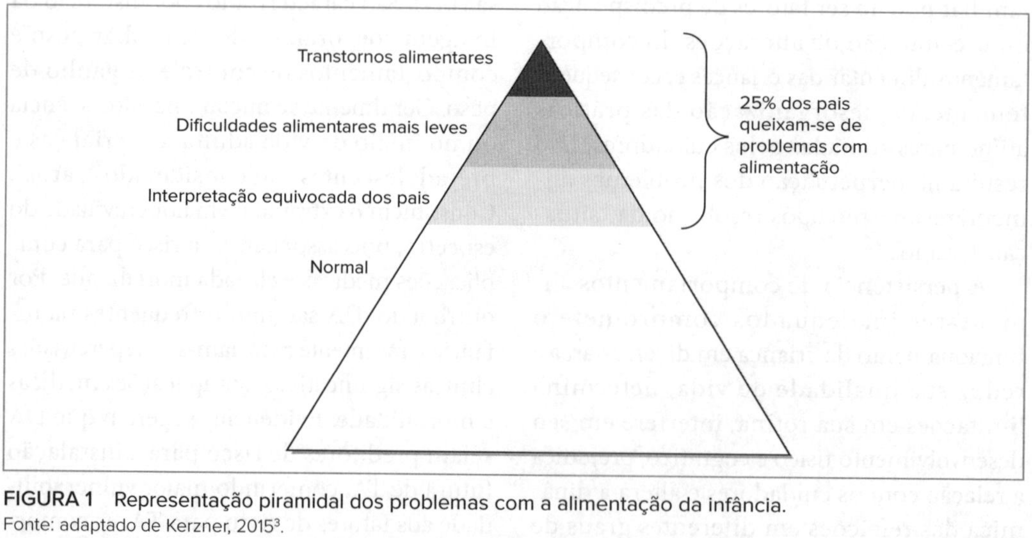

FIGURA 1 Representação piramidal dos problemas com a alimentação da infância.
Fonte: adaptado de Kerzner, 2015[3].

pareça subjetiva e possa estar equivocada, a preocupação excessiva com o padrão alimentar da criança é suficiente para determinar uma DA.

A classificação de TA compreende um grupo de doenças heterogêneo que se expandiu na quinta edição do Manual de Diagnóstico e Estatístico de Transtornos Mentais (DSM-5), em 2013[4]. As crianças nesse extremo do espectro apresentam repercussões orgânicas, nutricionais, ponderais e emocionais. O ponto central em comum aos TA é a supervalorização da forma e do peso corporal ideais e da habilidade de controlá-los[4]. Com a publicação do DSM-5 e da CID-11 (Classificação Internacional de Doenças 11ª edição), em 2018, a discriminação dos TA por idade de início foi abandonada em alinhamento com evidências que sugerem uma psicopatologia de base em comum a um espectro de perturbações, podendo ser expressa de forma diferente por indivíduos em diferentes fases de desenvolvimento[2]. No DSM-5, o termo "Transtornos da primeira infância" não foi mais aplicado[4]. Foram incluídos como transtornos alimentares: pica, transtorno de ruminação, transtorno de esquiva e restrição da ingestão alimentar (TARE), transtorno de compulsão alimentar periódica, anorexia nervosa, bulimia nervosa[4].

No espectro dos problemas com a alimentação na infância, as "características-chave" de restringir ou evitar devem ser compreendidas como um *continuum* do normal ao anormal em termos de comportamento alimentar na infância[2]. Há comportamentos alimentares em comum entre crianças com TARE, com DA e sem problemas com a alimentação, mas há diferenças na frequência desses comportamentos e no grau de envolvimento da criança com a alimentação. Sugere-se que o profissional de saúde considere o envolvimento da criança com a alimentação e as dinâmicas das refeições além de se concentrar apenas no tipo de comportamento alimentar exibido[2].

SEMIOLOGIA DAS DIFICULDADES ALIMENTARES NA INFÂNCIA E ADOLESCÊNCIA

Antes mesmo que se alterem a quantidade e variedade de alimentos ingeridos, as crianças com DA podem apresentar: perda de interesse na alimentação e nos alimentos, recusa de alimentos novos (neofobia), dependência e falta de autonomia no processo de alimentação, refeições prolongadas e conturbadas, alimentação noturna, dificuldades com a consistência dos alimentos, dificuldades de progredir no padrão de alimentação (prolongamento do uso de mamadeira, dificuldade com novas texturas e novos utensílios) e emprego repetido de distrações durante as refeições[3,5]. Casos moderados e graves apresentam preferências alimentares rígidas que limitam a quantidade ou a variedade de ingestão. As DA podem se iniciar em estágios precoces da alimentação – como nas fases de amamentação e de introdução da alimentação complementar – ou em fases mais tardias da infância – como quando associadas a um evento traumático que resultou em aversão. Há poucos guias sobre a abordagem específica das crianças com DA[3]. O pediatra deve realizar o rastreamento de sinais de alarme para doenças orgânicas e identificar fatores comportamentais e ambientais que podem contribuir para a classificação da DA e para o direcionamento do tratamento (Quadro 1). Sinais de alarme incluem: disfagia, odinofagia, tosse crônica, engasgos, pneumonias de repetição, perda de peso, hematoquezia, anorexia, febre, dor articular[3].

QUADRO 1 Sinais de alarme para doenças orgânicas

Sinais de alarme orgânicos	Sinais de alarme comportamentais
Broncoaspiração, engasgos, tosse, ronco e estridor	Fixação por marcas e apresentação dos alimentos
Disfagia e odinofagia	Alimentação forçada ou durante o sono
Alterações do crescimento e baixa estatura	Interrupção da alimentação após um evento-gatilho
Diarreia crônica e vômitos persistentes	*Gagging* precoce
Alterações motoras, cognitivas e de linguagem (desenvolvimento)	Alterações cognitivas, de autorregulação, de interação social
Febre, prostração, emagrecimento	Psicopatologias parentais
Failure to thrive	*Failure to thrive*

QUADRO 2 Fatores de risco para dificuldades alimentares na infância

Predisposição genética
Problemas alimentares precoces (dificuldade de sucção, cólica e regurgitações)
Primeiro filho entre irmãos
Pequeno para a idade gestacional
Ausência de amamentação natural exclusiva
Introdução tardia da alimentação complementar (> 9 meses)
Práticas de introdução da alimentação complementar e desmame inadequadas
Comorbidades pregressas
Distúrbios do sono
Tensão entre os pais e a criança nas refeições, histórico materno de ansiedade, transtornos alimentares, DA e preocupação com imagem corporal

Na infância, as DA podem ter múltiplos fatores relacionados (Quadro 2), incluindo fatores específicos da criança e fatores relacionados às práticas parentais. Mesmo quando uma doença orgânica é identificada na avaliação de uma criança com DA, fatores orgânicos, ambientais, relacionais e comportamentais interferem simultaneamente na alimentação infantil; fatores não orgânicos podem agravar ou contribuir para a perpetuação da DA em crianças com doença orgânica.

A avaliação médica de pacientes com DA deve ser realizada pela história clínica detalhada, que objetiva buscar informações relacionadas à queixa principal e duração, a eventos que possam estar associados ao início da queixa, aos sintomas e sinais de desconforto respiratório e gastrointestinais atribuídos à alimentação, aos sinais de comprometimento sistêmico, a perda ou ganho recente de peso, ao uso de medicamentos, ao histórico de alergias, internações e cirurgias, entre outros. Aspectos culturais, familiares e socioeconômicos também devem ser levantados. Os antecedentes médicos e o padrão de desenvolvimento neuropsicomotor da criança, incluindo seu envolvimento em atividades escolares e extracurriculares, devem ser avaliados em termos de identificar potenciais impactos no apetite e no comportamento alimentar, pois o funcionamento da criança (cognitivo, social, emocional e comportamental) e suas interações com o entorno interferem em sua relação com a alimentação. A motricidade oral, a deglutição e funções sensoriais devem ser consideradas na abordagem de crianças com DA e TA, considerando que dificuldades nessas funções podem interferir no desenvolvimento normal da alimentação[2].

O exame físico é importante para detectar sinais e sintomas de alarme para desnutrição e doenças orgânicas associadas[6]. Por exemplo, a presença de fácies típicas, alterações dismórficas e baixa estatura pode indicar a doenças genéticas e diagnósticos sindrômicos. Alterações de coloração das mucosas, pele, cabelos e unhas sugerem carência de micronutrientes. Obstruções de vias aéreas superiores causadas por hipertrofia de adenoides, inflamação das amígdalas ou malformações orofaciais determinam alterações do olfato, do paladar e da deglutição.

Complementares à história clínica e ao exame físico, a avaliação antropométrica, a avaliação nutricional e a avaliação bioquímica são ferramentas que possibilitam, em conjunto, mensurar de forma objetiva e monitorar ao longo do acompanhamento as repercussões clínicas da queixa alimentar, cujo relato dos pais é repleto de subjetividade e afeto[6]. Os exames bioquímicos (Quadro 3) permitem a mensuração de modificações nos marcadores do estado nutricional, fornecendo medidas objetivas para a avaliação de repercussões nutricionais. Além disso, possibilitam o monitoramento durante o tratamento.

A triagem laboratorial inclui marcadores de risco nutricional e de risco para doenças cardiovasculares. O perfil lipídico e o perfil glicêmico indicam fatores de risco para doenças cardiovasculares, especialmente em casos de sobrepeso e obesidade. A avaliação laboratorial ampliada e outros exames complementares contribuem diante da suspeita de diagnósticos diferenciais orgânicos e devem ser direcionados com base na história clínica, no exame físico e na triagem laboratorial. Na grande maioria dos casos, a avaliação médica, composta por história clínica, exame físico, antropometria, avaliação bioquímica e complementar ampliada, não evidencia alguma alteração estrutural ou bioquímica que predisponha, precipite ou perpetue o quadro de DA, mas, surpreendentemente, a normalidade não é tranquilizadora para a família. Recomenda-se que a definição da gravidade da problemática alimentar considere também outros aspectos[7] (Quadro 4).

AVALIAÇÃO NUTRICIONAL DE CRIANÇAS E ADOLESCENTES DO ESPECTRO DAS DESORDENS ALIMENTARES E DOS TRANSTORNOS ALIMENTARES

As alterações no comportamento alimentar durante a infância e a adolescência apresentam-se de formas variadas e têm diferentes origens. Coexistem situações mais agudas, de curta duração e resolução espontânea, sem repercussões clínicas significativas, com situações de caráter crônico e persistente,

QUADRO 3 Triagem laboratorial indicada em crianças com dificuldades alimentares

Hemograma completo
Ferritina
Proteína C-reativa
TGO e TGP
Fosfatase alcalina
Perfil lipídico (triglicérides, colesterol total e frações)
Glicemia de jejum
Zinco, vitamina D e cálcio plasmático
Albumina sérica
TSH e T4L
Ureia e creatinina
Urina 1 e cultura de urina

QUADRO 4 Aspectos importantes para caracterizar a gravidade das dificuldades alimentares na infância

Impressão parental de gravidade (frequência e intensidade da preocupação)
Desajuste das relações familiares (relacionados ou não à alimentação da criança)
Inserção nas curvas antropométricas de crescimento e IMC (retificacão das curvas ou queda no canal de crescimento), focando no padrão de crescimento
Avaliação de sinais e sintomas sugestivos de deficiências de micronutrientes
Alteração em marcadores bioquímicos de risco nutricional
Repercussões em outros sistemas e funções (gastrointestinal, sono, humor, cognição, emocional, imunológico, pele e anexos)

associadas a distúrbios psiquiátricos ou condições orgânicas, que resultam em modificações significativas na ingestão alimentar e interferem no desenvolvimento da criança. Além das alterações na ingestão de alimentos, a maneira como os responsáveis lidam com a problemática alimentar pode intensificar ainda mais os distúrbios no funcionamento das refeições e na relação da criança com os alimentos.

Crianças com dificuldades alimentares apresentam comportamentos de recusa, evitação ou seletividade, em diferentes intensidades, frequência e formas. Em todos os casos, há alteração (redução ou ausência) na ingestão de determinados nutrientes, resultando em inadequação nutricional. Além do risco nutricional, alterações intensas na rotina alimentar são frequentemente observadas, influenciando na escolha e apresentação dos alimentos e na organização das refeições.

A avaliação nutricional é parte da abordagem multiprofissional recomendada para o acompanhamento da criança que apresenta dificuldade alimentar. Explora, especificamente, a oferta e a ingestão alimentares e objetiva garantir o equilíbrio nutricional do paciente, considerando suas limitações de ingestão independentemente da etiologia da recusa alimentar[8]. A avaliação nutricional deve ser detalhada e incluir quatro grandes parâmetros: anamnese, exame físico, exames bioquímicos e antropometria. Cada parâmetro não fornece o diagnóstico nutricional global se avaliado isoladamente; a análise de todos os parâmetros em conjunto determinará o diagnóstico nutricional[6].

A anamnese nutricional das queixas alimentares dedica atenção especial aos acontecimentos que incidem em quatro períodos da infância previsíveis para o surgimento dos problemas com a alimentação. Caracterizam-se por fases críticas de transição do desenvolvimento da alimentação infantil que requerem adaptações no processo de alimentação envolvendo tanto quem provê o alimento quanto quem o recebe. Esses períodos são a amamentação, a introdução da alimentação complementar, o desmame e a transição para a alimentação da família (Quadro 5).

A investigação do padrão de consumo familiar e da dinâmica das refeições em casa deve ser detalhado e é realizado pelo(a) nutricionista da equipe. É importante mencionar que o processo de estabelecimento de hábitos e preferências alimentares evolui também da necessidade de socialização da criança e depende, em grande parte, de aspectos culturais e do grupo social ao qual ela pertence. Além disso, esse processo não fica restrito ao ambiente doméstico, sendo necessário investigar variações do comportamento alimentar em diferentes situações na tentativa de identificar a presença de fatores agravantes ou facilitadores, que inibam ou incentivem a criança

QUADRO 5 Fases previsíveis para o surgimento dos problemas com a alimentação

Amamentação	**Alimentação da família**
▪ Manejo do aleitamento materno exclusivo, principalmente no início ▪ Adaptação ao uso de fórmulas e mamadeiras ▪ Surgimento de alergias e intolerância	▪ Hábitos alimentares da família ▪ Nascimento de irmãos e constituição familiar ▪ Cuidadores ▪ Alimentação na escola
Desmame	**Introdução alimentar**
▪ Como fazer o desmame e manter a rotina alimentar ▪ Vínculo mãe e filho no desmame ▪ Introdução ao uso de mamadeira ▪ Outras fontes lácteas	▪ Primeiros alimentos, sucos, frutas ▪ Variedade, esposição, consistência e textura dos alimentos ▪ Dinâmica e rotina das novas refeições do bebê ▪ Retorno da mãe ao trabalho

com DA a provar algo novo ou comer melhor. Exemplos de outros cenários e momentos nos quais o comportamento alimentar deve ser avaliado são a escola, momentos de lazer, eventos sociais, restaurantes, casa de familiares ou viagens.

O primeiro objetivo da investigação nutricional para os casos de TA e DA é afastar ou prevenir o prejuízo nutricional, principalmente nos casos mais graves. Tanto comportamentos de recusa quanto de compulsão determinam risco nutricional a ser avaliado. Para realizar esta investigação é importante que, além da avaliação clínica, bioquímica e antropométrica realizada pelo médico pediatra, também se apliquem algumas ferramentas de avaliação da ingestão alimentar, aos pais ou ao próprio paciente (quando houver aptidão, em fase pré-púbere e adolescência): registro alimentar de três dias não consecutivos; inventário alimentar; vídeo de situação alimentar (incluindo filmagem de refeições habituais e difíceis ou desafiadoras). Com a aplicação desses instrumentos de coleta de informações, é possível mapear os padrões relacionados à aceitação alimentar, incluindo cores, texturas, consistência, temperatura e marcas presentes na rotina, com as quais a criança apresenta maior conforto e familiaridade.

Para exemplificar como essas ferramentas de avaliação contribuem para a prática clínica, o estudo de Ribeiro et al., com 119 famílias de crianças com dificuldades alimentares, demonstrou que o relato materno subestimou em 2,2 vezes a real variedade de tipos de alimentos diferentes aceitos pela criança com DA em relação à variedade obtida por meio do inventário alimentar: 16-30 alimentos diferentes contra 4,3-14,5 alimentos diferentes, de acordo com o inventário alimentar e o relato materno, respectivamente. O estudo identificou prevalência de 23,7% de crianças altamente seletivas (< 15 tipos de alimentos diferentes) no grupo de crianças com DA a partir das informações obtidas com a utilização do inventário alimentar[9]. Isso reforça a importância do uso do método correto de investigação dietética complementar às estratégias já validadas.

Outra possibilidade de aplicação de instrumentos de avaliação nutricional como o Registro alimentar de três dias é a definição da porcentagem de adequação nutricional, especialmente de "elementos-chave" para a nutrição infantil, como proteínas, lipídeos, carboidratos, minerais (p. ex., ferro, zinco, cobre) e vitaminas. Utilizando o Registro alimentar de três dias, Maximino et al. identificaram que a ingestão isolada de leite supria 80 a 138% das necessidades proteicas diárias de crianças com até 8 anos de idade que apresentavam dificuldades alimentares. O Registro alimentar de três dias também evidenciou o excesso de ingestão proteica e a relação entre ingestão reduzida de outras fontes proteicas e o uso de suplementos de base láctea[10]. Diante de resultados como estes, é possível reforçar orientações sobre a quantidade de ingestão diária necessária e alertar quanto à alta prevalência de práticas de substituição de refeições por alimentos lácteos e suplementos.

Dada à natureza multifatorial dos TA e das DA na infância, é importante salientar que a investigação deve ser aprofundada e o uso de escalas e questionários não substitui a prática clínica. Entretanto, constituem ferramentas válidas na mensuração do comportamento alimentar, tornando-o passível de comparação com um padrão de normalidade para a faixa etária. Porém, a entrevista individualizada e aprofundada permanece soberana.

Para a compreensão dos problemas com a alimentação em cada caso, também é necessário investigar os fatores comportamentais, relacionais e ambientais associados[11,12]. A exploração dos fatores relacionados à dinâmica das refeições da família pode revelar as seguintes situações:

- Ausência de refeições compartilhadas em conjunto, especialmente por motivo de estresse.
- Refeições muito demoradas, tensas e insistência para a criança comer.
- Refeições em ambientes inadequados, como quarto, lavanderia e cama.
- Falta de incentivo à autonomia da criança no processo de alimentação.
- Dificuldades de reconhecimento dos sinais de fome e de saciedade da criança.
- Uso intenso de estratégias como coerção e distração durante as refeições.

Qualquer profissional da equipe multidisciplinar com treinamento pode orientar modificações na dinâmica das refeições em família, pois trata-se de desajustes múltiplos e inter-relacionados a todas as disciplinas[11,12].

TERAPIA NUTRICIONAL NA ABORDAGEM DE CRIANÇAS E ADOLESCENTES COM DIFICULDADES ALIMENTARES

Para o estabelecimento dos padrões alimentares saudáveis utiliza-se a premissa da alimentação responsiva, que é preconizada pela Organização Mundial da Saúde (OMS) e pela Academia Americana de Pediatria (AAP)[13]. A adoção de práticas alimentares responsivas possibilita o aprendizado da criança, o fortalecimento dos vínculos afetivos entre a criança e os cuidadores; o estabelecimento de hábitos alimentares saudáveis; a estimulação e o aprimoramento da capacidade inata de autorregulação da criança a partir do reconhecimento de sinais de fome e de saciedade. As premissas da prática de alimentação responsiva são baseadas em cinco itens, enumerados no Quadro 6.

Recomenda-se incentivar os cuidadores a interagir, reciprocamente, com a criança, independentemente de sua idade e de suas habilidades, e a buscar sempre encorajá-la em suas decisões sobre comer ou não e comer mais ou menos. Os pais devem ser incentivados a promover um ambiente estimulante e a adotarem práticas adequadas.

QUADRO 6 Premissas da alimentação responsiva

1. Autonomia da criança
2. Relacionamento com o cuidador responsável pela alimentação
3. Motivação interna
4. Cuidado individualizado
5. Estímulo das habilidades

TRANSTORNOS ALIMENTARES NA INFÂNCIA E ADOLESCÊNCIA

Os TA se tornaram um ponto de atenção e de cuidado no fim do século XX e no início do novo século em razão do aumento de sua prevalência, associada à alta taxa de mortalidade e ao aumento dos custos à saúde pública[4,15]. A valorização excessiva da magreza e a estigmatização da obesidade nos países ocidentais incentivam dietas extremas, bem como práticas de controle de peso, fatores que podem ter um efeito desestabilizador na biologia do controle de apetite. Estudos recentes relacionam o aumento da insatisfação corporal com o uso de redes sociais, especialmente o Instagram. São doenças psiquiátricas complexas e multifatoriais atribuídas a fatores de vulnerabilidade genética, psicológica e ambiental, que afetam o comportamento alimentar, bem como a imagem corporal, e levam a modificações do peso corporal (perda ou ganho) em decorrência da ingestão energética inadequada. Frequentemente, os TA têm caráter crônico e acarretam prejuízo funcional ao indivíduo, além de aumentarem o risco para adoecimento no futuro por doenças como obesidade, transtornos de ansiedade, transtornos depressivos e abuso de substâncias. Além disso, são os transtornos psiquiátricos que mais matam.

A etiologia dos TA na infância é complexa e ainda pouco compreendida. Parece ser determinada pela combinação de predisposição genética com fatores biológicos e características do temperamento do indivíduo, e pela interação destes fatores com fatores ambientais, que modulam o risco de desenvolvimento dos TA. Há evidências crescentes de que são condições hereditárias, e indivíduos que têm parentes com TA apresentam risco 7 a 12 vezes maior de desenvolver esses transtornos. Outros aspectos emergentes sobre bases neuroquímicas dos TA são a microbiota, o ambiente social, a pressão da sociedade, a mídia, os alimentos palatáveis, os hábitos culturais e alimentares e o grau de educação. Os TA que incidem na infância têm sido associados a baixa autoestima, solidão e dificuldades de relacionamento social.

Os TA acometem pessoas de 5 a 80 anos, sendo o principal fator de risco o gênero feminino. As diferenças de gênero são menores entre grupos de pré-púberes. Há poucos estudos de prevalência nas faixas etárias pediátricas e os resultados são imprecisos. As adolescentes são as mais acometidas pela AN, enquanto a BN é mais frequente em adultos jovens, entre 20 e 30 anos. Estudos com pré-púberes são ainda mais escassos. Complicações perinatais relacionadas ao nascimento e partos prematuros aumentam o risco de desenvolvimento dos TA. Adversidades precoces, como negligência e abuso físico e sexual, também aumentam o risco de desenvolver TA. Transtornos do desenvolvimento e transtorno de déficit de atenção/hiperatividade afetam um quinto dos pacientes com AN. Traços de transtorno obsessivo-compulsivo (TOC) e do transtorno de personalidade *borderline* podem estar associados à AN.

A maioria dos TA tem início durante a adolescência. Algumas populações de adolescentes são especialmente vulneráveis aos TA. Demonstrou-se que meninos negros e pardos têm maior probabilidade de apresentar TA, comparados a meninos brancos. Grupos com características de extrema preocupação com a forma corporal e que tenham exigências ligadas à alimentação e ao corpo em seu trabalho (p. ex., modelos, bailarinas, ginastas, corredores, estudantes de nutrição e educação física) também são vulneráveis ao desenvolvimento de TA[16].

SEMIOLOGIA DOS TRANSTORNOS ALIMENTARES NA INFÂNCIA E ADOLESCÊNCIA

Deve-se considerar a avaliação de um possível TA em qualquer paciente que apresente perda/ganho de peso corporal muito acentuada; parada de crescimento, deficiência de ganho de peso ou atraso puberal inexplicáveis; comportamentos alimentares restritivos ou anormais e vômitos recorrentes[16,17]. Outros sinais e sintomas de alarme[4] estão descritos no Quadro 7. Pacientes mais novos podem

QUADRO 7 Sinais e sintomas de alarme para transtornos alimentares na infância[4,17]

Excessiva perda de peso em um período relativamente pequeno
Realização de dietas mesmo estando magro
Insatisfação com a aparência, acreditando estar obeso
Obsessão por exercícios físicos
Depressão, ansiedade ou humor lábil
Ausência de menstruação (amenorreia)
Ocorrência de vômitos ou utilização de purgativos e laxantes, supressores de apetite, cafeína em grande quantidade, enemas
Alterações de pele e anexos (cabelos escassos e fracos, pele seca, pele alaranjada, lanugo)
Erosões dentárias
Alterações cardiovasculares (arritmias, edema, hipotensão, bradicardia sinusal)

apresentar formas atípicas, como dificuldade de atingir peso ou estatura adequados para sua idade, podendo não expressar preocupações com a imagem corporal nem manifestar comportamentos purgativos. Os TA podem levar a complicações clinicas sérias e podem estar associados a alterações em todos os órgãos do corpo, incluindo sistemas cardiovascular, gastrointestinal, endócrino, dermatológico, hematológico, esquelético e nervoso central[17]. O Quadro 8 resume as características dos TA mais prevalentes[19].

Frequentemente, pacientes com TA não relatam seus sintomas, especialmente as crianças e os adolescentes. Alguns questionários breves podem auxiliar na prática clínica ambulatorial do médico pediatra não especialista. A recomendação atual é que esses questionários sejam aplicados como ferramenta de rastreamento, até mesmo naqueles jovens que não apresentam queixas relacionadas à alimentação e ao corpo. Um bom instrumento para a investigação de transtornos alimentares é o SCOFF-BR (Quadro 9), validado para a população de 18 a 32 anos[20]. Diante da suspeita de TA, a abordagem médica diagnóstica deve avaliar: histórico médico detalhado, histórico alimentar, hábitos alimentares, histórico de desenvolvimento neuropsicomotor, doenças pregressas e atuais, menarca e ciclos menstruais, uso de medicamentos, uso de substância de abuso, sexualidade, escolaridade, prática de atividade física, situações de risco social, antecedentes gestacionais e perinatais, histórico familiar, avaliação de sinais e sintomas associados, exame físico completo, avaliação de marcadores laboratoriais, conversa com os adultos responsáveis, consultas de seguimento e encaminhamento para equipe multidisciplinar especializada[17].

ABORDAGEM DO ESPECTRO DAS DIFICULDADES ALIMENTARES E DOS TANSTORNOS ALIMENTARES

Os problemas com a alimentação na infância podem ser compreendidos como janelas clínicas significativas para o olhar sobre

QUADRO 8 Características dos transtornos alimentares mais prevalentes[19]

Anorexia nervosa	Bulimia nervosa	Compulsão alimentar	Transtorno alimentar restritivo evitativo (TARE)
Caracterizada pela restrição da ingesta calórica, associada ao temor de ganho de peso e distorção da imagem corporal	Caracterizada por episódios de compulsão alimentar (ingesta alta de alimentos em curto episódio), seguido de métodos compensatórios (excesso de exercício físico, purgações, com ou sem o uso de substâncias)	Caracterizada pela excessiva ingesta calórica em curto período. Não há associação com métodos compensatórios	Caracterizado pela persistente impossibilidade de ingestão adequada de alimentos (baixo valor nutricional e calórico). Não está associada ao desejo de perda de peso e distorção de imagem corporal. Há perda de peso significativa e deficiência nutricional

QUADRO 9

1. Você provoca vômitos quando se sente desconfortavelmente cheio?
2. Você se preocupa por perder o controle do quanto você come?
3. Você perdeu recentemente mais de 5 quilos em um período de 3 meses?
4. Você acredita estar gordo(a), apesar de as outras pessoas dizerem que você está muito magro(a)?
5. Você diria que a comida domina a sua vida?
A resposta positiva para 2 ou mais questões aponta maior probabilidade de TA e recomenda aprofundação da investigação

o desenvolvimento das relações iniciais bebê-cuidador, tanto suas potencialidades como seus desencontros. Nesse sentido, a intervenção terapêutica se faz fundamental, a fim de tornar provisórios os sintomas, que podem se cristalizar se não tratados. A intervenção em condições do espectro das DA e dos TA deve ser sempre multidisciplinar. Os profissionais que frequentemente contribuem no manejo das DA e dos TA na infância são: médico pediatra, nutricionista, nutrólogo, fonoaudiólogo, psicólogo, psiquiatra, terapeuta ocupacional e enfermeiro. As evidências mais atuais indicam que a intervenção deve ser centrada na família e associada à monitoração e ao manejo de parâmetros clínicos e nutricionais. Em pacientes com TA, toda a equipe multidisciplinar deve estar atenta aos seguintes indicativos de hospitalização: perda de peso significativa, desnutrição aguda, desidratação e distúrbios eletrolíticos, alterações do ritmo cardíaco, potencial suicida, recusa alimentar.

O tratamento farmacológico vem sendo estudado como ferramenta adjuvante no manejo de crianças com TARE, associado à intervenção não farmacológica multidisciplinar[2]. O uso de medicamentos não é recomendado como primeira linha de tratamento nessa área.

REFERÊNCIAS BIBLIOGRÁFICAS

1. Larsen PS, Strandberg-Larsen K, Micali N, Andersen A-M Nybo. Parental and child characteristics related to early-onset disordered eating. Harvard Rev Psychiatr. 2015;23(6):395-412.
2. Bryant-Waugh R. Feeding and eating disorders in children. Psychiatr Clin North Am. 2019;42(1):157-67.
3. Kerzner B, Milano K, MacLean WC, Berall G, Stuart S, Chatoor I. A practical approach to classifying and managing feeding difficulties. Pediatrics. 2015; 135(2):344-53.
4. Coelho BM, Pereira JG, Assumpção TM, Santana Jr. GL. Psiquiatria da infância e do adolescente. Novo Hamburgo: Sinopsys; 2014.
5. Green RJ, Samy G, Miqdady MS, Salah M, Sleiman R, Abdelrahman HM, et al. How to improve eating behaviour during early childhood. Pediatr Gastroenterol Hepatol Nutr. 2015;18(1):1-9.
6. Kachani AT, Cordás TA (org.). Nutrição em psiquiatria. 2. ed. Barueri: Manole; 2021.
7. Campbell K, Peebles R. Eating disorders in children and adolescents: state of the art review. Pediatrics. 2014;134(3):582-92.
8. Maximino P, Machado RHV, Junqueira P, Ciari M, Tosatti AM, Ramos CDC, et al. Como acompanhar a criança com dificuldade alimentar em escopo multidisciplinar? Protocolo de atendimento multiprofissional na infância e adolescência–estudo piloto. J Hum Growth Dev. 2016;26(3):331-40.
9. Ribeiro LW, Ricci R, Maximino P, Machado RHV, Bozzini AB, Ramos CC, et al. Uso clínico do inventário alimentar para identificação do sub relato materno sobre ingestão alimentar em crianças: experiência de centro de referência brasileiro. Nutric Clin Diet Hosp. 2018;1:81-9.
10. Maximino P, Machado RH, Ricci R, Ramos CDC, De Carvalho MJR, Fisberg M. Children with feeding difficulties tend to high protein and milk-based supplements' intake how to break this cycle? Demetra Food Nutr Health. 2019;14:1.
11. Maximino P, Machado RHV, Fontanezi NM, Nogueira LR, Ramos CC, Fisberg M. Aspectos comportamentais e ambientais associados às dificuldades alimentares na infância: estudo com grupo controle. Int J Nutrol. 2019;12(03):109-15.
12. Ramos CC, Maximino P, Machado RHV, Bozzini AB, Ribeiro LW, Fisberg M. Delayed development of feeding skills in children with feeding difficulties-cross sectional study in a Brazilian reference center. Front Pediatr. 2017;31;5:229.
13. Black MM, Aboud FE. Responsive feeding is embedded in a theoretical framework of responsive parenting. J Nutr. 2011;141(3):490-4.
14. Wayles, K. Instagram and eating disorders: an empirical study of the effects of Instagram on disordered eating habits among young girls (Thesis). University of Arkansas; 2020. Disponível em: https://scholarworks.uark.edu/etd/3595 [acesso out. 2021].
15. Sonneville KR, Lipson SK. Disparities in eating disorder diagnosis and treatment according to weight status, race/ethnicity, socioeconomic background, and sex among college students. Int J Eat Disord. 2018; 51(6):518-26.
16. Lopes FA, Campos Jr D (org.). Filhos: adolescente de 10 a 20 anos de idade. Barueri: Manole; 2012.
17. Task Force "Padrões em cuidados médicos". Pontos críticos para o reconhecimento precoce e gestão de riscos no cuidado a pacientes com perturbações do comportamento alimentar. Academy of Eating Disorders Report 2012 – 3. ed. 2016. Disponível em: https://

higherlogicdownload.s3.amazonaws.com/AEDWE-B/27a3b69a-8aae-45b2-a04c-2a078d02145d/UploadedImages/Learn/Brazilian-Portugese_AED-Medical-Care-Guide_03_01_17.pdf [acesso24 jan. 2022].

18. Chatoor I. The observation of feeding and play in the diagnosis of Avoidant/Restrictive Food Intake Disorder (ARFID) subtype: lack of Interest in food and eating: implications for treatment. J Amer Acad Child Adol Psychiatr. October 2021. [Internet].

19. American Psychiatric Association. Manual diagnóstico e estatístico de transtornos mentais: DSM-5. Porto Alegre: Artmed; 2014.

20. Teixeira AA, Roque MA, de Freitas AA, dos Santos NF, Garcia FM, Khoury JM, et al. The Brazilian version of the SCOFF questionnaire to screen eating disorders in young adults: cultural adaptation and validation study in a university population. Braz J Psychiatry. 2021;43(6).

A semiologia na criança com obesidade

Virgínia Resende Silva Weffort

INTRODUÇÃO

A obesidade é uma doença crônica, complexa, de etiologia multifatorial e resulta de balanço energético positivo. Seu desenvolvimento ocorre, na grande maioria dos casos, pela associação de fatores genéticos, ambientais e comportamentais[1-4].

A herança genética na determinação da obesidade é de natureza poligênica, ou seja, as características fenotípicas do indivíduo obeso são resultantes da interação de vários genes[1,2].

Por meio de anamnese, dados nutrológicos (anamnese alimentar) e exame físico (peso, altura, índice de massa corporal [IMC], circunferência abdominal), é possível identificar critérios para o diagnóstico da obesidade. Os exames complementares podem ser utilizados para obtenção de dados mais precisos sobre a composição corporal, para investigação de possíveis causas da obesidade e para o diagnóstico das repercussões metabólicas mais comuns da obesidade, entre as quais estão: dislipidemia, alterações do metabolismo glicídico, hipertensão arterial, doença hepática gordurosa não alcoólica, síndrome da apneia obstrutiva do sono e síndrome dos ovários policísticos[1-3,6-8].

ANAMNESE

Muitas vezes os pais só identificam a obesidade nos filhos depois que eles já estão com excesso de peso, portanto a anamnese bem-feita identificando os erros alimentares pode ajudar nesta prevenção, assim como o exame físico detalhado contribui para o diagnóstico precoce do excesso de peso e início da intervenção[1,2].

A. História da obesidade – idade de início, relação com fatores desencadeantes, tentativas anteriores de tratamento e percepção da família sobre o problema.
B. Antecedentes pessoais – alto ou baixo peso ao nascer, ganho de peso acentuado no primeiro ano de vida e uso de medicamentos (anti-histamínicos, corticosteroides e imunossupressores, psicotrópicos, entre outros).
C. Antecedentes familiares – dados relacionados à obesidade e doença cardiovascular precoce. Considera-se risco cardiovascular familiar se houver, em pais, avós, tios e tias, história de doença cardiovascular antes dos 55 anos nos homens e dos 65 anos nas mulheres. Também devem ser incluídas informações sobre hipertensão arterial, dislipidemias, diabetes e tabagismo.

D. Uso de drogas, álcool (1 g =7 kcal) e tabaco – para que essa informação seja obtida de forma fidedigna, é importante que o adolescente esteja confiante e à vontade no momento da consulta, sem a presença de familiares.

E. Antecedentes alimentares – tempo de aleitamento materno (cada período de 3,7 meses no tempo total de aleitamento materno reduz em 6% o risco de desenvolvimento de obesidade); introdução da alimentação complementar e seus aspectos quantitativos e qualitativos.

F. Hábitos alimentares – estes dados são obtidos com base em informações sobre o dia alimentar habitual e/ou pelo recordatório de 24 horas, além da frequência de consumo dos alimentos com maior densidade energética. Deve-se investigar também a dinâmica da refeição: onde é realizada, se ocorre com ou sem a presença de pais e irmãos, em que ambiente, horários, intervalos, o tempo gasto, se ocorre repetição, se há ingestão concomitante de líquidos, como é a mastigação.

G. Comportamento e estilo de vida – comportamento com familiares e colegas da escola, rendimento escolar. Investigar a presença de ansiedade, depressão e compulsão alimentar. Pesquisar como a criança ou o adolescente vai para a escola, a periodicidade e a duração das atividades físicas curriculares e extracurriculares realizadas por eles, o tempo gasto com televisão, videogames e computador e quais são as brincadeiras e atividades que eles preferem. Investigar *bullying*.

EXAME FÍSICO

O exame físico identifica sinais clínicos específicos relacionados a algumas doenças que ocorrem com mais frequência em indivíduos com excesso de peso, além do exame geral.

Para o diagnóstico de sobrepeso, obesidade e síndrome metabólica, peso, altura, cintura abdominal e IMC são essenciais. A investigação pode ser complementada com as pregas ou dobras cutâneas (tricipital, subescapular, suprailíaca e da panturrilha medial) e circunferência do pescoço. Os exames complementares como bioimpedância (BIA), densitometria (DXA) e ultrassonografia abdominal também contribuem para o diagnóstico e acompanhamento do tratamento[1-3].

Peso

Pela classificação da Organização Mundial da Saúde (OMS)/Ministério da Saúde (MS) e seguido pela Sociedade Brasileira de Pediatria (SBP), considera-se peso elevado quando o escore-z de peso/idade está maior que +2 (Figura 1).

Índice de massa corporal

Pelo IMC, é preciso diferenciar crianças menores e maiores de 5 anos de idade.

Menores de 5 anos: risco de sobrepeso +1 a +2; sobrepeso +2 a +3; obesidade maior que +3

Maiores de 5 anos: sobrepeso +1 a +2; obesidade +2 a +3; obesidade grave maior que +3

Circunferência abdominal

Existem várias formas de aferição, e a mais empregada é a que utiliza o ponto médio entre a última costela fixa e a crista ilíaca superior (cintura natural), aproximadamente dois dedos acima da cicatriz umbilical. Estudos mostram que a circunferência abdominal (quando acima do percentil 90) tem boa correlação com o desenvolvimento de dislipidemia, hipertensão arterial e resistência insulínica, assim como a relação circunferência abdominal/estatura quando > 0,5[3].

QUADRO 1 Classificação do estado nutricional de crianças e adolescentes[3]

Valores críticos		Índices antropométricos						
		Crianças de 0 a 5 anos incompletos				Crianças de 5 a 10 anos incompletos		
		Peso para a idade	**Peso para a estatura**	**IMC para a idade**	**Estatura para a idade**	**Peso para a idade**	**IMC para a idade**	**Estatura para a idade**
< percentil 0,1	< escore z-3	Muito baixo peso para a idade	Magreza acentuada	Magreza acentuada	Muito baixa estatura para a idade	Muito baixo peso para a idade	Magreza acentuada	Muito baixa estatura para a idade
≥ percentil 0,1 e < percentil 3	≥ escore z-3 e < escore z-2	Baixo peso para a idade	Magreza	Magreza	Baixa estatura para a idade	Baixo peso para a idade	Magreza	Baixa estatura para a idade
≥ percentil 3 e < percentil 15	≥ escore z-2 e < escore z-1	Peso adequado para a idade	Eutrofia	Eutrofia	Estatura adequada para a idade	Peso adequado para a idade	Eutrofia	Estatura adequada para a idade
≥ percentil 15 e ≤ percentil 85	> escore z-1 e ≤ escore z + 1							
> percentil 85 e ≤ percentil 97	> escore z + 1 e ≤ escore z + 2		Risco de sobrepeso	Risco de sobrepeso			Sobrepeso	
> percentil 97 e ≤ percentil 99,9	> escore z + 2 e ≤ escore z + 3	Peso elevado para a idade	Sobrepeso	Sobrepeso		Peso elevado para a idade	Obesidade	
> percentil 99,9	> escore z + 3		Obesidade	Obesidade			Obesidade grave	

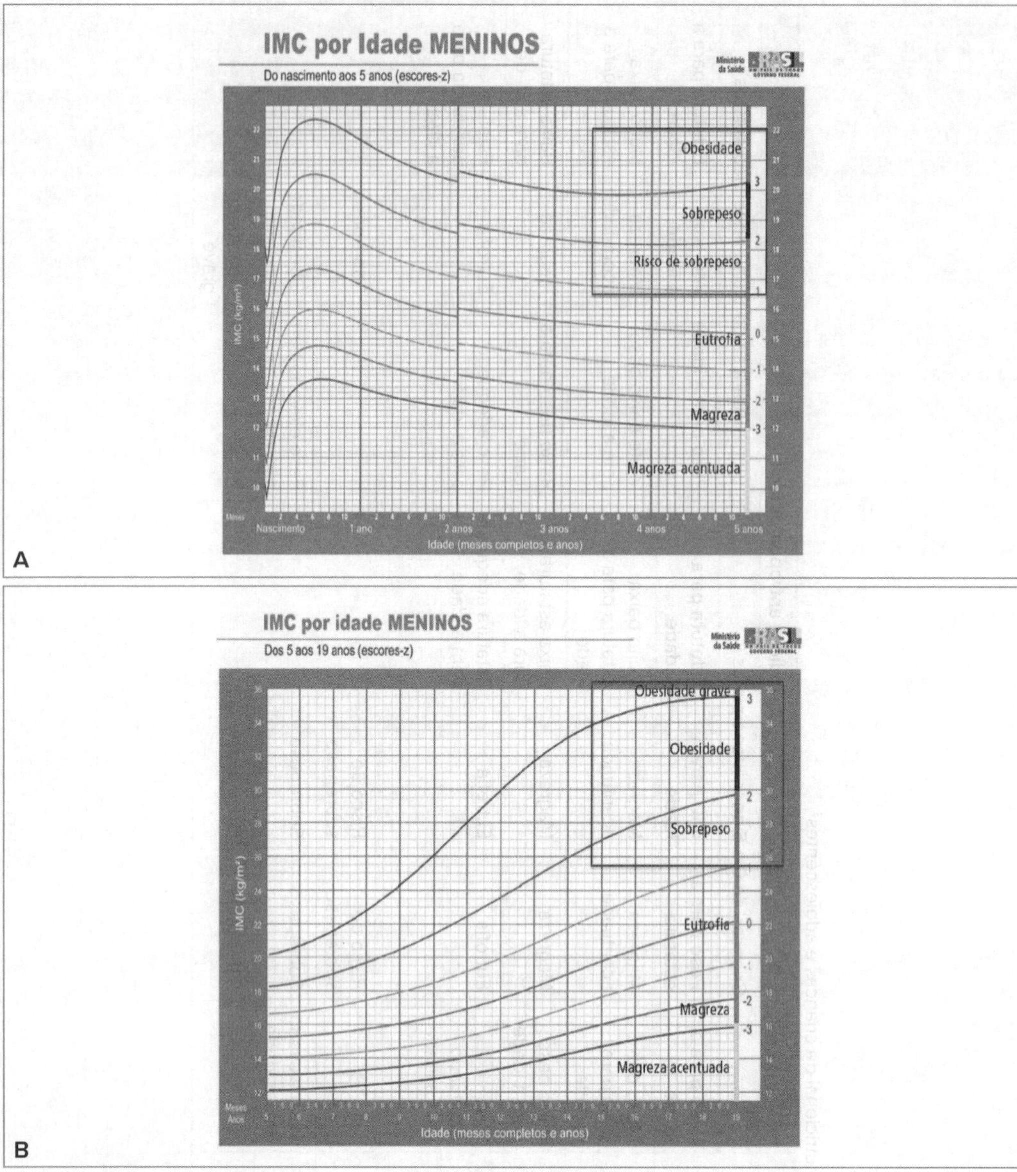

FIGURA 1 IMC por idade IMC por idade (escore Z) para meninos, do nascimento aos 5 anos (A) e dos 5 aos 19 anos (B). para meninas (A) e para meninos (B).
Fonte: WHO, 2007[9].

Sinais clínicos

Sinais clínicos que podem ser encontrados com mais frequência na criança ou adolescente com obesidade são apresentados no Quadro 2[2].

Endócrino

Frisch e Revelle (1971), em estudo sobre maturação tardia e precoce em meninas, sugeriram que há uma quantidade crítica de gordura corporal requerida para o desenvol-

QUADRO 2 Sinais clínicos mais frequentes em crianças e adolescentes com obesidade

Aparelho/local	Manifestações
Endócrino	Avanço na puberdade
Ortopédico	Pés planos Lordose lombar e cifose dorsal Joelho valgo (geno valgo) Tíbia vara Fraturas
Musculoesquelético	Abdome protruso
Pele	Acantose *nigricans* Estrias Celulite Acne Hirsutismo Furunculose Foliculite Intertrigo Ceratose pilar

Fonte: SBP, 2019[2], Han et al., 2010[10], Abeso, 2016,[11].

vimento normal e em particular para um estabelecimento de um ciclo menstrual normal. Entretanto, a ligação entre ganho de peso, sensibilidade à insulina e subsequentes mudanças hormonais pode explicar a aparente diferença entre os gêneros masculino e feminino no risco de desenvolvimento puberal tardio ou precoce. O risco para o desenvolvimento puberal precoce é mais comum em meninas, enquanto a prevalência de desenvolvimento puberal tardio é mais comum em meninos. Meninas tendem a ter maiores níveis de insulina e IGF-I, níveis maiores de gordura corporal e níveis maiores de leptina durante a infância. Tudo isso pode funcionar como um gatilho para o desenvolvimento puberal precoce[12].

O estadiamento puberal deve ser avaliado pela classificação de Tanner (Figuras 2 e 3)[13].

Alterações ortopédicas e musculoesqueléticas

Alterações posturais e dores musculoesqueléticas são as complicações mais comuns da obesidade. Segundo Bruschini e Nery[14], a presença de abdome protruso nos obesos desloca anteriormente o centro de gravidade, ocasionando adaptações na coluna vertebral e nos membros inferiores. Na coluna, geralmente há um aumento da lordose lombar com cifose dorsal compensatória, a qual leva a hiperlordose cervical e anteriorização da cabeça. Nos membros inferiores, podem estar presentes anteversão pélvica associada à rotação interna dos quadris, joelhos valgos e pés planos. Essa postura, que inicialmente é temporária e flexível, surge de forma

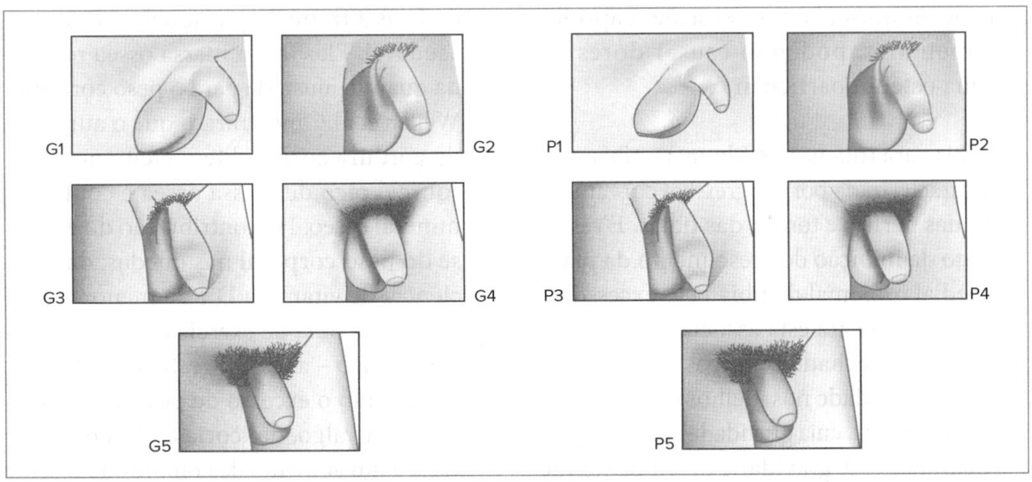

FIGURA 2 Estadiamento puberal (sexo masculino) volume testicular (G) e pelos pubianos (P).

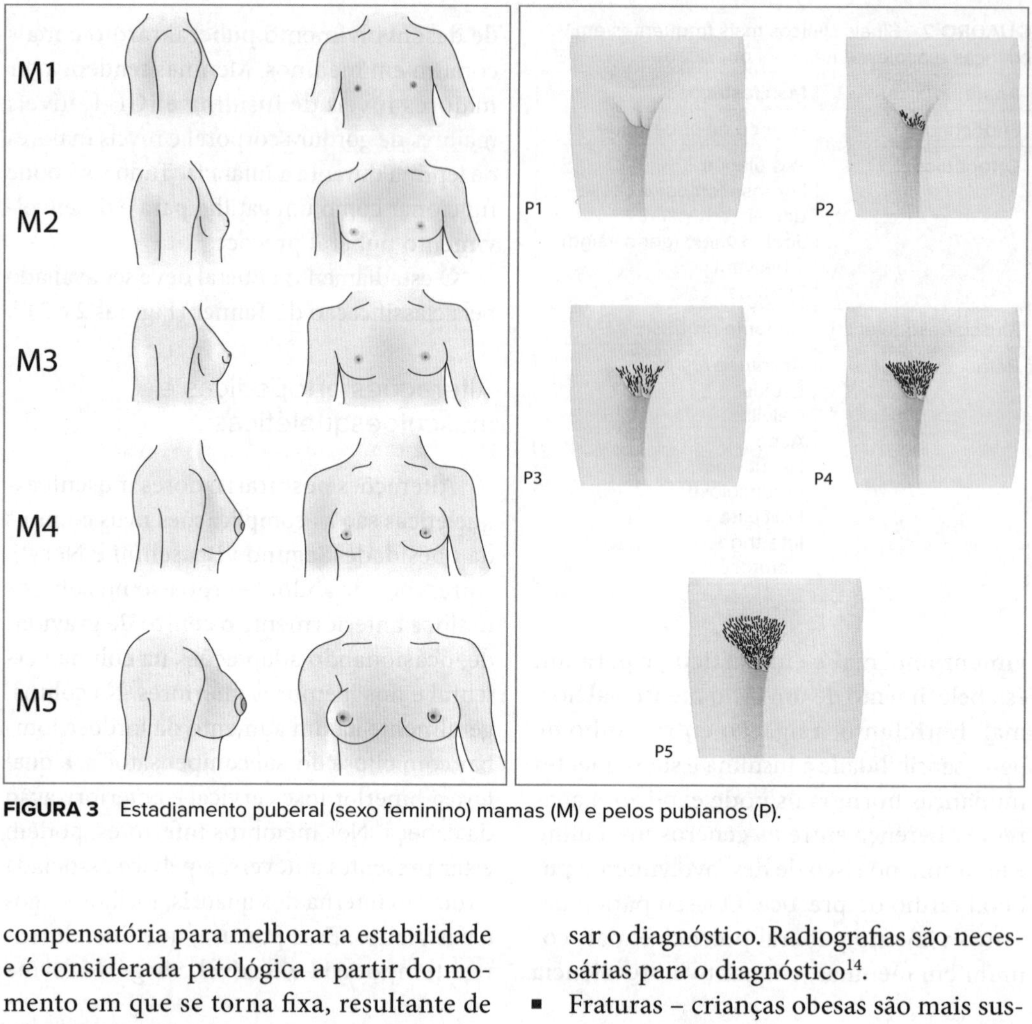

FIGURA 3 Estadiamento puberal (sexo feminino) mamas (M) e pelos pubianos (P).

compensatória para melhorar a estabilidade e é considerada patológica a partir do momento em que se torna fixa, resultante de adaptações musculares e retrações cápsulo-ligamentares, podendo causar dores no sistema osteomioarticular[14].

- Tíbia vara (doença de Blount) – tíbia vara é caracterizada por progressivo curvamento das pernas e torção das tíbias. É resultado da inibição do crescimento da placa medial proximal da tíbia pelo excesso de peso. Tíbia vara está associada com obesidade. Os achados clínicos incluem dor ou instabilidade nos joelhos e curvamento das pernas, cuja gravidade aumenta gradualmente. A gravidade da adiposidade pode interferir nos achados clínicos e atrasar o diagnóstico. Radiografias são necessárias para o diagnóstico[14].
- Fraturas – crianças obesas são mais suscetíveis a fraturas que aquelas com peso saudável. Elas têm a massa óssea reduzida quando ajustada para o peso corporal. Weiler et al.[15] mostraram que o aumento da gordura corporal tem efeito negativo sobre o pico de massa óssea e conteúdo mineral ósseo. Há contribuição do estresse do peso corporal nas quedas, da deficiência de vitamina D e da menor massa óssea pela falta de exercícios[2].
- Geno valgo – apesar de estudos limitados associando o excesso de peso à deformidade em valgo, na teoria a obesidade levaria a um aumento da compressão da epífise femoral lateral distal, acarretando uma

redução do crescimento lateral, com progressão da deformidade em valgo[16].

Dermatológico[17]

- Hirsutismo moderado a grave (distribuição androgênica de pilificação): no entanto, a gravidade do hirsutismo não está correlacionada à concentração circulante de andrógenos, podendo sofrer variações de acordo com a etnia/herança genética, como observado em populações asiáticas. Para populações adultas, pode-se utilizar o escore modificado de Ferriman-Gallwey (Figura 4)[18], sendo considerado alterado quando > p95 para determinada população, apesar de sua limitação por ser um teste subjetivo, que deixa de lado áreas sensíveis aos andrógenos, como as nádegas, e subestimar o hirsutismo focal.
  O hirsutismo leve isolado não deve ser considerado evidência clínica de hiperandrogenismo nos anos logo após a menarca, quando ainda pode ser fisiológico. Já o hirsutismo moderado/grave deve ser considerado como evidência clínica de hiperandrogenismo.
- Acne: enquanto a acne comedonal é comum na adolescência, tanto a acne comedonal persistente, de pouca resposta ao tratamento tópico, de intensidade moderada ou severa (≥ 10 lesões faciais) no início da puberdade, quanto a acne inflamatória em adolescentes, devem ser avaliadas quanto à presença de hiperandrogenismo antes do início de terapias medicamentosas[2,17].
- Acantose *nigricans*: anormalidade cutânea comum em indivíduos com obesidade, está associada com a presença de resistência insulínica. É formada por placas hipercrômicas, de aspecto papilomatoso, vegetante ou liquenificado, de coloração castanho-escura. Geralmente encontrada nas axilas, pescoço, cotovelos, joelhos, articulação metacarpofalangeana e outras áreas intertriginosas. Não é patognomônico de hirperinsulinemia, mas associa-se a esta condição frequentemente e na obesidade. Para o tratamento, deve-se primeiro tratar a causa associada, como a obesidade. Alguns casos podem melhorar com a metformina. O Quadro 3 apresenta o escore de acantose *nigricans*, que mostra o grau de comprometimento[17,19].
- Estrias: também são comuns; são faixas de enrugamento e atrofia geralmente em locais em que ocorrem estiramento da pele e ruptura das fibras elásticas. As áreas mais comumente acometidas são as mamas, os quadris e o abdome. Inicialmente surgem como lesões eritematopurpúricas que evoluem para alterações brancas e atróficas[2,17].
- Intertrigo: ocorre pelo atrito da pele mais comumente em dobras e nas axilas, levando à inflamação, e pode associar-se a infecção (bacteriana ou fúngica). Recomenda-se o uso tópico de cremes que permitam que as áreas de atrito deslizem (como cremes para assadura) ou cremes anti-inflamatórios como a dexametasona. Se houver infecção, associa-se uso de antibióticos tópicos ou antifúngicos (cetoconazol ou miconazol), dependendo do agente presente. Devem-se evitar roupas justas. Pode ser indicado o uso de talco nas áreas afetadas[2,17].
- Ceratose pilar ou folicular: consiste no acúmulo de queratina no orifício capilar, dando o aspecto de pele "arrepiada". Deve-se manter a pele sempre hidratada, evitando banhos quentes prolongados e fricção com roupas[2,17].
- Foliculite: acometimento do folículo piloso estimulado por uma infecção bacteriana ou fúngica (mas também pode ser por vírus ou pelos encravados). Pode ser ocasionada por fricção e suor. Parte do tratamento e prevenção é manter a pele

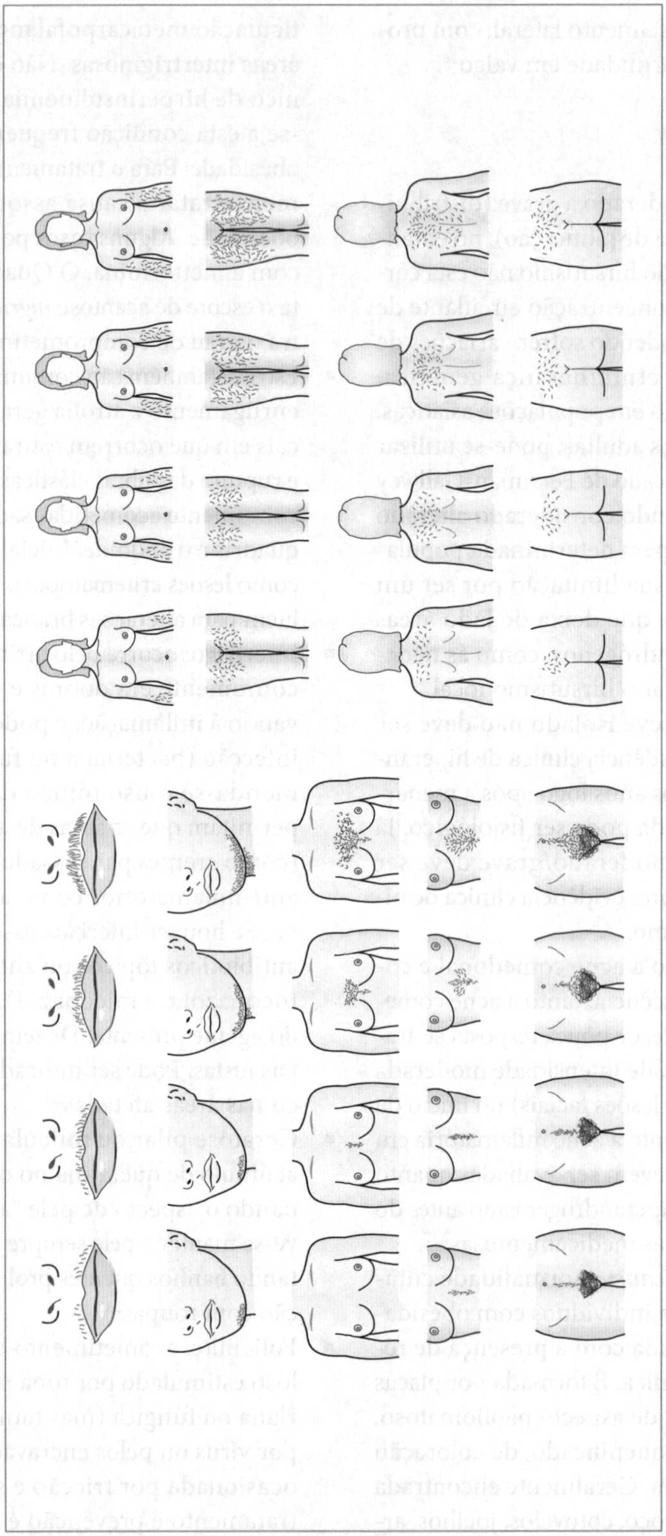

FIGURA 4 Escala de escore de Ferriman e Gallwey para o hirsutismo[18]

QUADRO 3 Escore de acantose *nigricans*

Pescoço	
0	Ausente
1	Visível à observação minuciosa, de extensão não mensurável
2	Limitado à nuca. Extensão máxima de 7,5 cm
3	Estende-se às margens laterais do pescoço. Mede entre 7,5 e 15 cm
4	Extensão lateral e anterior do pescoço. Mede mais de 15 cm
Axila	
0	Ausente
1	Visível à observação minuciosa, de extensão não mensurável
2	Localizada na porção central da axila
3	Envolve toda a fossa axilar, não visível com o braço fechado
4	Visto de frente e de costas, mesmo com o braço fechado
Articulações metacarpofalangeanas	
0	Ausente
1	Presente
Joelhos	
0	Ausente
1	Presente
Cotovelos	
0	Ausente
1	Presente
	Acantose leve: de 1 a 3 pontos
	Acantose moderada: de 4 a 7 pontos
	Acantose grave: de 8 a 11 pontos

Fonte: Burke, 1999[19].

hidratada e limpa e evitar o uso rotineiro de soluções antissépticas[2,17].

- Furunculose: é uma foliculite mais profunda, acometendo também a glândula sebácea, associada a uma infecção bacteriana[2,17].
- Hiperceratose plantar: caracterizada pelo aumento da camada córnea nas regiões plantares, representada pelas calosidades e fissuras, pode estar associada ao aumento da pressão causada pelo excesso de peso. Recomenda-se hidratação dos pés[2,17].

CONCLUSÃO

Reduzir os índices de obesidade infantil representa um dos grandes desafios atuais[3,7]. A intervenção precoce é fundamental, pois crianças obesas têm maior tendência a se tornarem adultos obesos, com múltiplas consequências em vários órgãos e sistemas do organismos, além de repercussões emocionais e sociais e maiores índices de morbidade e mortalidade. Para isso, é preciso garantir uma alimentação saudável, evitando alimentos industrializados, gordurosos e doces, além de incentivar a atividade física. Essas são tarefas necessárias e dependem do envolvimento dos pais ou responsáveis pela criança, pois ela precisa se sentir motivada.

REFERÊNCIAS BIBLIOGRÁFICAS

1. Weffort VRS. Lamounier JA. Aspectos epidemiológicos, clínicos, metabólicos da obesidade na infância e na adolescência. In: Weffort VRS, Lamounier JA. Nutrição em pediatria: da neonatologia à adolescência. 2. ed. Barueri: Manole; 2017.
2. Sociedade Brasileira de Pediatria (SBP). Departamento de Nutrologia. Obesidade na infância e adolescência – Manual de Orientação. 3. ed. São Paulo: SBP; 2019. Disponível em: https://www.sbp.com.br/fileadmin/user_upload/Manual_de_Obesidade_-_3a_Ed_web_compressed.pdf [acesso nov. 2021].
3. Sociedade Brasileira de Pediatria (SBP). Departamento de Nutrologia. Manual de Avaliação Nutricional. 2. ed. São Paulo: SBP; 2021. Disponível em: https://www.sbp.com.br/fileadmin/user_upload/_22962e-ManAval_Nutricional_-_2Ed_Atualizada_SITE.pdf [acesso nov. 2021].
4. Federação Mundial da Obesidade. Mapa Mundial da Obesidade. Disponível em: http://www.worldobesity.org/aboutobesity/world-map-obesity/?map=children [acesso nov. 2021].
5. Associação Brasileira para o Estudo da Obesidade e da Síndrome Metabólica (Abeso). Diretrizes brasileiras de obesidade. 4. ed. São Paulo: Abeso; 2016. Disponível em: https://abeso.org.br/wp-content/uploads/2019/12/Diretrizes-Download-Diretrizes-Brasileiras-de-Obesidade-2016.pdf [acesso nov. 2021].

6. Singh M, Thumburu KK, Jaiswal N, Agarwal A. Anthropometric measures during infancy and childhood and the risk of developing obesity, cardiovascular disease or diabetes mellitus type 2 in later life: a systematic review. Geneva: World Health Organization; 2015.
7. Skelton JA, Klish, WJ. Clinical evaluation of the child or adolescent with obesity. UpToDate. 2018. Disponível em: https://www.uptodate.com/contents/clinical-evaluation-of-the-child-or-adolescent-with-obesity [acesso 25 jan. 2022].
8. US Preventive Services Task Force, Krist AH, Davidson KW, Mangione CM, Barry MJ, Cabana M, et al. Screening for Obesity in Children and Adolescents: US Preventive Services Task Force Recommendation Statement. JAMA. 2017;317:2417.
9. World Health Organization (WHO). Growth reference data for 5-19 years. Disponível em: https://www.who.int/tools/growth-reference-data-for-5to19-years [acesso 25 jan. 2022].
10. Han JC, Lawlor DA, Kimm SY. Childhood obesity 2010: Progress and Challenges. Lancet. 2010;375:1737-48.
11. Associação Brasileira para o Estudo da Obesidade e da Síndrome Metabólica (Abeso). Diretrizes Brasileiras de Obesidade. SP. 3. ed, 2009/2010. Disponível em: https://abeso.org.br/conceitos/obesidade-e-sindrome-metabolica/ [acesso nov. 2021].
12. Frisch RE, Revelle R. Height and weight at menarche and a hypothesis of menarche. Arch Dis Child. 1971;46(249):695-701.
13. Ministério da Saúde. Secretaria de Atenção à Saúde. Orientações para o atendimento à saúde do adolescente – 2013. Disponível em: https://bvsms.saude.
14. gov.br/bvs/publicacoes/orientacao_basica_saude_adolescente. pdf. Acesso em: ago. 2021.
15. Bruschini S. Nery CAS. Aspectos ortopédicos da obesidade na infância e adolescência. In: Fisberg M. Obesidade na infância e adolescência. São Paulo: Fundação BYK; 1995. p.105-25.
16. Weiler HA, Janzen L, Green K, Seshia MM, Yuen KC. Percent body fat and bone mass in healthy Canadian females 10 to 19 years of age. Bone. 2000;27:203-7.
17. Sabharwal S. Blount disease: an update. Orthop Clin North Am. 2015;46(1):37-47.
18. Sociedade Brasiliera de Dermatologia. Disponível em: https://www.sbd.org.br/dermatologia/pele/doencas-e-problemas/ [acesso nov. 2021].
19. Ehmann DA, Rosenfield RL. An endocrinologic approach to the patient with hirsutism. J Clin Endocrinol Metab. 1990;71:1.
20. Burke JP, Hale DE, Hazuda HP, Stern MP. A quantitative scale of acanthosis nigricans. Diabetes Care. 1999;10:1655-9.

A semiologia na criança com desnutrição

Virgínia Resende Silva Weffort

INTRODUÇÃO

A desnutrição energético-proteica (DEP) é um problema de saúde pública global, especialmente em crianças menores de cinco anos. De acordo com a Organização Mundial da Saúde (OMS), 47 milhões de crianças com menos de cinco anos são desnutridas, e 14,3 milhões têm desnutrição grave, contribuindo para 45% das mortes nesta faixa etária. O paciente subnutrido possui 9,4 vezes mais chances de morrer em comparação a uma criança eutrófica. Globalmente, 144 milhões de crianças menores de cinco anos sofrem de baixa estatura. Essas crianças começam suas vidas em desvantagem marcante: maiores dificuldades na escola, imunidade prejudicada, estando mais suscetíveis a infecções e atrasos no desenvolvimento neurológico, com repercussões futuras na qualidade de vida e condições de emprego[1].

A última Pesquisa de Orçamentos Familiares (POF, 2017-2018) revelou 10,3 milhões de brasileiros com insegurança alimentar grave, correspondendo a 5% da população em convívio com a fome, podendo chegar a 7% no meio rural, mostrando que o país voltou ao Mapa da Fome[2].

DEFINIÇÃO

O conceito ampliado de desnutrição engloba tanto a deficiência quanto o excesso de macro e micronutrientes, incluindo a DEP, a fome oculta (deficiência de micronutrientes) e a obesidade.

A DEP pode ser definida como um desbalanço entre as necessidades de nutrientes e a ingestão, que resulta em déficit cumulativo de energia, proteínas e/ou micronutrientes que pode afetar negativamente o crescimento, o desenvolvimento e outros desfechos relevantes[3].

Neste capítulo, será abordada a desnutrição ambiental/comportamental (por desequilíbrio entre a demanda e oferta de nutrientes), chamada de desnutrição primária. Quando a desnutrição é secundária a uma doença/agravo, pode-se usar o termo "desnutrição relacionada à doença" e incluir a condição como diretamente responsável pelo desequilíbrio nutricional, por exemplo, DEP associada a cardiopatias congênitas, doença celíaca ou síndrome da imunodeficiência adquirida.

Clinicamente, a desnutrição apresenta-se sob quatro formas[4,5]:

- Criança não desnutrida: estatura para a idade superior a 95% e peso para estatura acima de 90% dos valores esperados, com deficiência de micronutrientes (fome oculta).
- Desnutrição aguda ou recente (*wasted*): criança com estatura para a idade superior a 95% e peso para estatura abaixo de 90% dos valores esperados.
- Desnutrição crônica ainda ativa (*stunted and wasted*): criança com estatura inferior a 95% para a idade e peso para a estatura abaixo de 90% dos valores esperados.
- Desnutrição pregressa (*stunted*): criança com estatura inferior a 95% para a idade e peso para a estatura acima de 90% dos valores esperados.

A desnutrição crônica resulta na forma clínica *stunting*, com parada de crescimento, e a desnutrição aguda (*wasting*) é a consequência da perda de peso rápida ou dificuldade em ganhá-lo.

A OMS elaborou critérios para o diagnóstico de desnutrição aguda em seus protocolos para crianças entre 6 e 59 meses de idade, podendo ser moderada ou grave. Quanto à gravidade, a desnutrição pode ser classificada de acordo com as formas clínicas: edematosa (kwashiorkor ou kwashiorkor-marasmático) ou não edematosa (marasmo)[4]. Com relação aos lactentes menores de seis meses de idade, a associação do aleitamento materno exclusivo e seu efeito protetor na gênese da desnutrição trouxe pouco investimento em pesquisas científicas e criação de protocolos para o manejo da DEP grave nesta faixa etária.

DIAGNÓSTICO

Toda criança deve ter seu estado nutricional criteriosamente avaliado pela anamnese, por medidas antropométricas e sinais clínicos específicos.

Anamnese[5,6]

- Antecedentes neonatais: estado nutricional da gestante, prematuridade, crescimento intrauterino restrito.
- Aspectos nutricionais: aleitamento materno (sim ou não e por quanto tempo, qual tipo de leite substituiu o aleitamento materno, como foi a alimentação complementar e como está a qualidade e quantidade dos grupos alimentares para identificar deficiências), qual o alimento preferido da criança, quais os alimentos consumidos pela famíla.
- Antecedentes pessoais da criança: peso de nascimento, condições de preenchimento da Caderneta de Saúde da Criança, como foram os marcos do desenvolvimento (sentar-se, falar...) e com qual idade, presença ou não de doenças associadas, perda de apetite recente, diarreia e vômitos na atualidade e nas duas últimas semanas (duração, frequência e aparência), internações, uso de alguma vitamina ou suplemento alimentar, participa de programas de saúde, como está o cartão de vacinas.
- Aspectos psicossociais.
- Hábitos e condições de vida (saneamento básico e moradia, como guarda os alimentos).
- Antecedentes familiares: comportamento de risco da família (alcoolismo, tabagismo e uso de drogas), doenças, condições de emprego, número de membros na família, irmãos menores de cinco anos. Presença de vínculo mãe/criança (olhar, toque, sorriso, fala).

Exame físico

- Peso e comprimento ou altura.
- Nível de atividade física.
- Reação ao exame físico.

- Distensão abdominal, movimentos peristálticos intestinais, sinal do piparote.
- Panículo adiposo e massa muscular (observar se existe redução, principalmente na região das nádegas e face interna das coxas).
- Edema.
- Palidez grave.
- Aumento ou dor hepática ao toque, icterícia.
- Temperatura: hipotermia ou febre.
- Olhos encovados recentemente (examinar e perguntar à mãe).
- Olhos: lesões corneais indicativas de deficiência de vitamina A.
- Ouvidos, boca, garganta: evidência de infecção.
- Pele: evidência de infecção ou de petéquias e equimoses.

Classificação

A classificação da desnutrição pode ser vista na Tabela 1.

A partir de 2013, a OMS[4,8] definiu que, para o diagnóstico de desnutrição no paciente com idade entre 6 e 59 meses, se utilize a curva de crescimento peso/estatura (P/E) e a circunferência do braço (CB) – que é o melhor preditor de mortalidade das medidas antropométricas e/ou a presença de edema nutricional.

Considera-se desnutrição grave quando: P/E < Z-escore –3, CB < 11,5 cm e/ou edema. Se o P/E está entre o Z-escore –3 e –2 e a CB entre 11,5 cm e 12,5 cm, considera-se desnutrição moderada e CB ≥ 125 sem edema normal, seguindo o esquema da Figura 1.

Nos lactentes com até seis meses de idade, para o diagnóstico de desnutrição aguda segundo a OMS, utilizam-se as curvas de peso/idade, peso/estatura (sendo abaixo do Z-escore –3 desnutrição grave e entre Z-escore –3 e –2, desnutrição moderada) e/ou presença de edema nutricional[4,8]. A CB não é levada em consideração nessa população, por falta de pesquisas epidemiológicas para padronizar essa medida antropométrica, mesmo com

TABELA 1 Classificação de desnutrição segundo diferentes parâmetros

Classificação	Definição	Grau	Pontos de corte
Gomez	Percentual de adequação peso/idade (PI)	Leve (Grau 1) Moderado (Grau 2) Grave (Grau 3)	75 a 90% PI 60 a 74% PI < 60% PI
Waterlow/Baptista	Percentual de adequação peso/estatura (PE) e estatura/idade (EI)	Atual Crônico Pregresso	PE < 90% e EI ≥ 95% PE < 90% e EI < 95% PE ≥ 90% e EI < 95%
OMS (déficit de peso/estatura)	Escore Z peso/estatura (ZPE)	Moderado Grave	–3 ≤ ZPE < –2 ZPE < –3
OMS (déficit de estatura/idade)	Escore Z estatura/idade (ZEI)	Moderado Grave	–3 ≤ ZEI < –2 ZEI < –3
OMS Índice de massa corporal (IMC)/idade	Escore Z IMC/idade (ZIMCI)	Moderado Grave	–3 ≤ ZIMCI < –2 ZEI < –3
Kanawati	Circunferência do braço dividida pela circunferência craniana	Leve Moderada Grave	< 0,31 < 0,28 < 0,25
Cole	Escore do índice de massa corporal (ZIMC)	Grau 1 Grau 2 Grau 3	ZBMI < –1 ZBMI < –2 ZBMI < –3

Fonte: OMS, 2013[4]; Grover, 2009[7]; Golden, 2011[8].

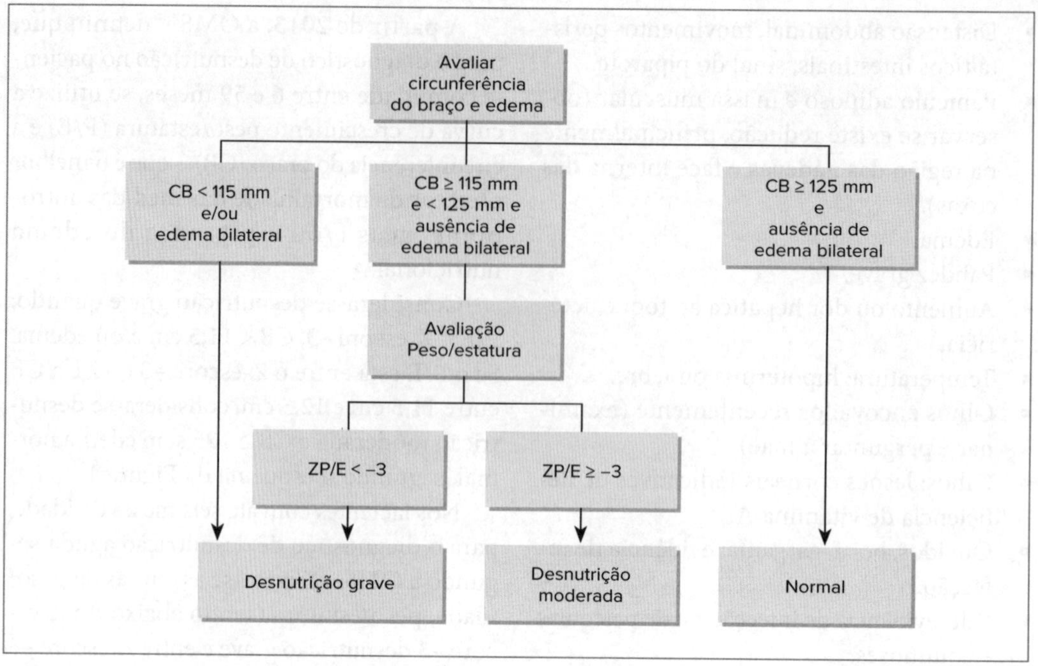

FIGURA 1 Avaliação do estado nutricional.

diversos estudos comprovando sua associação com pior prognóstico.

A criança desnutrida grave pode ser classificada como[5,8]:

- Marasmática: predomínio do déficit quantitativo calórico. Acomete com mais frequência os lactentes. A criança tem baixa atividade, é pequena para a idade, com membros delgados, em virtude da atrofia muscular e subcutânea, com desaparecimento da bola de Bichat (último depósito de gordura a ser consumido, localizado na região malar), que favorece aspecto envelhecido (face senil ou simiesca). As costelas são visíveis e as nádegas, atróficas. O abdome pode ser globoso; raramente observa-se hepatomegalia. Os cabelos são finos e escassos e o comportamento, apático.
- Kwashiorkor: predomínio do déficit qualitativo proteico. Em geral, acomete crianças mais velhas (maiores de dois anos). O aspecto clínico se caracteriza por alterações de pele (lesões hipocrômicas ao lado de hipercrômicas, com descamação), alterações dos cabelos (textura, coloração e facilidade em se soltar do couro cabeludo), hepatomegalia (decorrente de esteatose), ascite, fácies de lua cheia (edema de face) e/ou anasarca, e pode cursar com apatia e/ou irritabilidade. Menor perda de peso, edema clínico, fácies de grande sofrimento e/ou apatia.

Na Figura 2 está a classificação nutricional pelo IMC/idade para meninos menores e maiores de cinco anos de idade, segundo a OMS[9,10].

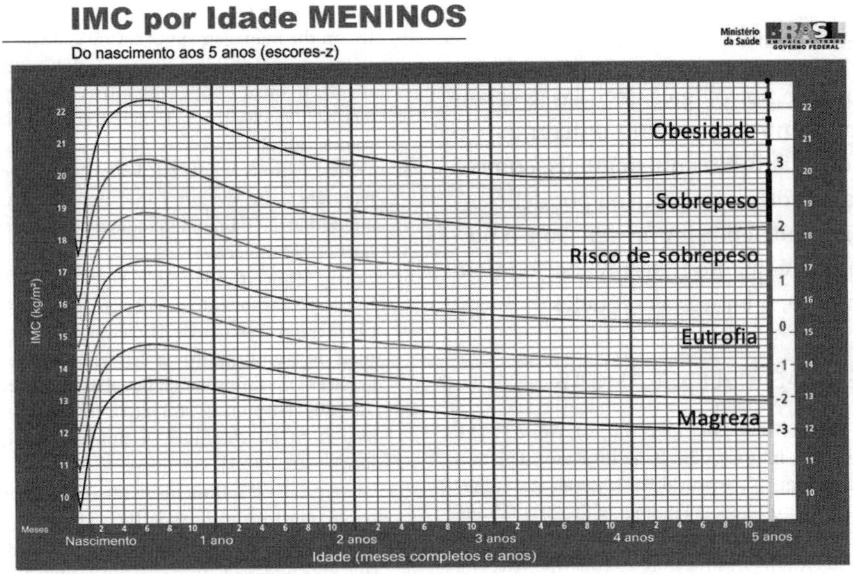

A

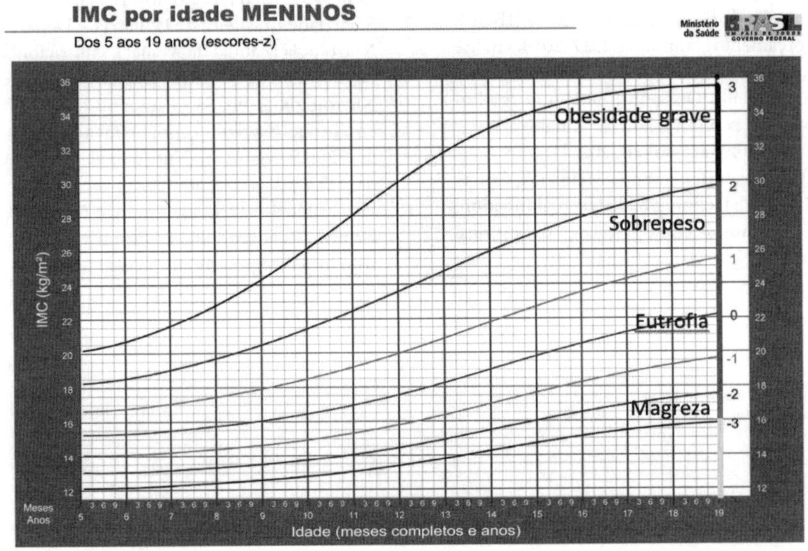

B

FIGURA 2 Classificação nutricional pelo índice de massa corpórea (IMC)/idade para meninos menores de 5 anos (A) e entre 5 e 19 anos de idade (B), segundo a OMS.

Fonte: WHO Child Growth Standards, 2006[10].

CONCLUSÃO

A avaliação nutrológica de todas as crianças é muito importante para o diagnóstico precoce dos distúrbios nutricionais, como a desnutrição proteico-calórica ou por deficiência de micronutrientes. A prevenção é o melhor caminho e quanto mais precoce o início do tratamento, menores as sequelas.

REFERÊNCIAS BIBLIOGRÁFICAS

1. United Nations Children's Fund (Unicef), World Health Organization, International Bank for Reconstruction and Development/The World Bank. Levels and trends in child malnutrition: Key Findings of the 2021 Edition of the Joint Child Malnutrition Estimates 2021. Geneva: World Health Organization; 2021. Disponível em: https://data.unicef.org/topic/nutrition/malnutrition/ [acesso nov. 2021].
2. Instituto Brasileiro de Geografia e Estatística (IBGE). Pesquisa de orçamentos familiares 2017-2018: análise da segurança alimentar no Brasil. Coordenação de Trabalho e Rendimento. Disponível em: https://biblioteca.ibge.gov.br/index.php/biblioteca=-catalogo?view-detalhes&id=2101749 [acesso out. 2021].
3. Mehta NM, Corkins MR, Lyman B, Malone A, Goday PS, Carney LN, et al. Defining pediatric malnutrition: a paradigm shift towards etiology-related definitions. J Parenter Enteral Nutr. 2013;37(4):460-81.
4. World Health Organization (WHO). Guideline: updates on the management of severe acute malnutrition in infants and children. Geneva: WHO; 2013. Disponível em: https://apps.who.int/iris/bitstream/handle/10665/95584/9789241506328_eng.pdf?ua=1 [acesso nov. 2021].
5. Dantas Filho, S Muniz HF, Weffort VRS. Desnutrição na infância. In: Weffort VRS, Lamounier JA. Nutrição em pediatria: da neonatologia à adolescência. 2. ed. Barueri: Manole; 2017.
6. Brasil. Ministério da Saúde. Secretaria de Atenção à Saúde. Departamento de Atenção à Saúde. Coordenação Geral da Política de Alimentação e Nutrição. Manual de atendimento da criança com desnutrição grave em nível hospitalar. Brasília: Ministério da Saúde; 2005. Disponível em: https://bvsms.saude.gov.br/bvs/publicacoes/manual_desnutricao_criancas.pdf [acesso nov. 2021].
7. Grover Z, Ee LC. Protein energy malnutrition. Pediatr Clin North Am. 2009;56:1065-1068.
8. Golden MHV, Grellety Y. Protocole Generique PCIMA (Integrated Management of acute Malnutrition) - 2011. Disponível em: https://www.researchgate.net/publication/292131666 [acesso nov. 2021].
9. Sociedade Brasileira de Pediatria – Departamento de Nutrologia Manual de Avaliação nutricional/Sociedade Brasileira de Pediatria. Departamento Científico de Nutrologia. 2. ed. São Paulo: SBP; 2021. Disponível em: https://www.sbp.com.br/fileadmin/user_upload/_22962e-ManAval_Nutricional_-_2Ed_Atualizada_SITE.pdf [acess nov. 2021].
10. World Health Organization (WHO). WHO Child Growth Standards, 2006. Disponível em: http://www.who.int/childgrowth/en/ [acesso nov. 2021].

Avaliação e orientação da atividade física em pediatria

Teresa Maria Bianchini de Quadros
Alex Pinheiro Gordia
Thiago Ferreira de Sousa

INTRODUÇÃO

A prática regular de atividade física tem sido considerada aspecto fundamental para o processo de crescimento e desenvolvimento saudáveis de crianças e adolescentes[1]. Nessa faixa etária, a atividade física auxilia no controle adequado do peso e na diminuição do risco de obesidade, melhora a qualidade do sono, auxilia na coordenação motora, melhora as funções cognitivas e a prontidão para o aprendizado, ajuda na integração e no desenvolvimento de habilidades psicológicas e sociais, contribui para o crescimento saudável de músculos e ossos, melhora a saúde do coração e a condição física[2].

Contudo, têm-se observado baixos níveis mundiais de atividade física em todos os ciclos de vida, incluindo a infância e a adolescência[3]. Nesse sentido, o estímulo à prática de atividade física em idades precoces representa uma necessidade e um desafio para a saúde pública contemporânea.

Diversas estratégias para aumentar a atividade física e diminuir o comportamento sedentário entre jovens podem ser desenvolvidas por políticas públicas e iniciativas da sociedade civil. Nesse cenário, o pediatra precisa ser incluído como um dos atores centrais dessas ações, tendo em vista que é o profissional de saúde com maior contato com a população pediátrica desde o nascimento até o final da adolescência, bem como devido à confiança depositada por pais e responsáveis em todas as orientações prestadas por esse especialista. Além disso, os pais acreditam que os pediatras têm papel central no controle de peso corporal de seus filhos, incluindo a orientação de prática de atividades físicas[4].

No entanto, há evidências de que o conhecimento de pediatras sobre a atividade física durante a infância e a adolescência é frágil[5], conforme será mais bem detalhado no decorrer deste capítulo. Ainda, não se tem conhecimento de um referencial teórico que dê suporte para o pediatra avaliar e orientar a prática de atividade física de crianças e adolescentes com segurança. Com o intuito de preencher essas lacunas, o capítulo foi desenvolvido para servir como subsídio em consultas pediátricas e contribuir para uma participação mais ativa do pediatra nessa tarefa complexa, porém necessária, de estimular jovens a aumentarem o nível de atividade física e diminuírem a exposição aos comportamentos sedentários.

CONHECIMENTO DO PEDIATRA SOBRE A ATIVIDADE DURANTE A INFÂNCIA E ADOLESCÊNCIA

A quantidade de evidências científicas sobre o conhecimento de pediatras em relação à atividade física durante a infância e a adolescência é limitada. No Brasil, é conhecido um único estudo que objetivou investigar esse fenômeno. Nesse estudo os autores acreditam que uma abordagem detalhada sobre seus achados é relevante para a compreensão das ações necessárias no sentido de tornar o pediatra um efetivo fomentador da atividade física de crianças e adolescentes[5].

O estudo anteriormente mencionado foi transversal e avaliou amostra de conveniência de 210 pediatras que participaram de congressos nacionais destinados à especialidade no ano de 2013[5]. Os autores administraram um questionário para coletar dados sociodemográficos, profissionais, da prática habitual de atividade física e sobre o conhecimento e orientação do pediatra em relação à atividade física de jovens. A maior parte dos participantes foi do sexo feminino, com formação em medicina havia mais de 15 anos, residência em pediatria e trabalhava com pediatria havia mais de 15 anos. Grande proporção dos pediatras trabalhava em ambulatório/consultório ou em mais de um local e mais da metade trabalhava tanto no setor público quanto no privado[5].

Mais de 90% dos entrevistados responderam corretamente que as recomendações para a prática de atividades físicas de crianças não devem ser semelhantes às de adultos e que para crianças as atividades recreativas são mais adequadas do que as competitivas. Por outro lado, mais de dois terços relataram incorretamente que crianças não podem fazer musculação e menos de 15% responderam corretamente à questão sobre barreiras à prática de atividades físicas. Grande parte dos investigados relatou não conhecer as recomendações do Colégio Americano de Medicina Esportiva para a prática de atividades físicas da população pediátrica[5].

Em ambas as questões sobre a prática de atividades físicas para o enfrentamento da obesidade na infância e adolescência, ao menos metade dos pediatras assinalou opções incorretas. Grande parte dos respondentes recomendaria a prática de atividades aeróbias isoladas e a caminhada como atividade física mais adequada para os jovens obesos.[5]

A maioria dos investigados relatou, incorretamente, que 30 minutos é o tempo mínimo diário para a prática de atividade física para crianças e adolescentes. Além disso, menos de 40% souberam responder corretamente qual é o tempo máximo que os jovens podem passar em frente às telas e praticamente metade não identifica os jogos ativos de *videogame* como auxiliadores no aumento da prática de atividades físicas da população pediátrica[5].

Ainda, a maioria dos investigados relatou incorporar a orientação de atividade física em suas prescrições e orientar os pais de jovens obesos sobre a importância da mudança do estilo de vida de toda a família. Em adição, mais de 60% informaram que recomendam que seus pacientes jovens procurem um profissional de educação física para a prática orientada de atividades físicas[5].

Os autores concluíram que os pediatras investigados relataram recomendar a atividade física para seus pacientes jovens, porém o conhecimento específico sobre o assunto foi limitado. Nesse sentido, a atuação do pediatra como agente facilitador para a adesão de jovens à prática de atividade física pode ser comprometida[5]. Considerando esses achados, os dois próximos tópicos deste capítulo terão aprofundamento na avaliação da atividade física em consultas pediátricas e nas bases teóricas de guias vigentes para a orientação da atividade física de jovens visando contribuir para a formação inicial e continuada do pediatra para empoderar esse profissional na atuação como agente promotor da atividade física da população pediátrica.

AVALIAÇÃO DA ATIVIDADE FÍSICA EM CONSULTAS PEDIÁTRICAS

A mensuração da atividade física torna-se essencial desde as fases iniciais da vida. Por outro lado, é importante considerar instrumentos que sejam válidos e que consideram as diferenças inerentes à infância e à adolescência. Desse modo, a decisão deve ser pautada no tipo de informação desejado e a adequação à participação dos jovens. Além disso, a decisão pelo uso de medidas diretas (que mensuram o comportamento da atividade física durante sua realização) ou indiretas (mensurado por autorrelato ou por observação) deve ser considerada na escolha para a obtenção de avaliações precisas.

Mensuração direta da atividade física: contagem de passos

Dentre as formas diretas de mensuração da atividade física, a contagem de passos representa uma alternativa interessante, simples e de fácil aplicabilidade, que congrega atributos para o entendimento do perfil de prática de crianças e adolescentes. O equipamento conhecido como pedômetro pode ser utilizado, pois grava os movimentos realizados em deslocamento vertical do corpo e pode ser utilizado nessas fases da vida[6]. Em contrapartida, aplicativos de celulares e relógios inteligentes apresentam a possibilidade de mensuração dos passos realizados ao longo do dia, desde que estejam em posse do usuário. Importante caracterizar que a mensuração dos passos realizados de forma alternativa por meio de celulares e relógios inteligentes podem apresentar erros na mensuração e subestimar a quantidade correta[7].

Embora não haja consenso acerca da quantidade de passos mínima por dia como discriminatória de menores riscos cardíacos e metabólicos[8], o estímulo a um estilo de vida ativo é fundamental. No Quadro 1 são apresentados estudos que indicam quantidades mínimas de passos por dia, recomendadas para o não surgimento de desfechos negativos na saúde de crianças e adolescentes.

Considerando as características amostrais e os desfechos investigados, sugere-se a utilização dos pontos de corte desenvolvidos por Gordia[12] para uso como referência em consultas pediátricas com crianças e adolescentes

QUADRO 1 Descrição da quantidade mínima de passos recomendada para crianças e adolescentes

Autores	Faixa etária	Local da amostra	Quantidade mínima de passos/dia	Desfecho investigado
Tudor-Locke et al.[9]	6-12 anos	EUA	Meninas: 12.000 Meninos: 15.000	Sobrepeso/obesidade via índice de massa corporal
Duncan et al.[10]	5-12 anos	Nova Zelândia	Meninas: 13.000 Meninos: 16.000	Excesso de peso via percentual de gordura
Andaki et al.[11]	Média de idade de 9,9 (DP: 0,7) anos	Brasil	Meninas: Não foi discriminante Meninos: 7.872	Síndrome metabólica
Gordia[12]	6-17 anos	Brasil	Meninas: 11.000 Meninos: 14.000	Fatores de risco cardiometabólicos

EUA: Estados Unidos da América; DP: desvio-padrão.

brasileiros. A ampla faixa etária investigada (6-17 anos), a nacionalidade (jovens brasileiros), a amostra representativa e a amplitude de fatores de risco cardiometabólicos estudados (obesidade, dislipidemia, hiperglicemia e pressão arterial elevada) são aspectos relevantes à escolha pelos pontos de 11 mil e 14 mil passos para crianças e adolescentes brasileiros do sexo feminino e masculino, respectivamente[12].

Mensuração indireta da atividade física: questionários

As medidas relacionadas às informações de forma indireta compreendem os diários, recordatórios e questionários, que são provenientes do relato do avaliado ao autopreencher ou responder determinado instrumento, ou mesmo pelas informações obtidas por membros da família e responsáveis, que tenham contato diário e conhecimento sobre o estilo de vida do jovem em avaliação. Sendo assim, considerando a relevância da atividade física para crianças e adolescentes, serão apresentadas neste capítulo orientações que podem ser realizadas durante uma consulta pediátrica, elaboradas com base no *Guia de atividade física para a população brasileira*[2] e compiladas no Anexo.

Para crianças com até 5 anos, torna-se essencial realizar a mensuração das atividades físicas que podem ser realizadas em casa, nas creches (escolas) e em outros espaços. É possível citar como exemplos a permanência nas posições em decúbito ventral e sentada com a movimentação de braços e pernas, atividades de alcançar, segurar, puxar, empurrar, engatinhar, rastejar, rolar, equilibrar-se com ou sem apoio, sentar e levantar[2]. Essas informações devem ser relatadas pelos pais ou responsáveis. Orienta-se, em casos afirmativos para uma ou mais atividades, que sejam obtidas informações adicionais, por exemplo, se a criança pode ser considerada fisicamente ativa, e o tempo no total dessas ações, que possam identificar o comportamento ativo[2].

Nas consultas pediátricas com crianças de 1-2 anos de idade, orienta-se que as informações sejam obtidas dos pais e responsáveis, e que o relato de envolvimento em atividades físicas seja acompanhado da descrição sobre o tempo em comportamentos ativos[2] e demais questionamentos sobre o perfil desse jovem. Entre as atividades que podem ser mensuradas durante a consulta para esse grupo, estão: andar, correr, girar, rastejar, saltitar, escalar, pular, arremessar, quicar bola e segurar implementos (brinquedos ou outros objetos domésticos).

Quanto às crianças de 3-5 anos de idade, na realização de consultas pediátricas, também pelo relato dos pais ou responsáveis, as seguintes atividades físicas podem ser questionadas quanto ao envolvimento: participação em escolinhas de esportes de diferentes modalidades, o envolvimento nas aulas práticas de educação física escolar, a realização de deslocamento ativo, como a pé, bicicleta, *skate*, patins e outros meios, para casa e para a escola ou para outros locais, e atividades de correr, girar, chutar, arremessar, saltar, atravessar ou escalar objetos[2]. Importante que a descrição dessas informações seja acompanhada da obtenção do relato do tempo de envolvimento e se possível o esforço que a criança exerce nessas ações, como em intensidade moderada a vigorosa, ou seja, aquelas que favorecem o aumento da frequência respiratória e dos batimentos cardíacos, que ocasionam alguma dificuldade para conversar[2].

Já em relação às crianças e jovens de 6-17 anos de idade, sugere-se que a obtenção das informações sobre a atividade física seja realizada preferencialmente ao avaliado nas consultas, mas podem ser relatadas pelos pais ou responsáveis. Para esse grupo a caracterização do tempo de prática diária e a informação da intensidade desses esforços são fundamentais. Orienta-se que as seguintes atividades físicas sejam questionadas quanto ao envolvimento, mediante a consideração do contexto de que fazem parte: no domínio do lazer (tempo livre), caminhada, corrida, danças, atividades que necessitem do uso de força muscular, pedalar, praticar esportes, artes marciais, brincadeiras e jogos; no domínio do deslocamento, a pé, pedalando, ou com uso do *skate*, patins ou patinete (sem motor); no domínio escolar, em relação à participação de forma ativa nas práticas da educação física, de forma ativa durante o intervalo das aulas e em equipes esportivas da escola; no domínio do lar, no auxílio na limpeza da área externa e interna da casa, no passeio e no banho do animal de estimação, no auxílio para recolher o lixo e na limpeza de utensílios domésticos.

Para o grupo de adolescentes, de forma a somar com as orientações descritas acima, sugere-se a utilização de duas perguntas que visam ao diagnóstico do comportamento em relação às recomendações mínimas de prática de atividades físicas, que se referem às possíveis oscilações da semana. Diante disso, questionar o perfil da prática em uma semana típica, ou seja, tida como normal e que não sofre a influência de grandes mudanças na rotina, bem como a informação sobre o perfil de prática nos últimos 7 dias[13]. Por exemplo, o jovem informa 3 dias de prática em uma semana típica e 5 dias de prática nos últimos 7 dias, que correspondem a 4 dias (semana típica + últimos 7 dias dividido por 2) de realização de atividades físicas[13]. Considera-se fisicamente ativo se a média é maior ou igual a 5 dias por semana no escore combinado.

O PEDIATRA E A ORIENTAÇÃO DA ATIVIDADE FÍSICA E DO COMPORTAMENTO SEDENTÁRIO PARA CRIANÇAS E ADOLESCENTES

O conhecimento e a compreensão das principais diretrizes vigentes para a atividade física e o comportamento sedentário de jovens é fundamental para que orientações assertivas sejam realizadas por profissionais da saúde, incluindo o pediatra durante suas consultas de rotina.

A produção de conhecimento sobre o tema é muito vasta, e pode-se observar na literatura uma grande quantidade de guias de atividade para jovens, desenvolvidos em todo o mundo por diferentes institutos (governamentais e privados) e grupos de pesquisa. Neste capítulo serão sumarizadas as informações disponíveis em dois importantes documentos nacionais sobre o tema, a saber: (1) Manual de Orientação da Sociedade Brasileira de Pediatria (SBP) sobre a *Promoção da atividade física na infância e adolescência*[1] e (2) *Guia de atividade física da população brasileira*, desenvolvido pelo Ministério da Saúde (MS)[2]. O primeiro foi desenvolvido especificamente para a população pediátrica e o segundo trata de diferentes ciclos de vida, incluindo crianças e adolescentes.

Em geral, as orientações indicam que crianças e adolescentes devem ser estimulados a serem ativos desde o nascimento (quanto mais melhor!) e que atividades sedentárias devem ser evitadas ao máximo. Ainda, indica-se que é imprescindível que as atividades sejam prazerosas e adequadas ao estágio individual de crescimento e desenvolvimento da criança/adolescente[1].

Para as crianças, especialmente até os 5 anos de idade, a atividade física deve ser realizada principalmente em jogos e brincadeiras ou em atividades mais estruturadas, como a participação em escolinhas de esportes e em aulas de educação física. Essas atividades físicas devem ser alegres, seguras, supervisionadas pelos pais ou responsáveis e professores e adequadas à idade da criança. Tais cuidados, além de trazerem maior satisfação para a criança, previnem os acidentes[2].

Para adolescentes e crianças mais velhas (a partir de 6 anos de idade), é importante que as práticas sejam pensadas considerando todos os domínios da atividade física (no tempo livre, nos deslocamentos, na escola e nas tarefas domésticas). Crianças e adolescentes devem ser encorajados a participar de uma variedade de atividades físicas agradáveis e seguras que contribuam para o desenvolvimento natural, tais como caminhadas, andar de bicicleta, praticar esportes diversos, se envolver em jogos e brincadeiras tradicionais da comunidade em que estão inseridas. Essas atividades melhoram os aspectos físico, emocional e social[1,2].

O Quadro 2 apresenta uma síntese unificada dos guias da Sociedade Brasileira de Pediatria[1] e do Ministério da Saúde[2] visando facilitar o acesso do pediatra às informações acerca das recomendações sobre a prática de atividade física para crianças e adolescentes.

QUADRO 2 Síntese de diretrizes sobre atividade física e comportamento sedentário para crianças e adolescentes com base em guias da Sociedade Brasileira de Pediatria[1] e do Ministério da Saúde[2]

Faixa etária	Recomendações	Sugestões de atividades
Até 1 ano	▪ Bebês devem permanecer pelo menos **30 minutos** por dia de barriga para baixo (posição de bruços), podendo ser distribuídos ao longo do dia. ▪ Bebês devem ser incentivados a serem ativos, mesmo que por curtos períodos, várias vezes ao dia. ▪ Bebês que conseguem se arrastar/engatinhar devem ser encorajados a serem tão ativos quanto possível em um ambiente seguro, supervisionado e estimulante. ▪ Crianças dessa faixa etária não devem permanecer em comportamentos sedentários por longos períodos (não considerar o tempo dormindo como sedentário). O comportamento sedentário representa o tempo em que as crianças estão fazendo muito pouco movimento físico, como passear de carro ou ficar no carrinho de bebê. ▪ Até 1 ano de vida recomenda-se que o tempo de tela (televisão, *tablet*, celular, jogos eletrônicos passivos como em *videogames*) seja **ZERO**.	Brincadeiras e jogos que envolvam atividades que deixem a criança de barriga para baixo (de bruços) ou sentada movimentando braços e pernas e que a estimulem a alcançar, segurar, puxar, empurrar, engatinhar, rastejar, rolar, equilibrar-se com ou sem apoio, sentar e levantar, entre outras.

(continua)

QUADRO 2 Síntese de diretrizes sobre atividade física e comportamento sedentário para crianças e adolescentes com base em guias da Sociedade Brasileira de Pediatria[1] e do Ministério da Saúde[2] *(continuação)*

Faixa etária	Recomendações	Sugestões de atividades
1-2 anos	▪ Crianças que conseguem andar sozinhas devem ser fisicamente ativas todos os dias durante pelo menos **3 horas** em atividades que podem ser fracionadas durante o dia e ocorrer em ambientes fechados ou ao ar livre. ▪ Crianças dessa faixa etária não devem permanecer em comportamentos sedentários por longos períodos (não considerar o tempo dormindo como sedentário). O comportamento sedentário representa o tempo em que as crianças estão fazendo muito pouco movimento físico, como passear de carro ou ficar no carrinho de bebê. ▪ Recomenda-se que o tempo de tela (televisão, *tablet*, celular, jogos eletrônicos passivos como em *videogames*) para crianças dessa faixa etária seja de no máximo **1 hora** por dia. Mas vale lembrar que, quanto menor o tempo de permanência em comportamento sedentário, melhor!	Brincadeiras e jogos que envolvam atividades como equilibrar nos dois pés, equilibrar num pé só, girar, rastejar, andar, correr, saltitar, escalar, pular, arremessar, lançar, quicar e segurar, entre outras.
3-5 anos	▪ Crianças dessa faixa etária devem acumular pelo menos **3 horas** de atividade física de qualquer intensidade, sendo, no mínimo, **1 hora** de intensidade moderada a vigorosa, distribuída ao longo do dia, incluindo uma variedade de atividades em diferentes ambientes e que desenvolvam a coordenação motora. ▪ Recomenda-se que o tempo de tela (televisão, *tablet*, celular, jogos eletrônicos passivos como em *videogames*) para crianças dessa faixa etária seja de no máximo **1 hora** por dia. Mas vale lembrar que, quanto menor o tempo de permanência em comportamento sedentário, melhor!	Brincadeiras e jogos que envolvam atividades como caminhar, correr, girar, chutar, arremessar, saltar e atravessar ou escalar objetos, entre outras. Nessa idade a atividade física também pode ser realizada na aula de educação física escolar, natação, ginástica, lutas, danças e esportes. Ainda, pelo deslocamento ativo, como a pé ou de bicicleta, sempre acompanhado dos pais ou responsáveis.

(continua)

QUADRO 2 Síntese de diretrizes sobre atividade física e comportamento sedentário para crianças e adolescentes com base em guias da Sociedade Brasileira de Pediatria[1] e do Ministério da Saúde[2] *(continuação)*

Faixa etária	Recomendações	Sugestões de atividades
6-19 anos	▪ Crianças e adolescentes dessa faixa etária devem acumular pelo menos **1 hora** diária de atividades físicas de intensidade moderada a vigorosa. Atividades de intensidade moderada a vigorosa são aquelas que fazem a respiração acelerar e o coração bater mais rápido, como pedalar, nadar, brincar em um *playground*, correr, saltar e outras atividades que tenham, no mínimo, a intensidade de uma caminhada. ▪ A prática de atividade física superior a **1 hora** fornece benefícios adicionais para a saúde. ▪ Atividades de intensidade vigorosa, incluindo aquelas que são capazes de fortalecer músculos e ossos, devem ser realizadas em, pelo menos, **3 dias** por semana. Para a população pediátrica essas atividades podem ser não estruturadas, como brincadeiras que incluam saltos, atividades de empurrar, puxar e apoiando/suportando o peso corporal. ▪ Atividades de flexibilidade envolvendo os principais movimentos articulares devem ser realizadas pelo menos **3 vezes** por semana. ▪ Assim como para crianças de 3-5 anos de idade, comportamentos sedentários devem ser evitados, e recomenda-se que o tempo de tela seja limitado em **2 horas** por dia, e quanto menos tempo em frente às telas melhor. Porém, esse limite não deve levar em consideração o tempo destinado ao uso de computador para a realização de tarefas escolares.	▪ No tempo livre: sugere-se que, antes ou depois de suas atividades na escola, o jovem reserve algum tempo para fazer atividade física com os amigos, com a família ou sozinho, fazendo aquilo de que gosta. Ele pode caminhar, correr, empinar pipa, dançar, nadar, pedalar, surfar, jogar futebol, vôlei, basquete, bocha, tênis, peteca ou frescobol, fazer ginástica ou artes marciais ou participar de brincadeiras e jogos, como esconde-esconde, pega-pega, pular corda, saltar elástico, queimada/baleado/carimba/caçador, jogar taco/bete, entre outras. ▪ No deslocamento: sugere-se que, sempre que possível, o jovem faça seus deslocamentos a pé ou de bicicleta, de *skate*, de patins ou de patinete (sem motor), por exemplo. Ele pode fazer esses deslocamentos na ida e volta para a escola, para o estágio, para o mercado, para a casa de amigos, para a Unidade Básica de Saúde e o polo do Programa Academia da Saúde. O jovem pode tentar fazer esses deslocamentos com os pais ou responsáveis ou com amigos e colegas para que seja mais seguro e agradável. ▪ Na escola: sugere-se que o jovem participe ativamente das aulas de educação física. Se a escola oferecer atividades físicas extracurriculares, sugere-se que o jovem participe de alguma. Também é importante que aproveite o tempo do recreio ou do intervalo para brincar com seus amigos em brincadeiras que envolvam o movimento. ▪ Nas tarefas domésticas: é relevante que o jovem ajude seus familiares com algumas tarefas da casa para aumentar a prática de atividade física diária. Ele pode participar de tarefas para conservação do quintal ou da área externa do condomínio, como fazer jardinagem, cortar a grama, limpar a bicicleta, passear com o animal de estimação ou dar banho nele, recolher o lixo, entre outras.

Fonte: Sociedade Brasileira de Pediatria[1] e Ministério da Saúde.[2]

CONSIDERAÇÕES FINAIS

Espera-se que este capítulo possa servir como material de consulta para auxiliar pediatras no diagnóstico, acompanhamento e orientação da prática de atividade física de crianças e adolescentes. Nesse sentido, pode-se sumarizar esse processo conforme foi abordado aqui:

- Para a avaliação da atividade física, sugere-se a utilização do instrumento desenvolvido especificamente para consultas pediátricas (Anexo).

Para o acompanhamento e o estabelecimento de metas de atividade física diária para os jovens, sugere-se que, sempre que o paciente tiver acesso a um pedômetro, o número de passos seja utilizado considerando os pontos de corte de 11 mil passos para o sexo feminino e de 14 mil passos para o masculino. Quando não for possível mensurar o número de passos, o tempo diário despendido em atividades físicas pode ser utilizado, considerando as recomendações para cada faixa etária (ver Quadro 2).

Para a orientação de aspectos gerais para prática de atividade física, sugere-se que o pediatra tenha sempre a sua disposição, durante as consultas pediátricas, o Quadro 2.

REFERÊNCIAS BIBLIOGRÁFICAS

1. Sociedade Brasileira de Pediatria. Grupo de Trabalho em Atividade Física. Promoção da atividade física na infância e adolescência – 2017. Disponível em: https://www.sbp.com.br/fileadmin/user_upload/19890d-MO--Promo_AtivFisica_na_Inf_e_Adoles.pdf. Acesso em: set. 2021.
2. Brasil. Ministério da Saúde. Secretaria de Atenção Primária à Saúde. Departamento de Promoção da Saúde. Guia de atividade física para a população brasileira – 2021. Disponível em: https://bvsms.saude.gov.br/ministerio-da-saude-disponibiliza-guia-de-atividade-fisica-para-a-populacao-brasileira/. Acesso em: set. 2021.
3. Hall G, Laddu DR, Phillips SA, Lavie CJ, Arena R. A tale of two pandemics: how will Covid-19 and global trends in physical inactivity and sedentary behavior affect one another? Prog Cardiovasc Dis. 2021;64:108-10.
4. Lupi JL, Haddad MB, Gazmararian JA, Rask KJ. Parental perceptions of family and pediatrician roles in childhood weight management. J Pediatr. 2014;165:99-103.
5. Gordia AP, Quadros TM, Silva LR, Santos GM. Conhecimento de pediatras sobre a atividade física na infância e adolescência. Rev Paul Pediatr. 2015;33(4):400-6.
6. Eston RG, Rowlands AV, Ingledew DK. Validity of heart rate, pedometry, and accelerometry for predicting the energy cost of children's activities. J Appl Physiol. 1998;84(1):362-71.
7. Adamakis M. Criterion validity of wearable monitors and smartphone applications to measure physical activity energy expenditure in adolescents. Sport Sci Health. 2020;16(4):755-63.
8. Gordia AP, Quadros TMB, Silva LR. Daily step count and cardiometabolic risk in young people: a systematic review. Rev Bras Cineantropom Desemp Hum. 2018;20(5):468-79.
9. Tudor-Locke C, Pangrazi RP, Corbin CB, Rutherford WJ, Vincent SD, Raustorp A, et al. BMI-referenced standards for recommended pedometer-determined steps/day in children. Prev Med. 2004;38:857-64.
10. Duncan JS, Schofield G, Duncan EK. Step count recommendations for children based on body fat. Prev Med. 2007;44:42-4.
11. Andaki ACR, Tinôco AL, Mendes EL, Andaki Júnior R, Hills AP, et al. Anthropometry and physical activity level in the prediction of metabolic syndrome in children. Public Health Nutr. 2014;17(10):2287-94.
12. Gordia AP. Pontos de corte para a quantidade de passos por dia como discriminadores de fatores de risco cardiometabólico em crianças e adolescentes [tesse]. Universidade Federal da Bahia, Faculdade de Medicina da Bahia, Programa de Pós-Graduação em Medicina e Saúde; 2017.
13. Nahas MV, Barros MVG de, Florindo AA, Farias Júnior JC de, Hallal PC, Konrad L,et al. Reprodutibilidade e validade do questionário saúde na boa para avaliar atividade física e hábitos alimentares em escolares do ensino médio. Rev Bras Ativ Fís Saúde. 2007;12(3):12-20. Disponível em: https://rbafs.org.br/RBAFS/article/view/817. Acesso em: set. 2021.

ANEXO – Instrumentos para aplicação em consultas pediátricas em diferentes faixas etárias

Nome: ____

Idade: __________ anos completos.

Consulta de crianças com até um ano de idade.

Marque X para as atividades físicas realizadas em uma semana típica ("normal"). Considere as atividades que os pais ou responsáveis informem que são realizadas pela criança na escola e fora da escola (em casa ou parques), em UM dia da semana (segunda a sexta-feira) e UM dia do final de semana (sábado ou domingo).

Atividades físicas	Manhã		Tarde		Noite	
	Semana	Final de semana	Semana	Final de semana	Semana	Final de semana
Decúbito ventral						
Sentada movimentando os braços e pernas						
Atividades de alcançar						
Atividades de segurar						
Atividades de puxar						
Atividades de empurrar						
Engatinhar						
Rastejar						
Rolar						
Equilibrar-se com ou sem apoio						
Sentar e levantar						
Outras atividades: __________						
Outras atividades: __________						
Outras atividades: __________						
Outras atividades: __________						
Outras atividades: __________						
Outras atividades: __________						
Outras atividades: __________						
Outras atividades: __________						
Outras atividades: __________						

Em caso positivo para uma ou mais atividades:

- Pais (ou responsáveis), vocês consideram a criança fisicamente ativa?
- Pais (ou responsáveis), por quanto tempo (horas/minutos) em média, por dia, a criança é fisicamente ativa?
- Em relação à posição de barriga para baixo (decúbito ventral), por quanto tempo (horas/minutos) em média, por dia, a criança permanece nessa posição?

Nome: ____

Idade: ______________ anos completos.

Consulta de crianças de 1 a 2 anos de idade.
Marque X para as atividades físicas realizadas em uma semana típica ("normal"). Considere as atividades que os pais ou responsáveis informem que são realizadas pela criança na escola e fora da escola (em casa ou parques), que envolvam brincadeiras e jogos fisicamente ativos, em UM dia da semana (segunda a sexta-feira) e UM dia do final de semana (sábado ou domingo).

Atividades físicas	Manhã		Tarde		Noite	
	Semana	Final de semana	Semana	Final de semana	Semana	Final de semana
Andar						
Correr						
Girar						
Rastejar						
Saltitar						
Escalar						
Pular						
Arremessar						
Quicar bola						
Segurar implementos						
Outra atividade: ______________						
Outra atividade: ______________						
Outra atividade: ______________						
Outra atividade: ______________						
Outra atividade: ______________						
Outra atividade: ______________						
Outra atividade: ______________						
Outra atividade: ______________						
Outra atividade: ______________						
Outra atividade: ______________						
Outra atividade: ______________						
Outra atividade: ______________						
Outra atividade: ______________						

Em caso positivo para uma ou mais atividades:
- Pais (ou responsáveis), vocês consideram a criança fisicamente ativa?
- Pais (ou responsáveis), por quanto tempo (horas/minutos) em média, por dia, a criança é fisicamente ativa?

Nome: ____

Idade: ________________ anos completos.

Consulta de crianças de 3 a 5 anos de idade.

Marque X para as atividades físicas realizadas em uma semana típica ("normal"). Considere as atividades realizadas na escola e fora da escola (em casa, ou parques, ou clubes esportivos), que envolvam brincadeiras, jogos fisicamente ativos e esportes, ou como forma de deslocamento ativo para escola ou para casa, em UM dia da semana (segunda a sexta-feira) e UM dia do final de semana (sábado ou domingo).

Atividades físicas	Manhã		Tarde		Noite	
	Semana	Final de semana	Semana	Final de semana	Semana	Final de semana
Participação em escolinhas de esportes						
Participa das aulas de Educação Física escolar						
Deslocamento ativo (a pé, bicicleta, *skate*, patins) para casa						
Deslocamento ativo (a pé, bicicleta, *skate*, patins) para escola						
Correr						
Girar						
Chutar						
Arremessar						
Saltar						
Atravessar ou escalar objetos						
Outra atividade: ________						
Outra atividade: ________						
Outra atividade: ________						
Outra atividade: ________						
Outra atividade: ________						
Outra atividade: ________						
Outra atividade: ________						

Em caso positivo para uma ou mais atividades:

- Pais (ou responsáveis), vocês consideram a criança fisicamente ativa?
- Pais (ou responsáveis), por quanto tempo (horas/minutos) em média, por dia, a criança é fisicamente ativa?
- Pais (ou responsáveis), durante a realização desse tempo em atividades físicas, a frequência respiratória e dos batimentos cardíacos da criança aumentou?

Nome: ____

Idade: ________________ anos completos.

Consulta de crianças e jovens de 6 a 17 anos.
Marque X para as atividades físicas realizadas em uma semana típica ("normal"). Considere as atividades realizadas na escola e fora da escola (em casa, ou parques, ou clubes esportivos), que envolvam brincadeiras, jogos fisicamente ativos e esportes, ou como forma de deslocamento ativo, como ir e voltar para escola ou para casa, e em atividades domésticas, em UM dia da semana (segunda a sexta-feira) e UM dia do final de semana (sábado ou domingo).

Atividades físicas	**Manhã**		**Tarde**		**Noite**	
	Semana	**Final de semana**	**Semana**	**Final de semana**	**Semana**	**Final de semana**
No seu tempo livre (lazer)						
Caminhar						
Correr						
Dançar						
Com uso de força muscular						
Pedalar						
Praticar esportes						
Artes marciais						
Brincadeiras e jogos						
Outra atividade: ________________						
Outra atividade: ________________						
Outra atividade: ________________						
Outra atividade: ________________						
Outra atividade: ________________						
Outra atividade: ________________						
Outra atividade: ________________						
Outra atividade: ________________						
Outra atividade: ________________						
Outra atividade: ________________						
Outra atividade: ________________						
Outra atividade: ________________						
Outra atividade: ________________						
Outra atividade: ________________						
Outra atividade: ________________						
Outra atividade: ________________						
Outra atividade: ________________						
Outra atividade: ________________						

(continua)

(continuação)

Atividades físicas	Manhã		Tarde		Noite	
	Semana	Final de semana	Semana	Final de semana	Semana	Final de semana
No seu deslocamento						
A pé (caminhando)						
Pedalando						
De *skate*						
De patins ou patinete (sem motor)						
Outra atividade: ________________						
Outra atividade: ________________						
Na escola						
Participação de forma ativa nas práticas da Educação Física						
Participação de forma ativa durante o intervalo das aulas						
Participação em equipes esportivas da escola						
Outra atividade: ________________						
Outra atividade: ________________						
Outra atividade: ________________						
Nas tarefas domésticas						
Auxílio na limpeza da área externa da casa						
Auxílio na limpeza da área interna da casa						
Passear ou dar banho no animal de estimação						
Auxílio para recolher o lixo						
Auxílio na limpeza de utensílios domésticos						
Outra atividade: ________________						
Outra atividade: ________________						
Outra atividade: ________________						
Outra atividade: ________________						
Outra atividade: ________________						
Outra atividade: ________________						
Outra atividade: ________________						

Em caso positivo para uma ou mais atividades:

- Você se considera fisicamente ativo?
- Durante a realização de atividades físicas, a frequência respiratória e dos batimentos cardíacos aumenta?
- Durante uma semana típica (normal), em quantos dias você faz atividades físicas que, somadas, totalizem ao menos 60 minutos por dia?
- Nos últimos sete dias, em quantos dias vocês fez atividades físicas que, somadas, totalizem ao menos 60 minutos por dia?

Avaliação crítica do calendário vacinal atual da criança, do adolescente, do prematuro, da gestante e dos pacientes pediátricos em condições especiais

Renato de Ávila Kfouri

INTRODUÇÃO

Imunizações têm sido uma das principais ferramentas, nas últimas décadas, para controle, eliminação e erradicação de doenças, especialmente na infância.

Foi em decorrência de extensos programas de vacinação, com elevadas e homogêneas coberturas vacinais, que erradicamos a varíola, eliminamos a pólio, o sarampo, a rubéola e a síndrome da rubéola congênita, o tétano materno neonatal, e que controlamos a coqueluche, a difteria, meningites, entre tantas outras doenças imunopreveníveis[1].

O impacto dessas conquistas foi demonstrado pela queda expressiva nas taxas de mortalidade infantil e no aumento significativo da expectativa de vida. Outros aspectos que sempre devem ser considerados no sucesso dos programas de vacinação são: redução no número de visitas a serviços de emergência, no uso de antimicrobianos, nas taxas de hospitalização e em sequelas permanentes.

As vacinas vêm se demonstrando extremamente úteis em todas as idades e situações especiais: gestação, prematuridade, adolescência, imunodeficiências, viajantes, adultos e idosos[1].

O PAPEL DO PEDIATRA

O conhecimento e a capacitação dos pediatras sobre as doenças imunopreveníveis, as vacinas infantis existentes, suas recomendações e esquemas, assim como os diferentes calendários vacinais, é fundamental para o sucesso dessa que é considerada uma das principais estratégias de prevenção e promoção da saúde.

O pediatra deve estar familiarizado com os aspectos relacionados aos eventos adversos, manejo de esquemas vacinais em atraso, possibilidade de intercambialidade entre diferentes vacinas, aplicações simultâneas e intervalos entre doses, entre vários aspectos[2].

Além disso, deve ter conhecimento sobre a vacinação da gestante, do prematuro e da criança e do adolescente em situações especiais.

Uma linguagem simples e adequada, evitando termos técnicos, deve ser sempre utilizada com os pais e pacientes; o documento vacinal deve ser sempre exigido em todas as consultas da criança e do adolescente, e a avaliação da situação vacinal deve ser realizada periodicamente[2].

VACINAÇÃO DOS CONTACTANTES

Tanto familiares como os profissionais de saúde devem ter as vacinas recomendadas para sua idade e/ou ocupação atualizadas. A Sociedade Brasileira de Pediatria (SBP) recomenda um calendário específico de vacinação para o pediatra. Em situações especiais de saúde da criança, por exemplo, a imunodepressão, existem outras vacinas recomendadas e disponíveis para seus contactantes nos Centros de Referência para Imunobiológicos Especiais (CRIE)[3,4].

VACINAS RECOMENDADAS PARA CRIANÇAS

Vacina BCG

A vacina BCG é preparada com bacilos vivos de Calmette-Guérin, a partir de cepas atenuadas por sucessivas passagens em meios de cultura do *Mycobacterium bovis*. A vacina apresenta, no primeiro ano de vida, eficácia de 84,5-99,5% para a proteção das formas de tuberculose que dependem da disseminação hematogênica e suas manifestações mais graves, como a meningoencefalite e a tuberculose miliar.

É aplicada em dose única por via intradérmica na inserção do músculo deltoide do braço direito, preferencialmente ainda na maternidade, logo ao nascer, desde que o recém-nascido (RN) tenha pelo menos 2.000 g[5].

Vacina Hepatite B

A hepatite B é uma doença cujo único reservatório do vírus é o ser humano, portanto tem potencial de erradicação. A aquisição do vírus no período neonatal eleva consideravelmente o risco de cronificação. A vacinação do neonato tem como principal objetivo impedir a transmissão materno-fetal do vírus e deve ser realizada logo ao nascer, ainda na maternidade, nas primeiras 24 horas de vida. O esquema é de três doses aos 0, 2 e 6 meses[5].

Vacinas Rotavírus

São vacinas de uso oral, compostas por vírus vivos atenuados. Duas vacinas estão licenciadas no Brasil: vacina monovalente – RV1 (G1P[8]) –, utilizada pelo Programa Nacional de Imunizações (PNI), e vacina pentavalente – RV5 (G1, G2, G3, G4 e P1A[8]) –, utilizada na rede privada. Protegem contra diarreia causada pelo rotavírus, principalmente suas formas graves. Eficácia para gastroenterite grave de 68,5-90% com a RV1 e de 74-98% com a RV5.

A vacina monovalente é administrada em duas doses, aos 2 e aos 4 meses de idade. A vacina rotavírus pentavalente é administrada em 3 doses aos 2, 4 e 6 meses de idade. O limite de idade para administrar a primeira dose de ambas as vacinas é 3 meses e 15 dias, e para a última dose de 7 meses e 29 dias. O intervalo mínimo entre doses de ambas as vacinas é de 4 semanas[5].

Vacinas pneumocócicas

Existem três vacinas licenciadas no Brasil para a prevenção das infecções pneumocócicas: vacina conjugada 10-valente (VPC10), vacina conjugada 13-valente (VPC13) e vacina polissacarídea 23-valente (VPP23).

As vacinas são indicadas para a prevenção das infecções pneumocócicas causadas pelos sorotipos incluídos nas vacinas em lactentes, crianças e adolescentes. Têm potencial para prevenir doenças pneumocócicas invasivas (DPI) como meningite, bacteremia e outras, além de doenças pneumocócicas não invasivas, como pneumonias não bacterêmicas e otite média (OM) causadas pelo *Streptococcus pneumoniae*.

Crianças saudáveis devem receber vacinas conjugadas no primeiro ano de vida, a partir de 2 meses de idade. O PNI utiliza a VPC10 no esquema de 2 doses, administradas aos 2 e aos 4 meses, seguidas de um reforço aos 12 meses, podendo ser aplicada até os 4 anos e 11 meses de idade. A SBP recomenda, sempre que possível, o uso da VPC13, pelo seu maior espectro de proteção, no esquema de 3 doses no primeiro ano de vida (2, 4 e 6 meses) e 1 dose de reforço entre 12-15 meses[6,7].

Crianças com esquema completo com a VPC10 podem receber dose(s) adicional(is) da VPC13 até os 5 anos de idade, com o intuito de ampliar a proteção para os sorotipos adicionais.

Crianças e adolescentes com risco aumentado para doença pneumocócica invasiva devem receber também[8]:

- Acima de 2 anos de idade, a VPP23, com intervalo mínimo de 2 meses entre a última dose de VPC recebida.
- Acima de 5 anos com imunossupressão grave e que apresentem as seguintes condições clínicas: transplantados de órgãos sólidos, transplantados de células-tronco hematopoiéticas, indivíduos vivendo com HIV/Aids e pacientes oncológicos recebem a VPC13, sendo importante complementar a proteção com a VPP23.

Vacinas meningocócicas

Existem distintas vacinas para a prevenção da doença meningocócica; todas são inativadas e administradas por via intramuscular: vacina conjugada monovalente contra o sorogrupo C (MenC), vacinas conjugadas quadrivalentes ACWY (MenACWY) e vacina proteica contra o sorogrupo B (MenB)[7].

As vacinas meningocócicas previnem a doença invasiva causada por *Neisseria meningitidis* dos sorogrupos, que estão contemplados em sua formulação em crianças, adolescentes e adultos. A SBP recomenda o uso rotineiro das vacinas meningocócicas conjugadas para lactentes maiores de 2 meses de idade, crianças e adolescentes. Sempre que possível, utilizar preferencialmente a vacina MenACWY, pelo seu maior espectro de proteção, inclusive para os reforços de crianças previamente vacinadas com MenC[7].

O PNI fornece a vacina MenC aos 3 e aos 5 meses com um reforço aos 12 meses. Portanto, crianças com esquema vacinal completo do serviço público, podem se beneficiar com dose(s) adicional(is) da vacina MenACWY do serviço privado, a qualquer momento, respeitando-se um intervalo mínimo de 1 mês entre as doses. Para adolescentes entre 11-12 anos o PNI disponibiliza a vacina MenACWY[5].

A SBP recomenda vacinas MenACWY aos 3 e aos 5 meses como esquema primário, com primeiro reforço aos 12 meses e segundo reforço entre 4-6 anos. Para adolescentes recomenda realizar a vacina entre 10-15 anos e reforço após 5 anos. Entre 16-18 anos administrar somente 1 dose da vacina. Existem diferenças de posologias das vacinas quadrivalentes ACWY a depender do laboratório produtor.

A vacina MenB não está disponível no PNI e é recomendada pela SBP no esquema de duas doses aos 3 e aos 5 meses com reforço aos 12 meses. Crianças maiores e adolescentes não vacinados devem receber 2 doses com intervalo de 1-2 meses. Não se conhece, até o momento, a duração da proteção conferida pela vacina e a eventual necessidade de doses adicionais de reforço[8].

Vacinas combinadas com o componente coqueluche

As vacinas combinadas difteria, tétano e coqueluche (tríplice bacteriana) devem ser administradas no calendário da criança no esquema de 5 doses, aos 2, 4 e 6 meses, com reforços aos 15 meses e aos 4 anos de idade. O componente *pertussis* da vacina está associado a maior reatogenicidade, especialmente febre, irritabilidade, sonolência e eventos adversos locais. Eventos graves como síndrome hipotônica hiporresponsiva, convulsão febril e choro persistente podem ocorrer. As vacinas coqueluche acelulares têm risco reduzido de eventos adversos e eficácia semelhante às de células inteiras; por isso, sempre que possível, devem ser preferíveis[7].

Vacina *Haemophilus influenza* tipo b (Hib)

O Hib era o principal agente etiológico das meningites bacterianas na era pré-vacinal. Após a introdução da vacinação no calendário infantil, hoje são raros os casos de doença invasiva por esse agente. A vacina Hib, em geral, é combinada à vacina a tríplice bacteriana na formulação penta ou hexavalente. Extremamente segura, é administrada no esquema de 3 doses aos 2, 4 e 6 meses. A SBP recomenda 1 dose de reforço aos 15 meses de vida, especialmente se, no esquema primário, forem utilizadas em combinação com vacinas tríplice bacterianas acelulares[7].

Vacina poliomielite

Existem duas diferentes vacinas contra a poliomielite licenciadas no Brasil. Vacina de vírus vivo, oral (VOP), bivalente, contendo os poliovírus tipo 1 e 3, e vacina inativada, injetável (VIP), trivalente, contendo os tipos 1, 2 e 3.

O esquema vacinal no Brasil é de 5 doses, administradas aos 2, 4 e 6 meses (esquema primário), com reforços aos 15 meses e aos 4 anos de idade[5].

As 3 primeiras doses, aos 2, 4 e 6 meses, devem ser feitas obrigatoriamente com a VIP. Pelo potencial de reversão da virulência da vacina oral atenuada, causando surtos de pólio derivado da vacina, a Organização Mundial da Saúde (OMS) recomenda aos países que substituam, na medida do possível, a VOP pela VIP.

Vacina *Influenza*

São vacinas subunitárias, compostas por fragmentos de vírus inativados. Como os subtipos virais circulantes mudam, a vacina é atualizada a cada ano conforme orientação da OMS.

No Brasil, dispomos de vacinas trivalentes, com um subtipo A/H1N1, um A/H3N2 e um B (linhagem Yamagata ou Victoria) e vacinas tetravalentes, que contemplam, além desses três subtipos, uma segunda linhagem B, ampliando, assim, a possibilidade de proteção[7].

A vacinação contra a gripe é o método mais efetivo de prevenir a infecção e suas complicações potencialmente graves. A SBP recomenda o uso da vacina de forma universal, a partir dos 6 meses de idade, sempre que possível com a formulação quadrivalente[7].

Vacina Tríplice Viral

Vacina combinada tríplice (sarampo, rubéola e caxumba) ou tetra viral (sarampo, rubéola, caxumba e varicela). Composta por vírus vivos atenuados com as cepas: sarampo, Schwars ou Edmonston-linhagem Enders; rubéola, Wistar RA 27/3; caxumba, RIT 4385-derivada da cepa Jeryl Lynn, Urabe AM9 ou Jeryl Lynn-nível B. A tetra viral contém a cepa Oka no componente varicela. Deve ser aplicada por via subcutânea.

O PNI recomenda a vacinação de rotina da infância com 2 doses, sendo a primeira aos 12 meses com a tríplice viral e a segunda aos 15 meses e com a tetra viral. Para crianças, adolescentes e adultos até 29 anos, suscetíveis, são recomendadas 2 doses da vacina tríplice viral, com intervalo mínimo de 30 dias entre elas; de 30-59 anos em dose única. Pessoas com mais de 60 anos não necessitam ser vacinadas, pois são consideradas imunes pela alta possibilidade de ter tido a doença no passado. Profissionais da saúde devem receber 2 doses, independentemente da idade[5]. A SBP recomenda a vacina tetra viral (ou separadamente tríplice viral e varicela) em 2 doses aos 12 e aos 15 meses de idade[6,7]. Em situações de surtos de sarampo, uma dose adicional da vacina pode ser aplicada a partir dos 6 meses de idade, quando a eficácia é diminuída por interferência de anticorpos maternos, sendo chamada de dose "zero"[9].

Vacina Varicela

A vacinação é a forma mais eficiente de prevenir a ocorrência da doença na população. No Brasil, a vacina está disponível no PNI em 2 doses: aos 15 meses na formulação tetraviral (sarampo, rubéola, caxumba e varicela) e aos 4 anos de idade, na apresentação monovalente[9]. A eficácia global da vacina é de aproximadamente 70% contra a infecção e de mais de 95% contra as formas graves da doença. A SBP recomenda que a segunda dose seja aplicada ainda no segundo ano de vida, com intervalo mínimo de 3 meses após a primeira dose, idealmente aos 12 e aos 15 meses de vida, prevenindo assim, falhas primárias[7].

Vacina Hepatite A

A hepatite A é uma doença habitualmente benigna, podendo raramente evoluir para forma grave (aguda e fulminante), levando à hospitalização e ao óbito em 2-7% dos casos. A prevenção pela vacinação continua sendo a arma mais importante para seu controle, pois não existem medicamentos antivirais específicos contra a doença[10].

As diferentes vacinas licenciadas no país são inativadas, de vírus inteiros purificados. O esquema vacinal é de 2 doses, a partir de 1 ano de vida, com intervalo de 6 meses entre elas. Em função de sua alta imunogenicidade após a primeira dose, o PNI oferece a vacina, até o momento, em dose única, aos 12 meses de idade[5].

Vacina Febre Amarela

A vacina Febre Amarela é composta de vírus vivos atenuados cultivados em embrião de galinha. Deve ser aplicada por via subcutânea e é altamente eficaz na proteção contra a doença, com imunogenicidade de 90-98%[11].

No Brasil, são indicadas 2 doses da vacina para crianças menores de 5 anos de idade, aos 9 meses e aos 4 anos. Acima de 5 anos o esquema preconizado no PNI é de dose única5. Entretanto, a aplicação de uma segunda dose para crianças e adolescentes que iniciaram o esquema acima dessa idade é desejável, com o intuito de prevenir eventuais falhas vacinais[6,7].

Vacina HPV

Em 2014, o PNI introduziu a vacina quadrivalente para meninas de 9-14 anos no esquema de 2 doses, com intervalo de 6 meses entre elas. Em 2017 o programa passou a contemplar também os meninos de 11-14 anos, igualmente no esquema de 2 doses[5].

Para alguns grupos especiais, incluindo transplantados de medula óssea ou de órgão sólido, pacientes oncológicos e pacientes vivendo com HIV/Aids, a vacina está disponível para ambos os sexos, na idade de 9-26 anos, no esquema de 3 doses (0, 2 e 6 meses).

A SBP recomenda, também, a vacinação de meninas e mulheres de 9-45 anos de idade e meninos e jovens de 9-26 anos, o mais precocemente possível[7].

A vacina HPV utilizada no Brasil é a quadrivalente, contendo partículas semelhantes ao vírus (VLP) dos HPV 6, 11, 16 e 18. Os tipos 6 e 11 são de baixo risco, responsáveis por cerca de 90% dos condilomas acuminados (verrugas genitais) e papilomatoses recorrentes de laringe. Já os tipos 16 e 18 são considerados de alto risco (oncogênicos), associados a 70% dos cânceres uterinos. O HPV está associado, ainda, a cânceres vaginais, vulvares, anais, penianos e de orofaringe, trazendo benefícios adicionais à vacinação.

Inúmeros estudos demonstraram a importância da vacinação na adolescência, fase de melhor imunogenicidade da vacina e que precede a iniciação sexual, época também de maior risco de exposição ao vírus. Além disso, em menores de 15 anos de idade, 2 doses da vacina com intervalo mínimo de 6 meses entre elas são suficientes para estabelecer uma proteção robusta e duradoura. Não há intervalo máximo entre as doses, e em caso de atraso vacinal não há necessidade de reiniciar o esquema.

Vacinas Covid-19

As vacinas Covid-19 em pediatria têm sido avaliadas, especialmente em relação a sua segurança. Praticamente todas as vacinas já em uso em adultos têm potencial de emprego em crianças e adolescentes. Até março de 2022 somente as vacinas Coronavac e Pfizer estão licenciadas no Brasil para crianças: Pfizer a partir de 5 anos e Coronavac a partir de 6 anos, ambas com esquema de duas doses.

Como a frequência dos desfechos graves em pediatria é baixa, em geral os estudos de extensão de licenciamento devem se basear na resposta imune e na segurança, correlacionando níveis de imunidade não inferiores àqueles alcançados na vacinação de adultos[12].

CALENDÁRIO VACINAL DA CRIANÇA

CALENDÁRIO DE VACINAÇÃO 2021[7] (RECOMENDAÇÃO DA SOCIEDADE BRASILEIRA DE PEDIATRIA)

		Meses									Anos					
Idade	Ao nascer	2	3	4	5	6	7 a 11	12	15	18	4 a 6	10	11 a 12	13 a 15	16	17 a 19
BCG ID	•															
Hepatite B	•	•		•		•						Não vacinados anteriormente deverão receber 3 doses				
Rotavírus		•		•												
DTP/DTPa		•		•		•			•		•					
dT/dTpa														•		
Hib		•		•		•			•							
VOP/VIP		•		•		•			•		•					
Pneumocócica conjugada		•		•		•		•								
Meningocócica conjugada C e ACWY			•		•			•			•		•		•	
Meningocócica B recombinante			•		•			•				Não vacinados anteriormente deverão receber 2 doses				
Influenza						A partir dos 6 meses de idade										
SCR/Varicela/ SCRV								•	Reforço entre 15 meses a 4 anos			Não vacinados anteriormente deverão receber 2 doses de ambas as vacinas				
Hepatite A								•		•		Não vacinados anteriormente deverão receber 2 doses				
HPV												Meninos e meninas a partir dos 9 anos de idade				
Febre Amarela							A partir dos 9 meses de idade e 1 reforço aos 4 anos					1 dose para não vacinados previamente				
Dengue												Crianças e adolescentes a partir dos 9 anos de idade com infecção prévia comprovada				

VACINAS RECOMENDADAS PARA ADOLESCENTES

A adolescência apresenta características peculiares em relação às demais etapas da vida, pois o crescimento e o desenvolvimento físico e psicossocial ocorrem de modo intenso em curto período. Os adolescentes constituem um grupo populacional que necessita de ações específicas de saúde e compreensão de suas necessidades e vulnerabilidades. Assim, o jovem encontra-se continuamente em busca de uma identificação pessoal e de grupo: necessita de informações, atenção, acompanhamento e ações preventivas para que construa bases sólidas para o início da vida adulta.

As estratégias de imunização tornam-se especialmente desafiadoras na população jovem, seja pela necessidade de comunicação, informação e abordagem individualizada ou pelo impacto das coberturas vacinais em relação ao controle de doenças imunopreveníveis em toda a população[13-15].

O calendário vacinal do adolescente inclui as vacinas da infância, com ênfase na vacinação contra o HPV, no reforço da tríplice bacteriana e na prevenção da doença meningocócica.

Na avaliação da situação vacinal do adolescente é fundamental considerar os esquemas vacinais prévios, que deverão, se necessário, ser completados. Na eventual falta de informação sobre os antecedentes vacinais, o adolescente deve ser considerado não vacinado para todas as doenças e seu esquema de imunização iniciado.

Considerando a redução de consultas de rotina na adolescência em relação à infância, o período inicial da adolescência representa o melhor momento de intervenção: taxas de 9-15% de consultas preventivas anuais decrescem rapidamente após os 14 anos.

A qualidade da abordagem definirá se os resultados serão obtidos, em decorrência da adesão do jovem e da multiplicação das informações apresentadas. Portanto, é de fundamental importância o preparo dos profissionais da saúde, de ensino e dos próprios familiares para que estejam aptos a discutir sobre prevenção de doenças, riscos e consequências[13,16].

VACINAS RECOMENDADAS PARA PREMATUROS

Frequentemente a vacinação dos RN prematuros (RNPT) é relegada a um segundo plano devido aos agravos que esses bebês apresentam durante o período de hospitalização. Os atrasos no início da vacinação são comuns, além da baixa adesão ao esquema vacinal em função da resistência dos pais e dos próprios profissionais da saúde que desconhecem os benefícios e temem a ocorrência de eventos adversos associados às vacinas.

Em todo o mundo, as taxas de atraso vacinal variam de 30-70%, com tempo médio de atraso de 6-40 semanas para as diferentes vacinas. Esse dado é preocupante, principalmente por ocorrer em uma população de elevado risco para contrair doenças imunopreveníveis[17].

A vacinação deve ser realizada segundo a idade cronológica da criança, mesmo quando ainda se encontrar internada na unidade de terapia intensiva (UTI) neonatal.

Apesar dos relatos de eventos adversos cardiorrespiratórios, especialmente em prematuros extremos, não há recomendação de adiar a imunização de bebês pré-termo, mesmo se com displasia broncopulmonar, desde que estejam clinicamente estáveis, visto que as alterações descritas são reversíveis e transitórias[18].

CALENDÁRIO VACINAL DO ADOLESCENTE[16]

Vacinas	Recomendação do PNI	Recomendação da SBP e SBIm	Observações
Vacinas recomendadas para adolescentes não vacinados ou em atraso com as doses previstas na infância			
Tríplice viral	2 doses com interval de 30 dias	2 doses com intervalo de 30 dias	Se recebeu uma dose anteriormente, aplicar a segunda
Hepatite B	3 doses (0-1-6 meses)	3 doses (0-1-6 meses)	Se recebeu uma dose ou duas doses anteriormente, aplicar uma ou duas doses, respectivamente, respeitando intervalo de 6 meses entre a primeira e a terceira, e de 4 meses entre a segunda e a terceira
Hepatite A	-	2 doses (0-6 meses)	Se recebeu uma dose anteriormente, aplicar a segunda dose respeitando intervalo de 6 meses
Febre amarela	1 dose	1 dose	Se recebeu uma dose antes de completer 5 anos de idade, aplicar uma segunda
Varicela	-	2 doses (0-1 a 3 meses)	Se recebeu uma dose anteriormente e sem histórico da doença, aplicar a segunda
Vacinas e reforços na adolescência			
HPV4	Esquema 0-6 meses para meninas de 9 a 14 anos e meninos de 11 a 14 anos	Esquema 0-6 meses para menores de 15 anos ou 0-2-6 meses para maiores de 15 anos	Para aqueles em atraso: 1. Que iniciaram o esquema de doses antes dos 15 anos: completar esquema com uma dose 2. Que iniciaram esquema de doses com mais de 15 anos, completar com duas doses, respeitando intervalo de 6 meses entre a primeira e a terceira, e de 3 meses entre a segunda e a terceira
Meningocócica Conjugada ACWY	Dose única para aqueles com 11 a 13 anos	Entre 10 e 15 anos: 2 doses com intervalo de 5 anos Entre 16 e 18 anos: dose única	Em virtude da rápida redução dos títulos de anticorpos protetores, reforços são necessários entre 5 e 6 anos (ou 5 anos após a última dose recebida depois dos 12 meses de idade) e na adolescência
Meningocócica B	-	2 doses (0-2 meses)	Para adolescentes não vacinados previamente
dTpa/dT	dT	dTpa	Adolescentes com esquema primário de DTP ou DTPa complete devem receber um reforço com dT ou dTpa, preferencialmente com a formulação tríplice acelular, aos 14 anos de idade
Influenza	Grupos de risco: dose anual	Dose anual	Preferir vacina quadrivalente

PARTICULARIDADES DA VACINAÇÃO DO PREMATURO

Vacina BCG

O PNI e a SBP recomendam a aplicação da vacina intradérmica contra a tuberculose (BCG-ID) somente em RN com peso superior a 2.000 g[19].

Vacina Hepatite B

A aplicação dessa vacina logo ao nascimento, em RNPT com peso inferior a 2.000 g, pode levar a menor taxa de soroconversão, com níveis de anticorpos protetores menores[20].

Após 30 dias de vida, todo RN, independentemente de seu peso e idade gestacional, responde adequadamente à imunização com a vacina Hepatite B. Não há relatos de aumento de eventos adversos da vacina Hepatite B em prematuros.

Por essa razão, recomenda-se a aplicação de uma quarta dose em todo RN com menos de 2.000 g ou menor de 33 semanas de idade gestacional ao nascer, que recebeu a vacina imediatamente após o nascimento, ou seja, vacinar com 0, 1, 2 e 6 meses de vida.

Palivizumabe: prevenção da infecção pelo vírus sincicial respiratório

O vírus sincicial respiratório (VSR) é o principal agente das infecções respiratórias agudas que acometem o trato respiratório inferior em crianças menores de 1 ano de idade. O VSR apresenta sazonalidade definida, causando epidemias anuais nos meses do outono e do inverno[21].

O VSR assume fundamental importância quando acomete RNPT, apresentando risco de evolução mais grave. A frequência de hospitalização nesse grupo chega a ser 10 vezes maior que em RNT, e a morbidade da infecção por VSR nos prematuros é maior, associada a um tempo de hospitalização mais prolongado. Outros grupos de risco são os portadores de doença pulmonar crônica, cardiopatas e portadores de imunodeficiências[22].

O palivizumabe é capaz de reduzir em até 70% as hospitalizações pelo VSR nos prematuros imunizados, além de reduzir a morbidade nos hospitalizados, com diminuição no número de dias de oxigenioterapia e das admissões e permanência em UTI[23].

O palivizumabe deve ser aplicado por via intramuscular em até 5 doses mensais consecutivas de 15 mg/kg durante o período de maior circulação do VSR. A SBP recomenda o uso de palivizumabe para os seguintes grupos de crianças:

- Prematuros até 28 semanas gestacionais, no primeiro ano de vida.
- Prematuros de 28-32 semanas gestacionais, nos primeiros 6 meses de vida.
- Bebês com doença pulmonar crônica da prematuridade e/ou cardiopatia congênita, até o segundo ano de vida, desde que estejam em tratamento dessas condições nos últimos 6 meses.
- O uso do palivizumabe deve ser feito inclusive em RN hospitalizados.

Vacina Pneumocócica Conjugada

RNPT apresentam maior risco de doença pneumocócica invasiva e são mais propensos a ter respostas às vacinas mais baixas em comparação com bebês a termo. O risco de adquirir doença pneumocócica invasiva e broncopneumonia é maior nos RNPT em comparação com RNT e se eleva quanto menor a idade gestacional e quanto menor o peso ao nascer.

A SBP recomenda a realização da vacina pneumocócica conjugada para todos os prematuros, sempre que possível com a vacina 13-valente (VPC13), mesmo àqueles sem comorbidades a partir de 2 meses de idade, no esquema habitual de 3 doses, com intervalo de 2 meses entre elas e um posterior reforço dos 12-15 meses de idade.

Vacinas Tríplice Bacteriana e suas combinações

Sempre que possível, devemos utilizar vacinas acelulares para os prematuros, com o intuito de minimizar os eventos adversos. As apresentações disponíveis e licenciadas no Brasil atualmente para bebês a partir de 6 semanas de vida são as seguintes:

- Hexavalente acelular: vacina contra difteria, tétano, coqueluche, *Haemophilus influenzae* tipo b, Hepatite B e poliomielite inativada: DTPa + Hib + HepB + VIP.
- Pentavalente acelular: vacina contra difteria, tétano, coqueluche, *Haemophilus influenzae* tipo b e poliomielite inativada: DTPa + Hib + VIP.

As doses serão recomendadas aos 2, 4 e 6 meses de idade cronológica. O reforço deve ser aplicado, idealmente, aos 15 meses de idade em prematuros, preferencialmente com uma vacina contendo o componente Hib[24].

Vacina Rotavírus

Ambas as vacinas orais contra o rotavírus (VOR): a pentavalente (RV5; Rota Teq®, MSD) e a monovalente (RV1; Rotarix®, GSK) podem levar à eliminação do vírus vacinal que ocorre pelas fezes, com risco teórico de transmissão para crianças não vacinadas, o que poderia representar um problema dentro de UTI neonatais.

Por outro lado, sabe-se que o RNPT admitido na UTI neonatal apresenta, em consequência da relativa imaturidade imunológica e dos baixos níveis de anticorpos herdados da mãe, maior risco de gastroenterite grave causada pelo rotavírus após a alta hospitalar e até mesmo dentro das UTI neonatais[25].

Até o momento persiste a contraindicação de uso de vacinas rotavírus durante a hospitalização do prematuro; mais estudos são necessários para elucidar se a simples adoção de precauções padrão seriam suficientes para prevenir a disseminação de cepas de vírus vacinais dentro de UTI neonatal. Quando o prematuro obtém alta em tempo hábil para fazer a vacinação, segue o mesmo esquema de crianças nascidas a termo.

As demais vacinas devem seguir o calendário vacinal habitual.

A imunização do RNPT é ferramenta crucial na proteção contra diversas doenças que acometem de maneira mais grave essa população. Coqueluche, *influenza*, vírus sincicial respiratório e infecções pneumocócicas merecem especial atenção em sua profilaxia.

O calendário de vacinação do prematuro deve ser cumprido de acordo com sua idade cronológica e os atrasos devem ser evitados, assim como a vacinação de seus conviventes deve ser estimulada, segundo o Guia prático de atualização "Vacinação em pré-termos" da SBP[26].

VACINAS RECOMENDADAS PARA GESTANTES

A vacinação de gestante é tema que vem ganhando importância nas últimas décadas. Não só pela proteção conferida à grávida contra doenças graves, mas também pela transferência de anticorpos maternos com potencial proteção ao RN. Além das vacinas rotineiramente recomendadas, na recente pandemia da Covid-19 causada pelo SARS-CoV-2, o relato do risco aumentado de agravamento da doença na gestante torna prioritária sua imunização, uma vez disponíveis vacinas para essas mulheres[27].

As vacinas recomendadas de rotina durante a gestação são: *influenza*, tétano, Covid-19, difteria e *pertussis* acelular.

Vacinas combinadas com o componente coqueluche

A coqueluche é uma doença grave, principalmente quando acomete lactentes nos primeiros 3 meses de vida, período associado ao maior número de óbitos. Para garantir proteção máxima para os lactentes, ainda no início do esquema vacinal, é preconizado que a gestante receba, após a vigésima semana de gestação, uma dose da vacina tríplice bacteriana acelular do tipo adulto, a cada gravidez[28,29]. Mulheres que não receberam a vacina dTpa durante a gravidez devem ser imunizadas no período pós-parto imediato. A vacinação de rotina com dTpa durante a gestação reduz em cerca de 90% o risco de a criança contrair a coqueluche nos primeiros meses de vida[30,31].

Vacina *Influenza*

A *influenza* pode ser particularmente mais grave em gestantes, com risco de hospitalização 4 vezes ou mais elevado comparado a mulheres não grávidas, devidos a problemas cardíacos e pulmonares. Esse risco aumenta de forma exponencial conforme progride a gestação e pode ainda ser maior se a gestante possuir comorbidades como asma, diabetes, hipertensão arterial, imunossupressão, entre outras[32]. A vacina está recomendada nos meses do período sazonal da circulação do vírus, inclusive no primeiro trimestre de gestação, e sempre que possível a vacina quadrivalente é preferível em relação à Vacina *Influenza* trivalente[33].

Vacina Hepatite B

A transmissão perinatal da hepatite B é altamente eficiente e ocorre devido à exposição ao sangue materno contaminado durante o parto. Sem a profilaxia pós-exposição o risco de transmissão para o RN é de 70-90% nas gestantes com HBsAg e antígeno e do VHB (HBeAg marcador de alta transmissibilidade com altas cargas virais) positivos e de 5-20% para RN de mães com apenas HBsAg positivo. Já o risco de transmissão intraútero ocorre em menos de 2% das gestações[34].

A utilização da vacina hepatite B durante a gestação, em mulheres não vacinadas, é segura e, associada à vacinação neonatal, evita a transmissão vertical. Para RN filhos de mães portadoras do VHB, deve-se administrar a imunoglobulina contra hepatite B (HBIG) e uma dose da vacina hepatite B nas primeiras 12 horas; esse esquema apresenta 95% de efetividade na prevenção da transmissão do VHB para o neonato[34].

Vacina Covid-19

Gestantes apresentam risco aumentado para desenvolver formas graves da Covid-19 em comparação a mulheres não grávidas, podendo levar a hospitalização, cuidados intensivos, necessidade de ventilação mecânica e até ao óbito em maior frequência. Além disso, as grávidas com Covid-19 apresentam risco aumentado de parto prematuro e óbito fetal. Dados disponíveis sobre a segurança das vacinas Covid-19 Pfizer e Coronavac em mulheres grávidas confirmam o adequado perfil de reatogenicidade[35].

Além disso, há o benefício da transferência de anticorpos maternos para o feto na prevenção da doença no neonato e no lactente[36].

VACINAÇÃO DA CRIANÇA E DO ADOLESCENTE EM SITUAÇÕES ESPECIAIS

A imunização de crianças e adolescentes em situações especiais inclui as modalidades de imunização (ativa e/ou passiva) destinadas a indivíduos considerados de risco aumentado para aquisição e/ou complicações de doenças imunopreveníveis.

No Brasil, a maioria dos imunobiológicos recomendados para esse segmento da população está disponibilizada pelo PNI, nos CRIE[37].

As imunodeficiências podem ser classificadas, didaticamente, em primárias (congênitas) ou secundárias (adquiridas), conforme o Quadro 2.

QUADRO 2 Tipos de imunodeficiências[39]

Primárias	Secundárias
Deficiências combinadas da imunidade celular e humoral	Infecção pelo HIV/Aids.
Deficiências da imunidade humoral	Neoplasias malignas (câncer).
Deficiências do complemento	Transplantes de células-tronco hematopoiéticas.
▪ Deficiências da fagocitose. ▪ Doenças autoinflamatórias.	▪ Transplantes de órgãos sólidos. ▪ Asplenia anatômica ou funcional.
	▪ Terapêutica imunossupressora ou imunomoduladora. ▪ Doenças autoimunes.
	Doenças crônicas (diabetes, doença renal, hepática, cardíaca ou pulmonar).

QUADRO 1 Vacinas e gestação[38]

Vacina	Indicadas durante a gestação	Podem ser consideradas durante a gestação	Contraindicadas
dTpa	Sim		
Influenza	Sim		
Hepatite B	Sim		
Hepatite A		Sim	
Hepatite A + B		Sim	
Pneumocócicas		Sim	
Meningocócicas C e ACWY		Sim	
Meningocócica B		Sim	
Febre amarela		Sim	
Tríplice viral			Não
Varicela			Não
HPV			Não
Dengue			Não

Além das imunodeficiências, crianças e adolescentes com doenças ou condições clínicas crônicas requerem atenção especial em relação à vacinação por apresentarem, em geral, aumento da suscetibilidade a infecções imunopreveníveis.

As principais doenças crônicas relacionadas a alterações da resposta imunológica e maior suscetibilidade a quadros infecciosos mais graves são: cardiopatias (congênitas ou adquiridas), pneumopatias (incluindo asma moderada e grave), nefropatias e hepatopatias crônicas, diabetes, asplenia (anatômica ou funcional) e outras situações especiais (síndromes genéticas, fístulas liquóricas, implante cocleares, doenças neurológicas incapacitantes, entre outras)[37].

Assumem fundamental importância a prevenção da *influenza*, das doenças pneumocócicas e meningocócicas, da Covid-19, entre outras, além do calendário vacinal atualizado para a idade, segundo o Documento científico *"Imunização de crianças e adolescentes em situações especiais"* da SBP[41].

TABELA 1 Esquema recomendado pelo Manual dos CRIE para vacinação nos transplantes de células-tronco hematopoiéticas[1]

Vacinas	Número de doses	Intervalo sugerido entre as doses
DTP, DTPa[2], dTpa[2], dT	3 doses, mais uma dose de reforço a cada 10 anos	Mínimo de 30 dias entre cada dose
Hib	3 doses	Mínimo de 30 dias entre cada dose
VIP	3 doses	Mínimo de 30 dias entre cada dose
HB	3 doses com dose simples	0, 1 e 6 meses
HA	2 doses	0 e 6 meses
Tríplice viral[3]	2 doses, sendo a primeira 12 a 24 meses após o transplante	30 a 60 dias entre cada dose
Pneumo 10	< 5 anos de idade, 3 doses	30 a 60 dias entre cada dose
Pneumo 13	A partir de 5 anos de idade, 3 doses	30 a 60 dias entre cada dose
Pneumo 23	Para maiores de 2 anos de idade, 1 dose seguida de outra dose após 5 anos	5 anos
VZ[3]	2 doses, sendo a primeira 24 meses após o transplante	< 13 anos, 90 dias entre cada dose ≥ 13 anos, 30 dias entre cada dose
INF	1 dose: ≥ 9 anos de idade 2 doses: < 9 anos de idade na primovacinação pós-transplante	Anualmente
FA[3]	A partir de 24 meses após o transplante 1 dose	
Meningo C/MenACWY	2 doses	8 a 12 semanas entre cada dose. Revacinar após 5 anos
HPV	3 doses, para indivíduos de 9 a 26 anos de idade	0, 2 e 6 meses

Fonte: SVS/MS.

[1] Reiniciar vacinação 3 a 12 meses após o transplante.

[2] Em menores de 7 anos de idade, administrar preferencialmente DTPa. A partir de 7 anos de idade, administrar 2 doses de dT e 1 dose dTpa.

[3] Contraindicadas em pacientes com doença do enxerto contra hospedeiro (DECH) ou na vigência de terapêutica imunodepressora.

TABELA 2 Vacinas recomendadas para pacientes com neoplasias submetidos a quimioterapia, radioterapia ou corticoterapia e pessoas que convivem com esses pacientes[1]

Vacinas	Pacientes		Conviventes[5]
	Antes do tratamento	Durante o tratamento	
BCG	Não	Não	
DTP/DT/dT/DTPa	Sim[3]	Sim[3]	
VOP	Não	Não	Não
VIP	Sim	Sim	Sim
HB	Sim	Sim	
Tríplice viral	Sim[4]	Não	Sim[2]
VZ	Sim[4], se suscetível	Não	Sim, se suscetível
FA[4]	Sim	Não	
Hib	Sim	Sim	
INF	Sim	Sim	Sim
HA	Sim	Sim	
Menigo C (2 doses)	Sim	Sim	
HPV (3 doses)	Sim (9 a 26 anos)	Sim (9 a 26 anos)	
Pneumo (de acordo com a idade) Pneumo 10/Pneumo 13/ Pneumo 23	Sim	Sim	

Fonte: Manual dos CRIEs – 2019 (modificado).[1]

[1] Seguir, sempre que possível, os intervalos do calendário vacinal de rotina do PNI.

[2] De acordo com as normas de vacinação de rotina do PNI.

[3] Aplicar preferencialmente DTPa.

[4] Se não houver doença que contraindique o uso de vacinas vivas.

[5] Além das vacinas aqui recomendadas, aqueles que convivem com esses pacientes deverão receber as vacinas do calendário normal de vacinações do PNI, conforme sua idade. A vacinação contra rotavírus e tuberculose, devido à faixa etária restrita de indicação da VORH e da BCG-ID, dificilmente serão aplicáveis a esses indivíduos, mas não estão contraindicadas para os conviventes domiciliares de pacientes imunodeprimidos.

TABELA 3 Intervalo entre suspensão de drogas em doses imunossupressoras e a retomada da vacinação com agentes atenuados[1,3]

Droga em dose imunossupressora	Intervalo para aplicação de vacinas atenuadas	Observação CRIE/SBIm
Corticoide	1 mês	SBIm recomenda 1 a 3 meses
Sulfassalazina e hidroxicloroquina	Nenhum	
Micofenolato de mofetila, azatioprina, ciclofosfamida, ciclosporina, tacrolimo, 6-mercaptopurina	3 meses	
Biológicos: anticitocinas e inibidores da coestimulação do linfócito T	3 meses	SBIm acrescenta mínimo de cinco meias-vidas ou o que for menor
Biológicos defletores de linfócitos B	6 meses	

CONSIDERAÇÕES FINAIS

A vacinação da criança tem se mostrado fundamental no controle e eliminação de diversas doenças na pediatria, transformando o cenário das doenças infecciosas nas últimas décadas. A manutenção dessas conquistas é dependente da obtenção de elevadas e homogêneas coberturas vacinais em toda a população.

Cabe ao pediatra, principal responsável pelas informações sobre vacinas para toda a população, estar preparado para orientar, informar e esclarecer as famílias sobre o valor e os benefícios da vacinação da criança e do adolescente, do prematuro, daqueles com fatores de risco e também das gestantes.

REFERÊNCIAS BIBLIOGRÁFICAS

1. Brasil. Ministério da Saúde. Lista nacional de notificação compulsória de doenças, agravos e eventos de saúde pública. Disponível em: http://bvsms.saude.gov.br/bvs/saudelegis/gm/2017/prc0004_03_10_2017.html. Acesso em: 28 fev. 2022.
2. Sociedade Brasileira de Pediatria (SBP). Confiança em vacinas: como o pediatra pode ajudar? Disponível em: https://www.sbp.com.br/fileadmin/user_upload/23221b-MO_Confianca_em_vacinas-_como_o_pediatra_pode_ajudar.pdf. Acesso em: 7 mar. 2022.
3. Brasil. Ministério da Saúde. Secretaria de Vigilância em Saúde. Departamento de Imunizações e Doenças Transmissíveis. Manual de vigilância epidemiológica de eventos adversos pós-vacinação. 4.ed. Brasília: Ministério da Saúde; 2020.
4. Sociedade Brasileira de Pediatria (SBP). Campanha pediatra vacinado. Disponível em: https://www.sbp.com.br/fileadmin/user_upload/Vacinacao_do_pediatra_-_Campanha_2_-_Atualizacao.pdf. Acesso em: mar. 2022.
5. Brasil. Ministério da Saúde. Secretaria de Vigilância em Saúde. Vigilância em saúde no Brasil. Calendário de vacinação. Disponível em: http://antigo.saude.gov.br/saude-de-a-z/vacinacao/vacine-se#calendario. Acesso em: 28 fev. 2022.
6. Sociedade Brasileira de Imunizações (SBIm). Calendários de vacinação SBIm 2020/2021. Disponível em: https://sbim.org.br/calendarios-de-vacinacao. Acesso em: 28 fev. 2022.
7. Sociedade Brasileira de Pediatria (SBP). Calendário de vacinação da SBP 2021. Disponível em: https://www.sbp.com.br/fileadmin/user_upload/23107b-DocCient-Calendario_Vacinacao_2021.pdf. Acesso em: mar. 2022.
8. Brasil. Ministério da Saúde. Secretaria de Vigilância em Saúde. Departamento de Imunização e Doenças Transmissíveis. Manual dos centros de referência para imunobiológicos especiais. Coordenação-Geral do Programa Nacional de Imunizações. 5.ed. Brasília: Ministério da Saúde; 2019.
9. Governo do Estado de São Paulo. Medidas de controle: sarampo/rubéola Atualização – julho de 2017. Disponível em: https://www.saude.sp.gov.br/resources/cve-centro-de-vigilancia-epidemiologica/areas-de-vigilancia/doencas-de-transmissao-respiratoria/sindrome-da-rubeola-congenita-src/doc/sararub17_medidas_controle.pdf. Acesso em: 25 jul. 2022.
10. Koenig KL, Shastry S, Burns MJ. Hepatitis A virus: essential knowledge and a novel identify-isolate-inform tool for frontline healthcare providers. West J Emerg Med. 2017;18(6):1000-7.
11. Chen LH, Wilson ME. Yellow fever control: current epidemiology and vaccination strategies. Trop Dis Travel Med Vaccines. 2020;6:1.
12. Thompson LA, Rasmussen SA. Children and Covid-19 Vaccines. JAMA Pediatr. 2021;175(8):876.
13. Feijó, RB. Vacinação de adolescentes. In: Balallai I. Manual prático de imunizações. 2.ed. São Paulo: A.C. Farmacêutica; 2016. p.392-403.
14. Brasil. Ministério da Saúde. Proteger e cuidar da saúde de adolescentes na atenção básica. Departamento de Ações Programáticas e Estratégicas. 2.ed. Brasília, 2018. Disponível em: http://bvsms.saude.gov.br/bvs/publicacoes/proteger_cuidar_adolescentes_atencao_basica_2ed.pdf. Acesso em: mar. 2022.
15. Sociedade Brasileira de Pediatria (SBP). Departamento Científico de Adolescência. Consulta do adolescente: abordagem clínica, orientações éticas e legais como instrumentos ao Pediatra. 2019. Disponível em: https://www.sbp.com.br/fileadmin/user_upload/21512c-MO_-_ConsultaAdolescente_-_abordClinica_orientEticas.pdf. Acesso em: mar. 2022.
16. Sociedade Brasileira de Pediatria (SBP). Calendário de vacinação SBP 2020. Disponível em: https://www.sbp.com.br/fileadmin/user_upload/22268g-DocCient-Calendario_Vacinacao_2020.pdf. Acessado em março de 2022.
17. Sociedade Brasileira de Pediatria (SBP). Programa de Educação Continuada em Pediatria – Pronap. Imunizações: vacinação do prematuro. Ciclo XX – 20/2017:15-30.
18. Montague EC, Helsinki JA, Williams HO, McCracken CE, Giannopoulos HT, Piazza AJ. Respiratory decompensation and Immunization of preterm infants. Pediatrics. 2016;137:e20154225.
19. Brasil. Ministério da Saúde. Secretaria de Vigilância em Saúde. Departamento de Vigilância das Doenças Transmissíveis. Manual de normas e procedimentos para vacinação. Brasília: Ministério da Saúde; 2014.

20. Sadeck LS, Ramos JL. Resposta imune à vacinação contra a hepatite B em recém-nascidos pré-termo no primeiro dia de vida. J Pediatr (Rio J). 2004;80:113-8.
21. Freitas AR, Donalisio MR. Respiratory syncytial virus seasonality in Brazil: implications for the immunisation policy for at-risk population. Mem Inst Oswaldo Cruz. 2016;111:294-301.
22. Stein RT, Bont LJ, Zar H, Polack FP, Park C, Claxton A, et al. Respiratory syncytial virus hospitalization and mortality: systematic review and meta-analysis. Pediatric Pulmonol. 2017;52:556-69.
23. Kfouri RA, Wagner NH. Infecção pelo vírus sincicial respiratório. In: Neto VA. Imunizações: atualizações, orientações e sugestões. Segmento Farma, 2011. p.393-403.
24. Kfouri RA. Controvérsias em Imunizações – 2018. Coord. Renato de Ávila Kfouri e Guido Carlos Levi. São Paulo: Segmento Farma; 2018. p.65.
25. Hiramatsu H, Suzuki R, Nagatani AH, Miyata M, Fumihiko Hattori F, et al. Rotavírus vaccination can be performed without viral dissemination in the neonatal intensive care unit. J Infect Dis. 2018;217:589-96.
26. Sociedade Brasileira de Pediatria (SBP). DC de Imunizações e Neonatologia. Vacinação em pretermos. Disponível em: https://www.sbp.com.br/fileadmin/user_upload/20947d-GPA_-_Vacinacao_em_pretermos-ok.pdf Acessado em março 2022.
27. Takemoto MLS, Menezes MO, Andreucci CB, Nakamura-Pereira M, Amorim MMR, Katz L, et al. The tragedy of Covid-19 in Brazil: 124 maternal deaths and counting. Int J Gynaecol Obstet. 2020;151(1):154-6.
28. Jones CE, Calvert A, Le Doare K. Vaccination in pregnancy-recent developments. Pediatr Infect Dis J. 2018;37(2):191-3.
29. Kaczmarek MC, Ware RS, McEniery JA, Coulthard MG, Lambert SB. Epidemiology of pertussis-related paediatric intensive care unit (ICU) admissions in Australia, 1997-2013: an observational study. BMJ Open. 2016;6(4):e010386.
30. Brasil. Ministério da Saúde. Anexo V – Instrução Normativa Refernte ao Calendário Nacional de Vacinação 2020. Disponível em: https:/portalarquivos2.saude.gov.br/images/pdf/2020/ fevereiro/20/Anexo-V---Instru----o-Normativaatualizada.pdf. Acesso em: 28 set. 2020.
31. Baxter R, Bartlett J, Fireman B, Lewis E, Klein NP. Effectiveness of vaccination during pregnancy to prevent infant pertussis. Pediatrics. 2017;139(5):e20164091.
32. Abu-Raya B, Maertens K, Edwards KM, Omer SB, Englund JA, Flanagan KL, et al. Global perspectives on immunization during pregnancy and priorities for future research and development: an international consensus statement. Front Immunol. 2020;11:1282.
33. Blanchard-Rohner G, Meier S, Bel M, Othenin-Girard V, Swali RA, de Tejada BM, et al. Influenza vaccination given at least 2 weeks before delivery to pregnant women facilitates transmission of seroprotective influenza-specific antibodies to the newborn. Pediatr Infect Dis J. 2013;32(12):1374-80.
34. Neves N, Kfouri R. Vacinação da mulher. Rio de Janeiro: Elsevier; 2016.
35. Villar J, Ariff S, Gunier RB, Thiruvengadam R, Rauch S, Kholin A, et al. Maternal and neonatal morbidity and mortality among pregnant women with and without Covid-19 infection: the Intercovid multinational cohort study. JAMA Pediatr. 2021;175(8):817-26.
36. Rasmussen SA, Kelley CF, Horton JP, Jamieson DJ. Coronavirus disease 2019 (Covid-19) vaccines and pregnancy: what obstetricians need to know. Obstet Gynecol. 2021;137(3):408-14.
37. Brasil. Ministério da Saúde. Secretaria de Vigilância em Saúde. Departamento de Imunização e Doenças Transmissíveis. Manual dos Centros de Referência para Imunobiológicos Especiais. 5.ed. Brasília: Ministério da Saúde; 2019.
38. Sociedade Brasileira de Imunizações (SBIM) e Sociedade Brasileira de Pediatria (SBP). Imunização na gestação, pré-concepção e puerpério. Disponível em : https://www.sbp.com.br/fileadmin/user_upload/22771e-DT-Imunizacao_Gestacao_pre-concepcao_e_puerperio.pdf Acessado em março de 2022.
39. American Academy of Pediatrics (AAP). Immunizations and other considerations in immunocompromised children. In: Kimberlin DW, Barnett ED, Lynfield R, Sawyer MH (eds.). Red book 2021: report of the Committee on Infectious Diseases. Itasca, IL: American Academy of Pediatrics: 2021. p.72-87.
40. Sociedade Brasileira de Pediatria (SBP). Departamento Científico de Imunizações. Imunizações em crianças e adolescentes que vivem com HIV/Aids. 2ª atualização. Maio de 2020. Disponível em: https://www.sbp.com.br/fileadmin/user_upload/22338h-DocCientifico_-_Imun_CrianAdoles_com_HIV.pdf. Acesso em: 29 maio 2021.
41. Sociedade Brasileira de Pediatria (SBP). DC de Imunizações. Imunização de crianças e adolescentes em situações especiais. Disponível em: https://www.sbp.com.br/fileadmin/user_upload/22721c-DocCient-Imun_de_crc_e_adl_em_situacoes_especiais.pdf Acessado em março de 2022.

40

Semiologia ambiental e sua importância

Marilyn Urrutia-Pereira
Carlos Augusto Mello da Silva

INTRODUÇÃO

As exposições ambientais globais representam uma séria ameaça à saúde infantil, que merece um exame mais aprofundado e uma série de ações[1]. De acordo com a Organização Mundial da Saúde (OMS), as condições ambientais são responsáveis pela morte de aproximadamente três milhões de crianças com até cinco anos em todo o mundo por ano, impondo custos econômicos substanciais, principalmente nos países em desenvolvimento[2].

Na América Latina, 100 mil crianças menores de cinco anos morrem a cada ano em decorrência de perigos ambientais. A mortalidade proporcional de crianças e adolescentes com menos de 14 anos, relacionadas a más condições ambientais, é de 33% para doenças respiratórias, 32% para doenças diarreicas, 26% para acidentes e 7% para câncer[3].

Muitas vezes, pelo fato de a exposição a determinadas condições ambientais ocorrer durante estágios de maior vulnerabilidade para o desenvolvimento da criança (pré-natal, fetal ou primeira infância), seus efeitos são difíceis de controlar e estabelece-se o cenário para doenças crônicas graves ou déficits neurológicos mais tarde na vida[1].

Os pediatras de muitos países em desenvolvimento carecem de treinamento sobre reconhecimento clínico, gestão e prevenção de doenças ligadas ao meio ambiente. Poucos obtêm informações, de forma rotineira, sobre a casa, a escola ou o *playground* como parte da história demográfica e social ou relatam encontrar doenças provavelmente causadas por exposições ambientais, mas a maioria carece de conhecimento para o diagnóstico e tratamento dessas condições[4].

A preocupação com a saúde ambiental deve ser obrigatória para todos os pediatras, pois eles desempenham posição privilegiada e papel-chave na detecção de ameaças ambientais presentes nos locais onde as crianças e adolescentes vivem, aprendem, brincam e estudam, lembrando sempre que essas ameaças são maiores em populações de baixa renda e comunidades marginalizadas[5].

ANAMNESE AMBIENTAL

Uma das ferramentas mais importantes para discernir a importância dos riscos ambientais e as consequências para a saúde ou priorizar a orientação antecipatória é a anamnese ambiental. Perguntas sobre o meio ambiente devem ser um componente da história clínica de rotina[6].

A anamnese ambiental concentra-se em compreender a qualidade e a extensão dos perigos em ambientes onde uma criança passa o tempo e em identificar padrões ou aspectos suspeitos que exigem avaliações adicionais. Na supervisão de rotina da saúde infantil, obter um histórico ambiental pode ajudar a identificar riscos potenciais no ambiente das crianças e a necessidade de orientação preventiva focada na redução da exposição[6].

No contexto da doença ou enfermidade, a anamnese ambiental ajuda a discernir a ligação entre os fatores ambientais (atividades/local/tempo/substâncias) e a natureza de início, piora e melhora dos sintomas. Essas informações podem ajudar a aumentar ou reduzir a suspeita a respeito de uma função para riscos ambientais específicos e ajudar a determinar a necessidade de avaliação adicional pelos aspectos específicos do exame físico ou testes laboratoriais[7], e assim poder aconselhar pais, professores e comunidades sobre como prevenir ou reduzir o impacto desses riscos ambientais, além de recomendar ações pertinentes para os legisladores[6].

Quando a anamnese ambiental deve ser realizada?[8]

A anamnese ambiental é obrigatória:

- Na primeira consulta do paciente.
- Quando o paciente tem história familiar de asma, alergia ou doença autoimune.
- Durante o aconselhamento pré-natal ou pré-concepcional.
- Quando o paciente relaciona o início dos sintomas a exposições ambientais.
- Quando o paciente ou família têm visitas frequentes ao consultório por várias doenças.
- Quando o paciente relata sintomas intrigantes e inespecíficos.

Como a anamnese ambiental deve ser feita?[8]

A abordagem eficiente envolve a busca de uma mudança no ambiente, relacionada ao início ou exacerbação dos sintomas, em vez de buscar uma exposição específica. A vinculação do início ou exacerbação dos sintomas à fonte ou configuração da exposição ajuda a organizar o histórico de exposição pela possível origem (comunidade, casa, dieta, hábitos pessoais, *hobbies*, medicamentos, ocupação).

Perguntas mais específicas podem ser feitas sobre se os sintomas estão temporariamente relacionados a estar em casa, trabalho ou ambientes comunitários e se o início foi associado a qualquer mudança alimentar ou ambiental recente, como uma mudança, um novo local de trabalho ou escola, reformas, novos *hobbies*, móveis, plantas ou animais de estimação:

- Os sintomas melhoram nos fins de semana?
- Ocorrem em situações específicas?
- Alguém em casa ou no trabalho ou escola apresenta esses ou outros sintomas que começaram na mesma época?
- Os sintomas estão presentes quando estão fora de casa ou em férias?

Assim, conseguimos conectar o tipo de exposição (biológica, física ou química) ao ambiente (ar, solo, alimentos ou água) e às vias de exposição (inalação, contato com a pele ou ingestão). É necessário pensar no solo em termos gerais de contatos de superfície (brinquedos de plástico), em vez de simplesmente o solo (sujeira do *playground* como fonte potencial de metais pesados)[8].

PRINCIPAIS AGENTES APONTADOS COMO PREJUDICIAIS À SAÚDE AMBIENTAL PEDIÁTRICA

As crianças ficam expostas a diferentes fatores de riscos ambientais que estão presentes e coexistem nos locais onde elas passam a maior parte do seu tempo. Entre os fatores, destacam-se alguns, descritos a seguir.

Qualidade da água

Em todo o mundo, cerca de três em cada dez pessoas (2,1 bilhões) não têm acesso à água potável em suas residências. A OMS estima que cerca de 60% da população mundial ainda não possui saneamento seguro, sobretudo em zonas rurais. A exposição a más condições de saneamento básico e dificuldade de acesso à água potável implica contaminação por agentes biológicos, incluindo bactérias, vírus e protozoários, assim como a agentes químicos, como efluentes domésticos e ambientais. A frequência de cada agente etiológico é variável conforme o local da exposição, dependendo das doenças infecciosas, endêmicas locais, condições de saneamento, fiscalização da qualidade da água e atividades industriais realizadas na área[9].

Perguntar aos pacientes sobre sua fonte de água potável, se é pública ou privada, é um componente fundamental da anamnese ambiental.

Recomendações para reduzir a exposição pediátrica a contaminantes da água[10]

- Incentivar as famílias a se familiarizarem com sua fonte primária de água e a aprenderem sobre os vários filtros de água comerciais disponíveis.
- Mostrar que a água engarrafada que consomem segue um padrão de segurança mais elevado do que a água da torneira.
- Incentivá-los a testar a água do poço anualmente e após inundações significativas.

Qualidade do ar ambiente

A poluição intradomiciliar advém de lareiras/fogões a lenha, fogões a gás mal instalados ou aquecedores com pouca manutenção, além de poluentes externos que se infiltram no ambiente fechado proveniente do tráfego, de atividades industriais ou agrícolas[11]. A queima doméstica de combustíveis (carvão, carvão vegetal, madeira, resíduo agrícola, esterco animal e querosene, entre outros) é uma das principais fontes de poluentes domiciliares, sendo os mais danosos: material particulado com diâmetro inferior a 2,5 μm ($PM_{2,5}$), carbono negro e monóxido de carbono[11].

A falta generalizada de acesso à energia limpa para uso doméstico tem consequências trágicas em larga escala e foi responsabilizada por número significativo de mortes de crianças menores de 5 anos de idade[11].

A esses poluentes, podem somar-se os:

- Compostos orgânicos voláteis (COV): os níveis médios de diversos componentes orgânicos no ar ambiente são de 2 a 5 vezes maiores do que no ar exterior. Muitas fontes podem gerar ou ressuspender quantidades abundantes de partículas de aerossol no ar interno. Incluem atividades envolvendo combustão, como:[12]
  - Cozinhar: em ambientes internos, cozinhar é reconhecido como uma fonte produtora de aerossóis. Durante as atividades de cozimento, em ambientes sem fumantes, documentou-se aumento dos níveis de $PM_{2,5}$ que atingiram 160 μg/m³

na cozinha e 60 μg/m³ na sala. Em geral, o cozimento com óleo (fritura) é o que mais gera aerossóis. O azeite de oliva e o óleo de amendoim foram os associados à maior emissão de $PM_{2,5}$ em comparação aos óleos de coco, soja, milho e canola[12].

- Fumaça do tabaco: o fumo é uma das fontes mais comuns de emissões de aerossol interno. O fumo passivo representa um importante fator de risco para crianças, mulheres grávidas e outros indivíduos não fumantes. Sem ventilação natural adequada, fumar pode elevar as concentrações de aerossol em ambientes internos e edifícios. O tabagismo passivo é responsável por muitos problemas causados à criança. As crianças cujas mães são fumantes têm cerca de 70% mais problemas respiratórios e maior número de hospitalizações ao longo do primeiro ano de vida. O tabagismo intraútero aumenta a mortalidade infantil em até 80%[12].
- Queima de velas: usadas para fins estéticos e religiosos (meditação, memoriais e cerimônias), geralmente em ambientes internos, é fonte de emissão de partículas. A geração de partículas ultrafinas (diâmetro menor que 0,1 μm; $PM_{0,1}$) pela queima de velas é maior do que a gerada por fumar, fritar carne, cozinhar com um fogão elétrico, entre outras fontes de emissão de partículas. Essas partículas ultrafinas se depositam, na sua maioria, na região alveolar[12].
- Queima de espirais/incensos: a queima de espirais "mata-mosquitos" é muito empregada como repelente de insetos no verão. Em geral, são queimados lentamente em ambientes fechados e geram altas concentrações de PM[12].
- Aspiradores de pó: também são fontes geradoras de partículas aerotransportadas por sua capacidade de liberar ou ressuspender grandes quantidades de pequenas partículas no ar interno[12].
- Impressora a *laser*: pode ser fonte principal de aerossóis em escritórios ou em lares que tenham esse tipo de impressora, e é maior com as coloridas[12].
- Produtos de limpeza doméstica: sobretudo os desinfetantes mais potentes, para reduzir as taxas de infecção viral, têm tido seu uso mais estimulado, causando superexposição dos indivíduos a agentes químicos deles liberados, proporcionando riscos não intencionais para a saúde humana. O mesmo deve ser lembrado com relação aos produtos de beleza sob a forma de *spray*[13].

■ Alérgenos domésticos: ácaros da poeira, pelo e urina de animais de estimação, insetos e roedores, pólen de plantas interiores e mofo são conhecidos como os mais importantes alérgenos domiciliares. Os principais reservatórios de ácaros são carpetes, travesseiros, bichos de pelúcia, roupas de cama e colchões. A exposição ao ácaro ocorre tanto pela proximidade da mucosa nasofaríngea com os depósitos de ácaros quanto pelo aumento da quantidade de ácaros no ar durante a limpeza da casa[14].

Poluentes externos (atmosférico)

A poluição do ar tem amplo impacto sobre a saúde e a sobrevivência das crianças, pois contribui para mais da metade das mortes decorrentes de infecções respiratórias agudas em crianças menores de 5 anos em países de baixa e média renda, e está direta ou indiretamente relacionada a riscos ambientais, o que a torna uma das principais causas de morte infantil em todo o mundo[2].

Os níveis de poluentes em um determinado local são influenciados por condições meteorológicas, das quais as mais importantes são as inversões térmicas, a baixa velocidade dos ventos e as queimadas. Os poluentes atmosféricos provêm de várias fontes, e cada um apresenta características diferentes dependendo da composição e condições sob as quais foram produzidos. A exposição à poluição do ar ambiente começa a influenciar *in utero* e pode prejudicar o desenvolvimento placentário, provocando redução da placenta, do transporte de oxigênio e de nutrientes, e estresse oxidativo. O feto exposto a estímulos nocivos terá sua programação fetal alterada e pode apresentar como consequência nascimento prematuro, baixo peso ao nascer, malformações, maior morbidade e mortalidade perinatal, entre outros. Além disso, a exposição à poluição relacionada ao tráfego é tema de grande preocupação. A exposição ao dióxido de nitrogênio, $PM_{2,5}$ e PM_{10} durante a gravidez e durante o primeiro ano de vida, foi associada a autismo, alterações na função cognitiva, psicomotora, problemas comportamentais[20], maior prevalência de crianças com função pulmonar anormal e desenvolvimento de asma[2,15,16].

Recomendações para reduzir a exposição pediátrica a poluentes transportados pelo ar[10]

- Minimizar ou evitar o tempo ao ar livre em dias de alta poluição, especialmente por crianças com problemas respiratórios.
- Aconselhar as mulheres grávidas a parar de fumar e minimizar a exposição aos poluentes do ar, tanto quanto possível.
- Eliminar a exposição à fumaça do tabaco, incluindo exposição de segunda e terceira mão em mulheres grávidas, bebês, crianças e adolescentes.
- Minimizar a exposição a carros e ônibus escolares em marcha lenta, tanto por crianças quanto por mulheres grávidas.
- Evitar exercícios, incluindo esportes escolares e recreios, perto de estradas e rodovias movimentadas.
- Evitar a exposição ao ar de poluentes industriais, sempre que possível.

Produtos químicos: interferentes ou "disruptores" endócrinos

Definidos como agentes que provocam efeitos danosos à saúde de um organismo intacto e/ou à sua descendência, consequentes a alterações em suas funções endócrinas, os interferentes endócrinos atuam de diversas maneiras: podem mimetizar um hormônio (como os fitoestrógenos que ocorrem naturalmente em certos vegetais) ou podem dificultar ou bloquear a interação dos hormônios com seus receptores. Ao alterarem as funções endócrinas, os interferentes produzem efeitos adversos sobre o crescimento, a capacidade reprodutiva e o sistema imunológico, podendo também afetar o desenvolvimento normal do sistema nervoso[17,18].

Ao interferir no metabolismo energético e na estrutura do tecido adiposo, alguns agentes químicos podem estar relacionados ao aumento da obesidade entre crianças e adolescentes e suas consequências na vida adulta[17,18].

Bisfenol A (BPA)

Produto químico industrial utilizado na fabricação de plásticos, resinas, frascos ou embalagens utilizadas para alimentos e bebidas. Está presente em resinas epóxi, fazendo parte do revestimento de latas de conservas, tampas de garrafas e tubulações de água. O uso de policarbonato com BPA em mamadeiras para bebês e em embalagens metálicas de alimentos infantis foi banido em vários países há algum tempo. O BPA teria efeitos sobre a capacidade reprodutiva e sobre a adipogênese, podendo contribuir para obesidade, resistência à insulina, doença policística, diabetes tipo 2 e disfunção tireoidiana[17-19].

Ftalatos

São denominados agentes plastificantes, utilizados na fabricação de plásticos mais resistentes e flexíveis. Também aparecem na produção de brinquedos, mordedores plásticos, recipientes de alimentos, cateteres, cápsulas com revestimento entérico, adesivos, pisos plásticos, óleos lubrificantes, peças automotivas e produtos de higiene pessoal, como sabonetes, xampus, esmalte de unhas e *sprays* para os cabelos.

As rotas de exposição de ftalatos incluem: ingestão direta e indireta, contato dérmico e inalação. Estudos relacionam os ftalatos com alterações na produção e qualidade dos espermatozoides. A exposição a ftalatos na gestação provocaria danos na tireoide fetal, com risco de distúrbios mentais e cognitivos, redução do quociente de inteligência (QI), hiperatividade, dificuldades de atenção e pior comunicação social[17-19].

Recomendações para reduzir a exposição pediátrica ao BPA e aos ftalatos[10]

- Utilizar recipientes de vidro ou aço inoxidável, livres de BPA e ftalatos.
- Evitar comprar mamadeiras de plástico para bebês e crianças, recipientes de comida, brinquedos, mordedores ou outros produtos que contenham BPA.
- Evitar comprar alimentos em embalagens plásticas.
- Não comer alimentos em recipientes de plástico ou cobertos por plástico aquecidos no micro-ondas.

Pesticidas

Os agrotóxicos são amplamente usados tanto no meio rural como nas áreas urbanas. No meio rural, são aplicados nas lavouras e na pecuária. Dentro das áreas urbanas, eles são empregados para combater vetores de doenças transmissíveis, principalmente a dengue[14]. Eles também têm amplo uso doméstico contra mosquitos, insetos, roedores e outras pragas, geralmente sem informações adequadas sobre os perigos que provocam[3].

A exposição crônica das crianças pode ocorrer via ar, solo, poeira, alimentos e pela exposição direta a produtos agrícolas residenciais, de jardim ou resíduos de produtos. O maior risco é para as crianças e gestantes que moram em áreas agrícolas ou moram com agricultores. Contato com sujeira, solo potencialmente contaminado, atividade mão-boca, caminhadas e brincadeiras na fazenda representam possíveis meios de exposição para crianças[19,20].

O consumo de alimentos é a principal via de exposição a pesticidas em crianças. Alguns pesticidas podem alterar a ação dos hormônios, comportando-se como desreguladores endócrinos. A exposição a pesticidas antes ou durante a gravidez foi associada com alterações na reprodução, aumento de infertilidade, risco de morte perinatal, aborto espontâneo, nascimento prematuro, crescimento fetal retardado e malformações congênitas[3]. Exposições durante períodos de rápido crescimento do cérebro, especialmente no período intrauterino e no início da infância, podem produzir sutis e permanentes efeitos na estrutura e função cerebrais. Os pesticidas também podem provocar toxicidade imunológica, genética e neurológica, com risco aumentado de certos tipos de câncer, anormalidades do neurodesenvolvimento, transtorno de déficit de atenção/hiperatividade, asma e crescimento fetal prejudicado[10].

Recomendações para reduzir a exposição pediátrica a pesticidas[10]

- Consumir produtos orgânicos, se possível.
- Lavar todos os produtos antes do consumo.
- Remover as camadas externas de folhas, descascar as frutas e legumes.
- Retirar a gordura da carne e do peixe, evitar comer a pele.
- Limitar o uso de pesticidas em casa, escola, creche, escritórios.
- Estar ciente do risco que deriva da pulverização de pesticidas ao redor de casas e escolas.

Metais pesados

As exposições a metais durante o período de crescimento intrauterino e na primeira infância são particularmente deletérias para as crianças, não apenas pelos efeitos imediatos, mas também como consequência das deficiências que podem produzir no desenvolvimento das crianças e no risco aumentado de doenças crônicas, como asma, diabetes, câncer, distúrbios do neurodesenvolvimento, anomalias congênitas, obesidade, doenças cardiovasculares e problemas de saúde mental. A determinação da causa-efeito de relações entre essas doenças e exposições aos metais é difícil em virtude de vários fatores de confusão envolvidos no desenvolvimento infantil[19].

Chumbo

Em muitos países em desenvolvimento, o chumbo ainda é encontrado na gasolina, em processos industriais, medicinais, em tintas e canos de casas antigas, em brinquedos infantis de cloreto de polivinila (PVC), na fabricação de manilhas (peça em aço para unir ou fixar cabos), cosméticos, acumuladores elétricos, na fabricação de baterias automotivas e principalmente em empresas de economia informal que reciclam essas baterias. Assim, o chumbo continua sendo um grande problema de saúde pública que tem atraído a atenção da comunidade internacional[21,22].

Os efeitos especialmente deletérios do chumbo para crianças, em comparação com adultos, devem-se a uma série de fatores[21]:

- Crianças menores apresentam maior contato com poeiras contaminadas com chumbo em seu ato de engatinhar e de levar as mãos à boca, assim como objetos e brinquedos, o que contribui com 35% da exposição em crianças.
- Crianças absorvem muito mais chumbo que os adultos (cerca de 4 vezes mais). Tal aumento de absorção pode ser incrementado ainda mais pela carência nutricional de ferro ou cálcio nessa faixa etária.
- As crianças podem ter maior aporte de chumbo através da ingestão de alimentos e água contaminados, 50% se for pós-prandial e até 100% em jejum.
- Nas crianças, o sistema de desintoxicação do fígado é biologicamente imaturo e a barreira hematoencefálica, principalmente nas crianças pequenas, é mais "permeável", facilitando a penetração de chumbo absorvido ao sistema nervoso central (SNC). O cérebro em desenvolvimento estabelece conexões neurais progressivas, expõe janelas de potencial deletério ao desenvolvimento normal, com sequelas de longo prazo em várias funções cerebrais mais complexas.
- Crianças encontram-se vulneráveis a várias privações durante seu desenvolvimento, às quais o chumbo se soma, levando a implicações socioeconômicas, educacionais e comportamentais que limitam o po-

tencial que pode ser alcançado por essas crianças.

- Crianças imigrantes, refugiadas ou adotadas de países com maior exposição endêmica ao chumbo podem ter níveis elevados de chumbo e devem ser consideradas de alto risco.
- Exposição de gestantes ao chumbo também põe em risco o feto. O chumbo atravessa a placenta e se acumula no tecido fetal, com riscos pré e pós-natais que provocam importante comprometimento de seu crescimento e desenvolvimento, e de sua visão, audição e aprendizado.

As fontes de contaminação em crianças são: ingestão ou inalação de poeira ou lascas de tinta de parede, portas ou janelas antigas em mau estado de conservação ou durante atividades de lixamento ou reformas; canos de água com chumbo em residências antigas; enlatados com chumbo em sua composição; panelas com chumbo em suas soldas; brinquedos, giz de cera e enfeites feitos com chumbo; reciclagem de baterias de chumbo de carros; móveis reformados; medicamentos caseiros e cosméticos[21,22].

Os principais sistemas acometidos nas intoxicações pelo chumbo são: sistema nervoso central e periférico, hematológico, renal e cardiovascular. Até pequenos níveis sanguíneos estão associados à perda de QI, alterações neurocomportamentais, de conduta, habilidade de atenção e desempenho acadêmico. Estes efeitos deletérios do chumbo são cumulativos e irreversíveis e com frequência passam inadvertidos, o que aumenta a importância das medidas de prevenção de exposição em crianças. O Fundo das Nações Unidas para a Infância (Unicef) alerta que a intoxicação subclínica de crianças em todo o mundo, especialmente em países subdesenvolvidos e em desenvolvimento, continua de forma massiva e em uma escala largamente negligenciada, pelo desconhecimento desses efeitos[21,22].

Lixo eletrônico

A exposição ao lixo eletrônico é um processo complexo em que muitas rotas e fontes de exposição, diferentes tempos de exposição e possíveis efeitos inibitórios, sinérgicos ou aditivos de muitas exposições químicas são variáveis importantes a serem consideradas[23].

As rotas de exposição podem variar dependendo da substância e do processo de reciclagem. O mais provável é que as pessoas entrem em contato com substâncias tóxicas do lixo eletrônico no ar (queima aberta), solo (descarte), água por ingestão (contaminação das cadeias alimentares em decorrência dos processos de descarte e reciclagem primitiva), inalação e absorção dérmica (poeira e exposição de trabalhadores que trabalham em áreas de reciclagem primitiva e suas famílias[23].

A ingestão é considerada a via de exposição mais importante dos contaminantes do lixo eletrônico e inclui ingestão alimentar, água potável ou ingestão direta de solo ou poeira, mas deve ser levado em conta que a baixa ingestão diária de metais pesados não equivale necessariamente a um baixo risco de efeitos adversos à saúde, pois a maioria dos metais se acumula no corpo humano e a ingestão crônica de baixos níveis pode se acumular em níveis tóxicos ao longo do tempo[23].

Os métodos primitivos de reciclagem (trituração mecânica e queima aberta) para remover o isolamento plástico de cabos de cobre podem liberar produtos químicos altamente tóxicos que representam uma ameaça ao meio ambiente, à cadeia alimentar e à saúde humana[23].

As crianças são um grupo particularmente sensível por causa de rotas adicionais de exposição (exposição à amamentação e placentária), comportamentos de alto risco (atividades de mão-boca nos primeiros anos e comportamentos de alto risco na adolescência) e suas mudanças fisiológicas (alta inalação de ar, ingestão de água e de alimentos e baixas taxas de eliminação de toxinas). Filhos de trabalhadores de reciclagem de lixo eletrônico também enfrentam contaminação com a roupa e a pele de seus pais e exposição direta (doméstica) em alto nível se houver reciclagem em suas casas[23].

Altos níveis de poluentes de lixo eletrônico nas matrizes de água, ar, solo, poeira, peixes, vegetais e humanos (sangue, urina, leite materno) indicam que os trabalhadores de lixo eletrônico, os residentes que vivem a uma distância específica das áreas de reciclagem de lixo eletrônico e as gerações futuras estão expostos a importantes riscos ambientais[23].

Radônio

O radônio é um gás radioativo incolor, inodoro e insípido, de ocorrência natural, que pode ser encontrado em altas concentrações em espaços internos, como residências e locais de trabalho. É produzido pela decomposição radioativa natural do urânio presente em solos, rochas e na água. O radônio é facilmente liberado do solo para o ar, onde se decompõe e emite outras partículas radioativas. Ao inspirar, as partículas são inaladas e depositadas nas células de revestimento das vias aéreas, onde podem danificar o DNA e levar ao câncer de pulmão[24].

Minas, grutas e estações de tratamento de água são alguns dos locais onde se registram os níveis mais elevados de radônio. A exposição a esse gás ocorre principalmente em casas, pois sua concentração em edifícios depende das características geológicas do local (p. ex., seu conteúdo de urânio e a permeabilidade das rochas e solos onde fica o edifício), os caminhos que o radônio pode encontrar para se infiltrar no solo nas casas e sua emanação de materiais de construção[24].

Exposições transferidas do trabalho para casa como um perigo para a saúde pública[25]

Existem inúmeros poluentes ocupacionais provenientes de ampla variedade de áreas industriais e ambientes de trabalho. Esses poluentes podem ser trazidos inadvertidamente do local de trabalho para casa, de várias maneiras, e podem afetar negativamente a saúde da família.

Os pais podem carregar materiais perigosos do trabalho para casa sem perceber em suas roupas, pele, cabelo, ferramentas de trabalho e veículos, tornando-se "ferramentas" pelas quais os riscos ocupacionais são trazidos para o ambiente doméstico.

Recomendações para prevenir que os poluentes do local de trabalho sejam levados para casa[25]

- Reduzir a exposição no local de trabalho observando as práticas de segurança.
- Limpeza úmida regular de pisos e superfícies de trabalho, evitando poeira seca.
- Usar métodos de lavagem adequados e eficazes para garantir a descontaminação da pele.
- Tomar banho antes de deixar o local de trabalho.
- Tomar banho imediatamente após a chegada em casa, se não puder ser feito no local de trabalho.
- Trocar de roupa e calçado de trabalho antes de ir para casa.
- Deixar as roupas e calçados contaminados no local de trabalho para serem devidamente limpos pelo empregador.

- Lavar as roupas contaminadas separadamente das roupas da família se for necessário lavá-las em casa.
- Proibição de trazer roupas contaminadas do trabalho para casa.
- Separação das áreas de trabalho das áreas residenciais (para aqueles que trabalham em suas casas).
- Limpeza regular dos veículos usados para o trabalho.
- Informar membros da família sobre armazenamento e descarte adequados de materiais perigosos para aqueles que trabalham em suas casas.

TESTES LABORATORIAIS

Os testes laboratoriais são uma ferramenta importante para auxiliar os médicos na avaliação de pacientes com doenças potencialmente relacionadas ao meio ambiente, no entanto, pode ser desafiador selecionar ou interpretar os testes toxicológicos apropriados[26].

Avanços recentes em técnicas analíticas e acesso expandido do consumidor a laboratórios ambientais levaram ao aumento dos testes laboratoriais para vários agentes tóxicos ambientais, incluindo metais. No entanto, a maioria desses testes tem poucas evidências clínicas e não é validada para uso clínico.

Dada a falta de conteúdo de saúde ambiental no treinamento médico, os pediatras podem se sentir mal preparados para lidar com a maioria das questões ambientais que encontram na prática, incluindo a interpretação de resultados laboratoriais de agentes tóxicos ambientais.

Embora os testes em si possam não causar danos diretos aos pacientes, os resultados de testes selecionados inadequadamente podem levar o paciente a estresse e ansiedade significativos, assim como acompanhamento ou tratamento desnecessário[26].

RECOMENDAÇÕES: PERSPECTIVA DE ATENDIMENTO INDIVIDUAL AO PACIENTE[2]

- Observar o ambiente.
- Avaliar as condições pediátricas vinculadas ao meio ambiente e compreender as exposições pediátricas que podem levar a distúrbios na infância, adolescência e/ou idade adulta.
- Utilizar laboratório especializado em saúde ambiental e interpretar os resultados de forma adequada.
- Comunicar as condições de saúde adequadas aos setores adequados de saúde pública estadual ou local.
- Desenvolver um plano para reduzir a exposição de um paciente ou criança a contaminantes ambientais.
- Avaliar a eficácia de métodos de redução da exposição ambiental.
- Identificar e coordenar os recursos comunitários disponíveis para melhorar o bem-estar do paciente.
- Responder a perguntas sobre exposições agudas de pais e profissionais de saúde.

PERSPECTIVA DE DEFESA DA COMUNIDADE[27]

- Avaliar o problema de saúde em uma comunidade.
- Avaliar a exposição ambiental em uma comunidade.
- Comunicar sobre os riscos ambientais para a comunidade, conselho escolar, grupos políticos e outras partes interessadas.
- Desenvolver e implementar uma intervenção baseada na comunidade.
- Avaliar a eficácia de uma intervenção comunitária.
- Trabalhar efetivamente como membro de uma equipe multidisciplinar.

CONCLUSÃO

O aumento dos conhecimentos sobre a saúde ambiental e a incorporação da anamnese ambiental pediátrica no dia a dia de trabalho do pediatra permitirá[4,5,20]:

- Aumentar a conscientização, entre os cuidadores, sobre condições e situações domésticas potencialmente perigosas às quais as crianças podem estar expostas.
- Melhorar o entendimento sobre os efeitos nocivos dessas condições para a saúde e o desenvolvimento das crianças.
- Aumentar as informações e preocupações com a saúde ambiental entre as famílias, professores, comunidade e autoridades competentes.
- Aumentar a comunicação e troca de experiências com outros centros engajados na saúde ambiental pediátrica.
- Estimular a criação de espaços verdes nas comunidades.

REFERÊNCIAS BIBLIOGRÁFICAS

1. Buka I, Brennan L, Tarrabain J, Aghazadeh S, Drisse MNB. Need for global core competencies in Child Health and the Environment: a Canadian perspective. J Epidemiol Comm Health. 2020;74(12):1056-9.
2. Air pollution and child health prescribing clean air. 10 jul. 2018. Disponível em: https://www.who.int/publications/i/item/air-pollution-and-child-health [acesso set. 2021].
3. Froes Asmus CI, Camara VM, Landrigan PJ, Claudio L. A systematic review of children's environmental health in Brazil. Ann Glob Health. 2016;82(1):132-48.
4. Landrigan PJ, Braun JM, Crain EF, Forman J, Galvez M, Gitterman BA, et al. Building capacity in pediatric environmental health: the Academic Pediatric Association's Professional Development Program. Acad Pediatr. 2019;19(4):421-7.
5. Ortega-García JA, Tellerías L, Ferrís-Tortajada J, Boldo E, Campillo-López F, van den Hazel P, et al. Amenazas, desafíos y oportunidades para la salud medioambiental pediátrica en Europa, América Latina y el Caribe. An Pediatria. 2019;90(2):124.e1-124.e11.
6. Mello-da-Silva CA, Fruchtengarten LV, Dall'Agnese RM. Anamnese ambiental em pediatria. Departamento Científico de Toxicologia e Saúde Ambiental. SBP, Nº 02, maio de 2019. Disponível em: https://www.sbp.com.br/fileadmin/user_upload/_21802d-DC_-_Anamnese_Ambiental_em_Pediatria.pdf [acesso set. 2021].
7. Karr C. Addressing environmental contaminants in pediatric practice. Pediatr Rev. 2011;32:190-200.
8. Marshall L, Weir E, Abelsohn A, Sanborn MD. Identifying and managing adverse environmental health effects: 1. Taking an exposure history. CMAJ 2002; 166(8):1049-55.
9. Neira M, Gore F, Marie-Noel B, Espina C, Rodriguez LM, Pronczuk J. Salud infantil y medio ambiente: Iniciativas de la Organización Mundial de la Salud. Bol Pediatr. 2010;50(S1):4-10.
10. McClafferty H. Environmental health: children's health, a clinician's dilemma. Curr Probl Pediatr Adolesc Health Care. 2016;46(6);184-9.
11. Rosario Filho NA, Urrutia-Pereira M, D'Amato G, Cecchi L, Ansotegui I J, Galán C, et al. Air pollution and indoor settings. World Allergy Org J. 2021;14: 100499.
12. Chen B, Jia P, Han J. Role of indoor aerosols for COVID-19 viral transmission: a review. J Environ Chem Lett. 2021;13:1-18.
13. Li D, Sangion A, Li L. Evaluating consumer exposure to disinfecting chemicals against coronavirus disease 2019 (COVID-19) and associated health risks. Environ Int. 2020;145:106108.
14. Galappaththi H. Sri Lanka: report on its children's environmental health. Rev Environ Health. 2020;35(1):65-70.
15. Urrutia-Pereira M, Simon L, Rinelli P, Sole D. Air pollution: our daily cigarette Arq Asma Alerg Imunol. 2018;2(4);427-33.
16. Shao J, Zosky G, Wheeler A, Dharmage S, Dalton M, Williamson GJ, et al. Exposure to air pollution during the first 1000 days of life and subsequent health service and medication usage in children. Environ Pollut. 2020;256:113340.
17. Mello-da-Silva CA, Fruchtengarten L. Riscos químicos ambientais à saúde da criança. J Ped (Rio J). 2005; 81(S5):S205-S211.
18. Burgos-Aceves MA, Abo-Al-Ela HG, Faggio C. Physiological and metabolic approach of plastic additive effects: Immune cells responses. J Hazard Mat. 2021;404:124114.
19. World Health Organization (WHO). Inheriting a sustainable world: Atlas on children's health and the environment. Disponível em: https://www.who.int/publications/i/item/9789241511773 [acesso set. 2021].
20. Pascale A, Laborde A. Impact of pesticide exposure in childhood. Rev Environ Health. 2020;35(3):221-7.
21. United Nations Children's Fund (Unicef). The toxic truth: children's exposure to lead pollution undermines

a generation of future potential. Disponível em: https://www.unicef.org/reports/toxic-truth-childrens-exposure-to-lead-pollution-2020 [acesso set. 2021].

22. Toxicidade do Chumbo na Infância. Documento Científico. Departamento Científico de Toxicologia e Saúde Ambiental. SBP. Disponível em: https://www.sbp.com.br/fileadmin/user_upload/22887g-DC-Toxicidade_do_Chumbo_na_Infancia.pdf [acesso set. 2021].
23. Grant K, Goldizen FC, Sly PD, Brune MN, Neira M, van den Berg M, et al. Health consequences of exposure to e-waste: a systematic review. Lancet Glob Health. 2013;1(6):e350-61.
24. World Health Organization (WHO). Radon and health. 3 fev. 2021. Disponível em: https://www.who.int/news-room/fact-sheets/detail/radon-and-health [acesso set. 2021].
25. Bulgur I, Piyal B. Exposures moved from work to home as a public health hazard. İstanbul Med J. 2021;22(1):1-7.
26. Zajac L, Johnson SA, Hauptman M. Doc, can you test me for "toxic metals"? Challenges of testing for toxicants in patients with environmental concerns. Curr Probl Pediatr Adolesc Health Care. 2020;50(2):100762.
27. Bravender, T., Smith Bravender, L. Expanding the definition of pediatric environmental health. Pediatr Res. 2020;87:976. doi.org/10.1038/s41390-019-0426-4

Diagnóstico da violência na infância e adolescência

Marco Antônio Chaves Gama
Luci Pfeiffer

VIOLÊNCIA DIGITAL EM PEDIATRIA: DIAGNÓSTICO

Introdução

Do mundo virtual, é importante ressaltar o lado positivo e os benefícios que essa tecnologia trouxe para a humanidade, em todas as áreas, como na saúde, na produção de bens, na segurança, educação, divertimento e comunicação. Porém as tecnologias de informação e comunicação (TIC) entraram no mundo real com velocidade intensa, trazendo seus benefícios mas também, o seu mau uso, seja para pais, crianças e adolescentes, seja para pessoas que andam à margem da lei, causando vários problemas à infância e adolescência.

Para se ter a ideia da velocidade com que as novas tecnologias entraram na vida real de muitos, o tempo gasto para as mídias atingirem uma população de 49 milhões de usuários foi de 38 anos para o rádio, 14 anos para a televisão, 4 anos para a internet, 8 meses para o Facebook. Em 4 meses o WhatsApp atingiu 100 milhões de pessoas, e o Pokémon GO, 19 dias.

Essa forma de entrada do mundo virtual nas famílias não aconteceu sem consequências. Diante disso, é claro que nem todos os adultos, crianças e adolescentes tiveram tempo para assimilar e avaliar as influências positivas e negativas dessas novas tecnologias, nem das alterações no consumo e nos comportamentos de seus usuários, que poderiam ocorrer. Muito menos conseguiram estabelecer as regras e leis, tanto domésticas como regionais e universais, para o uso desse instrumento e proteção de todos.

Nesse contexto, o pediatra precisa estar preparado para fazer diagnósticos dos problemas causados pelo uso negativo e excessivo da internet, seja pelos pais e/ou pelos seus filhos. É preciso que haja o diagnóstico desse mau uso e de suas consequências, bem como a orientação para o melhor uso.

A violência digital contra crianças e adolescentes: características, sinais e sintomas

Os sinais e sintomas decorrentes da violência digital contra crianças e adolescentes vão variar por faixa etária e hábitos na forma de uso da internet, e dos riscos a que ficam expostos, podendo se tornar vítimas de crimes praticados pelas vias do mundo virtual.

Quanto aos agressores, as possibilidades podem começar pela negligência dos pais fixados no uso excessivo das novas tecnologias, de maneira consciente ou inconsciente, ou os que cometem violências, como pessoas do relacionamento ou desconhecidas da criança e do adolescente, e até por estes, em formas de autoagressão.

Quanto ao tempo de duração, têm-se a violência virtual aguda e a forma crônica, com níveis de gravidade do leve ao grave e gravíssimo.

Quanto ao tratamento, pode-se ter cura sem sequelas e com sequelas de leves a graves; em casos extremos, pode evoluir até para a morte.

Contextualização do mundo virtual no universo da infância e adolescência

O brincar na infância com brincadeiras e brinquedos do mundo real também vem sofrendo mudanças. As calçadas, a rua, as praças e os lugares seguros onde as crianças se encontravam para jogar e se divertir em conjunto, ao longo do tempo, foram ficando vazios. Hoje, praticamente, nas cidades de médio e grande porte, o brincar na rua acabou, sendo reduzido aos espaços das casas, dos apartamentos e dos *playgrounds* de prédios. Além da redução do espaço físico, de alguma forma houve a redução do repertório de brincadeiras das crianças e adolescentes, que foram se perdendo ao longo do tempo na falta da passagem de pais para filhos, sendo substituído, em variados graus, pelo se ocupar de brincar no mundo virtual.

Manipulação das emoções

O Facebook fez um estudo em 2012 mostrando como é possível manipular as emoções, em conjunto com pesquisadores ligados às Universidades de Cornell e da Califórnia que descreveram um experimento em que o algoritmo do *feed* de 689.003 usuários foi manipulado para essa avaliação. O estudo mostrou que, quando as falsas mensagens eram animadoras ou depressivas apresentadas aos usuários, produziam uma resposta positiva ou negativa em seus *status*. O estudo chamou esse efeito de "contágio emocional em larga escala" e constatou que os expostos ao experimento realmente reagiam à exposição do material de forma direta, como a esperada[1].

Algoritmos e inteligência artificial[2,3]

Algoritmos são a base do processo de desenvolvimento de *softwares* e selecionam um subconjunto de objetos de conteúdo em função das pontuações de afinidades utilizadas entre o usuário e os objetos de conteúdo.

Os algoritmos são os responsáveis por determinar quais conteúdos e quais páginas aparecerão primeiro para o usuário, na linha do tempo de suas respectivas contas nos aplicativos, de acordo com seu perfil, idade ou outros interesses identificados na rede.

A inteligência artificial (IA) reúne os dispositivos capazes de simular a capacidade humana de raciocinar, tomar decisões e resolver problemas.

Influência das redes sociais, *sites* e *blogs*

Por outro lado, as exigências dos conteúdos colocados nos *sites*, *blogs*, redes sociais, muitas vezes desmedidas e sem fundamentos, podem levar à impossibilidade dos pais de cumpri-las, criando situações de ansiedade intensa, especialmente para as mães com insegurança no cuidar do bebê.

Sociedade com perfil narcisista, consumista, individualista

O mundo virtual mostrou que uma parte da sociedade tem uma necessidade narcisista de expor sua vida, desde roupas, o que está comendo, onde está passeando e outros detalhes pessoais pelas redes sociais. Na maioria das vezes enviam conteúdo para pessoas que nem conhecem, seguindo um perfil de consumismo, alimentado pelos mesmos aplicativos e com um comportamento individualista, porém que necessita ser reconhecido por outros, até desconhecidos.

Além desses comportamentos, os pais em geral procuram na internet informações sobre como cuidar dos filhos, muitas vezes seguindo orientações sem embasamento técnico-científico. Ainda, alguns pais nativos digitais, que nasceram a partir de 1980, fazem checagem na internet sobre qualquer tema, mesmo que seja de seu conhecimento, de uma forma habitual.

Conceitos importantes

O pediatra deve conhecer alguns conceitos importantes para abordar o tema com os pais, crianças e adolescentes, especialmente quando estiver realizando a anamnese sobre o uso digital de pais e filhos[4-6].

1. Psiquismo da criança: o psiquismo tem origem diretamente ligada aos fatores sociais e culturais que estão presentes no dia a dia, para moldar a mente de um indivíduo. Esse processo ocorre desde os primeiros dias de vida até a adolescência e se estabelece ao longo de toda a vida dela. Importante entender que criança de pouca idade pensa e passa a entender de muitos assuntos que são falados à sua volta.
2. Uso excessivo da internet: apresenta-se como a impossibilidade do indivíduo de controlar o uso e seu envolvimento crescente com a internet, uso este que passa a tomar conta de seu tempo, com o abandono das outras atividades diárias de estudo, trabalho e lazer, levando à perda progressiva do contato com o mundo real.
3. *Cyberbullying*: é o *bullying* realizado empregando-se as tecnologias digitais. Pode ocorrer nas mídias sociais, plataformas de mensagens, de jogos e celulares. É um comportamento repetido, com o intuito de assustar, enfurecer ou envergonhar aqueles que são vítimas.
4. "Desafios perigosos": disseminados pela internet, têm como característica provocar mal-estar e dor no próprio desafiado ou que este venha a causar em outro. Têm levado muitas crianças e adolescentes a atitudes que deixam sequelas irreversíveis e até a morte. Não há como classificá-los como "brincadeiras", nem jogos, nem apenas como simples desafios, pois os riscos e danos à saúde física e mental de crianças e adolescentes os acompanham.
5. *Nude*: consiste no envio de fotos pessoais, do corpo desnudo ou com roupas íntimas, ou de partes do corpo, em atitudes sensuais ou eróticas, habitualmente no estilo *selfie*, com conotação sexual, em relacionamentos apresentados como de intenção amorosa, mas também em grupos ou como resposta a táticas de sedução.
6. Pornografia infantil: pelos meios virtuais define-se como qualquer representação, por qualquer meio, de uma criança envolvida em atitudes ou atividades sensuais, eróticas e até sexuais, reais ou simuladas, ou qualquer representação dos genitais de uma criança para fins primordialmente sexuais.
7. *Sexting*: é o nome dado aos atos de envio e compartilhamento de textos, fotografias ou vídeos de conteúdo sensual ou erótico, que são enviados pela internet por plataformas, aplicativos, redes sociais ou *e-mail*, para pessoa do relacionamento próximo, grupos ou de forma aleatória.
8. *Grooming*: é o assédio sexual praticado pela internet, baseado em estratégia de identificação do alvo, pesquisa de suas rotinas e

preferências, acercamento, criação de laços de identificação para chegar à sedução.

9. Sextorção: consiste na chantagem feita pela ameaça de divulgação de imagens explícitas, íntimas ou embaraçosas de natureza sexual de uma pessoa, sem seu consentimento, ou por fraude, praticada pelos meios virtuais, para a extorsão financeira.
10. Estupro virtual de crianças e adolescentes: constitui qualquer tipo de indução ou coerção à prática de atos sexuais de todas as espécies, diante das câmeras das telas conectadas à internet, ou pelo envio dessas imagens, a serem assistidos como forma de satisfação sexual perversa dos agressores, que buscam suas vítimas nos meios do mundo virtual.
11. Automutilação sob a forma de *cutting*: *cutting* é uma palavra inglesa que significa corte. Trata-se de um tipo de autoagressão não suicida, em que a criança e o adolescente fazem cortes de localização, profundidade e tamanho variados em seu próprio corpo, a buscar o alívio de uma dor psíquica intensa. Porém, na prática, isso não funciona assim, e as crises de provocar lesões em si mesmo tendem a se tornar mais frequentes e mais intensas. A faixa etária de maior incidência é de 10-19 anos, e a maior prevalência no sexo feminino. No corpo, os locais mais frequentes de fazerem os cortes são antebraço, coxas e abdome, habitualmente onde a mão e a visão alcançam. Algumas vezes os adolescentes consultam na internet a maneira de fazer o *cutting* e podem também enviar fotos do feito para seus pares ou grupos que usam dessa prática.
12. Cibersuicídio: na infância e adolescência, em geral, o cibersuicídio é causa multifatorial, mas, com as novas TIC, apresenta um novo cenário e um novo modo de ação e de prevenção, inclusive de orientações por meio da internet de como chegar à morte.

SINAIS, SINTOMAS E DIAGNÓSTICO DA VIOLÊNCIA VIRTUAL POR FAIXA ETÁRIA

Na faixa de 0 a 2 anos

Negligência[3]

Negligência, palavra originária do latim *negligentia*, expressa falta de cuidado, desatenção. A internet tem sido uma das principais fontes de consulta e informação para pais que tentam se orientar em *sites*, aplicativos, *blogs* e redes sociais para o cuidar de seus filhos, desde a gravidez até a adolescência, sem se assegurarem de seu caráter técnico-científico. Além disso, quando os pais consultam a internet por determinada dúvida, até conseguem algumas respostas, mas logo após a primeira, em geral, quando vão digitar uma segunda pergunta, são induzidos a outras questões nem mesmo pensadas, conduzidas pela inteligência artificial e algoritmos.

Esse mecanismo de resposta pode levar a orientações sem que se tenha a visão total da situação que desencadeou a pesquisa dos pais, muito menos a resposta procurada para o problema que deu origem à pesquisa. Diante disso, podem acontecer erros que levam os pais a tomarem decisões equivocadas quanto a seus filhos, com risco para a saúde física e psíquica da criança,

Em relação à busca de orientações sobre saúde na internet, que deveriam ser procuradas com o pediatra, as respostas serão dadas com base nas frações captadas pelos algoritmos, sem a visão do todo. Essa sequência poderá levar os pais a conclusões equivocadas, por exemplo, os filhos têm problemas graves de saúde ou os pais não são capazes do cuidar de suas crianças.

Um dos principais diagnósticos de violência causados pelo mau uso do mundo virtual na faixa etária de 0-2 anos seria a *desvinculação entre pais e filhos*, tendo como uma das causas a forma do uso da internet, as influências causadas nos comportamentos dos pais e o estímulo do uso precoce pelas crianças da internet.

Informações que o pediatra precisa conhecer sobre o comportamento dos pais e as influências negativas da internet

1. Algumas mães às vezes amamentam seus bebês como em um "modo automático", com o olhar e atenção fixos em seus celulares ou em outras telas, podendo não conhecer o quanto isso pode influenciar o psiquismo em formação do recém-nascido e o afeto.
   Spitz, pediatra, demonstrou que o olhar da mãe durante a amamentação tem importância na formação do afeto e depois do sorriso[7]; Lacan, psicanalista, preconiza que, antes de aprender a olhar, precisamos ser olhados, apontando para a importância da vinculação mãe/bebê desde os primeiros dias de vida[8].
2. Há uso excessivo de telas na internet pelos pais em detrimento da relação de afeto com seus filhos.
3. Terceirização do cuidado dos filhos com a introdução precoce de telas para crianças. O recém-nascido e a criança de baixa idade, em geral, descobrem de maneira natural o ambiente que os rodeia em três dimensões, com suas cores, sabores, cheiros, formas, consistência e sons diferentes, na velocidade e modo que eles escolhem entre o que lhe é apresentado pelo mundo real. Quando é oferecida à criança uma tela com imagens planas, sons vibrantes e repetitivos, na mesma sequência em uma única dimensão, sem a possibilidade da escolha no seu tempo, acontece uma perda importante de estímulos que são necessários para seu bom desenvolvimento físico e psíquico.
   Segundo Erick Kandel, a plasticidade neuronal é a capacidade dos neurônios de formarem conexões. O cérebro não está pronto ao nascer, e os estímulos dos pais são fundamentais para seu desenvolvimento[9].
4. Na internet pode-se encontrar as mais variadas influências para orientação de como cuidar das crianças nas situações mais diversas, mas muitas não têm respaldo técnico-científico. Alguns *sites*, *blogs* e redes sociais, pelo fato de terem muitos seguidores, passam a ser o argumento para que a informação seja acreditada. Alguns exemplos são os "ruídos brancos" para indução do sono. Os chamados "ruídos brancos", que propõem a semelhança aos sons ouvidos pelo feto no útero materno, como os da água saindo de uma torneira aberta, os ruídos do secador de cabelo, aspirador de pó, máquina de lavar roupa, televisão ou rádio fora de sintonia, são colocados para o bebê, muitas vezes, colados ao seu ouvido. Dessa forma, o córtex cerebral fica saturado e incapacitado de receber outros estímulos sonoros, isolando o bebê do mundo externo e especialmente do humano, podendo causar um bloqueio à vinculação pais e filhos.

Sintomas

As crianças podem apresentar, em decorrência de ausências ou abandonos dos pais, sofrimentos que se tornarão aparentes por alguns sintomas e sinais, como de irritabilidade, dificuldades na forma de se alimentar, distúrbios do sono, choro frequente e alterações do comportamento em geral, podendo chegar ao comprometimento do desenvolvimento físico, psíquico e motor. Em certas situações, podem evoluir para afastamento progressivo dos pais de grau leve até grave.

Por essas razões, o autor propõe uma expansão da puericultura tradicional para que essas causas de distúrbios do desenvolvimento da criança possam ser abordadas, prevenidas, diagnosticadas e tratadas, como atualização para uma puericultura digital.

Puericultura digital[10]

A puericultura digital é uma extensão e atualização da puericultura tradicional no cuidado das crianças, destinada a orientar gestantes, mães e pais sobre as influências das novas tecnologias do mundo virtual, que hoje permeiam boa parte dos relacionamentos entre pessoas e que podem trazer danos importantes na vinculação pais e filhos, bem como na saúde física e psíquica da criança. É uma ferramenta importante para conhecer o uso excessivo da internet pelos pais, bem como as influências causadas em seus comportamentos e decisões sobre o cuidar dos filhos e sobre o uso precoce das telas pelas crianças.

É importante que essa abordagem não tenha um tom de crítica ou censura, mas, sim, de acolhimento aos pais, principalmente se estiverem passando por pressões de informações e desinformações do mundo digital, como *sites*, aplicativos e redes sociais.

Atuação do pediatra

Em geral, o comportamento dos pais quanto ao uso da internet e quanto a seus filhos não faz parte de maneira rotineira das informações e/ou dúvidas da família durante uma consulta pediátrica. Com isso, o pediatra, com a introdução da puericultura digital, tem a possibilidade de fazer o diagnóstico da criança em relação aos sinais e sintomas causados diretamente pelo uso precoce ou por estar sendo vítima de atitudes negativas dos pais por influência de orientações não técnico-cientificas aplicada aos filhos.

Devido à crescente participação e influência do mundo digital na vida de todos, é importante que o pediatra fique atento às influências virtuais nos comportamentos e decisões dos pais sobre seus filhos.

Diagnóstico: desvinculação de pais e filhos

No caso de sinais de desvinculação e abandono progressivo das funções materna e paterna para com o filho e/ou uso das telas para terceirizar o cuidado, a orientação do pediatra continua a ser fundamental, bem como o seguimento mais frequente do desenvolvimento da criança, para avaliar os possíveis atrasos e alterações do comportamento.

Tratamento

Nos casos de recém-nascidos e crianças, com diagnóstico de desvinculação leve, o pediatra pode intervir, e em boa parte dos casos os pais nem estavam percebendo esse fato. Com a orientação e o seguimento nas próximas consultas incluindo a puericultura digital, é possível controlar o quadro na grande maioria das situações.

Os casos de desvinculação mais graves costumam não ser passíveis de controle só pelo pediatra. Esse tratamento dos pais e criança necessita ter início imediato, por uma equipe multiprofissional, para trabalhar a construção dos vínculos rompidos.

Para aqueles sem comprometimento da desvinculação entre pais e filhos, está indicada a inclusão da puericultura digital como forma de orientação e prevenção para a saúde da família.

A importância de *brincar com a criança* está não só na construção do afeto, no desenvolvimento positivo do psiquismo, mas no desenvolvimento de vários repertórios que serão importantes para toda a vida do filho.

Assim, recomenda-se não haver introdução das telas do mundo virtual nos primeiros 2 anos de vida[11].

Anamnese digital

Aqui é importante introduzir uma nova ferramenta para os pediatras, em continuidade à puericultura digital para as idades a partir de 3 anos de idade, que é anamnese da história do uso digital de pais e filhos.

QUADRO 1 Anamnese sobre o uso digital de pais e filhos ou anamnese digital

Esta é uma ferramenta valiosa para o pediatra, como sequência da puericultura digital. É importante que essa anamnese busque informações tanto sobre o uso digital pelas crianças e adolescentes como também e principalmente sobre o uso das telas e internet pelos pais, para que o pediatra saiba da dinâmica digital da família e possa diagnosticar os problemas causados por seu mau uso.

Quanto aos pais, é necessário avaliar seus tempos de uso, que não sejam de trabalho habitual, quando estão com os filhos, e se o comportamento de cada um é passivo ou ativo em relação à exposição de imagens. Neste texto classifica-se como comportamento *passivo digital* o uso pelos pais de *sites*, aplicativos, *blogs* e redes sociais sem haver sua exposição de suas imagens e da família e *ativo digital* quando publicam estas imagens. Diante do encontro desses comportamentos na *anamnese digital*, é possível encontrar as seguintes situações no Quadro 2:

QUADRO 2 Sinais de risco identificados pela anamnese digital

1. Sinais de desvinculação entre pais e filhos.
2. Atitude-espelho de filhos, que imitam seus pais no mau uso de telas.
3. Filhos que se sentem trocados pela atenção desviada dos pais pelo mundo digital.
4. Invalidade da cobrança dos pais pelo mau uso das telas pelos filhos, em face de seus exemplos, como na exposição de suas imagens.

Diante das informações do uso digital pelos pais, o segundo momento é colher a história do uso digital pelos filhos, como tempo e horário de uso, o que estão acessando nas redes sociais e nas buscas de *sites*, os tipos de jogos, bem como dos dados diretos relacionados à saúde e rotina diária, como as relações das refeições e do sono no tocante ao uso de internet.

É adequado que o pediatra, sempre que possível, converse com a criança e o adolescente em separado dos pais, principalmente se houver suspeita de *cyberbullying*, conversas com estranhos, exposição da imagem e em caso de vítima de crimes do mundo virtual, como o sexual, sempre com abordagem acolhedora e sem prejulgamento.

A partir de 6 anos até os 19 anos de idade, crianças e adolescentes vão ficar mais expostos a todo tipo de violência no mundo virtual se ocorrer mau uso, alguns pela exposição precoce a conteúdos adultos e outros pela onipotência de acharem que as más consequências de seus atos na internet só acontecem com o outro.

Do obtido na anamnese digital, é possível fazer o diagnóstico, caso o motivo da consulta seja por problemas pelo mau uso da internet, mas também entender a interferência desse uso na saúde física e mental das crianças e dos adolescentes, mesmo para aqueles cujo motivo da consulta com o pediatra tenha sido outro. Dessa forma podem ajudar no diagnóstico diferencial e na prevenção de doenças e violências causas pelo mau uso de internet pelos pais e seus filhos.

Faixa etária dos 3 a 5 anos de idade

Nessa faixa etária pode ocorrer também o comportamento de negligência dos pais pela forma do uso excessivo da internet que eles realizam e oferecem à criança, bem como aplicação de orientações buscadas nos *sites*, aplicativos e *blogs* sem respaldo técnico científico, podendo levar a problemas físicos e psíquicos nas crianças. Os principais diagnósticos são: desvinculação entre pais e filhos, atrasos e distúrbios de desenvolvimento e dependência de internet.

Sinais e sintomas do mau uso das telas

Alguns sintomas podem aparecer, como irritabilidade, alteração de sono, do apetite, dificuldade visual, sintomas físicos pelos erros posturais e outros, bem como alterações de comportamento, como dificuldade em aceitar limites, deslocamento de atenção, agressividade e outras.

Com a análise das queixas clínicas, físicas e comportamentais, e anamnese do uso digital de pais e filhos, é possível chegar ao diagnóstico diferencial de doenças orgânicas habituais e às consequências do mau uso das novas tecnologias, que podem ser uma das causas de sintomas físicos e psíquicos das crianças.

Diagnósticos

Da análise do encontrado na anamnese tradicional e na anamnese digital, diante da avaliação física e psíquica da criança e do adolescente, é possível chegar aos diagnósticos:

- Desvinculação de pais e filhos.
- Danos à saúde física.
- Alterações de comportamento.
- Desinteresse pelas atividades próprias da idade.
- Vício pelas telas e novas tecnologias.

Tratamento

No caso do diagnóstico confirmado, que podem se somar aos da faixa etária anterior, serão necessários o acompanhamento e a supervisão mais próximos pelo pediatra e o tratamento interdisciplinar para pais e filhos.

Após o dano instalado, a proibição do uso da internet por si só não funciona, mas é necessário que novos repertórios do brincar possam ser introduzidos na relação de pais e filhos, para a recuperação das atividades saudáveis próprias da idade, como o brincar no mundo real, tempo este até então ocupado pelo mundo virtual.

Diante do diagnóstico dos danos causados pelo mau uso das novas tecnologias, cabe ao pediatra a orientação para que os pais façam a redução progressiva desse uso, destinado a um uso útil, como fazer algum trabalho escolar, conversar com os parentes e pessoas afetivamente importante para criança. A orientação do pediatra seria que os pais estimulassem o desenvolvimento de habilidades com o brincar fora do mundo virtual, nas atividades físicas e no aumento do repertorio de ocupações com artes, jogos de tabuleiro, quebra-cabeça, leitura de livros, gibis e outros.

Quanto ao acesso a conteúdo inadequado da internet, cabe ao pediatra explicar para os pais a importância da supervisão de um adulto responsável quando a criança tiver acesso à internet.

Faixa etária de 6 a 11 anos

Nessa faixa etária, além dos riscos e danos das faixas etárias anteriores, surgem novas formas de uso da internet e telas do mundo virtual, como jogos com perfis variados, tendo alguns deles outros objetivos que não só a diversão, como os desafios perigosos, o *cyberbullying*, o acesso a *sites* de pedofilia e pornográficos e outros.

Sinais e sintomas

Além dos sintomas descritos na faixa etária anterior, a criança pode apresentar isolamento social importante, queda de rendimento escolar, alteração do sono, recusa de ir à aula, desejo de mudar de escola sem uma justificativa lógica, alterações de humor, como choro fácil, irritabilidade, agressividade, tristeza, bem como os sinais de erotização precoce.

Anamnese digital

Do já colocado para as faixas etárias anteriores, seria importante que o pediatra avaliasse, na anamnese digital de crianças de 6-11 anos de idade:

1. Se a criança tem sido vítima de brincadeiras de que não está gostando por parte de colegas ou se está fazendo isso.
2. Qual motivo a criança alega para ter piorado seu rendimento escolar e, se for o caso, por que se recusa a ir para a aula ou pede para mudar de escola.
3. No caso de erotização precoce, saber o que tem assistido na internet e se tem conversas com os colegas sobre assuntos ligado ao sexo.
4. Se tem conversado com desconhecidos e sobre o quê.

Seria adequado que essas perguntas pudessem ser feitas diretamente para a criança, com ou sem a presença dos pais.

Diagnóstico

Além dos citados anteriormente, temos os seguintes:

- *Cyberbullying*.
- Prática de desafios perigosos.
- Erotização precoce.
- Dependência da internet.

Tratamento

Cyberbullying é um diagnóstico grave, caracteriza a prática de um crime, em que a criança e o adolescente precisam ser acolhidos de forma geral e terem avaliado seu estado psíquico, pois em muitos casos podem apresentar quadro de depressão com ideação suicida. Nesses casos é de extrema importância que o pediatra possa encaminhar seu paciente também para tratamento interdisciplinar, com apoio da psicologia e da psiquiatria, além da orientação para monitoramento constante, devido à possibilidade de suicídio.

A família também precisa de acompanhamento por especialista em saúde mental, para dessa forma, rever suas atitudes e o cuidar de seus filhos, para conseguir dar apoio e acolhimento para criança.

Algumas crianças que são envolvidas pelos desafios perigosos podem evoluir para sequelas, devido aos traumas físicos e psíquicos passíveis de ocorrer e, a necessidade de intervenção urgente dos pais ou responsáveis e a psicoterapia vão ajudar a criança a entender por que está fazendo essa prática de risco e sendo vítima de um tipo de violência que pode levá-la à morte.

O tratamento é importante não só pela possibilidade de repetição dessa prática, a ser considerada de autoagressão, e do dano máximo que seria a morte, mas para achar o motivo dessa prática.

Nos casos de erotização precoce, a pesquisa de acesso a *sites* pornográficos e de pedofilia é fundamental, e, não apenas nas telas de uso da criança e da família, mas também dos locais que frequenta e de pessoas, como colegas de escola, com as quais se relaciona.

A orientação do pediatra aos pais sobre essas possibilidades, bem como da necessidade de monitorização dos acessos dos filhos à internet e a instalação de filtros de conteúdos inadequados, são caminhos de controle e prevenção dos riscos do mundo virtual.

Os locais de uso também podem ser estabelecidos pelos pais, sendo os de escolha, as áreas comuns da casa, evitando-se os locais isolados, como o quarto da criança ou banheiros, que propiciam contatos e conversas com desconhecidos.

O pediatra deveria sempre orientar os pais em caso da violência, mesmo do mundo virtual, de que a criança é a vítima, para que nunca a tratem como culpada, o que em geral é o que acontece. O culpado sempre é o agressor e, têm-se como facilitadores na violência do mundo virtual na infância a negligência ou o exemplo dos pais.

Faixa etária de 12 a 19 anos

Nessa faixa etária, alguns dos problemas descritos na faixa etária anterior, como dependência de internet, erotização precoce, *cyberbullying* e desafios perigosos, podem acontecer com maior frequência e principalmente com mais intensidade. Ainda, têm-se algumas práticas de risco, como os *nudes* e o *sexting*, que potencialmente podem favorecer a violência sexual virtual, acrescidos da autoagressão do tipo *cutting* e do suicídio, por *sites*, aplicativos e redes sociais que incentivam essas práticas.

Sinais e sintomas

As situações descritas nas faixas etárias anteriores permanecem; porém, nos casos de dependência de internet, *cyberbullying* e outros crimes de violência virtual, os sintomas físicos e psíquicos já apresentados se manifestam de forma mais intensa.

Anamnese digital[4-6]

- Dependência de internet: necessidade de estar sempre conectado.
  - Reações de irritabilidade, revolta ou tristeza intensa quando restrito o uso da internet.
  - Isolamento e indiferença pela família.
  - Isolamento social e desinteresse pelo convívio com seus pares.
- *Cyberbullying*:
  - Queixas de estar sendo vítima de brincadeiras e apelidos de que não gosta ou que considera ofensivo ou humilhante, ou de ter essa prática com familiares, colegas ou outros.
  - Estar sofrendo algum tipo de ameaça pela internet.
    - Ter expostas fotos suas de privacidade na internet, sem sua autorização.
    - Avaliar se está apresentando transtornos de ansiedade, depressão, ideação suicida e outros.
  - Prática de "desafios perigosos".
    - Lesões corporais compatíveis com queimaduras, tentativas de sufocação, enforcamento e outros, de acordo com os "desafios" praticados.
    - Encontro de materiais utilizados nos desafios no ambiente do adolescente.
    - União a grupos de prática ou de indução dos "desafios".
- *Nudes* e *sexting*:
  - Envio de fotos suas, despido ou com roupas íntimas, em atitudes sensuais ou eróticas.
  - Recebimento ou trocas de fotos de outro nu ou com roupas íntimas, em atitudes sensuais ou eróticas.
  - Erotização crescente.
- *Grooming*, sextorção, estupro virtual:
  - Contatos com desconhecidos do mundo virtual, mantidos com frequência e por tempo cada vez prolongado.
  - Credibilidade inicial na sedução.
  - Sofre ameaças progressivamente mais graves.
  - Culpabilização.
  - Evolução da violência sexual e suas consequências.
- Autoagresssão:
  - Lesões corporais com características próprias do *cutting* ou de outros atos de ferir o corpo.
  - Histórico de situações de outras violências, com frequências intrafamiliares.

- Busca na internet de outras formas de autoagressão.
- Participação em grupos de risco no mundo real e/ou no mundo virtual.

Diagnóstico

Na sequência dos diagnósticos anteriores, tem-se:

- Dependência da internet com abandono de parte importante das atividades próprias da idade.
- *Cyberbullying* que leva a grande sofrimento, abandono de atividades, autoagressão.
- Vítimas de crimes sexuais pelo mundo virtual, como *grooming*, sextorção, estupro virtual e outros.
- Autoagressão do tipo *cutting* e outros.
- Ideação suicida, com estímulo ao "suicídio net".

Tratamento

As queixas da prática pelos adolescentes de *nudes* e *sexting* costumam chegar ao pediatra pelos pais, pelo fato de os terem encontrado em algum momento nos históricos ou pertences do mundo digital dos filhos.

Os pais, em um primeiro momento, apresentam um sentimento de decepção, vergonha e culpa, fazendo com que a relação familiar fique muito difícil. É importante que o pediatra tente descobrir as motivações, o grau de maturidade do adolescente e possa esclarecer os riscos dessa prática. Quanto aos pais, precisam ser ajudados a entender essa exposição. A questão não é julgar e culpabilizar pais e filhos, mas sim conscientizá-los de que essas atitudes podem facilitar que os adolescentes sejam vítimas de crime do mundo virtual graves.

Os crimes sexuais como *grooming*, sextorção e estupro virtual têm várias características importantes, como há quanto tempo isso ocorre, a culpa que os agressores colocaram no pensamento das vítimas, o sentimento de vergonha e decepção que podem causar aos pais e amigos se virem as imagens captadas pelos agressores, as situações bizarras a que as vítimas tiveram de se submeter para satisfazer seus agressores.

Entre algumas avaliações a serem feitas na anamnese digital, está a investigação da existência de um quadro de desequilíbrio psíquico e sexual importantes, que necessitará de acompanhamento psiquiátrico e em psicoterapia, a tratar as consequências da violência e a culpa que é colocada pelos agressores em suas vítimas e, em alguns casos, até pela própria família. Os adolescentes são as vítimas dessas graves violências, e a culpa da prática destes crimes é dos agressores, eles e elas, pedófilos e perversos.

Na autoagressão do tipo *cutting* é preciso que o pediatra avalie se a informação dessa prática é dada pelos pais ou pelo adolescente, ou, ainda, se é um achado seu no exame físico. Estas duas últimas possibilidades podem caracterizar um distanciamento entre pais e filhos bastante significativo, o que já é uma parte do problema.

Suicídio[12]

O suicídio será abordado de forma específica da autoagressão por sua complexidade e gravidade, pois na infância e adolescência, em geral, existe causa multifatorial, porém a internet pode ser um fator a mais ou o desencadeante final.

As crianças e adolescentes, pelas TIC, passaram a ter mais acesso às informações sobre o suicídio. Com isso surgiu um novo conceito trazido por Montgomery, da Universidade de Oxford, Inglaterra, o cibersuicídio, como a possibilidade de tirar a própria vida, por motivação e influência de conteúdos de indução ao suicídio, como *sites*, fóruns, *chats* e salas de bate-papo na internet. Mostra uma relação do comportamento suicida, internet e redes sociais com um canal de informação e encontro de usuários com ideação suicida.

Essas páginas na internet colecionam diferentes métodos para o suicídio e fornecem motivações e meios eficazes para o ato individual ou em pactos suicidas em grupo, ou o "suicídio.net", que reúne vítimas incentivadas por apoiadores que marcam data e horário para a realização do suicídio de forma coletiva.

O grupo de pesquisadores liderado por Montgomery observou uma correlação entre fóruns existentes na internet (chamados *classroom*) e o maior risco de suicídio na população adolescente, quando expostos a imagens violentas e a informações sobre métodos suicidas. A influência da internet como fonte de informação para comportamento suicida é uma realidade e aumenta ainda mais as dificuldades da prevenção.

Ao atender crianças e adolescentes, quando o pediatra percebe, ou os pais tenham trazido na anamnese, a vontade de morrer e a ideação suicida ou com quadro de tristeza importante dos filhos, ou como forma de chamar atenção, precisa levar essa queixa muito a sério. Seria prudente avaliar essas queixas também em momentos distintos, com pais e com a criança e/ou adolescente, com a abordagem de:

- Há quanto tempo tem sentido o desejo de não viver?
- Existem situações familiares ou extrafamiliares que os tenham levado a essa ideação?
- Histórico de tentativas anteriores ou busca de outras formas de autoagressão.
- Como foram as outras tentativas, se existentes?
- Se mantém metas para o futuro.
- Onde procurou e encontrou orientações para esses atos.

Tratamento

Diante de um caso de ideação suicida e de planejamento de como fazer, o pediatra deve intensificar seu acompanhamento e encaminhar com urgência para psicólogo e psiquiatra os pais e o filho, orientando sobre a obrigatoriedade da monitorização da criança ou adolescente. Os avisos, falas e comentários de crianças e adolescentes sobre suicídio não podem ser desprezados.

Conclusão

O pediatra tem papel fundamental na prevenção, controle e tratamento das más influências do mundo virtual sobre a saúde física e psíquica dos pais, das crianças e dos adolescentes.

Com as ferramentas trazidas no texto pelo autor, a puericultura digital e a anamnese do uso digital de pais e filhos, o pediatra passa a conhecer o impacto do uso da internet nas famílias, que em geral não seria descrito se o pediatra não fizesse uma abordagem específica.

Nos dias de hoje, é ainda frequente que, quando os pais procuram o pediatra sobre os sinais e sintomas decorrentes do mau uso das telas e novas tecnologias, a violência já tenha sido instalada.

A puericultura e a anamnese digitais, aqui propostas, abrem uma janela para a pediatria fazer o contraponto de uma realidade que já faz parte de nossas vidas há décadas, porém com pouco ou quase nenhuma orientação e esclarecimento necessário por parte do pediatra, embasado em informações de conteúdo técnico-científico.

Com o saber dos riscos e danos advindos do mau uso da internet e das novas tecnologias, o pediatra poderá fazer diagnósticos precoces, antes que as causas tenham feito maior prejuízo à saúde física e psíquica das crianças e adolescentes, e, principalmente, fazer prevenção e orientação do uso adequado e seguro da internet, além de resgatar a ideia de que o "doutor" seja o pediatra.

A pressa, a falta de tempo, às vezes de espaço, facilitam a rapidez com que a internet entrou na vida de todos desde o nascimento. A descoberta dos sentidos da audição com a voz dos pais, com as cantigas de acalanto para o recém-nascido, e a criança que, com o olhar nas três dimensões para reconhecer o rosto de seu pais, do tato para sentir o carinho e a proteção, o cheiro dos pais e de seu alimento, como a melhor forma de desenvolver seu psiquismo, não podem ser substituídos pela influência ou atuação das novas tecnologias.

O pediatra precisa estar sempre atento à evolução do psiquismo da criança e do adolescente, pois muitas vezes sua alteração é o primeiro sinal de alguma anormalidade e pode ser um sinal da presença de alguma forma de violência virtual.

Tendo como parte do tratamento e estímulo ao desenvolvimento saudável da criança o brincar, está cada vez mais claro que a questão com a internet não é simplesmente proibir seu acesso, mas sim como orientar seu bom uso.

As brincadeiras, o brincar e o participar ativamente da vida das crianças e dos adolescentes, além de ocupar um espaço necessário de atenção, despertam habilidades e o aumento dos repertórios de pais e filhos para se divertirem, serem educados para viver consigo mesmos e em sociedade, num desenvolver-se no mundo real.

As crianças maiores e adolescentes devem ser estimulados a praticar mais jogos de tabuleiro, esportes, livros e gibis, e quando os pais a conversarem para conhecer melhor os filhos não como uma forma de censura, mas também que os filhos conheçam seus pais e como foi a história de suas infâncias e adolescências. Seria bom se os pais deixarem de ser "pais palitinhos", muito rígido com seus conceitos, para serem "pais canudinhos", mais flexíveis. Isso não quer dizer permissíveis. Dessa forma, podemos conviver com o lado bom da internet, sendo protagonista e não ao contrário.

A violência virtual e a negligência têm de ser prevenidas, com informações e orientações técnico-cientificas a serem oferecidas pelo pediatra. Quando a violência já se instalou na infância e adolescência, o acolhimento e a proteção de vítima, seja criança ou adolescente, devem acontecer o mais rápido possível.

Deve-se esclarecer os pais sobre o tipo da violência ocorrida e os danos que ocasiona à criança e ao adolescente, e, principalmente, esclarecer que o agressor é que é o culpado, orientar sobre o tratamento da vítima e, quando necessário, encaminhar os pais também para tratamento multiprofissional.

As novas tecnologias devem ser usadas sempre em benefício das crianças e adolescentes, acrescentando e não diminuindo os conhecimentos e os relacionamentos afetivos entre as pessoas, principalmente entre pais e filhos.

TIPOS ESTRUTURANTES DA VIOLÊNCIA NA INFÂNCIA E ADOLESCÊNCIA: VIOLÊNCIA FÍSICA, SEXUAL E PSÍQUICA

Desde as mais remotas eras, o desejo de poder dos mais fortes sobre os mais fracos dominou o comportamento humano, e todas as esferas de seus relacionamentos, poder esse imposto a aqueles considerados inimigos ou rivais, mas também aos mais próximos, como os que faziam parte do núcleo que, com sua evolução, o homem passou a chamar de família.

Dessa violência, do mundo adulto contra crianças e adolescentes, a mais frequente é a cometida pelos que lhes são próximos, como pais, responsáveis ou cuidadores, e nunca foram os laços de sangue que a impediram, apesar de essa realidade ser muitas vezes pouco levada em conta nas avaliações diagnósticas médicas e nas decisões legais para medidas de proteção.

Muito se evoluiu quanto ao saber do desenvolvimento humano e das necessidades de cuidado, estímulo e bom afeto da criança e do adolescente. Porém, até os tempos atuais, adultos ou pessoa de maior força e domínio, mais frequentemente os que têm laços de sangue com a criança ou adolescente, ou de dependência, cruel e covardemente continuam a prática da violência das mais variadas formas, algumas impensáveis para aquele que se poderia caracterizar como ser humano normal.

Essa dura realidade da doença violência da infância e adolescência, praticada em vários níveis de gravidade, chegando a atos que provocam repúdio e revolta pela crueldade de que se compõem, beirando o insuportável, acaba por fazer muitos profissionais, inclusive pediatras, afastarem seu diagnóstico como possível diante das manifestações físicas, psíquicas e sexuais trazidas pela criança e pelo adolescente e também a possibilidade de tratamento e proteção.

Segundo a Organização Mundial da Saúde (OMS) e o Fundo das Nações Unidas para a Infância (Unicef), estima-se que, a cada ano, 1 a cada 2 crianças de 2-17 anos de idade é vítima de algum tipo de violência e que cerca de 300 milhões de crianças de 2-4 anos de idade são submetidas a "castigos violentos" (destaque dos autores) nas mãos de seus cuidadores[13].

Nessa estimativa os números impressionam e servem de alerta para a necessidade de que a doença violência entre como possibilidade diagnóstica em todos os atendimentos a crianças e adolescentes, seja como a causa da queixa principal, seja como patologia não revelada coexistente.

No entanto, quanto a seus danos como doença crônica e contagiosa de alta prevalência, mesmo pelos órgãos internacionais, a violência na infância e adolescência é apresentada como "castigos violentos", como punições em excesso, como resposta a supostos atos não adequados vindos da criança, e não como ações agressivas conscientes por parte do adulto responsável ou cuidador, com a intenção de causar dor, independentemente das atitudes e ações da criança ou adolescente.

Assim, ao longo dos tempos e até os dias de hoje, as causas da violência contra crianças e adolescentes vêm sendo desviadas de sua origem, levando a erros de diagnóstico e de tratamento, ainda vista como consequência de ações da própria vítima ou como consequência inevitável de problema social. Nesse viés, como originária do social, supostamente estaria ligada a situações de pobreza e falta de cultura, o que é um erro que tem encoberto muitos diagnósticos, não apenas no direcionamento das ações e planejamentos institucionais e governamentais para seu enfrentamento, mas também em seu diagnóstico e tratamento pela área da saúde. É preciso que se tenha em mente que a violência na infância e adolescência é doença universal, cosmopolita, prevalente em todas as classes sociais, culturas, etnias, credos, independentemente do nível de escolaridade dos agressores e agredidos.

> A possibilidade psíquica de ser violento com seus descendentes e com outros mais frágeis, com maior frequência, vem do berço de cada um, não pela sua riqueza ou pobreza, mas, sim, por quem o embala, de geração a geração.

Diante dessa epidemiologia e clara origem, o histórico familiar e o questionamento de como os pais e outros suspeitos de praticarem a violência contra a criança e o adolescente foram cuidados pelos seus pais e, ainda, que valores trazem consigo sobre os valores e necessidades sobre a infância e a adolescência, são passo fundamental para prevenir as violências intrafamiliares desde o pré-natal e a puericultura. Ainda, essa anamnese pode evidenciar sinais de alerta sobre a possibilidade de terem esses adultos que se tornam responsáveis pelo cuidar e proteger de uma criança estrutura psíquica capaz de praticarem atos agressivos contra seus dependentes e os mais frágeis.

A violência na infância e adolescência vai corroer progressivamente o desenvolvimento físico e psíquico de suas vítimas, causando danos que levarão para a vida, a cercear, reduzir ou impedir a formação de um adulto capaz de lutar pela vida, com respeito a si mesmo e ao outro, se não diagnosticada, interrompida e tratadas suas consequências. São prejuízos que se somam na continuidade da situação de violência, muitas vezes levando a sequelas na estruturação da personalidade da vítima, perpetuando assim a violência para esta e futuras gerações que se seguirão a ela.

Das vítimas, o crescimento em um meio violento sem que lhes seja dada a oportunidade de interrupção de seus sofrimentos e o direito a uma vida digna e de respeito vão normalizar a violência como forma de relacionamento entre as pessoas, fazendo com que passem a buscar pares e parceiros semelhantes, seja na escolha e submissão a outros agressores, ou se transformando em um agressor.

Quanto mais precoce a violência, menor a idade da vítima e maior o seu laço de amor, confiança e/ou dependência com os agressores, maiores e mais definitivos os danos.

Assim, há que estar no saber médico, e em especial do pediatra, que a violência na infância e adolescência é uma doença crônica, contagiosa, que segue de geração a geração, de forma progressiva e que demanda diagnóstico e tratamento. Sua possibilidade precisa ser colocada em todas as anamneses dirigidas à criança e ao adolescente e, especialmente, como diagnóstico diferencial nas situações de atendimentos a traumas, atrasos ou distúrbios de desenvolvimento, déficits de aprendizagem, queixas de transtornos de comportamento e diante de outros sinais de alerta e de confirmação diagnóstica que serão colocados neste capítulo.

É esperado que em situações de miséria, nas quais a violência primordial é do Estado e da sociedade, os pais e a família não consigam oferecer a sua prole as condições mínimas de cuidado, atenção e proteção. Vivem para conseguir o pão de cada dia, sem espaço para preocupações, nem busca de saberes sobre as necessidades da criança para o seu melhor desenvolvimento.

No entanto, a violência intrafamiliar não se restringe a ambientes menos favorecidos, nem a países menos desenvolvidos. O que se tem de diferença no manejo da violência contra crianças e adolescentes no mundo é a melhor atenção a sua prevenção, diagnóstico, tratamento, proteção legal e justiça, em populações com maiores índices de condições de vida e de organização social e governamental.

Os valores e conceitos totalmente ultrapassados de suposto direito dos pais e responsáveis, ou dos adultos cuidadores, sobre a vida e os destinos da criança e do adolescente, para os quais se autorizam à prática da violência como forma de controle e submissão, precisam ser revistos e declarados inaceitáveis. Essa fala deve estar nas orientações de todo pediatra, desde o atendimento pré-natal, como forma de prevenção, e em todas as avaliações em que surja a suspeita de violência.

Com a falta de diagnóstico, têm-se crianças e adolescentes que perambulam pelos ambulatórios, serviços de emergência, hospitais e mesmo consultórios de clínicas particulares de pediatria, com sinais e sintomas dos espancamentos, das humilhações, rejeições, abandonos, de erotização precoce e mesmo até de doenças sexualmente transmissíveis e gravidez, quando a razão de seus sofreres ainda é invisível para muitos profissionais de saúde.

Como doença, deve estar o diagnóstico da violência no saber de todos os médicos e profissionais da saúde, e em especial no do pediatra.

Definições[14]

Para fins de diagnóstico, têm-se basicamente três tipos de violência que são infligidas contra crianças e adolescentes, em variadas formas de combinações e apresentações, a partir das quais se terá a definição da situação global dessa doença. Assim, o saber inicial sobre essa doença deve estar dirigido a diagnosticar esses três tipos, que têm seus sinais e sintomas de alerta, meios para diagnóstico, exames laboratoriais e de imagem específicos.

De forma geral, é possível definir a violência contra um outro ou contra si mesmo, como toda atitude, ação ou omissão, consciente ou não, que venha a provocar dor na vítima, seja ela física, psíquica e ou sexual.

Na infância e adolescência tem-se o agravante dos laços de dependência física e emocional das vítimas com a maior parte de seus agressores, e assim se faz necessário classificar as apresentações gerais da violência de acordo à existência ou não de vínculos de parentesco, como na violência intrafamiliar, de dependência, como na violência doméstica, ou de confiança com os agressores, como conviventes, vizinhos, amigos da família, profissionais da escola e outros que se ocupam do cuidar temporário ou eventual da criança e do adolescente. Da mesma forma, o local de ocorrência das situações de violência, se intra ou extradomiciliar, se em locais públicos ou em domicílio de outros ou em instituições, vão determinar as medidas de interrupção da violência e as possibilidades e o tempo necessário para controle ou afastamento dos agressores.

Essa classificação é de extrema importância para que se avalie o nível de gravidade do impacto da violência sofrida e seu risco de repetição e continuidade, pois, tanto maiores os laços de amor e dependência, maiores os danos, especialmente psíquicos, dos quais se tem a normalização da violência como algo que passará a fazer parte de todos os relacionamentos presentes e futuros das vítimas.

A possibilidade de repetição ou continuidade da violência será sempre maior quanto mais fácil acesso tiverem os agressores à criança e ao adolescente, e quanto menor sua possibilidade de denúncia e de buscar ajuda, como quando cometida pelos seus responsáveis ou cuidadores. Nesse sentido, a violência por estranhos que escolhem suas vítimas ao acaso terá menor impacto a médio e longo prazo para a vítima do que a praticada por pessoas de sua família ou de sua confiança (Quadro 3).

Os sinais e sintomas físicos apresentados pelas crianças e adolescentes em todas as primeiras quatro apresentações serão os mesmos, variando apenas em intensidade e frequência, na dependência do tipo de acesso e do tempo de exposição da vítima a seus agressores, sendo os mesmos os passos para o diagnóstico.

No entanto, os sinais e sintomas psíquicos, bem como de alterações da sexualidade, podem variar de acordo com os laços de parentesco, a confiança e a dependência, tão mais graves a curto, médio e longo prazo quanto maior e mais significativo o vínculo da vítima com os agressores.

QUADRO 3 Apresentações da violência segundo agentes agressores e o local de ocorrência

1. Violência intrafamiliar, praticada por pessoas com laços de sangue ou parentesco, que pode ocorrer no domicílio da vítima ou em outros locais.
2. Violência doméstica, que ocorre no domicílio da vítima, praticada por pessoas conviventes ou coabitantes.
3. Violência por pessoas próximas: praticada por aqueles que mantêm vínculos de confiança, dependência e/ou de responsabilidade no cuidar, permanentes ou temporários.
4. Violência por pessoas estranhas: praticada por pessoas desconhecidas pela vítima, habitualmente em lugares públicos ao acaso ou de escolha do agressor.
5. Autoagressão, praticada pelo indivíduo contra si mesmo.

Violências intrafamiliar, doméstica e extrafamiliar por pessoas próximas

Costumam ser crônicas e progressivas, muitas vezes dentro do contexto de repetição de história de geração a geração, em uma imposição do poder físico e psíquico do mais forte sobre o mais fraco, caracterizando atitudes de grande covardia e crueldade. Diante dessas apresentações da violência, a criança ou adolescente, pelo laço de dependência física e psíquica com seus agressores, é totalmente indefesa e refém, colocando-se, na quase totalidade dos casos, como a culpada pelas violências que sofre.

Mesmo a violência extrafamiliar na infância e no início da adolescência tem como mais frequentes agressores pessoas que mantêm vínculos de confiança, suposto bom afeto e/ou dependência temporária da criança ou do adolescente, muitas vezes pertencentes a ambientes que frequentam. São exemplos as violências praticadas por cuidadores e educadores de unidades de educação infantil, professores e auxiliares nas escolas, pessoas que têm o compromisso do cuidar em suas casas, ou de famílias de relacionamento dos pais, ou ainda de colegas da escola, ou em centros de aulas e projetos extracurriculares, motoristas de transporte e outros, do sexo masculino ou feminino.

A violência por estranhos, cometida por pessoas de fora do convívio da criança ou adolescente, teria duas apresentações: aquela relacionada ao mero acaso, pelo mais fácil acesso em situações de desamparo da vítima, como a violência que acontece nas ruas e lugares ermos e, a segunda, na qual pessoa estranha às vítimas as escolhe de acordo com suas preferências. Nessa apresentação os agressores buscam crianças e adolescentes de determinada faixa etária, sexo, características físicas e outros critérios de atração próprios, por observação a distância ou por abordagem e aproximação progressiva, tanto pelos meios reais como pelos meios virtuais. Agem assim os sequestradores, alguns pedófilos e psicopatas como os estupradores em série, sendo essas as ocorrências menos frequentes na infância e no início da adolescência quando tem o amparo e proteção de seu núcleo familiar.

Da violência contra si mesmo, a autoagressão tem feito parte cada vez maior da vida de muitas crianças e adolescentes, que se expõem a situações de depreciação, risco ou buscam formas de causar dor, física ou psíquica, a si mesmos, sendo seu grau máximo o suicídio.

Os atos de autoagressão sempre devem ser interpretados como sinais e sintomas de grave sofrimento psíquico, habitualmente consequência das violências anteriores vindas de outros e que merecem toda a atenção do pediatra quanto a seu diagnóstico e à busca de suas razões. Na sequência de violências sofridas, nem sempre reconhecidas dessa forma pela vítima, surgem sentimentos de culpa que trazem extrema angústia, com seus sinais e sintomas que se avolumam até que não consiga ver saída a não ser a desistência do viver. As crianças e adolescentes crescem, nessas situações de desamparo e especialmente de violência intrafamiliar, acreditando serem eles a razão das manifestações de insatisfação e das outras agressões cometidas por seus responsáveis ou adultos cuidadores, ou mesmo daquilo que seus agressores afirmam sofrerem por sua causa[14].

O levantamento da suspeita e o diagnóstico de uma situação de violência contra uma criança ou adolescente, bem como seu tratamento e encaminhamentos de cuidado e proteção, são dever de todo médico e profissional da saúde, mas em especial do pediatra. Dos tipos fundamentais da violência contra uma criança e adolescente tem-se a violência física, sexual e psíquica, a acontecer de forma isolada ou em conjunto. Em todas elas a psíquica estará presente, e muitas vezes são os sinais e sintomas que determina que levarão ao diagnóstico geral da situação de violência.

Das medidas de denúncia e proteção[15-17]

A notificação da suspeita ou confirmação de violência contra crianças e adolescentes é sempre obrigatória, para o médico, pelo seu dever ético e legal, este pelos artigos 13 e 245 do Estatuto da Criança e do Adolescente. O endereçamento dessa notificação deve ser feito para o Conselho Tutelar como rotina, mas também aos órgãos de segurança e justiça nos casos graves e gravíssimos, que demandem medidas de proteção da vítima e de apuração da existência de crime, como o Ministério Público e delegacias, como determinado no Estatuto da Criança e do Adolescente[15]:

> "Artigo 13. Os casos de suspeita ou confirmação de castigo físico, de tratamento cruel ou degradante e de maus-tratos contra criança ou adolescente serão obrigatoriamente comunicados ao Conselho Tutelar da respectiva localidade, sem prejuízo de outras providências legais.
>
> [...]
>
> Artigo 245. Deixar o médico, professor ou responsável por estabelecimento de atenção à saúde e de ensino fundamental, pré-escola ou creche, de comunicar à autoridade competente os casos de que tenha conhecimento, envolvendo suspeita ou confirmação de maus-tratos contra criança ou adolescente".

Para o Ministério da Saúde, a notificação de violência na infância e adolescência foi determinada como obrigatória em 2001 e passou a ser compulsória desde janeiro de 2011. A Portaria n. 104/2011 inclui a violência doméstica, sexual e/ou outras violências na lista de notificação compulsória[16].

A Portaria n. 1.271/2014 do Ministério da Saúde incluiu na lista de notificação compulsória a violência doméstica, sexual e/ou outras violências e estabelece a obrigatoriedade de notificação imediata (em até 24 horas) para os casos de violência sexual e tentativa de suicídio, em âmbito municipal[17].

Ademais, todos os atendimentos a situações de violência física nas quais existam lesões corporais, suspeita de intoxicações, envenenamentos e outros do gênero demandam a lavratura de um boletim de ocorrência em delegacia, com a chamada de profissionais da Segurança e do Instituto Médico Legal para configurar o flagrante, a caracterização do crime e o afastamento dos agressores, eles ou elas, da vítima.

Ao médico, junto à notificação, cabem inicialmente uma anamnese cuidadosa e um exame físico completo, incluindo genitália. Na sequência do atendimento, o registro do encontrado, com descrição detalhada do quadro físico e psíquico da vítima, com o diagnóstico da situação da violência, ou mesmo de sua suposição diagnóstica, é fundamental para o direcionamento das medidas legais e de proteção.

Ainda, ao médico, em especial ao pediatra, cabe a avaliação inicial da possibilidade de repetição das agressões de acordo com o perfil dos agressores e a ligação com a criança e com o adolescente, e se a família nuclear e extensa é contrária às práticas de violência, conivente ou, partícipe, indicando nesse caso o alto risco em que o paciente, criança ou adolescente, se encontra.

No caso de violência crônica, intrafamiliar ou doméstica, ou mesmo de repetição na violência por estranhos, a impossibilidade da família nuclear e extensa de impedi-las já é evidente.

Essas avaliações deverão embasar a classificação diagnóstica do nível de gravidade da situação geral da violência ou mesmo de sua suspeita, caracterizando-a como leve, grave ou gravíssima[18], como será detalhado na sequência.

VIOLÊNCIA FÍSICA, SEXUAL E PSÍQUICA

Violência física[19,20]

Kempe alertava, há cerca de 50 anos, apenas, que a síndrome da criança espancada, uma condição clínica em crianças pequenas vítimas de violência física grave, era uma causa frequente de lesões permanentes e morte. Afirmou ainda, em seu artigo publicado sobre a síndrome, que os médicos tinham o dever e a responsabilidade de proceder a uma avaliação completa do problema e, garantir que nenhuma repetição esperada do trauma fosse permitida[19].

Segundo dados do Datasus sobre atendimentos a vítimas de violência física de 0-19 anos de idade, tem-se em 2021 a soma de 27.544 registros, que significam mais de 75 atendimentos ao dia. No entanto, em 2020 foram 43.618 registros, e, em 2019, 62.537, ou 171 ao dia, indicando uma possível subnotificação nos anos de isolamento social pela pandemia de Covid-19, pelo fechamento das escolas e menor possibilidade de denúncia pela vítima e, especialmente, pela diminuição dos atendimentos rotineiros à saúde da criança e do adolescente, quando o diagnóstico médico não foi possível[20].

Em 2021, dos 1.529 casos atendidos pelo SUS e em quem foi feita notificação da violência, que é compulsória, eram de lactentes de menos de 1 ano de idade, vítimas de espancamentos e outros danos físicos, para os quais, sem domínio da linguagem para contar, nem de capacidade física e mental para fugir ou reagir, somente o olhar atento e o saber do médico podem levar ao diagnóstico, tratamento e interrupção da violência[20].

Apesar da recomendação de Kempe, a repetição da violência contra crianças e adolescentes, especialmente nas apresentações intrafamiliar e doméstica, continua a acontecer, por falta de diagnóstico, tratamento e das medidas de proteção que são necessárias na dependência de cada caso.

Das notificações compulsórias de violência de repetição, que se acredita corresponder a uma pequena parcela das crianças e adolescentes que são violentados de várias formas e levados a atendimento médico e ainda, feita essa notificação, têm-se 27.546 casos em 2021. No ano de 2019 foram feitas 53.977 notificações de violência de repetição, cerca do dobro, evidenciando aqui também uma possível e grave subnotificação no tempo do isolamento pela pandemia de Covid-19 pela falta do observatório da escola e a redução dos atendimentos pediátricos de rotina e de outras patologias nesse período[21].

Definições e conceitos[15,22-24]

Define-se violência física na infância e adolescência como a prática intencional de atos e atitudes por pessoa com maturidade biopsicossocial mais adiantada, contra uma criança ou adolescente, cometidas pelo uso do próprio corpo, ou com auxílio de objetos e instrumentos dos mais diversos, em ato único ou repetitivo, em vários níveis de intensidade, com o objetivo cruel de lhes causar medo, dor e ou ferimentos, a deixar marcas físicas e psíquicas que podem se transformar em danos permanentes.

A violência na infância e na adolescência pode fazer com que a formação da imagem e os valores de si mesmo e do outro se deem em meio à normalização da violência, como parte natural da vida, e a morte poderá vir pela ação direta dos agressores ou pelo desejo da própria vítima de acabar com seu sofrimento, devido às diversas formas de autoagressão.

Das agressões que levam a politraumatismos, tem-se a síndrome da criança espancada, definida e levada como de importância médica a um congresso científico por Kempe e colaboradores em 1962[19]. Caffey, em 1946, já descrevia o encontro de "fraturas estranhas", com características específicas que pareciam estar ligadas a traumas intencionais[22].

Os critérios de Caffey ainda são utilizados nos diagnósticos diferenciais de fraturas intencionalmente provocadas, embora qualquer fratura em crianças e adolescentes, independentemente de suas características e localização, especialmente abaixo de 5 anos, deva ser avaliada quanto a essa possibilidade.

É preciso ter sempre em mente que as apresentações da violência em que as crianças e adolescentes são reféns de seus agressores, como na violência intrafamiliar e ou doméstica, ou da extrafamiliar, cometida por pessoas conviventes, costumam ser crônicas, progressivas e contagiosas. Sem sua prevenção, diagnóstico precoce e tratamento, passam a tomar conta do modo de viver entre os adultos e seus dependentes, podendo chegar a sequelas físicas e danos definitivos à estruturação de personalidade das crianças e adolescentes, determinando transtornos de comportamento e outras doenças mentais, até a morte.

É do médico e especialmente do pediatra o papel principal em seu diagnóstico e tratamento, que inclui o dever ético, moral e legal do acompanhamento do caso e da notificação da suspeita ou da situação confirmada de violência contra uma criança ou adolescente. Esta é compulsória pelo Ministério da Saúde e obrigatória pela lei do Estatuto da Criança e do Adolescente[15,23].

É preciso ressaltar que, quando o atendimento da situação de violência acontece em centros de assistência à saúde, em qualquer nível e instância, governamental ou não governamental, a direção desse estabelecimento é corresponsável pelas medidas gerais e legais de assistência integral à criança e adolescente, inclusive da denúncia e da execução de boletim de ocorrência[15,23].

Formas de violência física[13,24]

São várias as formas da violência física cometidas contra crianças e adolescentes, que vão desde as agressões que não impliquem lesões corporais definitivas aos requintes de crueldade e tortura, violência esta que ignora os cuidados esperados diante da fragilidade e à indefensibilidade das vítimas, e se sobrepõem aos laços de sangue ou dependência.

As agressões muitas vezes são aplicadas com o mascaramento de sua intenção de causar dor, física e psíquica, como forma pretensa de "educar", pela imposição de castigos de todas as espécies. Por exemplo: retirar da criança e do adolescente o que mais apreciam, ou deixá-los trancados em ambientes escuros e inóspitos, não dar água ou alimentos ou fazê-los comer até vomitarem, com o falso propósito de "que deem valor ao que têm em casa", mantê-los ajoelhados em pedras ou milho, colocá-los presos com coleiras de animais fora da casa e outros.

Não existem meios para medir o efeito de um ato violento contra um ser em seu período de maior desenvolvimento físico, afetivo e neuropsicomotor, e nada pode justificar ou autorizar a produção de dor como forma distorcida e doentia dita como de ensinar ou educar.

Outros são submetidos aos espancamentos com os mais variados instrumentos, muitas vezes deixados à exposição da criança ou adolescente como ameaça constante, ou a atos impensáveis de crueldade, como as queimaduras com cigarro, com objetos preaquecidos e líquidos ferventes.

Em todas as formas de violência física se impõe o diagnóstico de violência psíquica, tanto mais grave quanto mais precoce e intensa na vida de uma criança ou adolescente, como quando existe o prazer dos agressores programado em fazer esse outro sofrer.

Alguns atos a provocar dor, repetitivos, mesmo que de descrição minimizada, como o puxar de orelhas, podem se transformar em ações de tortura, por serem sofrimentos preestabelecidos a acontecer supostamente por qualquer ato considerado uma "desobediência" da criança, ação esta sustentada pelo desequilíbrio e descontrole dos agressores.

Como agressões diretas, tem-se ainda a submissão da criança ou adolescente a meios de contenção, por exemplo, amarras de cordas ou similares, bem como as formas de anular a presença, com o uso sem indicação ou excessivo de medicações com efeito psicoativo. Desse uso de amarras químicas como forma de violência gravíssima, nomeada por Pfeiffer violência química[24], os agressores passam a administrar para a criança ou adolescente medicação receitada para outros a que tem acesso. No entanto, o mais frequente é que os agressores busquem a participação involuntária e não intencional do médico menos atento ou despreparado, que acaba por aceitar as queixas dos responsáveis como verdadeiras, muitas vezes sem avaliar o histórico familiar e ouvir atentamente a criança ou o adolescente.

A própria epidemiologia da doença violência, muitas vezes superior à dos transtornos mentais da infância e adolescência, deveria fazer com que o médico, principalmente o pediatra, levasse sempre em conta a possibilidade de estar diante de uma simulação ou indução de sinais e sintomas de desequilíbrios ou transtornos mentais para as vítimas, ou de serem esses sintomas consequentes a outras violências que sofrem[13].

Nessas situações, o profissional se deixa enganar pelos agressores, que, por exacerbação e distorção das atitudes próprias da infância, ou pela falsa queixa, simulação e até produção de sintomas, acaba por oferecer o instrumento necessário para a obtenção da medicação psicoativa, que será usada como a arma da violência.

Também as intoxicações e os envenenamentos são formas cruéis e de alto risco de morte de maltratar as crianças e adolescentes, que podem levá-las a quadros crônicos de doenças que não se enquadram nas doenças habituais nem respondem aos tratamentos indicados para os sintomas descritos. Exigem investigação diagnóstica prolongada pela persistência de queixas, ou quadro clínico, a levar o médico a indicar tratamentos desnecessários e investigações laboratoriais e de imagem invasivos, em uma forma de violência física e psíquica gravíssima, compatível com o diagnóstico da apresentação atualizada de síndrome de Münchausen por procuração[25].

Diagnóstico

A violência física é uma grande razão dos atendimentos a crianças e adolescentes em unidades de emergência, trazidos como situações de traumas não intencionais, ou acidentes. Sem diagnóstico e tratamento, a violência não será interrompida, e muitas vítimas vão voltar pela mesma causa. Algumas correrão o risco de serem mortas, se as medidas de denúncia e proteção não forem acionadas e garantidas.

Segundo a OMS, tem-se a possibilidade de um caso de violência a cada 3 ou 4 crianças e adolescentes, significando incidência de 25-33%, o que supera qualquer outra possibilidade de doenças que possam levar a lesões de pele, fraturas e lesões encefálicas[13].

Muitos agressores de crianças e adolescentes, homens e mulheres, após um ato violento que deixe marcas evidentes ou que os faça supor um risco de morte, acabam por levar suas vítimas para atendimento médico, trazendo histórias fantasiosas sobre a origem do trauma, a fim de conseguirem um álibi para escapar do saber da violência do restante da família, sociedade e justiça.

Nos casos de probabilidade de morte, a busca do serviço de saúde tanto lhes servirá como meio de tentar conseguir um atestado de óbito a encobrir o crime ou como forma de transferir para o médico a responsabilidade da morte, como se a perda da vida fosse causada pela impossibilidade do profissional de mantê-la e não pelo trauma cometido, a encobrir psiquicamente a culpa de seus atos cruéis.

Dessa forma, o exame físico de uma criança ou adolescente, seja em consultas de puericultura, de rotina ambulatorial, em unidades de emergência ou de consultórios particulares, o encontro de marcas e cicatrizes que não se explicam pela doença atual ou de base, bem como os atrasos de desenvolvimento e alterações de comportamento, histórico de "acidentes" de repetição e outros sinais e sintomas que serão descritos na sequência, devem levar à investigação da possibilidade de se estar diante de um caso da doença violência física na infância e adolescência.

Assim, a anamnese cuidadosa, conduzida para o diagnóstico diferencial entre traumas intencionais e não intencionais, deve iniciar pela busca dos sinais gerais de situações de violência, que começam com as atitudes dos pais ou responsáveis, ou adultos cuidadores, perante o trauma sofrido pela criança ou adolescente, ou trazido em seu histórico.

A escuta atenta e interessada da criança e do adolescente em todos os atendimentos médicos, especialmente do pediatra, poderá levar à suspeita de que estão sendo alvo de violência, mesmo que não apresentem nenhuma lesão física no momento da avaliação.

Em outros casos, são os sintomas psíquicos de sofrimento que surgem nas queixas dos responsáveis, muitas vezes como mais um incômodo trazido pela criança ou adolescente, que levam à necessidade do diagnóstico diferencial com as várias apresentações da violência.

Violência física aguda

Nas situações agudas de trauma na infância e adolescência, o diagnóstico diferencial entre o intencional e não intencional é papel e dever do médico, especialmente do pediatra, que pode ter na anamnese e nos exames laboratoriais e de imagem a definição de sua suspeita, a comprová-la ou não, havendo que, em muitos casos, buscar a discussão diagnóstica com os especialistas naquela área, como o ortopedista e o radiologista, por exemplo.

É possível classificar os sinais e sintomas da violência física que está sendo atendida no momento, ou trazida no histórico da criança ou adolescente de traumas anteriores, em sinais gerais e sinais específicos, na dependência da idade da criança, do tipo e intensidade do trauma e da parte do corpo lesada.

Quando a razão do atendimento é o trauma, como nos serviços de emergência ou em qualquer outra avaliação médica, em especial pediátrica ou hebiátrica, o diagnóstico diferencial de violência é obrigatório.

A escuta atenta dos adultos responsáveis sobre o mecanismo do que habitualmente trazem como acidente, seus posicionamentos em face do acontecido e do sofrimento da criança ou adolescente, e da vítima, com o mesmo cuidado, pode levar ao encontro dos sinais preliminares para suspeita de que se esteja diante de um trauma intencional.

Em face de uma história contada de formas diferentes pela criança e pelos adultos que a acompanham, ou duvidosa sobre o mecanismo do trauma, com lesões que não correspondam ao impacto possível pelo "acidente" relatado, ou, ainda, que não se justifique pela atividade natural da criança ou adolescente, a hipótese de violência deve ser levantada[26].

Em atendimento a qualquer situação de trauma é preciso que seja considerada a possibilidade de violência sempre que forem encontrados os sinais de alerta, sinais gerais e/ou os específicos de intencionalidade, conforme será visto a seguir.

Sinais de alerta para a violência física[26]

1. Reações extremas dos genitores ou responsáveis, de indiferença ou desespero, desproporcionais ao sofrimento e risco para a criança ou adolescente.
2. Demora, sem justificativa consistente, em trazer a criança ou adolescente para atendimento médico após a constatação do trauma.
3. Histórico de "acidentes" frequentes em que a criança e o adolescente habitualmente são colocados como os provocadores dos traumas, afastados os déficits motores ou visuais não compensados por impossibilidade de cura, ou por negligência ou omissão do cuidar, nos quais se terá o diagnóstico de outra violência.
4. Criança ou adolescente que apresente outros sinais de sofrimento ou sequelas, como atraso de desenvolvimento, dificuldades de aprendizagem, comportamentos extremos de apatia ou agressividade e outros.

Sinais gerais de violência física[26]

Localização, aspecto, número e/ou intensidade de lesões que não correspondem ao mecanismo do trauma relatado

Exemplo: *QP-J.S., 3 anos de idade, queda de triciclo em quintal de casa (plano, não calçado), choro e dificuldade de mobilização de perna esquerda. Exame físico: baixo peso (3º percentil), choro ao exame. Hematoma violáceo em parte inferior de dorso, aumento de volume em terço inferior de coxa direita, sinais de dor intensa ao manuseio. Raio x: fratura recente de fêmur, em região metafisária proximal.*

Diagnóstico: o uso de triciclo para essa idade (no caso descrito como de plástico) não deveria permitir velocidade e a distância ao solo com altura de queda suficiente para provocar uma fratura, muito menos em fêmur; o encontro de hematomas em fases diferentes de resolução indica traumas em dois tempos diversos; fratura de osso longo em região metafisária – fecham o diagnóstico de violência física gravíssima, por trauma de grande impacto, acompanhada de violência psíquica.

Lesões não compatíveis com o desenvolvimento neuropsicomotor da criança ou adolescente

Ocorrem tanto pela possibilidade da idade como pela avaliação clínica do desenvolvimento.

Exemplo: *G.A., 4 meses. Queda da cama dos pais com choro intenso desde então, hematoma em couro cabeludo em região occipitoparietal esquerda. Nascido de parto cesárea, A termo. P.: 2.670 g, E.: 46 cm, PC: 33 cm, recebendo de alimentação leite integral longa vida com mucilagem. Exame físico: P: 6.240 g, E: 51 cm, PC: 36 cm. Irritabilidade intensa. Sinais de dor à palpação de região occipitoparietal esquerda. Não busca contato visual, aspecto de sobrepeso, não sustenta a cabeça, não rola.*

Diagnóstico: a anamnese já indica um alerta, com erro alimentar grave e sobrepeso. Ao exame físico é diagnosticado atraso de desenvolvimento psíquico e neuromotor, pois ainda não busca o olhar e não sustenta minimamente a cabeça; sem condições de desenvolvimento neuropsicomotor (DNPM) para se movimentar sozinho e rolar; irritabilidade intensa, indicando dor e situação de estresse pós-traumático. Ao exame físico: hematoma volumoso em parte baixa de região occipitoparietal esquerda. Raio x de corpo inteiro: fratura de crânio linear acometendo osso parietal e occipital, fratura de escápula e de 3 arcos costais posteriores, recentes. Tomografia: áreas de hemorragia recente em hemisfério cerebral esquerdo. Exame de fundo de olho: hemorragia de retina bilateral = síndrome da criança sacudida sobre superfície, levando a fratura de crânio e lesões de retina e encefálicas gravíssimas.

Lesões bilaterais, simétricas ou em mais de um segmento do corpo

Exemplo: *A.R., 7 anos de idade, traumatismo de face por trauma acidental com bola de futebol, em jogo com amigos no colégio. Mãe relata que o filho não lhe obedece, come mal, tem diagnóstico de transtorno de déficit de atenção com hiperatividade (TDAH) e se machuca constantemente. Pais com ensino superior, classe social B/C. Exame físico: sinais de falta de higiene, apatia. Hematomas perioculares em ambos os lados, de maior tamanho à direita, sem comprometimento nasal. Visão turva de olho direito, hemorragia subconjuntival de ambos os olhos. Exame oftalmológico: hemorragia subconjuntival em ambos os olhos, hemorragia de vítreo em olho direito.*

Diagnóstico: ao exame geral da criança têm-se sinais de alerta, como as queixas dos pais quanto a seu comportamento, bem como diagnóstico de um transtorno mental, TDAH; a apatia percebida não é condizente com a dor pela qual o menino estava passando; a aparência de pouca higiene e cuidado era contrastante com o apresentado pelos pais e o nível sociocultural familiar. O trauma relatado não permitiria as lesões em ambos os olhos, que poderiam acontecer em grande trauma único quando a estrutura óssea nasal é comprometida; não é esperado que uma bola possa atingir em grande intensidade ambos os lados da face sem trauma nasal, especialmente a área periorbicular.

Tem-se um quadro de violência física crônica pela falta do cuidado geral da criança, com repercussões psíquicas levando a transtornos de comportamento ou a diagnósticos de transtornos induzidos pelos pais para encobrir os sinais de suas agressões, caracterizando violência psíquica grave.

As lesões físicas fecham o diagnóstico de situação de violência gravíssima, indicando ao menos dois traumas sucessivos em face, em criança dependente e frágil, de grande impacto, com lesões de pele e tecidos subcutâneos, lesões intra e extraoculares, com possibilidade de sequelas definitivas, pois a hemorragia de vítreo pode levar à diminuição ou perda da visão.

Lesões que envolvem partes usualmente cobertas ou protegidas do corpo

Abrangem lateral de tronco, pescoço, região interna de membros, mamas, genitália.

Exemplo: *A.M., 9 anos. A professora percebe na aula de educação física hematomas em região interna de coxas. A.M. tem excelente desempenho na aprendizagem, embora falte com frequência. A.M. disse à professora que tinha caído da escada de sua casa. Os pais são chamados e a mãe comparece à escola dizendo que sua filha havia caído da bicicleta e machucado as pernas.*

Diagnóstico: encaminhada à unidade de saúde (US) local, o pediatra encontra marcas compatíveis com mordida de arcada dentária adulta em região de mamas e hematomas de tamanhos variados em parte interna nas duas coxas. O exame de genitália mostra hematoma perianal violáceo e sinais de sangramento por fissuras. O exame pericial do Instituto Médico Legal, feito após denúncia à delegacia pela US e pediatra assistente, confirma o diagnóstico de violência física e sexual gravíssimas.

Lesões de qualquer espécie em estágios diferentes de cicatrização ou cura

Exemplo: *Lactente, 6 meses de idade, consulta de puericultura, sem queixas, amamentado com leite materno, primeiro filho, fecundação* in vitro *após 3 abortos anteriores. Hiperêmese gravídica, dois internamentos na gravidez por risco de parto prematuro, com queixas maternas de grande sofrimento. Ao nascimento, por cesárea eletiva às 37 semanas de gestação, P: 2.640 g, E: 46 cm, PC: 33 cm. Ao exame físico: P: 5.100 g. Choro constante, sem possibilidade materna de acalmar o bebê. Encontro de três hematomas sem forma definida, vermelho vinhosos, 2-3 cm de extensão, em região de nádegas e dorso. Dois hematomas amarelo esverdeados, 1-1,5 cm de diâmetro em face, região frontal à esquerda. Calo ósseo palpável em clavícula direita, que a genitora diz ser consequente a fratura no parto.*

Diagnóstico: as queixas maternas da gravidez, supervalorizada por ser de fertilização *in vitro* após abortos anteriores, levam a pensar na possibilidade de dificuldade materna em aceitar essa gestação, que traz como de muito sofrimento. Não houve boa evolução ponderal nos 6 meses de vida do bebê, e isso não aparece como preocupação materna. O encontro de hematomas em fases diferentes de evolução obriga a pensar em traumas em tempos diferentes, no mínimo com 1-2 semanas de intervalo. A fratura de clavícula não seria provável em parto cesárea de bebê de baixo peso e ainda, após 6 meses, não seria esperado calo ósseo exuberante, indicando fratura em estádio de cura. O raio x de corpo inteiro revelou fratura em estágio de cicatrização em clavícula (3- 4 semanas de evolução) e fratura de rádio em braço esquerdo, levando ao diagnóstico de síndrome da criança espancada crônica[27].

Sinais específicos de violência física[26]

De acordo com a faixa etária e a possibilidade psicomotora da criança, mas, especialmente o nível de crueldade dos agressores e os instrumentos que utilizam para provocar o trauma na criança e no adolescente, têm-se os tipos de violência física mais frequentes, bem como as áreas do corpo atingidas, ou o órgão, aparelho ou função envolvidos.

O conjunto formado pelo local do corpo lesado, do mecanismo de produção do trauma, a intensidade do impacto, os danos causados e as sequelas possíveis constituem os sinais específicos de traumas físicos intencionais, que possibilitam o diagnóstico de violência física, como indicado a seguir.

Pele e mucosas

As agressões produzidas com o próprio corpo dos agressores, como tapas, socos, pontapés, e as produzidas com objetos, como chinelo, corda, vara, chicote, paus e outros, encontram na pele, órgão mais extenso e exposto do corpo, seu primeiro impacto, causando desde eritemas a lacerações, perfurações, equimoses, hematomas, queimaduras e outros, em variados níveis de gravidade e com características próprias, que as diferenciam das causadas por injúrias não intencionais, como:

- Lesão com formato que lembra o instrumento agressor: o encontro de lesões que indicam sua origem, como os eritemas e hematomas com o formato da mão, nos tapas; das articulações entre metacarpo e dedos, nos socos; do fio de luz, chicote ou cinta nos espancamentos; as queimaduras circulares, provocadas pelo colocar o cigarro pressionado contra a pele, entre outros, consolidam o diagnóstico de trauma intencional.

- Lesões circulares: mais comuns em punhos, tornozelos, pescoço – os eritemas, contusões, lacerações ou hematomas de distribuição circular demonstram o uso de meios de contenção física por meio de amarras das mais variadas espécies. Em pescoço podem ter a mesma origem, mas também podem ser consequentes a esganadura e a tentativas de enforcamento provocadas por outro ou como tentativa de suicídio na autoagressão.
- Lesões de pele que seguem os sinais gerais de violência: em mais de um segmento do corpo, bilaterais ou simétricas, em áreas naturalmente protegidas do corpo, como pescoço, região interna de membros, genitália, bem como lesões em diferentes estádios de cicatrização ou cura.
- Lesões de face: eritemas, hematomas, que podem ser acompanhados de comprometimento de mucosa oral e/ou arcada dentária, não compatíveis com o "acidente" relatado.
- Lesões binoculares: sem comprometimento nasal importante, como fratura, significando dois traumas sucessivos.
- Queimaduras agudas ou cicatriciais de forma discoide ou numular: sugerem queimaduras por cigarro, charutos ou similares. Costumam ter tamanho médio de 0,5-2 cm de diâmetro, sendo mais intensas em área central. Demonstram atos de extrema crueldade, como rituais de tortura, pela necessidade do agressor de manter o objeto quente em contato prolongado com a pele, indiferente à dor que causa, a obter um prazer perverso com seu ato.
- Queimaduras com forma de objetos: agudas, ou cicatriciais, são provocadas pela colocação e manutenção de objetos quentes na pele ou mucosas, deixando na pele lesões de limites mais definidos, com grau de dano tecidual homogêneo, evidenciando a forma e origem do objeto. Diferem das queimaduras não intencionais por não apresentarem sinais de defesa, como o dano maior onde aconteceu o primeiro toque com o objeto quente, a irregularidade de sua distribuição e comprometimento tecidual.
  Muitas vezes a observação de maior distância pode revelar a forma do instrumento, como ferro de passar roupa, faca, garfo ou colher aquecidos, fundo de frigideiras e panelas e outros, indicando que a superfície quente foi mantida em contato com a pele por tempo prolongado, em membro ou parte do corpo imobilizada, sem possibilidade de defesa da vítima.
- Queimaduras por líquidos quentes jogados contra a vítima: os líquidos mais comuns são água fervente, óleo ou mesmo alimentos que estavam à mão, como leite fervente, café e outros. Como são queimaduras determinadas pelo jato do líquido quente ou fervente atirado contra o corpo, nem sempre obedecem ao princípio de gravidade, que seria do maior comprometimento em parte superior onde a maior quantidade do líquido teve contato com a pele, que vai escorrer na dependência da posição da pessoa. É possível encontrar mais de um foco de queimadura e comprometimento em áreas mais protegidas, como tórax e abdome.
- Queimaduras por submersão em substâncias quentes: são patognomônicas de violência as queimaduras em luvas, meias ou

em região de períneo, quando são bilaterais e apresentam as características anteriormente descritas, como limites mais definidos, sem lesões por respingos a distância da lesão principal e intensidade de comprometimento mais homogêneo.

- Queimaduras por substâncias corrosivas: queimaduras provocadas por substâncias corrosivas da pele, como os ácidos e álcalis, indicam, no mínimo, grande possibilidade de omissão do cuidar ou negligência, por terem sido deixadas não apenas ao alcance da criança, mas em recipientes que permitiram sua abertura e contato com o conteúdo. Com o mesmo raciocínio diagnóstico das lesões intencionais anteriores, as áreas do corpo atingidas por essas substâncias devem ser compatíveis com a atividade necessária para que a criança ou adolescente alcançasse e manuseasse esse material. Localizações variadas e diversas do mecanismo de contato relatado indicam a possibilidade não apenas de omissão do cuidar, mas de queimadura intencional.
- Queimaduras por álcool e outras substâncias inflamáveis: queimaduras gravíssimas, que indicam extrema crueldade e premeditação se intencionais, pois necessitam de dois movimentos para a agressão: o jogar o líquido na criança ou adolescente e, sem possibilidade de prever a extensão do dano, atear fogo. Devem ser consideradas como tentativas de homicídio.

Lesões osteomusculares[19,22,27-29]

O comprometimento osteomuscular intencional significa trauma de maior impacto, portanto de maior força, que ultrapassa os limites da pele.

Depois das lesões de pele, em segundo lugar de frequência dos traumas intencionais, têm-se as lesões osteomusculares e de tecidos moles adjacentes, como manifestações radiológicas específicas na violência contra crianças e adolescentes.

As fraturas estão presentes em mais de um terço dos pacientes vítimas de violência física, e, assim, qualquer fratura na infância e adolescência deve ser analisada com cuidado, havendo, como dito anteriormente, que ser comparado o encontrado no exame físico e radiológico com o relato e mecanismo do trauma, além da pesquisa de outros sinais e sintomas psíquicos e dos sinais gerais para violência[22].

Os princípios gerais para diagnóstico de trauma intencional no atendimento da criança ou adolescente portador de lesões osteomusculares precisam sempre ser levados em conta, pois tem-se um fator de grande impacto a causar as lesões, devendo ser bem avaliado se sua descrição é compatível com o dano e a capacidade psicomotora da criança ou adolescente. Fraturas abaixo de 2-3 anos de idade, ou em crianças com desenvolvimento psicomotor compatível com essa idade, devem ser investigadas sobre a forte possibilidade de omissão do cuidar ou de intencionalidade.

A busca de outras fraturas anteriores, com investigação pela anamnese, exame físico e por imagens, bem como de outros sinais de violência, deve ser rotina nesses atendimentos. de cicatrização ou cura. Em crianças maiores ou com possibilidade de se expressarem significativamente, essa busca por sinais radiológicos pode ser seletiva, na dependência da fala da criança ou família sobre traumas anteriores.

Na doença violência, alguns tipos de fraturas são fortemente indicativos de serem resultado de trauma intencional, embora não sejam indispensáveis para esse diagnóstico (Quadro 4).

QUADRO 4 Lesões ósseas e fraturas fortemente indicativas de trauma intencional

Ossos longos:
▪ Hemorragias em espaço subperiosteal.
▪ Metafisárias por arrancamento em nível de cartilagem de crescimento (em alça de balde).
▪ Metafisárias por avulsão de pequenos fragmentos de ângulo nas extremidades ósseas.
▪ Diafisárias em espiral.
Arcos costais:
▪ Arcos costais posteriores.
▪ Arcos costais abaixo de 2 anos.
Crânio:
▪ Diástases de suturas.
▪ Múltiplas ou bilaterais.
▪ Que atravessam as suturas.
▪ Com afundamento de crânio ou em bola de pingue-pongue (recém-nascidos e lactentes).
Outras:
▪ Luxação ou fratura de esterno.
▪ De extremo distal de clavícula.
▪ De escápula.
▪ De apófises espinhosas.
▪ De vértebras sem história de trauma acidental de alto impacto.

Fonte: adaptado de Caffey[22], Cavalcante e Lederman[28], Lourenço[29].

Lesões cranioencefálicas[15,19-22,26-30]

As quedas de grandes alturas e os acidentes de trânsito são causas importantes de traumatismo cranioencefálico para crianças maiores e na adolescência, bem como a prática de esportes radicais ou sem a proteção indicada, especialmente os de movimento com velocidade, como patins, *skate*, patinete, bicicleta e outros, quando a omissão do cuidar precisa ser avaliada se não foi fator predisponente ao dano maior.

No entanto, os espancamentos e o chacoalhamento de crianças e adolescentes são os traumas intencionais responsáveis pelo maior número de mortes por violência em crianças abaixo de 2-3 anos, como também as que deixam as maiores sequelas incapacitantes em todas as idades.

Habitualmente trazidas como resultado de quedas, há que se avaliar inicialmente a capacidade motora da criança para chegar a tal trauma, bem como o mecanismo do trauma, havendo que levar em conta que a ausência de fratura de calota craniana não afasta a possibilidade de hemorragias internas e lesões encefálicas.

Afora os traumatismos causados reconhecidamente por acidentes de trânsito e outros desastres, cujo histórico será comprovado por outros, sempre deve haver a busca pelo médico pelo diagnóstico diferencial entre o não intencional não evitável, o não intencional direto, quando houve omissão do cuidar ou negligência, e o intencional. As duas últimas possibilidades indicam situação de violência física e psíquica pela negligência e de violência direta.

É fato que a agressão dirigida à cabeça de uma criança ou adolescente, parte do corpo tida por todos como área nobre a ser protegida, indica total descontrole dos agressores, ou grande crueldade, que se acompanham de risco de grandes sequelas e morte, redobrados a cada novo episódio de agressão.

Há que se levantar a suspeita de trauma intencional diante de um traumatismo cranioencefálico sempre que se tiver um relato de queda ou colisão de pequeno impacto, com fraturas de calota craniana, muitas com características específicas, como já descritas, sinais e sintomas de comprometimento neurológico ou que se acompanhem de lesões em outras partes do corpo.

Da parte encefálica, tem-se a possibilidade de micro-hemorragias a hematomas e hemorragias extensas subdurais e encefálicas, que podem levar à morte ou a quadros de deficiência de todos os tipos, intelectual, motora, visual e auditiva.

Abaixo dos 2-3 anos de idade, ou em crianças com atraso de desenvolvimento neuropsicomotor que as coloque nas possibilidades físicas dessa faixa etária, as maiores lesões encefálicas são causadas na síndrome do bebê sacudido.

A síndrome do bebê sacudido foi apresentada por John Cafey há 50 anos, em 1972, como *shaken baby syndrome*, que descreveu os efeitos das "sacudidas" do bebê pelos seus cuidadores, provocando o que chamou de chicoteamento das estruturas cerebrais. Fez um alerta de que esse sacudir violento de crianças pequenas frequentemente resulta em danos permanentes para o cérebro e os olhos, sendo causa de deficiências mental e visual gravíssimas, até a morte[30,31].

O chacoalhamento da cabeça, não impedido pela musculatura frágil de pescoço e a desproporção entre o tamanho e o peso da cabeça nos primeiros anos de vida em relação ao restante do corpo, vai provocar o deslocamento em velocidades diferentes da parte superior do encéfalo e de tronco. Esse movimento vai ocasionar o cisalhamento de estrutura nervosa e vascular, além do impacto interno do encéfalo com a calota craniana, levando a hemorragias e lesão de tecido nervoso em diversos níveis. Habitualmente o pediatra estará diante de uma criança com um quadro neurológico de edema cerebral, ou consequente a hemorragias de várias intensidades, desde o hematoma subdural a sangramentos volumosos, sem sinais infecciosos.

Se as sacudidas forem feitas com a criança suspensa, sem grande pressão em tórax, poderá não ser encontrada nenhuma lesão externa nem óssea, mas o quadro neurológico levará ao diagnóstico, bem como o exame de fundo de olho, que evidenciará hemorragia de retina, exame este fundamental para o diagnóstico.

A fratura de arcos costais, principalmente posteriores, são típicas da síndrome, quando de maior pressão no agarrar a criança pelo tórax, ou quando chacoalhada deitada, com impacto na superfície do local.

Caffey colocou como definição diagnóstica da síndrome do bebê sacudido a tríade encefalopatia, hematoma subdural e lesão de retina. Atualmente a possibilidade de hemorragias encefálicas de intensidade e localizações variadas, bem como fratura de arcos costais, especialmente posteriores, devem ser agregadas a essa tríade no quadro agudo (Quadro 5).

QUADRO 5 Síndrome do bebê sacudido aguda

- Hemorragia subdural ou encefálica de intensidades variadas.
- Sintomas de comprometimento neurológico agudo, sem sinais infecciosos, em diferentes níveis de gravidade.
- Hemorragia de retina, sem traumatismo facial que a justifique.
- Possibilidade de fratura de arcos costais, especialmente posteriores.

Na repetição da violência com o sacudir a criança, é possível definir a síndrome da criança sacudida crônica, na qual o ato de chacoalhar é utilizado pelos responsáveis ou cuidadores como forma gravíssima de violência física e psíquica repetitiva, levando a lesões encefálicas progressivas, atrofias de tecido neuronal e sequelas físicas, neurológicas e psíquicas irreparáveis[32].

Lesões de tórax[22,24,26-30]

Mais frequentes em crianças maiores e adolescentes, afora a síndrome da criança sacudida, que pode se acompanhar de fratura de arcos costais em crianças menores, costumas ser provocadas por socos, pontapés, espancamentos, pisoteamento ou quando a vítima é atirada contra uma superfície ou objeto.

Os traumas intencionais de tronco podem levar a variados graus de comprometimento da saúde, desde os eritemas, lacerações e hematomas de pele, a contusões, fraturas de arcos costais, luxação ou fratura de esterno e lesões de órgãos internos.

De consequências gravíssimas, podem provocar hemorragias de timo, lacerações pulmonares e cardíacas, pneumo ou hemotórax pelas fraturas de arcos costais e rompimentos de pleura e pulmões. Representam violência física gravíssima, com risco de morte iminente.

Lesões abdominais[19,22-26]

Mais frequente em crianças maiores e adolescentes, que são atingidos por agressões enquanto estão em pé, ou caídos ao chão, como as torácicas, as lesões abdominais são a segunda causa de morte por violência nessa faixa etária.

O trauma abdominal pode levar a laceração de vísceras maciças, como fígado e baço, e desencadear hemorragias intra-abdominais importantes, com quadro de anemia aguda e de abdome agudo.

Outros danos e sintomas podem ocorrer, como obstrução intestinal causada por hematoma de parede de intestino, especialmente de duodeno, lesões vasculares de mesentério, ou o desencadeamento de diabetes tipo 1, por lesões pancreáticas de repetição.

Lesões de face

Lesões oculares

Os traumas dirigidos para a face podem atingir os olhos, a provocar desde hemorragias subconjuntivais e hemorragias de câmara anterior e posterior, luxação de cristalino, rompimento de globo ocular e perda de visão. Sempre que se estiver diante de um trauma de face, o exame oftalmológico é de extrema importância para que se evitem sequelas maiores, caso tenha sido atingido

Lesões de pavilhão auricular e ouvido

Os traumas intencionais mais comuns na infância que são declarados pelos pais e responsáveis com frequência, sem medo de crítica, como se fossem de pouco efeito doloroso, são os puxões de orelha. No entanto, qualquer ato que provoque dor intencionalmente há que ser interpretado como violência, e sua repetição como tortura. Nos puxões de orelha é possível o descolamento posterior do pavilhão auricular ou a destruição da estrutura da concha acústica que a compõe, pela fratura da cartilagem, e, prejuízo da audição. Com as fraturas de cartilagem que se repetem nesses movimentos, extremamente dolorosos, de torção, tem-se uma alteração anatômica típica que é a "orelha em couve-flor".

Ainda, os tapas e socos nessa região podem provocar sangramentos e outras lesões de ouvido médio, como fraturas dos ossículos, ou até fratura de esfenoide, levando à surdez, pela chamada "lesão do boxeador".

Lesões de lábios, mucosa oral e dentes

Da mesma forma, provocada por tapas e socos, ou o uso de objetos ou substâncias que provocam dano tecidual, como "limpar a boca com palha de aço", ou "lavar com pimenta", dificilmente podem ser explicadas como acidentais. Os eritemas e hematomas faciais, além dos anteriores, bem como os sangramentos e lacerações de gengiva, quebras ou avulsões dentárias demonstram agressividade descontrolada e alguém que não se preocupa em deixar a marca de sua violência para que todos saibam dela.

Fraturas de nariz ou de ossos da face, como mandíbula e outros

O encontro de fraturas em qualquer lugar do corpo deve determinar avaliação cuidadosa sobre a possibilidade de trauma intencional. Nas de face têm-se fraturas bastante dolorosas, evidentes e que impossibilitam até o mastigar, no caso da mandíbula. Mais frequentes em crianças maiores e adolescentes, representam a ação covarde de um violador que não tem medo de ser descoberto, talvez sustentado pela impunidade presente quando da falta de diagnóstico e denúncia ou de proteção às vítimas.

Intoxicações, superdosagens ou distorção do uso de medicação[24,25,30]

De difícil diagnóstico, a administração de substâncias que possam levar a quadro tóxico e até a risco de morte, a serem utilizadas de forma crônica para fazer mal, controlar, sedar ou anular a presença da criança ou adolescente, não é rara. Utilizam-se substâncias a que tenham acesso, como bebidas alcoólicas, medicações e até outras drogas psicoativas, levando a alterações do comportamento e bloqueios ao funcionamento cerebral e seu desenvolvimento da criança e do adolescente. Administrados habitualmente por responsáveis e cuidadores em crianças desde o início de suas vidas, até mesmo em suas mamadeiras, levam a uma deterioração corpórea progressiva e, no caso de substâncias psicoativas, desenvolvem dependência em pouco tempo. Num quadro a ser identificado como violência química, muitas crianças e adolescentes são controlados ou anulados em suas reações e atividades próprias de suas idades, por meio de substâncias de ação em sistema nervoso central, seja por utilização de medicação do adulto que tem a posição de cuidador ou por indicação médica dirigida à criança ou adolescente. Nesta, profissionais da medicina acabam por ser partícipes da violência, induzidos pelas descrições dos responsáveis de sinais e sintomas da criança que envolveriam diagnósticos que justificariam a medicação psicoativa, sem, no entanto, levar em conta que os sintomas poderiam ser consequentes a situações de violência. Ou, ainda, oferecem o instrumento de maltrato e dano aos pais ou cuidadores de crianças e adolescentes, sem maior aprofundamento diagnóstico e escuta de seu paciente, quando a simulação ou fabulação dos sinais e sintomas seria descoberta, em um quadro de violência química do qual se torna partícipe. São crianças e adolescentes submetidos a amarras químicas a impedir seu desenvolvimento normal, e a sofrer os danos físicos e psíquicos dessas substâncias, que podem levá-los à morte[24].

Na síndrome de Munchausen por procuração[25], muitas outras substâncias podem ser utilizadas para provocar sintomas em suas vítimas, como os laxantes para dizer de intolerâncias alimentares, produtos a provocar reações alérgicas ou vômitos, dentro de um universo de atos perversos contra os mais frágeis, independentemente dos laços de sangue ou de responsabilidade.

Envenenamentos

São situações de difícil diagnóstico, especialmente nos casos crônicos, pela possibilidade variada de sinais e sintomas consequentes à administração à criança e ao adolescente de produtos tóxicos que podem lhes tirar a vida (Quadro 6). Ainda, nos atendimentos de emergência por situações agudas de envenenamento, o médico e, de forma mais intensa o pediatra, terão de lidar com seus próprios bloqueios psíquicos em pensar na existência de pessoas que tenham essa capacidade de causar grandes danos ou tentar provocar a morte de seus descendentes ou dependentes.

São inúmeras as substâncias utilizadas pelos agressores, com maior frequência intrafamiliares ou conviventes, desde as de uso doméstico, como produtos de limpeza, álcalis, cáusticos, inseticidas, ácidos, colocados em meio aos alimentos, inclusive no leite a ser dado em mamadeiras e outros.

Produtos de reconhecido poder tóxico também são usados nas formas agudas e crônicas de envenenamentos, levando a quadros intensos ou progressivos de comprometimento de órgãos e sistemas, como sistema nervoso central, aparelho digestório, respiratório, renal, hematológico e outros. Os venenos para ratos, inseticidas e pesticidas são substâncias envolvidas com frequência em tentativas de filicídio ou homicídio.

QUADRO 6 Sinais de alerta para intoxicações e envenenamentos

1. Relato confuso e discordante entre os pais ou responsáveis e criança, de ingestão ou contato com o produto tóxico ou veneno, dita como "acidental".
2. Ingestão ou uso de grandes quantidades da substância tóxica, que geralmente, pelo sabor desagradável ou pelo efeito direto de dor e dano à mucosa orofaríngea, seriam de difícil deglutição. Em ingestões ditas como "acidentais", nas quais se configura um quadro de negligência ou omissão do cuidar, tem-se o contrário, ou seja, pequenas quantidades, logo rejeitadas.
3. Criança ou adolescente com situação clínica habitualmente exuberante, que pode envolver sistema nervoso central, aparelho digestório, mecanismos e coagulação e outros, de origem dita como desconhecida ou que não se enquadra em doenças habituais.
4. Demora na procura de atendimento, após a constatação do uso dito como "acidental" de substância que poderia levar a intoxicação ou envenenamento da criança ou adolescente, sem demonstrações de preocupação dos pais ou responsáveis com o tempo perdido de tratamento.
5. Ausência ou pouca manifestação de interesse dos responsáveis quanto ao prognóstico.
6. Falta de tentativas de identificar o produto e a quantidade utilizada, para que a criança ou adolescente recebesse o tratamento adequado.
7. Criança ou adolescente com sintomas crônicos de "doença desconhecida" sem diagnóstico e com exames laboratoriais não compatíveis com os sinais e sintomas que apresenta.

Fonte: adaptado de Pfeiffer[32].

Politraumatismos[19,26,28,29]

A síndrome da criança espancada, *battered-child*, apresentada por Kempel, dificilmente deixa dúvidas diagnósticas. Sem de idade limite para acontecer, desde dias de vida ao final da adolescência, o espancamento de crianças e adolescentes, de forma aguda, crônica ou de repetição, caracteriza-se por um quadro exuberante de lesões em vários segmentos e órgãos do corpo.

A pele é a parte inicialmente atingida pelos espancamentos, mas, muitas vezes, em traumas de maior impacto também as fraturas ósseas vão acontecer, danos a órgãos internos e cerebrais, sendo os últimos os que mais frequentemente levam à morte, em um quadro repetitivo e de gravidade progressiva.

A morte de crianças e adolescentes por violência física costuma acontecer como consequência da repetição dos atos agressivos e da progressão da crueldade do espancamento.

Assim, o diagnóstico da doença é fundamental para a interrupção dessa evolução, com o tratamento, denúncia ao Conselho Tutelar, Ministério Público e delegacias, solicitação de acompanhamento pela Rede de Proteção e medidas de proteção legais.

A criança ou adolescente que chega ao óbito ou que desenvolve sequelas habitualmente já esteve mais de uma vez em serviços de emergência, sem ter seu diagnóstico feito, ou sem que lhe fossem garantidos os encaminhamentos para tratamento e proteção de que necessita, papéis fundamentais do médico, em especial do pediatra.

Violência sexual

Conceitos e valores[33-36]

A sexualidade humana e seu desenvolvimento na infância e adolescência sempre foram alvo de tabus e segredos, tendo muitas vezes a criança e o adolescente respostas para aquilo que veem e percebem em si mesmos e no outro como parte de seu crescimento, conseguidas de outras crianças ou adolescentes e, também e especialmente, dos vários ambientes e tipos de propósito do mundo virtual, pela falta de acesso aos adultos que tem à sua volta.

A violência sexual sempre acompanhou a história humana, como nas guerras e na luta pelo domínio dos povos, especialmente contra as mulheres, quando engravidá-las com o sangue e a hereditariedade de outros faria com que os traços e a cultura do grupo invadido fossem condenados ao enfraquecimento ou ao desaparecimento nas próximas gerações.

Assoberbada em seu valor como dano ao outro não apenas pela violência física e psíquica que a acompanha, a violência sexual traz a marca da vergonha para a vítima e, estranhamente, não ao agressor em muitas sociedades, culturas e meios, dentro dos valores arcaicos de força e poder, o que faz com que os agredidos se calem não apenas pelas ameaças dos agressores, mas por todo envoltório que cerca o que vem da sexualidade humana e suas perversões.

Assim ainda acontece com crianças e adolescentes violentados sexualmente, para os quais a vergonha de denunciar se dá ainda em maior monta quando se trata da que é cometida pelos genitores ou outros familiares, ou ainda por conviventes, nas violências intrafamiliar e doméstica. Se não tiverem acesso aos meios de diagnóstico, denúncia e proteção, muitas vítimas de estupros na infância e adolescência vão negar ou esconder o que sofrem, carregando essas memórias por toda a vida, como uma marca de diferença de valor pessoal, a menor, em seus relacionamentos presentes e futuros.

Em nosso país esses valores não eram diferentes, nem no Código Penal brasileiro, no qual, até o ano de 2009, os crimes sexuais, mesmo contra crianças e adolescentes, estavam classificados como crimes de ofensa contra os costumes, estando a moral social acima dos interesses e da proteção da pessoa[33]. Somente a partir da Lei n. 2.015/2009 os crimes sexuais passaram a ser classificados como crimes contra s dignidade sexual, colocando o foco de interesse na vítima[34].

O desvio da interpretação dos danos causados pela violência sexual na infância e adolescência faz com que tanto as suas vítimas como seus responsáveis não agressores e mesmo profissionais da área da saúde, segurança e justiça tenham muito maior dificuldade em seu reconhecimento inicial e em sua denúncia e tratamento.

Essas distorções estão implícitas na nominação dessa violência por todo o mundo e inclusive pela OMS (1999) ao ser adotado o termo "abuso sexual infantil", que permanece até os dias de hoje, definido como: "o envolvimento de uma criança em atividade sexual que ele ou ela não compreende completamente, é incapaz de consentir, ou para a qual, em função de seu desenvolvimento, a criança não está preparada e não pode consentir, ou que viole as leis ou tabus da sociedade"[35].

Levando em conta o conceito popular e a etimologia da palavra "abuso", tem-se o excesso de uso, utilizado para outros tipos de excessos, como do abuso de substâncias psicoativas, em relação às quais se pressupõem que o uso seria permitido, o que não pode ser aplicado à sexualidade humana. Não é de uso sexual do outro que se trata uma relação sexual normal entre adultos capazes e conscientes de suas decisões, muito menos o uso de crianças e adolescentes para atos sexuais, para os quais apenas o excesso, o abuso, seria violência!

Ainda, nessa definição da OMS, que usa esse termo que minimiza a violência, o "abuso" está colocado como uma atividade sexual que viole as leis ou os tabus da sociedade!

Nessa pouca evolução dos valores e conceitos sobre a sexualidade humana e seus desvios, talvez por ter sido a violência sexual normalizada em muitas culturas e aceita como algo incontrolável do humano, não foi ela assumida plenamente pela sociedade e Estados como uma das formas de violência que atinge crianças e adolescentes, púberes e impúberes, desde as mais tenras idades. Leva a danos ao desenvolvimento físico, psíquico e sexual das vítimas, especialmente quando praticada, como o é na maior parte dos casos, pelos genitores ou os que ocupam esse lugar, homens e mulheres, seguidos por outros familiares, conviventes ou pessoas próximas da criança[36].

É preciso que essa nominação, ou identificação distorcida e amenizada de uma das formas cruéis da violência contra as crianças ou adolescentes, a colocá-los no lugar de um objeto de prazer sexual de outro, independentemente dos danos que lhes causam, seja revista e reformulada nos diagnósticos médicos para o que representa: violência sexual contra criança ou adolescente!

Assim também deveria ser o nome "abuso sexual", retirado da linguagem das instituições da saúde, educação, proteção, segurança e justiça, de forma a mudar o conceito da possibilidade de uso sexual de outro, inclusive de crianças e adolescentes e que o abuso seria um ato de menor valor e dano.

Em contraste com o efeito do desvio nas definições e nos conceitos propagados sobre a violência sexual infantojuvenil, nominada e colocada à parte das outras violências que ocorrem na infância e adolescência, tem sido vista como marca a ser levada para o resto da vida pelas vítimas, a transformar aqueles que foram despidos de sua individualidade e invadidos em sua intimidade desde as menores idades, tratados como objetos de gozo sexual, em pessoas de menor valor.

Definições da doença violência sexual na infância e adolescência[36]

Nos termos da medicina, tem-se a violência sexual como a prática de atos sexuais com outro contra sua real e consciente vontade e aceitação, seja pelo uso da força, sedução e ou engano. Entende-se por real e consciente vontade a capacidade de entender o ato que será praticado e de concordar por desejo próprio, com a condição de igual maturidade psicossexual e capacidade física e mental plena, sem que tenha havido qualquer tipo de coerção pela outra parte, situações impossíveis para crianças e adolescentes.

Por definição, a violência sexual na infância ou adolescência é toda situação em que a criança ou adolescente são usados para gratificação sexual de um adulto ou adolescente com maturidade psicossexual mais adiantada, acontecendo pelo uso da força, sedução ou ameaça, considerando a incapacidade e a imaturidade das vítimas para decidir sobre esses atos, inclusive para oferecer resistência[36].

Inclui práticas sexuais como o exibicionismo, "voyeurismo", "frotteurismo" (ato sexual pela prática de esfregar o próprio corpo no outro, com maior interesse nas partes genitais, em lugares públicos, como em meios de transporte ou locais de aglomerações de pessoas), manipulação de genitália, mama ou ânus, clismafilia (ato sexual pelo uso de enemas ou similares), exposição ou participação de atos sexuais de outros, exposição ou participação de pornografia, até o ato sexual propriamente dito, com ou sem penetração[36].

Atendimento médico da violência sexual na infância e adolescência por profissionais da saúde

Dos atendimentos em unidades de saúde de emergência e internamentos hospitalares aos pacientes trazidos aos ambulatórios e consultórios de pediatria e hebiatria, tem-se uma gama de possibilidades diagnósticas da violência sexual, seja como fato trazido na queixa principal ou como dado de anamnese ou exame físico em atendimento por outras questões de saúde.

Das cinco possibilidades mais frequentes de atendimento médico a vítimas de violências sexuais em serviços de saúde, tem-se a relação apresentada no Quadro 7.

QUADRO 7 Situações mais frequentes de violência sexual na assistência à saúde de crianças e adolescentes

1. Violência sexual aguda extrafamiliar por agressor estranho à vítima.
2. Violência sexual aguda intrafamiliar ou doméstica.
3. Denúncia de violência sexual crônica para investigação diagnóstica.
4. Suspeita de violência sexual crônica percebida no atendimento por outras doenças.
5. Falsa denúncia de violência sexual.

O médico e, de forma mais direta, o pediatra precisam estar aptos a identificar os sinais e sintomas da violência sexual na infância e adolescência, para que possa levantar a suspeita de sua ocorrência, seu diagnóstico e, também, tratar das vítimas e fazer os encaminhamentos necessários, como detalhado nos exemplos a seguir.

Violência sexual aguda extrafamiliar por agressor estranho à vítima

Exemplo: *M.S., 10 anos de idade, não entrou na escola pela manhã e permaneceu desaparecida por 12 horas, quando foi encontrada por alunos do turno da noite, bastante machucada, com partes rasgadas de suas roupas com marcas de sangue, em bosque ao lado da escola. De histórico anterior, a escola informou aos policiais que a trouxeram à unidade de saúde que a professora percebeu que M.S., anteriormente muito boa aluna, estava vindo sonolenta para a aula nas últimas semanas, chegando a dormir em sala em algumas manhãs. Haviam chamado os pais para conversar, que disseram que M.S. ficava até a madrugada nas redes sociais e já não se interessava pelos estudos como antes. Pais em litígio frequente.*

M.S. foi levada à Unidade de Saúde por serviço de emergência, onde contou que havia marcado encontro com "namorado que conheceu pela internet", que ia lhe pedir em namoro pessoalmente naquele dia, por isso não entrou na escola. Um homem mais velho apareceu e a levou até um lugar com árvores atrás do colégio, dizendo que seu namorado a estaria esperando. Nesse lugar ele a agrediu e depois fez "coisas de sexo". Achou que iria ser morta. Ficou desacordada por algum tempo, não sabe quanto, porque ele lhe bateu e apertou seu pescoço até faltar o ar. Ao exame físico, apresentava várias lesões de pele por escoriações e hematomas em pescoço (tentativa de asfixia), mamas e região interna de coxas e genitália. Lacerações e sangramento anal. Achava ainda que o "namorado virtual" tinha se atrasado para o encontro...

Diagnóstico: violência sexual aguda urbana gravíssima, cometida por estranho à vítima, que criou para ela um processo de sedução progressiva pelas vias da internet, colocando-se como adolescente com as mesmas preferências suas e gostos, com falsa identidade, que propiciou o sequestro e o estupro. Como fatores predisponentes, tem-se: estar M.S. em situação de desatenção e desamparo dos genitores, abandonada nas madrugadas nas redes da internet, onde foi identificada como vítima possível pelo agressor. Risco de infecções sexualmente transmissíveis (IST), além dos danos físicos, psíquicos e sexuais, que poderiam tê-la levado à morte.

A violência sexual aguda que chega às unidades de saúde tem como agressores mais frequentes pessoas estranhas à vítima, entre os psicopatas, sociopatas, sádicos ou pedófilos, com quadro gravíssimo de danos físicos e psíquicos, sendo as vítimas escolhidas ao acaso pela oportunidade do sequestro ou, pelas buscas, identificação dos mais vulneráveis e desamparados em processo de sedução progressiva, inclusive pela internet.

São casos em que a criança ou adolescente são trazidos ao serviço de saúde de emergência ou hospitais, pelos pais, responsáveis, policiais ou outros, em mau estado geral, habitualmente em situação de estresse pós-

-traumático agudo grave, como assim podem estar os genitores que não tiveram participação na violência ocorrida, sendo esses casos raros na infância e pouco frequentes na adolescência.

A partir do boletim de ocorrência a ser feito pelos responsáveis ou pela própria instituição na falta daqueles, a avaliação das lesões corporais e a coleta de provas forenses devem ser feitam pelo perito do Instituto Médico Legal, que, preferencialmente deveria vir ao local em que a vítima está sendo atendida. Assim, torna-se possível que a coleta de provas forenses seja feita antes do atendimento à saúde da vítima, se não houver situação de emergência, se possível sob sedação, para minimizar os danos secundários da violência sofrida.

A assistência à saúde da vítima deve vir em primeiro lugar, e o protocolo do Ministério da Saúde para investigação de agravos e gravidez anterior ao estupro, bem como a prevenção da gestação e IST, devem ser aplicados assim que a vítima seja atendida em possíveis situações emergenciais cirúrgicas.

O acolhimento e escuta da vítima, quando da violência por estranhos e em todas as outras apresentações, devem ser feitos sem manifestações de juízo de valor, culpabilização ou de comiseração.

Da mesma forma, os pais e responsáveis precisam ser ouvidos em suas angústias e orientados a não valorizar a violência pelo ato sexual em si, mas pelo conjunto de violências, cujas marcas devem cicatrizar e o trauma psíquico tratado.

Para tanto, a vítima e seus responsáveis vão necessitar de acompanhamento prolongado, tanto pelo pediatra como por profissionais de psicologia e psicanálise, afastada a possibilidade de omissão do cuidar ou conivência dos genitores, que então precisariam ser denunciadas para que a violência não se repita.

Nos casos duvidosos sobre o agressor, ou em que seja levantada a suspeita de ser este alguém da família ou, pessoa acobertada por ela, a manutenção do internamento hospitalar vai oferecer maior tempo de avaliação da situação de violência e a possibilidade de denúncia pela vítima.

A notificação obrigatória de violência e o boletim de ocorrência precisam ser feitos para que a Rede de Proteção, o Conselho Tutelar e o Ministério Público sejam chamados a garantir os direitos ao tratamento e à proteção da criança ou do adolescente.

No caso em tela, as questões familiares favoreceram o abandono de M.S., que, apesar da pouca idade, era deixada sem orientação e supervisão na internet. Sua imaturidade e inocência facilitaram a ação do pedófilo, que a encontrou pelo tipo de uso da internet, prolongado, sem interrupções e na madrugada, que denotava a falta de supervisão de adulto.

O acompanhamento interdisciplinar, com profissionais da saúde mental, como psicólogos ou psicanalistas, vai dar espaço para que M.S. possa entender o que lhe aconteceu, como um dano a sua saúde, e consiga enfrentar os sinais e sintomas psíquicos decorrentes dessa violência, bem como seus genitores, que precisam sustentar esse lugar de apoio e acolhimento e não de culpabilização e cultivo de um valor de dano irreparável.

Violência sexual aguda intrafamiliar ou doméstica

J.C., 12 anos, sexo masculino. É trazido à US de emergência por duas tias maternas. Apresentou crise de intensa agitação, dizendo ver e sentir os pássaros que furavam sua pele, desde a madrugada, 12 horas antes. Mora com mãe, o padrasto e dois irmãos menores. A mãe o encontrou no banho, na madrugada, com esses delírios. Havia estrias de sangue numa toalha, mas não encontrou nenhum machucado em seu corpo. Há cerca de duas horas se deitou em sua cama e não falou nem se mexeu mais. Ao exame físico: carregado pelas tias, sem movimentação espontânea. Aspecto desnutrido, pele e mucosas pálidas, sudorese intensa. Mantinha os olhos semicerrados e sialorreia abundante. Eritema em região superior de ombro direito e hematoma lateral de quadril esquerdo. Abdome distendido, globo vesical, com dor à palpação. Foi transferido para hospital psiquiátrico, onde ficou por 7 dias, resposta fraca a estímulos visuais ou auditivos, manteve-se em atitude catatônica, com a sialorreia. Diagnóstico de crise psicótica.

O pediatra que foi lhe dar alta para continuidade de tratamento domiciliar com medicação antipsicótica notou intensa agitação e piora da sudorese quando tentou conversar com J.C., reação que não percebera com as enfermeiras. Solicitou a avaliação sobre a possibilidade de ser um estresse pós-traumático pelo histórico da toalha com estrias de sangue. Nessa avaliação, ao ser dito a J.C. que se sabia de marcas em sua pele em ombro e quadril, e que havia sangrado por algum lugar, e, portanto, talvez alguém o tivesse machucado e seria importante que contasse para que isso não mais acontecesse, nem a seus irmãos, e ele precisaria ajudar a protegê-los, J.C. abre os olhos, sai da catatonia e passa a chorar intensamente, dizendo: "Precisa dar vacina para meus irmãos, vacina do Zé gotinha...". *Solicitado que explicasse por que, J.C. diz:* "Ele enfiou um prego em mim. Eu estava dormindo! Ele me agarrou! Tenho medo de que ele enfie pregos nos meus irmãos". *O padrasto, que o estuprou na madrugada, tinha paralisia de parte inferior de perna direita, por sequela de paralisia infantil.*

Diagnóstico: violência sexual aguda, doméstica, com quadro de estresse pós-traumático gravíssimo, assemelhando-se a surto psicótico, mas com delírios construídos com as memórias de uma violência que não entendeu.

Apesar de os atendimentos a casos de violência sexual aguda ou recente serem mais comuns como cometidos por estranhos, há que se pensar que a violência sexual intrafamiliar e doméstica sempre tem seu início, mas, pela falta de busca de atendimento e falta de diagnóstico, passa a ser crônica e continuada e seu diagnóstico, tardio.

Há que se levar em conta que sempre um primeiro momento do estupro aconteceu, mas poucas vítimas da violência intrafamiliar doméstica chegam ao atendimento de emergência nessa fase, e é feito o diagnóstico. Se o contrário acontecesse, a continuidade e os danos progressivos da violência seriam impedidos.

Dos agressores sexuais que fazem parte de um contexto de violência generalizada intrafamiliar ou doméstica, das quais a sexual é apenas uma das praticadas, em conjunto com todas as perversões e danos físicos, psíquicos e sexuais de uma sociopatia, a violência não difere de forma contrastante do estuprador estranho. As marcas da violência estarão no corpo e na mente das crianças e adolescentes violentados, que, pela dependência, proximidade, ameaças e conivência ou participação dos outros conviventes, serão mantidos como reféns silenciados de seus agressores.

O olhar dos outros adultos nos meios que a criança e o adolescente frequentam, como escola e unidades de saúde, e especialmente do pediatra, é que pode fazer a diferença em levantar essa possibilidade e chegar ao diagnóstico e proteção da criança e do adolescente.

Da mesma forma que no caso anterior, a assistência à saúde da vítima deve vir em primeiro lugar. O protocolo do Ministério da Saúde para investigação de agravos anteriores ao estupro, bem como prevenção de IST, deve ser aplicado e a assistência psicológica, iniciada. A possibilidade de impotência, conivência ou participação da genitora na violência cometida há que ser avaliada, bem como seus posicionamentos em face do agressor. A garantia do afastamento do agressor é a primeira medida depois do tratamento da saúde para que a vítima possa voltar para sua casa, caso as possibilidades anteriores não se comprovem. Neste caso, a genitora continuou vivendo com o agressor, demonstrando a ausência de interesse e vínculos saudáveis com o filho, tornando impossível o retorno de J.C. para a família.

Denúncia de violência sexual crônica, trazida a serviço de saúde para investigação diagnóstica

Exemplo: *B.Q., sexo feminino, 8 anos de idade. Conta para amiga da escola que não pode falar com os meninos da turma porque é quase casada com o irmão mais velho, com quem faz coisas de adultos. Pais são profissionais autônomos, nível de terceiro grau, e trabalham em tempo integral. B.Q. fica sob os cuidados do irmão mais velho, filho do primeiro relacionamento da sua mãe, que tem 26 anos de idade, no período do final da tarde até a noite, desde que ela tinha 3 anos de idade. Ele a leva para a escola e vai buscar. Não deixa que ninguém se aproxime da irmã, que dorme no seu quarto.*

B.Q. diz para a amiga da escola que é casada e que eles dormem na mesma cama que nem seus pais e que fazem coisas de sexo de adulto, mas vão casar quando ela tiver 18 anos. Às vezes fica com dores, quando o irmão quer brincar muito de adulto com ela. Foi levada ao médico muitas vezes e eles não disseram nada. Ultimamente tem tido sono na sala de aula, porque o irmão quer brincar durante a noite e então ela não consegue dormir e fica com algumas dores. A amiga achou muito estranho o que ouviu e contou para a professora, que pediu avaliação de B.Q. para a Rede de Proteção.

Ao exame pediátrico, B.Q. apresentava peso e altura apropriados para a idade, com histórico de infecções urinárias de repetição. Exame físico: a presença de lesões cicatriciais de fissuras em ânus, leucorreia a esclarecer.

Em conversa com o pediatra, B.Q. confirmou o que chamou de "casamento" com o meio-irmão, que fazia coisas de sexo com ela e ela gostava. Disse ainda que o meio-irmão havia avisado a ela que ninguém acreditaria no "amor" dos dois e por isso não deveria contar.

Diagnóstico: violência sexual intrafamiliar, crônica, cometida por seu meio-irmão, por parte de mãe – quadro de pedofilia. Cultura de secreção vaginal: clamídia.

São casos de crianças ou adolescentes trazidos para atendimento à saúde por familiares ou outros, mais frequentemente pelos órgãos de segurança, justiça ou de proteção, como o Conselho Tutelar, após denúncia de estarem sofrendo violência sexual, de repetição, habitualmente cometida por pessoa da família ou de sua convivência, com a solicitação de avaliação e orientações.

Essas situações demandam a avaliação de todos os envolvidos na denúncia, para que se verifique a possibilidade de repetição da violência e o risco que a criança ou adolescente corre ao permanecer no mesmo ambiente que seus agressores.

Da mesma forma, haverá a necessidade do diagnóstico das repercussões físicas e mentais da violência sexual, se existente, e/ou a existência de outras situações de violência, com toda a investigação laboratorial indicada para os casos agudos de estupro e o tratamento das patologias encontradas. Há que se levar em conta o dano psíquico potencializado pela agressão repetida e da quebra da relação de confiança e muitas vezes de bom afeto da vítima com o mundo adulto.

A anamnese cuidadosa e a escuta do discurso livre dos supostos agressores e da criança ou adolescente em momentos separados podem levar ao encontro de incoerências ou a dados que indiquem o diagnóstico da existência de prática de violência ou não. No caso, a violência sofrida por B.Q. acontecia havia tanto tempo que ela, em sua pouca idade, foi convencida tratar-se de uma relação de amor, por isso nunca denunciou.

O exame físico completo há que ser feito, em todos os casos de suspeita de violência sexual, levando-se em conta que na maior parte dos atos sexuais intrafamiliares, inicialmente, os agressores não costumam deixar marcas ou provas físicas, para possibilitar sua continuidade. Mas a avaliação do estado mental e o comportamento das vítimas podem trazer subsídios para confirmar uma situação de prática de violência sexual direta ou de violência sexual indireta provocada por falsa denúncia.

Violência sexual crônica percebida no atendimento de outras doenças

C.M., 8 anos de idade. Infecções urinárias de repetição. Vem para atendimento a pedido da escola por apresentar dislexia, dificuldades de aprendizagem. Tem diagnóstico de TDAH, mas sem resposta ao tratamento com metilfenidato. Cuidada pelos bisavós de mais de 80 anos. A mãe a abandonou ao nascimento com a avó, que a entregou aos bisavós. Ao exame físico: desnutrição em peso e altura abaixo do terceiro percentil. Febril. Três hematomas ovalados em dorso, violáceos, semelhantes em forma e tamanho de 4 por 3 cm. Abdome distendido, dor à palpação em baixo abdome. C.M. confirma serem os hematomas resultados de surra da "bisa" (bisavó de 80 anos de idade) com uma colher de pau e que o "biso" (bisavô de 82 anos de idade) não se importava com isso. Diz não gostar de ficar perto do "biso". Queixa-se sentir dores para urinar e dor na barriga sempre. Ao exame de genitália, secreção vaginal esverdeada, fétida. Hematomas em introito vaginal, laceração de parede inferior de vagina, hímen rompido. C.M. era a terceira geração de descendentes do bisavô violentadas sexualmente por ele a partir do 7º ano de vida até engravidarem. Portadora de infecção gonocócica, era, em verdade, a última filha do bisavô.

São os casos que surgem no atendimento de rotina ou para atendimento de outras questões de saúde, com a queixa de sinais indiretos de violência sexual, como de erotização precoce, alterações de comportamento, fracasso escolar, atrasos de desenvolvimento, infecções urinárias de repetição, leucorreia de repetição, entre outros.

A possibilidade de estar havendo violência sexual, supostamente cometida por familiares, coabitantes ou pessoas do convívio próximo da criança ou adolescente, que se torna crônica pela falta de diagnóstico em suas fases iniciais ou no episódio agudo do estupro, deve ser investigada.

Quando praticada por pais, ou os que ocupam esse lugar, como padrastos, madrastas, avós e até bisavós, entre outros, a criança é tomada como de posse, sem entender inicialmente o que está sendo exigido dela.

Nas situações de violências domésticas graves e multifacetadas, as crianças são inicialmente colocadas a participar dos atos sexuais dos genitores ou responsáveis, quando a conivência ou participação do outro do casal parental se faz presente. São situações de extrema exposição à sexualidade adulta, muitas vezes em ambientes de perversão sexual de todas as formas, com a erotização progressiva da vítima, envolvendo até mesmo filmes e outros materiais pornográficos, quando não as substâncias psicoativas, até os atos sexuais diretos.

Como todo o ambiente e os adultos que deveriam ser responsáveis são os praticantes da violência, as crianças e os adolescentes crescem em meio à promiscuidade, que se torna para eles uma maneira normal de viver e a marca de seu valor apenas como objeto sexual, sob um manto de pactos ou ameaças para que o silêncio seja mantido.

A prática sexual passa a ser uma rotina de violência, exposição, sofrimento e vício, a ocupar a mente das vítimas, que evoluem com prejuízos em todas as áreas de seu desenvolvimento, com atrasos neuropsicomotores, fracassos na aprendizagem e no relacionamento com seus pares.

O diagnóstico de criança e adolescente com prejuízos globais a seu desenvolvimento, ou de transtornos de comportamento ou de humor, somados aos sinais e sintomas de erotização precoce, autorizam e indicam ao médico a necessidade de maior investigação sobre a existência de situação de violência, inclusive sexual.

Mesmo em baixa idade, a criança pode criar um laço que supõem de amor e confiança nas situações de pedofilia, e aceita a aproximação do adulto como uma demonstração de interesse genuíno de amor. A sedução e a submissão da criança ou adolescente a suas perversões sexuais, são progressivas, a envolvê-los em atos sexuais que não deixem marcas ou danos físicos importantes em suas vítimas, para que não haja seu repúdio e sim a habituação ao sexo ou o vício, bem como não aconteça a denúncia ou a comprovação de seus atos perversos.

Outras vítimas, quando afastadas de seus agressores, com os quais se sentiam em uma relação de amor, dizem da falta da presença e dos atos sexuais que praticava com elas, em um quadro de vício pela erotização continuada.

Nesses casos, o trabalho inicial do pediatra e da psicoterapia é tirar a criança desse lugar que considerou privilegiado, a fazê-la entender que era de perversão e violência de uma pessoa desequilibrada.

Falsa denúncia de violência sexual

São cada vez mais frequentes as denúncias da prática de violência sexual por um dos genitores ou pessoas chegadas a estes, após processo de separação conjugal e a busca, pelo genitor denunciante, de atestados e pareceres do pediatra sobre esse diagnóstico. Muitas vezes o parecer é exigido pela parte denunciante logo após o relato de situações e fatos como provenientes do denunciado, mesmo na presença da criança, como se a sua declaração fosse suficiente para firmar um diagnóstico de tal gravidade, que implica grande dano para a vítima e a prática de um crime pelo denunciado.

Muita cautela há que se ter nesses atendimentos, pois, em relacionamentos em que o amor acaba ou a decepção pelo outro acontece, as relações passam ao avesso, com o ódio a unir o ex-casal parental, e a criança passa a ser utilizada como instrumento de barganha ou de maltrato ao outro, com grandes prejuízos psíquicos.

A não ser que haja sinais físicos da violência sexual, a serem confirmados pelo perito do Instituto Médico Legal, os casos de criança ou adolescente trazidos a serviço de saúde, ambulatorial, hospitalar, emergencial ou consultório particular, com denúncia de prática de violência sexual por parte do outro cônjuge ou companheiro após separação conjugal, precisa ser muito bem avaliado, de preferência por profissionais especializados e equipe interdisciplinar.

Por vezes a denúncia ocorre dentro de um processo de alienação parental, no qual existe todo um trabalho de destruição da imagem e das boas memórias do outro, caracterizando uma violência psíquica gravíssima contra os filhos do ex-casal. E, se envolve falsa denuncia de violência sexual, esta está sendo praticada, de forma indireta, pelo denunciador, que traz para a criança ou adolescente a possibilidade de serem motivos de desejo sexual por um dos genitores e um saber de atos e fatos ligados à sexualidade que não seriam próprios à sua idade.

Diante desses sinais de alerta, seria de extremo valor que o genitor denunciante e a criança fossem encaminhados para atendimento interdisciplinar especializado, onde o outro do par parental também fosse ouvido e avaliado, no tempo mais próximo possível.

Assim, se verdadeira a denúncia, os órgãos de proteção, segurança e justiça devem ser comunicados para que novas violências sejam impedidas. Caso se trate de uma falsa denúncia, da mesma forma, os órgãos de proteção, segurança e justiça devem ser acionados, pois caracteriza uma forma de violência psíquica gravíssima e sexual indireta contra a criança.

Na falsa denúncia a criança é utilizada como objeto de maltrato ao outro com a obrigação de romper os laços de confiança e bom afeto que possuíam, e vítima de violência sexual indireta, pelos conteúdos a que está sendo exposta e por todas as avaliações e exames invasivos de sua sexualidade a que é submetida e, deve ser notificada como forma de violência praticada pelo denunciante.

Sinais de alerta para a falsa denúncia de violência sexual[36]

Situação anterior às questões de litígio ou separação do casal parental, de compartilhamento pacífico do cuidar dos filhos, sem denúncias anteriores de desvios de interesses sexuais para as crianças ou adolescentes durante a união conjugal por parte do agora denunciado.

1. Relatos feitos como denúncia ao médico, habitualmente ao pediatra, frequentemente com muita eloquência, seguindo um roteiro dos sinais de alerta para violência sexual, sem preocupação com a presença da criança, com o objetivo de obter um atestado ou declaração da existência da violência sexual descrita.
2. Descrições de situações consideradas como de atos sexuais seguindo roteiros de diagnósticos conhecidos, sem possibilidade de oferecer entorno à história, como detalhes do tempo, do local, da roupa e outros.
3. Incoerências entre o discurso do genitor denunciante e a criança ou adolescente.
4. Aumento da gravidade das denúncias de prática de atos sexuais e outras violências contra a criança ou adolescente, ou de seu número, quando percebem que não estão sendo convincentes o suficiente para obter o atestado de violência sexual do médico pediatra.
5. Histórico de convivência litigiosa importante, a partir do que as denúncias começam a acontecer em meio a discussões sobre a guarda do filho ou questões de partilha de bens.

Os agressores sexuais na infância e adolescência[37-39]

Para além da violência praticada como forma de poder e domínio do outro, têm-se na infância e adolescência aquelas devidas a transtornos da personalidade e da sexualidade dos agressores, classificadas como parafilias. Estas podem ser definidas como as atrações sexuais desviadas do objeto sexual esperado para um indivíduo, quando os princípios básicos de igualdade, como de relações sexuais de consentimento, em que os partícipes da relação tenham capacidade mental e maturidade física e psicossexual semelhantes, não são respeitados.

O Manual Diagnóstico e Estatístico de Transtornos Mentais – 5ª edição (acrônimo do inglês – DSM 5) traz a nominação de parafilias às expressões anormais da sexualidade, e destas têm-se de importância para a infância e a adolescência: transtorno voyeurista (ato e atitudes para espiar outras pessoas em atividades privadas ou de intimidade); transtorno exibicionista (pessoa que expõe seus genitais para outros que não esperam esse ato, buscando a reação desses outros; transtorno frotteurista (satisfação sexual pelo ato de tocar ou esfregar-se em indivíduo que não consentiu); transtorno do sadismo sexual (satisfação sexual em submeter o outro a humilhação, submissão ou sofrimento); transtorno pedofílico (atração sexual por crianças)[37].

A Classificação Internacional de Doenças, CID-10, coloca como transtornos de preferência sexual – F65[38]:

- F65.0: fetichismo.
- F65.1: travestismo fetichista.
- F65.2: exibicionismo.
- F65.3: voyeurismo.
- F65.4: pedofilia.
- F65.5: sadomasoquismo.
- F65.6: transtornos múltiplos da preferência sexual.
- F65.8: outros transtornos da preferência sexual.
- F65.9. transtorno da preferência sexual, não especificado.

Pedofilia e hebefilia[36,39,40]

Em se tratando de violência sexual contra crianças, o mais reconhecido como violador, embora não o mais frequente, é o pedófilo, que pode ser definido como pessoa portadora de atração sexual obsessiva e incoercível por crianças e pré-púberes, do mesmo sexo ou de sexo diferente do seu, habitualmente com preferências por determinados tipos físicos e faixa etária[36].

São as características da infância, como o corpo sem pelos nem curvas, a fala infantil, a inocência, a facilidade da sedução e a impossibilidade de oferecer resistência, que o atraem. Na hebefilia, a atração sexual é dirigida ao pubescente, pessoa de 11-14 anos de idade.

Pelo DSM 5, a pedofilia seria a atração sexual por crianças, da qual fazem parte fantasias sexuais e a busca de cenas e materiais ligados à sexualidade infantil e a atos sexuais com crianças. É classificada como transtorno pedofílico, dentre as doenças mentais, quando existe a passagem ao ato da violência sexual[36]. No entanto, muito cuidado há que se ter na caracterização do pedófilo ou hebéfilo, como doentes mentais, havendo que se diferenciar essa doença, que está ligada à área da sexualidade, mas que não tira do doente a capacidade de ser responsável por seus atos, de definir suas escolhas e de gerenciar autonomamente suas vidas, não devendo caber a eles a inimputabilidade penal[36].

Da mesma forma, não se pode dizer que o pedófilo ou hebéfilo, do sexo masculino ou feminino, que não passa ao ato sexual explícito com a criança, não lhe cause danos, pois muitas vezes estão envolvidos em assédios, busca ou comércio de imagens íntimas de crianças e adolescentes e, ainda, em pornografia infantil. Sustentam uma grande indústria na qual o objeto principal a ser negociado são o corpo e os atos sexuais desviantes cometidos contra a criança ou o adolescente.

Com os mesmos conceitos do DSM 5, no Brasil a pedofilia não é crime, sendo apenas considerada como tal a violência sexual cometida contra a criança, portanto a passagem ao ato. No entanto, conforme o artigo 241-B do Estatuto da Criança e do Adolescente (ECA), é considerado crime, inclusive, o ato de "adquirir, possuir ou armazenar, por qualquer meio, fotografia, vídeo ou outra forma de registro que contenha cena de sexo explícito ou pornográfica envolvendo criança ou adolescente"[39], o que enquadraria os atos do pedófilo e hebéfilo, sem que toquem em suas vítimas, como criminosos.

Costumam escolher suas vítimas entre as mais suscetíveis a sua aproximação, como crianças e adolescentes negligenciados, ou com relação de pouco afeto por parte dos responsáveis ou outras condições de dificuldade em suas vidas.

Estima-se que apenas uma parcela dos violadores sexuais na infância corresponda ao diagnóstico de pedofilia, e, segundo relatório final da Comissão Parlamentar de Investigação (CPI) da Pedofilia (Brasília, 2010), é responsável por cerca de 30% dos casos de violência sexual nessa faixa etária[40].

Como condição compulsiva, alguns pedófilos buscam as oportunidades de contato com as crianças de sua escolha, e muitos, homens e mulheres, ou mesmo adolescentes, seguem um ritual de aproximação e encantamento de suas vítimas. Suas investidas passam a ser mais frequentes e mais invasivas, até conseguirem seus objetivos de satisfação sexual, inclusive em relações incestuosas.

Muitos conseguem convencer as crianças e pré-adolescentes da existência de um apaixonamento, e várias vítimas chegam a defender seus agressores sexuais quando descobertos, como se houvessem tido a sorte de ser escolhidas pelo pedófilo, em uma doença que as escraviza aos desejos perversos de seus agressores.

Outras vítimas, com a evolução do assédio e a passagem para atos mais invasivos ou agressivos, tentam se afastar, mas passam a sofrer ameaças de todas as formas, inclusive de morte para elas ou para pessoas de sua família, o que as mantém como reféns indefesas de seus agressores ou agressoras.

Agressores sexuais por sociopatias, psicopatias e sadismo[36,37]

Não apenas pedófilos e hebéfilos buscam crianças e adolescentes desprotegidos, ou com os quais têm laços de parentesco, bom afeto, dependência e ou confiança pela convivência ou por exercerem alguma forma de cuidado com suas vítimas.

Também os escolhem os sociopatas, pela indefensibilidade ou fragilidade. Especialmente as crianças e adolescentes fazem parte da sua descendência ou deles são dependentes, e a violência sexual é uma das formas de violência que praticam, independentemente da idade ou sexo da vítima, na maior parte dos casos em meio a situação de violência intrafamiliar ou doméstica. Dessa violência sexual, que habitualmente inclui a de gênero, o estupro pode acontecer com a impotência, conivência ou participação do outro genitor, responsável ou do restante da família nuclear, cujo diagnóstico é fundamental para que se definam as medidas de proteção necessárias para as crianças e os adolescentes.

No transtorno de sadismo sexual, a criança e o adolescente são escolhidos pela facilidade de acesso quando existente, pela fragilidade, inocência e menor condição de defesa, como vítimas ideais para serem submetidas a maiores sofrimentos[36].

Nas situações de violência sexual contra crianças e adolescentes cometidas por parentes que não os genitores, mas de conhecimento destes, sem que tomem atitudes de impedimento e proteção, tem-se a possibilidade de conivência, coparticipação e de voyeurismo, em que a satisfação sexual viria pela observação dos atos sexuais de outros, mesmo que contra sua prole. Nesses casos é possível aplicar o diagnóstico de estupro por omissão por parte dos genitores.

Outras parafilias[36-38]

Da parte do dano à infância e adolescência, são considerados ainda de risco para a violência sexual contra crianças e adolescentes o exibicionismo, o voyeurismo e o frotteurismo, pela exposição a atos de erotização precoce, com a demonstração de prazer sexual dos agressores, mesmo que não exista o contato direto entre agressores e vítimas, como nos dois primeiros tipos.

Características específicas dos agressores sexuais no contexto mais comum de pedofilia ou hebefilia, de acordo com seu vínculo com a criança ou adolescente[36]

Agressores da família nuclear: pais, padrasto, madrasta ou outros responsáveis diretos[36]

- Buscam situações de maior dependência e isolamento com a criança.
- Colocam-na como escolhida, privilegiada.
- Demonstrações de ciúme excessivo, de posse.
- Com a evolução da violência, passam a usar de ameaças e depreciação da vítima.
- Costumam violentar várias crianças em sequência, pela faixa etária de suas escolhas ou pela facilidade de acesso à vítima, muitas vezes de mais de uma geração.

Agressores coabitantes ou conviventes[41]

- Têm prazer na sedução progressiva.
- Buscam situações de isolamento e conquista da confiança da criança.
- Oferecem presentes, passeios e outros atrativos para conquistar a atenção da vítima e a confiança dos responsáveis.
- Não costumam deixar marcas físicas evidentes de seus atos sexuais inicialmente.
- Induzem as vítimas ao vício da prática sexual, a se considerarem partícipes e desejantes do ato sexual.
- Atitudes de posse progressiva da vítima, com distanciamento progressivo de seus pares e outros de seus relacionamentos.
- "Compram a cegueira" da família com benesses para os responsáveis, estabelecendo uma forma velada de exploração sexual.

Extrafamiliares com contato com a criança ou adolescente[36]

- Geralmente buscam ambientes e trabalho ligados a crianças e adolescentes que permitam o acesso, como escolas, academias de esportes, motoristas de transporte escolar e outros.
- Pessoas aparentemente gentis e muito atenciosas com as crianças a seu redor.
- Costumam colocar-se à disposição dos pais para o cuidado de seus filhos.
- Procuram situações progressivas de isolamento com a vítima.
- Tentam a sedução, compra e indução ao vício sexual da criança.
- Não deixam marcas evidentes inicialmente, mas acabam por causar desconforto na vítima pela progressão da violência e exigência de afastamento de seus pares.
- Podem se fixar por um período com uma só vítima, dentro da faixa etária de sua escolha, passando então para outra, ou manter a busca constante de novas vítimas.

Estranhos a criança ou adolescente e família, pedófilos, psicopatas, sádicos[36]

Com escolha da vítima:

- Podem escolher suas vítimas e persegui-las até encontrar momento e meio favorável à violência sexual.
- Muitas vezes se fazem próximos, oferecendo atenção e presentes até chegar no lugar e momento que permita a violência com segurança para si.
- Abordagem progressiva da criança ou adolescente, inclusive pela internet, como forma de sedução, captação de dados pessoais, erotização e depois o convite ou ameaça para o encontro, ou sequestro.
- Costumam fazer vítimas em série.

Estuprador desconhecido, que escolhe a vítima pela oportunidade:

- A criança e o adolescente são escolhidos ao acaso, por estranho, pedófilo ou outro psicopata, por estarem desprotegidos, em lugar isolado ou no caminho do agressor.
- Procuram lugares no caminho de crianças e adolescentes, que possam dar acesso a lugares sem passagem habitual de pessoas (parques, bosques, construções etc.).
- Costumam agir em áreas determinadas por algum tempo, cometendo estupros em série, muitas vezes seguidos de morte.

Diagnóstico

No atendimento de uma criança ou adolescente com suspeita ou vítima diagnosticada de violência sexual, seja na forma aguda ou crônica, a abordagem da criança e do adolescente, bem como dos genitores em separado, pelo pediatra é fundamental e deve ter direcionamentos diversos na dependência da suposição de ser a violência cometida por responsáveis ou outros familiares, coabitantes, conviventes ou estranhos à vítima.

O discurso livre inicial pode evidenciar falhas nas construções de álibis e incoerências entre o casal parental ou suspeitos, para que se defina o risco de repetição da violência, se a criança estiver sendo agredida por estes, havendo que se ter em mente que a investigação do crime não é de responsabilidade do profissional de saúde, mas sim da Segurança e Justiça.

A elucidação da gravidade da doença violência e a possibilidade de sua repetição devem ser motivo da avaliação, para proteção da criança e do adolescente. Trata-se de boa prática evitar questionários padronizados de avaliação da possibilidade de violência sexual, tanto para as supostas vítimas como para os responsáveis ou possíveis agressores, que muitas vezes se colocam com respostas treinadas ou sem valor de verdade. Muitos desses questionários e métodos de avaliação da violência estão disponíveis para pesquisa na internet, fazendo que suas respostas possam ser treinadas para que inocentem os agressores.

Ainda, há que se evitar o questionamento direto para as vítimas de violência, inclusive sexual, pelo risco de levá-las a reviver a violência sofrida, com sentimentos de grande de dor e angústia.

No atendimento da vítima de estupro recente, o exame físico dará o diagnóstico e a abordagem deverá se direcionar para a escuta do que a criança ou adolescente conseguir contar, buscando os dados necessários para seu tratamento e proteção. Detalhes desnecessários sobre o ocorrido, que não importam para o atendimento, devem ser totalmente evitados, bem como juízos de valor, falas de comiseração ou de conteúdo moral e religioso.

Há que se excluir quaisquer comentários sobre as possibilidades que a vítima supostamente teria tido de fuga, ou de reação, ou ainda de impedimento do ato já acontecido, bem como sobre culpa ou a demora da denúncia, nos casos crônicos. Com certeza a criança e o adolescente tiveram razões que apenas eles têm em suas mentes para se comportarem como se comportaram, com encobrimento inicial de algumas memórias da violência sofrida para que possam suportá-la.

A forma como as vítimas reagiram ao estupro foi o que conseguiram dentro de suas imaturidades e indefensibilidade, em meio ao total desamparo com seus agressores, para o que os questionamentos apenas aumentariam sua dor e culpa.

Nas violências crônicas, na maioria intrafamiliar ou doméstica, a dificuldade em falar das violências estará ligada às ameaças sofridas para que mantenham o silêncio, o saber que vão continuar na dependência de seus agressores, a culpa de não ter denunciado antes e de se acharem a razão da violência que sofreram.

Sinais e sintomas da violência sexual[36]

Na assistência a crianças e adolescentes com suspeita de serem vítimas de violência sexual, é possível identificar sinais de alerta, sinais que levam ao diagnóstico em conjunto com a avaliação psicológica e física e os que são patognomônicos, como:

- Sinais indiretos, que podem ser encontrados na violência sexual e em outros tipos de violência[36]:
  - Demonstrações de saber ou apresentação de atitudes sexuais inapropriadas para a idade.
  - Escolha de vestes, adornos ou maquiagens de aspecto sedutor ou para caracterizar idade adulta.
  - Sinais de erotização precoce e de interesses sexuais fora do contexto da idade.
  - Masturbação compulsiva e sem freios sociais.
  - Sinais de sedução ou apaixonamento por pessoa próxima, mesmo na infância ou com pessoas com grande diferença de idade a maior.
  - Busca de contato íntimo com o suspeito de ser o agressor.
  - Normalização da violência.
  - Desinteresse ou abandono das atividades próprias para a idade.
  - Sonolência diurna.
  - Infecções urinárias de repetição.
  - Leucorreia, habitualmente recorrente.
  - Atos de promiscuidade e desvalorização pessoal de cunho sexual.
- Ou, em reação inversa:
  - Demonstração de medo, raiva, nojo ou repúdio por pessoa próxima.
  - Reações de agressividade ou angústia quando exposto a determinada pessoa ou local.
  - Evitação do convívio e de proximidade com pessoa determinada.
- Sinais diretos e altamente significativos para violência sexual[36]:
  - Edema, eritema, lacerações ou hematomas em área genital ou perianal.
  - Sangramento vaginal em pré-púberes, excluída a possibilidade de puberdade precoce ou introdução voluntária de corpo estranho.
  - Sangramento, fissuras anais ou cicatrizes perianais, sem justificativa orgânica, como a obstipação.
  - Hipotonia e dilatação de esfíncter anal, sem causa orgânica.
- Sinais patognomônicos de violência sexual[36]:
  - Rompimento himenal.
  - Doenças sexualmente transmissíveis, sem transmissão vertical.
  - Aborto.
  - Gravidez.

O crime de violência sexual[32,41-44]

A lei brasileira, em seu Código Penal vigente, definiu, a partir do ano de 2009, novos conceitos e valores para a violência sexual, com alterações importantes no que se refere à infância e à adolescência, definições estas das quais o médico, em especial o pediatra, deve ter conhecimento e domínio, para que possa, além de prestar assistência à saúde das vítimas, garantir os passos legais de denúncia e proteção necessários e obrigatórios a cada caso.

Em seu artigo 213, o Código Penal brasileiro define como estupro[41]: "Constranger alguém, mediante violência ou grave ameaça, a ter conjunção carnal ou a praticar ou permitir que com ele se pratique outro ato libidinoso".

Na infância e adolescência inicial, na maior frequência dos violadores sexuais são os intrafamiliares ou do contexto da violência doméstica, praticada por coabitantes ou conviventes. A Lei n. 12.015/2009 introduz o conceito de estupro de vulnerável e o define em seu artigo 217-A como[42]: "*Ter conjunção carnal ou praticar outro ato libidinoso com menor de 14 (catorze) anos*".

Assim, a lei coloca como crime de estupro de vulnerável a prática de qualquer ato sexual com menores de 14 anos, independentemente do sexo da vítima, do agressor ou do tipo de ato sexual.

Ainda a lei acrescenta, no parágrafo primeiro do artigo 217-A, que todo profissional da saúde deveria conhecer a pessoa portadora de deficiência[42]: "§ 1º Incorre na mesma pena quem pratica as ações descritas no *caput*, com alguém que, por enfermidade ou deficiência mental, não tem o necessário discernimento para a prática do ato, ou que, por qualquer outra causa, não pode oferecer resistência".

Nesse parágrafo da lei estão incluídos os adolescentes também acima de 14 anos de idade e adultos portadores de deficiências, permanentes ou temporárias, por exemplo, um adolescente paraplégico, ou que esteja impossibilitado de se locomover por doença ou fratura de membro inferior, a serem considerados "vulneráveis".

No caso de sociopatia, psicoses, sadismo, têm-se os maiores riscos. O agressor vai buscar a criança ou adolescente desprotegido pela facilidade de acesso e impossibilidade de defesa. Entre eles estão os estupradores urbanos, mas há que se pensar que em todas as formas de violência sexual na infância e adolescência se tem o lado do sadismo do agressor.

Exploração sexual[32,36,43]

A exploração sexual na infância e adolescência é uma forma estendida da violência sexual, física e psíquica, consistindo no uso da criança ou adolescente para gratificação sexual de um adulto ou adolescente com maturidade psicossexual mais adiantada, EM uma relação homo ou heterossexual, tendo por objetivo o lucro ou benefício de outro adulto explorador[32].

São crianças e adolescentes vítimas de outras violências, habitualmente intrafamiliares, que passam a ser vendidas como objetos de troca, ou de forma velada, por meio da aceitação de vantagens e benesses pelo explorador, pelos genitores ou com a conivência dos genitores ou responsáveis. Outros são colocados como fonte de lucro, independentemente da idade, na exploração sexual urbana, a trazer o "pagamento" da violência que sofrem para seus responsáveis ou outros exploradores.

O ato de induzir ou oferecer uma criança ou adolescente menor de 14 anos de idade a praticar atos sexuais com outro, na maior parte das vezes praticado ou negociado por alguém que está dentro da própria casa da vítima, conduta comum na exploração infantojuvenil declarada ou velada, enquadra-se no artigo 218[43]: "Induzir alguém menor de 14 (catorze) anos a satisfazer a lascívia de outrem".

Para crianças e adolescentes até 18 anos têm-se os artigos que ainda mantêm uma distorção de interpretação, definindo as penas para aqueles que submetem, atraem ou induzem "à prostituição" ou outra forma de exploração sexual. Haveria que ser revisto o termo mal aplicado "prostituição", pois não se poderia considerar a exploração sexual infantojuvenil um ato de prostituição.

Não se pode considerar que que uma criança ou adolescente estariam a ser prostituídos, quando, na verdade, são negociados por valores financeiros ou outras benesses, sem nenhum lucro ou vantagem próprios, para a prática de atos sexuais, para o que não atingiram as etapas de desenvolvimento físico e de sexualidade necessários, nem maturidade, nem capacidade de escolha. Não existe nenhum retorno ou vantagem para as vítimas nessa negociação, apenas atos de violência gravíssimos cometidos pelos que as negociam e pelos que pagam a esse terceiro pela agressão sexual que pratica. Não se trata de atos de prostituição, mas de violência sexual intermediada pela exploração por terceiros.

"Artigo 218-B. Submeter, induzir ou atrair à prostituição ou outra forma de exploração sexual alguém menor de 18 (dezoito) anos ou que, por enfermidade ou deficiência mental, não tem o necessário discernimento para a prática do ato, facilitá-la, impedir ou dificultar que a abandone."

Uma atualização da lei feita no ano de 2018 incluiu nos crimes sexuais a divulgação de cena de estupro ou de cena de estupro de vulnerável, de cena de sexo ou de pornografia (Lei n. 13.718/2018)[44], na qual podem ser enquadrados os crimes de cunho sexual cometidos também pelos meios virtuais, conteúdo este que deveria ser do conhecimento tanto do pediatra para orientação a pais e adolescentes como pelos próprios.

Crescem sem lugar na família, a não ser desse valor de objeto, lugar este muitas vezes aceitado como sintoma de autoagressão, que pode incluir a exposição a situações de risco e a promiscuidade, consequentes às outras violências intrafamiliares que sofrem.

Há que se rever conceitos e valores de nossa sociedade e cultura, para que não se rotule a exploração sexual como prostituição infantil, e, dessa forma, também a criança assim será rotulada.

Crianças e adolescentes não são prostituídos, mas sim violentados duplamente, pelos que a vendem e pelos que a violentam, pois não têm capacidade de avaliar o uso objetalizado de seu corpo, nem compreensão do ato de violência ao qual são submetidos. Crescem sendo colocados nesse lugar e convencidos que esse seria seu papel e sua melhor função, ou a única forma de seguir suas vidas trilhadas em meio a muitas outras violências. Estão incluídos em crime também os que facilitam ou colocam seus estabelecimentos para local de exploração sexual

Especificidades do atendimento às vítimas de violência sexual

Embora o atendimento de uma vítima de violência sexual pelo médico, em especial o pediatra, possa trazer sentimentos de maior revolta e indignação do profissional, especialmente em se tratando de uma criança ou adolescente, o valor dado à agressão não pode exceder ao das outras violências, sob pena de deixar para a criança ou adolescente a ideia de condenação a uma marca e um dano irreparável.

Diante de um caso de suspeita de violência sexual, independentemente dos fatos inicialmente narrados pelos responsáveis ou acompanhantes, seja ela aguda ou crônica, deve-se seguir uma anamnese cuidadosa e exame físico completo, incluindo genitália, e a solicitação de exames laboratoriais para investigação de IST e, para a possibilidade de gravidez em caso de pré-púberes e adolescentes.

Em situações de estupro com conjunção carnal ou sexo oral, ou outras práticas que acabem por propiciar contato de sêmen ou fluidos vaginais, ou ainda de dúvida sobre os relatos do acontecido, há que seguir o protocolo do Ministério da Saúde quanto aos exames a serem solicitados e os tratamentos preventivos a serem efetuados.

Da parte dos meios de proteção, nem sempre se tem o saber de que nunca a criança e o adolescente podem ser culpados por atos sexuais praticados por pessoas de maturidade física e psicossexual mais adiantada. E, na fala de culpa, dano psicológico gravíssimo é imposto às crianças e aos adolescentes violentados, ou a suposição de que a vítima teria aceitado o ato ou mesmo o provocado, defesa usada frequentemente por defensores legais dos agressores, que em muitos casos acaba na impunidade e responsabilização da vítima.

O estupro constitui crime hediondo pelo Código Penal brasileiro, crime que não permite anistia, graça, indulto ou fiança. No entanto, como os casos de violência sexual na infância e adolescência ocorrem, na maioria das vezes, dentro das famílias, por longos períodos, não se tem o flagrante, e sua comprovação dependeria do laudo do Instituto Médico Legal, na maior parte dos casos inconclusivo, pela razão dos agressores[43].

Assim, outras medidas de notificação e denúncia serão necessárias no atendimento a uma criança ou adolescente em situação de violência, incluindo a sexual, como a comunicação imediata ao Conselho Tutelar e também aos órgãos de segurança (Delegacia) e Justiça (Vara de Crimes ou de Proteção à infância e Juventude), ou ainda ao Ministério Público), para que medidas efetivas de proteção à vítima e apuração do crime sejam efetuadas.

Para a criança e o adolescente vítima de violência sexual, o saber do médico, em especial do pediatra, sobre as apresentações possíveis dessa violência, das formas de abordagem, acolhimento, escuta e diagnóstico que são indicadas, fará toda a diferença para que possam elaborar seu sofrimento, chegar ao entendimento das violências sofridas e receber o tratamento, acompanhamento e proteção que necessita.

Violência psicológica ou psíquica

Desenvolvimento psíquico

Desde os primeiros dias de vida o ser humano, que nasce totalmente dependente de um adulto cuidador, desenvolve seus instrumentos físicos e psíquicos para defender as necessidades que sente, mesmo sem comandar quase nenhum movimento do corpo, mas já começando a ter alguma noção do que acontece a seu redor. De forma ampla e talvez dentro de um aspecto surpreendente dentro da incapacidade física autônoma e de entender e dizer o que sente, o choro surge como uma expressão de estranhamento, talvez de medo e desamparo de ser colocado em um modo de viver totalmente desconhecido do que já experimentou intraútero.

Quando nasce, o bebê humano passa a sentir frio e calor, os toques em sua pele, o ar que entra em seu corpo, a fome e a ação direta e indireta de outro. É saber de todo pediatra que seu aconchego e a voz tranquila e suave, mesmo logo após o nascimento, levará a grande maioria dos recém-nascidos a parar de chorar e passar a se interessar pelo que está próximo a eles.

No entanto, o que acontece com esse bebê se o acolhimento não lhe é ofertado, ou se a intranquilidade, aspereza e angústia por tê-lo tomarem conta do adulto que deveria lhe dar as garantias de bom cuidado e proteção?

Assim começam a vida muitas crianças, colocadas no mundo sem lugar, ou com o lugar da rejeição e desvalor.

Dessas possibilidades, nos atendimentos pediátricos, faz-se fundamental que a avaliação do que foi preparado e oferecido àquela criança pelos genitores desde o saber de sua existência. O desejo da gravidez e de ter um filho é questionamento importantíssimo a ser feito aos pais, bem como sobre seus conhecimentos sobre o desenvolvimento da criança e do adolescente, a partir de como foram tratados, cuidados e ensinados por seus pais.

São questões simples para incluir na anamnese do atendimento perinatal que podem, mesmo antes de se instalar situações de violências de todos os níveis de gravidade, indicar fatores de risco a serem trabalhados, ou mesmo, se graves, notificados, para manter o acompanhamento do pediatra, de equipe interdisciplinar e até de uma rede de proteção.

Na assistência à criança e ao adolescente, esse acréscimo na anamnese a ser feita pelo pediatra pode elucidar a origem de muitos sinais e sintomas psíquicos que acompanham aqueles que não foram bem-vindos na vida dos pais, ou deixaram de sê-lo.

Assim estão a criança e o adolescente sujeitos a uma violência, cujos sinais e sintomas de sofrimento podem surgir desde o nascimento, ou pelos danos sequenciais a curto e médio prazo pela falta dos laços de importância e de desejo de vida, que não dependem dos laços de sangue, carregando ainda a culpa imposta direta ou indiretamente de serem a razão dos fracassos ou sofrimento dos pais ou responsáveis e, até mesmo pelas violências a que são submetidos.

Sinais de risco para violência psíquica na infância e adolescência[45]

Na escuta das queixas gerais trazidas aos consultórios médicos e primordialmente de pediatria por pais ou responsáveis de crianças e adolescentes, por qualquer patologia, é possível identificar os vínculos de importância e o tipo de afeto que foi dado a esse filho ou filha na vida dessas pessoas desde o nascimento. Nessa anamnese não dirigida, a percepção da forma como os filhos são trazidos, em qualquer idade, nas falas dos genitores, com seus históricos de desenvolvimento, e como exercem eles a função materna e paterna, é fundamental para que se possa avaliar a qualidade do relacionamento familiar, e de atenção e cuidado da criança e do adolescente.

A descrição do filho e de seu comportamento, capacidades e potencialidades pode definir a posição que ocupa nesse núcleo familiar, se de bom cuidado e sem riscos ou de dificuldade e até de impossibilidade do cuidar, quando todas as situações de violências podem ocorrer.

Como apresentação da criança ou adolescente nas avaliações médicas, principalmente pediátricas, pelos pais ou cuidadores, em qualquer razão do atendimento, têm-se como indicadores de risco para violência[45] os apresentados no Quadro 8.

QUADRO 8 Apresentação da criança ou adolescente pelos pais ou cuidadores, como indicadores de risco para a violência na infância e adolescência

- De satisfação e orgulho: sem risco.
- De dificuldade em seu cuidar: risco leve.
- De incapacidade do seu cuidar: risco grave.
- De impossibilidade do seu cuidar: risco gravíssimo.

Fonte: adaptado de: Pfeiffer[46].

Em outras fases do desenvolvimento, quando em contato com o meio social, outras fontes de violência psíquica podem atingir a criança e o adolescente, embora as formas de causar-lhes sofrimento sejam as mesmas. Muitas famílias acabam por reproduzir a violência verbal ou de atitudes contra um de seus membros já maltratado por seus responsáveis, ou, de forma independente, tomar como escolha para as humilhações e depreciações aqueles que consideram mais frágeis ou indefesos. Nessas situações, como acontece no *bullying* intrafamiliar, que depois poderá ser repetido na escola e em outros ambientes frequentados pela criança e adolescente, com frequência tem-se a indiferença ou conivência dos responsáveis.

Habitualmente é esperado que, com a estrutura formada de autoproteção e de maior valor pelos pais e responsáveis, as crianças e adolescentes possam se prevenir e se defender das ofensas, humilhações, depreciações e outros ataques ao seu psiquismo a acontecer nos ambientes que frequenta, como escolas, atividades de grupo e até mesmo pelas vias da internet.

No entanto, algumas agressões psíquicas produzidas por seus pares, adultos de sua convivência e até mesmo por estranhos, do mundo real ou virtual, embora correspondam à minoria dos casos, podem superar as condições de defesa e de proteção da criança e do adolescente e, levá-los a grande sofrimento, e os sinais e sintomas da violência psíquica se farão presentes.

Conceitos e valores[46]

O psiquismo do ser humano em desenvolvimento tem sido cada vez mais colocado em foco, sabendo-se da necessidade de estar a criança sustentada por vínculos saudáveis com seus genitores e de interesse em entender suas fases e os estímulos e proteção de que necessita. No entanto, nem todas as crianças terão de seus responsáveis os cuidados e bom afeto que precisam, o que seria esperado em situação de miséria sociocultural. Nem todas as crianças e adolescentes terão o cuidado, proteção e respeito de sua família nuclear e extensa, de seus pares, de outros adultos que exercem alguma função em suas vidas, ou mesmo de estranhos. Em todas as classes socioculturais, credos, etnias e níveis acadêmicos dos responsáveis é possível encontrar a ignorância das potencialidades e necessidades de uma criança e de um adolescente, especialmente psíquicas, como também situações de outras violências, que sempre irão determinar a violência psíquica.

> Nomeia-se de *violência psíquica ou psicológica na infância e adolescência* a prática e submissão da criança e do adolescente a atos e atitudes, incluindo ações verbais, por pessoa de maturidade mais adiantada, que lhes causem sofrimento psíquico em níveis variados de gravidade, a causar danos progressivos a seu desenvolvimento, que irão repercutir em seus comportamentos consigo mesmo e com o outro, suas escolhas e modos de enfrentar a vida, podendo chegar ao insuportável e até ao desejo de não mais existir.

Quanto mais precoces na vida de um ser humano os ataques a seu corpo e a sua mente, maiores os danos e sequelas de qualquer forma de violência, sendo a cometida na infância e adolescência a de maior risco, consequências e sequelas.

Em especial, têm-se as agressões que trazem isoladamente a dor psíquica nos primeiros anos de vida, quando a criança não consegue localizar a origem do mal-estar e ainda não tem capacidade de entendimento do descontrole do mundo adulto sobre ela, nem instrumentos para a elaboração das razões de seu sofrimento[46].

Violência psíquica primária e secundária

A violência psíquica há que ser considerada o tipo de violência prevalente na infância e adolescência, a acontecer de forma isolada, caracterizando a violência psíquica primária, ou acompanhando os outros tipos de violências, física e ou sexual, a ser definida como violência psíquica secundária. Apresentam sinais e sintomas próprios, que indicam o comprometimento do desenvolvimento neuropsíquico, que poderá ser transitório, se interrompida precocemente a violência e tratados seus efeitos, ou definitivo, a evoluir para os transtornos do neurodesenvolvimento, na ausência de seu diagnóstico e tratamento.

Violência psíquica primária

Imposta a crianças e aos adolescentes por pessoas de maturidade neuropsíquica mais adiantada, na maioria das vezes responsáveis ou cuidadores, por meio de atos ou atitudes de desamparo, falta de estímulo ao desenvolvimento próprio à idade, de humilhação, desqualificação, culpabilização, exigências de desempenho acima do possível, esperado pela idade e estímulo recebido, demonstrações de insatisfação constante, tratamento como de *minus valia*, indiferença por sua saúde, proteção e desenvolvimento, entre outros.

Da mesma forma, trata-se de violência psíquica o preconceito, a discriminação, corrupção, rejeição, o cerceamento do aprender e do lazer, ou a imposição de situações que provoquem sofrimento. Como fato não raro, tem-se, por exemplo, a inversão de papéis entre pais e filhos, quando são deixadas para estes as decisões e escolhas de suas vidas, como se aptos estivessem para definir o melhor para si e para os genitores, em uma clara situação de omissão do cuidar. Ainda, de outras famílias tem-se o roubo da infância ou da adolescência, quando a criança e o adolescente são envolvidos nos assuntos, discussões e decisões dos adultos, para os quais são exigidos comportamentos adultos e o cumprimento de metas, ou o cuidar de irmãos menores ou responsabilidades da casa, o que os isola de seus pares e do convívio social, e, na sequência, das atividades próprias da idade.

Essas diversas formas de violentar crianças e adolescentes não deixam marcas a serem vistas no exame físico de pediatria. Porém, para o olhar e ouvidos atentos pelo saber da possibilidade e dos meios diagnósticos, muitos sinais e sintomas da doença violência psíquica se farão exuberantes. Da mesma forma, seus efeitos de serem continuadamente perturbadores na vida da criança ou adolescente, de seus pares e dos adultos que tem à sua volta poderão ser adequadamente diagnosticados como consequentes a ela.

Violência psíquica secundária

Desencadeada pela submissão da criança e do adolescente às violências física e sexual nas apresentações intrafamiliar e doméstica. O trauma psíquico é consequente ao sofrimento físico e ou sexual, para os quais as crianças e adolescentes não têm defesa, nem condições mentais de entender os atos cruéis de seus agressores como atitudes de violência inaceitáveis, dos quais não têm culpa.

Em muitas situações de violências generalizadas, especialmente as que acontecem dentro da casa da criança e do adolescente, praticadas por pessoas com as quais existe um vínculo de parentesco ou convivência, são as vítimas envolvidas em um contexto de normalização da violência como modo de viver e se relacionar, do qual são reféns. Nesses casos, dificilmente a criança e o adolescente serão trazidos para uma consulta com o relato da violência sofrida ou marcas no corpo do espancamento, ou agressão sexual, que habitualmente são crônicas e progressivas.

Na grande maioria das situações de violência cometidas por pais ou pelos que ocupam esse lugar, ou ainda conviventes, os sinais e sintomas da violência psíquica resultante desses traumas são os mais constantes e mais facilmente identificáveis. Desvelam os outros tipos de violência, nos quais nem sempre o trauma físico ou sexual é recente e deixou marcas a serem encontradas no exame pediátrico habitual.

No entanto, os sinais de sofrimento, suas repercussões no desenvolvimento e no comportamento das vítimas se farão presentes tanto nas queixas dos pais e cuidadores como nos outros ambientes frequentados pela criança e adolescente, como escola e locais de lazer, sendo essa uma chave diagnóstica importantíssima para a doença violência.

Sinais e sintomas da violência psíquica

Na anamnese em atendimentos de rotina ou de emergência de todas as crianças e adolescentes, uma triagem rápida para a possibilidade de risco para violência, ou de sua prática, deveria ser a rotina, visto ser ela a origem de muitos sinais e sintomas físicos e psíquicos na infância e adolescência.

Esse diagnóstico pode ser feito tanto pelas reações da criança ou adolescente ao sofrimento como pela constatação da prática pelos responsáveis ou cuidadores de atos e atitudes que se constituam em agressões psíquicas, podendo levar a danos de todas as montas.

O abandono[47]

Como amostra de atitudes dos responsáveis que levam ao diagnóstico, mesmo antes que seus danos se façam evidentes nas crianças e adolescentes, uma das violências desestruturantes da personalidade da criança é o abandono. Quando paterno, já na gravidez ou ao nascimento, soma-se ao ato de desamparo, a falta do nome do genitor na história da criança e no registro de nascimento, que se constitui em uma das mais graves violências de um pai contra seu filho, condenando esse bebê que nasce a carregar para toda a vida a prova incontestável de rejeição.

As crianças costumam trazer para si a razão desse abandono, pior se de ambos os genitores, como se insuficientes tivessem sido, desde o nascer, para despertar o amor e interesse de seus pais, ou de um deles.

Trata-se de violência psíquica, de notificação obrigatória, e de um assunto a conversar com a genitora, para que se posicione em defesa do filho e, além disso, possa falar do duplo abandono sofrido, dela e da criança. No entanto, não é do profissional o dever da investigação ou a busca de quem se deve a paternidade.

Pela lei brasileira o abandono se constitui em crime, por se considerar a criança e o adolescente incapazes de autocuidado e de autossustento, crime estes definidos no artigo 133 e, quando se trata de abandono de recém-nascido, pelo artigo 134 do Código Penal brasileiro[3], no qual, de forma arcaica, é colocado como razão do abandono que constitui crime o ocultar desonra própria.

"Abandono de incapaz: Artigo 133. Abandonar pessoa que está sob seu cuidado, guarda, vigilância ou autoridade, e, por qualquer motivo, incapaz de defender-se dos riscos resultantes do abandono".

"Exposição ou abandono de recém-nascido: Artigo 134. Expor ou abandonar recém-nascido, para ocultar desonra própria".

No caso de gestação na adolescência, da mesma forma, a ausência de identificação do genitor deve ser notificada ao Conselho Tutelar e ao Ministério Público, ou o registro em nome de outro, como do progenitor da criança, pois pode estar a encobrir uma violência sexual extrafamiliar, ou intrafamiliar, e até mesmo relações incestuosas.

De outra forma, a entrega voluntária do filho para o Estado, com a desistência do poder familiar, que terá como consequência a busca de uma família substituta, não é considerada crime quando esses genitores se declaram impossibilitados de assumir a guarda da criança.

Ainda de maiores consequências, produzem-se os efeitos extremamente danosos ao psiquismo infantil no caso de abandono materno, menos aceito culturalmente, mas cada vez mais frequente diante do crescente envolvimento de mulheres na drogadição e dependência de substâncias, bem como portadoras de transtornos mentais, sem apoio do outro genitor ou de família extensa, e dos programas de saúde.

Diagnóstico de violência psíquica na primeira infância[18,46]

Quanto mais precoces os atos violentos que levem a sofrimento psíquico uma criança, e mais significativos os vínculos com os agressores, maiores os danos a seu desenvolvimento mental e à estruturação de sua personalidade.

Na violência psíquica primária, sem que se tenham sinais e sintomas de outras violências, o diagnóstico exige do pediatra o saber e a valorização de que mesmo atos agressivos que dependam apenas da fala do outro e de suas atitudes, mas que não deixem marcas visíveis no corpo da criança ou adolescente, podem ser extremamente adoecedores.

Na violência psíquica secundária à física ou sexual, a soma dos sintomas e sinais levam a diagnóstico e, consequentemente, à necessidade de tratamento, denúncia e desencadeamento dos meios de proteção.

Esse diagnóstico tem sido encoberto pelos de transtornos do neurodesenvolvimento, que acabam por colocar nas vítimas a responsabilidade de seus atos consequentes às violências que sofrem, resultando seu enquadramento desviado para os diagnósticos habituais da psiquiatria.

Porém, pela frequência e levando em conta as estimativas da OMS e da Unicef, a cada ano, 1 a cada 2 crianças de 2-17 anos de idade é vítima de algum tipo de violência nas mãos de seus cuidadores[13]. Dessa forma, é muito mais provável, diante de uma queixa de alterações de comportamento ou do neurodesenvolvimento de uma criança ou adolescente, que se esteja em face de uma situação de violência do que de um transtorno mental originário da própria criança ou adolescente.

Da parte da vítima, cresce ela em meio à insatisfação daqueles em que deveria se espelhar para desenvolver suas características e modos de ser, sem compreender os atos e atitudes violentos dos responsáveis como anormais, visto não ter parâmetros de como seria de outra forma, na violência intrafamiliar e na doméstica. A criança vai incorporando como seus os pobres ou maus valores que lhe são impostos, e pouco a pouco os assume como seu modo de ser e viver[46].

Ademais, durante seu desenvolvimento, a criança e o adolescente podem encontrar outros adultos, cuidadores, pares e até mesmo estranhos pelas vias do mundo virtual que lhes causem prejuízos psíquicos, que irão se manifestar com os mesmos sinais e sintomas. Consideram-se sinais indicativos, embora não exclusivos de violência psíquica, os que serão vistos a seguir.

Sinais e sintomas de violência psíquica na infância[18]

- Atraso de desenvolvimento neuropsicomotor.
- Sinais de irritabilidade, dificuldades de sono e/ou choro frequente.
- Criança que não busca o olhar ou atenção do adulto.
- Desinteresse pelo brincar.
- Déficits na evolução da linguagem e comunicação.
- Tartamudez, disartria, dificuldade de expressão.
- Períodos frequentes de tristeza.
- Comportamentos extremos, como hiperatividade, agressividade ou apatia.
- Dificuldades de socialização.
- Baixa autoestima e autoconfiança.
- Medo dirigido a certa ou certas pessoas.
- Medo exacerbado por figuras imaginárias (monstros ou outros), representativas dos agressores ou da própria criança, a reagir mentalmente pelas agressões sofridas.

Sinais e sintomas de violência psíquica na infância e adolescência

Diante de um trauma físico, a pele, os ossos, os órgãos internos poderão ser lesados e os sinais desses danos se farão presentes a partir das lesões. Os efeitos da violência se farão notar de duas formas, pela desorganização ou desvio do funcionamento mental, e pelos bloqueios, perdas ou falhas no desenvolvimento neuropsicomotor, de onde surgirão seus sinais e sintomas.

Como desorganização ou desvio do funcionamento mental, têm-se:

- Ansiedade deslocada à razão de fatores desencadeantes mínimos.

- Comportamentos extremos, de agressividade ou apatia.
- Medos intensos e injustificados.
- Sentimentos de insuficiência ou incapacidade.
- Imagem pessoal de "menor valor", baixa autoestima.
- Imposições de autolimites rigorosos.
- Busca de castigos por provocações ou comportamento desafiador, incluindo a pessoas hierarquicamente superiores, ou de maior poder ou força.
- Impossibilidades de bem interagir com o outro e seus pares, a provocar novas formas de fracasso em seus relacionamentos e rejeição.
- Recusa de atividades de lazer saudáveis.
- Isolamento.
- Reclusão no meio virtual.
- Busca de situações e grupos de risco de hétero ou autoagressão, delinquência ou vícios, inclusive no meio virtual.

Sinais e sintomas de bloqueios, ou falhas no desenvolvimento neuropsicomotor[18]

- Atraso de desenvolvimento neuropsicomotor.
- Atraso da linguagem, disartrias, dislalias, dislexia, tartamudez.
- Afasias temporárias.
- Atrasos de aprendizagem e de memorização de conteúdos.
- Sinais de hiperatividade e deslocamento de atenção.
- Enurese.
- Encoprese.

Nas crianças maiores e adolescentes, os sinais de sofrimento crônico e de tentativas frustradas de conseguir a aceitação do mundo adulto do qual são dependentes física e ou psiquicamente vão aparecer em forma variada de sinais e sintomas. Muitas vezes são interpretados como suas características pessoais, ou "forma de ser", sempre negativas e, como tal, intratáveis.

Não é raro que recebam diagnósticos de terem transtornos neuromotores, como o transtorno opositivo-desafiador (TOD), o TDAH, ou ainda de bipolaridade ou outros transtornos mentais, que acabam por fechar as chances de desvelamento das violências que sofrem, deixando para as vítimas a culpa do que sofrem e de seus sintomas de sofrimento, e, pior, a encobrir os agressores.

Na continuidade da violência psíquica isolada ou que acompanha as outras formas de violências, não diagnosticadas, não impedidas e tratadas, os sinais e sintomas já de danos psíquicos progressivos e a doença mental podem surgir, caminhando para formas de autoagressão e submissão continuada a violência de outros, ou para a capacidade de agredir o outro, como visto a seguir.

Sinais e sintomas de danos psíquicos[18]

- Comportamentos de regressão, como infantilização e manutenção de dependência exagerada com os adultos próximos.
- Envolvimento com o uso de drogas psicoativas, lícitas e ilícitas.
- Busca de *sites* de masoquismo, autoagressão, desafios perigosos ou mortais na internet.
- Dependência da internet.
- Delinquência.
- União a grupos de hétero e autoagressão.
- Ausência de metas.
- Formas variadas de autoagressão direta.
- Distúrbios alimentares, como anorexia nervosa, bulimia, obesidade.
- Recusa ou não seguimento de tratamento de doenças agudas e crônicas.
- Lesões factícias.
- Ideação suicida.
- Tentativa de suicídio.

A violência psicológica e a lei[15,48,49]

Por muito tempo a parte psíquica da infância, que acabava por incluir o início da adolescência, foi ignorada, e muito mais ainda as violências que poderiam afetá-la.

É de 2014 a Lei n. 13.010, chamada de Lei Menino Bernardo, anteriormente Lei da Palmada, proposta após o assassinato cruel desse menino por seus responsáveis, que altera dois artigos do Estatuto da Criança e do Adolescente, no Capítulo II, do Direito à Liberdade, ao Respeito e à Dignidade. Nesses artigos foi introduzido o conceito de tratamento cruel e degradante como o que humilhe, ameace gravemente ou ridicularize a criança ou adolescente, definidos como[48]:

> "Artigo 18-A. A criança e o adolescente têm o direito de ser educados e cuidados sem o uso de castigo físico ou de tratamento cruel ou degradante, como formas de correção, disciplina, educação ou qualquer outro pretexto, pelos pais, pelos integrantes da família ampliada, pelos responsáveis, pelos agentes públicos executores de medidas socioeducativas ou por qualquer pessoa encarregada de cuidar deles, tratá-los, educá-los ou protegê-los.
>
> Parágrafo único. Para os fins desta Lei, considera-se:
>
> I – castigo físico: ação de natureza disciplinar ou punitiva aplicada com o uso da força física sobre a criança ou o adolescente que resulte em:
>
> a) sofrimento físico; ou
>
> b) lesão;
>
> II – tratamento cruel ou degradante: conduta ou forma cruel de tratamento em relação à criança ou ao adolescente que:
>
> a) humilhe; ou
>
> b) ameace gravemente; ou
>
> c) ridicularize".

No entanto, mesmo reconhecendo a possibilidade de tratamentos cruéis e degradantes contra a criança, em seu artigo 18-B, coloca como medidas a serem tomadas em face desse diagnóstico, que pela saúde seria de violência psíquica grave a gravíssima, as condutas:

> "Artigo 18-B. Os pais, os integrantes da família ampliada, os responsáveis, os agentes públicos executores de medidas socioeducativas ou qualquer pessoa encarregada de cuidar de crianças e de adolescentes, tratá-los, educá-los ou protegê-los que utilizarem castigo físico ou tratamento cruel ou degradante como formas de correção, disciplina, educação ou qualquer outro pretexto estarão sujeitos, sem prejuízo de outras sanções cabíveis, às seguintes medidas, que serão aplicadas de acordo com a gravidade do caso:
>
> I – encaminhamento a programa oficial ou comunitário de proteção à família;
>
> II – encaminhamento a tratamento psicológico ou psiquiátrico;
>
> III – encaminhamento a cursos ou programas de orientação;
>
> IV – obrigação de encaminhar a criança a tratamento especializado;
>
> V - advertência".

No entendimento da lei aqui colocada, ainda a violência psíquica é apresentada como um dano à infância e adolescência de menor valor, não levando em conta esse tempo de especial desenvolvimento no qual a estrutura psíquica está sendo formada e irá acompanhar o indivíduo para o resto de sua vida, sendo ela normal ou falha. A repercussão de uma lesão psíquica definitiva, pela gravidade ou falta de tratamento adequado, é imensurável.

A Lei Menino Bernardo alterou também o artigo 13 do ECA, mantendo a obrigatoriedade da notificação dos casos de suspeita ou confirmação de castigos físicos, e inclui o tratamento cruel e degradante como atos de notificação obrigatória[7]:

"Artigo 13. Os casos de suspeita ou confirmação de castigo físico, de tratamento cruel ou degradante e de maus-tratos contra criança ou adolescente serão obrigatoriamente comunicados ao Conselho Tutelar da respectiva localidade, sem prejuízo de outras providências legais".

No sentido da violência contra a mulher, os avanços foram mais significativos no ano de 2021, quando, pela Lei n. 14.188, do Código Penal brasileiro incluiu o crime de violência psicológica contra mulher, por meio do artigo 147-B, modalidade de violência já prevista na Lei Maria da Penha, mas ainda detalhadamente tipificada[49].

> "Artigo 147-B. Causar dano emocional à mulher que a prejudique e perturbe seu pleno desenvolvimento ou que vise a degradar ou a controlar suas ações, comportamentos, crenças e decisões, mediante ameaça, constrangimento, humilhação, manipulação, isolamento, chantagem, ridicularização, limitação do direito de ir e vir ou qualquer outro meio que cause prejuízo à sua saúde psicológica e autodeterminação".

Muito há que se evoluir quanto ao entendimento da violência psíquica na infância e adolescência como dano, por vezes irreparável, nas estruturas de pensamento e de funcionamento neurocerebral de suas vítimas. Como, em maior frequência, é praticada por pais, responsáveis ou pessoas próximas da criança ou adolescente, tem sido interpretada, inclusive pela lei, mais como um erro educacional do que como atos intencionais, conscientes ou não, que causam sofrimento, em níveis de gravidade do leve até o gravíssimo, a ponto de levar a doenças mentais e desejo de morte.

Conclusões

Diante da grande incidência de violência na infância e adolescência, especialmente doméstica ou intrafamiliar, é necessário que, em todos os casos trazidos com os sinais de risco e de prática de violência psíquica acima identificados, o diagnóstico na investigação da origem dessa clínica pensada como de causas orgânicas seja feito.

Na maioria das apresentações da violência contra crianças e adolescentes não se terá a queixa específica da forma dessa doença. No caso das intrafamiliares ou domésticas, ou das extrafamiliares com impotência ou conivência dos responsáveis, os sintomas mais constantes são os do comprometimento psíquico, daí a necessidade desse saber pelo médico.

Assim, é imprescindível uma escuta mais cuidadosa sobre o histórico da gravidez e os primeiros anos de vida do paciente na anamnese inicial, sobre a idade da criança ao início das queixas e sobre os desvios de comportamento e sua evolução. Da mesma forma, a indagação sobre com quem ficam seus cuidados e quais os conceitos e métodos tidos como educacionais são utilizados com ela, e, ainda, como foram esses responsáveis cuidados em suas infâncias.

Na violência psíquica grave e gravíssima, os responsáveis impõem ao filho a indiferença ou o não desejo da filiação, nem pelo seu bem-estar e desenvolvimento saudável. Essa violência pode evoluir como um oráculo a escravizar a vítima à condenação ao fracasso e assim ela obedecerá, se a violência não for interrompida e tratada.

Conclui-se assim que o pediatra tem um papel fundamental e de divisor de águas no diagnóstico e assistência nos casos da doença violência psíquica, a introduzi-la como diagnóstico diferencial em todas as situações de crianças e adolescentes trazidos por queixas de alterações de comportamento, de atrasos ou bloqueios ao desenvolvimento sem causa orgânica evidente, por atitudes de autoagressão e diante de possibilidades dos transtornos ligados ao neurodesenvolvimento, como TDAH, TOD, bipolaridade, autismo e outros.

Diante da gravidade de uma violência que pode desestruturar a formação dos alicerces de personalidade de um indivíduo, que acontece nos primeiros 7-8 anos de vida do ser humano, o diagnóstico de sua prática e de seu nível de gravidade há que ser feito pelo pediatra, para que medidas de tratamento, acompanhamento e proteção sejam adotadas, de forma a garantir à criança e ao adolescente as condições de um desenvolvimento psíquico saudável e de todas as suas melhores potencialidades.

REFERÊNCIAS BIBLIOGRÁFICAS

1. Kramer A, Guillory J, Hancock J. Experimental evidence of massive-scale emotional contagion through social networks. PNAS. 2013;111(24). doi.org/10.1073/pnas.1320040111.
2. Kaufman D, Santaella L. Rev Famecos. 2020;27(1). doi.org/10.15448/1980-3729.2020.1.34074.
3. Gama M. Negligência contra crianças e adolescentes no mundo virtual. In: Sociedade Brasileira de Pediatria (ed.). Tratado de pediatria. 5.ed. v.1. Barueri: Manole; 2021. p.468-70.
4. Gama M. Dependência de internet. In: Sociedade Brasileira de Pediatria (ed.). Tratado de pediatria. 5.ed. v.1. Barueri: Manole; 2021. p.480-1.
5. Gama M. Desafios perigosos. In: Sociedade Brasileira de Pediatria (ed.). Tratado de pediatria. 5.ed. v.1. Barueri: Manole; 2021. p.484-6.
6. Pfeiffer L, Gama M. Violência sexual no mundo virtual. In: Sociedade Brasileira de Pediatria (ed.). Tratado de pediatria. 5.ed. v.1. Barueri: Manole; 2021. p.487-502.
7. Spitz RA. O primeiro ano de vida: um estudo psicanalítico do desenvolvimento normal e anômalo das relações objetais. 4.ed. São Paulo: Martins Fontes; 1987. p.51-65.
8. Lacan J. O seminário, livro 11: os quatro conceitos fundamentais da psicanálise. Rio de Janeiro: Zahar; 1985.
9. Kandel ER. Em busca da memória: o nascimento de uma nova ciência da mente. São Paulo: Companhia das Letras; 2009. p.418.
10. Gama M. Negligência contra crianças e adolescentes no mundo virtual. In: Sociedade Brasileira de Pediatria (ed.). Tratado de pediatria. 5.ed. v.1. Barueri: Manole; 2021. p.471-2.
11. Sociedade Brasileira de Pediatria – Grupo de Trabalho Saúde na Era Digital 2019. Menos telas, mais saúde. Disponível em: https://www.sbp.com.br/fileadmin/user_upload/_22246c-ManOrient_-__MenosTelas__MaisSaude.pdf. Aceso em: mar. 2022.
12. Lopes MLF. Suicide, teens, networks and the internet. Norte de Salude Mental. 2020;17(63):25-36. Disponível em: https://dialnet.unirioja.es/servlet/articulo?codigo=7553715.
13. OMS/Unicef. Informe sobre la situación mundial de la prevención de la violencia contra los niños 2020. Disponível em: https://apps.who.int/iris/bitstream/handle/10665/332450/9789240007154-spa.pdf?sequence=1&isAllowed=y. Acesso em: fev. 2022.
14. Pfeiffer L. Apresentações da violência na infância e adolescência. In: Sociedade Brasileira de Pediatria (ed.). Tratado de pediatria. 5.ed. v.1. Barueri: Manole; 2021. p.391-6.
15. Brasil. Lei n. 8.069. Artigos 13 e 245. Estatuto da Criança e do Adolescente. Brasília, DF, 1990. Disponível em: http://www.planalto.gov.br/ccivil_03/LEIS/L8069.htm#art13. Acesso em: fev. 2022.
16. Brasil. Portaria n. 104/2011 Ministério da Saúde. 2011. Disponível em: https://www.saude.mg.gov.br/images/documentos/Portaria%20N%20104,%20de%2025%20de%20Janeiro%20de%202011.pdf. Acesso em: fev. 2022.
17. Brasil. Portaria n. 1271. Ministério da Saúde, 2014. Disponível em: https://bvsms.saude.gov.br/bvs/saudelegis/gm/2014/prt1271_06_06_2014.html. Acesso em: fev. 2022.
18. Pfeiffer L. Método de classificação da gravidade da violência contra crianças e adolescentes. [Tese]. Universidade Federal do Paraná, 2011.
19. Kempe CH, Silverman FN, Stelle BF, Droegemuller W, Silver HK. the battered-child syndrome. JAMA. 1962;181:17-21.
20. Datasus. Violência física segundo faixa etária. Ministério da Saúde. Brasília, DF, 2021. Disponível em: http://tabnet.datasus.gov.br/cgi/tabcgi.exe?sinannet/violencia/bases/violebrnet.def. Acesso em: fev. 2022.
21. Datasus. Frequência de violência física: repetição segundo faixa etária. Ministério da Saúde. Brasília, DF, 2021. Disponível em: http:/tabnet.Periodo:2021http:/tabenet.datasus.gov.br/cgi/tabcgi.exe?sinannet/violencia/bases/violebrnet.def. Acesso em: fev. 2022.
22. Caffey J. Multiple fractures in the long bones of infants suffering fromchronic subdural hematoma. Am J Roentg Radium Ther. 1946 Aug;56(2):163-73.
23. Brasil. Decreto n. 2011. Agravos de notificação compulsória. Ministério da Saúde. Brasília, DF, 2011. Disponível em: https://bvsms.saude.gov.br/bvs/saudelegis/gm/2011/prt0104_25_01_2011.html. Acesso em: fev. 2022.
24. Pfeiffer L. Violência química. [Monografia]. Universidade Pontifícia Católica do Paraná. Monografia. Cur-

so de Pós-graduação em Psicologia com Abordagem Psicanalista, 2011.
25. Pfeiffer L. Visão atual da síndrome de Munchausen por procuração. In: Sociedade Brasileira de Pediatria (ed.). Tratado de pediatria. 5.ed. v.1. Barueri: Manole; 2021. p.436-41.
26. Pfeiffer L. Violência física. In: Sociedade Brasileira de Pediatria (ed.). Tratado de pediatria. 5.ed. v.1. Barueri: Manole; 2021. p.404-10.
27. Pfeiffer L. Negligência ou omissão ao cuidar. In: Sociedade Brasileira de Pediatria (ed.). Tratado de pediatria. 5.ed. v.1. Barueri: Manole; 2021. p.412-26.
28. Cavalcante ND, Lederman HM. Alertas dos especialistas: radiologia e diagnóstico por imagem. In: Waksman RD, Hirschheimer MR, Pfeiffer L (coord.). Manual de atendimento às crianças e adolescente vítimas de violência. 2.ed. Brasília: Conselho Federal de Medicina; 2018. p.243-60.
29. Lourenço AF. Alertas dos especialistas: ortopedia. In: Waksman RD, Hirschheimer MR, Pfeiffer L (coords.). Manual de atendimento às crianças e adolescente vítimas de violência. 2.ed. Brasília: Conselho Federal de Medicina; 2018. p.231-6.
30. Caffey J. On the theory and practice of shaking infants. Am J Dis Child. 1972;124(2):161-9.
31. Caffey J. Whiplash shaken infant syndrome manual shaking by extremities with whiplashinduced intracranial and intraocular bleedings, linked with residual permanent brain-damage and mental retardation. Pediatrics. 1974;54(4):396-403.
32. Pfeiffer L. Violência física. In: Manual de segurança da criança e do adolescente. Sociedade Brasileira de Pediatria. Nestlé. São Paulo, 2004. p.227.
33. Brasil. Crimes de ofensa contra os costumes. Código Penal brasileiro. Decreto-lei n. 2.848, dezembro de 1940. Disponível em; http://www.planalto.gov.br/ccivil_03/decreto-lei/del2848compilado.htm. Acesso em: jan. 2022.
34. Brasil. Lei n. 12.015/2009. Crimes contra a dignidade sexual. Código Penal brasileiro. Brasília, DF, 2009. Disponível em: http://www.planalto.gov.br/ccivil_03/_ato2007-2010/2009/lei/l12015. Acesso em: jan. 2022.
35. World Health Organization (WHO). Abuso sexual infantil. Informe da Reunião Consultiva sobre Maltrato de Menores. Genebra; Suíça. 1999. Disponível em: https://apps.who.int/iris/bitstream/handle/10665/66734/WHO_HSC_PVI_99.1_spa.pdf. Acesso em: jan. 2022.
36. Pfeiffer L. Violência sexual. In: Sociedade Brasileira de Pediatria (ed.). Tratado de pediatria. 5.ed. v.1. Barueri: Manole; 2021. p.411-21.
37. American Psychiatry Association. Transtornos parafílicos. In: Manual diagnóstico e estatístico de transtornos mentais. 5.ed. Porto Alegre: Artmed; 2014. p.685-96.
38. World Health Organization (WHO). ICD-10 Version: 2010, Disorders of sexual preference. Disponível em: http://apps. who.int/classifications/icd10/browse/2010/en#/F65. Acesso em: fev. 2022.
39. Brasil. Artigo 241-B. Lei n. 8.069. Estatuto da Criança e do Adolescente. Disponível em: https://www.jusbrasil.com.br/topicos/28003220/artigo-241b-da-lei-n--8069-de-13-de-julho-de-1990. Acesso em: fev. 2022.
40. Brasil. Relatório Final da Comissão Parlamentar de Inquérito sobre Pedofilia. Brasília, DF, 2010. Disponível em: https://www.senado.gov.br/noticias/agencia/pdfs/relatoriofinalcpipedofilia.Pdf. Acesso em: fev. 2022.
41. Brasil. Artigo 213. Lei n. 12.015. Crimes contra a liberdade sexual. Código Penal brasileiro. Brasília, DF, 2009. Disponível em: http://www.planalto.gov.br/ccivil_03/_ato2007-2010/2009/lei/l12015. Acesso em: jan. 2022.
42. Brasil. Artigos 217-A. Lei n. 12.015/2009. Dos crimes sexuais contra vulnerável. Crimes contra dignidade sexual. Código Penal brasileiro. Brasília, 2009. Disponível em: http://www.planalto.gov.br/ccivil_03/_ato2007-2010/2009/lei/l12015. Acesso em: jan. 2022.
43. Brasil. Artigos 218, 218-A e 218-B. Lei n. 12.978/2014. Favorecimento à prostituição e exploração sexual. Crime hediondo. Código Penal brasileiro. 2014. Disponível em: http://www.planalto.gov.br/ccivil_03/decreto-lei/del2848compilado.htm. Acesso em: 12 jan. 2022.
44. Brasil. Lei n. 13.718. Código Penal brasileiro. Brasília, DF, 2018. Disponível em: http://www.planalto.gov.br/ccivil_03/_ato2015-2018/2018/lei/L13718.htm. Acesso em: fev. 2022.
45. Pfeiffer L. Desvinculação mãe e filho e violência. In: Campos JA, Paes CEN, Blank D, Costa DM, Pfeiffer L, Waksman RD (coords.). Belo Horizonte: Sociedade Brasileira de Pediatria; 2004. p.195-278.
46. Pfeiffer L. Violência psicológica. In: Sociedade Brasileira de Pediatria (ed.). Tratado de pediatria. 5.ed. v.1. Barueri: Manole; 2021. p.404-10.
47. Brasil. Artigos 133 e 134. Código Penal brasileiro. Brasília, DF, 1940. Disponível em: http://www.planalto.gov.br/ccivil_03/decreto-lei/del2848compilado.htm. Acesso em: fev. 2022.
48. Brasil. Artigos 18-A, 18-B; Lei n. 13.010/2014. Lei Menino Bernardo. Estatuto da Criança e do Adolescente. 2014. Disponível em: http://www.planalto.gov.br/ccivil_03/LEIS/L8069.htm#art18b. Acesso em: jan. 2022.
49. Brasil. Artigo 147; Lei n. 14.188/2021. Código Penal brasileiro. 2021. Disponível em: http://www.planalto.gov.br/ccivil_03/decreto-lei/del2848compilado.htm. Acesso em: fev. 2022.

42

Semiologia dos acidentes

Renata Dejtiar Waksman
Danilo Blank
Sarah Saul
Tania M. R. Zamataro
Paulo Fernando Souto Bittencourt
Carolina Braga Moura
Marcela Magalhães Bittencourt
Marco Antônio Chaves Gama

INTRODUÇÃO

Neste capítulo, a abordagem semiológica dos acidentes na criança e no adolescente será feita de modo individualizado segundo o tipo de acidente mais comumente apresentado: trânsito, quedas, afogamento e aspiração de corpos estranhos (ACE).

ACIDENTES DE TRÂNSITO

Lesões causadas pelo trânsito são a oitava causa de morte em todas as faixas etárias e, na atualidade, a principal causa de morte em crianças e jovens de 5-29 anos[1,2]. Mais de 500 menores de 18 anos são mortos nas ruas do mundo a cada dia, e milhares de outros ficam feridos[3].

Embora o desafio da segurança no trânsito seja global, 95% das mortes de crianças ocorrem em países de baixa e média renda, ou seja, a pobreza é o maior risco[1,2].

Nas primeiras duas décadas do século XXI, mais de 25 milhões de pessoas perderam a vida no trânsito – aproximadamente 1,35 milhão por ano ou uma taxa de mortalidade de 18,2 por 100 mil habitantes. Durante o mesmo período, o número de veículos em circulação aumentou para bem acima da marca de 2 bilhões, com taxas de mortalidade por 100 mil veículos diminuindo de 135 para 64, enquanto as taxas por 100 mil habitantes permaneceram estáticas[2].

Fatores de risco

Os principais fatores que levam a um risco aumentado, em termos da frequência e gravidade das lesões em crianças e adolescentes são[1-6]:

- Falta de supervisão adequada de menores de 10 anos ao circularem sozinhos pelas ruas.
- Adolescentes têm as taxas de uso de cinto de segurança mais baixas em todos os lugares do mundo.
- O uso correto de capacetes entre os motociclistas e seus passageiros é baixo, causando um número significativo de ferimentos na cabeça em caso de colisão.
- Ciclistas, motociclistas ou passageiros de motocicleta sem capacete correm maior risco de ferimentos graves na cabeça ou morte.

- Pedestres e ciclistas circulando em tráfego misto; andar de bicicleta em calçadas ou trilhas e não usar roupas reflexivas.
- Motoristas adolescentes correm maior risco devido à idade e por adotarem comportamentos perigosos, incluindo beber e dirigir, excesso de velocidade, distrações ao dirigir e fadiga.
- Falta de planejamento da malha viária e de calçadas e de sinalização para todos, ambiente das ruas ou estradas com grande volume de tráfego, falta de parques infantis, ausência de calçadas e de ciclovias afastadas do trânsito de veículos, falta de transporte público seguro e eficiente, falta de redutores de velocidade, projetos deficientes dos veículos.

Riscos segundo atributos das vítimas e dos veículos

Sexo

Meninos sofrem quase o dobro de traumatismos e mortes no trânsito do que as meninas, em todo o mundo. Acredita-se que esse risco aumentado para meninos seja devida à maior exposição ao tráfego, bem como à tendência de os meninos correrem mais riscos do que as meninas, especialmente na adolescência[1,7-11].

Idade

Menores de 10 anos não possuem habilidades de desenvolvimento suficientes e adequadas para enfrentar o trânsito. Crianças mais novas são limitadas por seu desenvolvimento físico, cognitivo e social, o que as torna mais vulneráveis ao trânsito. Devido a sua estatura menor, pode ser difícil para as crianças ver o que ocorre a seu redor e serem vistas pelos motoristas. Além disso, ao se envolverem em eventos no trânsito, sofrem mais ferimentos graves na cabeça do que os adultos[11,12].

Crianças mais novas podem ter dificuldade em interpretar várias imagens e sons, o que pode afetar seu julgamento em relação à proximidade, velocidade e direção dos veículos em movimento. Características como impulsividade e curtos períodos de atenção fazem com que tenham dificuldade em lidar e enfrentar mais de um desafio de cada vez. Adolescentes estão especialmente sujeitos a correr riscos, comprometendo sua segurança ao lidar com o trânsito.

Meios de transporte

A cada ano, das crianças feridas ou mortas nas estradas em todo o mundo, 38% são pedestres. Nos países de baixa e média renda, onde essas mortes ocorrem com mais frequência, as crianças caminham ao longo das estradas onde há uma mistura de diferentes meios de transporte – alguns se movendo em alta velocidade – e onde faltam infraestrutura, como calçadas, cruzamentos e barreiras de segurança[6,10].

Crianças na condição de passageiras de veículo a motor correspondem a 36% das mortes. A maioria dessas crianças vem de países de alta renda e correm maior risco tanto no banco da frente quanto no de trás quando não estão restritas. O restante das mortes representa crianças e adolescentes que transitam de bicicleta ou motocicleta, muitas vezes sem capacete, ou são eles próprios motoristas[5].

Tipos de usuário das ruas

Pedestres[6]

- Crianças têm maior probabilidade de se ferir ou morrer.
- Idades de 5-14 anos correm maior risco.
- As crianças contribuem por 5-10% de todas as mortes no trânsito em países de alta renda e 30-40% em países de baixa e média renda.

- A maioria dos atropelamentos ocorre durante o dia.
- Cerca de 30% acontecem enquanto estão atravessando na faixa de segurança, o que reflete uma falsa percepção e supervisão insuficiente.
- O risco é maior em vias de circulação de muito trânsito e com velocidade dos veículos superiores a 40 km/hora.
- Falta de locais para as crianças brincarem perto de suas casas.
- Aglomerados familiares.
- Baixo nível socioeconômico.

Importante fator de risco é o nível de desenvolvimento da criança - menores de 5 anos correm em direção à rua, crianças pequenas têm pouca habilidade para julgar a distância e velocidade dos veículos e se distraem facilmente por seus pares ou com outros estímulos do ambiente.

Muitos pais e cuidadores não estão cientes dessa incompatibilidade entre as habilidades de desenvolvimento das crianças e as necessárias para atravessar a rua de forma segura. O uso de telefones celulares e de outros dispositivos enquanto estão na rua pode aumentar o risco de serem atropeladas por um veículo a motor.

Passageiros de veículos a motor[5]

- Representam 50% de todas as mortes no trânsito em países de alta renda.
- Crianças sem restrições têm maior probabilidade de morrer em colisões do que aquelas que usam sistemas de retenção apropriados.
- O transporte seguro de crianças no modelo assento elevador (*booster*) deve ser realizado de forma adequada - pode reduzir 71% das mortes e 67% de lesões graves.
- O banco de trás do veículo é claramente muito mais seguro que o da frente; o risco de lesões graves em uma colisão é 70% menor para menores de 15 anos sentados nesse banco e utilizando o cinto de três pontos do que se estivessem no banco ao lado do motorista.
- O local do veículo mais seguro para crianças é o meio do banco traseiro, desde que devidamente restritas em assento apropriado para sua idade e tamanho.
- Crianças sentadas no banco dianteiro, mesmo em assentos de costas para o painel, assim como crianças maiores, podem sofrer lesões graves e fatais causadas pelo acionamento do *airbag*. *Airbags* laterais no banco da frente também são perigosos para crianças encostadas na porta no momento da colisão.
- Prematuros, recém-nascidos de baixo peso e crianças com necessidades especiais podem requerer assistência extra para que seu transporte seja realizado de forma segura.
- Fortes evidências comprovam que motoristas que dirigem alcoolizados e adolescentes são os que causam mais acidentes de trânsito.

Existem leis em vários países determinando como o transporte de crianças e adolescentes deve ser realizado, baseadas na idade, no peso e na altura, assim como restrições quanto à idade correta para a criança ou adolescente poder sentar no banco da frente dos veículos[1].

Com base em fortes evidências científicas, a segurança da criança como passageira pode ser descrita em quatro etapas, e cada transição resulta em diminuição na proteção para o ocupante do veículo, conforme mostra a Figura 1.

Ciclistas/motociclistas[1-3]

- Crianças ciclistas representam 3-15% das vítimas do trânsito e são responsáveis por 2-8% de todas as mortes infantis no trânsito.

Recomendações sobre o uso dos dispositivos de segurança para crianças ocupantes de veículos automotores

<table>
<tr><th colspan="14">Idade (anos)</th></tr>
<tr><th>0</th><th>1</th><th>2</th><th>3</th><th>4</th><th>5</th><th>6</th><th>7</th><th>8</th><th>9</th><th>10</th><th>11</th><th>12</th><th>13+</th></tr>
<tr><td colspan="4">Bebê-conforto voltado para trás</td><td></td><td></td><td></td><td></td><td></td><td></td><td></td><td></td><td></td><td></td></tr>
<tr><td></td><td colspan="7">Cadeirinha voltada para a frente</td><td></td><td></td><td></td><td></td><td></td><td></td></tr>
<tr><td></td><td></td><td></td><td></td><td colspan="9">Assento elevador</td><td></td></tr>
<tr><td></td><td></td><td></td><td></td><td></td><td></td><td></td><td colspan="7">Cinto de segurança</td></tr>
</table>

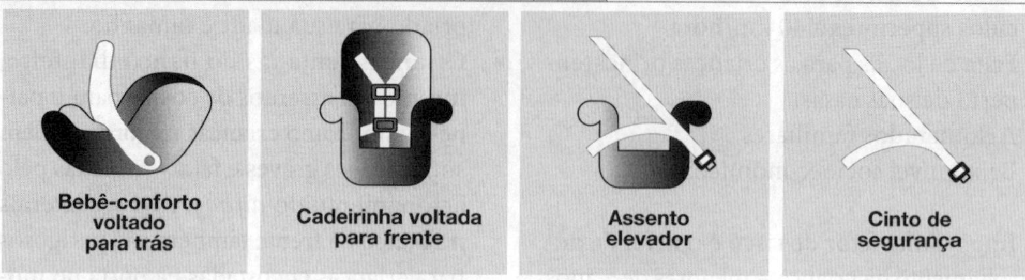

Do nascimento até que a criança tenha ultrapassado o limite máximo de peso ou altura permitido pelo fabricante do assento. Usar pelo menos até 2 anos, preferentemente até os 3 anos; mas não há limite superior de idade. O assento deve ser instalado de costas para o painel do veículo, preferentemente no meio do banco de trás, preso pelo cinto de segurança ou, se disponíveis, sistemas de ancoragem para assento infantil Isofix, i-Size ou LATCH, em conformidade com ECE R14, ECE R 44 (norma europeia) ou FMVSS 225 (EUA).

Criança com peso ou estatura acima do limite máximo permitido para o assento tipo bebê-conforto deve usar a cadeirinha dotada de cintos de segurança próprios, pelo maior tempo possível, até atingir o limite máximo de peso ou altura permitido pelo fabricante. Vários modelos acomodam crianças pesando até 22 kg, isto é, ao longo de toda a idade escolar. O menor limite máximo de peso nas cadeirinhas de segurança disponíveis é 18 kg, que as crianças podem atingir entre 3-7 anos.

Criança com peso ou estatura acima do limite máximo permitido para a cadeirinha de segurança deve usar um assento de elevação (*booster*), até que o cinto de segurança do veículo adapte-se com perfeição (a porção subabdominal passando pela pelve, a porção do ombro passando pelo meio do ombro e do tórax e os pés encostando no assoalho), tipicamente quando atingir a estatura de 1,45 m (o que pode ocorrer entre 9-13 anos). Se o carro somente tiver cintos subabdominais no banco traseiro, não deve ser usado um assento de elevação.

O cinto de segurança só pode ser usado se as costas tocarem no encosto do assento, com os joelhos dobrados confortavelmente e os pés encostando firmemente no chão; o cinto de segurança passando pelo meio do ombro e do tórax e pela pelve. A estatura mínima para usar o cinto de segurança do carro, independentemente da idade da criança, é de 1,35 m, segundo o padrão europeu, e 1,45 m, segundo o padrão estadunidense. Todas as crianças devem viajar no banco traseiro até os 13 anos de idade.

FIGURA 1 Recomendações para o uso dos dispositivos de segurança para crianças e adolescentes ocupantes de veículos automotores.

Fonte: Blank D, Departamento Científico de Segurança. O pediatra e a segurança dos ocupantes de veículos automotores. Documento Científico n. 3. Rio de Janeiro: Sociedade Brasileira de Pediatria; 2019. Disponível em: http://bit.ly/sbpdocent-ocup; National Highway Traffic Safety Admzinistration. Car seats and booster seats. Disponível em: https://www.nhtsa.gov/equipment/car-seats-and-booster-seats; Durbin DR, Hoffman BD. Council on injury violence poison prevention. Child passenger safety: position statement. Pediatrics. 2018;142(5):e20182460. Disponível em: https://pediatrics.aappublications.org/content/pediatrics/142/5/e20182461.full.pdf.

- A cada ano, nos EUA, cerca de 300 mil crianças e adolescentes são tratados nos serviços de emergência devido a lesões relacionadas a bicicletas; a maioria envolve traumatismo craniano grave e fatal.
- Alguns países da Asia são responsáveis por 1/3 de todas as mortes de crianças no trânsito, e os veículos motorizados de duas rodas são a principal causa de morte entre adolescentes.

Uma medida lógica de prevenção é o uso de capacete, que atua absorvendo e dissipando uma parte da energia gerada pelo trauma. O uso adequado do capacete reduz o risco de lesão craniana em até 85%, o de traumatismo cerebral em até 88% e o de lesões de face em até 65%.

Características do capacete

- Deve ser confeccionado de espuma rígida e deformável, ter forro de poliestireno firme e ser recoberto por uma fina camada plástica.
- Deve ser colocado diretamente no topo da cabeça, cobrindo a parte superior da região frontal (posicionamento considerado correto quando o capacete estiver paralelo ao chão).
- Deve se encaixar bem, não se mover ao redor da cabeça ou deslizar para baixo sobre os olhos, quando empurrado ou puxado.
- A criança deve experimentar vários capacetes para encontrar aquele com melhor ajuste.

Motoristas[1,10]

- Motoristas adolescentes são um grupo de alto risco em países de alta renda.
- São 15-33 vezes mais propensos a colidir do que motoristas mais experientes.
- Em alguns países, 20-30% das fatalidades no trânsito ocorrem nessa faixa etária.

Aspectos clínicos[1-3,8,11,13]

O número de crianças feridas ou incapacitadas como resultado de eventos no trânsito é subestimado; sem dúvida bem maior do que a estimativa de 10 milhões por ano. Para cada criança que morre, 254 necessitam de tratamento hospitalar – quatro das quais ficam com uma sequela permanente.

Os ferimentos não fatais mais comuns são traumas cranianos e fraturas de membros, sendo que 10-20% das crianças envolvidas em acidentes de trânsito sofrem lesões múltiplas.

O atendimento de emergência está no centro da resposta pós-acidente. Há uma série de ações urgentes que são essenciais para fornecer atendimento aos feridos, começando com a ativação do pronto-socorro e continuando com o atendimento no local, transporte e atendimento de emergência com base no hospital.

Estar envolvido ou sofrer ferimentos em um acidente de trânsito costuma resultar em comprometimento da saúde mental em crianças, como transtorno de estresse pós-traumático.

Prevenção[1-4,7,8,10-15]

Não há uma medida única que responda adequadamente à ampla gama de riscos a que as crianças estão sujeitas no trânsito; no entanto, existem passos que cada família, comunidade e país podem dar para melhorar a segurança das crianças.

Nos países que apresentaram as maiores quedas nas mortes e lesões causadas pelo trânsito, as leis rígidas, seguidas de aplicação rigorosa da legislação, bem como as melhorias na segurança das vias e dos veículos, provaram fazer a diferença.

O Plano Global para a Década de Ação pela Segurança no Trânsito 2011-2020[7], aprovado pelas Nações Unidas, oferece 10 estratégias para a segurança no trânsito, que são as que funcionam – especialmente quando implementadas na forma de um pacote de medidas:

1. Controlar a velocidade: determinar e fiscalizar os limites de velocidade apropriados à função da via, com velocidade máxima de 30 km/hora naquelas com alta concentração de pedestres; fiscalizar a velocidade por radares com câmeras; dotar as vias de limitadores de velocidade, como semáforos, rotatórias e lombadas.
2. Reduzir a direção sob efeito de bebida alcoólica: estabelecer e fazer cumprir limites de concentração alcoólica no sangue de 0,05 g/dL ou menos para todos os motoristas e limites ainda mais baixos (0,02 g/dL ou menos) para os jovens condutores; fiscalizar as leis referentes a dirigir sob efeito de álcool por pontos de *blitze* policiais e testes de alcoolemia aleatórios; restringir a venda de álcool mediante legislação estabelecendo idade mínima para compra, restrição de tipos de estabelecimentos e horários de funcionamento; limitar os comerciais de bebidas alcoólicas voltados a jovens.
3. Garantir o uso de capacetes para ciclistas e motociclistas: tornar obrigatório e fiscalizar o uso de capacete em motociclistas, com leis que estipulam o tipo e as especificações do equipamento por faixa etária; exigir padrões internacionais reconhecidos na fabricação de capacetes; assegurar acesso à aquisição de capacetes destinados a motociclistas; apoiar iniciativas comunitárias voltadas às crianças; educar os pais sobre o uso de capacete para quem utiliza motocicleta e bicicleta e prover capacetes gratuitamente ou com desconto para crianças.
4. Usar equipamentos de retenção para crianças nos veículos: tornar obrigatórias e fiscalizar as leis referentes a dispositivos de retenção para crianças em todos os veículos particulares; exigir padrões internacionais e nacionais reconhecidos na fabricação dos equipamentos; assegurar o acesso a sua aquisição; obrigar os fabricantes de veículos a produzir acessórios de encaixe para assentos em todos os veículos particulares, tais como os sistemas de fixação Isofix, que prendem o assento para crianças no local apropriado; promover programas de empréstimos de dispositivos de retenção para crianças e educar as famílias sobre seu uso correto.
5. Desenvolver as habilidades das crianças para verem e serem vistas: usar roupas de cores brancas e claras e fitas refletivas sobre a roupa e nas mochilas; andar em grupos, caminhando em fila ao longo de rotas estabelecidas e acompanhadas por adultos voluntários; designar pessoas com coletes refletivos para monitorar travessias de ruas próximas a escolas; utilizar faróis em bicicletas, bem como sinalização refletiva dianteira, traseira e nas rodas; utilizar faróis diurnos em motos e outros veículos; proporcionar maior ordenamento e iluminação das ruas.
6. Melhorar a estrutura viária: implementar medidas físicas, tais como semáforos, rotatórias, lombadas, travessias, passarelas, canteiros centrais e iluminação pública em ruas movimentadas; separar diferentes tipos de tráfego e usuários nas vias por mecanismos como calçadas elevadas, faixas exclusivas para pedestres e ciclistas e barreiras centrais para o tráfego de veículos que se movem em sentidos diferentes; criar zonas de circulação proibida de carros para melhorar a segurança dos pedestres; introduzir zonas de segurança escolar, que incluem um pacote de medidas de redução de velocidade, áreas de embarque/desembarque seguras e monitoramento de travessias, aumentar o tempo de travessia em interseções com se-

máforos próximas a escolas; designar áreas de lazer distantes das ruas para as crianças; investir em transporte público seguro.

7. Adaptar o *design* dos veículos: áreas de absorção de impacto e deformação para proteger passageiros em caso de colisão; redesenhar as partes frontais dos carros de modo a serem menos danosas aos pedestres em caso de impacto; veículos com câmeras e alarmes sonoros que detectam pequenos objetos não perceptíveis pelo espelho retrovisor; sistemas de bloqueio nos veículos de condutores que infringiram leis relacionadas a beber e dirigir.
8. Reduzir riscos para jovens condutores: níveis baixos de alcoolemia tolerados para novos condutores; dirigir com um adulto designado como responsável durante o período de aprendizagem; restrições para dirigir à noite e levar outros passageiros; tolerância zero para quaisquer infrações de trânsito, incluindo enviar mensagens de texto por celular.
9. Prover cuidados apropriados para crianças vítimas de acidentes de trânsito: estabilização imediata e segura dos traumatismos; planos para ativar sistemas formais ou informais de transporte das crianças feridas aos locais de tratamento; treinar os prestadores de atenção pré-hospitalar em relação às diferenças fisiológicas entre crianças e adultos e às necessidades específicas do tratamento de crianças; veículos de emergência com equipamento médico apropriado ao tamanho das crianças; hospitais os mais amigáveis possíveis, de modo a minimizar o trauma adicional das crianças; melhorar os serviços de reabilitação pediátrica; melhorar o acesso aos serviços de aconselhamento para mitigar o impacto psicológico dos acidentes nas crianças, em suas famílias; prover considerações práticas, incluindo consultas relacionadas a aspectos legais e financeiros.
10. Supervisionar as crianças quando próximas das ruas: garantir que as crianças usem capacetes, assentos adequados nos carros e cintos de segurança, além de respeitar os protocolos estabelecidos para zonas de segurança da escola.

O pacote Salvar Vidas[8], lançado em 2017, é um conjunto de medidas técnicas para a segurança no trânsito baseadas em evidências científicas. As intervenções com foco na criança devem estar interligadas e descrevem a natureza dos problemas, as soluções que podem ser estabelecidas e os benefícios da implantação das medidas mais significativas em cada um dos seis elementos do pacote:

Gerenciamento de velocidade (leis de limite de velocidade, construir ou modificar ruas e estradas, novas tecnologias em automóveis).

Liderança em segurança no trânsito (agências para liderar a segurança no trânsito, estratégias e avaliações de seu impacto, monitorá-las, fortalecer os sistemas de dados, educação e campanhas de conscientização e de apoio público).

Projeto e melhoria de infraestrutura (infraestrutura segura para todos os usuários das ruas, pistas para bicicletas e motocicletas, acostamentos, laterais, barreiras, cruzamentos, separar os acessos às estradas, zonas livres de veículos, restringir tráfego e velocidade em zonas residenciais, comerciais e escolares, rotas mais seguras para o transporte público).

Segurança veicular (padronizar cintos de segurança, suas fixações, pontos de retenção para crianças Isofix, proteção para impactos, controle eletrônico de estabilidade, frenagem antibloqueio de motocicletas).

Aplicação das leis de trânsito (estabelecer e fazer cumprir as leis).

Sobrevivência (atendimento pré-hospitalar e emergencial, capacitação e primeiros socorros).

Informações importantes a serem repassadas aos pais[5,6,9,12-16]

Recomendações de responsabilidade do pediatra dos tópicos de segurança a serem incluídos na orientação antecipatória:

- Avaliar e discutir o conhecimento dos pais sobre o crescimento, fase do desenvolvimento e competências reais da criança e do adolescente, quando nas situações de pedestres, passageiros de veículo a motor e pilotos de bicicleta e motocicleta.
- Supervisionar de forma atenta: sempre que estiverem dentro ou ao redor dos veículos, quando estiverem brincando fora dos limites da casa, especialmente perto de veículos estacionados ou em movimento, quando circulando na rua, deve ser pela parte interna das calçadas e seguras pelo punho, longe da entrada e saída de automóveis; quando no acostamento de estradas, devem andar acompanhadas e no fluxo contrário dos veículos; devem ficar em segurança no interior do veículo quando este for colocado em movimento, e só os adultos devem movê-lo.
- Separar as vias das crianças: crianças não podem usar a calçada como área de lazer; parques infantis e ciclovias devem estar isolados das ruas, garagens e calçadas; brincadeiras serão permitidas somente em áreas cercadas e portas de segurança; cercas ou portões devem ser instalados e mantidos fechados enquanto as crianças ali estiverem.
- Ver onde estão e como estão: se estão instaladas de forma correta no assento de segurança e no banco de trás do veículo; sempre circular o veículo antes de entrar nele e ao sair de uma área onde crianças possam estar presentes, estar ciente das zonas cegas dos veículos; não acreditar que sensores de ré e câmeras vão "enxergar" as crianças.
- Na rua: não permitir crianças desacompanhadas, em qualquer situação de trânsito, antes dos 10 anos. Vias movimentadas, com cruzamentos sinalizados, exigem supervisão direta de um adulto até cerca de 12 anos. Em grandes avenidas, o ideal é manter a supervisão de adulto ao longo da adolescência. O treinamento supervisionado por adultos para atravessar ruas pode ocorrer a partir dos 8 anos.
- O comportamento dos pais sempre deve ser seguro, servindo de modelos na via pública, no interior de veículos a motor e pilotando veículos de duas rodas.
- Roupas mais visíveis, de tecidos autorreflexivos ou com adesivos fosforescentes, em condições de baixa luminosidade.
- O transporte em veículos a motor deve ser realizado de forma correta, utilizando assentos certificados e adequados para o crescimento e desenvolvimento da criança, desde o primeiro passeio de sua vida – da maternidade para casa.
- O capacete sempre deve ser usado e de forma correta.

Comentários finais sobre acidentes de trânsito

A agenda de saúde das crianças e adolescentes negligenciou muito a segurança no trânsito e sinaliza que mudanças urgentes são necessárias[1].

As intervenções devem ser concentradas nas crianças, dada sua vulnerabilidade no trânsito. Limitadas por seu desenvolvimento físico, cognitivo e social, estão muito mais expostas ao risco no trânsito do que os adultos[2].

Fisicamente, as crianças tendem a ser mais suscetíveis a lesões graves na cabeça do que os adultos, podem ter dificuldade em interpretar sons e imagens que impactam no julgamento de proximidade, velocidade e direção de veículos em movimento e, conforme vão crescendo, a supervisão diminui, ficando mais propensas a correr riscos. Com as principais metas cumpridas, as crianças e adolescentes devem ter suas jornadas garantidas em segurança, seja como pedestres, passageiros de veículos a motor, ciclistas ou motociclistas[1-4].

QUEDAS

A queda pode ser definida como uma desaceleração vertical e rápida, e a gravidade do trauma depende da região do corpo acometida e da capacidade da criança para absorver ou dissipar o impacto sobre ela. É importante que a equipe que assiste a criança conheça o tipo de superfície com que ela colidiu, a parte do corpo que sofreu o primeiro impacto e a altura da queda[17].

O pediatra tem um importante papel de orientação sobre os riscos de injúria, de acordo com cada etapa do desenvolvimento da criança e as características de comportamento. É preciso manter um trabalho interdisciplinar integrado, em parceria com a comunidade em que está inserido, devendo ainda advogar em instâncias variadas[18].

À medida que as crianças aprendem a andar, correr, brincar e explorar o ambiente físico, as quedas fazem parte desse contexto. Felizmente a maioria das quedas é leve e não causa maiores consequências. Entretanto, um grande número pode levar a internações, sequelas transitórias ou permanentes e até mesmo óbitos[19].

Epidemiologia

Segundo estudo realizado na província de Jiangxi, China (Figura 2), para cada morte devida a uma queda houve 4 casos de invali-

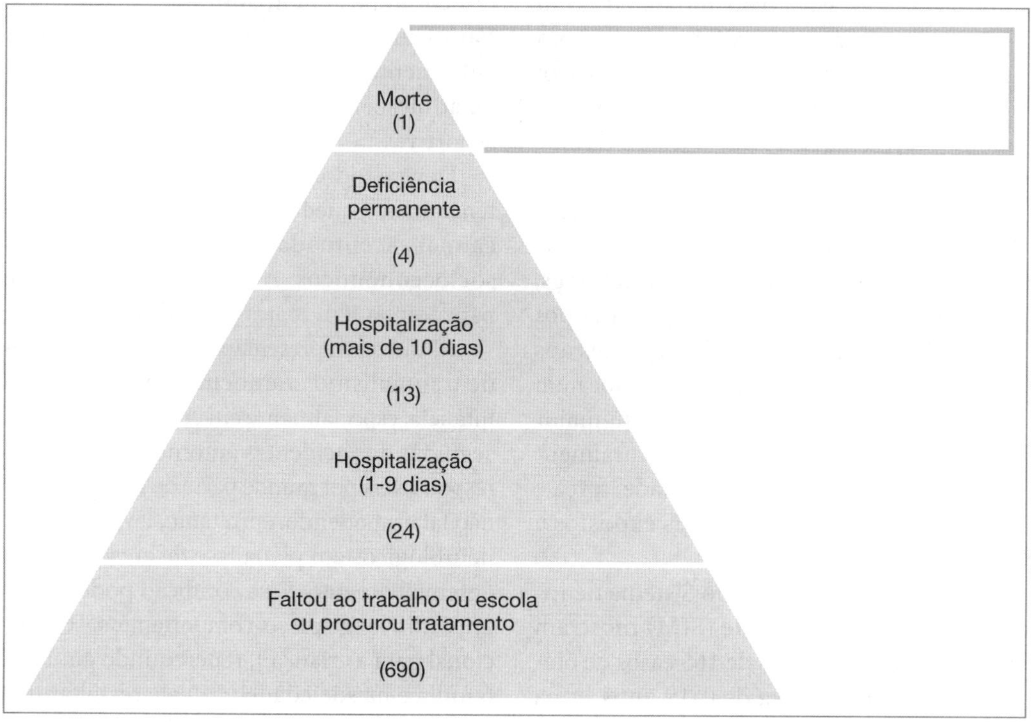

FIGURA 2 Pirâmide do prejuízo para quedas em crianças de 0-17 anos, província de Jiangxi, China.
Fonte: WHO-UNICEF World Report Child Injury Prevention[19].

dez permanente, 13 casos que necessitaram de hospitalização por 10 dias ou mais, 24 casos que necessitaram de hospitalização por 1-9 dias e 690 casos em que foi procurado atendimento ou devido aos quais pelo menos um dia de trabalho ou escola foi perdido[20]. A pesquisa destacou o custo substancial de lesões não fatais devido a quedas e a proporção de casos atendidos em ambientes hospitalares, que contribuem consideravelmente para o custo geral das quedas[19,20].

No Brasil, as quedas constituem a principal causa de lesão não intencional na população pediátrica e, segundo os dados do Ministério da Saúde, resultam em muitas visitas a unidades de emergência e hospitalizações. No ano de 2020, o Brasil registrou mais de 62.500 internações de crianças e adolescentes de 0-19 anos por quedas, segundo o Sistema de Informações Hospitalares do Sistema Único de Saúde (SIH/SUS). Houve uma queda de internações em relação ao ano de 2019 em 11,2. Nesse mesmo ano, a faixa etária com maior número de internações por quedas foi a dos 5-9 anos, mais prevalente no sexo masculino (representa mais que o dobro das internações em relação ao sexo feminino)[21].

Isso pode ser explicado pelas diferenças de comportamento entre meninos e meninas e às questões sociais, educacionais e culturais, que influenciam escolhas por diferentes tipos de atividades recreativas. Muitas vezes aos meninos é concedida a liberdade de brincarem sozinhos na rua sem vigilância. Com maior frequência os meninos buscam culturalmente atividades envolvendo velocidade, força e impacto corporal, ficando mais expostos a situações de risco de quedas[22-24].

Os dados preliminares do Sistema de Informações de Mortalidade (SIM) mostram que em 2020 houve mais de 165 casos de óbitos por quedas na faixa de 0-19 anos (uma diminuição de 24,8% em relação ao ano anterior)[25]. Ainda assim, esses números são altos e representam um elevado custo emocional, social, econômico e hospitalar[26].

Com o início da pandemia de Covid-19 no Brasil, em março de 2020, as autoridades sanitárias foram obrigadas a adotar medidas excepcionais para controlar a propagação da doença. Toda a população brasileira foi instruída a ficar em casa o máximo possível e a evitar viagens não essenciais. O teletrabalho foi promovido para adultos. Creches e escolas foram fechadas, as atividades fora da escola não foram mais possíveis e as crianças tinham de ficar mais tempo em casa. Historicamente, nenhum outro evento levou a restrições na vida diária das famílias desde a Grande Epidemia de *Influenza* em 1918. Essa modificação no cenário social pode ter contribuído para a diminuição no número de internações e óbitos por quedas na infância[27,28].

Acredita-se que esse tipo de agravo seja muito comum por não envolver outros agentes, como nas queimaduras e intoxicações. Vários autores mostram que a escola é particularmente importante em relação à queda de adolescentes, relacionada às atividades esportivas[29].

Dentre todos os tipos de injúrias não intencionais, a queda é o que apresenta diferença mais acentuada entre diferentes níveis socioeconômicos. As crianças de países de baixa renda têm maior risco de queda[19,30].

As quedas representam as principais causas de traumatismo cranioencefálico (TCE) na infância, especialmente em crianças pequenas, seguidas dos acidentes automobilísticos. São responsáveis por grande parte de traumatismos não fatais, podendo, entretanto, levar a déficits neurológicos em plena fase de crescimento e desenvolvimento. Essa condição pode causar impacto a longo prazo, comportamental e emocional para a criança[31], repercutindo ainda na família e na sociedade[17,32]. Vale ressaltar que quedas abaixo de 2 anos de idade sempre devem levar à avaliação da possibilidade de negligência (quando a criança teria mobilidade para provocar sua queda), ou violência direta (quando a capacidade motora da criança não levaria a esse tipo de trauma)[33].

Alguns pesquisadores atribuem a propensão a lesões em crianças com componentes de impulsividade e hiperatividade[34]. Vale destacar que crianças com deficiências estão mais propensas a quedas de cama ou outras superfícies elevadas. Crianças em cadeiras de rodas apresentam maior risco de queda, independentemente de sua capacidade cognitiva[35]. Também nesses casos, há que ser avaliada a possibilidade de negligência grave ou trauma intencional.

Nesse contexto, é importante ampliar o conhecimento sobre as características epidemiológicas das quedas que ocorrem entre crianças, subsidiando o planejamento de ações preventivas que visem à redução desse importante agravo em nossa sociedade[36-37].

Tipos do quedas

As quedas podem se apresentar de diferentes formas, trazendo consequências diversas: quedas no solo, em escadas, de altura, degraus, de um nível a outro, de equipamentos de recreação como *playground*, quedas de móveis e decorrentes de atividades esportivas[38].

A maneira como ocorre a queda está relacionada à fase do desenvolvimento, a características físicas e comportamentais próprias da infância[31,39].

Em crianças de 0-1 ano, as quedas de desníveis, como berço, sofá e cama dos pais, são frequentes, além das quedas de trocador. Nessa idade o bebê aprende a sentar, rolar e engatinhar, por isso a supervisão de um adulto é muito importante, além da proteção passiva que deve fazer parte da orientação do pediatra[31,39].

Crianças de 1-4 anos apresentam quedas da própria altura, de móveis, equipamentos, de recreação, degraus, escada e de altura. Essa é a fase em que a criança começa explorar o mundo, tem mais mobilidade, engatinha, anda e corre. Entretanto, ainda não tem equilíbrio suficiente e não sabe reconhecer perigos[31,39].

Na faixa dos 5-9 anos, são frequentes as quedas da própria altura, nos *playgrounds* e de desnível. As quedas nos adolescentes são mais frequentes da própria altura, para fora de edifícios e muitas vezes relacionam-se às atividades esportivas. Nessa idade as crianças se arriscam em brincadeiras mais ousadas[39].

Cabe ressaltar um tipo de queda frequente nas regiões menos favorecidas, que é a queda de laje, local aberto, não cercado e alto, usado como espaço recreativo, podendo causar acidentes graves e mortes[39].

As árvores são particularmente perigosas, especialmente em regiões onde as crianças são empregadas para colher frutos. Estudos em vários países apontam procura por serviço de saúde por quedas de cavalo, o que pode ser devido à popularidade da equitação como esporte recreativo, bem como a crianças que vivem ou até mesmo trabalham em fazendas[40].

Apresentação clínica

As lesões decorrentes das quedas são causadas pela transmissão de energia pela desaceleração súbita do corpo que cai. O tipo de superfície para a qual a energia está sendo dissipada, se houve interrupção e a posição que a criança atinge também determinam os tipos de lesões. Quedas de locais elevados são consideradas de alto impacto, com grande transmissão de energia. Entretanto, as quedas de alturas menores não são necessariamente benignas[39].

A posição do corpo no impacto pode determinar a gravidade e ajuda a definir quais lesões podem ser encontradas[32]. O Quadro 1 mostra as principais lesões de acordo com a posição de queda.

QUADRO 1 Principais lesões de acordo com a posição da queda[17]

Posição de queda	Principais lesões
Queda em pé	Fratura de calcâneo, coluna, tíbia, fíbula, rótula, colo do fêmur e pelve, além de lesões de vísceras abdominais
Deitado dorsal	Lesão renal e de coluna
Deitado ventral	Lesão de tórax, abdome e face
De cabeça	Lesão de crânio, coluna cervical e face
Sentado	Lesão de tórax e lombossacral

Fonte: adaptado de Saul, 2021.

Nas quedas da própria altura, as crianças menores de 1 ano têm predomínio de lesões em segmento cefálico e pescoço. Nessa faixa etária existe uma desproporção das dimensões da cabeça, ocupando maior área corporal em relação às demais partes do corpo. Elas têm menor capacidade de absorver o impacto de uma queda, além de o crânio ainda não estar completamente fechado. O traumatismo de cabeça, principalmente na faixa de 1-3 anos, pode ser explicado pela ausência de reflexos de proteção da criança pequena. Nas crianças maiores, os membros são mais atingidos, pois já aprenderam a proteger a cabeça em situações de perigo. Entre 3-8 anos, as lesões em extremidades superiores são mais frequentes, enquanto nas crianças de 12-17 anos, as lesões prevalecem em extremidades inferiores[31,40].

Diferentes graus de repercussão para a criança podem ocorrer de acordo com a variação do tipo de queda, altura, posição e superfícies com maior ou menor poder de absorção de energia. O risco de lesões graves é 4 vezes maior se a altura da queda for maior que 1,5 m. Cabe ressaltar que o TCE decorrente da queda pode causar lesões graves e morte[38].

Prevenção das quedas na infância

A Organização Mundial da Saúde (OMS) propõe que os programas de prevenção de lesões sejam integrados a outras estratégias de saúde infantil, e que sejam desenvolvidas estratégias que levem em consideração as vulnerabilidades das crianças. As estratégias de prevenção de lesões infantis com melhores resultados são as que envolvem múltiplos aspectos: legislação, educação, modificação de produtos e meio ambiente, além do papel do pediatra na prevenção, por orientação na puericultura[19,30,31].

Experimentar faz parte do desenvolvimento infantil, e a criança cai enquanto aprende a andar, correr ou brincar. Entretanto, toda criança deve ser supervisionada por um adulto para evitar riscos maiores[19].

A promoção da segurança pressupõe a mesma concepção semiológica da consulta médica, indo desde o diagnóstico do paciente, de sua família e do ambiente até a realização de intervenções com o objetivo de minimizar desfechos desfavoráveis, seguindo evidências científicas.

Portanto, conhecer e analisar fatores de risco individuais e socioambientais pode ser importante para definir medidas efetivas de prevenção e reduzir o impacto sobre a criança e sociedade[36,41].

A seguir serão vistos alguns pontos a serem observados para prevenir quedas na infância.

Medidas gerais[42]

- A criança deve passar por consultas de rotina para exames físicos, com triagem auditiva e oftalmológica.
- Orientar sobre as interações medicamentosas e os efeitos colaterais potenciais (como tontura) para medicamentos prescritos.
- Iluminar a casa de forma adequada.
- Atenção necessita ser dada ao chão, que não deve estar molhado, e aos tapetes, que precisam ser antiderrapantes.

- Evitar que crianças carreguem bebês; estes devem ser carregados por um adulto.
- O uso de equipamentos de segurança por crianças e adolescentes é fundamental (capacete, joelheira e outros) na prática esportiva e ao andar de bicicleta, *skate* e patins.

Segurança de janela[23,42]

- Nunca deixar as crianças abrirem as janelas sozinhas.
- Evitar que as janelas abram mais de 10 cm usando protetores de janela.
- Não colocar móveis perto de janelas.
- Instalar grades ou redes testadas e seguras em janelas, mezaninos e varandas.

Segurança de móveis[42]

- Não deixar as crianças pularem em camas ou sofás.
- Usar uma grade de proteção nas camas até que a criança tenha pelo menos 85 cm de altura.
- Não permitir que uma criança com menos de 6 anos durma na cama de cima de um beliche.
- Prender as TV na parede usando suportes.
- Não colocar cadeirinhas de bebê em cima de outros móveis.
- A grade do berço deve ser mantida elevada, e o estrado deve ser baixado antes que o bebê sente sem apoio.
- Não deixar travesseiros, brinquedos ou objetos soltos no berço que possam servir de degraus.

Segurança da escada[42]

- Usar portões de segurança na parte superior e inferior das escadas e prender à parede. Ler sempre as instruções do fabricante e as etiquetas de advertência. Nem todos os portões são seguros para uso na parte superior das escadas. Os portões de pressão apenas pressionam as paredes e não são seguros o suficiente para evitar quedas no topo das escadas.
- Manter as escadas sem objetos que possam obstruir a passagem.
- Observar as crianças nas escadas. Até que estejam prontas para usar as escadas sem ajuda, segurar suas mãos ao subir e descer.
- Manter as escadas com iluminação adequada.
- Andadores são completamente contraindicados. Em vez disso, optar por um centro de atividades estacionário colocado longe das escadas.

Segurança no *playground*[42]

- Pisos próprios para absorver impactos devem ser usados (borracha, madeira, cortiça, areia). Pisos de terra batida, concreto, asfalto e até mesmo grama não são considerados seguros. Ao utilizar areia, a profundidade correta é de no mínimo 30 cm, mantendo sempre a areia fofa.
- Cercas e barreiras precisam estar presentes em toda superfície elevada, incluindo plataformas e rampas.
- A criança necessita ser sempre supervisionada por um adulto atento no *playground*.
- Os brinquedos e equipamentos devem ter placas de identificação, constando a idade para o qual é indicado.
- A manutenção periódica por profissional especializado dos equipamentos é fundamental.
- Incorporação de altura segura para brinquedos de escalada.

Segurança nos carrinhos, cadeirões e trocadores[42]

- Carrinhos de base larga têm menor chance de tombar. Seguir rigorosamente o limite de peso estabelecido pelo fabricante.
- Usar sempre o cinto de segurança e nunca pendurar sacolas nos carrinhos.

- Não deixar a criança sozinha em cima de trocadores ou cadeiras de alimentação.

Considerações finais sobre quedas

Lesões não intencionais como as causadas pelas quedas podem ser evitadas pela implementação de estratégias de segurança que permeiam a compreensão clara das circunstâncias que envolvem os ferimentos e os fatores de risco e proteção que influenciam a probabilidade de uma criança se ferir.

As quedas na infância podem ser consideradas um problema de saúde pública, tendo em vista que levam a uma proporção substancial de visitas à emergência e internações, podendo inclusive ocasionar lesões sérias com sequelas e morte. O desenvolvimento e a implementação de programas comunitários multidisciplinares que visam promover a cultura de segurança são fundamentais. A consulta pediátrica é um espaço importante para a orientação de pais e cuidadores.

AFOGAMENTO

Introdução[43-45]

Segundo a OMS, ocorriam aproximadamente 372 mil mortes por ano no mundo, em decorrência de afogamento. Em 2019, esse número foi de 236 mil. Apesar da aparente diminuição, o afogamento continua sendo considerado um problema de saúde pública negligenciado (WHO, 1992), ressaltando-se, ainda, que esses números não contabilizam as mortes por afogamento intencional (homicídio e suicídio), por afogamento em catástrofes com inundações (eventos cada vez mais comuns com as mudanças climáticas) ou os que ocorrem em acidentes no transporte aquático (p. ex., transporte irregular de refugiados). Dessa forma, calcula-se que o número real de mortes deva ser cinco vezes maior, considerando também a subnotificação em vários países.

Mesmo sendo considerado uma das principais causas evitáveis de morbimortalidade, o afogamento ocupa a terceira colocação no *ranking* das principais causas de óbitos por lesões não intencionais no mundo, ceifando a vida de milhares de indivíduos menores de 30 anos, com particular impacto na faixa etária pediátrica.

No Brasil, em 2018, o número de óbitos por afogamento foi de 5.597 casos, sendo a segunda causa de óbito entre crianças de 1-4 anos e terceira causa na idade de 10-19 anos. Além das mortes, o afogamento constitui importante causa de morbidade: sequelas neurológicas, como estado vegetativo persistente ou tetraplegia espástica, ocorrem em 5-10% dos casos de afogamento na infância.

Definição e terminologia[43,44,46-48]

Em 2002 foi realizado o I Congresso Mundial de Afogamento, em Amsterdã, Holanda, considerado um marco na prevenção, salvamento e tratamento do afogado. O afogamento passou a ser definido como "o processo que resulta em comprometimento respiratório pela aspiração de líquido não corporal que ocorre por submersão ou imersão". A vítima pode sobreviver sem sequelas (sem morbidade), sobreviver com sequelas (com morbidade) ou não sobreviver. Termos outrora utilizados, como "quase afogado", "afogamento primário" ou "secundário", "ativo" ou "passivo" e "afogamento seco", foram excluídos, e novos termos passaram a ser utilizados:

- Resgate: a vítima é retirada da água sem sinais de aspiração.
- Afogado: vítima com sinais de comprometimento respiratório por aspiração de líquido não corporal.

- Já cadáver: morte por afogamento, sem chances de iniciar a reanimação (sinais evidentes de morte, como rigidez cadavérica, livores, decomposição corporal).

Foram propostas alterações nas guias da AHA (American Heart Association) e do Ilcor (International Liaison Committee on Resuscitation) em relação ao atendimento do afogado, ressaltando a importância na prevenção, no salvamento seguro (para que não haja mais vítimas) e no início precoce do suporte básico de vida ainda dentro da água (reduz a mortalidade em 4 vezes).

Epidemiologia[44,46,47,49]

O afogamento exibe padrões epidemiológicos que mudam de acordo com a faixa etária (Figura 3), exposição ao risco (contato com lagos, piscina, oceano etc.) e atividade ocupacional. A taxa global de afogamento entre crianças é de 7,2 mortes por 100 mil habitantes, embora com variações regionais significativas (em países de baixa e média renda a taxa é 6 vezes maior do que em países de alta renda).

A distribuição na faixa etária pediátrica é bimodal, com o primeiro pico de incidência em crianças de 1-4 anos e o segundo entre adolescentes de 15-19 anos (Figura 4).

De modo geral, ocorre predomínio do sexo masculino, em uma relação (masculino/feminino) de 3:1 entre crianças e de 6:1 entre adolescentes.

Os fatores de risco da população em geral incluem sexo masculino (morrem em média 4 vezes mais que as mulheres), idade mais jovem (menores de 14 anos), inabilidade para nadar, falta de cercas em piscinas e reservatórios de água, falta de supervisão adequada, uso de álcool e/ou drogas, pobreza, baixa escolaridade, comportamento de risco na água

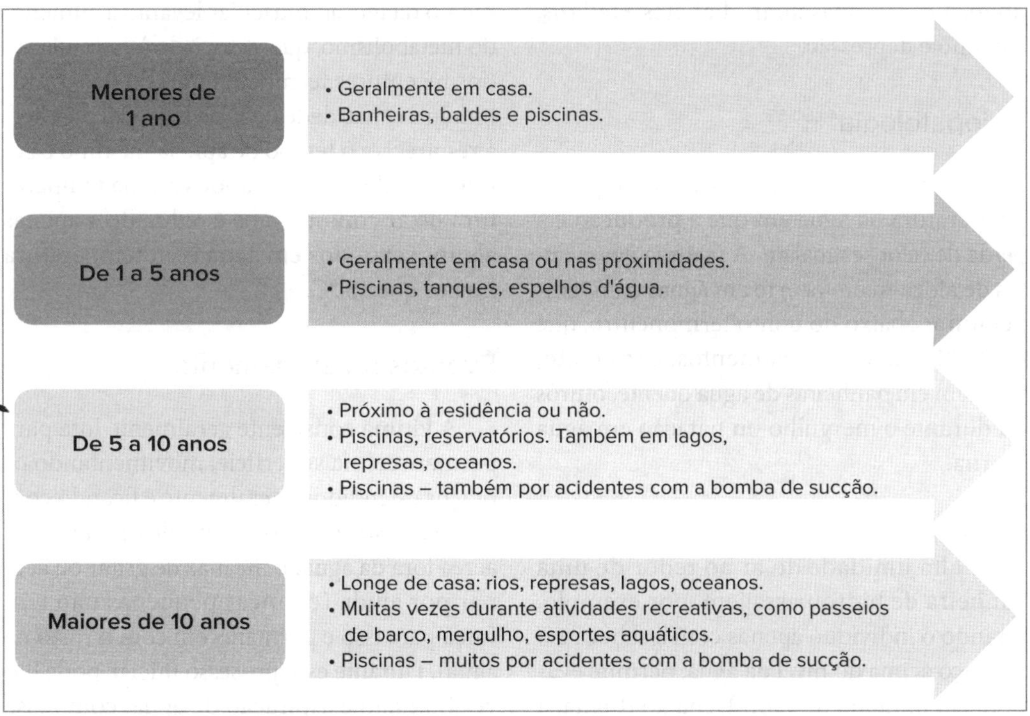

FIGURA 3 Principais locais de afogamento por faixa etária.

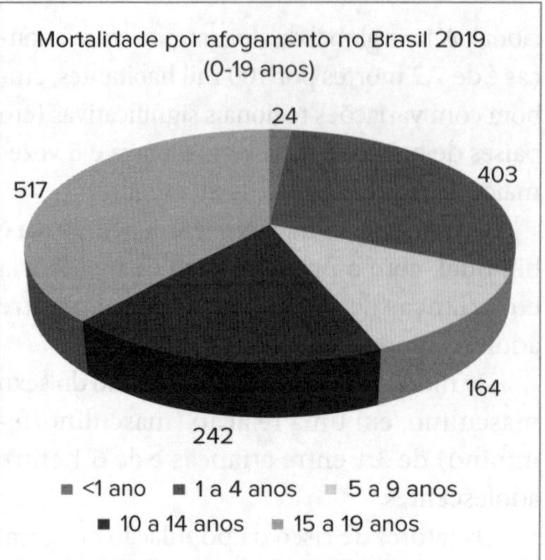

FIGURA 4 Mortalidade por afogamento na faixa etária de 0-19 anos no Brasil em 2019. Total: 1.350 óbitos.
Fonte: Datasus.

e algumas condições médicas, como epilepsia, arritmias (incluindo síndrome do QT longo), cardiomiopatias, doença arterial coronariana, doença cerebrovascular, diabetes *mellitus*, autismo e depressão.

Fisiopatologia[44,50-53]

"Termoneutro" é o termo utilizado para a temperatura da água em que a produção e a perda de calor se igualam. A maioria dos eventos de afogamento ocorre em águas com temperaturas abaixo do ponto termoneutro, que é ±35 °C. Alguns afogamentos, entretanto, ocorrem em banheiras de água quente, ofurôs ou durante o mergulho ou natação em água morna.

Água quente

A alta umidade do ar ao redor de uma banheira de hidromassagem, por exemplo, estando o indivíduo apenas com a cabeça e o pescoço acima do nível da água, permite evaporação limitada de suor. Debaixo d'água, a pressão secretora das glândulas sudoríparas permite que haja suor, mas este não contribui para o resfriamento do corpo por não evaporar. Nessa situação, quando a temperatura da pele aumenta, há diminuição da resistência vascular periférica e aumento da frequência cardíaca, podendo desencadear arritmias ventriculares. A desidratação associada aumenta a probabilidade de trombose, especialmente em idosos. O afogamento geralmente ocorre durante a imersão prolongada em alta temperatura e ao sair da banheira: a perda da compressão hidrostática nesse caso pode causar uma repentina diminuição da pressão arterial, com perda de consciência e afogamento.

Água fria

Em águas frias, há o resfriamento da pele (choque frio), dos nervos e músculos superficiais dos membros e, por fim, o resfriamento dos tecidos profundos do corpo (hipotermia). Hiperventilação, aumento do débito cardíaco, vasoconstrição periférica, hipertensão e aumento da tensão muscular levarão a aumento do metabolismo, que, associado à estimulação dos receptores termoaferentes do frio, diminuirão a capacidade do indivíduo de "prender" a respiração: o tempo de apneia máximo é geralmente de 60-90 segundos a uma temperatura de ar confortável e é reduzido a apenas alguns segundos em água com temperatura menor que 15 °C.

Eventos no afogamento

A vítima consciente geralmente luta para permanecer na superfície, movimentando os braços estendidos lateralmente e ficando com a cabeça esticada, no intuito de manter a via aérea fora da água. É incapaz de gritar ou acenar por ajuda (crianças pequenas não têm força para isso e permanecem com o rosto na água). Durante esse processo inicial, pode haver ingestão e aspiração de água, com tosse reflexa e até mesmo laringoespasmo (nesse caso, a hipóxia que se segue levará ao relaxamento da laringe e a maior aspiração líquida). Conforme submerge, ainda consciente, a vítima faz apneia voluntária, que se mantém até atingir um nível de hipercarbia, momento em que apresentará inspirações involuntárias e maior aspiração líquida (a temperatura da água, a capacidade pulmonar e o grau de estresse influem no momento em que isso ocorre). Veremos a seguir os principais comprometimentos em cada parte do organismo.

Sistema respiratório

O pulmão é o órgão de maior comprometimento, iniciando o processo de hipóxia. Tanto a aspiração de água doce como a de água salgada levarão a graus semelhantes de lesão pulmonar, com alteração do surfactante (Figura 5). Haverá alteração na permeabilidade dos capilares pulmonares, com o extravasamento de líquidos para os alvéolos e o espaço intersticial: *shunt*, edema pulmonar não cardiogênico, alveolite, broncoespasmo, atelectasias e diminuição da complacência pulmonar caracterizam o quadro que pode evoluir para síndrome da angústia respiratória aguda (SARA). Apenas 1-3 mL/kg de água aspirada pode induzir o processo fisiopatológico descrito anteriormente, e raramente é aspirada água suficiente para causar distúrbios eletrolíticos.

A hipertensão pulmonar pode ser exacerbada pela liberação de mediadores inflamatórios. Em pequena porcentagem de pacientes a aspiração de vômito, areia, lodo, água estagnada e esgoto pode resultar na oclusão dos brônquios, broncoespasmo, pneumonia, formação de abscesso e dano inflamatório às membranas capilares alveolares. A pneumonia é uma consequência rara e é mais comum com submersão em água doce e quente estagnada. A pneumonite química é uma sequela mais comum do que a pneumonia, especialmente se a submersão ocorrer em uma piscina clorada ou em um balde contendo um produto de limpeza.

Sistema cardiovascular

Durante o afogamento, há inicialmente hipertensão e taquicardia, com ativação do

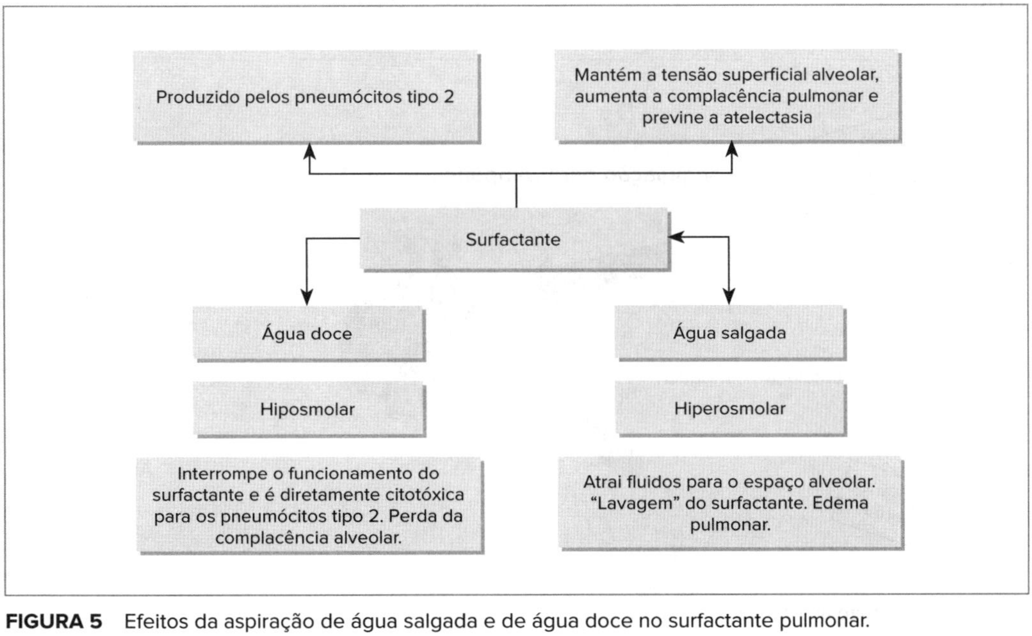

FIGURA 5 Efeitos da aspiração de água salgada e de água doce no surfactante pulmonar.

sistema nervoso simpático. A hipotermia que se instala causa alterações no fluido extravascular e aumento da diurese, resultando em hipovolemia. Com o agravamento da hipóxia, da acidose e da hipotermia, haverá bradicardia, hipertensão pulmonar e diminuição do débito cardíaco. Atividade elétrica sem pulso (AESP) geralmente se instala, culminando em assistolia.

Algumas vítimas podem apresentar arritmias, geralmente em decorrência de doenças cardíacas prévias ou do "conflito autonômico", quando há estímulos cardíacos simpáticos e parassimpáticos concomitantemente (Figura 6). Ocorrem mais frequentemente em uma situação de estímulos vagais cíclicos para o coração, por exemplo, com o restabelecimento da respiração, quando o coração está recebendo estimulação simpática (frio, exercício, medo, raiva ou ansiedade). As arritmias são predominantemente supraventriculares e juncionais, mas podem ser taquicardias ventriculares entre os períodos de bradicardia, batimentos ectópicos supraventriculares ou até mesmo bloqueios atrioventriculares.

Sistema nervoso central

A lesão cerebral hipóxica é a principal causa de morbimortalidade e começa dentro de aproximadamente 5 minutos de oxigenação cerebral inadequada. A privação inicial de oxigênio é intensificada pelo comprometimento cardiovascular, causando lesões isquêmicas de diferentes intensidades no cérebro: zonas terminais vasculares, hipocampo, córtex insular e os gânglios da base são particularmente suscetíveis. Essas lesões isquêmicas primárias são geralmente reversíveis em crianças, com adequada ressuscitação, mas podem levar a alterações na memória, distúrbios nos movimentos e coordenação. Alguns poucos minutos a mais de hipóxia podem levar a um estado de coma vegetativo. A instabilidade autonômica (tempestade diencefálica/hipotalâmica) é comum após lesão cerebral traumática, hipóxica ou isquêmica grave. Esses pacientes frequentemente apresentam sinais e sintomas de hiperestimulação do sistema nervoso simpático, com taquicardia, hipertensão, taquipneia, diaforese, agitação e rigidez muscular. Convulsões podem ocorrer como resultado de hipóxia cerebral aguda.

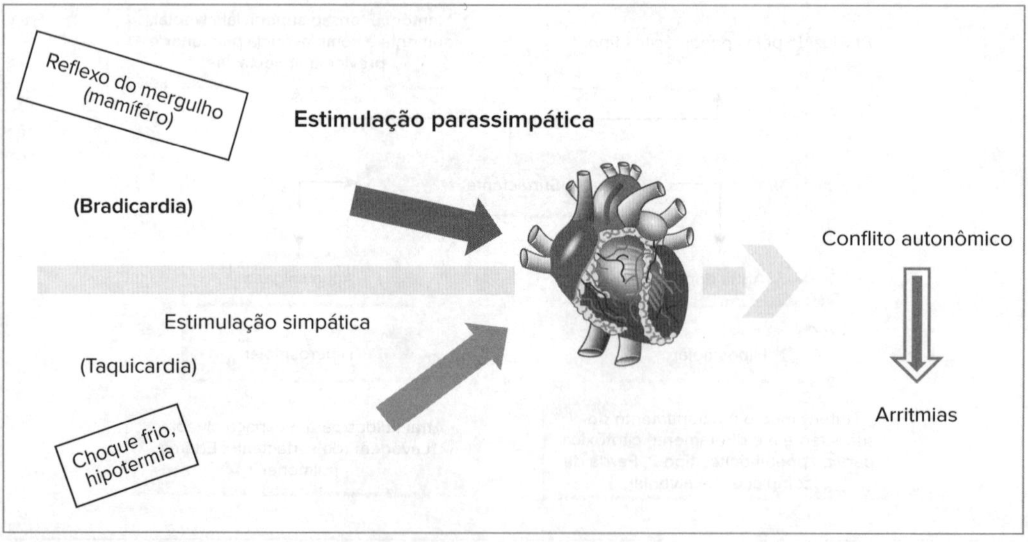

FIGURA 6 Conflito autonômico.

A resposta do mergulho (Quadro 2) é um dos mecanismos comumente propostos para explicar como algumas vítimas sobrevivem após períodos prolongados de afogamento. No entanto, a resposta é provavelmente muito menos importante como mecanismo protetor do que o rápido resfriamento seletivo do cérebro causado pelo fornecimento de sangue carotídeo frio e o resfriamento do coração causado pela aspiração e ingestão de água gelada.

Outras alterações

A deglutição de água durante o afogamento pode aumentar o risco de vômito, espontaneamente ou durante a ressuscitação, e levar à aspiração de conteúdo gástrico. Também pode ser a responsável por alterações eletrolíticas encontradas em algumas vítimas, principalmente crianças pequenas. A deglutição ocorre durante a imersão parcial da vítima ou quando ela faz apneia voluntária. O estresse, aumento de PCO_2, diminuição da PO_2, alterações no volume respiratório e a inconsciência dificultam a coordenação entre deglutir e respirar.

Outras alterações, como insuficiência renal (quando ocorre, geralmente é devida à necrose tubular aguda), insuficiência hepática, hemólise e coagulopatia, podem ser vistas em casos graves. É importante ressaltar que as condições médicas predisponentes (hipoglicemia, intoxicação, convulsões e arritmias cardíacas) ou concomitantes (traumatismo craniano, cervical ou politraumatismo) associadas à fisiopatologia do afogamento podem complicar o quadro clínico.

QUADRO 2 Reflexo do mergulho

- O RDM ocorre em todos os mamíferos, e é a mistura de três reflexos independentes, que controlam frequência respiratória, frequência cardíaca e pressão arterial.
- O estímulo para o RDM vem dos receptores faciais de frio, quimiorreceptores carotídeos, barorreceptores, receptores de estiramento pulmonar e receptores atriais.
- Estímulo frio na face ou imersão facial em água fria (mesmo na ausência de imersão corporal ou submersão), calor direto na face de alguns recém-nascidos e apneia podem desencadear o RDM.
- Bradicardia, diminuição do débito cardíaco, vasoconstrição cutânea, muscular e de órgãos abdominais (baço) e aumento da pressão arterial: redirecionamento da circulação para coração e cérebro.

RDM: reflexo do mergulho.

Tratamento[46,47,49,54-57]

Tratamento pré-hospitalar

Os principais danos que ocorrem no indivíduo afogado, como foi visto, são causados principalmente pela hipóxia. A interrupção da aspiração líquida, pelo fornecimento de meios de flutuação e/ou retirada rápida da água, e a instituição precoce do suporte básico de vida no local são essenciais para a sobrevivência e o melhor prognóstico.

A cadeia de sobrevivência (Figura 7) refere-se a uma série de etapas para diminuir a morbimortalidade no afogamento. São elas:

1. Prevenção: é a intervenção com melhores resultados e a de menor custo.
2. Reconhecimento do afogado: ao reconhecer que uma vítima está se afogando, peça para alguém ligar para 193 (Corpo de Bombeiros) ou 192 (Samu) e avisar onde é o incidente, quantas pessoas estão envolvidas, o que está sendo feito. Se não houver outra pessoa que possa fazer a ligação, o próprio socorrista deve fazê-la depois realizar o resgate.
3. Fornecimento de flutuação: interrupção do processo de submersão, fornecendo flutuação para a vítima, pelo uso de boias, cordas, galhos, isopor etc.
4. Remoção da água: somente se for seguro. Ajudar a vítima a sair da água, apontando direções e locais mais próximos e mais seguros para sair. O socorrista deve evitar

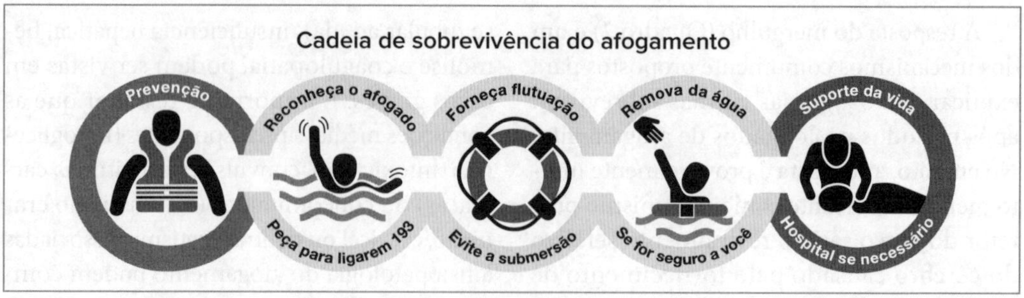
Cadeia de sobrevivência do afogamento
Prevenção
Reconheça o afogado
Peça para ligarem 193
Forneça flutuação
Evite a submersão
Remova da água
Se for seguro a você
Suporte da vida
Hospital se necessário

FIGURA 7 Cadeia de sobrevivência do afogamento.
Fonte: Sociedade Brasileira de Salvamento Aquático (Sobrasa). Cadeia de sobrevivência no afogamento (Sobrasa.org).[9,10]

entrar na água caso não seja seguro: a decisão de realizar o suporte básico de vida ainda dentro da água baseia-se no nível de consciência do afogado e no nível de experiência do socorrista.

- Afogado consciente: resgatar a pessoa até a terra sem demais cuidados médicos.
- Afogado inconsciente: a medida mais importante é a instituição imediata de ventilação ainda dentro da água, o que proporciona à vítima uma chance 4 vezes maior de sobrevivência sem sequelas. Deve ser executada por socorrista experiente. O risco de lesão da coluna cervical é baixo, e a proteção da coluna cervical só é necessária quando o histórico ou exame é sugestivo de trauma local (Figura 8). Se a vítima estiver respirando, deixe-a em posição de recuperação (preferencialmente o lado direito). Se a vítima estiver em parada respiratória, realizar 5 ventilações boca a boca ou boca-boca/nariz. Profissionais de saúde deverão checar o pulso rapidamente e, na ausência de pulso central, iniciar as compressões torácicas (um socorrista, 30:2, ou 15:2 se estiver em dois ou mais socorristas), conforme as diretrizes do AHA e do Ilcor. Entretanto, a ressuscitação cardiopulmonar (RCP) sem ventilação (só com compressões) não está indicada nos casos de afogamento.

Observação: a manobra de Heimlich ou outras técnicas de drenagem postural para remover a água dos pulmões não tem eficácia comprovada, aumentam a chance de aspiração do conteúdo gástrico (por facilitar o vômito) e atrasam a respiração de resgate. A manobra está indicada apenas em casos de obstrução completa de vias aéreas por corpo estranho sólido.

As diretrizes atuais recomendam que vítimas de afogamento que requerem qualquer forma de ressuscitação sejam transportados para o departamento de emergência para avaliação e monitoramento.

Tratamento hospitalar

A prioridade no atendimento das vítimas de afogamento no departamento de emergência é reverter a hipoxemia, restaurando a oxigenação adequada e a ventilação. Toda vítima que apresentou algum grau de aspiração líquida deverá ficar pelo menos 4-6 horas (para alguns autores, 8 horas) em observação, mesmo que tenha poucos ou nenhum sintoma respiratório aparente. Escore de riscos para alta com Glasgow normal, frequência respiratória normal, ausência de dispneia e ou hipotensão mostrou-se sensível para indicação de alta após 8 horas de observação.

Vias aéreas, ventilação e cuidado cervical (A e B)

Em pacientes hipoxêmicos que não requerem intubação imediata, oxigênio suple-

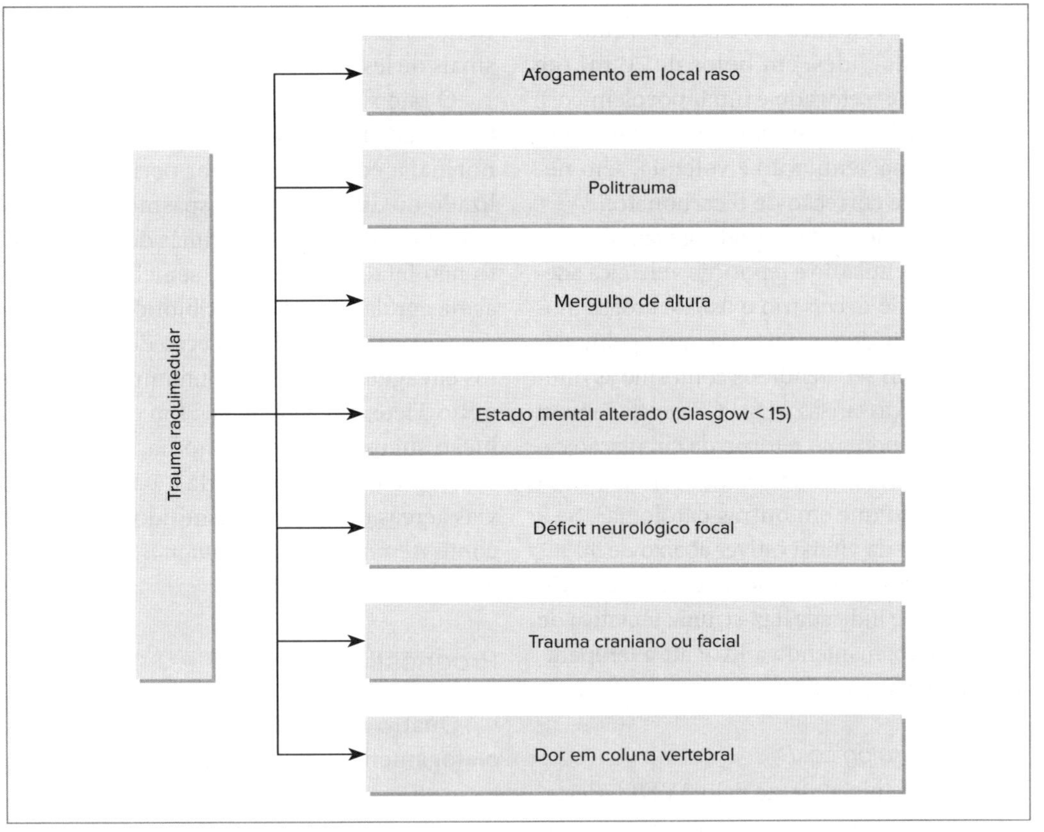

FIGURA 8 História e sinais sugestivos de trauma raquimedular.

mentar deve ser fornecido para manter a SpO_2 acima de 90-92%. A ventilação com pressão positiva não invasiva (CPAP ou BPAP) pode ser usada, monitorando possível hipotensão pelo aumento da pressão intratorácica e vômito, por distensão abdominal (a aplicação de ventilação não invasiva em crianças, no departamento de emergência, encurtou o tempo de permanência na unidade de terapia intensiva pediátrica – UTIP – e no hospital, sugerindo que pode ser usada com mais frequência em pediatria). Se a intubação traqueal for realizada, uma sonda orogástrica deve ser colocada para aliviar a distensão. Rever a história e sinais clínicos de um possível traumatismo raquimedular (não comum), imobilizar e tratar se pertinente.

As estratégias de ventilação mecânica são semelhantes às empregadas em outros tipos de lesão pulmonar aguda, com titulação dos parâmetros: volume corrente de 6-8 mL/kg, manter a pressão de platô abaixo de 30 mmHg e aumento da pressão expiratória final positiva (PEEP) e fração de oxigênio inspirado (FiO_2) para manter a pressão arterial parcial de oxigênio (PaO_2) em 55-80 mm Hg.

Além dos sinais vitais e da reavaliação clínica frequentes, a monitorização do paciente deve incluir saturação de oxigênio e CO_2 expirado, traçado eletrocardiográfico, pressão arterial e volume de diurese (por sondagem vesical)

Circulação (C)

Acessos venosos periféricos ou intraósseos são preferíveis por serem de rápida obtenção.

A reposição volêmica deve ser feita com soluções cristaloides, em bolos de 20 mL/kg (lembrar que o afogado é um hipovolêmico!). A correção da acidose geralmente ocorre com a melhora na ventilação e volemia, sem necessidade de correção de bicarbonato.

A disfunção cardíaca pode prevalecer mesmo após a ventilação e reposição volêmica adequadas, sendo necessário o uso de drogas inotrópicas. Indivíduos em parada cardiopulmonar (PCR) devem ser atendidos conforme as diretrizes das forças tarefas ALS: PCR é mais comum em adultos, porém o retorno da circulação espontânea é mais visto em crianças, em uma taxa até maior do que em outras patologias. Se a temperatura da vítima estiver abaixo de 30 ºC, tanto as medicações como a desfibrilação são ineficazes. Se indicada, faz-se uma tentativa de desfibrilação, mantendo a RCP até a temperatura aumentar para 32 ºC.

Exame neurológico (D)

Verificar inicialmente pelo AVDI (Alerta, resposta ao estímulo Verbal, resposta ao estímulo Doloroso ou Inconsciente aos estímulos) ou a escala de Glasgow.

Demais medidas (E)

A vítima será despida para identificação de fraturas, hemorragias e para evitar a hipotermia secundária e o reaquecimento iniciado em pacientes muito hipotérmicos: reaquecer 1 a 2 ºC por hora até 33 ºC, ou no máximo 36 ºC. Não há evidências adequadas que corroborem o uso de hipotermia terapêutica induzida pós-ressuscitação no afogamento. A hipertermia deve ser evitada, pois, entre outras coisas, aumenta as demandas metabólicas cerebrais e diminui o limiar de convulsão.

Uma avaliação global do paciente deve ser realizada à procura de lesões traumáticas e estudos de imagem apropriados obtidos conforme indicado. Lesões da coluna cervical não são comuns, mas devem ser investigadas e tratadas se houver uma história sugestiva ou sinais de lesão.

O raio x de tórax ou a tomografia computadorizada na apresentação podem variar de normal a edema pulmonar peri-hilar localizado ou difuso. Broncoespasmo é frequentemente observado em vítimas de afogamento não fatal, e o manejo é semelhante ao da asma aguda. O uso de antibióticos profiláticos não está indicado (exceção de afogamentos em águas altamente contaminadas, como o Rio Tietê, em São Paulo). Em caso de evolução sugestiva de pneumonia, a antibioticoterapia deve ser dirigida a patógenos de vias aéreas e àqueles transmitidos pela água, como *Aeromonas, Pseudomonas, Burkholderia e Pseudallescheria*.

Prognóstico[45,48,51,55,56]

Quatro resultados podem ocorrer após o afogamento: recuperação total (neurolo-

QUADRO 3 Exames solicitados no atendimento inicial do afogado*

Paciente sintomático	
Quando pedir?	**Quais exames?**
Inicialmente	Raio x de tórax, eletrocardiograma, gasometria arterial e glicemia
Geralmente complementares	Hemograma completo, eletrólitos séricos, ureia, creatinina, TGO, TGP, provas de atividade inflamatória, troponina, triagem sanguínea e urinária para álcool e drogas ilícitas, culturas
Pacientes que, após a ressuscitação inicial, mantêm o rebaixamento do nível de consciência ou sinal neurológico focal	Tomografia de crânio ou ressonância magnética de crânio, eletroencefalograma

TGO: transaminase oxalacética; TGP: transaminase pirúvica.
* Exames radiológicos adicionais são indicados na presença de lesões traumáticas.

gicamente intacto), comprometimento neurológico, estado vegetativo persistente ou morte. Numerosos estudos sugerem vários fatores prognósticos, sendo o principal o tempo de submersão. Outros preditores de sobrevida relatados são principalmente consequências da duração do insulto primário, da necessidade e duração da RCP no local e da qualidade do tratamento que o paciente recebeu antes ou depois da chegada ao pronto-socorro (o estabelecimento de respiração e circulação espontâneas na chegada ao pronto-socorro é contabilizado por alguns autores). A maioria das crianças vítimas de afogamento não fatal tem um bom resultado, sem sequelas neurológicas; no entanto, alguns sobreviventes podem ter déficits neurológicos a longo prazo.

O escore clínico de Szpilman, por exemplo, avaliou pacientes afogados de acordo com 4 parâmetros clínicos (respiração, pulso arterial, ausculta pulmonar e pressão arterial), classificando-os em 8 grupos e correlacionando-os à taxa de mortalidade geral (Quadro 4). Esses dados mostraram-se condizentes na população adulta. Há, entretanto poucos estudos pediátricos usando esse sistema. Em um estudo, o escore de Szpilman foi associado com o tempo de permanência hospitalar e o grau de hipóxia. Entretanto, observou-se que o prognóstico preciso de uma criança afogada não pode ser previsto a partir da apresentação inicial ou dos exames na chegada ao hospital. Os dados sobre resultados a longo prazo são escassos.

Prevenção[43,44,47]

O paradigma Haddon Matrix para prevenção de lesões é usado para identificar intervenções destinadas a mudar o ambiente, o indivíduo em risco e/ou o agente de lesão (neste caso, água). Especialistas em geral recomendam que várias "camadas de proteção" sejam usadas para prevenção, uma vez que o afogamento raramente é causado por um único fator. As principais intervenções são vistas a seguir.

Cercas de proteção em piscinas

São preferíveis a muros, pois permitem a visão do local. Devem ter pelo menos 1,5 m de altura, cercar os quatro lados da piscina, isolando-a da casa, e ter um portão que possa ser trancado. Se a cerca for vazada, que não tenha espaços maiores que 12 cm (sua conformação não deve permitir que crianças ou *pets* passem pelos espaços ou que a escalem!). Previnem mais de 50% dos afogamentos (Figura 9).

Observação: coberturas retráteis ou redes de piscina, que suportam o peso das crianças, são descritas como barreiras eficazes para pre-

QUADRO 4 Classificação da gravidade e relação com mortalidade (Szpilman)[45]

Classificação	Achados	Mortalidade geral
Resgate	Sem tosse ou dificuldade respiratória	0%
Grau 1	Tosse com ausculta pulmonar normal	0%
Grau 2	Ausculta pulmonar com alguns estertores	0,6-1,2%
Grau 3	Edema agudo de pulmão sem hipotensão arterial	3,6-5,2%
Grau 4	Edema agudo de pulmão com hipotensão arterial	19,4-22%
Grau 5	Parada respiratória	31-44%
Grau 6	Parada cardiorrespiratória	88-93%
Cadáver	Vítima com sinais evidentes de morte (rigidez cadavérica, livores, decomposição e, geralmente, tempo de submersão maior que 1 hora)	100%

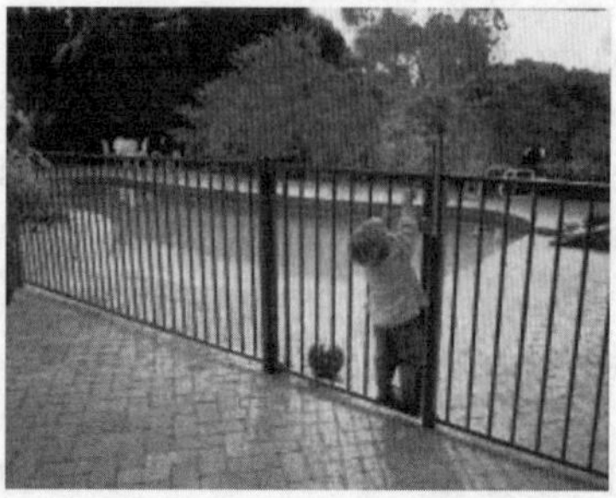

FIGURA 9 Cerca com trava impede o acesso à piscina.

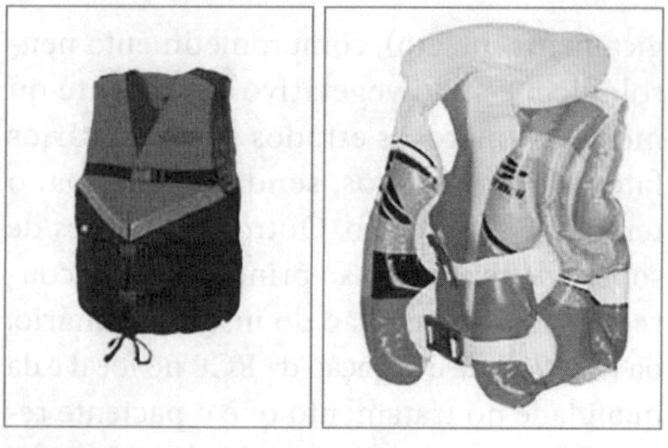

FIGURA 11 Coletes salva-vidas.

venção de afogamento, porém há poucos estudos a respeito. Segundo a Academia Americana de Pediatria (AAP), não devem ser usadas como substitutos de grades e cercas de proteção (Figura 10).

Dispositivos de flutuação pessoal tipo "coletes salva-vidas"

Devem ser certificados de acordo com a Normam (Norma de Autoridade Marítima da Marinha do Brasil) e a Solas (Convenção Internacional para Salvaguarda da Vida Humana no Mar), utilizados em todas as formas de transporte ou esporte aquáticos, por crianças pequenas ou por pessoas sem habilidade para nadar quando na água (Figura 11). Outros tipos de "boias" não são seguros, podendo desinsuflar ou se desprender do corpo inadvertidamente.

Aulas de natação

Indicadas para crianças de 4 anos ou mais. Segundo o Council on Injury, Violence and

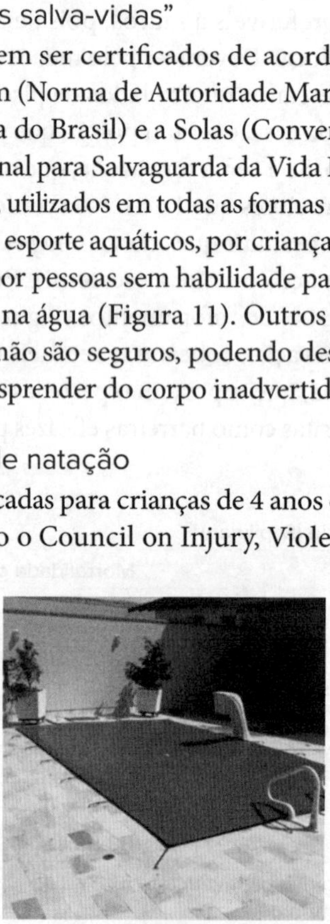

FIGURA 10 Cobertura retrátil para piscina

Poison Prevention da AAP, há evidências de benefício entre 1-4 anos, na dependência do estado de saúde, maturidade emocional, física e limitações cognitivas. Não há, entretanto, evidências de benefícios para crianças menores de 1 ano. Aprender a nadar deve ser visto como um componente da competência da água, que também inclui conhecimento e consciência dos perigos locais e/ou riscos e de suas próprias limitações. A aquisição de competência na água é um processo demorado, que requer aprendizagem e maturação do desenvolvimento da criança. As crianças precisam ser ensinadas a nunca nadar sem a supervisão de um adulto.

Supervisão

Deve ser atenta e constante sobre a criança próxima a qualquer reservatório de água, principalmente para as menores de 5 anos. O supervisor não deve estar envolvido em outra atividade ou distração (uso de celular, consumo de álcool) e deve saber nadar. A "supervisão de toque" deve ser realizada para crianças menores de 4 anos ou para "nadadores inexperientes": o adulto supervisor deverá estar dentro da água ao alcance de um braço da criança.

Presença de salva-vidas com certificação em ressuscitação cardiopulmonar

Relatórios anedóticos indicam que as taxas de afogamento são mais baixas quando os salva-vidas estão presentes, seja pela eficácia no resgate/salvamento ou por monitorar o ambiente aquático, educando banhistas sobre segurança e prevenção de lesões.

Treinamento em ressuscitação cardiopulmonar

A importância de iniciar imediatamente as manobras de RCP pelo espectador, seja ele um profissional (salva-vidas, por exemplo) ou um leigo treinado, demonstrou grande impacto na sobrevida e no prognóstico da vítima afogada. Recomenda-se que todas as pessoas saibam realizar as manobras, principalmente pais e cuidadores.

Outros

Uso de filtros com potência específica para a área da piscina (é comum usar bombas mais potentes, por filtrarem a água mais rapidamente), com ralos antiaprisionamento nos bocais de sucção e sistema de segurança que desligue a bomba se houver obstrução da boca de sucção. Evitar nadar próximo a esses bocais e fazer manutenção adequada são passos importantes para evitar o aprisionamento do nadador pelo cabelo, braços, pernas etc. Alarmes de movimentação da água podem ser usados, mas não devem ser considerados substitutos de cercas ou de supervisão adequada.

O Quadro 5 resume as principais ações que devem ser praticadas para evitar o afogamento.

Situações especiais[44,46,47,54,58]

Crianças menores de 5 anos

A anatomia de crianças menores de 5 anos, com a cabeça e os membros superiores sendo as partes mais pesadas do corpo, leva-as a perder o equilíbrio com frequência ao se inclinarem para a frente (também não conseguem se erguer). Dessa forma, pequenas quantidades de água (5 cm) em baldes, bacias, banheiras ou vasos sanitários tornam-se suficientes para que ocorra um afogamento. Associado a isso, há imaturidade para sair de uma situação de emergência.

Transtorno do espectro autista

O afogamento é uma das principais causas de morte em crianças com transtorno do espectro autista (TEA), que são frequentemente atraídas pela água. Muitas vezes essas crianças deixam uma área segura em busca de um refúgio longe da superestimulação (p. ex., multidões, ruído ou outros estímulos) e podem naturalmente ir em direção à água como um meio de aliviar suas necessidades sensoriais, mas sem compreender os riscos que isso pode representar. Indicam-se aulas de natação com professor especializado. A supervisão cuidadosa e a educação sobre a segurança da água, incluindo a exposição a diferentes ambientes aquáticos, são essenciais para prevenir o afogamento.

ASPIRAÇÃO DE CORPOS ESTRANHOS

O primeiro registro da retirada de um corpo estranho (CE) das vias aéreas pela técnica de broncoscopia foi em 1897, por Gustav Killian, um otorrinolaringologista, na Alemanha[59]. Uma das primeiras crianças assistidas por Killian, considerada seu primeiro grande desafio, residia em Montevidéu, no Uruguai. Havia aspirado um pequeno assobio metálico, que se instalou em seu pulmão direito. Após duas tentativas sem sucesso, Killian criou um aparelho que continha três ganchos, tornando possível a retirada do objeto[60].

As técnicas de broncoscopia para retirada de corpos estranhos descritas por Jackson em 1905, Jackson e Jackson em 1936 e Holinger e Johnston em 1954 são as mesmas ainda aplicadas nos dias de hoje. Mesmo contando com a modernização dos instrumentos e com a disponibilidade de novas drogas anestésicas,

QUADRO 5 Como evitar afogamentos nas principais áreas

Principais áreas	O que deve ser feito
Em casa: banheiros	▪ Impedir o acesso não supervisionado de menores de 4 anos. ▪ Manter a tampa do assento abaixada. ▪ Usar travas para o assento do vaso sanitário. ▪ Nunca deixar crianças sozinhas em banheiras nem por um instante. ▪ Esvaziar a banheira imediatamente após o uso.
Em casa: outras áreas	▪ Esvaziar piscinas portáteis, baldes ou outros recipientes que não estiverem em uso; se estiverem em uso, não devem estar ao alcance das crianças ou estas não podem estar sem supervisão direta.
Piscinas	▪ Cercas de pelo menos 1,5 m de altura, com espaço entre as partes verticais de até 12 cm, e de conformação que impeça a escalada; sempre com portão, que deve ser trancado quando não houver uso da piscina. ▪ Presença de salva-vidas ou de leigos que saibam nadar e sejam treinados em ressuscitação cardiopulmonar (RCP). ▪ Os ralos de sucção devem ser distribuídos de forma que não tenham força para aprisionar uma criança; devem ter tampas que evitem o aprisionamento e sistema de segurança que desligue a bomba na vigência de obstrução do ralo. Ensinar a criança a ficar longe dos ralos de sucção. ▪ Não há evidências de que os alarmes de movimentação da água sejam benéficos, e nunca devem substituir a supervisão atenta da criança ou cercas na piscina. ▪ Evitar brincadeiras como empurrar, "dar caldos", fazer hiperventilação. ▪ Nunca deixar a criança sozinha na água, mesmo que esteja com colete salva-vidas. ▪ Não usar substâncias que diminuam a capacidade respiratória, motora, o equilíbrio, a força muscular, a atenção ou o discernimento, como drogas ou álcool. ▪ Observar sempre as sinalizações nas praias e obedecê-las; procurar nadar onde há salva-vidas.
Mar	▪ Saber a profundidade e os perigos subaquáticos (pedras, p. ex.) antes de mergulhar ou nadar; evitar nadar em águas turvas. ▪ Considerar o clima, marés, ondas e correntes de água na seleção de um local seguro para natação recreativa. ▪ Não superestimar sua capacidade de nadar: ter consciência de que nadar no mar é diferente de nadar em piscinas. A temperatura fria pode influenciar a habilidade de nadar. ▪ Identificar correntes de retorno e evitá-las. Ao ser pego por uma, não nadar contra a corrente, e sim perpendicularmente a ela (paralelo à costa) ou flutuar e sinalizar que está em perigo. ▪ Não usar substâncias que diminuam a capacidade respiratória, motora, o equilíbrio, a força muscular, a atenção ou o discernimento, como drogas ou álcool. ▪ Usar sempre coletes salva-vidas em embarcações, motos aquáticas etc. ▪ Nunca deixar a criança sozinha na água, mesmo que esteja com colete salva-vidas.
Lagos, rios, represas	▪ Cuidado com a corrente: água em rios e riachos constantemente fluem à jusante, criando corredeiras que podem se mover de forma rápida e imprevisível. Podem formar correntes invisíveis na superfície, mas fortes e perigosas abaixo desta. ▪ Mudanças no clima podem ocasionar perigos extras: mudança na correnteza, visibilidade da água, enchentes, raios. ▪ Não fazer uso de substâncias que diminuam a capacidade respiratória, motora, o equilíbrio, a força muscular, a atenção ou o discernimento, como drogas ou álcool. ▪ Usar sempre coletes salva-vidas em embarcações, motos aquáticas etc. ▪ Nunca deixar a criança sozinha na água, mesmo que esteja com colete salva-vidas.

sempre mais eficazes e com menos efeitos adversos, a dificuldade maior está em ensinar os médicos em formação a introduzir um tubo rígido na delicada via aérea das crianças, sem ocasionar complicações, que podem ser fatais[61,62].

A aspiração de corpos estranhos é a quarta causa de óbito não intencional, segundo o Conselho de Segurança Nacional dos Estados Unidos, resultando em 5.051 óbitos em 2015, 5.216 em 2017 e 5.228 em 2019[63].

A obstrução de vias aéreas por corpo estranho representa até 75% dos acidentes em crianças menores de 3 anos. Em alguns estudos a incidência do gênero masculino é maior que no feminino, com uma relação de 2:1[64]. Nos EUA e na Europa, o CE mais frequentemente aspirado por crianças é o amendoim, enquanto no Egito é a semente de melancia, na Turquia a semente de girassol e na Grécia a semente de abóbora[65]. No Brasil, estudos demonstraram predomínio de corpos estranhos orgânicos em 63,4% dos casos, sendo que 20,5% eram amendoins[66].

Objetos inorgânicos também podem ser aspirados por crianças. Geralmente são pequenos objetos deixados no ambiente domiciliar ao alcance delas, como pequenas peças de brinquedos que se desprendem, esferas metálicas, pregos, parafusos, alfinetes, entre outros. Nos adolescentes e crianças em idade escolar é comum também a aspiração de pequenas partes de materiais escolares, como tampas de canetas, lapiseiras e fragmentos de borracha e lápis de cera. A taxa de mortalidade, antes da introdução da técnica de broncoscopia descrita por Chevalier Jackson em 1905, atingia cerca de 50% dos pacientes[67]. Atualmente essa mortalidade apresentou uma importante redução, mas ainda ocorrem algumas complicações e sequelas.

Aspectos socioeconômicos são citados na literatura médica como um dos fatores de risco, como demonstrado por Arjmand, Muntz e Stratmann. Segundo esses autores, 50% das crianças norte-americanas vítimas de aspiração de corpo estranho não eram cobertas por planos de saúde e, na maioria, recebiam alimentos inapropriados para a idade, indicando, provavelmente, uma falta de controle médico regular e a não orientação para a prevenção desses acidentes[68].

Alguns CE apresentam maior risco de morte. Entre eles estão as bolas de gude, pequenas bolas de brinquedo e balões infláveis. Por esse motivo, a legislação americana exige que a mensagem de advertência com os dizeres "risco de morte para as crianças" esteja disposta de forma bem clara e visível nas embalagens desses objetos[64]. Grandes objetos ou alimentos fragmentados ou na íntegra, impactados no esôfago ou na região cricofaríngea, podem também comprimir as vias aéreas, ocasionando obstrução completa da passagem de ar. Exemplos dessa situação podem ser vistos na Figura 12, de uma criança de 1 ano com engasgo após a ingestão de uma azeitona. Essa criança apresentou insuficiência respiratória grave, necessitando de intubação traqueal. A radiografia de tórax não mostrava alterações. A azeitona foi retirada com laringoscópio com lâmina reta e pinça de magil, na região cricofaríngea, onde estava comprimindo as vias aéreas.

Outra criança, de 6 meses, foi encontrada cianótica no berço e com estridor. Chegando ao hospital, a radiografia mostrava objeto metálico na região cervical. A criança foi imediatamente para o centro cirúrgico, e durante a laringoscopia evidenciou-se objeto impactado na região supraglótica obstruindo a glote, que foi retirado imediatamente. Tratava-se de um prendedor de cabelo "tipo piranha" que o irmão mais velho colocou na boca da criança (Figura 13).

Situações especiais em crianças traqueostomizadas devem receber atenção quanto à qualidade da cânula de traqueostomia. Algumas

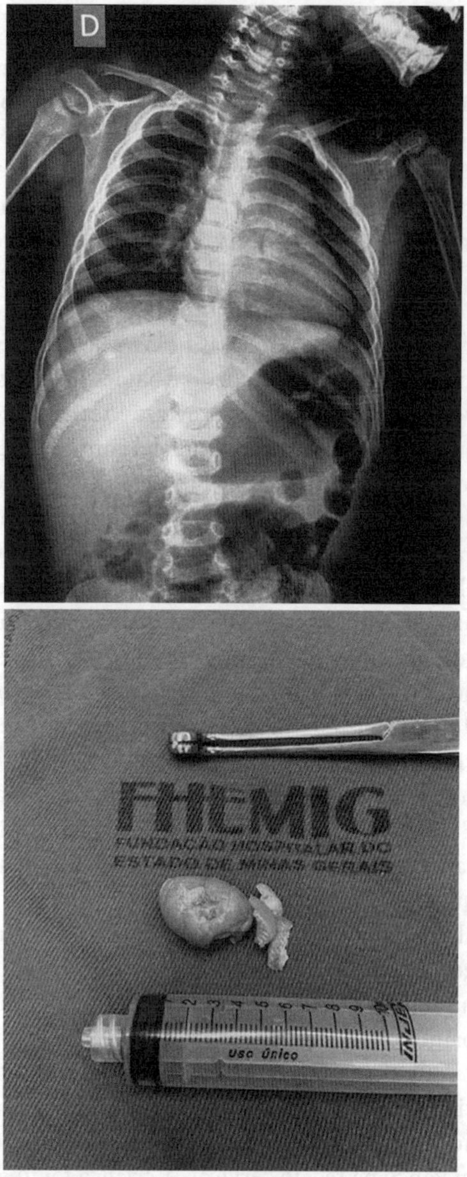

FIGURA 12 Criança de 1 ano que apresentou engasgo após ingerir azeitona.

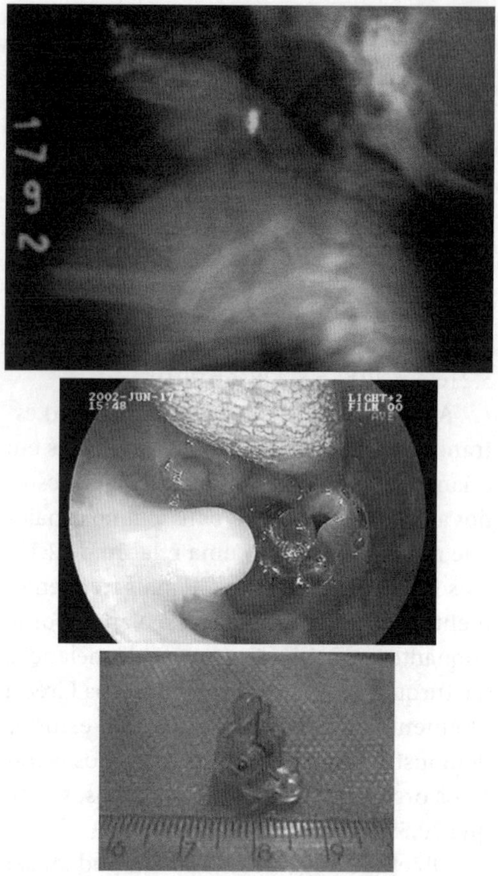

FIGURAS 13 Criança de 6 meses que aspirou presilha de cabelo.

cânulas utilizadas em nosso meio, fora dos padrões de qualidade, podem se desprender, e sua porção distal migrar para um dos brônquios, como ocorreu com a criança de 3 anos vista na Figura 14. O fragmento da cânula impactou na traqueia e no brônquio principal esquerdo, sendo retirado por broncoscopia.

Dentre as crianças menores de 5 anos de idade que aspiram corpos estranhos, 98% possuem cerca de 24 meses[67]. Nessa idade as crianças já têm dentes incisivos, que lhes permitem morder alimentos em grandes pedaços, mas ainda não têm os molares, por isso não conseguem triturar os alimentos em pedaços menores. Também nessa faixa etária as crianças ainda apresentam o reflexo de sucção exacerbado, que pode contribuir para a aspiração. Além disso, quanto menor a idade da criança, menor o diâmetro da via aérea, por isso mesmo objetos pequenos podem causar obstrução ao fluxo de ar. Os objetos menores que atingem as vias aéreas mais distais podem produzir a obstrução total de um brônquio

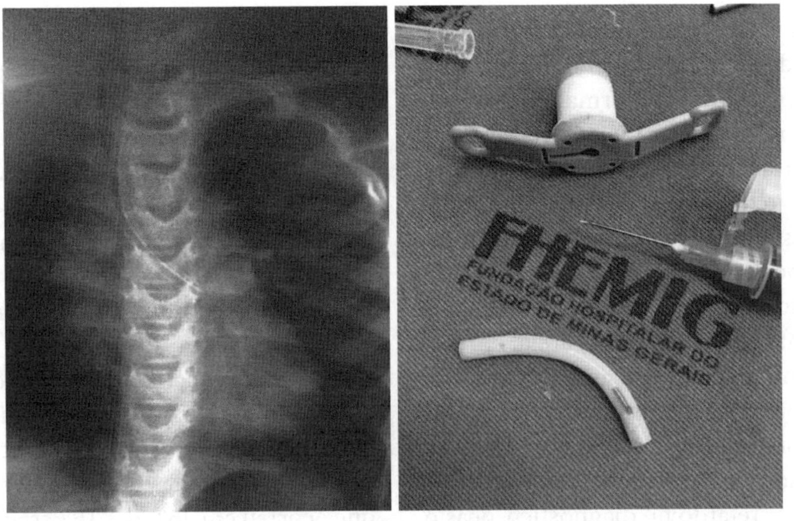

FIGURA 14 Criança com traqueostomia em quem houve aspiração de fragmento da cânula.

menor ou a obstrução parcial de um brônquio maior. Quando a obstrução é parcial, desencadeia-se um mecanismo valvular que permite a entrada de ar no pulmão durante a inspiração, mas não permite toda a saída durante a expiração, ocasionando um enfisema obstrutivo.

Sinais e sintomas

Em um primeiro momento, a partir da aspiração do corpo estranho, impulsos aferentes do nervo trigêmeo são transmitidos ao bulbo, que ativa o reflexo da tosse. Enquanto o objeto se encontra na orofaringe, receptores presentes na laringe, faringe, carina e brônquios são ativados, causando uma tosse paroxística, na tentativa de eliminação do objeto. Posteriormente, pode haver expulsão do corpo estranho, com resolução espontânea do quadro. Quando não ocorre a eliminação do objeto, a criança pode apresentar um período oligo ou assintomático até o surgimento de novos sintomas, em horas, dias ou semanas[65].

O objeto aspirado pode obstruir parcial ou completamente as vias aéreas. A obstrução completa, que acontece na laringe, pode ser letal em até 45% dos casos[65]. Na obstrução parcial, as manifestações clínicas dependem do grau de obstrução. Objetos impactados na laringe podem causar roncos, rouquidão, disfonia, odinofagia, hemoptise e dispneia intermitente. Crianças que apresentam corpo estranho acima das cordas vocais possuem melhor prognóstico. As laringites viróticas nas crianças ocorrem na mesma faixa etária de maior frequência de ACE, podendo levar a diagnóstico errado, pois os sintomas são semelhantes e o tratamento da laringite pode minimizar os sintomas das crianças com corpos estranhos em laringe, retardando o diagnóstico correto.

A impactação do objeto na traqueia também é potencialmente fatal, sobretudo nas crianças menores de 1 ano, dependendo, evidentemente, do grau de obstrução. É possível auscultar sibilos difusos e a redução da entrada de ar na maioria dos casos. Quando o objeto se aloja na árvore brônquica, os principais sinais e sintomas são a tosse e os sibilos, estes frequentemente unilaterais. Além da diminuição de ruídos respiratórios localizados, dispneia de intensidade variável e cianose também podem estar presentes[62].

As manifestações clínicas também vão depender da natureza, orgânica ou inorgânica, do corpo estranho. Normalmente os objetos orgânicos desencadeiam mais reações inflamatórias, podendo acelerar o grau de obstrução ao fluxo de ar e, assim, diminuir o período assintomático. Sementes como milho e feijão podem absorver líquidos se retidos por período mais prolongado, transformando inicialmente uma obstrução parcial em total à passagem de ar. Crianças que aspiraram objetos inorgânicos apresentavam na maioria dos casos sintomas menos exuberantes. Essa menor incidência de sintomas poderá ser responsável por retardo no diagnóstico, ocasionando complicações brônquicas ou no parênquima pulmonar. Na Figura 15 observa-se a imagem de tomografia computadorizada (TC)

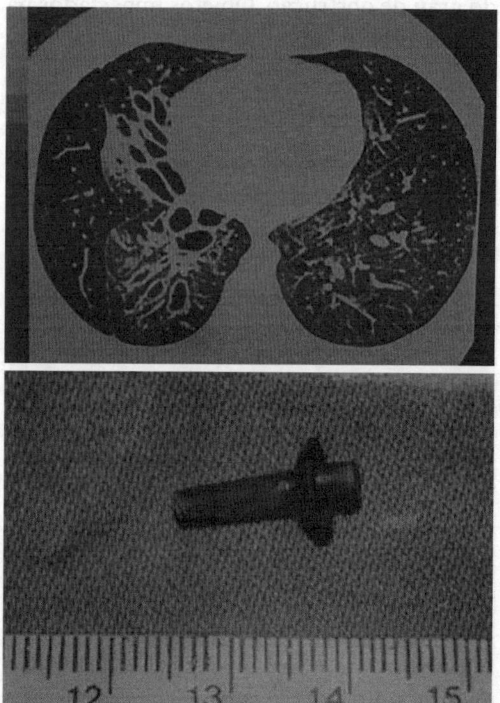

FIGURA 15 Criança com pneumonias de repetição por aspiração de corpo estranho. Tomografia computadorizada de tórax com bronquiectasias em pulmão esquerdo.

e um pequeno objeto plástico. Trata-se de uma criança de 10 anos com relato de pneumonia de repetição. TC de tórax evidenciou bronquiectasias no pulmão esquerdo. Foi solicitada broncoscopia pré-operatória, sendo evidenciado objeto plástico que, segundo a família, consiste em um pino de flauta que a criança aspirou há 7 anos. Segundo a família, foi relatado aos médicos o ocorrido, mas nunca valorizado para investigação.

Segundo Wiseman, o intervalo de tempo entre o início dos sintomas e o diagnóstico correto foi considerado como precoce o diagnóstico firmado nas primeiras 24 horas, fato que ocorreu em 46% das 157 crianças por ele estudadas. Cinquenta e quatro por cento das crianças foram diagnosticados no final da primeira semana, dentre eles 24% no final do primeiro mês e 16% após 1 mês, prolongando-se até 6 anos[69]. Pacientes que apresentam obstrução quase completa da passagem de ar, no esforço para expulsar o objeto, podem apresentar pneumotórax uni ou bilateral e enfisema subcutâneo. Na Figura 16 pode-se ver uma criança de 6 anos que aspirou um feijão, evoluindo com pneumotórax bilateral, enfisema subcutâneo desde a face até a região escrotal. Ainda necessitou de traqueostomia devido à dificuldade de intubação.

Exploração propedêutica

Anamnese

Nunca se deve deixar de valorizar uma história sugestiva de ACE. A presença dos pais ou outro adulto que esteja com a criança durante o momento da aspiração permite a descrição com facilidade do engasgo da criança, seguida de tosse paroxística, uma face assustada e em algumas situações a presença de cianose labial. Hoeve et al. estudaram a sensibilidade e a especificidade do quadro clínico para o diagnóstico de aspiração de corpo estranho em crianças. Demonstraram,

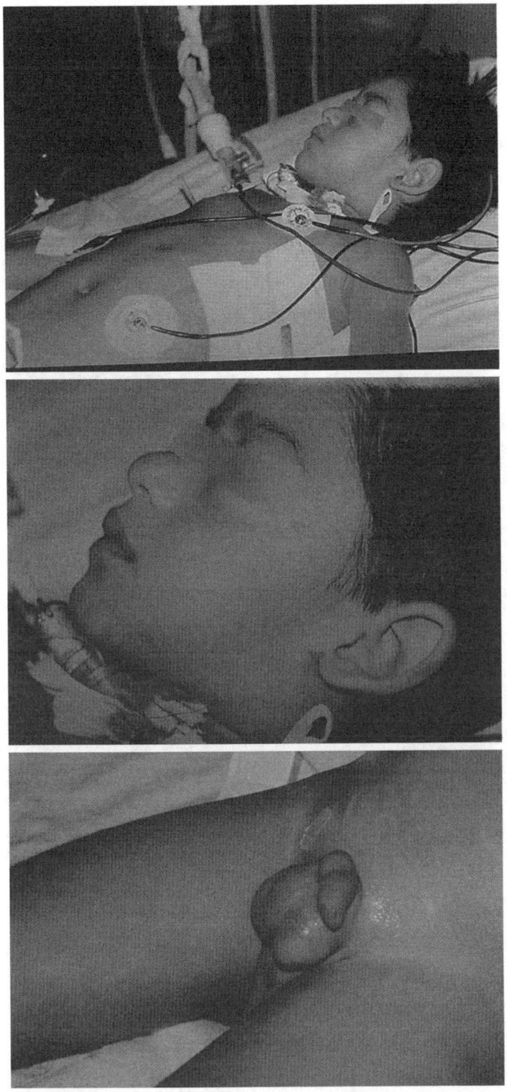

FIGURA 16 Criança de 6 anos e consequências após a aspiração de grão de feijão.

por exemplo, que a história de um episódio de asfixia apresentou boa sensibilidade (81%), mas apenas 33% de especificidade[70]. Por sua vez, Agarwal et al. observaram que a presença de relato sugestivo de aspiração obtido na anamnese teve sensibilidade de 90%, mas não relataram os valores da especificidade[71]. Nas crianças com doenças pulmonares crônicas ou agudas de repetição também deve ser investigada na anamnese uma provável ACE.

Exame físico

A depender da idade do paciente, do tipo de corpo estranho aspirado e de sua localização nas vias aéreas, provocando obstrução total ou parcial, pode-se encontrar uma diversidade de sinais e sintomas. Diante de uma obstrução importante observa-se tosse, tiragem intercostal, cornagem, batimento de aletas nasais e cianose labial. Quando o CE está impactado na laringe, o estridor e a rouquidão predominam. CE traqueais levam a uma redução difusa da entrada de ar nos pulmões, mantendo uma ausculta simétrica. Pode-se também auscultar o toque do objeto na carina principal e subglote durante sua movimentação ou mesmo sentir o toque do objeto com a palpação do tórax. Sibilos difusos também estão presentes. Quando se obstrui um brônquio, a ausculta é claramente assimétrica, com a redução da entrada de ar no pulmão acometido acompanhada de tosse. Ruídos pulmonares localizados como sibilos também podem estar presentes[62].

Exames complementares

Os métodos de imagem constituem uma ferramenta de grande importância, principalmente a radiografia de tórax simples e a TC. As incidências mais utilizadas na radiografia de tórax são a posteroanterior e o perfil esquerdo. A importância do estudo radiológico em duas incidências é especialmente para diferenciação do corpo estranho traqueal ou esofágico. A Figura 17 mostra radiografias de um criança de 2 anos encaminhada para realização de endoscopia digestiva em caráter de urgência devido à impactação de alfinete no esôfago, com risco de perfuração. À endoscopia não se localizou o alfinete, sendo solicitada nova radiografia, que mostrava o alfinete na mesma posição, sendo então solicitada incidência em perfil, que observou o alfinete em posição anteriorizada em relação ao esôfago, estando na traqueia. Realizou-se broncoscopia com retirada do alfinete.

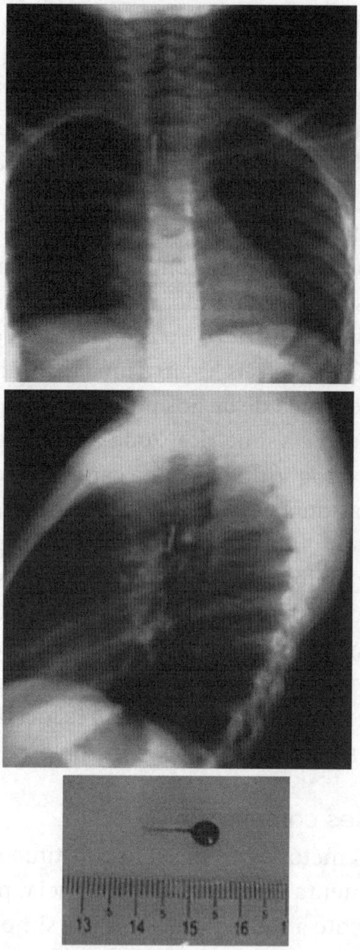

FIGURA 17 Corpo estranho radiopaco aspirado (alfinete) visualizado em radiografia de tórax (frente e perfil) e após sua retirada.

Em uma radiografia normal é possível a visualização da traqueia, dos brônquios principais, lobares e apenas alguns brônquios segmentares[72].

A ACE radiotransparente recomenda atenção às manifestações radiológicas indiretas. Dentre elas, hiperinsuflação, atelectasias, infiltrados e consolidações. Essas alterações são geralmente localizadas e dependem, ainda, do tempo de permanência, da natureza do corpo estranho nas vias aéreas e do grau de obstrução provocado por ele. A formação de uma obstrução valvular parcial, permitindo tanto a inspiração como a expiração, é encontrada geralmente no exame radiológico normal. Isso ocorre em 20% das crianças com corpo estranho brônquico e na metade dos traqueais.

Quando a obstrução valvular é maior, permitindo a passagem de ar na inspiração e retendo-o na expiração, o aspecto radiológico é de hiperinsuflação. A assimetria entre os volumes pulmonares ocorre na expiração, e pode-se observar o desvio de estruturas mediastinais para o lado normal. A realização de radiografias em inspiração e expiração em crianças maiores pode demonstrar a alteração com maior nitidez. Nas crianças menores, que não colaboram com a manobra, pode ser realizada a radiografia em decúbito lateral do lado suspeito de estar acometido, aplicando raios horizontais.

Se o corpo estranho é impactado na inspiração, impedindo a entrada de ar, observa-se a presença de atelectasia e de colapso pulmonar, dependendo do local acometido. Em tal situação, a assimetria pulmonar é melhor visualizada na inspiração, ocorrendo ainda desvio de estruturas mediastinais para o lado acometido. Quando existe um bloqueio ao fluxo de ar por um período mais prolongado, pode ocorrer a consolidação do segmento ou lobo envolvido.

Para corpos estranhos traqueais, a radioscopia pode mostrar anormalidades em 92% dos casos, enquanto na radiografia simples de tórax o encontro dessas alterações se reduz a 58%[62]. Quando o estudo radiológico é normal, diante de história e exame físico compatíveis, a broncoscopia pode ser indicada[73].

A TC pode identificar brônquios de até a oitava ordem, desde que seja utilizada a técnica de alta resolução. Além de avaliar traqueia e brônquios centrais, pode muitas vezes auxiliar o broncoscopista com informações valiosas. Porém, a TC ainda é um método de uso mais restrito, devido ao maior custo, menor disponibilidade e maior quantidade de radiação para crianças[72]. Outro método de imagem é a chamada broncoscopia virtual, que são as imagens multiplanares das vias aéreas centrais obtidas na TC helicoidal, podendo demonstrar lesões endobrônquicas ou auxiliar na caracterização de algumas doenças difusas das vias aéreas, como dilatações ou estenoses, que inviabilizam a progressão do broncoscópio. A ressonância magnética e a ultrassonografia têm atualmente indicação limitada para a avaliação do pulmão, sendo pouco utilizadas pelo broncoscopista na prática diária[72].

O diagnóstico diferencial deve ser pensado em algumas situações. Na Figura 18A observa-se a radiografia de uma criança de 1 ano de idade que apresentava uma taquipneia persistente. O estudo mostra hiperinsuflação localizada no pulmão esquerdo. Mesmo sem relato de episódio de ACE, foi solicitada broncoscopia para exclusão, sendo observada uma compressão brônquica provocada por um vaso anômalo. Na Figura 18B observa-se uma radiografia com hiperinsuflação difusa do pulmão esquerdo. Trata-se de uma criança de 1 ano com relato de pneumonias de repetição. Foi solicitada broncoscopia devido a suspeita de ACE, mas foi evidenciada uma compressão brônquica ganglionar em um paciente com tuberculose.

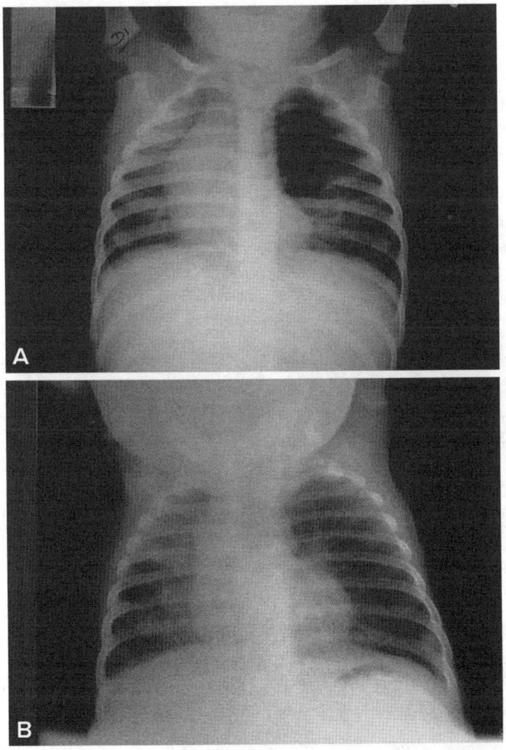

FIGURA 18 A: hiperinsuflação de pulmão esquerdo por compressão de vaso anômalo. B: hiperinsuflação difusa em criança com pneumonias de repetição.

Tratamento

Diante da suspeita clínico-radiológica ou da confirmação diagnóstica da presença de um corpo estranho nas vias aéreas, é responsabilidade do clínico e, em seguida, do endoscopista estabelecer o diagnóstico diferencial com outras doenças, confirmar a presença de corpo estranho aspirado e proceder a sua retirada. Embora a broncoscopia deva ser realizada o mais precocemente possível, se sua preparação for pouco meticulosa e apressada pode resultar em obstrução respiratória completa, impossibilidade de ventilação e consequente êxito letal[65]. Inversamente, a broncoscopia será sempre um procedimento seguro quando for realizada por profissionais devidamente treinados, incluindo equipe multidisciplinar composta pelo endoscopista, anestesiologista e equipe de enfermagem, para os quais deve estar disponível todo o arsenal de equipamentos apropriados para crianças de todas as idades, aqui incluídas as pinças para os mais diversos tipos de corpos estranhos.

A seleção do equipamento apropriado para a retirada do corpo estranho está relacionada com as características de cada paciente e com o tipo e a localização do objeto. Broncoscópios rígidos, com telescópios, são preconizados pela maioria dos autores[62,65]. Eles permitem o acesso direto às vias aéreas, excelente visualização, administração contínua de oxigênio e agente anestésico e possibilitam a passagem de pinças para a extração dos corpos estranhos. Deve ser selecionado um broncoscópio de tamanho apropriado para a idade da criança. Cateteres de aspiração, rígidos ou flexíveis, são importantes para a remoção de secreções retidas, permitindo melhor visualização do objeto. A escolha da pinça para a retirada do corpo estranho depende de sua natureza.

Tang et al., em uma experiência de 5 anos, demonstraram a possibilidade do tratamento da ACE em crianças com broncofibroscopia, porém não relataram as complicações e limitações da realização por esse método[74]. Nas poucas situações em que não se consegue fazer a retirada endoscópica dos CE, deve-se avaliar a retirada cirúrgica. As principais situações que necessitam de retirada cirúrgica são:

- Objetos grandes e ásperos na região subglótica ou traqueia que não passam pela subglote, retirados com maior segurança por traqueostomia com auxílio da broncoscopia, evitando lesões na subglote e nas cordas vocais.
- Fragmentos de grama, que provocam danos irreversíveis ao pulmão, necessitando de ressecções pulmonares futuras.
- CE alojados na periferia do pulmão, sem acesso endoscópico ou com auxílio da radioscopia.
- Objetos em que o risco de retirada endoscópica exceda o risco da abordagem cirúrgica[75].

A Figura 19 mostra criança de 5 anos que aspirou uma pedra que não passava na subglote apreendida pela pinça, sendo necessária a traqueotomia para retirá-la, auxiliada pela broncoscopia, que dirigiu a pedra para a abertura cirúrgica da traqueia.

Prevenção

O principal fator de risco para acidentes com ACE é a falta de supervisão das crianças por um adulto. Dessa forma, a AAP recomenda treinamento em primeiros socorros para pais, professores, cuidadores de crianças

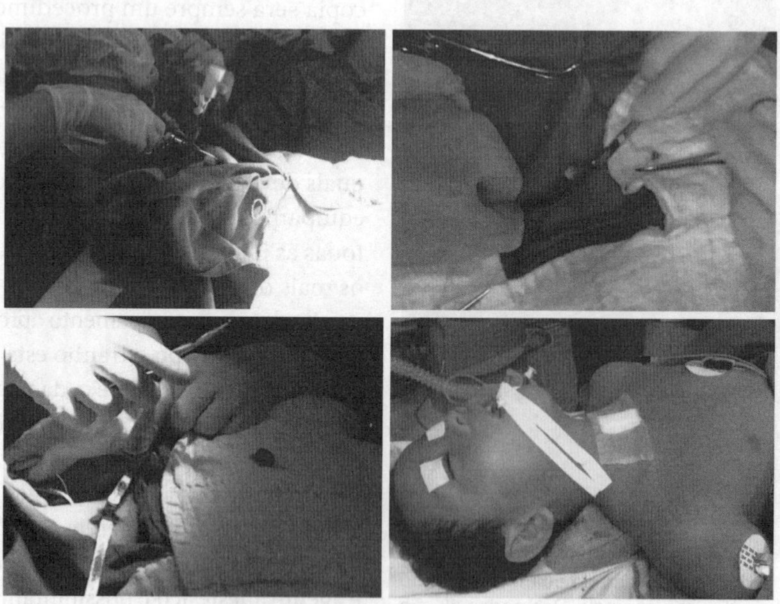

FIGURA 19 Criança submetida a traqueostomia para remoção de corpo estranho aspirado (pedra).

ou outra pessoa que as supervisione. Os pediatras devem informar aos pais quais objetos podem ser aspirados por crianças e quais alimentos devem ser escolhidos para minimizar o risco de uma possível aspiração[64].

As principais medidas profiláticas dirigem-se à orientação alimentar adequada de acordo com a idade da criança e às recomendações quanto à organização e disponibilidade, no domicílio, de objetos habitualmente visados pelas crianças menores de 5 anos[65].

Fatores anatômicos e cognitivos estão intimamente ligados à maior ocorrência desses acidentes nas crianças pequenas. A introdução de alimentos sólidos na dieta ocorre em geral por volta de 4-12 meses de idade. Entretanto, a oferta deliberada ou o consumo de certos alimentos, como amendoim, castanhas, milho, pipoca e frutas com sementes, entre outros, nessa faixa etária, podem ocasionar aspiração pela inexistência ainda de uma dentição adequada para triturá-los, dentição esta que se completa apenas aos 4 anos. Acrescente-se ainda que, nos primeiros 6 meses de vida, a alimentação da criança dá-se quase exclusivamente por sucção, mas esta ainda pode persistir por alguns meses, aumentando o risco de aspiração de alimentos sólidos. A interdição desses alimentos até 4 anos de idade é medida crucial para reduzir a frequência desses acidentes.

A aspiração de produtos não alimentares é menos frequente e requer diferentes medidas preventivas, pois envolvem também crianças maiores. Deve-se ter, inicialmente, cuidado com o ambiente onde a criança mais permanece, evitando pequenos objetos jogados pelo chão ou em outros lugares a seu alcance. Deve-se selecionar os brinquedos segundo a idade; para crianças mais novas, por exemplo, aqueles que não contenham partes pequenas removíveis. Vale lembrar que alguns brinquedos determinantes do acidente não pertencem à própria criança, mas aos irmãos mais velhos, e são por eles deixados ao seu alcance.

A manobra de Heimlich (Figura 20), que consiste na realização de compressão abdominal, abraçando o paciente maior de 4 anos pelas costas e, em lactentes, colocados em decúbito ventral, pressionando-se a região

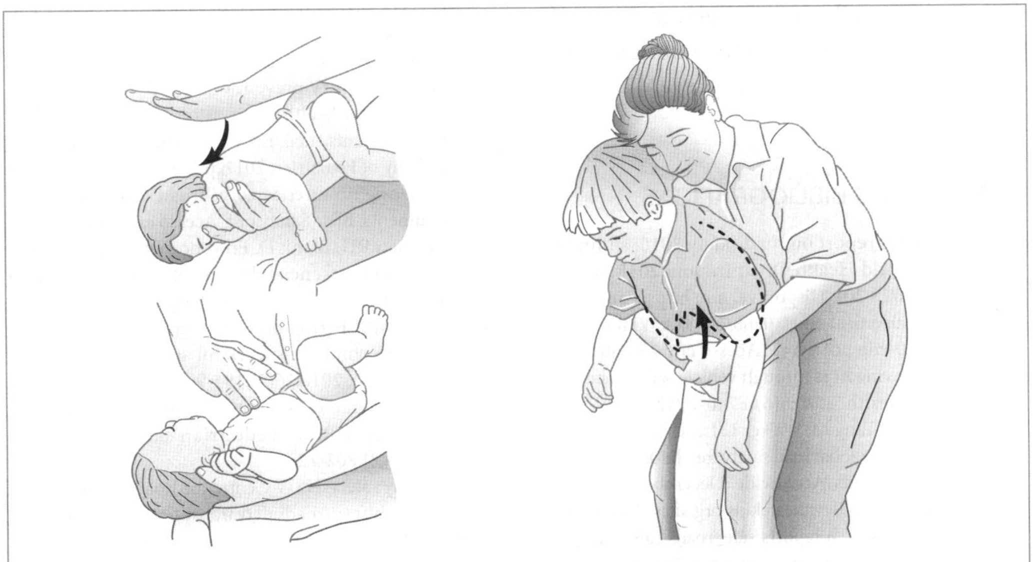

FIGURA 20 Manobras de Heimlich.

posterior do tórax, deve ser transmitida aos pais nas situações em que deva ser aplicada. Essa manobra reduziu a incidência de acidentes fatais, visto que medidas tomadas diante desses acidentes, como a tentativa de retirada do objeto com os dedos e a respiração boca a boca, podem tornar uma obstrução parcial em total, sendo, portanto, contraindicadas[76]. Assim, não somente profissionais da área de saúde, mas também pais e cuidadores das crianças, devem ter conhecimento sobre a aplicação correta dessa manobra. Deve-se ter em mente que só deve ser realizada quando a criança não respira. Caso ocorra alguma passagem de ar, deve-se levar a criança para o atendimento de urgência.

No Brasil é ainda incipiente a atenção dispensada pela indústria e pelas autoridades e instituições de saúde à prevenção de acidentes por aspiração de corpos estranhos. Seria indispensável que o Ministério da Saúde e as Secretarias de Estados e Municípios estabelecessem campanhas educativas que atingissem toda a população. Entidades de caráter científico, como escolas de medicina, associações de classe e sociedades científicas, deveriam contribuir, paralelamente ou de forma integrada com órgãos públicos, para a realização das campanhas preventivas aqui preconizadas.

REFERÊNCIAS BIBLIOGRÁFICAS

1. Global status report on road safety 2018: summary. Geneva: World Health Organization; 2018 (WHO/NMH/NVI/18.20). Disponível em: https://apps.who.int/iris/bitstream/handle/10665/277370/WHO-NMH-NVI-18.20-eng.pdf?ua=1. Acesso em: 25 out. 2021.
2. Peden M. Saving lives through vehicle safety. The Lancet Global Health. 2020;8(6):E746-E747.
3. Ferguson RW, Yang M, Walker L, Isaac M, Carr K. Safe roads, safe kids: global road safety for children. Washington DC: Safe Kids Worldwide. December 2014. Disponível em: https://www.safekids.org/sites/default/files/documents/ResearchReports/safe_roads-safe_kids_study_revised_version2.pdf. Acesso em: 25 out. 2021.
4. Waksman RD, Blank D. Segurança no trânsito. In: Sociedade Brasileira de Pediatria (eds.). Tratado de pediatria. 5.ed. v.1. Barueri: Manole, 2021.
5. Sociedade Brasileira de Pediatria. Departamento Científico de Segurança. O pediatra e a segurança dos ocupantes de veículos automotores. Julho de 2019. Disponível em: https://www.sbp.com.br/fileadmin/user_upload/_21967b-DC_O_Pediatra_e_a_seguranca_dos_ocupantes_de_veiculos.pdf. Acesso em: 25 out. 2021.
6. Sociedade Brasileira de Pediatria. Departamento Científico de Segurança. O pediatra e a segurança do pedestre. Setembro de 2017. Disponível em: https://www.sbp.com.br/fileadmin/user_upload/20093c-Doc-Cient_-_Pediatra_e_a_seguranca_pedestre.pdf. Acesso em: 25 out. 2021.
7. Organização Mundial de Saúde. 10 estratégias para a segurança de crianças no trânsito. #SafeKidsLives, 2015. Disponível em: https://apps.who.int/iris/bitstream/handle/10665/162176/WHO_NMH_NVI_15.3_por.pdf;sequence=11. Acesso em: 25 out. 2021.
8. Salvar vidas: pacote de medidas técnicas para a segurança no trânsito. Brasília, DF: Organização Pan-Americana da Saúde; 2018. Disponível em: https://iris.paho.org/bitstream/handle/10665.2/34980/9789275320013-por.pdf?sequence=1&isAllowed=y. Acesso em: 25 out. 2021.
9. Hodges NL, Smith GA. Car safety. Pediatr Rev. 2014;35(4):155-61.
10. World Health Organization. Road traffic injuries. 21 June 2021. Key facts. Disponível em: https://www.who.int/news-room/fact-sheets/detail/road-traffic-injuries. Acesso em: 25 out. 2021.
11. Peden M, Oyegbite K, Ozanne-Smith J, Hyder AA, Branche C, Rahman AF, et al. (eds.). World report on child injury prevention. Geneva: WHO; 2008. Disponível em: http://whqlibdoc.who.int/publications/2008/9789241563574_eng.pdf. Acesso em: 25 out. 2021.
12. Hagan Jr JF, Shaw JS, Duncan PM (eds.). Promoting safety and injury prevention. In: Id. Bright futures: guidelines for health supervision of infants, children and adolescents. 4.ed. Elk Grove Village, IL: American Academy of Pediatrics; 2017. p.235-56. Disponível em: https://brightfutures.aap.org/Bright%20Futures%20Documents/BF4_Safety.pdf. Acesso em: 14 nov. 2021.
13. Waksman RD, Blank D. Prevenção de acidentes: um componente essencial da consulta pediátrica. Resid Pediatr. 2014;4(3 Supl. 1):S36-S44.
14. Watson MC, Errington G. Preventing unintentional injuries in children: successful approaches. Paediatr Child Health. 2016;26(5):194-9.
15. Weiss JC, Agran P, Committee on Injury, Violence, and Poison Prevention. Pedestrian safety. Pediatrics. 2009;124(2):802-12.
16. Driveway safety. NSW Centre for Road Safety. Disponível em: https://roadsafety.transport.nsw.gov.au/campaigns/theyre-counting-on-you/driveway-safety.html. Acesso em: 25 out. 2021.

17. Saul S. Quedas e outros. In: SBP (org.). Tratado de pediatria: Sociedade Brasileira de Pediatria. 5.ed. Barueri: Manole; 2021. p.363-66.
18. Nardes F, Pastura GMC. Anamnese pediátrica: revisão de um tópico consagrado. Residência Pediátrica. 2021;11(1):113-23.
19. Peden M, World Health Organization. World report on child injury prevention. World Health Organization, 2018 Disponível em: https://apps.who.int/iris/handle/10665/43851. Acesso em: 16 out. 2021.
20. Mitchell RJ, Curtis K, Foster K. A 10-year review of child injury hospitalisations, health outcomes and treatment costs in Australia. Inj Prevent. 2018;24:344-50.
21. Brasil. Ministério da Saúde, Secretaria Executiva, Datasus. Morbidade hospitalar: internações por ocorrência segundo causas externas. Brasília: Ministério da Saúde; 2020. Disponível em: http://tabnet.datasus.gov.br/cgi/tabcgi.exe?sih/cnv/fruf.def. Acesso em: 5 set. 2021.
22. Malta DC, Mascarenhas MDM, Silva MMA, Carvalho MGO, Barufaldi LA, Avanci JQ, et al. A ocorrência de causas externas na infância em serviços de urgência: aspectos epidemiológicos. Ciên Saúde Colet. 2016;21(12):3729-44.
23. Houlton AY, Manglick P, Soundappan S, Douglass C, Wicks S, Holland A, et al. Observational study of falls in children from windows and balconies: what has changed? J Pediatr Child Health. 2021;57(3):425-30.
24. Barcelos RS, Santos IS, Matijasevich A, Barros AJ, Barros FC, França GV, et al. Acidentes por quedas, cortes e queimaduras em crianças de 0-4 anos: coorte de nascimentos de Pelotas, Rio Grande do Sul, Brasil. Cad Saúde Pública. 2017;33(2):e00139115.
25. Brasil. Ministério da Saúde, Secretaria Executiva, Datasus. Mortalidade: óbitos por causas externas. Brasília, DF: Ministério da Saúde; 2020. Disponível em: http://tabnet.datasus.gov.br/cgi/tabcgi.exe?sim/cnv/ext10br.def. Acesso em: 5 set. 2021.
26. Ballesteros MF, Williams DD, Mack KA, Simon TR, Sleet DA. The epidemiology of unintentional and violence-related injury morbidity and mortality among children and adolescents in the United States. Int J Environ Res Public Health. 2018;15(4):616.
27. Hamill JK, Sawyer MC. Reduction of childhood trauma during the Covid-19 level 4 lockdown in New Zealand. ANZ J Surg. 2020;90(7-8):1242-3.
28. Bram, JT, Mitchell AB, Magee LC, Mehta NN, Fazal FZ, Baldwin KD, et al. Where have all the fractures gone? The epidemiology of pediatric fractures during the Covid-19 pandemic, J Pediatr Orthop. 2020;40(8):373-9.
29. Göpfert A, Van HM, Emond A, Mytton J. Prevention of sports injuries in children at school: a systematic review of policies. BMJ Open Sport Exerc Med. 2018;4(1):000346.
30. World Health Organization (WHO). Fall. Geneva, Switzerland: World Health Organization 2021. Disponível em: https://www.who.int/news-room/fact-sheets/detail/falls. Acesso em: 27 nov. 2021.
31. Ali B, Lawrence B, Miller T, Swedler D, Allison J. Consumer products contributing to fall injuries in children aged < 1 to 19 years treated in US emergency departments, 2010 to 2013: an observational study. Glob Pediatr Health. 2019;9;6:2333794X18821941.
32. Lee JC, Tung KT, Li TM, Ho FK, Ip P, Wong W H, et al. Fall-related attendance and associated hospitalisation of children and adolescents in Hong Kong: a 12-year retrospective study. BMJ open. 2017;7(2):e013724.
33. Nicola B, Maria DMC, Nancy DS, Renee MT. Child abuse in children and youth with special health care needs. Pediatr Rev. 2017;38(10):463-79.
34. Acar E, Dursun OB, Esin IS, Ogüthü H, Ozcan H, Muthu M. Unintentional injuries in preschool age children: is there a correlation with parenting style and parental attention deficit and hyperactivity symptoms. Medicine. 2015; 94(32):e1378.
35. DiGuiseppi C, Levy SE, Sabourin KR, et al. Injuries in children with autism spectrum disorder: study to explore early development (Seed). J Autism Dev Disord. 2018;48:461-72.
36. Chaudhary S, Figueroa J, Shaikh S, Mays EW, Bayakly R, Javed M, et al. Pediatric falls ages 0-4: understanding demographics, mechanisms, and injury severities. Inj Epidemiol. 2018;5(7).
37. Jullien S. Prevention of unintentional injuries in children under five years. BMC Pediatr. 2021;21(311).
38. Carrera RM. Quedas. In: Waksman RD, Gikas RM, Maciel W. Crianças e adolescentes seguros: guia completo para prevenção de acidentes e violências. São Paulo: Publifolha; 2005. p.177-80.
39. Carrera RM. Quedas. In: Waksman RD, Gikas RM, Blank D (orgs.). Crianças e adolescentes em segurança. Barueri: Manole; 2014. p.357-60.
40. Shi X, Wang T, Nie C, Wang H, Luo L, Qi Y, et al. Epidemiologic features and intervention effect of fall injury among rural school-aged children in southwest China: a short-term cohort study. Int J Inj Cont Safety Promo. 2018; 25(4):439-42.
41. Barcelos RS, Del-Ponte B, Santos IS. Interventions to reduce accidents in childhood: a systematic review. J Pediatr. 2018;94(4):351-67.
42. Centers for Disease Controls and Prevention – CDC. Fall prevention. Disponível em: https://www.cdc.gov/safechild/falls/index.html. Acesso em: 5 set. 2021.
43. World Health Organization (WHO). Global report on drowning: preventing a leading killer. Geneva: World Health Organization; 2014. Disponível em: https://www.who.int/water_sanitation_health/diseases-risks/risks/global-report-on-drowning/en/. Acesso em: jan. 2022.
44. Zamataro T. Acidentes por Submersão. In: Sociedade Brasileira de Pediatria (ed.). Tratado de pediatria. 5.ed. Barueri: Manole; 2021.
45. Szpilman D. Afogamentos. Boletim Brasil 2020. Sobrasa, 2020. Disponível em: https://www.sobrasa.org/new_sobrasa/arquivos/baixar/AFOGAMENTOS_Boletim_Brasil_2020. Acesso em: out. 2021.

46. Austin S, Macintosh I. Management of drowning in children. Paediatrics and Child Health Symposium: Accid Poison. 2013;23,(9):397-401.
47. Denny S, Quan L, Gilchrist J, McCallin T, Yusuf S, Hoffman B, et al. Prevention on drowning. Pediatrics. 2019;143(5):e20190850.
48. Szpilman D, Oliveira RB, Mocellin O, Webber J. Is drowning a mere matter of resuscitation? Resuscitation. 2018;129:103-6.
49. Schmidt AC, Sempsrott JR, Hawkins SC, Arastu AS, Cushing TA, Auerbach PS. Wilderness medical society practice guidelines for the prevention and treatment of drowning. Wild Environ Med. 2016;27:236-51.
50. Bierens JJ, Lunneta P, Tipton M, Warner D. Physiology of drowning: a review. Physiology. 2016;31:147-66.
51. Zuckerbraun NS, Saladino RA. Pediatric drowning: current management strategies for immediate care. Clin Ped Emerg Med. 2005;6:49-56.
52. Salomez F, Vicent JL. Drowning: a review of epidemiology, pathophysiology, treatment and prevention. Resuscitation. 2004;63:261-8.
53. Panneton WM. The mammalian diving response: an enigmatic reflex to preserve life? Physiology (Bethesda). 2013;28(5):284-97.
54. Bierens J, Abelairas-Gomez C, Barcala Furelos R, Beerman S, Claesson A, Elsenga HE, et al. Resuscitation and emergency care in drowning. Resuscitation. 2021;161:152-219.
55. Chandy D, Weinhouse GL. Drowning (submersion injuries). UpToDate. 2021 Feb.
56. Suominen PK, Vähätalo R. Neurologic longterm outcome after drowning in children. Scand J Trauma Resusc Emerg Med. 2012;20:55.
57. Popp L, Asburn N, McGinnis H, Stopyra J. Prehospital cross-sectional study of drowning patients across the United States. Wild Environ Med. 2021;32(3):271-7.
58. Guan J, Li G. Characteristics of unintentional drowning deaths in children with autism spectrum disorder. Inj Epidemiol. 2017;4:32.
59. Fleischer K. Erkennung und Entfernung Von. Bronchial-fremdkörpern-einst Jetzt. Ther Ggegenw. 1974;113:348-58.
60. Killian H. Sob o olhar de Deus (memórias de um cirurgião). São Paulo: Flamboyant; 1975.
61. Jackson C. Teaching bronchoscopy and esophagoscopy. Arch Otolaryngol. 1928;7:1-12.
62. Holinger LD. Foreign bodies of the airway and esophagus. In: Holinger LD, Lusk RP, Green CG. Pediatric laryngology and bronchoesophagology. Philadelphia: Lippincott-Raven; 1997. p.233-52.
63. Deaths by cause: injury facts [Internet]. Injury Facts. 2021. Disponível em: https://injuryfacts.nsc.org/all-injuries/historical-preventable-fatality-trends/deaths-by-cause/. Acesso em: jan. 2022.
64. Dodson H, Cook J. Foreign body airway obstruction. In: StatPearls [Internet]. Treasure Island (FL): StatPearls Publishing; 2021 Jan. Disponível em: https://www.ncbi.nlm.nih.gov/books/NBK553186/. Acesso em: jan. 2022.
65. Andrews TM, Shott S. Aerodigestive foreign bodies. In: Cotton RT, Myer CMIII, Shott SR. The pediatric airway: an interdisciplinary approach. Philadelphia: JB Lippincott Company; 1995.
66. Bittencourt PFS, Camargos PAM, Scheinmann P, de Blic J. Foreign body aspiration: clinical, radiological findings and factors associated with its late removal. Int J Pediatr Otorhinolaryngol. 2006;70:879-84.
67. Gendeh BS, Gendeh HS, Purnima S, Comoretto RI, Gregori D, Gulati A. Inhaled foreign body impaction: a review of literature in Malaysian children. Indian J Pediatr. 2019;86(Suppl 1):20-4.
68. Arjmand EM, Muntz HR, Stratmann SL. Insurance status as a risk factor for foreign body ingestion or aspiration. Int J Pediatr Otorhinol. 1997;42:25-9.
69. Wiseman NE. The diagnosis of foreign body aspiration in childhood. J Pediatr Surg. 1984;19:531-35.
70. Hoeve LJ, Rombout J, Pot DJ. Foreign body aspiration in children: the diagnostic value of signs, symptoms and preoperative examination. Clin Otolaryngol. 1993;18:55-7.
71. Agarwal RK, Banerjee G, Shembish N, Jamal B, Kareemullah C, Swaleh ABV. Foreign bodies in the tracheobronchial tree: a review of 102 cases in Benghazi, Libya. Ann Trop Pediatr. 1988;8:213-6.
72. Pedreira Jr W, Jacomelli M. Broncoscopia: diagnóstico e terapêutica. São Paulo: Atheneu; 2005.
73. Aytaç A, Y urdakul Y, Ikizler C, Olga R, Saylam A. Inhalation of foreign bodies in children. J Thorac Cardiovasc Surg. 1977;74:145-51.
74. Tang F, Chen M, Du Z, Zou C, Zhao Y. Fibrobronchoscopic treatment of foreign body aspiration in children: an experience of 5 years in Hangzhou City, China. J Pediatric Surg. 2006;41(1):e1-e5.
75. Marks SC, Marsh BR, Dudgeon DL. Indication for open surgical removal of airway foreign bodies. Ann Otol Rhinol Laryngol. 1993;102:690-4.
76. Heimlich HJ. A life saving maneuver to prevent food-choking. JAMA. 1975;234:398-400.
77. Zagory JA, McLaughlin C, Mallicote M, Arbogast H, Upperman JS, Jensen AR. Retrospective cohort comparison of fall height in children in the greater Los Angeles area: targeting populations for injury prevention. J Commun Health. 2018;43(5):986-92.
78. Sleet DA. The global challenge of child injury prevention. Int J Environ Res Public Health. 2018;15(9):1921.

43

Semiologia em dermatologia pediátrica

Kerstin Taniguchi Abagge
Renata Robl Imoto
Vânia Oliveira de Carvalho

INTRODUÇÃO

A dermatologia pediátrica é uma área da pediatria que envolve muitos diagnósticos, não apenas de doenças cutâneas, mas também de inúmeras doenças sistêmicas que possuem manifestações na pele. As queixas dermatológicas representam 20 a 30% das consultas pediátricas e seu reconhecimento permite realizar o diagnóstico correto. Os pacientes pediátricos diferem dos adultos física, cognitiva e socialmente, necessitando de uma abordagem diferenciada[1].

O bom atendimento pediátrico engloba a compreensão do desenvolvimento infantil, o que permite que o médico aborde a criança de modo apropriado para sua idade, reconheça os fatores que afetam a saúde e a doença em cada estágio do crescimento e identifique quando há variação do desenvolvimento normal[1].

O envolvimento dos pais e da família é parte integrante da prática dos pediatras e os cuidados devem ser oferecidos de forma colaborativa, considerando os desejos e as crenças sobre a saúde da criança e da família[1].

As doenças dermatológicas nas crianças podem estar presentes ao nascimento ou surgir no decorrer do crescimento, requerendo do médico os conhecimentos específicos sobre ambas as especialidades, a pediatria e a dermatologia, em razão das diferenças fisiológicas na composição e no desenvolvimento da pele do recém-nascido, do pré-escolar e do adolescente. O tratamento também depende da faixa etária, pois os medicamentos e as dosagens devem ser adequados à idade e ao peso, podendo causar intoxicações e reações adversas na criança, se inadvertidamente utilizados[2].

O diagnóstico das doenças dermatológicas baseia-se em semiologia específica e se inicia com a história completa e o exame físico acurado, assim como a descrição completa e o reconhecimento das lesões elementares. Podem ser necessários exames complementares, como provas laboratoriais bioquímicas e exames microbiológicos, métodos auxiliares na busca diagnóstica[3]. E, ainda, a utilização de ferramentas especiais como o dermatoscópio e a luz de Wood.

O diagnóstico das doenças cutâneas geralmente é realizado de forma holística, reconhecendo a localização, distribuição e aparência das lesões cutâneas primárias ou secundárias. Outros parâmetros também guiam a classificação das dermatoses, como as alterações imunológicas, parâmetros moleculares e genéticos[4].

ESTRUTURA E COMPONENTES DA PELE

A pele é formada por três camadas bem definidas e diferenciadas, tanto pela função quanto pela composição: epiderme, derme e hipoderme (Figura 1). A epiderme, camada mais superficial, é constituída em 90% por queratinócitos organizados em lâminas superpostas formando um epitélio escamoso estratificado diferenciado. Também são encontradas células de Langerhans, melanócitos, células neuroendócrinas e axônios amielínicos. Esses componentes estão distribuídos em estratos ou camadas: basal, espinhosa, granulosa, lúcida e córnea[3].

O estrato basal é formado por uma única lâmina ondulada – em contato com as papilas dérmicas – formada por células cuboides de núcleos grandes e citoplasma denso, intercaladas por melanócitos, as células que produzem e transferem melanina para os queratinócitos[3].

O estrato espinhoso representa a grande massa da epiderme. É formado por queratinócitos repletos de projeções espinhosas e células de Langerhans, estas com função imunológica, responsáveis pela apresentação de antígenos aos linfócitos[3].

O estrato granuloso é composto por uma delgada camada de queratinócitos ricos em grânulos citoplasmáticos de querato-hialina e por corpúsculos lamelares, responsáveis pela secreção de substâncias lipídicas no espaço intercelular do estrato córneo[3].

O estrato lúcido é formado por uma camada delgada de células achatadas, eosinófilas, cujos núcleos e organelas desapareceram digeridos por enzimas lisossômicas. Apresentam filamentos de queratina dispostos de modo compacto e orientados paralelamente à superfície da pele.

O estrato córneo é o principal responsável pela barreira cutânea, composto por células anucleadas ou organelas citoplasmáticas que se sobrepõem para formar a camada mais externa de revestimento[3].

Nas regiões palmar e plantar há uma camada intermediária denominada estrato lúcido, que determina o espessamento da pele dessas regiões anatômicas[2].

A derme é a camada mais espessa e complexa que contém as estruturas vasculares, nervosas e linfáticas, além dos anexos cutâneos. As fibras colágenas correspondem a 75% da composição da derme; os outros 25% são formados por fibras de elastina e substância fundamental, um composto de glucosaminogli-

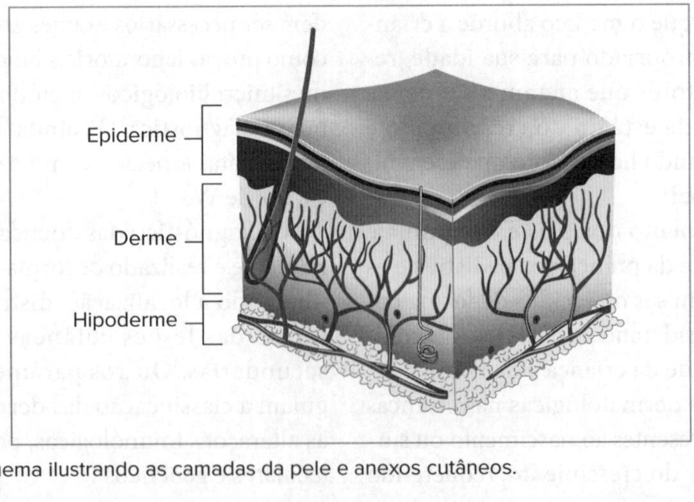

FIGURA 1 Esquema ilustrando as camadas da pele e anexos cutâneos.

canos e proteoglicanos responsáveis pela retenção de água e fatores de crescimento, além de promover o suporte estrutural da pele. É responsável por conferir elasticidade, pregueamento e resistência à tração, os estímulos táteis e os nutrientes, pois é vascularizada[2,5].

A hipoderme é composta pelo tecido adiposo subcutâneo, responsável pela absorção de choques mecânicos, reservas energéticas, manutenção da temperatura corporal e define formato às estruturas anatômicas corporais[2].

A pele é um órgão de contato com o meio ambiente e representa uma importante interface celular e molecular com papel fundamental na percepção. Promove proteção mecânica, regulação térmica, proteção imunológica e previne contra a perda insensível de líquidos corporais[2].

ANAMNESE

Uma história detalhada deve ser colhida com cautela, uma vez que a entrevista direta com a criança pode ficar comprometida a depender da idade do paciente. Devem ser questionados aspectos relacionados não somente às histórias pré e perinatais, mas também o histórico familiar e os medicamentos previamente usados. Sempre que possível, e conforme o nível de compreensão, devem ser dirigidas perguntas à criança, tornando-a ativa na consulta e ouvindo, atentamente e com respeito, as suas impressões[2,6].

Dados como idade avançada dos pais, intercorrências durante a gestação, síndromes e anomalias genéticas e consanguinidade devem ser indagados especificamente, caso não sejam espontaneamente expostos pelo responsável pela criança, pois representam importantes direcionamentos na busca pelo diagnóstico. Dados epidemiológicos, como casos semelhantes simultâneos na família ou no ambiente escolar, devem ser obtidos e podem permitir o diagnóstico de doenças infectocontagiosas[2,7].

Sobre as lesões, devem ser registradas informações como tempo e padrão de evolução, localização, sintomas e sinais associados ou concomitantes, tanto nas áreas da lesão como sistêmicos, ocorrência de febre e outros sintomas relacionados diretamente ou não às queixas dermatológicas[3,8]. No Quadro 1 é descrita a base da anamnese em dermatopediatria.

EXAME FÍSICO

O exame físico é parte determinante na consulta dermatológica, uma vez que representa o principal direcionador do diagnóstico.

QUADRO 1 Guia para questionamentos necessários para a anamnese

Queixa atual	Tempo de início do problema Aparência – localização, cor, tamanho Sinais e sintomas locais – prurido, dor, ardência, alterações de sensibilidade, calor Sintomas gerais – febre, coriza, diarreia, odinofagia, inapetência Evolução no tempo Fatores de melhora e piora Tratamentos utilizados e sua resposta Impacto do problema na criança e na família
História pregressa	Presença de doenças crônicas e infectocontagiosas Histórico de internações e cirurgias Diagnóstico de doenças alérgicas Acompanhamento com outras especialidades da área da saúde e motivos
História médica materna e gestacional	Doenças maternas, uso de medicação materna e condições do pré-natal Condições de nascimento: tipo de parto, idade gestacional, escore de Apgar, peso de nascimento, necessidade de internação e presença de complicações perinatais

(continua)

QUADRO 1 Guia para questionamentos necessários para a anamnese (*continuação*)

História mórbida familiar	Descrever o heredograma, perguntar sobre consanguinidade e familiares com problemas semelhantes
Antecedentes alimentares	Tempo de aleitamento materno, cardápio atual e questionar se há relação temporal de algum alimento com o início do problema cutâneo
Imunizações	Questionar sobre o calendário vacinal, reações vacinais e a relação temporal entre vacinas e o início do problema cutâneo
Desenvolvimento neuropsicomotor	Descrever os marcos de desenvolvimento cognitivo e motor Perguntar sobre desempenho acadêmico
Condições e hábitos de vida	Verificar tipo de habitação e número de cômodos na casa Atividades lúdicas, esportivas e artísticas Avaliar contato com animais
Revisão de sistemas	Perguntar sobre outros problemas orgânicos em cada sistema, queixas psicológicas e avaliar a socialização da criança
Ao término	Mais alguma queixa? Deixar sempre espaço para fala espontânea

Fonte: adaptado de Hoeger, 2019[1].

Para que não sejam negligenciadas lesões assintomáticas ou de pequeno tamanho, o exame deve ser realizado em sala bem iluminada, de preferência com luz natural direta. O paciente deve estar totalmente despido e toda a extensão da pele e seus anexos devem ser examinados atentamente[3,8]. A inspeção e a palpação das lesões são obrigatórias e é importante descrever as características específicas de cada lesão em todas as regiões anatômicas[3,7].

Na inspeção, é necessário avaliar:

- Pele:
  - Umidade: ressecamento, sudorese e oleosidade.
  - Temperatura: resfriamento e aquecimento, especialmente em áreas eritematosas.
  - Textura: áspera ou lisa.
  - Coloração: icterícia, carotenemia, cianose, hipopigmentação, hiperpigmentação, eritema, presença de pigmentos exógenos.
  - Mobilidade e turgor: tracionar uma prega de pele para avaliar sua elasticidade e se há aderências a planos profundos.
  - Lesões: o tipo de lesão, seu formato, seu tamanho, sua topografia e sua distribuição são essenciais para a definição do diagnóstico.
- Unhas: coloração, formato, consistência e presença de lesões.
- Cabelos: quantidade, distribuição, textura e pigmentação.

LESÕES ELEMENTARES

As lesões elementares são modificações presentes na pele determinadas por diversos processos, que podem ser: inflamatórios, degenerativos, circulatórios, neoplásicos, distúrbios metabólicos ou malformações. São examinadas clinicamente por meio da inspeção e palpação em ambiente bem iluminado[6].

As lesões são didaticamente classificadas em dois grupos. As lesões elementares primárias são aquelas que aparecem inicialmente, sem serem precedidas de outras alterações macroscópicas, e as lesões secundárias, que resultam de características evolutivas das lesões primárias[3].

É importante que todas as características observadas nas lesões sejam adequadamente descritas. As várias dermatoses podem conter diversas cores, desde a vermelha (mais frequente) à amarela, azul, marrom, prateada, verde, preta e branca[4]. As razões para as várias cores das dermatoses decorrem dos elementos morfológicos da pele, como:

- Espessura da camada córnea.
- Distribuição da melanina na epiderme.
- Textura densa ou frouxa do tecido conjuntivo.
- Capilares superficiais.
- Tipo e densidade do infiltrado celular.
- Extravasamento de fluido (edema) e hemácias.
- Depósitos de corpos estranhos (ferro, gordura, pigmento).

A cor vista é decorrente do reflexo da luz. Não é apenas uma questão do objeto ou sujeito sendo visto, mas também uma questão de percepção. A cor da pele é geneticamente determinada e resulta da distribuição de pigmentos e elementos estruturais da pele. Existe grande diversidade biológica que determina as pessoas brancas, amarelas, pardas e pretas e, dentro deste contexto, a cor da pele pode modificar a percepção da cor das lesões cutâneas[4]. Por este motivo, algumas lesões cutâneas serão apresentadas na pele de fototipos I e II e comparadas aos fototipos V e VI.

A cor da pele de um indivíduo é determinada geneticamente e a cor facultativa da pele é aquela que resulta da exposição aos raios ultravioleta, com o bronzeamento da pele. Dependendo da resposta da pele à radiação, vários fototipos de pele foram descritos. No Quadro 2 são apresentados os fototipos de Fitzpatrick[9].

O eritema da pele negra inflamada pode ser difícil de ver e terá uma coloração arroxeada, o que dificulta o diagnóstico. As lesões cutâneas nas dermatoses inflamatórias, como dermatite atópica, de contato e a pitiríase rósea, podem ter padrão folicular em crianças de fototipo VI. Hipopigmentação e hiperpigmentação pós-inflamatórias causam maior impacto por serem mais visíveis nas pessoas de pele mais escura, assim como o vitiligo[3].

As lesões elementares primárias são[3]: mácula, mancha, pápula, placa, urtica, vesícula, bolha, pústula, tumor, nódulo.

Já as lesões secundárias compreendem[3]: crosta, escama, fissura, escoriação, erosão, úlcera, atrofia, liquenificação e cicatriz.

Nos Quadros 3 e 4 são representadas esquematicamente as lesões elementares e sua localização nas camadas da pele.

ALTERAÇÕES DE COR

São lesões circunscritas, planas, não palpáveis e com mudança na coloração por dinâmicas vásculo-sanguíneas, depósito ou ausência de pigmentos. As máculas e manchas podem ser hipocrômicas ou hipopigmentadas, hipercrômicas ou hiperpigmentadas, acinzentadas, eritematosas, conforme o processo que ocasionou a lesão[3,6-8].

- Mácula: alteração de cor menor que 1 cm[3,6] (Figura 2). Não há depressão ou elevação.

QUADRO 2 Fototipos, resposta à radiação ultravioleta e cor da pele

Fototipo cutâneo	Reação à exposição solar	Cor da pele
I	Queima sem bronzear	Branca pálida
II	Queima e bronzeia pouco	Branca pálida
III	Queima e bronzeia	Branca
IV	Não queima e bronzeia mais	Marrom-clara
V	Não queima e bronzeia escuro	Marrom
VI	Não queima e mínimo bronzeado	Marrom-escura

QUADRO 3 Representação das lesões elementares primárias

Lesões primárias		
Mácula: lesão plana com mudança na coloração e menor que 1 cm	**Mancha:** lesão plana com mudança na coloração e maior que 1 cm	**Pápula:** lesão palpável, elevada, circunscrita e menor que 1 cm
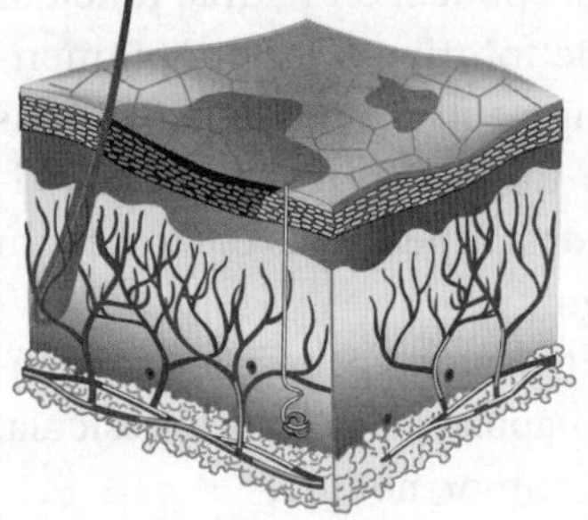	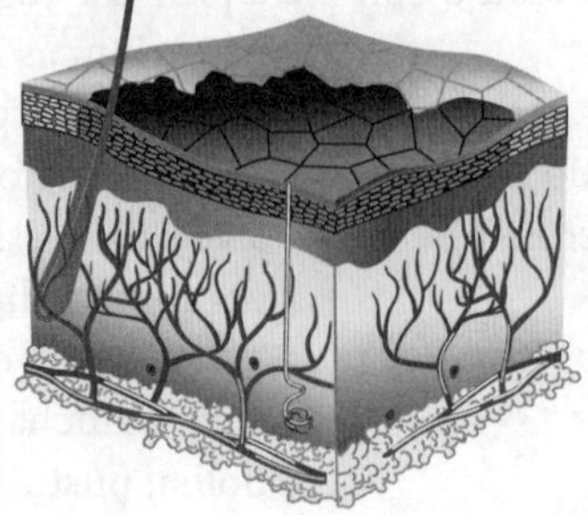	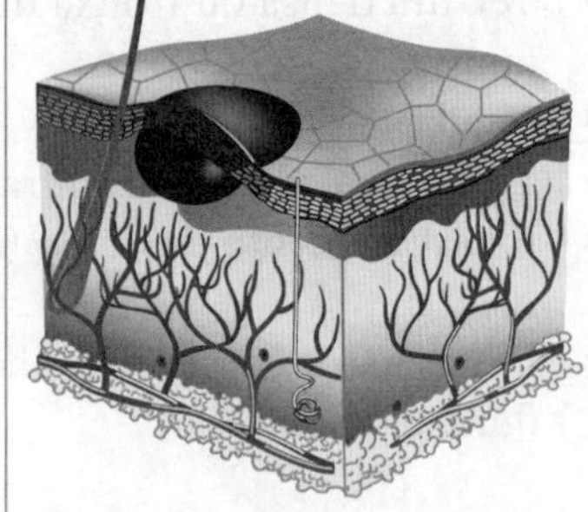
Placa: lesão elevada e maior que 1 cm	**Vesícula:** elevação circunscrita de até 1 cm com conteúdo seroso	**Bolha:** elevação circunscrita maior que 1 cm de conteúdo seroso
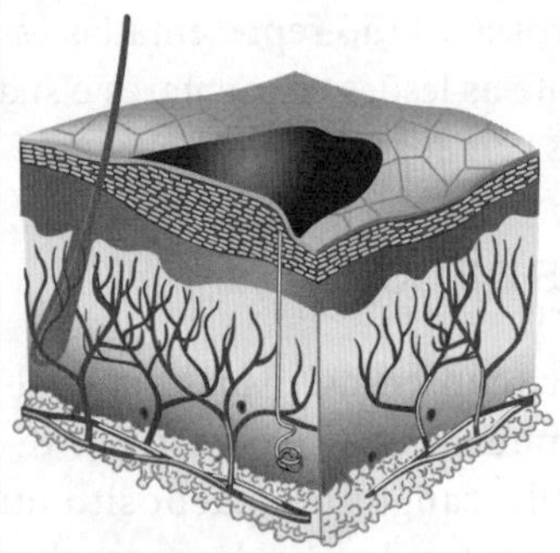	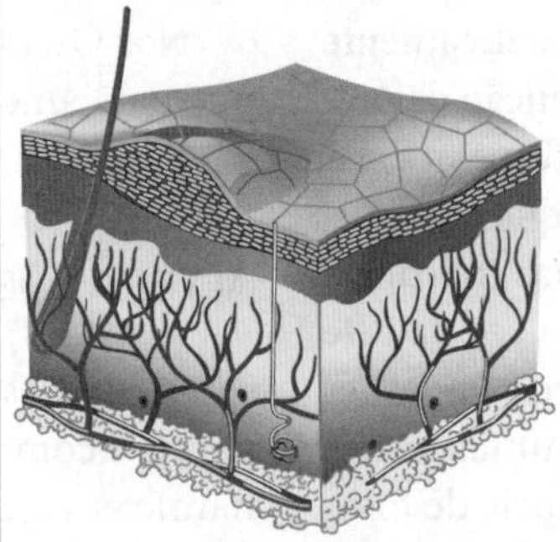	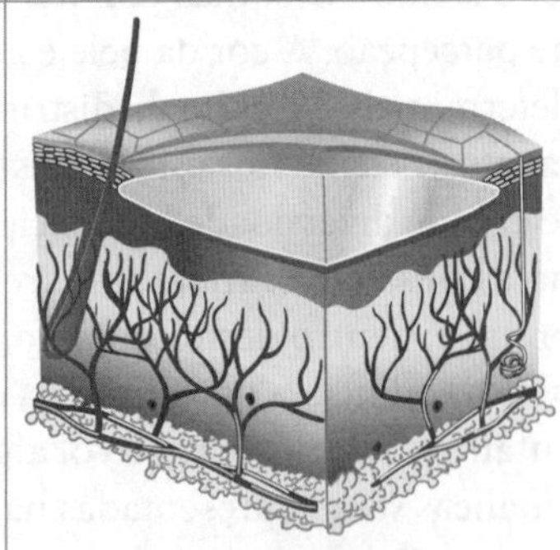
Tumor: lesão sólida circunscrita e profunda que modifica a superfície cutânea com mais de 2 cm	**Pústula:** Elevação circunscrita de até 1 cm contendo pus	**Nódulo:** lesão profunda de 1 a 2 cm, mais palpável que visível; a superfície cutânea que a recobre é normal
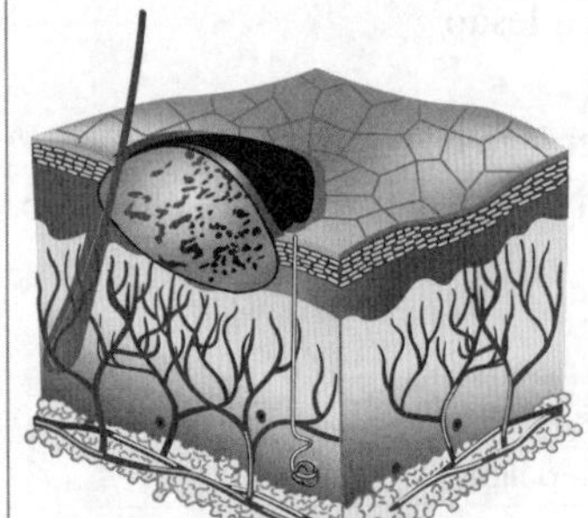	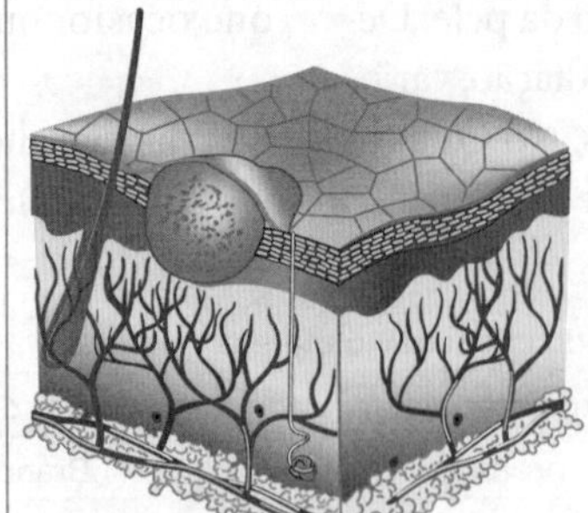	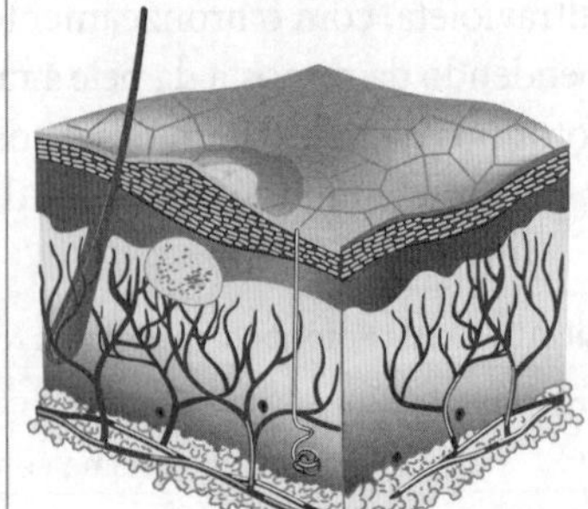

QUADRO 4 Representação das lesões elementares secundárias

Lesões secundárias		
Crosta: concreção em área de perda tecidual – dessecamento de pus ou sangue	**Escama:** acúmulo de células epidérmicas que se desprendem da superfície cutânea	**Fissura:** perda linear de derme e epiderme em áreas de pregas
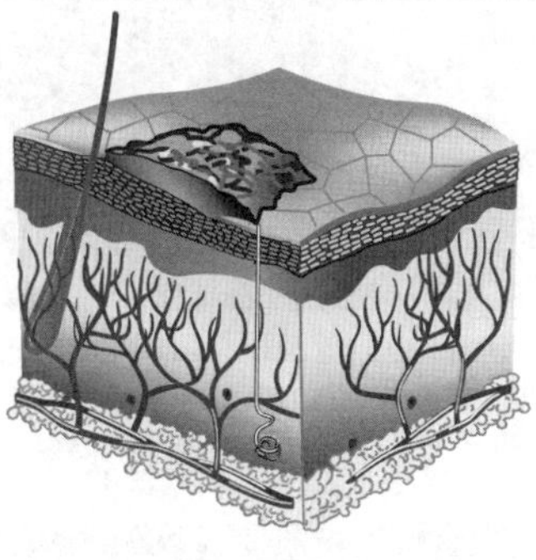	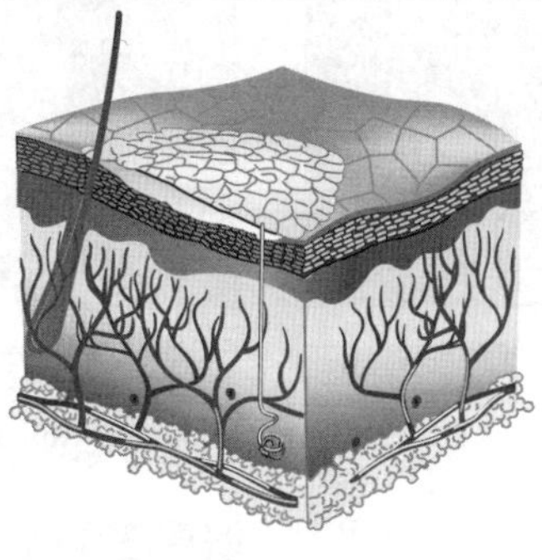	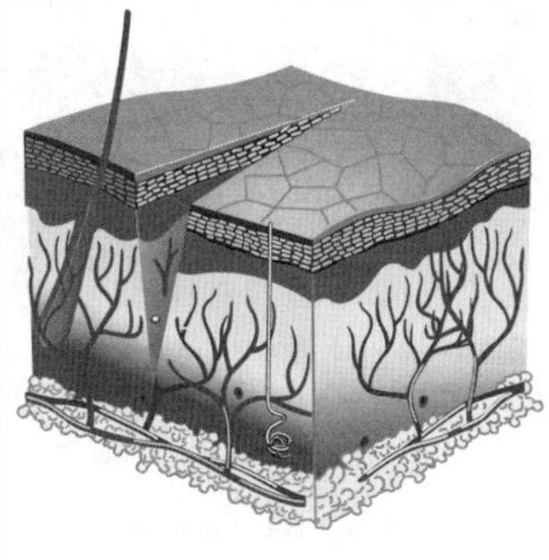
Escoriação: erosão traumática, por coçadura; pode sangrar	**Erosão:** perda da epiderme; não há sangramento	**Úlcera:** perda circunscrita de epiderme, derme e hipoderme
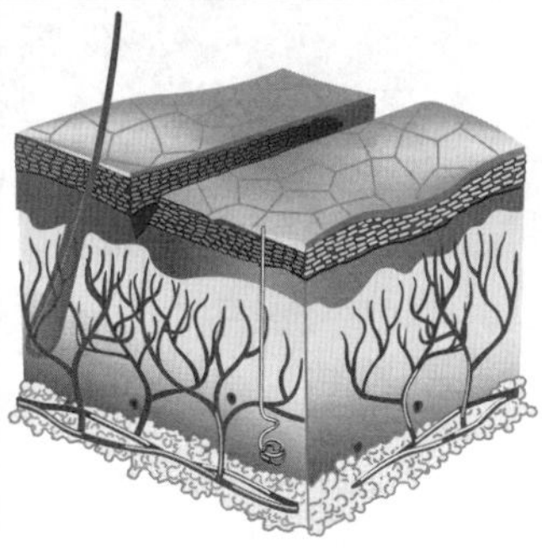	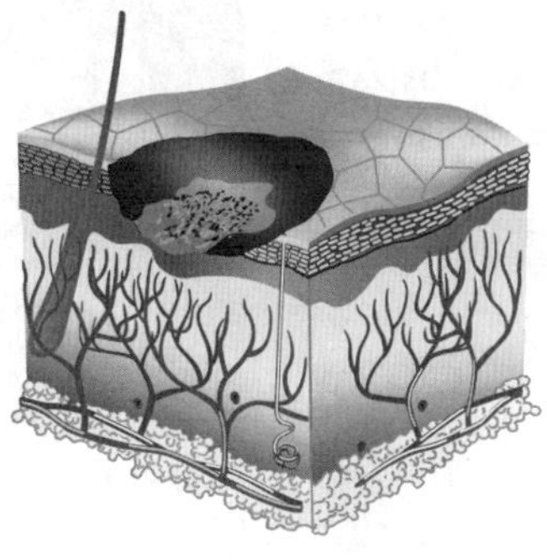	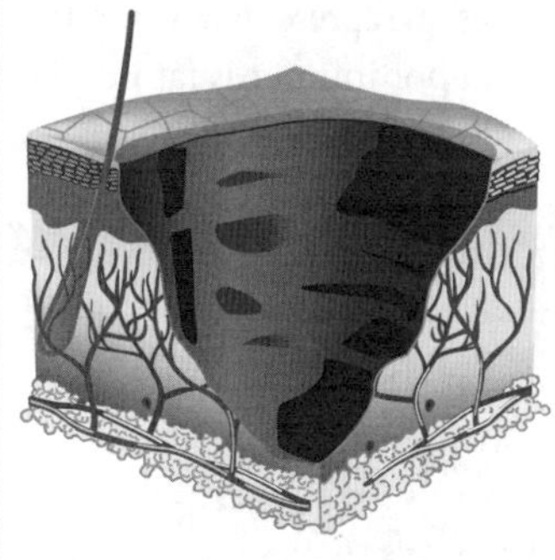
Atrofia: adelgaçamento da pele com perda dos sulcos normais	**Liquenificação:** pele áspera e espessada com acentuação dos sulcos naturais, pela coçadura	**Cicatriz:** tecido fibroso que se forma na reparação de processo destrutivo da pele
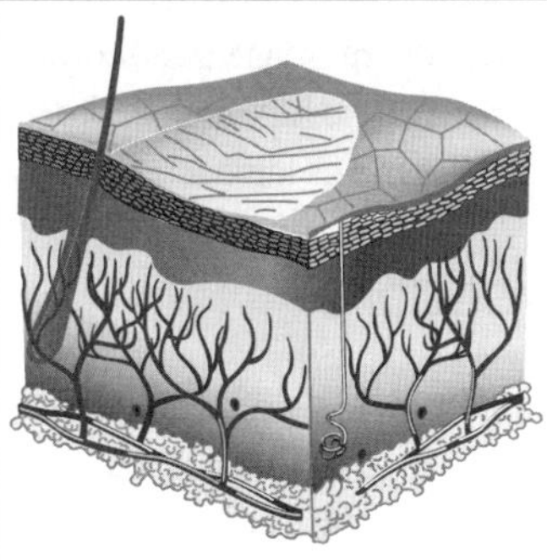	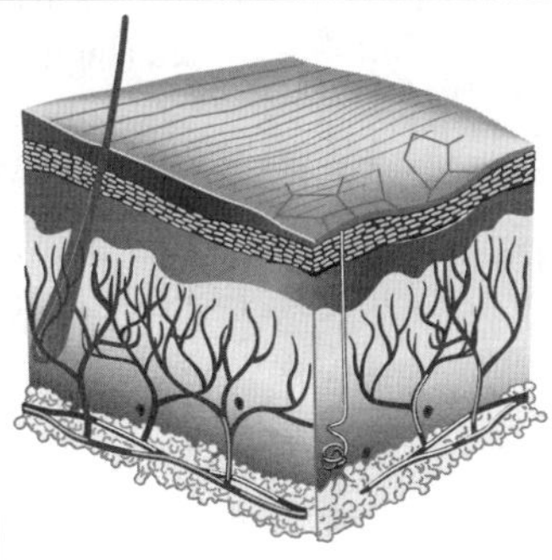	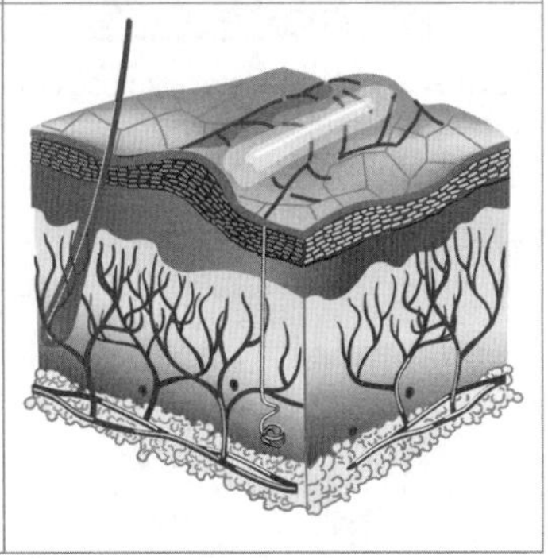

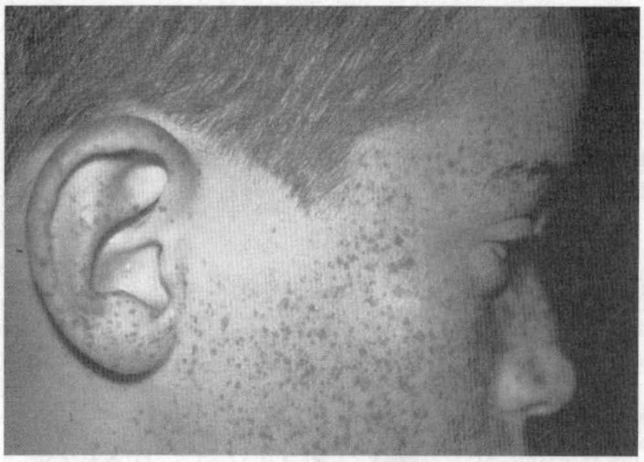

FIGURA 2 Máculas hipercrômicas acastanhadas (efélides) na lateral da face e pavilhão auricular.

- Mancha: alteração da cor maior que 1 cm[3,6] (Figuras 3 a 6).
- Eritema: característica das lesões elementares que apresentam vasodilatação desencadeada por inúmeros fatores. Pode ser observado nas doenças mediadas por mecanismo de hipersensibilidade, como a dermatite atópica (Figura 7), nos exantemas virais, como o sarampo, nas reações de hipersensibilidade a medicamentos, como as farmacodermias[3].

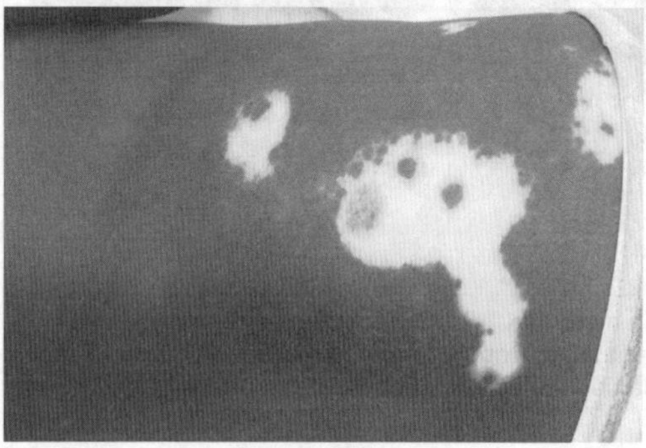

FIGURA 3 Manchas acrômicas com máculas de cor de pele normal no interior (vitiligo em paciente de fototipo VI).

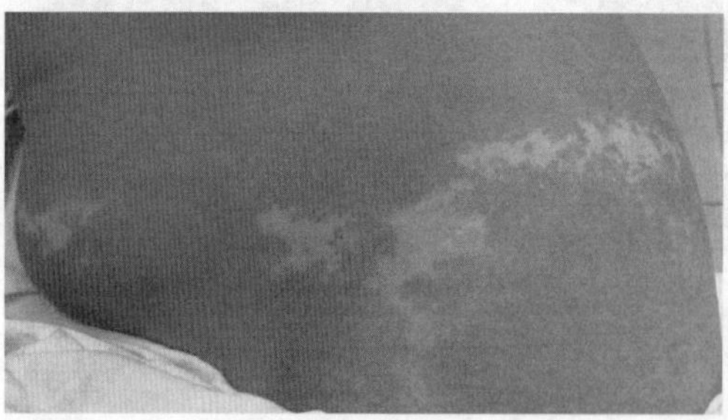

FIGURA 4 Manchas acrômicas de limites irregulares distribuídas nas linhas de Blashcko na face lateral do quadril (mosaicismo pigmentar em paciente de fototipo IV).

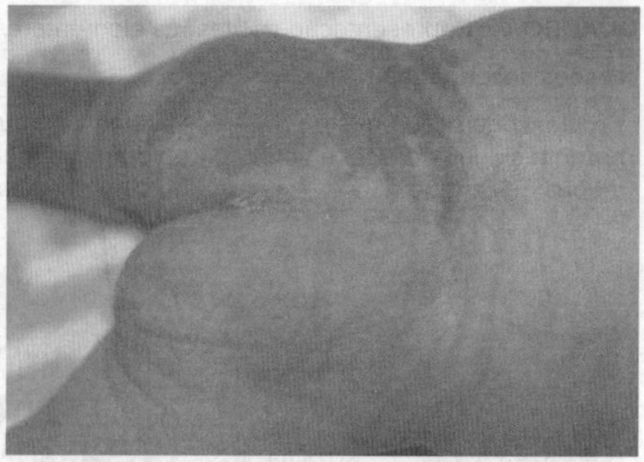

FIGURA 5 Mancha vinhosa de contornos irregulares localizada na região glútea e flanco à esquerda (malformação capilar ou mancha vinho do porto).

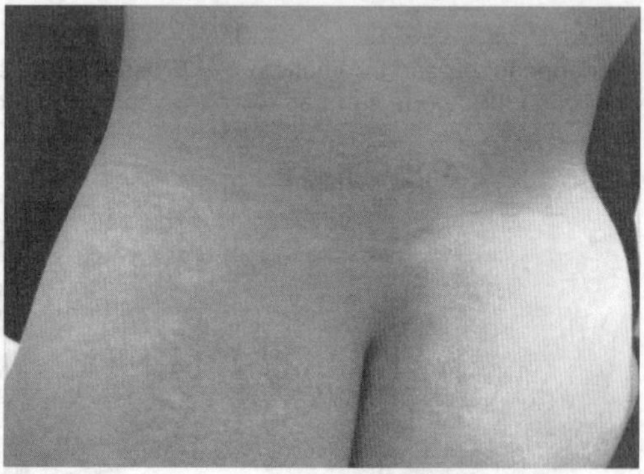

FIGURA 6 Manchas azul-acinzentadas na nádega à direta e flancos (mancha mongólica) e mancha telangiectásica na região sacral – facomatose pigmento vascular).

FORMAÇÕES SÓLIDAS

São lesões palpáveis, elevadas, circunscritas e sólidas, resultantes de processos inflamatórios ou neoplásicos que acometem, isolada ou conjuntamente, a epiderme, a derme e a hipoderme[3].

- Pápula: lesão superficial palpável, elevada e sólida, circunscrita e menor que 1 cm[3,6] (Figura 8).

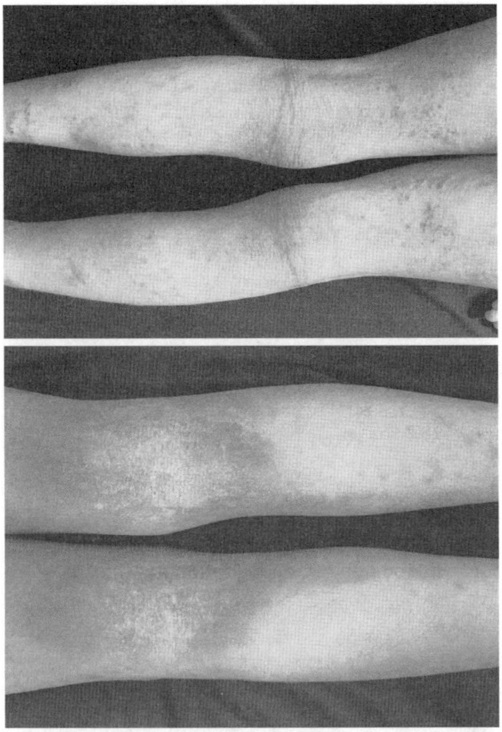

FIGURA 7 Placas eritêmato-descamativas nas fossas cubitais e pápulas escoriadas em paciente fototipo III. Placas liquenificadas com hipercromia residual em fototipo V (dermatite atópica).

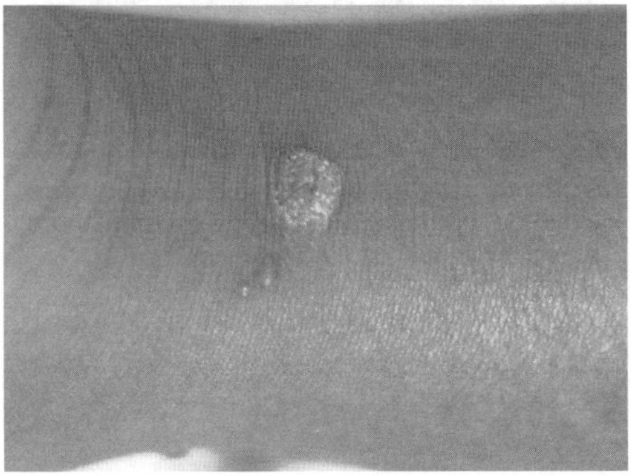

FIGURA 8 Pápula verrucosa esbranquiçada com pontos enegrecidos na face posterior do tornozelo (verruga vulgar).

- Placa: lesão superficial elevada e sólida, maior que 1 cm. Pode ser formada pela confluência de pápulas[3,6] (Figura 9).
- Nódulo: lesão profunda e sólida de 1 a 2 cm, mais papável que visível; a superfície cutânea que a recobre é normal. Pode envolver epiderme, derme ou tecido celular subcutâneo[3,6] (Figura 10).
- Tumor: lesão sólida circunscrita e profunda que modifica a superfície cutânea e mede mais de 2 cm[3,6] (Figuras 11 e 12).

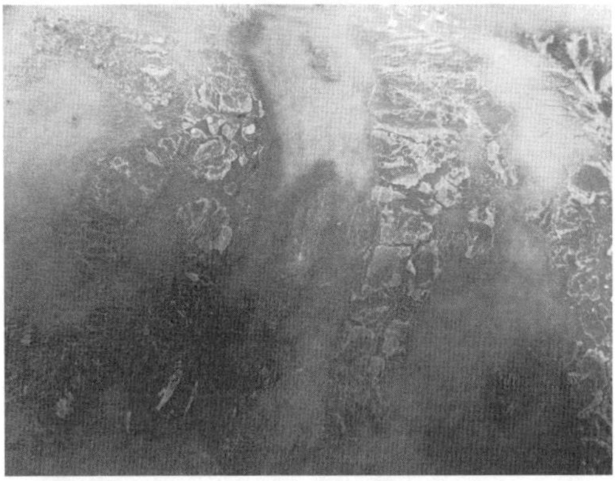

FIGURA 9 Placas eritematosas com descamação espessa e prateada no abdome (psoríase).

ELEVAÇÕES EDEMATOSAS

Elevações circunscritas, irregulares e transitórias, resultantes de edema na derme ou hipoderme[3,6-8].

- Dermografismo: edema cutâneo localizado, irregular e transitório, provocado pela pressão local ou pelo atrito[3] (Figura 13).
- Urtica ou ponfo: edema dérmico circunscrito e pruriginoso de coloração que varia do branco-róseo ao vermelho com tamanho de milímetros a vários centímetros, provocado pela liberação de histamina que determina edema dos vasos e extravasamento de líquido. Trata-se de lesão transitória, de duração de horas em cada local, com duração máxima de 24 horas[3] (Figura 14).

COLEÇÕES LÍQUIDAS

Lesões com conteúdo líquido que pode ser seroso, sanguinolento ou purulento[3].

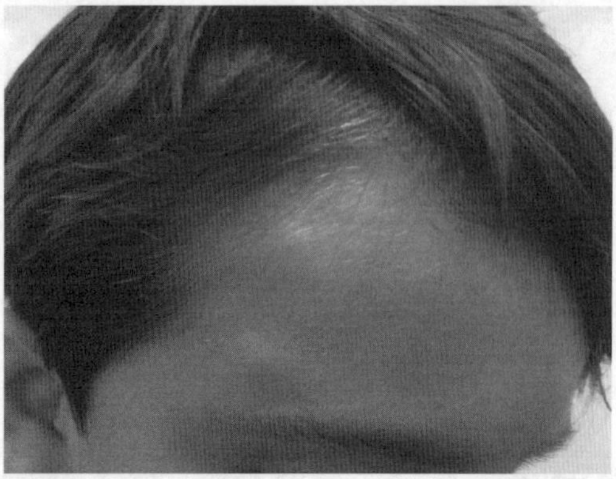

FIGURA 10 Nódulo de 1 cm, móvel e indolor, de consistência elástica à palpação na região frontal acima do supercílio (granuloma anular profundo).

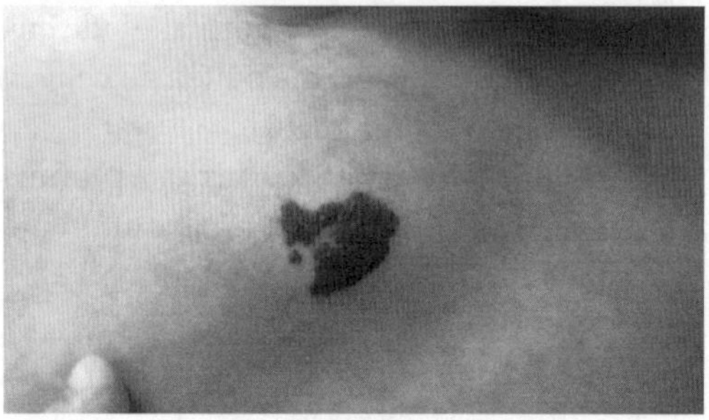

FIGURA 11 Tumoração azulada de 12 x 10 cm com placa central vinhosa de 2 x 3 cm no tronco anterior (hemangioma da infância do tipo misto).

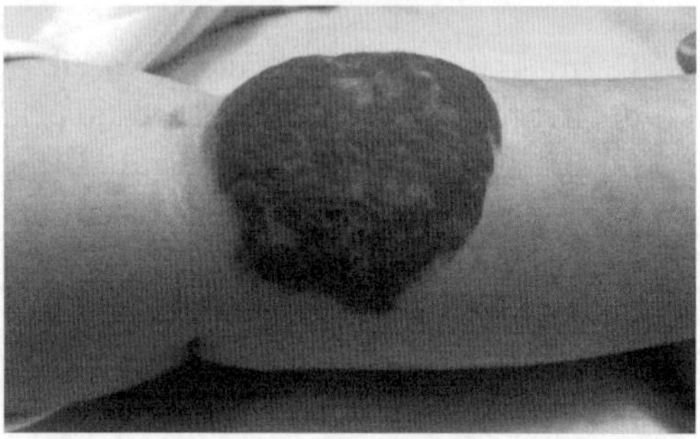

FIGURA 12 Tumoração avermelhada de 6 x 8 cm no antebraço (hemangioma da infância do tipo superficial).

- Vesícula: lesão circunscrita de até 1 cm com conteúdo líquido (soro, sangue)[3] (Figuras 15 e 16).
- Bolha (ou flictena): lesão maior que 1 cm com conteúdo líquido (soro, sangue[3], pus) (Figura 17).

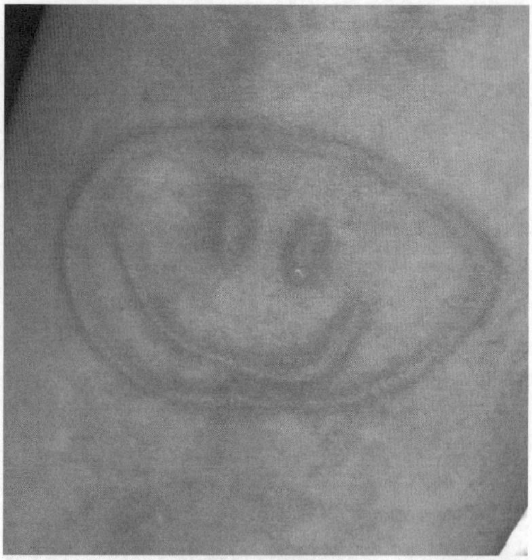

FIGURA 13 Lesão eritematosa e edematosa com formato do atrito realizado (dermografismo).

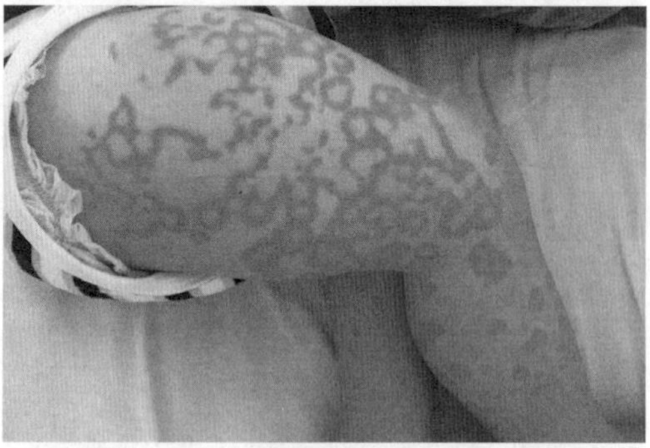

FIGURA 14 Lesão eritematosa e edematosa com formato do atrito realizado (dermografismo). Autorizado por Dra. Mariana Pasa Morgan.

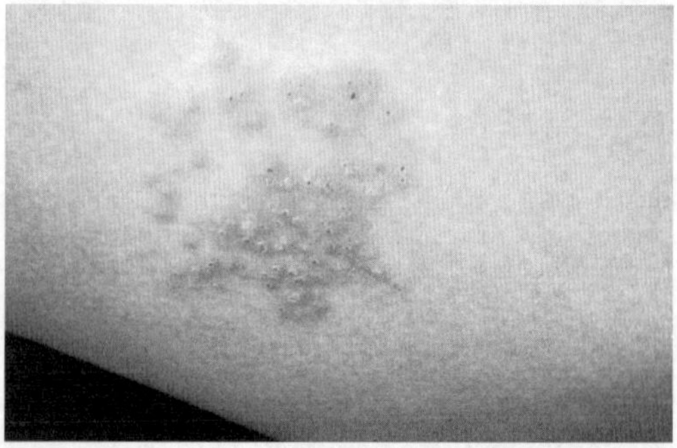

FIGURA 15 Vesículas agrupadas em cachos sobre base eritematosa, algumas com crostas hemáticas no membro superior (herpes simples).

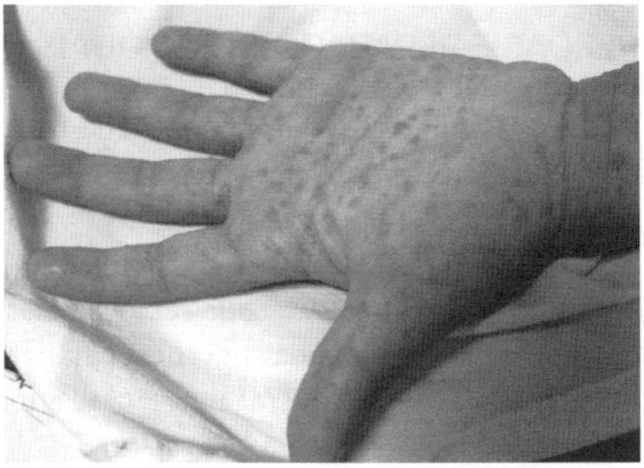

FIGURA 16 Vesículas sobre base eritematosa na região palmar (varicela).

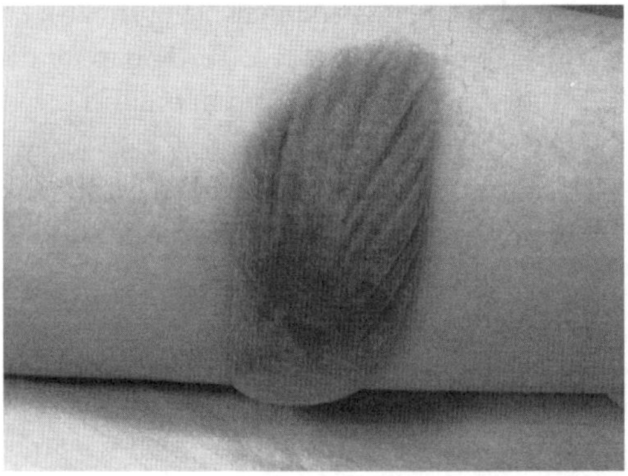

FIGURA 17 Bolha de conteúdo seroso e base eritematosa no membro inferior (queimadura).

- Pústula: lesão circunscrita de até 1cm contendo exsudato purulento[3] (Figura 18).
- Abscesso: formação circunscrita de tamanho variável e conteúdo purulento[3] (Figura 19).

ALTERAÇÕES DA ESPESSURA

Lesões resultantes da perda de componentes cutâneos ou da deposição de materiais na superfície da pele[3].

- Queratose: espessamento duro, inelástico e amarelado decorrente da proliferação da camada córnea[3] (Figura 20).
- Liquenificação: pele áspera e espessada com acentuação dos sulcos e da cor natu-

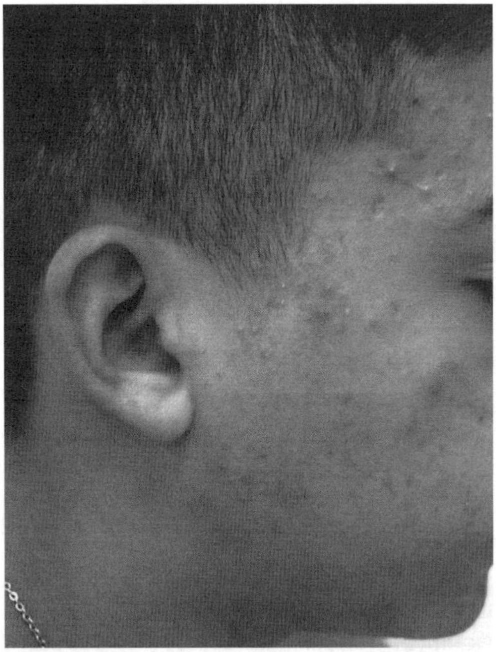

FIGURA 18 Comedões abertos e fechados, pápulas e pústulas com base eritematosa, localizados na face (acne).

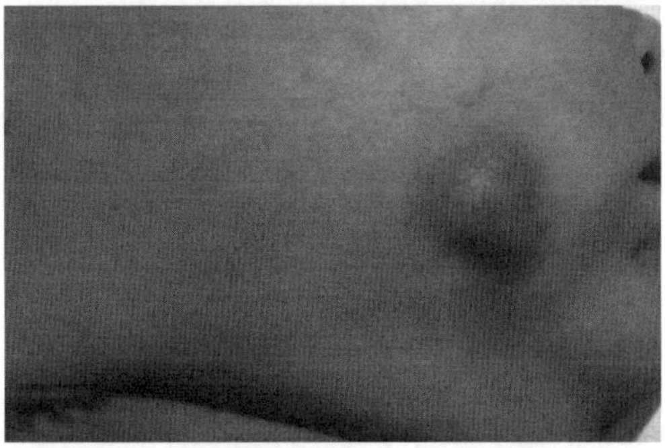

FIGURA 19 Abscesso eritematoso de 4 cm na região malar reacional à vacina BCG em imunossuprimido.

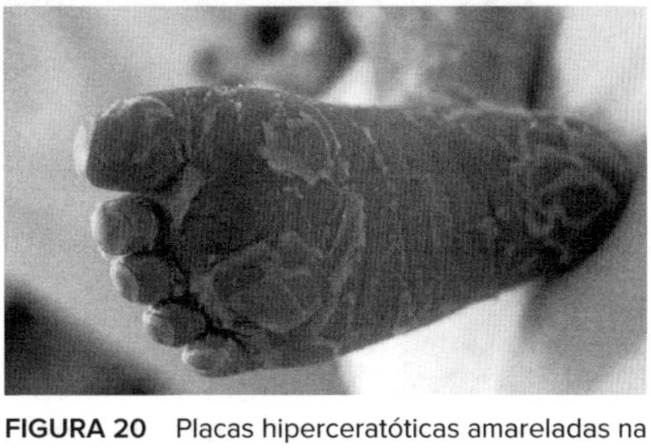

FIGURA 20 Placas hiperceratóticas amareladas na região plantar (ictiose lamelar).

rais da pele, resulta do atrito por coçadura crônica[3] (Figura 21).

- Esclerose: aumento da consistência da pele ao toque provocado por espessamento do colágeno, não depressível e o pregueamento é difícil ou impossível[3] (Figura 22).
- Atrofia: adelgaçamento da pele com perda dos sulcos normais, que se torna brilhante e transparente, dando algumas vezes aspecto hipocrômico[3] (Figura 23).

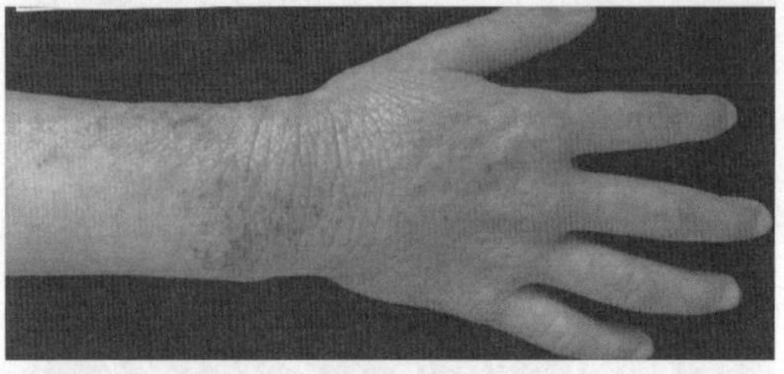

FIGURA 21 Placa eritematosa, liquenificada no punho e dorso da mão, com escoriações e crostas hemáticas (dermatite atópica).

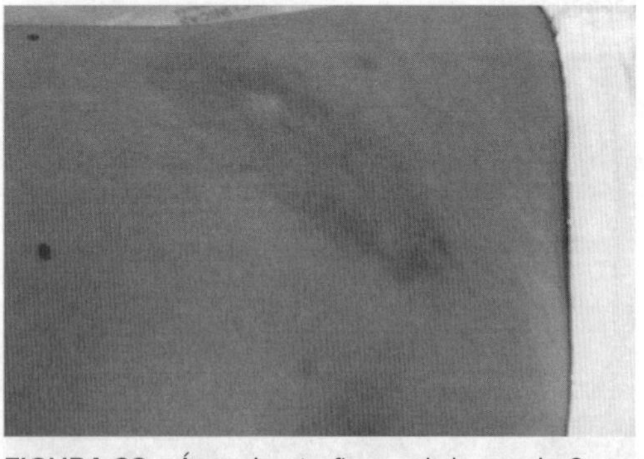

FIGURA 22 Área de atrofia no abdome, de 6 cm, com halo hipercrômico e centro claro; nesta região não há pregueamento da pele (esclerodermia cutânea).

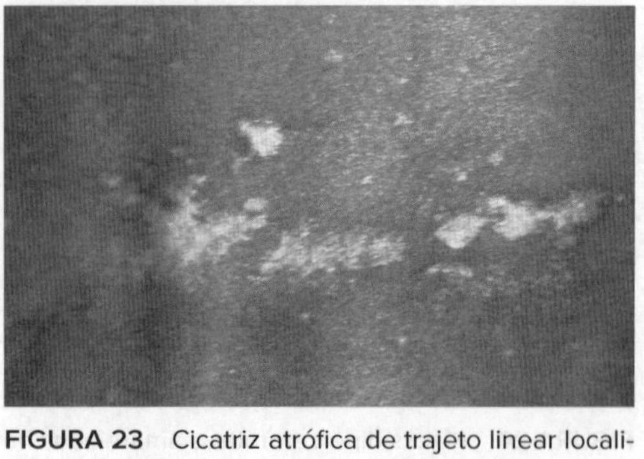

FIGURA 23 Cicatriz atrófica de trajeto linear localizada no tronco posterior após herpes zóster.

PERDAS E REPARAÇÕES TECIDUAIS

Lesões oriundas da eliminação ou destruição patológica e da reparação dos tecidos cutâneos[3,6-8].

- Escama: acúmulo de células epidérmicas que se desprendem da superfície cutânea por alterações da queratinização[3] (Figuras 24 e 25).
- Crosta: concreção que se forma nas áreas de perda tecidual e resultante do dessecamento de serosidades, pus ou sangue misturados a restos epiteliais[3] (Figura 26).
- Erosão ou exulceração: perda parcial da epiderme cuja resolução não deixa cicatriz[3] (Figura 27).
- Escoriação: erosão traumática, geralmente por coçadura; pode haver sangramento[3] (Figura 28).

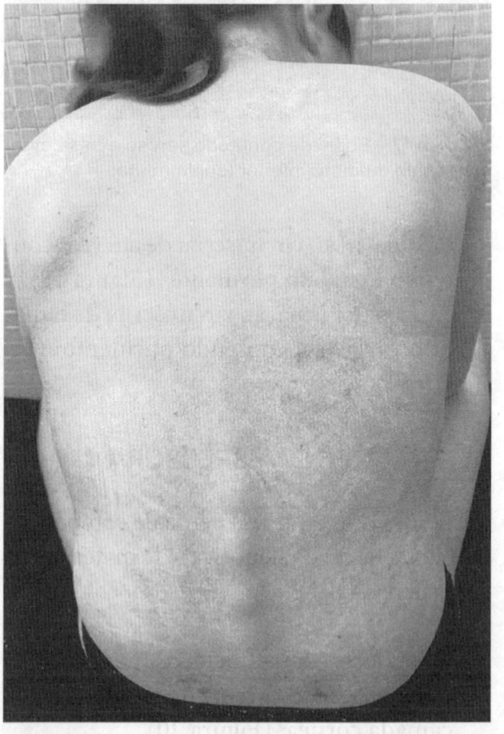

FIGURA 24 Descamação fina e difusa no tronco (xerodermia), dermografismo branco (lesões lineares), eritema e escoriações (dermatite atópica).

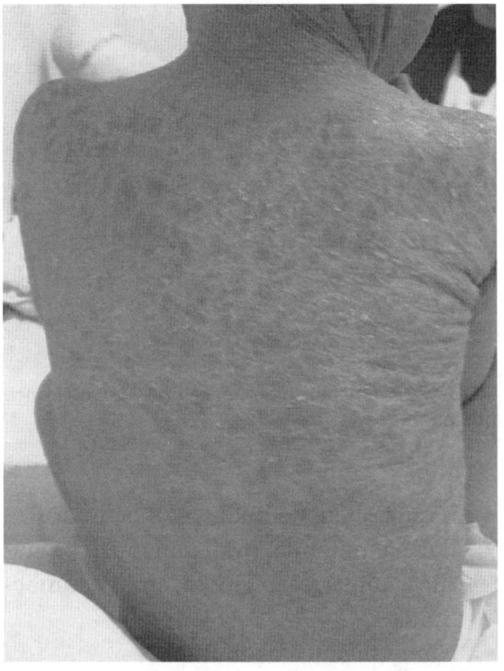

FIGURA 25 Escamas poligonais escurecidas e espessas localizadas no tronco posterior (ictiose lamelar).

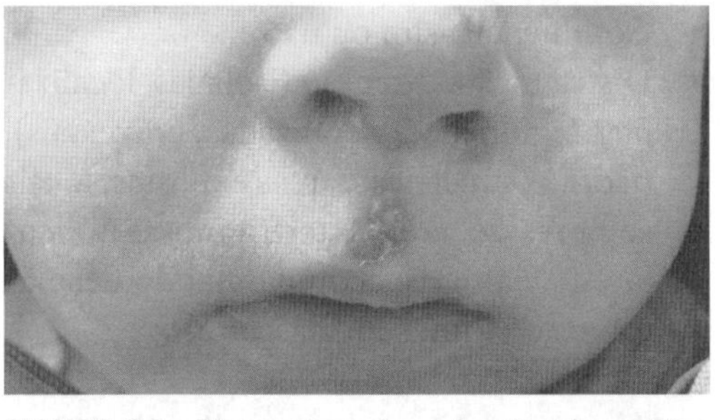

FIGURA 26 Placa eritematosa, localizada no filtro labial e dorso nasal, recoberta por crosta de coloração amarelada (melicérica – impetigo crostoso).

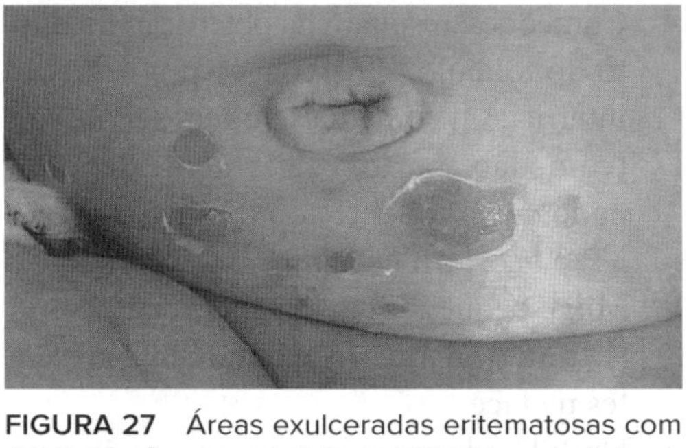

FIGURA 27 Áreas exulceradas eritematosas com descamação em colarete, localizadas no abdome (resultante da ruptura de bolhas de impetigo bolhoso).

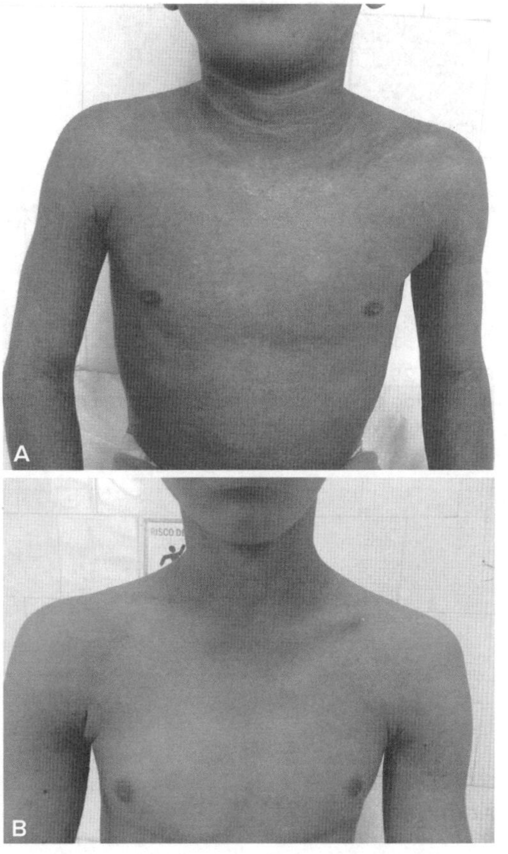

FIGURA 28 Placas eritêmato-descamativas escoriadas e liquenificadas, localizadas no tronco anterior, em paciente de fototipo V (A) e fototipo III (B) (dermatite atópica).

- Ulceração: perda circunscrita de epiderme e derme, que pode atingir a hipoderme[3] (Figura 29).
- Fissura: fenda linear estreita e profunda. Atinge a epiderme e a derme, principalmente em áreas de pregas ou dobras ou ao redor dos orifícios naturais[3] (Figura 30).
- Cicatriz: reparação de processo destrutivo da pele por um tecido fibroso de substituição[3].
- Atrófica: cicatriz fina e pregueada (Figura 31).
- Hipertrófica: cicatriz elevada com excessiva proliferação fibrosa que tende a regredir.
- Queloide: cicatriz que prolifera além da área traumatizada (Figura 32).

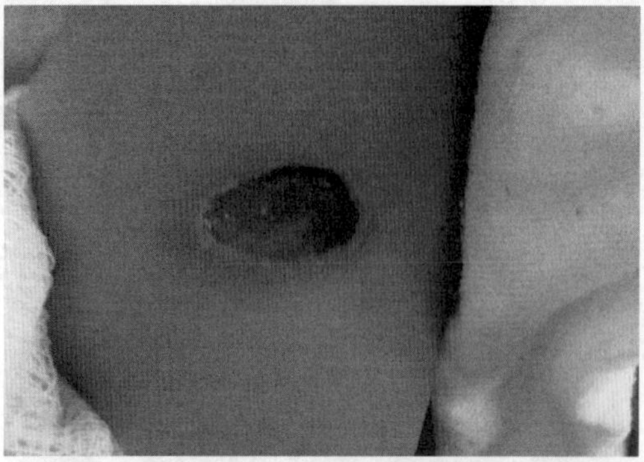

FIGURA 29 Úlcera ovalada de 3 x 2 cm de diâmetro com tecido de granulação, na face externa do braço (reacional à vacina BCG).

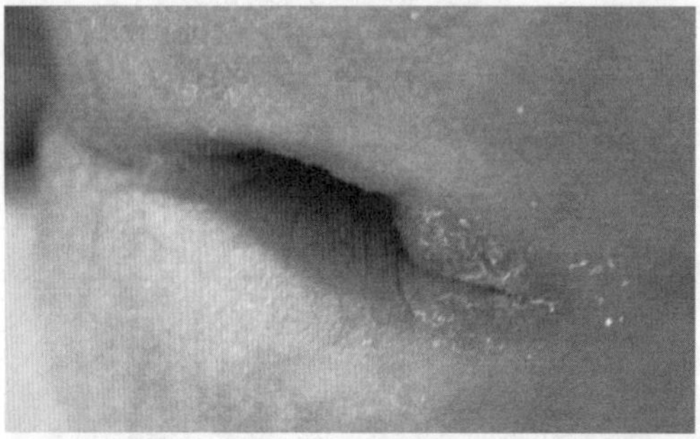

FIGURA 30 Fissura perianal.

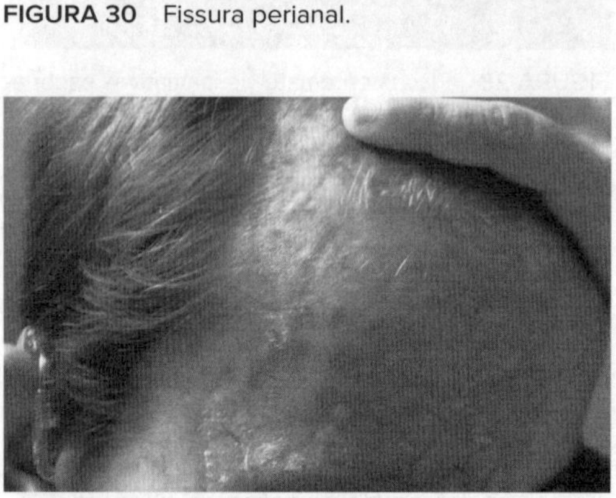

FIGURA 31 Cicatrizes com áreas atróficas e limites eritematosos, localizadas na região frontal, resultante de herpes zóster.

CARACTERIZAÇÃO COMPLEMENTAR DAS LESÕES DE PELE

- Cor: rosa, vermelha, púrpura, branca, pigmentada, castanha, preta, azul, cinza, alaranjada, nacarada, amarelada[9].

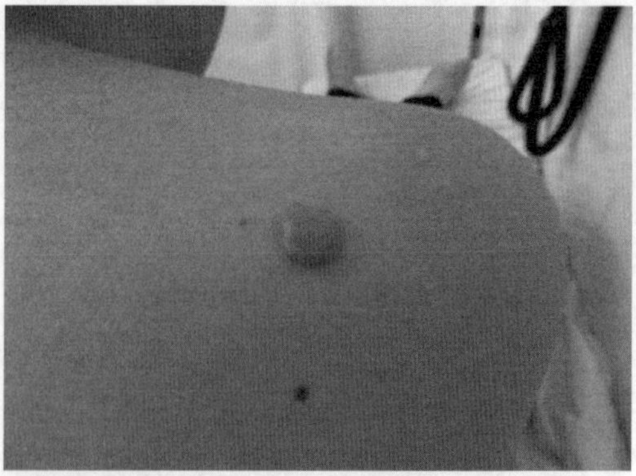

FIGURA 32 Cicatriz hipertrófica de 1,5 cm no tronco posterior (pós-varicela).

- Limites: bem definidos, mal definidos[9].
- Forma: redonda, oval, poligonal, policíclica, anular, serpiginosa, em íris, umbelicada[9].
- Número: única ou múltipla[9].
- Disposição: agrupadas, anelares, reticuladas, serpiginosas, herpetiformes, arciformes, lineares, disseminadas[9].
- Confluência: sim ou não[9].
- Distribuição: extensão (isoladas, localizadas, regionais, generalizadas, universais), padrão (simétricas, áreas expostas, locais sob pressão, áreas intertriginosas, foliculares, aleatórias, acompanhando dermátomos ou linhas de Blaschko)[9].

Algumas lesões, por sua distribuição e padrão morfológico, são características de determinadas dermatoses, como[10]:

- Comedões: resultam da obstrução do ducto do folículo pilossebáceo por secreção interna[3]. Os comedões podem ser abertos (comedão aberto, vulgarmente denominado cravo) ou fechado (branco – Figura 33) e ocorrem na acne.
- Milia: pequenos cistos superficiais, com 1 a 2 mm de diâmetro[3], comumente presentes na face.
- Umbilicada: pápula com depressão central – molusco contagioso[3] (Figura 34).

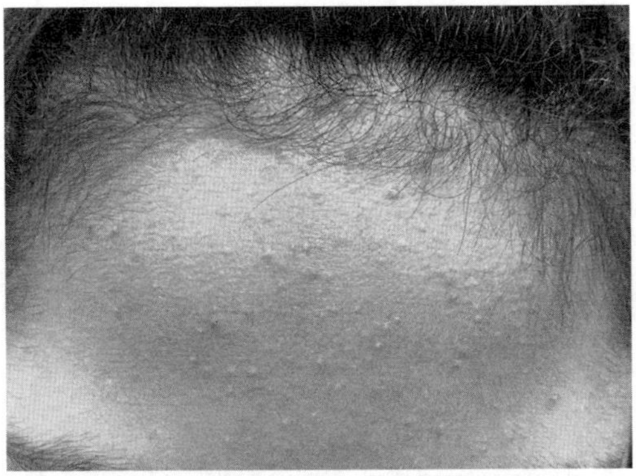

FIGURA 33 Comedões fechados na região frontal (acne grau I).

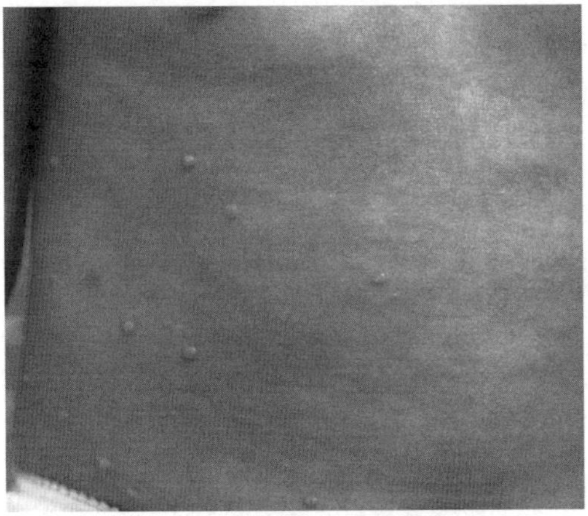

FIGURA 34 Pápulas peroladas lisas, algumas com umbilicação central na região lateral do tronco e abdome (molusco contagioso).

- Túnel: lesão linear provocada pela formação de túneis por um parasita no estrato córneo – escabiose e larva *migrans*[3].
- Telangiectasia: dilatação de vênulas, capilares ou arteríolas superficiais da pele – nevo arânico, capilares periungueais da dermatomiosite[3].

O formato das lesões e sua distribuição também são importantes na elaboração do diagnóstico[10]. As distribuições mais clássicas são:

- Linear: as lesões estão distribuídas em um trajeto linear[3]. Exemplos: nevos epidérmicos, líquen estriado (Figura 35), incontinência pigmentar.
- Dermátomo: as lesões estão distribuídas no trajeto do dermátomo inervado por um ou mais gânglios dorsais[3]. Exemplos: herpes-zóster (Figura 36), vitiligo, nevo despigmentoso, mancha vinho do porto.
- Linhas de Blaschko: linhas de distribuição celular durante a embriogênese, ocorrem em distúrbios genéticos e inflamatórios. Essas configurações traçam clones de células epidérmicas embrionárias e representam uma forma de mosaico cutâneo[3]. Exemplos: incontinência pigmentar, mosaicismo pigmentar, psoríase nevoide (Figura 37).
- Linhas de Langer: linhas de tensão da pele[3]. Exemplo: pitiríase rósea (Figura 38).
- Serpiginoso: as lesões seguem um contorno sinuoso[3]. Exemplos: larva *migrans* cutâ-

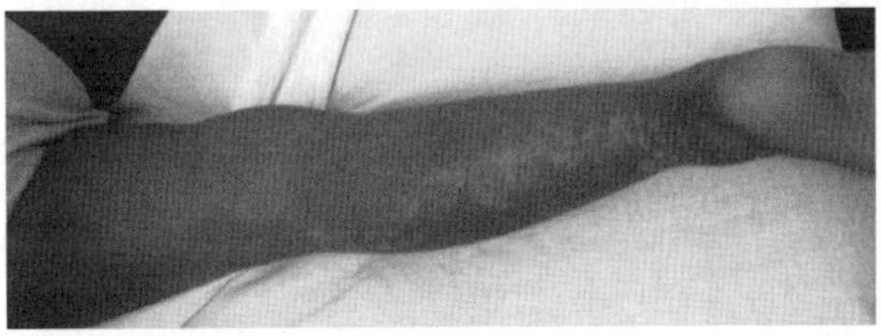

FIGURA 35 Pápulas cor da pele sobre mancha hipocrômica distribuídas de forma linear no membro inferior (líquen estriado).

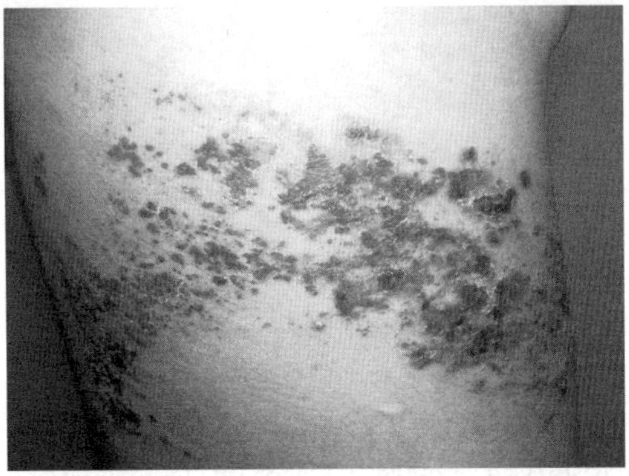

FIGURA 36 Crostas hemáticas e melicéricas no trajeto de um dermátomo na face lateral do tronco (herpes zóster impetiginizado).

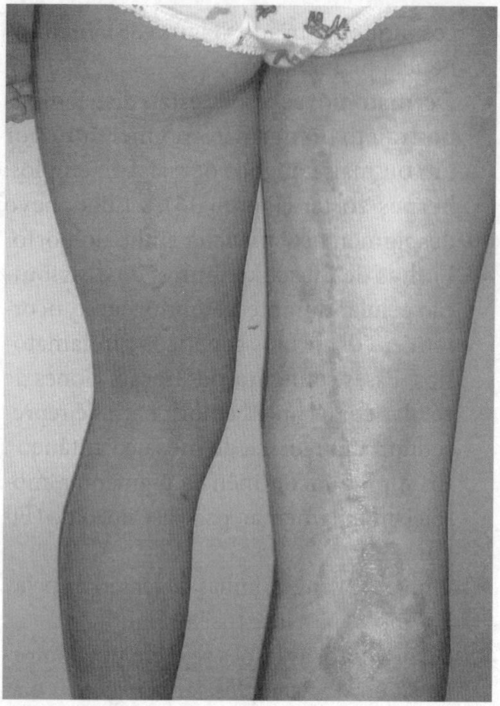

FIGURA 37 Placas eritêmato-descamativas seguindo linhas de Blaschko nos membros inferiores (psoríase nevoide).

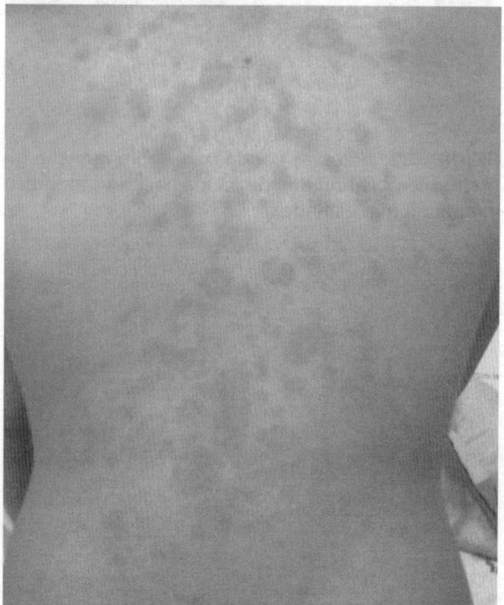

FIGURA 38 Pápulas e placas de coloração rósea com descamação fina central, distribuídas no trajeto que lembra uma árvore de Natal no tronco posterior (pitiríase rósea).

nea (Figura 39), elastose perfurante serpiginosa.

- Anular: a lesão tem formato de anel com clareamento na região central[3]. Exemplos: granuloma anular (Figura 40), tinha (Figura 41), eritema anular centrífugo.
- Arciforme e arqueado: lesões que assumem a forma de arco[3]. Exemplos: eritema multiforme, urticaria, pitiríase rósea.
- Herpetiforme: lesões vesiculares agrupadas em cachos[3]. Exemplos: infecção por herpes simples e herpes-zóster.
- Reticulado: lesão que parece ondulada[3]. Exemplos: cútis *marmorata*, livedo reticular, eritema.
- *Gutata*: com formato que lembra gotas[3]. Exemplos: psoríase *gutata*, que é a clássica erupção de lesões de psoríase com for-

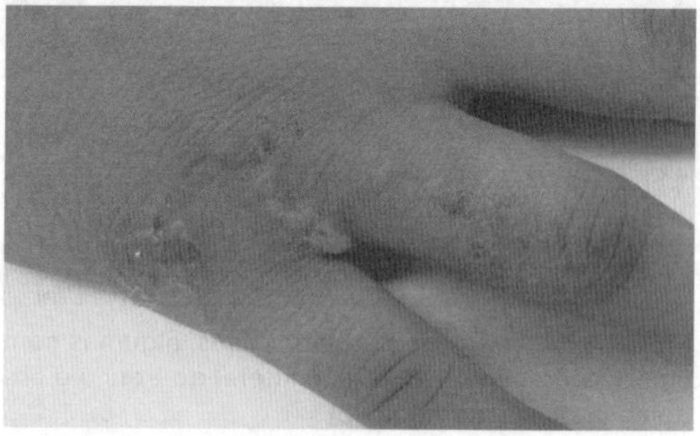

FIGURA 39 Lesão linear eritematosa com exulcerações e pústulas em trajeto serpiginoso no dorso do 4º dedo e região metacárpica (*larva migrans* cutânea).

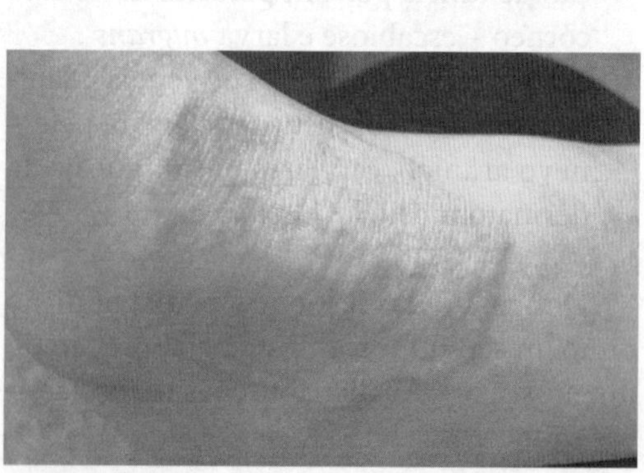

FIGURA 40 Placa cor da pele, com limites eritematosos elevados e formados por pequenos nódulos dispostos de forma anular no dorso do pé (granuloma anular).

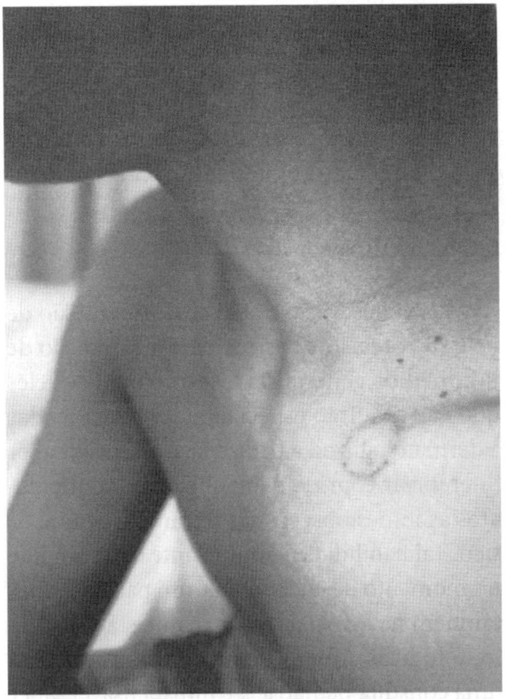

FIGURA 41 Placas anulares com limites eritematosos e descamativos no pescoço e região clavicular (*tinea corporis*).

mato de gotas precedida por infecção estreptocócica de orofaringe.

- Filiforme: lembra um fio[3]. Exemplos: verrugas filiformes, acrocórdon.
- Geográfico: lembra um mapa[3]. Exemplos: língua geográfica, psoríase, eritema anular centrífugo.
- Policíclica: com aspecto de círculos confluentes[3]. Exemplos: dermatofitose, hanseníase.
- Lenticular: com aspecto de lentilha[3]. Exemplos: urticária pigmentosa.
- Acuminada: com saliências pontiagudas[3]. Exemplos: condiloma acuminado.
- Lesão em alvo ou íris: encontrada principalmente no eritema multiforme: lesões menores de 3 cm de diâmetro, arredondadas e regulares, de limites bem definidos e contando com três zonas distintas, ou seja, dois anéis concêntricos ao redor de um disco central. Um dos anéis consiste em edema palpável e é mais pálido que o disco central[3].
- Alvos atípicos elevados: lesões redondas, edematosas, palpáveis, semelhantes às do eritema multiforme, mas que apresentam duas zonas ou uma borda mal definida[3].
- Alvos atípicos planos: lesões redondas características de eritema multiforme, apresentando duas zonas ou uma borda mal definida e não palpável; pode haver bolha central. Estas lesões são observadas principalmente na síndrome de Stevens-Johnson e na necrólise epidérmica tóxica[11].

TERMINOLOGIAS ESPECÍFICAS

- Erupção: indica surgimento de lesões em grupos e podem variar em número de muitas a inúmeras. As erupções podem ser denominadas monomórficas quando são na maioria de aspecto semelhante, como ocorre no líquen plano; já na varicela, as lesões são classicamente polimórficas[3].
- Eczema: do grego "ferver de dentro", este termo designa a pele inflamada com tendência à exsudação e formação de vesículas e crostas[3]. Exemplos: dermatite atópica, de contato e eczema numular[3].
- Exantema: do grego "explodir, emergir", designa erupção cutânea que acompanha uma doença.
- Enantema: erupção eritematosa localizada nas mucosas; ocorre no curso das doenças exantemáticas.
- *Rash*: erupção cutânea de curta duração; irritação cutânea inespecífica ou de várias etiologias.

PROCEDIMENTOS ADJUVANTES AO EXAME QUE AJUDAM NO DIAGNÓSTICO

- Curetagem metódica de Brocq: raspagem de uma placa eritematodescamativa com a cureta dermatológica ou com uma espátula. Permite revelar dois sinais clássicos da psoríase: o sinal da vela, em que se desprendem escamas prateadas, lembrando a raspagem de uma vela e, ao prosseguir com a curetagem, surgem pontos de sangramento, característicos do sinal do orvalho sangrante ou Auspitz, resultado da ruptura dos vasos nos ápices da papila dérmica[3].

- Teste de provocação de urtica: ao atritar a pele com uma espátula em trajeto linear, surgirá uma urtica, ou seja, eritema e edema no local atritado, no caso de dermografismo. Também utilizado na mastocitose, ao atritar uma mancha hipercrômica resultará em degranulação dos mastócitos, com formação de urtica (eritema e edema que desaparece em horas), caracterizando sinal de Darier positivo[3].
- Diascopia: consiste na pressão de uma lâmina de vidro sobre uma lesão e a observação de sua aparência. A púrpura não branqueia com a diascopia porque os eritrócitos estão no tecido e ela pode ser distinguida do eritema causado pela vasodilatação, que empalidece porque a pressão das lâminas força os eritrócitos para fora dos vasos comprimidos[3].

É importante salientar que um artigo de revisão de literatura comparou a descrição e analisou possíveis divergências na terminologia semântica de lesões elementares em livros didáticos da área de dermatologia. Os autores concluem que alguns detalhes das lesões cutâneas são descritos conforme o autor; por exemplo, mácula é considerada lesão plana com alteração da cor, mas alguns consideram o tamanho até 0,5 e outros até 1 cm. A pápula é lesão sólida e elevada, porém alguns autores consideram o tamanho até 0,5 e outros até 1 cm. Placa é descrita como lesão elevada, mas seu tamanho descrito por alguns como maior do que 0,5 cm e por outros como maior do que 1 cm[12]. Neste capítulo foram utilizadas referências semiológicas de autores focados na área de dermatologia pediátrica.

CONCLUSÃO

A boa descrição e análise de uma lesão de pele são preceitos básicos para a formação de um médico generalista. Mesmo para aqueles que não seguirão especialidades relacionadas à dermatologia ou à pediatria, é essencial saber diferenciar e, principalmente, expor em palavras as lesões observadas durante o exame físico. Tal habilidade é importante não somente no momento de encaminhar um paciente, mas também na associação das manifestações dermatológicas com as doenças sistêmicas. Em uma consulta pediátrica, é indispensável saber reconhecer e descrever as alterações encontradas no exame físico dermatológico.

REFERÊNCIAS BIBLIOGRÁFICAS

1. Hoeger P, Kinsler V, Yan A, Harper J, Oranje A Bodemer C, et al., ed. Harper's textbook of pediatric dermatology. 4. ed. New York: John Wiley & Sons; 2019. 2656p.
2. Eichenfield LF, Frieden IJ, Zaenglein AL, Mathes E, ed. Neonatal and infant dermatology. 2. ed. Rio de Janeiro: Elsevier; 2015. 568p.
3. Paller AS, Mancini AJ. An overview of dermatologic diagnosis and procedures. In: Paller and Mancini – Hurwitz clinical pediatric dermatology: a textbook of skin disorders of childhood and adolescence. 6. ed. New York: Elsevier; 2020. 736p.
4. Burg G. Changes in color of the skin and systemic disease. Clin Dermatol. 2019;37:610-7.
5. Larralde M, Abad ME, Luna PC, ed. Dermatología pediátrica. 2. ed. Buenos Aires: Edial; 2010. 668p.
6. Rodrigues YT, Rodrigues PPB. Semiologia pediátrica. 3. ed. Rio de Janeiro: Guanabara Koogan; 2009. 448p.
7. Puccini RF, Hilário MOE. Semiologia da criança e do adolescente. Rio de Janeiro: Guanabara Koogan; 2008. 346p.
8. Martins MA, Viana MR, de Vasconcellos MC, Ferreira RA. Semiologia da criança e do adolescente. São Paulo: MedBook; 2010. 608p.

9. Wolf K, Johnson RA, Saavedra AP. Dermatologia de Fitzpatrick: atlas e texto. 7. ed. Porto Alegre: AMGH Editora; 2015. 1152p.
10. Kane KS. Nambudiri VE. Stratigos AJ. Color atlas and synopsis of pediatric dermatology. 3. ed. New Delhi, India: Sandipan Dhar Jaypee Brothers Medical Publishers; 2015. 656p.
11. Wolf R, Lipozencic J. Shape and configuration of skin lesions: targetoid lesions. Clin Dermatol. 2011; 29(5):504-50.
12. Roselino MA, Cardili RN. Elementary lesions in dermatological semiology: literature review. An Bras Dermatol. 2016; 91(5):629-33.

44

Semiologia otorrinolaringológica em pediatria

Renata C. Di Francesco
Nathália Novello Ferreira
Claudia Schweiger

INTRODUÇÃO

Os sinais e sintomas otorrinolaringológicos constituem uma das principais demandas das consultas pediátricas. As doenças do ouvido, nariz e garganta podem ser responsáveis por mais da metade de todas as visitas das crianças aos consultórios médicos. A compreensão das principais afecções otorrinolaringológicas nas crianças e a destreza para a realização do exame físico possibilitam ao médico identificar e tratar corretamente grande parte das doenças otorrinolaringológicas.

O exame otorrinolaringológico pode ser particularmente difícil de ser realizado na faixa etária pediátrica, pois algumas crianças, principalmente as mais novas, tendem a apresentar resistência ao exame físico. A fim de amenizar esse problema, pode-se utilizar algumas estratégias: convidar a criança para explorar os equipamentos e examinar seus pais ou o examinador, utilizar brinquedos de forma lúdica e explicar cuidadosamente como será feito o exame. Os pais também podem auxiliar ao colocar a criança em seu colo e demonstrar calma[1].

A higienização das mãos antes e depois do exame físico e o uso de equipamentos de proteção para gotículas e aerossóis são importantes na prevenção de transmissão de doenças e também aumentam a confiança do paciente ou do acompanhante no examinador.

De maneira geral, a maior parte do exame é indolor para a criança. Durante o exame, é possível observar a presença de alterações craniofaciais, o formato da orelha externa e a simetria, o alinhamento dos olhos e a presença de hipertelorismo ou heterocromia, por exemplo. Crianças com respiração oral devem ter a fossa nasal bem avaliada, além da orofaringe e do palato. A presença de sons compatíveis com estertores ou estridor pode sugerir obstrução das vias aéreas[2]. Nas consultas pediátricas, é importante atentar para a presença de anomalias congênitas e de síndromes genéticas.

CABEÇA E FACE: ECTOSCOPIA E PALPAÇÃO

A face da criança deve ser avaliada quanto à presença de simetria, alterações dismórficas e sinais de trauma. O formato do crânio também deve ser avaliado, pois pode estar alterado em algumas síndromes genéticas. Observar os olhos quanto à presença de nistagmo, distância intercantal e epífora, por exemplo. Pacientes com história de trauma facial deverão ter o esqueleto facial palpado, principalmente o dorso nasal e as bordas orbitárias. Na região de topografia da glândula parótida podem ser observadas a presença de sinais flogísticos e a palpação de eventuais massas ou abaulamentos. Localização, tamanho, mobilidade e consistência das massas em região de cabeça e pescoço devem ser minuciosamente pesquisados. Os linfonodos pré-auriculares e retroauriculares devem ser avaliados sistematicamente em todos os pacientes[3].

Orelhas

Os principais sinais e sintomas relacionados às afecções do ouvido são otalgia, hipoacusia e otorreia. O exame otológico deve incluir a inspeção do pavilhão auricular, tecidos periauriculares, meato acústico externo e membrana timpânica. A mobilidade da membrana timpânica poderá ser avaliada por meio da otoscopia pneumática.

Para uma avaliação adequada do meato acústico auditivo externo e da membrana timpânica é importante que o meato auditivo esteja livre de cerume ou otorreia. Para tanto, por vezes sua limpeza prévia pode ser necessária[1].

Na inspeção da orelha externa, observa-se o pavilhão auditivo quanto ao formato, implantação e tamanho. A ausência de orelha externa é denominada anotia, o pavilhão auricular pequeno é denominado microtia e a presença de dois ou mais pavilhões é denominada poliotia. Sempre que alguma dessas anormalidades for identificada, é imperativa a pesquisa de outras malformações. O pavilhão auricular também pode apresentar lesões dermatológicas, tumores e cistos pré-auriculares[4].

Como o meato acústico externo é frequentemente angulado em bebês e crianças pequenas, a tração lateral suave no pavilhão auricular pode ser necessária para a observação da membrana timpânica. Se o paciente não for colaborativo, pode ser necessário que seja contido durante o exame. A mão que segura o otoscópio deve estar em contato com a cabeça da criança para evitar trauma no conduto auditivo caso ela se mexa abruptamente[1] (Figura 1).

A avaliação do conduto auditivo externo consiste na observação de sua patência, da integridade da pele que o reveste, da presença de otorreia, tumorações, corpo estranho e sinais flogísticos[4].

Alguns sinais semiológicos são de suma importância durante a avaliação pediátrica. A presença de equimose na região posterior ao pavilhão auditivo, denominada sinal de Battle, sugere fratura da base de crânio e pode estar associada ao abuso/violência infantil. As deformidades de orelha externa, por exemplo, a microtia, podem associar-se a deformidades da orelha média e/ou orelha interna, levando à perda auditiva significativa[1].

Durante o exame físico, pode-se avaliar a presença do reflexo cocleopalpebral. Esse reflexo de piscar é normalmente deflagrado por estímulos de alta intensidade próximos à orelha do bebê por instrumentos musicais ou ao bater palmas atrás do paciente. É um método

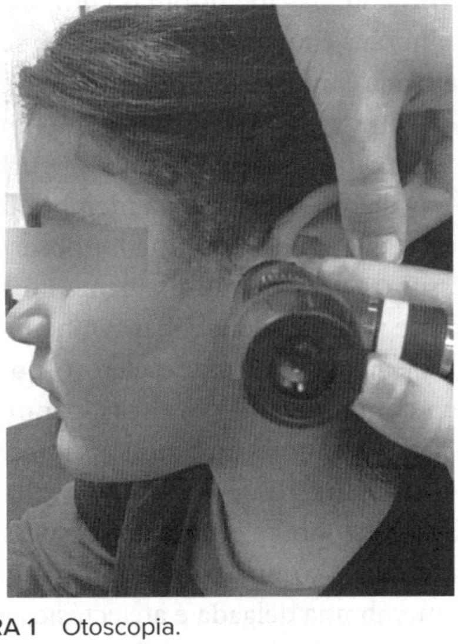

FIGURA 1 Otoscopia.
Fonte: arquivo pessoal das autoras.

que pode sofrer habituação e é facilmente aplicável. A presença desse reflexo indica que é pouco provável que haja deficiência auditiva sensorial bilateral de grau profundo[4].

A presença de corpos estranhos no interior do conduto auditivo externo não é incomum na faixa etária pediátrica. A remoção pode ser feita com pinça otológica, irrigação, gancho de ângulo reto ou sucção.

A perfuração traumática de membrana timpânica pode estar associada a lesão de estruturas mais profundas. A evidência de perda auditiva, vertigem, nistagmo, lesão do nervo facial ou extravasamento de líquido cefalorraquidiano é indicativa de necessidade de avaliação urgente pelo otorrinolaringologista e de possibilidade de exploração cirúrgica[1].

A membrana timpânica é oval, em forma de cone e circundada por um anel fibroso esbranquiçado. A porção central da membrana se liga ao cabo do martelo, que termina no umbo. Sua coloração é perolácea, com a região anterior refletindo a luz do otoscópio, chamada de triângulo luminoso de Politzer[4].

O processo lateral do martelo é visto superiormente na membrana timpânica e será proeminente nas membranas com retração. A membrana timpânica normal deve ser cinza perolada e translúcida, permitindo o exame das estruturas da orelha média, incluindo o promontório e a janela redonda (Figura 2A).

A avaliação adequada da membrana timpânica requer que o examinador observe sua espessura, a presença de abaulamento, translucidez e mobilidade. Avaliar também a presença de áreas de miringoesclerose, que aparecem como manchas brancas, geralmente associadas a traumas ou processos infecciosos prévios (Figura 2B).

Uma membrana eritematosa espessada e com bolhas é compatível com miringite. Já uma membrana delgada e atelectásica aderida às estruturas subjacentes do ouvido médio pode indicar otite média adesiva. A presença de vasos sanguíneos proeminentes radialmente pode indicar otite de efusão ou otite serosa (Figura 2C).

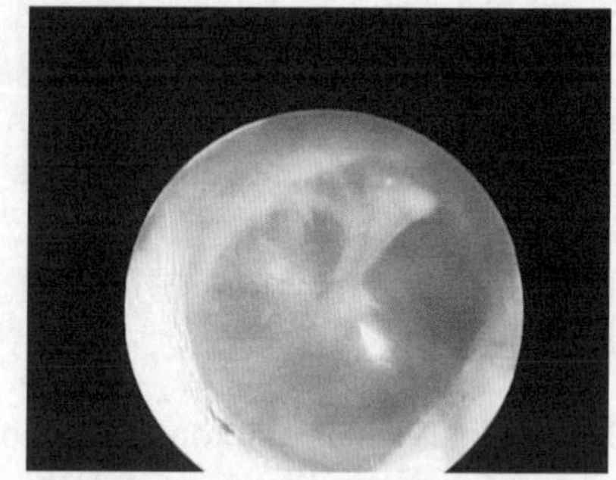

FIGURA 2A Membrana timpânica.
Fonte: arquivo pessoal das autoras.

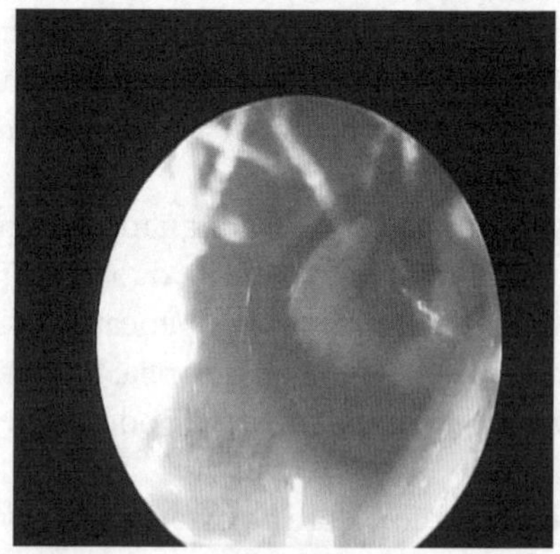

FIGURA 2B Miringoesclerose.
Fonte: arquivo pessoal das autoras.

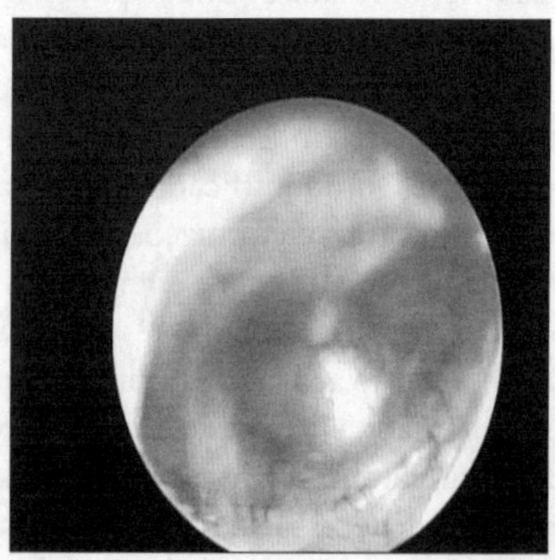

FIGURA 2C Otite de efusão ou otite serosa.
Fonte: arquivo pessoal das autoras.

Massas brancas atrás de uma membrana timpânica intacta, na maioria das vezes no quadrante anterossuperior, são sugestivas de colesteatoma. Massas vasculares podem indicar tumor glômico de orelha média. As massas vasculares tendem à coloração esbranquiçada na otoscopia pneumática, sendo denominadas sinal de Brown. A presença de uma membrana timpânica abaulada e opaca pode sugerir um quadro de otite média aguda[3].

A otoscopia pneumática deve ser realizada na suspeita de distúrbios da orelha média. Utiliza-se um espéculo de tamanho específico para permitir a vedação do meato acústico externo. Em seguida se realiza uma leve pressão com a pera de insuflação. Se a caixa timpânica for bem arejada, a membrana timpânica se moverá para a frente e para trás. Caso a membrana fique imóvel, pode-se suspeitar de perfurações ou efusão/secreção na orelha média[3].

Crianças que apresentem história de efusão crônica, hipoacusia, preocupação dos pais em relação à audição do paciente, atrasos de fala e suspeita de malformações congênitas deverão ser submetidas a avaliação auditiva. Os testes mais utilizados para avaliação auditiva são audiometria comportamental, audiometria lúdica, audiometria tonal e vocal, timpanometria, emissões otoacústicas evocadas por estímulo transiente (teste da orelhinha) e potencial evocado auditivo de tronco encefálico (Peate)[1].

O método de avaliação auditiva poderá ser escolhido de acordo com a faixa etária do paciente nos exames que dependem de sua interação. Crianças entre 6-24 meses são candidatas à realização de audiometria comportamental, e crianças entre 24-48 meses são candidatas à realização de audiometria lúdica. Pacientes maiores de 4 anos já são capazes de realizar audiometria tonal e vocal. Os exames que não dependem da capacidade de resposta direta do paciente, por exemplo, o teste da orelhinha e o Peate, podem ser feitos em qualquer idade e são utilizados na triagem auditiva neonatal[4].

Serão candidatas a exame de imagem, como tomografia computadorizada (TC) ou ressonância magnética (RM) de mastoides ou ossos temporais, as crianças que apresentarem vertigem, alterações do equilíbrio, malformações craniofaciais, fraqueza muscular ou assimetria nos testes auditivos, por exemplo[1].

Nariz

De maneira geral, os principais sinais e sintomas relacionados aos distúrbios nasossinusais são obstrução nasal, rinorreia, dor, esternutos (espirros), prurido, alteração do olfato, cacosmia, cefaleia, epistaxe e voz nasalada.

Uma das principais queixas nasais nos consultórios pediátricos consiste na obstrução nasal crônica por hipertrofia adenoamigdaliana, que pode levar a alterações craniofacias, como fácies alongada, hipoplasia das maxilas, mordida aberta e encurtamento de lábios, denominado face do respirador oral[4].

No contexto pediátrico, é importante lembrar das causas congênitas de obstrução nasal, como atresia de coanas, estenose de coanas, massas congênitas/tumores, cistos e pólipos. Em pacientes jovens do sexo masculino com quadros de obstrução nasal e epistaxe, é necessário descartar a presença de nasoangiofibroma.

O exame nasal começa com a avaliação externa do nariz, que é inspecionado de frente, de perfil e inferiormente quanto à presença de deformidades ou assimetrias. Analisar a pirâmide nasal, dismorfias e distúrbios do desenvolvimento. Processos infecciosos podem cursar com hiperemia, abaulamento e edema. Suspeitar de processos expansivos quando esses achados estiverem associados a assimetrias nasais e na região dos seios paranasais. Pacientes alérgicos podem apresentar um traço sobre o dorso nasal (saudação alérgica).

Nos pacientes com relato de trauma facial ou nasal deve-se atentar para a presença de crepitação, dor à palpação e traços de fratura[4].

Em seguida, é realizada a avaliação do interior da cavidade nasal. No exame nasal pediátrico deve ser observada, principalmente, sua aparência externa, a presença de rinorreia, obstrução nasal e epistaxe. O exame nasal deve ser feito com a criança sentada no colo dos pais ou em uma cadeira. A cabeça da criança é mantida em posição neutra, com o paciente olhando de frente para o médico. Para evitar traumas nasais com o espéculo nasal durante o exame, o examinador deve apoiar a mão livre na face da criança[1] (Figuras 3A e 3B).

A rinoscopia anterior é feita utilizando-se uma lanterna frontal e o espéculo nasal. Este deve ser direcionado lateralmente para evitar encostar no septo nasal. Observar a presença de rinorreia, coágulos, corpos estranhos e perviedade da via aérea nasal. Durante a rinoscopia anterior inspeciona-se o septo nasal, as bordas anteriores dos cornetos inferiores e médio em alguns casos, as características das secreções nasais e o assoalho nasal (Figura 4).

A presença de rinorreia purulenta fétida unilateral pode sugerir corpo estranho nasal e deve ser investigada. Mesmo quando o objeto é observado, a remoção pode ser difícil, porque as crianças se assustam facilmente com a perspectiva de instrumentação. Pode ser necessário que ela seja contida para evitar trauma local. Caso o objeto esteja anterior aos cornetos nasais, a remoção pode ser feita por meio de sucção ou com uma pequena cureta. O otorrinolaringologista deve ser acionado caso o objeto esteja mais posteriormente ou quando permanece no lugar apesar de múltiplas tentativas. Uma preocupação é que objetos em regiões mais posteriores da nasofa-

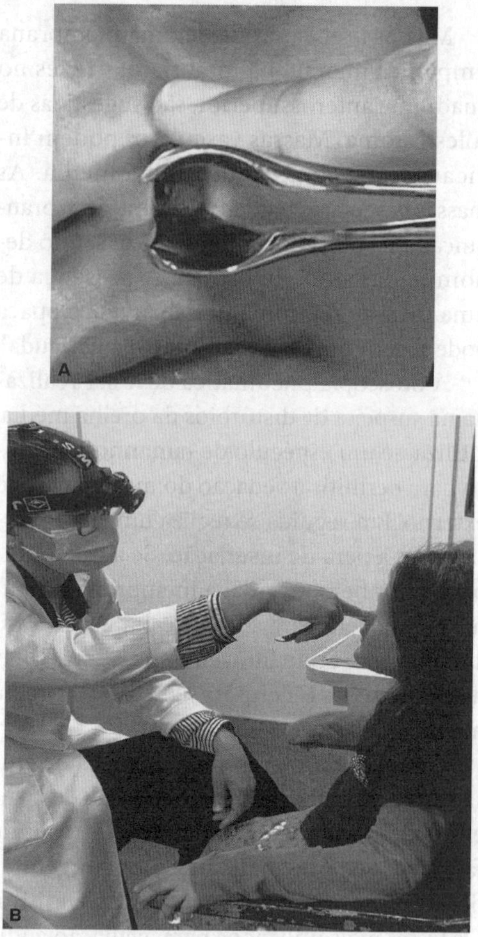

FIGURAS 3A E 3B Rinoscopia anterior.
Fonte: arquivo pessoal das autoras.

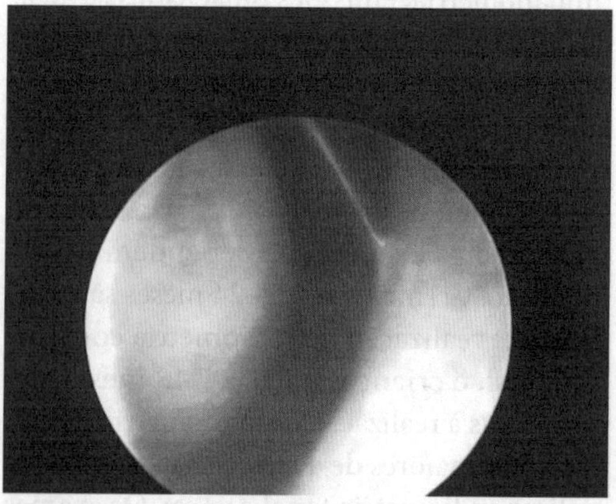

FIGURA 4 Estruturas observadas na rinoscopia anterior.
Fonte: arquivo pessoal das autoras.

ringe possam ser broncoaspirados. Nesses casos, é indicada a remoção após a proteção da via aérea com tubo endotraqueal em centro cirúrgico. Pilhas e baterias podem causar grande lesão tecidual e devem ser removidas o mais rapidamente possível[1].

Na região septal anterior, onde numerosos ramos das artérias carótidas externa e interna se encontram (plexo de Kiesselbach), deve-se observar a presença de vasos proeminentes que poderiam gerar episódios de epistaxe. Desvios septais e esporões ósseos não são incomuns. É importante também observar a presença de deformidades, perfurações e abaulamentos septais.

Hematomas septais, fraturas desalinhadas e sangramento que não cessa prontamente por meio de compressão bimanual deverão ser imediatamente avaliados pelo otorrinolaringologista[3].

A mucosa da concha nasal inferior pode ser pálida, edematosa/congesta ou hiperemiada. Nas rinopatias alérgicas observa-se mucosa pálida, por exemplo. Nos processos infecciosos é mais comum a presença de mucosa mais eritematosa e edematosa. Pólipos e massas podem ser visualizados, sendo indicado complementar a avaliação com exames endoscópicos[3].

A rinoscopia posterior é capaz de observar a rinofaringe e suas estruturas, porém não é usualmente realizada na faixa etária pediátrica. Utiliza-se um espelho de laringe pequeno e um abaixador de língua. O espelho é direcionado à parede posterior da orofaringe, onde possibilitará a avaliação da rinofaringe, coanas, cauda da concha inferior, porção posterior do septo nasal, tamanho das tonsilas faríngeas e tubas auditivas[4].

Seios paranasais

Os seios paranasais são cavidades ósseas cheias de ar que se encontram no interior dos ossos faciais do crânio adjacentes à cavidade nasal. São revestidos por epitélio respiratório ciliado, responsável pela produção e transporte das secreções.

Na infância, os seios etmoide e maxilar estão parcialmente pneumatizados, mas são pequenos e não são facilmente observados em radiografias. O seio esfenoidal não é evidente até cerca dos 5-6 anos, e os seios frontais só estarão bem desenvolvidos após os 7-8 anos de idade. Algumas condições podem predispor à ocorrência de rinossinusite aguda, como alterações craniofaciais (especialmente hipoplasia maxilar), fenda palatina, deformidades nasais, hipertrofia de adenoide, corpo estranho nasal, pólipos, tumores, fibrose cística, discinesia ciliar, imunodeficiência, atopia, infecções odontogênicas e barotrauma.

Ao exame físico, pode-se notar secreção nasal e pós-nasal purulenta, eritema da mucosa nasal e faringe e halitose. A percussão ao longo dos seios da face também pode ser dolorosa. Crianças mais velhas podem referir cefaleia ou dor facial. Alguns pacientes também relatam piora da dor ao abaixar a cabeça. A tosse costuma estar presente em crianças mais novas.

Quando os pacientes apresentam a maioria dos sinais e sintomas de sinusite, o diagnóstico pode ser feito com base na clínica e o tratamento pode ser iniciado empiricamente. As radiografias têm pouco valor diagnóstico no contexto da rinossinusite aguda e não estão indicadas, prevalecendo o diagnóstico por história clínica e exame físico. A TC é a modalidade considerada "padrão-ouro" nas crianças com sinais de complicação orbitária ou intracraniana. Os principais sinais e sintomas de alarme para as complicações das rinossinusites que irão demandar a realização de TC com contraste dos seios paranasais e crânio são: edema e hiperemia periorbitária, proptose, diplopia, oftalmoplegia, redução da acuidade visual, cefaleia intensa, edema em região frontal, sinais neurológicos, meningismo e redução do nível de consciência[1].

Cavidade oral e orofaringe

O exame adequado da cavidade oral e da orofaringe é importante em pediatria devido à alta prevalência de alterações nessas regiões. No entanto, o exame dessa área é particularmente mais difícil nas crianças. O menor tamanho da boca, a dificuldade em deprimir a língua e a pouca colaboração durante o exame são alguns dos elementos que desafiam o examinador.

Bebês e crianças pequenas devem ser colocados em posição supina com a cabeça em hiperextensão, pois essa posição faz com que o paciente abra a boca espontaneamente; podem ser examinados no colo também. Crianças mais velhas devem ser convidadas a abrir a boca e dizer "Ahhhh". Serão observados a cavidade oral, dentição, língua, assoalho da boca, mucosa jugal, palato duro e mole, úvula e tonsilas palatinas.

Os limites da cavidade oral podem ser mais bem visualizados com um fotóforo e um abaixador de língua. Os lábios e comissuras labiais são inspecionados quanto à presença de alterações. Observar a condição dos dentes, gengivas e oclusão dentária. O trígono retromolar deve ser inspecionado bilateralmente. Observar a saída do ducto parotídeo na altura do segundo molar superior. A língua também deve ser avaliada quanto à presença de lesões e áreas de endurecimento. Ao levantar a língua em direção ao palato duro é possível examinar o assoalho bucal e os ductos das glândulas submandibulares. Inspecionar a mucosa bucal quanto à presença de placas esbranquiçadas destacáveis, que podem representar candidíase oral[3]. Deve-se utilizar o abaixador, evitando a projeção da língua e tocando apenas os dois terços anteriores para não provocar o reflexo nauseoso (Figura 5).

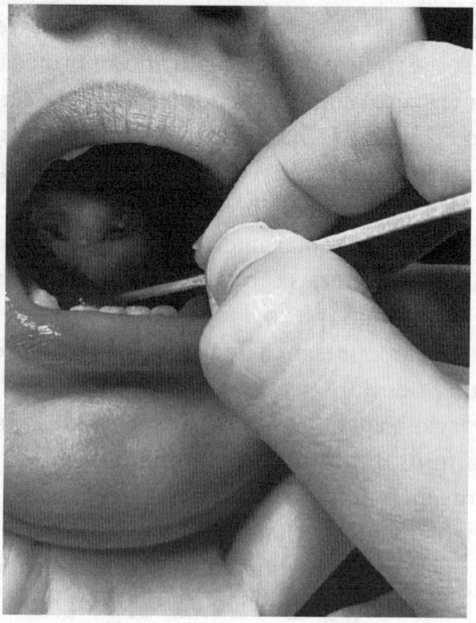

FIGURA 5 Oroscopia.
Fonte: arquivo pessoal das autoras.

A orofaringe inclui o terço posterior da língua, os pilares amigdalianos anteriores e posteriores, o palato mole, as paredes lateral e posterior da faringe e a valécula. O tamanho da tonsila palatina é normalmente indicado na escala de Brodsky. As tonsilas que estão inteiramente dentro da fossa tonsilar são denominadas grau zero; as localizadas fora da fossa tonsilar e que ocupam menos de 25% da largura total da orofaringe são denominadas grau 1; as amígdalas que ocupam entre 26-50% são denominadas grau 2; as que ocupam entre 51-75% da largura orofaríngea são denominadas grau 3; e as que ocupam mais de 75% da largura orofaríngea são denominadas grau 4[3].

As amigdalas devem ser avaliadas quanto à presença de exsudatos, hiperemia e lesões. Nas assimetrias amigdalianas com aparência atípica é imperativa a realização de biópsia para descartar a possibilidade de doenças neoplásicas, por exemplo, linfoma. A região do palato mole e das paredes faríngeas será examinada quanto à presença de abaulamentos, podendo sugerir massas ou abscessos.

O edema unilateral da área peritonsilar, com desvio contralateral da úvula e abaulamento da região posterolateral do palato mole, sugere o diagnóstico de abscesso periamigdaliano. A úvula bífida pode ocorrer isoladamente ou estar associada à presença de fenda submucosa no palato. Na presença de fenda submucosa, a realização de adenoidectomia pode precipitar ou piorar a insuficiência velofaríngea, por isso seus riscos e benefícios devem ser pesados e discutidos com os pais[3].

As malformações palatais variam amplamente em gravidade e podem afetar a alimentação, a deglutição e a fala. Além disso, aumentam a ocorrência de infecções de ouvido e seios paranasais e de efusão crônica na orelha média devido ao acometimento da função da tuba auditiva. As fendas palatinas são usualmente mais graves e podem estar associadas à presença de lábio leporino. A extensão da fenda pode ser variada. Algumas acometem o palato mole, outras irão progredir ao palato duro e poupar a crista alveolar. Outras ainda apresentarão extensão completa[1].

Laringe e hipofaringe

A laringe é subdividida em supraglote, glote e subglote. A área da supraglote inclui a epiglote, as pregas ariepiglóticas, as falsas pregas e os ventrículos. A glote compreende o assoalho inferior do ventrículo, as pregas vocais e as aritenoides. A subglote começa 5-10 mm abaixo da borda livre da prega vocal e se estende para a margem inferior da cartilagem cricoide.

A hipofaringe se estende desde a borda superior do osso hioide até a borda inferior da cartilagem cricoide e é composta pelos seios piriformes, parede posterior da hipofaringe e área pós-cricoide[3].

Na avaliação da laringe e da hipofaringe observa-se a presença de alterações anatômicas, perviedade da via aérea, vocalização e deglutição. Pode-se utilizar laringoscopia indireta, laringoscopia direta rígida ou nasofibrolaringoscopia flexível. Na faixa etária pediátrica a nasofibrolaringoscopia tem sido mais utilizada nos consultórios. Geralmente a fibra óptica é introduzida pela cavidade nasal do paciente, permitindo a observação do cavum, da função das estruturas do esfíncter velofaríngeo, da laringe e do trato vocal[4] (Figuras 6A e 6B).

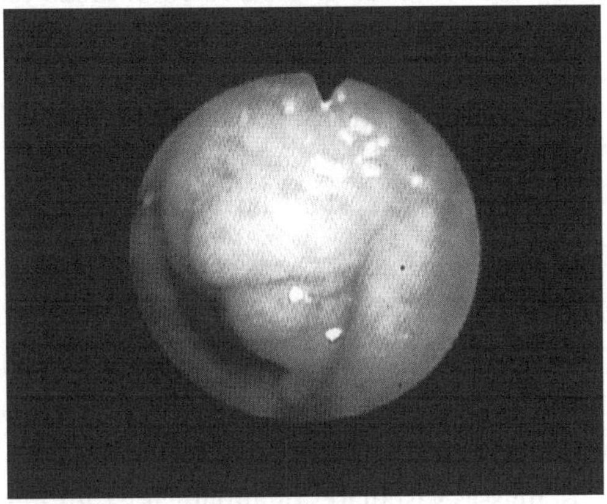

FIGURA 6A Videonasolaringoscopia: hipertrofia adenoideana.
Fonte: arquivo pessoal das autoras.

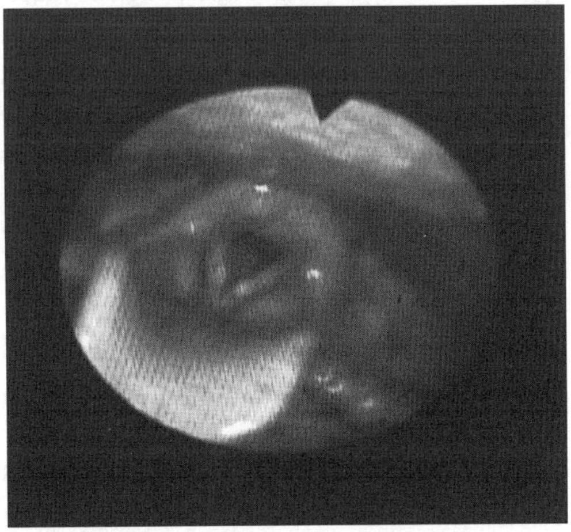

FIGURA 6B Videonasolaringoscopia: laringe.
Fonte: arquivo pessoal das autoras.

A epiglote deve ser nítida e sem lesões. Epiglote hiperemiada e edemaciada pode sugerir epiglotite. Observar a mucosa laríngea quanto à presença de irregularidades, mobilidade e superfície das pregas vocais e movimento das aritenoides. Edema e hiperemia das regiões interaritenóidea e retrocricóidea podem indicar laringite por refluxo gastroesofágico.

As pregas vocais apresentam coloração branca translúcida, com bordas bem definidas que se encontram durante a fonação. Avaliar a presença de imobilidade da prega vocal e de perviedade da luz glótica. A observação da região subglótica pode ser difícil. Na suspeita de alterações subglóticas, pode ser necessária a realização de broncoscopia. Os pacientes com disfagia podem apresentar estase salivar durante o exame laríngeo[3].

Pescoço

A avaliação do pescoço também faz parte do exame otorrinolaringológico. Não é incomum a presença de adenites, cistos congênitos, massas vasculares ou linfáticas e tumores na região cervical[2].

As estruturas da linha média, como a traqueia e a laringe, são geralmente mais fáceis de localizar e palpar. Nas crianças pequenas, as cartilagens laríngea e traqueal são macias, e pode ser difícil determinar com precisão os pontos de referência para a palpação. A estrutura mais proeminente na região anterior do pescoço das crianças é o osso hioide. O pescoço deve ser avaliado quanto a desvios das vias aéreas. A presença de crepitação subcutânea pode indicar fratura laríngea, ruptura esofágica ou pneumomediastino primário[3,4].

O pescoço pode ser dividido em 6 níveis para facilitar a localização das alterações cervicais encontradas:

- O nível I é definido pelo corpo da mandíbula, ventre anterior do músculo digástrico e músculo estilo-hióideo. O nível IA contém os linfonodos submentonianos; o nível IB, os submandibulares. Os níveis IA e IB são separados pelo ventre anterior do músculo digástrico.
- O nível II localiza-se no terço superior da cadeia jugulodigástrica. No terço médio da cadeia jugulodigástrica localiza-se o nível III, e, no terço inferior, o nível IV. O nervo acessório divide o nível II em IIA e IIB.
- O nível III compreende a borda inferior do osso hioide até a borda inferior da cartilagem cricoide.
- O nível IV estende-se da cricoide à borda superior da clavícula.
- O nível V abrange o triângulo cervical posterior e é subdividido em VA e VB no plano que passa superiormente à cartilagem cricoídea.
- O nível VI se estende desde o osso hioide até a região supraesternal.

No exame do pescoço, devem ser feitas a inspeção e a palpação de todos os níveis cervicais. A palpação permitirá a detecção de massas e gânglios linfáticos aumentados. Alterações suspeitas de malignidade poderão ser submetidas a punção aspirativa por agulha fina e/ou exames de imagem[3].

Glândula tireoide

A glândula tireoide reside abaixo da cartilagem cricoide e se sobrepõe à traqueia anteriormente. Pode ser palpada, com o examinador ficando atrás do paciente e colocando as duas mãos na área paratraqueal perto da cartilagem cricoide. Pedir para o paciente engolir ajuda a delinear os lobos da tireoide. Avaliar a consistência, o tamanho, os limites e a presença de aderências, por exemplo. Nódulos ou estruturas císticas devem ser cuidadosamente observados e avaliados, podendo-se necessitar de punção aspirativa por agulha fina. A adenopatia adjacente no nível VI também deve ser avaliada[3,4].

Pele

Durante o exame otorrinolaringológico, a pele que recobre a face e o pescoço também é avaliada. O pavilhão auricular está exposto à luz solar frequente e possui maior risco de desenvolver carcinoma basocelular e carcinoma de células escamosas. O couro cabeludo também deve ser examinado quanto à presença de lesões cutâneas compatíveis com melanoma, carcinoma basocelular ou carcinoma de células escamosas. Pacientes com hemangiomas na cabeça ou no pescoço devem ser avaliados quanto à possibilidade de hemangiomas em outras localizações do corpo[3].

REFERÊNCIAS BIBLIOGRÁFICAS

1. Zitelli BJ, McIntire S, Nowalk AJ (eds.). Zitelli and Davi's atlas of pediatrics physical diagnosis. 6.ed. Philadelphia: Elsevier; 2012. p.1088.
2. Johnson JT, Rosen CA. Bailey's head and neck surgery-otolaryngology. 5.ed. Philadelphia: Lippincott Williams & Wilkins; 2014. p.3016.
3. Paul W, Flint PW, Haughey BH, Lund V, Niparko JK, Thomas Robbins K, et al. (eds.). Cummings otolaryngology: head & neck surgery. 6.ed. New York: Saunders; 2015. p.3624.
4. Pignatari SSN, Lima WTA (eds.). Tratado de otorrinolaringologia. 3.ed. Rio de Janeiro: Elsevier; 2017. p.1024.

45

Semiologia oftalmológica para o pediatra

Fabio Ejzenbaum
Luisa Moreira Hopker
Júlia Dutra Rossetto

ANATOMIA OCULAR E DESENVOLVIMENTO VISUAL

O pediatra que se familiariza com a anatomia ocular externa normal da criança, bem como com os marcos de desenvolvimento visual, é capaz de reconhecer a presença das principais doenças oculares; poderá, dessa forma, perceber assimetrias entre os olhos e anexos oculares e alterações da visão quando comparado com o desenvolvimento esperado para cada faixa etária.

A ectoscopia dos bebês e crianças pequenas é caracterizada pela presença de epicanto no canto interno dos olhos e ponte nasal alargada (Figura 1). As pálpebras apresentam simetria na altura e contorno e os cílios estão bem posicionados, sem tocar a superfície anterior dos olhos. O sistema lacrimal encontra-se no canto interno dos olhos e desemboca no meato nasal inferior.

A anatomia ocular externa inclui a conjuntiva, tecido transparente que recobre a esclera (porção branca dos olhos) e a córnea, porção transparente dos olhos. Posterior à córnea tem-se a íris (porção colorida dos olhos), cujo orifício constitui a pupila. É importante perceber a transparência e o brilho corneanos, e a simetria da íris e pupila entre os olhos. Essa avaliação externa pode ser feita com boa iluminação natural ou com o uso de uma lanterna.

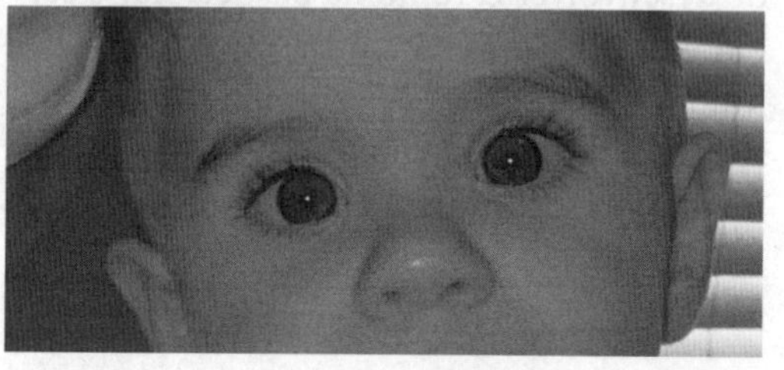

FIGURA 1 Ectoscopia de bebê saudável, com presença de ponte nasal alargada (aumento da distância entre os cantos internos dos olhos), epicanto nasal e reflexos corneanos centralizados em ambas as pupilas.

O desenvolvimento da visão dá-se desde o período intrauterino até por volta dos sete anos de idade. É importante conhecer os marcos visuais para poder acompanhar a evolução da criança. A detecção precoce de atrasos ou comportamentos inadequados para a idade permite que eles sejam tratados e muitas vezes evita um prejuízo visual irreversível (Quadro 1)[1,2].

MARCOS DO DESENVOLVIMENTO VISUAL NA INFÂNCIA[1,3]

- Recém-nascidos: presença de percepção luminosa (o bebê fecha as pálpebras ao incidir uma luz em seus olhos).

QUADRO 1 Avaliação funcional em crianças menores de 1 ano

Comportamento	Idade				
	Neonato	6 semanas	3 meses	4 meses	5 meses +
Pisca os olhos diante de *flash* luminoso?	Deve fazer. Caso contrário, suspeitar de problema.				
Vira-se para a luz difusa?	Não esperado para a idade.	Pode fazer.	Deve fazer. Caso contrário, suspeitar de problema.		
Fixa e segue a face de perto?	Não esperado para a idade.	Pode fazer.	Deve fazer. Caso contráriow, suspeitar de problema.		
Observa o adulto a 75 cm?	Não esperado para a idade.	Pode fazer.	Deve fazer. Caso contrário, suspeitar de problema.		
Fixa e segue bolas em movimento?	Não esperado para a idade.	Pode fazer.	Deve fazer. Caso contrário, suspeitar de problema.		
Observa o adulto a 1,5 metro?	Não esperado para a idade.	Pode fazer.		Deve fazer. Caso contrário, suspeitar de problema.	
Converge os olhos adequadamente?	Não esperado para a idade.	Pode fazer.		Deve fazer. Caso contrário, suspeitar de problema.	
Pisca os olhos diante do perigo?	Não esperado para a idade.		Pode fazer.		Deve fazer. Caso contrário, suspeitar de problema.
Fixa e tenta alcançar um objeto?	Não esperado para a idade.		Pode fazer.		Deve fazer. Caso contrário, suspeitar de problema.

Observação: considerar a idade gestacional corrigida nos bebês prematuros.
Fonte: Diretrizes de Atenção à Saúde Ocular na Infância, Ministério da Saúde, 2016;[1] adaptada de Baiyeroju A et al., 2010.[2]

- Um mês de vida: presença de fixação visual e movimento ocular horizontal (o bebê olha diretamente para um objeto apresentado próximo a ele e começa a acompanhá-lo horizontalmente).
- Dois meses de idade: desenvolvimento de movimentos oculares verticais.
- Três meses de idade: presença de movimentos de seguimento adequados; o bebê consistentemente fixa e segue os objetos apresentados a ele.

Nota: os movimentos dos olhos podem não ser coordenados até os seis meses de idade, pois a visão binocular ainda não está completamente desenvolvida, principalmente nos bebês com atraso neuropsicomotor. Nesses casos, pode haver desvio ocular intermitente pequeno e variável. Mas, se o desvio for constante, a avaliação oftalmológica é imprescindível[4].

- Seis meses de idade: presença de paralelismo ocular em todas as direções e tentativa de alcançar os objetos com as mãos.
- Nove meses de idade: capacidade de reconhecer rostos e expressões; o bebê imita e/ou reconhece expressões faciais e rostos familiares.

EPIDEMIOLOGIA DAS PRINCIPAIS DOENÇAS OFTALMOLÓGICAS NA INFÂNCIA E SEUS PRINCIPAIS SINTOMAS

Erros refrativos

A principal alteração oftalmológica na infância é o erro refrativo não corrigido. Tendo prevalência de 15% até os 12 anos de idade, pode ser responsável por até 69% dos problemas visuais que ocorrem na infância[5,6]. Dependendo do grau do erro refrativo e da idade da criança, esses problemas podem ser ambliogênicos se não forem corrigidos; ou seja, eles podem levar à deficiência visual permanente[7]. Em crianças em idade escolar, os erros de refração não corrigidos são considerados um problema de saúde pública e são a principal causa de deficiência visual em crianças em todo o mundo. Na América Latina, de acordo com a Organização Mundial da Saúde (OMS) e o Conselho Brasileiro de Oftalmologia, cerca de 23 milhões de crianças têm problemas de visão relacionados a erros de refração não corrigidos, que podem afetar seu desenvolvimento, escolaridade e desempenho social[8].

Ambliopia

A ambliopia é a segunda doença ocular tratável mais prevalente (depois dos erros refrativos)[9-13] e afeta cerca de 2% a 4% da população pediátrica[7,14]. Geralmente é tratável se diagnosticada precocemente; no entanto, pela dificuldade em detectar a doença, centenas de milhares de crianças norte-americanas e milhões em todo o mundo sofrem perda de visão desnecessária e permanente a cada ano[1,7]. A ambliopia não tratada pode afetar negativamente a função visual, a qualidade de vida e a capacidade de trabalho do indivíduo[14].

Um problema comum aos erros refrativos e ambliopia é que eles são, na maioria das vezes, assintomáticos ou oligossintomáticos, sendo diagnosticados apenas pelo exame oftalmológico de rotina ou triagem visual.

Estrabismo

Estrabismo é o desalinhamento dos olhos. O alinhamento ocular é um dos requisitos necessários para um desenvolvimento visual normal. A visão binocular depende da integração das imagens retinianas no cérebro, processo conhecido como fusão, que, além de permitir a binocularidade (estereopsia), promove o alinhamento ocular. A estereopsia é a propriedade binocular de utilizar sinais de disparidade para compor a percepção de profundidade[15]. O período crítico para o desenvolvimento da visão binocular permanece controverso, mas parece se iniciar nos primeiros 3 a 4 meses de vida em humanos. A criança que apresenta estrabismo em idade precoce ou antes dos 4 a 5 anos de idade não apresenta diplopia, porque existe supressão do olho não fixador. A supressão é um mecanismo de defesa, no nível cortical, para evitar a diplopia e a confusão de imagens, interrompendo o desenvolvimento visual binocular com perda da fusão e da estereopsia. Caso ocorra desvio ocular após os 6-7 anos de idade, quando a visão binocular já se desenvolveu, haverá diplopia. Crianças com estrabismo adquirido, diplopia, limitação dos movimentos oculares, ptose ou outros sinais neurológicos e baixa visão ou alteração do reflexo vermelho devem ser encaminhadas para consulta urgente com oftalmologista. Esses sinais podem indicar doenças oftalmológicas ou neurológicas possivelmente graves.

Ao nascimento, o alinhamento ocular é variável, de modo que 70% das crianças apresentam exotropia (desvio divergente) pequena e variável; a esotropia (desvio convergente) é rara. Pacientes com estrabismo após os 6 meses devem ser encaminhados ao oftalmologista.

O estrabismo pode ser constante ou intermitente e há vários tipos de estrabismo, como a esotropia, a exotropia e os desvios verticais (hipertropias) e torcionais, que podem ser classificados em comitantes ou incomitantes (Figuras 2, 3 e 4).

No estrabismo comitante, o desvio é o mesmo em todas as posições do olhar, e os olhos movem-se em todas as direções, sendo o tipo mais comum. Já no desvio incomitante, o desvio é diferente nas diferentes posições

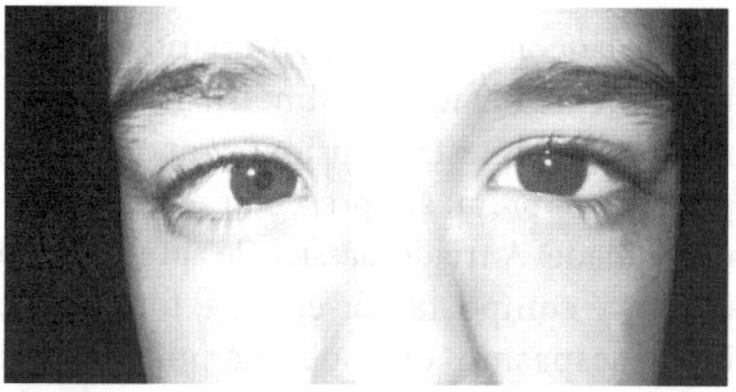

FIGURA 2 Criança com esotropia (desvio convergente).

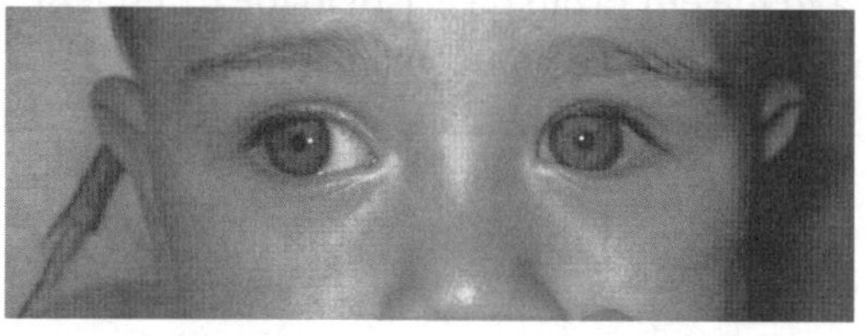

FIGURA 3 Criança com exotropia (desvio divergente).

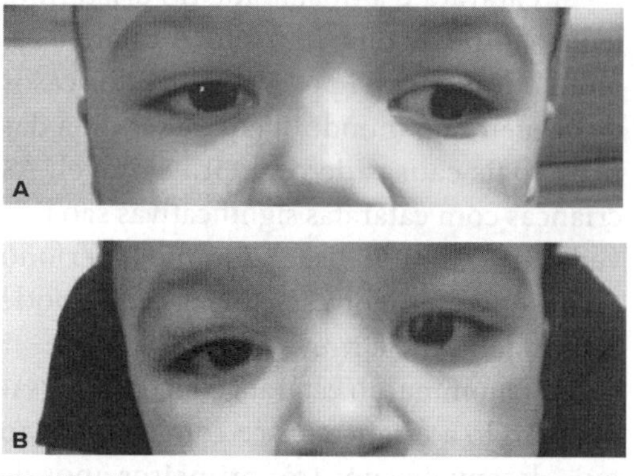

FIGURA 4 Criança com exotropia intermitente. A: os olhos estão alinhados para fora. B: os olhos estão desviados.

do olhar e observa-se limitação dos movimentos oculares, que pode ser causada por restrições ou paresias/paralisias[16].

Obstrução da via lacrimal

A obstrução congênita do ducto nasolacrimal representa um atraso na maturação do sistema lacrimal, com imperfuração da porção terminal do ducto nasolacrimal por uma obstrução membranosa sobre a válvula de Hasner. Trata-se de anormalidade isolada comum, porém é mais frequente em pacientes com outras doenças, como a síndrome de Down e síndrome CHARGE (coloboma, defeitos cardíacos, atresia de coanas nasais, retardo do desenvolvimento, anormalidades genitais e urinárias, anormalidades da orelha e surdez).

O quadro clínico é caracterizado por epífora ou acúmulo de secreção presente desde as primeiras semanas de nascimento, geralmente unilateral, podendo ser bilateral. Outros sinais, como olho vermelho ou fotofobia, estão ausentes.

Ao exame, o menisco lacrimal encontra-se aumentado; pode haver acúmulo de secreção nos cílios e olho calmo. A expressão do saco lacrimal pode levar à saída de secreção através dos pontos lacrimais, caracterizando obstrução baixa.

Em sua história natural, a obstrução congênita das vias lacrimais está presente em aproximadamente 50% dos recém-nascidos; a maioria delas apresenta resolução espontânea em 4 a 6 semanas após o nascimento[17]. Dessa forma, a obstrução torna-se evidente em apenas 2% a 6% dos bebês nascidos a termo com 3 a 4 semanas de vida[17]. Aproximadamente 90% de todas as obstruções congênitas se resolvem espontaneamente no primeiro ano de vida[17].

Dessa forma, na ausência de complicações como dacriocistite e obstrução respiratória, o tratamento é conservador durante o primeiro ano de vida, com higiene local e massagem do saco lacrimal. Nos casos persistentes após um ano de vida, o tratamento cirúrgico se faz necessário.

Ptose palpebral

A ptose palpebral consiste no deslocamento inferior da pálpebra superior. Esse deslocamento pode afetar reversivelmente o campo visual superior e até mesmo a visão central nos casos graves.

A ptose congênita tem como principal causa a deficiência do músculo levantador da pálpebra superior (causa miogênica)[17]. O histórico familiar de ptose pode estar presente, porém não há padrão de herança bem definido.

Na avaliação do paciente com ptose, é importante detectar o arqueamento das sobrancelhas (pelo uso excessivo do músculo frontal), a presença de uma posição viciosa de cabeça para permitir um eixo visual livre (geralmente com elevação do mento), ou a presença de anomalias inervacionais faciais como na síndrome de Marcus Gunn (sincinesia anormal entre o levantador da pálpebra superior e, geralmente, o músculo pterigoide lateral, na qual a pálpebra afetada geralmente é ptótica, mas se eleva quando o maxilar é aberto).

O exame oftalmológico completo com avaliação de acuidade visual e refração deve ser realizado em todas as crianças com ptose congênita, uma vez que a ambliopia ocorre em cerca de 20% desses pacientes[17]. Exames complementares se fazem necessários apenas na presença de outros achados, como na síndrome de Horner, paralisia oculomotora e outras causas de ptose adquirida.

Glaucoma infantil

O glaucoma infantil é uma doença de diferentes etiologias e prognóstico visual devastador quando não diagnosticado e tratado adequadamente. É responsável por 6% entre 1,4 milhão de crianças cegas. A prevalência do glaucoma congênito no mundo varia de 0,04% a 41,3% e no Brasil varia de 10,8% a 30,6%[18-20]. Dessa forma, seu reconhecimento é primordial a fim de se evitar a baixa visual ou cegueira irreversíveis.

A história familiar de glaucoma congênito é extremamente relevante na anamnese e triagem do paciente.

O glaucoma congênito primário (GCP) é tipicamente bilateral, assimétrico e normalmente se manifesta no primeiro ano de vida, podendo, porém, se apresentar em qualquer outra idade. A tríade clássica de apresentação clínica é composta por epífora, fotofobia e blefaroespasmo. O glaucoma pode levar à opacificação da córnea e alteração no teste do reflexo vermelho (TRV). O olho frequentemente tem tamanho maior que o normal para a idade em razão da elasticidade da esclera.

No caso do glaucoma congênito, o tratamento deve ser imediato, ainda nas primeiras semanas de vida; seu atraso apresenta impacto direto no prognóstico visual (Figura 5)[21].

Catarata infantil

A catarata é a opacidade do cristalino, lente natural do olho humano. A catarata infantil é responsável por 5% a 20% dos casos de cegueira no mundo, além de ser uma das principais causas de cegueira evitável. As crianças com cataratas significativas são privadas de estímulo visual durante o período de desenvolvimento sensorial, o que pode causar deficiência irreversível[22].

A denominação catarata congênita é usada quando a criança nasce com a condição ou a desenvolve nos três primeiros anos de vida. Já catarata do desenvolvimento é usada para os casos que aparecem após o primeiro ano de vida e juvenil ou pediátrica, para aquelas que se manifestam em qualquer idade, porém a criança não nasceu com a condição.

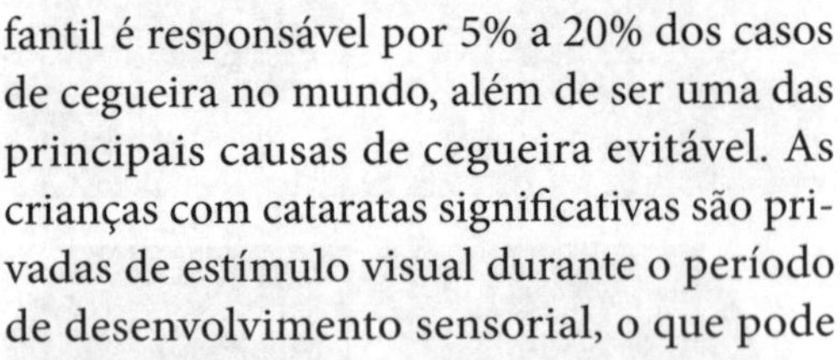

FIGURA 5 Opacidade corneana e aumento do diâmetro corneano típicos do glaucoma congênito.

As crianças que nascem com catarata devem ser tratadas o mais precocemente possível, para que consigam atingir níveis normais de visão ou muito próximos a esse patamar. Isso ocorre em razão do "período crítico" do desenvolvimento visual, que se dá nos três primeiros meses de vida. Para um bom prognóstico visual, é fundamental que as crianças tenham diagnóstico e tratamento precoces. O TRV é um exame simples e acessível, capaz de diagnosticar precocemente a catarata.

Nem sempre é possível identificar as causas, porém infecções, distúrbios metabólicos, malformações, causas genéticas, síndromes, uso de medicações, exposição à radiação e trauma, entre outros fatores, podem estar associados ao aparecimento de catarata.

Duas possibilidades de tratamento estão disponíveis para crianças com catarata: clínico ou cirúrgico. O tratamento clínico pode ser o de escolha nos casos em que a catarata é parcial e não obstrui totalmente o eixo visual, compreendendo a correção das ametropias, o uso de oclusão e midriáticos (colírios que dilatam a pupila). Porém, na maioria dos casos, o tratamento é cirúrgico[23].

Em bebês que nascem com catarata congênita, o tratamento cirúrgico deve acontecer na sexta semana de vida, no caso de catarata unilateral, e em torno de 6 a 8 semanas de vida nas cataratas bilaterais. É importantíssimo respeitar essa idade para que uma boa acuidade seja atingida.

A afacia (ausência de cristalino) pode ser corrigida com o implante de lente intraocular, óculos ou lentes de contato, e os fatores que influenciarão na decisão são idade da criança, etiologia da catarata, condições oculares e fatores ambientais.

Após a cirurgia, essas crianças devem ser tratadas por uma equipe multidisciplinar visando a uma adequada habilitação e reabilitação visual. A equipe deve contar com oftalmologistas, pediatras, fisioterapeutas visuais e os pais/responsáveis.

Retinoblastoma

O retinoblastoma é o tumor intraocular maligno mais comum na infância. Ocorre em aproximadamente 12 casos por milhão de nascidos vivos. Afeta crianças menores de 4 anos e, na maior parte dos casos, é unilateral (60%). O sintoma mais frequente é a leucocoria (pupila branca que não reflete a luz no exame do reflexo vermelho). O momento do diagnóstico e do início do tratamento é fundamental para o prognóstico visual e para a sobrevida da criança, portanto a criança que apresentar esse sinal deve ser encaminhada com urgência para um oftalmologista para um exame completo com dilatação das pupilas e avaliação do fundo de olho[24].

Conjuntivites

As conjuntivites são a principal causa de olho vermelho e podem ocorrer em diversas faixas etárias na infância. Podem ser bacterianas, virais ou alérgicas.

A bacteriana é causada principalmente por *Haemophilus influenzae*, *Streptococcus pneumoniae* e *Moraxella* ssp. Pode ocorrer no período neonatal e é tipicamente bilateral com secreção mucopurulenta. Deve ser prontamente diagnosticada e tratada. Se ocorrer em até 48 horas de vida e o nitrato de prata tiver sido instilado, pode ser uma reação a esse medicamento e a conjuntivite tende a ser autolimitada. Se ocorrer na primeira semana de vida e houver secreção exuberante, deve-se pensar em conjuntivite gonocócica. O diagnostico é confirmado pelo exame do esfregaço da secreção e pesquisa para Gram. Já a conjuntivite por clamídia é unilateral e ocorre mais tardiamente, perto dos 14 dias de vida.

O diagnostico é realizado por imunofluorescência direta ou PCR.

A conjuntivite viral muito frequentemente é causada por adenovírus com quadro bilateral assimétrico, associada a edema periorbital, quemose, prurido e secreção mucosserosa. A criança comumente apresenta história de contato com outro paciente com quadro clínico semelhante.

Já a conjuntivite alérgica é desencadeada por alérgenos e apresenta prurido ocular, lacrimejamento e olho vermelho. A córnea pode ser acometida e o quadro persistente pode trazer sequelas graves, com comprometimento da visão. Pode ser perene ou sazonal e afetar até 20% da população pediátrica.

MÉTODOS PARA AVALIAÇÃO DO SISTEMA VISUAL PELO PEDIATRA[7,25,26]

O material necessário para a realização do exame do sistema visual pelo pediatra inclui um brinquedo pequeno sem luz ou som que chame a atenção da criança, uma lanterna pequena com o foco de luz concentrado e um oftalmoscópio direto. Avaliação adicional da acuidade visual monocular, factível a partir dos três anos de idade, exige ainda oclusor e tabela de acuidade visual com optotipos adequados para a idade da criança, como optotipos de figuras ou E de Snellen. Atualmente, há aplicativos de telefone celular disponíveis com diversas opções de optotipos que podem ser aplicados pelo pediatra ou pelos cuidadores, nos casos de consultas a distância (Verana Vision Test, de Verana Health, Inc; Eye Chart HD, teste de visão de Dok LLC; Eye Handbook, de Cloud Nine Development LLC etc.).

O exame feito pelo pediatra consiste em anamnese, avaliação externa dos olhos e anexos, TRV e reflexo corneano, avaliação funcional da visão adequada para a idade, exame da motilidade ocular e das pupilas.

Anamnese

Na anamnese, deve-se obter a história familiar relevante quanto às doenças oftalmológicas potencialmente hereditárias, como catarata ou glaucoma na infância, retinoblastoma, estrabismo, ambliopia, erros refrativos significativos (miopia, hipermetropia e astigmatismo), cirurgias oftalmológicas e/ou uso de óculos na infância pelos parentes próximos. Deve-se indagar se há nos antecedentes pessoais da criança o histórico de prematuridade extrema (peso de nascimento inferior a 1.500 g e/ou idade gestacional inferior a 32 semanas de gestação), de exposição vertical a doenças infecciosas (toxoplasmose, sífilis, citomegalovírus, Zika etc.), de trauma ocular ou de doenças associadas a anormalidades oculares (atraso no desenvolvimento neuropsicomotor, doenças metabólicas, genéticas ou reumatológicas). Os pais ou cuidadores devem ser perguntados se há suspeita de que a criança apresenta dificuldade visual, se há desvio dos olhos ainda que intermitente, se há movimentação ocular anômala ou alguma queixa em relação ao comportamento visual da criança.

Avaliação externa dos olhos e anexos

A avaliação das estruturas externas consiste em examinar pálpebras, cílios, vias lacrimais, conjuntiva, esclera, córnea e íris e detectar anormalidades e/ou assimetrias. A posição da cabeça da criança também deve ser observada para detectar posições viciosas (face girada para um dos lados, inclinação da cabeça em direção a um dos ombros ou elevação/depressão do mento) e possíveis alterações da posição da cabeça quando a criança fixa o olhar em um objeto de interesse. Essas alterações sugerem a presença de desvio ocular ou de nistagmo, nos quais a posição de cabeça promove melhor binocularidadade ou melhora da acuidade visual.

Deve-se estar atento quanto à presença de ptose palpebral, edema palpebral, hiperemia conjuntival persistente, opacidade ou perda do brilho corneano, aumento do diâmetro corneano e lacrimejamento. Deve-se avaliar a anatomia da face quanto à presença de epicanto, distância interocular e alterações do posicionamento palpebral.

Nota: crianças com epicanto e ponte nasal alargada podem apresentar aparência de estrabismo convergente, conhecido como pseudoesotropia (Figura 6).

Teste do reflexo vermelho e teste do reflexo corneano

O teste do reflexo vermelho (TRV) avalia a transparência de meios ópticos, desde a córnea, câmara anterior, cristalino e corpo vítreo até a retina e é usado como método de triagem de doenças oftalmológicas com risco de déficit visual nos recém-nascidos. Tais doenças incluem catarata (alteração da transparência do cristalino), glaucoma (perda da transparência da córnea secundária a edema corneano), toxoplasmose (alteração da transparência do vítreo decorrente de inflamação ou cicatriz coriorretiniana extensa), retinoblastoma (presença de tumor intraocular), descolamentos de retina tardios. O teste do reflexo corneano avalia o reflexo da luz do oftalmoscópio na córnea, permite a avaliação do alinhamento ocular e a detecção de estrabismos manifestos.

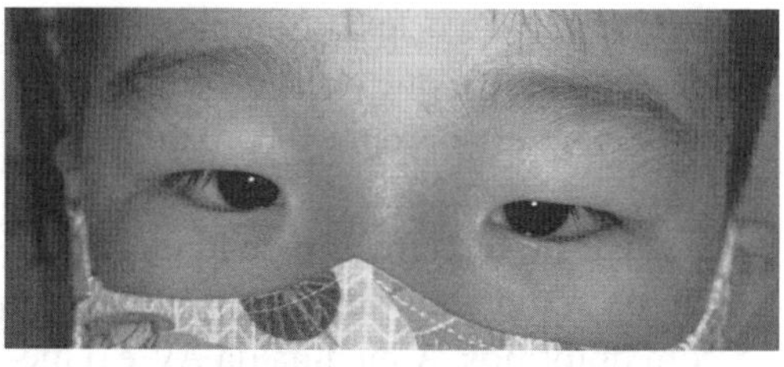

FIGURA 6 Ectoscopia de paciente oriental com pseudoesotropia, com presença de ponte nasal alargada e epicanto nasal, porém com os reflexos corneanos centralizados em ambas as pupilas.

No Brasil, alguns estados já aprovaram legislação que torna obrigatória a realização do TRV pelo pediatra em todos os recém-nascidos antes da alta da maternidade e uma lei federal está em tramitação no plenário. A Agência Nacional de Saúde Suplementar (ANS) também incluiu o TRV na lista de procedimentos com cobertura obrigatória pelo seguro saúde.

Como fazer: o TRV deve ser realizado em ambiente de iluminação baixa e com o oftalmoscópio com a lente neutra (poder da lente do equipamento no número zero). O médico deve se posicionar com os olhos na altura dos olhos da criança, a uma distância de cerca de 50 cm, e iluminar ambos os olhos da criança simultaneamente (Figura 7). As lentes do oftalmoscópio devem então ser ajustadas de forma que os olhos fiquem nítidos e focados, se necessário. O reflexo deve ser vermelho e simétrico em ambos os olhos para ser considerado normal. A coloração do reflexo pode variar de acordo com a pigmentação da retina e, por isso, pode variar dentre os pacientes[27].

O teste do reflexo corneano pode ser realizado simultaneamente ao TRV. Deve-se, no entanto, observar a posição do reflexo da luz do oftalmoscópio na córnea em relação à pupila da criança. O teste é considerado normal quando ambos os reflexos coincidem com o centro da pupila de cada olho (Figura 8).

Avaliação da função visual adequada para a idade

- Recém-nascidos: avaliação da percepção luminosa e do reflexo de piscar. Deve-se iluminar os olhos do bebê em um ambiente de baixa iluminação e observar a presença do reflexo de fechar os olhos. Pode-se também aproximar rapidamente a mão

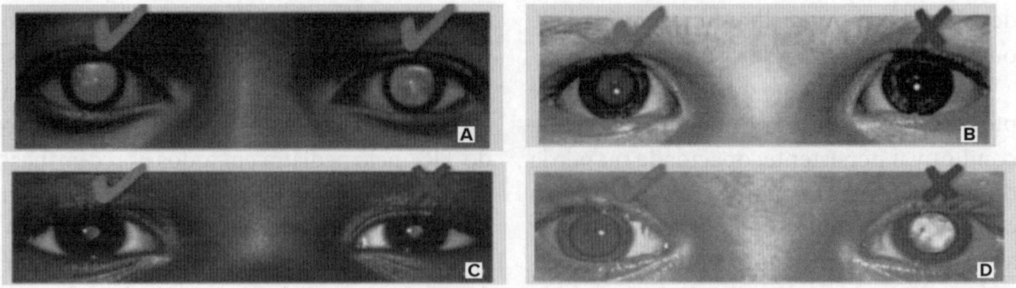

FIGURA 7 Teste do reflexo vermelho[27]. A: reflexo vermelho normal em ambos os olhos. B: reflexo vermelho ausente em olho esquerdo. C: reflexo vermelho alterado em olho esquerdo, provavelmente sugerindo catarata. D: reflexo vermelho alterado em olho esquerdo, podendo sugerir retinoblastoma.

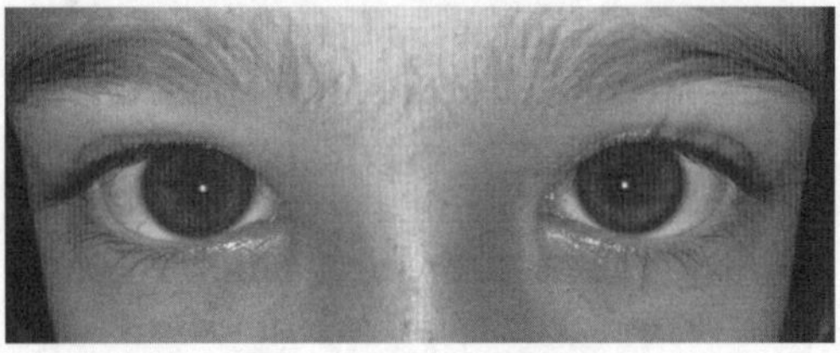

FIGURA 8 Reflexo corneano centralizado em ambos os olhos demonstrando alinhamento ocular adequado.

dos olhos da criança e observar o mesmo reflexo.

- A partir do terceiro mês de vida: avaliação de fixação e seguimento monocular.

Como fazer: o médico deve se posicionar com os olhos na altura dos olhos da criança, a uma distância de um braço, e apresentar a ela um objeto pequeno, sem luz ou som que lhe desperte o interesse. O objeto deve ser apresentado para cada um dos olhos separadamente e ser deslocado para que a criança o siga com o olho; para tanto, deve-se ocluir um dos olhos enquanto se testa o outro. A oclusão pode ser feita posicionando a mão livre do examinador sobre a cabeça da criança e tampando o olho que não estiver sendo testado com o polegar (Figura 9). Objetos presos a pontas de lápis com cores vivas, ou que se movam, podem ser interessantes para a criança. Muitas vezes diferentes objetos devem ser apresentados para manter o interesse da criança.

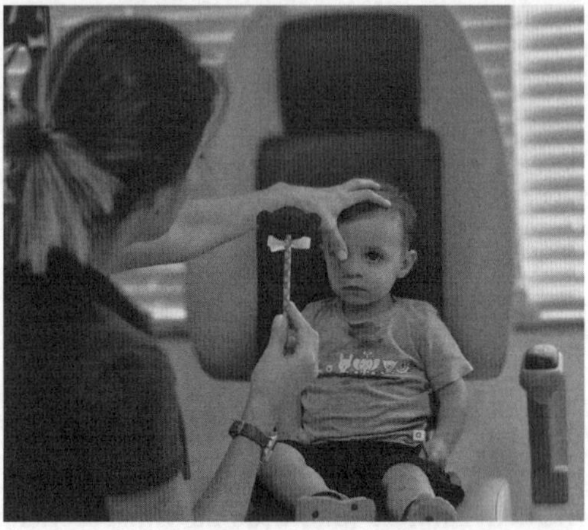

FIGURA 9 Execução do teste de fixação e seguimento monocular em consultório.

Resultados possíveis: a criança pode fixar e seguir com cada olho separadamente, o que é considerado normal; a criança pode reagir à oclusão de apenas um dos olhos e ser incapaz de seguir com o olho contralateral, o que sugere uma desigualdade da função visual; ou ainda pode reagir à oclusão de ambos os olhos por desconfiança, o que torna o exame inconclusivo e exige novo exame na próxima visita.

- A partir do terceiro ano de idade: medição da acuidade visual (AV) monocular com optotipos. A medida da AV é o método preferencial para detectar ambliopia (olho preguiçoso). A medida para longe deve ser testada a 6 metros de distância e para perto a 35-40 cm; o ambiente deve ser silencioso e livre de distrações. O exame deve ser feito com um olho de cada vez, com óculos, caso a criança utilize correção, e com a tabela mais sofisticada que a criança consiga responder. As tabelas disponíveis, em graus de dificuldade ascendente, incluem a tabela com figuras, sobre a qual a criança pode verbalizar o nome ou apontar a figura correspondente (jogo dos iguais), a tabela com E de Snellen, na qual a criança pode posicionar a mão no sentido correspondente ao da letra E da tabela apontada e, por fim, as letras do alfabeto.

Nota: preste atenção se a oclusão está bem-feita durante o exame; é comum as crianças espiarem por trás da oclusão, especialmente quando o olho de pior visão é testado.

Avaliação da motilidade ocular

A avaliação da motilidade deve ser realizada explorando-se as nove posições do olhar. Para isso, o médico deve se posicionar com os olhos na altura dos olhos da criança, a uma distância de um braço, e o responsável deve manter a cabeça da criança estável para que ela mova apenas os olhos. Deve-se, então, apresentar-lhe um objeto de interesse, movê-lo 360º no campo de visão da criança e estar atento a qualquer restrição da movimentação e/ou desvio entre os olhos, em todas as posições do olhar.

Nota: apresentar vídeos no celular para entreter a criança pode ser muito útil neste exame.

Avaliação das pupilas

A avaliação das pupilas deve ser realizada sob condições de baixa iluminação e deve-se avaliar seu tamanho, formato, simetria, reação de perto e reação à luz. A reação à luz deve ser testada por meio do reflexo direto, consensual e relativo (*swinging light test*). Uma diferença maior que 1 mm pode ser clinicamente significativa. A resposta pupilar normal é uma constrição simétrica de ambas as pupilas após iluminação direta de cada uma delas. Uma resposta anormal existe quando ocorre dilatação da pupila iluminada ou constrição assimétrica, o que pode significar um defeito pupilar aferente decorrente de alteração do nervo óptico ou da via óptica anterior.

- Avaliação da pressão intraocular (PIO): em casos suspeitos de glaucoma, pode-se aferir a PIO de forma grosseira pela palpação bidigital. Essa medida é muito útil, principalmente para avaliar a assimetria de pressão entre os olhos. O examinador palpa o globo ocular com a polpa dos dedos indicadores com a criança com as pálpebras fechadas. Pode-se comparar com a consistência do seu próprio globo ocular como parâmetro. Hipertonicidade indica uma PIO elevada, e a criança deve ser encaminhada ao oftalmologista com urgência (Figura 10)[28].

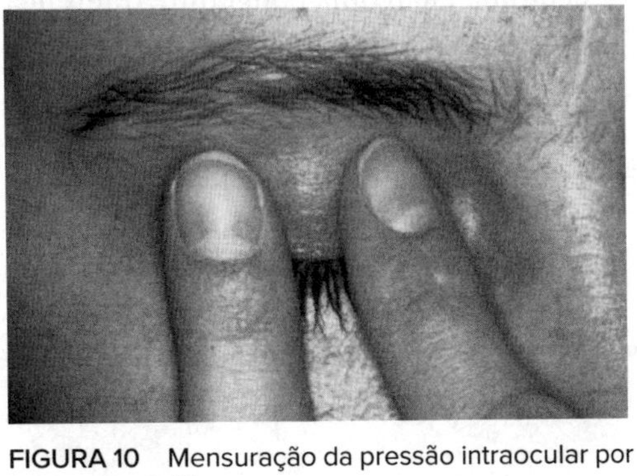

FIGURA 10 Mensuração da pressão intraocular por digitopressão[28].

RECOMENDAÇÕES DOS EXAMES NA CRIANÇA[1,3,4,26-29]

O TRV deve ser realizado até 72 horas de vida e repetido pelo pediatra durante as consultas de puericultura pelo menos três vezes ao ano, durante os primeiros três anos de vida.

Deve ser realizada avaliação de rotina da função visual apropriada para a idade de bebês e crianças durante os primeiros três anos de vida pelo pediatra.

Na presença de qualquer alteração nos exames realizados, deve ser feito encaminhamento ao oftalmologista o quanto antes e idealmente dentro de três meses. Nos casos de alteração no TRV (reflexo ausente, branco ou assimétrico entre os olhos), o encaminhamento deve ser urgente, idealmente dentro de um mês no máximo. Isto porque a catarata congênita é uma causa possível e pode exigir cirurgia antes das 12 semanas de vida.

RECOMENDAÇÕES DOS EXAMES NA CRIANÇA POR IDADE

Recém-nascidos

Teste do reflexo vermelho e avaliação externa

- TRV anormal – diagnósticos diferenciais: catarata, glaucoma congênito, diferença de grau alta (anisometropia), persistência da vasculatura fetal, retinoblastoma (raro nesta idade).
- Comportamento visual esperado: presença de percepção luminosa (o bebê fecha as pálpebras ao se incidir uma luz em seus olhos).
- Alterações mais comuns: obstrução congênita das vias lacrimais, conjuntivite.

0 a 36 meses

- Em todas as consultas: anamnese, avaliar marcos de desenvolvimento visual para bebês saudáveis.
- Pelo menos três vezes ao ano: avaliação externa dos olhos e anexos, TRV e reflexo corneano, avaliação funcional da visão adequada para a idade, exame da motilidade ocular e das pupilas.

Nota: o TRV não descarta alterações visuais como a ambliopia, logo, não substitui o exame oftalmológico completo.

Encaminhar para exame oftalmológico completo entre 6 e 12 meses

- Anormalidade na função visual para a idade: bebês que não fazem contato visual nos primeiros dois meses de vida ou não mostram sorriso social e percepção das próprias mãos aos três meses; que não pegam brinquedos aos seis meses, ou não reconhecem rostos aos 11 meses. Estes bebês devem ser encaminhados para um exame oftalmológico completo, idealmente, dentro de um mês.
- Principais alterações: erros refrativos, ambliopia, estrabismo.

Exame em crianças maiores de 3 anos

Anamnese, avaliação externa dos olhos e anexos, TRV e reflexo corneano, avaliação funcional da visão adequada para a idade, exame da motilidade ocular e das pupilas.

Encaminhar para exame oftalmológico completo aos 3 anos (3-5 anos)

- Principais alterações: estrabismo, ambliopia, erros refrativos.

SINAIS DE ALARME E NECESSIDADE DE ENCAMINHAMENTO PARA O OFTALMOLOGISTA

- Lacrimejamento: é uma das principais queixas oftalmológicas no primeiro ano de vida. Frequentemente pode ser confundido com conjuntivite, mas a principal diferença entre a obstrução do canal lacrimal e a conjuntivite é o olho branco, calmo, sem sinais inflamatórios nos casos de obstrução, além de ser na maior parte das vezes unilateral e persistente.
- Leucocoria: leucocoria significa pupila branca (*leukos*: branco, *koria*: pupila) e é uma alteração encontrada quando se realizada o TRV. Diversas afecções oculares podem levar a esta condição e as consequências são desde comprometimento do desenvolvimento visual até, em casos graves, risco à vida. Por tanto, sempre se deve descartar inicialmente o retinoblastoma. As principais causas são: retinoblastoma, persistência da vasculatura fetal, uveítes, retinopatia da prematuridade, coloboma do nervo óptico, tumores de retina e a catarata infantil.
- Olho vermelho: olho vermelho é outra causa importante de queixa ocular na infância. O diagnóstico diferencial do olho vermelho inclui as conjuntivites, episclerites/esclerites, uveítes, glaucoma e trauma.
- Estrabismo: como previamente citado, essa é uma alteração que requer avaliação oftalmológica imediata.
- Baixa visual e/ou astenopia: muitas vezes a criança relata que enxerga mal, o que prontamente requer avaliação oftalmológica. Porém, muitas vezes embora não tenham queixas ou sintomas como cefaleia, a presença de olho vermelho ou desconforto após esforço visual (astenopia) pode ser sinal de que a criança precisa de correção óptica. A baixa acuidade também é um importante sinal de alerta para doenças que possam estar afetando as vias ópticas.
- Prurido: embora muitas vezes coçar os olhos possa parecer um sintoma que não requer cuidados, o controle do prurido é essencial, pois em longo prazo pode levar a deformidades corneais na vida adulta (ceratocone).

INFORMAÇÕES IMPORTANTES A SEREM DADAS AOS PAIS

Os pais devem ser orientados a procurar um oftalmologista se seu bebê tiver qualquer dos comportamentos listados a seguir:

- Não fizer contato visual nos primeiros dois meses de vida.
- Não apresentar sorriso social ou percepção das próprias mãos aos três meses.
- Não pegar brinquedos aos seis meses.
- Apresentar desvio ocular (olho torto, "vesgo") após os seis meses ou desvio constante (todo o tempo) mesmo antes dos seis meses.
- Não reconhecer rostos e expressões aos 11 meses.

Os pais devem procurar um oftalmologista se seu filho tiver qualquer dos sinais ou sintomas listados a seguir:

- Lacrimejamento ou vermelhidão dos olhos persistente.
- Piscar excessivo, fechar frequente de um dos olhos ou apertar os olhos.
- Coçar muito os olhos.

- Pupila branca ou com reflexo anormal.
- Desvio ocular (estrabismo).

Os pais devem ser orientados a levar seus filhos para um exame oftalmológico completo entre 6 e 12 meses de idade e entre 3 e 5 anos.

REFERÊNCIAS BIBLIOGRÁFICAS

1. Diretrizes de Atenção à Saúde Ocular na Infância: Detecção e Intervenção Precoce para a Prevenção de Deficiências Visuais - 2016. Disponível em: https://bvsms.saude.gov.br/bvs/publicacoes/diretrizes_saude_ocular_infancia_prevencao_deficiencias_visuais.pdf [acesso out. 2021].
2. Baiyeroju A, Gilbert C, Taylor D. Managing eye health in young children. Community Eye Health. 2010;23(72):4-11.
3. Ophthalmology AAo. Vision Screening Program Models 2015. Disponível em: https://www.good-lite.com/cw3/Assets/documents/VisionScreeningProgramModels.pdf [acesso out. 2021].
4. Committee on Practice and Ambulatory Medicine SOO, American Association of Certified Orthoptists, American Association for Pediatric Ophtalmology, and Strabismus, American Academy of Ophtalmology. Visual system assessment in infants, children, and young adults by pediatricians. Pediatrics. 2016;137(1):28-30.
5. Varma R, Tarczy-Hornoch K, Jiang X. Visual impairment in preschool children in the United States: demographic and geographic variations from 2015 to 2060. JAMA Ophthalmol. 2017;135(6):610-6.
6. Polling JR LS, Klaver CCW. Prevalence of amblyopia and refractive errors in an unscreened population of children. Optom Vis Sci. 2012;89(11):e44-9.
7. Wallace DK, Morse CL, Melia M, Sprunger DT, Repka MX, Lee KA, et al. Pediatric Eye Evaluations Preferred Practice Pattern®: I. Vision Screening in the Primary Care and Community Setting; II. Comprehensive Ophthalmic Examination. Ophthalmology. 2018;125(1):P184-P227.
8. Avila MP, Alves MR, Nishi M. As condicões de saúde ocular no Brasil, 2015. Disponível em: https://www.nescon.medicina.ufmg.br/biblioteca/registro/As_condicoes_de_saude_ocular_no_Brasil/454 [acesso out. 2021].
9. Koning HJ, Groenewoud JH, Lantau VK, Tjiam AM, Hoogeveen WC, de Faber JT, et al. Effectiveness of screening for amblyopia and other eye disorders in a prospective birth cohort study. J Med Screen. 2013;20(2):66-72.
10. Eibschitz-Tsimhoni M, Friedman T, Naor J, Eibschitz N, Friedman Z. Early screening for amblyogenic risk factors lowers the prevalence and severity of amblyopia. J AAPOS. 2000;4(4):194-9.
11. Williams C, Northstone K, Harrad RA, Sparrow JM, Harvey I, Team AS. Amblyopia treatment outcomes after screening before or at age 3 years: follow up from randomised trial. BMJ. 2002;324(7353):1549.
12. Williams C, Northstone K, Harrad RA, Sparrow JM, Harvey I, Team AS. Amblyopia treatment outcomes after preschool screening v school entry screening: observational data from a prospective cohort study. Br J Ophthalmol. 2003;87(8):988-93.
13. Kirk VG, Clausen MM, Armitage MD, Arnold RW. Preverbal photoscreening for amblyogenic factors and outcomes in amblyopia treatment: early objective screening and visual acuities. Arch Ophthalmol. 2008;126(4):489-92.
14. Donahue SP. Screening In: Taylor DS, editor. Pediatric ophthalmology and strabismus. 3. ed. Edinburgh: Elsevier Saunders; 2005. p.62-5.
15. O'Connor AR, Tidbury TL. Stereopsis: are we assessing it in enough depth? Clin Exp Optom. 2018;101(4):485-94.
16. Park KA OS, Min JH, Kim BJ, Kim Y. Acquired onset of third, fourth, and sixth cranial nerve palsies in children and adolescents. Eye (Lond). 2019;33(6):965-73.
17. American Academy of Ophtalmology - 2016 2017 Basic and Clinical Science Course BCSC, Section 7 Orbit, Eyelids, and Lacrimal System. Disponível em: https://www.youtube.com/watch?v=GaQ7Uuh9YBo [acesso out. 2021].
18. Johnson GJ, Minassian DC, Weale RA, West SK. The epidemiology of eye disease. Glaucoma in children. 3. ed. London: Imperial College Press; 2012. p.668.
19. Haddad MA, Sei M, Sampaio MW, Kara-Jose N. Causes of visual impairment in children: a study of 3,210 cases. J Pediatr Ophthalmol Strabismus. 2007;44(4):232-40.
20. de Paula CHT, Vasconcelos GC, Nehemy MB, Granet D. Causes of visual impairment in children seen at a university-based hospital low vision service in Brazil. JAAPOS. 2015;19(3):252-6.
21. Moura CR, Fonseca Netto C, Esporcatte BLB. Glaucoma na infância. São Paulo:Cultura Médica; 2019. p.308.
22. Rahi JS, Dezateux C, British Congenital Cataract Interest Group. Measuring and interpreting the incidence of congenital ocular anomalies: lessons from a national study of congenital cataract in the UK. Invest Ophthalmol Vis Sci. 2001;42(7):1444-8.
23. Repka MX. Visual acuity outcome at age 10.5 years for treatment of monocular infantile cataract-it is worth the effort. JAMA Ophthalmol. 2020;138(4):372-3.
24. Ejzenbaum F, Solé D, Silva LR, Hopker LM. Oftalmologia clínica para o pediatra. Barueri: Manole; 2020. p.180.

25. American Academy of Pediatrics; Section on Ophthalmology; American Association for Pediatric Ophthalmology and Strabismus; American Academy of Ophthalmology; American Association of Certified Orthoptists. Red reflex examination in neonates, infants, and children. Pediatrics. 2008;122(6):1401-4.
26. Committee on Practice and Ambulatory Medicine, Section on Ophthalmology. American Association of Certified Orthoptists; American Association for Pediatric Ophthalmology and Strabismus; American Academy of Ophthalmology. Eye examination in infants, children, and young adults by pediatricians. Pediatrics. 2003;111(4 Pt 1):902-7.
27. How to test for the red reflex in a child. Comm Eye Health.2014;27(86):36.
28. American Academy of Ophthalmology. Disponível em: https://www.brainkart.com/article/Measurement-of-Intraocular-Pressure_25933/ [acesso out. 2021].
29. Rossetto JD, Hopker LM, Carvalho LEMR, Vadas MG, Zin AA, Mendonça TS, et al. Brazilian guidelines on the frequency of ophthalmic assessment and recommended examinations in healthy children younger than 5 years. Arq Bras Oftalmol. 2021; ahead of print.

46

Exame neurológico do recém-nascido

André Luis Santos do Carmo
Sérgio Antonio Antoniuk

INTRODUÇÃO

A avaliação neurológica do recém-nascido (RN) envolve uma história clínica atual e pregressa completas, o exame físico e exame neurológico e avaliações complementares específicas.

O exame neurológico do RN (ENRN) é de fundamental importância na avaliação global do neonato e consiste na apreciação do comportamento, tônus muscular e principalmente do grau de maturidade neurológica e reflexos de desenvolvimento.

O sistema nervoso do RN difere bioquímica, estrutural e funcionalmente da criança maior. As estruturas suprassegmentárias, principalmente o córtex cerebral, só adquirem a maturidade algum tempo após o nascimento[1].

Assim, o RN apresenta uma postura com tendência à flexão do tronco e extremidades, pouca movimentação voluntária e apresenta reflexos e reações específicas decorrentes de sua imaturidade. Sua avaliação requer técnicas de exploração que são diferentes da criança maior.

A avaliação neurológica tem como objetivo principal reconhecer disfunções neurológicas, sejam elas transitórias, sejam permanentes, delineando três objetivos principais:

1. Diagnosticar imediatamente qualquer alteração neurológica evidente, que ponha em risco a futura função do sistema nervoso, estabelecendo dessa forma condutas terapêuticas adequadas.
2. Avaliar a evolução de um distúrbio ou alteração neurológica para melhor esclarecimento. A avaliação deve ser dinâmica e evolutiva, não podendo definir uma alteração com a realização de um único exame.
3. Estabelecer um prognóstico assertivo a longo prazo, a fim de determinar uma eventual alteração futura previsível, considerando o RN "de risco", justificando um seguimento longitudinal.

Assim como em qualquer exame médico, é de fundamental importância que o exame neurológico seja confiável, possa ser reproduzido por qualquer examinador e seja válido, sendo sensível o suficiente para detectar não somente distúrbios grosseiros, mas também alterações mais sutis.

O ENRN, muitas vezes é deixado de lado pelo pediatra, por sua dificuldade e duração. Para facilitar e difundir este exame, foram elaboradas e padronizadas escalas para avaliação do comportamento do RN[2-5].

Para um adequado exame neurológico, diversas situações devem ser cuidadosamente observadas; uma das mais importantes é a idade gestacional do neonato. Ela deve ser assertivamente avaliada, pois o exame no recém-nato a termo e no prematuro é diferente e algumas anormalidades vistas no exame do prematuro não devem ser vistas como alterações patológicas. Além da idade gestacional, outros aspectos durante o ENRN devem ser considerados[6]:

- Idade do neonato: lembrar durante o ENRN do "choque do nascimento", quando ocorre uma falsa impressão de exame anormal no primeiro dia do nascimento em virtude de um "sofrimento fisiológico". Pode ocorrer um comprometimento global dos sinais neurológicos que desaparecem no terceiro dia pós-natal. Assim, o exame deve ser preferencialmente realizado no 2º ou 3º dia de vida com avaliações seriadas na evolução.
- Nível de alerta: preferencialmente desperto, olhos abertos com movimentos, sem choro.
- Tipo de sala: boa iluminação e temperatura que deve estar entre 24 e 27º C.
- Alimentação: avaliar duas horas antes ou após uma mamada, ou entre duas mamadas.
- Manobras que causam choro devem ser deixadas para o fim do exame.
- Considerar que muitas crianças, principalmente prematuras, estão instáveis clinicamente em relação às funções respiratórias e cardiológicas, pelo que se deve evitar manipulações vigorosas que podem causar reações adversas.

O protocolo formal para exame neurológico do RN deve seguir os seguintes itens:

- Observação geral: inclui dados vitais, nível de alerta, comportamento, exame do crânio e coluna.
- Exame dos pares cranianos.
- Avaliação motora: atitude e movimentação espontânea, tônus, reflexos profundos e superficiais.
- Reflexos primitivos do RN.
- Exame sensitivo.

OBSERVAÇÃO GERAL

Nível de alerta

Consiste na avaliação nos estados de vigília/sono.

Diversas classificações para a avaliação do estado vigília/sono foram propostos, sendo os principais os de Prechtl e de Brazelton, mais bem exemplificados no Quadro 1[3,5].

O momento ideal para realizar a avaliação neurológica do RN são os níveis 3 e 4 de Prechtl ou 4 e 5 de Brazelton, quando o RN

QUADRO 1 Estados de vigília e sono no RN

Segundo Prechtl[5]	Segundo Brezelton[3]
Estado 1 – Sono quieto: olhos fechados, respiração regular e ausência de movimentos	**Estado 1 – Sono profundo:** sono sem movimentos
Estado 2 – Sono ativo: olhos fechados, respiração irregular e sem movimentos grosseiros	**Estado 2 – Sono leve:** sono com poucos movimentos
Estado 3 – Despertar quieto: olhos abertos, sem movimentos grosseiros	**Estado 3 – Sonolência:** sono com movimentos ativos
Estado 4 – Despertar ativo: olhos abertos, movimentos grosseiros presentes, mas sem choro	**Estado 4 – Alerta inativo:** alerta sem movimentos
Estado 5 - Choro: olhos abertos ou fechados, chorando	**Estado 5 – Alerta com atividade:** alerta com muitos movimentos
Estado 6 - Outros: por exemplo, coma	**Estado 6 – Choro:** alerta chorando

Nota: comparação entre as classificações de nível de consciência e estados de alerta.

está quieto e desperto, que ocorrem após a alimentação e sem sono. Durante o exame com a manipulação da criança, os níveis de atenção variam inúmeras vezes.

Antes das 28 semanas de gestação, os períodos de vigília são difíceis de identificar. Com estímulos, a criança abre os olhos por segundos. Entre 28 e 32 semanas, esses períodos de aparente despertar duram minutos. Após 32 semanas, os olhos permanecem abertos com movimentos oculares espontâneos. Ciclos vigília-sono podem ser identificados. Após 36 semanas, aumentam os períodos de alerta e o choro é vigoroso, o RN reage aos estímulos visuais e auditivos. Desde as 30 semanas de gestação, já é possível, após estímulos dolorosos (esterno ou supraorbital), identificar níveis anormais de consciência como letargia, torpor leve, moderado, profundo e coma[7], contudo, esta parte da avaliação só deve ser realizada após forte suspeita clínica, evitando a exposição do RN a desconforto desnecessário.

Exame do crânio

O exame da cabeça é muito importante no recém-nascido, pois permite reconhecer alterações no perímetro craniano (PC) como microcefalia ou macrocefalia, anormalidades da forma craniana que possam indicar cranioestenose e comprometimentos da pele associadas a edema do escalpe (bossa) ou céfalo-hematomas.

Na inspeção, as alterações da forma, como escafocefalia (predomina o diâmetro anteroposterior, fechamento da sutura sagital), braquicefalia (maior diâmetro transversal, fechamento da sutura coronal), plagiocefalia (maior diâmetro oblíquo, geralmente postural) e turricefalia (forma de torre cilíndrica, fechamento de várias suturas) devem ser avaliadas para afastar craniossinostose (Figura 1). A palpação de saliências limitadas pelas suturas indica coleções subperiósticas, cefalematoma e as não limitadas, situadas entre o couro cabeludo e periósteo, a bossa serossanguínea.

A palpação das fontanelas avalia seu tamanho, formato e a tensão. A fontanela anterior ou fontanela bregmática tem a forma de um losango, com o maior diâmetro no eixo das suturas coronais. Mede entre 1 e 3,0 cm no maior diâmetro, tem como normalidade uma tensão normal, sendo plana, firme e pulsátil. A fontanela posterior ou fontanela lambdoide é estreita e alongada; é menor que a bregmática e simétrica, medindo aproximadamente 1 cm. As fontanelas são pequenas na microcefalia e cranioestenose e aumentadas na hipertensão intracraniana, hipotireoidismo e em algumas enfermidades metabólicas.

O exame da tensão das fontanelas é importante; sua depressão caracteriza desidratação e seu abaulamento pode ser indicativo de hipertensão intracraniana. A palpação deve ser realizada na posição sentada, com a criança calma, sem choro.

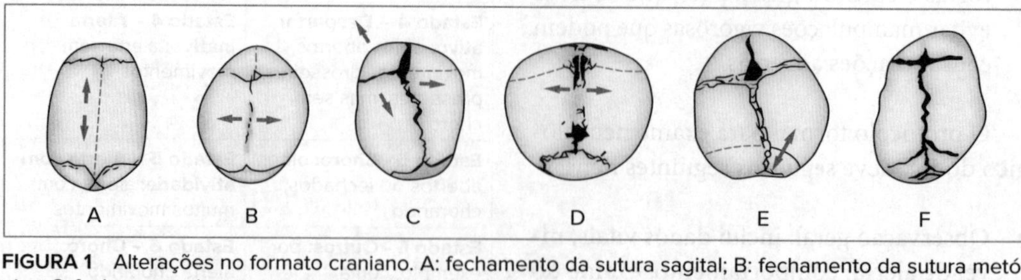

FIGURA 1 Alterações no formato craniano. A: fechamento da sutura sagital; B: fechamento da sutura metópica; C: fechamento da sutura coronal direita; D: fechamento das suturas coronais bilateralmente; E: fechamento da sutura lambdoide esquerda; F: plagiocefalia posicional, com achatamento parieto-occipital direito.
Créditos da imagem: Heloisa D. Tibilletti.

As principais suturas (sagital, coronal, lambdoide e metópica – Figura 2) devem ser palpadas para avaliar cavalgamento, que podem ser transitório e normal logo após o nascimento, ou persistente, associado a craniossinostose ou disjunção das suturas, compatíveis com sintomas de hipertensão intracraniana.

A ausculta do crânio permite a identificação de sons venosos que são achados benignos. Importa a identificação de sopros sistólico/diastólico ouvidos com o estetoscópio sobre a fontanela anterior e podem indicar malformações arteriovenosas como, por exemplo, envolvendo a veia de Galeno[7].

A medida do perímetro cefálico (PC) é muito importante para identificar micro e macrocefalias. Utiliza-se no RN a medida anteroposterior que corresponde à maior circunferência do crânio obtida passando a fita métrica pela glabela e pela protuberância occipital externa (Figura 3).

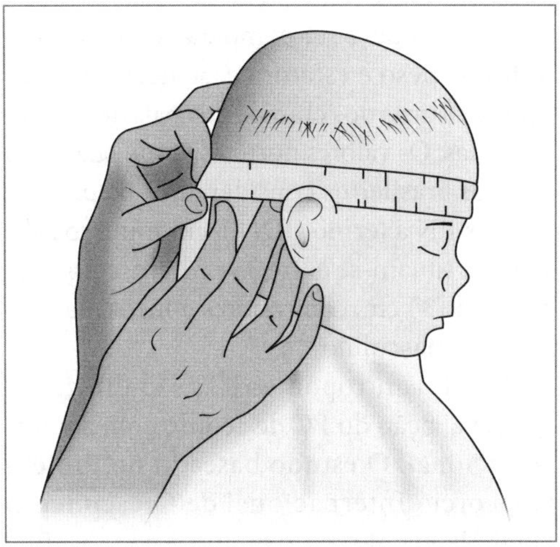

FIGURA 3 Medida do perímetro cefálico. Desenho esquemático do posicionamento para medida da circunferência craniana.
Créditos da imagem: Heloisa D. Tibilletti.

Características genéticas/familiares influenciam no tamanho e na forma do crânio; se houver dúvida quanto à normalidade da

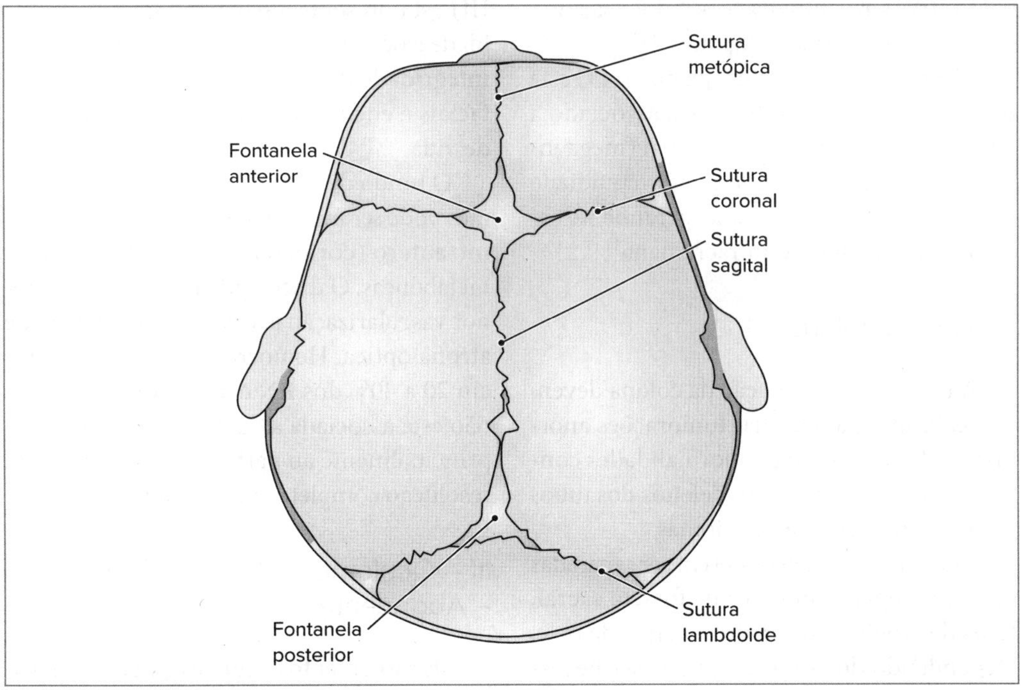

FIGURA 2 Posicionamento das suturas e fontanelas cranianas.
Créditos da imagem: Heloisa D. Tibilletti.

medida, ela deve ser comparada com as medidas de peso e estatura e, se necessário, as características dos crânios dos pais devem ser avaliadas. Os valores normais pesquisados em estudos brasileiros considerados, na prática, para os RN a termo (RNT), em números absolutos, situam-se entre 33 e 37 cm, com uma média de 34 cm, com valores poucos maiores no sexo masculino[8-10].

Escalas antropométricas são utilizadas para avaliação do PC de acordo com a idade gestacional. O estudo baseado no Projeto Consórcio Internacional de Crescimento Fetal Neonatal para o século XXI (INTERGROWTH-21st), um estudo multicêntrico, multiétnico, de base populacional, estabeleceu uma escala antropométrica para perímetro craniano de acordo com a idade gestacional[11] (Figura 4).

Microcefalia é definida quando o PC está dois desvios padrões (DP) abaixo da média e é associado a anormalidades genéticas, infecções intraútero, intoxicações e doenças metabólicas ou de causa idiopática[12,13].

Macrocefalia é definida quando o PC está dois DP acima da média e está associado a aumento do parênquima cerebral (megaencefalia), volume do líquido cefalorraquidiano (hidrocefalia), sangue e osso, geralmente associado à hipertensão intracraniana[14,15].

Exame da coluna

A inspeção e a palpação da coluna devem ser realizadas para avaliar tumorações anormais e afastar eventuais anormalidades congênitas, principalmente os defeitos dos tubos neurais, lipomas e hemangiomas.

As dobras dos glúteos devem ser separadas para investigar a presença de fosseta sacral, tufos de cabelo e coloração anormal da pele. Dependendo dos sintomas, pode ser necessário investigação adicional para afastar espinha bífida oculta.

PARES CRANIANOS

I – Olfatório

O primeiro nervo craniano raramente é pesquisado. Estudos mostram que crianças reagem com sucção ou retirada diante de estímulos nasais com cotonetes de hortelã-pimenta a partir de 32 semanas de gestação[16].

II – Óptico

A resposta visual depende da idade gestacional. Com 26 semanas, o RN pisca diante da luz, às 32 semanas fecha os olhos com a luz e inicia fixação, às 34 semanas segue uma bola vermelha e após 37 semanas a fixação, o seguimento ocular e o nistagmo optocinético já está presente. Utilizam-se preferencialmente objetos da cor vermelha cerca de 30 cm da criança e tiras branca e preta para estudar o nistagmo[7]. O reflexo fotomotor (nervos II e III) está presente a partir de 35 semanas de idade e ocorre em 100% dos RN a termo com integridade das vias[17]. A imitação de gestos faciais é encontrada nas primeiras semanas de vida[18].

O fundo de olho é difícil de ser realizado, mas pode ser útil na identificação de infecções intraútero (coriorretinite) e enfermidades metabólicas. O disco óptico é pálido pela menor vascularização e deve ser diferenciado de atrofia óptica. Hemorragia retiniana ocorre em 20 a 40% dos RN e na maioria das vezes não está associada a doenças. Está associada principalmente ao parto vaginal e apresenta resolução completa em 1 a 2 semanas[19].

III – Oculomotor, IV – Troclear e VI – Abducente

Os movimentos oculares extrínsecos são pesquisados com a observação espontânea, manobra de “olhos de boneca” ou girando a

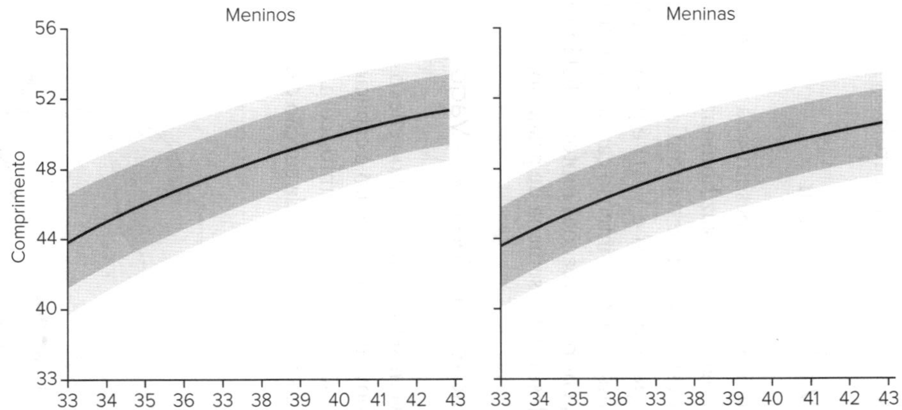

	Meninos						Meninas					
	Número de observações	Percentis por comprimento (cm)					Número de observações	Percentis por comprimento (cm)				
		3	10	50	90	97		3	10	50	90	97
33 semanas	33	39,69	41,09	43,81	46,55	47,97	17	39,79	41,01	43,39	45,70	46,85
34 semanas	48	41,05	42,38	44,98	47,59	48,94	65	41,04	42,22	44,55	46,79	47,92
35 semanas	128	42,26	43,54	46,03	48,53	49,82	111	42,14	43,30	45,57	47,76	48,86
36 semanas	320	43,36	44,58	46,97	49,38	50,62	292	43,13	44,26	46,48	48,62	49,69
37 semanas	849	44,34	45,52	47,82	50,14	51,34	799	44,01	45,11	47,29	49,39	50,44
38 semanas	2.031	45,22	46,37	48,59	50,83	51,99	1.786	44,79	45,88	48,01	50,07	51,10
39 semanas	2.983	46,02	47,13	49,29	51,46	52,59	2.846	45,49	46,56	48,65	50,68	51,69
40 semanas	2.531	46,75	47,83	49,92	52,03	53,13	2.486	46,12	47,17	49,23	51,23	52,22
41 semanas	1.146	47,41	48,46	50,50	52,56	53,62	1.180	46,68	47,72	49,75	51,72	52,70
42 semanas	202	48,01	49,04	51,03	53,03	54,07	218	47,19	48,21	50,22	52,15	53,12
Total	10.271	-	-	-	-	-	9.800	-	-	-	-	-

FIGURA 4 Medida do perímetro craniano de acordo com a idade gestacional.
Fonte: Villar et al., 2014[11].

criança para os lados. Esta manobra, que pode ser pesquisada desde as 25 semanas de gestação, permite identificar o reflexo vestíbulo-ocular e também paresias e paralisias oculares. A manobra dos "olhos de boneca" consiste em rodar a cabeça de um lado para outro, estando a criança reclinada nos braços do examinador. Os olhos desviam para o lado oposto ao rodado, indicando normalidade da adução ocular (III par) e abdução (VI par). A função do IV par, que leva o olho para baixo e para dentro, é mais difícil de avaliar. O IV par pode ser avaliado a partir de repetição da flexão e extensão do pescoço, produzindo um movimento vertical dos olhos[7,8].

V – Trigêmeo

A sensibilidade facial é pesquisada utilizando um algodão, papel ou gaze na face. A criança reage com caretas ou desvio da cabeça. O reflexo córneo-palpebral (V e VII pares) é obtido com estímulo da córnea com algodão ou papel; ocorre piscamento bilateral. A força muscular é avaliada pela sucção e mordida do dedo do examinador.

VII – Facial

É importante observar a assimetria facial, principalmente ao chorar, quando os olhos fecham vigorosamente. Na paralisia periférica são afetados os músculos superiores e inferiores da face. A criança apresenta mímica facial assimétrica durante o choro, com ausência ou diminuição dos sulcos nasolabiais homolaterais e desvio da comissura labial para o lado sadio, associado à dificuldade de manter o fechamento palpebral homolateral (Figura 5). O reflexo glabelar está ausente no lado da paralisia (quando bate com a polpa digital ou martelo na glabela para observar o fechamento dos olhos vigorosamente). Na forma central, ocorre comprometimento dos sulcos contralaterais à lesão com desvio da boca homolateral. Há dificuldade de sucção e hipersalivação do lado muscular comprometido[7]. Na síndrome do "choro assimétrico", o desvio da boca só ocorre durante o choro. Em repouso, não há desvio. Este quadro está associado à hipoplasia ou ausência do músculo depressor do ângulo da boca, não por comprometimento do nervo, e pode estar associado a malformações cardíacas[20].

VIII – Vestibulococlear

A audição pode ser pesquisada através de sinetas, palmas e pela voz humana quando a criança está desperta e tranquila. O reflexo cócleo-palpebral (VII e VIII) é pesquisado por estímulo sonoro intenso causando piscamento, choro ou reações motoras. Está presente desde a 28ª semana de gestação.

IX – Glossofaríngeo e X – Vago

Devem ser avaliados pelo reflexo do vômito, movimentos do palato e capacidade de deglutição. Esses nervos, juntos com o V, VII e XII, são responsáveis pela sucção e degluti-

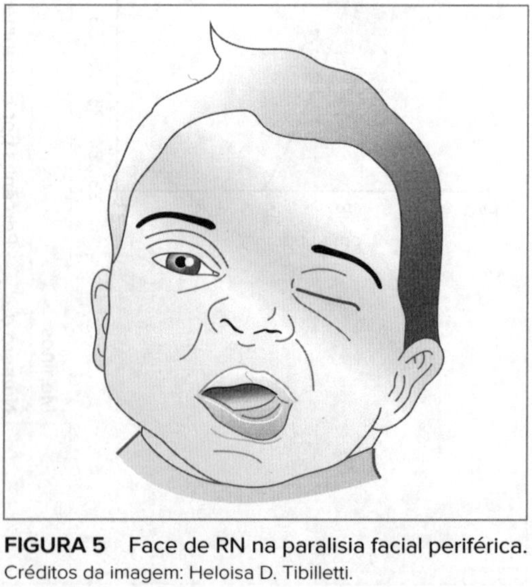

FIGURA 5 Face de RN na paralisia facial periférica.
Créditos da imagem: Heloisa D. Tibilletti.

ção que estão presentes desde a 33ª semana de gestação.

XI – Acessório

Este par craniano é difícil de ser avaliado. A função do músculo esternocleidomastóideo pode ser verificada girando a cabeça de um lado para outro avaliando o tônus e a resistência muscular.

XII – Hipoglosso

Responsável pelos movimentos da língua. Deve-se observar a presença de atrofia, fasciculações ou tremores, que podem estar associados a lesões degenerativas. Dentro da cavidade oral, as lesões causam desvios homo ou contralaterais quando a língua é exteriorizada.

FUNÇÃO MOTORA

A avaliação motora envolve atitude e movimentação espontânea, tônus muscular, motilidade, força muscular, reflexos profundos e superficiais.

Atitude e movimentação espontânea

A observação da atitude, da atividade espontânea e da movimentação é feita concomitantemente.

A atitude normal no RN a termo é a flexão generalizada que de certa forma reflete a força sofrida pelo feto na posição intraútero, que o força a uma posição determinada pela falta de espaço físico no útero materno. Pode-se dizer que há uma hipertonia flexora dos quatro membros; a cabeça pode estar alinhada com o queixo na linha mediana ou em ligeira rotação. De forma geral, pode-se dizer que o RN a termo é hipertônico e o prematuro é hipotônico.

Até o primeiro mês de vida, o RN movimenta mais espontaneamente os membros inferiores em relação aos superiores. Os movimentos observados são de extensão e flexão, são mais atetoides, lentos, arrítmicos e sem sincronismo. Já os movimentos do tronco são do tipo reptiformes, tendendo à retificação corporal.

Tônus muscular

Tônus muscular ativo

Postura

Saint-Anne Dargassies et al. apresentam uma descrição clássica da progressão caudo-rostral com a maturação neurológica, com base em um estudo com 100 crianças de idade gestacional entre 27 e 37 semanas[21].

A postura é observada na criança deitada na posição supina com a cabeça na linha média e ocorrem variações de acordo com a idade gestacional:

- ≤ 28 semanas: há uma hipotonia global com extensão de todos os membros (Figura 6A). Atinge também a musculatura axial. Apresenta movimentos lentos, localizados ou generalizados e ocasionalmente mais abruptos e rápidos, denominados "tempestade de movimentos".
- 32 semanas: inicia-se um tônus flexor em membros inferiores, movimenta quadril e joelhos e realiza torção do tronco (Figura 6B).
- 34 semanas: assume a atitude em "batráquio" com flexão dos membros inferiores em abdução e extensão dos membros superiores (Figura 6C).
- 37 semanas: apresenta atitudes flexoras em membros inferiores e superiores (Figura 6D). Movimenta os quatro membros, mais os membros inferiores com movimento em extensão e flexão como forma de pedalagem. Os movimentos do tronco são do tipo reptiformes lembrando opistótono.
- 40 semanas: apresenta forte flexão dos quatro membros (Figura 6E).

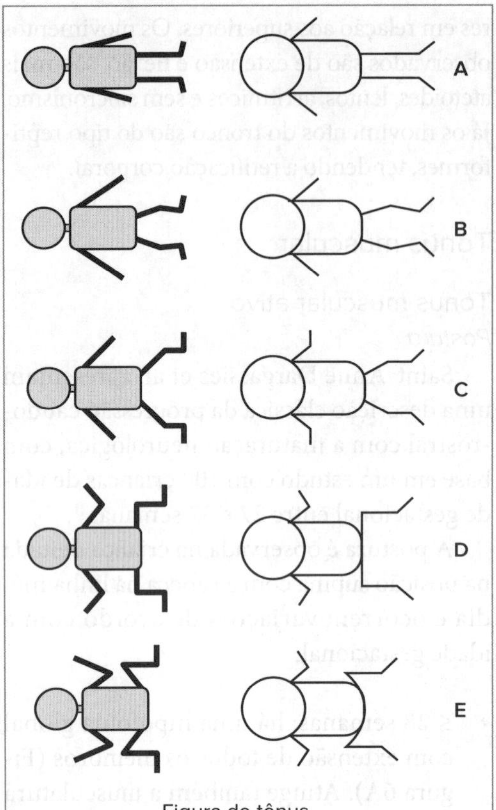

FIGURA 6 Postura do RN nas diversas idades gestacionais.
Créditos da imagem: Heloisa D. Tibilletti.

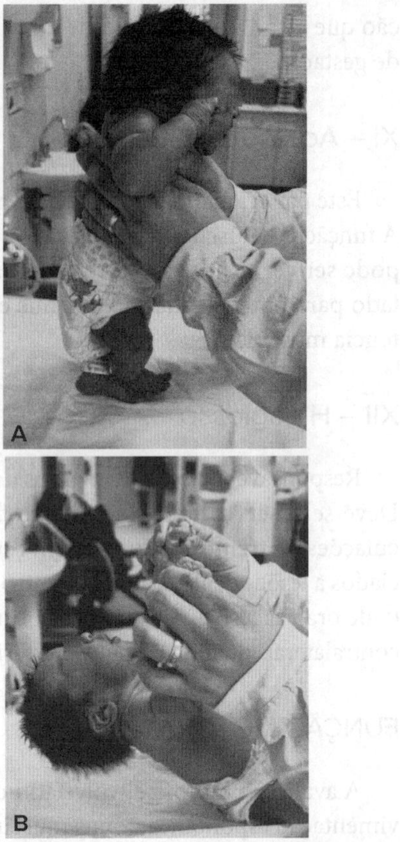

FIGURA 7 Avaliação da sustentação da cabeça. A: avaliação do tônus cervical em RNT na posição sentada; B: avaliação do tônus cervical em RNT com tração pelos membros superiores, da posição deitada para sentada.
Créditos das imagens: arquivo pessoal dos autores.

Sustentação da cabeça

No RN de termo, as musculaturas extensoras e flexoras do pescoço têm tônus semelhantes, o que resulta em um equilíbrio cervical momentâneo quando em posição sentada (Figura 7A). Para a avaliação da musculatura flexora, leva-se a criança da posição deitada para sentada tracionando-a pelos membros superiores (Figura 7B) ou segurando o tronco sob as axilas. Já para examinar a musculatura extensora, faz-se o oposto, levando a criança de sentada para deitada.

Retificação do corpo

Deve-se segurar o RN verticalmente pelas axilas (Figura 8A), que flexionará as pernas e, ao apoiar seus pés, há uma extensão das pernas, tronco e cabeça (Figura 8B).

Tônus muscular passivo

O tônus passivo avalia a amplitude dos movimentos por meio da extensibilidade (capacidade de estiramento dos músculos), passividade (ausência da resistência muscular às manobras) e avaliação dos ângulos.

Exploração dos membros superiores

- Balanço passivo dos membros superiores: mostra uma resistência pela hipertonia fi-

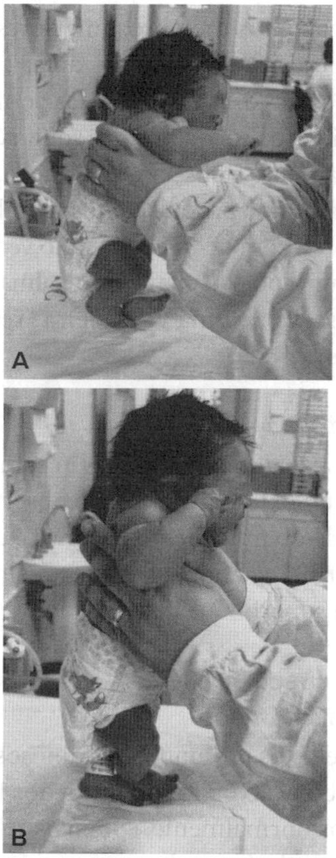

FIGURA 8 Avaliação da retificação do corpo. RN posicionado em pé, com postura em flexão.
Créditos das imagens: arquivo pessoal dos autores.

siológica no RNT, um freio, não evidente nos RNPT até as 36 semanas.

- Manobra do "cachecol" ou "echarpe": é realizada com o RN em decúbito dorsal. Segurando o braço pelo pulso, faz-se uma tração em direção ao ombro oposto. Deve-se observar a resistência ao movimento e a posição do cotovelo em relação à linha mediana. No RNT, em razão da hipertonia fisiológica, o cotovelo não passará da linha média. A manobra deve ser feita nos dois lados e comparada, podendo evidenciar déficits. No prematuro não apresenta resistência e o cotovelo passa a linha média até o outro mamilo (Figura 9).
- Manobra do retorno em flexão dos membros superiores: os membros superiores mantêm-se em extensão por alguns segundos e, quando soltos, observa-se o retorno deles para a posição em flexão, manobra justificada pela hipertonia flexora (Figura 10).

Exame dos membros inferiores

- Ângulo poplíteo: avalia a extensibilidade dos isquiotibiais. Com o RN em decúbito dorsal, as coxas são flexionadas sobre o quadril até que o joelho toque o tórax. Mantendo esta posição, elevam-se apenas as pernas, medem-se os ângulos forma-

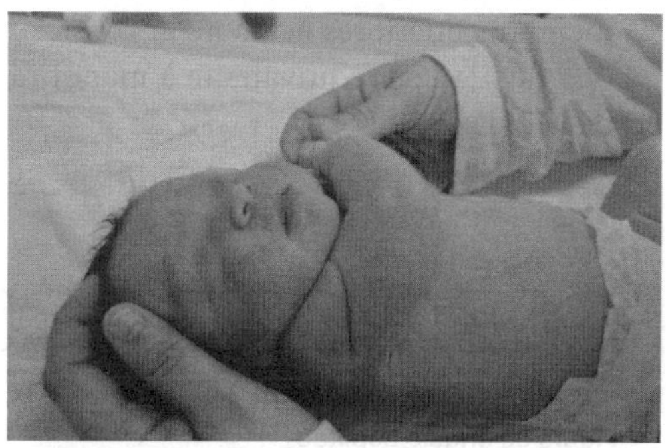

FIGURA 9 Manobra da echarpe. RN a termo. Nota-se que os cotovelos não ultrapassam a linha média.
Créditos das imagens: arquivo pessoal dos autores.

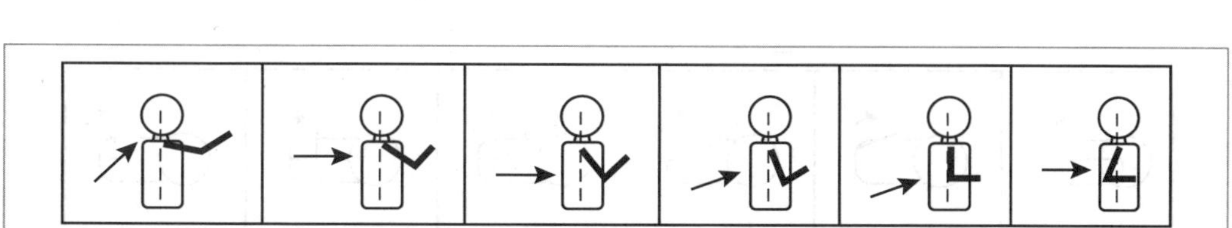

FIGURA 10 Manobra do retorno dos membros superiores à flexão. Sequência de movimentos.
Créditos da imagem: Heloisa D. Tibilletti.

dos entre as faces posteriores das pernas e as faces posteriores das coxas, nas fossas poplíteas; a normalidade no RN de termo varia entre 80 e 100º. Medidas inferiores a 80º indicam hipertonia e superiores a 100º indicam hipotonia. Nos RNPT o ângulo é maior, 180º às 28 semanas, 140º às 32 semanas, 100º às 36 semanas, 90º às 38 semanas e < 90 após 40 semanas de gestação[22] (Figura 11).

- Ângulo dos adutores: avalia a extensibilidade dos músculos adutores do quadril. As pernas do RN são mantidas em extensão e abduzidas lentamente; o ângulo objetivado é o ângulo de abertura, que na normalidade varia de 60º a 80º no RNT.
- Ângulo calcanhar-orelha: com o RN em decúbito dorsal, elevam-se seus membros inferiores em direção à cabeça sem retirar o quadril da mesa. O ângulo normal varia de 80º a 100º[22]. No pré-termo, este ângulo é maior (Figura 12).
- Manobra da beira da cama: deita-se a criança em decúbito dorsal na cama e os membros inferiores ficam no ar sob ação da gravidade. É equivalente à manobra de Mingazzini.
- Rechaço dos membros inferiores: deita-se a criança em decúbito dorsal, faz-se a flexão das coxas e a flexão das pernas, com a mão espalmada nos pés solta-se simultaneamente e observa-se a queda.
- Manobra de propulsão dos membros inferiores: com o RN em posição ventral, faz-se um apoio plantar com a palma da mão e observa-se uma verdadeira "reptação" (Figura 13).

Tônus axial

Para avaliar o tônus axial, são comparadas a flexão e a extensão do tronco observando a amplitude do movimento. O tônus é considerado normal quando a flexão tem amplitude igual ou superior à extensão (Figura 14).

Tônus muscular ativo

Reflexos profundos

Os reflexos profundos, tendinosos, são de difícil obtenção e interpretação nos RN. São avaliados normalmente, com o uso de material adequado (martelo pequeno, redondo e com ponta de borracha) e grande paciência. É necessário aguardar o momento apropriado para a pesquisa. Como na criança maior, é

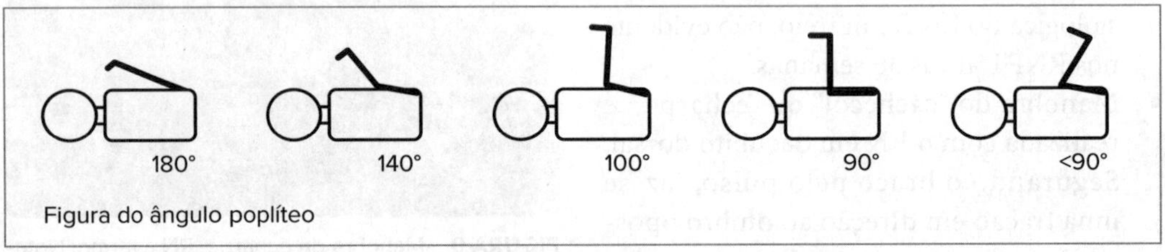

FIGURA 11 Ângulo poplíteo. Sequência de possíveis ângulos obtidos à manobra.
Créditos da imagem: Heloisa D. Tibilletti.

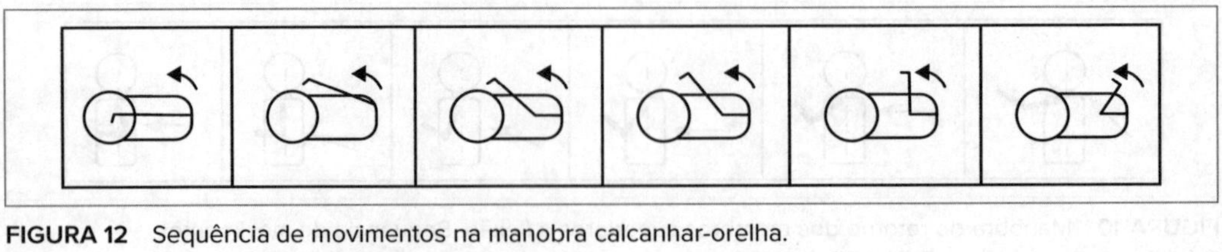

FIGURA 12 Sequência de movimentos na manobra calcanhar-orelha.
Créditos pela imagem: Heloisa D. Tibilletti.

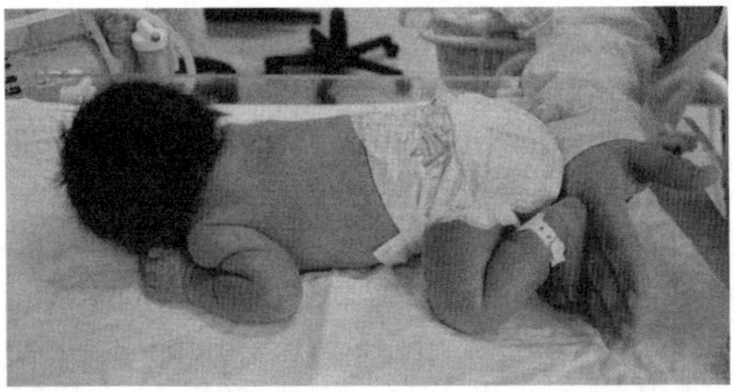

FIGURA 13 Manobra de propulsão dos membros inferiores. RN posicionado em decúbito ventral, com apoio da mão sob as plantas para que haja suporte para extensão dos membros inferiores.
Crédito da imagem: arquivo pessoal dos autores.

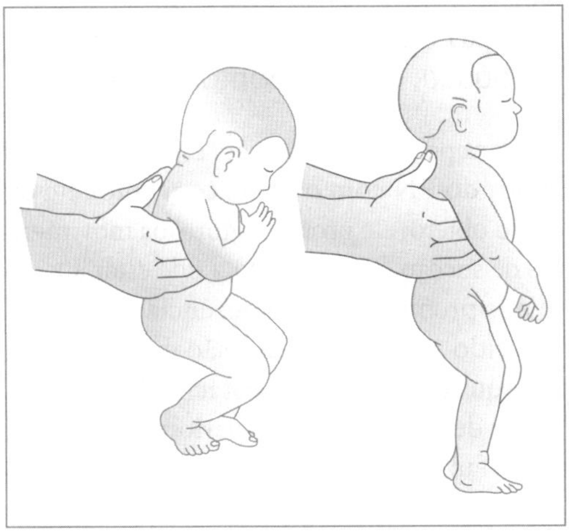

FIGURA 14 Tônus axial em flexão e extensão.
Créditos da imagem: Heloisa D. Tibilletti.

importante buscar sinais de hiper-reflexia, ausência e assimetria. São evidentes desde as 33 semanas de idade gestacional. São pesquisados com mais evidência o reflexo mandibular (estimula a mandíbula levemente, segue contração da mandíbula), o bicipital (com o antebraço semifletido, apoiado no antebraço esquerdo do examinador, percute-se o tendão do bíceps por intermédio da interposição do polegar da mão esquerda do examinador; observam-se flexão e supinação do antebraço); o tricipital (com o antebraço semifletido sobre a mão do examinador, percute-se o tendão do tríceps logo acima do olécrano; ocorre extensão do antebraço); o braquiorradial (percute-se o pulso, lado radial, segue flexão do antebraço); no patelar percute-se o tendão do músculo quadríceps abaixo do ápice da patela, ocorrendo extensão do joelho, e no reflexo aquileu, em decúbito ventral percute-se o tendão de Aquiles, causando um movimento de flexão plantar.

Reflexos superficiais

- Cutâneo-plantar: pesquisa-se estimulando a borda externa do pé desde o calcanhar até a ponta com o dedo ou objeto como espátula. No RN, a extensão plantar é fisiológica. Ocorre extensão dos dedos, que se abrem em leque, simulando o sinal de Babinski. Se a resposta é persistente em um lado com resposta normal no lado oposto, o reflexo pode ser patológico.

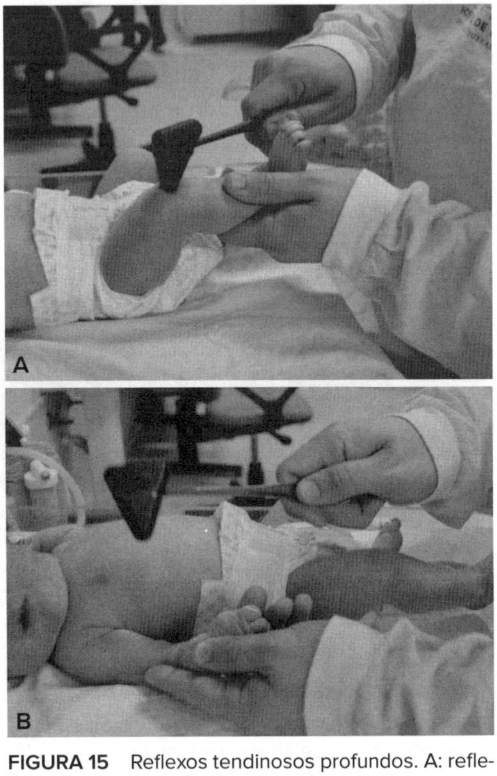

FIGURA 15 Reflexos tendinosos profundos. A: reflexo patelar; B: reflexo braquiorradial.
Créditos das imagens: arquivo pessoal dos autores.

REFLEXOS PRIMITIVOS

Os reflexos primitivos, infantis ou arcaicos são explicados pelo fato de que o córtex do RN não está completamente mielinizado, haja vista que ao nascimento somente os gânglios da base e o tronco estão completamente mielinizados. Durante o crescimento, ocorre a maturação do cérebro pela mielização, arborização e formação das sinapses das células nervosas, com crescente controle inibitório de cada uma das atividades relacionadas com esses reflexos[7,8].

Os reflexos primitivos são considerados anormais quando estão ausentes, assimétricos (hemiplegia ou monoplegia) ou quando persistem em uma idade em que normalmente desaparecem.

A seguir, são descritos os principais reflexos avaliados no RN.

Reflexo de Moro

Reflexo de Moro ou "reflexo do abraço", é um movimento global do qual participam os membros superiores e inferiores. É provocado por um som ou soltando-se subitamente o RN que estava seguro nos braços. A coluna vertebral arqueia-se para trás, a face mostra surpresa, os braços e mãos se abrem, encurvam-se para frente em um movimento que simula um abraço; as pernas se estendem e depois se elevam; pode acompanhar-se de choro. A ausência ou redução deste reflexo indica grave lesão do sistema nervoso central. Quando assimétrico, pode significar paralisia braquial, sífilis congênita (pseudoparalisia de Parrot) ou fratura de clavícula ou úmero. Está presente desde as 32 semanas de gestação e é bem definido com 37 semanas (Figura 16).

Reflexo da sucção e voracidade ou busca, ou dos pontos cardeais

Para pesquisa da sucção, estimulam-se os lábios do RN com o dedo, com cotonete ou outro objeto; ele produz vigorosos movimentos de sucção (Figura 17A). Pode estar ausente nos prematuros. Sua ausência no recém-nascido a termo indica lesão cerebral. Para a pesquisa do reflexo da voracidade, o examinador deve tocar a região perioral da criança, o que fará com que ela vire a cabeça em direção ao estímulo, abrindo a boca e realizando uma tentativa de sucção com protusão da língua (Figura 17B).

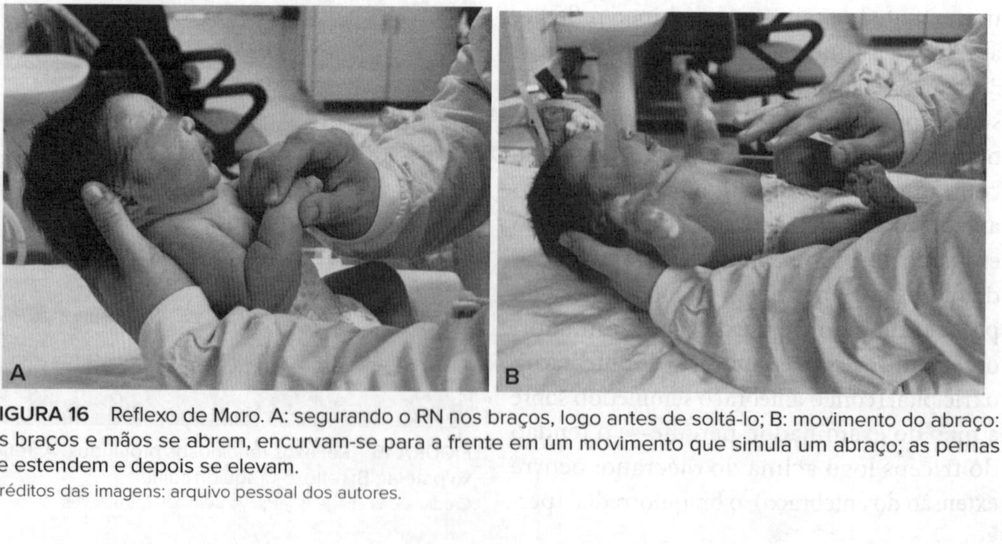

FIGURA 16 Reflexo de Moro. A: segurando o RN nos braços, logo antes de soltá-lo; B: movimento do abraço: os braços e mãos se abrem, encurvam-se para a frente em um movimento que simula um abraço; as pernas se estendem e depois se elevam.
Créditos das imagens: arquivo pessoal dos autores.

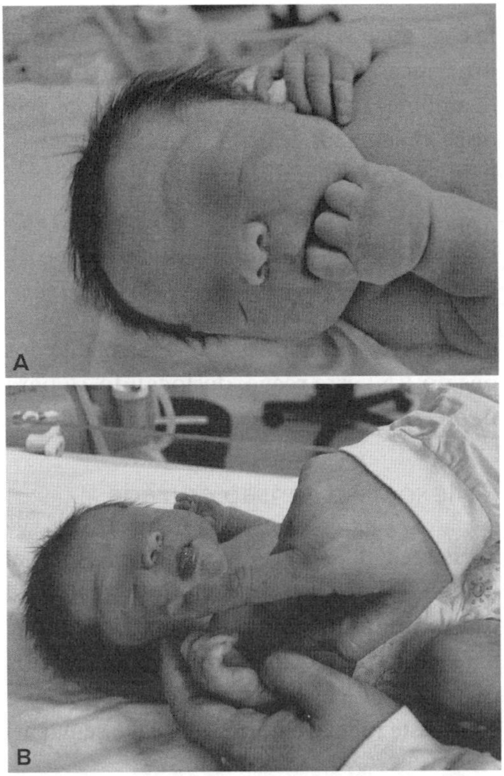

FIGURA 17 Reflexos de sucção de pontos cardeais. A: reflexo da voracidade; B: reflexo da procura ou dos pontos cardeais.
Créditos das imagens: arquivo pessoal dos autores.

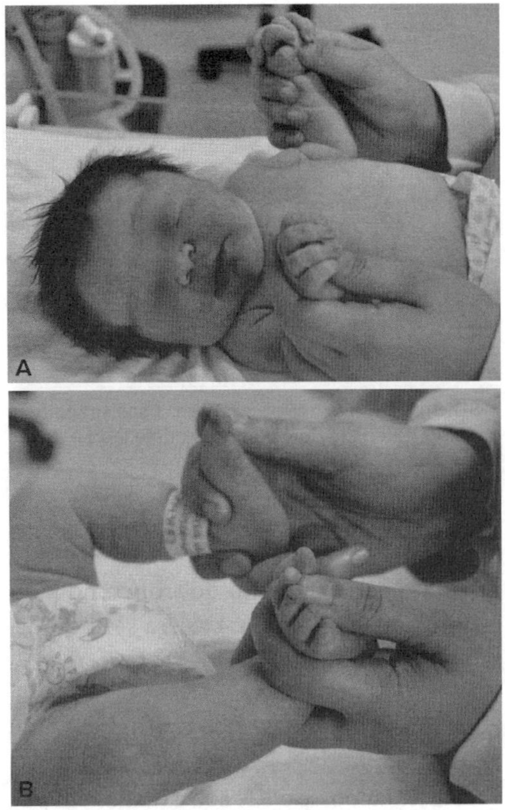

FIGURA 18 Reflexos de preensão. A: preensão palmar; B: preensão plantar.
Créditos das imagens: arquivo pessoal dos autores.

Reflexo da preensão palmar

O examinador pressiona com os dedos indicadores ou o cabo do martelo na palma da mão no nível da junção metatarsofalangiana (Figura 18A). A resposta palmar é a flexão dos dedos abraçando os dedos do examinador. Está presente às 28 semanas de gestação, com resposta completa às 32 semanas e muito intensa na 37ª semana.

Reflexo da preensão plantar

Na pesquisa da preensão palmar ocorre flexão dos artelhos, abraçando os dedos do examinador (Figura 18B).

Reação de esgrimista ou reflexo tônico-cervical de Magnus-de Kleijn

Com o RN em decúbito dorsal, vira-se sua face rapidamente para um dos lados; ocorre a extensão dos membros deste lado e flexão dos membros do lado oposto (Figura 19). Esta é a chamada posição de esgrima. É encontrada desde 35 semanas de gestação e a resposta é completa no primeiro mês de vida. Anormalidades deste reflexo indicam lesão cortical.

Reflexo de Galant

Com o RN em decúbito ventral, cabeça centrada, faz-se um estímulo paravertebral de cima para baixo e, como resposta, espe-

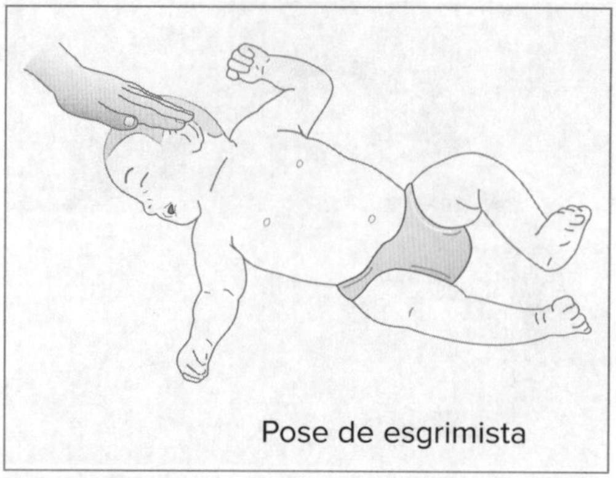

FIGURA 19 Reflexo tônico-cervical. Face virada para um lado, extensão dos membros deste lado e flexão dos membros do lado oposto.
Crédito da imagem: arquivo pessoal dos autores.

ra-se um encurtamento do tronco no lado estimulado (Figura 20). Deverá ser pesquisado bilateralmente.

Reflexo da marcha reflexa

Sustentando-se o RN sob as axilas em posição supina, encosta-se um de seus pés sobre o plano. Este contato vai desencadear uma flexão do outro membro inferior, que se adianta e vai tocar o plano à frente, desencadeando uma sucessão de movimentos que simula a deambulação (Figura 21). Está presente desde as 32 semanas de gestação e é bem evidente já a partir do 3º dia de vida.

Reflexo de propulsão

Coloca-se o RN em decúbito ventral; as mãos do examinador estimulam a planta dos pés do RN; este reage, deslocando-se para frente, simulando um engatinhar (Figura 13).

Reflexo de extensão cruzada

É avaliado com o RN na posição supina. Estende-se um membro inferior e realiza-se um estímulo na planta do pé do calcanhar para os artelhos. O membro contralateral primeiro se flete e abduz, depois se estende e aduz. Este reflexo é normal até 4 a 6 semanas.

EXAME SENSITIVO

O estudo da sensibilidade é muito difícil de ser realizado no recém-nascido em decor-

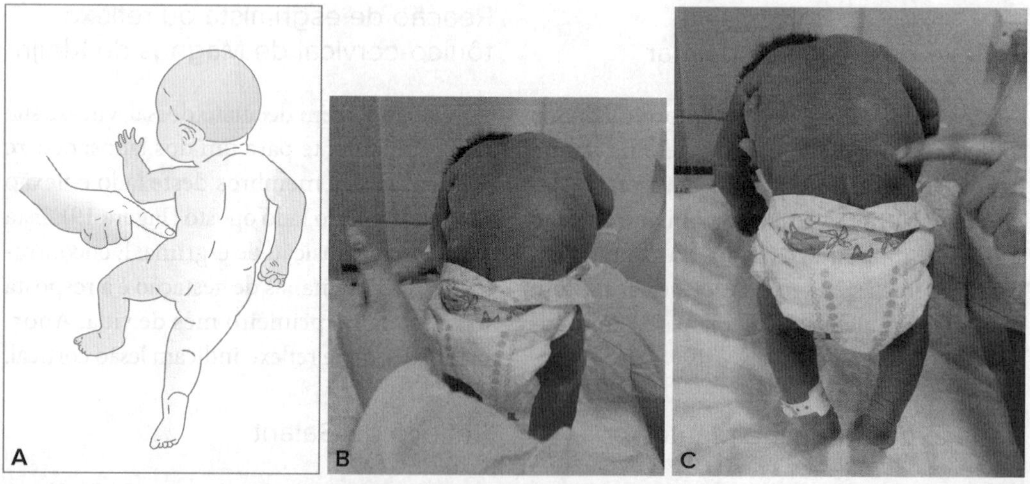

FIGURA 20 Reflexo de Galant. Com o RN em decúbito ventral e cabeça centrada, faz-se um estímulo paravertebral de cima para baixo; como resposta, espera-se um encurtamento do tronco no lado estimulado. A: desenho esquemático; B: à direita; C: à esquerda.
Créditos das imagens: arquivo pessoal dos autores.

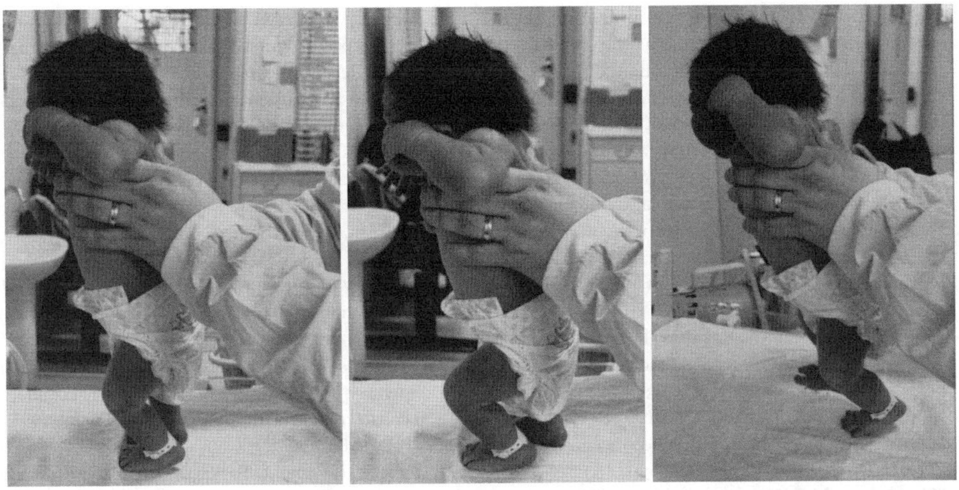

FIGURA 21 Reflexo da marcha reflexa. Sustentando-se o RN sob as axilas em posição supina, encosta-se um de seus pés sobre o plano, o RN simula a deambulação.
Créditos das imagens: arquivo pessoal dos autores.

rência da limitação das respostas aos estímulos. O prematuro, já a partir das 28 semanas, discrimina o tato e a dor. Reage com choro, movimentos de retirada e reações de alerta.

INTERPRETAÇÃO E VALOR DO EXAME NEUROLÓGICO

O objetivo do exame neurológico do RN é reconhecer distúrbios neurológicos que nem sempre é possível detectar nessa idade, principalmente nos prematuros. Um fator complicador é de que muitas vezes existem fatores intrínsecos e extrínsecos não neurológicos que causam um "sofrimento geral não específico". Por exemplo, o RN pode estar sedado ou utilizando agentes que causam paralisia muscular. O objetivo é reconhecer disfunções neurológicas transitórias ou permanentes.

O importante é avaliar o parâmetro inicial na identificação de sinais de disfunção para indicar o tratamento de imediato e avaliar o risco de um déficit do desenvolvimento neurológico na evolução.

São importantes a avaliação das respostas comportamentais (choro fraco, pouco seguimento ocular, irritabilidade ou apatia) e motora (hipotonia, hipertonia, rigidez, hiper-reflexia ou hiporreflexia, sucção pobre, déficits motores localizados ou resposta limitada global ou localizada dos reflexos primitivos, bem como uma resposta hiperexcitável desses reflexos).

Outro ponto importante é considerar os instrumentos globais que avaliam o desenvolvimento global, como o teste de Prechtl e a escala de Saint-Anne Degrassies, que auxiliam muito na predição do desenvolvimento[5], mais que a identificação de sinais neurológicos focais; ou o exame de Amiel-Tison, que pode trazer mais informações sobre chances de atrasos no desenvolvimento ou de alterações permanentes no exame neurológico[23].

REFERÊNCIAS BIBLIOGRÁFICAS

1. Pedroso FS, Rotta NT. Neurological examination in the healthy term newborn. Arq Neuropsiquiatr. 2003;61(2A):165-9.
2. Amiel-Tison C. Neurological evaluation of the maturity of newborn infants. Arch Dis Child.1968;43:89.
3. Brazelton TB, Nugent JK. Neonatal behavioral assessment scale. 4. ed. London: MacKeith Press; 1995. 180p.
4. Dubowitz LMS, Dubowitz V, Mercuri E. The neurological assessment of the preterm and full-term newborn infant. 2. ed. London: Mac Keith Press; 1999. 178p.

5. Prechtl HFR. The neurological examination of the full-term newborn infant: a manual for clinical use from the department of developmental neurology. Cambridge: Cambridge University Press; 1991. 68p.
6. dos S Riesgo R, Rotta AT. Shock of birth. Evaluation of neurologic status of term newborn in the first 48 hours of life. Arq Neuropsiquiatr. 1996;54(3):361-8.
7. Volpe JJ. The neurological examination: normal and abnormal features. In: Neurology of the newborn. 6. ed. Philadelphia: Saunders/Elsevier; 2019. 1240p.
8. Diament A, Cypel S. Neurologia infantil. 3. ed. Rio de Janeiro: Atheneu; 1998. 1444p.
9. Amorim MST, Melo AN. Revisiting head circumference of Brazilian newborns in public and private maternity hospitals. Arq Neuropsiquiatr. 2017;75(6):372-80.
10. Mota M, Melo A, Burak C, Daltro C, Rodrigues B, Lucena R. Antropometria craniana de recém-nascidos normais. Arq Neuropsiquiatr. 2004;62(3A):626-9.
11. Villar J, Ismail LC, Victora CG, Ohuma EO, Bertino E, Altman DG, et al. International standards for newborn weight, length, and head circumference by gestational age and sex: the Newborn Cross-Sectional Study of the INTERGROWTH-21st Project. Lancet. 2014;384(9946):857-68.
12. Duerinckx S, Abramowicz M. The genetics of congenitally small brains. Semin Cell Dev Biol. 2018;76:76-85.
13. Arroyo HA, De Pediatría H, Garrahan JP. Actualización en Neurología Infantil V: Microcefalia. Medicina (Buenos Aires). 2018;78:94-100. Disponível em: https://www.medicinabuenosaires.com/revistas/vol78-18/s2/94-100-S.II-17-Arroyo-Neurología-D.pdf [acesso ago. 2021].
14. Tan AP, Mankad K, Gonçalves FG, Talenti G, Alexia E. Macrocephaly: solving the diagnostic dilemma. Top Magn Reson Imaging. 2018;27(4):197-217.
15. Winden KD, Yuskaitis CJ, Poduri A. Megalencephaly and macrocephaly. Semin Neurol. 2015;35(3):277-87.
16. Sarnat HB. Olfactory reflexes in the newborn infant. J Pediatr. 1978;92(4):624-6.
17. Robinson J, Fielder AR. Pupillary diameter and reaction to light in preterm neonates. Arch Dis Child. 1990;65(1):35-8.
18. Field TM, Woodson R, Greenberg R, Cohen D. Discrimination and imitation of facial expression by neonates. Science. 1982;218(4568):179-81.
19. Williams MC, Knuppel RA, O'Brien WF, Weiss A, Spellacy WN, Pietrantoni M. Obstetric correlates of neonatal retinal hemorrhage. Obstet Gynecol. 1993;81(5 (Pt 1)):688.
20. Lahat E, Heyman E, Barkay A, Goldberg M. Asymmetric crying facies and associated congenital anomalies: prospective study and review of the literature. J Child Neurol. 2000;15(12):808-10.
21. Wexler HA, Catherine A. Neurological development in the full-term and premature neonate. Amsterdam: Excerpta Medica;1977. 323p.
22. Ballard JL, Khoury JC, Wedig KL, Wang L, Eilers-Walsman BL, Lipp R. New Ballard Score, expanded to include extremely premature infants. J Pediatr. 1991;119(3):417-23.
23. Gosselin J, Gahagan S, Amiel-Tison C. The Amiel-Tison Neurological Assessment at Term: conceptual and methodological continuity in the course of follow-up. Ment Retard Dev Disabil Res Rev. 2005;11(1):34-51.

O exame neurológico da criança e do adolescente

Eduardo Jorge Custódio da Silva
Valéria Rocha

INTRODUÇÃO

O sistema nervoso central (SNC) está em contínuo desenvolvimento e amadurecimento na criança. O processo de aquisição de funções motoras, cognitivas e psíquicas cada vez mais especializadas é máximo na infância, sendo especialmente importante durante o primeiro ano de vida, quando ocorre o desenvolvimento da fala e da marcha. Esse dinamismo evolutivo se manifesta por padrões específicos durante cada

O pediatra deve estar apto a abordar seu paciente de acordo com o estágio de desenvolvimento, identificando possíveis atrasos, paradas ou involuções. Ressalta-se também que algumas doenças neurológicas se apresentam de forma distinta entre pacientes adultos e pediátricos[1]. Dessa forma, além da semiologia clássica, é fundamental a observação cuidadosa do paciente, pois alguns fatores podem facilitar ou atrapalhar o exame.

Algumas recomendações simples, como: evitar avaliar lactentes depois de mamar; procurar atender as crianças alimentadas e descansadas; evitar técnicas inapropriadas para o momento de agitação do paciente; agir com delicadeza e descontração para conseguir uma boa colaboração; examinar em local apropriado e eventualmente utilizar brinquedos durante o exame pode ajudar no exame neurológico em qualquer faixa etária.

Roteiros predeterminados são úteis, porém convém ao médico reconhecer que, dependendo do estado da criança, pode não haver colaboração e determinados testes podem ser realizados fora de ordem[2].

De forma geral, a sequência no exame clínico do sistema nervoso fundamenta-se de acordo com o estágio de desenvolvimento, o qual deve estar bem estabelecido para o médico atendente, que individualizará o exame a partir da faixa etária do paciente[3].

Inicialmente, cabe avaliar a criança, observando-a e realizando uma série de perguntas específicas ao responsável, de modo que – caso necessário – haja a evocação de memórias por fotografias e vídeos, por exemplo.

Após esta etapa, cabe realizar o exame físico geral antes de partir para o exame neurológico propriamente dito, visto que atividade motora, linguagem, interação social e o comportamento também podem dar pistas de doenças neurológicas.

O exame físico geral busca avaliar medidas como sinais vitais, peso, altura e perímetro cefálico. O exame neurológico, de forma geral, avalia o estado mental, a linguagem, a marcha, os pares cranianos, a motricidade, a coordenação e a sensibilidade.

A observação e a datação de marcos específicos do desenvolvimento são essenciais para estabelecer se o desenvolvimento neuropsicomotor da criança está ocorrendo na época prevista. Algumas movimentações reflexas e automáticas são próprias no recém-nascido, desaparecem e ressurgem de forma voluntária, como sucção, pressão palmar e plantar. Outros reflexos primitivos devem desaparecer por completo, como reflexo de Moro, de Galant e de Magnus-De Kleijn. Dentre os principais marcos do desenvolvimento a serem datados juntamente aos responsáveis da criança estão: elevação da cabeça, lalação, sentar-se sozinho, reconhecer familiares, engatinhar, primeiras palavras, andar sozinho, beber em copo e imitar alguém.

Para auxílio do clínico existem algumas tabelas que listam as atividades esperadas de acordo com a idade, como a escala Illingworth, escala Bayley de Desenvolvimento Infantil e Exame Neurológico Evolutivo (ENE) de Lefèvre et al., este último especificamente padronizado para a pediatria brasileira[4].

EXAME DO RECÉM-NASCIDO (RN) E DO LACTENTE

Inspeção

A observação do paciente é muito importante.

Coloração da pele, postura, (re)atividade, movimentação ativa, presença de movimentos anormais, dismorfias, formato do crânio, entre outros, são dados que devem ser levados em conta na avaliação neurológica, especialmente do neonato.

Nível de alerta

O nível de alerta é o mais sensível de todas as funções neurológicas e depende da integridade de vários níveis do SNC. Sua avaliação deve levar em conta o estágio de sono/vigília da criança.

O nível de consciência é a primeira função neurológica que deve ser observada e descrita. Utiliza-se a escala de Prechtl, que é sistematizada em seis níveis:

- Estado 1 (sono quieto): olhos fechados, respiração regular e sem movimentos.
- Estado 2 (sono ativo): olhos fechados, respiração irregular e sem movimentos grosseiros.
- Estado 3 (despertar quieto): olhos abertos, sem movimentos grosseiros.
- Estado 4 (despertar ativo): olhos abertos, movimentos grosseiros e ausência de choro.
- Estado 5 (choro): olhos abertos ou fechados com choro.
- Estado 6 (coma): olhos fechados, sem reação ao estímulo verbal ou doloroso.

O exame deve ser realizado nos estados 3 ou 4 de vigília, em sala com temperatura confortável (por volta de 25ºC), distante temporalmente da mamada, e em decúbito dorsal.

Crânio

O perímetro cefálico (PC) é medido da protuberância occipital externa até a glabela. Ao nascimento, varia habitualmente entre 33 e 38 cm de diâmetro, com média de 35 cm.

A velocidade de crescimento ocorre de forma diferenciada ao longo da infância, de acordo com a faixa etária observada.

Exame das fontanelas

No exame das fontanelas, observam-se o diâmetro e a tensão.

A fontanela anterior ou bregmática (convergência das suturas metópica, coronária e sagital) tem diâmetro de 1 a 3 cm, com fechamento entre os 14 e 18 meses, e a fontanela posterior (convergência das suturas sagital e lambdoide) tem diâmetro de 0,5 e 0,7 cm, fechando-se aos dois meses de vida.

Em relação à tensão, quando aumentada (abaulada) ou diminuída (deprimida), pode ser sinal de hipertensão intracraniana e desidratação, respectivamente.

A ausculta da fontanela anterior e dos vasos do pescoço pode revelar sopros venosos, sem significado patológico. Por outro lado, a presença de sopros em crânios aumentados (macrocrania) pode sugerir a presença de malformação arteriovenosa, como a presença de fístulas arteriovenosas na malformação da veia de Galeno.

As alterações mais comumente observadas no crânio do recém-nascido são:

- Craniotabes: adelgaçamento e amolecimento dos ossos do crânio em áreas pontuais, geralmente decorrente de raquitismo ou sífilis.
- Bossa serossanguínea (*caput sucedaneum*): abaulamento do tecido subcutâneo, por acúmulo de líquido, edema subgaleal, com ou sem equimose, que ultrapassa as linhas de sutura. Decorre do trauma do parto (apresentação cefálica) e desaparece em alguns dias.
- Céfalo-hematoma: abaulamento decorrente de um hematoma subperiosteal pelo trauma do parto (apresentação cefálica). Localiza-se geralmente no osso parietal. O abaulamento não ultrapassa a sutura e não apresenta equimose. Desaparece paulatinamente em duas semanas a três meses.
- Craniossinostose: representa o fechamento prematuro de uma ou mais suturas cranianas. Se a craniossinostose for de todas as suturas, haverá impedimento ao crescimento normal do crânio e desenvolvimento de hipertensão intracraniana.

Quando localizada em uma ou duas suturas, leva a uma configuração ou formato de crânio alterado. São subdivididas em sindrômicas, como Apert e Crouzon, e não sindrômicas quando estão associadas a outros tipos de anomalias gênicas ou a efeitos teratogênicos.

O tipo de cranioestenose é definido pelo tipo de sutura fechada precocemente:

- Sutura coronal fechada apenas em um dos lados: plagiocefalia anterior.
- Sutura lambdoide fechada em um dos lados: plagiocefalia posterior.
- Sutura coronal fechada em ambos os lados: braquicefalia.
- Sutura sagital fechada: escafocefalia.
- Sutura metópica fechada (formato de quilha de navio na testa): trigonocefalia.
- Fontanelas muito amplas (principalmente a anterior): podem estar associadas a doenças como acondroplasia, hipotireoidismo congênito, síndrome de rubéola congênita, hidrocefalia, raquitismo, osteogênese imperfeita e trissomias (21, 13 e 18).

Tamanho do crânio

Microcefalia é definida pelo PC abaixo de dois desvios-padrão da normalidade ou PC abaixo do percentil 2 para idade e sexo.

A microcefalia pode ser:

- Primária: quando o cérebro é pequeno desde o início de seu desenvolvimento, por uma programação genética ou cromossômica defeituosa.
- Secundária, quando o cérebro vinha se desenvolvendo adequadamente e um insulto o lesou e comprometeu seu crescimento.

Macrocefalia é definida pelo PC acima de dois desvios-padrão da distribuição normal ou maior que o percentil 98. Pode ser classificada como:

- Hidrocefalia: aumento do líquor.
- Megaencefalia: aumento do parênquima cerebral.
- Espessamento ósseo.
- Coleção epidural ou subdural.

Motricidade

Atitude

A atitude pode variar com idade gestacional, posição intrauterina e nível de consciência. A atitude do RN é em postura de semiflexão dos membros superiores e inferiores[5].

Movimentação voluntária espontânea

Até o final do primeiro mês, o RN movimenta espontaneamente mais os membros inferiores que os superiores, geralmente sob a forma de pedaladas, cruzamento das pernas ou extensão de um dos membros.

Movimentação involuntária espontânea

Movimentos do tipo coreico, atetósico ou distônico não são encontrados em recém-nascidos saudáveis e sua presença frequentemente indica condição patológica subjacente. Os tremores, por sua vez, podem ser encontrados e não denotam anormalidade.

Tônus

Na movimentação passiva, observa-se tônus apendicular (membros superiores e inferiores) maior que o axial (musculatura cervical e paravertebral).

Algumas manobras semiológicas[6]:

- Cachecol: com o RN em decúbito dorsal, segurando uma de suas mãos e cruzando o membro superior à frente do tórax, uma vez de cada lado, observam-se a forma e a amplitude da queda. A presença de um membro mais hipotônico e que cai com maior rapidez pode sugerir déficit motor daquele lado. Quanto menor a idade gestacional, mais o cotovelo se aproxima da linha média.
- Propulsão: coloca-se o RN em decúbito ventral e realiza-se abdução da coxa, flexão dos joelhos e apoio das duas superfícies plantares, uma sobre a outra. A resposta esperada é um movimento reptiforme, de propulsão para frente, impulsionado por ambos os membros. A assimetria da resposta sugere redução unilateral da força.
- Tração: com o RN em decúbito dorsal, o examinador segura-lhe as mãos, tracionando-o à frente para se sentar. A cabeça inicialmente pende para trás e, depois, com o RN já sentado, observa-se que chega à linha média, para então cair para frente. Nas hipotonias, os membros superiores ficam totalmente estendidos.
- Suspensão vertical: segura-se o RN na posição vertical com as mãos ao redor das axilas. A resposta normal é observar a semiflexão dos membros. Os RN hipotônicos tendem a "escorregar" pelas mãos do examinador. Aqueles em opistótono tendem a manter-se com extensão tônica dos membros e da musculatura paravertebral durante a manobra. Pode-se ainda verificar o "entesouramento" ou cruzamento dos membros inferiores por hipertonia da musculatura adutora da coxa nos RN com paralisia cerebral.
- Manobra de posição ventral: coloca-se o RN em decúbito ventral com a face voltada para a mesa de exame. A resposta esperada é a elevação transitória da cabeça seguida de rotação para um dos lados, para "liberação" das vias respiratórias.

Reflexos primitivos

Os reflexos primitivos são considerados fisiológicos nos primeiros meses de vida e desaparecem ou são substituídos por movimentos voluntários conforme as estruturas neurológicas mais recentes vão se tornando funcionais. Isso se dá com o processo de mielinização, arborização e formação de novas sinapses.

A avaliação leva em conta tanto a resposta quanto seu desaparecimento.

Reflexo de Moro

Na posição supina, segurar a criança pelas mãos e liberar bruscamente seus braços, apoiando-a em seguida para que não caia.

- Resposta esperada: abdução seguida da adução e flexão das extremidades superiores com movimento semelhante a um "abraço", flexão do pescoço e choro.
- Idade de desaparecimento: incompleto a partir do terceiro mês e desaparece a partir do sexto mês.

Reflexo tônico cervical assimétrico (Magnus-De Kleijn)

O RN é colocado na posição supina e o examinador realiza a rotação de sua cabeça para o lado por 15 segundos.

- Resposta esperada: extensão das extremidades (membros superior e inferior) do lado da face e flexão das extremidades do lado occipital.
- Idade de desaparecimento: três a quatro meses.

Preensão palmar e plantar

Para avaliar o reflexo de preensão palmar, o examinador deve posicionar o dedo índex na palma da mão da criança, obtendo como resposta a flexão dos dedos.

- Idade de desaparecimento: seis meses.

Já o reflexo de preensão plantar é avaliado com o examinador colocando o polegar na planta do pé do bebê, logo abaixo os dedos, observando também sua flexão.

- Idade de desaparecimento: 15 meses.

Reflexo de Galant

Em posição prona, com o tronco apoiado sobre o braço do examinador, o médico estimula a pele do dorso com o dedo, fazendo um movimento linear vertical que parte do ombro até as nádegas. Observa-se a flexão do tronco, com a concavidade virada para o lado estimulado.

- Idade de desaparecimento: quatro meses.

Reflexo do extensor cruzado

Em posição supina, uma das extremidades inferiores é submetida a uma flexão passiva. Observa-se a extensão do membro inferior contralateral com adução e rotação interna da coxa.

- Idade de desaparecimento: após um mês e meio.

Reflexo do apoio plantar e marcha

Para verificação da marcha reflexa, o avaliador suspende a criança pelo tronco, permitindo que ela toque os pés em uma superfície. O reflexo será obtido com a inclinação do corpo da criança após obter o apoio plantar, estando presente já nos primeiros dias de vida.

- Idade de desaparecimento: entre a quarta e a oitava semana de vida.

Reflexo de Landau

Com uma das mãos, suspende-se o lactente pela superfície ventral.

- Resposta esperada:
  - Landau I: espontaneamente ocorrem extensão do pescoço, elevação da cabeça e extensão da pelve.
  - Landau II: o examinador realiza uma flexão do pescoço e a resposta obtida é o abaixamento da pelve e a flexão das pernas ao nível dos joelhos.
- Idade de aparecimento e desaparecimento: surge aos 3-4 meses e desaparece ao final do segundo ano.

Reflexo de Babkin

- Método de avaliação e resposta esperada: pressiona-se a mão do lactente e verifica-se a abertura da boca.

Reflexo de sucção

- Método de avaliação e resposta esperada: ao tocar os lábios de um lactente com o cotonete, verificam-se movimentos de sucção.
- Idade de desaparecimento: em vigília aos três meses e durante o sono aos seis meses.

Reflexo de procura

- Método de avaliação: ao tocar suavemente a bochecha do lactente, ele roda o pescoço em direção ao lado estimulado e abre a boca.

Reflexos patológicos

Esses reflexos são encontrados especialmente na paralisia cerebral. Estão associados à espasticidade e hipertonia. Sua observação indica a possibilidade de lesão cerebral.

Reflexo tônico labiríntico

Não é um reflexo primitivo, ou seja, nunca é encontrado em RN normais. É definido pelo predomínio do tônus extensor na posição supina e tônus flexor em prona.

- Método de avaliação e resposta esperada: na quadriplegia, quando o RN é colocado na posição supina, com a cabeça centrada na linha média, observa-se extensão máxima dos membros, lembrando um opistótono. A criança não consegue levar a mão à boca e não alcança os objetos. A contração do tronco não permite o rolamento e o sentar. Quando os quadriplégicos são colocados em prona, observa-se um pouco de atividade flexora de membros. A cabeça, o pescoço e o tronco são flexionados, os braços são aduzidos, colocando-se um ou outro abaixo do corpo; joelhos e quadril ficam fletidos. A criança é incapaz de erguer a cabeça e retirar os braços debaixo do plano do corpo. O desempenho motor prejudicado também interfere no desempenho cognitivo, pois interfere na capacidade de explorar o meio ambiente e aprender com ele.

Reflexo tônico cervical assimétrico

Descrito como uma hipertonia extensora de braços e pernas para o lado facial da cabeça rotacionada lateralmente e hipertonia flexora do lado occipital. Pode estar presente em RN e/ou lactentes saudáveis até os 3-4 meses apenas. A persistência além dessa idade já é considerada patológica.

Reflexo tônico cervical simétrico

É definido pela extensão dos membros superiores e flexão dos inferiores quando a cabeça da criança é elevada; ou, ainda, flexão dos membros superiores com extensão dos inferiores quando a cabeça é flexionada.

O RN é colocado em decúbito dorsal e o examinador, ao fletir-lhe a cabeça, observa que os braços se fletem e as pernas se estendem totalmente. A extensão da cabeça faz com que os braços se estendam totalmente e as pernas flexionem.

- Interpretação: impede o apoio sobre os quatro membros, não permitindo o elevar-se para se sentar. Posteriormente, aquisições futuras, como ficar em pé e caminhar, também estarão dificultadas.

Reflexos miotáticos

Os reflexos miotáticos e tendinosos são facilmente obtidos pela percussão com martelo neurológico, pequeno, arredondado e com ponta de borracha.

Os principais reflexos a serem pesquisados no período neonatal são: estilorradial, bicipital, tricipital, adutor da coxa, patelar e aquileu.

A presença de alguns movimentos clônicos de calcâneo, bilaterais e simétricos, pode ser observada em RN normais sem nenhuma conotação patológica. Trata-se de um clônus transitório, breve e esgotável do pé, com tendência ao desaparecimento rápido. Porém, a persistência de clônus além do período neonatal, sustentado ou associado a anormalidades do tônus, sugere lesão piramidal.

Reflexos superficiais

Cutâneo-abdominal

Obtido pela estimulação cutânea, rápida, da parede abdominal, no sentido látero-medial. Observa-se a contração da musculatura abdominal do mesmo lado, com desvio da cicatriz umbilical para o lado estimulado. As raízes medulares envolvidas nesse reflexo vão de T8 até T12.

Cutâneo-plantar

É pesquisado pelo estímulo na pele da superfície plantar com um objeto de ponta romba do calcanhar em direção à face lateral da planta, até alcançar a base dos metatársicos. A resposta observada é a extensão do hálux e a abertura em leque dos dedos. Apesar da semelhança com o sinal de Babinski, essa resposta no período neonatal não tem conotação patológica e não deve ser chamada dessa forma.

Essa resposta pode ser observada até o primeiro ano de vida e geralmente é bilateral e simétrica. A persistência além desse período e/ou a associação a alterações como hipertonia e hiper-reflexia profunda sugere lesão piramidal.

Sensibilidade

Para o exame da sensibilidade superficial (tato, dor e temperatura) no RN, mais comumente usam-se o algodão e a agulha. Ao estimular o local desejado, observam-se respostas como movimentação em retirada de determinado segmento corporal ou movimentação em bloco, bem como acentuação da expressão facial e choro.

Nas crianças com malformações de tubo neural, é fundamental a avaliação da sensibilidade superficial na região perineal, muito embora um exame detalhado não seja possível pela impossibilidade de colaboração do paciente.

A sensibilidade profunda (propriocepção, vibração) não pode ser testada de forma clássica nessa fase, porém a observação dos reflexos primitivos, como o reflexo tônico cervical assimétrico, já fornece pistas quanto à sua propriocepção.

EXAME NEUROLÓGICO DO PRÉ-ESCOLAR E ESCOLAR

Estática (equilíbrio estático)[7-9]

O exame da estática é feito com o paciente de pé, com os pés juntos e os braços ao longo do corpo. A sensibilização da manobra é realizada da seguinte forma: paciente com os olhos fechados colocando um pé na frente do outro. Somente a partir dos quatro anos a criança adquire a capacidade de realizar essa prova de equilíbrio estático com os pés unidos de cada lado e os olhos fechados por 30 segundos; aos seis anos, é capaz de colocar um pé à frente do outro e fechar os olhos sem cair por 10 segundos.

Na doença cerebelar, o paciente tende a aumentar sua base de sustentação, afastando as pernas. Se a lesão for localizada no verme cerebelar, haverá tendência à queda para qualquer direção em igual proporção durante a manobra. Se a lesão for hemisférica, a queda será sempre para o lado lesado.

- Sinal de Romberg: instabilidade ou queda durante a manobra do equilíbrio estático quando fecha os olhos. Portanto, sua definição essencial consiste na piora marcante do equilíbrio com os olhos fechados. O teste de Romberg é uma manobra semiotécnica para avaliar lesão proprioceptiva (cordonal posterior) e não alterações cerebelares.

Marcha (equilíbrio dinâmico)

A marcha é afetada por anormalidades da força muscular, tônus, sensibilidade proprioceptiva, função vestibular, núcleos da base e cerebelo. Portanto, diferentes doenças em regiões anatômicas diversas.

O exame da marcha é feito pelo paciente quando anda uma distância de 5 metros, de diferentes formas: pé ante pé, nos calcanhares, na ponta dos pés e de trás para frente. A partir dos quatro anos, a criança já é capaz de andar na ponta dos pés e com cinco anos já sabe andar colocando o calcanhar de um pé encostado na ponta do outro pé.

Algumas marchas típicas podem ser identificadas:

1. Espástica: ocorre por lesão unilateral do trato corticospinhal (via piramidal). Caracteriza-se por postura hemiparética, com o membro superior flexionado ao nível do cotovelo, e ombro aduzido e rodado internamente; o membro inferior fica estendido e rígido; durante a marcha, ocorrem elevação e báscula da bacia do lado do membro afetado.
2. Em "tesoura" (síndrome de Little): marcha típica da paralisia cerebral, forma diplégica espástica que acomete principalmente os membros inferiores. Há espasticidade e hipertonia mais evidentes nos músculos adutores da coxa. Com isso, a marcha caracteriza-se pelo cruzamento de uma perna em frente à outra (espasticidade dos adutores da coxa), com base estreita e frequentemente digitígrada (na ponta dos pés).
3. Anserina, de Trendelenburg ou miopática: observada em doenças musculares, o exemplo clássico é a distrofia muscular de Duchenne. Há hiperlordose lombar para compensar a fraqueza dos flexores da coxa. A marcha caracteriza-se pelo movimento exagerado da pelve e aumento da base de sustentação. O sinal de Gower, ou levantar miopático, é caracterizado pela dificuldade do paciente em levantar-se do chão, que realiza vagarosamente, como se "escalasse" o próprio corpo, apoiando-se no chão, depois nos joelhos e coxas, para então, finalmente, alcançar a posição ortostática.
4. Ataxia sensitiva (talonante): é provocada quando alguma doença leva ao dano na coluna proprioceptiva na medula. O paciente perde a noção de posição segmentar dos membros inferiores e a marcha torna-se muito dependente da visão. O paciente bate com os calcanhares no chão para aumentar o *feedback* proprioceptivo. Ele mantém os olhos fixos nos pés e a marcha torna-se praticamente impossível com os olhos fechados.

5. Ataxia cerebelar (ebriosa): ocorre um caminhar com a base alargada, em que as pernas são projetadas para frente e para os lados com movimentos largos e imprecisos. Provocada por lesão cerebelar. A criança é incapaz de seguir uma linha reta. Quando a lesão é no verme cerebelar, o paciente exibirá uma marcha oscilante sem lateralização. Entretanto, se a lesão for localizada em um dos hemisférios cerebelares, haverá tendência de queda para o lado afetado.
6. Escarvante: causada por fraqueza dos músculos dorsiflexores do tornozelo e pés, tal como acontece nas neuropatias sensitivo-motoras (p. ex., doença de Charcot-Marie-Tooth). O paciente eleva o membro inferior pela flexão exagerada do quadril e joelho, evitando que a ponta do pé arraste no chão.
7. Extrapiramidal: caracteriza-se por pequenos passos e perda do "balançar" natural da marcha, que se torna rígida e lenta.

Tônus

Estado de tensão constante dos músculos, é avaliado em repouso (tônus de postura) e em movimento (tônus de ação).

A avaliação é feita pela inspeção; palpação dos músculos (consistência); por movimentação passiva dos membros e balanço passivo das extremidades.

- Extensibilidade: teste – resistência muscular ao estiramento passivo.
- Hipotonia: diminuição do tônus.
- Hipertonia: aumento do tônus.
- Elástica (sinal do canivete) – alterações do trato corticoespinhal (piramidal).
- Plástica – rigidez (sinal da roda dentada) – alterações da via extrapiramidal.

Força

Realizado quando se testam os principais grupamentos musculares para ações de flexão, extensão, adução e abdução contra resistência, sempre comparando um lado com o outro. Chamamos a redução da força de *paresia* e a ausência completa de força de *plegia*. A força é graduada em níveis, segundo o Medical Research Council Scale (MRC):

0 – Ausência de contração.
1 – Presença de contração muscular, sem movimentação.
2 – Presença de movimento estando a gravidade eliminada (p. ex., lateralização).
3 – Movimentação vencendo a gravidade.
4(-) – Movimentação vencendo leve resistência imposta pelo examinador.
4 – Movimentação vencendo moderada resistência imposta pelo examinador.
4(+) – Movimentação vencendo forte resistência imposta pelo examinador.
5 – Força normal.

Reflexos profundos

Os reflexos profundos ou miotáticos são produzidos pela súbita estimulação do tendão muscular ou outras estruturas adjacentes (fáscia, músculo etc.), com consequente contração muscular. São ditos monossinápticos.

Esta parte do exame neurológico é fundamental, pois reflete precocemente qualquer distúrbio subjacente e é o componente que menos sofre influência pela vontade, cooperação ou inteligência da criança.

Utiliza-se em tais pesquisas o martelo neurológico, que deverá percutir com força adequada o tendão do músculo estudado. Um lado sempre deve ser comparado ao outro, à procura de assimetrias. A intensidade dos reflexos é graduada conforme esta escala:

0 – Ausente.
1 (+) – Presente, porém diminuído.
2 + (ou++) – Presente e normal.
3+ (ou + + +) – Aumentado, mas não necessariamente patológico.
4+ (ou++++) – Aumentado e com clônus.

A manobra de Jendrassik consiste em pedir ao paciente que puxe as mãos em sentidos opostos, estando elas unidas, à frente do tórax, com os dedos entrelaçados. Desvia-se a atenção do paciente, a fim de se obter de forma mais fidedigna os reflexos dos membros inferiores.

Reflexos das extremidades superiores

Flexor do punho

A mão do paciente deve estar supinada (face palmar voltada para cima) e os dedos levemente fletidos. O médico coloca seu dedo como anteparo no punho do paciente e percute o local com a ponta do martelo. A resposta esperada é a flexão do punho.

- Inervação: nervos ulnar e mediano; raízes C6-Tl.

Estilorradial

O antebraço do paciente deve estar semiflexionado e semipronado, apoiado sobre o antebraço do examinador, que, então, percute o tendão muscular próximo ao processo estilorradial. A resposta esperada é a supinação do antebraço. Nas respostas exacerbadas, além da supinação, também podem ser identificadas flexão do punho e adução do antebraço.

- Inervação: nervo radial; raízes C5 e C6.

Bíceps braquial

Com o antebraço do paciente em posição semifletida e semipronada, o examinador palpa o tendão do músculo com o polegar, exercendo uma leve pressão. Então, percute a ponta do martelo sobre seu polegar, que é usado como anteparo. A resposta esperada é a flexão do antebraço.

- Inervação: nervo musculocutâneo; raízes C5-C6.

Tríceps braquial

O examinador segura o antebraço do paciente semiflexionado e percute o tendão do tríceps com a ponta do martelo, na sua inserção no olécrano da ulna. A resposta esperada é a extensão do cotovelo.

- Inervação: nervo radial; raízes C7-C8.

Reflexos das extremidades inferiores

Os reflexos mais facilmente obtidos nos membros inferiores são aqueles que representam a musculatura extensora (p. ex., quadríceps femoral e musculatura da panturrilha), responsáveis pela manutenção da postura ereta e do equilíbrio.

Patelar

Pesquisado com o paciente sentado ou deitado, quando se percute diretamente o tendão patelar com a ponta do martelo. A técnica determina a contração do quadríceps femoral, com extensão do joelho.

- Inervação: nervo femoral; raízes L2-L4.

Aquileu

Pesquisado com o paciente sentado, deitado ou com os joelhos fletidos apoiados sobre a mesa de exame e pés pendentes para fora do leito. Percute-se com a ponta do martelo o tendão de Aquiles, que representa a inserção dos músculos gastrocnêmio, sóleo e plantar no calcâneo. A resposta esperada é a flexão plantar.

- Inervação: nervo tibial; raiz S1.

Reflexos superficiais

São reflexos polissinápticos obtidos a partir da estimulação da pele ou mucosas. Nas lesões do trato piramidal verifica-se a exacerbação dos reflexos profundos e a abolição dos reflexos superficiais.

Palmar

Ao se realizar um estímulo sobre a palma das mãos, obtêm-se flexão dos dedos e fechamento da mão. Essa é exatamente a resposta verificada no reflexo primitivo de preensão palmar durante os primeiros meses de vida.

Cutâneo-abdominal

É realizado pelo estímulo feito de fora para dentro (lateral para medial) sobre a pele da parede abdominal. Com uma ponta romba desenham-se, sobre a pele, linhas horizontais nos quadrantes superiores e inferiores do abdome. A resposta esperada é uma contração da musculatura abdominal no sentido do estímulo realizado, desviando o umbigo para o mesmo lado.

Cremastérico

Sobre a pele da face interna da coxa, realiza-se um estímulo linear. A resposta esperada é a contração do músculo cremastérico, com elevação do testículo homolateral.

Cutâneo-plantar

Realiza-se um estímulo sobre a pele da região plantar, do calcanhar em direção ao quinto pododáctilo e observa-se como resposta normal a flexão dos dedos.

Reflexos patológicos

Extremidades superiores

Preensão palmar

A preensão palmar é um dos reflexos primitivos observados em RN e/ou lactentes saudáveis e começa a desaparecer a partir dos quatro meses de vida. Pode reaparecer diante de condições patológicas por lesão de lobo frontal ou trato corticospinhal.

Extremidades inferiores

Sinal de Babinski

É o sinal mais importante dentre todos os reflexos patológicos. Sua pesquisa é idêntica àquela descrita para o estudo do reflexo cutâneo-plantar, mas a resposta obtida é a extensão dos artelhos e hálux com abertura em leque dos dedos. A presença do sinal de Babinski representa lesão nas vias piramidais.

Há ainda outras técnicas de pesquisa que visam a encontrar a mesma resposta de extensão e abdução dos dedos, e os testes adicionais são chamados de sucedâneos de Babinski: Chaddock, Oppenheim, Gordon e Schaefer.

Preensão plantar

Reflexo primitivo normalmente observado em bebês saudáveis nos primeiros meses de vida. Quando reaparece em outra fase, traduz lesão do lobo frontal contralateral.

Sensibilidade

O sistema sensorial pode funcionar de forma consciente ou inconsciente, e suas diferentes modalidades são carreadas por fibras aferentes de diferentes tamanhos, diâmetro e mielinização.

A propriocepção se refere à capacidade de identificar a posição dos segmentos corporais no espaço.

As outras modalidades sensoriais são: vibração, tato discriminativo (epicrítico), tato leve (protopático), pressão, dor e temperatura.

Definições dos principais termos que se referem às alterações da sensibilidade:

- Hipoestesia/anestesia: diminuição/ausência de todas as modalidades de sensibilidade.
- Parestesia: sensação "anormal" na ausência de um estímulo específico (p. ex., sensação de frio/calor, queimação, peso, compressão).
- Disestesia: sensação "anormal" e desagradável, de forma espontânea ou desencadeada por estímulo não nociceptivo (p. ex., sensação de queimação ao toque).
- Asterognosia: incapacidade de reconhecer objetos pelo tato, forma e tamanho.
- Hipoalgesia/analgesia: diminuição/ausência da sensibilidade dolorosa.
- Palestesia: capacidade de detectar a vibração.

Sensibilidade superficial

Originária dos receptores periféricos como resposta aos estímulos do meio ambiente: dor, temperatura, tato, pressão e propriocepção. Os receptores de dor e temperatura são terminações nervosas livres.

A dor é testada ao usar uma agulha fina ou um alfinete, pedindo-se ao paciente que feche os olhos e descreva "o que está sentindo" e se há "diferenças na intensidade do estímulo" de um lado e de outro, acompanhando a distribuição dos dermátomos. A temperatura é testada utilizando-se tubos de ensaio contendo água fria (5-10ºC) e quente (40-45ºC).

A modalidade sensitiva tátil é testada com um cotonete, pena, folha de papel ou leve toque com o dedo. Para estudar a sensibilidade tátil e não a pressão, o toque na pele deve ser suficientemente leve para evitar a compressão do tecido subcutâneo. O paciente deve estar com os olhos fechados, e o examinador deverá questionar se ele sente ou não o estímulo e onde ele está localizado. O tato epicrítico é testado pela capacidade de discriminar dois pontos, uma forma mais apurada de sensibilidade e que requer interpretação cortical.

Sensibilidade profunda

A propriocepção é designada como a capacidade de perceber a posição e a movimentação dos segmentos corporais no espaço. É testada nas extremidades inferiores, quando se segura a articulação interfalangiana distal do hálux pelas laterais (e não pela ponta do dedo, para evitar o estímulo dos receptores de pressão), com movimentos para cima (flexão) e para baixo (extensão), e o paciente permanece de olhos fechados, a fim de identificar a posição. A mesma manobra pode ser realizada para os membros superiores.

A sensibilidade vibratória (palestesia) é captada pelos corpúsculos de Pacini, que são receptores encapsulados localizados no tecido subcutâneo das palmas, plantas e regiões genitais. É testada utilizando-se um diapasão de 128 Hz colocado para vibrar nas proeminências ósseas. O examinador pede que o paciente identifique o "tipo de sensação", geralmente descrita como "uma vibração", e o momento em que deixa de senti-la.

Coordenação

A coordenação é estudada sob três perspectivas: 1) equilíbrio estático – avaliado pela manobra de Romberg, descrita anteriormente; 2) equilíbrio dinâmico – avaliado pela marcha; e 3) coordenação para movimentos finos e intencionais, cujas provas serão descritas a seguir.

A coordenação e o equilíbrio são funções dependentes dos sentidos especiais como visão e labirinto, propriocepção, cerebelo e suas conexões. Portanto, qualquer lesão ou alteração no nível de cada um desses sistemas poderá provocar síndromes típicas, como será visto a seguir.

Teste dedo-nariz ou dedo-dedo

O paciente abduz e eleva o ombro ao lado do corpo e então é instado a encostar a ponta do dedo na ponta do próprio nariz ou na ponta do dedo do examinador. A manobra é testada com movimentos lentos, rápidos, com os olhos fechados e com os olhos abertos.

Com esse teste é possível avaliar a dismetria, definida como a incapacidade ou dificuldade de atingir o alvo com precisão, e o tremor, principalmente o intencional, que apresenta maior amplitude de movimento quanto mais se aproxima do alvo. A dissinergia, definida como a decomposição do movimento, também é identificada pela manobra semiotécnica, sendo característica das doenças que comprometem o cerebelo.

Teste dos movimentos alternados (diadococinesia)

O teste é realizado quando o paciente executa movimentos alternados com as mãos, que podem ser do tipo: abrir e fechar a mão, ou supiná-la e proná-la alternadamente; realizar oposição repetida e rápida entre indicador e polegar.

A realização adequada é chamada de eudiadococinesia. Pacientes com doença cerebelar executam tais movimentos com grande dificuldade, de forma pouco harmoniosa, lenta e sem ritmo. A incapacidade ou dificuldade de realização dos movimentos alternados rápidos é chamada de adiadococinesia ou disdiadocinesia, respectivamente.

Teste calcanhar-joelho

Com o paciente deitado, manda-se que ele eleve uma das pernas e com o calcanhar toque o joelho da outra perna e desça arrastando-o pela crista tibial até o pé.

Na ataxia, haverá um movimento desarmônico e decomposto, com o pé sendo desviado para um lado e depois outro.

Na criança pequena (lactente), devem-se utilizar outras manobras para estudar as funções de coordenação e equilíbrio.

Prova mão-objeto

Já pode ser realizada a partir do quarto mês. Coloca-se um objeto ao alcance da criança e observa-se sua preensão. Outro modo é colocar o objeto na face da criança, prendendo um dos membros superiores e verificando se ela leva a outra mão ao rosto para retirar a peça desse lugar incômodo. A tendência após segurar o objeto é levá-lo à boca (coordenação mão-boca), que começa aos quatro meses e se desenvolve até o sétimo mês, quando a dismetria praticamente desaparece.

– Pega palmar: 4 meses.
– Pega de três dedos: 6 meses.
– Pega tipo pinça: 9 meses.

Pares cranianos

I par – olfatório

Cada nervo é testado separadamente, quando se oclui uma narina com o paciente de olhos fechados. Pede-se a ele que identifique odores como, café, alho, sabonete, álcool, entre outros.

Chama-se anosmia à ausência de percepção de odor; parosmia é a distorção do odor; fantosmia é a percepção de um odor que não existe; cacosmia é a percepção de odor desagradável; coprosmia é a percepção de odor de fezes. Causas comuns de hipo/anosmia são as infecções respiratórias altas (Covid), trauma de crânio, rinite, pólipos nasais, uso crônico de cocaína (adolescentes).

Na síndrome de Kallmann, desordem genética ligada ao X, encontram-se hipogonadismo, anosmia, hipoplasia dos bulbos e tratos olfatórios.

II par – óptico

Os nervos ópticos possuem as funções de visão central (acuidade visual), visão periférica (campo visual) e visão de cores.

A avaliação neurológica pode ser feita solicitando-se que o paciente identifique letras, formas geométricas ou animais (para crianças não alfabetizadas) a distâncias de 4 a 6 metros. Cada olho é avaliado isoladamente.

O campo visual e testado com o paciente sentado a um metro de distância do examinador; solicita-se que ele fixe os olhos no nariz do examinador e que não os mova; o paciente e o examinador ocluem cada olho do mesmo lado; o examinador, com o dedo indicador posicionado em uma região equidistante entre seu campo visual e o do paciente, afasta progressivamente a mão, pedindo ao paciente que diga o momento em que deixou de ver o dedo.

O fundo de olho é investigado pela oftalmoscopia direta. São identificadas a papila, a retina e a coroide.

A papila é uma estrutura arredondada a oval, amarelo brilhante, escavada, em que são identificados o nervo óptico e os vasos papilares. A mácula é o ponto avascular e se encontra temporal à papila, como uma estrutura rosada.

Principais anormalidades:

- Papiledema: os vasos da papila perdem a nitidez, com contorno impreciso e borrado. Expressão clínica da hipertensão intracraniana.
- Mácula em cereja: presente em erros inatos do metabolismo (p. ex., doença de Tay-Sachs e doença de Niemann-Pick).
- Retinite pigmentosa: lipofuccinose ceroide neuronal, mucopolissacaridoses, doença de Fabry e doença de Kearne-Sayre.

III, IV, VI pares – oculomotor, troclear e abducente

- III par (oculomotor): responsável por quase toda a motilidade ocular extrínseca e intrínseca. Suas alterações causam perda da motilidade ocular, com o olho desviado para fora (predomínio do abducente), diplopia, ptose e midríase paralítica.
- IV par (troclear): inerva o músculo oblíquo superior, sendo responsável pela movimentação para baixo e para fora.
- VI par (abducente): responsável pela inervação do músculo reto lateral, que faz a abdução. Sua lesão causa estrabismo convergente.

Os três pares são testados pelas seguintes manobras:

- Motilidade ocular extrínseca: pede-se ao paciente que olhe para cima, para baixo, para fora e para dentro, com um olho de cada vez, e depois com os dois abertos. Correlação clínica entre nervo, músculo e movimento:
  - Oculomotor (III): inerva o reto superior (estando o olho em abdução, desvia-o para cima), reto inferior (estando o olho em abdução, desvia-o para baixo), reto medial (desvia o olho para dentro) e oblíquo inferior (estando o olho em adução, desvia-o para cima).
  - Troclear (IV): inerva o oblíquo superior (estando o olho em adução, desvia-o para baixo).
  - Abducente (VI): inerva o reto lateral (desvio lateral do olho).
- Reflexo fotomotor direto: incide-se um foco luminoso sobre a pupila e espera-se que ocorra miose (contração pupilar) em reação à luz. A aferência desse arco reflexo é feita pelo nervo óptico e a eferência,

pelo III, por fibras parassimpáticas oriundas do núcleo de Edinger-Westphal.

- Reflexo fotomotor indireto: incide-se o foco luminoso sobre uma pupila e observa-se a miose da pupila contralateral.
- Reflexo de acomodação e convergência: pede-se ao paciente que fixe o olhar na ponta do dedo indicador do examinador, que progressivamente o aproxima dos olhos do paciente. Ao final, observa-se a convergência binocular seguida de contração pupilar.

V par – trigêmeo

Nervo eminentemente sensitivo, com três ramos. O ramo oftálmico inerva fronte, dorso nasal, córnea e parte anterior do couro cabeludo; o ramo maxilar é responsável pela sensibilidade de narinas, maxila, lábio superior e arcada dentária superior; já o nervo mandibular é responsável pelo mento, mandíbula, arcada dentária inferior e dois terços anteriores da língua.

- Teste da função sensitiva: a sensibilidade tátil é testada com uma mecha de algodão, ao tocar a face do paciente nos três territórios principais da distribuição do nervo, a fim de comparar um lado com o outro.
- Teste da função motora: solicita-se que o paciente abra a boca, observando-se a ocorrência ou não de desvios.

Se houver fraqueza de um dos músculos pterigóideos, a mandíbula sofrerá um desvio para o lado lesado.

Além disso, a palpação da musculatura temporal durante os movimentos mastigatórios é outra etapa do exame da função motora do V par.

VII par – facial

O nervo facial participa da inervação da musculatura da mímica facial.

As lesões em seu núcleo ou em suas fibras causam paralisia facial do tipo periférico (toda a musculatura). Por outro lado, as lesões que afetam o feixe corticonuclear ou o córtex provocarão paralisia tipo central, que compromete apenas a mímica facial inferior.

O paladar dos dois terços anteriores da língua e a salivação também são funções mediadas pelo nervo facial.

- Mímica facial: a mímica facial é estudada com a face em repouso e realizando-se manobras como franzir a testa e fechar as pálpebras com força, de modo que o examinador não consiga abri-las, encher as bochechas com ar, e sorrir.
- Sensibilidade gustativa: o nervo facial é responsável pelo paladar dos dois terços anteriores da língua. São usados sabores como doce (p. ex., açúcar), salgado (p. ex., sal), azedo (p. ex., limão). Solicita-se que o paciente identifique o sabor; entre um teste e outro, é importante lavar a boca do paciente com água.

VIII par – vestibulococlear

Componente coclear

Responsável pela audição.

- Síndromes de hipoacusia: a surdez pode ser do tipo condução (relacionada ao tímpano ou aos ossículos do ouvido médio) ou neurossensorial. A diferenciação de ambas se faz pelo uso do diapasão de 512 Hz com os testes de Rinner e Weber.

O teste de Rinner é feito ao colocar o diapasão para vibrar na mastoide e depois à frente do conduto. O normal é o paciente continuar ouvindo a vibração (condução aérea) depois de ter parado de senti-la (condução óssea). Na surdez de condução, o paciente não ouve a vibração quando o diapasão é colocado à frente do ouvido. O teste de Rinner é positivo.

O teste de Weber é feito colocando-se o diapasão no vértice da cabeça. O achado normal é o paciente sentir a vibração em ambos os lados da cabeça de modo simétrico. Na surdez de condução, a vibração é lateralizada para o lado do ouvido surdo. Na surdez neurossensorial, a vibração é ouvida apenas do lado sadio.

Componente vestibular

Responsável pelo equilíbrio estático e dinâmico. Seu órgão receptor é o labirinto, formado por três canais semicirculares. Se houver lesão no sistema vestibular de um lado, o nistagmo será para o lado oposto.

- Síndromes vestibulares:

A. Síndrome vestibular periférica: causada por lesão ao labirinto ou ao nervo vestibulococlear.
   - Vertigem: tipo rotatória intensa, às vezes acompanhada de náuseas, vômitos, sudorese fria e palidez.
   - Nistagmo: horizontal ou rotatório. É autolimitado, exibe período de latência (5-10s para aparecer) e desaparece com a fixação do olhar em um objeto.
   - Zumbido e hipoacusia: como o nervo vestibular é próximo do coclear, esses sintomas podem estar associados.

B. Síndrome vestibular central: causada por lesão aos núcleos vestibulares pontinos ou por estruturas de conexão com o tronco e o arquicerebelo.
   - Vertigem: é menos intensa, sem associação com sintomas autonômicos, porém incessante.
   - Nistagmo: pode ser horizontal, rotatório ou vertical (este sempre indica que a lesão é ao nível central). Contínuo e não cessa mesmo com a fixação do olhar.

IX e X pares – glossofaríngeo e vago

O glossofaríngeo e o vago são nervos mistos, implicados: 1) na sensibilidade do pavilhão auricular e conduto auditivo externo; 2) na inervação da musculatura da faringe (aparelho de deglutição) e laringe (aparelho de fonação). O glossofaríngeo também é responsável pelo paladar do terço posterior da língua e sensibilidade de língua, amígdalas, pilares e faringe.

O vago inerva, com suas fibras parassimpáticas, vísceras torácicas (coração, árvore traqueobrônquica) e abdominais.

O reflexo do engasgo depende somente do glossofaríngeo, ao passo que o reflexo do vômito também depende do vago.

Geralmente ambos os nervos são testados juntos.

A motricidade do palato é testada ao pedir que o paciente fale "a" com a boca aberta. Outra forma de estudo é tocar, com a ponta de uma espátula, cada lado dos pilares amigdalianos, observando-se a contração do véu palatino ipsilateral.

O paladar do terço posterior da língua, função do glossofaríngeo, pode ser testado de forma semelhante àquela descrita para o VII par.

XI par – acessório

Inerva o músculo esternocleidomastóideo (responsável pela rotação da cabeça), o músculo trapézio (responsável pela elevação dos ombros) e a musculatura da laringe.

Observa-se o pescoço do paciente à procura de assimetrias na musculatura do trapézio. Em seguida, solicita-se que ele gire a cabeça para um lado e depois outro, sempre contra resistência. Logo após, solicita-se que eleve os ombros, também contra resistência.

XII par – hipoglosso

Produz a contração da hemilíngua ipsilateral. A contração de uma hemilíngua a desvia para o lado oposto.

Com a língua dentro da boca, observam-se seu trofismo e a presença de miofasciculações. Posteriormente, solicita-se que o paciente coloque a língua para fora, movimentando-a para cima, para baixo, para a direita e a esquerda.

Sinais de irritação meníngea

A pesquisa da rigidez de nuca é feita na suspeita de síndrome meníngea. Com o paciente em decúbito dorsal, o examinador deve colocar a mão atrás de sua cabeça e realizar sua flexão, realizando a aproximação entre o mento e o tórax do paciente. Em caso de irritação meníngea, o movimento é limitado e o pescoço do paciente fica rígido.

- Sinal de Kernig: é a incapacidade do paciente em estender o joelho além de 135° enquanto mantém o quadril flexionado.
- Sinal de Brudzinski: o examinador coloca uma das mãos abaixo da cabeça do paciente e flexiona o pescoço; uma flexão espontânea dos quadris e joelhos bilateralmente indica sinal positivo.

EXAMES COMPLEMENTARES EM NEUROLOGIA

Imagem

Radiografia de crânio

Atualmente, não há indicações para a realização de radiografias de crânio. A localização de cateteres talvez seja um dos únicos casos em que seja útil. A radiografia de crânio em casos de trauma não encontra indicação na literatura atual.

Ultrassonografia transfontanela ou ecografia cerebral

Permite diagnosticar e acompanhar lesões cerebrais do RN e do lactente. É um exame indolor, sem radiação ionizante, que pode ser feito à beira do leito. A execução do teste é simples e é considerado o método de eleição na avaliação do RN de risco, especialmente em prematuros, por apresentar alta sensibilidade e especificidade para hemorragias da matriz germinal, sendo esta sua principal indicação. Também demonstra de forma satisfatória a anatomia do SNC do RN, mesmo da fossa posterior, o que a torna útil em casos de malformações (Chiari, Dandy-Walker etc.).

Tomografia computadorizada

Utiliza radiação ionizante para obtenção de imagens no plano axial. Seu grande problema é justamente a radiação ionizante, o que limita seu uso em pacientes pediátricos, haja vista as doses serem maiores que a radiografia.

É um exame rápido, o que diminui as dificuldades em situações de agitação e urgência. Em grande parte das vezes, a tomografia computadorizada (TC) pode ser realizada sem uso de anestesia.

A TC tem ótima resolução para partes moles intracranianas e é muito útil para avaliação de lesões expansivas e dilatação do sistema ventricular. Calcificações também são facilmente demonstradas. O grande papel da TC é no trauma, pois mostra com excelência as principais doenças associadas ao traumatismo cranioencefálico, especialmente as alterações hemorrágicas.

Angiotomografias demonstram com boa acurácia oclusões arteriais causadas por vasculites e traumas (dissecções), assim como doenças associadas ao padrão de Moya-Moya.

Ressonância magnética

Produz imagens de alta definição pela utilização de campo magnético. É de grande importância na neuroimagem por sua alta resolução espacial e sensibilidade na avaliação de lesões estruturais do sistema nervoso.

As modalidades mais utilizadas em neurologia pediátrica são:

- Ressonância magnética funcional, usada para avaliar alterações metabólicas na atividade cerebral.
- Ressonância magnética de perfusão, usada para detectar áreas de isquemia ou com aumento de vascularização.
- Ressonância magnética ponderada em difusão, para identificar um acidente vascular cerebral (AVC) inicial ou doenças cerebrais.
- Espectroscopia por ressonância magnética, importante na avaliação de alguns erros inatos do metabolismo e de algumas neoplasias.
- Angiografia por ressonância magnética, na avaliação de doenças vasculares como malformações.

Uma limitação importante de seu emprego na prática pediátrica é o tempo para realização do exame, que pode chegar até uma hora e faz com que seja necessário o uso de sedação em parte dos pacientes, sobretudo naqueles com menos idade.

Neurofisiológicos

Avaliação eletroencefalográfica

Eletroencefalograma convencional/videoencefalograma

O eletroencefalograma (EEG) convencional e em especial a modalidade vídeo-EEG é o padrão-ouro na avaliação de distúrbios convulsivos.

Na modalidade beira-leito, é fundamental na avaliação da função cerebral e na detecção de crises convulsivas.

Em associação com a ressonância magnética, é peça fundamental na avaliação do prognóstico de RN com encefalopatia hipóxico-isquêmica.

A monitoração eletroencefalográfica contínua facilita a condução pela equipe médica de eventos convulsivos, diagnosticando precocemente as crises e permitindo ajustes nas doses de anticonvulsivantes.

Eletroencefalograma de amplitude integrada

O eletroencefalograma de amplitude integrada (aEEG) é um exame que tem papel importante no seguimento dos pacientes com EHI. O aEEG é um método diagnóstico de fácil utilização na UTI neonatal, sendo importante tanto como critério de elegibilidade para terapias como para o seguimento e avaliação prognóstica.

É um recurso com alta sensibilidade (triagem) que a equipe neonatal pode lançar mão para avaliar de forma simples a função cerebral e a presença de crises neonatais.

Eletroneuromiografia

Avalia a função do sistema nervoso periférico. Divide-se basicamente em duas partes: estudo da condução nervosa e eletromiografia de agulha.

- Indicações: doenças do neurônio motor, das raízes espinhais, do nervo periférico, do plexo, da placa motora e do músculo.
- Limitações: crianças pequenas não colaboram e podem ter que ser sedadas (só será avaliada a neurocondução).

Distúrbios de coagulação e infecções dermatológicas podem contraindicar o exame.

REFERÊNCIAS BIBLIOGRÁFICAS

1. Sampaio LPB, Júnior HVDL. Particularidades do exame neurológico na criança. In: Gagliardi R, Takayanagui OM, ed. Tratado de Neurologia da Academia Brasileira de Neurologia. 2. ed. Rio de Janeiro: Elsevier; 2019.
2. Bacheschi LA. A neurologia que todo médico deve saber. 3. ed. São Paulo: Atheneu; 2015.
3. Reed UC, Reimão T. O desenvolvimento normal do sistema nervoso central. In: Nitrini R, Bacheschi LA, ed. A neurologia que todo médico deve saber. 3. ed. São Paulo: Atheneu; 2015. p.461-74.
4. Lefreve AB, Diament A, Cypel S. Neurologia infantil. 2. ed. São Paulo: Sarvier; 1989.
5. Volpe J. Neurology of the newborn. 3. ed. St. Louis: WB Saunders; 1995.
6. Diament A. Semiologia neuropediátrica: o exame neurológico da criança. In: Nitrini R, Dubowitz L, ed. The neurological assessment of the preterm and fullterm newborn infant. New York: Spastics International Medical Publications; 1981.
7. Miranda S, Pires LC, Nardes F. Sistema nervoso. In: Rodrigues YT, Rodrigues PPB. Semiologia pediátrica – Rodrigues. 3. ed. Rio de Janeiro: Guanabara Koogan; 2009.
8. Perneta C. Semiologia pediátrica. 5. ed. Rio de Janeiro: Guanabara Koogan; 1990.
9. Swaiman K, Wright F. The practice of pediatric neurology. New York: The CV Mosby; 1989.

48

O exame neurológico da criança com déficit motor

Camila dos Santos El Halal
Magda Lahorgue Nunes

INTRODUÇÃO

Os déficits motores agudos são queixas comuns nos serviços de emergência pediátricos, mas déficits prolongados ou crônicos também podem se apresentar ao médico pediatra em nível ambulatorial[1,2]. Dentre as causas neurológicas, tanto doenças do sistema nervoso central quanto do periférico, além de doenças musculares, podem estar envolvidas no quadro de perda de força. O espectro de etiologias cursando com déficit motor de origem não neurológica é amplo, incluindo doenças endocrinológicas, ortopédicas, oncológicas, reumatológicas, infecciosas, hematológicas, psiquiátricas e iatrogênicas. Estas, no entanto, fogem do escopo deste capítulo.

A anamnese e o exame físico neurológico são peças-chave na determinação da localização da lesão no paciente com déficit motor, otimizando os procedimentos diagnósticos e, por consequência, direcionando o adequado manejo.

ANAMNESE DO PACIENTE COM DÉFICIT DE FORÇA

As doenças de sistema nervoso central mais prevalentes costumam ter padrões de apresentação relativamente estereotipados, e a anamnese serve como importante direcionador das possíveis etiologias. Perdas de força de instalação aguda (segundos, minutos ou horas), subagudas (horas a dias), crônicas (dias a meses) ou paroxísticas (episódios recorrentes de instalação aguda com posterior retorno ao basal) costumam ter etiologias distintas.

Contextualizar o quadro de perda de força em relação à presença de doenças prévias e à história familiar podem ser peças importantes no direcionamento da investigação clínica. A presença de história pessoal ou familiar de epilepsia, além do diagnóstico sindrômico e/ou etiológico da epilepsia, cardiopatias, nefropatias, doenças metabólicas, genéticas, reumatológicas, do tecido conjuntivo ou imunomediadas, devem ser ativamente interrogados. Intercorrências gestacionais e perinatais são importantes fatores a serem investigados, incluindo perímetro cefálico ao nascimento e necessidade de internação no período neonatal. Outras internações ao longo da vida, motivo, necessidade de cuidados intensivos, incluindo ventilação mecânica e drogas vasoativas, também podem ser relevantes. Para perdas de força agudas, devem ser questionados também sinais e sintomas de infecção, como febre, sintomas respiratórios e diarreia antecedendo o quadro. A associação temporal de tais eventos com o surgimento da perda de força constitui um importante elemento para organizar o raciocínio diagnóstico.

Neste capítulo serão abordadas as patologias mais prevalentes e de conhecimento relevante para o pediatra. Ademais, patologias do período neonatal, devido a sua particularidade, também fogem do escopo deste capítulo.

ANATOMIA DO CONTROLE MOTOR

Perdas de força de origem neurológica podem ter sua origem tanto no sistema nervoso central quanto no periférico. De maneira sucinta, para realizar um movimento, um sinal elétrico deve ser iniciado no córtex motor primário do encéfalo (giro pré-central), nos corpos celulares dos neurônios motores superiores. Estes são responsáveis por integrar os sinais excitatórios e inibitórios do córtex e por traduzi-los em um sinal capaz de iniciar ou inibir um movimento voluntário. Os axônios dos neurônios motores superiores transitam em direção à medula, e, nas pirâmides do bulbo, a maior parte das fibras decussa para o lado contralateral[3]. Esse é o motivo pelo qual, na presença de alteração de força muscular de origem central, o foco da lesão se encontra no hemisfério contralateral ao déficit motor. Seguindo pela medula, ocorre sinapse direta com os neurônios motores inferiores no corno anterior da medula espinhal. Estes transmitem o sinal elétrico vindo do primeiro neurônio motor para o músculo efetor, via nervos periféricos e passando pela junção neuromuscular, para que o músculo realize o movimento.

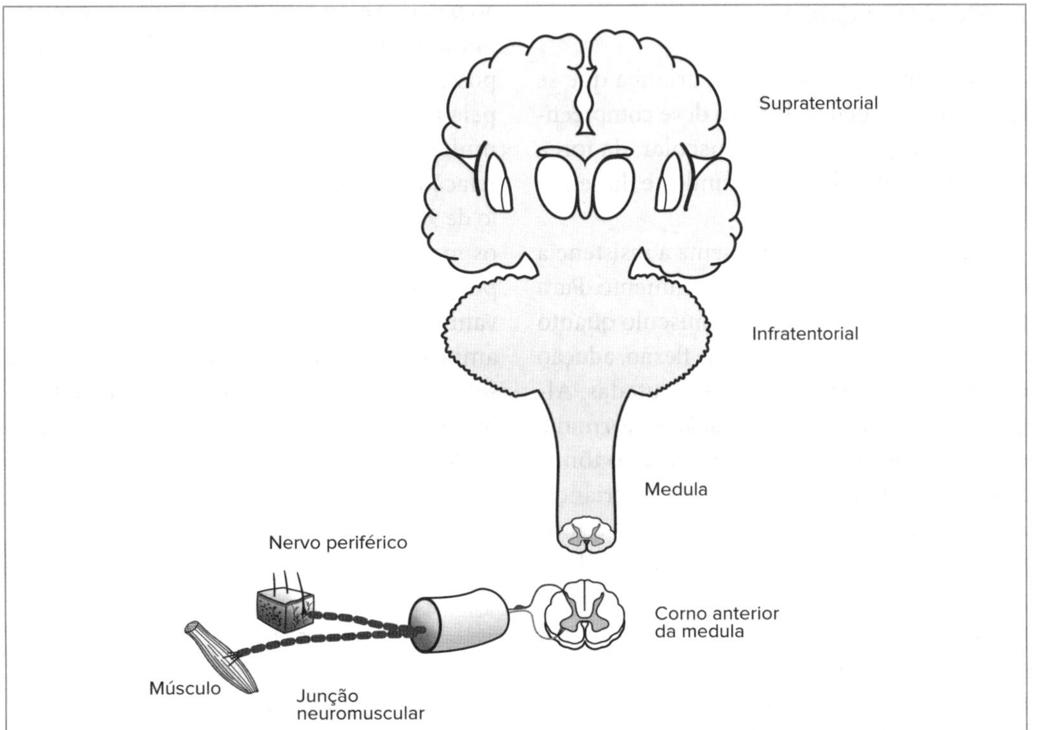

FIGURA 1 Anatomia do controle motor. Sintomas clínicos e alterações neurológicas serão influenciados pela localização da lesão.

Fonte: adaptada de Case No. 02: Girl with Sudden Weakness. NeuroLogical Cases. [S. d.]. Disponível em: https://neurologicexam.med.utah.edu/adult/cases/html_case02/case02_localizelesionYaxis.html#.

Diferentes doenças causam lesões nos diferentes pontos do trajeto mencionado. Apesar de apresentarem a perda de força como elemento em comum, haverá achados, ao exame físico, passíveis de permitir a localização da lesão. Uma lesão no primeiro neurônio motor (fora da fase aguda) cursará com aumento de tônus muscular (espasticidade), hiper-reflexia e sinal de Babinski positivo. Doenças do segundo neurônio motor (corno anterior da medula) se apresentam com hipotonia, hiporreflexia e fasciculações. As doenças da junção neuromuscular cursam com perda de força flutuante, e as miopatias, com perda de força progressiva e apresentações variáveis conforme a doenças de base.

O EXAME FÍSICO DA CRIANÇA COM DÉFICIT DE FORÇA

O exame físico básico da criança que se apresenta com déficit de força deve compreender a avaliação do tônus muscular, da força muscular, dos reflexos profundos e da sensibilidade.

O tônus muscular representa a resistência do músculo em repouso ao estiramento. Para testá-lo, tanto a palpação do músculo quanto manobras passivas de extensão, flexão, adução e abdução dos membros são executadas. Alguma resistência à mobilização é normal e esperada, levando em consideração o tônus basal esperado para a faixa etária da criança. A presença de resistência importante à movimentação passiva sugere hipertonia. Esta pode ser plástica, quando é constante durante a amplitude do movimento, ou elástica, quando variável e mais intensa no início do movimento[4]. As lesões dos gânglios da base costumam estar associadas a hipertonia plástica, e as lesões dos tratos corticoespinhais associam-se a hipertonia elástica. As hipotonias se apresentam nas lesões agudas de origem central, assim como nas doenças do segundo neurônio motor.

A força é avaliada por meio da observação da movimentação ativa da criança, da movimentação dos membros, da marcha e ao erguer-se do chão, assim como na postura apendicular em repouso. A força facial é avaliada com base na observação da simetria de sulcos e do filtro, da posição das pálpebras passivamente e de sua abertura contra resistência, e também por meio da movimentação voluntária da face, ao choro ou riso, bem como em manobras comandadas de mímica facial. Para crianças pequenas, que não conseguem colaborar para as manobras de força voluntárias, a força dos membros superiores pode ser testada por meio de manobra contra resistência na busca de objetos (p. ex., brinquedos), pela prova da echarpe (cruzar os braços em frente ao pescoço e, ao soltar, observar com que amplitude e de que modo os membros voltam à posição normal), e a dos membros inferiores pela manobra de rechaço (fletir as coxas simultaneamente em ângulo de 90 graus em relação ao abdome, e as pernas em um ângulo de 90 graus em relação às coxas, com ambos os membros inferiores mantidos separados por uma das mãos do examinador. Observam-se a simetria e a resistência na queda de ambos os membros ao serem subitamente soltos)[5]. Para crianças mais velhas, a gradação de força do *British Research Council System* pode ser utilizada (Quadro 1)[6].

QUADRO 1 Escala de gradação de força muscular

Grau 5	Força preservada
Grau 4	Movimento ativo contra a gravidade e resistência
Grau 3	Movimento ativo contra a gravidade
Grau 2	Movimento ativo com eliminação da gravidade
Grau 1	Presença de fasciculações, ou movimento muscular palpável
Grau 0	Ausência de movimentação muscular

Os reflexos profundos podem ser testados nas posições sentada ou deitada. Os reflexos tricipital, bicipital, patelar e aquileus devem ser sistematicamente testados, com os membros semiflexionados e com a criança relaxada[7].

A avaliação da sensibilidade pode ser um desafio no exame pediátrico, e pode ser avaliada por meio de estímulos dolorosos, temperatura e localização do toque, porém as respostas são muito dependentes da idade e da colaboração da criança. Os reflexos do esfíncter anal (estímulo periesfíncter com algodão) ou cremastérico podem ser úteis na localização de lesões aos níveis sacral e lombar, respectivamente. O teste de Romberg avalia propriocepção, e é testado com a criança em pé, com os membros inferiores unidos e os membros superiores estendidos ao longo do corpo, de olhos fechados. A manobra pode ser testada a partir de cerca de 4 anos de idade[5].

DÉFICIT MOTOR AGUDO

Déficits motores agudos são emergências em pediatria. Podem ser tanto localizados quanto generalizados, e ter etiologias distintas (Figura 2).

Origem central

Etiologias vasculares

Lesões agudas e recentes supramedulares das vias piramidais associam-se a déficit motor unilateral flácido, por sua vez associado a hipotonia local e à abolição dos reflexos profundos. Ocorrem em decorrência de acidentes vasculares cerebrais (AVC) isquêmicos arteriais ou de tromboses de seios venosos. No caso de acometimento bilateral ou com comprometimento do sensório, lesões bi-hemisféricas ou de tronco cerebral podem estar implicadas. Os AVC de origem hemorrágica, por sua vez, costumam cursar com quadro dramático de cefaleia aguda e intensa e vômitos, associados a alterações de sensório e meningismo[8].

Causas infecciosas e inflamatórias

Déficits motores em pacientes com quadro febril e em vigência de quadro de meningite bacteriana podem estar relacionados a complicações do quadro, como empiema subdural, abscesso ou infarto arterial ou venoso. Encefalites virais, que geralmente cursam com quadro febril, associadas a alterações de sensório, perda global de força e crises epilépticas, devem entrar no diagnóstico diferencial.

Encefalomielite difusa aguda (Adem)

Doença desmielinizante inflamatória, classicamente de curso monofásico, com apresentação multifocal, súbita e evolução em dias. De provável origem imunomediada, costuma iniciar ao redor de 14 dias após quadro infeccioso. Cursa com quadro de encefalopatia, esta não explicada por febre, doença sistêmica ou sintomas pós-ictais. A ressonância magnética de encéfalo é imprescindível ao diagnóstico, demonstrando hipersinal nas sequências em T2 ao nível da substância branca[9].

Esclerose múltipla

Doença inflamatória crônica autoimune, mais frequentemente diagnosticada em adultos jovens, mas também podendo ocorrer em crianças; menos de 1% dos casos ocorrem antes dos 10 anos[10]. A apresentação clínica é variável, sendo a hemiparesia uma das possibilidades. O diagnóstico deve levar em conta achados de neuroimagem evidenciando disseminação no tempo e no espaço. A presença de índices elevados de imunoglobulina G ou de bandas oligoclonais no líquido cefalorraquidiano dá suporte ao diagnóstico[10].

Paralisia de Todd

A paralisia de Todd caracteriza-se por um déficit motor agudo, flácido, de duração de

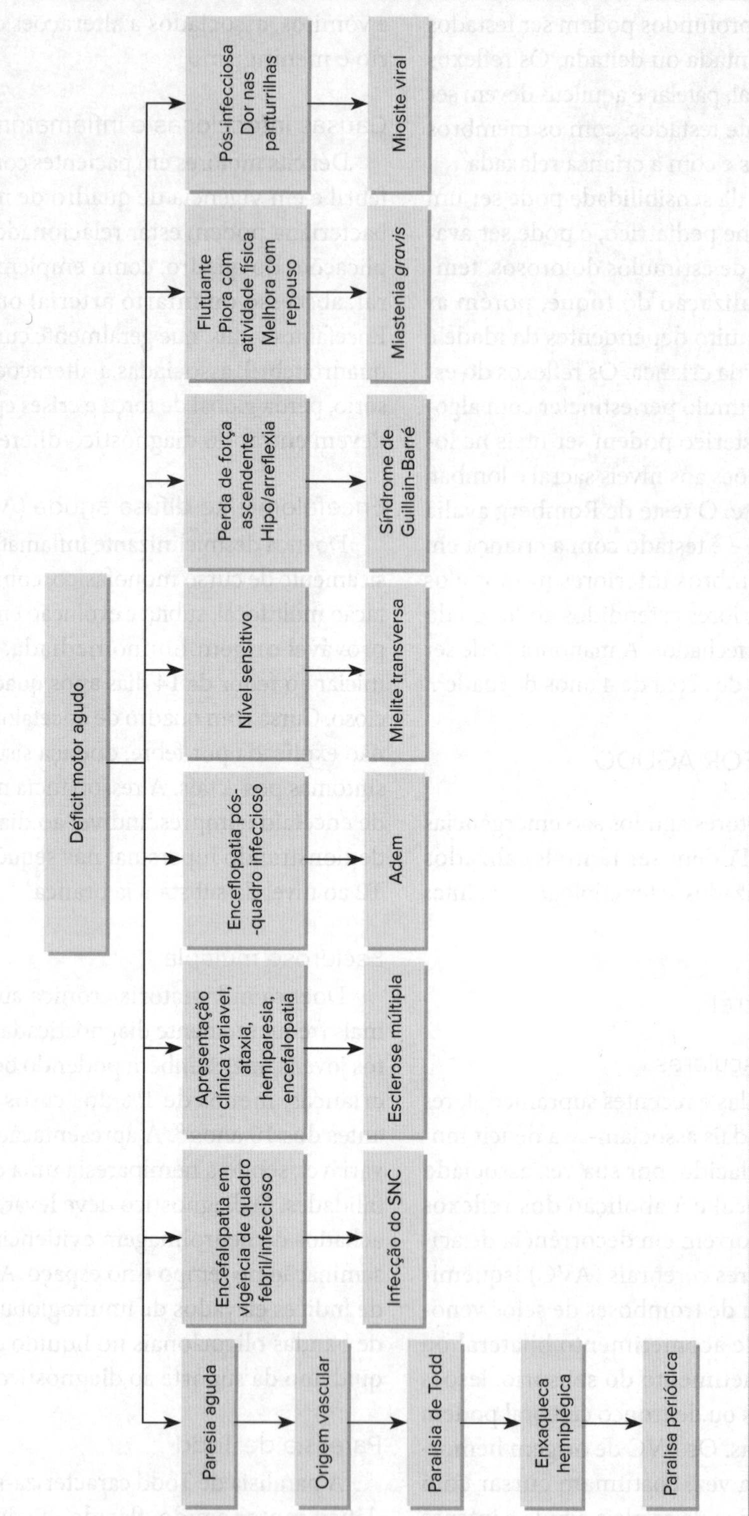

FIGURA 2 Sinais ao exame neurológico relacionados à perda aguda de força, e as possibilidades diagnósticas mais prevalentes.
Adem: encefalomielite difusa aguda; SNC: sistema nervoso central.

minutos a horas, secundário a uma crise epiléptica. Em pacientes sabidamente com epilepsia, com episódios prévios semelhantes e sem alterações vasculares prévias à neuroimagem, investigação complementar não se faz necessária. Em um primeiro episódio, no entanto, a realização de exame complementar com neuroimagem é imprescindível[8].

Enxaqueca hemiplégica

Neste subtipo de enxaqueca, a hemiplegia (perda de força total em um dos hemicorpos) aguda constitui a aura da cefaleia. Não há perda de força na face, e pode ser acompanhada de afasia caso o hemisfério dominante esteja envolvido. A cefaleia inicia concomitantemente ou logo após a perda de força, geralmente no hemicrânio contralateral à perda de força, de característica pulsátil, podendo cursar com náuseas e vômitos. A hemiplegia pode durar de minutos a horas, com recuperação completa posterior. Esse diagnóstico somente pode ser realizado após um segundo episódio, e após descartar AVC isquêmico[8].

Origem medular

Mielite transversa

Trata-se de condição imunomediada monofásica restrita à medula espinhal. Em crianças, 60% dos casos ocorrem devido a um fenômeno imunomediado seguindo quadro infeccioso sistêmico ou vacinal, mas casos idiopáticos, infecciosos de sistema nervoso central ou associados a esclerose múltipla podem ocorrer[4].

Os sintomas se instalam de horas a dias (média de 4-21 dias), costumam ser bilaterais e simétricos e dependem do nível da lesão, podendo haver perda motora e sensitiva nos níveis abaixo da lesão. Disfunções autonômicas são comuns, cursando com disfunção de esfíncteres anal e vesical. No quadro agudo ocorre flacidez, que evolui com espasticidade com a progressão da doença. Dor é um sintoma comum, e pode ter origem muscular ou neuropática[4]. O diagnóstico, pós-suspeita clínica, é feito pelo estudo do líquido cefalorraquidiano, que, apesar de não apresentar achados inflamatórios em até 50% das crianças, é importante no diagnóstico diferencial com doenças infecciosas e para avaliar risco de evolução para esclerose múltipla (através das bandas oligoclonais). Exames no soro, como anticorpos antiaquaporina, e anti-MOG, devem ser solicitados. A ressonância magnética de encéfalo e neuroeixo. As lesões de medula costumam ser centrais, com hiperintensidade de sinal nas sequências em T2, envolvendo substância cinzenta e branca adjacente[11].

Origem nos nervos periféricos

Síndrome de Guillain-Barré

Polineuropatia autoimune que acomete de maneira aguda a mielina da porção proximal dos nervos periféricos, tipicamente ocorre após infecção intestinal ou respiratória. A apresentação clínica é sob a forma de parestesias das extremidades distais, seguida de fraqueza ascendente e simétrica. Ocorre hipo ou arreflexia. A dor pode ser um componente proeminente, por vezes mais proeminente que a fraqueza[4]. A perda de força pode acometer a musculatura respiratória, sendo a perda de força nos membros superiores o fator de predição mais confiável de insuficiência respiratória[12].

A suspeita clínica deve ser confirmada com a análise do líquido cefalorraquidiano, o qual tipicamente apresenta um aumento de proteinorraquia com celularidade preservada (ou seja, uma dissociação proteinocitológica). A eletroneuromiografia oferece a maior especificidade diagnóstica e é útil na distinção entre as variantes da síndrome de Guillain-Barré[13].

Origem na junção neuromuscular

Miastenia *gravis* e crise miastênica

A miastenia *gravis* é uma doença neuromuscular imunomediada, causada pelo bloqueio de receptores de acetilcolina por anticorpos específicos que impedem a contração muscular. Caracteriza-se por fraqueza muscular flutuante, que melhora com o repouso e piora com a atividade física, infecções, estresse emocional, menstruação e gravidez. A fraqueza pode ser limitada a grupos musculares específicos, ficando restrita à musculatura ocular, facial e/ou bulbar, ou ser generalizada, com redução da força nos membros de predomínio proximal e simétrico. Queixas de diplopia, visão borrada ou ptose palpebral, particularmente ao final do dia ou após sessão de leitura, são comuns, devido à fadiga da musculatura ocular extrínseca. Dificuldades de mastigação e deglutição podem estar presentes, com queixas de necessidade de auxiliar com as mãos o fechamento da boca para mastigação, e a regurgitação nasal de líquidos pode ocorrer. A fraqueza facial pode ser verificada ao solicitar o fechamento das pálpebras contra resistência, demonstrando fácil abertura. A sensibilidade e os reflexos profundos costumam estar preservados.

O diagnóstico se dá pela combinação entre a clínica e exames complementares. Ao exame clínico, o teste de fatigabilidade do olhar envolve solicitar ao paciente que olhe para cima de forma sustentada e imóvel. Observa-se então a queda da pálpebra e a perda do alinhamento ocular. Em pacientes com ptose, o teste do gelo, em que se aplica uma luva ou bolsa com gelo sobre a pálpebra durante 1-2 minutos, permite observar a redução da ptose em ao menos 2 mm, e é altamente sensível para o diagnóstico de miastenia *gravis* (sensibilidade ao redor de 80%)[14]. Estudos neurofisiológicos, como eletroneuromiografia com estimulação repetitiva demonstrando resposta decremental de ao menos 10%, são sensíveis para as formas generalizadas, enquanto a eletroneuromiografia de fibra única no musculo orbicular dos olhos é o padrão ouro para o diagnóstico, especialmente nas formas oculares[14]. Anticorpos antirreceptores de acetilcolina, assim como outros anticorpos presentes em menor frequência nos quadros de miastenia, devem ser solicitados na complementação diagnóstica conforme a suspeita e a evolução clínica do paciente.

Em uma crise miastênica, o bloqueio à ação dos receptores é maciço, levando a tetraplegia, associada a ptose, oftalmoparesia, distúrbio da deglutição e falência respiratória, com preservação dos reflexos profundos[15]. A crise miastênica pode ocorrer em pacientes sem diagnóstico prévio de miastenia *gravis*, fazendo com que a suspeição clínica, ancorada pelos achados ao exame neurológico, seja importante para o oferecimento do tratamento adequado ao paciente.

Origem muscular

Miosite viral

Tipicamente, apresenta-se por dor nas panturrilhas, bilateralmente, em crianças em idade escolar com história de infecção viral recente, geralmente sintomas gripais. Pode haver dificuldade na marcha, com a base alargada ou com rigidez dos membros inferiores à deambulação, reacional à dor, e raramente leve edema das panturrilhas. A amplitude de movimentos dos joelhos e articulação do quadril está preservada, mas pode haver limitação à dorsiflexão dos pés. Não há alteração motora, de reflexos profundos, ou do reflexo cutâneo-plantar[16]. Em nível laboratorial, há aumento dos níveis de creatinoquinoquinase, permanecendo em média a 4.100 U/L, podendo porém elevar-se até 20 vezes do valor normal. A resolução dos sintomas ocorre, em média, em 3 dias.

Paralisias periódicas

Doenças autossômicas dominantes raras relacionadas a mutações em genes de canais de iônicos de sódio, potássio ou cálcio, levando a varrições séricas na concentração de potássio (hipo, normo ou hipercalemia).

A paralisia periódica hipercalêmica costuma se apresentar na primeira década de vida. O quadro cursa com perda de força inicialmente nos membros inferiores, de predomínio proximal, evoluindo para fraqueza dos membros superiores e cervical. Durante a crise, os reflexos profundos estão abolidos. O acometimento da musculatura respiratória é raro, e não há alterações esfincterianas. Os episódios duram desde alguns minutos até não mais do que 4 horas, e são desencadeados por exercícios físicos extenuantes ou jejum prolongado. A paralisia hipocalêmica costuma iniciar antes dos 16 anos de idade, com apresentações variando desde fraqueza discreta e transitória de um grupo muscular até episódios graves e generalizados. Estes podem ser desencadeados por infecções, privação de sono e algumas medicações, como os beta-agonistas ou corticoesteroides. Episódios graves tipicamente iniciam na manhã seguinte a atividade física extenuante ou ao consumo de refeições ricas em carboidratos, e cursam com fraqueza simétrica e intensa. A maior parte das crises dura até algumas horas, e as mais prolongadas costumam remitir em até 3 dias[17].

Os níveis de potássico sérico são normais entre as crises. Dessa forma, a suspeita clínica é imprescindível ao diagnóstico, para direcionar a coleta de exames em vigência dos sintomas. A confirmação se dá por análise molecular[18].

DÉFICIT MOTOR CRÔNICO E/OU PROGRESSIVO

Déficits motores crônicos e progressivos também podem ter origem central ou periférica e gerar morbidades significativas à criança. Sendo assim, seu reconhecimento é importante para o adequado encaminhamento da investigação e manejo (Figura 3).

Origem central

Paralisia cerebral

O termo compreende um grupo de desordens permanentes do desenvolvimento da postura e do movimento, de caráter não progressivo, secundário a insulto ocorrido durante o desenvolvimento cerebral[19]. Existe uma grande variabilidade da apresentação clínica, incluindo gravidade e morbidade. Comumente, a paralisia cerebral é acompanhada de comprometimento cognitivo, sensorial, da comunicação, do comportamento, além de alterações musculoesqueléticas e de epilepsia. Os achados clínicos diferem conforme o tipo de paralisia cerebral, e o exame neurológico é imprescindível para a classificação dos pacientes. A apresentação clínica dependerá da localização da lesão no sistema nervoso central.

A paralisia cerebral espástica é a apresentação mais comum, presente em cerca de 70% dos casos, e se caracteriza por hipertonia, hiper-reflexia, perda de força nos segmentos acometidos, podendo haver clônus e reflexo cutâneo-plantar extensor, se um ou ambos os membros inferiores forem acometidos. O paciente pode se apresentar com monoparesia, quando os sintomas ficarem restritos a um dos membros, hemiparesia, quando os sintomas acometerem um hemicorpo, diparesia (ou diplegia), quando há comprometimento predominante dos membros inferiores, triparesia (ou triplegia), quando três membros estão acometidos, ou tetraparesia, quando os quatro membros estão acometidos.

A paralisia cerebral discinética pode se apresentar nas formas atetósica ou distônica. Na atetose, a base do tônus muscular é hipotônica, havendo hipercinesia caracterizada por movimentos involuntários, súbitos, de contorção, podendo haver movimentos co-

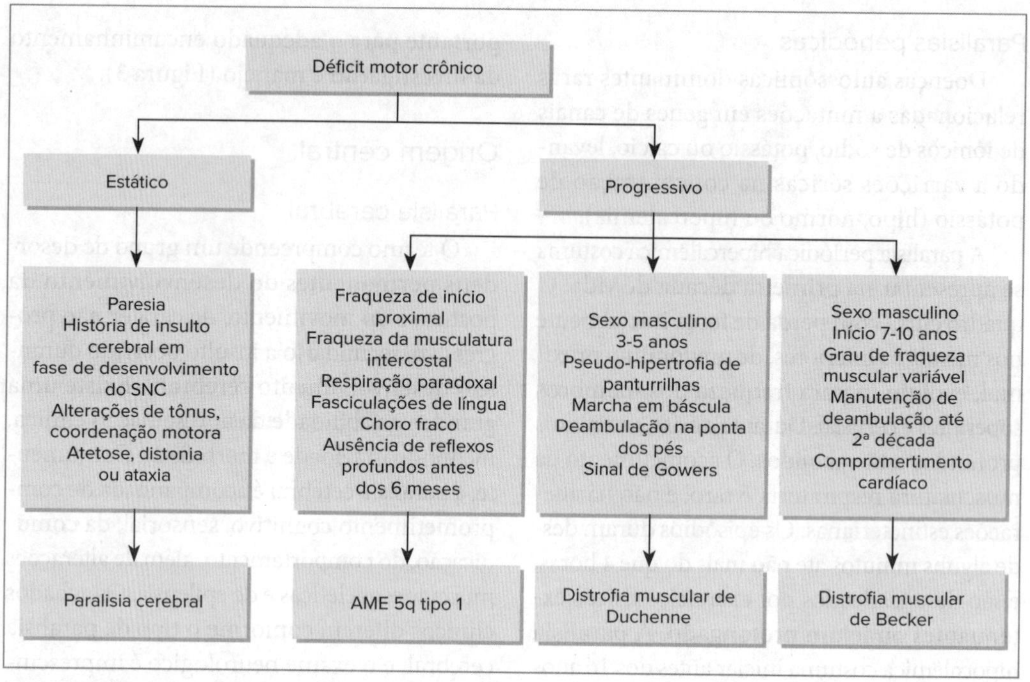

FIGURA 3 Sinais ao exame neurológico relacionados à perda de força crônica ou progressiva, e as possibilidades diagnósticas mais prevalentes.
AME: atrofia muscular espinhal; SNC: sistema nervoso central.

reicos; na distonia há hipocinesia, ocorrendo movimentos involuntários, posturas anormais e flutuação de tônus[20].

Na paralisia cerebral atáxica ocorre perda da coordenação motora, com comprometimento da fora, ritmo e acurácia do movimento, havendo também marcha com aumento da base de sustentação e tremores de intenção.

Os tipos de paralisia cerebral e suas apresentações clínicas encontram-se na Figura 4.

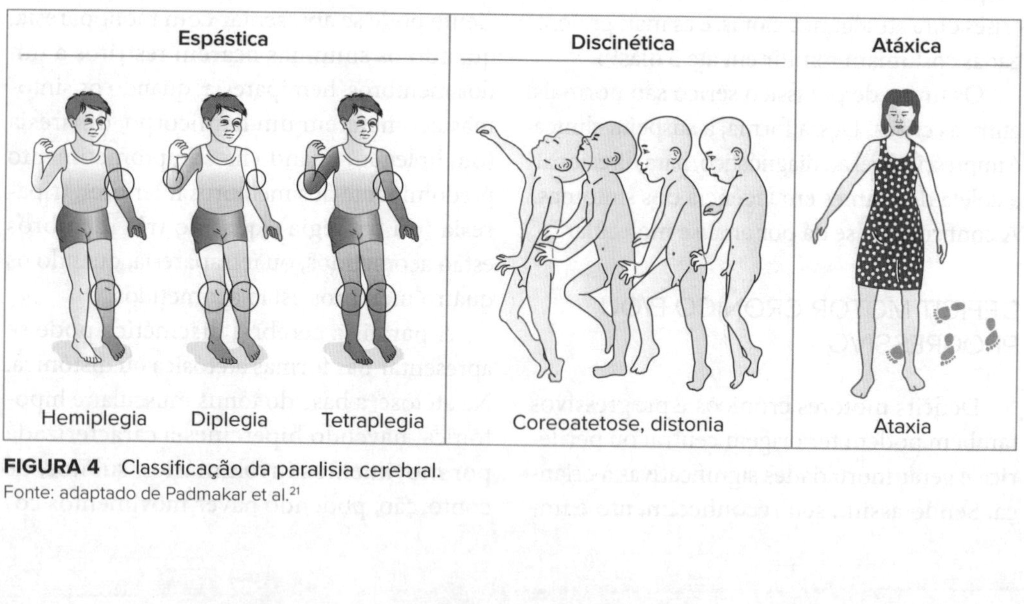

FIGURA 4 Classificação da paralisia cerebral.
Fonte: adaptado de Padmakar et al.[21]

Origem no corno anterior da medula

Atrofia muscular espinhal 5q

A atrofia muscular espinhal (AME) 5q é um distúrbio neuromuscular autossômico recessivo, caracterizado pela degeneração dos motoneurônios do corno anterior da medula e tronco encefálico, resultando em fraqueza muscular progressiva, de início proximal. É causada por alterações no *locus* do gene de sobrevivência do neurônio motor (SMN), localizado no cromossomo 5. Apesar de o diagnóstico de atrofia muscular espinhal depender da presença de deleções e mutações no gene SMN1, a variabilidade clínica está associada ao seu gene homólogo, SMN2. Quanto maior o número de cópias de SMN2 presentes em um paciente, mais leves são os sintomas clínicos[22].

Crianças com AME tipo 1 se apresentam nos primeiros meses de vida com fraqueza simétrica dos membros, fraqueza da musculatura intercostal (tórax em aspecto de sino), respiração paradoxal, fasciculações de língua, choro fraco e ausência de reflexos profundos antes dos 6 meses de idade. Sem tratamento, tais pacientes evoluem para a necessidade de suporte ventilatório. Não há sinais de encefalopatia. A apresentação da AME tipo 2 é mais tardia, entre 6-18 meses de idade, e a apresentação clínica é menos grave, com a possibilidade de sentar-se sem apoio, mas sem adquirir a marcha. A maior parte dos pacientes com AME tipo 2 necessita de suporte ventilatório durante o sono. Pacientes com AME tipo 3 se apresentam após os 18 meses, atingem deambulação, mas apresentam importantes comorbidades relacionadas a fraqueza muscular (escoliose, quedas, dor muscular e articular), podendo perder tal habilidade com o passar dos anos. Já os pacientes com AME tipo 4 são deambulantes e raramente apresentam sintomas respiratórios graves[23]. O diagnóstico é feito por testes genéticos, por meio da análise quantitativa de SMN1 e SMN2[24].

Origem muscular

Distrofias musculares

As distrofias musculares são um espectro de doenças musculares causadas pela ausência ou redução da função da proteína distrofina, produto do gene da distrofina, localizado no cromossomo X. A localização do gene no cromossomo X faz com que os indivíduos acometidos sejam do sexo masculino, enquanto as mulheres são portadoras[25].

Distrofia muscular de Duchenne

Apesar de os sintomas iniciarem no primeiro ano de vida, com atraso na aquisição dos marcos do desenvolvimento motor e da linguagem, meninos acometidos pela distrofia muscular de Duchenne (DMD) se apresentam entre 3-5 anos de idade com sintomas de déficit de força, dificuldade de se erguer do solo, subir e descer escadas e quedas frequentes. A fraqueza, nesses pacientes, é caracterizada pelo predomínio inicial proximal nos membros inferiores e de tronco, que, com a evolução da doença, passa a envolver também os membros superiores e a porção distal dos membros[26]½. Ocorre dificuldade de deambulação devido a fraqueza da musculatura pélvica, sobretudo quadro e extensores dos joelhos, levando a acentuação da lordose lombar, pseudo-hipertrofia das panturrilhas, deambulação na ponta dos pés e marcha com báscula da bacia (anserina). O sinal de Gowers, obtido por meio da manobra do levantar miopático, caracteriza-se pela necessidade de "escalar" o próprio corpo a partir da posição sentada no chão, sem suporte, para se erguer, devido a fraqueza dos quadris e quadríceps (Figura 5).

A deterioração mais expressiva da força e das habilidades musculares passa a ocorrer a partir dos 6 anos de idade, e, sem tratamento,

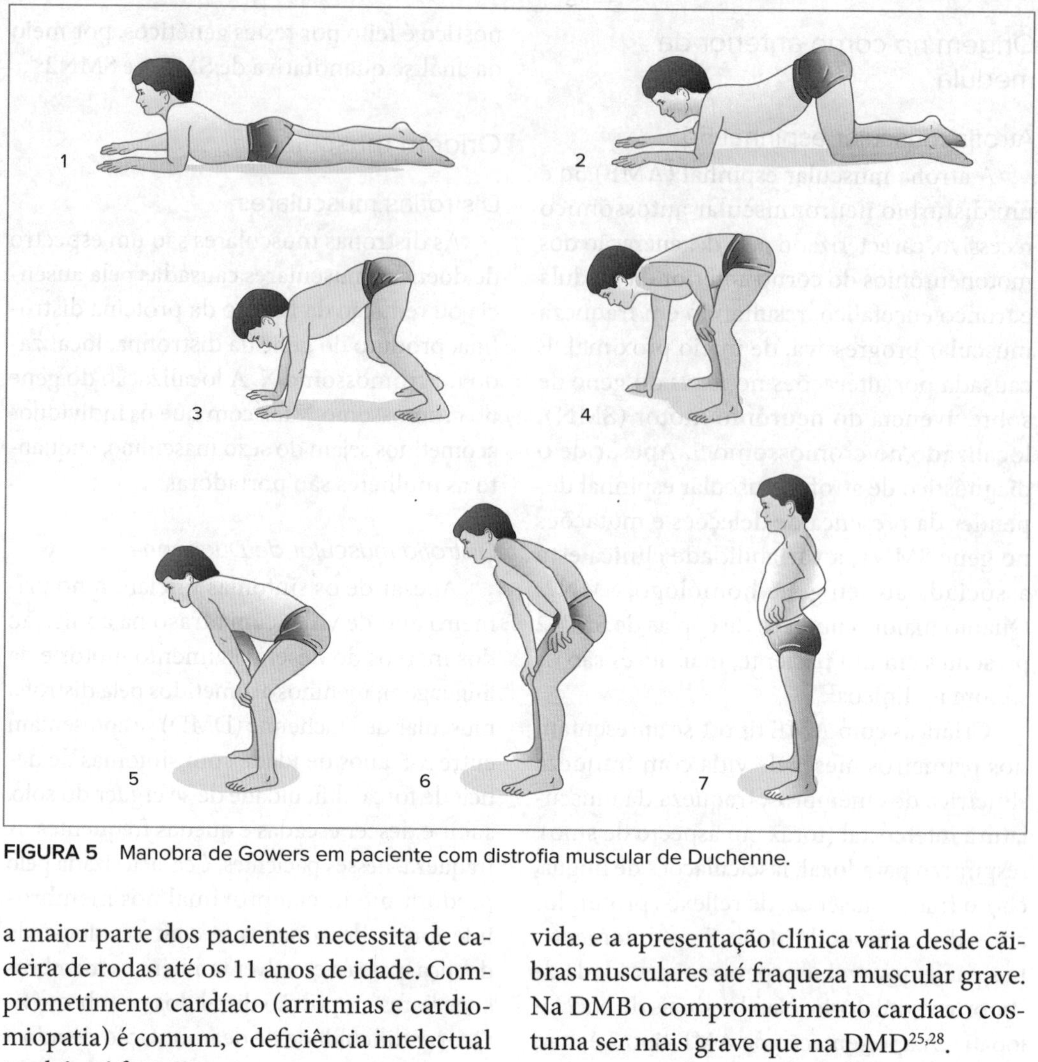

FIGURA 5 Manobra de Gowers em paciente com distrofia muscular de Duchenne.

a maior parte dos pacientes necessita de cadeira de rodas até os 11 anos de idade. Comprometimento cardíaco (arritmias e cardiomiopatia) é comum, e deficiência intelectual também é frequente.

Meninos com apresentação clínica sugestiva de DMD devem realizar dosagem de enzimas musculares (creatinoquinase, aspartato e alanina transaminase), podendo a creatinoquinase estar cem vezes acima do limite superior da normalidade. O diagnóstico final é feito por meio de testes moleculares[27].

Distrofia muscular de Becker

Na distrofia muscular de Becker (DMB) a apresentação é mais branda, com início dos sintomas entre 7-10 anos, manutenção da marcha até próximo da segunda década de vida, e a apresentação clínica varia desde cãibras musculares até fraqueza muscular grave. Na DMB o comprometimento cardíaco costuma ser mais grave que na DMD[25,28].

REFERÊNCIAS BIBLIOGRÁFICAS

1. Nickel CH, Nemec M, Bingisser R. Weakness as presenting symptom in the emergency department. Swiss Med Wkly. 2009;139(17-18):271-2.
2. Saguil A. Evaluation of the patient with muscle weakness. Am Fam Physician. 2005;71(7):1327-36.
3. Stifani N. Motor neurons and the generation of spinal motor neuron diversity. Front Cell Neurosci. 2014;8:293.
4. Ganti L, Rastogi V. Acute generalized weakness. Emerg Med Clin North Am. 2016;34(4):795-809.
5. Diament A, Cypel S, UCR. Neurologia infantil. 5.ed. Rio de Janeiro: Atheneu; 2010.
6. Compston A. Aids to the investigation of peripheral nerve injuries. Medical Research Council: Nerve Injuries Research Committee. His Majesty's Stationery

Office: 1942; p.48 (iii) and 74 figures and 7 diagrams; with aids to the examination of the peripheral nervous system. By Michael O'Brien for the Guarantors of Brain. Saunders Elsevier, 2010. p.[8]64 and 94 Figures. Brain. 2010;133(10):2838-44.

7. Bale J, Bonkowsky J, Filloux F, Hedlund G, Larden P, Morita D. Pediatric Neurology. 2.ed. Boca Raton: Taylor & Francis Group; 2017.
8. Roubertie A, Soëte S, Meyer P, Echenne B, Rivier F, Langlois C. Acute motor deficit in childhood: diagnosis management. Arch Pediatr. 2010;17(3):325-32.
9. Cole J, Evans E, Mwangi M, Mar S. Acute disseminated encephalomyelitis in children: an updated review based on current diagnostic criteria. Pediatr Neurol. 2019;100:26-34.
10. Alroughani R, Boyko A. Pediatric multiple sclerosis: a review. BMC Neurol. 2018;18(1):27.
11. Absoud M, Greenberg BM, Lim M, Lotze T, Thomas T, Deiva K. Pediatric transverse myelitis. Neurology. 2016;87(9 Suppl 2):S46-52.
12. Vasconcelos MM, Vasconcelos LGA, Brito AR. Assessment of acute motor deficit in the pediatric emergency room. J Pediatr (Rio J). 2017;93(Suppl 1):26-35.
13. Korinthenberg R, Trollmann R, Felderhoff-Müser U, Bernert G, Hackenberg A, Hufnagel M, et al. Diagnosis and treatment of Guillain-Barré syndrome in childhood and adolescence: an evidence- and consensus--based guideline. Eur J Paediatr Neurol. 2020;25:5-16.
14. Peragallo JH. Pediatric myasthenia gravis. Semin Pediatr Neurol. 2017;24(2):116-21.
15. Torricelli RPJE. Acute muscular weakness in children. Arq Neuropsiquiatr. 2017;75(4):248-54.
16. Magee H, Goldman RD. Viral myositis in children. Can Fam Physician. 2017;63(5):365-8.
17. Fontaine B. Periodic paralysis. Adv Genet. 2008;63:3-23.
18. Fialho D, Griggs RC, Matthews E. Periodic paralysis. Handb Clin Neurol. 2018;148:505-20.
19. Rosenbaum P, Paneth N, Leviton A, Goldstein M, Bax M, Damiano D, et al. A report: the definition and classification of cerebral palsy April 2006. Dev Med Child Neurol Suppl. 2007;109:8-14.
20. McIntyre S, Morgan C, Walker K, Novak I. Cerebral palsy: don't delay. Dev Disabil Res Rev. 2011;17(2):114-29.
21. Padmakar S, Sujan Kumar K, Parveen S. Management and treatment for cerebral palsy in children. Ind J Pharm Pract. 2018;11(2):104-9.
22. Verhaart IEC, Robertson A, Wilson IJ, Aartsma-Rus A, Cameron S, Jones CC, et al. Prevalence, incidence and carrier frequency of 5q-linked spinal muscular atrophy: a literature review. Orphanet J Rare Dis. 2017;12(1):124.
23. Ross LF, Kwon JM. Spinal muscular atrophy: past, present, and future. Neoreviews. 2019;20(8):e437-e51.
24. Mercuri E, Finkel RS, Muntoni F, Wirth B, Montes J, Main M, et al. Diagnosis and management of spinal muscular atrophy: Part 1: Recommendations for diagnosis, rehabilitation, orthopedic and nutritional care. Neuromuscul Disord. 2018;28(2):103-15.
25. Thangarajh M. The dystrophinopathies. Continuum (Minneap Minn). 2019;25(6):1619-39.
26. Yiu EM, Kornberg AJ. Duchenne muscular dystrophy. J Paediatr Child Health. 2015;51(8):759-64.
27. Aartsma-Rus A, Ginjaar IB, Bushby K. The importance of genetic diagnosis for Duchenne muscular dystrophy. J Med Genet. 2016;53(3):145-51.
28. Reed UC. Neuromuscular disorders. J Pediatr (Rio J). 2002;78(Suppl 1):S89-S103.

49

Semiologia do equilíbrio na infância

Renata C. Di Francesco
Nathália Novello Ferreira
Claudia Schweiger

INTRODUÇÃO

A vertigem e as alterações do equilíbrio não são incomuns na faixa etária pediátrica, e suas ocorrências podem ser estimadas em 15% das crianças em geral[1]. A prevalência de tonturas e problemas de equilíbrio é de 5,3% na idade escolar e pode chegar a 72% em adolescentes[2]. Na avaliação do paciente com tontura é de suma importância a realização de história clínica detalhada e de exame otoneurológico.

As características da tontura, intensidade, duração, frequência, evolução, sintomas associados, como perda auditiva e zumbido, fatores desencadeantes, história de trauma, entre outros, são fatores que irão nortear a formulação da hipótese diagnóstica e de seus diagnósticos diferenciais[1]. As causas de vertigem na infância são diversas, destacando-se a otite média, a vertigem paroxística benigna e a migrânea vestibular[2].

HISTÓRIA CLÍNICA

Os fatores desencadeantes incluem mudança de posição do corpo, movimentação da cabeça, tosse ou espirros, insônia e estresse. As formas de apresentação dos distúrbios do equilíbrio são bastante variadas e dependem da idade da criança (Quadro 1). Os pacientes ou acompanhantes devem ser questionados também sobre sintomas associados, como cefaleia, hipoacusia, plenitude aural ou zumbido[3].

A duração dos episódios de tontura pode variar de acordo com a causa etiológica. Crises com duração de segundos sugerem vertigem posicional paroxística benigna no adulto e vertigem paroxística benigna da infância nas crianças. Crises com duração de minutos podem indicar doença de Ménière, mas são pouco comuns na faixa etária pediátrica. A enxaqueca vestibular, por sua vez, é mais comum e apresenta duração de horas. A vertigem por causa infecciosa pode provocar crises de tontura com duração de dias. Já a ataxia cerebelar gera sintomas com duração de meses a anos[3].

Os antecedentes pessoais e familiares também deverão ser indagados, pois alterações metabólicas e vasculares podem provocar crises vertiginosas ou sintomas semelhantes[3].

Nas crianças menores a história clínica será mais difícil de ser colhida, sendo necessário buscar o máximo de informações possíveis com os pais. Quando a criança não é capaz de relatar seus sintomas, pode-se desconfiar de quadros vertiginosos quando apresenta palidez, náuseas ou vômitos, irri-

QUADRO 1 Formas de apresentação da vertigem na infância

Crianças maiores	
Vertigem rotatória	Plenitude aural
Cefaleia	Zumbido[5]
Hipoacusia	
Crianças menores (sinais indiretos)	
Palidez, náuseas ou vômitos	Perturbações do sono
Irritação, choro, levar a mão à cabeça	Quedas ou tendência a quedas
Distorção visual	Inaptidão para exercícios físicos
Cansaço excessivo	Mudança súbita de comportamento[6]

tação, choro, levar a mão à cabeça, distorção visual, cansaço excessivo, perturbações do sono, quedas ou tendência a quedas, inaptidão para exercícios físicos ou mudança súbita de comportamento. Alterações vestibulares também podem cursar com atraso no desenvolvimento motor e no desenvolvimento da linguagem tanto escrita quanto falada. Podem também prejudicar a habilidade de comunicação da criança. O desempenho escolar pode ser afetado, além de comprometer o estado psicológico da criança, causando ansiedade e pânico em alguns casos[1]. Estima-se que cerca de metade das crianças com tonturas apresente comorbidade psiquiátrica[4].

As principais causas de tontura na faixa etária pediátrica variam de acordo com a idade. Nas crianças menores de 4 anos, a principal causa de tontura são fatores relacionados à otite média aguda ou à otite média secretora. A partir dos 5 anos tende a ser a vertigem paroxística benigna da infância. Já nas crianças mais velhas e nos adolescentes, a principal causa é a migrânea vestibular[1].

Outras causas importantes a serem consideradas no contexto pediátrico são tumores da fossa posterior ou ângulo pontocerebelar, esclerose múltipla, malformação de Arnold-Chiari, distúrbios metabólicos e/ou cardiovasculares, malformações labirínticas, ototoxicidade e neurite vestibular, por exemplo[3].

EXAME OTONEUROLÓGICO

A avaliação otoneurológica é especialmente mais difícil de ser realizada na infância. O exame e os testes a serem aplicados tendem a demandar mais tempo que o habitual. É importante avaliar a capacidade de compreensão de cada criança e selecionar os exames que ela seja capaz de realizar[1].

Todas as crianças com suspeita de distúrbios do equilíbrio e sinais de alterações auditivas ou vestibulares devem ser submetidas à avaliação otoneurológica. O acometimento central é uma causa frequente de tontura, desequilíbrio ou queda em crianças e deve ser descartado. Diferentemente do adulto, nas crianças a etiologia central predomina sobre a periférica. A ressonância magnética de crânio deve ser realizada em todos os pacientes que apresentem sinais vestibulares centrais a fim de excluir tumores cerebrais, encefalite, malformações e outras doenças[2].

No exame físico otoneurológico serão avaliados o tipo de marcha do paciente, a presença de nistagmo espontâneo ou semiespontâneo, o reflexo vestíbulo-ocular (RVO), o rastreio e a fixação ocular, o equilíbrio estático e dinâmico, a coordenação motora, os nervos cranianos, as áreas visual, proprioceptiva e motora e as reações posturais[1].

Como os circuitos neuronais de oculomotricidade e função vestibular se desenvolvem no primeiro ano de vida, eles podem ser testados com segurança mesmo em crianças pequenas. Os testes clínicos são precisos para identificação das crianças com hipofunção vestibular[6].

A realização do exame otorrinolaringológico também faz parte da avaliação, pois pode identificar fatores que provocam tontura, como obstrução da tuba auditiva, otite média secretora, otite média aguda ou crônica, rinite alérgica, sinusopatia, faringite ou amigdalites.

A avaliação das queixas vertiginosas ou distúrbios do equilíbrio começa no consultório por meio de alguns testes simples que, quando alterados, podem sugerir alterações vestibulares na criança (Quadro 2).

1. Reflexo vestíbulo-ocular (*head thrust* ou *head impulse*): feito por manobra que permite avaliar os canais semicirculares individualmente de acordo com o movimento da cabeça nos planos. Para avaliar os canais semicirculares no plano horizontal, o examinador deverá ficar à frente do paciente e rodar a cabeça deste rapidamente para a direita e para a esquerda, enquanto o paciente olha para o nariz do examinador. O esperado é que os olhos deslizem normalmente de um lado para o outro. Na presença de alteração unilateral serão observados movimentos de sacadas corretivas. O *Video Head Impulse Test* (vHIT) pode ser executado em qualquer lugar e pode ser aplicado a crianças maiores de 2 anos. É capaz de detectar pequenos déficits na função dos canais semicirculares[1-3].
2. *Head shaking*: teste utilizado para avaliar a assimetria do tônus vestibular ao movimentar a cabeça rapidamente. A presença de assimetria, que é confirmada quando o paciente abre os olhos e apresenta nistagmo após movimentos horizontais repetidos de olhos fechados, sugere alteração vestibular[1].
3. Teste de Romberg e Unterbeger: avaliação do equilíbrio estático e dinâmico, respectivamente. No teste de Romberg o paciente deve aproximar os pés, fechar os olhos e manter os braços ao longo do corpo. Nas alterações periféricas, o paciente apresentará oscilações ou queda para o lado alterado todas as vezes. Se o paciente se desestabilizar ao aproximar os pés, é sugerida alteração central. No teste de Unterberger o paciente deverá andar sem sair do lugar por 1 minuto. Se apresentar rotação para um lado, infere-se que existe uma lesão labiríntica unilateral[1,3].
4. Sacadas (movimentos sacádicos): avaliadas solicitando ao paciente que olhe alternadamente para dois alvos diferentes. Geralmente o examinador fica à frente do paciente e utiliza os dedos indicadores. Os dedos realizam movimentos horizontais e verticais variando a distância a cada refixação a fim de provocar sacadas corretivas. Alterações centrais podem ocasionar aumento da latência, erros de medida ou redução da velocidade[1,3].
5. Rastreio: a avaliação se dá pela perseguição de um alvo com movimento contínuo dos olhos em movimentos horizontais e verticais. Utiliza-se o dedo indicador para fazer movimentos pendulares. O movimento ocular normal nessas situações é contínuo. Na presença de alterações centrais surgem movimentos sacádicos[1,3].

QUADRO 2 O que o pediatra pode observar no consultório

1. Equilíbrio estático e dinâmico: testes de Romberg e de Unterberger.
2. Reflexo oculovestibular (*head impulse*).
3. Tônus vestibular (*head shaking*).
4. Movimentos sacádicos.
5. Coordenação motora.
6. Diadococinesia.

6. Nistagmo espontâneo: avaliar quando o paciente está em posição primária do olhar. A presença de nistagmo espontâneo é patológica, principalmente em lesões vestibulares agudas. Como o nistagmo vestibular periférico é suprimido pela fixação visual, é obrigatório evitar a fixação na busca do nistagmo espontâneo, por exemplo, utilizando óculos de Frenzel. O nistagmo vertical, horizontal e rotatório pode ser de causa central e não é inibido pela fixação ocular[1,3].
7. Nistagmo semiespontâneo: avaliar ao apresentar um alvo ao paciente com mudança de direção. A presença de nistagmo unidirecional horizontal sugere causa periférica. Nistagmo em todas as posições do olhar, unidirecional e horizontal, sugere lesão aguda periférica. Nistagmo multidirecional sugere causa central. Os nistagmos que batem para baixo sugerem síndrome de Arnold-Chiari e Klippel-Feil, platibasia ou esclerose múltipla[1-3].
8. Nistagmo de posicionamento: avaliado na suspeita de vertigem postural paroxística benigna por manobras específicas, por exemplo, manobra de Dix-Hallpike. O nistagmo que ocorre à mudança de posição da cabeça é denominado nistagmo de posicionamento ou paroxístico. A vertigem e o nistagmo de posicionamento podem ser provocados pela manobra de Dix-Hallpike, por súbita modificação da posição sentada, com a cabeça virada a 45 graus na direção do lado pesquisado, para a de cabeça pendente, mantendo a inclinação cefálica. Em seguida o paciente retorna à posição sentada. Após essa etapa, com a cabeça virada a 45 graus na direção oposta, o paciente, mantendo a inclinação cefálica, é colocado rapidamente com a cabeça pendente. A manobra continua com o paciente retornando à posição sentada. A pesquisa de vertigem e nistagmo e sua latência com a cabeça pendente devem durar aproximadamente 30 segundos em cada posição[1,3].
9. Coordenação motora: índex-índex, índex-nariz, índex-joelho. No teste índex-índex, o paciente mantém os olhos fechados e os braços estendidos e toca os dedos do examinador. É solicitado ao paciente que afaste e os toque novamente, repetindo várias vezes. Quando o paciente acerta o ponto de partida, a prova é negativa. No teste índex-nariz, usando o dedo indicador e de olhos fechados, o paciente faz manobras tocando o próprio nariz. No teste índex-joelho, o paciente deve tocar o joelho diversas vezes com os olhos fechados. Nas lesões periféricas ocorre um desvio para o lado lesado, porém o alvo é encontrado; já os erros na medida sugerem causa central[1].
10. Diadocinesia: o paciente deve fazer com as mãos movimentos alternados de pronação e supinação contra as próprias coxas. Se esses movimentos forem incoordenados, suspeita-se de lesão cerebelar[1].

Outros exames poderão ser incluídos na avaliação otoneurológica da criança, por exemplo, audiometria e imitanciometria, otoemissões acústicas, testes de processamento auditivo central, audiometria de tronco encefálico, eletrococleografia, vectoeletronistagmografia, autorrotação cefálica e potencial evocado miogênico vestibular (VEMP)[7].

O VEMP pode ser utilizado para avaliação de crianças com deficiência auditiva, alterações do sistema nervoso central, neurites ou neuropatias, síndrome da terceira janela, ototoxicidade, doença de Ménière, vertigem paroxística benigna da infância e migrânea vestibular[6].

A vectoeletronistagmografia, por exemplo, é útil na pesquisa de nistagmo espontâneo e semiespontâneo, movimentos oculares sacádicos, rastreio pendular, nistagmo optocinético, per-rotatório e pós-calórico.

O teste do impulso cefálico por vídeo (vHIT) pode ser feito com o paciente sentado e de olhos abertos. Evidências preliminares mostram que o vHIT pode ser aplicado em crianças maiores de 2 anos e é capaz de detectar pequenos déficits na função do canal semicircular. Alguns autores acreditam que esse exame poderá substituir a prova calórica em diversos casos na faixa etária pediátrica[4].

ALGUNS DIAGNÓSTICOS DIFERENCIAIS DE VERTIGEM NA INFÂNCIA

A vertigem paroxística benigna da infância é a causa mais comum de vertigem episódica em crianças entre 2 e 6 anos de idade. A apresentação clínica é caracterizada por ataques súbitos de vertigem ou tontura com duração de segundos a minutos, frequentemente associados a nistagmo e desequilíbrio. Pode ser acompanhado de náuseas e vômitos. Não é comum a presença de perda auditiva ou zumbido. A frequência das crises pode variar amplamente, e elas tendem ao desaparecimento por volta dos 6 anos de vida. É mais comum em crianças com história familiar de enxaqueca e aumenta o risco de desenvolvimento de enxaqueca posteriormente[7].

A enxaqueca vestibular pode afetar todas as faixas etárias. Consiste em ataques episódicos de vertigem rotatória ou oscilante com duração de minutos a horas e seguidos ou acompanhados por dor de cabeça, foto e fonofobia. Movimentos sacádicos oculares são comumente observados. O diagnóstico requer uma história de enxaqueca com ou sem aura[3,6].

A cinetose é considerada um conflito sensorial entre o sistema visual e o vestibular e é mais comum em crianças de 4-10 anos. Estão presentes náuseas e vômitos provocados pelas oscilações verticais de baixa frequência. Movimentos da cabeça e falta de controle visual pioram os sintomas. Pode ser prevenida olhando para fora do carro e evitando movimentos da cabeça[1,6].

A síndrome de insuficiência vestibular aguda unilateral é caracterizada por vertigem rotatória com duração de dias, desequilíbrio postural com quedas para o lado afetado, oscilopsia, náuseas e vômitos. Em crianças, a labirintite viral é frequentemente associada a perda auditiva. No exame clínico, os pacientes apresentam nistagmo espontâneo horizontal e rotatório com fase rápida para o lado não afetado, *head impulse test* positivo para o lado afetado e prova calórica alterada no lado afetado. A deficiência auditiva não ocorre na neurite vestibular típica, que pode ser causada por reativação de herpes-vírus. Ambas as formas podem ocorrer em crianças[1,7].

Pacientes com insuficiência vestibular bilateral apresentam alteração da marcha na escuridão e em terreno irregular. A perda do reflexo vestíbulo-ocular gera oscilopsia ao caminhar. O *head impulse test* estará alterado bilateralmente. Os fatores etiológicos incluem arreflexia vestibular hereditária, ototóxicos como gentamicina e insuficiência vestibular após meningite[6,7].

Fístula perilinfática pode ser considerada nos pacientes que apresentem ataques vertiginosos de curta duração provocados por tosse, pressão no canal auditivo externo, compressão do trágus, espirros, Valsalva, levantamento de peso ou ruídos altos. A tomografia computadorizada de alta resolução do osso temporal pode revelar displasia labiríntica e/ou deiscência do canal semicircular. Na população infantil as crises vertiginosas também ocorrem em repouso e com certas posições da cabeça[3,6,7].

A parosmia vestibular pode provocar crises vertiginosas de curta duração ao movimentar a cabeça devido a compressão do nervo vestibulococlear, na zona de entrada da raiz para o tronco encefálico. Na população infantil as crises vertiginosas também ocorrem em repouso e com certas posições da cabeça. A ressonância magnética é útil para evidenciar a compressão patológica. A resposta ao tratamento com carbamazepina é considerada um critério diagnóstico. A incidência de paroxismia vestibular é a mesma em adultos e crianças[6,7].

Algumas malformações podem estar associadas a disfunção do sistema vestibular, gerando vestibulopatia. Infecções virais no período neonatal como rubéola e citomegalovírus são capazes de afetar a formação do labirinto. A displasia de Mondini e a associação CHARGE (coloboma, cardiopatia, atresia das coanas, atraso do crescimento e desenvolvimento, hipoplasia dos genitais e anomalias dos pavilhões auriculares/surdez), por exemplo, causam displasia das estruturas do ouvido interno. Síndromes raras com déficits vestibulares específicos incluem arreflexia vestibular familiar e vestibulopatia familiar. Na neurofibromatose tipo 2, os sintomas vestibulares podem ser causados por schwannoma vestibular. Na síndrome de Usher (tipo 1) ocorre perda progressiva da audição e da visão, juntamente com vestibulopatia. Ataxia de Friedreich, síndromes mitocondriais e distúrbios metabólicos, como a doença de Refsum, também podem afetar a função vestibular[1,3,6,7].

A tontura funcional ou somatoforme é mais comum na adolescência. Pode ser chamada de vertigem postural fóbica, tontura psiquiátrica/psicogênica e tontura crônica subjetiva. Os pacientes geralmente apresentam queixa de tontura crônica, achados normais no exame clínico e nos testes vestibulares. Os sintomas tendem a piorar em situações específicas, como na escola ou em lojas de departamentos. Cerca de 40% das crianças com enxaqueca também preenchem os critérios de vertigem somatoforme. Em adolescentes do sexo feminino, o diagnóstico mais frequente tem sido a vertigem somatoforme em combinação com enxaqueca[7].

A tontura ortostática é mais comum em meninas e tem impacto limitado nas atividades sociais. Trata-se de história de tontura após levantar-se da posição supina ou sentada, ou após tempo excessivo em pé. Um teste diagnóstico importante é a avaliação da pressão arterial nas posições supina e ortostática (teste ortostático). Se houver história de síncope concomitante e comprometimento relevante, a investigação cardiológica é necessária[6,7].

A vertigem posicional paroxística benigna (VPPB) é uma das formas mais comuns de vertigem periférica na idade adulta, porém raramente acomete a faixa etária pediátrica. A incidência de VPPB aumenta com o passar dos anos, e acredita-se que seja uma degeneração dos órgãos vestibulares periféricos relacionada à idade. As crianças com VPPB podem ser diagnosticadas por anamnese, manobras de posicionamento e observação do nistagmo posicional. São tratadas com sucesso na maioria das vezes com manobra de reposicionamento e apresentam baixa taxa de recorrência[4].

CONCLUSÃO

Os déficits vestibulares e a tontura na infância podem resultar em atraso no controle postural e em falta de coordenação motora. A enxaqueca vestibular e a vertigem paroxística benigna são os diagnósticos mais comuns de crianças e adolescentes com vertigem, respondendo por 30-60% dos diagnósticos. Os pediatras devem estar atentos aos diagnósticos diferenciais de síndromes episódicas e das síndromes persistentes. Geralmente o prognóstico das formas episódicas é benigno, porém o diagnóstico correto é pré-requisito para o tratamento direcionado. O exame clínico cuidadoso da função oculomotora e vestibular é o passo fundamental na formulação da hipótese diagnóstica. Causas centrais de vertigem na infância são menos comuns e devem ser descartadas quando a história e o exame físico sugerirem essa etiologia[1,2,6,7].

REFERÊNCIAS BIBLIOGRÁFICAS

1. Pignatari SSN, Anselmo-Lima WT (eds.). Tratado de otorrinolaringologia. 3.ed. Rio de Janeiro: Elsevier; 2018.
2. Davitt M, Delvecchio MT, Aronoff SC. The differential diagnosis of vertigo in chidren: a systematic review of 2726 cases. Pediatr Emerg Care. 2020;36(8):368-71.
3. Jahn K. Vertigo and dizziness in children. Handb Clin Neurol. 2016;137:353-63.
4. Yao Q, Song Q, Wang H, Shi H, Yu D. Benign paroxysmal positional vertigo in children. Clin Otolaryngol. 2019;44(1):21-5.
5. Caldas Neto S, Mello Jr JF, Martins RHG, Costa SS (eds.). Tratado de otorrinolaringologia. 2.ed. São Paulo: Roca; 2012.
6. Jahn K. Vertigo and balance in children: diagnostic approach and insights from imaging. Eur J Paediatr Neurol. 2011;15(4):289-94.
7. Jahn K, Langhagen T, Heinen F. Vertigo and dizziness in children. Curr Opin Neurol. 2015;28(1):78-82.

Semiologia do aparelho digestório

Marco Aurélio Farina Júnior
Julia Pontello Nitz
Cristina Helena Targa Ferreira
Luciana Rodrigues Silva

INTRODUÇÃO

A consulta em todas as especialidades da medicina deve obedecer à mesma sistematização, e, apesar dos grandes avanços que têm ocorrido nas técnicas diagnósticas. Nesse sentido, a anamnese, sobretudo aliada ao exame físico, permanece entre os elementos mais importantes para a formulação diagnóstica adequada e a conduta terapêutica correta do paciente.

A realização de um bom exame clínico representa o aspecto diferencial mais importante entre os médicos. Um aspecto que não pode ser negligenciado é o de que todas as informações ditas na consulta são estritamente confidenciais. Muito importante é a atitude do médico, que deve ser sempre atenta, criteriosa e crítica, observando todos os detalhes, sistematizando as etapas da anamnese e do exame físico e respeitando a individualidade de cada criança e de sua família, sobretudo dos pais.

O paciente pediátrico apresenta peculiaridades especiais, a depender da faixa etária em que se encontra. A normalidade em pediatria inclui muitas diferenças em torno da média para a idade da criança estudada, devendo-se sempre levar em consideração fatores biopsicossociais. A determinação da normalidade em um indivíduo em constante mudança é ainda mais difícil.

Uma anamnese feita de modo adequado orienta o exame clínico e as solicitações dos exames diagnósticos. Todos os elementos devem ser questionados com tempo suficiente, para que o paciente seja ouvido com calma. Parece que a melhor ferramenta para colher uma boa história é exercer uma escuta atenta. Ao ouvir o paciente e seus acompanhantes, o médico deve estar atento ao tom de voz, à mímica facial, aos gestos e à conexão dos adultos com a criança. À medida que se aprende a arte da observação cuidadosa, o diagnóstico a partir do exame clínico torna-se mais fácil. Cabe destacar que a relação de confiança entre médico, paciente e cuidadores que começa a ser criada na anamnese vai se fortalecendo ao longo da consulta e é fundamental para acompanhamento ao longo do tempo e a adesão ao tratamento.

Algumas técnicas devem ser lembradas, pois auxiliam a coleta da história, tais como: não interromper quando o paciente ou seus acompanhantes falam, encorajá-los a falar, fazer contato com os olhos, ter uma postura amistosa e gentil, fazer perguntas abertas (Como posso ajudá-lo? Fale-me a respeito. Descreva para mim o que aconteceu) e interrompê-los de modo adequado quando necessário.

São etapas primordiais da anamnese:

1. Identificação: deve-se chamar o paciente pelo nome e identificar seus acompanhantes. Caso se trate de consulta subsequente, é interessante ler o prontuário antes de ver o paciente, para que este e seus familiares se sintam reconhecidos, além de dar os subsídios prévios necessários para a nova consulta. Anotar os dados de idade, procedência e naturalidade;
2. Queixa principal: anotar a queixa com as palavras do acompanhante ou do paciente.
3. História da doença atual: caracterizar os sintomas atuais e incluir a duração, a frequência e a intensidade, fatores podem deflagrar, melhorar ou agravar a situação, momento do dia em que ocorre, relação com alimentação e sono, terapêutica já empregada.
4. Antecedentes pessoais:
   - Antecedentes obstétricos maternos: idade da mãe, gestação desejada ou não, pré-natal (doença ou medicamentos), tipo de parto e se houve intercorrências (sofrimento fetal, líquido meconial, ruptura da bolsa).
   - Antecedentes perinatais: peso, estatura e perímetro cefálico do nascimento, Apgar, icterícia com seus detalhes, necessidade de internação em unidade de terapia intensiva (UTI) neonatal, patologias, cor das fezes, peso na alta da maternidade.
   - Alimentação: amamentação com duração e intercorrências, idade do desmame e introdução de outros alimentos (leite e glúten, p. ex.). Ligação entre sintomas e determinados alimentos.
   - História médica e cirúrgica prévia: doenças, hospitalizações e cirurgias.
   - Vacinação: interrogar sobre todas as vacinas de acordo com a idade da criança.
   - Alergia: a leite e a outros alimentos, a medicamentos, presença de diarreia, dermatite atópica, asma, rinite.
   - História social: habitação, profissão dos pais, escolaridade.
   - Crescimento e desenvolvimento: peso e altura, curva de crescimento, desenvolvimento psicomotor detalhado, com dados de motricidade, cognição, linguagem e socialização. Utilizar a escala de Denver para avaliar os períodos das aquisições. Avaliar os comportamentos apresentados de acordo com a idade da criança e a variação da normalidade.
   - Interrogatório dos sistemas: questionar sistematicamente:
     - Problemas de comportamento, perda de consciência, convulsão.
     - Visão, audição, linguagem.
     - Cianose, palidez, transpiração.
     - Tosse, dispneia.
     - Apetite, condição de dentes e gengivas, orofaringe, disfagia, náusea, vômitos, hematêmese, diarreias, constipação, melena, sangramento retal, dor abdominal, alteração da cor das fezes, icterícia, prurido, resultados de exames gastrointestinais prévios, intolerância alimentar.
     - Disúria, polaciúria, infecções urinárias, febres inexplicáveis.
     - Motricidade.
   - Problemas cutâneos.
   - Antecedentes familiares: origem étnica, consanguinidade dos pais, saúde dos pais, avós, irmãos, doenças do trato digestório, do fígado e do pâncreas, causas de morte na família

A coleta da história, feita de modo claro em gastroenterologia e hepatologia pediátricas, é muito importante, pois é necessário distinguir entre as doenças orgânicas e as funcionais. Algumas vezes os sintomas são descritos de modo preciso, mas na maioria das situações o são de modo vago, especialmente quando as crianças são pequenas. Os sintomas mais comuns que sugerem acometimento do trato gastrintestinal são: disfagia, azia, indigestão, gases, náusea, regurgitações, vômitos, diarreia, constipação, dor, anorexia, perda de peso, atraso no crescimento, cólica, alteração da cor das fezes, sangramento digestivo, melena, tenesmo, icterícia, prurido, astenia, epistaxe, sangramento gengival, halitose e intolerância alimentar. Todos esses sintomas devem ser bem descritos com suas características de frequência de acontecimento, duração, outros sintomas relacionados, fatores que melhoram ou pioram, quando e por que chamaram a atenção dos pais ou do paciente e tratamentos prévios empregados. O Quadro 1 apresenta alguns desses sintomas mais comuns e a investigação que deve ser feita na anamnese para melhor caracterizá-los.

QUADRO 1 Investigação detalhada dos sintomas mais frequentes em gastroenterologia e hepatologia pediátricas

Dor abdominal

- Início e duração: quando começou, se súbita ou gradual, persistente, recorrente, intermitente.
- Caráter: seco, fino, cortante, persistente, em queimação, em punhalada, em cólica.
- Localização: de início, mudança com o tempo, irradiação para outras áreas, superficial ou profunda.
- Sintomas associados: vômitos, diarreia, constipação, passagem de flatos, eructação, icterícia, mudança no perímetro abdominal.
- Pernas estão fletidas? Há sugestão de parada do movimento das alças intestinais?
- Relação com menstruação, urina, defecação, inspiração, mudança de posição, ingestão de alimentos ou álcool ou medicamentos, estresse, período do dia, trauma.
- Fezes recentes: cor, consistência, odor, frequência, presença de sangue, gordura ou alimentos mal digeridos.
- Urina recente: frequência, cor, volume, de acordo com a ingesta, força e início do fluxo urinário, capacidade de esvaziar a bexiga.

(continua)

QUADRO 1 Investigação detalhada dos sintomas mais frequentes em gastroenterologia e hepatologia pediátricas (*continuação*)

- Medicamentos: doses utilizadas, questionar aspirina, acetaminofeno, anti-inflamatórios não hormonais, corticosteroides. Questionar efeitos colaterais em medicamentos previamente utilizados.

Problemas de digestão:

- Caráter: empachamento, queimação, desconforto, eructação excessiva, flatulência, perda de apetite, dor intensa.
- Localização: específica em uma área ou generalizada, irradiação para os braços ou ombros.
- Relação com alimentos, tempo após a refeição, quantidade, tipo, data do último período menstrual.
- Sintomas melhoram com antiácidos, repouso, alimentos, atividade?
- Medicamentos prescritos; questionar antiácidos e antieméticos.
- Náusea: com ou sem vômitos, fatores desencadeantes (odor, atividades, horário do dia, ingesta); data do último período menstrual.

Vômitos e regurgitações:

- Caráter: cor, presença de sangue vivo ou borra de café, alimentos não digeridos; quantidade, duração, frequência, manutenção de líquidos ou alimentos no estômago, em jato.
- Relação com refeição, mudança de apetite, diarreia, constipação, febre, perda de peso, dor abdominal, medicamentos, cefaleia, náusea, data do último período menstrual, apetite insaciável, perda de peso.
- Medicamentos prescritos; questionar antieméticos utilizados.

Diarreia:

- Caráter: líquida, copiosa, explosiva; cor, presença de muco, pus, sangue, parasitas, alimentos mal digeridos, gordura; odor; número de evacuações; duração; mudança no padrão, perda de peso.
- Sintomas associados: calafrios, febre, sede, perda de peso, dor abdominal, distensão abdominal, cólicas, incontinência fecal, síndrome de má absorção.
- Acorda à noite para evacuar?
- Como foi o treinamento para evacuação?
- Relação com alimentos e estresse.
- História de viagem recente, outros membros da família com diarreia.
- Época de desmame;
- Medicamentos prescritos; questionar laxantes, antibióticos recentes, antidiarreicos.

(continua)

QUADRO 1 Investigação detalhada dos sintomas mais frequentes em gastroenterologia e hepatologia pediátricas (*continuação*)

Constipação: ▪ Caráter: início do quadro, presença de sangue vivo ou escuro; diarreia alternada com constipação; acompanhada de dor ou desconforto abdominal. ▪ Padrão: última dejeção, dor para evacuar, ansiedade e comportamento bizarro para evacuar, mudança no tamanho das fezes, sangue nas fezes. ▪ Treinamento de evacuação, encoprese, distensão abdominal. ▪ Dieta: mudança recente, uso de fibras; piora da constipação com algum alimento. ▪ Medicamentos prescritos; questionar laxantes, diuréticos, ferro.
Incontinência fecal: ▪ Caráter: tipo de fezes, relação com refeição, número de vezes por dia; com ou sem sinal de aviso. Como começou? Relação com algum acontecimento? ▪ Relação com uso de laxantes, doença subjacente, ingesta, imobilização. ▪ Medicamentos prescritos; questionar laxantes, ferro, diuréticos.
Icterícia: ▪ Início e duração, mantida ou flutuante. ▪ Relato de icterícia neonatal com as características; peso ao nascer; exsanguineotransfusão, leite materno; fototerapia. ▪ Cor das fezes e urina. ▪ História de exposição a hepatites infecciosas. ▪ Associada a dor abdominal, aumento do volume abdominal, febre, calafrios, sangramentos. ▪ Medicamentos prescritos; questionar altas doses de acetaminofeno.

- Regurgitação: representa o retorno passivo de alimentos, enquanto os vômitos se relacionam com a expulsão violenta do conteúdo gástrico com a utilização dos músculos abdominais. O refluxo fisiológico é comum em lactentes jovens e tende a ir diminuindo sem comprometer o ganho de peso da criança. Já a doença do refluxo gastroesofágico muitas vezes pode se apresentar por esofagite com dor, inquietação, sono difícil e choro excessivo, ou então se manifestar por outras apresentações respiratórias ou otorrinolaringológicas. A disfagia traduz a dificuldade com ou sem dor durante a deglutição, podendo estar relacionada com aspectos orofaríngeos (compressões, *miastenia gravis*, distúrbios motores e funcionais) ou esofágicos (estenoses, corpo estranho, esofagite de refluxo, colagenoses, ingestão cáustica, neoplasias, alterações na motilidade). A azia ou pirose é comum na esofagite e pode aumentar com determinados alimentos. A hematêmese caracteriza o sangramento digestivo alto até o ângulo de Treitz e pode estar relacionada à ruptura de varizes esofágicas, úlcera ou lesão aguda de mucosa gástrica.
- Dor abdominal: é um dos sintomas mais difíceis de investigar, pois pode traduzir lesão orgânica ou causa funcional. Deve-se colher todas as características relacionadas com local, duração, irradiação, caráter e intensidade, ritmo e frequência e sintomas associados.
- Melena: sugere sangramento alto, pois as fezes são enegrecidas e a enterorragia caracteriza o sangue vivo nas fezes. A encoprese é a evacuação que ocorre em lugares inapropriados, em geral de origem psicossomática. Na incontinência fecal não há controle esfincteriano.
- Diarreia aguda: ocorre em um período de até 14 dias, pelo desequilíbrio entre a absorção e a secreção, determinando o aumento de dejeções e a diminuição de sua consistência. A partir de 14 dias é denominada diarreia persistente.
- Diarreia crônica: a diarreia crônica é de longa duração, persistindo por mais de 3 semanas ou ocorrendo mais de 3 episódios em 2 meses. A esteatorreia define a presença de gordura nas fezes. As fezes se tornam brilhantes e boiam no vaso sanitário. Importante sempre questionar a presença de sangue e também a presença de feridas ou fístulas na região perianal.

EXAME FÍSICO

No exame físico, o médico deve escolher um ambiente propício para assegurar a tranquilidade do procedimento e a temperatura adequada, garantir a privacidade das crianças maiores e dispor de decoração e dos instrumentos necessários. Sempre é importante fazer uma conexão com a criança, podendo alterar a sequência do exame, a depender da idade e da condição do pequeno paciente (ausculta respiratória com a criança no colo da mãe, se estiver chorando), sendo cuidadoso e habilidoso para que a criança se sinta respeitada e segura. A família fica mais confiante e aprecia o médico que realiza o exame completo da criança com competência. O médico que tem habilidade, mesmo durante o exame, pode continuar fazendo perguntas sobre o caso e continuar a observar as inter-relações entre a criança e seus pais. Para que o exame transcorra de modo adequado, é necessário que, além de habilidade técnica, o pediatra seja acolhedor e simpático e tenha um bom entrosamento com o paciente. Medida obrigatória antes e depois do exame é a lavagem das mãos; muitos pais ficam atentos a esse aspecto. Um médico experiente ao olhar um paciente de relance sabe quando este tem um quadro grave, está evoluindo para insuficiência respiratória ou choque, está desidratado, está sofrendo e, sobretudo quando a criança não sorri ou chora de modo inconsolável, que algo bastante importante a está acometendo.

Os indivíduos que lidam com crianças sabem que existem determinados comportamentos nas várias faixas etárias pediátricas que precisam ser avaliados e compreendidos. Por exemplo, é comum um lactente entre 6-7 meses ficar ansioso diante de estranhos e entre 8-9 meses chorar ao se separar dos pais. Ao se aproximar dos lactentes, o médico deve fazê-lo devagar, deixar a criança um pouco no colo de um dos pais e distraí-la enquanto examina. Quando a criança começa a andar, também começa a querer ser independente, mas ainda hesita e se envergonha com facilidade, além de ter atitudes negativistas e temer a separação dos pais e a dor; nessa faixa etária, durante o exame, o pediatra deve distrair a criança e permitir que ela pegue em seus instrumentos, podendo demonstrar o exame em uma boneca ou em um parente previamente.

Por outro lado, a abordagem no pré-escolar já é um pouco diferente; há que levar em conta seus sentimentos de iniciativa e culpa, o pensamento mágico e o egocentrismo; os medos nesse período se relacionam sobretudo ao afastamento dos pais, à perda de controle, à mutilação do corpo e à dor. Ao pré-escolar é importante que o médico informe o que vai examinar e como ele pode ajudá-lo; deve escolher cuidadosamente as palavras e ensinar um pouco sobre o corpo à criança. O médico deve elogiar sempre que a criança colabora. Na abordagem do escolar, o médico deve entender que a criança já gosta de informações científicas, começa a desenvolver o raciocínio concreto, em geral é modesta e seus medos envolvem a separação de seus amigos, a perda de controle e a possibilidade de dor. Todas as perguntas devem ser respondidas com vocabulário adequado para a idade, e a utilização de qualquer equipamento deve ser explicada.

Ao se aproximar dos adolescentes, o pediatra deve estar atento aos vários papéis desempenhados e à identidade, à luta pela individualidade e independência, ao pensamento formal, à preocupação com a forma do corpo, com o fato de ser diferente. Os medos incluem principalmente a mudança da imagem corporal, a separação dos amigos, a perda de controle e a morte. O exame do adolescente deve ser absolutamente privado, na ausência dos pais, e todas as etapas do exame devem ser informadas, dando possibilidades de escolha ao paciente, quando possível. O médico deve sempre aproveitar o momento do exame para educar algo sobre o corpo e dizer claramente quando os aspectos encontrados são normais.

Aspectos do exame físico

O exame físico deve ser iniciado ao inspecionar todo o corpo e em seguida os sistemas específicos. As mãos do médico devem estar aquecidas para a percussão e a palpação.

- Aspecto geral: descrever o aspecto da criança, a atividade, a colaboração, a interação com o ambiente, a postura, o estado mental, a fácies, a avaliação nutricional e a presença de deformidades físicas. Tem sorriso social ou choro intenso que pode ser confortado ou não?; aspecto, humor e higiene do paciente. Avaliação nutricional, sexo, etnia, posição no leito, atitude, anormalidades óbvias.
- Sinais vitais: temperatura em ambiente apropriado, de preferência antes do exame físico. Influência de infecção, outras patologias, exercício, choro, excesso de roupa.
- Palpar os pulsos braquiais, femorais e pediosos por 1 minuto; alteração do pulso secundária a febre, anemia, dor, medo, medicação ou atividade; descrever o pulso e arritmias. Se possível, tomar o pulso da criança quando esta estiver calma. Pressão de pulso.
- Pressão arterial com aparelho apropriado para a idade e inflado de modo adequado; comparar com tabela de acordo com a idade. Avaliar a influência de doenças, medicamentos, ansiedade, atividade, cardiopatias e nefropatias ou hipertireoidismo.
- Movimentos respiratórios idealmente avaliados com a criança calma. Comparar de acordo com a idade. Influência da idade, febre, medicação, doenças, atividade e dor.
- Peso: averiguar o peso dos familiares. Peso em relação à altura e à idade.
- Altura: averiguar a altura dos familiares. Altura em relação ao peso e à idade
- A circunferência craniana deve ser feita sistematicamente até os 2 anos e a partir de então a cada ano, até os 6 anos. Os dados de peso, altura e circunferência craniana devem constar na curva de crescimento do prontuário do paciente e devem ser anotados em cada consulta.

O exame físico segmentar deve ser feito com detalhes e completo; avaliar a pele e anexos, linfonodos, cabeça, olhos, nariz, ouvidos, boca, orofaringe, pescoço, tórax, aparelho respiratório, aparelho cardiovascular, abdome, genitália, extremidades e sistema nervoso.

Particularidades do exame físico a serem ressaltadas

No exame geral há alguns aspectos que podem direcionar o médico para doenças do trato gastrintestinal e anexos. O primeiro aspecto é sempre representado pela avaliação nutricional da criança (eutrófica, desnutrida ou obesa) e se se trata de doença aguda ou crônica ou de patologia que necessita de cuidados de urgência ou emergência. Os pacientes com enfermidades crônicas habitualmente apresentam diminuição da massa muscular e do panículo adiposo e se encontram abaixo dos percentis adequados para peso e muitas vezes também para altura.

No exame da pele e mucosas, deve-se identificar se o paciente tem anemia ou icterícia, além de teleangiectasias, eritema palmar, fragilidade ungueal, baqueteamento digital, púrpuras ou petéquias e avaliar a distribuição de gordura. No exame da boca e orofaringe deve-se procurar detectar estomatites e evidência de deficiências vitamínicas. Outros achados do exame em outros sistemas também podem direcionar o diagnóstico (achados do aparelho respiratório na fibrose cística; achados neurológicos nas doenças metabólicas).

O exame do abdome da criança requer prática e paciência. Se a criança fica irrequieta ou chora muito, o exame pode ser impossível de realizar. Não se deve esquecer que muitas vezes sintomas relativos ao esôfago, ao estômago, ao fígado e ao pâncreas podem se referir ao tórax.

A inspeção inicial pode ser feita um pouco a distância; o médico deve observar o abdome nu do paciente, ficando em frente aos pés da cama. O tempo necessário para examinar o abdome de uma criança difere em cada uma delas, mas, se a criança aceita bem o pediatra, o exame pode ser realizado rapidamente. Os pequenos pacientes eventualmente podem ter seu abdome examinado no colo da mãe, caso estejam muito agitados. A inspeção deve ser feita idealmente com o paciente em posição supina, relaxado, respirando calmamente após esvaziar a bexiga e com os braços estendidos, pois se estiverem para cima ou atrás da cabeça podem tensionar a musculatura abdominal. A inspeção é importante para detectar distensão, deformidade, circulação colateral e irritação peritonial, que pode ser suspeitada na criança deitada com dor, movimentação da parede abdominal e respiração entrecortada.

O abdome em geral é dividido em 9 regiões: hipocôndrio direito, epigástrio, hipocôndrio esquerdo, flanco direito, região umbilical, flanco esquerdo, fossa ilíaca direita, hipogástrio e fossa ilíaca esquerda. As queixas e sinais identificados devem sempre estar relacionados com as regiões correspondentes. Na distensão de alças intestinais a dor pode ir até o dorso, como também ocorre com a dor pancreática. A dor da fossa ilíaca direita na apendicite pode irradiar para a coxa. Dor epigástrica que irradia para o hipocôndrio direito e o ombro pode traduzir doença da vesícula. Dor epigástrica que irradia para o tórax pode sugerir esofagite. Dor no hipocôndrio que irradia até a genitália pode sugerir uma patologia dos rins ou ureteres.

A pele do abdome deve ser avaliada à procura de cicatrizes de cirurgias prévias, lesões cutâneas, fístulas, alterações na pigmentação, presença de estrias e distribuição de pelos e cicatriz umbilical, que pode estar evertida em caso de ascite.

Na presença de irritação peritoneal, a criança tenta ficar imóvel, e muitas vezes os movimentos respiratórios são restringidos pela dor. A ondas peristálticas podem ser mais bem avaliadas se o médico tiver os olhos à altura do abdome; as ondas peristálticas visíveis geralmente sugerem obstrução do trato gastrointestinal, em geral em piloro ou duodeno; acompanhadas de vômitos em jato podem sugerir má rotação, estenose duodenal, atresia, úlcera e excepcionalmente outras condições. O sinal do cupido pode aparecer quando se olha o paciente de lado, nos casos de pancreatite ou íleo adinâmico. Ondas gástricas passando da esquerda para a direita no abdome do lactente jovem sugerem estenose de piloro. Ondas peristálticas visíveis acompanhadas de vômitos em jato podem ocorrer em má rotação do intestino, estenose duodenal, atresia ou úlcera, e até mesmo em insuficiência adrenal.

A presença de veias superficiais proeminentes na parede abdominal é um achado comum no lactente, e que se acentua quando há distensão. As veias podem estar distendidas na insuficiência cardíaca, na peritonite e na obstrução venosa. Se existir obstrução da veia cava inferior ou fluxo hepático venoso (síndrome de Budd-Chiari ou doença veno-oclusiva), haverá dilatação das veias abdominais e fluxo venoso reverso. Devem-se ordenhar as veias no sentido do coração e no sentido contrário para determinar a direção do fluxo sanguíneo.

A presença de abdome escafoide no recém-nascido sugere hérnia diafragmática. O abdome normalmente é proeminente no lactente e no pré-escolar. Um abdome patológico pode ocorrer devido à presença de ascite, timpanismo, aumento de órgãos, tumores ou cistos e até mesmo de defeitos na parede abdominal. Várias patologias podem determinar cada uma dessas causas, sendo importante correlacionar a história com o exame. Com a transiluminação e a sala escura pode-se diferenciar uma massa sólida de um cisto, avaliar a ascite e a distensão vesical.

A respiração nas crianças até 6-7 anos é basicamente abdominal, e mesmo após essa idade, com os movimentos respiratórios, a parede abdominal move-se com a respiração, quando a criança está em decúbito dorsal e nas adolescentes grávidas. Quando o abdome não se move, pode-se suspeitar de peritonite, apendicite, outras emergências abdominais cirúrgicas agudas, íleo paralítico, paralisia diafragmática, grande quantidade de líquido ascítico ou ar.

Dentre as causas de timpanismo, salientam-se: peritonite, íleo paralítico, pseudo-obstrução, infecções agudas acompanhadas de íleo, doença celíaca, giardíase, íleo meconial, megacólon, lacto bezoar, síndrome de esvaziamento rápido, aerofagia, fístula traqueoesofágica, pneumoperitônio, perfuração gástrica, hipopotassemia, doença inflamatória intestinal, enterocolite necrosante. A distensão abdominal é frequente nas crianças com fibrose cística, doença celíaca, hipopotassemia, raquitismo, hipotireoidismo, obstrução intestinal, constipação, íleo paralítico ou ascite.

Entre as causas de aumento de órgãos estão: hepatomegalia, esplenomegalia, bexiga distendida, má rotação com volvo, bridas, intussuscepção, dilatação gástrica, aumento renal (hidronefrose, cisto, tumor), duplicação intestinal, vesícula hidrópica, hemorragia adrenal e torção da trompa de Falópio.

Entre as causas de neoplasias e cistos, salientam-se: tumor de Wilms, neuroblastoma, rabdomiossarcoma, linfomas, cisto ou tumor de ovário, cisto ou tumor de mesentério, cisto de omento, cisto de colédoco, duplicação de intestino, cisto do uraco, isto do ducto vitelino, sarcomas, teratomas, pseudocisto de pâncreas, cisto ou tumor de fígado, cisto dermoide, rins policísticos e uma grande hidronefrose (Figura 1).

Na parede abdominal podem ser encontradas algumas alterações, como onfalocele, gastrosquise, abscessos, hemangioma, lipoma, teratoma ou tumor desmoide. Pode-se ainda observar a presença de edema, eritema e dolorimento da parede abdominal em casos de enterocolite necrosante, perfuração do estômago e peritonite. Na ausência da musculatura (síndrome de *prune belly* ou Eagle-Barrett), a parede fica disforme, abaulada nos flancos e não se contrai quando a criança chora. Na pele do abdome podem-se identificar equimoses originárias de hemorragias internas. Em casos de pancreatite pode haver equimose periumbilical (sinal de Cullen) ou em flancos (sinal de Grey-Turner). Estrias podem ser observadas após gestação, na síndrome de Cushing e depois de rápido ganho de peso.

No exame abdominal é fundamental a procura de hérnia umbilical e inguinais. As inguinais podem passar a ser observadas após o segundo ou terceiro mês de vida. A inspeção da hérnia umbilical deve ser feita com a criança em posição supina e ereta, com transiluminação e verificando se esta é redutível. Pode-se pedir ao paciente que tussa ou infle um balão para avaliar o surgimento da hérnia. A hidrocele também deve ser investigada (Figura 2).

O umbigo deve ser examinado detalhadamente, assim como a detecção da diástase dos retos abdominais, cisto de uraco e onfalite.

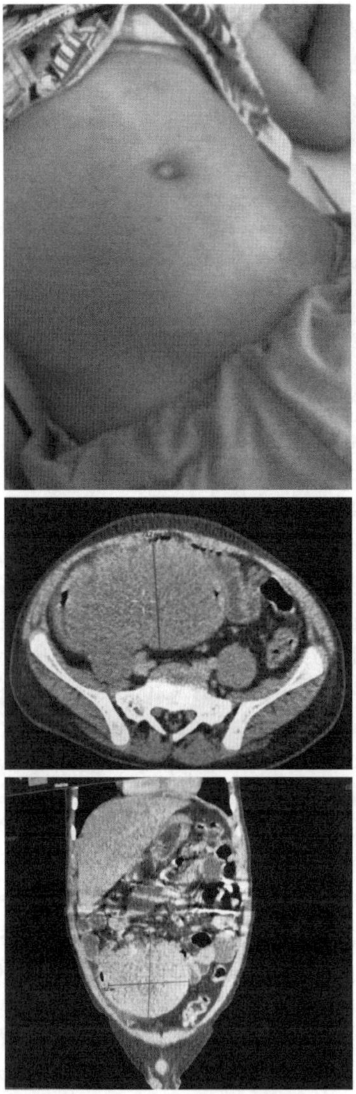

FIGURA 1 Massa abdominal visível e tomografia mostrando tumor, que foi posteriormente diagnosticado como linfoma de Burkitt.

As hérnias umbilicais são comuns em algumas condições, tais como hipotireoidismo, síndrome de Down, condrodistrofias, em abdomes grandes ou cronicamente distendidos, como em alguns casos de ascite. A síndrome de Cruveilhier-Baumgarten se caracteriza pela circulação colateral proeminente em volta do umbigo, podendo haver sopro localizado.

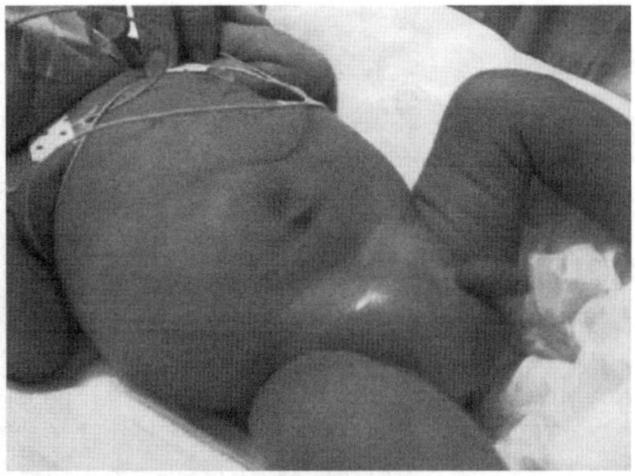

FIGURA 2 Paciente com hérnia inguinal e abdome agudo ao exame antes da cirurgia.

A ausculta sempre deve ser feita colocando-se o estetoscópio firmemente na parede abdominal, e então se ouve um ruído hidroaéreo a cada 10-30 segundos. Na ausculta do abdome nos pacientes com peritonite, os ruídos hidroaéreos inicialmente aumentam e em seguida diminuem e desaparecem. Sons aumentados podem ser ouvidos em quadros de diarreia. No início da obstrução podem ser metálicos e altos e depois desaparecem. No quadro de íleo paralítico, os ruídos estão diminuídos ou ausentes, assim como na pancreatite e às vezes na enterocolite necrosante. Na síndrome do esvaziamento rápido, pode ser ouvido borborigmo. A presença de sopro pode falar a favor de tumor hepático, coarctação de aorta ou estenose de artéria renal. A ausculta deve preceder a percussão e a palpação para não exacerbar os movimentos peristálticos (Figura 3).

O abdome à percussão em geral é timpânico, e o timpanismo aumenta na obstrução, no íleo e nos quadros de aerofagia. A percussão pode identificar bexiga distendida e deve ser feita para avaliar a presença de ascite, com a pesquisa da macicez móvel. A percussão é também utilizada para determinar o tamanho do fígado. Se a criança refere cócegas, deve-se pedir a ela que respire fundo e ponha a mão dela sobre a do médico (Figura 4). Com a

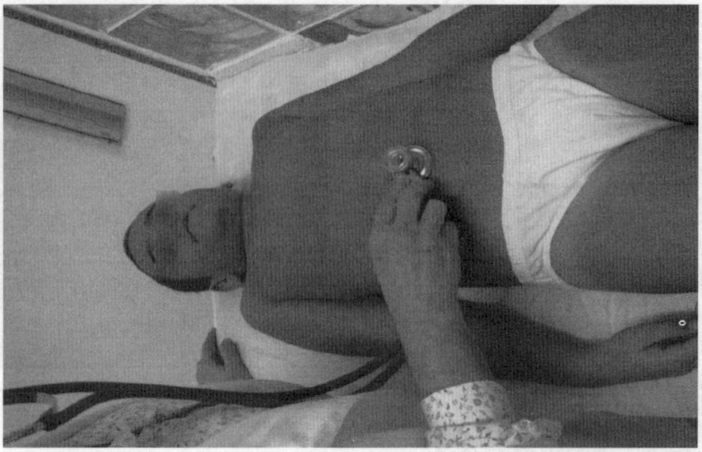

FIGURA 3 A ausculta abdominal deve ser feita antes da percussão e palpação, e sempre em todos os quadrantes abdominais.

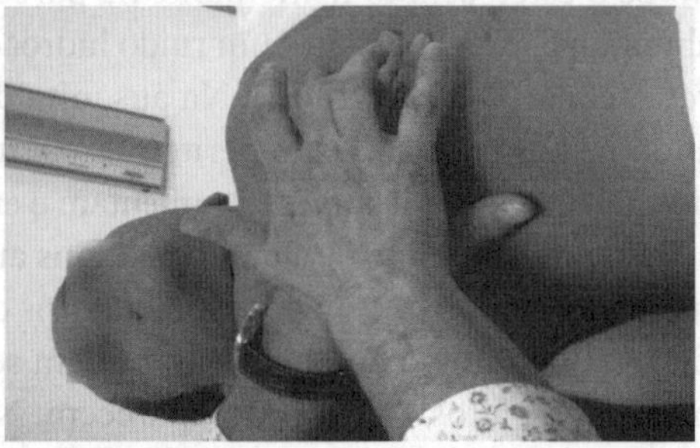

FIGURA 4 Ao realizar a percussão, o médico deve fazê-la em todo o abdome, colocando o ouvido próximo das mãos que estão percutindo. Idealmente, a sala deve estar sem ruído.

percussão também se pode identificar a presença de ascite com a manobra da macicez móvel ou sinal do piparote. Com a ajuda de um auxiliar que coloca a borda da mão, o médico percute um flanco e percebe a sensação de líquido no outro flanco.

Antes de iniciar a palpação abdominal, o médico deve conversar um pouco com a criança para ganhar sua confiança. A palpação inicial deve ser superficial e delicada. A flexão das pernas e a colocação de um travesseiro sob a cabeça do paciente pode ajudar a relaxar o abdome. Deve-se examinar primeiro as áreas não dolorosas. A expressão facial da criança indica as áreas mais dolorosas, e o paciente com dor também pode parar de falar, fazer caretas e chorar abruptamente. As áreas muito dolorosas, ao serem palpadas, provocam dilatação das pupilas. Curiosamente, quando a criança simula a dor, pode ficar de olhos fechados durante a palpação, enquanto aqueles pacientes com dor real acompanham a palpação todo o tempo com os olhos. A musculatura contraída na mesma zona da dor às vezes pode ser vista. É interessante distrair a criança, conversando sobre outros assuntos. Se a criança está adormecida, pode-se fazer uma palpação detalhada.

Um dos melhores locais para avaliar a desidratação de uma criança é sobre a pele do abdome, procurando o sinal da prega, puxando a pele e o subcutâneo e soltando rapidamente.

A palpação deve seguir uma sistemática, sendo iniciada pelo quadrante superior direito, seguindo para o quadrante superior esquerdo, quadrante inferior esquerdo, quadrante inferior direito e região umbilical. Se o paciente se queixa de dor, a ordem é alterada, deixando a região dolorosa para o final. Esses procedimentos devem ser sempre confortáveis para a criança e para o médico. Nos quadros agudos, o médico deve identificar a presença de sinais sugestivos de apendicite

(Blumberg e Rovsing), de colecistite (Murphy) ou de ascite (piparote). O Quadro 2 apresenta o diagnóstico diferencial das causas mais comuns de dor abdominal, identificando-se o sítio principal de sua localização nas diversas regiões do abdome. Enfatiza-se que de fato o abdome é uma caixa de surpresas, e muitas vezes o paciente deve ficar em observação e ser reexaminado algum tempo depois.

QUADRO 2 Diagnóstico diferencial da dor abdominal com localização de origem mais provável entre as causas mais comuns

Dor periumbilical:
- Apendicite aguda.
- Obstrução aguda do intestino delgado.
- Gastrite aguda.
- Cólica intestinal.
- Pancreatite aguda.
- Esofagite.
- Parasitose.

Dor abdominal intensa com rigidez de toda a parede abdominal e prostração:
- Úlcera péptica perfurada.
- Outras perfurações intestinais.
- Aneurisma dissecante.

Dolorimento e rigidez no quadrante superior direito:
- Úlcera duodenal.
- Colecistite aguda.
- Apendicite com apêndice alto.
- Pleurisia.

Dolorimento e rigidez no quadrante superior esquerdo:
- Pancreatite.
- Úlcera gástrica perfurada com abscesso subfrênico.
- Divertículo.
- Ruptura de baço.
- Ruptura de aneurisma.
- Pielonefrite aguda.
- Esofagite.

Dolorimento e rigidez no quadrante inferior direito:
- Apendicite.
- Úlcera duodenal rota.
- Pielonefrite aguda.
- Ileíte regional.
- Inflamação ileocecal.
- Divertículo de Meckel inflamado.
- Colecistite com vesícula baixa.
- Peritonite biliar.

Dolorimento e rigidez no quadrante inferior esquerdo
- Diverticulite.
- Neoplasia de cólon.
- Peritonite pélvica.

Na palpação das massas, deve-se avaliar sua posição, tamanho, superfície, dor e mobilidade. Se há suspeita de neoplasia, há que ter cuidado na palpação profunda. O tumor de Wilms não costuma atravessar a linha média do abdome, enquanto o neuroblastoma sim. No cisto de colédoco pode haver dor em cólica no quadrante superior direito, com icterícia e vômitos recorrentes. A colecistite aguda ou a vesícula hidrópica podem ser identificadas nessa mesma localização. Por outro lado, o pseudocisto do pâncreas é localizado na parte superior do abdome como uma massa firme, podendo ser acompanhado de ascite. Grandes massas fecais podem ser palpadas no intestino grosso nos pacientes constipados. Outras massas podem ser eventualmente identificadas como meningomielocele, duplicação intestinal, intussuscepção, endometriose e trombose mesentérica. Às vezes, na colite ulcerativa são palpados tubos rígidos no cólon, e na doença de Crohn, sobretudo, pode haver massas no quadrante inferior direito. Nas crianças com estenose hipertrófica de piloro, pode-se palpar uma massa na região correspondente.

O exame do fígado inclui inspeção de sinais periféricos de hepatopatia e inspeção do abdome, percussão, palpação e ausculta. A dimensão do fígado é obtida por meio da percussão, sendo cerca de 5 cm por volta dos 6 meses de idade, 7 cm aos 3 anos, 8-10 cm aos 10 anos e 9-12 cm no adolescente. Se essa medida for maior que essas medidas e a borda ultrapassar 2 cm do rebordo costal direito à palpação, suspeita-se de hepatomegalia.

O início da percussão para avaliar o fígado é feita na linha medioclavicular em uma área timpânica, em direção à área do som mais surdo, equivalente ao fígado, e se identifica então sua borda inferior; a mudança do som é clara, e esse local é marcado com a caneta. Para determinar o local superior, inicia-se a percussão onde o som é timpânico dos pulmões até alcançar a macicez hepática. Podem--se fazer as medidas na inspiração e expiração para avaliar a mudança das bordas com os movimentos respiratórios. A palpação hepática pode ser realizada de duas formas. Com o método bimanual, o médico coloca sua mão esquerda sob o tórax e a mão direita na região umbilical ao lado do reto abdominal, e esta vai subindo e se aprofundando até encontrar a borda hepática; nesse momento pode-se pedir ao paciente que inspire profundamente. Se o fígado está muito aumentado, a manobra pode se iniciar mais embaixo. Com o outro método em gancho, o médico coloca ambas as mãos abaixo da macicez hepática, próximo do rebordo costal, e solicita ao paciente que inspire profundamente; a borda hepática é sentida na ponta dos dedos. A borda hepática deve ser caracterizada sob o rebordo costal direito e sob o apêndice xifoide; muitas vezes o fígado é tão grande que pode ser também palpado sob o rebordo costal esquerdo e abaixo da cicatriz umbilical. A palpação da superfície do fígado identifica se esta é lisa ou não e se há massas; importante descrever a consistência, se elástica, endurecida ou pétrea, e ainda descrever a borda, se se encontra fina ou romba.

No Quadro 3 estão os achados mais comuns que sugerem hepatopatia na criança, enfatizando que muitas hepatopatias podem cursar assintomáticas durante algum tempo.

A vesícula habitualmente não é palpada a não ser em raras ocasiões, quando muito distendida, como uma massa cística de cerca de 6 cm de diâmetro e o dolorimento sugere inflamação, caracterizando o sinal de Murphy, pois o paciente sente dor e para de respirar subitamente.

Alguns recém-nascidos e lactentes podem ter o baço palpável 1-2 cm da margem costal esquerda. A palpação do baço é bimanual. O médico fica do lado direito do paciente, coloca a mão esquerda sob o tórax no lado esquerdo e a mão direita na região umbilical e vai subindo em direção ao polo do baço. Se há esplenomegalia volumosa, a manobra se inicia mais embaixo. Pode-se solicitar que o paciente respire profundamente. Se não se consegue palpar o baço, o paciente é colocado em decúbito lateral direito, com a perna direita fletida e a esquerda estendida, o braço esquerdo levantado sobre a cabeça e então se tenta palpar o polo do baço (Figuras 6 e 7).

Não se deve esquecer de que excepcionalmente se pode estar diante de um paciente

QUADRO 3 Achados sugestivos mais comuns de doenças hepáticas na criança

- **Colestase:** icterícia à custa de bilirrubina direta, deficiência de vitamina K, prurido, fezes pálidas, síndrome de má absorção, hipercolesterolemia, xantomas, ácidos biliares elevados, doença óssea, deficiência de vitamina D, parada no crescimento, história familiar, relato de exposição a drogas venosas de abuso ou toxinas, nutrição parenteral.
- **Hepatite aguda:** icterícia, elevação de transaminases, sintomas sistêmicos, história de exposição.
- **Doença metabólica:** coma, hiperamonemia, hipoglicemia, acidose, história familiar, convulsões.
- **Insuficiência hepática aguda:** hepatite de evolução grave, encefalopatia, coagulopatia, história de exposição, história familiar de hepatopatias, sangramentos, hálito hepático.
- **Hepatopatia crônica/cirrose:** achados na pele de teleangectasias e eritema palmar, diminuição da massa muscular, parada no crescimento, letargia, apatia, fígado endurecido ou diminuído, hipertensão porta, icterícia, ascite, hipergamaglobulinemia, baqueteamento digital, fragilidade ungueal.
- **Hepatomegalia:** fígado aumentado e duro, fígado nodular, fígado aumentado e elástico.
- **Massa em quadrante superior direito:** assimetria, lesão ocupando espaço, sopro na ausculta hepática.
- **Hipertensão porta:** sangramento digestivo, hiperesplenismo, *caput medusae*, ascite.
- **Alteração de enzimas hepáticas:** aminotransferases elevadas, fosfatase alcalina e gama GT elevadas.
- **Alteração de fatores da coagulação:** tempo de protrombina, TTPA, plaquetas.

TTPA: tempo de tromboplastina parcial ativada.

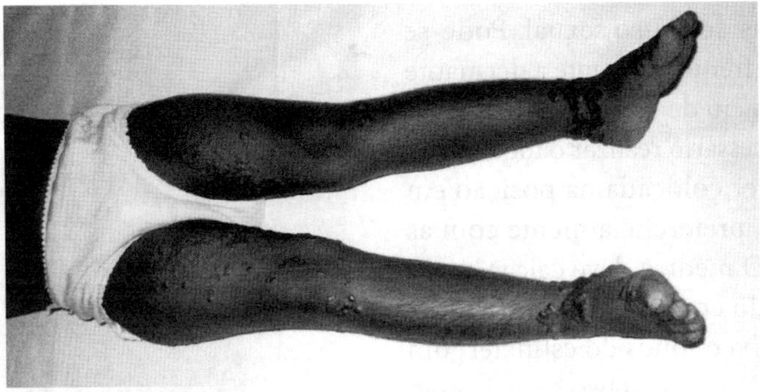

FIGURA 5 Paciente com colestase acentuada, com cirrose por atresia de vias biliares antes do transplante, demonstrando vários xantomas na pele.

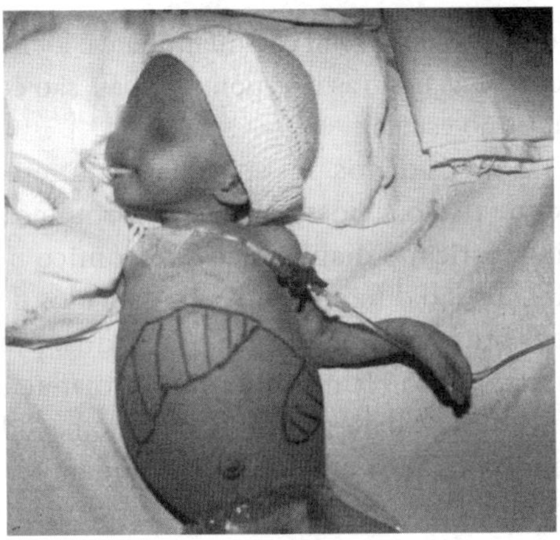

FIGURA 6 Lactente de 2 meses com hepatoesplenomegalia e doença de Wolman.

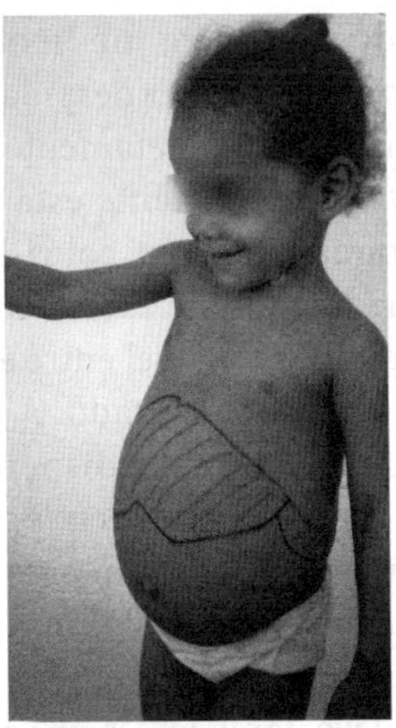

FIGURA 7 Paciente com hepatite crônica pelo vírus C da hepatite apresentando hipertensão portal, hepatoesplenomegalia e ascite.

com *situs inversus* ou má rotação. Após palpar todas as regiões do abdome, não se deve deixar de palpar as regiões inguinais e femorais à procura de hérnias, linfonodos e para avaliar o pulso femural.

Antes de se realizar qualquer procedimento incômodo ou doloroso, o paciente deve ser avisado sobre o que será feito. O paciente poderá ficar na posição de Sims ou lateral ou então na posição genupeitoral. O toque retal é feito sempre que houver sintomas do trato gastrointestinal que necessitem dele. Se a criança tiver idade para compreender, deve-se dizer que o procedimento é desconfortável, mas não doloroso. Inicia-se o exame dessa área inspecionando as nádegas e o sulco interglúteo. Pode-se detectar tumores sacrococcígeos, meningocele, tufos de pelos, abscessos e fístulas. Qualquer suspeita de fístula deve ser cuidadosamente identificada (Figura 8). As nádegas costumam ser achatadas nos pacientes com doença celíaca, e quando as pregas cutâneas são assimétricas pode-se suspeitar de displasia do quadril. A inspeção pode ainda identificar fissura anal como um corte ou laceração na mucosa, que costuma ser causa ou consequência de constipação intestinal. Deve-se também pesquisar se há prolapso retal ou protrusões tipo pólipos, hemorroidas, condilomas, presença de oxiúros, infecção secundária de piodermites ou Cândida e evidências de abuso sexual. Pode-se ainda identificar frequentemente a dermatite das fraldas por meio de lesão eritematosa.

Quando é necessário realizar o toque retal, a criança deve ser colocada na posição em decúbito dorsal, preferencialmente com as pernas fletidas. O médico deve calçar luva e introduzir o dedo com ampla lubrificação. Em seguida, avalia o tônus do esfíncter; um ânus flácido pode sugerir abuso sexual, lesão da medula espinhal, incluindo meningomielocele. Por outro lado, o esfíncter retesado pode sugerir estenose. Pode-se ainda detectar a presença de pólipo ou tumoração, fístula ou ânus imperfurado. Importante é verificar se há posição anômala do ânus, que pode causar constipação. Deve-se medir a distância do frênulo dos pequenos lábios até o ânus nas meninas e do escroto ao ânus nos meninos; em seguida essa distância é dividida pela distância desse mesmo ponto até o cóccix, sendo nas meninas de 0,39 e nos meninos de 0,56. Uma alteração significativa nessas medidas sugere deslocamento.

O ânus e o reto podem estar distendidos com a presença de fezes em crianças com retardo mental, constipação ou problemas comportamentais, A ausência de fezes pode relacionar-se com íleo paralítico, peritonite ou obstrução nas formas agudas e megacólon nas formas crônicas. Ainda nesse exame deve-se buscar a presença de massas que podem sugerir uma intussuscepção, apendicite, abscesso apendicular, ileíte regional, salpingite, teratomas e até corpos estranhos. Quando o dedo estiver introduzido na linha média, pode-se fazer palpação combinada com a outra mão sobre o abdome e lateralmente, observando a expressão facial e a referência de dor pela criança, evidenciando patologia abdominal ou retal. Nas adolescentes pode-se avaliar o útero e os ovários, e nos adolescentes a próstata. As hemorroidas não são comuns na infância, assim como a estenose, por outro lado o prolapso retal eventualmente é identificado e as fissuras e os pólipos anais são comuns no escolar

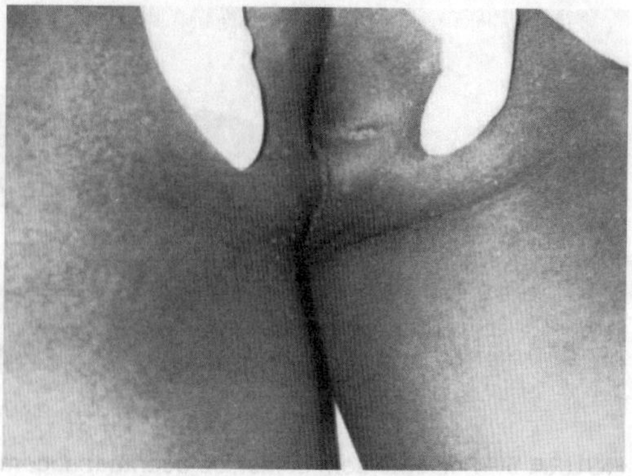

FIGURA 8 Cicatrizes de fístulas perianais em criança com doença de Crohn.

Com os dados positivos da anamnese e exame físico, é possível fazer a formulação diagnóstica, o diagnóstico sindrômico e o diagnóstico diferencial. Todos os dados devem ser completamente registrados, pois esse registro representa uma informação específica de determinado momento na vida de uma criança em constante mudança. O acompanhamento do ritmo de crescimento e desenvolvimento da criança é fundamental. Outro aspecto importante do registro adequado é a possibilidade de ser facilmente analisado por outro médico. Em cada exame a criança deve ser despida, de modo a ser examinada completamente. Se o ambiente é frio ou o paciente está assustado ou envergonhado, há que cobri-lo parcialmente à medida que se examina cada segmento. O pudor é variável entre as crianças e deve ser sempre respeitado. A sequência e a sistematização são indispensáveis na anamnese e no exame físico, pois muitos erros diagnósticos ocorrem em virtude da omissão inadvertida de algumas etapas de procedimentos simples.

Não se deve, também, esquecer de questionar sobre atividade física, desenvolvimento psicomotor, rendimento escolar, problemas

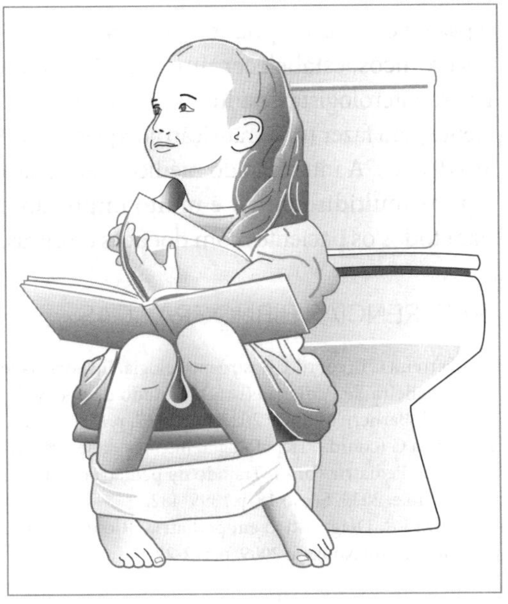

FIGURA 9 Algumas crianças com constipação de longa data referem treinamento precoce de evacuação e medo de se sentar no vaso sanitário em vista da evacuação dolorosa.

psiquiátricos relacionados, dificuldades intrafamiliares ou escolares, uso de drogas, depressão e somatização de sintomas. O treinamento da evacuação deve ser iniciado apenas a partir dos 2 anos (Figura 9).

Eventualmente o exame necessita ser repetido para detectar mudanças. Por exemplo, se uma criança com náuseas e vômitos for examinada adequadamente 2 semanas antes da doença e o fígado era impalpável naquela ocasião e agora está aumentado, o diagnóstico levará em consideração esse aspecto. E será completamente diferente se a criança já era portadora de uma hepatomegalia prévia.

Como parte final do exame, se houver oportunidade, o médico deve observar a cor das fezes, identificando acolia fecal, presença de sangue, alimentos mal digeridos e parasitas (Figura 10).

A partir da formulação diagnóstica e da lista de problemas apresentados pelo paciente, serão realizados o diagnóstico sindrômico e a lista das possibilidades diagnósticas.

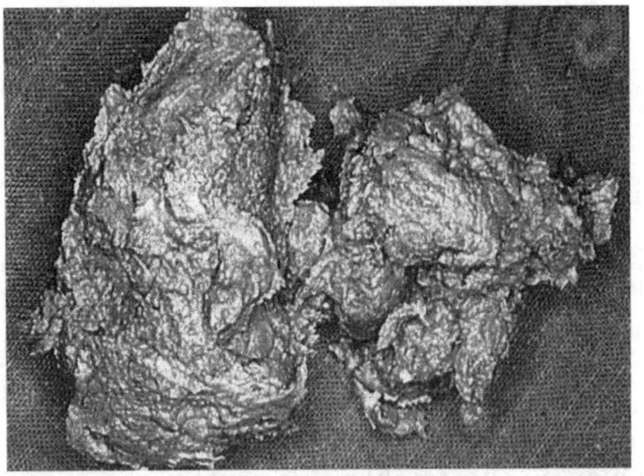

FIGURA 10 Acolia fecal em crianças de 3 meses com atresia de vias biliares.

Os exames complementares serão então solicitados de maneira orientada e progressiva. Os exames complementares, que, por sua vez, podem muitas vezes ser invasivos ou dolorosos, devem ser explicados detalhadamente e solicitados apenas quando necessários com base na suspeita diagnóstica que os justifica. A partir de então serão traçadas as orientações terapêuticas, dietéticas, vacinais e a orientação sobre a atitude dos pais e do paciente diante da situação. Não se deve esquecer de verificar se as explicações foram claras e compreensíveis, se há necessidade de discutir o caso do paciente com um colega clínico, cirurgião ou outro especialista, se há necessidade de encaminhamento imediato para hospitalização ou se trata de paciente a ser seguido em nível ambulatorial.

Após checar os dados positivos da história e do exame físico, o pediatra deverá fazer as suspeitas diagnósticas e solicitar os exames complementares adequados, de modo racional e progressivo, levando em conta os fatores epidemiológicos, os fatores clínicos apresentados pelo paciente, a disponibilidade dos exames a depender do local, a experiência dos técnicos com exames em faixas pediátricas (endoscopia, colonoscopia). Os exames laboratoriais e de imagem colaboram bastante em vários diagnósticos abdominais.

Na orientação terapêutica, é fundamental que o pediatra esteja familiarizado com os medicamentos que prescreve, suas características farmacodinâmicas e farmacocinéticas, de acordo com a faixa etária da criança e atento às interações entre drogas que possam existir. Ainda, deve-se fazer a orientação dietética e vacinal adequadas para a idade e a suspeita diagnóstica do paciente. Nos casos duvidosos, solicitar a avaliação de um cirurgião ou encaminhar o paciente para um serviço de pronto atendimento.

É fundamental também, na consulta dos adolescentes, dispor de um momento exclusivo com eles para conversar sobre autocuidado, autoestima, vida sexual, anticoncepção, como o paciente vê sua própria condição. Nos pacientes crônicos, estabelecer uma relação com o gastroenterologista de adultos junto com o paciente para fazer uma transição adequada entre 16-19 anos. A interação do médico com toda a equipe multidisciplinar é muito importante para todos os pacientes com doenças crônicas.

REFERÊNCIAS BIBLIOGRÁFICAS

1. Ferreira CT (coord.). Gastroenterologia. In: Sociedade Brasileira de Pediatria (org.). Tratado de pediatria. 5.ed. Barueri: Manole; 2022. Seção 17, p.1266-395.
2. Porta G (coord.). Hepatologia. In: Sociedade Brasileira de Pediatria (org.). Tratado de pediatria. Barueri: Manole; 2022. Seção 18, p.1399-482.
3. Silva LR. Diagnóstico em pediatria. Rio de Janeiro: Guanabara Koogan; 2009. p.512-22.

Semiologia da doença hepática

Cibele Dantas Ferreira Marques
Elisa de Carvalho
Gilda Porta

INTRODUÇÃO

Uma variedade de doenças de acometimento hepático pode se manifestar em qualquer das fases da infância, inclusive logo ao nascimento. As doenças hepáticas podem ser agudas ou crônicas. São caracterizadas como crônicas quando seu tempo de evolução é maior que 6 meses e/ou existem sinais clínico-laboratoriais de progressão da doença, ou seja, dano crônico, podendo culminar com instalação de falência hepática, cirrose e todas as suas complicações. São caracterizadas como agudas quando o tempo de evolução é menor que 6 meses e não apresenta sinais clínicos/laboratoriais de acometimento crônico[1]. Os sinais de doença hepática crônica são:

- Comprometimento nutricional.
- Escassez de massa muscular.
- Presença de circulação colateral, aranhas vasculares, ascite, esplenomegalia (hipertensão portal).
- Baqueteamento digital.
- Eritema palmar.
- *Flapping*.
- Fígado de aspecto endurecido, nodular.
- Hemorragia digestiva alta.
- Coagulopatias com hematúria, hematoquezia, gengivorragia.
- Alteração de humor, comportamento, escrita, convulsão (sinais de encefalopatia hepática).
- Alterações laboratoriais compatíveis com disfunção hepática: hipoalbuminemia, distúrbios de coagulação (tempo de protombina – TP; relação normatizada internacional – RNI [relação entre o TP do paciente e a média de TP de plasmas frescos normais]; fibrinogênio; fator V).
- Sinais de acometimento de outros órgãos pela progressão da doença hepática (síndromes hepatopulmonar e hepatorrenal).

Algumas doenças têm seu curso modificado pelo tratamento precoce, como galactosemia, doença de Wilson e hepatite autoimune, o que torna essencial o conhecimento da variedade de manifestações das hepatopatias, que muitas vezes são assintomáticas e podem levar a atraso diagnóstico e a aumento da morbimortalidade[1]. Esses aspectos enfatizam a importância do pediatra, uma vez que são responsáveis pelo primeiro atendimento à criança com suspeita de doença hepática.

O diagnóstico diferencial das hepatopatias crônicas em pediatria é amplo, com diferentes etiologias, idade de início dos sintomas e prognósticos. Os Quadros 1 e 2 ilustram as principais etiologias de acordo com a faixa etária[3].

QUADRO 1 Etiologia das hepatopatias em lactentes

Causas intra-hepáticas:
▪ Infecções congênitas. ▪ Doenças metabólicas: galactosemia, frutosemia, deficiênica de alfa-1-antitripsina, fibrose cística. ▪ Doenças de depósito: glicogenoses, doença de Niemann-Pick tipo C, doença de Gaucher. ▪ Síndromes genéticas: síndrome de Alagille. ▪ Colestase intra-hepática familiar progressiva (PFIC). ▪ Drogas: colestase associada à nutrição parenteral. ▪ Outras: síndrome da bile espessa, doença de Caroli, hepatite neonatal idiopática, ductopenia não sindrômica.
Causas intra-hepáticas:
▪ Atresia biliar. ▪ Cisto de colédoco.

QUADRO 2 Etiologia da hepatopatia em crianças e adolescentes

▪ Hepatites virais crônicas B e C. ▪ Doenças metabólicas: deficiência de alfa-1--antitripsina, fibrose cística, doença de Wilson. ▪ Doenças de depósito: glicogenoses, doença de Niemann-Pick tipo C, doença de Gaucher. ▪ Síndromes genéticas: síndrome de Alagille. ▪ Hepatite autoimune. ▪ Colangite esclerosante. ▪ Cisto de colédoco. ▪ Outros: fibrose hepática congênita, doença de Caroli, síndrome de Budd-Chiari, cirrose criptogenética.

As hepatopatias crônicas podem se apresentar com um quadro sugestivo de hepatite aguda, podem ser identificadas apenas após sinais maiores de complicações da progressão da doença, como ascite, hemorragia digestiva ou insuficiência hepática, mas também podem ser identificadas em testes de função hepática alterados ou na elevação de enzimas hepatocanaliculares em exame médico rotineiro de pacientes assintomáticos ou com queixas não hepáticas[2].

A história clínica detalhada com inquérito sobre hemotransfusão, uso de drogas, exposição a toxinas, medicações em uso, presença de comorbidades como doença inflamatória intestinal (associação com colangite esclerosante primária) e procedência do paciente (áreas endêmicas de hepatite B, esquistossomose) auxilia no raciocínio diagnóstico inicial. Dados de histórico familiar de doenças hereditárias, hepatopatias na família, doenças autoimunes, hepatite B e C e consanguinidade entre os pais (doenças genéticas e metabólicas) também devem ser investigados[3].

O histórico de pré-natal e as sorologias maternas são muito úteis na abordagem diagnóstica, em especial em casos de colestase neonatal. O relato de infecção na gestação, uso de medicações, diabetes gestacional ou eclâmpsia podem ser fatores de risco para colestase neonatal. As sorologias maternas devem ser vistas e anotadas[3].

O histórico neonatal deve seguir em busca de cateterismo umbilical (pode ser uma causa de hipertensão portal por trombose de veia porta), quadro de sepse, uso de antibiótico de amplo espectro e nutrição parenteral, fatores que, juntos ou independentes, podem levar à instalação de dano hepatocelular[3].

CARACTERÍSTICAS CLÍNICAS

Avaliação nutricional

A infância é um período de vulnerabilidade do desenvolvimento, durante o qual variações significativas das necessidades nutricionais podem ser complicadas por condições médicas associadas. A má nutrição é uma complicação comum da colestase e dos estágios finais de doença hepática e pode aumentar a morbimortalidade desses pacientes. Na colestase o déficit nutricional inicialmente ocorre pela má absorção e má digestão dos nutrientes, somadas ao aumento da demanda metabólica. Com a evolução da doença e a progressão para estágios finais, a fisiopatologia da má nutrição ganha complexidade e inclui anorexia, náuseas e vômitos, metabolismo inadequado dos nutrientes, aumento da necessidade energética, má digestão e má absorção, além de poder ser iatrogênica. Em crianças com hepatopatia crônica a definição de carências nutricionais com intervenção precoce previne futuras complicações. Em particular quando há indicação de transplante hepático, a otimização nutricional pré-transplante melhora a recuperação no pós-transplante e reduz complicações[4].

Os fatores mais importantes associados à desnutrição na cirrose incluem anormalidades metabólicas, ingestão oral insuficiente, principalmente devido à saciedade precoce na presença de ascite moderada a grave, má absorção e deficiência na capacidade do fígado de metabolizar e economizar nutrientes. A desnutrição é uma das complicações mais comuns da cirrose, e, apesar do papel importante da nutrição no prognóstico desses doentes, a avaliação nutricional pode ser difícil pela retenção de líquidos e/ou visceromegalias[4]. Diante desse fato, a avaliação da massa muscular se torna muito relevante na avaliação do paciente hepatopata crônico. A sarcopenia é definida como massa muscular abaixo de dois desvios padrões para a idade e pode refletir prejuízo crônico na condição física como um todo[5].

O suporte nutricional deve ser baseado na investigação detalhada da ingestão alimentar e na avaliação do estado nutricional. Inicia-se com a história médica e de comorbidades, sendo importante determinar se há alguma condição que impacte na ingestão alimentar, como uso de medicação, vômitos ou disfagia. Em seguida, avaliar fatores socioeconômicos de acesso a alimentos, vitaminas ou suplementos[4].

A antropometria deve ser feita com a medida adequada da estatura/comprimento e peso. Atentar para fatores que podem influenciar o peso da criança, como ascite e visceromegalias, podendo fornecer avaliação nutricional inadequada. Nesses casos pode-se usar a medida da circunferência do braço e da prega cutânea do tríceps, que são menos impactadas pela complicações da doença hepática[4].

Esses dados antropométricos têm se mostrado preditores de crescimento em crianças com doença hepática crônica[4]. A frequência da avaliação antropométrica depende da gravidade da má nutrição, podendo ser a cada 2 semanas até a cada 3 meses. Pacientes com hepatopatia crônica, em especial colestase, frequentemente têm deficiência de proteínas, ácidos graxos essenciais e vitaminas lipossolúveis. Outros nutrientes, como vitaminas B e C, carnitina e selênio, são menos afetados[4]. Achados de exame físico se associam com deficiências nutricionais, como mostrado no Quadro 3.

Nos dias atuais, ganha relevância a atenção apara crianças com sobrepeso/obesidade e possível síndrome metabólica. A doença hepática gordurosa não alcoólica (DHGNA) é um espectro de doenças hepáticas que pode resultar em doença hepática terminal e na necessidade de transplante de fígado. A esteatose simples, ou fígado gorduroso, ocorre precocemente na DHGNA e pode progredir para esteato-hepatite não alcoólica, fibrose e cirrose[6,7]. A DHGNA é considerada o componente hepático da síndrome metabólica (SM), que também inclui obesidade, hipertensão, dislipidemia, resistência à insulina e, portanto, importantes fatores de risco cardiovasculares até mesmo em estágio inicial[8,9]. Durante as últimas décadas, a obesidade passou a ter início precoce na vida, com aumento significativo na infância[10]. Em estudo recente, Hagström et al. mostraram que o sobrepeso no fim da adolescência é uma variável preditora significativa de doença hepática grave, inclusive carcinoma hepatocelular (CHC) mais tarde na vida[11].

Na prática clínica, o diagnóstico de doença hepática gordurosa não alcoólica (NAFLD) é tipicamente estabelecido em obesos ou crianças com sobrepeso com elevação inexplicada

QUADRO 3 Achados de exame físico em pacientes com colestase e doença hepática avançada

	Achados em exame clínico	Deficiência
Geral	▪ Edema. ▪ Queilite angular. ▪ Glossite. ▪ Olhos secos. ▪ Hiperplasia gengival.	▪ Proteína. ▪ Ferro. ▪ Vitaminas do complexo B. ▪ Vitamina A. ▪ Vitamina C.
Respiratório	▪ Taquipneia	▪ Tiamina (acidose). ▪ Excesso de amônia.
Cardiovascular	▪ Taquicardia	▪ Proteína, tiamina, selênio, carnitina, ferro, vitamina B12.
Musculoesquelético	▪ Rosário raquítico. ▪ Fraturas. ▪ Dor óssea.	▪ Vitamina D. ▪ Vitamina D, vitamina K, Ca, Mg, P. ▪ Vitamina C.
Neurológico	▪ Ataxia. ▪ Oftalmoplegia/neuropatia periférica. ▪ Parestesias.	▪ Vitamina E. ▪ Vitamina E/tiamina. ▪ Ácidos graxos essenciais.
Pele	▪ Queratose. ▪ Alopecia. ▪ Petéquias/púrpura. ▪ Pele seca.	▪ Vitamina A. ▪ Zinco. ▪ Vitamina K, vitamina C. ▪ Ácidos graxos essenciais.
Gastrointestinal	▪ Diarreia	▪ Zinco, proteína

Fonte: adaptado de Mouzaki et al.

de transaminases e/ou radiológica evidência de infiltração gordurosa hepática após a exclusão de outras etiologias de doença hepática[12]. De acordo com o Guia da NASPGHAN (North American Society of Pediatric Gastroenterology, Hepatology and Nutrition) de 2017, deve-se considerar a triagem a partir de 9-11 anos para todas as crianças obesas (≥ p95 do índice de massa corporal) ou com sobrepeso (p85-94) e outros fatores de risco (adiposidade central, resistência à insulina, *diabetes mellitus*, síndrome da apneia obstrutiva do sono e dislipidemia)[13]. Considerar triagem precoce se fatores de riscos mais importantes: obesidade grave, história familiar positiva ou hipopituitarismo[13].

Icterícia

A icterícia neonatal é de ocorrência frequente em recém-nascidos (RN), na grande maioria dos casos causada por elevação de bilirrubina indireta, devido a icterícia fisiológica do RN ou a icterícia do leite materno, quando não há outros dados na história clínica, nem achado anormal ao exame físico. Algumas doenças genéticas, como a síndrome de Gilbert, podem ocasionar a elevação de bilirrubina indireta sem achados de história e exame físico, porém se nota persistência ou recorrência da alteração laboratorial ou da icterícia. O relato de icterícia associada a colúria e/ou hipo/acolia fecal direciona para investigação de doenças colestáticas, principalmente de causa obstrutiva[3]. A presença de bilirrubina direta elevada (acima de 1) é sempre patológica e deve ser investigada para as principais causas de colestase neonatal. É importante que o médico, ao avaliar RN ictérico, pergunte sobre a cor das fezes e da urina e, em caso de icterícia persistente além de 15 dias de vida (RN termo) ou 30 dias de vida (RN pré-termo), deve haver níveis de bilirrubina dosados[3]. A importância da identificação precoce desses sinais pode conduzir ao diagnóstico, por exemplo, de atresia de vias biliares, cuja mortalidade é muito elevada até 1 ano de vida caso não haja intervenção (cirurgia de Kasai ou transplante hepático)[3]. Outro dado relevante para atentar para esse diagnóstico diferencial é a presença de poliesplenia ou *situs inversus*.

Um quadro súbito de icterícia, associada ou não a outros sinais e sintomas como febre, dor abdominal e vômitos, apesar de aparentar hepatite aguda, pode ser o primeiro achado de uma hepatopatia crônica como hepatite autoimune ou doença de Wilson. Recidiva de aparente quadro de hepatite aguda ou persistência das manifestações clínicas por mais de 6 meses também sugere doença crônica do fígado se apresentando como quadro agudo[2].

Avaliação do abdome: hepatomegalia/esplenomegalia

O exame deve iniciar-se pela inspeção. Nessa etapa pode-se observar a presença de aumento do volume abdominal (por visceromegalias ou por ascite), de circulação colateral e de telangiectasias. A definição de tamanho normal do fígado é baseada na extensão da borda hepática direita ou esquerda, além do rebordo costal, e na hepatimetria (extensão da macicez à percussão) de acordo com a idade. Em crianças, a borda hepática se estende até 2 cm abaixo do rebordo costal direito e 3,5 cm na linha hemiclavicular direita no RN[14].

A hepatimetria é a medida da distância entre a margem superior do fígado (estabelecida pela percussão do tórax até o encontro de macicez) e a borda inferior (por palpação) na linha hemiclavicular direita. A hepatimetria é a medida mais precisa do tamanho do fígado, pois algumas vezes o aumento da pressão intratorácica leva ao deslocamento do fígado para baixo pelo diafragma, aparentando erroneamente hepatomegalia. É necessário, ainda, avaliar a consistência e o contorno (nodular ou liso) do fígado. Um fígado apenas rebaixado por hiperinsuflação pulmonar deve ser elástico e com borda fina e lisa. Por outro lado, a palpação de fígado de consistência endurecida e borda nodular sugere acometimento hepatocelular fibrótico crônico, independentemente do tamanho, pois pacientes cirróticos podem apresentar hepatimetria reduzida[5].

A presença de esplenomegalia indica aumento do baço por depósito anormal de alguma substâncias, como ocorre na doença de Gaucher e na doença de Niemann-Pick. No entanto, o aumento do tamanho do baço deve remeter à investigação de evolução ou presença de hipertensão portal. Importante ressaltar que se pode encontrar esplenomegalia por manifestação de outras doenças sistêmicas como doença falciforme ou doenças linfoproliferativas envolvendo ou não o fígado[5].

A hepatoesplenomegalia com aumento predominante do lobo hepático esquerdo associado a níveis normais de aminotransferases deve levantar a possibilidade de fibrose hepática congênita. É comum a associação com doença renal policística. Nesse caso, a biópsia hepática é diagnóstica[3].

No diagnóstico diferencial de esplenomegalia afebril, sem hepatomegalia, cursando com bioquímica hepática normal, deve ser considerada a possibilidade de trombose de veia porta. Pesquisar a história pregressa de uso de cateter umbilical no período neonatal, passado de sepse de foco abdominal e onfalite. O exame ultrassonográfico com Doppler confirma o diagnóstico[3].

Ascite e hipertensão portal

A ascite é definida como o acúmulo patológico de fluido proteico na cavidade peritoneal. Pode ocorrer em qualquer idade, inclusive intraútero, e se apresentar de forma variada, desde insidiosa e oligossintomática, nos estágios iniciais da doença, e pode progredir para situação incapacitante, nos casos de acúmulo de grandes volumes. A maioria das causas é relacionada a doença hepática crônica descompensada ou a doença renal[15-17]. A causa mais comum de ascite em crianças é a cirrose hepática com hipertensão portal (HP), sendo a ascite um dos sinais que evidenciam a existência da hepatopatia em estágios mais avançados e pior prognóstico em longo prazo[18].

É fundamental quantificar a ascite e determinar a etiologia para manejo adequado do paciente. A avaliação inclui história detalhada, exame clínico minucioso, exames de imagem e paracentese diagnóstica.

Em crianças, o primeiro indício da existência de ascite pode ser o ganho inapropriado de peso e o aumento na circunferência abdominal. Pode, inicialmente, apresentar-se assintomática. À medida que se eleva o volume da ascite, pode aparecer distensão abdominal com desconforto; edema escrotal ou vulvar; protrusão de cicatriz umbilical ou hérnias incisionais; e dispneia secundária a restrição respiratória[15,19]. Ao contrário do adulto cirrótico, as crianças com ascite raramente têm edema periférico[16].

Durante a anamnese, deve ser pesquisada história conhecida ou sugestiva de hepatopatia crônica e fatores que podem contribuir para a descompensação, como hemorragia digestiva e infecção. No exame clínico, devem ser pesquisados sinais de doença hepática crônica, como eritema palmar, aranhas vasculares, circulação colateral abdominal e hepatoesplenomegalia. A ascite, com o paciente em decúbito dorsal, é detectada pela macicez ou submacicez dos flancos. A macicez móvel revela o deslocamento do líquido ascítico dentro da cavidade. O sinal do piparote (palpação de onda líquida) só aparece nas ascites volumosas, quando à inspeção já se define a ascite pela distensão abdominal[20]. Área de macicez móvel ou do sinal do piparote pode ser de difícil avaliação na criança pequena[16].

A ultrassonografia (US) abdominal é um método muito sensível para o diagnóstico de ascite, inclusive para a detecção de pequenas coleções (até 100 mL). Esse importante método pode avaliar o aspecto de órgãos abdominais como fígado, baço, pâncreas e linfonodos mesentéricos[16].

Com base no exame físico e/ou ultrassonografia, a ascite pode ser classificada, conforme sua magnitude, em três graus[19]:

- Ascite grau I (leve): detectada apenas por US.
- Ascite grau II (moderada): distensão abdominal moderada e simétrica do abdome.
- Ascite grau III (tensa): distensão abdominal volumosa e tensa.

A paracentese confirma o diagnóstico etiológico da ascite e está indicada em todos os pacientes cirróticos com ascite recente, admitidos em hospitais ou em descompensação clínica[16]. Alterações no coagulograma ou plaquetopenia não contraindicam o procedimento, bem como não é necessária sua correção antes da paracentese[16,19].

O material coletado deve ser enviado para citologia, bioquímica e microbiologia. A determinação do gradiente de albumina entre o soro e a ascite (GASA = albumina sérica – albumina da ascite) é um parâmetro importante na avaliação do paciente com ascite. O líquido ascítico secundário à HP é caracterizado por GASA superior a 1,1 g/dL (transudato), o qual pode ser observado tanto na cirrose quanto em situações como síndrome de Budd-Chiari, insuficiência cardíaca congestiva e metástase hepática[16]. GASA igual ou inferior a 1,1 g/dL (exsudato) sugere outras causas para ascite que não HP, como tuberculose, pancreatite e síndrome nefrótica[5]. O conhecimento do GASA tem validade diagnóstica e deve ser determinado a cada primeiro episódio de ascite[16]. Habitualmente, a contagem de polimorfonucleares é de menos de 250 células/mcL, e a concentração de linfócitos é inferior a 200 células/mcL[16].

A síndrome clínica chamada de HP é caracterizada pelo aumento da pressão no sistema porta, levando à formação de colaterais que desviam parte do fluxo sanguíneo portal para a circulação sistêmica[21]. Considerando que a pressão normal no sistema portal varia entre 5-10 mmHg, observa-se o surgimento das complicações da hipertensão porta quando esses níveis ultrapassam os 12 mmHg, dados obtidos de estudos em adultos, mas também encontrados em um estudo pediátrico[22].

Os sinais e sintomas encontrados na HP são resultados diretos ou indiretos da descompressão venosa por meio de colaterais portossistêmicas, cuja consequência será o aparecimento de esplenomegalia e hiperesplenismo, varizes esofagogástricas e retais, gastropatia da hipertensão porta, encefalopatia hepática e síndrome hepatopulmonar[23].

O diagnóstico clínico da HP é baseado nos sinais e sintomas como esplenomegalia, hiperesplenismo, circulação colateral, presença de ascite, além de hemorragia digestiva alta quando a HP encontra-se avançada[24-25].

A HP pode ser classificada de acordo com o sítio da obstrução do fluxo sanguíneo no sistema porta em:

- Pré-hepática: trombose de veia porta.
- Hepática: fibrose hepática congênita, cirrose hepática, doença venoclusiva.
- Pós-hepática: síndrome de Budd-Chiari, esquistossomose, pericardite constritiva.

A obstrução extra-hepática da veia porta é a principal causa de HP em crianças sem doença hepática. A patogenia da obstrução extra-hepática da veia porta (OEHVP) ainda é obscura, mas parece estar relacionada a malformações congênitas, infecções, traumatismos, estado de hipercoagulabilidade ou cateterismo umbilical neonatal. Apresenta como principal achado clínico a esplenomegalia. A função e exames bioquímicos hepáticos encontram-se habitualmente preservados[21].

A síndrome de Budd-Chiari é uma causa pós-hepática de HP em que a obstrução pode estar localizada em vários níveis, desde os pequenos ramos intra-hepáticos da veia hepática até a porção terminal da veia cava inferior próxima ao átrio direito, sendo frequentemente associada a vários fatores de risco para trombose. É considerada secundária quando o mecanismo de obstrução é a compressão extrínseca por tumor, cisto ou abscesso[21]. A principal manifestação clínica dessa doença é a presença de ascite volumosa, habitualmente refratária à terapia diurética habitual[21].

Prurido

O prurido é uma manifestação sensorial que, nas doenças hepatobiliares, é particularmente associada à colestase. O mecanismo fisiopatogênico do prurido colestático ainda não é bem definido[26].

Esse é um sintoma marcante em algumas hepatopatias, como colestase intra-hepática familiar, síndrome de Alagille e colangite esclerosante primária. Pode ser leve e tolerável, mas pode ser debilitante com impacto na qualidade de vida do paciente, gerando privação do sono, fadiga, sintomas depressivos e até ideação suicida[27]. O prurido na colestase exibe um ritmo circadiano, com maior intensidade no período vespertino e noturno. Habitualmente é generalizado, mas pode ter distribuição específica nos membros, palmas e plantas[26]. A pele não apresenta lesões primárias, mas escoriações são frequentes, em especial nas crianças pequenas que não verbalizam, podem ser indício de prurido[26]. A presença de prurido, independentemente da intensidade, não se correlaciona com os níveis de fosfatase alcalina (FA), gama-glutamiltransferase

(GGT), bilirrubinas (BTF) ou concentração sérica de sais biliares[27]. O prurido refratário representa indicação para transplante, mesmo na ausência de falência hepática.

Outros achados de anamnese e exame físico

Relato de hipoglicemia, vômitos e diarreia com hepatomegalia sugerem doenças genéticas do metabolismo dos carboidratos, assim como hepatoesplenomegalia volumosa, história de polidrâmnio e alterações lipídicas levam ao raciocínio diagnóstico direcionado à possibilidade de erros inatos do metabolismo lipídico. Bebês com quadro grave de insuficiência hepática neonatal podem ter distúrbio no metabolismo das proteínas como tirosinemia, e a intervenção terapêutica precoce pode mudar o curso de algumas dessas doenças. Além do prurido, pacientes com doenças colestáticas podem apresentar xantomas (depósitos de colesterol nas dobras e áreas de atrito da pele)[28].

A presença de prurido generalizado, sem doença dermatológica que o justifique, pode ser sinal de doença colestática, como síndrome de Allagile e colestases familiares. Alterações oculares, auditivas ou intracranianas podem ser específicas ou até mesmo patognomônicas de algumas doenças infecciosas como infecção por citomegalovírus ou toxoplasmose[28].

Achados neurológicos por envolvimento dos gânglios basais na doença de Wilson podem estar presentes (distúrbios de movimento, tremores, espasticidade, rigidez, coreia e disartria), assim como anéis de Kayser-Fleisher (por deposição de cobre na membrana de Descemet), vistos no exame oftalmológico[28].

A progressão da doença hepática pode levar à instalação de eritema palmar e baqueteamento digital, como sinal de doença crônica. Pode-se identificar artralgia, edema articular, deformidades articulares como parte de manifestação extra-hepática de autoimunidade. *Asterixis* ou *flapping* é um tremor no punho quando estendido (dorsiflexão), às vezes parecido com o "bater de asas de um pássaro". O tremor é causado pela função anormal dos centros motores no cérebro, mais especificamente no diencéfalo, que é um dos sinais clínicos de encefalopatia hepática por cirrose[29].

Alterações laboratoriais do fígado e vias biliares

A avaliação laboratorial direciona a investigação adicional; diferencia lesões colestáticas ou obstrutivas de lesões hepatocelulares; avalia a função dos hepatócitos, além de determinar a etiologia da doença com subsequente seguimento e resposta terapêutica, no entanto nenhum teste laboratorial diagnostica cirrose de forma precisa[30].

Testes bioquímicos, como a dosagem de AST (aspartato aminotransferase), ALT (alanino aminotransferase), GGT (gama-glutamiltransferase), FA (fosfatase alcalina), bilirrubinas (total e frações) e albumina, auxiliam na avaliação inicial, mas não determinam diagnóstico específico nem etiológico.

A ALT é mais específica do fígado, mas apresenta limitações na estimação do grau de inflamação hepática e da gravidade da cirrose. A albumina, o tempo de protrombina (TP) e o tempo de tromboplastina parcial (TTP) medem a função de síntese do fígado. Outros testes avaliam apenas indiretamente a disfunção hepática[30].

Alguns testes são inespecíficos, por exemplo, a hipoalbuminemia pode estar presente na doença inflamatória intestinal, na síndrome nefrótica e em outras condições. As aminotransferases podem estar elevadas nas doenças neuromusculares e cardíacas. Por isso é importante que sejam utilizados em conjunto com outros testes[31].

Devem constar na avaliação laboratorial inicial:

- Hemograma completo.
- Aminotransferases: ALT/AST. Por definição, considera-se elevação de transaminases a concentração plasmática das enzimas 1,5-2 vezes superior ao limite superior da normalidade (LSN) ou superior ao P97, mas esses limites são difíceis de definir em pediatria. De modo geral, o valor normal das transaminases é < 40 UI/L, mas varia de acordo com a idade, o sexo e o laboratório. Tem-se reconhecido que valores mais baixos poderão aumentar a sensibilidade de detecção de doença hepática crônica.

Ressalta-se que o grau de elevação das transaminases não se correlaciona de forma direta com a gravidade da doença subjacente[31].

Aumento importante das aminotransferases (> 20 vezes o normal) ocorre precocemente nas hepatites virais (1 semana antes da icterícia). Pode haver doença hepática significativa, com níveis normais de AST e ALT, como na cirrose inativa e na evolução de hepatite fulminante[31]. Níveis flutuantes podem estar associados a hepatite pelo vírus C, hepatite autoimune e na fibrose cística[31].

O Quadro 4 ilustra algumas causas de elevação assintomática de aminotransferases em crianças.

- Fosfatase alcalina: indicador de colestase, mas também está presente nos canalículos hepáticos, no osso e nos enterócitos. Pode estar aumentada nas crianças e adolescentes em crescimento, o que torna difícil sua interpretação nessa faixa etária.
- GGT: um dos indicadores mais sensíveis de doença hepatobiliar, no entanto não auxilia na diferenciação das colestases intra e extra-hepáticas. O RN tem níveis mais elevados de GGT, cerca de 5-8 vezes o limite superior dos adultos. As crianças atingem os valores do adulto por volta de 12 meses de idade.

QUADRO 4 Causas de elevação de transaminases em crianças assintomáticas

Etiologia hepática	Etiologia extra-hepática
NAFLD/NASH	Miopatias
Hepatite viral	Exercício físico extenuante
Toxicidade	Lesão muscular
Hepatite autoimune	Miocardiopatia
Doença de Wilson	▪ Nefropatia. ▪ Doenças hemolíticas. ▪ Macro-AST.
Deficiência de alfa-1-antitripsina	
Doença celíaca	
Fibrose hepática congênita	
Fibrose cística	
Doença inflamatória intestinal	
Endocrinopatias (hipertireoidismo/diabetes)	
Doenças metabólicas (hemocromotase)	
Doenças genéticas (síndrome de Shwachman-Diamond)	

NAFLD: *non-alcoholic fatty live disease* (doença hepática gordurosa não hepática); NASH: *non-alcoholic steatohepatitis* (esteato-hepatite não alcoólica).

Pode aumentar com o uso de anticonvulsivantes, como fenobarbital, fenitoína e ácido valproico[31].

Os níveis de GGT são úteis na diferenciação de síndromes colestáticas familiares: estão normais na colestase familiar intra-hepática progressiva tipos 1 e 2, nos pacientes com erros inatos do metabolismo dos ácidos biliares e na colestase recorrente benigna[31].

- Bilirrubinas: é importante a distinção entre hiperbilirrubinemia direta e indireta. A primeira é caracterizada por aumento da bilirrubina superior a 1 mg/dL ou 20% da bilirrubina total, e sempre indica doença hepatobiliar. A icterícia é detectada no exame clínico quando atinge valores de 2-2,5 mg/dL. A bilirrubina direta é sensível e específica como indicador de doença hepática, no entanto nem sempre se pode correlacionar intensidade e duração da hiperbilirrubinemia com gravidade e prognóstico[31].
- Tempo de protrombina: avalia a capacidade de síntese hepática. Não é específico de doença hepática e pode ocorrer nas deficiências congênitas dos fatores de coagulação, nas doenças que cursam com consumo aumentado e uso de drogas. Nas doenças hepatobiliares, o TP pode estar prolongado devido à deficiência de vitamina K, que se verifica nas obstruções intra e extra-hepáticas. Nesse caso, a terapia com vitamina K parenteral levará à normalização ou ao aumento, em 30%, do TP, significando que a função parenquimatosa hepática é adequada. A ausência de resposta à vitamina K indica lesão parenquimatosa extensa e prognóstico ruim em longo prazo[30].
- Albumina: hipoalbuminemia pode resultar da diminuição da produção hepática devido a doença parenquimatosa significativa. O nível sérico é um dos principais indicadores da capacidade sintética residual do fígado lesado, quando excluídas outras possíveis causas.
- Lípides: na doença colestática pode ocorrer aumento de colesterol e triglicérides. Na cirrose hepática, o colesterol geralmente é normal; níveis baixos indicam desnutrição ou descompensação.
- Eletroforese de proteínas: aumento da fração gama ocorre na hepatite autoimune; e diminuição da fração alfa-1, na deficiência de alfa-1-antitripsina.
- Exame parasitológico de fezes (EPF): na pesquisa de esquistossomose, principalmente em pacientes de áreas endêmicas.
- Ultrassonografia: avalia tamanho do fígado, parênquima, sinais de cirrose e de hipertensão porta, esplenomegalia, ascite, vias biliares. Associada ao Doppler, pode demonstrar trombose de veia hepática ou anormalidades de fluxo nas veias hepáticas (síndrome de Budd-Chiari). É um exame específico, acessível, não invasivo, custo-efetivo e deve ser solicitado como exame de imagem de primeira linha. Nodularidade, irregularidade, aumento da ecogenicidade e atrofia são sinais sensíveis de cirrose. Na doença avançada, o fígado pode ser multinodular e com tamanho reduzido. Outros exames de imagem, como ressonância nuclear magnética das vias biliares, colangiografia e elastografia hepática, podem trazer importantes informações adicionais.
- Sorologias virais: no RN e no lactente com colestase deve-se solicitar TORCHS, enfatizando muitas vezes a necessidade de parear sorologias mãe-filho e de atentar para a necessidade de coletar PCR (*polymerase chain reaction*) para citomegalovírus. As sorologias para vírus B e C devem ser solicitadas em qualquer criança com lesão hepatocelular, além de anticorpos para hepatite A, dada a indicação de imu-

nização caso (em especial para vírus A e B) não imunizado.

- Autoanticorpos: FAN (fator antinuclear), AML (antimúsculo liso) e antiLKM1 (antimicrossomal de fígado e rim) são solicitados na suspeita de hepatite autoimune.
- pANCA (anticorpo anticitoplasma de neutrófilo): auxilia na colangite esclerosante primária.
- Ceruloplasmina, cobre sérico e urinário (urina de 24 horas): investigação de doença de Wilson.
- Alfa-1-antitripsina: deficiência de alfa-1-antitripsina.
- Triagem metabólica: quando a clínica for sugestiva, a depender dos resultados iniciais ou da clínica, serão necessários testes enzimáticos específicos e direcionados ou avaliação genética.
- Sorologia para doença celíaca, dosagem de cloro no suor para fibrose cística e dosagem de hormônios tireoidianos, auxiliam em casos menos comuns.

Biópsia hepática

A biópsia hepática é um dos principais recursos propedêuticos da hepatologia pediátrica e tem como objetivos primordiais o diagnóstico e a determinação do prognóstico, pela avaliação da gravidade e da progressão da doença hepática e da resposta às intervenções terapêuticas. Permite determinar o grau de acometimento (fibrose, cirrose) e, em alguns casos, a etiologia. Deve ser sempre considerada quando os exames laboratoriais e de imagem falharem na determinação etiológica[30].

CONSIDERAÇÕES FINAIS

As hepatopatias crônicas manifestam-se de diversas maneiras, muitas vezes de forma oligossintomática. O estabelecimento de um protocolo de conduta auxilia na tomada de decisões, objetivando o encaminhamento correto dos casos de maneira individualizada. O pediatra, na rotina de puericultura e nos serviços de saúde, representa o ponto-chave no reconhecimento das alterações clínicas e laboratoriais, na conduta inicial e no encaminhamento dos pacientes para um serviço de referência, quando necessário.

REFERÊNCIAS BIBLIOGRÁFICAS

1. Sokol RJ. Introduction to the pediatric liver research agenda: a blueprint for the future. J Pediatr Gastroenterol Nutr. 2002;35:S2-S3.
2. Mieli-Vergani G, Vergani D. Approach to a child with chronic liver disease. J Gastroenterol Hepatol. 2004; 19:S377-8.
3. Fagundes EDT, Ferreira AR, Roquete MLV, Penna FJ. A criança com hepatopatia crônica: abordagem diagnóstica inicial. Rev Med Minas Gerais. 2009;19(4 Supl 5):S28-S34.
4. Mouzaki M, Bronsky J, Gupte G, Hojsak I, Jahnel J, Pai N, et al. Nutrition support of children with chronic liver disease: a joint position paper of the North American Society for Pediatric Gastroenterology, Hepatology and Nutrition and the European Society for Pediatric Gastroenterology, Hepatology, and Nutrition. J Pediatr Gastroenterol Nutr. 2019;69(4):498-511.
5. Asarathy S. Consilience in sarcopenia of cirrhosis. J Cachexia Sarcopenia Muscle. 2012;3:225-37.
6. Chiesa C, Andreoli GM, Pacifico L. Pediatric nonalcoholic fatty liver disease. J Pediatr (Rio J). 2019;95:4-6.
7. Kotronen A, Yki-Jarvinen H. Fatty liver: a novel component of the metabolic syndrome. Arterioscler Thromb Vasc Biol. 2008;28:27-38.
8. Targher G, Day CP, Bonora E. Risk of cardiovascular disease in patients with nonalcoholic fatty liver disease. N Engl J Med. 2010;363:1341-50.
9. Pacifico L, Chiesa C, Anania C, De Merulis A, Osborn JF, Romaggioli S, et al. Nonalcoholic fatty liver disease and the heart in children and adolescents. World J Gastroenterol. 2014;20:9055-71.
10. Skinner AC, Ravanbakht SN, Skelton JA, Perrin EM, Armstrong SC. Prevalence of obesity and severe obesity in US children,1999-2016. Pediatrics. 2018:e20173459.
11. Hagström H, Tynelius P, Rasmussen F. High BMI in late adolescence predicts future severe liver disease and hepatocelular carcinoma: a national, population-based cohort study in 1.2 million men. Gut. 2018;67:1536-42.
12. Goldner D, Lavine JE. NAFLD in children: unique considerations and challenges. Gastroenterology. 2020;158(7):1967-1983.e1..
13. NASPGHAN clinical practice guideline for the diagnosis and treatment of nonalcoholic fatty liver disease

in children: recommendations from the Expert Committee on NAFLD (ECON) and the North American Society of Pediatric Gastroenterology, Hepatology and Nutrition (NASPGHAN). J Pediatr Gastroenterol Nutr. 2017;64(2):319-34.

14. Balistreri W. Manifestações das doença hepáticas. In: Behrman RE, Kliegman RM, Jenson HB. Nelson tratado de pediatria. Rio de Janeiro: Guanabara Koogan; 2002. p.1182-3.
15. Queiroz TCN, Lopes JRB, Gazzinelli BF, Pípolo F, Oliveira APP, Fagundes EDT, et al. Diagnóstico e manejo da ascite secundária à cirrose em pediatria. Rev Med Minas Gerais. 2016;26(Supl 6):S52-S59.
16. Souza MC, Guedes RR, Vieira SMG. Ascite e peritonite bacteriana espontânea. In: Silva LR, Ferreira CT, Carvalho E (ed.). Hepatologia em pediatria. Barueri: Manole; 2012. p.606-30.
17. Giefer MJ, Murray KF, Colletti RB. Pathophysiology, diagnosis, and management of pediatric ascites. J Pediatr Gastroenterol Nutr. 2011;52(5):503-13.
18. Lopes FA, Campos Junior D. Doença hepática crônica: abordagens diagnostica e terapêutica. In: Campos Junior D, Burns DAR, Lopes FA (eds.). Tratado de pediatria. 2.ed. Barueri: Manole; 2007. p.995-1007.
19. Fagundes EDT, Liu PMF, Ferreira AR. Complicações agudas das doenças hepáticas crônicas. In: Silva ACS, Ferreira AR, Norton RC, Mota JAC (eds.). Urgências e emergências em pediatria. Belo Horizonte: Coopmed; 2016. p.331-44.
20. Roquete MLV, Martins MA. Sistema digestório: abdome. In: Martins MA, Viana MRA, Vasconcellos MC, Ferreira RA (eds.). Semiologia da criança e do adolescente. Rio de Janeiro: Medbook; 2010. p.315-28.
21. Pinto RB, Vieira SMG, Silveira TR. Hipertensão porta. In: Ferreira CT, Carvalho E, Silva LR. Gastroenterologia e hepatologia em pediatria: diagnóstico e tratamento. Rio de Janeiro: Medsi; 2003. p.683-702.
22. Miraglia R, Luca A, Maruzzelli L, Spada M, Riva S, Caruso S, et al. Measurement of hepatic vein pressure gradient in children with chronic liver diseases. J Hepatol. 2010;53:624-9.
23. Schneider BL. Portal hypertension. In: Suchy FJ, Sokal RJ, Balistreri WF (eds.). Liver disease in children. Philadelphia: Lippincott Williams & Wilkins; 2001. p.130-51.
24. De Giacomo C, Tomasi G, Gatti C, Rosa G, Maggiore G. Ultrasonographic prediction of the presence and severity of esophageal varices in children. J Pediatr Gastroenterol Nutr. 1989;9:431-5.
25. Patriquin H, Tessier G, Grignon A, Boisvert J. Lesser omental thickness in normal children: baseline for detection of portal hypertension. AJR Am J Roentgenol. 1985;145:693-6.
26. Beuers U, Kremer AE, Bolier R, Elferink RPJO. Pruritus in cholestasis: facts and fiction. Hepatology. 2014;60:399-407.
27. Lemoinne S, Pares A, Reig A, Ben Belkacem K, Kemgang Fankem AD, Gaouar F, et al. Primary sclerosing cholangitis response to the combination of fibrates with ursodeoxycholic acid: French-Spanish experience. Clin Res Hepatol Gastroenterol. 2018;42:521-8.
28. Larson AM. Diagnosis and management of acute liver failure. Curr Opin Gastroenterol. 2010;26(3):212-21.
29. Agarwal R, Asterixis BR. J Postgrad Med. 2016;62:115-7.
30. Miura IK. Hepatopatias: exploração diagnóstica. In: Ferreira CT, Carvalho E, Silva LR. Gastroenterologia e hepatologia em pediatria: diagnóstico e tratamento. Rio de Janeiro: Medsi; 2003. p.467-78.
31. Cabral EDL. O laboratório nas doenças do fígado. In: Penna FJ, Mota JAC, Roquete MLV (eds.). Doenças do fígado e das vias biliares na infância. Parte 1. Rio de Janeiro: Medsi; 196. p.7-43.

Semiologia da criança e do adolescente alérgicos

Gustavo F. Wandalsen
Herberto José Chong Neto
Dirceu Solé

INTRODUÇÃO

As doenças alérgicas são muito comuns na faixa etária pediátrica. A prevalência média da asma em escolares e adolescentes brasileiros é cerca de 20%, a de rinite de 30%, e a de eczema atópico é de 8%[1].

O diagnóstico da maioria das doenças alérgicas é eminentemente clínico, baseado na história clínica e no exame físico[2]. Além do diagnóstico, esses dois "passos" da consulta médica são essenciais, na semiologia das crianças alérgicas, para identificar os fatores causais e/ou desencadeantes, estabelecer a gravidade da doença e, consequentemente, orientar o tratamento.

ANAMNESE

Asma

A asma é definida como uma doença crônica, caracterizada por obstrução reversível ao fluxo aéreo, hiper-reatividade brônquica e inflamação das vias aéreas[2]. Embora a asma possa se manifestar já nos primeiros meses de vida, nessa idade muitas vezes é difícil estabelecer um diagnóstico definitivo, posto que várias situações podem exteriorizar-se por tosse e/ou sibilância recorrentes (Quadro 1). Assim, uma anamnese detalhada, alterações típicas ao exame físico e os achados característicos à avaliação laboratorial podem ser bastante úteis no estabelecimento do diagnóstico correto[2].

QUADRO 1 Causas de sibilância e/ou tosse recidivante em lactentes

- Asma.
- Infecções das vias aéreas superiores.
- Aspiração de corpo estranho.
- Displasia broncopulmonar.
- Fibrose cística.
- Anomalias vasculares.
- Insuficiência cardíaca esquerda.
- Anomalias traqueobrônquicas.
- Massas mediastinais.
- Imunodeficiências.
- Tuberculose.
- Síndrome de Löeffler.
- Toxocaríase.
- Alérgenos e poluentes.

Fonte: adaptado de Chong-Neto et al.[3]

Clinicamente, a asma manifesta-se por episódios recorrentes de tosse, dispneia, sibilos e aperto ou dor no peito. Tradicionalmente, as queixas de asma são episódicas, desencadeadas por exercícios físicos, infecções respiratórias, mudanças climáticas ou exposição a alérgenos e/ou irritantes. Entretanto, uma pequena parte dos pacientes, que têm asma mais grave, pode apresentar sintomas contínuos, intensificados nos períodos de exacerbação. Boa parte dos pacientes e dos familiares também relata piora dos sintomas durante a noite e pela manhã, com melhora durante o dia. Dificuldade de fala, vômitos e alterações do nível de consciência podem ser encontrados em crise graves. Alguns pacientes com asma podem apresentar história somente de tosse, sem a presença de sibilos e/ou chiado, e são denominados como tendo "asma – variante tosse". A presença isolada de sibilos inspiratórios não é característica de asma, e outros diagnósticos devem ser pesquisados nesses pacientes[2-4].

A resposta aos tratamentos já empregados deve sempre ser investigada, e boa resposta clínica aos agentes broncodilatadores e corticosteroides inalados é indicativa da doença. Da mesma forma, é fundamental para a classificação de gravidade e de controle da asma a investigação, na história clínica, da frequência dos sintomas noturnos e diurnos, do uso de medicação de alívio, de limitações às atividades físicas e de faltas à escola e/ou trabalho e, quando possível, de variações da função pulmonar[2,4].

Uma parte dos pacientes com asma apresenta broncoespasmo induzido por exercícios. Esses pacientes manifestam caracteristicamente tosse e/ou sibilos alguns minutos após a prática de atividades físicas intensas, geralmente com melhora espontânea[2].

Outro tópico importante na avaliação da criança com suspeita de asma é a identificação de possíveis fatores de risco e/ou etiológicos da doença, bem como de sua manifestação e/ou persistência durante a infância e adolescência até a idade adulta. São eles: sexo masculino, presença de história familiar de asma, presença de atopia, nascimento por parto cesariano, exposição pré-natal ao tabaco, nascimento prematuro, falta de aleitamento materno exclusivo, exposição passiva à fumaça do tabaco, infecções virais (vírus sincicial respiratório, *influenza*, rinovírus, metapneumovírus) e exposição a alérgeno no domicílio[2,3]. Por outro lado, outros fatores são apontados como protetores para o desenvolvimento da asma: presença de irmãos mais velhos, nascer e crescer em fazenda, infestações parasitárias e exposição maciça a alérgenos de cães e gatos (questionável)[3].

Outro ponto fundamental na avaliação dos pacientes com asma é a identificação de possíveis fatores agravantes e/ou desencadeantes. Conforme a faixa etária, a asma pode ser desencadeada ou agravada por múltiplos fatores. Nos lactentes e crianças menores (até 3-5 anos de idade), as infecções das vias aéreas superiores, sobretudo virais, são importantes desencadeantes de crises, entretanto exacerbações recorrentes podem estar associadas à exposição a alérgenos[3]. Entre crianças maiores, adolescentes e adultos, as exacerbações agudas podem ser desencadeadas ou agravadas, principalmente, por alérgenos inaláveis (ácaros domésticos: *Dermatophagoides pteronyssinus*, *Dermatophagoides farinae* e *Blomia tropicalis*; fungos; pelos, saliva e urina de animais domésticos: cão, gato e aves; restos de insetos e baratas) e, também, por mudanças bruscas de temperatura[2,3]. A inalação de agentes irritantes inespecíficos (odores fortes, fumaça de tabaco) pode desencadear sintomas por mecanismos não imunológicos, e o mesmo ocorre com o exercício, a inalação de ar frio e seco e os anti-inflamatórios não hormonais.

Nos lactentes e crianças pequenas, é difícil avaliar o papel desempenhado pelas emoções. Assim, fatores emocionais têm sido mais implicados no desencadeamento e agravamento das crises de escolares e adolescentes. Além disso, é importante também conhecer quais interferências a asma tem gerado sobre o desenvolvimento físico e emocional desses pacientes[2,3]. É sabido que a asma é uma doença estigmatizante, que comumente dificulta a integração da criança no ambiente escolar.

Alguns pontos bem definidos estão associados a maior probabilidade de exacerbação grave e óbito por asma e caracterizam o paciente de risco. Entre eles destacam-se: uso frequente de corticosteroide sistêmico; três ou mais visitas a serviços de urgência no último ano; crise grave prévia com necessidade de intubação; problemas psicossociais e uso de drogas; asma lábil; uso acentuado de medicação de alívio; presença de comorbidades[2-3].

Rinite alérgica

A rinite alérgica (RA) é a doença alérgica de maior prevalência na criança e no adulto. A RA decorre da inflamação da mucosa de revestimento nasal, mediada por anticorpos IgE, após exposição a alérgenos, cujos sintomas são reversíveis espontaneamente ou com tratamento[5]. Os sintomas clássicos da RA consistem em episódios recorrentes de prurido, espirros (geralmente em salva), coriza e obstrução nasal. Nas crianças, principalmente nas de menor idade, a RA pode ainda apresentar-se como infecções de vias aéreas superiores de repetição, roncos, cansaço crônico, voz anasalada, cefaleia, epistaxes de repetição, sensação de ouvido tapado, tosse crônica e mais raramente alterações no olfato. Queixas sistêmicas como náuseas, fadiga e anorexia podem ser encontradas. O prurido muitas vezes não é limitado ao nariz, sendo comum a presença de prurido na faringe, palato, olhos (rinoconjuntivite) e orelhas. A rinorreia, geralmente aquosa, pode causar fungação ou pigarro. A obstrução nasal na RA pode ser bilateral ou unilateral, sendo geralmente intermitente. A "saudação do alérgico", movimento de coçar o nariz com a palma das mãos ou as pontas dos dedos, é frequentemente relatada. Sintomas oculares são muito frequentes, como prurido, hiperemia e lacrimejamento[5,6].

A anamnese deve investigar a presença, duração e frequência dos sintomas, assim como seu impacto na qualidade de vida, avaliado pelos distúrbios ocasionados nas atividades físicas, sono e desempenho escolar. Deve-se interrogar sobre a presença de sazonalidade dos sintomas, assim como sobre os sintomas dominantes[5,6].

A pesquisa dos fatores desencadeantes das crises é importante e deve incluir tanto agentes infecciosos, alérgenos potenciais (poeira, mofo, animais), como irritantes (ar frio, cheiros fortes, fumaça de cigarro, perfumes). Além disso, é importante avaliar a presença de outras doenças que podem cursar em associação à RA, como: rinossinusite aguda ou crônica, asma, polipose nasal, otite média, respiração oral, entre outras[5,6].

À semelhança da asma, é importante pesquisar a presença de história pessoal e/ou familiar de outra doença alérgica associada, bem como dos possíveis fatores de risco anteriormente abordados. Dentre os possíveis fatores desencadeantes destacam-se: ácaros da poeira domiciliar, esporos de fungos, pelos de animais, alérgenos de baratas, pólens e mais raramente alimentos[5,6].

Dermatite atópica

A dermatite atópica (DA) é doença inflamatória crônica da pele caracterizada por prurido cutâneo, muitas vezes intenso, e lesões cutâneas recorrentes[7]. Apesar de o prurido intenso ser uma marca da DA, as características e a localização das lesões modificam-se com a idade e três fases da doença podem, didaticamente, ser definidas[8]:

- Infância: nos primeiros anos de vida a DA apresenta-se por lesões mais exsudativas, às vezes crostosas, localizadas principalmente na face, na região retroauricular e no couro cabeludo. Tipicamente, a região de fraldas é poupada.
- Escolar e pré-escolar: nessa fase as lesões tornam-se menos exsudativas, com ten-

dência à liquenificação. As regiões flexurais (p. ex., anticubital, poplítea) são as mais acometidas.

- Puberdade e idade adulta: a xerose (pele seca) intensa é a principal característica dessa fase, que apresenta lesões localizadas, principalmente em áreas de flexão. Mãos e pés são acometidos com maior frequência nessa fase.

Tipicamente, a DA inicia-se na infância; cerca de 90% dos pacientes acometidos apresentam as primeiras manifestações clínicas antes dos 5 anos de vida. A idade de início, a frequência de aparecimento dos sintomas e os fatores de piora (sudorese, alimentos, exposição à radiação solar, entre outros) são passos importantes no estabelecimento de um plano de tratamento para esses pacientes[9]. Diferentemente do observado na asma e na RA, os antígenos alimentares na DA podem participar do desencadeamento e manutenção das lesões e, tal associação deve ser questionada na história médica[8,9]. A associação entre DA e alergia alimentar é mais comum nas formas mais graves da doença e nas crianças menores.

Apesar da falta de lesões primárias características, utilizam-se critérios maiores e menores, que auxiliam no diagnóstico de DA (Quadro 2).

Urticária/angioedema

São manifestações cutâneas comuns a vários tipos de doenças alérgicas ou não, tais

QUADRO 2 Critérios diagnósticos de dermatite atópica segundo Hanifin e Rajka

Critérios maiores (três ou mais)	
1. Prurido intenso.	
2. Morfologia e distribuição típica das lesões (envolvimento facial e extensor nas crianças e liquenificação e linearidade nos adultos).	
3. História pessoal ou familiar de atopia.	
4. Dermatite crônica e recidivante.	
Critérios menores (três ou mais)	
Xerose	Hiperlinearidade palmar
Início precoce da doença	Tendência a infecções cutâneas
Queratose pilar	Prega infraorbital de Dennie-Morgan
Tendência à dermatite inespecífica de mãos e pés	Pitiríase alba
Dermografismo branco	Palidez ou eritema facial
Queilite	Eczema de mamilo
Pregas anteriores do pescoço	Acentuação perifolicular
Escurecimento periorbital	Alopecia areata
Sinal de Hertogue (rarefação das sobrancelhas)	Hiper-reatividade cutânea (tipo I)
Elevação da IgE sérica	Enxaqueca (?)
Conjuntivites recorrentes	Intolerância alimentar
Curso influenciado por fatores emocionais	Catarata
Curso influenciado por fatores ambientais	Ceratocone
Prurido ao transpirar	Urticária colinérgica
Alergia ao níquel	

Fonte: Hanifin e Rajka.[7]

como alergia alimentar, reações adversas a fármacos ou agentes terapêuticos e erros inatos de imunidade (EII) específicos. De acordo com sua duração, pode ser classificada em aguda (até 6 semanas de duração) ou crônica[10].

As lesões urticarianas se limitam à derme superficial e se apresentam como pápulas eritematosas bem delimitadas, de contornos geográficos com halo central, e em geral intensamente pruriginosas e com distribuição universal. As lesões resultam do extravasamento de líquido oriundo de pequenos vasos ou de capilares para a derme superficial[10,11]. A forma aguda aparece em geral até 2 horas após o contato com o agente desencadeante, tem duração inferior a 6 semanas e na maioria das vezes está relacionada com fármacos ou alimentos ingeridos, procedimentos radiológicos com uso de contraste e picada de insetos himenópteros (abelha, vespa, marimbondo e formiga). Nesses casos pode haver relação clara entre o contato com o agente desencadeante e o aparecimento das lesões[11].

Quando ocorre o acometimento do tecido celular subcutâneo, há o desenvolvimento de edema subcutâneo, que caracteriza o angioedema, geralmente não pruriginoso e poucas vezes doloroso[11].

Na avaliação do paciente com urticária e/ou angioedema, é importante obter informações sobre a ingestão recente de alimentos, medicamentos, realização de exames com radiocontraste ou se foi picado por inseto. Nos casos de angioedema, é imprescindível verificar a presença de casos semelhantes na família, se o trauma físico é desencadeante de episódio agudo, se há histórico de dor abdominal, duração entre 3-5 dias, ausência de resposta aos anti-histamínicos e adrenalina, bem como não associação com urticária, que caracteriza o angioedema hereditário, um quadro raro de EII do sistema complemento[12].

São responsabilizados pelos episódios agudos: alimentos – leite de vaca, clara de ovo, amendoim, frutos do mar, nozes e soja, entre outros; medicamentos – anti-inflamatórios não hormonais, dipirona, penicilina e derivados –, além de contrastes radiológicos[10,11].

Nas formas crônicas, a identificação do agente etiológico nem sempre é fácil. Há necessidade de avaliar a possibilidade de fenômenos de autoimunidade, fatores físicos como exposição ao sol, calor, frio, exercícios físicos e pressão[10,11].

Alergia alimentar

O espectro de manifestações clínicas da alergia alimentar (AA) é amplo, podendo variar de casos graves de anafilaxia a quadros crônicos de constipação intestinal[13,14]. Essas manifestações clínicas diferem de acordo com os diversos mecanismos imunológicos envolvidos na AA, divididos nos mediados por IgE, nos não mediados por IgE e nos que apresentam mecanismos mediados e não mediados por IgE[15]. Nas formas mediadas por IgE os sintomas tendem a ser iniciados logo após a ingestão do alimento, enquanto nas formas não mediadas por IgE eles tendem a surgir mais tardiamente, até 48 horas após sua ingestão[8]. Manifestações gastrintestinais (vômitos, diarreia, sangramento intestinal) são mais comuns nos casos não mediados por IgE, enquanto manifestações cutâneas (urticária e angioedema) e respiratórias (tosse, sibilância, coriza) são mais comuns nos mediados por IgE. Assim como nas outras doenças atópicas, a anamnese deve ser cuidadosa, investigando o início e a duração dos sintomas, os hábitos alimentares, a associação com a introdução de novos alimentos, alimentos suspeitos, tempo de aparecimento dos sintomas após a ingestão do alimento, reação com outros alimentos e necessidade de terapia medicamentosa[13,14]. Nas crianças, a alergia ao leite de vaca é a mais frequente, seguida pela clara de ovo e pela soja. As três principais proteínas do leite de vaca envolvidas nos casos de alergia são: caseína, alfa-lactoalbumina e beta-lactoglobulina. Alergia ao amendoim, peixe e crustáceos não é comum, especialmente nas crianças menores. Apesar de muito relatada pelos pais, alergia ao chocolate (cacau) é extremamente rara. Crianças com alergia ao látex podem apresentar reação cruzada com diversas frutas, como banana, abacaxi, manga e kiwi. A identificação do provável mecanismo envolvido na alergia alimentar também pode ser útil para o tratamento. É sabido que grande parte dos pacientes com alergia ao leite de vaca mediada por IgE toleram as fórmulas com soja, sendo que o mesmo não é comum entre os casos não mediados por IgE[15,16].

Outras

- Dermatite de contato: apesar de ser uma doença tipicamente de adultos, a dermatite de contato é cada vez mais diagnosticada em crianças. Caracteriza-se pela presença de lesão eczematosa desenvolvida pelo contato com o agente causador. Geralmente, as lesões são limitadas aos locais de contato, por exemplo, pulseiras de relógio, brincos, anéis, entre outros.
- Alergia ocular: na maioria das vezes está associada à rinite alérgica, sendo o prurido o sintoma mais marcante. Entretanto, indivíduos que utilizam lentes de contato podem desenvolver quadro de olho vermelho com lacrimejamento e prurido intensos. Os sintomas perenes estão relacionados à sensibilização aos alérgenos ambientais, especialmente os ácaros da poeira doméstica. Em regiões de clima temperado e com as estações climáticas bem definidas, esse quadro pode associar-se à alergia polínica.

EXAME FÍSICO

Pele e anexos

O exame da pele deve incluir toda a superfície corporal e descrever as lesões existentes, classificando-as conforme seu aspecto e tamanho. Diversas lesões primárias de pele podem ser observadas em pacientes alérgicos, tais como: pápulas, máculas, placas, pústulas, crostas, urticas e fissuras.

As lesões da DA variam com a fase da doença, e na infância se apresentam hiperemiadas, exsudativas, às vezes crostosas, principalmente na face (bochechas e fronte). Classicamente, as regiões perioral e perinasal são preservadas. A formação de placas e pápulas é frequente. Na faixa escolar e pré-escolar, as lesões em regiões de flexura são características. Inicialmente, as lesões são papulosas e tendem a se agrupar e a formar placas. As lesões podem apresentar bordas elevadas e bem definidas ou com contornos irregulares e mal definidos. A presença de liquenificação é comum e é sinal de cronicidade da doença. Devido à escarificação, as lesões podem se apresentar intensamente hiperemiadas e com erosões, mas com o tempo há tendência ao aparecimento de lesões hipocrômicas, secundárias à destruição dos melanócitos (Figura 1). Na puberdade e na idade adulta, o padrão de lesões flexurais, observado na fase escolar, pode persistir. Outras apresentações, entretanto, também são comuns, como a dermatite de mãos, a região periorbital e a de genitais. O aspecto mais comum das lesões, nessa faixa etária, é de liquenificação. Nas mãos é comum o encontro de hiperemia e crostas, com acometimento da região palmar, dorsal e interdigital. Hiperlinearidade pode ser encontrada nas palmas das mãos, evidenciada pela acentuação das linhas das palmas.

Independentemente da faixa etária, a xerose crônica é extremamente comum na DA. As superfícies extensoras de pernas e braços são as regiões mais afetadas. Comumente se pode observar, em pacientes com DA, placas hipopigmentadas, numulares, de bordas pouco definidas, descamativas e levemente elevadas acometendo principalmente a face e os membros superiores, características da pitiríase alba. Da mesma forma, ictiose vulgar, caracterizada pelo aparecimento de pequenas escamas retangulares na pele, também pode estar associada à DA.

As urticas, observadas na urticária, são definidas como lesões eritematosas ou esbranquiçadas (algumas vezes os bordos são hiperemiados e o centro empalidecido), formadas por placas edematosas, com diferentes tamanhos e formas que podem em questão de horas ou dias aumentar ou regredir (Figura 2). Podem variar amplamente de tamanho, de poucos milímetros a grandes placas. As lesões geralmente desaparecem à digitopressão e não são dolorosas. Outras formas de lesões também podem ser observadas na urticária. O dermografismo consiste em lesão papular e hiperemiada com formato definido pelo atrito com a pele. Normalmente aparece alguns segundos após o estímulo e persiste por alguns minutos.

Cabeça e pescoço

A avaliação da cavidade nasal (rinoscopia anterior) deve descrever a anatomia nasal (septo, corneto inferior) e o aspecto da mucosa e da secreção nasal. A rinoscopia anterior deve, preferencialmente, ser realizada com o uso de espéculo nasal. Em crianças menores, entretanto, essa avaliação pode ser feita com a elevação da ponta do nariz. Na RA, a mucosa pode apresentar coloração variável, de pálida a violácea. A secreção nasal, por sua vez, é tipicamente hialina, e a presença de secreção purulenta sugere complicação infecciosa. Os cornetos inferiores usualmente estão hipertróficos, às vezes obliterando a cavidade nasal. A presença de prega nasal transversa é indicativa de prurido crônico. A

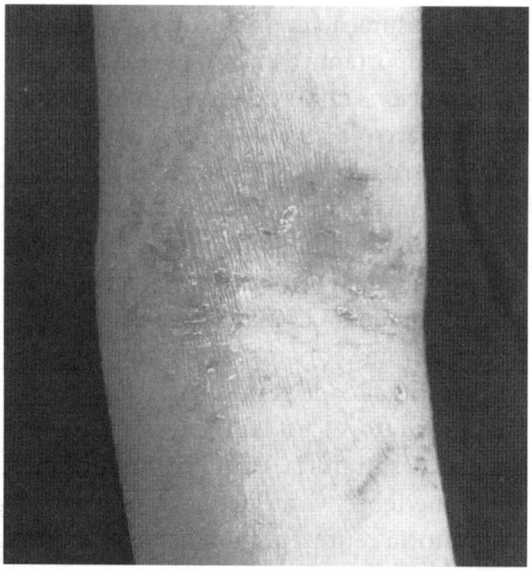

FIGURA 1 Lesão hiperemiada, com crostas e descamativa em fossa cubital de criança com dermatite atópica.

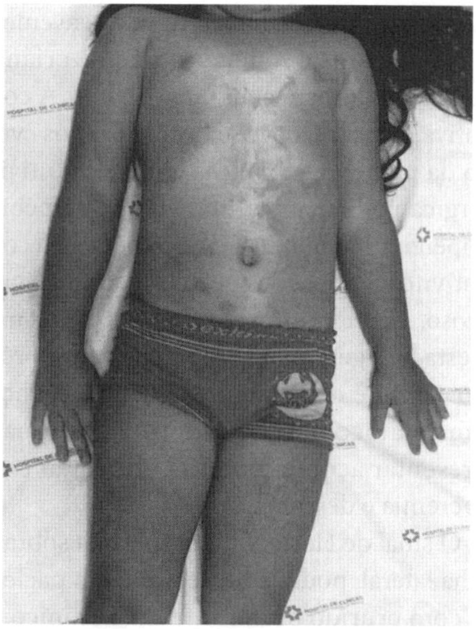

FIGURA 2 Criança com urticas em tronco e membros.

presença de desvio de septo e/ou assimetrias nasais também pode ser evidenciada na rinoscopia anterior.

Nos respiradores orais é frequente a presença de palato ogival e má oclusão dentária. Em uma mordida normal, os dentes da arcada superior devem cobrir a parte superior dos da arcada inferior. As alterações de mordida mais encontradas nos respiradores orais são:

- Mordida aberta: os dentes centrais da arcada superior estão elevados, sem contato com os da arcada inferior.
- Mordida cruzada: os dentes da arcada inferior estão anteriorizados em relação aos da arcada superior.
- Mordida tipo "topo a topo": os dentes da arcada inferior e superior estão alinhados, com contato de suas superfícies.
- *Overjet*: há projeção acentuada da arcada superior, sem contato com os dentes da arcada inferior.

No exame dos olhos, é particularmente importante observar o aspecto das pálpebras e conjuntivas. A conjuntiva bulbar pode ser examinada diretamente, retraindo suavemente as pálpebras e solicitando que a criança mexa os olhos para cima e para baixo. A conjuntiva palpebral deve ser avaliada após eversão da pálpebra. Crianças com conjuntivite alérgica podem apresentar edema palpebral e hiperemia conjuntival. Tipicamente, na conjuntivite alérgica, o aspecto da conjuntiva é leitoso, secundário ao edema local. Essas manifestações geralmente são bilaterais, porém nem sempre de igual intensidade. Crianças com ceratoconjuntivite atópica costumam apresentar acometimento periorbital com hiperemia e descamação.

O sinal de Hertoghe, ausência da sobrancelha lateral, pode ser observado em pacientes com prurido ocular intenso e crônico. A dupla prega infraorbitária (Dennie-Morgan) é tradicionalmente associada à DA. Olheiras são frequentemente encontradas em pacientes com RA.

O angioedema é caracterizado pelo aparecimento súbito de edema em tecido subcutâneo, observado mais frequentemente em lábios, pálpebras, orelhas, palmas das mãos, planta dos pés e genitais. Na maioria das vezes, está associado ao aparecimento de urticária. Diferentemente da urticária, o prurido é pouco comum, sendo possível o relato de dor ou queimação.

Crianças com RA são mais propensas a apresentar otite média aguda de repetição. Assim, não é raro nessas crianças o achado de opacificação de membrana timpânica, na otoscopia.

Tórax e aparelho respiratório

A avaliação do tórax inclui os clássicos componentes do exame físico: inspeção, palpação, ausculta e percussão. Dependendo da idade e da cooperação da criança, alguns desses componentes podem ser de difícil avaliação.

A mensuração da frequência respiratória é parte importante da avaliação do aparelho respiratório. Trata-se de um modo simples e não invasivo de avaliar a função respiratória. Preferencialmente, deve ser realizada com a criança calma ou dormindo e efetuada durante um minuto inteiro. Alguns autores recomendam de duas a três mensurações com o cálculo da média. Os valores encontrados devem ser comparados com os valores de normalidade para a idade (Quadro 3). Diversos fatores podem interferir na frequência respiratória, como o grau do sono, anemia e febre. O aumento da frequência respiratória representa um achado comum durante as exacerbações de asma, mas também é comumente encontrado em infecções respiratórias baixas.

QUADRO 3 Valores de normalidade de sinais vitais em crianças

Idade	Frequência respiratória (movimentos/minuto)	Frequência cardíaca (batimentos/minuto)	Pressão arterial sistólica (mmHg)
Até 2 meses	< 60	< 160	60-105
2-12 meses	< 50	< 140	70-110
1-4 anos	< 40	< 120	75-105
5-8 anos	< 25	< 110	85-115
9-12 anos	< 20	< 100	88-125
> 12 anos	< 15	< 100	95-135

A inspeção do padrão respiratório deve incluir a pesquisa de retrações (da fúrcula, das regiões supra e infraclavicular, intercostal e subcostal), o uso de musculatura acessória e batimentos das asas do nariz. O uso da musculatura acessória, como os músculos esternomastóideos, consiste em um recurso para melhorar a ventilação e denota o aumento do trabalho respiratório. Durante as crises de exacerbação de asma, há nítida associação entre o grau de obstrução do fluxo aéreo e a intensidade das retrações e do uso de musculatura acessória. A presença de cianose é incomum e traduz extrema gravidade do quadro com falência respiratória. O baqueteamento digital não deve ser observado em crianças e adolescentes com asma, e sua presença indica a necessidade de buscar outros diagnósticos. A ausculta de toda a topografia do tórax deve ser realizada contemplando a face anterior, a posterior e as laterais, sempre comparando as regiões dos hemitóraces. A presença de sibilo, caracterizado por um som agudo, musical, é indicativo de obstrução parcial da via aérea. Com a intensificação da obstrução ao fluxo aéreo na asma, os sibilos, inicialmente expiratórios e leves, aumentam de intensidade e são notados também na inspiração. Em casos de obstrução grave os sibilos podem estar ausentes com redução total ou parcial do murmúrio vesicular. Durante a crise, o calibre das vias aéreas é reduzido e o paciente passa a respirar em volumes pulmonares mais elevados, o que ocasiona dificuldade crescente para expandir o sistema respiratório. Assim, ocorre o prolongamento da expiração, batimentos de asas nasais (especialmente em crianças pequenas), fala interrompida e agitação. A hiperinsuflação determina o uso da musculatura acessória, ombros encurvados, inclinação para a frente e preferência pela posição sentada, indicando acentuada obstrução do fluxo aéreo. Durante o período de intercrise é comum não serem detectados achados pulmonares significantes.

Vários escores de sinais clínicos já foram propostos visando melhorar a avaliação da exacerbação de asma e padronizar sua conduta terapêutica. No Quadro 4 é exposto o critério de Wood-Downes, que emprega a ausculta pulmonar, o uso de musculatura acessória, a presença de cianose e a avaliação neurológica como critérios de avaliação da gravidade do quadro[17]. Por esse critério, os escores iguais ou superiores a 5 indicam crise grave, e aqueles iguais ou superiores a 7 traduzem falência respiratória.

AVALIAÇÃO LABORATORIAL

Pesquisa de IgE específica

A investigação de sensibilização alérgica mediada por IgE é a pedra angular da avaliação diagnóstica em várias condições alérgicas, incluindo rinite alérgica, asma, dermatite atópica, alergia a alimentos, medicamentos e venenos de insetos[18].

QUADRO 4 Escore de Wood-Downes de gravidade

	0	1	2
Entrada de ar	Simétrica	Assimétrica	Diminuída
Sibilos	Poucos	Moderados	Intensos ou ausentes
Uso de musculatura acessória	Pequeno	Significativo	Intenso
Cianose	Ausente	Presente em ar ambiente	Presente mesmo com suplementação do O_2
Avaliação neurológica	Normal	Euforia ou depressão	Coma

Fonte: Wood et al.[17]

O teste cutâneo de leitura imediata continua sendo a abordagem de primeira linha na maioria dos casos para a investigação da sensibilização IgE-dependente (Figura 3), enquanto a dosagem de IgE sérica específica para alérgenos é utilizada, principalmente, em situações com contraindicação ou limitações, tais como risco de anafilaxia, doença cutânea generalizada, asma grave, dermografismo e uso contínuo de medicamentos que interferem nos testes cutâneos[18].

Na investigação da rinoconjuntivite e da asma alérgicas, realiza-se pesquisa de IgE específica para aeroalérgenos, como os ácaros *Dermatophagoides pteronyssinus* e *Blomia tropicalis*, polens de gramíneas, epitélios de cão e gato, baratas e fungos. Na dermatite atópica, alguns casos podem estar relacionados a alimentos, assim a pesquisa de IgE específica para possíveis alimentos envolvidos na piora das lesões cutâneas deve ser realizada. Nas alergias alimentares a pesquisa de IgE específica para o alimento suspeito é determinante para a investigação de reações sistêmicas graves potencialmente fatais (anafilaxia). Em urticárias agudas a pesquisa de IgE pode ser útil na avaliação de alergia alimentar ou a fármacos, e não está recomendada nas urticárias crônicas.

Na ausência de comprovação de IgE específica por testes cutâneos ou provas sorológicas, a provocação oral duplo-cega controlada com placebo é o padrão ouro para a confirmação de reação de hipersensibilidade imediata ao alimento ou medicamento, e deve ser realizada em ambiente controlado, preferencialmente hospitalar[8].

PROVAS DE FUNÇÃO PULMONAR

As provas de função pulmonar são empregadas na investigação das doenças respiratórias e auxiliam na confirmação diagnóstica. Entre todas as provas de função pulmonar existentes,

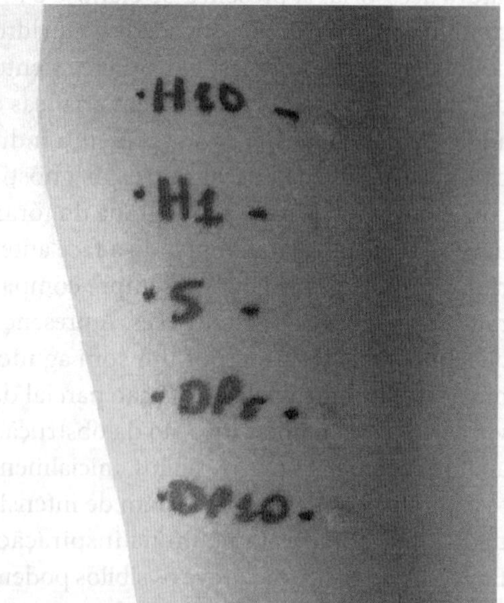

FIGURA 3 Teste cutâneo de hipersensibilidade imediata – pápulas induzidas por histamina (H1 e H10, controle positivo), DP5 e DP10 (*Dermatophagoides pteronyssinus*) e ausência de pápula com salina (S, controle negativo).

a espirometria é a mais empregada em crianças. Essa prova é utilizada para determinar fluxos e volumes expiratórios forçados. Apesar de necessitar da colaboração e compreensão da criança, é um teste de realização simples que crianças com 6 anos ou mais costumam realizar adequadamente[19].

Os volumes e capacidades pulmonares obtidos pela espirometria são derivados da manobra de capacidade vital forçada (CVF), que consiste em uma expiração forçada máxima após uma inspiração máxima. Essa manobra pode ser expressa graficamente pela curva de fluxo-volume ou pela curva de volume-tempo (Figura 4).

Os principais parâmetros empregados na interpretação da espirometria são[19]:

- CVF: a capacidade vital forçada (CVF) representa o total de ar expirado, desde a capacidade pulmonar total (CPT) até o volume residual (VR). A CVF é uma medida indireta do volume pulmonar que pode estar reduzida nos distúrbios ventilatórios restritivos. Na asma, a CVF pode estar diminuída nos casos mais graves, quando há aprisionamento aéreo.
- VEF_1: o volume expiratório forçado no primeiro segundo (VEF_1) é o volume de ar expirado no primeiro segundo da manobra da CVF. Esse parâmetro está tipicamente diminuído nos distúrbios obstrutivos, como na asma, havendo uma correlação linear entre o grau de obstrução ao fluxo aéreo e sua diminuição. Apesar de ser dependente do esforço da criança, esse é o parâmetro espirométrico mais reprodutível.
- VEF_1/CVF: a relação entre o VEF_1 e a CVF é considerada o parâmetro mais sensível para a detecção de obstrução leve ao fluxo aéreo. Crianças e adolescentes expiram mais de 80% de sua CVF no primeiro segundo.
- FEF_{25-75}: é o fluxo expiratório forçado entre 25-75% da CVF. Mede o fluxo na porção intermediária da CVF, incluindo o fluxo de vias aéreas de médio e pequeno calibre. Como a maioria dos fluxos expiratórios, usualmente se encontra diminuído nos asmáticos. Por sua maior variabilidade, o limite inferior da normalidade situa-se na faixa de 60-70% dos valores previstos.

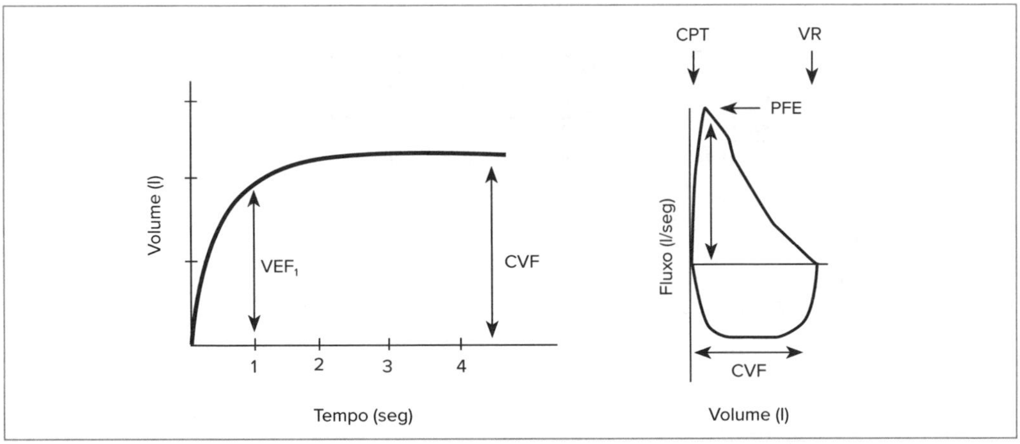

FIGURA 4 Curva de volume-tempo e fluxo-volume. Os seguintes parâmetros são indicados: volume expiratório forçado no 1º segundo (VEF_1), capacidade vital forçada (CVF), capacidade pulmonar total (CPT), pico de fluxo expiratório (PFE) e volume residual (VR).

Os valores espirométricos encontrados são comparados a valores de normalidade ou de referência. Não há consenso na literatura com relação à melhor forma de quantificar os distúrbios espirométricos. No Quadro 5, está exposta uma sugestão, modificada do Consenso Brasileiro de Espirometria[20].

QUADRO 5 Classificação dos distúrbios ventilatórios segundo a gravidade[20]

	VEF_1 (%)	CVF (%)	VEF_1/ CVF (%)	$FEF_{25-75\%}$ (%)
Leve	79-60	79-60	79-60	< 65
Moderado	59-41	59-51	59-41	
Grave	≤ 40	≤ 50	≤ 40	

VEF_1: volume expiratório forçado no primeiro segundo; (%): porcentagem do previsto; CVF: capacidade vital forçada; $FEF_{25-75\%}$: fluxo expiratório forçado entre 25-75% da CVF.

No acompanhamento de crianças com doenças pulmonares crônicas, como a asma, muitas vezes é mais importante considerar os valores encontrados em relação aos seus próprios valores anteriores do que em relação aos valores de referência. Assim, pode-se comparar o valor atual com seu melhor valor prévio[19].

A obstrução reversível ao fluxo aéreo faz parte da própria definição da asma e auxilia muito em seu diagnóstico. A avaliação da resposta aos broncodilatadores faz parte do estudo espirométrico, sendo particularmente importante para a asma, uma vez que é a forma mais direta de pesquisar essa reversibilidade. O VEF_1 é o parâmetro mais importante dessa avaliação, e usualmente se considera que haja reversibilidade quando se observa aumento de 12% nos valores do VEF_1 pós-broncodilatador em relação ao valor basal[2].

Na Figura 5, é mostrado um exemplo de espirometria de uma criança (sexo masculino, 10 anos de idade). Nesse exemplo é possível observar as duas principais características da asma: a presença de obstrução ao fluxo aéreo e a reversibilidade após broncodilatador. A

Laudo Espirometria: Curva Fluxo-Volume

Nome:		Sobrenome:	
Identificação:		Sexo:	masculin
Altura:	138,0 cm	Peso:	32,0 kg
Data nascimento:		Idade:	10 Anos
Fumante(mç-ano):		Seguro saúde:	--
Módulo Pred.:	IOS-Standard	Médico:	

		Pred	Inf.	Pré-BD	% Pred	Pós-BD	%Pré-P
MEF	[L/s]						
FEV 1	[L]	1.92	1.58	1.75	91.4	2.05	117.3
FEV 1 % FVC	[%]	84.89	75.81	75.01	88.4	82.62	110.2
PEF	[L/s]	4.36	2.90	3.94	90.4	4.23	107.4
FVC	[L]	2.29	1.96	2.34	102.1	2.49	106.5
VC MAX	[L]	2.35	2.03	2.38	101.0	2.49	104.6
FEF 25	[L/s]	3.92	2.63	3.39	86.4	3.91	115.5
FEF 50	[L/s]	2.77	1.87	1.51	54.8	2.20	145.4
FEF 75	[L/s]			0.64		1.00	156.0
FEF 25/75	[L/s]	2.41	1.57	1.28	53.1	1.97	153.6
Data				26/08/		26/08/	

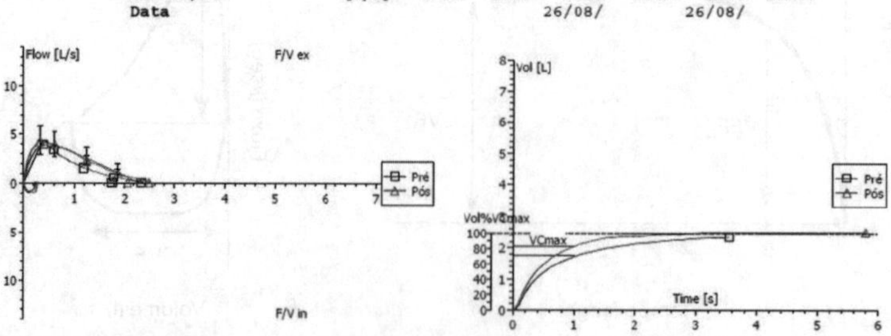

FIGURA 5 Exemplo de espirometria de um escolar (10 anos de idade) com asma.
Pred: valor previsto; inf: limite inferior da normalidade; pré-BD: valor basal, pré-broncodilatador; %Pred: valor em porcentagem do valor previsto; pós-BD: valor após broncodilatador; %Pre-P: diferença após broncodilatador.

presença de obstrução pode ser notada nos valores limítrofes da relação VEF_1/CVF (inferiores ao limite inferior da normalidade) e nos baixos valores dos fluxos expiratórios forçados (FEF_{25-75}: 53,1%). Após a administração de broncodilatador há aumento de 17,1% nos valores de VEF_1.

REFERÊNCIAS BIBLIOGRÁFICAS

1. Solé D, Wandalsen GF, Camelo-Nunes IC, Naspitz CK; Isaac – Brazilian Group. Prevalence of symptoms of asthma, rhinitis, and atopic eczema among Brazilian children and adolescents identified by the International Study of Asthma and Allergies in Childhood (Isaac) – Phase 3. J Pediatr (Rio J). 2006;82(5):341-6.
2. Global strategy for asthma management and prevention, global initiative for asthma (Gina) 2021. Disponível em: http://www.ginasthma.org. Acessado em: jul. 2021.
3. Chong-Neto HJ, Wandalsen GF, Pastorino AC, Dela Bianca C, Chong-Silva DC, Riedi CA, et al. Guia prático de abordagem da criança e do adolescente com asma grave: documento conjunto da Associação Brasileira de Alergia e Imunologia e Sociedade Brasileira de Pediatria. Arq Asma Alerg Imunol. 2020;4(1):3-34.
4. Ribeiro JD. Semiologia do sistema respiratório em crianças. In: Solé D, Wandalsen GF, Lanza FC (ed.). Asma no lactente, na criança e no adolescente. Rio de Janeiro: Atheneu; 2016. p.17-29.
5. Sakano E, Sarinho ESC, Cruz AA, Pastorino AC, Tamashiro E, Kuschnir F, et al. IV Brazilian Consensus on Rhinitis: an update on allergic rhinitis. Braz J Otorhinolaryngol. 2018;84(1):3-14.
6. Bousquet J, Khaltaev N, Cruz AA, Denburg J, Fokkens WJ, Togias A, et al. Allergic rhinitis and its impact on asthma (Aria) 2008 update (in collaboration with the World Health Organization, GA(2)LEN and AllerGen). Allergy. 2008;63(Suppl 86):8-160.
7. Hanifin JM, Rajka G. Diagnostic features of atopic dermatitis. Acta Derm Venereol (Stockh) 1980;92:44-7.
8. Antunes AA, Solé D, Carvalho VO, Bau AEK, Kuschnir FC, Mallozi MC, et al. Guia prático de atualização em dermatite atópica – Parte I: Etiopatogenia, clínica e diagnóstico. Posicionamento conjunto elaborado pela Sociedade Brasileira de Pediatria e Associação Brasileira de Alergia e Imunologia. Arq Asma Alerg Imunol. 2017;1(2):131-56.
9. Davidson WF, Leung DYM, Beck LA, Berin CM, Boguniewicz M, Busse WW, et al. Report from the National Institute of Allergy and Infectious Diseases workshop on "Atopic dermatitis and the atopic march: mechanisms and interventions". J Allergy Clin Immunol. 2019;143(3):894-913. doi:10.1016/j.jaci.2019.01.003.
10. Maurer M, Eyerich K, Eyerich S, Ferrer M, Gutermuth J, Hartmann K, et al. Urticaria: Collegium Internationale Allergologicum (CIA) Update 2020. Int Arch Allergy Immunol. 2020;181(5):321-33. doi:10.1159/000507218.
11. Powell RJ, Leech SC, Till S, Huber PA, Nasser SM, Clark AT, et al. BSACI guideline for the management of chronic urticaria and angioedema. Clin Exp Allergy. 2015;45(3):547-65. doi:10.1111/cea.12494.
12. Giavina-Bianchi P, Arruda LK, Aun MV, Campos RA, Chong-Neto HJ, Constantino-Silva RRN, et al. Diretrizes brasileiras para o diagnóstico e tratamento do angioedema hereditário – 2017. Arq Asma Alerg Imunol. 2017:1(1):23-48.
13. Muraro A, Werfel T, Hoffmann-Sommergruber K, Roberts G, Beyer K, Bindslev-Jensen C, et al. EAACI food allergy and anaphylaxis guidelines: diagnosis and management of food allergy. Allergy. 2014;69(8):1008-25. doi:10.1111/all.12429.
14. Chong KW, Ruiz-Garcia M, Patel N, Boyle RJ, Turner PJ. Reaction phenotypes in IgE-mediated food allergy and anaphylaxis. Ann Allergy Asthma Immunol. 2020;124(5):473-8. doi:10.1016/j.anai.2019.12.023.
15. Solé D, Silva LR, Cocco RR, Ferreira CT; Sarni RO; Oliveira LC, et al. Consenso Brasileiro sobre Alergia Alimentar: 2018 – Parte 1. Etiopatogenia, clínica e diagnóstico. Documento conjunto elaborado pela Sociedade Brasileira de Pediatria e Associação Brasileira de Alergia e Imunologia. Arq Asma Alerg Imunol. 2018;2(1):7-38.
16. Solé D, Silva LR, Cocco RR, Ferreira CT, Sarni RO, Oliveira LC, et al. Consenso Brasileiro sobre Alergia Alimentar: 2018 – Parte 2. Diagnóstico, tratamento e prevenção. Documento conjunto elaborado pela Sociedade Brasileira de Pediatria e Associação Brasileira de Alergia e Imunologia. Arq Asma Alerg Imunol. 2018;2(1):39-82.
17. Wood D, Downes J, Lecks H. A clinical scoring system for the diagnosis of respiratory failure: preliminary report on childhood status asthmaticus. Am J Dis Child. 1972;123:227-8.
18. Chong Neto HJ, Rosário NA. Studying specific IgE: in vivo or in vitro. Allergol Immunopathol. 2009;37:31-5.
19. Sly P, Collins R, Morgan W. Lung function in cooperative subjects. In: Taussig L, Landau L, Le Souëf P, Martinez F, Sly P. Pediatric respiratory medicine. Mosby Elsevier, 2008. p.171-8; I Consenso Brasileiro sobre espirometria. J Pneumol. 1996;22(3):105-64.

53

Semiologia do sistema respiratório

José Dirceu Ribeiro

INTRODUÇÃO

Nos últimos anos, maximizado pela pandemia da COVID-19, a comunidade científica tem incorporado significativa evolução tecnológica e de inteligência artificial à semiologia, em todas as aéreas da medicina. Dessa maneira, poderíamos classificar a semiologia em semiologia clássica (tradicional) e semiologia tecnológica, já presente nos dias atuais e que acontecerá em futuro próximo, como nos atendimentos de telessaúde.

Tradicionalmente a semiologia clássica do sistema respiratório é composta de três partes:

1. Anamnese.
2. Exame físico.
3. Procedimentos diagnósticos e exames complementares.

Acredita-se que dificilmente a anamnese e o exame físico poderão ser substituídos pela presença robusta da relação médico-paciente[1].

Semiologia ou propedêutica (do grego: *semeîon* [sinal] + *logos* [tratado, estudo]) faz parte da investigação médica e tem o objetivo de estabelecer um ou mais diagnósticos para um paciente. A semiologia pulmonar engloba um conjunto de técnicas (ferramentas) para estudar os sinais e sintomas das doenças agudas e crônicas que acometem o trato respiratório[1].

Cabe ao médico a competência ética e científica para elaborar o(s) diagnóstico(s) utilizando a anamnese e a história clínica e, se possível, evitar exames invasivos e complexos. Enquanto a maioria das doenças respiratórias agudas pode ser diagnosticada fácil e eficientemente pela história e pelo exame físico, as crônicas podem exigir exames complementares sofisticados, tornando a semiologia mais complexa[1]. Apesar de exames complementares sofisticados, o estetoscópio permanece sendo uma ferramenta útil e necessária no exame físico do trato cardiorrespiratório.

Desde 1816, quando foi inventado pelo médico francês René Laennec, o estetoscópio tem sido uma ferramenta fundamental na semiologia clínica (clássica). Os sons do coração e do pulmão têm sido usados para o diagnóstico diferencial por várias gerações de médicos.

Recentemente, alguns argumentos têm sugerido que nossas capacidades auditivas e cognitivas são amplamente superadas pelo desenvolvimento de novas técnicas com inteligência artificial capazes de reconhecer e diferenciar, com alta precisão, os sons cardíacos e pulmonares[2]. Pesquisas, artigos científicos e debates mostram a evolução tecnológica na semiologia médica, permitindo dúvidas, por exemplo, se o declínio do exame físico seria uma tragédia clínica ou uma evolução científica[3].

Em contrapartida, podemos afirmar que dificilmente a semiologia tecnológica suplantará a semiologia clássica, principalmente quando se avalia o trato respiratório, porque a anamnese e o exame físico são estruturas fundamentais da semiologia. Além disso, a presença acolhedora do médico competente torna essas duas ferramentas a base para o diagnóstico. Teremos, porém, de nos adaptar às novas ferramentas da telemedicina, teleatendimento e telessemiologia, que mostraram um efeito *booster* durante a pandemia da covid-19. Utilizar as duas semiologias em benefício dos pacientes e da equipe de saúde será um desafio que poderá trazer benefícios para ambos.

A anamnese, do grego: *ana* (trazer de novo) e *mnesis* (memória), é a parte da semiologia que visa revelar, investigar e analisar os sinais e sintomas causados pelas doenças. Para a maioria das especialidades médicas, cerca de 85% dos diagnósticos são realizados pela anamnese, que é o pilar fundamental da semiologia. Os restantes 10% dos diagnósticos são realizados pelo exame físico e apenas 5% pelos exames laboratoriais ou complementares[1].

A anamnese pode ser realizada de modo passivo, ativo ou misto, com a cordialidade do médico e direcionada para evitar tendências ou vieses nas respostas[4]. A anamnese, na primeira consulta das doenças pulmonares crônicas, costuma ser mais demorada do que nas consultas sequenciais.

As três partes da semiologia são:

- Anamnese.
- Exame físico.
- Procedimentos diagnósticos e exames complementares.

ANAMNESE (HISTÓRIA CLÍNICA)

A anamnese pediátrica é a mais extensa entre as especialidades da medicina por numerosas razões, e torna a consulta pediátrica mais demorada, principalmente em face de doenças crônicas. Um aspecto importante da anamnese nas doenças pulmonares é o fato de que o atendimento pediátrico envolve cerca de sete faixas etárias distintas da vida do ser humano. Essas etapas cursam com características de crescimento e desenvolvimento diferentes e propiciam enfermidades com prevalências distintas, principalmente para o trato respiratório[1].

Legalmente, a maioridade é definida aos 18 anos. Em contrapartida, do ponto de vista biológico, admite-se que a vida adulta é definida após os 20 anos de idade. As faixas que englobam o atendimento pediátrico, nas quais pode haver crescimento e desenvolvimento pulmonar e que exigem adequações para a semiologia, são:

1. Período pré-natal: fase intraútero.
2. Recém-nascido: do nascimento até 28 dias de vida.
3. Lactente: maior de 28 dias e menor de 2 anos.
4. Pré-escolar ou primeira infância: maior de 2 e menor de 7 anos.
5. Escolar ou segunda infância: 7 ou mais anos e menos de 10.
6. Adolescência: 10 ou mais anos e menos de 20.
7. Juventude: 15 ou mais anos até 25.
8. Adulto: 20 ou mais anos até menos de 60.
9. Idoso: 60 anos ou mais.

A juventude é definida pelo final da adolescência (últimos 5 anos da adolescência) e o começo da vida adulta (primeiros 5 anos da vida adulta). Portanto, na adolescência todo ser humano saudável fica púbere e inicia a juventude aos 15 anos e termina aos 25 anos.

Uma vez que a consulta pediátrica é realizada com pacientes de diferentes faixas etárias e com diferentes envolvimentos, são necessárias condutas adaptativas e normativas para obter dados significativos da história e do exame físico. Portanto, para as doenças crônicas do trato respiratório a consulta de primeiro atendimento geralmente é mais demorada. A história clínica e os dados de antecedentes mórbidos devem ser os mais completos possíveis. A anamnese deve ser realizada de modo holístico para a busca de diagnósticos decorrentes dos sinais e sintomas que ocorrem nas doenças pulmonares. Lactentes e crianças sempre vêm acompanhados de familiares e/ou cuidadores, que geralmente são a mãe e/ou o pai e/ou os avós. O bom relacionamento com eles é fundamental para maximizar os dados da história clínica. Os adolescentes e os jovens poderão vir à consulta sozinhos, se for de sua livre e espontânea vontade. Porém, é conveniente que, durante o exame físico, haja a presença de algum familiar ou um membro da área de saúde[1].

A história clínica deve ser colhida em ambiente calmo e acolhedor com os cuidadores e, se necessário, com mecanismos e ambientes lúdicos para distração de crianças, incluindo a presença de brinquedos ou filmes. Deverão ser compilados os dados completos de identificação, a queixa principal e sua duração e a história clínica. Informações sobre antecedentes pessoais e familiares, incluindo tabagismo passivo e ativo, doenças prévias, internações e condições de nascimento, bem como etapas do desenvolvimento neuropsicomotor e esquema de vacinas recebidas, são fundamentais para a elaboração de diagnósticos.

Dados da composição familiar, heredograma, profissão dos pais, ambiente físico da criança ou adolescente e principalmente o quarto de dormir podem ser significativos em algumas doenças. Informações sobre frequência na creche e escolaridade, interrogatório sobre os diferentes aparelhos e tratos do organismo contribuem para o entendimento da doença e favorecem o diagnóstico. Cada sinal ou sintoma deve ser explorado quanto à época de início, frequência, intensidade, gravidade, fatores de piora e melhora, exacerbações noturnas e com exercícios, necessidade de medicação para alívio, tipo de tratamento realizado no passado e medicações em uso na atualidade.

A tosse é um dos principais sintomas nas consultas sobre doenças do trato respiratório. Em contrapartida, permanece uma área pobre em pesquisas comparada com os numerosos estudos existentes sobre inflamação e obstrução brônquica. É importante ter em mente que a tosse não é uma doença, e sim um sintoma causado por um estímulo (químico, térmico, físico, material, infeccioso, medicamentoso), doença, hábito ou psicogênica. A avaliação e o tratamento da tosse devem ser dirigidos para sua causa e não para a própria tosse.

Características do sono devem ser investigadas em todas as doenças pulmonares e seus sintomas. O despertar do sono ocasionado por tosse pode traduzir maior gravidade do que tossir sem acordar.

Existem muitas diretrizes (*guidelines*) para a semiologia e o manejo da tosse crônica em crianças, e são fontes fundamentais para consulta[5-7]. Diante da tosse, a procura pelo diagnóstico é fundamental, e deve-se obter informações sobre:

- Características da tosse e algumas etiologias relacionadas: seca (psicogênica, poluição), produtiva (fibrose cística, supurações pulmonares, pneumonia), irritativa (tabagismo ativo e passivo), rouca ou com estridor (laringotraqueítes), pigarro (tabagismo); canina ou metálica (laringites, crupe, traqueomalacia, psicogênica), paroxística (*pertussis*), produtiva e com moldes da arvore brônquica (bronquite plástica).

- Ritmo diário da tosse: diurna; noturna; matinal; piora com o decúbito.
- Época e condições de início da tosse: após frequentar a creche; após quadro infeccioso (vírus, micoplasma, *pertussis*); após exercícios; após exposição a antígenos e irritantes; após mudança de postura; durante a deglutição; logo após o nascimento.
- Tosse psicogênica ou tosse por hábito: mudanças de cidade, de escola, de classe escolar; separação dos pais; ameaças na escola ou na comunidade; insucesso escolar; depressão; problemas com professores; problemas familiares e desagregação familiar (pais, irmãos); pressões familiares (esportes, profissão, casamento); pressão dos amigos (sexo, drogas, criminalidade).
- Classificação da tosse quanto à duração: aguda: até 2 semanas; protraída: 2-4 semanas; crônica: mais que 4 semanas.
- Enfermidades, sinais e sintomas associados: atopia, cianose, hipoxemia, vômitos e regurgitação frequente, sinais de esofagite e epigastralgia, cardiopatias, baqueteamento digital, pneumonias recorrentes, anemia falciforme, doenças genéticas, desnutrição, retardo no desenvolvimento neuropsicomotor, síndromes aspirativas, rinossinusopatia crônica, aumento das estruturas do anel de Waldeyer, infecções crônicas em outros sistemas do organismo.

PRINCÍPIOS IMPORTANTES SOBRE TOSSE NA INFÂNCIA[8-9]

1. A maioria dos episódios de tosse crônica piora no período noturno, com exceção da tosse de origem psicogênica, que piora durante o dia.
2. As crianças pequenas geralmente não conseguem expectorar; portanto, usar o termo "tosse produtiva" ou "não produtiva" não é tão útil quanto os termos "úmida" ou "seca".
3. A tosse é um importante componente da saúde das vias aéreas e dos pulmões.
4. A eficiência da tosse depende das características da integridade das estruturas musculares, nervosas e fisiológicas das vias aéreas e dos pulmões.
5. Agentes antitussígenos são, na maioria das vezes, contraindicados, pois, além de pouco eficazes, causam muitos efeitos colaterais.
6. Os mecanismos que estão envolvidos no desenvolvimento do reflexo da tosse ainda não são bem conhecidos.
7. Os mecanismos seguros que fazem a regulação do reflexo da tosse também ainda não são completamente conhecidos.
8. A etiologia e o manejo da tosse na criança são diferentes quando comparados com os adultos, portanto avaliações e tratamentos empíricos, usualmente realizados para adultos com tosse, devem ser evitados nas crianças.
9. Tosse crônica isolada, como manifestação de asma (tosse variante de asma), é mais facilmente documentada após os 7 anos de idade.
10. Em crianças com tosse aguda, a maioria dos episódios é causada por infecções virais, mas existem possibilidades de situações graves, como aspiração de corpo estranho (raro em adultos).
11. A avaliação clínica da tosse deve incluir avaliação dos fatores ambientais: exposição a fumaça de cigarro, ambientes intra e extradomiciliares, frequência a creches e a presença de doentes com tosse na família.

12. Na história clínica, deve-se dar importância às expectativas e preocupações dos pais quanto à tosse do filho, porém se deve explicar que a busca diagnóstica é o mais importante. Esse passo pode exigir acompanhamento e investigação primária, secundária e terciária nos casos de tosse crônica.
13. O tratamento da tosse crônica deve ser baseado na etiologia.
14. Crianças com tosse crônica requerem avaliação cuidadosa e sistemática na busca de diagnóstico e tratamento específicos.
15. Crianças com tosse crônica devem realizar no mínimo raio x de tórax em duas posições e, se possível, espirometria com resposta a boncodilatador.
16. Crianças com tosse crônica produtiva devem ser investigadas para doenças que evoluem com bronquiectasias, como fibrose cística, discinesia ciliar primária e imunodeficiências.
17. Em crianças com tosse crônica não específica, mas com fatores de risco para asma, um curso rápido (2-4 semanas) de budesonida ou equivalente pode ser de utilidade diagnóstica e terapêutica.
18. Em crianças com tosse crônica, de etiologia não definida, que iniciam terapia com medicação para a qual não houve resposta clínica no tempo esperado, a droga deve ser retirada e um novo diagnóstico deve ser considerado.
19. As crianças devem ser investigadas de acordo com os consensos e diretrizes sobre tosse em crianças, porque os fatores etiológicos e o tratamento algumas vezes são diferentes daqueles dos adultos. Assim, as diretrizes sobre tosse em adultos devem ser utilizadas com cautela em crianças.
20. Todo indivíduo com tosse crônica tem algum grau de inflamação nas vias aéreas.
21. Em escolares e adolescentes com tosse persistente com duração de até 14 dias ou mais, o diagnóstico de coqueluche deve ser considerado mesmo nos indivíduos que receberam vacinas em doses adequadas.
22. A tosse úmida diária persistente é sempre patológica e indica secreções excessivas das vias aéreas.
23. As investigações iniciais em uma criança com tosse crônica incluem raio x de tórax e espirometria, se possível.
24. Se uma criança tem asma que não responde aos corticosteroides inalados, com mau controle dos sintomas apesar de adesão à terapia, é prudente encaminhá-la para avaliação especializada.
25. Qualquer tentativa de terapia para a etiologia presumida da tosse crônica de uma criança requer uma revisão 2-4 semanas após a terapia para decidir se a resposta apropriada foi alcançada.
26. A tosse em si mesma não é uma doença, mas o resultado de um estímulo ou de uma doença básica, por isso a avaliação e o tratamento da tosse devem ser dirigidos para a doença básica e não para a própria tosse.

É importante verificar se o início da doença foi súbito, como na aspiração de corpo estranho, ou gradual, como em algumas doenças intersticiais. Sinais e sintomas no primeiro ano de vida podem se relacionar a doenças hereditárias e genéticas, por exemplo, asma, fibrose cística e discinesia ciliar.

Como as doenças respiratórias têm prevalências elevadas em situações ambientais desfavoráveis, deve-se ter em mente: piora em determinadas estações climáticas, presença de tabagismo passivo e/ou ativo, presença de animais, fogão a lenha no domicílio e poluição intra ou extradomiciliar.

A presença nos pais de doenças como Aids, COVID-19, tuberculose, fibrose cística e imunodeficiências primárias podem auxiliar na investigação diagnóstica dos filhos. As condições de nascimento são úteis para a interpretação de doenças crônicas nos lactentes. Os prematuros são mais suscetíveis à displasia broncopulmonar, sibilância recorrente e bronquiolite obliterante. A presença de engasgos e vômitos pode sugerir incoordenação motora da deglutição e/ou doença por refluxo gastresofágico. Crianças com retardo de desenvolvimento neuromotor frequentemente fazem pneumopatia crônica secundária a síndrome aspirativa. História alimentar favorece o diagnóstico de hipersensibilidade a alimentos, como alergia às proteínas do leite de vaca.

O interrogatório sobre os diversos aparelhos e sistemas pode também contribuir para o diagnóstico. O sono, o apetite e a atividade física devem ser explorados especificamente para cada faixa etária pediátrica. A respiração predominante pela boca pode estar presente na maioria das crianças com manifestações de aumento das estruturas do anel linfático de Waldeyer (amígdalas e adenoides) e rinite alérgica.

Na história e no exame físico de crianças e adolescentes, alguns parâmetros podem sugerir o diagnóstico da doença[5]. Na história clínica podem chamar a atenção:

- Dor torácica: arritmia, asma, inflamação pleural, inflamação da parede torácica (músculos e ossos).
- Asfixia: inalação de corpo estranho.
- Dispneia ou taquipneia: função pulmonar comprometida ou qualquer doença pulmonar ou cardíaca crônica.
- Tosse úmida ou produtiva diária: bronquite bacteriana protraída, doença pulmonar supurativa, aspiração recorrente, infecções atípicas, tuberculose.
- Dispneia de esforço: qualquer doença das vias aéreas ou do parênquima.
- Dor facial/corrimento nasal purulento: sinusite crônica, discinesia ciliar.
- Dificuldades de alimentação/irritabilidade e arqueamento após as mamadas: qualquer doença sistêmica ou pulmonar grave, doença pulmonar por aspiração, doença por refluxo gastroesofágico.
- Voz rouca/estridor: fenda/problemas laríngeos, anormalidades das vias aéreas, infecções bacterianas e virais das vias aéreas (p. ex., epliglotite, coqueluche, crupe viral).
- Hemoptise: doença pulmonar supurativa (p. ex., fibrose cística), anormalidades vasculares.
- Infecções recorrentes: imunodeficiência, malformações pulmonares.
- História prévia de doença pulmonar ou esofágica crônica (p. ex., doença pulmonar neonatal, atresia esofágica): considere complicações (p. ex., fístula traqueoesofágica tipo H, bronquiectasia, aspiração, asma)

Ao exame físico:

- Sibilância: asma, bronquite, bronquiolite obliterante, aspiração de corpo estranho, broncomalacia, estenose das vias aéreas, anéis vasculares, linfadenopatia, tumores mediastinais, tuberculose, infecções virais.
- Crepitações: pneumonia, dano parenquimatoso por doença pulmonar intersticial (p. ex., fibrose cística).
- Deformidade da parede torácica: doenças pulmonares crônicas, defeitos genéticos.
- Baqueteamento digital: doença pulmonar supurativa (p. ex., fibrose cística).
- Falha de crescimento: qualquer doença sistêmica ou pulmonar grave.
- Hipóxia ou cianose: qualquer doença das vias aéreas ou parenquimatosa, doença cardíaca.

- Anormalidade do neurodesenvolvimento: doenças pulmonares por aspiração.

EXAME FÍSICO

O exame físico do trato respiratório em crianças e adolescentes consiste em quatro etapas: inspeção, palpação, percussão e ausculta[10].

Lavar as mãos e obter consentimento do paciente e/ou seus cuidadores antes do exame físico completo é ato fundamental. Também é oportuno explicar aos cuidadores, aos pais e ao paciente sobre as etapas do exame físico do tórax.

À inspeção do tórax deve-se observar o padrão respiratório, que é composto de frequência, ritmo e esforço respiratório[1,3]. A inspeção deve ser direcionada para todas as regiões extratorácicas. Desse modo, à inspeção geral da cabeça, pescoço e tórax deve-se observar: dificuldade para respirar, tosse, estase jugular, batimento de asa de nariz, cianose labial, palidez, cicatrizes, deformidades torácicas (*pectus carinatum e excavatum*), escoliose, cifose, tiragem intercostal e diafragmática. Avaliar a expansão torácica bilateral e realizar a percussão supraclavicular, infraclavicular e posterior. Não é conveniente realizar ausculta sobre a vestimenta do paciente. Colocar o estetoscópio sobre a pele nua continua sendo a técnica preferida[11]. É fundamental que o paciente tenha aferido: frequência respiratória, frequência cardíaca, medida da saturação transcutânea de oxigênio da hemoglobina, temperatura corpórea, estatura e peso com consequente cálculo do índice de massa corpórea (IMC), pressão arterial e medidas de perímetros cefálico e torácico em lactentes, antes mesmo da consulta com o médico.

Padrões respiratórios anormais como de Kussmaul, Biot e Cheyne Stokes, podem traduzir dano cerebral grave.

A palpação do tórax deve ser realizada com as mãos lavadas e aquecidas nos dias frios. Deve-se buscar adenomegalia cervical e axilar, dor à compressão de costelas, músculos e seios da face e a posição da traqueia. A compressão suave, da parede do tórax, pode sugerir alterações de estruturas ósseas. A sensação assimétrica da vibração da voz, pedindo à criança para falar 33 repetidas vezes durante a palpação entre os dois hemitórax, poderá ser útil em derrames pleurais e outras anormalidades intrapulmonares unilaterais[3].

A ausculta é a parte mais importante do exame físico do tórax. Crianças pequenas podem ser examinadas no colo dos cuidadores, em ambiente calmo e agradável. Em dias frios é aconselhável aquecer as mãos e a campânula do estetoscópio. Enquanto recém-nascidos, lactentes e pré-escolares exigem técnicas de exame físico e torácico específicas, a maioria das crianças em idade escolar, bem como os adolescentes e os jovens, podem ser examinados e auscultados com os mesmos princípios e técnicas utilizados nos exames físicos dos adultos[3,12-14].

Os sons normais da respiração, audíveis com o estetoscópio, são classificados por intensidade, altura e duração, durante a inspiração e a expiração. Esses sons são divididos em sons pulmonares normais e adventícios.

QUADRO 1 Valores de frequência respiratória em incursões por minuto, em recém-nascidos, lactentes pré-escolares e escolares saudáveis

Idade	< 2 meses	2-12 meses	1-5 anos	6-8 anos	> 8 anos
Frequência respiratória	< 60 ipm	< 50 ipm	< 40 ipm	< 30 ipm	< 20 ipm

Ipm: incursões por minuto.

A presença de ruídos adventícios indica anormalidades no sistema respiratório, nas vias aéreas e/ou no parênquima pulmonar[3,12,16].

Os sons pulmonares podem e devem ser auscultados através das paredes anterior e posterior do tórax, com um estetoscópio, que continua sendo o aparelho mais relacionado aos médicos. O estetoscópio permite a ausculta de sons pulmonares adventícios: estertores, sibilos, roncos, estridor e atrito pleural, bem como de sons sonoros que incluem egofonia, broncofonia e pectorilóquia fônica[11-16].

Apesar de muito estudados, a nomenclatura para os sons pulmonares tem sido objeto de revisões pelas sociedades de pneumologia em todo o mundo. Segundo Staszko et al.: "O uso inadequado dos termos para descrever os ruídos adventícios na ausculta pulmonar, continua sendo um fenômeno frequente e generalizado nas publicações médicas"[17].

O Quadro 2 mostra as principais diferenças entre os sons pulmonares[15].

Atualmente, existem numerosos links de vídeos recomendados no YouTube sobre ausculta dos sons pulmonares. Embora mais de 6 mil vídeos estejam disponíveis, poucos têm qualidade excepcional[3]. Entre os numerosos links de vídeos sobre exame físico e ausculta de sons pulmonares, podem ser sugeridos: http://www.easyauscultation.com/lung-sou-

QUADRO 2 Características clínicas e correlações dos sons respiratórios

Sons respiratórios	Características clínicas	Correlação clínica
Som traqueal normal	Surdo e não musical, claramente ouvido nas duas fases do ciclo respiratório.	Sons intrapulmonares, indicando vias aéreas superiores patentes. Pode ser perturbado (p. ex., tornar-se mais barulhento ou mesmo musical) se houver alteração da patência das vias aéreas superiores; usado para monitorar a apneia do sono; serve como um bom modelo de respiração brônquica.
Sons pulmonares normais	Suaves, não musicais, ouvidos somente na inspiração e no início da expiração.	Encontram-se diminuídos por fatores que afetam a geração do som (p. ex., hipoventilação, estreitamento da via aérea) ou a transmissão do som (p. ex., destruição pulmonar, efusão pleural, pneumotórax); avaliados como um escore agregado com sons de respiração normal.
Respiração bronquial	Suaves, não musicais, ouvidos nas duas fases da respiração.	Indica via aérea aberta rodeada por tecido pulmonar consolidado (p. ex., pneumonia ou fibrose).
Estridor	Musical, muito alto, pode ser ouvido ao longo das vias aéreas ou a distância sem um estetoscópio.	Indica vias aéreas superiores obstruídas; associadas com lesões extratorácicas (p. ex., laringomalacias, lesões de cordas vocais, lesões após extubação) quando ouvido na inspiração; associado com lesões intratorácicas (p. ex., traqueomalacia, broncomalacia, compressão extrínseca) quando ouvido na expiração; associado com lesões fixas (p. ex., cupê, paralisia das cordas vocais, massa laríngea) quando bifásico.

(continua)

QUADRO 2 Características clínicas e correlações dos sons respiratórios *(continuação)*

Sons respiratórios	Características clínicas	Correlação clínica
Sibilos	Musical, muito alto; ouvido na expiração, na inspiração ou em ambas.	Sugerem estreitamento de vias aéreas ou bloqueio quando localizados (p. ex., corpo estranho, tumor); associados com estreitamento generalizado da via aérea e limitação ao fluxo aéreo quando muito difundidos (p. ex., asma, doença pulmonar obstrutiva brônquica); grau de limitação ao fluxo aéreo proporcional ao número de vias aéreas, gerando sibilos; podem ser ausentes se o fluxo aéreo estiver muito baixo (p. ex., na asma grave, no enfisema destrutivo).
Roncos	Musical, de baixa intensidade (frequência), similar ao ronco; mais baixo em intensidade do que o sibilo; pode ser ouvido na inspiração, na expiração ou em ambos.	Associados com ruptura de fluidos e anormais colapsos da via aérea; frequentemente removidos pela tosse, sugerindo uma rolha de secreção em vias aéreas maiores; são não específicos; comuns com o estreitamento da via aérea causado por espessamento brônquico ou edema por broncoespasmo (p. ex., bronquite e doença pulmonar obstrutiva brônquica).
Crepitação fina	Não musical, curta, explosiva; ouvida na metade final da inspiração e ocasionalmente na expiração; não afetada pela tosse, dependente da gravidade; não transmitida para a boca.	Não relacionada a secreções; associada com várias doenças (p. ex., fibrose pulmonar intersticial, insuficiência cardíaca congestiva, pneumonia); pode ser um sinal precoce de doença (p. ex., fibrose pulmonar idiopática, asbestose); pode estar presente antes da detecção por exames de radiologia.
Crepitação grossa	Não musical, curta, som explosivo; ouvida no início da inspiração e por toda a expiração; afetada pela tosse; transmitida para a boca.	Indica abertura intermitente da via aérea. Pode estar relacionada a secreções (p. ex., na bronquite crônica).
Atrito pleural	Não musical, explosivo, usualmente com sons bifásicos, tipicamente ouvido em regiões basais.	Associados com inflamações pleurais ou tumores.
	Sons mistos com curtos sibilos acompanhados ou precedidos por estertores.	Associado com condições afetando vias aéreas distais; pode sugerir pneumonia ou outros tipos de doença intersticial em que não estão gravemente doentes; pode indicar pneumonia em pacientes que estão gravemente doentes.

Fonte: modificado de Bohadana[15].

nds; https://www.youtube.com/watch?v=GmLvehqi6Yo; www.youtube.com/watch?v=Vd0sIgncxx0.

Embora os sons pulmonares não sejam patognomônicos de determinada doença ou localização anatômica, o estridor é mais comum nos diagnósticos de obstrução da laringe, os sibilos são mais comuns nas obstruções brônquicas, os roncos mais frequentes nas obstruções das vias aéreas superiores e as crepitações nas alterações alveolares (pneumonias). Porém, deve-se ter em mente que os sons pulmonares não podem ser distinguidos uns dos outros por meio de qualquer critério objetivo. Seus espectros de frequência se sobrepõem, e suas formas de onda não têm características únicas. O que mais importa em crianças não é se um ruído é ronco, estridor ou sibilo, mas se o som é inspiratório ou expiratório[14].

Alguns sons pulmonares, como os sibilos, podem ser detectados por aparelhos computadorizados como o PulmoTrack®, que tem se mostrado viável e confiável em recém-nascidos e lactentes ao usar valores de corte adequados para sibilos inspiratórios e expiratórios. Esse método é não invasivo e fornece informação quantitativa sobre a extensão da sibilância, em contraste com a avaliação por médicos treinados. Porém, mais estudos são necessários para avaliar sons pulmonares em crianças saudáveis com esse aparelho[18].

A percussão do tórax deve ser realizada de modo simétrico entre os hemitórax anterior e o posterior. Para quem é destro, apenas o terceiro dedo da mão esquerda deve tocar a superfície do tórax, enquanto o terceiro dedo da mão direita percute a falange terminal do terceiro dedo da mão esquerda. Simetria ou assimetria entre sons timpânicos e maciços devem constituir a busca para doenças em um lado do tórax. A percussão não detecta pequenas lesões localizadas profundamente nos pulmões[3].

A integração entre história clínica e achados físicos do sistema respiratório é importante para formular um diagnóstico diferencial e planejar a abordagem posterior. Aumento do frêmito vocal indica tecido pulmonar mais denso, o que pode ser causado pela consolidação em doenças como pneumonia. A diminuição do frêmito vocal sugere ar ou fluido nos espaços pleurais ou diminuição da densidade do tecido pulmonar, que pode ser causada por doenças como doença pulmonar obstrutiva crônica ou asma. Pneumotórax, derrame pleural e consolidações são situações frequentes que propiciam alterações do exame físico e que variam conforme o tamanho e a gravidade.

Algumas particularidades encontradas em doenças pulmonares e os achados do exame físico estão descritos a seguir:

- Pneumotórax:
  - Inspeção: movimentos torácicos diminuídos no lado afetado.
  - Palpação: movimentos torácicos diminuídos à palpação. Diminuição do frêmito vocal no lado afetado.
  - Percussão: som timpânico à percussão do lado afetado.
  - Ausculta: murmúrios vesiculares e ressonância vocal diminuídos no lado afetado.
- Derrame pleural:
  - Inspeção: plenitude dos espaços intercostais e movimentos torácicos diminuídos no lado afetado. O impulso apical pode não ser visualizado. Pode ocorrer desvio da coluna torácica.
  - Palpação: movimentos torácicos diminuídos à palpação do lado afetado. Diminuição do frêmito vocal no lado afetado.
  - Percussão: macicez no lado afetado.
  - Ausculta: murmúrios vesiculares e ressonância vocal diminuídos no lado afetado. A egofonia pode estar presente na borda superior do derrame.
- Consolidação:
  - Inspeção: movimentos torácicos diminuídos no lado afetado.
  - Palpação: movimentos torácicos diminuídos à palpação do lado afetado. Aumento do frêmito vocal no lado afetado.
  - Percussão: macicez na percussão do lado afetado.

– Ausculta: sons respiratórios brônquicos podem estar presentes. O aumento da ressonância vocal no lado afetado pode estar associado à broncofonia.

PROCEDIMENTOS E EXAMES COMPLEMENTARES NA SEMIOLOGIA DE DOENÇAS RESPIRATÓRIAS DE CRIANÇAS, ADOLESCENTES E JOVENS

Quando o diagnóstico não pode ser comprovado pela anamnese e exame físico e/ou quando é necessária sua confirmação do mesmo, alguns exames e procedimentos podem ser utilizados de modo escalonado e progressivo. Deve-se realizar o menor número possível de exames, buscando evitar os invasivos, sempre iniciar pela etiologia mais provável, resultado da hipótese clínica e da experiência do médico. Exemplo: nas doenças crônicas intersticiais, o radiograma de tórax deve preceder a tomografia computadorizada (TC), que deve preceder a biópsia pulmonar. Ter em mente que, para a maioria das doenças do trato respiratório, o acompanhamento com TC de alta resolução, com baixa radiação, deve ter intervalo de pelo menos 2 anos entre uma tomografia e a seguinte, exceto em casos de extrema necessidade[1].

Durante a segunda metade do século XX, os avanços tecnológicos em ultrassonografia, TC e ressonância nuclear magnética mudaram o interesse da ausculta pulmonar para os estudos de imagem, que podem detectar doenças pulmonares com precisão nunca antes imaginada.

A ausculta digital pode ser de grande interesse para a implantação de serviços de telemedicina no manejo de doenças respiratórias. Consiste em registrar os sons pulmonares dos pacientes com um dispositivo eletrônico e classificá-los/analisá-los automaticamente com base nas características específicas do sinal[19-22]. A ausculta digital tem se mostrado de interesse para o diagnóstico e o manejo de doenças respiratórias, como apneia obstrutiva do sono, doença pulmonar obstrutiva crônica e asma. Alguns autores mostraram que a gravação e a análise computadorizada automatizada dos sons pulmonares podem superar a ausculta convencional em pacientes com fibrose cística ou pacientes com sibilos/estertores[23]. No entanto, a ausculta digital continua a ser insuficientemente estudada fora do contexto e das instalações médicas, por exemplo, durante a vida cotidiana do paciente.

Procedimentos de complementação diagnóstica e/ou terapêutica utilizados para diagnóstico de doenças respiratórias em crianças:

- Sanguíneos: gasometria, dosagens das imunoglobulinas séricas, hemograma, velocidade de hemossedimentação sanguínea (VHS), proteína C-reativa (PCR), sorologias para agentes infecciosos.
- Cirúrgicos: toracocentese, toracoscopia, biópsia pulmonar, traqueostomia, ressecção pulmonar, transplante pulmonar.
- Imagenologia: TC de alta resolução, radiografia de tórax, radiograma das vias aéreas superiores, radiograma dos seios da face nas posições de Caldwell e Waters, cintilografia de perfusão e de ventilação, esofagografia, angiografia, ressonância magnética do tórax, ultrassonografia, fluoroscopia, angiografia.
- Procedimentos para avaliar a função pulmonar: espirometria, medida da hiper-responsividade brônquica (provocação brônquica com metacolina, histamina, carbacol, ar frio, antígenos etc.), testes espirométricos com broncodilatador, pletismografia, oscilometria de impulso (IOS), técnicas de diluição de gases, capnografia

volumétrica, *lung clearance index* (LCI) e gasometria.

- Procedimentos para avaliar a capacidade física: exercícios e reabilitação pulmonar, teste de caminhada de 6 minutos.
- Procedimentos de microbiologia: culturas de secreção de escarro, cultura por *swab* de orofaringe e lavado broncoalveolar.
- Procedimentos terapêuticos: oxigenioterapia, aerossolterapia, broncoscopia, reabilitação pulmonar, lavado broncoalveolar (p. ex., pneumonia lipídica e proteinose alveolar), toracocentese.
- Procedimentos diagnósticos para doenças especificas: teste de Mantoux (prova tuberculínica), parasitológico de fezes, sorologia para HIV, dosagem de IgE específica contra proteínas de leite de vaca, IgE específica para *Aspergillus fumigatus*, testes cutâneos de leitura imediata, dosagem de eletrólitos no suor (teste do suor), estudo da função da proteína *Cystic Fibrosis Transmenbrane regulator* (CFTR) para fibrose cística por evaporimetria e por biópsia retal, teste da sacarina.
- Avaliação da alergia por testes cutâneos de hipersensibilidade imediata (TCHI): tem como objetivo determinar se um ou mais alérgenos estão envolvidos na fisiopatologia da asma da criança, podendo propiciar medidas de prevenção adequadas. Os TCHI são de procedimento simples, rápidos e seguros. Em algumas ocasiões, podem ser complementados por outros exames diagnósticos, tais como a dosagem sérica de IgE antígeno específica (ImmunoCAP). Um teste cutâneo positivo ou um nível elevado de IgE específica indica sensibilização alérgica.
- Endoscópicos: broncoscopia, mediastinoscopia, pleuroscopia, lavado broncoalveolar (LBA).
- Avaliação da inflamação das vias aéreas: alguns marcadores de inflamação têm sido utilizados para o diagnóstico e o controle de tratamento de pacientes com doenças pulmonares crônicas, principalmente a asma e a fibrose cística, porém muito mais na asma. Níveis da fração exalada do óxido nítrico bucal (FeNO) estão aumentados em pacientes com asma atópica, em comparação com controles saudáveis, especialmente quando a asma não está bem controlada, e são reduzidos com o uso de corticosteroide inalado. A fração exalada de óxido nítrico nasal (nNO) tem sido usada para doenças das vias aéreas superiores associadas a das vias aereas inferiores (discinesia ciliar primaria) ou não (rinossinusite crônica). Tanto a medida da FeNO quanto a de nNO podem ser feitas, facilmente, no momento e no contexto dos cuidados primários. Outros mediadores inflamatórios, como as interleucinas e os mediadores celulares, têm sido avaliados apenas para fins de investigação. A contagem de eosinófilos no escarro e a quantificação dos vários mediadores no condensado exalado pulmonar podem ser uma ferramenta útil para avaliar inflamação das vias aéreas e a deterioração da função pulmonar nas doenças pulmonares crônicas. Nenhum dos marcadores descritos faz diagnóstico de determinada doença, mas podem ser úteis para avaliar o grau de inflamação das vias aéreas e ajustar o tratamento[24-26].
- Procedimentos terapêuticos: oxigenioterapia, aerossolterapia, ventilação não invasiva, fisioterapia respiratória, exercícios, broncoscopia, lavado broncoalveolar, traqueostomia, ressecção pulmonar, drenagem torácica e transplante pulmonar.

BIOMARCADORES E DOENÇAS PULMONARES

Os biomarcadores (BM) medem e/ou avaliam processos biológicos normais, patogênicos ou respostas farmacológicas para uma intervenção terapêutica. Têm grande potencial de uso na clínica para fazer diagnósticos mais precisos, monitorar a progressão das doenças pulmonares e propiciar regimes de tratamento personalizados.

Hoje em dia os BM são estudados no sangue, no lavado broncoalveolar (LBA), no exalado respiratório, na urina, entre outros. Interleucinas (IL), células sanguíneas, imunoglobulinas, periostina, surfactante, análise de transcriptomas, FeNO e nNO[24-26].

Por que os BM são tão valorizados? Eles são úteis para avaliar as funções de órgãos, elucidar, entender e comprovar os mecanismos envolvidos nas doenças para compreender manifestações clínicas, diagnóstico, fisiopatologia e gravidade das doenças, bem como para definir fenótipos e endotipos, prever o curso da doença, monitorizar a resposta a medicamentos, realizar medicina personalizada e modificar o prognóstico.

A maioria dos BM tem despertado otimismo para alguns pesquisadores e pessimismo para outros, pela complexidade, custo e menor benefício para a prática clínica de alguns BM. Muitos são utilizados apenas em pesquisa[25].

Esses aspectos podem ser imaginados quando verificamos o exemplo do infarto agudo do miocárdio, que é diagnosticado com precisão utilizando um único BM, que é a troponina. Por outro lado, a asma é uma doença heterogênea e necessita de vários BM para um diagnóstico preciso. A espirometria, por exemplo, pode ser usada para diagnosticar a asma, mas não pode distinguir entre diferentes subfenótipos de asma[24].

A maioria dos BM pode distinguir pacientes com doenças pulmonares dos indivíduos saudáveis, com sensibilidade aceitável. No entanto, infelizmente, falta-lhes especificidade.

BM no ar exalado têm sido investigados na asma. Em contrapartida, são necessários estudos de validação em maior escala desses BM, principalmente aqueles obtidos do condensado respiratório exalado (respirômica). Mais estudos devem ser realizados para gerar novo perfil de BM com um papel na predição do diagnóstico, gravidade e evolução da asma. Quais marcadores, envolvendo proteômica, genômica e respirômica, no ar exalado e no lavado broncoalveolar, podem ser usados para identificar subtipos de asma e dirigir a terapia sob medida apropriada serão muito promissores e úteis[26].

O Quadro 3 mostra os principais BM utilizados na asma da infância e da adolescência.

Cada BM fornece informações complementares sobre inflamação das vias aéreas na asma. Até agora nenhum mostrou poder e provas suficientes para apoiar sua aplicação na prática clínica. Um único BM não reflete nem monitora os processos patológicos complexos e heterogêneos envolvidos na asma[25]. Tivemos muitos progressos na descoberta, aplicação e implementação de BM em asmáticos. A jornada está apenas começando.

Outras ferramentas de uso complementar que podem ser utilizadas para maximizar a semiologia das doenças pulmonares e propiciar o diagnóstico incluem: escores de gravidade de doenças pulmonares, índice preditivo de asma (IPA), esquema de pontuação para tuberculose, *Guidelines* e Diretrizes das Associações Médicas e de Saúde, nacionais e internacionais (p. ex., Sociedade Brasileira de Pediatria [SBP], Sociedade Brasileira de Pneumologia e Tisiologia [SBPT], European Respiratory Society [ERS], American Thoracic Society [ATS]), revisões sistemáticas e metanálises. Alguns exemplos são mostrados a seguir.

QUADRO 3 Principais biomarcadores utilizados na asma da infância e da adolescência

Biomarcador	Vantagens	Desvantagens
TFP e medida da hiper- -responsividade brônquica (HRB). Espirometria. *Lung Clearance Index.* Oscilometria de Impulso (IOS).	Não invasivos, bem validados, sensíveis: detectam todos os asmáticos, reprodutível. Mudam rapidamente com o tratamento.	Não identificam subfenótipos de asmáticos. TFP não refletem doença e não podem prever a resposta ao tratamento.
Escarro induzido. Não invasivo, bem validado, sensível: detecta todos os asmáticos, reprodutível, TFP mudam rapidamente com o tratamento.	Menos invasivo que a biópsia, forte indicador de inflamação das vias aéreas.	Desconfortável, > 8 anos, requer experiência, problemas de reprodutibilidade.
Biópsia de tecido.	Medida definitiva da inflamação das vias aéreas.	Altamente invasiva, desconexão entre a contagem de células e sintomas, demorada, exige alto nível de especialização.
Fração exalada de óxido (FeNO). Óxido nítrico nasal (nNO).	Não invasivo, método de medição simples, indica resposta ao tratamento. Pode sugerir discinesia ciliar primária.	Comprovada apenas por um subconjunto de asmáticos. Ambos os equipamentos são caros.
Respirômica: ▪ Lavado broncoalveolar e exalado respiratório condensado: – Eosinófilos, pH, marcadores inflamatórios (IL-6, IL-8, TNF-alfa, H_2O_2, leucotrienos). Outros: actina, citoqueratinas, albumina.	Não invasivo, vários biomarcadores na amostra, portanto subfenotipagem possível.	Técnicas de coleta podem afetar proteínas na amostra, reprodutibilidade, contaminação salivar, eficácia clínica não comprovada.
No sangue periférico: periostin, proteína D do surfactante leptina, adiponectina, proteína catiônica eosinofílica, quimiocinas, quitinases, IgE, eosinófilos.	Menos invasiva, vários biomarcadores fenotipagem, coleta e processamento padronizados.	Resposta menos sensível e mais lenta a alterações das vias aéreas, eficácia clínica comprovada.
Metabólitos urinários.	Não invasivo, vários BM, boa sensibilidade e especificidade.	Eficácia clínica não comprovada (embora os dados preliminares sejam positivos).

BM: biomarcadores; TFP: testes de função pulmonar.

O diagnóstico da tuberculose pela SBPT e do Ministério da Saúde do Brasil pode ser visto no Quadro 4[27-28].

ÍNDICES PREDITIVOS DE ASMA

A sibilância recorrente do lactente (SRL) é uma enfermidade de prevalência elevada e que tem aumentado nas últimas décadas. Triplicou em prevalência nos últimos 30 anos! Cerca de 60-80% dos lactentes apresentam pelo menos um episódio de sibilância nessa faixa etária e 20-40% evoluem com SRL. Não há um marcador específico para o diagnóstico da SRL. A maioria dos episódios está associada a infecções virais. O fenótipo alérgico é frequente, porém o diagnóstico de asma é difícil em lactentes. Existem muitos fenótipos

QUADRO 4 Diagnóstico da tuberculose pulmonar em crianças e adolescentes com baciloscopia e/ou teste rápido negativos[27]. Consenso sobre o diagnóstico da tuberculose da SBPT[27] e do MS[28]

Quadro clínico	Quadro radiológico	Contato de adulto com tuberculose	Prova tuberculínica (PT)	Estado nutricional
Febre ou sintomas como tosse, adinamia, expectoração, emagrecimento, sudorese > 2 semanas (15 pontos)	Adenomegalia hilar ou padrão miliar e/ou Condensação ou infiltrado (com ou sem escavação) inalterado > 2 semanas e/ou Condensação ou infiltrado (com ou sem escavação) > 2 semanas evoluindo com piora ou sem melhora com o uso de antibióticos para germes comuns (15 pontos)	Próximo nos últimos 2 anos (10 pontos)	PT entre 5-9 mm (5 pontos) PT ≥ 10 mm (10 pontos)	Desnutrição grave (5 pontos)
Assintomático ou com sintomas < 2 semanas (0 ponto)	Condensação ou infiltrado de qualquer tipo < 2 semanas (5 pontos)	Ocasional ou negativo (0 ponto)	PT < 5 mm (0 ponto)	Peso ≥ percentil 10 (0 ponto)
Infecção respiratória com melhora após o uso de antibióticos para germes comuns ou sem antibióticos (menos 10 pontos)	Radiografia normal (Menos 5 pontos)			

MS: Ministério da Saúde do Brasil; PT: prova tuberculínica. SBPT: Sociedade Brasileira de Pneumologia e Tisiologia.
Interpretação:
≥ 40 pontos (diagnóstico muito provável). Recomenda-se iniciar o tratamento da tuberculose.
30-35 pontos (diagnóstico possível): indicativo de tuberculose. Orienta-se iniciar o tratamento a critério médico.
< 25 pontos (diagnóstico pouco provável). Deve-se prosseguir com a investigação na criança. Deverá ser feito diagnóstico diferencial com outras doenças pulmonares e podem ser empregados métodos complementares de diagnóstico, como baciloscopias e cultura de escarro induzido ou de lavado gástrico, broncoscopia, histopatológico de punções e outros exames de métodos rápidos.
Fonte: Silva et al.[27]; Brasil[28].

e muitas comorbidades. Em contrapartida, mais de 50% dos escolares com asma tiveram seus primeiros sintomas quando eram lactentes. A SRL alérgica muitas vezes persiste na idade adulta, e sua gravidade prediz a gravidade da asma na idade adulta. Ainda não podemos distinguir com certeza se a evolução SRL será asma persistente ou sibilância transitória. É importante conhecer os fenótipos, principalmente o alérgico[29].

Os meninos têm as vias aéreas mais estreitas e com maior resistência do que as das meninas. Essa é uma das razões pelas quais a SRL é mais frequente e mais grave nos meninos[30].

A probabilidade do diagnóstico de asma em lactentes pode ser baseada em pontuações. Existem 7 índices preditivos de asma (IPA) mais populares (API original, Ilha de Wight, PIAMA, API modificada, ucAPI, APT Leicestersher e ademAPI)[31]. Dentre os IPA mais utilizados citamos o IPA elaborado por Castro Rodrigues (o mais utilizado) (Quadro 5). Para os critérios do IPA original[31], um lactente que apresenta sibilância recorrente e um critério maior ou dois menores do Quadro 5 terá a seguinte probabilidade de evolução:

- Se apresentar SRL ocasional: terá 60% de risco para asma alérgica.
- Se apresentar SRL frequente: terá 90% de risco para asma alérgica.
- Se não apresentar esses critérios: terá 90% para que a sua SRL seja transitória ou tem outro diagnóstico.

QUADRO 5 Índice preditivo de asma original

Apresentar sibilância recorrente e pelo menos 1 sinal maior ou 2 menores
Critérios maiores:
1. Pai ou mãe com asma.
2. Dermatite atópica.
Critérios menores:
1. Rinite alérgica.
2. Sibilância não associada a infecções virais.
3. Eosinófilos no sangue periférico ≥ 4%.

Fonte: Castro-Rodriguez et al.[31].

Posteriormente esses critérios foram modificados[32] e podem ser vistos no Quadro 6.

Atualmente tem sido aplicado também o *Pediatric Asthma Risk Score* (PARS)[33-34]. Esse IPA pode ser baixado da internet para utilização no consultório em https://pars.research.cchmc.org/.

QUADRO 6 Índice preditivo de asma modificado

Critérios maiores:
1. Pai ou mãe com asma.
2. Dermatite atópica.
3. Sensibilização a um ou mais aeroalérgenos. *Prick-test* positivo.
Critérios menores:
1. Sensibilização alérgica a alimentos: leite, ovo, amendoim.
2. Sibilância não associada a infecções virais.
3. Eosinófilos no sangue periférico ≥ 4%.

FERRAMENTAS RECENTES E FUTURAS PARA A SEMIOLOGIA (TELESSEMIOLOGIA)

Quando René Théophile-Hyacinthe Laennec publicou seu livro sobre o uso da "ausculta mediata" em 1819, forneceu aos médicos de todo o mundo uma das ferramentas mais poderosas da história da medicina: o estetoscópio[35]. Por quantos anos mais o estetoscópio manterá essa importância? O que nos espera no futuro da semiologia quando nos referimos a ferramentas complementares?

Técnicas modernas assistidas por computador têm permitido o registro e a análise precisos dos sons pulmonares, levando à correlação dos índices acústicos com as medidas da mecânica pulmonar. Essa abordagem inovadora, embora ainda pouco utilizada, melhora o conhecimento dos mecanismos acústicos e aumenta a utilidade clínica da ausculta[36].

Por outro lado, a pandemia pelo SARS-CoV-2 (COVID-19) trouxe novas necessidades para o ensino a distância para estudantes de medicina. A probabilidade de futuras pandemias requer o desenvolvimento de aplicativos de telemedicina usando inteligência artificial e robótica[37]. Para ampliar as possibilidades atuais da telemedicina, têm sido desenvolvidas ferramentas e um sistema abrangente de telessemiologia para telediagnósticos.

Alguns centros clínicos possuem cabines nas quais o paciente pode ser avaliado remotamente por um médico, usando um conjunto sofisticado de dispositivos de telediagnóstico. A cabine inclui três módulos principais. Um dos módulos contém uma mesa equipada com a combinação de câmera de exibição, otoscópio, termômetro, manguito de pressão arterial e dispositivo para medição da saturação de oxigênio no sangue (oximetria de pulso). Por essa cabine, o médico pode obter a queixa principal e reunir informações como os sinais vitais[38]. No módulo 2, um braço robótico Panda (Franka Emika, Munique, Alemanha) é usado para coletar uma amostra de *swab* de boca e nariz, bem como realizar uma inspeção da cavidade oral. O robô pode, portanto, alternar entre um videoendoscópio FIVE S (Karl Storz, Tuttlingen, Alemanha) e uma pinça para o *swab*. O braço robótico e o paciente são fisicamente separados por um painel de vidro acrílico. Pequenas aberturas permitem que apenas a ponta do endoscópio ou *swab* seja introduzida na cavidade oral ou nasal. O terceiro módulo também é robótico, consistindo em um adaptador semelhante a um revólver, na extremidade dos braços robóticos, que permitem alguns exames, incluindo palpação, palpação simples e um estetoscópio com um microfone de alta resistência integrado. Dessa forma, os sinais do áudio de uma auscultação podem ser transferidos digitalmente para o médico remoto[38]. Também existe nesse módulo uma placa de montagem que possibilita a fixação de dispositivos de percussão. Assim, ausculta, percussão ou palpação são viáveis enquanto o paciente está em pé ou deitado na mesa de exame.

No futuro próximo teremos de utilizar várias ferramentas para a semiologia, e também devemos nos adaptar e entender de telemedicina, telessemiologia e telediagnóstico[36].

Dentre essas ferramentas e novidades atuais e futuras que estão sendo desenvolvidas, e algumas que já se encontram na prática em alguns centros, podem-se citar:

- Análise computadorizada dos sons pulmonares[35].
- Ultrassonografia torácica (UST) a distância (por telemedicina) e UST à beira do leito[36].
- Ensino e consultas *online* utilizando simuladores multimídia[37].
- *Objective Structured Clinical Examination* (OSCE)[39].
- *Deep learning*: é uma das bases da inteligência artificial (IA) e um subcampo do *machine learning*. Inclui reconhecimento de fala, sons, imagens e previsões.
- Ecocardiograma e eletrocardiograma realizados em domicílio, em tempo real e vistos pelo médico ou durante a consulta por telemedicina.
- Tomografia computadorizada quantitativa.
- Ressonância magnética.
- Novos biomarcadores obtidos por estudos de genômica, metabolômica, proteômica, espectrometria de massa, ar exalado, sangue periférico, saliva, urina e lavado broncoalveolar.
- Análise clínica multivariada de fatores de risco individuais para o diagnóstico de determinada doença pulmonar crônica, como os índices preditivos para a asma.
- Índices preditivos de doenças específicas cada vez mais robustos.

A telessemiologia mudará a forma como os dados para o diagnóstico são apresentados, porém, se a emulação virtual pode fornecer benefícios iguais ou maiores que a semiologia tradicional, ainda não se sabe.

A ultrassonografia de tórax (UST), nas últimas décadas, tem ganhado papel importante como exame completar na semiologia das doenças pulmonares[40].

Essa popularidade da UST se deve a diversas vantagens dessa ferramenta como o baixo custo, a rapidez, a ausência de radiação ionizante, a disponibilidade para ser realizado à beira do leito e reprodutibilidade do método. Essas características são ainda mais importantes após a pandemia de SARS-CoV-2, dada a possibilidade de reconhecer por meio de ultrassom os sinais de síndrome pulmonar intersticial típica de pneumonia causada pelo SARS-CoV-2[40].

As principais indicações para ultrassonografia de pulmão e parede torácica na população pediátrica incluem[40]:

- Diagnóstico e acompanhamento de doenças pulmonares neonatais.
- Confirmar diagnóstico pré-natal de malformações pulmonares.
- Diagnóstico e acompanhamento de doenças infecciosas pulmonares pediátricas (nomeadamente bronquiolite e pneumonia) e complicações pulmonares (como pneumotórax, derrame pleural e abcesso pulmonar).
- Diagnóstico e acompanhamento de edema pulmonar.
- Diagnóstico de trauma torácico e detecção precoce de sinais de maus-tratos infantis.
- Acompanhamento em crianças submetidas a cirurgia cardíaca.
- Ultrassonografia de diafragma.

As características ultrassonográficas da pneumonioa adquirida na comunidade (PAC) complicada podem oferecer informações valiosas para prever a evolução clínica da PAC e, assim, ajudar no desenvolvimento de planos de manejo médico personalizados nesses pacientes[41]. Da mesma maneira, a importância da UST tem sido mostrada em: pneumotórax, empiema, derrame pleural e abscesso pulmonar[40], fibrose cística[42], exacerbações da fibrose cística[43], bronquiolite viral aguda[44], COVID-19[45], doenças intersticiais pulmonares[46], PAC[46-47], trauma torácico e detecção de sinais de abuso em crianças[49-50] e fratura de costela[51].

Existem evidências crescentes de que a semiologia do pulmão saudável e patológico será beneficiada e melhorada com a utilização do ultrassom, que tem sido cada vez mais utilizado no diagnóstico, manejo e acompanhamento de doenças pulmonares em crianças e lactentes. A ultrassonografia pulmonar está rapidamente se tornando uma ferramenta valiosa nas mãos do pediatra, especialmente em um serviço de emergência. A rapidez, a repetibilidade, o baixo custo e a possibilidade de ser realizada à beira do leito representam os pontos fortes desse método[40]. Poderá a UST substituir o estetoscópio?[52-54]

Muitos autores têm aderido ao publicado por Copetti[55]. A difusão desse método poderá determinar diversos benefícios, contribuindo para a melhor utilização dos recursos econômicos do sistema de saúde e para uma gestão mais prudente das crianças por evitar a exposição à radiação, durante o diagnóstico e o acompanhamento de doenças pulmonares e torácicas[40].

CONCLUSÃO

As partes que compõem a semiologia (anamnese, exame físico e procedimentos e exames complementares) devem permanecer eternamente como as ferramentas fundamentais para que o médico possa buscar o diagnóstico das doenças respiratórias.

Apesar do numeroso e fantástico crescimento em inovação, tecnologia e inteligência artificial, propiciando maior qualidade e quantidade de exames subsidiários complementares, a anamnese e o exame físico continuarão fundamentais para o diagnóstico, em todas as especialidades médicas.

Propostas para que os pacientes, ou seus familiares, preencham, antecipadamente, uma ficha clínica com perguntas direcionadas ao motivo da consulta ou avaliação médica têm ganhado apoio da classe médica. Um dos motivos é que o médico teria muitas informações antes da consulta ou avaliação, e se poderia ganhar mais tempo para a semiologia.

Argumentos que apoiam a ideia de que o estetoscópio será substituído (p. ex., pela ultrassonografia de tórax) têm sido motivo de debates. Porém, por enquanto ainda não é seguro supor que o estetoscópio, algum dia, será relegado a uma prateleira de museu[12-13].

Alguns artigos científicos também têm discutido o fim do exame físico na semiologia. Relatam que os médicos se sentem desconfortáveis com a incerteza no exame físico e desejam ter informações mais objetivas do que as obtidas nele. Temos de levar em conta que mesmo os exames complementares, comumente considerados mais precisos, têm sua subjetividade e que o exame físico fornece a pista vital para auxiliar no diagnóstico. Ambos deverão ser complementares.

Enquanto isso, conhecer os benefícios dessas três ferramentas (anamnese, exame físico, procedimentos e exames complementares) e utilizá-las da melhor forma possível, ética e cientificamente, mostrará a competência médica e a diferença entre profissionais. Enquanto isso, nestes novos tempos, precisaremos de atualização contínua para aprendizados de telemedicina, teleatendimento e telessemiologia[56].

Entre as vigas mestras da semiologia, a anamnese sempre será fundamental. Uma referência nacional sobre a importância das atitudes médicas pode ser lida no livro: *Você pode me ouvir, doutor: cartas para quem escolheu ser médico*[57], edição organizada pelos Professores Doutores Álvaro Jorge Madeiro Leite e João Macedo Coelho Filho, com prefácio do Professor Doutor Adib Jatene, que escreveu: "O médico não pode permitir que máquinas o substituam. Não pode limitar o tempo de consulta, refugiar-se na solicitação de exames e encurtar a anamnese como se esta pudesse ser substituída por imagens. Não pode permitir o deslocamento do responsável pelo diagnóstico, que será sempre o médico, auxiliado pelos exames. Que a tecnologia não substitua o raciocínio clínico, que a eficiência não se contraponha ao afeto, que a máquina não substitua o homem e que, principalmente, o amor não morra em seu coração".

REFERÊNCIAS BIBLIOGRÁFICAS

1. Ribeiro JD. Semiologia do sistema respiratório em crianças. In: Solé D, Wandalsen GF, Lanza FC. Asma no lactente, na criança e no adolescente. São Paulo: Atheneu; 2016. p.17-28.
2. Coucke PA. La médecine du futur Laennec contre Forbes: match nul! Comment la technologie nous aide à interpréter l'auscultation. Rev Med Liege. 2019;74(10): 543-51.
3. Topol EJ, Verghese A, Blum MS, Mega J Decline of the physical exam: clinical tragedy or good riddance? 2017. Disponível em: https://www.medscape.com/viewarticle/884363. Acesso em: jan. 2022.
4. Pasterkamp H. The history and physical examination. In: Chernick V, Boat TF. Kendig's disorders of the respiratory tract in children. 6. ed. Philadelphia: WB Saunders Company; 1998. p.85-106.
5. Chang AB, Oppenheimer JJ, Irwin RS; Chest Expert Cough Panel. Managing chronic cough as a symptom in children and management algorithms: Chest guideline and expert panel report. Chest. 2020;158:303-29.
6. Shields MD, Bush A, Everard ML, McKenzie S, Primhak R; British Thoracic Society Cough Guideline Group. BTS guidelines: recommendations for the assessment and management of cough in children. Thorax. 2008;63(Suppl 3):iii:1-15.
7. Vertigan AE, Murad MH, Pringsheim T, Feinstein A, Chang AB, Newcombe PA, et al. Somatic cough syndrome (previously referred to as psychogenic cough) and tic cough (previously referred to as habit cough) in adults and children: Chest guideline and expert panel report. Chest. 2015;148:24-31.
8. Sole D, Ribeiro JD. Tosse crônica. In: Freire LMS (ed.). Diagnóstico diferencial em pediatria. Rio de Janeiro: Guanabara Koogan; 2008. p.131-7.
9. Marchant JM, Masters IB, Taylor SM, Chang AB. Utility of signs and symptoms of chronic cough in predicting specific cause in children. Thorax. 2006;61:694-8.
10. Pasterkamp H, Brand PLP, Everard M, Garcia-Marcos L, Melbye H, Priftis KN. Towards the standardisation of lung sound nomenclature. Eur Respir J. 2016;47:724-32.
11. Koff RS. Fundamentals of lung auscultation. N Engl J Med. 2014;370(21):2053.
12. Murphy RL. In defense of the stethoscope. Respir Care. 2008;53:355-69.
13. Murphy RL. Auscultation of the lung: past lessons, future possibilities. Thorax.1981;36:99-107.
14. Klein M. Fundamentals of lung auscultation. New England Journal of Med. 2014;370(21):2052.
15. Bohadana A, Izbicki G, Kraman SS. Fundamentals of lung auscultation. N Engl J Med. 2014;370(8):744-51.
16. Pramono RXA, Bowyer S, Rodriguez-Villegas E. Automatic adventitious respiratory sound analysis: a systematic review. PLoS ONE. 2017;12:e0177926

17. Staszko KF, Lincho C, Engelke V da C, Fiori NS, Silva KC, Nunes EI, et al. Pulmonary auscultation terminology employed in Brazilian medical journals between January of 1980 and December of 2003. J Bras Pneumol. 2006;32(5):400-4.
18. Puder LC, Fischer HS, Wilitzki S, Usemann J, Godfrey S, Schmalisch G. Validation of computerized wheeze detection in young infants during the first months of life. BMC Pediatrics. 2014;14:257.
19. Charbonneau G, Ademovic E, Cheetham BMG, Malmberg LP, Vanderschoot J, Sovijärvi ARA. Basic techniques for respiratory sound analysis. Eur Respir Rev. 2000;10:625-35.
20. Rossi M, Sovijarvi ARA, Piirila P, Vannuccini L, Dalmasso F, Vanderschoot J. Environmental and subject conditions and breathing manoeuvres for respiratory sound recordings. Eur Respir Rev. 2000;10:611-15.
21. Sovijärvi ARA, Dalmasso F, Vanderschoot J, Malmberg LP, Righini G, Stoneman SAT. Definition of terms for applications of respiratory sounds. Eur Respir Rev. 2000;10:597-610.
22. Fino E, Mazzetti M. Monitoring healthy and disturbed sleep through smartphone applications: a review of experimental evidence. Sleep Breath. 2019;23:13-24.
23. Kevat AC, Kalirajah A, Roseby R. Digital stethoscopes compared to standard auscultation for detecting abnormal paediatric breath sounds. Eur J Pediatr. 2017;176:989-92.
24. Wadsworth SJ, Wadsworth S, Sin D, Dorscheid D. Clinical update on the use of biomarkers of airway inflammation in the management of asthma. J Asthma Allergy. 2011;4:77-86.
25. van Mastrigt E, de Jongste JC, Pijnenburg MW. The analysis of volatile organic compounds in exhaled breath and biomarkers in exhaled breath condensate in children: clinical tools or scientific toys? Clin Exp Allergy. 2015;45(7):1170-88.
26. Moschino L, Zanconato S, Bozzetto S, Baraldi E, Carraro S. Childhood asthma biomarkers: present knowledge and future steps. Paediat Respir Rev. 2015;(16):205-12
27. Silva DR, Rabahi MF, Sant'Anna CC, da Silva-Junior JLR, Capone D, Bombarda S, et al. Consenso sobre o diagnóstico da tuberculose da Sociedade Brasileira de Pneumologia e Tisiologia. J Bras Pneumol. 2021;47(2): e20210054
28. Brasil. Ministério da Saúde. Secretaria de Vigilância em Saúde. Departamento de Vigilância das Doenças Transmissíveis. Brasília: Ministério da Saúde. Manual de recomendações para o controle da tuberculose no brasil 2019. Disponível em: https://bvsms.saude.gov.br/bvs/publicacoes/manual_recomendacoes_controle_tuberculose_brasil_2_ed.pdf. Acesso em: jan. 2022.
29. Fogaça HR, Marson FA, Toro AA, Solé D, Ribeiro JD. Epidemiological aspects of and risk factors for wheezing in the first year of life. J Bras Pneumol. 2014;40(6):617-25.
30. Belgrave DCM, Buchain I, Bishop C, Lowe L, Simpson A, Custovic A. Trajectories of lung function during childhood. Am J Respir Crit Care Med. 2014;189(9): 1101-9.
31. Castro-Rodriguez JA, Cifuentes L, Martinez FD. predicting asthma using clinical indexes. Front Pediatr. 2019;7:320.
32. Chang TS, Lemanske RF Jr, Guilbert TW, Gern JE, Coen MH, Evans MD, et al. Evaluation of the modified asthma predictive index in high-risk preschool children. J Allergy Clin Immunol Pract. 2013;1(2):152-6.
33. Biagini-Myers JM Schauberger E, He H, Martin LJ, Kroner J, Hill GM, et al. A pediatric asthma risk score (PARS) to better predict asthma development in young children. J Allergy Clin Immunol. 2019;143(5):1803-10. e2.
34. Sherenian MG, Biagini Myers JM, Martin LJ, Khurana Hershey GK. The pediatric asthma risk score (PARS): making the move to the most accurate pediatric asthma risk screening tool. Expert Rev Clin Immunol. 2019;15(11):1115-8.
35. Gurung A, Scrafford CG, Tielsch JM, Levine OS, Checkley W. Computerized lung sound analysis as diagnostic aid for the detection of abnormal lung sounds: a systematic review and meta-analysis. Respir Med. 2011;105(9):1396-403.
36. Soldati G, Smargiassi A, Mariani AA, Inchingolo R. Novel aspects in diagnostic approach to respiratory patients: is it the time for a new semiotics? Multidiscip Respir Med. 2017;12:15.
37. Ulumbekova GE, Kildiyarova RR. User experience of training pediatric students on interactive simulator during Covid-19 pandemic. Adv Med Educ Pract. 2022;3:27-33.
38. Krumpholz R, Fuchtmann J, Berlet M, Hangleiter A, Ostler D, Feussner H, et al. Telemedical percussion: objectifying a fundamental clinical examination technique for telemedicine. Int J Comput Assist Radiol Surg. 2021Nov;24:1-10.
39. Khan K, Ramachandran S. Conceptual framework for performance assessment: competency, competence and performance in the context of assessments in healthcare. Deciphering the terminology. Med Teach. 2012;34:920-8.
40. Iovine E, Nenna R, Bloise S, La Regina DP, Pepino D, Petrarca L, Frassanito A, et al. Lung ultrasound: its findings and new applications in neonatology and pediatric diseases. Diagnostics (Basel). 2021;11(4): 652.
41. Ionescu MD, Balgradean M, Filip C, Taras R, Capitanescu GM, Berghea F, et al. The role of lung ultrasonography in predicting the clinical outcome of complicated community-acquired pneumonia in hospitalized children. Med Ultrason. 2021 Aug 4. doi:10.11152/mu-3124.
42. Peixoto AO, Marson FA, Dertkigil SS, Dertkigil RP, Souza TH, Fraga AM, et al. The use of ultrasound as a

tool to evaluate pulmonary disease in cystic fibrosis. Respir Care. 2020;65(3):293-303.

43. Peixoto AO, Marson FAL, Souza TH, Fraga AMA, Ribeiro JD. Lung ultrasound assessment of response to antibiotic therapy in cystic fibrosis exacerbations: a study of two cases. J Bras Pneumol. 2019;45(6): e20190128.
44. Jaszczołt S, Polewczyk T, Dołęga-Kozierowska M, Woźniak M, Zbigniew Doniec Z. Comparison of lung ultrasound and chest X-ray findings in children with bronchiolitis. J Ultrason. 2018;18(74):193-7.
45. Peixoto AO, Costa RM, Uzun R, Fraga AMA, Ribeiro JD, Marson FAL. Applicability of lung ultrasound in Covid-19 diagnosis and evaluation of the disease progression: a systematic review. Pulmonology. 2021;27(6): 529-62.
46. Semple T, Winant AJ, Lee EY. Childhood interstitial lung disease: imaging guidelines and recommendations. Radiol Clin North Am. 2022;60(1):83-111.
47. Lovrenski J, Petrovic S, Balj-Barbir S, Jokić R, Vilotijević-Dautović G. Stethoscope vs. ultrasound probe: which is more reliable in children with suspected pneumonia? Acta Med Acad. 2016;45(1):39-50.
48. de Souza TH, Nadal JAH, Peixoto AO, Pereira RM, Giatti MP, Soub ACS, et al. Lung ultrasound in children with pneumonia: interoperator agreement on specific thoracic regions. Eur J Pediatr. 2019;178(9):1369-77.
49. Yousefifard M, Baikpour M, Ghelichkhani P, Asady H, Darafarin A, Amini Esfahani MR, et al. Comparison of ultrasonography and radiography in detection of thoracic bone fractures; a systematic review and meta-analysis. Emergency (Theran). 2016;4:55-64.
50. Bloise S, Martucci V, Marcellino AR, Mallardo S, Lubrano R. Possible role of thoracic ultrasound in the diagnostic pathway of infant abuse in the pediatric emergency department. J Ultrasound Med. 2020;40(8):1705-7.
51. Battle C, Hayward S, Eggert S, Evans PA. Comparison of the use of lung ultrasound and chest radiography in the diagnosis of rib fracture: a systematic review. Emerg Med J. 2019;36:185-90.
52. Bledsoe A, Zimmerman J. Ultrasound: the new stethoscope (point-of-care ultrasound). Anesthesiol Clin. 2021;39(3):537-53.
53. Rodrigues A, Alves P, Hipólito C, Salgado H. Will ultrasound replace the stethoscope? A case report on neonatal one-lung ventilation. Braz J Anesthesiol. 2019;69(5):514-6.
54. Heinen V, Duysinx B, Corhay JL, Louis R. Thoracic ultrasound: the pneumologist's new stethoscope. Rev Med Liege. 2012;67(10):543-9.
55. Copetti R. Is lung ultrasound the stethoscope of the new millennium? Definitely yes! Acta Med Acad. 2016 May;45(1):80-1.
56. Soni PN, Shi S, Sriam PR, Ng AY, Rajpurkar P. Contrastive learning of heart and lung sounds for label-efficient diagnosis. Patterns (N Y). 2021;3(1):100400.
57. Leite AJM, Coelho-Filho JM. Você pode me ouvir, doutor? Cartas para quem escolheu ser médico. 2.ed. São Paulo: Saberes; 2011.

Semiologia do sistema cardiovascular – avaliação clínica do sistema cardiovascular na criança

Jorge Yussef Afiune

INTRODUÇÃO

Como as doenças cardíacas se manifestam na criança? Quais são os princípios básicos necessários para estabelecer um diagnóstico inicial de uma cardiopatia na criança? A avaliação clínica sistematizada do sistema cardiovascular é fundamental para estabelecer um diagnóstico sindrômico de cardiopatia. A despeito de um grande número de cardiopatias congênitas ou adquiridas que podem acometer as crianças, são poucas as síndromes clínicas em que elas se agrupam e se apresentam do ponto de vista clínico, fisiopatológico e hemodinâmico. O reconhecimento desses distúrbios hemodinâmicos é o pré-requisito para estabelecer um diagnóstico anatômico da cardiopatia. História clínica e exame físico bem realizados continuam sendo fundamentais para um diagnóstico adequado. Entretanto, com o surgimento de novas tecnologias tais como a ecocardiografia, há uma tendência a negligenciar o papel essencial que eles desempenham na formulação de uma hipótese diagnóstica adequada.

HISTÓRIA CLÍNICA

Os pontos de interesse na história clínica variam consideravelmente dependendo da idade do paciente e dos sinais, sintomas e queixas apresentados. Ao avaliar um recém-nascido (RN) cianótico ou um RN com insuficiência cardíaca congestiva, a história será bastante breve. Obviamente, deseja-se saber se há história familiar de cardiopatia congênita ou morte prematura e se o bebê foi exposto a algum agente teratogênico. Outro aspecto importante é saber se o bebê está se alimentando bem ou não. Por outro lado, para crianças maiores, é necessário verificar a presença de sintomas cardíacos tais como dispneia, falta de ar, palpitações, síncope, intolerância a exercícios, entre outros.

Durante a anamnese é importante ter certeza de que o paciente, a família e o médico estão usando a mesma definição de termos. Por exemplo, os pacientes frequentemente afirmam que "desmaiaram", e, quando questionados sobre o que realmente aconteceu, pode ficar claro que eles não perderam realmente a consciência; estavam apenas tontos. Se um paciente responde que está com "falta de ar", deve-se fazer o paciente definir e quantificar o que significa "falta de ar". Outro ponto de confusão frequentemente ocorre ao obter um histórico familiar de morte precoce. Quando questionados sobre morte precoce, os pacientes podem responder que alguém da família morreu de "ataque cardíaco". Esse termo pode ter significados diferentes para pessoas diferentes. Para muitos, significa "infarto do miocárdio", porém pode incluir infarto do miocárdio, embolia pulmonar ou morte súbita inexplicada (p. ex., cardiomiopatia hipertrófica ou síndrome do intervalo QT prolongado ou síndrome de Brugada), aneurisma de aorta rompido, entre muitos outros.

Obter o histórico familiar é uma das armadilhas de obter um bom histórico médico. Isso se deve, em parte, à falta de conhecimento do paciente e/ou dos pais sobre a história familiar completa, mas também pode ser devido a perguntas inadequadas ou insatisfatórias feitas pelo examinador.

História gestacional e perinatal

Infecções maternas

Algumas infecções maternas ocorridas durante a gestação frequentemente se associam a cardiopatias congênitas. O exemplo mais conhecido é a rubéola, que, se ocorrer no primeiro trimestre da gestação, pode resultar em estenose pulmonar e em persistência do canal arterial no RN. Outras infeções virais precoces (primeiro trimestre) podem ser teratogênicas e se ocorrerem no final da gestação podem acarretar miocardites no feto e no RN[1].

Uso de medicações durante a gestação

Anfetaminas, anticonvulsivantes (p. ex., fenitoínas), progesterona e estrógenos são altamente teratogênicos. Ingesta excessiva de álcool pode acarretar a síndrome alcoólica fetal, que frequentemente se associa à presença de cardiopatias tais como comunicação interventricular (CIV), persistência do canal arterial (PCA), comunicação interatrial (CIA) e tetralogia de Fallot.

Doenças maternas

Algumas doenças maternas aumentam a prevalência de cardiopatias no RN. O diabetes materno aumenta o risco de transposição das grandes artérias, CIV, PCA e cardiomiopatia hipertrófica. Lúpus eritematoso sistêmico e outras doenças do colágeno têm risco aumentado de ocorrência de bloqueio atrioventricular congênito no feto. Mães com cardiopatia congênita têm risco elevado de recorrência de cardiopatia em seus filhos, podendo chegar a 15%, o que é bastante elevado quando se compara a incidência de cardiopatia congênita geral na população, que é de 1%[1].

História clínica

A maioria das cardiopatias se apresenta na infância por uma das seguintes formas: cianose, insuficiência cardíaca, baixo débito sistêmico ou a combinação entre eles. Outras formas menos frequentes são: "sopro cardíaco", dor torácica, palpitações e síncope.

Cianose

É sinal clínico caracterizado pela coloração azulada da pele e mucosas e que ocorre quando há quantidade de hemoglobina reduzida acima de 5 g/dL no sangue arterial. Esse sinal pode aparecer precocemente no período neonatal, por exemplo, nas cardiopatias do tipo atresia pulmonar, ou pode ocorrer de forma progressiva ao longo dos primeiros meses de vida, por exemplo, na tetralogia de Fallot. A detecção clínica de cianose durante o exame físico é possível quando a saturação periférica está menor que 85%. Em pessoas de raça negra essa detecção torna-se mais difícil. Muitas cardiopatias congênitas cianóticas apresentam saturação periférica entre 85-95%, faixa esta em que a detecção clínica de cianose é muito difícil, e isso explica o fato de ainda observarmos crianças com cardiopatias congênitas cianóticas cujo diagnóstico é feito tardiamente.

As cardiopatias congênitas cianóticas apresentam obrigatoriamente uma mistura (*shunt*) de sangue do território venoso para o arterial (direita-esquerda). Além disso, algumas dessas provocam redução do fluxo pulmonar, pois ocasionam estenose pulmonar associada, como é o caso da tetralogia de Fallot. Outras cardiopatias cianóticas poderão apresentar aumento do fluxo pulmonar caso não haja estenose pulmonar, por exemplo, na transposição das grandes artérias com CIV. Neste último grupo de cardiopatias, a criança mostrará sinais de insuficiência cardíaca associados a cianose.

As cardiopatias cianóticas podem se manifestar como crises de cianose, também chamadas de crises hipoxêmicas. São caracterizadas pelo aparecimento súbito de cianose acompanhada de instabilidade hemodinâmica e respiratória e por vezes até mesmo torpor e perda de consciência. Geralmente apresentam algum fator precipitante, tal como choro intenso, febre, esforço para evacuar ou anemia.

Sintomas de insuficiência cardíaca e baixo débito sistêmico

As cardiopatias que cursam com insuficiência cardíaca na criança geralmente são aquelas que apresentam aumento do fluxo pulmonar em decorrência de defeitos septais (p. ex., CIV, PCA) com mistura de sangue da esquerda para a direita, ou aquelas que apresentam disfunção ventricular como as miocardiopatias. Os principais sintomas de insuficiência cardíaca na criança são o aumento do esforço respiratório (taquidispneia), cansaço aos esforços (cansaço às mamadas no lactente), taquicardia, sudorese acentuada, aumento do número de infecções respiratórias. No lactente, as dificuldades para se alimentar, aliadas ao aumento do gasto energético basal que ocorre com a respiração, acarretam baixo ganho ponderal e desnutrição. Algumas cardiopatias podem cursar com sinais e sintomas de baixo débito sistêmico, que se caracterizam por intolerância aos esforços, palidez e sudorese, pré-síncope ou síncope aos esforços. Fazem parte desse grupo cardiopatias que apresentam obstrução ao fluxo aórtico, tais como estenose aórtica e coarctação de aorta.

Dor torácica

Em pacientes adultos, dor torácica é um sintoma frequentemente associado a doenças cardíacas isquêmicas graves (p. ex., infarto agudo do miocárdio), e em decorrência disso poder gerar muita preocupação e ansiedade quando uma criança apresenta esse sintoma. As causas mais frequentes de dor torácica na criança são a condrite costal, trauma na parede torácica e as doenças respiratórias que cursam com tosse, representando cerca de 70% dos casos. Doenças cardíacas, apesar de serem as causas de maior gravidade e risco, são raras e representam cerca de 5% dos casos de dor torácica na criança. As principais doenças cardíacas que cursam com dor torácica são as cardiopatias com obstrução ao fluxo de saída (p. ex., estenose aórtica, estenose pulmonar, cardiomiopatia hipertrófica obstrutiva), as doenças isquêmicas (p. ex., origem anômala de coronária, doença de Kawasaki), as doenças inflamatórias cardíacas agudas (p. ex., miocardite, pericardite) e as arritmias (p. ex., taquiarritmias)[2].

Dor torácica de origem cardíaca geralmente tem característica anginosa, sendo descrita como uma pressão ou profunda ou sensação de sufocamento ou de aperto. A dor torácica em pontada de curta duração geralmente não é de origem cardíaca. Quanto à localização, a dor torácica de origem cardíaca é localizada na região precordial ou subesternal e pode irradiar para pescoço, mandíbula, membros superiores, costas ou abdome. Quanto ao fator precipitante, podemos dizer que a dor torácica que é precipitada por exercício físico intenso tem alta probabilidade de ser decorrente de doença cardíaca. Além disso, a presença de sintomas associados – tais como síncope, tontura ou palpitações – é muito sugestiva de sugerir origem cardíaca da dor.

Por outro lado, a dor torácica de origem não cardíaca apresenta as seguintes características: dor sem relação com esforços físicos (p. ex., que ocorre enquanto assiste à TV ou sentado na sala de aula); dor em pontada de curta duração; ausência de história prévia de doença cardíaca; ausência de história familiar de doença cardíaca hereditária (p. ex., cardiomiopatias, morte súbita inesperada); ausência de sintomas associados, tais como síncope, tontura ou palpitações[2].

Síncope

Define-se síncope como um evento clínico caracterizado pela perda transitória da consciência e do tônus muscular, seguida de queda. Estima-se que cerca de 15% das crianças e adolescentes apresentem um episódio de síncope entre 8-18 anos de idade. Do ponto de vista etiológico, a síncope pode ser de origem autonômica (p. ex., síncope vasovagal, hipotensão ortostática), cardíaca (p. ex., arritmias, cardiopatia congênita obstrutiva, isquemia miocárdica, miocardiopatias), neuropsiquiátrica (p. ex., crise convulsiva, hiperventilação, histeria) ou metabólica (p. ex., hipoglicemia, uso de drogas ou toxinas). Em adultos, a maioria dos casos de síncope é decorrente de problemas cardíacos, sendo que em crianças e adolescentes a maior parte dos episódios de síncope é benigna, resultando da ocorrência de episódios autonômicos; a síncope vasovagal é a causa mais frequente. Em crianças menores de 6 anos de idade, a síncope provavelmente tem como causa mais frequente as doenças convulsivas ou as arritmias cardíacas. Anamnese cuidadosa e bem direcionada é muito importante para que se possa diferenciar as principais causas de síncope na criança, sendo fundamental diferenciar a síncope vasovagal da síncope cardíaca[3].

A síncope vasovagal, também chamada de desmaio simples ou síncope neurocardiogênica, tem características benignas e é caracterizada pela presença de pródromo de alguns segundos a 1 minuto, com tontura, náuseas, palidez, sudorese, palpitações, borramento visual, cefaleia e/ou hiperventilação, seguido de perda da consciência e do tônus muscular e queda. Essa perda de consciência geralmente não dura mais que 1 minuto. Em geral esse tipo de síncope pode ocorrer após se levantar pela manhã ou em associação com períodos prolongados em posição ortostática, coleta de sangue, jejum prolongado, episódios de dor, ou quando se encontra em ambientes úmidos e quentes e com aglomeração de pessoas.

A síncope de origem cardíaca é geralmente muito grave, e as causas mais frequentes são as seguintes: arritmias cardíacas (p. ex., taquicardia supraventricular, taquicardia ventricular, bloqueio atrioventricular, síndrome de Wolff-Parkinson-White, síndrome do QT longo); cardiopatias congênitas com obstrução do fluxo de entrada ou de saída ventricular (p. ex., estenose aórtica acentuada, estenose pulmonar acentuada, cardiomiopatia hipertrófica obstrutiva); doenças cardíacas que cursam com isquemia miocárdica ou infarto (p. ex., anomalia de origem das coronárias, doença de Kawasaki com comprometimento coronariano, miocardite aguda com isquemia miocárdica). A síncope decorrente de uma arritmia geralmente ocorre de forma súbita, sem pródromo, podendo ocorrer em repouso ou durante exercício físico e sendo geralmente acompanhada de palpitações ou de sensação de taquicardia durante o evento. Síncopes que ocorrem durante o exercício físico e que se acompanham de dor torácica e dispneia sugerem fortemente a etiologia cardíaca por provável isquemia miocárdica ou cardiopatia obstrutiva[3].

EXAME FÍSICO CARDIOVASCULAR

O exame físico deve ser completo e realizado de forma sistematizada. A técnica e a sequência da realização do exame físico dependem da idade do paciente, sendo que o exame físico realizado em um lactente não observará a mesma sequência realizada em um adolescente, mas ambos devem ser completos. Sugere-se iniciar o exame físico pela aferição dos sinais vitais. Esses dados devem ser analisados e interpretados levando em consideração a idade da criança e empregando tabelas específicas.

Inspeção geral, informações antropométricas e sinais vitais

Inspeção geral

Deve-se observar o aspecto geral da criança procurando evidenciar alterações que possam estar relacionadas a alguma síndrome genética (p. ex., síndromes de Down, Williams, Turner, Noonan, entre outras). O estado nutricional, o padrão respiratório e a cianose devem ser observados de forma muito cuidadosa. Nos casos de cianose, deve-se observar se há presença de baqueteamento digital, o que significa um estado de hipoxemia crônica, geralmente com mais de 6 meses de evolução. Quanto ao padrão respiratório, deve-se observar se há retrações subcostais e/ou intercostais além de deformidades torácicas, o que ocorre com os casos de insuficiência cardíaca em que há aumento do fluxo pulmonar e do trabalho respiratório.

Peso e estatura

Essas informações são importantes, pois permitem determinar se a criança apresenta algum grau de comprometimento do crescimento. Várias cardiopatias podem cursar com graus variados de desnutrição, tais como as cardiopatias com hiperfluxo pulmonar e insuficiência cardíaca (p. ex., cardiopatias tipo comunicação interventricular).

Principais sinais vitais

Frequência cardíaca

A aferição da frequência cardíaca (FC) deve ser feita pela ausculta direta dos batimentos cardíacos ou da palpação dos pulsos arteriais. É importante conhecer os valores normais de FC para cada faixa etária a fim de interpretar de modo adequado os valores encontrados. Taquicardia (aumento da FC) pode ser um sinal importante de insuficiência cardíaca ou mesmo de arritmia cardíaca, assim como o achado de uma FC mais baixa (bradicardia). Os valores esperados de FC em crianças de 0-18 anos estão descritos na Tabela 1[3].

Frequência respiratória

A aferição da frequência respiratória (FR) deve ser feita pela observação dos movimentos respiratórios da criança contados ao longo de pelo menos 1 minuto. Crianças geralmente apresentam respiração periódica, por isso não podemos aferir a FR em tempo menor que 1 minuto. Assim como para a FC, é importante conhecer os valores normais de FR para cada faixa etária. A taquipneia é um dos sinais clínicos mais frequentes e precoces de insuficiência cardíaca na criança, porém esse sinal é frequentemente negligenciado durante o exame físico pediátrico. O aumento da FR geralmente antecede o quadro de dispneia,

TABELA 1 Valores de referência da frequência cardíaca e frequência respiratória em crianças de 0-18 anos

		0-7 dias	1 mês	1 ano	8 anos	18 anos
FC (bpm)	Percentil 99	170	180	160	120	100
	Percentil 50	130	145	125	90	70
	Percentil 1	90	110	90	60	40
FR (ipm)	Percentil 99	68		55	25	22
	Percentil 50	44		35	20	15
	Percentil 1	25		22	15	10

bpm: batimentos por minuto; ipm: incursões por minuto.

que é mais facilmente detectado ao exame físico. Na Tabela 1 estão descritos os valores normais de FR para crianças de 0-18 anos[4].

Pressão arterial

Apesar de ser um sinal muito importante para avaliação cardiovascular e hemodinâmica, a aferição da pressão arterial na criança é por vezes negligenciada devido a dificuldades técnicas envolvidas com o processo de aferição. Hipertensão arterial sistêmica (HAS) na criança pode ser de causa primária ou secundária, sendo a forma secundária a mais frequente sobretudo nos primeiros meses e anos de vida. Cardiopatias do tipo coarctação de aorta e doenças renais são as causas mais comuns de HAS secundária na infância. Por outro lado, ao longo dos últimos anos a incidência de HAS primária nas crianças maiores de 6 anos de idade vem crescendo, e está fortemente associada a sobrepeso e obesidade, além da história familiar de HAS.

As recomendações atuais são as de que devemos realizar a aferição da pressão arterial (ao menos uma aferição) em todas as crianças maiores de 3 anos durante a consulta pediátrica de rotina. Por outro lado, nas crianças menores de 3 anos de idade a recomendação é a de realizar essa aferição quando houver alguma das seguintes circunstâncias: história de prematuridade, baixo peso ao nascer, complicações neonatais com necessidade de cuidados intensivos, cardiopatia congênita (corrigida ou não), história de doenças renais, transplante de órgão sólido ou de medula óssea, neoplasias e uso de drogas alteram a pressão arterial, além de outras doenças sistêmicas associadas com HAS.

A escolha do tamanho do manguito é crucial para a correta aferição da PA na criança. Na determinação da PA, deve-se utilizar um manguito cuja largura do *cuff* seja de 50% da circunferência do membro aferido. Idealmente, realizam-se três aferições consecutivas, descartando-se a primeira aferição. A medida da PA é preferencialmente realizada no membro superior direito, que deve estar apoiado ao nível do coração. Crianças maiores devem estar sentadas, e os lactentes podem ficar deitados no colo dos pais/acompanhantes ou na maca. Sempre que possível, devemos realizar a aferição da PA nos membros inferiores para descartar que existam diferenças significativas nas medidas de pressão entre o segmento superior e o inferior do corpo, como acontece em pacientes com coartação de aorta. Para a medida da PA na coxa, recomenda-se que o paciente esteja deitado, preferencialmente em decúbito ventral (a ausculta deverá ser feita sobre a artéria poplítea).

A análise das medidas de PA obtidas deve ser feita utilizando curvas específicas para cada faixa etária, sexo e percentil de altura. Considera-se HAS valores de pressão arterial sistólica e/ou diastólica iguais ou superiores ao percentil 95, de acordo com as diretrizes americanas, em sua última atualização, publicada em 2017[5].

Oximetria de pulso

Deve fazer parte do exame físico cardiológico pediátrico, pois há inúmeras cardiopatias que cursam com hipoxemia, sem, entretanto, apresentar cianose ao exame clínico. O valor considerado normal é maior ou igual a 95%, não podendo haver diferença maior que 3% entre membros superiores e inferiores. Cianose clínica geralmente é percebida quando a saturação periférica é menor que 85%. Crianças que têm saturação entre 85-95% geralmente não manifestam cianose, mas apresentam hipoxemia, que pode ser decorrente de cardiopatia cianótica. O oxímetro de pulso permite averiguar adequadamente a saturação periférica de oxigênio em crianças com perfusão periférica adequada, porém em situações de baixo débito sistêmico ou choque a utilização do oxímetro de pulso não é recomendada. Nos últimos anos a oximetria de pulso tem sido utilizada como ferramenta de detecção precoce de cardiopatias críticas no recém-nascido[6].

Exame cardiovascular específico

Inspeção e palpação precordial

A simples observação cuidadosa do tórax e da região precordial da criança pode dar informações muito relevantes para nossa avaliação cardiovascular. Em condições normais, o tórax de uma criança é simétrico e sua região precordial não apresenta abaulamentos ou impulsões visíveis ou palpáveis. A presença de assimetrias torácicas ou de precórdio abaulado e hiperdinâmico pode ser um sinal clínico muito relevante e característico de cardiopatias com aumento do volume cardíaco, tais como os grandes defeitos septais (p. ex., CIV grande), as regurgitações valvares de grau acentuado (p. ex., insuficiência mitral ou insuficiência aórtica) e a disfunção ventricular (p. ex., miocardiopatia dilatada). Em geral, esse abaulamento precordial é mais perceptível em lactentes e crianças menores, ocasião em que a caixa torácica é mais complacente e distensível perante o aumento dos volumes cardíacos (Figura 1). Por outro lado, algumas cardiopatias, por cursarem com alteração da posição do coração no tórax. Na Figura 2 podemos observar o exemplo de uma criança com cardiopatia congênita complexa com dextrocardia, situação em que o coração está posicionado à direita no tórax.

Em relação à palpação precordial, devemos determinar a posição do íctus cardíaco, bem como a presença de impulsões ventriculares, bulhas palpáveis ou frêmitos. Em condições normais a região precordial de uma criança não apresenta pulsações ou bulhas palpáveis, tampouco frêmitos. A presença de impulsões de ventrículo direito, palpáveis na região da borda esternal esquerda baixa ou apêndice xifoide, é um sinal clínico indicativo de várias cardiopatias que cursam com grande aumento da pressão do ventrículo direito ou do ventrículo que está do lado direito (p. ex., cardiopatias com hipertensão pulmonar, transposição das grandes artérias). Por outro lado, impulsões difusas por toda a região precordial estão presentes em cardiopatias com grandes volumes ventriculares (p. ex., insuficiências das valvas mitral e aórtica). Em algumas situações, bulhas cardíacas podem ser palpáveis, e a presença de uma segunda bulha palpável no foco pulmonar pode significar quadro de hipertensão pulmonar significativa. Em relação aos frêmitos, que são a sensação tátil de vibrações cardíacas ou vasculares, sua presença tem grande

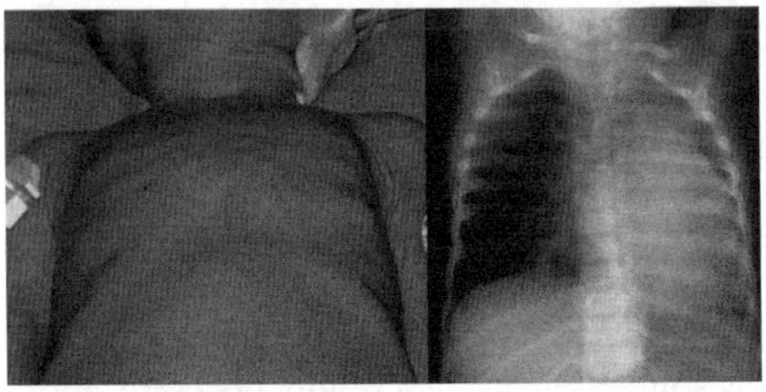

FIGURA 1 Lactente de 6 meses de idade com cardiomiopatia dilatada com disfunção ventricular esquerda acentuada, podendo-se observar o abaulamento precordial esquerdo que é decorrente do grande aumento do volume do ventrículo esquerdo, como pode ser visto na radiografia de tórax.
Fonte: acervo dos autores.

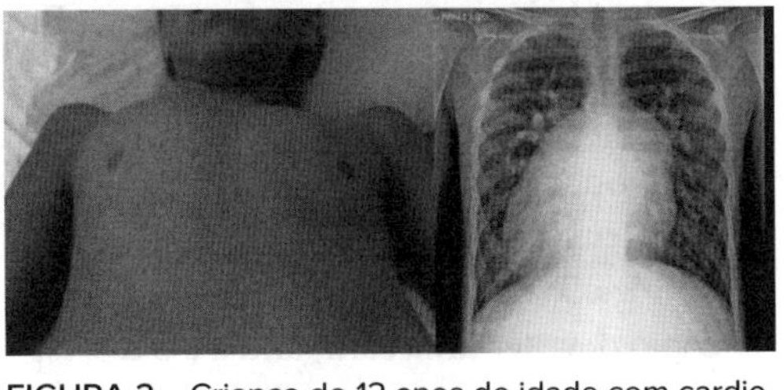

FIGURA 2 Criança de 12 anos de idade com cardiopatia congênita complexa do tipo ventrículo único em dextrocardia. Pode-se observar o abaulamento precordial direito que é decorrente da posição do coração à direita no tórax (dextrocardia), além de grande aumento do volume ventricular, como pode ser visto na radiografia de tórax.
Fonte: acervo dos autores.

valor diagnóstico, pois pode demonstrar a presença de fluxo turbulento decorrente de obstruções ao fluxo valvar ou a presença comunicações interventriculares. A determinação de sua localização no tórax pode sugerir determinadas cardiopatias, por exemplo: frêmito sistólico no segundo espaço intercostal esquerdo sugere estenose pulmonar valvar, e por outro lado um frêmito sistólico no segundo espaço intercostal direito ou fúrcula esternal sugere estenose valvar aórtica[7].

Ausculta cardíaca

A ausculta cardíaca traz informações muito importantes para realizar um diagnóstico anatômico e funcional de uma doença cardíaca pediátrica. Para tanto, alguns princípios precisam sem lembrados antes da realização da ausculta cardíaca na criança:

- O local de realização do exame deve estar silencioso.
- O exame deve ser feito com o paciente tranquilo e colaborativo. Caso isso não ocorra, por exemplo, um lactente muito choroso, considere realizar o exame em outro momento, além de tentar acalmar o bebê com medidas de conforto (p. ex., colo dos pais, alimentá-lo) ou mesmo aguardar um momento de sono espontâneo.
- Deve-se utilizar estetoscópio apropriado para a idade e o tamanho da criança. Em geral as crianças não gostam de estetoscópios, por isso devem se familiarizar com eles um pouco antes do exame. Lembre-se de aquecer o estetoscópio antes de colocá-lo no tórax da criança. Idealmente o estetoscópio deve ter uma campânula e o diafragma para que se possa analisar adequadamente ruídos de baixa frequência (melhor audíveis com a campânula) e de alta frequência (melhor audíveis com o diafragma).
- A ausculta deve ser sistematizada de forma a percorrer toda a região precordial, região axilar bilateral, dorso e região supraesternal. A rotina natural é começar pela região apical (área mitral), depois borda esternal esquerda baixa (área tricúspide), borda esternal esquerda média, borda esternal esquerda alta (área pulmonar) e finalizar na borda esternal direita alta (área aórtica). Em cada foco de ausculta deve-se procurar analisar inicialmente a 1ª bulha (sístole), depois a 2ª bulha (diástole) e somente após isso os demais ruídos. Quando um sopro está presente, geralmente ele nos tira a concentração e nos impede de fazer a avaliação inicial das bulhas. É necessário ter disciplina para não permitir que isso ocorra, pois precisamos definir o ciclo cardíaco (1ª e 2ª bulhas) antes de analisar qualquer sopro[8].

Na Figura 3 podemos observar a localização no tórax das principais áreas de ausculta cardíaca.

Ruídos cardíacos

A ausculta cuidadosa dos ruídos cardíacos pode fornecer informações muito fidedignas a respeito da anatomia e funcionamento do coração no sistema circulatório. Em situações normais, os ruídos cardíacos audíveis são as bulhas cardíacas (1ª e 2ª bulhas), e esses ruídos são gerados pela interrupção súbita do fluxo sanguíneo, ocasionada pelo fechamento das valvas cardíacas atrioventriculares (1ª bulha) e das valvas arteriais (2ª bulha). As bulhas são ruídos de alta frequência e de alta intensidade, porém de curta duração. Vale lembrar que o fluxo sanguíneo se deslocando nas estruturas cardíacas o faz com velocidade e frequência sonora baixas, não sendo, portanto, audível em situações normais.

- 1ª bulha (B1): ruído que decorre do fechamento das valvas mitral e tricúspide, sendo melhor audível nos focos mitral

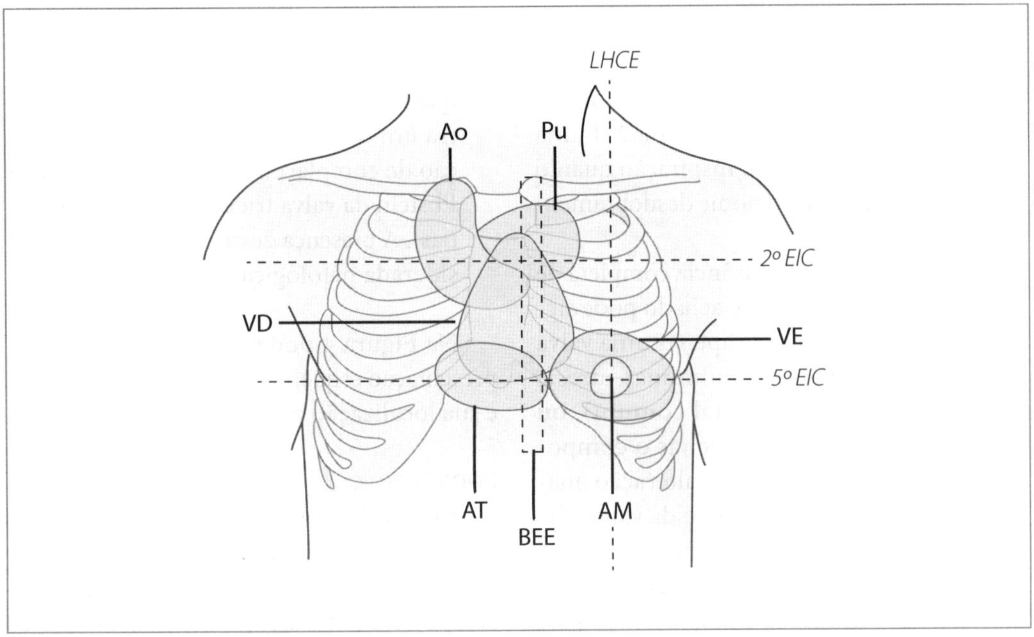

FIGURA 3 Desenho esquemático mostrando os principais pontos de referência para identificar os focos de avaliação do coração na região precordial (palpação e ausculta).
2º EIC: segundo espaço intercostal; 5º EIC: quinto espaço intercostal; AM: área mitral; Ao: área aórtica; AT: área tricúspide; BEE: borda esternal esquerda; LHCE: linha hemiclavicular esquerda; Pu: área pulmonar; VD: ventrículo direito; VE: ventrículo esquerdo.

(apical) e tricúspide (borda esternal esquerda baixa). Tem dois componentes, o mitral e o tricúspide. A distância entre esses componentes é pequena, não sendo comum observar desdobramentos da 1ª bulha na criança. Em condições normais, a 1ª bulha tem maior intensidade no foco mitral, porém em algumas situações de hipertensão no ventrículo direito ela passa a ser mais intensa no foco tricúspide (p. ex., transposição das grandes artérias ou hipertensão pulmonar).

- 2ª bulha (B2): ruído que decorre do fechamento das valvas aórtica e pulmonar, sendo melhor audível nos focos pulmonar (borda esternal esquerda alta) e aórtico (borda esternal direita alta). O melhor local para analisar a 2ª bulha é no foco pulmonar. Ela apresenta dois componentes: o aórtico (A2) e o pulmonar (P2), sendo que o P2 ocorre um pouco depois do A2, o que explica a presença do desdobramento fisiológico na 2ª bulha em condições normais. A intensidade da B2 e a presença de desdobramentos devem ser bem analisadas, pois alterações da B2 podem ser características de várias cardiopatias na infância, como veremos a seguir:
  - Desdobramento normal ou fisiológico da 2ª bulha: a B2 normalmente apresenta um desdobramento de seus dois componentes (P2 depois de A2), que é variável durante o ciclo respiratório, sendo mais prolongado na inspiração e diminuindo ou desaparecendo durante a expiração (Figura 2). Este achado não é considerado patológico.
  - Desdobramento fixo da 2ª bulha: o desdobramento amplo e fixo de B2 ocorre em situações em que a sístole do ventrículo direito está muito prolongada (p. ex., presença de grande comunicação

interatrial) ou se existe um bloqueio elétrico do ramo direito que retarda a contração do ventrículo direito. Nessas situações será possível ouvir a 2ª bulha desdobrada tanto na inspiração quanto na expiração, daí o nome desdobramento fixo da B2.

- A 2ª bulha única (ausência completa de desdobramento): esse achado pode significar a presença de apenas uma valva arterial (ex.: atresia pulmonar, atresia aórtica, tronco arterial comum), ou quando se ausculta apenas o componente A2 devido a uma alteração anatômica de posicionamento da valva aórtica no tórax (p. ex., transposição das grandes artérias, tetralogia de Fallot), ou ainda nos casos de hipertensão pulmonar acentuada, situação em que o componente P2 se aproxima do componente A2, dando a impressão de uma 2ª bulha única.
- Intensidade na 2ª bulha no foco pulmonar: quanto à intensidade, uma 2ª bulha hiperfonética no foco pulmonar pode indicar a presença de hipertensão pulmonar, e por outro lado uma 2ª bulha hipofonética no foco pulmonar ocorre nos quadros de estenose pulmonar.

- 3ª bulha (B3): ruído que decorre do choque do fluxo de sangue atrial chegando aos ventrículos na fase inicial da diástole. Pode ser um achado normal em crianças de 2-8 anos, mas geralmente está presente em cardiopatias com acentuada dilatação ventricular, além de redução da complacência ventricular (p. ex., miocardiopatias, cardiopatias com grande *shunt* esquerda-direita). É um ruído audível, porém de menor intensidade que a B1 e a B2, estando geralmente localizado nos focos mitral e tricúspide. A presença de taquicardia associada à presença de B3 ocasiona o famoso ritmo de galope.
- 4ª bulha (B4): ruído que ocorre na fase final da diástole, após a contração atrial, quando esse fluxo de sangue se choca contra um ventrículo dilatado e com alteração de complacência (p. ex., anomalia de Ebstein da valva tricúspide, miocardiopatias). A presença desse ruído é sempre considerada patológica.

Na Figura 4 podemos observar uma representação esquemática das bulhas cardíacas e sua localização no ciclo cardíaco.

Sopro cardíaco

São ruídos decorrentes de vibração nas estruturas intracardíacas ou vasculares que surgem em decorrência de aumento da velocidade ou de turbulência no fluxo sanguíneo nessas estruturas, apresentando intensidade suficiente para ser transmitida e ser audível na parede torácica. O sopro deve ser identificado e analisado de forma sistematizada, devendo-se observar principalmente os seguintes aspectos: intensidade, ocorrência

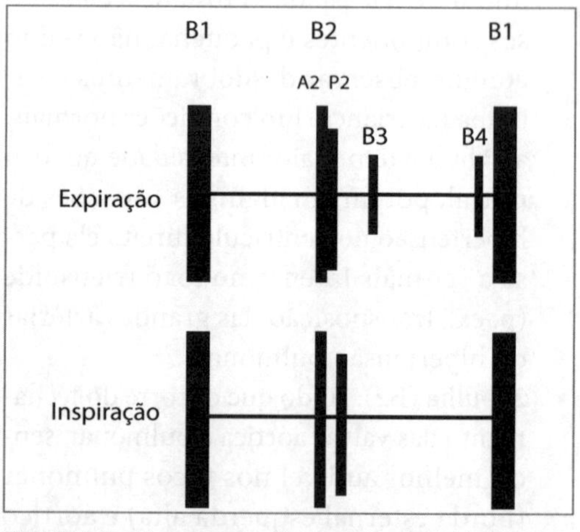

FIGURA 4 Representação esquemática das bulhas cardíacas ao longo do ciclo cardíaco. B1 representa a 1ª bulha, B2 a 2ª bulha, B3 a 3ª bulha e B4 a 4ª bulha. Observa-se que a B2 apresenta dois componentes, aórtico (A2) e pulmonar (P2), que se distanciam durante a inspiração, ocasionando o desdobramento fisiológico de B2.

temporal em relação ao ciclo cardíaco (sistólico, diastólico, contínuo), localização principal e irradiação no tórax

- Intensidade do sopro: a intensidade de um sopro é determinada pelo volume de sangue que se movimenta no local de turbulência de fluxo, e o gradiente de pressão existente nas câmaras cardíacas. Quanto maiores o volume de fluxo e o gradiente de pressão, maior a intensidade do sopro. Utiliza-se a seguinte classificação para graduar a intensidade de um sopro[8]:
  - Grau 1: audível apenas com ausculta cuidadosa.
  - Grau 2: sopro discreto, porém facilmente audível.
  - Grau 3: sopro moderado, porém sem frêmito.
  - Grau 4: sopro intenso, acompanhado de frêmito.
  - Grau 5: sopro intenso, detectado com o estetoscópio tocando levemente o tórax.
  - Grau 6: sopro intenso, detectado mesmo sem o estetoscópio estar tocando totalmente o tórax.
- Classificação quanto à localização no ciclo cardíaco: de acordo com a localização do sopro em relação às 1ª e 2ª bulhas cardíacas, o sopro é classificado em sistólico, diastólico ou contínuo (Figura 5)
  - Sopro sistólico: ocorre entre a 1ª e a 2ª bulhas cardíacas e é classificado em sopro de ejeção e de regurgitação, de acordo com o início do sopro em relação à 1ª bulha.
    - Sopro sistólico em ejeção: inicia-se após a 1ª bulha e tem caráter crescendo-decrescendo, geralmente terminando antes da 2ª bulha. É geralmente causado pela obstrução do fluxo sanguíneo nas vias de saída direita ou esquerda (estenose pulmonar ou estenose aórtica).
    - Sopro sistólico em regurgitação: inicia-se junto à 1ª bulha (não há intervalo algum entre a 1ª bulha e o início do sopro), apresenta duração mais prolongada e ocupa toda a sístole (holossistólico). Esse tipo de sopro é sempre patológico e está presente nas seguintes situações: comunicação interventricular, insuficiência tricúspide e insuficiência mitral.
  - Sopro diastólico: ocorre entre a 2ª bulha e a 1ª bulha e é classificado em três tipos de acordo com o mecanismo hemodinâmico causador do sopro:
    - Sopro diastólico em regurgitação: inicia-se junto com a 2ª bulha (protodiastólico) e tem caráter em "decrescendo", diminuindo sua intensidade ao longo da diástole até o início da 1ª bulha. É o sopro característico da insuficiência das valvas arteriais. É melhor audível na borda esternal esquerda média e geralmente tem irradiação para o foco mitral ou tricúspide. Na insuficiência aórtica, o sopro tem alta intensidade devido ao elevado gradiente entre a pressão da aorta e a pressão do ventrículo esquerdo, enquanto na insuficiência pulmonar a intensidade do sopro geralmente é bem menor.
    - Sopro diastólico de enchimento ventricular: ocorre em decorrência de uma estenose relativa das valvas mitral ou tricúspide em situações de alto fluxo através delas, como ocorre em cardiopatias com grande *shunt* esquerda-direita (p. ex., comunicação interventricular, comunicação interatrial). É melhor audível no foco mitral ou tricúspide e geralmente tem pequena intensidade.
    - Sopro diastólico pré-sistólico (contração atrial): ocorre no final da diástole, após a contração atrial. São ca-

racterísticos da estenose mitral ou tricúspide. Como os gradientes de pressão são pequenos (5-10 mmHg), a intensidade desse sopro é pequena, mas tem uma característica típica que lembra um "ruflar".

- Sopro contínuo: são aqueles que ocorrem durante todo o ciclo cardíaco, ou seja, durante a sístole e a diástole. Os tipos principais são os seguintes:
  - Comunicação aortopulmonar ou arteriovenosas: nessas doenças o fluxo turbulento se mantém ao longo da sístole e diástole na direção (do território de maior pressão para o de menor pressão). O exemplo mais conhecido é a persistência do canal arterial (PCA), cujo sopro contínuo é melhor audível no foco pulmonar e na borda esternal esquerda alta, não havendo nenhuma modificação com o decúbito. Nos casos de fistulas arteriovenosas extracardíacas, por exemplo, nas fístulas cerebrais ou hepáticas, o sopro contínuo será audível nessas regiões (cabeça, abdome).
  - Estenose de artérias: como na coarctação de aorta (sopro contínuo no dorso).
  - Sopro sistodiastólico decorrente de dupla lesão nas valvas arteriais, como na estenose aórtica associada à insuficiência aórtica, ou na estenose pulmonar associada à insuficiência pulmonar. Nessas situações o sopro será sistólico e diastólico, porém a direção do fluxo sanguíneo não será a mesma ao longo do ciclo cardíaco, o que o diferencia do sopro contínuo da PCA.
  - Sopro venoso: decorre de uma discreta turbulência de fluxo na chegada das veias inominadas junto à veia cava superior direita. É um sopro benigno e faz parte do grupo de sopros inocentes. Melhor audível na borda esternal direita, estando a criança em posição sentada, e geralmente desaparece na posição supina.
- Sopro inocente: a maioria das crianças (70-80%) apresenta algum tipo de sopro cardíaco inocente ao longo da infância, sendo mais frequente entre 3-5 anos de idade. Esse sopro não é patológico e não está associado à presença de cardiopatia. Geralmente é detectado ou se acentua em situações de elevação do débito cardíaco, tais como febre ou anemia. O três principais tipos de sopro inocente serão descritos a seguir.
  - O tipo mais comum de sopro inocente é o sopro de Still. Trata-se de um sopro sistólico de ejeção de pequena intensidade (graus 1 a 2) localizado na borda esternal esquerda média, com timbre vibratório, cuja explicação fisiopatológica é o aumento da velocidade de fluxo na via de saída do ventrículo esquerdo ou a presença de uma pequena corda tendínea no ventrículo esquerdo.
  - O segundo tipo de sopro inocente é o sopro inocente pulmonar, que é também um sopro de ejeção de pequena intensidade (graus 1 a 3) localizado na borda esternal esquerda alta. Também decorre de um aumento da velocidade de fluxo sanguíneo na via de saída do ventrículo direito, sendo mais comumente audível em crianças magras com tórax "fino" ou com *pectus excavatum.*
  - O terceiro tipo de sopro inocente é o sopro venoso contínuo, já descrito anteriormente.

Como o sopro é um sinal clínico muito comum em crianças, torna-se muito importante fazer o diagnóstico diferencial entre um sopro inocente e um sopro patológico. Na presença de um dos seguintes achados, o sopro deverá ser considerado patológico e necessitará de avaliação cardiológica especializada:

- Sintomas de insuficiência cardíaca ou cianose.
- Sopro sistólico com intensidade grau 3 ou mais, ou com frêmito.
- Sopro diastólico.
- Alteração das bulhas cardíacas.
- Alteração nos pulsos arteriais (amplos ou diminuídos).
- Alteração no eletrocardiograma.
- Alteração na radiografia de tórax: cardiomegalia, silhueta cardíaca alterada ou alteração da trama vascular pulmonar.

Avaliação do pulso arterial

Os pulsos arteriais centrais e periféricos devem ser palpados nos membros superiores e inferiores (nas quatro extremidades). Deve-se avaliar tanto a presença quanto a intensidade do pulso arterial, procurando fazer uma comparação entre o achado nos membros superiores e inferiores.

Em uma criança que apresenta pulsos cheios e amplos nos membros superiores e pulsos finos ou ausentes nos membros inferiores, o diagnóstico de coarctação de aorta é praticamente certo.

Pulsos com amplitude aumentada em todas as extremidades demonstram redução da pressão diastólica na aorta, o que ocorre na insuficiência aórtica e na persistência do canal arterial.

Pulsos com amplitude diminuída em todas as extremidades demonstram redução do fluxo aórtico, o que ocorre nas lesões obstrutivas do lado esquerdo (estenose aórtica grave, síndrome de hipoplasia do coração esquerdo), taquiarritmias graves e choque de qualquer etiologia.

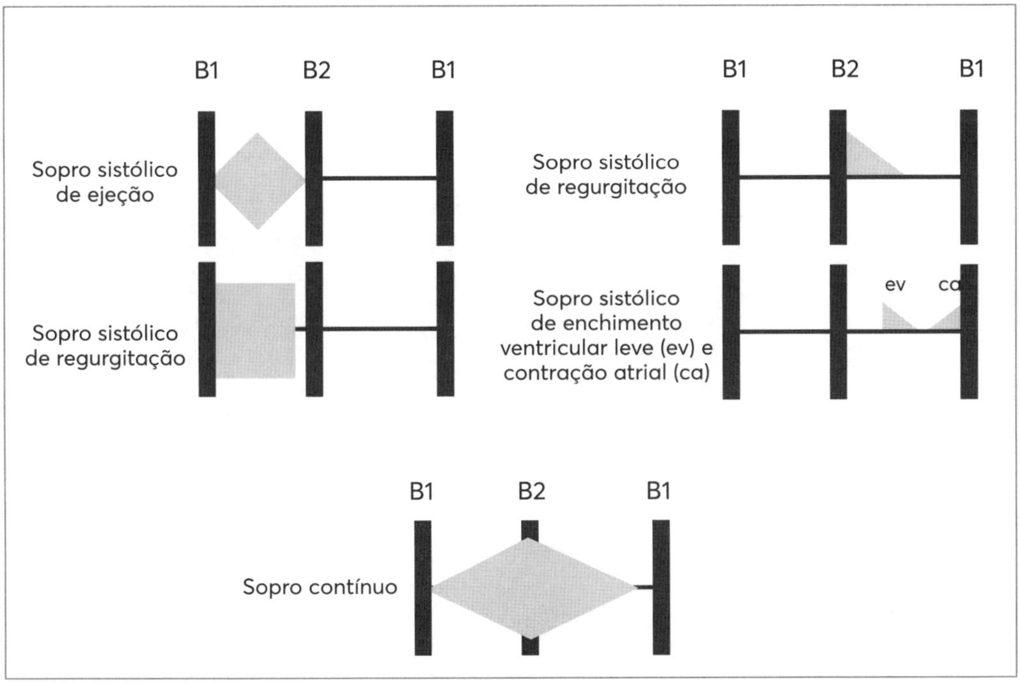

FIGURA 5 Representação esquemática dos principais tipos de sopro cardíaco e sua classificação quanto à localização no ciclo cardíaco (B1 = 1ª bulha e B2 = 2ª bulha).

REFERÊNCIAS BIBLIOGRÁFICAS

1. Park MK. Manual Park de cardiologia pediátrica. 5.ed. Rio de Janeiro: Elsevier; 2016. p.20-45.
2. Thull-Freedman J. Evaluation of chest pain in the pediatric patients. Med Clin N Am. 2010;94:327-47.
3. Park MK. Manual Park de cardiologia pediátrica. 5.ed. Rio de Janeiro: Elsevier; 2016. p.487-502.
4. Fleming S, Thompson M, Stevens R, Heneghan C, Plüddemann A, Maconochie I, et al. Normal ranges of heart rate and respiratory rate in children from birth to 18 years: a systematic review of observational studies. Lancet. 2011;377(9770):1011-18.
5. Flynn JT, Kaelber DC, Baker-Smith CM, Blowey D, Carroll AE, Daniels SR, et al. Subcommittee on screening and management of high blood pressure in children. Clinical Practice Guideline for Screening and Management of High Blood Pressure in Children and Adolescents. Pediatrics. 2017;140:3:1-74
6. Mahle WT, Newbuerger JW, Matherne GP, Smith FC, Hoke TR, Koppel R, et al. Role of pulse oximetry in examining newborns for congenital heart disease: a scientific statement from the American Heart Association and American Academy of Pediatrics. Circulation. 2009;120:447-58.
7. Miyague NI, Binotto CN, Mateus SMC. Reconhecimento e conduta nas cardiopatias congênitas. In: Sociedade Brasileira de Pediatria. Tratado de pediatria. 4.ed. Barueri: Manole; 2017. p.471-98.
8. Horta MGC, Peeira RST. Sopro cardíaco na criança. In: Sociedade Brasileira de Pediatria. Tratado de pediatria. 4.ed. Barueri: Manole; 2017. p.503-9.

55

Semiologia em nefropatia

Nilzete Liberato Bresolin
Rejane de Paula Bernardes

INTRODUÇÃO

As doenças renais são frequentes na faixa etária pediátrica. Muitas delas se associam a complicações na fase aguda da doença e, também, a sequelas em longo prazo, que podem incluir hipertensão arterial, proteinúria, microalbuminúria e comprometimento da função renal. Há necessidade de alto grau de suspeita para seu diagnóstico porque especialmente as crianças menores podem apresentar sinais e sintomas inespecíficos e não relacionados ao trato urinário. É necessário, portanto, que os pediatras estejam familiarizados com os diversos modos de apresentação das nefropatias para que o diagnóstico e o tratamento precoces sejam implementados[1,2].

No exercício da nefrologia pediátrica, a primeira ferramenta diagnóstica, de importância inquestionável, é a semiologia, um termo que vem do grego σημειολογία (*semion*, sinal + *lógos*, tratado, estudo). A semiologia é a parte da medicina relacionada ao estudo dos sinais e sintomas das doenças humanas.

Sintoma é toda a informação subjetiva descrita pelo paciente e que não é passível de confirmação pelo examinador, pois é uma sensação do paciente (p. ex., dor lombar). Sinal refere-se à alteração objetiva que afeta um dos sentidos do examinador (p. ex., edema). A semiologia estuda ainda a maneira pela qual os sintomas se revelam (a partir de interrogatório, exame clínico, exames complementares) e se apresentam (observação, síndrome) com o objetivo de estabelecer o diagnóstico[3,4].

Os sintomas são definidos pela história do paciente, que deve ser complementada pelo interrogatório médico e acrescida dos antecedentes pessoais e familiares. Muitas doenças renais, por exemplo, a doença de Alport (surdez, hematúria e histórico familiar), são assim reveladas e têm nos exames complementares (no caso, biópsia renal analisada por microscopia eletrônica) a sua confirmação[5]. Os antecedentes pessoais de doenças prévias (infecções recorrentes do trato urinário, febre recorrente, dores articulares, alterações da pele) e hábitos (número de micções diárias) são de grande auxílio diagnóstico. Os antecedentes familiares, tais como doença renal crônica (DRC), surdez, alterações ósseas, alterações hematológicas e déficit estatural, podem sugerir doenças hereditárias[5].

A principal característica do exame físico em uma criança é representada pela predominância do valor dos sinais gerais sobre os sinais regionais e determinada por dois fatores. O primeiro fator é a maior sinergia entre os órgãos da criança, dificultando a ocorrência exclusiva de manifestações mórbidas localizadas e resultando sinais e sintomas gerais, principalmente nas fases iniciais da maioria das afecções pediátricas, incluindo as nefrológicas. O segundo fator é a dificuldade de obtenção dos fenômenos regionais devido às características anatômicas (tamanho das cavidades e órgãos), não permitindo, em muitos casos (p. ex., cavidade esplâncnica), uma semiologia rica como nos adultos; além disso há a presença de choro e taquicardia[6]. Portanto, para o exame da criança são necessários: habilidade, paciência e carinho. Segundo o Professor Alcântara[6], pode-se "medir" a vocação do pediatra pela sua capacidade de conquistar a simpatia e a confiança da criança. Em nefrologia pediátrica, essa afirmação torna-se particularmente clara no diagnóstico da hipertensão arterial sistêmica (HAS) e de suas possíveis etiologias, que dependerão da avaliação das diferenças de pressão entre os membros, assimetria de pulso à palpação e presença de sopro abdominal[1,4].

A avaliação inicial requer uma visão clínica abrangente e o conhecimento de que muitos pacientes nefrológicos podem se apresentar completamente assintomáticos, enquanto outros podem se apresentar com manifestações específicas relacionadas ao sistema urinário (edema, hipertensão arterial e suas complicações, sintomas de uremia, tais como anemia de difícil controle, déficit de desenvolvimento ponderoestatural), e muitos com doenças sistêmicas podem apresentar comprometimento renal[5].

Além da avaliação baseada na história clínica completa e no exame físico, os exames laboratoriais, de imagem e a biópsia renal serão solicitados quando necessários para complementar, confirmar ou afastar a(s) hipótese(s) diagnóstica(s) já elaborada(s).

Os rins são órgãos pares situados no espaço retroperitoneal, pesam 150 g cada, ou seja, apenas 0,4% do peso corporal médio. Recebem em média 25% do débito cardíaco (cerca de 1.200 mL de sangue/minuto), sendo os órgãos mais irrigados do organismo (4 mL de sangue por grama de tecido)[3].

Os rins são fundamentais para a manutenção da homeostase do organismo a partir da regulação do volume, da composição do meio interno e do equilíbrio ácido-básico[7,8]. Essas funções são executadas por sistemas complexos que mantêm e controlam a função dos néfrons[7,8]. O néfron é a unidade funcional do rim, e há cerca de 1 milhão deles em cada rim. É formado basicamente de um tufo glomerular, envolvido por uma cápsula que se prolonga nos túbulos renais, que por sua vez se unem para formar um sistema coletor[7,8].

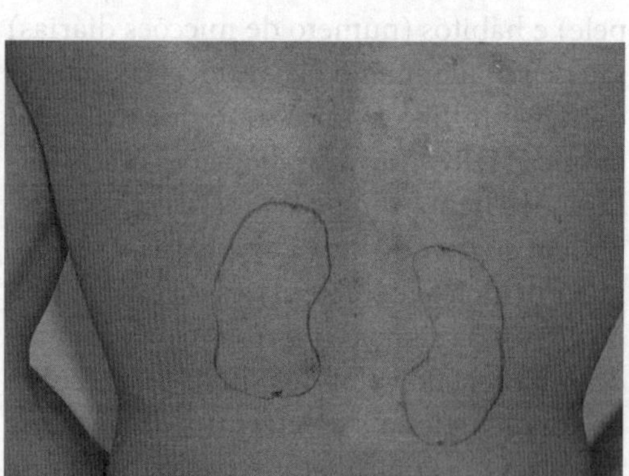

FIGURA 1 Localização dos rins em região lombar.

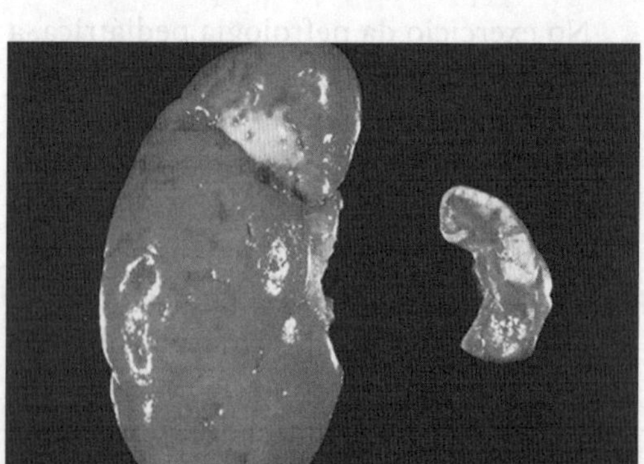

FIGURA 2 Aspecto macroscópico de rim normal e de rim atrofiado.

As funções renais podem ser classificadas em excretoras e secretoras. A partir da excreção são eliminadas substâncias inúteis ou tóxicas ao organismo, ao mesmo tempo que são regulados o volume, a osmolaridade e o pH do líquido extracelular. Entre os hormônios secretados estão: a renina, um precursor da eritropoetina e a forma ativa da vitamina D, que atuam no controle da pressão arterial (PA), sobre a massa de eritrócitos, e sobre a absorção do cálcio, respectivamente[7,8].

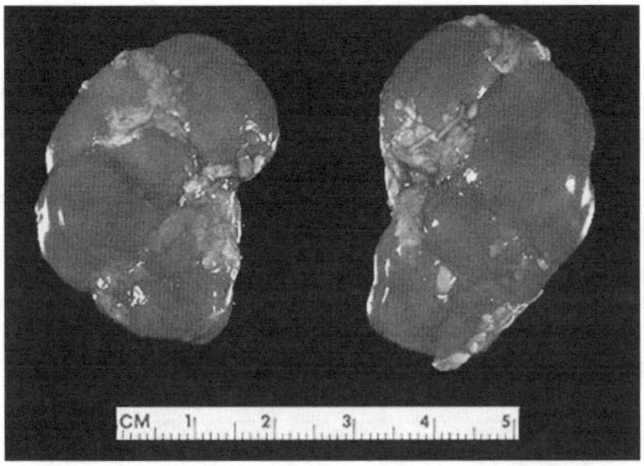

FIGURA 3 Rins normais de lactente: aspecto lobulado.

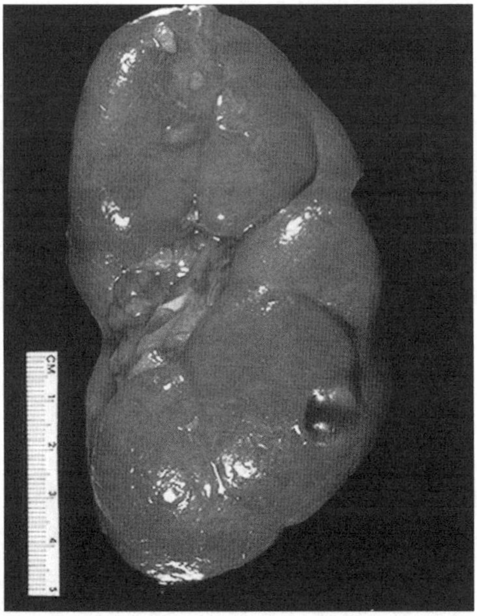

FIGURA 4 Persistência de lobulação fetal.

As doenças renais podem ser didaticamente classificadas em glomerulares, tubulares, vasculares e intersticiais, embora seja consenso que uma doença primariamente glomerular pode comprometer, no decorrer de sua evolução, túbulos e vasos e vice-versa[8].

As alterações estruturais frequentemente evoluem com o acometimento funcional, que pode se manifestar agudamente (lesão renal aguda – LRA) ou insidiosamente (DRC), a partir de um conjunto de sinais e sintomas (síndrome) que podem ser identificados e agrupados (Quadro 1)[4,9].

O aparelho urinário inferior tem as funções de armazenar e eliminar a urina produzida pelos rins, em sistema de proteção no qual a pressão inicialmente baixa na pelve renal, eleva-se nos ureteres e cai novamente em um sistema de baixa pressão que é a bexiga. O esfíncter externo, única estrutura de controle voluntário, deve promover a contenção durante o enchimento e relaxar adequadamente durante a micção. Alterações nesse sistema, de ordem anatômica ou funcional, acarretam alterações no fluxo urinário, com consequências como infecção do trato urinário (ITU) recorrente, refluxo vesicoureteral (RVU), lesões cicatriciais renais, podendo inclusive resultar em HAS e DRC[10].

Serão discutidos a seguir os principais meios semiológicos que poderão auxiliar no diagnóstico das doenças do aparelho urinário e as síndromes nefrológicas mais comuns em pediatria.

SINAIS E SINTOMAS

As doenças renais variam muito entre o período neonatal e a adolescência, e a avaliação clínica das crianças pequenas requer especial habilidade do pediatra. Afinal, muitas vezes esses pacientes não conseguem referir seus sintomas. Um exemplo é a ITU, que se manifesta de forma diferente de acordo com a idade.

QUADRO 1 Doenças que afetam os rins[4,9]

I – NEFROPATIAS GLOMERULARES
1. Primárias
1.1 Difusas
▪ Lesões mínimas.
▪ Membranosas.
▪ Proliferativas.
▪ Membranoproliferativas.
▪ Crônicas.
1.2 Focais
▪ Esclerose.
▪ Berger.
2. Secundárias
▪ Colagenoses (LES, poliarterite nodosa etc.).
▪ Goodpasture.
▪ Henoch-Schönlein.
▪ *Diabetes mellitus*.
▪ Amiloidose.
▪ Disproteinemias.
▪ Endocardite.
▪ Nefrite de *shunt*.
▪ Esquistossomose.
▪ Malária.
▪ Alport.
▪ Toxemia gravídica.
▪ Neoplasia.
II – NEFROPATIAS INTERSTICIAIS
▪ Pielonefrite
▪ Nefrite de irradiação
▪ Rejeição de transplante
▪ Hipersensibilidade a drogas
▪ Nefropatia hipercalcêmica
▪ Nefropatia hipocalcêmica
▪ Nefropatia úrica
▪ Oxalose
▪ Infiltração neoplásica
▪ Necrose papilar
III – NEFROPATIAS TUBULARES
1. Necrose tubular aguda
2. Nefropatia obstrutiva

(continua)

QUADRO 1 Doenças que afetam os rins[4,9] (*continuação*)

3. Tubulopatias crônicas
▪ *Diabetes insipidus* renal.
▪ Glicosúria.
▪ Raquitismo.
▪ Cistinúria.
▪ Hartnup.
▪ Bartter, Lidle, Gordon.
▪ Fanconi.
▪ Acidose tubular.
IV – NEFROPATIAS VASCULARES
▪ Nefrosclerose hipertensiva
▪ Hipertensão renovascular
▪ Rejeição de transplante
▪ Infarto renal
▪ PAN (pan-arterite nodosa), esclerodermia
▪ Síndrome hemolítico-urêmica
▪ Púrpura trombocitopênica trombótica
V – MALFORMAÇÕES CONGÊNITAS
▪ Agenesia (uni-bilateral)
▪ Hipoplasia (uni-bilateral)
▪ Displasias
▪ Ectopia
▪ Rim em ferradura
▪ Císticas
▪ Cisto simples.
▪ Rim multicístico.
▪ Doença policística.
▪ Doença cística medular.
▪ Rim-esponja.
VI – TUMORES
1. Benignos
2. Malignos
▪ Carcinoma.
▪ Wilms.
▪ Sarcoma.
VII – HEMATÚRIAS
▪ Distúrbios metabólicos: hipercalciúria, hiperuricosúria
▪ Doenças hematológicas: coagulopatias: CIVD, hemofilia, nefropatia falciforme, trombose venosa renal
▪ Anomalias anatômicas congênitas
▪ Traumatismo renal

CIVD: coagulação intravascular disseminada; LES: lúpus eritematoso sistêmico
Fonte: Bresolin; Menezes;[4] Cho.[9]

Dor de origem renal e trato urinário

A dor renal dificilmente é descrita pela criança, pois ela não consegue definir suas características (tipo, localização, intensidade, irradiação, tempo de aparecimento, fatores de melhora e de piora). Em crianças menores, doenças nefrourológicas podem se manifestar com dor abdominal inespecífica ou de localização indefinida, muitas vezes interpretada como cólica intestinal ou como crise de apendicite. A interpretação equivocada também pode ocorrer pela concomitância com queixas gastrointestinais (náusea, vômito, obstipação intestinal, distensão abdominal).

A dor renal pode decorrer de distensão ou compressão da cápsula renal peripélvica ou da pelve, em geral constante e de intensidade moderada, por tração pedicular ou obstrução, espasmo muscular do bacinete ou ureter, com dor tipicamente em cólica e de forte intensidade[11]. Muitas condições patológicas envolvendo infecção, obstrução e malformações congênitas podem causar dor[12].

A dor renal tipo cólica em região lombar, típica de litíases renoureterais, pode irradiar em direção aos quadrantes inferiores do abdome, para os testículos no menino e para a vulva nas meninas, provocando sofrimento e inquietação. No entanto, os sintomas de urolitíase em crianças diferem dos de adultos, e menos comumente apresentam cólica renal típica[13].

A pielonefrite aguda cursa com dor, muitas vezes acompanhada por calafrios, febre e eventualmente náuseas e vômitos. Em período neonatal e nos lactentes esse quadro clínico é de difícil identificação, havendo necessidade de alto grau de suspeita por parte do pediatra para que o diagnóstico seja realizado.

As obstruções agudas ou crônicas das vias urinárias com hidronefrose se manifestam com dores mal localizadas, podendo causar também irritabilidade, em qualquer idade, inclusive no período neonatal.

Outras causas de dor são as hemorragias e condições vasculares agudas (tromboses de artéria ou veia renais), raramente infarto renal por doenças sistêmicas como lúpus[8,14].

A nefroptose que ocorre por mobilidade anormal do rim pode provocar torção do pedículo renal ou do ureter, causando dor episódica em flanco por hidronefrose transitória, redução da perfusão renal ou tração de nervos autonômicos[12].

Dependendo da gravidade da doença renal policística autossômica dominante, crianças podem eventualmente apresentar dor lombar ou em flanco, assim como hipertensão arterial e alteração na capacidade de concentração urinária.

A síndrome do quebra-nozes consiste na compressão da veia renal esquerda pela artéria mesentérica superior em sua passagem entre esta e a aorta abdominal; é mais comum em mulheres adultas, mas pode ocorrer em crianças maiores. Um consequente refluxo venoso gera varizes dos plexos venosos pélvicos superficiais e profundos, responsáveis por dores crônicas em flanco esquerdo e abdome, além de micro-hematúria[15].

As dores vesicais ocorrem em casos de cálculos vesicais, acompanhadas ou não de retenção urinária aguda, em casos de ITU inferior, e também podem estar presentes nas disfunções de trato urinário inferior, especialmente nas bexigas espessadas com baixa elasticidade (complacência).

Dores uretrais miccionais ou pós-miccionais sugerem quadros inflamatórios vesicais ou uretrais[1,7,14,16].

Alterações do aspecto macroscópico da urina

Hematúria, piúria, quilúria e cristalúria alteram o aspecto macroscópico da urina e sempre devem ser investigadas[14].

Hematúria

A presença de hemácias na urina pode ter origem em qualquer ponto do sistema urinário, dos capilares glomerulares até a uretra, sendo de origem renal ou do trato urinário. Diversas são as possíveis causas: nefrites tubulointersticiais, glomerulopatias, ITU, tumores, litíase urinária, distúrbios metabólicos e hematológicos, cistos renais, divertículos, trabeculações e espessamento de parede vesical, pólipos da bexiga, uropatias, traumas renais ou abdominais, malformações arteriovenosas e angiolipomas na esclerose tuberosa. A síndrome de Munchaüsen é causa de falsa hematúria, e em meninas maiores pode ocorrer contaminação urinária com sangue de origem menstrual.

A hematúria pode ser macroscópica ou microscópica, contínua ou intermitente, acompanhada de outros sinais ou sintomas ou assintomática, glomerular ou extraglomerular, com dismorfismo eritrocitário ou não. Anamnese e exame físico minuciosos e exames complementares auxiliarão na identificação da origem da hematúria[1,9,14]. Quando de origem renal, a hematúria é dita total, tendo a mesma intensidade durante toda a micção, e apresenta coloração mais escura, acastanhada. Se proveniente de vias urinárias, pode resultar na eliminação de pequenos coágulos alongados (moldes ureterais). Quando a origem é no aparelho urinário inferior, a hematúria pode ser inicial, a partir da uretra, ou terminal, no final da micção, em geral ureterovesical. A presença de sinais e sintomas associados, como anemia, edema, hipertensão arterial, surdez, dor, ITU e outros focos de sangramento, pode auxiliar no diagnóstico etiológico[1]. Quando acompanhada de proteinúria, sugere doença glomerular. Também o histórico familiar, como anemia falciforme, litíase e síndrome de Alport, pode orientar um diagnóstico. No período neonatal, o diagnóstico diferencial de hematúria inclui lesões renais secundárias a hipoxemia (necrose tubular aguda – NTA, necrose cortical), acidente renovascular (trombose de veia renal), além de uropatia obstrutiva, cistite, nefrite ou coagulopatia de base.

Embora a urina vermelha usualmente indique hematúria, há outras causas possíveis de alteração na sua cor, que pode se apresentar avermelhada, acastanhada ou esverdeada após, por exemplo, a ingestão de alimentos com corantes naturais (beterraba, amora) ou artificiais, a ingestão de medicamentos (rifampicina, fenazopiridina), ou ainda em situações de hiperuricosúria, porfirias, hemoglobinúrias, alcaptonúria, presença de bilirrubina e urobilinogênio[14,16].

Urina turva

O aspecto turvo da urina pode indicar a presença de células da séria branca (piúria), a presença de cristais de cálcio fosfato ou a combinação de sais de cálcio, ácido úrico, oxalato, cistina ou estruvita. Essas substâncias em excesso podem ocorrer em várias condições clínicas. A precipitação de fosfatos e uratos podem ocorrer por refrigeração da amostra de urina[16].

Piúria

Quando a urina se apresenta turva, embaçada e malcheirosa, é provável que o paciente esteja apresentando piúria[1]. Nesse caso, a ITU é a causa mais provável. Exemplos de

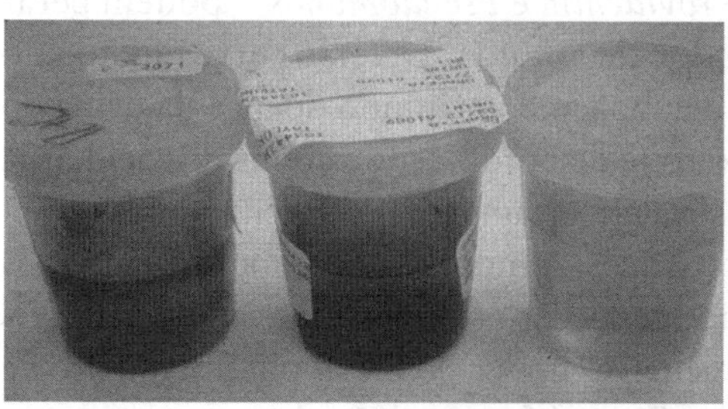

FIGURA 5 Coloração da urina vermelha ou castanha na hematúria macroscópica e amarela límpida normal.

algumas condições menos comuns em que a urina é estéril são: intoxicação, irritação de mucosa em litíase renal, desidratação intensa[1]. A tuberculose também pode cursar com piúria com culturas negativas.

Quilúria

Urina branco-leitosa é observada quando ocorre a presença de linfa na urina. A principal causa dessa alteração é a filariose, no entanto esse achado também pode ser observado quando ocorre bloqueio linfático por tumores malignos[16].

Cristalúria

A urina normal contém cristais de fosfato e oxalato de cálcio. Quando se apresenta com cor branca como giz, significa que houve precipitação de fosfato ou carbonato em urina alcalina. A cor retorna ao normal com a adição de ácido acético[15]. A precipitação de ácido úrico confere à urina cor vermelho-tijolo, quel desaparece com alcalinização por hidróxido de sódio[16].

Urina espumosa

A presença de urina espumosa sempre sugere proteinúria, devendo-se então realizar exame para quantificar.

Urina com odor fétido ou odor anormal

Numerosos fatores resultam em alteração no odor da urina. Bactérias produtoras de urease – *Proteus*, *Staphylococcus*, *Klebsiella*, *Providentia* e *Pseudomonas* – podem gerar odor de amônia. Diversos erros inatos do metabolismo, incluindo doença da urina do xarope de bordo, fenilcetonúria, e acidemia isovalérica, também produzem odores característicos. A mudança no odor da urina após a ingestão de aspargos foi relatada pela primeira vez no século XVIII por um médico da família real francesa[16].

Anomalias de volume urinário

Oligúria

O recém-nascido (RN) saudável pode ser oligúrico nos primeiros 2-3 dias de vida. Além do período neonatal imediato, a oligúria é definida como produção de urina inferior a 500 mL/24 horas/1,73 m^2 ou abaixo de 1 mL/kg/hora[16]. A causa mais comum de oligúria em crianças é a pré-renal, devido à depleção do volume intravascular por baixa ingesta hídrica, perdas hídricas anormais ou distúrbios hemodinâmicos[3]. Se essa condição for descartada, é preciso ir em busca de estados patológicos renais como NTA, necrose cortical, glomerulonefrite difusa aguda (GNDA), nefrite intersticial, trombose dos vasos renais ou rejeição de transplante.

Anúria

A anúria é a ausência de eliminação de urina ou a eliminação de volume inferior a 100 mL em 24 horas no paciente adulto[17]. Em relação aos RN, 50% deles urinam nas primeiras 8 horas, a maioria (mais de 90%) nas primeiras 24 horas de vida e alguns só irão urinar em 48 horas de vida. Se houver anúria persistente por período superior a 48 horas, deve-se investigar disfunção renal primária ou uropatia obstrutiva[3,17]. Fora do período neonatal é quase sempre um sinal patológico que pode indicar LRA, mas deve ser diferenciada de retenção urinária aguda por obstrução urinária (por exemplo, uma obstrução ureteral bilateral por cálculos)[17]. Outras condições mais graves, como agenesia renal bilateral (síndrome de Potter) ou displasias bilaterais, cursam com oligodrâmnio no pré-natal.

Poliúria e polidipsia

A poliúria é a eliminação persistente de volumes urinários aumentados. Não existe uma definição estrita de poliúria, embora uma produção diária de urina excedendo 2 L em crianças em idade escolar seja incomum. Em RN a poliúria é incomum. É preciso distinguir poliúria de frequência urinária aumentada, com produção de urina de 24 horas nos limites normais. Doenças que resultam em poliúria incluem ingesta excessiva de líquidos, aumento da carga osmótica, falha em produzir ou liberar hormônio antidiurético (ADH) e resistência às ações do ADH no rim[16].

Entre as causas de poliúria patológica, podemos citar: o *diabetes insipidus* hipofisário ou nefrogênico; a polidipsia compulsiva (ingestão neurótica de grande quantidade de líquido); a descompensação diabética; estados de hiperpotassemia e hipercalcemia[1]; o déficit de concentração urinária secundário à hiperazotemia em pacientes com LRA por NTA ou DRC, em especial aqueles casos secundários a anomalias obstrutivas do trato urinário[17,18].

O diagnóstico diferencial entre a polidipsia primária e a poliúria primária pode ser feito pela avaliação da osmolalidade do plasma e da urina e a resposta à privação controlada de água. A distinção entre causa hipofisária e renal da poliúria pode ser feita pela concentração plasmática de ADH e pela resposta urinária à D-amino-arginina vasopressina[16].

Sintomas urinários e intestinais sugestivos de disfunção do trato urinário inferior

Os sintomas urinários são classificados de acordo com sua relação com a fase de armazenamento ou de esvaziamento vesical. São variáveis de acordo com a frequência, a intensidade e o tipo de disfunção. A partir do desfralde é possível identificar sintomas urinários; já em crianças fraldadas torna-se mais difícil o diagnóstico de disfunção, podendo se manifestar com ITU e/ou dilatação de vias urinárias. A terminologia para os sintomas urinários foi padronizada pela Sociedade Internacional de Continência na Criança (ICCS), sendo atualmente utilizada na maioria dos estudos[19].

Sintomas da fase de enchimento vesical

Alterações na frequência das micções[19]

O número de micções diárias varia de acordo com a idade, com a diurese e com a capacidade vesical. Crianças maiores de 5 anos apresentam 3-8 micções por dia. Uma frequência $\geq$ 8 vezes ao dia é considerada aumentada, e $\leq$ 3 vezes ao dia diminuída. A realização de um diário miccional auxilia na determinação da frequência. O aumento na frequência com pequenos volumes sugere processo inflamatório ou disfunção de trato urinário. A frequência diminuída com volumes acima da capacidade vesical estimada para idade pode sugerir hipoatividade vesical ou processo obstrutivo infravesical.

Incontinência urinária[19]

É definida como uma perda urinária involuntária. Pode ser contínua ou intermitente, diurna ou noturna. A incontinência contínua ocorre durante o dia e à noite, em geral associada a malformações congênitas, por exemplo, ureter ectópico, perda da função do esfíncter externo ou causa iatrogênica (p. ex., fístula vesicovaginal)[1,17,20]. Na incontinência intermitente diurna ocorrem perdas de urina em pequenos volumes de forma intermitente; sendo noturna, denominamos enurese.

Enurese e noctúria

Enurese é a ocorrência de micção involuntária durante o sono. Quando é sintoma isolado, chamamos de monossintomática, e, se acompanhada de outros sintomas urinários diurnos, chamamos de não monossintomática, sendo um sintoma de disfunção do trato urinário inferior. Pode ser primária, quando a criança nunca apresentou algum período anterior de continência total, ou secundária, quando ocorre após pelo menos 6 meses de continência. Pode ocorrer na vigência de poliúria de qualquer causa, como diabetes, DRC, doenças tubulares e outras condições.

A noctúria representa a necessidade de acordar durante a noite para urinar. É comum em crianças em idade escolar, não é necessariamente uma condição patológica. Mas as causas podem também ser basicamente as mesmas da enurese.

Urgência miccional[19]

É o desejo súbito e urgente de urinar e pode ser acompanhado de manobras retentoras, perdas de urina na roupa ou micções frequentes. Sugestivo de hiperatividade vesical.

*Manobras retentoras (*squatting*)*

Atitudes adotadas a fim de controlar a urgência e de evitar escapes urinários também podem sugerir hiperatividade vesical. Comportamentos comuns incluem: saltitar, cruzar as pernas, manipular genitais ou mesmo se agachar comprimindo o períneo com o calcâneo (atitude de Vincent).

Essas manobras são muitas vezes consideradas normais pelos pais, ou mal interpretadas como preguiça, distração ou masturbação.

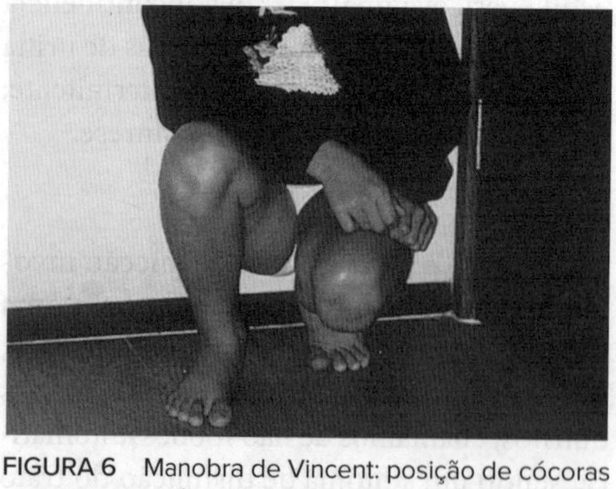

FIGURA 6 Manobra de Vincent: posição de cócoras com compressão do períneo com o calcâneo para evitar escapes de urina em crianças com disfunções vesicais.

Sintomas na fase de esvaziamento vesical[19]

Disúria

A disúria pode representar desconforto ou dor para urinar. Na maioria das vezes é secundária a uma lesão inflamatória da bexiga ou da uretra, ou ainda a lesões obstrutivas infravesicais de ordem anatômica ou funcional[1]. A disúria pode se apresentar como dificuldade para iniciar a micção, esforço miccional, jato urinário fraco ou fracionado. Pode se acompanhar de dor ou não. As obstruções do colo vesical ou da uretra podem se apresentar como um simples gotejamento de urina, podendo a bexiga tornar-se palpável após a micção, caracterizando uma retenção vesical incompleta[1]. Os pacientes com quadros de retenção vesical incompleta crônica com frequência apresentam comprometimento do trato urinário superior, devido a obstrução e a ocorrência de ITU. A disúria inicial sugere origem uretral, e a disúria em repleção, origem vesical.

Hesitação

Representa a dificuldade em iniciar a micção, com algum tempo de espera no vaso, apesar do desejo miccional. Pode significar a presença de uma doença de colo vesical.

Micção com esforço

Necessidade de fazer esforço para aumentar a pressão abdominal (manobra de Valsalva) a fim de iniciar ou manter a micção. Representa, em geral, hipoatividade do detrusor ou obstrução infravesical.

Jato urinário fraco

Esse termo descreve um fluxo fraco e sugere uma obstrução de saída da bexiga, podendo ser de causa anatômica, como válvula de uretra posterior (VUP) ou estenose de uretra, ou de causa funcional.

Intermitência

Define um fluxo irregular e flutuante sugestivo de falta de coordenação entre a bexiga e o esfíncter durante a micção, como ocorre na disfunção miccional em crianças neurologicamente normais.

Outros sintomas urinários

Sensação de esvaziamento incompleto

Necessidade de retorno ao banheiro.

Retenção urinária

Representa a incapacidade de urinar apesar do esforço miccional persistente devido à bexiga repleta e distendida. A retenção pode ser aguda e secundária à litíase coloureteral, ulcerações do meato uretral, cistite, balanopostite e uso de opioide[1,16]. A retenção crônica é uma condição mais grave e pode ocorrer em processos obstrutivos funcionais ou anatômicos como nas VUP, na síndrome de *prunne belly* que cursa com megabexiga e nas bexigas hipoativas ou atônicas. Quando presente, desde a vida intrauterina, ocasionam comprometimento irreversível do aparelho urinário superior (displasias)[1,17,20].

Gotejamento pós-miccional

Esse termo significa uma perda urinária involuntária imediatamente após o término da micção. O sintoma pode estar associado a refluxo vaginal em meninas ou siringocele em meninos.

Jato urinário em spray

Essa condição geralmente implica em obstrução mecânica ou logo abaixo do meato uretral (p. ex., estenose meatal).

Constipação e incontinência fecal ou encoprese

São situações clínicas frequentemente associadas às alterações funcionais neurogênicas ou não neurogênicas de aparelho urinário inferior, funcionando como fator agravante com maior risco de ITU recorrente. Em crianças neurologicamente normais essa associação é denominada disfunção vesical e intestinal[21]; em crianças com comprometimento neurológico chamamos de intestino neurogênico. Nas duas condições a impactação fecal deve ser rigorosamente tratada.

Edema

Esse talvez seja um dos estigmas mais comuns da doença renal, e se caracteriza por ser frio, mole, indolor e usualmente mais intenso na face e nos membros inferiores. Em termos fisiopatológicos, os edemas de origem renal podem ser divididos em:

- Nefríticos com perda da função renal aguda ou crônica: menos intensos e originados da queda da filtração glomerular. Em ambos os casos há retenção de água e sódio[17]. Nos casos mais graves pode se acompanhar de hipertensão e edema pulmonar.
- Nefróticos: o edema ocorre pela perda de proteínas na urina, resultante da transudação de plasma para o interstício, secundária a hipoproteinemia; se essa transudação é maciça, pode haver edema intenso.

De acordo com o grau retenção, a apresentação clínica varia de um edema mais localizado até o generalizado, e aquele que cursa com derrame pleural e ascite, denominado anasarca. A ascite é o derrame de líquido livre na cavidade abdominal, de grau variável, cujo diagnóstico clínico pode ser feito a partir da inspeção, da palpação e da percussão do abdome.

Febre

A febre acompanhada de sintomas sistêmicos, urina turva com odor fétido e dor abdominal ou lombar, caracteriza ITU dita "alta", ou seja, uma pielonefrite aguda. Nos lactentes, a febre isolada ou acompanhada de sintomas inespecíficos muitas vezes digestivos ou acompanhada de hematúria[7].

Hipertensão arterial sistêmica

Considera-se HAS, na infância e na adolescência, quando os valores de pressão arterial (PA) sistólica e/ou diastólica são iguais ou superiores ao percentil 95 para sexo, idade e percentil da altura em três ou mais ocasiões diferentes, de acordo com as diretrizes americanas, em sua última atualização, publicada em 2017[22].

Em neonatos é mais difícil definir HAS devido às mudanças que ocorrem nas primeiras semanas de vida. Na espera de uma abordagem mais padronizada para definir HAS em neonatos prematuros e a termo, utilizamos a tabela de Dionne et al., que inclui valores para os percentis 95 e 99, para crianças entre 26-44 semanas[23].

Habitualmente as crianças e adolescentes hipertensos são assintomáticos. Alguns podem apresentar quadro de cefaleia, irritabilidade e alterações do sono. Os sinais e sintomas podem sugerir envolvimento de algum órgão ou sistema específico, por exemplo, rins (hematúria macroscópica, edema, fadiga), coração (dor torácica, dispneia aos esforços, palpitação)[4].

O diagnóstico diferencial de RN com PA persistentemente elevada inclui coartação de aorta (caracterizada pelo aumento da PA em extremidades superiores com baixa PA e/ou pulsos diminuídos em extremidades inferiores), oclusão renovascular (RN ou lactentes que realizaram cateterização da artéria umbilical), doenças renais císticas e comprometimento estrutural ou funcional do rim[22].

A HAS na faixa etária pediátrica, assim como nos adultos, pode ter causa primária ou secundária, sendo a última mais frequente em crianças do que em adultos[4,6]. Ao longo dos últimos anos, a HAS primária na faixa etária pediátrica vem crescendo, chegando até a ultrapassar as causas secundárias em alguns centros de referência norte-americanos. Geralmente a HAS primária ocorre em crianças acima de 6 anos, que têm sobrepeso ou obesidade ou história familiar positiva para HAS.

Em relação à determinação dos níveis tensionais de uma criança é importante destacar que, além da escolha da referência a ser adotada, a escolha do tamanho do manguito

QUADRO 2 Classificação da pressão arterial de acordo com a faixa etária

Crianças de 1-13 anos de idade	Crianças com idade ≥ 13 anos
Normotensão PA < P90 para sexo, idade e altura	Normotensão: PA < 120/< 80 mmHg
Pressão arterial elevada: PA ≥ P90 e < P95 para sexo, idade e altura ou PA 120 x 80 mmHg, mas < P95 (o que for menor)	Pressão arterial elevada: PA 120/< 80 mmHg a PA 129/< 80 mmHg
Hipertensão estágio 1: PA ≥ P95 para sexo, idade e altura até < P95 + 12 mmHg ou PA entre 130/80 ou até 139/89 (o que for menor)	Hipertensão estágio 1 PA 130/80 ou até 139/89
Hipertensão estágio 2: PA ≥ P95 + 12 mmHg para sexo, idade e altura ou PA ≥ entre 140/90 (o que for menor)	Hipertensão estágio 2: PA ≥ entre 140/90

PA: pressão arterial.
Fonte: adaptado de Flynn et al.[22]

é crucial na determinação da PA. A medida da PA é, usualmente, realizada no membro superior direito, apoiado ao nível do coração. As crianças maiores devem estar sentadas e os lactentes deitados no colo dos pais/acompanhantes ou na maca. Na impossibilidade de aferição em membro superior e quando há possibilidade de coartação de aorta, deve-se aferir a PA, também, nos membros inferiores (coxas, pernas), respeitando a relação entre o tamanho do manguito e a circunferência do membro aferido. Para a medida da PA na coxa recomenda-se que o paciente esteja deitado, preferencialmente em decúbito ventral (a ausculta deverá ser feita sobre a artéria poplítea). Quanto à questão sobre quando aferir a PA em uma consulta pediátrica, a recomendação para crianças maiores de 3 anos é a de que a PA seja aferida pelo menos uma vez em cada consulta médica. Para as crianças menores de 3 anos a recomendação é a de que seja aferida em circunstâncias como: história de prematuridade, acentuado baixo peso ao nascer, cateterismo umbilical, complicações neonatais com necessidade de cuidados intensivos, cardiopatia congênita (corrigida ou não), ITU recorrente, proteinúria ou hematúria, doenças renais ou malformações urológicas, história familiar de doença renal congênita, transplante de órgão sólido ou de medula óssea, neoplasia, uso de drogas que sabidamente elevam a PA e outras doenças sistêmicas associadas com HAS (neurofibromatose, esclerose tuberosa, anemia falciforme e outras evidências de hipertensão intracraniana[22].

Nem sempre é fácil esclarecer, diante de crianças hipertensas com manifestações neurológicas, se a hipertensão é causa ou consequência do quadro neurológico. Sabe-se que a elevação da PA pode causar manifestações neurológicas e que as manifestações neurológicas podem resultar em HAS secundária, para manutenção do fluxo sanguíneo cerebral, que é dependente da diferença entre PA média e pressão intracraniana[1]. Nesses pacientes, a história clínica (trauma cranioencefálico, hemorragia intracraniana, infecção do sistema nervoso central, tumor neurológico, ITU, edema, hematúria, proteinúria, oligúria), bem como a presença de disfunção orgânica associada (cardíaca, renal...), além da avaliação laboratorial e de imagem (ultrassonografia de rins e vias urinárias, tomografia computadorizada, ressonância magnética), poderão auxiliar na diferenciação.

Massas palpáveis de origem renal

Diversas doenças renais podem se manifestar como massas abdominais palpáveis, incluindo: rins policísticos, rim multicístico, grandes hidronefroses e mesmo tumores, malignos ou não[20]. No período neonatal, a maioria das massas abdominais é de origem urogenital, podendo ser unilaterais ou bilaterais (hidronefroses e doenças císticas). Causas infecciosas (pielonefrite xantogranulomatosa, abcesso perirrenal), vasculares (trombose venosa renal, trombose arterial, necrose cortical aguda), tumores (Wilms, neuroblastoma, nefroma mesoblástico, infiltração leucêmica) ou mesmo hipertrofia compensatória podem fazer parte do diagnóstico diferencial das massas palpáveis[16].

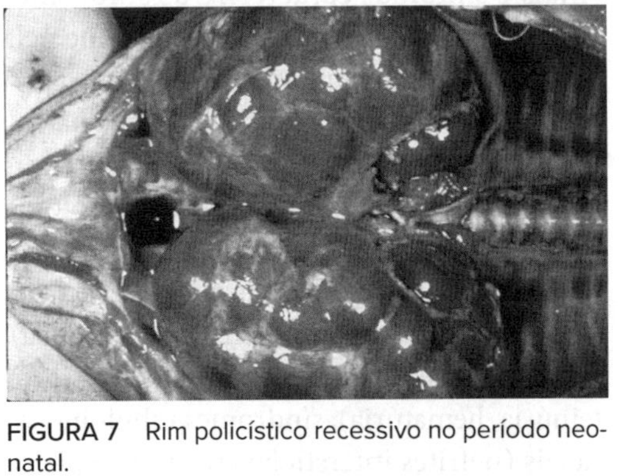

FIGURA 7 Rim policístico recessivo no período neonatal.

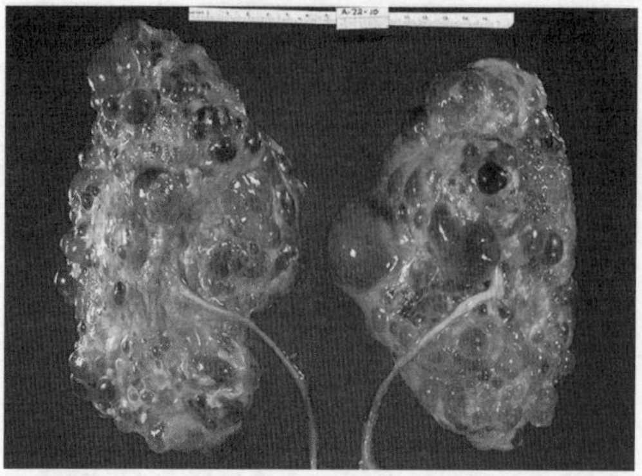

FIGURA 8 Rim policístico dominante: aspecto macroscópico.

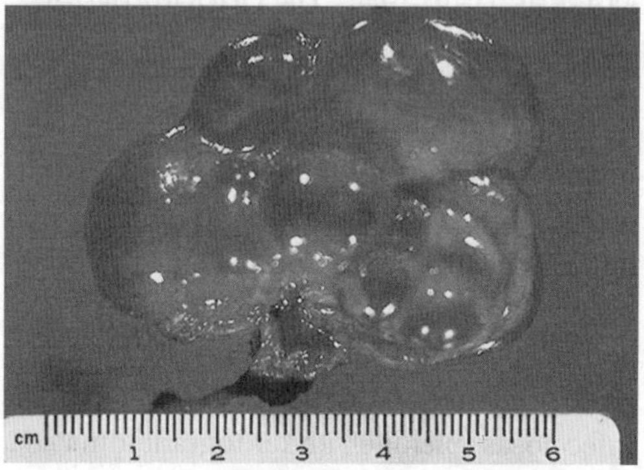

FIGURA 9 Rim multicístico: aspecto macroscópico.

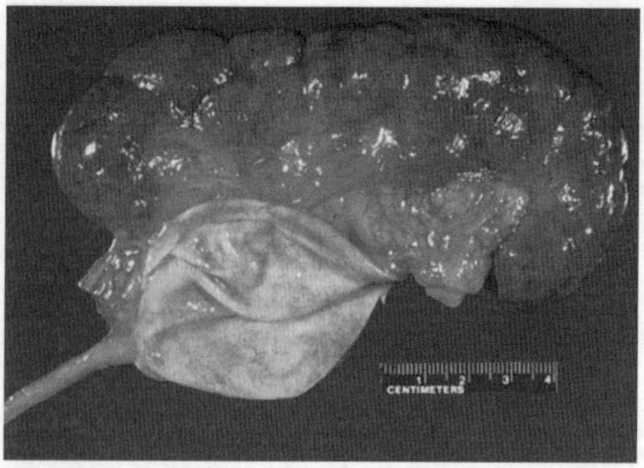

FIGURA 10 Hidronefrose: acentuada dilatação de pelve renal por estenose de junção pielocalicial.

GRUPO DE SINAIS E SINTOMAS, SÍNDROMES E DOENÇAS

Os sinais e sintomas anteriormente descritos raramente surgem isolados. O conjunto de sinais e sintomas caracteriza as síndromes nefro-urológicas. Identificar a síndrome pela qual uma doença se manifesta constitui a primeira etapa para o diagnóstico diferencial[1,4,9].

As principais síndromes nefrourológicas a serem consideradas ao fazer a semiologia renal são: síndrome da insuficiência renal (aguda e crônica, desde seus estágios iniciais), síndromes glomerulares (nefrítica e nefrótica), anormalidades urinárias assintomáticas (proteinúria, hematúria), síndromes tubulointersticiais (nefrites intersticiais incluindo pielonefrite, obstrução urinária, disfunção tubular), síndromes hipertensivas (hipertensão arterial essencial, secundária), síndrome dolorosa e síndrome tumoral[9].

Síndrome da insuficiência renal

Pode ser aguda ou crônica.

Insuficiência renal aguda

A insuficiência renal aguda é definida, atualmente, como LRA, sendo classificada em três estágios crescentes de disfunção renal[17].

Caracteriza-se pela redução súbita e em geral reversível da taxa de filtração glomerular (TFG), resultando em retenção de toxinas provenientes do metabolismo endógeno e em perda da capacidade de manutenção da homeostase do organismo[17,18,20]. Em relação ao diagnóstico de LRA em crianças, uma vez que os sinais e sintomas são, na maioria das vezes, inespecíficos, há necessidade de alto grau de suspeita para estabelecer o diagnóstico.

Anamnese e exame físico completos são fundamentais, porque inúmeras são as causas que podem resultar em LRA, algumas muito comuns, incluindo os diferentes tipos de choque, sepse, causas oncológicas, pós-operatório de cirurgia cardíaca, pós-operatório de grandes cirurgias, grandes queimados, nefrotoxicidade e doenças sistêmicas. Em lactentes com história prévia de diarreia acompanhada por palidez e diminuição do volume urinário, deve-se considerar a possibilidade de síndrome hemolítico-urêmica (SHU) e, em crianças com história prévia de estreptococcia com edema e hematúria, deve-se investigar GNDA. Os RN têm rins altamente propensos a LRA, especialmente os RN prematuros e os RN de muito baixo peso, devido à imaturidade renal[7]. Os bebês com asfixia perinatal são reconhecidos como grupo de alto risco para LRA, que acomete esses pacientes em até 60%. No período neonatal, deve-se observar, também, a possibilidade de lesão renal secundária a uma uropatia obstrutiva intrauterina, sepse, nefrotoxicidade e doenças císticas[7,18]. Há ainda o comprometimento renal secundário ao *cross-talk* (conversa cruzada) entre coração, pulmão, cérebro, intestino, fígado e rins, com sobrecarga hídrica e excesso da carga filtrada de substâncias endógenas, ácido úrico, mioglobina e hemoglobina. Entre as enfermidades menos comuns na faixa etária pediátrica devem ser consideradas as vasculites e os acidentes por animais peçonhentos.

Tradicionalmente o diagnóstico de LRA é feito com base em marcadores funcionais: redução da diurese e alteração da creatinina sérica, ambas as consequências tardias de LRA. Especificamente em relação à oligúria, embora, quando presente, seja uma boa pista para a possibilidade de LRA, não é necessária para a realização do diagnóstico. A LRA pode cursar com débito urinário normal, reduzido ou aumentado, e, especificamente, os casos secundários a nefrotoxicidade e os neonatos podem apresentar LRA não oligúrica. Além disso, o débito urinário é influenciado pelo estado de hidratação, pelo uso de diuréticos e aminas vasoativas, além de secreção de ADH em situações de estresse. A creatinina, por sua vez, é um marcador de baixa sensibilidade, pois necessita de tempo para se acumular antes que se observe elevação de seus níveis séricos. Dez a quarenta por cento de seus valores são eliminados por secreção tubular, e esse fato pode mascarar a redução inicial da TFG. Seus níveis podem não se elevar até que 25-50% da função renal tenham sido perdidos[18]. Além disso, sua geração depende da massa muscular, da função hepática e do aporte de carne da dieta. Diariamente 1-2% da creatina muscular é transformada em creatinina no fígado. Todos esses fatores são responsáveis por variações observadas entre os sexos masculino e feminino, entre a raça negra e brancos/amarelos, vegetarianos e não vegetarianos, indivíduos que fazem musculação e sedentários[18].

Apesar de todas as limitações associadas à creatinina e ao débito urinário, é importante destacar que em 2012 foram publicados os novos critérios de diagnóstico e classificação da LRA, denominados KDIGO[9,17]. Segundo esses critérios, a partir de variações nos níveis séricos de creatinina e/ou variação no débito urinário (o pior dos dois critérios), pode-se classificar os pacientes (adultos e crianças) com LRA em três níveis crescentes de disfunção renal. Esses critérios têm por base a publicação do grupo de trabalho de melhora dos resultados globais das doenças renais (*Kidney disease improving global outcomes* – KDIGO)[9,17,18]. Inquestionavelmente, é fundamental reconhecer e eliminar prontamente, sempre que possível, fatores predisponentes, uma vez que muitas causas são reversíveis e o tratamento e o prognóstico variam de acordo com a etiologia específica, diagnóstico e tratamento precoces[1,4,18].

Insuficiência renal crônica

Atualmente denominada doença renal crônica (DRC), constitui a via comum de uma série de doenças renais evolutivas cujo quadro clínico dependerá da doença de base e do estágio de insuficiência renal. Usualmente apresenta caráter insidioso e muitas vezes é diagnosticada na consulta pediátrica por anemia, déficit de desenvolvimento pôndero-estatural, HAS com ou comprometimento cardíaco e poliúria com eventual enurese noturna ou noctúria, além dos eventuais sintomas relacionados à doença de base. Os antecedentes urológicos ou renais auxiliam a estabelecer as causas básicas, frequentemente associadas às glomerulopatias e obstruções urológicas[1].

O nível de DRC depende da TFG estimada em crianças, preferencialmente pela fórmula de Schwartz:

- < 10 kg = 0,45 x altura (em cm) / creatinina sérica (mg/dL).
- 10-70 kg = 0,55 x altura (em cm) / creatinina sérica (mg/dL).
- > 70 kg = (1,55 x idade em anos) + (0,5 x altura em cm) / creatinina sérica (mg/dL).

Aqui é importante destacar que a fórmula de Schwartz foi desenvolvida em meados de 1970 para estimar a TFG em crianças. No entanto, recentemente dados da literatura sugerem que essa fórmula superestima a TFG medida, e o próprio Schwartz publicou uma nova fórmula que considera a constante 0,413 para todas as idades para creatinina dosada por método enzimático[24].

Deve-se considerar, ainda, que os valores de creatinina podem variar de acordo com a massa muscular, a ingesta de proteína animal, a função hepática, o volume de distribuição, a secreção tubular de creatinina e, para os RN, de acordo com a idade gestacional e a idade pós-natal[18]. Em algumas situações, como idades e dimensões corporais extremas, desnutrição ou obesidade graves, doença do músculo esquelético, paraplegia ou tetraplegia, dieta vegetariana e função renal com mudanças bruscas, é preferível coletar urina de 24 horas para o cálculo do *clearance* de creatinina, que deverá ser ajustado à superfície corpórea.

Quando a TFG estiver entre 60-89 mL/minuto/1,73 m^2, a DRC é leve; entre 30-59 é moderada; e entre 15-29 é grave, sendo designada terminal quando for inferior a 15. O grau de DRC é que vai definir o tratamento. A anemia e a osteodistrofia ocorrem precocemente, e, a partir de certo grau de elevação da ureia, ocorrem sinais e sintomas de uremia, como fadiga crônica, perda do apetite, náuseas, vômitos, oligúria ou poliúria (especialmente em uropatas), sonolência, pericardite, entre outros[1,3,8].

Síndromes glomerulares

Podem ser divididas didaticamente em dois grupos: nefrítica e nefrótica.

Síndrome nefrítica

Deve ser considerada quando houver a tríade: edema, hematúria e HAS. O exame microscópico de urina pode revelar, além de hematúria, proteinúria leve a moderada, leucócitos e cilindros granulosos e hemáticos. O antecedente de infecção por estreptococos na pele ou vias aéreas é o fator etiológico mais comum da síndrome (GNDA pós-infecciosa, uma das principais glomerulopatias da infância), que também pode ser desencadeada por outros agentes[9]. O marcador laboratorial para diagnóstico de GNDA é a hipocomplementemia, cujos valores retornam ao normal em 4-8 semanas. A maioria das crianças apresenta curso benigno e pode ser facilmente tratada ambulatorialmente[1]. No entanto, os pacientes que apresentem oligoanúria, hipercalemia, congestão cardíaca, LRA ou proteinúria maciça devem ser encaminhados ao nefrologista pediátrico. Oligúria prolongada, complemento sérico persistentemente reduzido além de 8 semanas e síndrome nefrótica (SN) podem requerer biópsia renal[1]. Outras doenças, incluindo as colagenoses (lúpus eritematoso sistêmico, poliarterite nodosa), as vasculites ANCA positivas, a doença de Berger, a púrpura de Henoch Schonlëin e a endocardite bacteriana, também podem ser responsáveis pelo quadro de síndrome nefrítica[9].

Síndrome nefrótica

A síndrome nefrótica (SN) caracteriza-se por proteinúria maciça, conceituada na criança como valores ≥ 50 mg/kg/dia ou 40 mg/m² SC/hora e hipoalbuminemia ≤ 2,5 g/dL e graus variáveis de edema[1]. O quadro completo inclui, além do edema, hipercolesterolemia e lipidúria[4]. Do ponto de vista etiológico, a síndrome pode ser classificada em primária e secundária. Na infância cerca de 80% dos casos correspondem a SN primária ou idiopática (dentre estas a forma mais comum é a SN por lesão mínima), e o restante a causas secundárias associadas a doenças sistêmicas, metabólicas, infecciosas e iatrogênicas[1,4,8].

Pacientes com lesão mínima podem ser tratados pelo pediatra. Aqueles com SN corticorresistente ou dependente, associados a doenças sistêmicas, devem ser encaminhados ao nefrologista pediátrico, e muitas vezes necessitam de biópsia renal e acompanhamento especializado.

Síndromes de anormalidades urinárias assintomáticas

Aqui há duas situações especiais que muitas vezes denunciam a possibilidade de doença renal: proteinúria assintomática e hematúria assintomática[1].

Proteinúria

O diagnóstico nesse caso é feito pelo exame microscópico de urina que apresenta valores de proteína excretada superiores ao normal, que é de até 150 mg em 24 horas[1,4,8]. A proteinúria nesses pacientes não é suficiente para determinar SN. Pode ser decorrente de alterações funcionais, como posição ortostática, exposição ao calor ou frio, estresse emocional, físico ou infeccioso (que podem resultar em quadro transitório de proteinúria); doenças renais glomerulares; intersticiais (infecciosas ou químicas) ou lesões vasculares proeminentes[8]. Além da coleta de 24 horas, a proteinúria também pode ser diagnosticada a partir da relação entre proteinúria e creatinúria em amostra isolada de urina (expressas em mg%), considerando-se anormais, para crianças com mais de 2 anos, os valores superiores a 0,2, e, para as crianças menores de 2 anos, os valores superiores a 0,5. O teste com ácido sulfossalicílico a 10% é um método alternativo de utilidade[8].

Em RN saudáveis deve-se destacar que uma pequena quantidade de proteína pode ser normalmente detectada na urina. A maioria dos RN a termo excreta menos de 25 mg de proteína em 24 horas. Quando se suspeita de proteinúria excessiva, deve-se proceder à coleta de urina de 24 horas, lembrando que a proteinúria pode ser observada em associação com quase todas as formas de doença renal[4,8].

Proteinúria significante (> 1 g/1,73 m² SC/dia), ou proteinúria associada a dismorfismo eritrocitário, comprometimento da função renal, HAS, diminuição dos níveis séricos de complemento e/ou manifestações de doenças sistêmicas, sugere doença glomerular e é indicação para biópsia renal[1,4,8].

Hematúria

A hematúria pode ser macro ou microscópica, indolor, não acompanhada por HAS nem edema. Pode decorrer de fatores funcionais idênticos aos da proteinúria funcional ou acompanhar diversas doenças nefrológicas (glomerulonefrite focal, doença de Berger, síndrome de Alport, síndrome da membrana delgada, tumores renais e outras glomerulopatias)[1,4,20]. Nos casos suspeitos de síndrome de Alport, deve-se solicitar audiometria e investigar antecedentes familiares de nefropatia. Doenças sistêmicas ou uso de medicamentos que alteram a coagulação também podem ser fatores causais[8,20]. Há ainda os casos de hematúria familiar benigna e os casos secundários a distúrbios metabólicos tipo hipercalciúria e hiperuricosúria, que, inicialmente, podem ser assintomáticos[20]. Espessamento ou trabeculação de parede vesical também podem cursar com hematúria, muitas vezes acompanhados de discretos sintomas miccionais não relatados na consulta. Os casos de hematúria persistente e de hematúria macroscópica recorrente devem ser encaminhados ao nefrologista pediátrico[1].

Síndromes tubulointersticiais

Incluem as nefrites intersticiais (p. ex., pielonefrite), as tubulopatias e a obstrução urinária.

Nefrite intersticial

É uma enfermidade que pode ser causada por drogas ou infecções em que há comprometimento dos túbulos e do interstício renal. Os casos de nefrotoxicidade usualmente se apresentam com alterações na urinálise (proteinúria discreta, leucocitúria, cilindrúria) e, em alguns casos, alteração da função renal[4,8]. Nos casos secundários à infecção bacteriana, é denominada pielonefrite e apresenta sinais e sintomas bastante variáveis dependendo da faixa etária acometida e da gravidade da infecção. Crianças maiores frequentemente apresentam sintomas ligados ao trato urinário que, muitas vezes, são acompanhados por febre e sintomas sistêmicos[8,20]. As crianças menores comumente apresentam sintomas mais inespecíficos. O padrão ouro para o diagnóstico é o resultado positivo de uma urocultura coletada com técnica adequada. A coleta adequada é de extrema importância para o correto diagnóstico e manejo clínico. Deve ser realizada por cateterismo vesical ou punção suprapúbica nas crianças sem controle esfincteriano, ou por jato intermediário naquelas crianças com controle esfincteriano. A coleta por saco coletor só deve ser utilizada para descartar diagnóstico (se negativa) se o quadro clínico for leve e a demora no diagnóstico não piorar a evolução do paciente (se positivo, o exame precisa ser repetido por método invasivo). Os casos de pielonefrite podem apresentar lesões cicatriciais de grau variado, uni ou bilateral, e estão relacionados principalmente com ITU recorrentes, RVU e outras anormalidades do trato urinário; por isso, estudos de imagem devem ser considerados[1]. Em longo prazo os pacientes com ITU/pielonefrite podem manifestar sequelas traduzidas por perda da capacidade de concentração urinária (poliúria), HAS e DRC[1,4].

Nos casos de ITU/pielonefrite a investigação complementar objetiva detectar condições predisponentes para infecção e recidivas, avaliar a presença de lesão renal e estabelecer conduta que possa prevenir o surgimento da lesão renal ou seu agravamento, visando ao melhor prognóstico. Os principais exames incluem ultrassonografia dos rins e bexiga (USG), uretrocistografia miccional (UCM) e cintilografia renal com ácido dimercaptosuccínico-tecnécio-99 (DMSA). Não há evidência científica que suporte um protocolo de investigação específico. A maioria das diretrizes concorda na indicação da USG como exame de escolha na investigação inicial. Os demais exames serão solicitados em situações específicas. A UCM é o método que melhor define a morfologia do trato urinário inferior, com avaliação da uretra, da bexiga e dos ureteres (quando há RVU). Permite identificar anomalias na forma e espessura da parede vesical (divertículos, ureteroceles), na uretra (estenoses ou VUP), e a presença de RVU, identificando o grau do acometimento e se primário ou secundário. A cintilografia renal estática emprega o ácido dimercaptossuccínico (DMSA) ligado ao 99mTc. Permite a avaliação morfológica e funcional quantitativa (captação relativa ou absoluta) e da presença de lesões no parênquima (cicatrizes ou displasias). É sensível para o diagnóstico precoce das lesões corticais agudas, retratando as alterações vasculares e tubulares decorrentes do processo infeccioso local.

Tubulopatias

São enfermidades raras e se caracterizam pela perda de algumas funções tubulares, especialmente em relação à reabsorção de certas substâncias, que terminam por serem perdidas na urina. Na maioria dos casos, inicialmente, a TFG se mantém preservada. O comprometimento pode ser proximal com consequente glicosúria, fosfatúria e aminoacidúria, que refletem a síndrome de Fanconi; o comprometimento distal com incapacidade de concentração urinária (*diabetes insipidus* nefrogênico) ou a eliminação de íons hidrogênio ocorre na acidose tubular renal; ou pode ainda ser misto (proximal e distal)[1,8]. Os sintomas dependem do tipo de disfunção tubular, porém os distúrbios do equilíbrio ácido-básico, a desmineralização óssea com raquitismo, o atraso do crescimento, a poliúria e a polidipsia e, também, os antecedentes de desidratação são bastante comuns[1,8,20]. A maioria das tubulopatias tem caráter hereditário. As formas adquiridas podem estar relacionadas ao uso de drogas antineoplásicas, tais como o metotrexate e a vincristina, que podem causar lesão tubular direta[8,20].

Malformações e uropatias obstrutivas

Inúmeras malformações do aparelho urinário podem ser encontradas ao exame físico rotineiro (hipospádia, epispádia, extrofia vesical e outras), ou durante a investigação por qualquer outro motivo, inclusive devido à presença de outras malformações (ectopia renal, rim em ferradura, duplicidade de vias urinárias, agenesia renal bilateral, cistos simples etc.), em muitos casos assintomáticas.

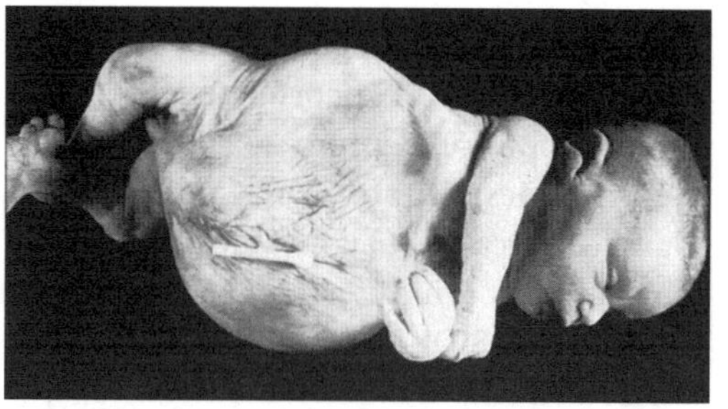

FIGURA 11 Síndrome de *prunne belly*: agenesia de músculos abdominais com abdome em aspecto de "ameixa-preta".

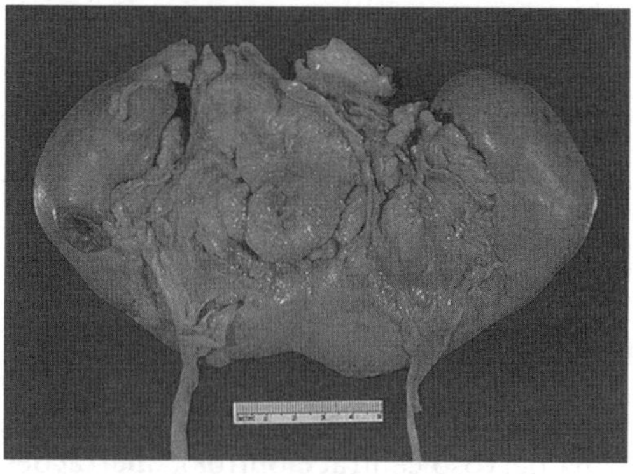

FIGURA 12 Rim em ferradura.

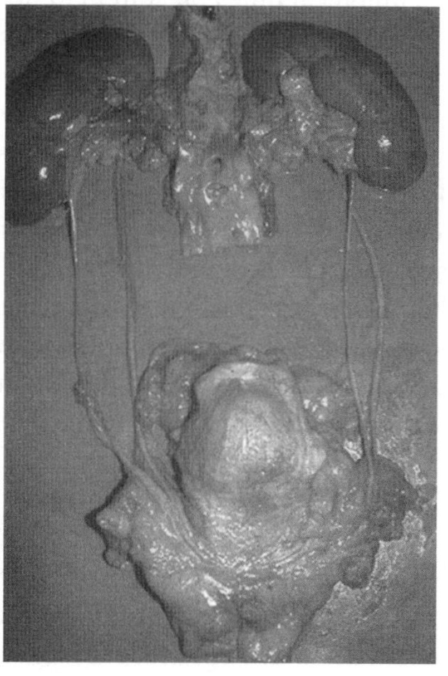

FIGURA 13 Duplicidade de vias urinárias.

Anormalidades congênitas dos rins e trato urinário (CAKUT) ocorrem em 5-10% da população. Representam 25% de todas as malformações diagnosticadas por ultrassonografia. Cerca de 1/3 a metade dos casos de doença renal crônica terminal (DRCT) e de TFG entre 60-89 mL/minuto / 1,73 m^2 resultam de CAKUT. É importante observar que essas anormalidades ocorrem em 23% dos pacientes com alterações cromossômicas e em 2/3 dos pacientes com anormalidades em outros órgãos e sistemas[1]. Nas uropatias obstrutivas, o quadro clínico dependerá da localização renal, se uni ou bilateral, e do comprometimento ou não do parênquima renal. Algumas dessas anormalidades são descobertas ao acaso e outras podem resultar em obstrução, cicatriz renal, pielonefrite e DRCT. Anormalidades do trato urinário devem ser consideradas em qualquer criança com ITU, anomalias congênitas de outros órgãos e sistemas (cardiovascular, gastrointestinal, sistema nervoso central e outros), aberrações cromossômicas, síndromes acompanhadas por malformações, naqueles pacientes com artéria umbilical única ou com mamilos supranumerários[1]. O diagnóstico e o tratamento precoce representam, em geral, o principal fator prognóstico renal, e esse fator reforça a importância de interrogatório e exame minucioso em relação aos sinais e sintomas característicos, que incluem: dor de caráter variável (tipo cólica ou indefinida) na região lombar, alterações do jato urinário, variações no volume de urina (anúria, poliúria ou alternância de ambas), presença de hematúria, HAS, aumento do tamanho renal e deterioração da função renal. Nesse contexto, é fundamental valorizar os achados ultrassonográficos no exame pré-natal, que podem ser observados precocemente (entre 12-16 semanas de gestação), permitindo a atuação precoce e, dessa maneira, reduzindo a ocorrência de DRCT[1,8].

O diagnóstico definitivo dependerá da suspeita clínica e da realização de exames de imagem. As principais causas incluem: uropatias obstrutivas congênitas anatômicas (VUP, estenose de junção pieloureteral ou RVU, megaureter) e funcionais (bexiga neurogênica – mielomeningocele) ou adquiridas anatômicas (litíase urinária, compressões por fibrose retroperitoneal, tumores retroperitoneais ou de bexiga, útero, suprarrenal, renal) e funcionais (bexiga hiperativa com dissinergia ou dissinergia isolada, bexiga hipotônica). A disfunção vesical e intestinal, definida como a associação de sintomas urinários e constipação crônica funcional, é causa frequente de ITU recorrente e de RVU. No período neonatal, como já citado, a maioria das massas abdominais é de origem urogenital, e os casos associados à oligo-hidrâmnio sugerem VUP ou *prunne belly*[8,20].

Síndromes hipertensivas

Hipertensão arterial sistêmica primária ou secundária

Dados da literatura recente demonstram que a prevalência de HAS em crianças varia entre 1-5,1%[1,14]. Diversas doenças nefrológicas e não nefrológicas podem causar HAS. Assim, diante de um paciente com diagnóstico de HAS bem estabelecido, considerando as referências e recomendações para medida da PA em relação ao sexo, idade e percentil estatural, deve-se buscar estabelecer o diagnóstico[14]. Para tanto deve-se realizar anamnese completa com história mórbida pregressa e história familiar e, a seguir, solicitar os exames complementares necessários.

É importante lembrar que, quanto menor a criança, maior a possibilidade de hipertensão secundária. No entanto, há agora evidências crescentes de que ela ser parte de um espectro de hipertensão essencial, principalmente ligada à obesidade epidêmica[1].

Outro fator a ser considerado é o fato de que a hipertensão essencial tem sido cada vez mais diagnosticada na infância devido à incorporação da medida de PA às consultas de rotina para crianças maiores de 3 anos, e, para crianças menores de 3 anos, com "qualquer" condição predisponente (doença cardíaca ou renal, obesidade, história de cateterismo umbilical ou ITU)[1,4,14].

No período neonatal, com frequência, a HAS é secundária ao cateterismo da artéria umbilical, que resulta na formação de coágulos e de embolia da artéria renal; ou secundária a doença renal policística autossômica recessiva e displasia pulmonar, dentre outras doenças[1,4,7,20]. Em lactentes e crianças maiores, a HAS pode estar relacionada a cicatrizes renais, devido a RVU ou pielonefrite aguda, ou a displasia congênita, naquelas crianças portadoras de RVU de alto grau.

Os três sintomas mais comumente observados em crianças hipertensas são cefaleia, dificuldade para dormir e cansaço, e, todos melhoram com o tratamento[1]. A obesidade e a dislipidemia são fatores frequentemente correlacionadas[19].

Em crianças, assim como em adultos, a HAS é fator de risco para doença cardiovascular, e os pediatras podem desempenhar um papel fundamental no diagnóstico e tratamento precoces para reduzir a morbidade cardiovascular e a mortalidade. O controle terapêutico adequado, a monitorização ambulatorial da pressão arterial (MAPA) e a avaliação de comprometimento de órgãos alvo são essenciais[1].

Síndrome tumoral

Apresenta-se como tumor retroperitoneal palpável, que pode ser uni ou bilateral. Facilita a hipótese de ser de origem renal quando a manobra do rechaço é positiva, a palma da mão colocada na parede anterior do abdome percebe o tumor quando a outra mão colocada na região lombar o empurra para a frente[20]. As enfermidades que podem se manifestar como tumores palpáveis são: hidronefrose, cisto renal, doença policística e neoplasias (Wilms, neuroblastoma e nefroma mesoblástico)[1,8].

Especificamente em relação às doenças císticas, em muitos casos o diagnóstico é sugerido no exame ultrassonográfico pré-natal. No período neonatal habitualmente se evidencia abdome globoso, especialmente nos casos de rins policísticos. Cistos ocupando todo o parênquima renal com aumento de volume do rim, de caráter unilateral, são comumente característicos de rim multicístico, que deve ser diferenciado dos quadros de hidronefrose neonatal. Já a doença renal policística é sempre de caráter bilateral e, em sua forma recessiva, em geral evolui para DRC, cursa com HAS e disfunção tubular. Outras doenças císticas devem ser descartadas com a ajuda do histórico familiar e de exames de imagem.

Na faixa etária pediátrica a principal causa de síndrome tumoral é a hidronefrose, e, nos adultos, o hipernefroma[8]. Os exames de imagem, nos pacientes com síndrome tumoral, assumem um papel de destaque e devem ser solicitados, de acordo com as hipóteses diagnósticas.

Síndrome dolorosa

A maioria das doenças renais não cursa com quadro de dor. No entanto, pielonefrite aguda, urolitíase, obstrução aguda ou crônica do trato urinário, trombose de artéria ou veia renal e trauma renal ou vesical podem se apresentar com dor abdominal ou dor nos flancos[1,8]. A dor de origem renal pode resultar da distensão de sua cápsula quando se apresenta de modo constante e de intensidade moderada. Por outro lado, quando decorre de espasmo muscular do bacinete ou ureter caracteriza-se por dor em cólica e de forte intensidade. Frequentemente se localiza na região lombar no ângulo costovertebral, podendo irradiar em direção aos quadrantes inferiores do abdome, para os testículos no sexo masculino e para a vulva no sexo feminino[8]. Além disso, nos casos de ITU ou uretrite pode-se observar disúria e, nos casos de cistite ou prostratite, dor suprapúbica e de início gradual[1]. A suspeita diagnóstica, como em qualquer enfermidade, dependerá de dados da anamnese, antecedentes pessoais e familiares, exame físico e, obviamente, dos exames complementares.

EXPLORAÇÃO PROPEDÊUTICA DO APARELHO URINÁRIO

Anamnese

Deve ser direcionada buscando, dentro do contexto no qual o paciente esteja inserido, os sinais e sintomas expostos anteriormente e, se possível, agrupando-os em uma síndrome nefrourológica.

Antecedentes mórbidos pessoais

Devem ser investigadas todas as possíveis entidades nosológicas que apresentem potencial de agressão aos rins, como: HAS, *diabetes mellitus* (que comumente causa proteinúria, HAS e nefropatia de graus variáveis), distúrbios do metabolismo do cálcio (hipercalcemia secundária a osteólise de tumores ou hiperparatireoidismo podem determinar comprometimento funcional renal; os estados hipercalciúricos podem provocar o aparecimento de litíase renal), colagenoses (frequentemente afetam o rim em seu curso evolutivo), infecções de qualquer ordem (podem agredir os rins diretamente, tal como ocorre nas pielonefrites, indiretamente, por meio de mecanismos imunológicos e, também, do *cross talk*), uropatias obstrutivas (podem lesar os rins por aumento de pressão em vias urinárias transmitida à luz tubular ou por lesões secundárias a ITU), os diversos tipos de estado de choque e os pós-operatórios de grandes cirurgias (podem causar LRA secundária a NTA ou, nos casos mais graves, necrose cortical aguda), o uso de agentes nefrotóxicos (os rins, por serem tipicamente órgãos excretores, são altamente vulneráveis à ação tóxica de vários medicamentos), irradiação em alta dose em curto espaço de tempo (pode levar à chamada nefrite de irradiação, que comumente apresenta um período grande de latência para se manifestar)[4,8].

Antecedentes mórbidos familiares

Muitas enfermidades nefrológicas são de origem hereditária. É fundamental investigar a história familiar de glomerulopatias (acompanhadas ou não por surdez), doenças císticas, tubulopatias, distúrbios metabólicos envolvendo cálcio, ácido úrico ou citratúria, antecedentes de urolitíase, problemas ósseos, déficit pôndero-estatural e neoplasias[4,8].

Exame físico

Inspeção

Os sinais que chamam a atenção para doença renal incluem: edema, posição antálgica, massas abdominais, extravasamento urinário extrauretral, eritema perivulvar em meninas com escapes urinários, presença de alterações cutâneas lombossacras, alterações de aparelhos correlatos: ortopédicas, hematológicas ou neurológicas. Em relação à LRA, é de fundamental importância observar sinais de comprometimento hemodinâmico (desidratação, taquicardia, perfusão periférica lenta, diminuição da amplitude dos pulsos, sobrecarga hídrica, disfunção cardíaca). Nos pacientes com DRC há também vários estigmas que facilitam o diagnóstico (emagrecimento, palidez, baixo desenvolvimento pôndero-estatural, deformidades ósseas por osteodistrofia renal, pele seca e hálito urêmico)[8].

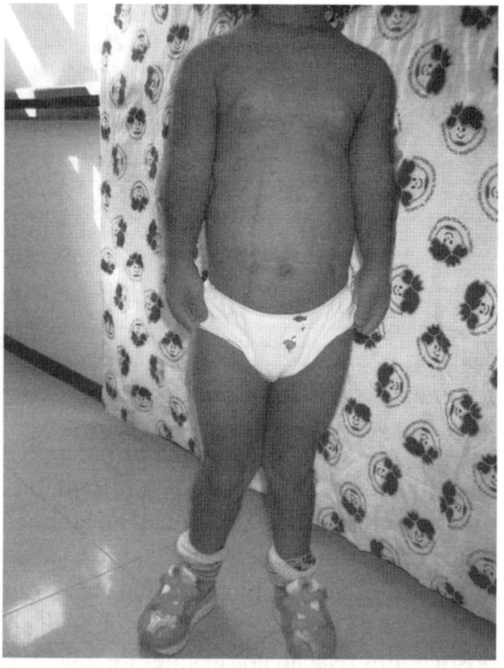

FIGURA 14 Osteodistrofia renal: deformidade de membros inferiores.

Palpação

Em relação ao edema, deve-se procurar caracterizá-lo como localizado ou generalizado e observar a presença de ascite. A técnica mais comum para identificação da ascite é a observação da sensação de onda ou sinal de piparote – a face palmar de uma das mãos é colocada em um dos flancos e a seguir a ponta do dedo médio (dobrada, apoiada e em estado de tensão contra a face palmar do polegar) é disparada contra o outro flanco; o abalo produzido pelo piparote produz pequenas ondas de choque no líquido ascítico, perceptíveis pela palma da mão colocada no flanco oposto.

A palpação dos rins explora eventual aumento de volume, dor ou lesões expansivas lombares ou abdominais. A manobra clássica para palpação renal é aquela em que, estando com uma das mãos na fossa renal, solicita-se que o paciente inspire profundamente; nesse momento, com a outra mão colocada no hipocôndrio, faz-se pressão na parede abdominal, como se fosse tocar a outra mão. Nos pacientes obesos essa manobra tem validade limitada, e mesmo nos magros apenas o rim direito costuma ser palpável. Seu valor, no entanto, é inquestionável nos casos de lesões expansivas[4,8].

Nos pacientes hipertensos, é necessário palpar os pulsos dos membros superiores e inferiores e, também, aferir a PA em membros superiores e inferiores.

Percussão

A percussão dolorosa da região lombar sobre as fossas renais representa o sinal de Giordano positivo, que testa a sensibilidade dos rins, pela percussão dos ângulos costovertebrais, com a borda cubital da mão. Pode ser observada nas patologias obstrutivas infectadas ou não e nas pielonefrites agudas[4,8].

Ausculta

A ausculta de sopro na região dos flancos e nas fossas renais pode ocorrer nas situações nas quais exista aneurisma de artéria renal ou hipertensão renovascular[4,8].

Aferição da pressão arterial

É essencial no exame nefrourológico. A escolha do manguito deve ser baseada no tamanho do balão inflável e não no tamanho da cobertura do tecido. Para determinar o tamanho ideal, mede-se a circunferência do braço na distância média entre o acrômio e o olécrano, calcula-se 40% dessa medida, que será a largura do balão, e o comprimento deve ser de 80-100% desse diâmetro[22]. O manguito deve ser posicionado 2-3 cm acima da fossa cubital, permitindo colocar o estetoscópio sobre a artéria braquial. Se não houver manguito de tamanho adequado, deve-se selecionar o maior manguito que resultará em menor erro[15].

TABELA 1 Escolha do manguito para aferição da pressão arterial

Faixa etária	Largura (cm)	Comprimento (cm)	Circunferência máxima do braço (cm)
Recém-nascido	4	8	10
Lactente	6	12	15
Criança	9	18	22
Adulto pequeno	10	24	26
Adulto	13	30	34
Adulto grande	16	38	44
Obeso	20	42	52

Fonte: www.americanheart.org/presenter.

Exames complementares

Devem ser solicitados de acordo com a hipótese diagnóstica levantada a partir de dados da anamnese, antecedentes mórbidos pessoais, familiares e exame físico. Diante de um paciente com suspeita de doença nefrológica, os exames mais solicitados são: exame rotineiro de urina tipo I ou urinálise, pesquisa de dismorfismo eritrocitário em percentual no caso das hematúrias, urocultura com contagem de colônias e antibiograma, nível sérico de ureia e creatinina, eletrólitos e hemograma completo.

Outros exames, incluindo dosagem de proteínas totais e frações, perfil lipídico, catecolaminas séricas, metanefrinas, hormônios tireoidianos, complemento total e frações, provas de atividade inflamatória, pANCA e cANCA, calciúria, uricosúria, creatinúria, natriúria, oxalúria, citratúria, fosfatúria, magnesúria, pesquisa de cistina na urina, índice proteinúria/creatinúria, índice microalbuminúria/creatinúria, índice calciúria/creatinúria, proteinúria de 24 horas, microalbuminúria de 24 horas, biópsia renal etc., serão solicitados na dependência da hipótese diagnóstica. Em relação aos exames de imagem, a ultrassonografia de rins e vias urinárias, usualmente, é o primeiro a ser solicitado, seguido, de acordo com a necessidade, por radiografia simples de abdome, uretrocistografia miccional, estudo urodinâmico, cintilografia renal ao DMSA e ao DTPA, tomografia helicoidal, ressonância magnética nuclear, arteriografia e, muito raramente, urograma excretor. Deve haver sempre interlocução entre o pediatra, o nefropediatra e o radiologista para a melhor escolha do método de imagem a ser solicitado, de acordo com as principais suspeitas diagnósticas.

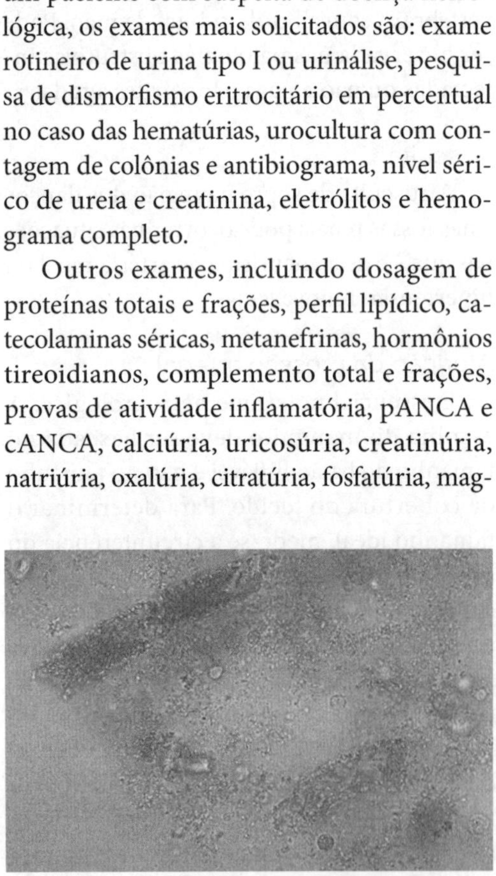

FIGURA 15 Urinálise: cilindros granulosos.

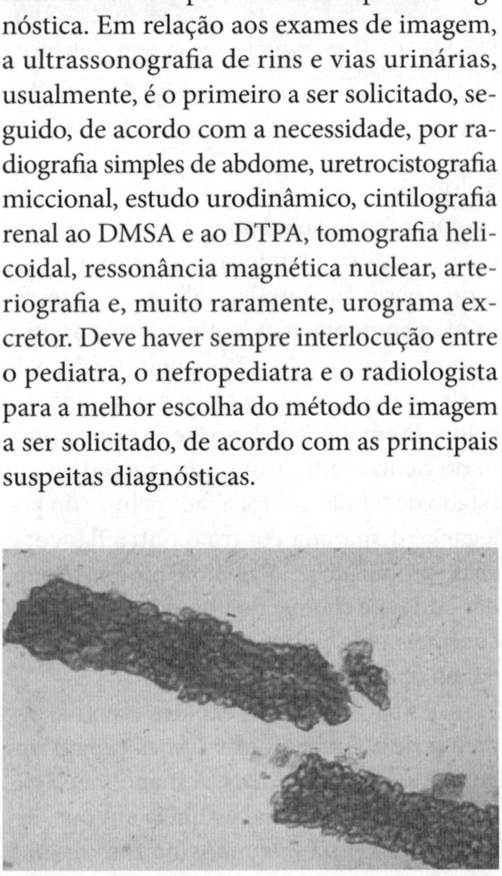

FIGURA 16 Urinálise: cilindros hemáticos.

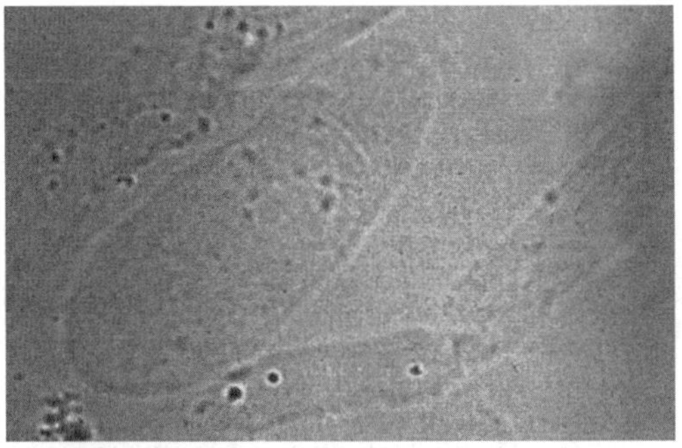

FIGURA 17 Urinálise: cilindros hialinos.

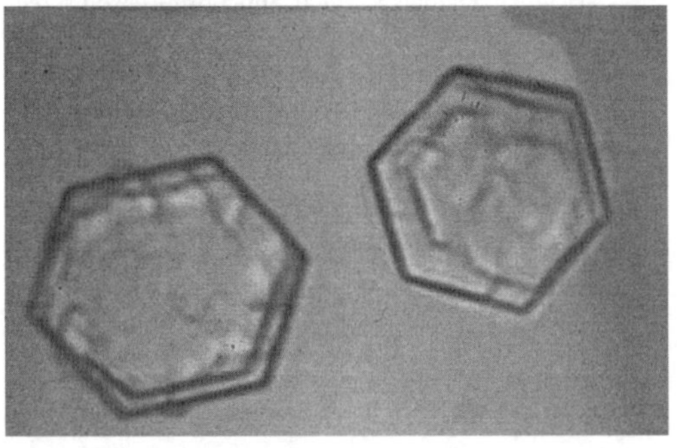

FIGURA 18 Urinálise: cristais de cistina.

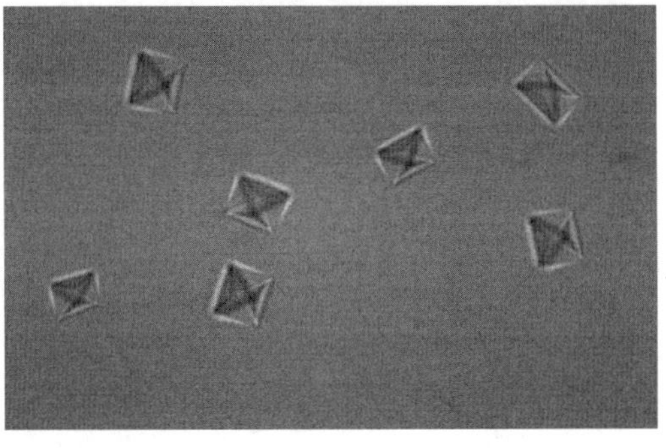

FIGURA 19 Urinálise: cristais de oxalato cálcio.

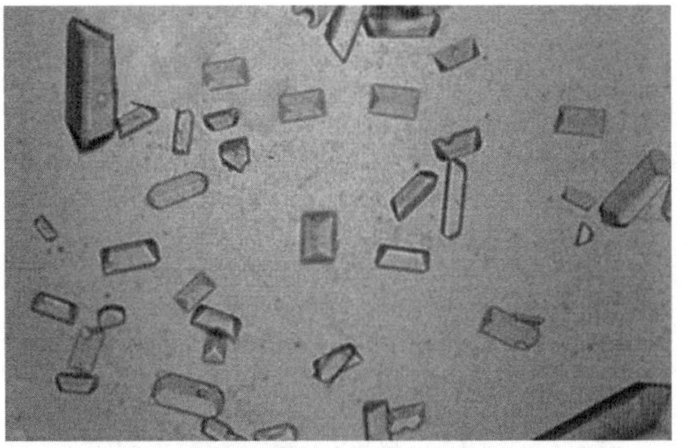

FIGURA 20 Urinálise: cristais triplo fosfato.

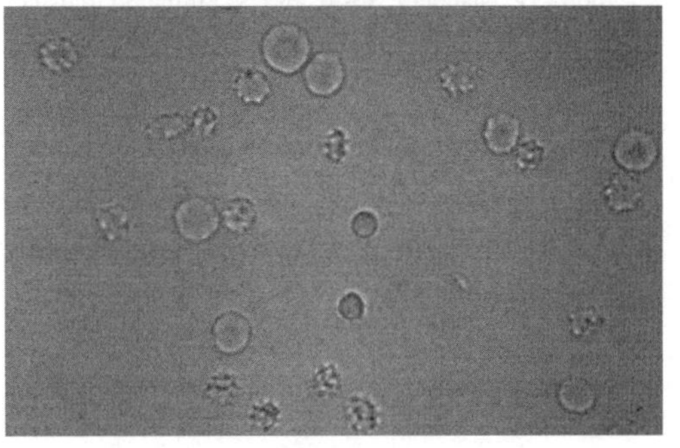

FIGURA 21 Urinálise: presença de hemácias.

REFERÊNCIAS BIBLIOGRÁFICAS

1. Barakat AJ. Presentation of the child with renal disease and guidelines for referral to the pediatric nephrologist. Int J Pediatrics. 2012;2012:978673.
2. Benisty K, Morgan C, Hessey E, Hyunh L, Joffe AR, Garros D, et al. Kidney and blood pressure abnormalities 6 years after acute kidney injury in critically ill children: a prospective cohort study. Pediatr Res. 2020;88:271-8.
3. Arap S, Silva FAQ, Goes GM. Propedêutica urológica. In: Alcântara P, Marcondes E (eds.). Pediatria básica. São Paulo: Sarvier; 1978. p.1423-31
4. Bresolin NL, Meneses RP. Semiologia nefrológica do recém-nascido ao adolescente. In: Silva LR. Diagnóstico em pediatria. Rio de Janeiro: Guanabara Koogan; 2009. p.532-45.
5. Kirsztajn GM. Avaliação clínica e laboratorial em nefrologia. In: Toporovski J, Mello VR, Martini Filho D, Benini V, Andrade OVB (eds.). Nefrologia pediátrica. Rio de Janeiro: Guanabara Koogan; 2006. p.89-94.
6. Marcondes E, Alcântara P, Penna HAO, Krynski S. Técnica de atendimento de consulta em pediatria. In: Alcântara P, Marcondes E (eds.). Pediatra básica. São Paulo: Sarvier; 1978. p.68-80.
7. Gil FZ, Bresolin NL. Fisiologia renal no período neonatal. In: Cruz J, Barros RT, Cruz HMM (eds.). Atualidades em nefrologia 6. São Paulo: Sarvier; 2000. p.1-9.
8. Távora ERF, Lydston EOLJ, Rocha M. Aparelho urinário. In: Romeiro V (ed.). Semiologia médica. 12.ed. Rio de Janeiro: Guanabara Koogan; 1980. p.447-82.
9. Cho MH. Pediatric acute kidney injury: focusing on diagnosis and management. Child Kidney Dis. 2020;24:19-26.
10. Meneses RP. Disfunções miccionais na infância. In: Toporovski J, Mello VR, Martini Filho D, Benini V,

Andrade OVB (eds.). Nefrologia pediátrica. 2.ed. Rio de Janeiro: Guanabara Koogan; 2006. p.327-35.
11. Dewolf WC, Fraley EE. Renal pain. Urology. 1975;6(4):403-8.
12. Dewar MJ, Chin JL. Chronic renal pain: an approach to investigation and management. Can Urol Assoc J. 2018;12(Suppl 3):S167-S170.
13. Penido MGMG, Alon US. Management of pediatric primary urolithiasis. Arch Latin Nefr Ped. 2019;19(1):3-22.
14. Weaver DJ. Pediatric hypertension: review of updated guidelines. Pediatr Rev. 2019;40:354-8.
15. Ferreira M, Lanziotti L, Abuhadba G. Dor pélvica crônica: o papel da síndrome do quebra-nozes. Relatos de Caso. J Vasc Bras. 2008;7(1):76-9.
16. Berard E. Urinary tract disorders. In: Avner ED, Harmon WE, Niaudet P, Yoshikawa N, Emma F, Goldstein S (eds.). Pediatric nephrology. 7.ed. Berlin: Springer-Verlag; 2009.
17. Kidney disease: improving global outcomes (KDIGO). Acute Kidney Injury Work Group. KDIGO clinical practice guideline for acute kidney injury. Kidney Int Suppl. 2012;2:1.
18. Bresolin NL, Bandeira FS. Lesão renal aguda. In: Silva LR, Campos Júnior D, Burns DAR, Blank D, Vaz ES, Borges WG (ed.). Tratado de pediatria. 4.ed., Barueri: Manole; 2017. p.1147-51.
19. Austin PF, Bauer SB, Bower W, Chase J, Franco I, Hoebeke P, et al. The standardization of terminology of lower urinary tract function in children and adolescents: update report from the Standardization Committee of the International Children's Continence Society. Neurourol Urodyn. 2016;35(4):471-8.
20. Hellerstein S. Sintomas das doenças renais: o trato urinário. In: Finberg L (ed.). Saunders manual de clínica pediátrica. Rio de Janeiro: Guanabara Koogan; 2000. p.688.
21. Bernardes RP, Jorge TZ. Research article impact of Bladder and Bowel dysfunction in children with urinary tract infection: morbidity and outcomes. Urol Ren Dis. 2021;06:1213.
22. Flynn JT, Kaelber DC, Baker-Smith CM, Blowey D, Carroll AE, Daniels SR, et al. Subcommittee on screening and management of high blood pressure in children: clinical practice guideline for screening and management of high blood pressure in children and adolescents. Pediatrics. 2017;140(3):1-74.
23. Dionne JM, Abitbol CL, Flynn JT. Hypertension in infancy: diagnosis, management and outcome. Pediatr Nephrol. 2012;27(1):17-32.
24. Schwartz GJ, Munoz A, Schneider MF, Mak RH, Kaskel F, Warady BA, et al. New equations to estimate GFR in children with CKD. J Am Soc Nephrol. 2009;20(3):629-63.

Semiologia endócrina da criança e do adolescente

Crésio de Aragão Dantas Alves
Julia Constança
Renata Arruti
Renata Lima
Zilda Braid

INTRODUÇÃO

O sistema endócrino está associado à regulação de diversos aparelhos e sistemas, sendo importante para a manutenção da homeostasia do organismo. O conhecimento das principais doenças endócrinas na infância pelo pediatra, e de suas particularidades, permite a adoção de condutas iniciais e o encaminhamento adequado desses pacientes. Com essa finalidade, a aquisição de anamnese e exame físico detalhados tem grande valor.

Este capítulo tem o objetivo de abordar a semiologia dos principais distúrbios endócrinos encontrados na faixa etária pediátrica, ressaltando pontos importantes da história clínica, antecedentes pessoais e familiares, hábitos de vida e história biopsicossocial; os principais achados no exame físico; e a avaliação complementar inicial.

HISTÓRIA CLÍNICA

Identificação

A semiologia endócrina inicia-se com a identificação do paciente. Informações sobre naturalidade e procedência são importantes. Algumas localidades têm alta taxa de casamentos/uniões consanguíneos e, consequentemente, de doenças genéticas. Outras sofrem influência de fatores ambientais aumentando risco de doenças endócrinas, a exemplo do raquitismo e da contaminação do ambiente por chumbo ou agrotóxicos.

Determinadas doenças acometem faixas etárias específicas, motivo pelo qual é sempre importante saber a idade do paciente. Adicionalmente, a comparação da idade com a classificação do desenvolvimento puberal, conforme caracteres sexuais secundários encontrados ao exame físico, permite a identificação dos distúrbios da puberdade.

Há doenças que acometem exclusivamente um dos sexos (p. ex., síndrome de Turner) ou que são mais comuns em algumas etnias (p. ex., anemia falciforme, mais frequente em negros). A religião também deve ser mencionada a fim de saber se há restrição a alguma terapia, como hemotransfusão em testemunhas de Jeová, ou maior prevalência de determinada doença, como hiperplasia adrenal congênita entre judeus asquenazes.

Distúrbios do crescimento

A baixa estatura pode ser decorrente de doenças crônicas subclínicas, pode ter causas hormonais ou pode, simplesmente, ter um padrão familiar.

As causas hormonais mais comuns de baixa estatura são hipotireoidismo e deficiência do hormônio do crescimento, ambas tratáveis. Entre as causas de baixa estatura que habitualmente não necessitarão de intervenção estão a baixa estatura familiar e o atraso constitucional do crescimento e do desenvolvimento[1].

É importante perguntar sobre dados antropométricos ao nascimento; intercorrências gestacionais; hipoglicemia e/ou icterícia neonatais; altura dos pais para cálculo de altura alvo (Quadros 1 e 2); passado de infecção ou trauma do sistema nervoso central (SNC); e presença de defeitos de linha média (p. ex., lábio leporino e fenda palatina).

QUADRO 1 Cálculo da altura alvo para crianças do sexo feminino

Altura alvo (cm) = [Altura da mãe (cm) + Altura do pai (cm) – 13 cm] / 2

QUADRO 2 Cálculo da altura alvo para crianças do sexo masculino

Altura alvo (cm) = [Altura da mãe (cm) + Altura do pai (cm) + 13 cm] / 2

O interrogatório sistemático deve ser direcionado à suspeita clínica. Como a puberdade está intimamente ligada ao crescimento, as idades de menarca materna e de desenvolvimento puberal paterno devem ser investigadas.

Em relação à alta estatura, é importante questionar sobre história familiar de alta estatura, cardiopatia e morte súbita, bem como sobre a história pessoal de cardiopatia e de malformações torácicas que podem se associar à síndrome de Marfan. Também, deve-se questionar sobre os marcos do desenvolvimento neuropsicomotor (DNPM) e o desempenho escolar, uma vez que há síndromes que cursam com alta estatura e déficit psicomotor e/ou cognitivo, em especial a síndrome de Klinefelter.

Excesso ponderal

A obesidade é uma doença crônica, epidêmica e de etiologia multifatorial. É responsável pelo surgimento precoce de várias comorbidades, como hipertensão arterial, dislipidemia, diabetes melito tipo 2 (DM2), doença cardiovascular, esteatose hepática e determinadas neoplasias. Geralmente é decorrente de erros alimentares e de diminuição do gasto energético.

À história clínica de uma possível obesidade e sobrepeso deve-se investigar os seguintes aspectos: cronologia e evolução do excesso de ganho ponderal, fatores desencadeantes, diagnóstico, exames e tratamentos realizados, DNPM, dados prévios de peso e altura, duração do aleitamento materno, padrão alimentar do paciente e da família, atividade física, tempo gasto em telas (televisão, *videogame*, celular, computador, *tablet*), uso de medicamentos associados à obesidade (p. ex., antipsicóticos e corticosteroides), história familiar de obesidade ou sobrepeso em pais, irmãos, tios, avós e primos, bem como história familiar de cirurgia bariátrica, dislipidemia, diabetes e de doença cardiovascular precoce (idade inferior a 55 anos para homens e menor que 65 anos para mulheres).

Algumas síndromes genéticas podem estar associadas à obesidade e devem ser investigadas como as síndromes de Prader-Willi e de Bardet-Bield.

Raramente a obesidade é decorrente de uma endocrinopatia, mas, diante de uma criança obesa ou com sobrepeso, é importante afastar os distúrbios endócrinos que podem estar a ela associados, tais como: hipotireoidismo, síndrome de Cushing, deficiência do hormônio do crescimento, síndrome dos ovários policísticos (SOP), disfunção hipotalâmica, hiperinsulinemia e pseudo-hipoparatireoidismo[2].

Distúrbios da puberdade

Puberdade é um processo complexo do desenvolvimento caracterizado por maturação esquelética, crescimento linear, mudanças somáticas e o aparecimento de caracteres sexuais secundários, resultando na aquisição da capacidade reprodutiva. Até o momento, considera-se normal que esse processo se inicie a partir dos 8 anos até os 13 anos incompletos nas meninas, e a partir dos 9 anos até os 14 anos incompletos nos meninos.

O desenvolvimento puberal é influenciado por fatores genéticos, neuroendócrinos e ambientais, e entre estes últimos incluem-se o grau de nutrição e as condições socioeconômicas. Estima-se que 50-80% das variações relacionadas ao início puberal sejam determinadas geneticamente[3]. A ativação do eixo hipotalâmico-hipofisário-gonadal (HHG) ocorre fisiologicamente em três períodos: na vida intrauterina, nos primeiros meses pós-natal e na puberdade. Entre o 1º e o 6º mês de vida, a ativação do eixo HHG é transitória e assintomática, sendo denominada minipuberdade[4]. Após esse período, o eixo HHG ficará quiescente e a zona fetal do córtex adrenal sofrerá involução, resultando em baixas concentrações de hormônio luteinizante (LH), hormônio folículo estimulante (FSH), esteroides sexuais (estradiol, no sexo feminino, ou testosterona, no sexo masculino) e androgênios. Na puberdade, a elevação de LH e FSH ocorre de forma permanente e, juntamente com o aumento de androgênios produzidos pela adrenal, acarreta mudanças físicas com a aquisição de caracteres sexuais secundários.

O termo "gonadarca" refere-se à ativação do eixo HHG e resulta na elevação de gonadotrofinas e no surgimento de glândula mamária em meninas (telarca) e no aumento do volume testicular. A zona reticular do córtex adrenal, formada entre 6-8 anos de idade, produz sulfato de deidroepiandrosterona (SDHEA), deidroepiandrosterona (DHEA), androstenediona e testosterona, participando também do processo de maturação sexual. Denomina-se adrenarca a ativação dessa zona, caracterizada pela elevação de androgênios adrenais, principalmente SDHEA e androstenediona, e pelo aparecimento de pelos pubianos, pelos e odor axilares, acne e oleosidade cutânea. Tanto a gonadarca como a adrenarca estão envolvidas no aumento da velocidade de crescimento e na maturação óssea. O Quadro 3 expõe a classificação das

QUADRO 3 Classificação das características sexuais em relação ao gênero e à atividade glandular

Classificação do desenvolvimento puberal	Definição
Características sexuais x gênero do paciente	
Isossexual	Características sexuais compatíveis com o sexo. **Exemplo 1:** desenvolvimento glandular das mamas no sexo feminino. **Exemplo 2:** voz grave e pilificação em face no sexo masculino.
Heterossexual	Características sexuais correspondem às do sexo oposto. **Exemplo 1:** pilificação em face, hipertrofia muscular e voz grave no sexo feminino. **Exemplo 2:** desenvolvimento glandular das mamas no sexo masculino.
Características sexuais x ativação glandular	
Completa	Características sexuais secundárias compatíveis com a ativação do eixo hipotalâmico-hipofisário-gonadal e com a produção de androgênios pelo córtex adrenal.
Incompleta	Apenas umas das glândulas, gônadas ou adrenal, está ativa e os caracteres sexuais secundários correspondem à secreção de esteroides sexuais gonadais (estrogênio ou testosterona) ou à produção de androgênios adrenais.

características sexuais em relação ao gênero da criança e à atividade glandular presente.

Variações normais da puberdade

A presença isolada dos sinais clínicos de gonadarca ou de adrenarca pode caracterizar uma variação extrema da normalidade puberal, principalmente quando a idade do surgimento desse(s) caracter(es) é inferior ou superior, porém próxima, dos extremos de idade considerados normais de acordo com o gênero. As variações normais da puberdade são classificadas conforme descrição no Quadro 4.

Puberdade precoce

Refere-se à presença de caracteres sexuais secundários antes dos 8 anos, no sexo feminino, e dos 9 anos, no sexo masculino, que não correspondem a variações da normalidade. Prevalência cerca de 10 vezes maior no sexo feminino[5]. Classifica-se a puberdade

QUADRO 4 Classificação das variações da normalidade puberal

Variação normal da puberdade	Características
Telarca precoce (Sperling, 5ª edição, F).	▪ Surgimento de tecido glandular mamário em menores de 8 anos, na ausência de adrenarca. ▪ Unilateral ou bilateral ▪ LH, FSH e estradiol em concentrações pré-puberais. ▪ Caráter benigno – desenvolvimento glandular leve; progressão lenta ou ausente; VC adequada; IO sem avanço significativo; menarca em idade ≥ 10 anos. ▪ Diagnóstico diferencial – lipomastia.
Menarca precoce (Sperling, 5ª edição, F).	▪ Primeiro sangramento uterino (menstruação) em idade < 9,5 anos. ▪ Raramente ocorre de forma isolada. ▪ Diagnóstico diferencial – corpo estranho em vagina; abuso sexual; tumor do trato genital.
Ginecomastia (Soliman, 2016; Alves, 2019, PP)	▪ Desenvolvimento de tecido glandular mamário no sexo masculino. ▪ Unilateral ou bilateral. ▪ Causas – período neonatal: fisiológica; pré-púberes: patológica, farmacológica ou idiopática; adolescência: fisiológica. ▪ Diagnóstico diferencial – lipomastia.
Adrenarca precoce (Sperling, 5ª edição, F e M)	▪ Presença de ação androgênica em meninas menores de 8 anos e em meninos menores de 9 anos, na ausência de gonadarca. ▪ Sinais de ação androgênica – pubarca; pelos axilares; odor axilar apócrino; oleosidade cutânea e de couro cabeludo; acne. ▪ Mais frequente no sexo feminino. ▪ Elevada associação com obesidade. ▪ Androgênios com discreta elevação, principalmente o SDHEA (40-130 mcg/dL). ▪ Caráter benigno – sinais leves de ação androgênica; progressão lenta; VC adequada; IO sem avanço significativo. ▪ Pubarca precoce – forma mais leve da adrenarca precoce caracterizada por pubarca isolada. VC e IO adequadas e dosagem de androgênios pré-puberal.
Atraso constitucional do crescimento e desenvolvimento (ACCD) (Sperling, 5ª edição, M)	▪ Início da gonadarca em idade ≥ 13 anos, em meninas, e ≥ 14 anos, em meninos associado ou não à adrenarca. ▪ Mais frequente em meninos. ▪ 50%-75% dos casos possuem história familiar de atraso puberal. ▪ Associado a baixo peso e IO atrasada. ▪ Diagnóstico de exclusão.

FSH: hormônio folículo-estimulante; IO: idade óssea; LH: hormônio luteinizante; SDHEA: sulfato de deidroepiandrosterona; VC: velocidade de crescimento.

precoce em: dependente de gonadotrofinas ou independente de gonadotrofinas (Quadro 5). As causas de puberdade precoce estão descritas no Quadro 6.

QUADRO 5 Características da puberdade precoce central e da puberdade precoce periférica

Características	Puberdade precoce central	Puberdade precoce periférica
Ativação glandular	Gonadarca e adrenarca (completa)	Gonadarca ou adrenarca (incompleta)
Caracteres sexuais x gênero	Isossexual	Isossexual ou heterossexual
Velocidade de crescimento	Elevada	Normal ou elevada
Ativação do eixo HHG	Presente	Ausente
LH	≥ 0,3 UI/L (ICMA) ou ≥ 0,6 UI/L (IFMA)	< 0,3 UI/L (ICMA) ou < 0,6 UI/L (IFMA)
Androgênios	Valores puberais	Valores pré-puberais ou puberais ou elevados
Maturação óssea	IO > IC	IO < IC ou IO = IC ou IO > IC

HHG: hipotalâmico-hipofisário-gonadal; IC: idade cronológica; ICMA: ensaio imunoquimioluminométrico; IFMA: ensaio imunofluorométrico; IO: idade óssea; LH: hormônio luteinizante.

QUADRO 6 Causas de puberdade precoce central e de puberdade precoce periférica

PUBERDADE PRECOCE CENTRAL (dependente de gonadotrofinas ou verdadeira)			
NÃO NEUROGÊNICA			
Genética		**Idiopática**	
Mutações ativadoras dos genes *KISS1* e *KISS1R*			
Mutações inativadoras do gene *MKRN3*			
Mutações inativadoras do gene *DLK1*			
NEUROGÊNICA			
Infecções	**Malformações**	**Tumores**	**Iatrogênica**
Meningite	Hidrocefalia	Hamartoma	Cirurgia
Abscesso encefálico	Mielomeningocele	Astrocitoma	Radioterapia
Encefalite	Cisto aracnoide	Glioma óptico	Quimioterapia
	Cisto suprasselar	Germinoma	
		Pinealoma	
Traumatismo cranioencefálico			
PUBERDADE PRECOCE PERIFÉRICA (independentemente de gonadotrofinas ou pseudopuberdade)			
MENINAS			
Isossexual		**Heterossexual**	
Cisto ovariano		Hiperplasia adrenal congênita	
Síndrome de McCune-Albright		Tumor adrenal virilizante	
Tumor ovariano secretor de estrogênios		Tumor ovariano secretor de androgênios	
Hipotireoidismo primário		Exposição exógena a androgênios	
Exposição exógena a estrogênios			

(continua)

QUADRO 6 Causas de puberdade precoce central e de puberdade precoce periférica *(continuação)*

MENINOS		
Isossexual		Heterossexual
Hiperplasia adrenal congênita	Tumor secretor de hCG	Ativação da enzima aromatase
Tumor secretor de androgênios	▪ Disgerminoma	Exposição exógena a estrogênios
▪ Tumor das células de Leydig	▪ Coriocarcinoma	Tumor secretor de estrogênios
▪ Tumor adrenal virilizante	▪ Teratoma	▪ Tumor adrenal feminilizante
Síndrome de McCune-Albright	▪ Corioepitelioma	▪ Tumor testicular
Hipotireoidismo primário	▪ Gonadoblastoma	
Testotoxicose familial ou esporádica	▪ Hepatoblastoma	
Exposição exógena a androgênios		

Puberdade atrasada

Caracterizada pelo surgimento de caracteres sexuais secundários a partir dos 13 anos, no sexo feminino, e dos 14 anos, no sexo masculino. O hipogonadismo hipogonadotrófico (HHpo) corresponde ao atraso puberal causado por redução ou supressão da secreção de gonadotrofinas, enquanto o hipogonadismo hipergonadotrófico (HHper) é causado pela redução de esteroides sexuais. Os Quadros 7 e 8 detalham as características e causas de hipogonadismo, respectivamente.

QUADRO 7 Características do hipogonadismo hipogonadotrófico e do hipogonadismo hipergonadotrófico

Características	Hipogonadismo hipogonadotrófico	Hipogonadismo hipergonadotrófico
Prevalência (Sperling, 5ª ed, M) ▪ Sexo masculino ▪ Sexo feminino	 1:7.500 1:70.000	5-10%
Possíveis alterações associadas	Fenda palatina, lábio leporino criptorquidismo, micropênis anosmia/hiposmia	Disgenesia gonadal atrofia gonadal
Velocidade de crescimento	Baixa ou normal	Baixa ou normal
Glândula acometida	Hipotálamo, hipófise	Gônadas
LH, FSH	Diminuídos ou normais	Elevados
Esteroides sexuais (testosterona ou estradiol)	Diminuídos	Diminuídos
Síndromes associadas	Síndromes de Prader-Willi, Bardet-Bield, CHARGE e de Kallmann	Síndromes de Turner e de Klinefelter

CHARGE: *coloboma, heart defects, atresia choanae, growth retardation, genital abnormalities, ear abnormalities*; FSH: hormônio folículo-estimulante; LH: hormônio luteinizante.

QUADRO 8 Causas de hipogonadismo hipogonadotrófico funcional, do hipogonadismo hipogonadotrófico permanente e do hipogonadismo hipergonadotrófico

HIPOGONADISMO HIPOGONADOTRÓFICO		
	FUNCIONAL	
Doenças sistêmicas crônicas		Endocrinopatias
▪ Anorexia nervosa	▪ Anemia falciforme	▪ Diabetes melito
▪ Bulimia	▪ Talassemia	▪ Hipotireoidismo
▪ Doença celíaca	▪ Asma	▪ Síndrome de Cushing
▪ Doença inflamatória intestinal	▪ Artrite reumatoide juvenil	▪ Deficiência de GH
▪ Insuficiência renal crônica	▪ Hemossiderose	▪ Hiperprolactinemia
▪ Fibrose cística	▪ Aids	Desnutrição
		Atividade física excessiva
	PERMANENTE	
Síndromes genéticas	Tumorações	Defeitos de linha média
▪ Síndrome de Kallmann	▪ Craniofaringioma	▪ Displasia septo-ótica
▪ Síndrome de Prader-Willi	▪ Glioma	▪ Hipopituitarismo congênito
▪ Síndrome de Bardet-Biedl	▪ Astrocitoma	Traumatismo cranioencefálico
▪ Síndrome CHARGE	▪ Prolactinoma	Radioterapia
		Quimioterapia
	HIPOGONADISMO HIPERGONADOTRÓFICO	
Síndromes genéticas	Iatrogênica	Insensibilidade androgênica
▪ Síndrome de Turner	▪ Cirurgias	Síndrome de regressão testicular
▪ Síndrome de Klinefelter	▪ Radioterapia	Defeitos da esteroidogênese testicular
▪ Síndrome de Noonan	▪ Quimioterapia	▪ Deficiência da SR5A2
Disgenesia gonadal	Mutação do receptor de LH	▪ Deficiência da CYP17A1
Insuficiência gonadal primária bilateral	Infecção testicular (caxumba, coxsakie)	▪ Deficiência da StAR
Autoimunidade gonadal	Trauma/torção testicular	▪ Deficiência da HSD17B3
Galactosemia	Anorquia congênita	

CHARGE: *coloboma, heart defects, atresia choanae, growth retardation, genital abnormalities, ear abnormalities*; CYP17A1: enzima 17,20-liase; GH: hormônio do crescimento; HSD17B3: enzima 17-beta-hidroxiesteroide desidrogenase tipo 3; LH: hormônio luteinizante; SR5A2: enzima 5-alfa-redutase; StAR: proteína reguladora aguda da esteroidogênese.

Semiologia endócrina dos distúrbios puberais

A avaliação cuidadosa das crianças com suspeita de distúrbio puberal permite classificar a puberdade quanto à idade de início dos caracteres sexuais secundários (precoce, normal ou atrasada) e identificar os eixos endócrinos envolvidos (gonadal e/ou adrenal)[1,6].

Na história clínica, deve-se especificar a idade de início do distúrbio puberal, descrever a progressão do desenvolvimento de cada característica secundária, em ordem cronológica de aparecimento, e verificar o tempo decorrente da mudança entre os estágios puberais. É importante avaliar o padrão da velocidade de crescimento (VC) referida pelos pais ou pela construção de gráficos de crescimento com peso e estatura prévios. Questionar sobre episódios de cefaleia, vômitos, alterações visuais e convulsões auxilia na investigação de lesões em sistema nervoso central (SNC).

Antecedente perinatal visa identificar virilização materna, uso de hormônios ou disruptores endócrinos durante a gestação e malformações do feto em ultrassonografias gestacionais. Intercorrências durante o período neonatal como hemorragias intracranianas, crises de perda de sal, icterícia prolongada ou hipoglicemias sugerem lesões em SNC, hiperplasia adrenal congênita por deficiência da 21-hidroxilase (HAC 21-OHD), forma perdedora de sal (PS), hipotireoidismo e hipopituitarismo, respectivamente. O peso, comprimento, perímetro cefálico e escore APGAR ao nascimento também devem ser verificados, assim como o resultado do teste do pezinho, principalmente com relação aos hormônios tireoestimulante (TSH), tiroxina (T4) e da 17-hidroxiprogesterona (17-OHP).

Nos antecedentes patológicos, pode-se verificar a presença de doenças prévias, comorbidades crônicas ou uso de medicações que possam interferir no desenvolvimento puberal (Quadros 6 e 8). A presença de exposição exógena a estrogênios, a androgênios ou a substâncias consideradas disruptores endócrinos deve ser checada. É importante questionar sobre o uso terapêutico, estético ou profissional de androgênios e/ou estrogênios pelos pais e sua via de administração.

A história familiar busca detectar outros casos de distúrbios puberais na família. A idade da menarca materna e das irmãs, adicionalmente à idade de início puberal paterna e dos irmãos, podem auxiliar nessa investigação. É necessário questionar sobre história de malformações de linha média, infertilidade e anosmia que possam sugerir casos de hipogonadismo. O potencial genético de crescimento deve ser avaliado pelo cálculo da altura alvo (Quadros 1 e 2).

A avaliação dos hábitos de vida permite estimar a intensidade das atividades físicas e identificar padrões de comportamento alimentar (anorexia, bulimia) que podem se associar a distúrbios da puberdade.

Distúrbios da tireoide

A história clínica de uma possível doença tireoidiana deve investigar os seguintes aspectos: história familiar de doença tireoidiana, de exposição à radiação ou cirurgia de cabeça e pescoço, e uso de medicamentos que podem alterar a função tireoidiana, tais como: amiodarona, iodo, lítio, tionamidas, talidomida, cobalto e anticonvulsivantes[1].

Algumas síndromes genéticas estão mais associadas à disfunção tireoidiana e devem ser investigadas, como as síndromes de Down, Williams e Turner.

Crianças com doenças autoimunes (p. ex., diabetes melito tipo 1, lúpus eritematoso sistêmico, doença celíaca e vitiligo) têm risco aumentado de desenvolver disfunção tireoidiana e devem ser avaliadas anualmente ou na presença de qualquer sinal ou sintoma sugestivo de tireoidopatia.

A exposição excessiva ou deficiente ao iodo é de extrema importância na investigação, e pode estar relacionada ao hábito alimentar da família, bem como à região de residência do menor. Alguns alimentos são bociogênicos, como: mandioca brava, pinhão, babaçu e, em menor frequência, o repolho ou brócolis (se ingeridos em excesso)[7].

Distúrbios da glicemia

Diabetes melito tipo 1

O diabetes melito tipo 1 (DM1) é a forma mais comum na faixa etária pediátrica, correspondendo a 90% dos casos. É causado pela destruição das células beta-pancreáticas, em indivíduos predispostos geneticamente, após o desencadeamento por algum fator ambiental (infecção pelo vírus da caxumba, enterovírus, citomegalovírus, rubéola, coxsakie B3 e B4, Epstein-Barr e Sars-Cov-2)[8]; menor duração do aleitamento materno; exposição precoce à proteína do leite de vaca e ao trigo; deficiência de vitamina D; e estresse físico, psíquico ou emocional. Essa destruição é, na maioria das vezes, imunomediada[9].

Na história clínica, é importante perguntar sobre idade ao diagnóstico, início, duração e progressão dos sintomas, história familiar de diabetes e uso de medicamentos hiperglicemiantes (corticosteroides, L-asparaginase, broncodilatadores beta-adrenérgicos, tiazídicos, ciclosporina, antipsicóticos).

Os sintomas clássicos do diabetes são: poliúria, polifagia, polidpsia e perda ponderal. Caso não sejam identificados, podem progredir para vômitos, desidratação, dor abdominal e respiração rápida, caracterizando o estado de cetoacidose diabética (CAD) ou coma hiperglicêmico hiperosmolar. Em lactentes, os sintomas são mais difíceis de perceber, e a suspeita ocorre na presença de perda ponderal ou de ganho ponderal insuficiente, fome e sede vorazes, aumento do número de troca de fraldas, presença de formigas na fralda.

Importante fazer o diagnóstico diferencial com outras doenças endócrinas, como: hipertireoidismo, hipercalcemia, hipocalemia e diabetes *insipidus*, pois ambos podem manifestar-se com poliúria e polidipsia.

Diabetes melito tipo 2

O diabetes melito tipo 2 (DM2) vem sendo cada vez mais diagnosticado na faixa etária pediátrica, em decorrência do aumento da obesidade[10]. O DM2 é uma doença de causa heterogênea, resultante da interação entre fatores genéticos, comportamentais e ambientais que levam ao ganho de peso excessivo com consequente resistência insulínica e posteriormente uma deficiência insulínica relativa.

Na história clínica, é importante perguntar sobre idade ao diagnóstico, início, duração e progressão dos sintomas, história familiar de diabetes, obesidade, dislipidemia e doença cardiovascular. Saber sobre o padrão alimentar, atividade física, tempo de tela e a presença de condições frequentemente associadas ao DM2, como: obesidade, hipertensão arterial, *acantosis nigricans*, dislipidemia, irregularidade menstrual, esteatose hepática e apneia obstrutiva do sono. Questionar sobre o uso de medicamentos hiperglicemiantes. A história perinatal é importante, pois o paciente que foi pequeno ou grande para a idade gestacional (PIG ou GIG) e os filhos de mãe diabética têm maior risco.

Os sintomas clássicos do diabetes muitas vezes não estão presentes no DM2, ou são discretos, sendo o diagnóstico feito em exames de rotina ou, mais raramente, devido ao quadro de CAD.

Hipoglicemia

Fora do período neonatal, a hipoglicemia é definida como glicemia menor que 60-70 mg/dL. Clinicamente, pode ser definida como a concentração sérica de glicose baixa o suficiente para poder causar sintomas de disfunção cerebral. Portanto, mais importante que a definição de um ponto de corte de glicose para efetuar o diagnóstico de hipoglicemia é a comprovação da tríade de Whipple: (i) sintomas de hipoglicemia; (ii) concentração de glicose inferior a 60-70 mg/dL; e (iii) desaparecimento dos sintomas quando a glicemia plasmática é normalizada.

A hipoglicemia não é uma doença, mas uma situação que pode ser consequência de várias doenças, e a maior ou menor prevalência de cada etiologia depende da idade do paciente.

No período neonatal, a maioria dos casos de hipoglicemia ocorre em filhos de mãe diabética e é transitória[11]. Pode ocorrer também em prematuros e pequenos para a idade gestacional (PIG) em decorrência da baixa reserva de glicose e da imaturidade metabólica dos sistemas enzimáticos[12]. Em menores de 1 ano, a hipoglicemia persistente deve-se, principalmente, ao hiperinsulinismo, mas outras causas, como deficiência de hormônio de crescimento (GH) ou deficiência do hormônio adrenocorticotrófico (ACTH), também precisam ser afastadas.

Na criança e no adolescente, as principais causas de hipoglicemia são diabetes melito e hipoglicemia cetótica. Outras etiologias são: desnutrição, jejum prolongado, diarreia grave, doenças graves, drogas ou medicamentos (p. ex., insulina, antidiabéticos orais, betabloqueadores, salicilatos). Doenças endócrinas a serem pesquisadas são: hiperinsulinismo, doença adrenal, hipotireoidismo, hipopituitarismo e distúrbios metabólicos (erros inatos do metabolismo).

Na história clínica, é importante questionar sobre a idade de início dos sintomas e do diagnóstico, sintomas apresentados, relação da hipoglicemia com a dieta (jejum ou pós-prandial) e com prática de exercícios, uso de medicamentos e história familiar de hipoglicemia.

Diferenças da diferenciação sexual

A história clínica de uma criança com suspeita de diferença da diferenciação sexual (DDS) é complexa e envolve alterações no paciente, na genitora e no ambiente que envolve esse binômio.

A história materna de endocrinopatias (hirsutismo, síndrome de ovários policísticos, síndrome de Cushing, tumor virilizante) e o uso de hormônios ou drogas potencialmente virilizantes durante a gravidez devem ser questionados, assim como a consanguinidade entre os pais. O período da embriogênese da provável exposição pode agravar ainda mais a atipia da genitália fetal[13].

O relato de sintomas sugestivos de perda de sal (vômitos, recusa alimentar, hipoatividade), de irmãos com quadro de genitália atípica ao nascimento, ou natimortos, são achados frequentes nas famílias em investigação. Mães com bebês que tiveram óbito precoce sem causa definida ou por desidratação também devem ser investigadas[13].

Crianças com múltiplas malformações podem apresentar DDS sem que haja alteração hormonal associada, mas sim um defeito da embriogênese, a exemplo da cloaca.

Distúrbios neurológicos nas endocrinopatias

Os tumores em SNC podem ser classificados quanto à localização (hipofisário ou não hipofisário; selar ou suprasselar), à secreção hormonal (funcionante ou não funcionante) e à capacidade de disseminação (benigno ou maligno). Suas repercussões endócrinas estão relacionadas à própria doença e/ou a seu tratamento (Quadro 9).

Os distúrbios endócrinos do tumor de SNC não funcionantes estão associados ao efeito compressivo deste sobre o hipotálamo, haste hipofisária e/ou hipófise, causando quadro clínico compatível com hipopituitarismo. Eventualmente, podem associar-se à puberdade precoce ou à hiperprolactinemia. Exemplos de tumor do SNC não funcionante são: craniofaringioma, hamartoma, glioma, astrocitoma, ependimoma e linfoma. No geral, adenoma hipofisário e disgerminoma também têm essa classificação, podendo, raramente, produzir e secretar hormônios.

Dos tumores funcionantes, os adenomas hipofisários representam a grande maioria. Há hipersecreção de um ou mais hormônios (prolactina, GH, ACTH e/ou TSH). Podem

QUADRO 9 Repercussões endócrinas dos tumores em sistema nervoso central

Secreção hormonal	Ação/tumores	Repercussão endócrina	Sinais e sintomas
Tumor não funcionante	**Ação:** compressão do hipotálamo, haste hipofisária e hipófise. **Exemplos:** craniofaringioma, hamartoma, glioma, astrocitoma, ependimoma, linfoma	Hipofunção	↓**GH** – diminuição da VC, baixa estatura
			↓**ACTH** – mal-estar, diminuição da VC, crise adrenal (náusea, vômitos, dor abdominal, hipotensão, choque)
			↓**TSH** – atraso do DNPM, diminuição da VC
			↓**ADH** – poliúria, polidipsia, hipernatremia
		Hiperfunção	↑**LH, FSH** – puberdade precoce, aumento da VC, IO > IC
			↑**PRL** – assintomático, irregularidade menstrual
Tumor funcionante	**Ação:** hipertrofia e hiperplasia das células secretoras hipofisárias (lactotrofos somatotrofos, corticotrofos, tireotrofos). **Exemplo:** adenoma hipofisário, disgerminoma.	Hiperfunção	↑**PRL** – galactorreia, irregularidade menstrual
			↑**GH** – aumento da VC, alta estatura
			↑**ACTH** – obesidade central, pletora facial, estrias violáceas, hipertensão, fraqueza muscular, hiperglicemia
			↑**TSH** – tremores, sudorese, irritabilidade, taquicardia, insônia
			↑**beta-hCG** – puberdade precoce em meninos, aumento da VC, IO > IC

ACTH: hormônio estimulador dos corticotrofos; ADH: hormônio antidiurético; beta-hCG: subunidade beta do hormônio gonadrotrofina coriônica; DNPM: desenvolvimento psicomotor; FSH: hormônio folículo-estimulante; GH: hormônio do crescimento; IC: idade cronológica; IO: idade óssea; LH: hormônio luteinizante; TSH: hormônio estimulador da tireoide; PRL: prolactina; VC: velocidade de crescimento.

associar-se a outros tumores endócrinos (adenoma de paratireoide e insulinoma) na neoplasia endócrina múltipla tipo 1 (NEM-1) ou à síndrome de McCune-Albright (manchas café com leite, displasia fibrosa poliostótica, puberdade precoce). Tumores de SNC produtores de beta-hCG (gonadotrofina coriônica humana beta), como germinoma e coriocarcinoma da pineal, podem desencadear puberdade precoce central no sexo masculino.

O comprometimento hipotalâmico gera repercussões endócrinas de hipofunção ou hiperfunção dessa estrutura, além de distúrbios decorrentes do acometimento de suas regiões reguladoras do apetite (obesidade, hiperfagia, anorexia), temperatura (hipotermia, hipertermia), sono (sonolência excessiva) e comportamento (agressividade, hipercinesia)[1].

Compressão ou secção da haste hipofisária decorrente do tumor de SNC causa elevação leve a moderada da concentração plasmática de prolactina devido à perda da inibição de sua secreção pela dopamina.

O tratamento do próprio tumor de SNC pode causar distúrbios na secreção hormonal.

A radioterapia (RT) cranioespinhal é o que mais compromete o sistema endócrino com danos aos neurônios hipotalâmicos, posterior atrofia hipofisária e consequente hipopituitarismo. A principal deficiência é a do GH, mas pode haver insuficiência de TSH, ACTH e hormônio antidiurético (ADH), enquanto a secreção de LH e FSH pode estar elevada ou reduzida. A quimioterapia (QT) e/ou manipulação cirúrgica do tumor também levam ao hipopituitarismo[14].

A história clínica deve conter informações sobre o diagnóstico do tumor como: idade da criança, sintomas apresentados e exames laboratoriais e radiológicos realizados. É importante checar a(s) abordagem(ns) terapêutica(s) empregada(s) para tratamento do tumor. Verificar a administração de RT ou QT quanto à dose, fracionamento, duração e data do último ciclo. Questionar sobre número de cirurgias realizadas, técnicas empregadas (transesfenoidal ou transcraniana), colocação de derivação ventriculoperitoneal e complicações intraoperatórias. É fundamental avaliar as alterações clínicas, complicações e exames (laboratoriais, radiológicos, genético e anatomopatológico) do período pós-tratamento. Verificar medicações usadas pré e pós-tratamento, além do acompanhamento com outras especialidades (p. ex., oncologia, neurocirurgia, oftalmologia).

Na revisão dos sistemas, investigar, principalmente, a presença de manifestações de hipofunção e hiperfunção hipotalâmico-hipofisária (Quadro 9), visuais (perda de campo e acuidade visuais, nistagmo, estrabismo) e neurológicas (náusea, vômitos, cefaleia, convulsão, déficits focais). Caracterizar o tipo da convulsão, pois as que cursam com crise de risos ou choros inapropriados (convulsões gelásticas) são características do hamartoma. Adicionalmente, questionar sobre a presença de manchas café com leite, sardas axilares, neurofibromas, defeitos de linha média (lábio leporino, fenda palatina), sinais de hipoglicemia e dor óssea.

É preciso investigar a história familiar de adenomas hipofisários (adenoma pituitário familiar isolado), tumores compatíveis com síndrome de Li-Fraumeni (tumores de adrenal, mamas e colorretal, sarcomas de partes moles), NEM-1 (adenoma de paratireoide, insulinoma) e complexo de Carney (mixoma cardíaco, cutâneo ou mamário, adenoma secretor de GH, tumor testicular).

EXAME FÍSICO

Inspeção

Durante a inspeção de pacientes com endocrinopatias, deve-se observar a presença de sinais sugestivos de dismorfias. Na face, a implantação baixa das orelhas e dos cabelos pode ocorrer em algumas síndromes genéticas como a síndrome de Turner; fácies em lua cheia, queixo duplo e pletora facial nos pacientes com síndrome de Cushing (Figura 1); e exoftalmia em pacientes com doença de Graves.

Na região cervical, observar a presença de bócio (Figura 2) e *acantosis nigricans* (Figura 3) sugestivos de hipotireoidismo e resistência insulínica, respectivamente.

Altura, peso, perímetro cefálico, índice de massa corporal, medidas acessórias, velocidade de crescimento

Ao aferir os dados antropométricos do paciente, faz-se necessário utilizar técnicas previamente estabelecidas a fim de monitorar adequadamente o crescimento.

Peso

Para mensurar o peso, é necessário verificar se a balança está com a tara adequada.

Lactentes com até 15 kg devem utilizar a balança pediátrica. Pacientes que já ficam de pé podem utilizar a balança convencional. Ambos devem retirar todos os adornos e roupas.

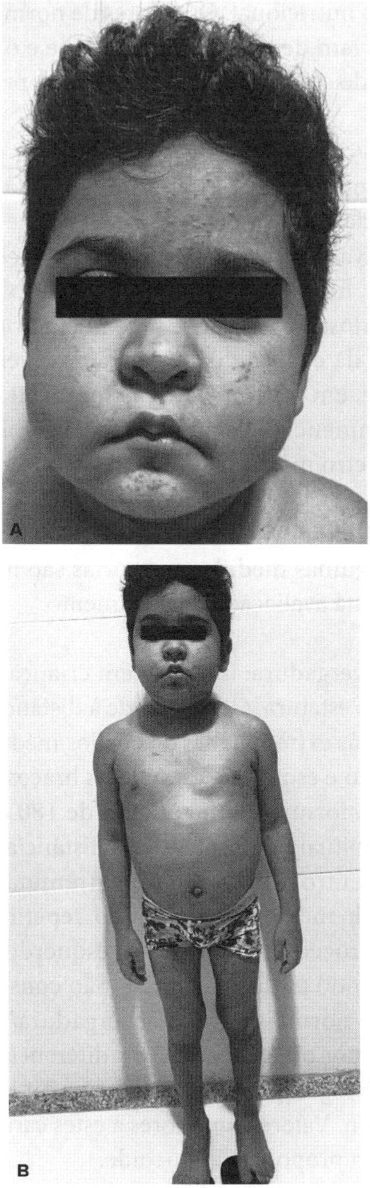

FIGURA 1 Criança com diagnóstico de síndrome de Cushing apresentando: (A) fácies em lua cheia, discreta pletora facial, acne e hipertricose e (B) acúmulo de tecido celular subcutâneo em região centrípeta (face, pescoço, região supraclavicular e abdome) com redução deste em membros.

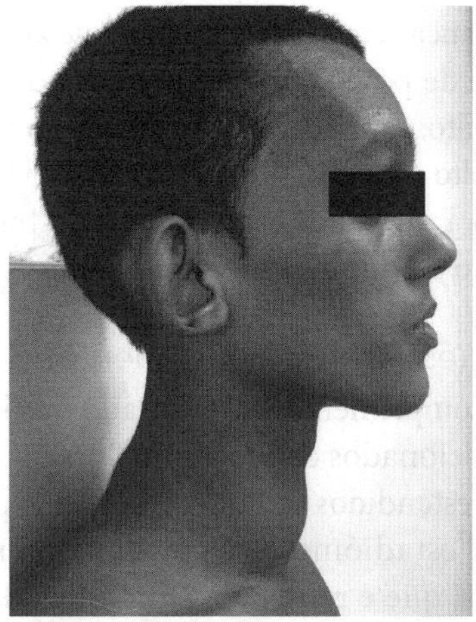

FIGURA 2 Adolescente com aumento do volume tireoidiano (bócio).

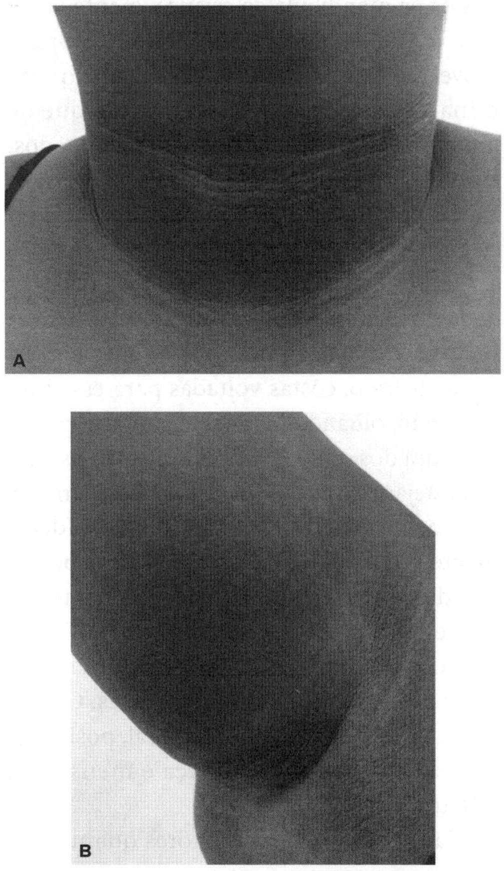

FIGURA 3 Criança com diagnóstico de obesidade apresentando: *acantosis nigricans* cervical (A) e axilar (B) associadas a estrias atróficas em axila (B).

Crianças com mais de 15 kg que ainda não fiquem de pé podem ser pesadas no colo de um adulto, com posterior mensuração do peso do adulto individualmente. O peso da criança será a diferença entre o peso do binômio e o peso do adulto individualmente.

Altura (estatura e comprimento)

O comprimento é mensurado nos lactentes posicionados em decúbito dorsal, com os braços estendidos ao lado do corpo. A porção fixa do estadiômetro é colocada na região cefálica, que é retificada e imobilizada pelo auxiliar ou pelo acompanhante da criança, de forma que a mão esquerda deste seja colocada na porção fixa do estadiômetro e a mão direita na mandíbula da criança, mantendo-a com o queixo afastado do peito. A porção móvel é colocada no pé do paciente pelo examinador, que deve se assegurar de que os membros inferiores não estejam flexionados, fazendo leve pressão sobre os joelhos da criança. Os pés devem estar em ângulo reto com as pernas.

Em crianças maiores, a estatura é verificada com o estadiômetro fixo, na posição vertical. A criança posiciona-se em pé, com o corpo ereto, costas voltadas para esse instrumento, olhando fixamente para um ponto na altura dos olhos. É importante que as pernas estejam paralelas, os pés estejam unidos e os joelhos não estejam flexionados. Idealmente, a criança deve encostar a parte posterior da cabeça, escápulas, nádegas, panturrilhas e calcanhares no estadiômetro. Se não for possível encostar esses cinco pontos, deve-se encostar pelo menos três deles. O examinador retifica a coluna vertebral, posiciona a régua na cabeça da criança e mensura a estatura.

Tanto nas crianças menores quanto nas maiores, é necessário retirar adereços da cabeça e calçados.

Índice de massa corpórea

O índice de massa corpórea (IMC) é calculado dividindo-se o peso em quilos (kg) pelo quadrado da altura em metros (m). Esse é um índice importante para avaliação do estado nutricional. Os valores de normalidade variam de acordo com a idade e o sexo, devendo ser obtidos em gráficos apropriados.

Perímetro cefálico

A mensuração do perímetro cefálico é essencial para crianças de até 3 anos de idade para avaliar crescimento craniano excessivo (p. ex., hidrocefalia) ou limitado (p. ex., craniossinostose). Passa-se uma fita métrica em torno da cabeça do lactente, envolvendo a fronte, em nível do sulco supraorbital, e a proeminência occipital, de forma a obter o perímetro máximo.

Medidas acessórias

Algumas medidas acessórias são importantes na avaliação do crescimento.

- Envergadura: indicada em crianças com alta estatura. Corresponde à distância entre as extremidades dos dedos médios direito e esquerdo, estando os braços abertos, formando um ângulo de 180 graus. Habitualmente, afere-se a distância entre o centro do externo e a extremidade do dedo médio do lado direito, repetindo-se o procedimento no lado esquerdo e somando as duas medidas. São consideradas normais a razão envergadura/altura menor ou igual a 1,05 e a diferença entre envergadura e altura inferior ou igual a 5 cm. Valores superiores a estes caracterizam proporção eunucoide.
- Altura sentada: objetiva checar a proporção corporal da criança. Ela é medida com a criança sentada, verificando-se a distância entre o banco e a cabeça do paciente.

Essa medida é importante quando se suspeita de baixa estatura desproporcional com limitação do crescimento do tronco. Os valores de normalidade variam de acordo com a idade e o sexo e devem ser obtidos em gráficos apropriados.

- Relação segmento superior/segmento inferior: utilizada para avaliar a proporção corporal. O segmento inferior é medido da sínfise púbica até o chão, com a criança de pé. O segmento superior é obtido pela subtração da altura da criança pelo segmento inferior.

Velocidade de crescimento

A avaliação da VC permite observar se a criança vem mantendo seu canal de crescimento ou apresenta alteração deste para mais ou para menos. A VC é expressa em "cm/ano", sendo calculada por meio da diferença entre a estatura atual e a estatura aferida 12 meses antes. Caso ainda não tenha 1 ano de acompanhamento, faz-se uma regra de três, como uma estimativa da velocidade de crescimento, lembrando que o crescimento da criança não é linear e que a estimativa pode estar sub ou superestimada.

Pele, fâneros e tecido celular subcutâneo

Distúrbios hormonais caracterizados por hipofunção ou hiperfunção glandular podem comprometer tanto a função como a morfologia da pele e fâneros. Doenças endócrinas autoimunes podem associar-se a patologias cutâneas também de caráter imune, a exemplo do vitiligo e da alopecia areata. As manifestações mais comuns de pele, fâneros e tecido celular subcutâneo (TCSC) associadas a alterações endócrinas são descritas a seguir[15,16].

Manifestações cutâneas

- Alterações gerais (textura, umidade, coloração e temperatura): o hipotireoidismo primário é caracterizado por pele espessa, seca e áspera com aspecto pálido de tom amarelado nas palmas das mãos, planta dos pés e região nasolabial. O mixedema periorbitário e em mãos e pés é característico (Figura 4). As alterações são menos frequentes no hipotireoidismo central (< 10%), que possui aspecto cutâneo levemente enrugado. Pele fina com umidade elevada está entre as manifestações

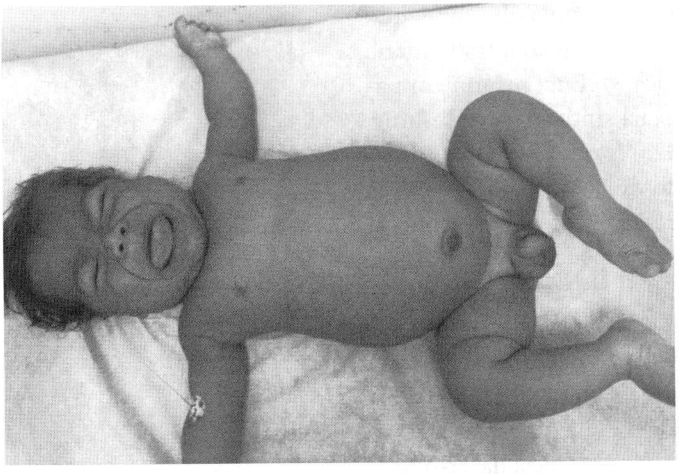

FIGURA 4 Lactente com diagnóstico de hipotireoidismo congênito apresentando tonalidade cutânea pálido-amarelada, mixedema periorbitário e em pés, macroglossia e hérnia umbilical.

encontradas no hipertireoidismo, que também se relaciona à elevação da temperatura cutânea, principalmente na crise tireotóxica. Na síndrome de Cushing há atrofia cutânea, pele fina e enrugada no dorso das mãos e cotovelos. Cursa com pletora facial, cicatrização lenta de feridas pequenas e hematomas ou equimoses aos pequenos traumas. O hiperandrogenismo é associado ao aumento da oleosidade cutânea da face e do couro cabeludo. Já no hipopituitarismo há redução de secreção sebácea e do suor, causando ressecamento cutâneo. O hipoparatireoidismo ou pseudo-hipoparatireoidismo causa pele ressecada, descamativa e edemaciada e pode associar-se a candidíase mucocutânea crônica ou a ossificação cutânea na osteodistrofia hereditária de Albright.

- *Acne vulgaris*: presente nas doenças associadas a hiperandrogenismo. Decorrente do aumento dos poros e da oleosidade facial. Geralmente localizada em face, pescoço e ombros. Pode ser também encontrada na síndrome de Cushing (Figura 1), quando se associa à elevação de androgênios.
- *Acantosis nigricans*: espessamento cutâneo aveludado e hiperpigmentado localizado mais comumente em axilas, podendo ocorrer em pescoço, região inframamária e virilha (Figura 3). Encontrada em pacientes obesos, na síndrome de Cushing, SOP e no DM2.
- Estrias: quando violáceas maiores de 1 cm em abdome e região inferior de flancos, são consideradas específicas da síndrome de Cushing. Diferem das estrias em obesos, que são rosadas, avermelhadas ou cinzentas, mais estreitas e finas.
- Hiperpigmentação: característica da forma perdedora de sal da hiperplasia adrenal congênita por deficiência da 21-hidroxilase (HAC 21-OHD) e doença de Addison. Causada por aumento da melanina estimulada pela elevação do ACTH. Ocorre de forma difusa ou, principalmente, em áreas expostas ao sol (face, pescoço e dorso de mãos) e locais de traumas leves e/ou de pressão crônica (ombros, diafragma, cintura, cotovelos, articulações falangeanas, coluna vertebral e joelhos). Também pode estar presente na síndrome de McCune-Albright, na neurofibromatose tipo 1 (NF1) e na síndrome de Peutz-Jeghers.
- Manchas café com leite (MCL): manchas de tonalidade marrom clara (Figura 5). Frequentes na síndrome de McCune-Albright, na qual apresentam tamanho de 0,5-20 cm, bordas irregulares que não cruzam a linha média. Localizadas em qualquer região, sendo a fronte, nuca e glúteos as mais comuns, geralmente do mesmo lado das principais lesões ósseas. As MCL também são características da NF1, porém possuem bordas regulares e surgem no primeiro ano de vida, com aumento progressivo de sua quantidade ao longo da vida e posterior estabilização. A presença de 6 ou mais MCL é altamente sugestiva de NF1, mas insuficiente para o

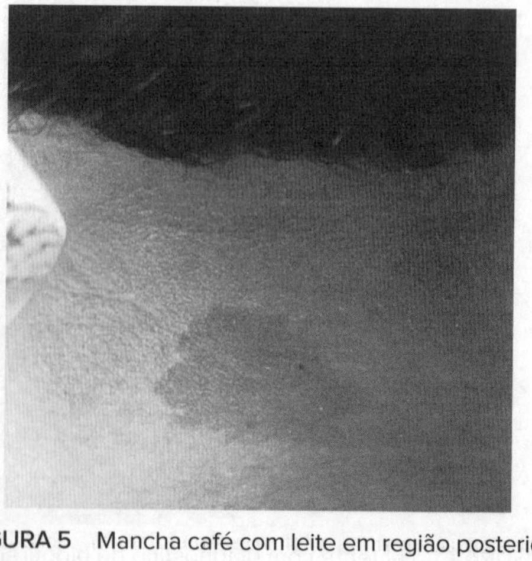

FIGURA 5 Mancha café com leite em região posterior de pescoço.

diagnóstico se for o único achado clínico e se não houver história familiar.

- Neurofibromas: são tumorações compostas por células de Schwann, fibroblastos e mastócitos. Podem ser cutâneos (mais comuns), subcutâneos ou em formação de plexos nodulares ou difusos.
- Mixedema: espessamento escamoso da pele com pápulas ou nódulos bem demarcados de coloração rosada ou marrom purpúrico em região pré-tibial, presente na doença de Graves.
- Xantomas e xantelasmas: relacionam-se a depósitos cutâneos de lipoproteína de baixa densidade (LDL) localizados em pálpebras (xantelasmas) ou outras regiões do corpo (xantomas), como mão, cotovelos, glúteos, joelhos e pés (Figura 6). Estão associados à dislipidemia grave como a presente na hipercolesterolemia familiar homozigótica.

Alterações de fâneros

- Hirsutismo e hipertricose: hirsutismo refere-se à presença de pelos terminais (espessos e pigmentados) no sexo feminino, localizados em áreas características de distribuição masculina, como buço, mento, região intermamária, areolar, abdome, linha alba, região lombar e glúteos. Está associado a hiperandrogenismo, presente na SOP, forma não clássica da HAC 21-OHD, na síndrome de Cushing e nos tumores ovariano ou adrenal virilizantes. A hipertricose relaciona-se à presença de pelos *velus* (mais finos e menos pigmentados) e de distribuição difusa ou focal, principalmente fronte e região superior e lateral das bochechas. Pode ser encontrada na síndrome de Cushing (Figura 1), na anorexia, na bulimia, nas patologias em SNC, nas síndromes genéticas ou no uso de medicamentos (p. ex., glicocorticoides, diazóxido, acetazolamida, fenitoína, fenoterol e ciclosporina).
- Queda de cabelos e pelos: a calvície temporal associada ao aumento dos pelos corporais é mais característica do hiperandrogenismo. Nos casos de hipertireoidismo ou hipotireoidismo há queda de cabelos e dos pelos corporais. Na doença de Addison há escurecimento dos cabelos e rarefação dos pelos axilares e pubianos. O hipopituitarismo cursa com redução dos pelos corporais em 100% dos casos. O hipoparatireoidismo ou pseudo-hipoparatireoidismo causa cabelos ásperos e esparsos.

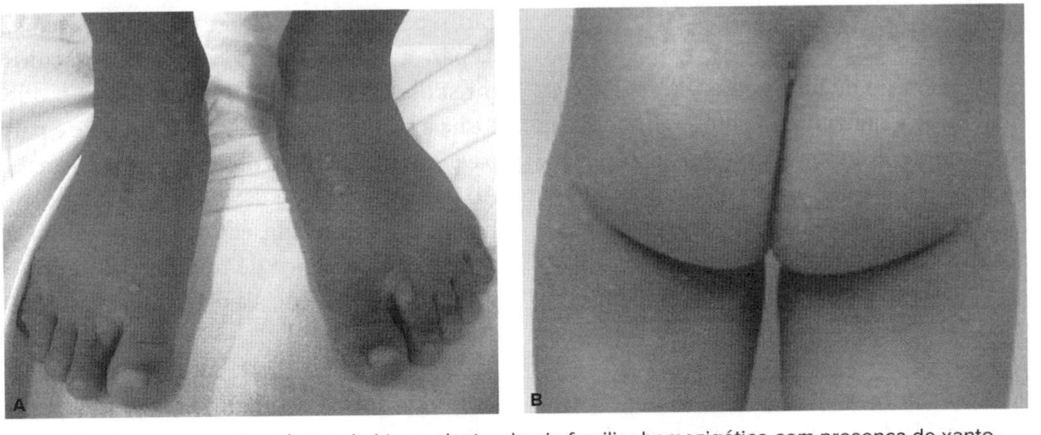

Figura 6 Criança com diagnóstico de hipercolesterolemia familiar homozigótica com presença de xantomas intertriginosos em pés (A) e em região glútea (B).

- Alterações das unhas: no hipertireoidismo as unhas ficam brilhantes, sem resistência e quebradiças, podendo haver onicólise ou "unhas de Plummer" (separação distal da unha do leito ungueal). Já no hipotireoidismo as unhas são finas e opacas, com estrias longitudinais e transversais. Na doença de Addison há bandas longitudinais em unhas. No hipoparatireoidismo ou pseudo-hipoparatireoidismo as unhas são opacas, quebradiças e com cristas transversais.

Mudanças no tecido celular subcutâneo

- Alterações do tecido celular subcutâneo: muito característico da síndrome de Cushing, na qual há mudança da aparência e do hábito corporal causada pelo acúmulo de tecido gorduroso central, principalmente em face (fácies em lua cheia), pescoço anterior, fossa supraclavicular, região dorsocervical (corcova de búfalo), tórax superior, tronco e abdome, e pela redução da gordura em extremidades (Figura 1). No hipopituitarismo há redução do tecido gorduroso cutâneo, levando à formação de rugas ao redor dos olhos e da boca, com aspecto mais envelhecido.

Linfonodos

A palpação de linfonodos em região cervical pode sinalizar a presença de neoplasia em tireoide. Algumas características devem ser analisadas à palpação, como: mobilidade, dor, consistência, tamanho e aderência a planos mais profundos.

Fácies, olhos, ouvidos, nariz e boca

Ao examinar a face, deve-se observar a presença de dismorfias sugestivas de alguma síndrome:

- Epicanto e macroglossia sugerem síndrome de Down.
- Fronte olímpica, face triangular invertida e orelhas antevertidas sugerem síndrome de Russel-Silver.
- Eversão palpebral, rarefação de sobrancelhas e dupla camada de cílios sugerem síndrome de Kabuki.
- Alopecia em paciente com deformidades ósseas sugere raquitismo dependente de vitamina D tipo 2.
- Fenda palatina, lábio leporino e outros defeitos de linha média chamam a atenção para a possibilidade de hipopituitarismo.
- Incisivo central único sugere a ocorrência de deficiência de hormônio do crescimento.
- Xantomas, xantelasmas (Figura 6) e halo corneano podem sugerir dislipidemia.
- Exoftalmia e retração palpebral sugerem hipertireoidismo.
- Palato ogival é frequente em diversas síndromes genéticas, incluindo síndrome de Turner.

Pescoço

Idealmente a inspeção da tireoide deve ser realizada com o paciente sentado, o pescoço levemente estendido para trás, estimulando-se o movimento da deglutição. Para a palpação, o paciente idealmente deve fletir a cabeça para a frente a fim de evitar a extensão dos músculos esternocleidomastóideos, o que torna a palpação mais difícil. A tireoide é palpável em mais de 90% dos indivíduos normais. Ao palpar a tireoide deve-se observar a consistência (endurecida, elástica), o tamanho, a simetria, a presença de nodulações, a dor à palpação e a aderência a planos mais profundos[17].

O bócio (Figura 2), caracterizado pelo aumento difuso da glândula tireoide, pode estar presente no hipotireoidismo, no hipertireoidismo e até mesmo no bócio atóxico.

Alguns bócios são visíveis mesmo antes da palpação. Definir suas características auxilia nos possíveis diagnósticos diferenciais[17].

Alguns pacientes com adiposidade concentrada em região cervical podem ser erroneamente diagnosticados com bócio, porém, ao realizarem o movimento da deglutição, o tecido adiposo não se movimenta.

A presença de nódulos tireoidianos pode ser observada na inspeção da região cervical, como também à palpação. Alguns nódulos de diminutos tamanhos não são visíveis ou palpáveis, e são diagnosticados apenas pela ultrassonografia.

O cisto tireoglosso, ducto embrionário que ocorre durante a migração da tireoide, pode ser visto na região cervical como uma massa palpável, de consistência firme, com crescimento lento e gradual, em região de linha média, próximo à topografia de osso hioide, móvel à protrusão da língua, muitas vezes associado a sinais flogísticos locais.

A presença de pescoço alado é um achado comum na síndrome de Turner ou na síndrome de Noonan, e consiste em uma prega de pele congênita que se prolonga pelos lados do pescoço em direção aos ombros.

A tireoide pode e deve ser auscultada em alguns casos específicos. Por exemplo: a tireotoxicose aumenta o fluxo sanguíneo nessa região, podendo causar sopro, associado ou não à presença de frêmito. Para proceder à ausculta da glândula tireoidiana, orienta-se que o paciente prenda a respiração durante a ausculta de um lobo e depois repita o procedimento para a ausculta do segundo lobo[17].

Mamas

O exame físico das mamas de crianças e adolescentes consiste em três etapas: inspeção, palpação e expressão.

A inspeção é realizada com a criança sentada, mão sobre as coxas e tórax descoberto. Avalia-se simetria, conformação, volume, integridade cutânea, vasos sanguíneos, aréola e mamilos. Nessa etapa se define o estadiamento puberal conforme critérios de Tanner para mamas[18].

Posteriormente, coloca-se a paciente em posição supina com as mãos atrás do pescoço e cotovelos em contato com a maca. É realizada a palpação de todos os quadrantes mamários e da região retroareolar com os dedos em movimentos circulares, no sentido horário, com o objetivo de identificar tecido glandular, cisto ou nódulo mamário[18].

Por último, verifica-se a presença de drenagem papilar por meio da expressão das mamas, comprimindo a região areolopapilar em direção ao mamilo, nos sentidos craniocaudal e médio-lateral[18].

A normalidade da presença de tecido glandular mamário depende da idade e do sexo da criança (Figura 7), conforme descrito no tópico "Distúrbios puberais". Deve ser diferenciada de lipomastia, presente em obesos, e de cisto mamário. Galactorreia pode estar presente na hiperprolactinemia ou no hipotireoidismo primário.

Aparelho cardiovascular e respiratório

Pacientes com síndrome de Turner podem apresentar anomalias cardíacas do lado es-

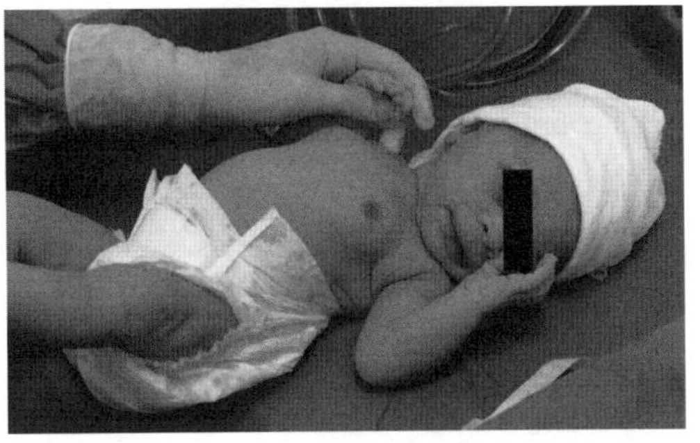

FIGURA 7 Recém-nascido do sexo feminino apresentando telarca precoce.

querdo. Sinais de coarctação da aorta, como ausência ou diminuição da amplitude dos pulsos arteriais periféricos nos membros inferiores, associada ou não a hipertensão arterial nos membros superiores. Além disso, pode ocorrer a presença de sopro cardíaco.

A presença de taquicardia e hipertensão arterial sistólica pode ocorrer em pacientes com hipertireoidismo, ao passo que bradicardia e hipotensão ocorrem no hipotireoidismo.

Pacientes com síndrome de Noonan podem apresentar anomalias cardíacas do lado direito. A presença de estenose valvar pulmonar, miocardiopatia hipertrófica, defeito do septo atrial ou ventricular e insuficiência mitral devem ser pesquisadas.

A presença de respiração lenta e profunda, quando encontrada, deve alertar o médico para cetoacidose diabética (respiração de Kussmaul) ou acidose metabólica. Além disso, a presença de um odor característico de frutas na respiração pode ocorrer na cetoacidose em decorrência da metabolização da acetona pelos pulmões.

Abdome

A presença de onfalocele, defeito congênito da parede abdominal e visceromegalias (rins, intestino e pâncreas) pode ser encontrada na síndrome de Beckwith-Wiedmann.

A hérnia umbilical está presente em alguns casos de hipotireoidismo congênito (Figura 4).

Nos pacientes que apresentam hipoglicemia, a presença de hepatomegalia nos leva a pensar em erros inatos do metabolismo do glicogênio (glicogenoses).

A presença de anomalias geniturinárias, por exemplo, extrofia de bexiga, cloaca, bem como atresia de reto, imperfuração anal, fístulas gastrointestinais e da coluna lombar ou sacral, sugere a possibilidade de síndromes genéticas e embriopatias associadas ao quadro clínico de diferença da diferenciação sexual.

Genitália

O exame físico da genitália é complexo. Para que fique completo e bem direcionado, uma forma de avaliar a genitália consiste em avaliação de acordo com a aparência externa.

O testículo deve ser pendular, rugado, cheio (presença de gônadas), simétrico e pigmentado. Testículos endurecidos e diminuídos de tamanho podem sugerir síndrome de Klinefelter.

A presença de micropênis é caracterizada por tamanho do pênis inferior a 2,5 desvios-padrão para a idade, o que corresponde ao comprimento peniano de aproximadamente 2,5-3 cm, em recém-nascidos. Para essa avaliação, o pênis deve estar bem tracionado, sendo medido com uma régua (milímetros), a partir da porção dorsal do pênis até a ponta da glande, deprimindo a gordura suprapúbica (pênis embutido)[19].

Na genitália com aparência tipicamente feminina, a presença de clitoromegalia (diâmetro clitoridiano > 6 mm ou visível com as coxas em adução), fusão labial posterior ou gônadas palpáveis (massa inguinal) sinaliza atipia genital (Figura 8) e deve ser investigada.

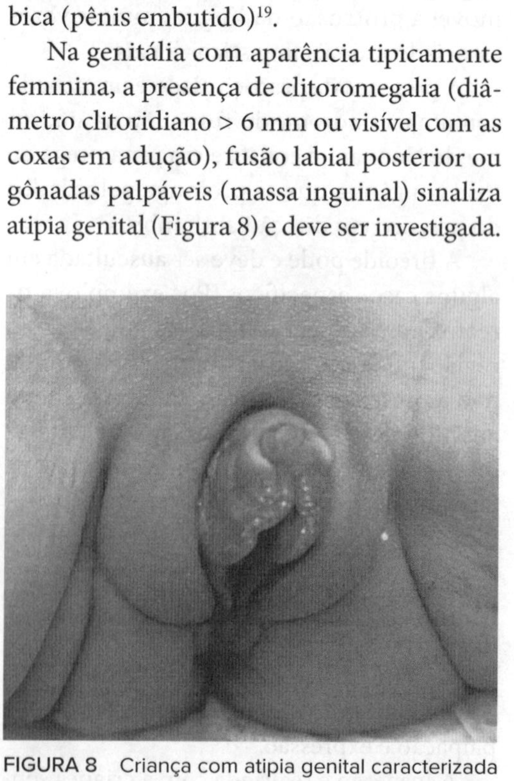

FIGURA 8 Criança com atipia genital caracterizada por clitoromegalia e ausência de gônadas palpáveis em bolsa escrotal.

A presença de clitoromegalia pode ser isolada ou associada a outros sinais de virilização.

Já na genitália com aparência tipicamente masculina, a presença de hipospádia proximal, gônadas não palpáveis (criptorquidismo) ou pequenas (< 8 mm no maior diâmetro) ou de massa inguinal corrobora o diagnóstico de genitália atípica.

A palpação das gônadas deve ser realizada com cuidado, uma vez que a palpação direta da bolsa escrotal pode levar à ascensão dessas gônadas devido ao reflexo cremastérico. Idealmente a mão deve estar aquecida, com toque leve e suave, evitando movimentos bruscos.

Algumas gônadas são mais difíceis de serem palpadas e necessitam de manobras específicas, como a "manobra da mão ensaboada". Essa manobra consiste em usar sabão e/ou talco nas mãos do examinador (para facilitar a palpação) e deslizar desde a espinha ilíaca anterossuperior até a entrada do saco escrotal. Percebe-se um ressalto gonadal, identificando a presença de gônadas.

Nas meninas, a partir dos 8 anos de idade, pode-se observar a presença de pelos pubianos, começando na região mais inferior dos grandes lábios, o que torna a avaliação total da genitália ao exame físico necessária. Os pelos pubianos só se apresentam em púbis no estadiamento 3 de Tanner. Já nos meninos, a puberdade inicia a partir dos 9 anos, e os pelos pubianos podem ser vistos em região pubiana. Os pelos escrotais na infância são geralmente benignos e sem significado patológico[1].

Extremidades

Ao avaliar as extremidades, recomenda-se observar as proporções dos membros. Por exemplo:

- O encurtamento da porção proximal dos membros é chamado de rizomelia.
- O encurtamento da porção medial dos membros é chamado de mesomelia.
- O encurtamento da extremidade distal dos membros chama-se acromelia.

Dedos muito alongados podem caracterizar aracnodactilia, achado presente em pacientes com síndrome de Marfan. Para avaliar esse achado pode-se utilizar o sinal do punho, que consiste em contornar o punho com a mão do próprio paciente e observar se há sobra na ligação do dedo mínimo ao polegar. Outra avaliação é o sinal do polegar: dobra-se o polegar e se verifica há sobra do polegar em relação ao diâmetro da mão.

A angulação das extremidades também deve ser avaliada. A presença de cúbito valgo é um achado presente em pacientes com síndrome de Turner. Deformidades como geno varo (Figura 9B), geno valgo e alargamento de punhos (Figura 9C) sugerem raquitismo. Mixedema pré-tibial pode estar presente em pacientes com doença de Graves.

Faz-se necessário observar também a presença de mãos e pés pequenos (síndrome de Prader-Willi), clinodactilia (síndrome de Russel-Silver) e polidactilia (síndrome de Bardet-Bidel). A deformidade de Madelung, embora seja mais bem visualizada à radiografia de mãos e punhos (Figura 10A), pode ser percebida ao exame físico pelo encurvamento do rádio e ulna e sugere a síndrome de Leri-Weil, uma haploinsuficiência do gene *SHOX*. A presença clínica e radiológica de encurtamento do 4º e 5º metacarpos (Figura 10B) é típica da síndrome de Turner.

EXAMES COMPLEMENTARES

Distúrbios do crescimento

Baixa estatura

Durante a investigação de baixa estatura, deve-se identificar se o paciente tem baixa es-

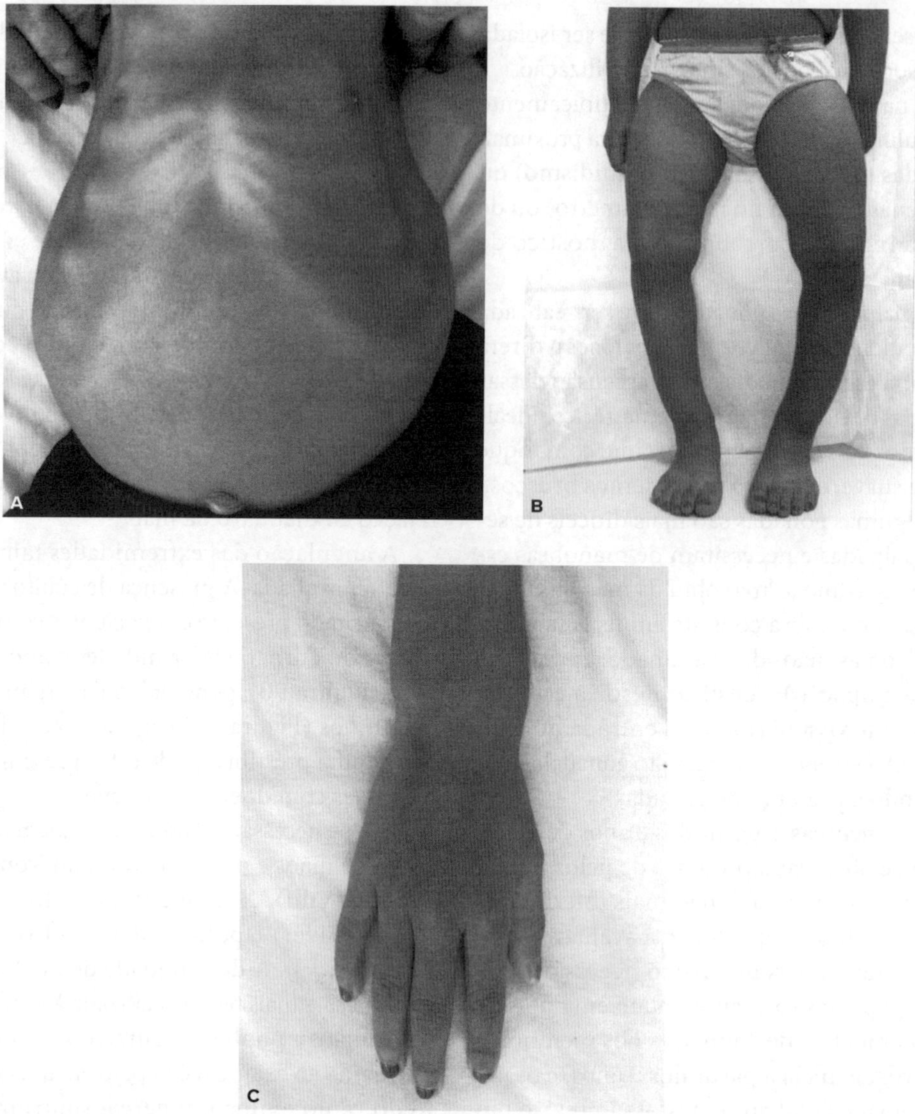

FIGURA 9 Crianças com diagnóstico de raquitismo apresentando: (A) malformação de caixa torácica (tórax em sino), rosário raquítico e sulco de Harisson, (B) geno varo e (C) alargamento de punho.

tatura isolada ou associada ao baixo peso. Habitualmente, a investigação da criança com baixo peso e baixa estatura deve afastar doenças crônicas subclínicas, tais como nefropatia, hepatopatia, desnutrição primária, dentre outras. Para tanto, sugerem-se os seguintes exames:

- Hemograma: identificar anemia, quadros infecciosos e/ou neoplásicos.
- TGO, TGP: hepatopatias.
- Glicemia: afastar diabetes melito.
- Ureia, creatinina, sódio, potássio, cloro, gasometria venosa: nefropatias.

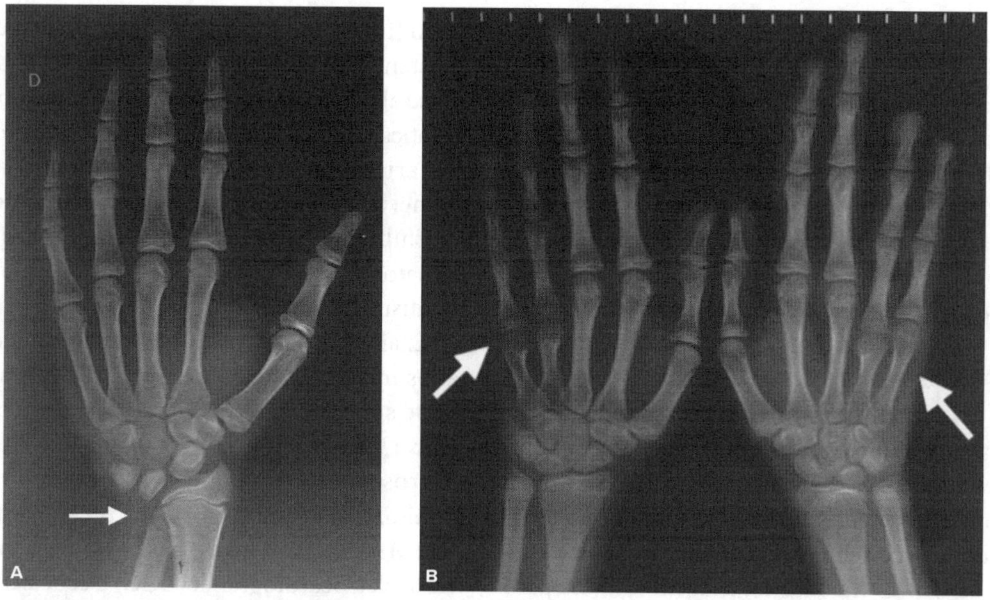

FIGURA 10 Radiografias de mãos e punhos evidenciando deformidade de Madelung (A) e encurtamento do 4º e 5º metacarpos (B).

- Cálcio, fósforo, magnésio, proteínas totais e frações, fosfatase alcalina, 25(OH)vitamina D: avaliar o metabolismo ósseo.
- IgA total, antitransglutaminase IgA: triagem para doença celíaca.
- Dosagem de cloro do suor: triagem para fibrose cística.
- Parasitológico de fezes: parasitoses intestinais.
- Urina tipo 1: avaliar densidade urinária, pH, perdas urinárias.

Para os pacientes com baixo peso e baixa estatura nos quais não tenham sido encontradas doenças crônicas subclínicas, bem como para os que tenham baixa estatura isolada, independentemente de terem ou não a investigação supracitada, devem ser solicitados os exames para avaliação do eixo hipotalâmico-hipofisário, tais como:

- T4 livre, TSH: checar a função tireoidiana.
- IGF-1 (*insulin-like growth factor 1*), IGFBP-3 (*insulin-like growth factor binding protein 3*): avaliação indireta do hormônio do crescimento.
- Cortisol sérico matinal: avaliar indiretamente o ACTH.
- Prolactina: identificar se o controle inibitório da prolactina está funcionando.
- LH, FSH, testosterona (em meninos) e estradiol (em meninas): se estiverem em idade púbere ou tiverem menos de 6 meses de vida (minipuberdade).

Após essa investigação, pode ser necessária a realização de teste de estímulo para avaliação direta do hormônio do crescimento (GH). Esse teste pode ser feito dosando o GH basal e após 60 e 90 minutos do estímulo com clonidina ou insulina.

Em meninas, é importante solicitar o cariótipo por bandeamento G (mínimo 30 células), a fim de afastar síndrome de Turner.

Radiografias de mãos e punhos são importantes para o cálculo de previsão de altura final, ao avaliar a idade óssea.

Ressonância nuclear magnética (RNM) de sela túrcica deve ser solicitada a fim de afastar malformações em topografia hipofisária (p. ex., síndrome da secção da haste hipofisária) e neoplasias em região selar/suprasselar (p. ex., craniofaringioma).

Alta estatura

Embora menos frequente que a baixa estatura, a alta estatura deve ser investigada, caso não seja explicada pela altura dos pais ou pela presença de obesidade associada. Para tanto, recomenda-se a avaliação do eixo hipotalâmico-hipofisário, triagem urinária para erros inatos do metabolismo (afastar fenilcetonúria e homocistinúria), cariótipo por bandeamento G (afastar síndrome de Klinefelter em meninos e síndrome do triplo X em meninas), radiografia de mãos e punhos para avaliação da previsão de altura final e RNM de sela túrcica, para afastar adenoma hipofisário produtor de hormônio do crescimento, dentre outros hormônios hipofisários.

Na alta estatura, a dosagem do GH basal é solicitada para afastar adenoma secretor de GH. Caso a dosagem do GH seja superior a 1 ng/mL, pode ser necessária a realização do teste de supressão oral com glicose, quando se dosa o GH basal e após 60, 90 e 120 minutos da ingestão oral de 1,75 g/kg de glicose (máximo: 75 g). Considera-se normal o teste de supressão que tenha qualquer um dos valores de GH < 1 ng/mL.

Sobrepeso e obesidade

Os exames laboratoriais básicos a serem solicitados na criança com obesidade incluem: glicemia em jejum, hemoglobina glicada, insulina sérica, cálculo do índice HOMA-IR, colesterol total e frações, triglicérides, ácido úrico (investigar hiperuricemia causada pela resistência insulínica), TGO, TGP, GGT fosfatase alcalina (avaliar a presença de esteatose hepática ou esteato-hepatite), ureia, creatinina, sumário de urina (investigar proteinúria e glomeruloesclerose focal segmentar), proteína C ultrassensível (avaliar o estado pró-inflamatório) e T4 livre e TSH (afastar hipotireoidismo).

Exames de imagem habitualmente solicitados incluem: ultrassonografia (US) de abdome superior para investigar esteatose hepática; US pélvica se houver suspeita de SOP. Outros exames a serem considerados são monitorização ambulatorial da pressão arterial (MAPA), para investigar hipertensão arterial, eletrocardiograma (ECG) e ecocardiograma (ECO) para investigar hipertrofia ventricular direita associada a apneia do sono, e polissonografia para investigar síndrome da apneia obstrutiva do sono (SAOS).

É importante fazer avaliação e acompanhamento com nutricionista e psicólogo. No caso de obesidade sindrômica, avaliação com geneticista, e, caso haja complicações ortopédicas, avaliação com ortopedista.

Distúrbio da puberdade

A definição dos exames complementares necessários para investigação dos distúrbios puberais deve ser fundamentada na classificação da puberdade quanto à idade de início (precoce ou tardia), ao número de glândulas ativadas (completa ou incompleta) e aos caracteres sexuais secundários desenvolvidos em relação ao gênero do paciente (isossexual ou heterossexual).

Puberdade precoce

- Dosagem de LH e FSH basais: concentração plasmática de LH > 0,3 UI/L pelo método de imunoquimioluminométrico

(ICMA) ou LH > 0,6 UI/L por meio de imunofluorométrico (IFMA) indica ativação do eixo HHG e sugere uma PPC. Concentrações inferiores não a excluem devido à secreção cíclica desses hormônios, sendo, nesse caso, necessária a dosagem do LH após estímulo com GnRH. A dosagem de FSH não é utilizada para diferenciar PPC e PPP[1,3,20].

- Dosagem de esteroides sexuais: o estradiol tem valor limitado, pois na maioria das meninas se encontra reduzido (< 40 ng/mL). Porém, concentração muito elevada (> 100 pg/mL) pode indicar PPP causada por cisto ou tumor ovarianos. A testosterona é um marcador confiável de ativação puberal em meninos. Valores pré-puberais desse esteroide (< 50 ng/dL) praticamente afastam puberdade precoce isossexual[1].
- Teste de estímulo: pode ser realizado em crianças maiores que 3 anos. Teste de estímulo com GnRH ou análogo do GnRH são considerados padrão ouro para diagnóstico de PPC[1,20].
- Idade óssea: faz-se a avaliação da mão não dominante conforme atlas de Greulich-Pyle. Avanço da IO maior ou igual a 2 desvios-padrão (DP) para idade e sexo, ou maior ou igual a 1 ano em relação à idade cronológica, merecem atenção especial[20].
- Ultrassonografia pélvica: auxilia na investigação de ativação do eixo HHG. Volume ovariano superior a 1 cm^3 está fortemente relacionado à estimulação gonadotrófica persistente. Útero de aspecto piriforme com aumento da espessura endometrial, associado a comprimento e volume maiores que 3,5 cm e 2 mL, respectivamente, indica estimulação estrogênica persistente[1,20]. Ambos os ovários diminuídos e útero infantil indicam PPP ou exposição exógena estrogênica. Aumento ovariano unilateral sugere a presença de cisto ou tumor ovariano.
- Ultrassonografia de testículos: comprimento ou volume testicular igual ou superior a 2,5 cm e 4 mL, respectivamente, relaciona-se à PPC, porém também pode ser encontrado na PPP causada por testotoxicose, tumor produtor de hCG ou tumor associado a restos adrenais. Ambos os testículos inferiores a essas medidas indicam PPP ou exposição exógena androgênica. Aumento testicular unilateral sugere tumor de células de Leydig.
- Ultrassonografia das mamas: indicada em caso de dúvida na palpação das mamas, permitindo diferenciar a presença de tecido glandular mamário de lipomastia, principalmente em obesos.
- Ressonância nuclear magnética de encéfalo: objetiva identificar lesões, tumorações encefálicas ou malformações em SNC. Nos casos de PPC, deve ser realizada em todos os meninos, independentemente da idade, e meninas menores de 6 anos. Meninas entre 6-8 anos devem realizar esse exame se suspeita de comprometimento do SNC. Também é indicada se PPP em meninos associada a concentração elevada de beta-hCG com o objetivo de excluir diagnóstico de disgerminoma ou tumor da pineal.
- Outros exames complementares:
  - T4 livre e TSH: avaliar hipotireoidismo primário (T4 livre baixo e TSH elevado) associado a PPP, denominada síndrome de van Wyk-Grumbach.
  - 17-OHP: investigar hiperplasia adrenal congênita (HAC) por deficiência da 21-hidroxilase (CYP21A2).
  - SDHEA, SDHEA, androstenediona: excluir tumor adrenal virilizante, principalmente o SDHEA, que é específico desse tumor.

- Triiodotironina (T3), T4 livre, TSH, cortisol, IGF-1, IGFBP-3, fosfatase alcalina, GGT, AST, ALT: investigar síndrome de McCune-Albright.
- Cortisol, ACTH, SDHEA, DHEA, androstenediona: investigar hipoplasia adrenal e mutações inativadoras do receptor de glicocorticoides.
- Tomografia computadorizada de ovário: se US ou exame físico sugerir doença ovariana.
- Tomografia computadorizada de testículos: se US ou exame físico sugerir doença testicular.
- Tomografia computadorizada de adrenal: se exame físico ou avaliação laboratorial sugerir doença adrenal.
- Tomografia computadorizada de tórax e abdome: investigar tumores produtores de beta-hCG.
- Cintilografia óssea ou radiografia de ossos longos: investigar disostose óssea presente na síndrome de McCune-Albright.
- Testes moleculares: podem ser solicitados conforme diagnóstico estabelecido.

Puberdade atrasada

- Dosagem de LH e FSH basais: diferenciar os tipos de hipogonadismo. O HHpo relaciona-se a baixas concentrações de gonadotrofinas, enquanto o HHper associa-se à elevação destas. Não permite diferenciar ACCD do HHpo permanente[21].
- Dosagem de esteroides sexuais: encontra-se reduzida em ambos os tipos de hipogonadismo. A SHBG (sex hormone binding globulin) auxilia na interpretação dos valores de testosterona total e livre[1].
- Teste de estímulo com GnRH ou com análogo do GnRH: têm utilidade limitada no hipogonadismo. Não diferencia ACCD de HHpo permanente isolado[21].
- Cariótipo: indicado no HHper para investigar síndrome de Turner ou Klinefelter.
- Idade óssea: o hipogonadismo geralmente está associado ao atraso da maturação óssea.
- Ultrassonografia pélvica ou de testículos: auxilia na investigação do HHper.
- RNM de hipófise e hipotálamo (ou de sela túrcica): indicada em todos os casos de HHpo permanente a fim de identificar a presença de adenomas hipofisários ou malformações hipotalâmicas-hipofisárias. Deve-se solicitar juntamente a RNM de encéfalo com descrição de trato e bulbos olfatórios nos casos de HHpo isolado a fim de investigar síndrome de Kallmann.
- Outros exames complementares:
  - Hemograma, ferritina, transferrina, ferro, VHS, PCR, eletroforese de hemoglobina, glicemia, AST, ALT, GGT, ureia, creatinina, sódio, potássio, cloro, reserva alcalina (ou gasometria), cálcio, fósforo, magnésio, fosfatase alcalina, proteínas totais e frações, 25(OH)vitamina D, IgA total, teste do cloro no suor, exame de urina, parasitológico de fezes: investigar hipogonadismo hipogonadotrófico fisiológico relacionado a doença crônica subclínica.
  - Anticorpos antitireoperoxidase (anti-TPO), antitireoglobulina (AAT), anti-insulina, antidescarboxilase do ácido glutâmico (anti-GAD), antitirosina fosfatase (anti-IA2), anti-21-hidroxilase, antitransglutaminase IgA, anticélulas esteroidais (P450c17), antifração microssomal hepática/renal (anti-LKM), anticélulas parietais, antitirosinase: necessário na avaliação de doenças autoimunes.
  - IGF-1, IGFBP-3, T4L, TSH, cortisol, ACTH, sódio, potássio, osmolaridade sérica e urinária: investigar pan-hipopituitarismo associado ao HHpo.

- Prolactina: hiperprolactinemia está associada ao HHpo.
- Estudo molecular: pode ser solicitado conforme diagnóstico e critérios de indicação.

Distúrbios da tireoide

A avaliação da glândula tireoidiana pode ser dividida de forma didática em: avaliação da topografia e anatomia, avaliação da função glandular e presença ou não de autoanticorpos.

Na avaliação da topografia, a US evidencia a presença ou não da glândula em região cervical anterior (tireoide tópica), se existe hipoplasia (redução no volume da glândula), agenesia de algum lobo ou agenesia ou ectopia tireoidiana (no caso da não visualização da glândula de forma total)[22].

A cintilografia permite saber se a glândula se encontra ectópica, permitindo captação em outra topografia que não a habitual. Nos casos de hipotireoidismo congênito causado por disormonogênese, apesar de a glândula ser visualizada à US em topografia habitual, a cintilografia não capta a função, devido a alterações na organificação e, portanto, na função tireoidiana. Sendo assim, nos casos de disormonogênese observa-se à US uma tireoide tópica, porém com cintilografia sem captação em topografia habitual. As tireoides ectópicas são confirmadas na ausência de glândula tireoidiana em topografia cervical anterior, porém com cintilografia evidenciando captação em outra região, que sugira ectopia (p. ex., sublingual, hioidea)[22].

Para avaliar a função tireoidiana deve-se dosar o TSH, o T4 livre e, se existir a possibilidade de hipertireoidismo, acrescentar também a dosagem sérica de T3.

A pesquisa dos anticorpos AAT e anti-TPO auxilia na investigação de tireoidite de Hashimoto e, uma vez positivos, confirma o diagnóstico sem necessidade de repetição a cada nova dosagem hormonal. O anticorpo antirreceptor do TSH (TRAb) é marcador da doença de Graves e deve ser solicitado sempre que esta for uma suspeita clínica. Recém-nascidos de mães com doenças autoimunes da tireoide, a depender do resultado da triagem neonatal, devem ter seus anticorpos solicitados, assim como TSH, T4L em soro[1].

Distúrbios da glicemia

Diabetes melito

Os exames para o diagnóstico do diabetes melito são: glicemia de jejum, teste de tolerância oral à glicose (TTOG: glicemia após 8 horas em jejum, seguida de glicemia 2 horas após a ingestão de 1,75 g de glicose/kg, máximo 75 g), insulina, peptídeo C, hemoglobina glicada, anticorpos contra componentes da célula beta (anti-insulina, anti-GAD), anti-IA2, antitransportador de zinco (ZNT).

Além desses exames é importante fazer hemograma para afastar processos infecciosos precipitantes do DM1. Caso o paciente evolua com CAD, são necessários os seguintes exames: eletrólitos como sódio, potássio, cloro, cálcio, fósforo, para afastar distúrbios eletrolíticos associados à cetoacidose; ureia e creatinina, para investigar insuficiência renal, gasometria venosa para afastar acidose metabólica; perfil lipídico (ocorre aumento dos triglicerídeos e diminuição do HDL em pacientes com DM1 descompensado) e sumário de urina (avaliar glicosúria, cetonúria e infecção urinária).

Após o diagnóstico, os pacientes com diabetes necessitam dosar a hemoglobina glicada trimestralmente e, uma vez por ano, mensurar: ureia, creatinina, colesterol total e frações, triglicérides, T4 livre, TSH, AAT, anti-TPO, antitransglutaminase IgA e sumário de urina.

Além desses exames laboratoriais, é imprescindível o acompanhamento com nutricionista para aprender a contagem de carboidratos, oftalmologista para rastreamento de oftalmopatias diabéticas e dentista para prevenção de complicações orais.

Após 5 anos de diagnóstico, é necessário rastreio de nefropatia diabética com a microalbuminúria.

Hipoglicemia

No paciente sem diagnóstico prévio de hipoglicemia, uma vez confirmados os baixos níveis glicêmicos (glicemia plasmática < 50 mg/dL), e, antes de iniciar qualquer medida terapêutica, deve-se colher a "amostra crítica" para futura investigação diagnóstica.

Para investigação diagnóstica, os seguintes exames precisam ser colhidos na vigência de hipoglicemia (< 50 mg/dL): glicemia, insulina, pró-insulina, peptídeo C, anticorpo anti-insulina, cortisol, hormônio do crescimento, fator de crescimento insulino-símile (IGF-1), lactato, gasometria, ácidos graxo livres, 3-beta-hidroxibutirato, sumário de urina.

Outros exames a serem colhidos, mas que não necessitam estar na vigência de hipoglicemia, são: AST, ALT, ureia, creatinina, ácido úrico, perfil lipídico e amônia.

A depender da suspeita diagnóstica gerada a partir dos exames laboratoriais, faz-se necessária a realização de exames de imagem. Para investigar hiperinsulinismo, o exame mais eficaz é o F-DOPA-PET (18-fluoro L-3,-4-dihydroxyphenyalanine pósitron emission tomography – não disponível no Brasil), mas alguns casos necessitam de estudos genéticos, para identificar formas difusas e focais do hiperinsulinismo.

Diferenças da diferenciação sexual

Na presença de genitália atípica ao nascimento, a avaliação da presença ou ausência de gônadas palpáveis ajuda a conduzir a investigação[23].

A investigação laboratorial é mais efetiva ao nascimento, devido à presença da minipuberdade. Na idade pré-puberal, a avaliação fica comprometida, uma vez que o eixo HHG encontra-se inativo e impede a avaliação dos hormônios sexuais sem que se faça necessário o uso de estímulos[1].

Nos pacientes com genitália atípica com gônadas palpáveis bilateralmente, a suspeita de DDS 46,XY é considerada e a realização de cariótipo (por bandeamento G), LH, FSH, testosterona, androgênios (SDHEA, DHEA, 17-OHP, androstenediona), di-hidrotestoterona (DHT) e cortisol auxiliam na investigação e nos possíveis diagnósticos diferenciais. A US pélvica para avaliar a presença de útero e/ou ovários também deve ser realizada[13].

Nos pacientes com genitália atípica e apenas uma das gônadas palpáveis, a possibilidade de DDS ovariotesticular ou de disgenesias gonadais deve ser aventada, e, além do cariótipo e dos demais exames descritos anteriormente, pode-se fazer necessária a biópsia gonadal.

Naqueles pacientes com gônadas não palpáveis bilateralmente, a principal suspeita é DDS 46,XX. A solicitação de cariótipo, LH, FSH, estradiol e os androgênios (SDHEA, DHEA, 17-OHP, testosterona, androstenediona) é mandatória. Nesse grupo de distúrbios, a hiperplasia adrenal congênita é a principal suspeita. O teste do pezinho, com dosagem em filtro da 17-OHP, é utilizada como triagem dos casos suspeitos e deve ser realizado em todos os recém-nascidos entre 3-5 dias de vida. Em caso de valores de 17-OHP acima de 30 mg/dL (em bebês a termo) ou acima de 60 mg/dL (em bebês prematuros), deve-se prosseguir na investigação com a solicitação dos androgênios (S-DHEA, DHEA, 17-OHP, androstenediona), cortisol, sódio e potássio. Na presença de genitália atípica, o cariótipo é imprescindível. Nesses casos a US pélvica para avaliar a presença de útero e/ou ovários também deve ser realizada[13].

A uretrocistografia pode ser solicitada pelo cirurgião urológico, para meninas com genitália atípica, no momento que precede a cirurgia corretiva, preconizando melhor visualização da uretra e do seio urogenital.

Na maioria das condições que cursam com distúrbio da diferenciação sexual, o cariótipo é indispensável, associado sempre aos exames direcionados para a suspeita clínica[20].

Distúrbios neurológicos nas endocrinopatias

A investigação dos tumores em SNC que possuem repercussão endócrina considera o quadro clínico apresentado pelo paciente (assintomático, hipofunção ou hiperfunção glandular) e a localização da lesão tumoral. A avaliação hormonal deve ser realizada antes e após a abordagem terapêutica.

Tumores do SNC com repercussão endócrina

- IGF-1 e IGFBP-3: avaliação indireta da secreção do GH. O IGF-1 pode estar elevado no adenoma hipofisário, cursando com quadro clínico de gigantismo ou acromegalia. Nos demais tumores do SNC, encontra-se reduzido ou normal.
- Cortisol plasmático e ACTH: ambos podem estar elevados no adenoma hipofisário, causando doença de Cushing, que cursa clinicamente com quadro de hipercortisolismo. Nos demais tumores do SNC, encontram-se reduzidos ou normais.
- Cortisol às 23 horas (plasmático ou salivar): indicado nos pacientes com adenoma hipofisário com o objetivo de verificar perda do seu ritmo circadiano na suspeita de doença de Cushing.
- Cortisol urinário de 24 horas: indicado nos pacientes com adenoma hipofisário a fim de evidenciar hipercortisolismo presente na doença de Cushing.
- T4 livre, TSH: geralmente se encontram normais ou com características de hipopituitarismo (T4 livre baixo com TSH baixo ou no limite inferior do normal). Raramente são secretados por adenoma pituitário.
- LH, FSH: podem estar reduzidos nos tumores selar e suprasselar. A chance de serem secretados por adenoma hipofisário é quase nula.
- Prolactina: um dos hormônios mais frequentemente produzidos pelo adenoma hipofisário funcionante, com valores superiores a 200 ng/mL. Elevação leve a moderada ocorre nos casos de compressão ou secção da haste hipofisária.
- Sódio, potássio, osmolaridade sérica e osmolaridade urinária: importantes na avaliação do diabetes insipidus, principalmente nos pacientes sintomáticos.
- Teste da clonidina: avalia diretamente a secreção de GH após estímulo com clonidina. Indicada em crianças com baixa estatura ou com redução importante da VC associada a tumor selar e/ou suprasselar.
- Teste de supressão do GH: indicado nos casos de gigantismo ou acromegalia associado à elevação do IGF-1. A não supressão do GH após sobrecarga de glicose indica produção autônoma deste.
- Teste de supressão com dexametasona: indicado nos pacientes com adenoma hipofisário com o objetivo de investigar hipercortisolismo para diagnóstico de doença de Cushing.

A avaliação radiológica dos pacientes com tumor em SNC inclui a tomografia computadorizada de crânio, ressonância nuclear magnética e idade óssea.

REFERÊNCIAS BIBLIOGRÁFICAS

1. Alves C. Endocrinologia pediátrica. Barueri: Manole; 2019.
2. Gurnani M, Birken C, Hamilton J. Childhood obesity: causes, consequences, and management. Pediatr Clin North Am. 2015;62(4):821-40.
3. Rosenfield RL, Cook DW, Radovick S. Puberty in female and its disorders. In: Sperling MA, Majzoub JA, Menon RK, Stratakis, CA (eds.). Pediatric endocrinology. 5.ed. China: Elsevier; 2021. p.528-626.
4. Becker M, Hesse V. Minipuberty: why does it happen? Horm Res Paediatr. 2020;93:76-84.
5. Lee J, Kim J, Yang A, Cho SY, Jin DK. Etiological trends in male central precocious puberty. Ann Pediatr Endocrinol Metab. 2018;23:75-80.
6. Alves C. Puberdade precoce. In: Alves C (eds.). Endocrinologia pediátrica. Barueri: Manole; 2018. p.47-67.
7. Brown DB, Loomba-Albrecht LA, Bremer AA. Sexual precocity and its treatment. World J Pediatr. 2013;9(2):103-11.
8. Brasil. Ministério da Saúde. Programa Nacional de Triagem Neonatal (PNTN). Portaria n. 822, de 6 de julho de 2001. Disponível em: https://bvsms.saude.gov.br/bvs/saudelegis/gm/2001/prt0822_06_06_2001.html. Acesso em: set. 2021.
9. Desai S, Deshmukh A. Mapping of type 1 diabetes mellitus. Curr Diabetes Rev. 2020;16(5):438-41.
10. Haak T, Gölz S, Fritsche A, Füchtenbusch M, Siegmund T, Schnellbächer E, et al. Therapy of type 1 diabetes. Exp Clin Endocrinol Diabetes. 2019;127(S 01):S27-S38.
11. Kumar S, Kaufman T. Childhood obesity. Panminerva Med. 2018;60(4):200-12.
12. Thompson-Branch A, Havranek T. Neonatal hypoglycemia. Pediatr Rev. 2017;38(4):147-57.
13. Chappe MK. Hypoglycemia in high-risk infants within the immediate postnatal period. Neonatal Netw. 2020;39(5):263-7.
14. Guerra Junior G, Maciel-Guerra AT. Menino ou menina? Os distúrbios da diferenciação do sexo. 3.ed. São Paulo: Appris; 2019.
15. Mostoufi-Moab S, Grimberg A. Pediatric brain tumor treatment: growth consequences and their management. Pediatr Endocrinol Rev. 2010;8(1):6-17.
16. Jabbour SA. Cutaneous manifestations of endocrine disorders. Am J Clin Dermatol. 2003;4:315-31.
17. Jabbour SA, Davidovici BB, Wolf R. Rare syndromes. Clin Dermatol. 2006;24(4):299-316.
18. Vilar L. Endocrinologia clínica, 7.ed. Rio de Janeiro: Guanabara Koogan; 2020.
19. Görgens JB. Exame ginecológico da adolescente. In: Martins MA, Viana MRDA, Vasconcelos MCD, Ferreira RA. Semiologia da criança e do adolescente. Rio de Janeiro: MedBook; 2012. Disponível em: https://integrada.minhabiblioteca.com.br/#/books/9786557830666/. Acesso em: set. 2021.
20. Bertelloni S, Tyutyusheva N, Valiani M, D'Alberton F, Baldinotti F, Caligo MA, et al. Disorders/differences of sex development presenting in the newborn with 46,XY Karyotype. Front Pediatr. 2021;9:627281.
21. Ministério da Saúde (Brasil). Secretaria de Atenção à Saúde. Comissão Nacional de Incorporação de Tecnologias no SUS (Conitec). Protocolo Clínico e Diretrizes Terapêuticas da Puberdade Precoce Central. Brasília: Ministério da Saúde; 2017. Disponível em: http://conitec.gov.br/images/Relatorios/2017/Relatorio_PCDT_Puberdade_Precoce_Central_N_272_2017.pdf. Acesso em: set. 2021.
22. Alves C. Puberdade atrasada. In: Alves C (eds.). Endocrinologia pediátrica. Barueri: Manole; 2019. p.68-88.
23. Bozzola M, Bozzola E, Montalbano C, Stamati FA, Ferrara P, Villani A. Delayed puberty versus hypogonadism: a challenge for the pediatrician. Ann Pediatr Endocrinol Metab. 2018;23(2):57-61.
24. Alves C. Manifestações atípicas do hipotireoidismo na criança e no adolescente. Boletim da SBE&M – Bahia. 2007.
25. Alves C, Braid Z, Coeli FB, de Mello Mp. 46, XX male – testicular disorder of sexual differentiation (DSD): hormonal, molecular and cytogenic studies. Arq Bras Endocrinol Metab. 2010;54(8):685-9.

Semiologia do sistema imunológico e das imunodeficiências

Antonio Condino Neto
Irma Cecília Douglas Paes Barreto

INTRODUÇÃO

As imunodeficiências primárias (IDP), mais recentemente denominadas erros inatos da imunidade (EII), são um grupo de doenças que cursam com alterações quantitativas e/ou funcionais dos elementos que compõem a resposta imunológica inata e adaptativa. São classificadas como primárias, quando sua origem é genética, e incluem, até o momento, cerca de 430 doenças monogênicas, que podem cursar com várias manifestações: maior suscetibilidade a infeções; formas graves de hipersensibilidades/alergias; autoimunidade ou autoinflamação; maior suscetibilidade a neoplasias. Podem, também, integrar síndromes complexas que afetam diversos órgãos e sistemas, incluindo transtornos do desenvolvimento, autismo, deficiência intelectual, epilepsia, gastroenteropatias, pneumopatias, dermatoses, anormalidades esqueléticas, anormalidades renais, entre outras ocorrências clínicas.

A prevalência estimada dos EII aumenta a cada ano, sobretudo pelo avanço do conhecimento científico e dos recursos diagnósticos. Atualmente se estima, no mundo, prevalência de 1:10.000 nascidos vivos (excluídos os casos da deficiência seletiva de IgA, com incidência aproximada de 1:1.000), estatística não muito distante da fenilcetonúria, do hipotireoidismo congênito (ambos contam com triagem neonatal) e da fibrose cística, doença largamente reconhecida em nosso meio.

Apesar da complexidade dos casos e de hoje existirem cerca de 100 doenças reconhecidas, os pacientes com EII podem ser didaticamente agrupados em: deficientes de anticorpos (cerca de 50-60% dos casos); deficientes celulares predominantes (acomete linfócitos T entre 15-20% dos casos); combinados (acomete duas ou mais linhagens de linfócitos, em cerca de 10-15% dos casos); deficientes de fagócitos (quantitativos e funcionais, em cerca de 15-20% dos casos) e deficientes do sistema complemento (cerca de 3-5% dos casos)[1].

DIAGNÓSTICO

Na presença de sinais de alerta que levem à suspeita de EII, e uma vez excluídas as imunodeficiências secundárias a drogas, doenças crônicas e infectocontagiosas, recomenda-se a investigação inicial por exames simples, que podem ser realizados em laboratórios de baixa complexidade, cuja solicitação e interpretação iniciais devem ser feitas pelo pediatra, conforme proposto pela Fundação Jeffrey Modell (Tabela 1)[2].

TABELA 1 Níveis de exames para triagem para o diagnóstico de erros inatos da imunidade

4 níveis de exames de triagem para erros inatos da imunidade (EII)	
1	▪ História clínica ▪ Exame físico ▪ Dosagem quantitativa de imunoglobulinas (IgG, IgM, IgA)
2	▪ Resposta de anticorpos específicos: tétano, difteria e pneumococo ▪ Marcadores de superfície de linfócitos (imunofenotipagem): CD3; CD4; CD8; CD19; CD56
3	▪ Testes de proliferação de linfócitos (mitógeno; estimulação de antígeno ou teste de hipersensibilidade tardia cutânea) ▪ Estresse oxidativo de neutrófilos (NBT ou DHR, se indicado) ▪ Resposta à vacina pneumocócica (para maiores de 3 anos) ▪ Painel de sequenciamento genético para EII
4	▪ Triagem de complemento: CH50, componentes específicos do complemento, AH50 ▪ Medidas de atividade enzimática (p.ex.: adenosina deaminase (ADA), purina nucleosídeo fosforilase) ▪ Estudos de fagócitos (p. ex.: glicoproteínas de superfície; avaliação da mobilidade; fagocitose) ▪ Testes de citotoxicidade de células *natural killer* (NK) ▪ Produção de anticorpos contra neoantígenos ▪ Outras moléculas de superfície (imunofenotipagem extendida): p. ex.: células B de memória, subpopulações de células T/NK ▪ Níveis específicos de proteína (p. ex.: SAP, perforinas, WASp) ▪ Quantificação de outros receptores funcionais e citocinas ▪ Análise de subclasse de IgG ▪ Estudos genômicos

Fonte: Adaptado de Fundação Jeffrey Modell. Disponível em: http://info4pi.org2.

Os exames iniciais são: hemograma, dosagem de imunoglobulinas séricas, teste cutâneo de hipersensibilidade tardia, teste do NBT (*nitroblue tetrazolium*), dosagem do complemento (CH50) e radiografia de tórax. Considerando a alta prevalência da infecção pelo HIV, recomenda-se sempre incluir na etapa inicial a investigação para essa doença[2].

O hemograma é um exame simples e de baixo custo, acessível a todos os profissionais de saúde. Recorrendo a uma metáfora, o hemograma é a "fotografia do exército passando", e, como tal, todos os seus batalhões devem ser analisados. Anormalidades simultâneas na série vermelha, na série branca e megacariocítica, associadas a quadro de infecções recorrentes graves, são um indício de disfunção medular importante e sugerem o diagnóstico de disgenesia reticular.

Anemia persistente pode ser sinal de uma doença crônica e de distúrbio nutricional instalado. Em relação à série megacariocítica, plaquetas pequenas e reduzidas em número estão associadas à síndrome de Wiskott-Aldrich. Em relação aos leucócitos, linfopenia e neutropenia devem ser consideradas quando sua contagem é menor que 1.500 células/mm^3. A contagem menor que 1.000 células/mm^3 não deixa dúvidas quanto ao diagnóstico de linfopenia e neutropenia. As linfopenias estão associadas aos quadros de imunodeficiências celulares ou combinadas. Constituem o distúrbio fagocitário mais frequente, e, no caso da suspeita de neutropenia cíclica, o hemograma deve ser repetido durante 6 semanas. Dependendo do caso, o pediatra poderá complementar a investigação com a fenotipagem de linfócitos T (CD3, CD4, CD8) e linfócitos B (CD19, CD20), consubstanciando o diagnóstico de imunodeficiências celulares, combinadas ou defeitos de anticorpos.

Por sua vez, o excesso de leucócitos circulantes com número superior a 20.000 células/mm^3 pode ser o indício de deficiência de moléculas de adesão, pois os leucócitos permanecem no sangue circulante, sendo incapazes de migrar para os tecidos. Neste último caso o paciente poderá apresentar história de retardo na queda do coto umbilical, infecções recorrentes graves e abscessos frios[1,3].

A dosagem de imunoglobulinas (Ig) séricas é um procedimento valioso e muito informativo. Inicialmente são analisados os níveis de IgA, IgM, IgG e IgE. Em relação ao método, utiliza-se a turbidimetria ou imunodifusão radial para as primeiras e ensaio imunoenzimático para a última. Esse exame permite o diagnóstico de deficiência seletiva de IgA, imunodeficiência comum variável, agamaglobulinemia ligada ao X, síndrome da hiper-IgM, dentre outras doenças, e abrange pelo menos 50% dos diagnósticos de EII. O excesso de IgE está ligado à síndrome de hiper-IgE.

A dosagem inicial de imunoglobulinas pode ser complementada com a dosagem de subclasses de IgG, quando se suspeita de sua deficiência, além de testes funcionais como a dosagem de iso-hemaglutininas, e de sorologia para sarampo, poliomielite e hepatite, quando verificamos a capacidade de resposta e memória imunológica às vacinas rotineiramente aplicadas.

Já a resposta a antígenos polissacarídeos deve ser realizada com a dosagem de IgG para os 23 sorotipos de pneumococos, antes e entre 4-6 semanas após a aplicação da vacina pneumocócica não conjugada (23 valente). Será considerada uma resposta adequada ao polissacarídeo a presença (após vacina) de títulos acima de 1,33 ou aumento de 2 vezes nos títulos pré-vacinais, para mais de 50% dos 11 sorotipos (2, 8, 9N, 10A, 11A, 12F, 15B, 17F, 20, 22F e 33F), em menores de 6 anos, e mais de 70%, em maiores de 6 anos. A avaliação de apenas 7 sorotipos presentes em qualquer uma das vacinas conjugadas não é apropriada para esse diagnóstico. Existe também, pela citometria de fluxo, a expressão de proteínas como BTK, CD40/CD40L, que auxiliam o diagnóstico da agamaglobulinemia ligada ao X e ao hiper-IgM, respectivamente[4].

Ressaltamos que um exame de triagem para deficiência de anticorpos é a eletroforese de proteínas. A determinação direta da fração gamaglobulina ou da globulina calculada (proteínas totais menos albumina) resulta em uma curva de correção direta, que permite suspeitar da deficiência de anticorpos, o que é útil em regiões ou situações clínicas em que eventualmente a dosagem direta de imunoglobulinas não esteja disponível[1,3,5].

Os testes de hipersensibilidade tardia são simples e de baixo custo. Consistem na aplicação intradérmica de PPD, varidase (SK-SD, enzimas do estreptococo), candidina e tricofitina. Todos são antígenos T-dependentes, aos quais o indivíduo já se expôs em alguma fase da vida e que são capazes de induzir uma reação inflamatória na pele, mediada por células T. Para ser considerado normal, deve haver reação positiva de 5 mm a pelo menos um dos antígenos. Pode ser complementado com a fenotipagem dos linfócitos e com testes de cultura de linfócitos, que avaliam sua capacidade de proliferação. Esses exames constituem ferramenta valiosa para o diagnóstico inicial de imunodeficiências celulares ou combinadas. Com relação aos exames de imagem, a radiografia de tórax pode revelar ausência do timo, a do cavo, ausência da tonsila faríngea, e a ultrassonografia abdominal, a atrofia ou ausência do baço e das cadeias de gânglios linfáticos[1,3,5].

Vale ressaltar que no Brasil foi implantada a lei que amplia a triagem neonatal de erros inatos do metabolismo e EII (teste do pezinho). Os análogos da parte imunológica são os "*T Cell Receptor Excision Circles (TREC)*" e o "*Kappa Receptor Excision Circles (KREC)*", já disponíveis de rotina na triagem neonatal pública do município de São Paulo. Esses testes triam o grupo de doenças ligadas à imunodeficiência grave combinada (SCID) e agamaglobulinemia. Se alterados, exigem a conformação por meio de imunofenotipagem completa, quantificando células virgens e células de memória[6,7].

Em relação aos defeitos fagocitários, o hemograma revela casos de neutropenia cíclica ou persistente. O teste do NBT serve como teste de triagem para defeitos na atividade microbicida dos fagócitos, decorrente da falha de produção de reativos intermediários do oxigênio, entidade conhecida como doença granulomatosa crônica (DGC). Seu quadro clínico caracteriza-se por infecções recorrentes e graves de início precoce, acometendo áreas de barreira do organismo (pneumonia, linfadenite, piodermite), além de abscesso hepático e de abcessos periorificiais. Esse exame pode ser complementado pela citometria de fluxo em *FACS* (separador celular ativado por fluorescência), utilizando o fluorocromo di-hidrorrodamina 123 (DHR) ou a diclorofluoresceína, ou, também, pelo ensaio espectrofotométrico de liberação de superóxido por neutrófilos e monócitos do sangue periférico. Nos dois casos, somente um laboratório mais estruturado poderá realizar os exames[1,3,5,8].

Na suspeita de defeitos do sistema complemento, o ensaio hemolítico CH50 avalia a atividade da via clássica. Pode ser complementado com o ensaio hemolítico AP50, que avalia a via alternativa e a dosagem das frações C3 e C4, permitindo um diagnóstico inicial de defeitos desse sistema da imunidade inata[1,3,5].

Em suma, a avaliação laboratorial aqui proposta permite o diagnóstico inicial dos EII pelo pediatra, em cerca de 80-90% das vezes, sem a intervenção do especialista. Ou seja, apesar da complexidade dos casos, estando o pediatra alertado quanto à possibilidade dos EII e de que estes são mais frequentes do que se imagina, poderá contribuir de maneira dramática para a qualidade de vida de seu paciente e de suas famílias, evitando as sequelas, o sofrimento desnecessário e o elevado custo social.

Uma vez diagnosticada uma IDP ou havendo forte suspeita, o pediatra deverá recorrer ao imunologista clínico, que deverá seguir seu paciente em paralelo, orientando o tratamento específico, imunizações e o diagnóstico definitivo e específico, que só poderá ser feito em laboratórios especializados. Sugere-se ao leitor complementar sua leitura visitando, na internet, a página do Grupo Brasileiro de Imunodeficiências (https://www.bragid.org.br/novo/), além de ter em mãos os parâmetros de normalidade dos níveis de imunoglobulinas em crianças, os níveis de normalidade de linfócitos em crianças brasileiras e o parâmetro de normalidade para eletroforese de proteínas como critério de *screening* para deficiência de anticorpos[8-10].

DEFICIÊNCIAS PREDOMINANTES DE ANTICORPOS

Os EII com deficiência predominante de anticorpos (DPA) são os mais frequentes (Figura 1), segundo as sociedades especializadas. No entanto, tal frequência é variada, assim como são suas manifestações clínicas, que podem ir desde atopias graves a malignidades, passando por situações de autoimunidade e autoinflamação. De maneira geral as DPA não se manifestam desde o nascimento, mas tornam-se evidentes quando o indivíduo é exposto a patógenos e podem desenvolver infecções recorrentes, por bactérias encapsuladas, necessitando frequentemente do uso de antibióticos. Podem, também, apresentar eventos adversos graves a vacinas compostas por microrganismos vivos (p. ex., vacina oral da poliomielite, febre amarela, rotavírus, sarampo, caxumba, rubéola e varicela) ou mesmo adquirir essas doenças de indivíduos saudáveis, que não foram imunizados, ou que estão liberando o vírus vivo vacinal. Entre-

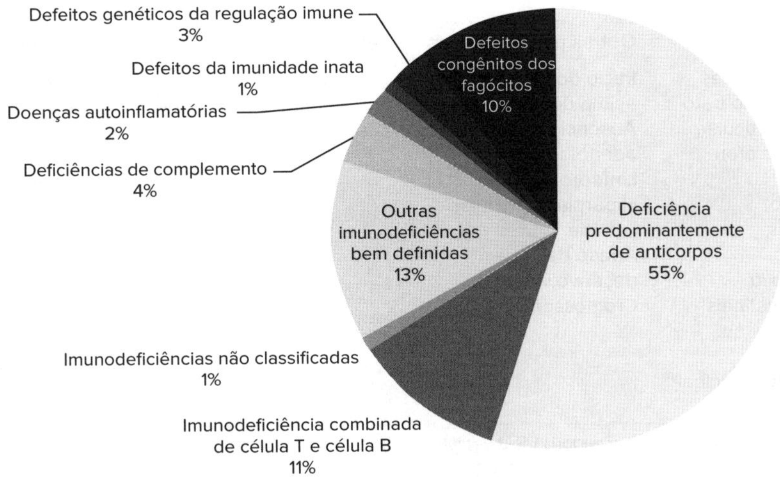

FIGURA 1 Classificação das imunodeficiências primárias e respectivas prevalências.

tanto, alguns indivíduos afetados podem ter poucas manifestações clínicas ou até mesmo ser assintomáticos, como a deficiência seletiva de IgA (Tabela 2)[1,11-13].

Segundo o comitê de especialistas em EII da União Internacional das Sociedades Imunológicas, os distúrbios foram agrupados de acordo com os níveis de imunoglobulinas e o número de células B, que serão descritos a seguir[1].

Redução grave de todos os isotipos de imunoglobulinas séricas com níveis de células B muito baixos ou ausentes

Neste grupo estão a agamaglobulinemia ligada ao X (XLA) e a agamaglobulinemia autossômica recessiva (ARA). Ambas têm defeito na diferenciação da célula B na medula óssea, resultando na baixa produção ou ausência de níveis séricos de IgG, IgM, IgA, IgE, além de níveis baixos ou ausentes de linfócitos B (CD19). Ambas têm as mesmas manifestações clínicas, apesar de terem herança genética diferente[3].

A XLA tem incidência de 1:100.000 a 1:200.000 nascidos vivos. Foi descrita pela primeira vez em 1952, por Ogden Bruton, que avaliou um menino de 8 anos com infecções de repetição. É causada por um defeito no gene BTK, que codifica a tirosina quinase de Bruton (BTK), sendo responsável por 85% dos casos de agamaglobulinemia congênita. Já a ARA corresponde a 15% dos defeitos de diferenciação dos linfócitos B e é causada por defeitos na própria estrutura do receptor dessa referida célula, com inúmeras mutações de genes da cadeia leve e pesada. Os defeitos no gene da cadeia pesada μ apresentam fenótipos mais graves e mutações gênicas de Ig-alfa e Ig-beta são mais raros. Já foi descrita, também, a agamaglobulinemia autossômica dominante[3,14].

A história clínica mais característica é de infecções de repetição, muitas vezes necessitando de hospitalização. Inicia, geralmente, no início do primeiro ano de vida, especialmente após a queda da IgG materna e a interrupção do aleitamento materno. O sexo masculino tem que ser considerado na XLA[3,13].

TABELA 2 Avaliação imunológica de acordo com o tipo de infecção, de agente infeccioso e manifestações associadas

Infecções	Outras manifestações	EII suspeito	Exames iniciais
Bacterianas, germes encapsulados do trato respiratório, articular, sepse, graves e/ou recorrentes Pneumococo, *Haemophilus*, *Mycoplasma*, *Giardia lamblia* Bactérias intestinais: *Campylobacter* sp., *Salmonella* sp., Enterovírus (polivacinal) Norovírus	Início dos sintomas acima dos 6 meses Ausência de amígdalas/adenoide Linfoproliferação Hiperplasia nodular linfoide Atraso de desenvolvimento Cromossomopatia	Defeito predominantemente de anticorpos	Hemograma Dosagem de imunoglobulinas Títulos de anticorpos para vacinas proteicas e polissacarídeas Contagem de linfócitos B KREC

Fonte: Adaptada de Grumach AS, Goudoris ES. J Pediatr (Rio J) 2021; 97(S1):84-90.[4]
KREK: *Kappa-deleting recombination excision circles*.

Os agentes etiológicos bacterianos mais frequentemente envolvidos nessas infecções são *H. influenzae* e *S. pneumoniae*, sobretudo nos quadros respiratórios, nas celulites, meningites e septicemias. Também são descritos *Campylobacter jejuni*, *Ureaplasma urealyticum* e *Mycoplasma*[3].

Já, em relação aos vírus, os pacientes com XLA são mais suscetíveis aos norovírus, enterovírus (*Echovírus* e vírus atenuado da vacina oral da poliomielite) e rinovírus. Já foram descritas, também, meningoencefalite, hepatite e/ou infecções semelhantes a dermatomiosite por esses enterovírus[3,14].

As manifestações gastrointestinais também são frequentes (35%) nas deficiências do sistema humoral, sendo mais comum a presença de diarreia crônica ou recorrente causadas por *Giardia lamblia*, rotavírus, *Campylobacter fetus*, enterovírus, *Salmonella* e *Cryptosporidium*. A doença inflamatória intestinal também pode estar presente. Os distúrbios linfoproliferativos são achados entre 1,5-6% desses pacientes, como o linfoma de células B ou T, o linfoma de Hodgkin, a leucemia e os carcinomas. Além disso, as manifestações de autoimunidade como artrites podem fazer parte do quadro clínico[3,14].

Redução grave de pelo menos dois isotipos de imunoglobulinas séricas com níveis normais ou baixos de células B

A imunodeficiência comum variável (ICV) pode ser definida como um conjunto de síndromes de hipogamaglobulinemia de início tardio, geralmente em maiores de 4 anos. Não está associada ao gênero e cursa com níveis baixos de imunoglobulinas séricas, déficit da função de anticorpos específicos e níveis normais ou baixos de linfócitos B. Deve-se descartar, sempre, outras causas de hipogamaglobulinemia secundárias[3,14].

Recentemente, dois fenótipos clínicos são descritos na ICV: no primeiro predominam as infecções de repetição; no outro, 25-50% dos pacientes apresentam manifestações autoimunes, inflamatórias, como enteropatias, doenças pulmonares não infecciosas imunomediadas e/ou doenças granulomatosas. Também têm risco de evoluir com doenças malignas, dentre as quais se destaca o linfoma não Hodgkin, ou qualquer outro tipo de neoplasia. Alterações hepáticas, como a cirrose biliar primária, podem fazer parte desse contexto[3,14].

As doenças pulmonares crônicas, infecciosas (p.ex.: pneumonias por *H. influenzae* e *S. pneumoniae*) ou não, são bastante frequentes nos pacientes com ICV e causam diminuição da sobrevida. A asma e a doença pulmonar obstrutiva crônica podem estar presentes em 15-50% dos pacientes com ICV. Bronquiectasias podem estar presentes em consequência das pneumonias de repetição, gerando tosse crônica com expectoração purulenta, hemoptise e dispneia. Ainda no cenário respiratório, aparece a doença pulmonar intersticial, que ocorre em 10-20% dos pacientes, que se manifesta, radiologicamente (tomografia), com imagens de opacificação em vidro fosco e/ou nódulos pulmonares numerosos. Está presente em pacientes com alterações de autoimunidade e deficiência de células T, e pode se manifestar com bronquiolite folicular, pneumonia intersticial linfocítica ou hiperplasia linfoide nodular. Por isso é importante a investigação dessas afecções, por meio da realização de exames radiológicos do tórax, teste de função pulmonar e, eventualmente, biópsia pulmonar[3,14].

Redução grave dos níveis de IgG e IgA, com níveis de IgM normais ou elevados e número de célula B normais

A síndrome de hiper-IgM (HIGM) apresenta níveis normais ou aumentados de IgM e diminuição dos isotipos IgG, IgA e IgE. Existem várias doenças que caracterizam essa síndrome, sendo a mais conhecida e comum a deficiência de ligante de CD40 (CD40 L) e a de CD40, responsáveis pela proliferação da adesão e diferenciação da célula B. A deficiência de CD40 L é entidade rara (frequência 2:1.000.000) e ligada ao X[3,14].

A deficiência de CD40L tem início precoce e pode se manifestar de várias maneiras: no sistema respiratório, com infecções sinopulmonares recorrentes causadas por *S. pneumoniae* e *H. influenzae*, mas também com infecções por agentes oportunistas como *Pneumocystis*, *Cryptosporidium* e *Histoplasma*. No sistema digestório, pode cursar com diarreia crônica por *Cryptosporidium parvum*, com maior risco de colangite esclerosante e colangiocarcinoma. Metade dos pacientes apresenta úlceras orais e proctite, associadas frequentemente a neutropenia. Também infecções pelo citomegalovírus, hepatites virais e meningoencefalites enterovirais. Em relação às manifestações autoimunes, são incluídas trombocitopenia e anemia hemolítica. Entre as complicações malignas, mais frequentes estão o hepatocarcinoma, o colangiocarcinoma, tumores neuroectodérmicos periféricos do trato gastrointestinal e, com menor incidência, os linfomas[14].

Deficiências funcionais de anticorpos com níveis normais de células B

Deficiência seletiva de IgA (SIgAD)

A SIgAD é a deficiência predominante de anticorpos mais frequente, com incidência de 1:143 a 1:18.500, e está presente em crianças de ambos os sexos, acima de 4 anos, sendo caracterizada por níveis séricos de IgA inferiores a 7 mg/dL e por níveis séricos normais de IgG e IgM. A SIgAD primária deve ser sempre diferenciada das causas secundárias devido a medicamentos, por exemplo, o uso de ácido valproico, carbamazepina, fenitoína, sulfassalazina, hidroxicloroquina e anti-inflamatórios não esteroidais. Dois terços dos pacientes são assintomáticos, no entanto, quando sintomáticos, podem apresentar manifestações alérgicas, infecções sinopulmonares, diarreias infecciosas e não infecciosas, malignidades digestórias e linfoides, além de manifestações autoimunes. Alguns pacientes podem evoluir para ICV, portanto o acompanhamento seriado deve ser sempre realizado[14].

Deficiência de subclasses de IgG com ou sem deficiência de IgA

O isotipo de IgG é subdividido em quatro subclasses: IgG1, IgG2, IgG3 e IgG4, cada uma constituindo 65, 25, 7 e 3% do total, respectivamente. A deleção da cadeia pesada da imunoglobulina é um defeito autossômico recessivo. Uma ou mais subclasses de IgG e/ou IgA, assim como a IgE, podem estar ausentes, com a IgM normal. A deficiência de subclasses geralmente é assintomática e não há necessidade de tratamento. Os valores das subclasses de IgG estão abaixo de dois desvios padrão para a faixa etária de referência, em uma ou mais subclasses, com valores totais de IgG normais. A deficiência de subclasse mais comum é a deficiência de IgG4 (40%), seguida de IgG2 (28%), IgG3 (17%) e IgG1 (14%). Entre 2-20% de indivíduos saudáveis, assintomáticos, apresentam baixos níveis de uma ou mais subclasses de IgG[14].

Assim como descrito para os outros EII, as deficiências de subclasses de IgG podem estar associadas com outras imunodeficiências primárias, doenças atópicas ou fenômenos de autoimunidade. Para que se considere deficiência de subclasse de IgG isoladamente, o paciente deve apresentar defeito na resposta de anticorpos para antígenos vacinais ou naturais, já expostos. A deficiência de subclasses de IgG, especialmente de IgG2, pode estar associada à deficiência seletiva de IgA. Portanto, para os pacientes com deficiência seletiva de IgA que apresentam infecções sinopulmonares recorrentes, deve-se investigar a dosagem de subclasses de IgG, especialmente IgG2, além da dosagem de anticorpos aos polissacarídeos[14].

Hipogamaglobulinemia transitória da infância

Nesta afecção os pacientes apresentam níveis séricos baixos de IgG (dois desvios padrão abaixo da média em relação ao controle), com níveis baixos de IgA, às vezes, mas raramente de IgM, e que aos 2-3 anos de idade, geralmente, voltam à normalidade. Na maioria dos casos essas crianças são assintomáticas, entretanto alguns pacientes podem apresentar infecções recorrentes. Portanto, deve-se avaliar a resposta a antígenos específicos para as vacinas já realizadas, que, nos pacientes com hipogamaglobulinemia transitória da infância (THI), estão normais. A imunofenotipagem por citometria de fluxo para exclusão de outros EII deve ser realizada. A THI é autolimitada, entretanto se deve monitorizar os níveis de anticorpos, pois pode, eventualmente, ser o início de um outro EII[14].

Deficiência de anticorpo específico com níveis normais de imunoglobulinas e células B

A deficiência de anticorpo específico (SAD) é caracterizada em pacientes maiores de 2 anos de idade que apresentam infecções recorrentes, com defeito na produção de anticorpos aos polissacarídeos, mas com produção de anticorpos normal aos antígenos proteicos, além de níveis séricos normais de imunoglobulinas e subclasses de IgG. A prevalência da SAD não é bem estabelecida, mas é estimada entre 5-20% nas crianças e adultos. A fisiopatologia não é bem conhecida, mas sugere-se defeito nas células B ou defeitos de interação das zonas marginais esplênicas[14].

Os pacientes com SAD têm maior suscetibilidade a infecções bacterianas sinopulmonares de repetição, além de manifestações alérgicas, especialmente rinite alérgica. Os adultos devem ser seguidos periodicamente pela possibilidade de progredirem para deficiência de subclasses de IgG ou ICV; já as crianças podem reverter seus níveis de anticorpos espontaneamente[14].

REFERÊNCIAS BIBLIOGRÁFICAS

1. Sánchez-Ramón S, Bermúdez A, González-Granado LI, Rodríguez-Gallego C, Sastre A, Soler-Palacín P, et al. Primary and secondary immunodeficiency diseases in oncohaematology: warning signs, diagnosis, and management. Front Immunol. 2019;10(586).
2. Jeffrey Modell Foundation. Warning signs for primary immunodeficiency diseases. 2021. Disponível em: http://downloads.info4pi.org/pdfs/4-Stages-of-Testing-Updated-8-24-2021.pdf. Acesso em: fev. 2022.
3. Mazzucchelli J, Aranda CS, Gouveia-Pereira M, Barreiros LA, Costa Carvalho BT, Condino-Neto A, et al. The panorama in diagnoses of severe combined immunodeficiency begins to change in Brazil. J Allergy Clin Immunol. 2020;145(3):1029.
4. Grumach AS; Goudoris ES. Innate immunity errors: how to diagnose? J Pediatr (Rio J). 2021;97(S1):84-90.
5. Vilela MM. Human inborn errors of immunity (HIEI): predominantly antibody deficiencies (PADs): if you suspect it you can detect it. J Pediatr (Rio J). 2021; 97(S1):67-74.
6. Kanegae MPP, Barreiros LA, Sousa JL, Brito MAS, Oliveira EB Junior, Soares LP, et al. Newborn screening for severe combined immunodeficiencies using TRECs and KRECs: second pilot study in Brazil. Rev Paul Pediatr. 2017;35(1):25-32.
7. Brasil. Senado Federal. Sancionada lei que amplia doenças rastreadas em teste do pezinho do SUS. Senado Notícias. 2021 May 27. Disponível em: https://www12.senado.leg.br/noticias/materias/2021/05/27/sancionada-lei-que-amplia-doencas-rastreadas-em-teste-do-pezinho-do-sus. Acesso em: jan. 2022.
8. Adeli K, Higgins V, Trajcevski K, Habeeb NW-A. The Canadian Laboratory Initiative on Pediatric Reference Intervals: a CALIPER white paper. Crit Rev Clin Lab Sci. 2017;54:358-413.
9. Moraes-Pinto MI, Ono E, Santos-Valente EC, Almeida LC, Andrade PR, Dinelli MIS, et al. Lymphocyte subsets in human immunodeficiency virus-unexposed Brazilian individuals from birth to adulthood. Mem Inst Oswaldo Cruz, Rio de Janeiro. 2014;109(8):989-98.
10. Piza CFSdT, Aranda CS, Solé D, Jolles S, Condino-Neto A. Serum Protein electrophoresis may be used as a screening tool for antibody deficiency in children and adolescents. Front Immunol. 2021;12:712637.
11. Tangye SG, Al-Herz W, Bousfiha A, Chatila T, Cunningham-Rundles C, Etzioni A, Franco JL, et al. human inborn errors of immunity: 2019 update on the classification from the International Union of Immunological Societies Expert Committee. J Clin Immunol. 2020;40:24-64.
12. Bousfiha A, Jeddane L, Picard C, Al-Herz W, Ailal F, Chatila T, et al. Human inborn errors of immunity: 2019 update of the IUIS Phenotypical Classification. J Clin Immunol. 2020;40:66-81.
13. Barreto IC, Barreto BA, Cavalcante EG, Condino Neto A. Immunological deficiencies: more frequent than they seem to be. J Pediatr (Rio J). 2021;97(S1):49-58.
14. Smith T, Cunningham-Rundles C. Primary B cell immunodeficiencies. Hum Immunol. 2019;80:351-62.

58

Semiologia de pacientes pediátricos com afecções reumáticas

Adriana Rodrigues Fonseca
André Cavalcanti
Claudia Saad-Magalhães

INTRODUÇÃO

A principal abordagem para o diagnóstico de doenças reumáticas autoimunes e autoinflamatórias inclui a anamnese dirigida e o exame musculoesquelético. Não há exames específicos, e na maioria das doenças faz-se o diagnóstico por meio de critérios clínicos, laboratoriais e de imagem. Mas o pediatra pode reconhecer prontamente os sinais e sintomas, e as manobras de exame físico para abordagem oportuna[1].

SINAIS E SINTOMAS

A anamnese deve incluir: alterações nas articulações, como dor, edema, limitação dos movimentos, claudicação ou alterações das atividades no dia a dia. Queixas como recusa para apoiar os pés, andar ou apresentar rigidez dos movimentos após um período de imobilidade ou durante o sono devem ser valorizadas. Outros sinais, como irritabilidade, febre, anorexia, fadiga ou perda de peso e recusa para brincar, podem sugerir artrite. É essencial uma história detalhada da dor, sua localização, simetria, período do dia, interrupção do sono e a percepção pela criança da localização da dor ou limitação. Nos menores de 5 anos, os marcos do desenvolvimento motor devem ser abordados criticamente ou mediante incoordenação motora, disfunção da fala e deglutição, sugerindo doenças musculares. Sintomas na escola, como recusa a participar de educação física ou esportes, além das medidas utilizadas para alívio sintomático da dor como analgésicos.

O diagnóstico diferencial de dor musculoesquelética é amplo (Quadro 1), e os pontos mais importantes a considerar, quando se suspeitar de artrite ou doença muscular inflamatória, são: a ausência de dor não exclui a artrite, que pode cursar apenas com rigidez matinal ou de repouso, limitação dos movimentos, alterações no humor e no sono com irritabilidade ou despertar noturno.

EXAME MUSCULOESQUELÉTICO

É importante averiguar o desenvolvimento motor e as variações da normalidade na marcha e alinhamento dos membros. Os lactentes têm a marcha com alargamento da base e não coordenados com os membros superiores até por volta dos 18 meses; adquirem a capacidade de correr e mudar de direção por volta dos 2 anos; o tamanho dos passos aumenta no pré-escolar, atingindo a marcha e postura do adulto aos 8 anos[2].

QUADRO 1 Diagnóstico diferencial da dor musculoesquelética em crianças e adolescentes[1]

Acometimento sistêmico grave: ▪ Neoplasias (leucemia, linfoma, tumor ósseo). ▪ Infecções (artrite séptica e osteomielite). ▪ Trauma não acidental (abuso).
Articulações com sinais discretos de edema ou não edemaciadas: ▪ Síndrome de hipermobilidade articular. ▪ Síndromes ortopédicas ou osteocondroses (Osgood-Schlatter, Legg-Calvé-Perthes). ▪ Síndromes da dor musculoesquelética idiopática (síndrome da dor regional complexa ou distrofia simpático-reflexa, fibromialgia, reumatismo psicogênico). ▪ Doenças endócrino-metabólicas (hipotireoidismo, doenças de depósito lisossomais). ▪ Tumores (benignos ou malignos).
Dor e edema articular: ▪ Trauma (hemartrose, hemofilia). ▪ Infecção: artrite séptica, osteomielite, artrite reativa (pós-entérica, doenças de transmissão sexual) ou de mecanismo ligado a infecção prévia (febre reumática, pós-vacinação, arboviroses). ▪ Artrite idiopática juvenil. ▪ Artrite associada a doença inflamatória intestinal. ▪ Doenças do tecido conjuntivo (lúpus eritematoso sistêmico, esclerodermia, dermatomiosite, vasculites). ▪ Metabólicas (osteomalácia, raquitismo). ▪ Hematológicas (hemofilia e hemoglobinopatias). ▪ Tumores (benignos ou malignos). ▪ Doenças genéticas (síndrome de Down, síndrome de DiGeorge ou deleção no cromossomo 22, fibrose cística). ▪ Doenças autoinflamatórias (febres periódicas, osteomielite não infecciosa, interferonopatias). ▪ Sarcoidose pediátrica. ▪ Anomalias congênitas do desenvolvimento ósseo (acondroplasia, displasias esqueléticas).

Fonte: Foster; Brogan.[1]

As variantes normais do desenvolvimento são frequentemente observadas antes dos 2 anos, por exemplo, andar na ponta dos pés, pés planos ou cavos, genu valgo ou genu varo, mas também podem ser características familiares após os 2 anos, sem significar problema musculoesquelético.

A marcha anormal pode ser atribuída tanto aos problemas musculoesqueléticos quanto aos neurológicos, necessitando de um diagnóstico diferencial, como fraqueza muscular, que reduz a estabilidade, ou com a espasticidade reduzindo a amplitude dos movimentos com movimentos compensatórios. A fraqueza muscular da cintura pélvica em miopatias pode determinar marcha ondulante, enquanto as marchas atáxica ou espástica sugerem doença neurológica.

AVALIAÇÃO PELO INSTRUMENTO pGALS (*PEDIATRIC GAIT, ARMS, LEGS, SPINE*)

O pGALS (Quadro 2)[2,3] é uma ferramenta simples, baseada em evidências, que sumariza os achados anormais observados na marcha, extremidades superiores, inferiores e coluna, com alta sensibilidade para detectar anormalidades articulares. Ele distingue o normal do anormal em diferentes grupos etários, mas principalmente nos escolares, incorporando uma série de manobras muito simples sob o comando do observador. As manobras realizadas pelo paciente identificam anormalidades funcionais nas articulações de cada segmento corporal, sendo idealmente aplicáveis no escolar e no adolescente, contudo crianças menores também poderão ser capazes de realizá-las[2,3].

Precedendo o exame há três questões sobre dor e funcionalidade, que poderão ser modificadas se a criança não atingiu a idade de vestir-se sozinha ou subir escadas ou agachar. Na realização das manobras há que se observar sinais não verbais de dor ou desconforto, como expressões faciais ou a retração do membro examinado. A interpretação do exame físico e musculoesquelético, assim como as manifestações de acometimento sistêmico que indiquem sinais de alarme (*red flags*), podem levantar a suspeita de infecção, neoplasias ou trauma não acidental. Incluem-se entre os sinais de alarme a febre, dor óssea, perda de peso, sudorese noturna, despertar noturno e discrepância entre a história e achados do exame físico.

QUADRO 2 Itens e comandos para a avaliação pelo pGALS[2,3]

Questões abertas: ▪ Seu filho tem dor ou rigidez nas juntas, nos músculos ou nas costas? ▪ Seu filho tem dificuldade para se vestir ou se arrumar sozinho? ▪ Seu filho tem dificuldade para andar ou subir escadas?
Marcha: ▪ Observe a criança deambulando livremente. ▪ Peça que ande na ponta dos pés e apoiando os calcanhares.
Extremidades superiores: ▪ Eleve os braços e mantenha elevados na frente do peito. ▪ Aperte as mãos para fazer uma figa. ▪ Toque o indicador no polegar. ▪ Aperte as mãos. ▪ Coloque as mãos juntas, palma com palma e dorso com dorso. ▪ Eleve os braços e tente alcançar o teto. ▪ Eleve a cabeça olhando para o teto (coluna cervical). ▪ Coloque as mãos na nuca.
Extremidades inferiores: ▪ Avalie, por meio da palpação, se há derrame nos joelhos. ▪ Flexione os joelhos para observar a amplitude de movimento ou crepitação. ▪ Flexão passiva (90 graus) com rotação interna dos quadris.
Coluna e articulação temporomandibular: ▪ Abra a boca e coloque três dedos entre os dentes da frente. ▪ Tente tocar o ombro com a orelha. ▪ Observe a coluna. ▪ Coloque os dedos na ponta dos pés flexionando a coluna (observe a curvatura da coluna).

pGALS: *pediatric gait, arms, legs, spine*.
Fonte: Foster et al.;[2] Foster et al.[3]

EXAME MUSCULOESQUELÉTICO REGIONAL

Quando alguma anormalidade for identificada pelo pGALS, em determinada área ou região ou alguma articulação específica, o exame detalhado deve ser realizado. O pREMS (*pediatric regional examination of the musculoskeletal system*) é uma ferramenta igualmente útil, baseada em evidências, construída no princípio "*look, feel, move*" (observe, palpe, movimente), com movimentos ativos e passivos[4]. Ilustrações e vídeos demonstrativos do pREMS podem ser vistos em www.pmmonline.org, um recurso educacional internacional para treinamento, de livre acesso e gratuito[1-4]. Os itens e manobras são da prática diária do reumatologista, com maior familiaridade, podendo também ser realizados pelo pediatra, mediante problemas musculoesqueléticos[4].

A abordagem com exames laboratoriais e de imagem é necessária para o diagnóstico diferencial. Quando houver suspeita de artrite crônica, deve-se lembrar que esse diagnóstico é de exclusão e não há sinais ou investigação complementar que sejam específicos para o diagnóstico. Diante da suspeita de artrite idiopática juvenil (AIJ), é importante que seja feito o encaminhamento ao especialista em reumatologia pediátrica, antes que exames mais invasivos, como artrocentese, artroscopia, ressonância ou biópsia, sejam realizados.

EXAMES DE IMAGEM

Os exames de imagem complementam o exame musculoesquelético, sobretudo para a AIJ, avaliando atividade inflamatória e o dano estrutural[5].

Nas radiografias simples, o aumento de volume de partes moles e a osteopenia justa-articular são observados nas fases iniciais, sendo as alterações ósseas com remodelação mais tardias, indicando o dano estrutural decorrente da sinovite crônica. As radiografias são úteis para diferenciar infecções de neoplasias[5].

O ultrassom (US) musculoesquelético é exame útil para o diagnóstico de sinovite. As sondas de US transmitem e recebem sinais de alta frequência que refletem as estruturas em imagens em escala de cinza. As áreas escuras (hipoecoicas) representam a cartilagem e os fluidos, e a compressão pela sonda permite distinguir fluido de cartilagem; as áreas claras (hiperecoicas) indicam osso ou tecido calcificado, e as áreas cinzentas intermediárias representam partes moles, como músculo, tendões e membrana sinovial. O *Power Doppler* representa o fluxo sanguíneo anormal na articulação, indicando sinovite[5].

A ressonância magnética é o exame mais sensível para identificar precocemente sinovite, edema de medula óssea e anormalidade na cartilagem. A sequência T1 identifica edema de medula óssea e erosões ósseas; as sequências de fluidos (T2, STIR e densidade de prótons) são utilizadas para identificar derrames articulares, sinovite sem derrame, lesões de cartilagem e edema de medula óssea. O meio de contraste gadolínio é utilizado na sequência T1, incorporando a saturação de gordura; áreas com fluxo sanguíneo elevado apresentam realce de sinal, permitindo diferenciar a sinovite de derrame[5].

MANIFESTAÇÕES MUCOCUTÂNEAS DAS DOENÇAS REUMÁTICAS PEDIÁTRICAS

O sumário das principais manifestações mucocutâneas encontradas nas doenças reumáticas na infância e na adolescência é apresentado nos Quadros 3 e 4.

QUADRO 3 Principais manifestações mucocutâneas inespecíficas encontradas nas doenças reumáticas na infância e adolescência[6]

Manifestações mucocutâneas	Doenças associadas
Livedo reticular	LESp, SAF, DADA2, interferonopatias, PAN
Fenômeno de Raynaud	ES, LESp, DMJ, SAF, DADA2, interferonopatias
Púrpura	Vasculite por IgA, LESp, síndrome de Sjögren
Vasculite cutânea	LESp, PAN, vasculite associada ao ANCA, doença de Behçet
Fotossensibilidade	LESp, DMJ
Úlceras orais	LESp, doença de Behçet, PFAPA
Alopecia	LESp, DMJ
Isquemia digital	PAN, vasculite associada ao ANCA, SAF
Úlceras cutâneas profundas	PAN, DADA2, SAF, DMJ
Telangiectasias	DMJ, ES, LESp
Poiquilodermia	DMJ, ES
Calcinose	DMJ, ES

Anca: anticorpo anticitoplasma de neutrófilo; DADA2: deficiência de adenosina deaminase 2; DMJ: dermatomiosite juvenil; ES: esclerodermia sistêmica; LESp: lúpus eritematoso sistêmico pediátrico; PAN: poliarterite nodosa; PFAPA: febre periódica, estomatite aftosa, faringite e adenite cervical; SAF: síndrome antifosfolípide.
Fonte: Petty et al.[6]

QUADRO 4 Principais manifestações mucocutâneas das doenças reumáticas na infância e adolescência e seus respectivos diagnósticos diferenciais[6]

Doença	Manifestações mucocutâneas	Diagnóstico diferencial
AIJ sistêmica (doença de Still)	*Rash* reumatoide migratório e evanescente	Síndrome TRAPS, febre reumática
AIJ poliarticular FR +	Nódulos reumatoides	Febre reumática
Artrite psoriásica juvenil	Psoríase, *nail pitting*, onicólise	Eczema, onicomicose
LESp	*Rash* malar ou eritema em "asa de borboleta"	DMJ
	Rash maculopapular em áreas expostas à luz ultravioleta	DMJ
	Lesões psoriasiformes	Psoríase
	Lúpus discoide	Psoríase
DMJ	Heliotropo, pápulas de Gottron	Eczema
Esclerodermia localizada	Morfeia, linear, "golpe de sabre", síndrome de Parry-Romberg	Escleredema, líquen escleroso e atrófico
Esclerodermia sistêmica	Fenômeno de Raynaud, úlceras digitais	LESp, DMJ, DMTC
Vasculite por IgA	Púrpura palpável em membros inferiores	LESp, vasculite associada ao ANCA
Doença de Kawasaki	Conjuntivite, lábios vermelhos e fissurados, língua em framboesa, *rash* polimórfico, edema mãos e pés, hiperemia palmoplantar, descamação dos dedos	Escarlatina, doenças virais exantemáticas, farmacodermia
Febre reumática	Eritema marginado, nódulos subcutâneos	AIJ sistêmica, AIJ poliarticular FR +

AIJ: artrite idiopática juvenil; ANCA: anticorpo anticitoplasma de neutrófilo; DMJ: dermatomiosite juvenil; DMTC: doença mista do tecido conjuntivo; FR: fator reumatoide; LESp: lúpus pediátrico; TRAPS: síndrome periódica associada ao receptor do fator de necrose tumoral
Fonte: Petty et al.[6]

Exantemas

O exantema mais característico é o da AIJ sistêmica ou doença de Still, de coloração rósea (Figura 1A). É macular, evanescente e de localização preferencial em tronco e raiz de membros. Aparece durante o pico febril, com duração de algumas horas, e desaparece sem deixar sequelas. Pode ser desencadeado também por banho quente ou estresse psicológico. O exantema ocasionalmente é pruriginoso, e estímulos físicos como a escarificação da pele resultam no aparecimento de dermografismo ou fenômeno de Köebner[6]. O exantema evanescente também deve ser considerado no diagnóstico diferencial das doenças autoinflamatórias, pois se manifesta em crianças febris, assemelhando-se ao da AIJ sistêmica[7].

Nódulos subcutâneos

A principal manifestação cutânea da AIJ poliarticular com fator reumatoide (FR) positivo são os nódulos reumatoides. De consistência firme, podem ser únicos ou múltiplos, móveis e geralmente não dolorosos. Apresentam localização em proeminências ósseas, como olecrano, ulna e articulações interfalangeanas ou em pontos de pressão como os tendões flexores dos dedos e o tendão do calcâneo[6].

Eritema nodoso

É a forma mais comum de paniculite, sendo caracterizado por nódulos subcutâneos eritematosos dolorosos e distribuídos predominantemente nos membros inferiores na

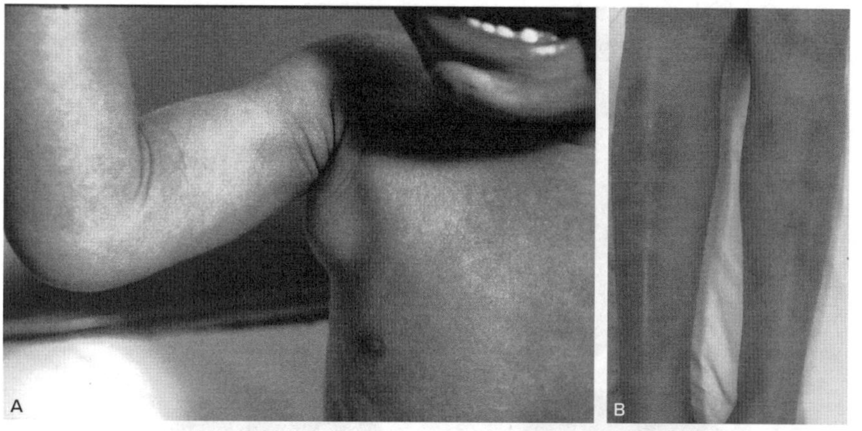

FIGURA 1 A: Exantema evanescente (*rash* reumatoide) róseo-salmão em tronco e membro superior associado com adenomegalia axilar na AIJ sistêmica. B: Eritema nodoso em região pré-tibial.

região pré-tibial (Figura 1B). Apresenta etiologia idiopática em alguns casos, no entanto o eritema nodoso pode ser a manifestação inicial de doenças sistêmicas como infecção pelo estreptococo, tuberculose, hanseníase, drogas e doença inflamatória intestinal, podendo ocorrer na gravidez em mulheres saudáveis. Dentre as causas reumatológicas, a poliarterite nodosa (PAN), a doença de Behçet e a sarcoidose são as principais doenças associadas.

Psoríase e artrite psoriásica juvenil

A associação de artrite e psoríase, nem sempre concomitantes, caracteriza a artrite psoriásica juvenil (APsJ). A psoríase manifesta-se por alterações cutâneas com placas descamativas e sinais típicos ungueais. Na APsJ, seu diagnóstico pode ser dificultado pelo atraso no reconhecimento da psoríase nas crianças e adolescentes, que pode ser sutil, atípica e transitória com o falso diagnóstico de eczema. Uma característica específica dessa doença é a dactilite, também conhecida pela aparência de "dedo em salsicha", ocasionada pela tenossinovite nos tendões dos flexores dos dedos das mãos ou pés. O acometimento cutâneo mais comum é a psoríase vulgar, embora haja outras formas de psoríase. É caracterizada por lesões eritemato-escamosas bem delimitadas nas superfícies extensoras dos cotovelos, antebraços, joelhos e articulações interfalangeanas. No entanto, outros locais também podem ser acometidos, como a linha do cabelo no couro cabeludo (Figura 2A), atrás das orelhas, o umbigo e a fenda glútea. As unhas costumam apresentar lesões típicas como depressões puntiformes ou "unha em dedal" ou *nail pitting*, onicólise que representa o descolamento do leito ungueal em sua parte distal, manchas de óleo, que são alterações na cor do leito ungueal, e hiperceratose subungueal[6].

Lúpus eritematoso sistêmico pediátrico (LESp)

No lúpus da criança e do adolescente, as lesões mucocutâneas são extremamente importantes para o diagnóstico, podendo representar as manifestações iniciais da doença. Pela especificidade, algumas dessas lesões fazem parte dos critérios de classificação. Podem ser agrupadas em específicas ao LES e não específicas, ou seja, também podem ser encontradas em outras doenças inflamatórias sistêmicas[8].

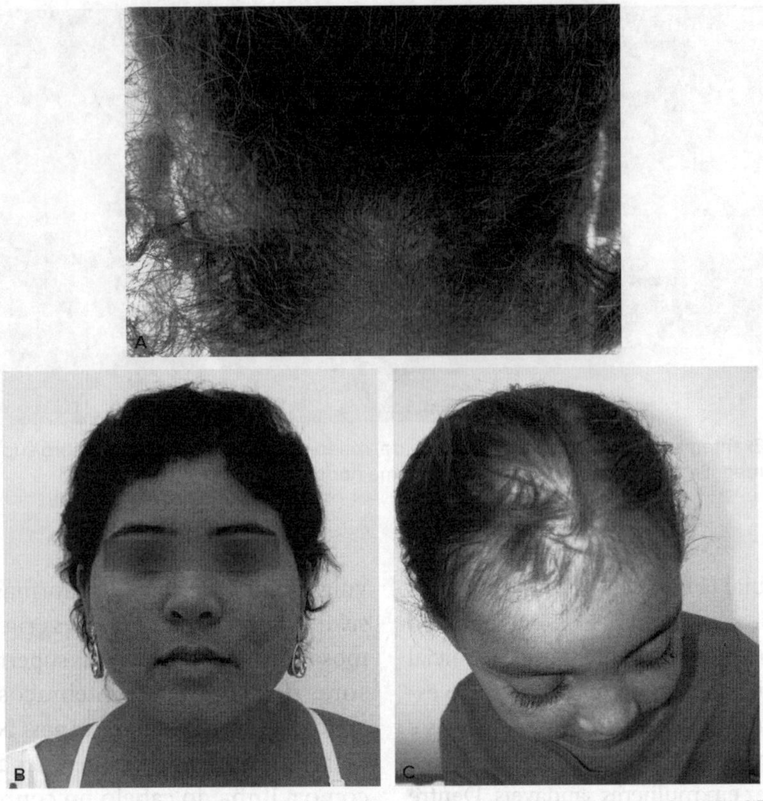

FIGURA 2 A: Psoríase com placas na linha do cabelo no couro cabeludo em portadora de APsJ. B: Eritema malar "em asa de borboleta" em portadora de LESp. C: Alopecia difusa em portadora de LESp.

As manifestações cutâneas do LES são o lúpus eritematoso cutâneo (LEC) agudo, subagudo e crônico. A principal lesão cutânea aguda é o *rash* malar ou eritema em "asa de borboleta" (Figura 2B). Caracterizado por eritema e edema, simétrico e não pruriginoso, na região malar e tipicamente poupa os sulcos nasolabiais. A forma generalizada de LEC agudo apresenta placas e pápulas edematosas, eritemato-violáceas, em áreas de exposição solar como o couro cabeludo, a face e a região V do decote. O LEC subagudo apresenta duas formas características: lesões papuloescamosas anulares e lesões psoriasiformes. A principal lesão no LEC crônico é o lúpus discoide. Caracterizado por placas violáceas e descamativas em áreas fotossensíveis que evoluem com despigmentação e cicatriz[8].

As lesões mucocutâneas não específicas incluem a fotossensibilidade, a vasculite cutânea, o livedo reticular, o fenômeno de Raynaud, as úlceras orais e a alopecia não cicatricial. A fotossensibilidade é definida como qualquer erupção cutânea após exposição à luz solar ou a outras fontes luminosas. O diagnóstico é baseado na história clínica ou na observação direta pelo médico. A vasculite cutânea pode ser caracterizada por petéquias, púrpura palpável ou eventualmente lesões bolhosas, lesões puntiformes ou vasculite urticariforme. Apresentam localização preferencial na face e regiões palmoplantares. A alopecia difusa apresenta-se com perda de cabelo generalizada sem sinais inflamatórios no couro cabeludo (Figura 2C). Por outro lado, a lesão discoide no couro cabeludo pode evoluir com cicatriz[8].

Lúpus neonatal

A transmissão passiva de autoanticorpos maternos, anti-SSA (Ro) e anti-SSB (La), pode resultar na síndrome do lúpus neonatal, com lesões cutâneas mais frequentemente observadas entre o 2º e o 3º mês de vida. São lesões eritematosas, anulares, papuloescamosas, localizadas principalmente na região periorbitária, couro cabeludo, tronco e extremidades. A exposição à luz solar ou a fototerapia podem ser o fator desencadeante[6].

Síndrome antifosfolípide (SAF)

No diagnóstico da SAF consideram-se os eventos vasculares (trombose venosa profunda ou arterial) em qualquer localização, ou abortos repetidos, na presença de títulos altos e persistentes de anticorpos antifosfolípides. Manifestações cutâneas, sistêmicas ou neurológicas podem acompanhar os eventos vasculares principais ou manifestar-se isoladamente. Na faixa etária pediátrica há associação importante com o LESp.

O livedo reticular é a principal manifestação cutânea da SAF, seguido por fenômeno de Raynaud, úlceras cutâneas profundas, lesões pseudovasculíticas, necrose digital e gangrena. O livedo é a descoloração eritematosa ou cianótica da pele com padrão reticulado, semelhante a uma rede.

Dermatomiosite juvenil

A dermatomiosite juvenil (DMJ) apresenta lesões típicas e patognomônicas, decorrentes da vasculopatia e da fotossensibilidade, que são elementos importantes para o diagnóstico, tais como o eritema violáceo palpebral em heliotropo (Figura 3A) e as pápulas de Gottron, que são placas eritematosas, simétricas, localizadas nas superfícies extensoras das articulações das mãos (Figura 3B), joelhos e cotovelos. As lesões evoluem com atrofia, despigmentação e cicatriz. A fotossensibilidade manifesta-se com lesões eritematosas no pescoço e ombros, sinal do "xale" e o sinal V do decote. A nuca é outra área acometida com lesões em placas, eritematosas e descamativas, que se assemelham à dermatite seborreica ou à psoríase. Alterações ungueais clássicas são as telangiectasias periungueais, os infartos hemorrágicos puntiformes, a hipertrofia cuticular e as cutículas irregulares (Figura 3C). Eritema e ulcerações na mucosa oral com hipertrofia de gengiva (Figura 3A), assim como ulcerações cutâneas profundas e edema subcutâneo localizado ou generalizado, também podem ser encontrados. As lesões cicatriciais são a poiquilodermia, áreas circunscritas com hipo ou hiperpigmentação, telangiectasias e atrofia superficial; a lipodistrofia, que consiste na perda de gordura subcutânea localizada ou generalizada, associada com acantose *nigricans* e dislipidemia[6].

Também frequentemente observadas na DMJ, as calcinoses, que são calcificações teciduais extraósseas, localizadas no subcutâneo (Figura 3D), músculos e planos fasciais, podem já estar presentes na fase inicial da doença, no entanto o mais comum é serem observadas durante a evolução da doença, pela persistência de inflamação, indicativas de atraso no diagnóstico e tratamento[6].

Esclerodermia

A palavra "esclerodermia" significa "pele dura" e abrange um grupo de doenças caracterizadas pelo espessamento e perda da elasticidade cutânea. Duas formas são bem estabelecidas: a forma localizada e a sistêmica. A

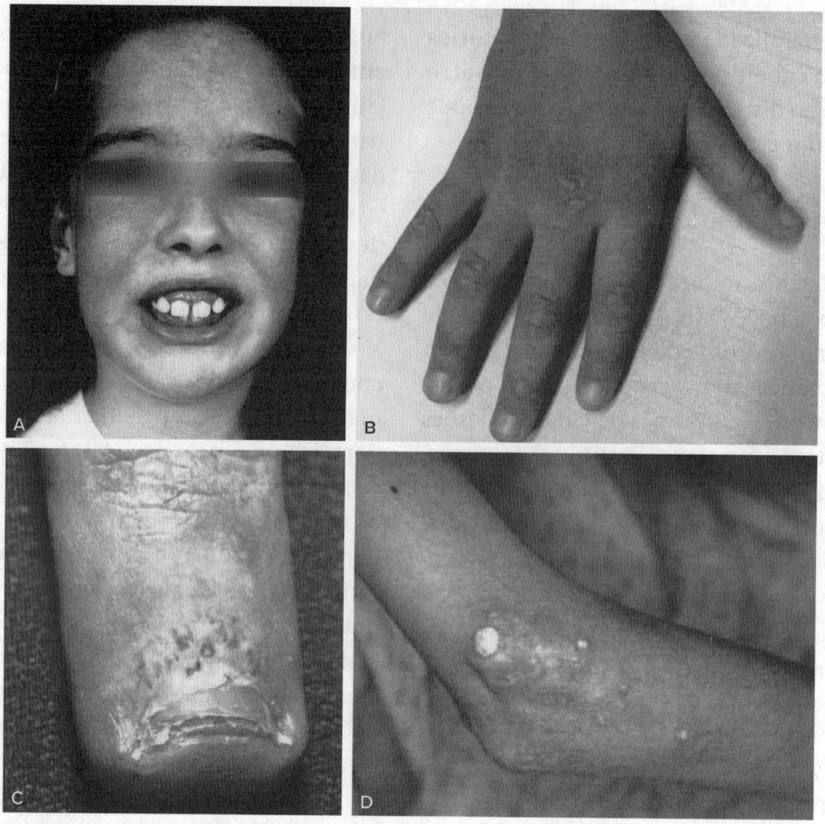

FIGURA 3 Dermatomiosite juvenil. A: Eritema malar e palpebral em heliotropo, hipertrofia de gengivas. B: Pápulas de Gottron. C: Eritema periungueal com enovelamento capilar, infartos hemorrágicos puntiformes, hipertrofia cuticular e cutículas irregulares. D: Calcinose cutânea e subcutânea.

forma localizada é a mais frequente em crianças e adolescentes. Na fase inicial, apresenta lesões de coloração eritematosa ou violácea, com a pele apresentando textura e espessamento normais. Com a evolução das lesões, a fibrose cutânea torna-se proeminente e as lesões ficam endurecidas com a região central branco-amarelada de aspecto ceroso, com halo eritematoso. Há duas apresentações na esclerodermia localizada: morfeia e linear. A morfeia refere-se a lesões superficiais na derme, ovaladas, que também podem aprofundar-se, envolvendo o tecido subcutâneo, fáscia e músculo. A forma linear é a mais frequente, caracterizada por lesões em faixa longitudinais de dimensões variáveis em extremidades (Figura 4A) ou face. As lesões podem progredir para o subcutâneo e os músculos, envolvendo ossos subjacentes, causando lipoatrofia e deformidades ósseas. Quando afetam face e couro cabeludo, são chamadas de lesão em "golpe de sabre" por assemelharem-se à cicatriz de um golpe de espada (Figura 4B). Outra forma de acometimento na face é a hemiatrofia facial ou síndrome de Parry-Romberg (Figura 4B), na qual ocorre mínimo envolvimento da epiderme e da derme, a fibrose envolve o tecido subcutâneo, músculo e osso. As lesões evoluem para dano com hiperpigmentação, atrofia de epiderme com visualização do padrão venoso, perda dos folículos pilosos e aumento progressivo do espessamento cutâneo[6].

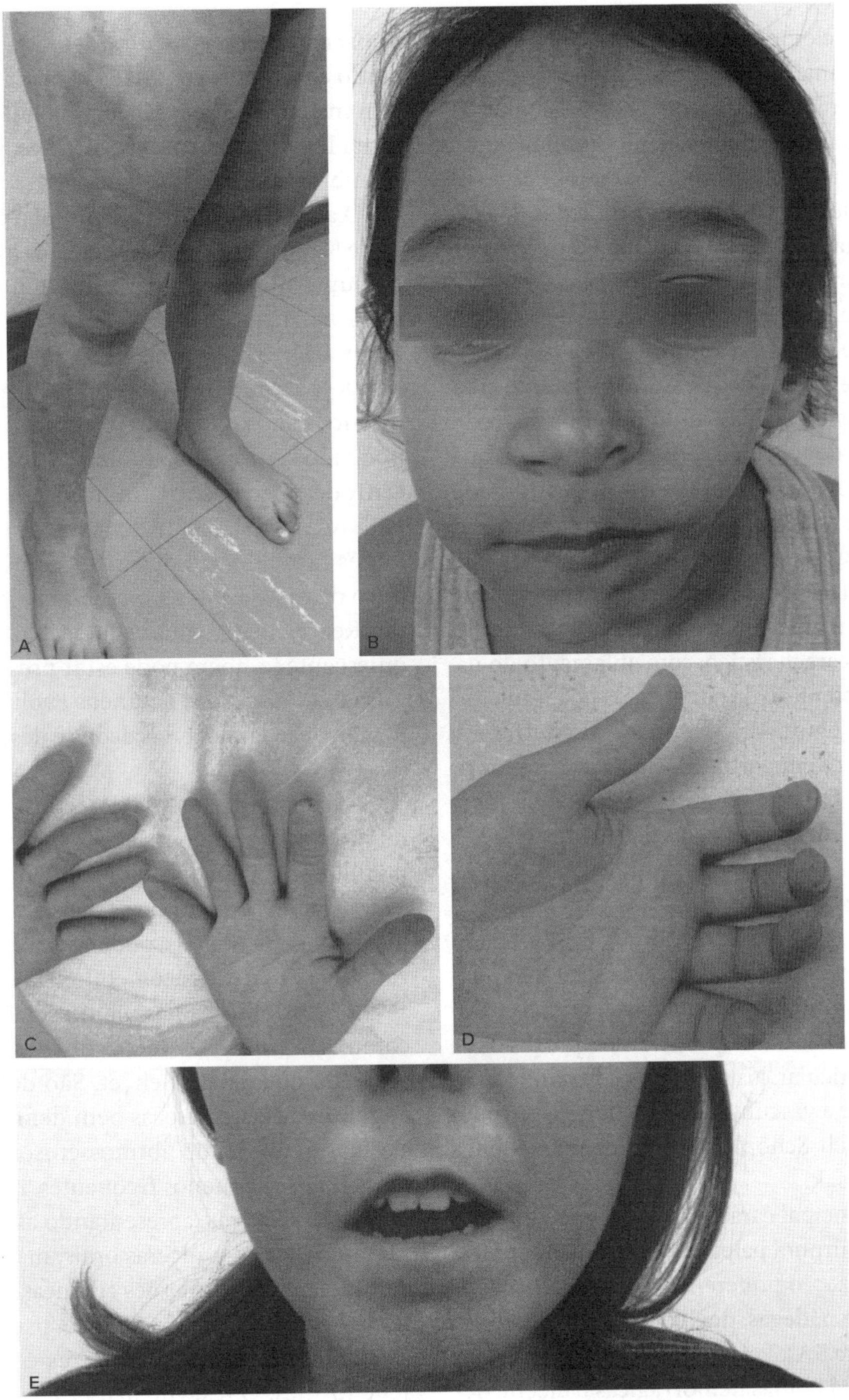

FIGURA 4 A: Esclerodermia localizada com lesão do tipo linear em membro inferior direito. B: Lesão em "golpe de sabre" e síndrome de Parry-Romberg coexistentes em paciente com esclerodermia localizada. C: Fenômeno de Raynaud e úlcera digital no indicador na esclerodermia sistêmica. D: Exantema palmar e cicatrizes de úlceras digitais nos dígitos (segundo a quinto) na esclerodermia sistêmica. E: Microstomia e perda do pregueamento facial na esclerodermia sistêmica.

Na esclerodermia sistêmica (ES), a manifestação mais precoce é o fenômeno de Raynaud, caracterizado por reação vascular trifásica: palidez, cianose e hiperemia (Figura 4C). Geralmente acomete os dedos das mãos, mas pode acometer também os dedos dos pés, as orelhas e o nariz. A isquemia decorrente do fenômeno de Raynaud pode causar úlceras em polpas digitais (Figuras 4C e 4D), com perda de tecido e reabsorção óssea de falanges e afilamento dos dedos. O envolvimento cutâneo é insidioso, passando por uma fase edematosa; depois uma fase esclerótica, na qual a pele torna-se dura, perde a elasticidade, aderente ao tecido subcutâneo, resultando em contraturas; e, finalmente, a fase atrófica, que se caracteriza pela pele brilhante, com áreas de hipo e hiperpigmentação. A face adquire aspecto característico, com afilamento do nariz e diminuição da abertura da boca (microstomia) (Figura 4E). Nas mãos, as contraturas articulares em garra são sinais avançados da doença. Outros achados cutâneos incluem calcinose, telangiectasias e prurido[6].

Vasculites

As principais manifestações cutâneas das vasculites são púrpura palpável, nódulos subcutâneos, úlceras superficiais ou profundas e livedo reticular. Na pediatria, a vasculite mais comum é a vasculite por IgA (antiga púrpura de Henoch-Schönlein), seguida pela doença de Kawasaki.

A principal característica da vasculite por IgA é a púrpura palpável não plaquetopênica, de localização preferencial nos membros inferiores e nádegas, devido à ação da gravidade (Figura 5A). Petéquias e equimoses podem ocorrer; já bolhas hemorrágicas e ulcerações são raras. O edema hemorrágico agudo da infância, considerado uma forma de apresentação da vasculite por IgA em menores de 2 anos, caracteriza-se por edema facial e do couro cabeludo e por lesão chamada púrpura "em medalhão", pelo aspecto da lesão. Apresenta localização em face, orelhas, tronco e membros superiores (Figura 5B)[6].

O acometimento mucocutâneo da doença de Kawasaki é caracterizado por hiperemia conjuntival não exsudativa, eritema difuso da orofaringe, lábios fissurados e vermelhos (Figura 5C) e hipertrofia das papilas linguais, dando à língua um aspecto de "framboesa ou morango". O exantema é polimórfico, podendo ser maculopapular, urticariforme, eritrodérmico e escarlatiniforme, mas nunca bolhoso ou vesicular. Alterações de extremidades também são descritas como edema duro de mãos e pés e hiperemia palmoplantar. Reação eritematosa em cicatriz da BCG quiescente também pode estar presente (Figura 5D). As lesões cutâneas evoluem com descamação lamelar dos dedos e descamação perineal[6].

Na poliarterite nodosa (PAN), as principais manifestações cutâneas são livedo reticular, nódulos subcutâneos dolorosos (Figura 5E), lesões papulares e em casos mais graves úlceras e isquemia digitais, podendo evoluir com gangrena dos dedos acometidos (Figura 5F)[6].

As aftas orais são as manifestações mais comuns, além de serem a primeira manifestação da doença de Behçet. São dolorosas, com bordas eritematosas bem definidas, escavadas e com fundo fibrinosseroso. As úlceras genitais são menos frequentes, no entanto mais específicas, apresentando as mesmas características das úlceras orais, mas podem deixar cicatrizes. As lesões cutâneas mais observadas são o eritema nodoso, pseudofoliculite, lesões papulopustulares e nódulos acneiformes. O teste de patergia é uma resposta cutânea inespecífica após escarificação por puntura (agulha) com surgimento de reação pustular no local[6].

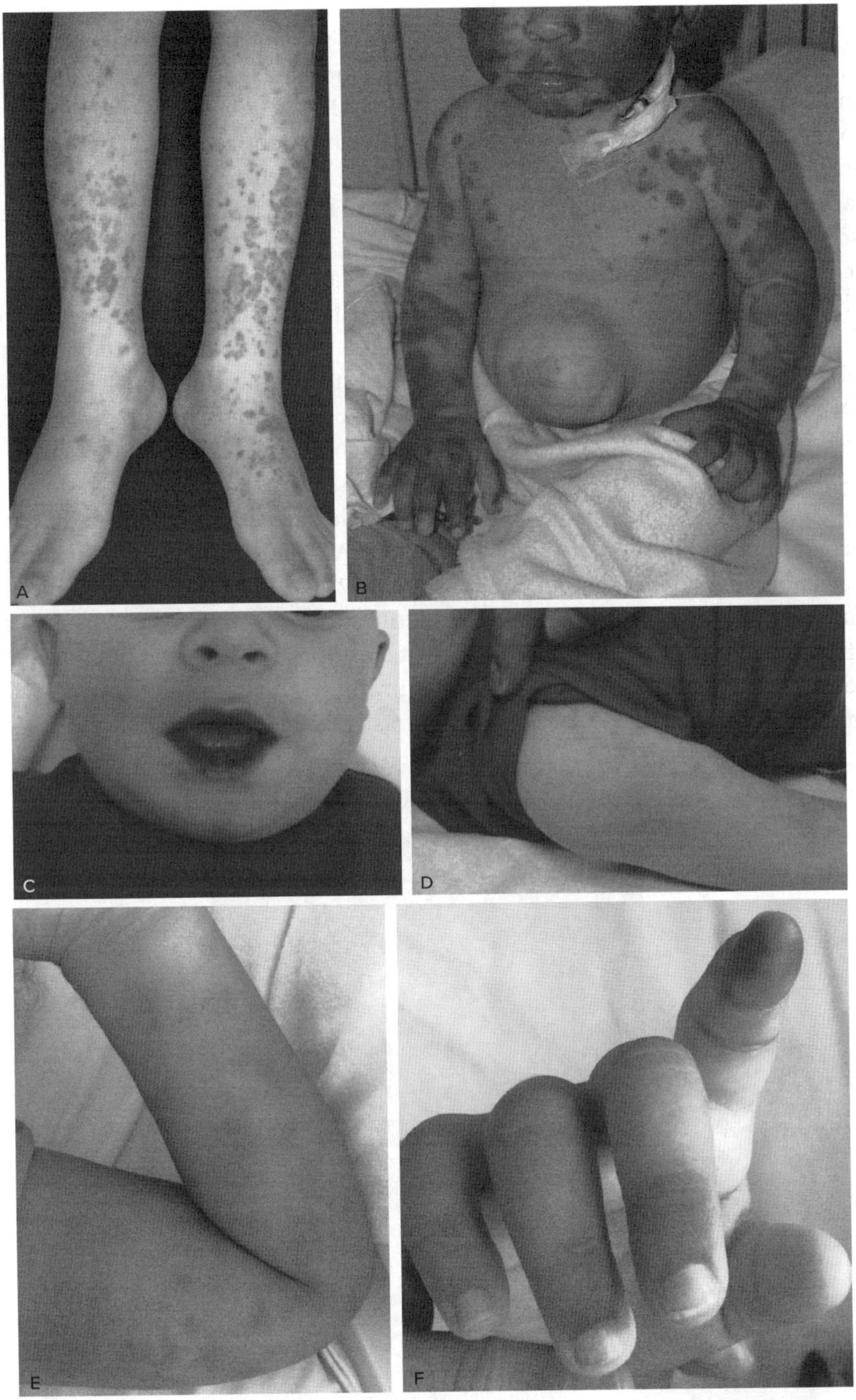

FIGURA 5 A: Púrpura palpável nos membros inferiores na vasculite por IgA. B: Púrpura "em medalhão" na face e lesões eritematosas em orelha, tronco e membros superiores no edema hemorrágico agudo da infância (gastrosquise presente como comorbidade). C: Lábios vermelhos, fissurados e sangrantes na doença de Kawasaki. D: Hiperemia e edema em cicatriz da BCG na doença de Kawasaki. E: Livedo reticular e nódulos subcutâneos em membro superior na poliarterite nodosa. F: Isquemia digital e gangrena na poliarterite nodosa.

Febre reumática

As manifestações cutâneas da febre reumática são raras, mas sua especificidade as incluiu entre os critérios diagnósticos. O eritema marginado é um exantema macular, evanescente, não pruriginoso, de coloração rósea, centro pálido e margens serpiginosas. Os nódulos subcutâneos são firmes, móveis e indolores, em superfícies extensoras de articulações e proeminências ósseas da região occipital e coluna[6].

Doenças autoinflamatórias

O acometimento mucocutâneo está presente na maioria das doenças autoinflamatórias como expressão da inflamação. *Rash* urticariforme e febre são características principais das criopirinopatias (Figura 6A). Na febre familiar do Mediterrâneo, o *rash* apresenta-se semelhante à erisipela na síndrome periódica associada ao receptor de TNF (TRAPS), sendo doloroso com placas edematosas migratórias e edema periorbital (Figura 6B); e na deficiência da mevalonato quinase (MKD) o *rash* pode ser morbiliforme ou maculopapular. Pioderma gangrenoso e acne cística estão presentes na síndrome PAPA (artrite piogênica, pioderma gangrenoso e acne). Na síndrome de Blau o *rash* apresenta aspecto ictiosiforme, com a pele em lixa (Figura 6C). As interferonopatias estão associadas com paniculite, livedo reticular, lipodistrofia e eritema pérnio. Livedo reticular e nódulos subcutâneos também estão presentes na DADA2 (deficiência da adenosina deaminase 2). Na PFAPA (febre periódica, estomatite aftosa, faringite e adenite cervical) as úlceras orais são menores, menos dolorosas e profundas quando comparadas com as úlceras orais da doença de Behçet[7].

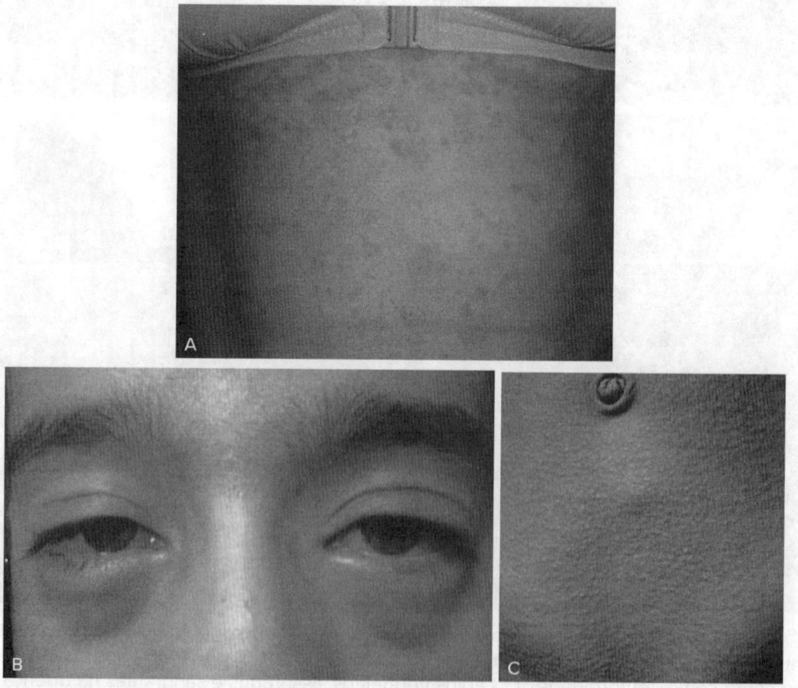

FIGURA 6 A: *Rash* urticariforme nas criopirinopatias. B: Edema periorbital na síndrome TRAPS. C: *Rash* ictiosiforme na síndrome de Blau.

MANIFESTAÇÕES OFTALMOLÓGICAS

A uveíte anterior crônica é a principal manifestação extra-articular associada à AIJ, principalmente com fator antinúcleo (FAN) positivo, sendo a principal causa de uveíte na pediatria. Apresenta-se de forma assintomática, olho de aspecto normal sem hiperemia, mesmo com inflamação grave da úvea. O diagnóstico é realizado no exame oftalmológico, biomicroscopia ou lâmpada de fenda, para identificação de precipitados de proteínas e células inflamatórias na câmara anterior do olho. As complicações da uveíte anterior crônica são sinéquias posteriores, ceratopatia em faixa, catarata e glaucoma, causando comprometimento visual[9]. A uveíte anterior aguda, associada principalmente com as espondiloartrites, é sintomática, cursando com dor, fotofobia e hiperemia ocular. Outras manifestações oftalmológicas encontradas nas doenças reumáticas da infância são esclerite, episclerite, ceratoconjuntivite seca e pseudotumor de órbita[9].

CABEÇA E PESCOÇO

Linfadenopatia cervical bilateral pode estar presente no LES, na AIJ sistêmica e na PFAPA. Já na doença de Kawasaki a linfadenopatia cervical é unilateral. Parotidite recorrente é a principal manifestação da síndrome de Sjögren em crianças e adolescentes. Sendo assim, o pediatra geral deve estar atento a essa queixa para encaminhamento precoce para o reumatologista pediátrico[6].

MANIFESTAÇÕES CARDIOVASCULARES

Pode ocorrer acometimento do pericárdio, miocárdio e endocárdio. O acometimento das valvas manifesta-se por sopros, principalmente na febre reumática, mas também no LESp e na SAF com a endocardite de Libman-Sacks. A miocardite manifesta-se por taquicardia afebril, em repouso, arritmias, insuficiência cardíaca, ocorrendo no LESp, doença da Kawasaki e febre reumática. A pericardite manifesta-se por dor torácica, atrito e derrame pericárdico. É observada no LESp e doença de Kawasaki, podendo ser assintomática na AIJ sistêmica. A hipertensão arterial é um achado frequente no LESp com acometimento renal ou vasculites (arterite de Takayasu, PAN), ocorrendo também como evento adverso dos glicocorticoides. É importante a aferição comparativa da pressão arterial nos quatro membros em relação aos padrões de referência para a idade, da mesma forma que a palpação comparativa de pulsos periféricos entre dimídios e segmentos corporais superior e inferior, pois assimetria ou diminuição da intensidade dos pulsos pode ocorrer na arterite de Takayasu, uma vasculite sistêmica que acomete a aorta e seus ramos principais[6].

MANIFESTAÇÕES RENAIS

Podem variar desde alterações discretas e assintomáticas no exame de urina simples, como hematúria, proteinúria e cilindros, até quadros de síndrome nefrítica e síndrome nefrótica com edema, derrames cavitários, anasarca, hipertensão arterial sistêmica (HAS), oligúria e, até mesmo injúria renal aguda ou crônica. A piúria também pode representar uma glomerulopatia, sendo necessário o diagnóstico diferencial com infecção urinária e piúria estéril (tuberculose, uretrite, doença de Kawasaki). As principais afecções reumáticas associadas às manifestações renais são o LESp (glomerulonefrite e nefrite intersticial), as vasculites primárias (vasculite por IgA, associadas ao anticorpo anticitoplasma de neutrófilos (glomerulonefrite), a PAN e a arterite de Takayasu com acometimento de artéria renal (hipertensão). Importante diferenciar as manifestações renais de toxicidade medicamentosa do uso crônico de anti-inflamatórios não hormonais ou ciclosporina, de processos infecciosos (infecção urinária), litíase, distúrbios metabólicos como hipercalciúria idiopática e hematológicos[6].

MANIFESTAÇÕES RESPIRATÓRIAS

Os sinais e sintomas mais comuns são a tosse, a dor torácica, a taquipneia e a dispneia, sendo amplo o diagnóstico diferencial com infecção (pneumonia, tuberculose) ou por alterações da parede torácica, cardiovascular, membranas serosas ou esôfago. É descrita uma ampla variedade de manifestações: infecções, pleurite (LESp, AIJ sistêmica), pneumonite intersticial (LESp, DMJ, ES), hipertensão arterial pulmonar (ES, LESp), hemorragia pulmonar, tromboembolismo (SAF), síndrome do pulmão encolhido e edema pulmonar[6].

MANIFESTAÇÕES GASTROINTESTINAIS E HEPÁTICAS

Na DMJ a disfagia e a disfonia se dão por acometimento de musculatura estriada em esôfago e hipofaringe. Por outro lado, na ES a disfagia é pelo acometimento de musculatura lisa do esôfago. A dor abdominal pode ser associada a evento adverso medicamentoso ou a vasculite do trato digestivo (vasculite por IgA, DMJ ou isquemia mesentérica na PAN, serosite, doença inflamatória intestinal ou infecção). A diarreia pode ocorrer por associação com infecção, toxicidade medicamentosa, síndrome disabsortiva (ES, DMJ, doença inflamatória intestinal). A hepatomegalia pode ocorrer no LESp, na AIJ sistêmica e na síndrome de ativação macrofágica (SAM)[6].

MANIFESTAÇÕES NEUROPSIQUIÁTRICAS

Manifestações neuropsiquiátricas ocorrem no LESp, em vasculites sistêmicas primárias e na febre reumática. No LESp são relatadas 19 síndromes neuropsiquiátricas: convulsões, psicose, cefaleia refratária aos analgésicos, depressão, ansiedade, estado confusional, mielite transversa, neuropatia craniana ou periférica, disfunção cognitiva, meningite asséptica, doença cerebrovascular, alterações desmielinizantes, dentre outras. A coreia de Sydenham é critério maior de diagnóstico para febre reumática, mas também pode ocorrer no LESp e na SAF. Doença cerebrovascular pode ocorrer no LESp, na SAF, na vasculite primária de sistema nervoso central e precocemente na DADA2. O diagnóstico do envolvimento neuropsiquiátrico primário é frequentemente difícil, podendo ocorrer manifestações tanto focais quanto difusas; não há um padrão ouro para o diagnóstico. É necessário, em casos suspeitos, suporte laboratorial e de neuroimagem para confirmação, e diagnóstico diferencial com infecções, distúrbios metabólicos e eletrolíticos e encefalopatia hipertensiva[6].

MANIFESTAÇÕES ENDÓCRINAS

Nas doenças reumáticas em atividade persistente, sobretudo AIJ sistêmica e LESp, pode haver déficit ponderoestatural, atraso puberal e perda de massa óssea, seja como manifestações da doença de base ou decorrentes do uso crônico de glicocorticoides. Disfunção autoimune da tireoide pode estar associada a doenças reumáticas autoimunes ou cursar com manifestações musculoesqueléticas[6].

MANIFESTAÇÕES HEMATOLÓGICAS

É frequente ocorrer linfadenomegalia e esplenomegalia na AIJ sistêmica e no LESp, com diferencial com doenças oncológicas, como leucemias e linfomas, infecções, sobretudo quando houver linfadenopatia localizada, aderente aos planos profundos, de consistência endurecida ou em localização supraclavicular. Pode também ocorrer anemia, leucopenia, linfopenia, neutropenia, decorrentes de falência medular ou destruição periférica por autoanticorpos, da mesma forma que leucocitose com neutrofilia e trombocitose pelo processo inflamatório[6].

CRESCIMENTO E DESENVOLVIMENTO

No acompanhamento de crianças e adolescentes portadores de doenças reumáticas, é necessário avaliar o impacto da doença crônica e a intensidade e persistência da inflamação no crescimento e desenvolvimento. Parâmetros longitudinais de peso, altura, índice de massa corporal (IMC) e maturação sexual pelo estadiamento puberal de Tanner devem ser avaliados no acompanhamento. O uso crônico de glicocorticoides e a persistência de atividade inflamatória da doença de base são condições que levam a redução na velocidade de crescimento e a atraso puberal. Além disso, o uso crônico de glicocorticoides sem orientação dietética e a ausência de atividade física também acarretam importante ganho de peso[6].

EXAMES LABORATORIAIS

É frequente o encaminhamento ao especialista de crianças assintomáticas ou com queixas musculoesqueléticas inespecíficas devido às alterações de antiestreptolisina O (ASLO), FAN ou FR, na ausência de doença autoimune ou inflamatória. O resultado positivo, se não for corretamente interpretado, poderá levar a diagnóstico e tratamento inadequados, expondo o paciente a riscos físicos e emocionais, onerando a família e levando a preocupações desnecessárias; daí a importância do conceito "*choosing wisely*" (escolhendo com sabedoria)[10].

Os exames laboratoriais auxiliam na detecção da inflamação, na avaliação da atividade de doença e de resposta ao tratamento, no diagnóstico diferencial, no prognóstico e na monitorização dos efeitos adversos do tratamento. Diante da suspeita de uma doença reumática, a investigação laboratorial deve iniciar-se com hemograma completo, testes de função renal e hepática, exame de urina simples e provas de fase aguda, velocidade de hemossedimentação (VHS) e proteína C reativa (PCR).

Hemograma

Pode indicar a anemia de doença crônica, normocrômica e normocítica, na AIJ sistêmica, no LESp, nas vasculites sistêmicas e nas doenças autoinflamatórias. Pode haver anemia ferropriva concomitante, mas a ferritina pode estar paradoxalmente normal ou até elevada, por ser um biomarcador de inflamação.

A anemia hemolítica com reticulocitose, a aumento de desidrogenase lática (LDH) e a haptoglobina baixa podem ocorrer no LESp ou nas microangiopatias trombóticas (SAF, síndrome hemolítico-urêmica), associadas com esquizócitos e plaquetopenia[11]. Leucocitose com neutrofilia pode ocorrer na AIJ sistêmica, nas vasculites, na artrite séptica, na osteomielite e na leucoses. Leucopenia com linfopenia pode ser vista no LESp.

Citopenias absolutas ou relativas podem ocorrer na SAM, uma síndrome hiperinflamatória e hiperferritinêmica, como complicação da AIJ sistêmica e do LESp. A trombocitose ocorre na AIJ sistêmica ativa, nas vasculites, sendo a partir do sétimo dia de febre na doença de Kawasaki. Quando a AIJ sistêmica cursa com plaquetopenia, há que se considerar a hipótese de SAM. Trombocitopenia isolada ou associada com citopenias pode ocorrer no LESp e na SAF[11].

Provas de atividade inflamatória ou reagentes de fase aguda

São biomarcadores inespecíficos de inflamação que ocorrem em infecções, traumas, neoplasias e doenças autoimunes e autoinflamatórias. A VHS é uma medida indireta de proteínas de fase aguda no plasma, principalmente fibrinogênio. Pode estar reduzida na hipogamaglobulinemia, na insuficiência cardíaca, na hipofibrinogenemia e na SAM. A PCR é uma proteína de fase aguda de elevação precoce nas primeiras 4-6 horas do processo inflamatório e atinge o pico em 2-3 horas tendo meia-vida de 18 horas. Elevação da PCR também pode ocorrer nas doenças reumáticas ativas ou infecção concomitante[10,11]. Os níveis altos de ferritina refletem a atividade inflamatória na AIJ sistêmica, sendo o principal biomarcador para SAM. As proteínas do sistema complemento (C3, C4, CH50), quando elevadas, indicam inflamação, em queda; sobretudo C3 indicam a atividade da glomerulonefrite no LESp[11,12].

Antiestreptolisina O (ASLO)

Na suspeita de febre reumática há que se fazer a determinação seriada, com pelo menos duas dosagens, com níveis ascendentes em 80% dos casos. Valores elevados também podem ocorrer na PAN cutânea, sugerindo ser o estreptococo um dos agentes desencadeantes. Contudo, não tem valor diagnóstico para amigdalites, dores inespecíficas nos membros inferiores ou fora de contexto sugestivo de febre reumática[11,12].

Enzimas musculares

Incluem a creatinoquinase (CK), LDH, aspartato aminotransferase (AST) e alanina aminotransferase (ALT) e aldolase, frequentemente elevadas na DMJ e em outras miopatias, ES ou DMTC[13].

Testes genéticos

O HLA-B27 está associado às espondiloartrites em 97% e em proporção também elevada na artrite relacionada à entesite, sobretudo em meninos acima de 6 anos com artrite assimétrica de grandes articulações de membros inferiores, entesite, sacroiliíte, uveíte anterior aguda, história familiar de espondilite anquilosante, artrite psoriásica ou doença inflamatória intestinal. O HLA-B51 tem associação com a doença de Behçet. Mutações de proteínas do sistema complemento (C1q, C4, C1r, C1s, C2) têm sido descritas em casos de lúpus monogênico[11,12].

Exame do líquido sinovial

O líquido sinovial habitual é citrino, viscoso, claro e contém menos de 100 células/mm^3. Artrites não inflamatórias exibem leucometria < 2.000 leucócitos/mm^3, e as inflamatórias ≥ 2.000 leucócitos/mm^3. Celularidade alta (> 50.000-100.000/mm^3, predomínio de polimorfonucleares), proteína alta e glicose baixa sugerem artrite séptica, achados que também podem ocorrer na AIJ[11,12].

Autoanticorpos

Testes positivos para autoanticorpos requerem interpretação cuidadosa. Sua presença isoladamente não significa doença autoimune, pois pode ser transitória, ou associada a infecção, neoplasia, ou até mesmo ocorrer em indivíduos normais. Porém, se presentes em altos títulos e em determinados padrões, são úteis na investigação de doenças reumáticas e autoimunes. Os principais autoanticorpos e suas associações estão resumidos no Quadro 5[6,11,12,14].

CRITÉRIOS DE CLASSIFICAÇÃO

Como característica, o diagnóstico das doenças autoimunes não apresenta um "padrão ouro", teste específico ou sinais patognomônicos. A maioria dos diagnósticos baseia-se em

QUADRO 5 Autoanticorpos descritos nas afecções reumáticas pediátricas e associações específicas[6,11,12,14]

Autoanticorpo	Associações
Fator reumatoide[6] Não é específico para AIJ e não deve ser indicado como triagem para dores em membros	▪ Resultado positivo em 5-10% dos casos de AIJ poliarticular. ▪ Classificação da AIJ – 2 resultados positivos em 3 meses. ▪ Nódulos subcutâneos, incapacidade física e dano estrutural (erosões). ▪ Positivo em outras doenças (LESp, síndrome de Sjögren, DMTC), infecciosas (endocardite, tuberculose, hanseníase, hepatite C), neoplasias.
Anticorpo antinuclear (ANA) ou fator antinúcleo (FAN)[14]	
Resultado: ≥ 1:80	▪ Até 15% das crianças saudáveis apresentam teste positivo. ▪ Presente em infecções, neoplasias, doenças autoimunes. ▪ Fator de risco para uveíte na AIJ oligoarticular em meninas < 5 anos. ▪ A interpretação depende do contexto clínico de suspeita de doença autoimune. ▪ Aferições repetidas não têm valor para diagnóstico ou monitorização de atividade das doenças relacionadas.
Padrão de fluorescência	
▪ Nuclear homogêneo.	▪ Anticorpos anti-dsDNA – específico do LESp, nefrite lúpica, associa-se com a atividade da nefrite. ▪ Anticorpos anti-histonas – lúpus induzido por drogas.
▪ Nuclear pontilhado fino.	▪ Anticorpo anti-SSA (Ro) – síndrome de Sjögren, lúpus cutâneo subagudo, fotossensibilidade, lúpus neonatal, bloqueio atrioventricular congênito. ▪ Anticorpo anti-SSB (La) – síndrome de Sjögren, lúpus neonatal.
▪ Nuclear pontilhado grosso.	▪ Anticorpo anti-Sm – específico do LESp. ▪ Anticorpo anti-RNP – doença mista do tecido conjuntivo.
▪ Nuclear centromérico.	▪ Anticorpo anticentrômero: esclerodermia localizada.
Anticorpos antifosfolípides[11,12] anticorpo anticardiolipina (aCL) IgM e IgG, anticoagulante lúpico (LAC) anticorpo antibeta-2 glicoproteína I IgM e IgG	▪ Podem ser transitoriamente positivos mediante infecções, imunizações, dermatite atópica ou medicamentos. ▪ Síndrome antifosfolípide: trombose vascular ou morbidade gestacional e persistência de pelo menos um dos anticorpos antifosfolípides em títulos altos, com intervalo de 12 semanas. ▪ Os anticorpos antifosfolípides podem estar presentes no LESp e em outras doenças autoimunes.
Anticorpo anticitoplasma de neutrófilo (ANCA)[11,12]	▪ Vasculites associadas ao ANCA (GPA, PAM e GEPA). ▪ c-ANCA positivo (padrão citoplasmático) ou antiproteinase 3 (anti-PR3) associado à GPA. ▪ p-ANCA positivo (padrão perinuclear) ou antimieloperoxidase (anti-MPO) associado com PAM, GEPA.
Anticorpo contra peptídeos cíclicos citrulinados (ACPA ou ANTI-CCP)[6]	▪ AIJ sendo mais frequente no subtipo poliarticular FR positivo. ▪ Risco de doença mais agressiva e erosiva.

AIJ: artrite idiopática juvenil; ANCA: anticorpo anticitoplasma de neutrófilo; DMTC: doença mista do tecido conjuntivo; FR: fator reumatoide; GEPA: granulomatose eosinofílica com poliangiíte; GPA: granulomatose com poliangiíte, LESp: lúpus pediátrico; MPO: mieloperoxidase; PAM: poliangiíte microscópica; PR3: proteinase 3; RNP: ribonucleoproteína; Sm: Smith.
Fontes: adaptado de Suresh;[12] Cruvinel et al.[14]

critérios clínicos elaborados por meio de combinação de sinais e sintomas mais específicos, com suporte criterioso de exames laboratoriais e de imagem, além da exclusão de outras doenças por diagnóstico diferencial, uma vez que as apresentações são muito variadas e multissistêmicas.

Os critérios de classificação válidos têm a finalidade principal de garantir a homogeneidade e a comparação de pacientes na pesquisa clínica, no entanto não devem ser adotados como parâmetro único para o diagnóstico de pacientes individuais na prática clínica diária. O médico experiente considera as informações contidas nos critérios de classificação, para o diagnóstico. Os principais critérios de classificação válidos para doenças reumáticas pediátricas são os de: febre reumática[15], AIJ[6], LES[16], DMJ[13], vasculite por IgA[17], doença de Kawasaki[18], arterite de Takayasu (AT)[17], PAN[17] e granulomatose com poliangiite (GPA)[17]. Os critérios de AIJ, DMJ, vasculite por IgA, doença de Kawasaki, AT, PAN e GPA foram validados para a faixa etária pediátrica[6,13,16-18].

CONCLUSÃO

Mediante a possibilidade de uma doença reumática, há que se excluir outras causas, fazer o diagnóstico diferencial com doenças infecciosas, neoplásicas, hematológicas, ortopédicas e genéticas. Os exames laboratoriais iniciais servem como guia dessa investigação.

Quando a anamnese, o exame físico e os exames laboratoriais iniciais sugerem alguma possibilidade de doença reumática, deve-se solicitar os exames mais específicos e referenciar ao especialista, uma vez que a condução é complexa e o atraso no diagnóstico e tratamento compromete a resposta ao tratamento e o prognóstico. Os exames complementam a investigação diagnóstica, auxiliam na avaliação da atividade de doença e na resposta ao tratamento.

REFERÊNCIAS BIBLIOGRÁFICAS

1. Foster HE, Brogan PA. Paediatric rheumatology: oxford specialist handbooks in paediatrics. 2.ed. Oxford: Oxford University Press; 2017.
2. Foster HE, Kay LJ, Friswell M, Coady D, Myers A. Paediatric musculoskeletal matters: a free educational resource about paediatric musculoskeletal medicine produced by Newcastle University, UK. PMM – Paediatric Musculoskeletal Matters. Disponível em: https://www.pmmonline.org/about-pmm. Acesso em: set. 2021.
3. Foster HE, Kay LJ, Friswell M, Coady D, Myers A. Musculoskeletal screening examination (pGALS) for school-age children based on the adult GALS screen. Arthritis Care Res. 2006;55:709-16.
4. Foster HE, Kay L May C, Rapley T. Pediatric regional examination of the musculoskeletal system: a practice-and consensus-based approach. Arthritis Care Res. 2011;63(11):1503-10.
5. Colebatch-Bourn AN, Edwards CJ, Collado P, D'Agostino M-A, Hemke R, Jousse-Joulin S, et al. EULAR-PReS points to consider for the use of imaging in the diagnosis and management of juvenile idiopathic arthritis in clinical practice. Ann Rheum Dis. 2015;74(11):1946-57.
6. Petty RE, Laxer RM, Lindsley CB, Wedderburn LR, Mellins ED, Fuhlbrigge RC. Textbook of pediatric rheumatology. 8.ed. Philadelphia: Elsevier; 2021.
7. Hashkes PJ, Laxer RM, Simon A. Textbook of autoinflammation. Switzerland: Springer; 2019.
8. Arkin LM, Nguyen C, Klein-Gitelman M. Cutaneous manifestations of pediatric lupus. Curr Opin Rheumatol. 2019;31(5):411-420.
9. Sen ES, Ramanan AV. Juvenile idiopathic arthritis-associated uveitis. Best Pract Res Clin Rheumatol. 2017;31(4):517-34.
10. Rouster-Stevens KA, Ardoin SP, Cooper AM, Becker ML, Dragone LL, Huttenlocher A, et al. Choosing wisely: the American College of Rheumatology's Top 5 for pediatric rheumatology. Arthritis Care Res (Hoboken). 2014;66(5):649-57.
11. Breda L, Nozzi M, De Sanctis S, Chiarelli F. Laboratory test in the diagnosis and follow up of pediatric rheumatic diseases: an update. Semin Arthritis Rheum. 2010;40:53-72.
12. Suresh E. Laboratory tests in rheumatology: a rational approach. Clev Clin J Med. 2019;46:190-7.
13. Huber AM. Juvenile idiopathic inflammatory myopathies. Pediatr Clin N Am. 2018;65:739-56.
14. Cruvinel WM, Andrade LEC, von Muhlen CA, Dellavance A, Ximenes AC, Bichara CD, et al. V Brazilian consensus guidelines for detection of anti-cell autoantibodies on hep-2 cells. Adv Rheumatol. 2019;59(1):28.
15. Gewitz MH, Baltimore RS, Tani LY, Sable CA, Shulman ST, Carapetis J, et al.; American Heart Association Committee on Rheumatic Fever, Endocarditis and Kawasaki Disease of the Council on Cardiovascular Disease in the Young. Revision of the Jones Criteria

for the diagnosis of acute rheumatic fever in the era of Doppler echocardiography: a scientific statement from the American Heart Association. Circulation. 2015;31(20):1806-18.

16. Trindade VC, Carneiro-Sampaio M, Bonfá E, Silva CA. An update on the management of childhood-onset systemic lupus erythematosus. Paediatr Drugs. 2021;23(4):331-47.
17. Ozen S, Pistorio A, Iusan SM, Bakkaloglu A, Herlin T, Brik R, et al. Paediatric Rheumatology International Trials Organisation (Printo). EULAR/PRINTO/PRES criteria for Henoch-Schönlein purpura, childhood polyarteritis nodosa, childhood Wegener granulomatosis and childhood Takayasu arteritis: Ankara 2008. Part II: Final classification criteria. Ann Rheum Dis. 2010;69(5):798-806.
18. McCrindle BW, Rowley AH, Newburger JW, Burns JC, Bolger AF, Gewitz M, et al. Diagnosis, treatment, and long-term management of Kawasaki Disease: a scientific statement for health professionals from the American Heart Association. Circulation 2017; 135(17):e927-e999.

59

Semiologia da criança e do adolescente: sistema hematopoiético

Isa Menezes Lyra
Josefina Aparecida Pellegrini Braga
Meire Aparecida Tostes Cardoso
Andrea Angel

INTRODUÇÃO

A hematopoiese pode ser definida como o processo de formação, desenvolvimento e maturação dos elementos do sangue (eritrócitos, leucócitos e plaquetas) a partir de um precursor celular comum e indiferenciado conhecido como célula-tronco (*stem cell*). Durante a vida intrauterina, a hematopoiese ocorre no saco vitelino e é restrita praticamente à eritropoiese.

Após a sexta-oitava semana de gestação, o fígado fetal passa a ser o principal local de produção, e ao redor do quinto mês a medula óssea torna-se o principal órgão hematopoiético, responsável pela diferenciação de todas as linhagens hematopoiéticas. No final da gestação todo o espaço intramedular é preenchido por células hematopoiéticas. Após o nascimento, em condições fisiológicas, a medula óssea é o único local de hematopoiese.

As alterações do sistema hematopoiético são caracterizadas por sinais e sintomas específicos, tais como palidez, petéquias, equimoses, hepatomegalia, esplenomegalia, adenomegalia, sangramento cutaneomucoso, edema articular (hemartrose) e distúrbios secundários como infecções, deformidades articulares, entre outras.

Os critérios diagnósticos para as diversas doenças, historicamente, foram estabelecidos com base em dados semiológicos, uma vez que exames complementares se tornaram disponíveis posteriormente.

A semiologia da criança e do adolescente com doença hematológica começa com a coleta da história clínica completa e a realização de exame físico cuidadoso. Alguns dados da anamnese e do exame físico têm especial interesse para o hematologista, pois é o conjunto de ambos que auxiliará na formulação das hipóteses diagnósticas.

Dividiremos, para fins didáticos, a semiologia hematológica em semiologia do recém-nascido (RN) e semiologia da criança e do adolescente.

SEMIOLOGIA HEMATOLÓGICA DO RECÉM-NASCIDO

A semiologia deve se basear no conhecimento das diversas doenças hematológicas que podem se manifestar no período neonatal.

A anamnese deve permitir evidenciar problemas inerentes ao período neonatal imediato, identificando doenças incapacitantes que exijam tratamento adequado, como a asfixia. Deve prever distúrbios que poderão ter importância posterior e descobrir possíveis fatores causais que expliquem condições patológicas, independentemente de sua manifestação imediata ou futura, como a triagem dos erros inatos do metabolismo e das hemoglobinopatias.

A história perinatal deve incluir dados demográficos, doenças pregressas, problemas reprodutivos maternos (sensibilização por grupos sanguíneos, sangramentos) e eventos que ocorreram na gestação atual (medicamentos, hipertensão, sangramento, infecção, tocotraumatismo e prematuridade).

Anemia

A anemia no RN é definida como valor de hemoglobina ou hematócrito abaixo do percentil 5 dos valores de referência de normalidade para a idade gestacional ao nascimento e pós-natal[1-2].

O RN apresenta, normalmente, nas primeiras semanas de vida uma diminuição gradual nos níveis de hemoglobina, atingindo um nadir por volta de 8-12 semanas, com recuperação espontânea. Já o RN prematuro apresenta essa alteração mais precocemente, tipicamente entre 3-12 semanas de vida. Essa condição é denominada anemia fisiológica e não requer propedêutica e tratamento[3].

Quadros de anemia patológica podem acometer o RN desde a primeira semana de vida, e são classificados, de acordo com a fisiopatogenia, em três grandes grupos: distúrbios de produção, hemólise e perda sanguínea[4].

Os sintomas de anemia nem sempre são evidentes (mucosa descorada e palidez cutânea) devido às características peculiares da pele do RN (delgada e rosada), o que dificulta a avaliação; muitas vezes a suspeita se baseia na queda no hematócrito. Sintomas sistêmicos como taquicardia, hipoatividade, apneia, baixo ganho ponderal, diminuição da perfusão tecidual periférica e hipotensão devem ser considerados. Os neonatos pós-maturos tendem a ter a pele mais pálida do que os RN a termo ou prematuros[5].

Distúrbios de produção

As anemias por insuficiência de produção são incomuns no RN, e as causas adquiridas como infecções (*Eritrovírus-parvovírus B19*, TORSCH) e o suporte com oxigênio em terapia intensiva (diminuição da produção de eritropoietina) são as mais frequentes[1,6]. Os distúrbios de produção congênitos são raros, tendo como exemplo a síndrome de Blackfan-Diamond, que em 25% dos casos pode se apresentar com anemia ao nascimento, a deficiência de adenosina deaminase 2, a síndrome de Pearson e a anemia diseritropoiética congênita. A anemia de Fanconi pode ser causa de anemia ainda no período neonatal, porém se manifesta com maior frequência por volta dos 5 anos de vida e a trombocitopenia e a leucopenia geralmente precedem a anemia. Na suspeita clínica de anemia por hipoprodução congênita, o exame físico minucioso do RN é fundamental na procura de alterações fenotípicas como dismorfismo craniofacial, pigmentação de pele, anormalidades dos polegares, sindactilia, doença cardíaca congênita, anormalidades do trato geniturinário e esplenomegalia, porém esses achados podem não ser evidentes no RN; a suspeição clínica é fundamental para o diagnóstico e, portanto, o tratamento adequado e aconselhamento genético familiar[7,8].

Outras etiologias incluem leucemia congênita, a síndrome mieloproliferativa transitória relacionada à trissomia do 21, a síndrome de Down e a osteopetrose[3].

Distúrbios hemolíticos

A hemólise ocorre como resultado de mutações herdadas nos genes envolvidos na estrutura e função dos eritrócitos (deficiências enzimáticas, distúrbios da membrana eritrocitária e hemoglobinopatias), de mecanismos imunes (induzida por drogas, autoimune, aloimune) e de lesões mecânicas (microangiopatia, infecções bacterianas e virais)[1,9].

Os achados típicos de hemólise observados na criança maior, como anemia, reticulocitose, hiperbilirrubinemia indireta e elevação de desidrogenase láctica (LDH), podem não ser evidentes no RN, considerando suas características fisiológicas e metabólicas. E esses dados devem ser interpretados de acordo com valores apropriados para a idade pós-natal do RN, bem como a idade gestacional[9].

Perda sanguínea

É a causa mais frequente de anemia neonatal. Nos quadros agudos a clínica é exuberante, com alterações cardiovasculares, respiratórias e palidez. Na perda crônica, a clínica é mais escassa. Deve-se estar atento também às coletas excessivas de sangue nesse período, pois constituem causa importante de anemia[1,3].

Policitemia

A policitemia é definida como um hematócrito venoso maior que 65% ou maior que que 2 desvios padrão para a idade gestacional e a idade pós-natal ou hemoglobina maior que 22 g/dL em RN de termo. Na maioria das vezes ocorre por adaptação fisiológica do RN às condições de hipóxia relativa mais do que por um defeito hematopoiético ou por condições maternas como insuficiência placentária e diabetes materno, ou do próprio RN, como tireoroxicose, transfusão fetoplacentária, intergêmeos e distúrbios genéticos (trissomia 13, 18, 21).

O RN pode apresentar-se assintomático, apenas com aparência de pletora intensa e icterícia ou cursar com sinais/sintomas de hiperviscosidade, hipoperfusão microcirculatória e disfunção orgânica como cianose, tremores, hipoatividade, taquicardia, apneia ou taquipneia, distúrbios cardiovasculares e enterocolite necrotizante[10,11].

Distúrbios hemorrágicos

Os quadros hemorrágicos no RN são um desafio diagnóstico e terapêutico, e a maioria está associada a problemas adquiridos da hemostasia (coagulopatias e plaquetopenia) no contexto de uma doença de base (sepse, falência hepática, coagulação intravascular disseminada) e de medicações usadas pela mãe durante a gestação (anticoagulantes, anticonvulsivantes e antituberculostáticos), que interferem no metabolismo da vitamina K, ou filho de mãe com trombocitopenia autoimune[12,13].

A doença hemorrágica, devido à deficiência de vitamina K clássica, manifesta-se entre o primeiro e o sétimo dia de vida do RN em aleitamento materno e se apresenta com hematomas, sangramento excessivo em local de punção venosa, sangramento em trato gastrointestinal, umbilical ou após circuncisão. Manifestação hemorrágica tardia, decorrente da deficiência de vitamina K (após a primeira semana de vida), geralmente está associada a doenças de base como fibrose cística, hepatopatias e deficiência de alfa-1 antitripsina[13].

A coagulação intravascular disseminada (CID) é um processo sistêmico resultante da ativação da cascata da coagulação, diminuição da geração de proteínas anticoagulantes naturais (proteína C) e inibição da via fibrinolítica, mediada por várias citocinas, culminando em trombose extensa, falência orgânica e, devido ao consumo de plaquetas e fatores da coagulação, em hemorragia. No RN geralmente está associada à síndrome de angústia respiratória, infecções (virais, bacteriana), hipotermia, mecônio ou síndrome de aspiração de mecônio fluido e asfixia perinatal[12,13].

As deficiências congênitas de fatores da coagulação também podem levar a manifestação hemorrágica no período neonatal, e os locais mais comuns de sangramento são um-

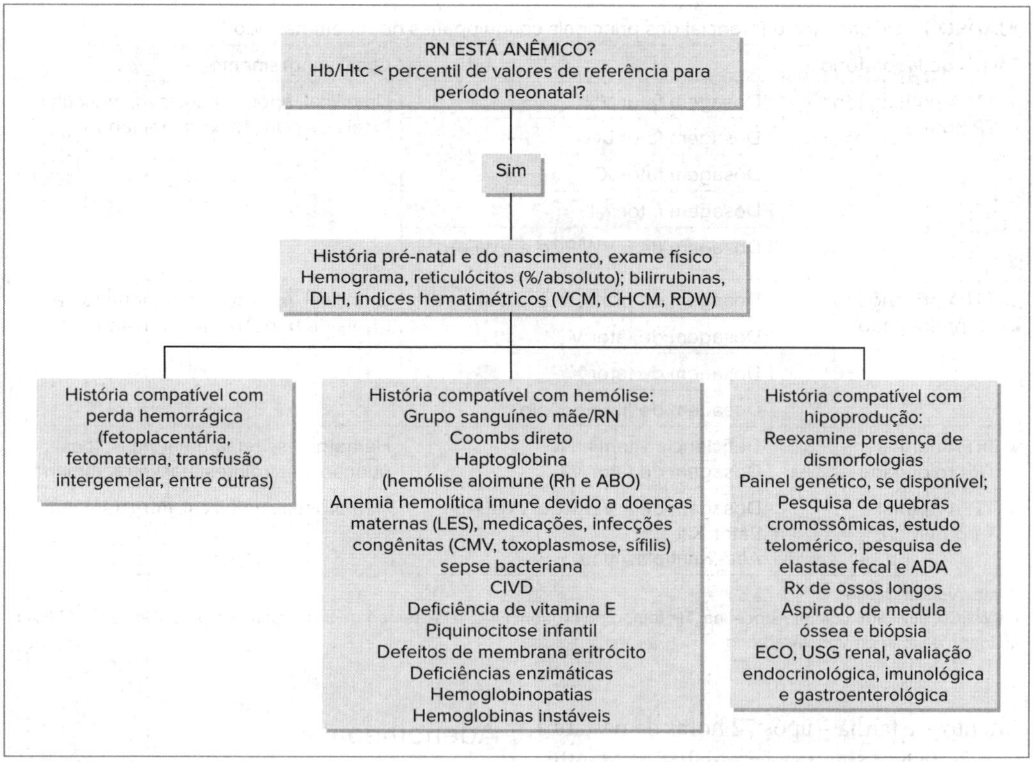

FIGURA 1

Fonte: adaptada de Christensen RD, 2021.

RN: recém-nascido; Hb: hemoglobina; Htc: hematócrito; DLH: lactato desidrogenase; VCM: volume corpuscular médio. CHCM: concentração de hemoblobina média; RDW: *red cell distribution width* (amplitude de distribuição dos glóbulos vermelhos); LES: lúpus eritematoso sistêmico; CMV: citomegalovírus; CIVD: coagulação intravascular disseminada; ADA: enzima adenosina deaminase; Rx: radiografia; ECO: ecocardiograma; USG: ultrassonografia.

bilicais, após a circuncisão, hemorragia intracraniana, couro cabeludo, calcanhar (teste do pezinho), após a aplicação de vacinas intramusculares ou procedimentos invasivos.

As deficiências dos fatores II, V, VII, XI, XII, pré-calicreína e cininogênio de alto peso molecular são doenças autossômicas raras e associadas à consanguinidade. As três últimas não estão associadas a hemorragia. As deficiências dos fatores VIII e IX são ligadas ao sexo e constituem os quadros hemorrágicos mais comuns no período neonatal. Deficiências combinadas dos fatores da coagulação podem estar presentes, entretanto são raras. A doença de Von Willebrand raramente se manifesta no período neonatal[13,14].

Plaquetopenia

Com o avanço no suporte intensivo ao RN, a plaquetopenia, definida como contagem de plaquetas inferior a 150.000/mm^3, tornou-se um problema frequente e está presente em 1-5% dos RN, enquanto a trombocitopenia grave (plaquetas abaixo de 50.000/mm^3) é observada em 0,1-0,5%. No entanto, naqueles admitidos em unidade de tratamento intensivo (UTI) é observada em 22-35%, e 50% daqueles que necessitam de cuidados intensivos evoluem com plaquetopenia, aumentando o risco de hemorragia[15,16].

O momento de apresentação da plaquetopenia (fetal, precoce – antes de 72 horas do nas-

QUADRO 1 Diagnóstico diferencial das principais coagulopatias no recém-nascido[13]

Testes de laboratório		Local sangramento
▪ TTPA prolongado ▪ TP normal	Dosagem fator VIII	Umbilical, após circuncisão, muscular, locais de punção, intracraniano
	Dosagem fator IX	
	Dosagem fator XI	
	Dosagem fator XII	
	Dosagem de F VW:RCo e VWF:Ag	
▪ TTPA prolongado ▪ TP prolongado	Dosagem de protrombina (FII)	Umbilical, muscular, cefaloematoma, locais de punção, intracraniano
	Dosagem de fator V	
	Dosagem de fator X	
	Dosagem de fibrinogênio	
▪ TTPA normal ▪ TP prolongado	Deficiência vitamina K Dosagem de fator VII	Hematomas, cefaloematomas, locais de punção, gastrointestinal, intracraniano
▪ TTPA normal ▪ T normal	Dosagem de F VW:RCo/VWF:Ag Fator XIII Alfa-2 antiplasmina	Hematomas, umbilical, intracraniano

Fonte: Albisetti; Monagle.[13]

F VW:RCo: atividade cofator ristocetina; TP: tempo de protrombina; TTPA: tempo de tromboplastina parcial ativada; VWF:Ag: antígeno do fator de Von Willebrand.

cimento – e tardia – após 72 horas de nascido) é um dado importante para auxiliar na identificação de possíveis causas e seu tratamento[16,17].

A plaquetopenia no RN está associada, em sua maioria, a condições materno-fetais adquiridas (doenças maternas, medicações, pré-eclâmpsia, infecção, prematuridade, asfixia neonatal, autoimune, aloimune) e se resolvem com o tratamento do fator desencadeante[16,17].

Algumas condições herdadas/congênitas são raras, ocorrendo em menos de 1% dos casos, e podem também se apresentar com plaquetopenia neonatal, como a osteopetrose, a púrpura amegacariocítica congênita, a trombocitopenia com ausência de rádio, os erros inatos do metabolismo, as imunodeficiências, as cromossomopatias (trissomias) e os hemangiomas gigantes[17].

A avaliação do RN com plaquetopenia requer uma abordagem cuidadosa para identificar o diagnóstico correto e, portanto, o tratamento e aconselhamento genético familiar, quando pertinente, minimizando complicações e sequelas definitivas.

Adenomegalia

No RN os linfonodos são frequentemente pequenos, fibroelásticos e na maioria das vezes não palpáveis. No entanto, em algumas situações clínicas (imunodeficiências) podem estar presentes ao exame físico, por isso a palpação de toda a cadeia ganglionar é importante. Deve-se estar sempre atento à localização, tamanho, consistência, aderência a planos profundos, sinais inflamatórios e manifestações sistêmicas associadas[18].

SISTEMA HEMATOPOIÉTICO: ASPECTOS PECULIARES DA ANAMNESE E DO EXAME FÍSICO NO RECÉM-NASCIDO

Anamnese

Identificação

Na identificação, alguns dados referentes ao sexo e à idade facilitam a associação com certas doenças hematológicas.

QUADRO 2 Causas de trombocitopenia no recém-nascido de acordo com a idade[16]

Fetal	Precoce (< 72 horas do nascimento)	Tardia (> 72 horas do nascimento)
▪ Aloimune. ▪ Infecções congênitas. ▪ Autoimune secundária a PTI/LES materno. ▪ Doença hemolítica – incompatibilidade Rh grave. ▪ Herdada (síndrome de Wiskott-Aldrich).	▪ Sofrimento fetal crônico (DHEG, diabetes materno, retardo no crescimento intrauterino). ▪ Asfixia perinatal. ▪ Infecção perinatal. ▪ CIVD. ▪ Aloimune. ▪ Autoimune (PTI/LES materno). ▪ Infecções congênitas. ▪ Trombose extensa. ▪ Leucemia congênita. ▪ Síndrome de Kasabach-Merrit. ▪ Erros inatos do metabolismo. ▪ TAR. ▪ Púrpura amegacariocítica congênita	▪ Sepse tardia. ▪ Enterocolite necrotizante. ▪ Infecções congênitas. ▪ Autoimune. ▪ Síndrome de Kasabach-Merrit. ▪ Erros inatos do metabolismo. ▪ TAR. ▪ Púrpura amegacariocítica congênita.

Fonte: Roberts; Murray.[16]
CIVD: coagulação intravascular disseminada; DHEG: doença hipertensiva específica da gestação; LES: lúpus eritematoso sistêmico; PTI: púrpura trombocitopênica imunológica; TAR: trombocitopenia com ausência de rádio.

Sexo

A hemofilia e a deficiência de G6PD têm herança ligada ao sexo, sendo mais frequentes no sexo masculino.

Idade

Diversas doenças podem se apresentar, já no período neonatal, com alterações hematológicas, como a síndrome de Blackfan-Diamond, as talassemias e a síndrome de Kostman. A anemia de Fanconi também pode, raramente, apresentar alterações hematológicas ainda no período neonatal, sendo mais comum por volta dos 4-5 anos de vida.

Etnia/raça

A doença falciforme e a leucopenia estão relacionadas, com maior frequência, à raça negra. As talassemias beta se manifestam em descendentes de povos do Mediterrâneo.

História pregressa da moléstia atual

De modo geral, o neonato não tem história muito clara que direcione a uma doença hematológica. Normalmente a solicitação do hematologista no berçário ocorre devido a alterações laboratoriais (pancitopenias ou citopenias isoladas) não relacionadas a um quadro clínico específico.

Interrogatório complementar

A presença de febre relacionada a uma situação de crise hemolítica não é comum no neonato, e quando presente deve indicar processo infeccioso, assim como perda de peso e de apetite.

Alterações urinárias como urina escura ou avermelhada sugerem hemólise ou sangramento.

Deve-se questionar o uso de medicamentos, por exemplo, os anticonvulsivantes, a zidovudina (AZT) e os antibióticos.

Antecedentes gestacionais e perinatais

A história pré-natal deve incluir dados demográficos, doenças pregressas, problemas reprodutivos maternos (sensibilização por grupos sanguíneos, sangramentos) e eventos que ocorreram na gestação atual (medicamentos, hipertensão, diabetes, sangramento, infecção, tocotraumatismo e prematuridade).

O peso ao nascimento é um dado importante. Os neonatos de baixo peso ou pequenos para a idade gestacional devem receber suplementação com ferro nos primeiros meses de vida, pois têm risco maior de desenvolver anemia ferropriva, assim como os prematuros. Além disso, algumas síndromes genéticas cursam com baixo peso ao nascimento.

A presença de hiperbilirrubinemia indireta no período neonatal pode sugerir anemia hemolítica congênita (deficiência de G6PD, esferocitose).

Antecedentes familiares

A informação de dados familiares ou de consanguinidade é de extrema importância, visto que algumas doenças hematológicas têm origem genética. A herança genética pode ser ligada ao sexo (deficiência de G6PD, hemofilia), autossômica dominante ou recessiva (anemia microesferocítica, anemia falciforme, talassemia).

Antecedentes familiares de cálculos biliares orientam o diagnóstico para anemias hemolíticas.

Dieta

A história alimentar da mãe torna-se necessária nos casos de dieta vegetariana estrita (não ingerem qualquer tipo de carne, leite ou derivados), com risco para o RN no desenvolvimento de anemia megaloblástica por deficiência de vitamina B12.

A oferta do leite materno, de fórmulas lácteas ou do leite de vaca *in natura* é um dado importante, porém com implicações no período posterior ao neonatal, relacionadas à anemia ferropriva[19].

Exame físico

Geral

O aspecto geral do RN pode direcionar o diagnóstico para algumas doenças hematológicas. A hemorragia aguda neonatal, a intrauterina ou mesmo a anemia hemolítica grave por isoimunização é notada nas primeiras horas de vida, com palidez extrema. Nos casos mais tardios, após 2-3 dias de vida, essa palidez normalmente está associada a processos hemolíticos, sendo acompanhada de icterícia.

A aparência vermelha intensa da pletora é vista na policitemia.

O baixo peso ao nascimento está associado a algumas doenças, como a síndrome de Blackfan-Diamond e a anemia de Fanconi.

A presença de hemangiomas gigantes leva ao consumo de plaquetas e à coagulopatia de consumo.

Cabeça e pescoço

Deve-se prestar atenção em aspectos dismórficos presentes em algumas patologias, como micro ou macrocefalia, macroglossia, micrognatia, fontanela ampla, que sugerem síndrome de Blackfan-Diamond; alterações no pavilhão auditivo externo, microftalmia, microcefalia, estrabismo, ptose, nistagmo, sugerem anemia de Fanconi[20].

Tronco

Avaliação de sopros cardíacos, associados a cardiopatias congênitas e presentes na síndrome de TAR (trombocitopenia com ausência de rádio) e na síndrome de Blackfan-Diamond[20].

Abdome

Avaliação cuidadosa com palpação de fígado e baço, atentando sempre à presença de massas abdominais, como ocorre com o tumor de Wilms e o neuroblastoma.

A presença de hepatoesplenomegalia, ascite e hidropisia pode ser observada na anemia neonatal decorrente de perdas sanguíneas crônicas, isoimunização Rh e infecção por *Eritrovírus-B19* (*parvovírus B19*).

A esplenomegalia no período neonatal geralmente vem acompanhada de outros sintomas, e as causas hematológicas mais frequentes podem ser esferocitose, hemoglobinopatias (sintomas presentes após o período neonatal), talassemias, leucemias congênitas e síndrome mieloproliferativa relacionada à trissomia do 21. O aumento súbito do baço nas doenças falciformes, caracterizando o sequestro esplênico, ocorre mais tardiamente, por volta dos 4-6 meses de vida.

Anormalidades do trato geniturinário podem ocorrer na anemia de Fanconi e na síndrome de Blackfan-Diamond.

Membros

Deve-se estar atento às malformações. Na TAR observa-se a ausência bilateral de rádio, com polegares presentes. Na anemia de Fanconi podem estar presentes a polidactilia, anormalidades esqueléticas e ausência do polegar.

Pele e anexos

Manchas café com leite ocorrem na anemia de Fanconi. Na disqueratose congênita há pigmentação anormal da pele e distrofia das unhas.

A presença de petéquias e/ou equimoses, assim como o sangramento intracraniano, umbilical ou no local de punções venosas, sugere distúrbios hemorrágicos ou plaquetopenia, porém estes nem sempre estão presentes.

Linfonodos

A palpação de toda cadeia ganglionar é de extrema importância, estando sempre atento à localização, tamanho, consistência, aderência a planos profundos e sinais inflamatórios. A presença de linfonodos palpáveis de qualquer tamanho no período neonatal deve ser considerada adenomegalia.

SEMIOLOGIA HEMATOLÓGICA DA CRIANÇA E DO ADOLESCENTE

Na avaliação do sistema hematopoiético da criança e do adolescente, a propedêutica clínica, com história e exame físico completos, é de extrema importância, e pode direcionar o raciocínio para os possíveis diagnósticos diferenciais. Os sinais e sintomas estão relacionados ao acometimento dos elementos sanguíneos (hemácias, glóbulos brancos, plaquetas e fatores da coagulação), assim como ao sistema reticuloendotelial (fígado, baço e linfonodos). O médico deve estar atento a alguns sinais e sintomas, como palidez cutaneomucosa, icterícia (coloração amarelada da pele e mucosas, decorrente do acúmulo sanguíneo de bilirrubina), adenomegalias, hepatomegalia, esplenomegalia, pletora (coloração excessivamente rosada da pele e mucosas, presente na policitemia), petéquias, equimoses, hematomas, além de alterações fenotípicas, uma vez que muitas patologias hematológicas fazem parte de síndromes genéticas. O diagnóstico em hematologia sempre exige exames complementares, sendo o hemograma o principal deles[19].

SISTEMA HEMATOPOIÉTICO: ASPECTOS PECULIARES DA ANAMNESE E EXAME FÍSICO NA CRIANÇA E NO ADOLESCENTE

Anamnese

Identificação

- Sexo: determinadas doenças têm herança ligada ao cromossomo X, como a hemofilia e a deficiência de G6PD, sendo mais frequentes nos meninos[20,21].
- Idade: a idade de aparecimento da manifestação clínica é importante. Algumas doenças têm maior incidência ou acometem preferencialmente determinada faixa etária. No primeiro ano de vida podem aparecer sinais ou sintomas de algumas condições hereditárias, como a síndrome de Blackfan-Diamond (aplasia pura da série vermelha), as talassemias e a síndrome de Kostmann (neutropenia congênita). Ao redor dos 4-8 anos de idade

podemos identificar a anemia de Fanconi, pois é nessa faixa etária que a aplasia medular se manifesta, e no adolescente a disqueratose congênita[7].

- Etnia: algumas doenças estão mais frequentemente associadas a determinadas etnias, por exemplo, a doença de Gaucher nos judeus askenazes, a anemia falciforme e a leucopenia em afrodescendentes, a talassemia beta em povos do Mediterrâneo e a talassemia alfa nos descendentes do Sudeste Asiático. Em nosso país devemos considerar a miscigenação, com o cuidado de não excluir hipóteses diagnósticas baseadas apenas na etnia[21,22].

História pregressa da moléstia atual

Importante estar atento ao início e à duração da doença. A queixa de cansaço, mal-estar, fraqueza, desânimo, fadiga, alotriofagia e icterícia, embora sejam sintomas inespecíficos, pode sugerir a presença de anemia[23].

A anemia pode ser congênita ou adquirida e se manifesta com palidez da pele e mucosas. Pode ocorrer devido à redução ou falha na produção pela medula óssea (aplasia de medula, doenças linfoproliferativas ou anemias congênitas). Também pode ocorrer por falta de substrato para a divisão celular (anemia megaloblástica por deficiência de vitamina B12 ou ácido fólico) ou por deficiência de ferro (anemia ferropriva). O início súbito das manifestações clínicas pode sugerir anemia hemolítica adquirida, perda sanguínea ou hiperesplenismo. O traço talassêmico costuma ser diagnosticado naquele paciente encaminhado para investigação de anemia sem melhora com tratamento de ferro oral.

A evolução insidiosa das manifestações clínicas associadas à anemia pode favorecer a hipótese de anemia ferropriva, anemia megaloblástica e aplasias. Portanto, a avaliação de uma criança com anemia se inicia com uma história completa. A gravidade dos sintomas, a história pessoal e familiar, o histórico alimentar e de desenvolvimento podem fornecer pistas importantes para o diagnóstico etiológico da anemia[21,22,24,25].

Nas queixas de sangramentos é importante determinar o início de seu aparecimento, a duração e a gravidade, assim como verificar se houve algum fator desencadeante, como um trauma local, por exemplo. As petéquias são pequenas hemorragias que se apresentam em "pontinhos" avermelhados (hemorragias), medindo cerca de 1-2 mm, e que não desaparecem à digitopressão. As equimoses (púrpuras maiores que 1 cm) são de coloração vermelho-azulada. Os hematomas decorrem do acúmulo de sangue formando alto-relevo em um tecido, nos planos musculares ou nas articulações. A presença de petéquias ou equimoses sugere distúrbio das plaquetas; já a ocorrência de hematomas sugere alteração dos fatores de coagulação[15,26].

Quando na história do paciente existe a ocorrência de infecção viral e/ou vacinação precedendo o episódio, devemos avaliar a possibilidade de trombocitopenia imune (PTI). O uso de medicações como ácido acetilsalicílico, alguns anti-inflamatórios não hormonais e anticonvulsivantes podem causar alteração na função ou no número das plaquetas[26].

Na suspeita de fenômenos tromboembólicos na criança e no adolescente, devemos pesquisar, na história clínica, o uso de cateteres, anticoncepcional oral, quimioterapia, associação com desidratação grave, infecções, cirurgia ou trauma, sinais e sintomas de neoplasia, síndrome nefrótica ou cardiopatia congênita. A história familiar positiva pode ajudar na suspeita de deficiências hereditárias de fatores anticoagulantes, mas devemos lembrar que as manifestações tromboembólicas não são frequentes em crianças, exceto nas condições adquiridas mencionadas[27,28].

A história de infecções de repetição pode sugerir imunodeficiências ou acometimento dos neutrófilos, portanto é importante detalhar o início do aparecimento de infecções, assim como o intervalo entre elas, e a presença de outros sintomas, como sangramentos ou palidez, o que pode sugerir aplasia medular ou mesmo doenças linfoproliferativas[29].

Na presença de adenomegalia, devemos observar o tempo de aparecimento, a velocidade de crescimento, a presença de sinais inflamatórios, o uso de medicações, a epidemiologia de contato com doentes ou animais e a presença de outros sinais ou sintomas, como palidez, exantemas, febre, emagrecimento, adinamia e hepatoesplenomegalia. O aumento de linfonodo, quando súbito, de forma localizada, com a criança em bom estado geral, geralmente sugere processo infeccioso benigno. Havendo comprometimento do estado geral com aumento ganglionar insidioso, deve-se considerar a possibilidade de doença neoplásica. O aumento ganglionar associado a outros sinais/sintomas, como palidez, sangramento, aumento do volume abdominal ou dor óssea, sugere infiltração medular, a exemplo do que ocorre na leucemia[30].

Interrogatório complementar

O interrogatório cuidadoso pode fornecer informações importantes, e deve ser realizado mesmo que o paciente não tenha queixas. Deve-se interrogar sobre anorexia, perda de peso, cansaço, fadiga, diminuição do rendimento escolar ou da atividade física, presença de icterícia, alterações urinárias (urina escura, hemorragia), aumento de linfonodos, infecções de repetição e dores ósseas. A febre pode ser o sintoma da própria doença hematológica, por exemplo, no caso de neoplasias, ou mesmo de uma infecção associada. A queixa de dor óssea ou articular deve lembrar a doença falciforme, leucemias, colagenoses[19].

Antecedentes gestacionais e neonatais

Os antecedentes gestacionais e neonatais são importantes na identificação de fatores de risco para a anemia ferropriva, e incluem a história materna de gestações múltiplas com intervalo curto entre elas, dieta materna deficiente em ferro, perdas sanguíneas, não suplementação de ferro na gravidez e lactação, clampeamento do cordão umbilical antes de 1 minuto de vida, prematuridade e baixo peso ao nascer (< 2.500 g)[31].

O baixo peso ao nascimento também está associado a algumas doenças, como a síndrome de Blackfan-Diamond e a anemia de Fanconi. A presença de icterícia ou anemia no período neonatal pode sugerir incompatibilidade sanguínea (ABO e Rh) ou doença hemolítica congênita (esferocitose hereditária, deficiência de G-6PD)[25].

Antecedentes pessoais

Deve-se interrogar sobre internações anteriores, cirurgias pregressas, sangramentos e transfusão sanguínea. Os fatores de risco para anemia ferropriva devem ser questionados e incluem, além daqueles descritos no período gestacional, lactentes em crescimento (velocidade de crescimento > P90), meninas com grandes perdas menstruais, atletas de competição e aleitamento materno exclusivo prolongado (acima de 6 meses)[31].

Antecedentes familiares

A história familiar deve incluir informações referentes aos avós, pais, irmãos, tios e primos. Verificar a existência de consanguinidade e de doenças hematológicas entre os familiares. Antecedentes de anemia, cálculos biliares, crises dolorosas e colelitíase podem orientar o diagnóstico para esferocitose hereditária ou outras anemias hemolíticas[21].

Antecedentes familiares de sangramento podem sugerir coagulopatias hereditárias. Entretanto, é fundamental ressaltar que a história familiar negativa para doenças hematológicas pode não excluir causas congênitas, pois, apesar de a maioria dessas doenças envolver herança autossômica recessiva, novas mutações podem ocorrer[27].

Epidemiologia

Deve-se também interrogar sobre o uso de medicamentos (antibióticos, antitérmicos, anticonvulsivantes, anti-inflamatórios), a exposição a derivados do benzeno, o contato com substâncias tóxicas ou inseticidas, pois pode haver associação com aplasia de medula óssea, leucopenia, agranulocitose, plaquetopenia ou distúrbios da função plaquetária[6,21].

É preciso investigar ainda antecedentes de contato com doenças infectocontagiosas, procedência de zonas endêmicas de doenças transmissíveis (calazar, esquistossomose), contato com animais como o cão (toxocaríase) ou gato (toxoplasmose)[25].

Dieta

A oferta de leite materno, de fórmulas lácteas ou de leite de vaca *in natura* é um dado importante. Observar se o paciente recebeu aleitamento materno exclusivo, a época do desmame, se foram ofertadas fórmulas lácteas ou leite de vaca *in natura* – esse tipo de alimento, quando utilizado nos primeiros meses de vida, pode provocar sangramento intestinal e consequentemente anemia ferropriva[32].

A história alimentar materna é importante, pois nos casos de dieta vegetariana estrita (não ingestão de qualquer tipo de carne, leite ou derivados) há maior risco de desenvolvimento de anemia megaloblástica nos primeiros meses de vida naquelas crianças em aleitamento materno exclusivo. Verificar o período de introdução de outros alimentos e se são adequados como fonte de ferro, ácido fólico e vitamina B12 (a vitamina B12 está presente somente em alimentos de origem animal)[33].

O consumo de carnes é importante para a prevenção da anemia ferropriva e/ou anemia megaloblástica por deficiência de vitamina B12. A carne deve estar presente na alimentação, e a criança deve mastigar e engolir seus pedaços. Além disso, é preciso perguntar sobre o consumo de outros alimentos que podem auxiliar ou diminuir a absorção do ferro não hemínico quando consumidos com frequência, durante ou próximo às refeições, por exemplo, leite, chá, refrigerante e farinhas[32,33].

Exame físico

Geral

Deve-se observar o estado geral, a irritabilidade, fáscies, a presença de malformações congênitas, a atividade e o estado nutricional. A desnutrição aguda pode estar relacionada a alguma doença que comprometa o ganho ponderal, por exemplo, as neoplasias. A baixa estatura pode estar presente na anemia de Fanconi e na anemia de Blackfan-Diamond[6,7].

Fácies

Aspectos dismórficos podem estar presentes em algumas doenças, como microftalmia e "face de passarinho" (anemia de Fanconi), micro ou macrocefalia (osteopetrose), micrognatia, macroglossia, fontanela ampla (síndrome de Blackfan-Diamond) e alterações no pavilhão auditivo externo[7].

Pele

Observar a presença de palidez, icterícia, petéquias, equimoses, teleangiectasias, manchas café com leite, hipo ou hiperpigmentação. Na disqueratose congênita ocorre pigmentação anormal da pele, distrofia das unhas e leucoplaquia de mucosa oral. A icterícia pode ser observada nos pacientes com anemias hemolíticas. A pele de coloração acinzentada pode estar presente nos pacientes com anemia de Fanconi, assim como a hiperpigmentação com manchas café com leite[7,21,34].

Cabeça

- Olhos: palidez, icterícia, hemorragias (retina).
- Boca: a inspeção da cavidade oral é mandatória para a identificação de lesões ulceradas, que podem estar presentes no paciente com neutropenia. Também podemos observar equimoses, sugerindo distúrbio plaquetário e queilite angular na anemia ferropriva[21].

Tórax

Verificar a presença de sopros cardíacos (decorrentes de anemia ou de malformações congênitas cardíacas), que podem estar presentes em algumas doenças como na síndrome de TAR e na síndrome de Blackfan-Diamond[6].

Abdome

- Inspeção: o abdome distendido pode sugerir massa abdominal (tumor de Wilms, neuroblastoma, linfoma), hepatomegalia ou esplenomegalia[35].
- Palpação: o paciente com doença falciforme pode manifestar dor abdominal, com dor à palpação difusa, sendo um diagnóstico diferencial com abdome agudo inflamatório[34].

Os pacientes com anemias hemolíticas (doença falciforme, esferocitose) podem apresentar dor localizada em hipocôndrio direito pela presença de litíase biliar, com ou sem sinal de Murphy positivo (dor acompanhada de pausa respiratória à palpação da vesícula biliar)[21].

- Fígado: a hepatomegalia pode estar presente na doença de Gaucher, nas anemias hemolíticas, nas leucemias e nas histiocitoses. Nessas doenças a hepatomegalia em geral está acompanhada de outros sinais ou sintomas[35].
- Baço: normalmente o baço não se encontra palpável, entretanto em lactentes jovens sua ponta pode ultrapassar o rebordo costal esquerdo. O aumento do tamanho do baço em geral vem acompanhado de alterações na consistência e na superfície, e habitualmente outros sinais e/ou sintomas o acompanham. Dentre as causas hematológicas podemos citar esferocitose hereditária, hemoglobinopatias, talassemia major, doenças de depósito (doença de Gaucher, doença de Niemann-Pick), histiocitoses, leucemias, linfomas e hiperesplenismo (secundário a outra doença de base, p. ex., trombose de veia porta). Ainda pode ocorrer aumento súbito nos casos de sequestro esplênico, nas crianças com doença falciforme[34,35].
- Trato urinário: anormalidades podem ocorrer em 25% dos pacientes com anemia de Fanconi (rim único, rins em ferradura, rim ectópico ou pélvico, hipospadia)[7].

Membros

Malformações como polidactilia, ausência do polegar e anormalidades esqueléticas podem estar presentes na anemia de Fanconi[6,7].

Na TAR ocorre deficiência congênita de megacariócitos, caracterizando-se por ausência bilateral de rádio, com polegares presentes[17].

A presença de claudicação pode ocorrer na doença falciforme (necrose asséptica do quadril), na hemofilia (por hemartrose) e nas leucemias. Nos lactentes com doença falciforme pode ocorrer a vaso-oclusão nas mãos e pés, com sinais inflamatórios (dactilite)[34].

Linfonodos

Na avaliação dos linfonodos é fundamental que sejam palpadas as cadeias ganglionares (gânglios cervicais, submandibulares, retroauriculares, pré-auriculares, supraclaviculares, axilares, epitrocleares e inguinais); também deve ser avaliado o tamanho, consistência, aderência ou não aos planos profundos, à pele ou a outros gânglios adjacentes, a coalescência, a presença de fístulas, dor e possíveis sinais inflamatórios. Considerar se a adenomegalia é localizada (envolvimento de um linfonodo ou grupo de linfonodos da mesma cadeia) ou generalizada (duas ou mais cadeias ganglionares não contíguas são acometidas)[30].

Os linfonodos são considerados aumentados quanto ao tamanho na dependência de sua localização (Quadro 3). Quanto às características, é importante avaliar a consistência (fibroelástica, endurecida), a mobilidade e a presença de sinais inflamatórios (dor, calor, rubor, flutuação). A maioria das adenomegalias na infância é regional, e muitas representam uma resposta transitória do sistema imunológico. Nas adenites bacterianas ou reacionais o linfonodo tende a ser unilateral, aumentado de tamanho, móvel e com sinais inflamatórios. Os linfonodos de origem neoplásica habitualmente são firmes, sem sinais inflamatórios, coalescentes e aderidos a planos profundos, necessitando de uma avaliação rápida para garantir o tratamento adequado e a sobrevida do paciente[30].

QUADRO 3 Tamanho de linfonodos caracterizados como aumentados na dependência de sua localização[30]

Localização	Tamanho aumentado
Linfonodos cervicais e axilares	Maior que 1 cm
Linfonodos inguinais	Maior que 1,5 cm
Linfonodos epitrocleares e poplíteos	Maior que 0,5 cm
Linfonodomegalia isolada em criança	Maior que 1,5-2 cm
Linfonodos em outras localizações	Maior que 1 cm
Linfonodos em região supraclavicular	Devem ser considerados sempre anormais, independentemente do tamanho

Fonte: SBP.[30]

REFERÊNCIAS BIBLIOGRÁFICAS

1. Henry E, Christensen RD. Reference intervals in neonatal hematology. Clin Perinatol. 2015:42(3);483-97.
2. Christensen RD. A guide to identifying the cause of anemia in a neonate. In: De Alarcón EP, Werner R, Christensen RD, Sola-Visner M (eds.). Neonatal hematology: pathogenesis, diagnosis, and management of hematologic problems. 3.ed. Cambridge: Cambridge University Press; 2021. p.113-9.
3. Vasconcelos AVM. Anemia do recém-nascido a termo. In: Braga JAP, Tone LG, Loggetto SR (eds.). Hematologia para o pediatra. Rio de Janeiro: Atheneu; 2007. p.247-55.
4. Brugnara C, Platt OS. The neonatal erythrocyte and its disorders. In: Nathan DG, Orkin SH (eds.). Hematology of infancy and childhood. 5.ed. Philadelphia: WB Saunders Company; 1998, p.19-52.
5. Behrman RE, Kliegman RM, Nelson WE, Vaughan VC. O feto e o recém-nascido. In: Behrman RE, Kliegman RM, Nelson WE, Vaughan VC (eds.). Tratado de pediatria. 14.ed. Rio de Janeiro: Guanabara Koogan; 1994. p.374-8.
6. Alter BA, Young NS. The bone marrow failure syndromes. In: Nathan DG, Orkin SH (eds.). Hematology of infancy and childhood. 5.ed. Pennsylvania: WB Saunders Company; 1998. p.237-335.
7. Loggetto SR, Braga JAP. Síndromes de falência medular. In: Morais MB, Campos SO, Silvestrini WS, Schor N (eds.). Guias de medicina ambulatorial e hospitalar. Barueri: Manole; 2005. p.1027-34.
8. Geddis AE, Srikanthan M, Bergstrom K. Bone marrow failure syndromes. In: De Alarcón EP, Werner R, Christensen RD, Sola-Visner M (eds.). Neonatal hematology: pathogenesis, diagnosis, and management of hematologic problems. 3.ed. Cambridge: Cambridge University Press; 2021. p. 43-61.
9. Glader B, Kamdar A. Neonatal hemolysis. In: De Alarcón EP, Werner R, Christensen RD, Sola-Visner M (eds.). Neonatal hematology: pathogenesis, diagnosis, and management of hematologic problems. 3.ed. Cambridge: Cambridge University Press; 2021. p.156-84.
10. Caetano AM. Policitemia neonatal. In: Braga JAP, Tone LG, Loggetto SR (eds.). Hematologia para o pediatra. Rio de Janeiro: Atheneu; 2007. p. 257-60.
11. Remon JI, Raghavan A, Maheshwari A. Polycythemia in the newborn. Neo Rev. 2010:12(1):e20-e28.
12. Bandeira FMGC. Problemas hemorrágicos no recém-nascido. In: Braga JAP, Tone LG, Loggetto SR (eds.). Hematologia para o pediatra. Rio de Janeiro: Atheneu; 2007. p.261-6.
13. Albisetti M, Monagle P. Bleeding disorders. In: De Alarcón EP, Werner R, Christensen RD, Sola-Visner M (eds.). Neonatal hematology: pathogenesis, diagnosis, and management of hematologic problems. 3.ed. Cambridge: Cambridge University Press; 2021. p.293-311.

14. Lusher JM. Approach to the bleeding patient. In: Nathan DG, Orkin SH (eds.). Nathan and Oski's hematology of infancy and childhood. 5.ed. Philadelphia: WB Saunders Company; 1998. p.1574-83.
15. Loggetto SR, Braga JAP. Púrpuras na infância. In: Morais MB, Campos SO, Silvestrini WS, Schor N (eds.). Guias de medicina ambulatorial e hospitalar. Barueri: Manole; 2005. p.1013-26.
16. Roberts I, Murray N A. Neonatal thrombocytopenia: causes and management. Arch Dis Child Fetal Neonatal. 2003;88(5):359-64.
17. Sillers L, Van Slambrouck C, Lapping-Carr G. Neonatal thrombocytopenia: etiology and diagnosis. Pediatr Ann. 2015;44(7):175-80.
18. Sahai S. Lymphadenopathy. Pediatr Rev. 2013;34(5):216-27.
19. Braga JAP, Souza AR. Anemia ferropriva. In: Morais MB, Campos SO, Silvestrini WS, Schor N (eds.). Guias de medicina ambulatorial e hospitalar. Barueri: Manole; 2005. p.981-4.
20. Campanaro CM. Anemias: investigação e diagnóstico diferencial. In: Braga JAP, Tone LG, Loggetto SR (eds.). Hematologia para o pediatra. Rio de Janeiro: Atheneu; 2007. p.17-21.
21. Braga JAP, Loggetto SR. A criança e o adolescente com anemia. In: Loggetto SR, Braga JAP, Tone LG (eds.). Hematologia e hemoterapia pediátrica. Rio de Janeiro: Atheneu; 2014. p.83-200.
22. Braga JAP, Tone LG, Loggetto SR. Anemias. In: Braga JAP, Tone LG, Loggetto SR (eds.). Hematologia para o pediatra. Rio de Janeiro: Atheneu; 2007. p.17-131.
23. Braga JAP, Barboza SZR. Anemia ferropriva. In: Carvalho SE, Carvalho BW (eds.). Terapêutica e prática pediátrica. 2.ed. Rio de Janeiro: Atheneu; 2000. p.737-40.
24. Campanaro CM. Anemia ferropriva não responsiva ao ferro: próximos passos. In: Loggetto SR, Braga JAP (eds.). Hematologia e hemoterapia pediátrica: desvendando casos clínicos. Rio de Janeiro: Atheneu; 2021. p.239-41.
25. Powers JM, Sandoval C. Approach to the child with anemia. 2021. In: Mahoney Jr DH, Lorin MI (eds.). UpToDate. Disponível em: https://www.uptodate.com/contents/approach=-to-the-child-withanemia?search-anemia%20em%20crianças&source=search_result&-selectedTitle=1~150&usage_type=default&display_rank=1. Acesso em: nov. 2021.
26. Buchanan GR. Immune thrombocytopenia during childhood: new approaches to classification and management. J Pediatr. 2014;165(3):437-9.
27. Carneiro JDA, Villaça PR. Doença tromboembólica e anticoagulação em crianças. In: Braga JAP, Tone LG, Loggetto SR (eds.). Hematologia para o Pediatra. Rio de Janeiro: Atheneu; 2007. p.197-207.
28. Grizante-Lopes P. Quando investigar trombofilia?. In: Loggetto SR, Braga JAP (eds.). Hematologia e hemoterapia pediátrica: desvendando casos clínicos. Rio de Janeiro: Atheneu; 2021. p.42-3.
29. Wittmann O, Rimon A, Scolnik D, Glatstein M. Outcomes of immunocompetent children presenting with fever and neutropenia. J Emerg Med. 2018;54(3):315-9.
30. Sociedade Brasileira de Pediatria (SBP). Departamento Científico de Oncologia (2016-2018). Linfonodomegalia periférica na criança e no adolescente: quando pensar em câncer. Julho de 2019. Disponível em: https://www.sbp.com.br/fileadmin/user_upload/_21978d-DC_Linfonodomegalia_periferica_na_crianca_e_no_adolescente.pdf. Acesso em: nov. 2021.
31. Sociedade Brasileira de Pediatria (SBP). Departamentos de Nutrologia e Hematologia. Consenso sobre anemia ferropriva: atualização: destaques 2021. 26 de agosto de 2021. Disponível em: https://www.sbp.com.br/fileadmin/user_upload/23172d-Diretrizes-Consenso_sobre_Anemia_Ferropriva-OK.pdf. Acesso em: out. 2021.
32. Braga JAP, Barbosa TNNB, Campoy FD. Anemia ferropriva. In: Loggetto SR, Braga JAP, Tone LG (eds.). Hematologia e hemoterapia pediátrica. Rio de Janeiro: Atheneu; 2014. p.83-95.
33. Braga JAP, Ivankovich DT. Anemia megaloblástica. In: Loggetto SR, Braga JAP, Tone LG (eds.). Hematologia e hemoterapia pediátrica. Rio de Janeiro: Atheneu; 2014. p.97-106.
34. Braga JAP, Loggetto SR, Campanaro CM, Lyra IM, Viana MB, Anjos ACM, et al. Doença falciforme. In: Loggetto SR, Braga JAP, Tone LG (eds.). Hematologia e hemoterapia pediátrica. Rio de Janeiro: Atheneu; 2014. p.139-62.
35. Pianovski MAD. Diagnóstico diferencial das hepatoesplenomegalias. In: Loggetto SR, Braga JAP, Tone LG (eds.). Hematologia e hemoterapia pediátrica. Rio de Janeiro: Atheneu; 2014. p.75-80.

60

Aconselhamento breve ou intervenção breve sobre álcool, tabaco e outras drogas no consultório, nas escolas e na família

João Paulo Becker Lotufo
Rafael Yanes Rodrigues da Silva

INTRODUÇÃO

O mais novo Relatório Mundial sobre Drogas de 2020 foi lançado pela Organização das Nações Unidas (ONU) em alusão ao Dia Internacional contra o abuso e o tráfico de drogas ilícitas. O relatório fornece uma riqueza de informações e análises para apoiar a comunidade internacional na luta contra as drogas. Uma das principais informações do relatório é o fato de que o uso de drogas em todo o mundo está aumentando: em 2009, 4,8% da população global entre 15-64 anos e 5,3% em 2018 usavam drogas[1].

Adolescentes e jovens adultos representam a maior parte dos usuários. Os jovens também são os mais vulneráveis aos efeitos danosos, porque consomem mais e ainda têm o cérebro em desenvolvimento até os 21 anos (na verdade um pouco ainda até os 25 anos).

A maconha é a droga mais usada. Nos países que liberaram a droga houve aumento de consumo em sua maioria. Muitos ainda lutam no Brasil para a liberação dessa droga, esquecendo que ela é responsável, assim como também o álcool, pelo abandono escolar, defasagem escolar, problemas sociais de toda ordem, gravidez não planejada e infecções sexualmente transmissíveis, entre outros[1]. Sobre a maconha, a descriminalização da droga que ronda os Estados Unidos da América (EUA), Uruguai e se inicia na Argentina diminui o medo da droga e aumenta seu uso[2].

Com o narguilé, o jovem diz utilizar apenas a essência, desconhecendo o fato de que ela é colocada junto ao tabaco para facilitar o vício e a dependência, mascarando o gosto ruim das primeiras tragadas.

Indagados sobre qual droga dentre as quatro pesquisadas faria menos mal à saúde, as respostas em todas as escolas foram idênticas: maconha e álcool, as chamadas drogas lícitas. Esquecem-se de que a maconha, apesar de ser utilizada em menor quantidade do que as unidades de tabaco fumadas por dia, apresenta 50% mais substâncias cancerígenas e quatro vezes mais alcatrão do que o tabaco, não utiliza filtro e provoca prejuízos ao pulmão tanto quanto o tabaco, já lesando o pulmão de crianças e adolescentes[3]. Como o número de cigarros de maconha é inferior ao de cigarros de tabaco, os efeitos pulmonares da maconha passam desapercebidos, mas a lesão cerebral causada por ela é irreversível, quando aparece. Esse é o famoso "noia", e todos conhecemos alguém assim. Quando perguntados por um jovem, já "limpo" há cinco anos, depois de quanto tempo sem a droga sua memória voltaria ao normal, tivemos que dizer a ele que sua memória não voltaria, pois a lesão é irreversível.

O jovem sempre diz: "Eu fumo e bebo porque eu quero, a hora que eu quiser parar eu paro". E a iniciação pode ter influência dos amigos, auxiliada pela ideia de ser menos danoso à saúde que outras formas tabaco, associada à grande variedade de sabores (essências) ou até mesmo pela ideia de ter "um barato". Diziam que a passagem da adolescência para a vida adulta teria que passar pela experimentação do tabaco e pela ingestão de álcool. Hoje muitos já incluem o uso da maconha. Ao mesmo tempo, ouvimos dos pais as seguintes frases relacionadas ao conhecimento inadequado:

- "Espero que meus filhos não fumem, mas o cigarro é a menor das minhas preocupações." (2009)
- "Gostaria que meu filho não usasse drogas, mas estou feliz por ser apenas maconha." (2018)
- "Estou feliz porque é apenas cigarro eletrônico." (2019)

A falta de informação dos pais é um fator de complicação na iniciação precoce das drogas fumadas, seja tabaco ou maconha. Hoje, até mesmo sobre o cigarro eletrônico, lançado como menos maligno para quem quer parar de fumar e não consegue, há informação errada. A ideia de que a maconha não faz mal é o que propaga a internet, grande fonte de informação dos jovens e completamente errada. A indústria fumageira tem *expertise* em *marketing* direto ou indireto para ludibriar a família e o jovem. O lançamento do cigarro eletrônico (CE) demonstra isso: a ideia inicial era que fosse utilizado por adultos que não conseguiriam parar de fumar o cigarro normal, dando a ideia de que o CE faria menos mal à saúde. Só que a propaganda do CE foi direta para o jovem em todo o mundo, determinando forte dependência nicotínica, até mesmo transplante pulmonar por lesão grave e morte entre os jovens americanos, que se iniciaram no uso de *vaper* ou ICUS por força do *marketing* abusivo, como sempre.

A indústria do álcool repete essas estratégias inadequadas e erradas em suas estratégias de propaganda[1].

Hoje, na pediatria, dá-se muita importância para o ferro via oral, quase obrigatório após os 3-6 meses, ou para as dosagens de colesterol para quem tem sobrepeso. Não diminuindo esses movimentos de prevenção de outras doenças pediátricas, as drogas (tabaco e álcool) têm quase o mesmo número de mortes anuais que a Covid-19, quando a prevenção tornou-se fundamental. E pouco se faz sobre a prevenção de drogas lícitas (tabaco e álcool) ou "quase lícitas" (maconha, p. ex.).

Na Holanda há casas onde se experimenta maconha (*coffee shops*), mas lá não há bebida alcoólica. Nos cafés (*pubs*) há bebida alcoólica, mas não há maconha. Existe regulamentação no uso de drogas. E aqui no Brasil não se pode nada, mas se encontra de tudo em qualquer lugar. "Isso é uma vergonha", como diria o jornalista Boris Casoy.

As drogas lícitas e ilícitas provocam danos graves, sobretudo para os adolescentes em fase de crescimento e desenvolvimento.

ACONSELHAMENTO BREVE E INTERVENÇÃO BREVE SOBRE ÁLCOOL E OUTRAS DROGAS

Aconselhamento breve (AB) nada mais é que "gastar" alguns minutos sobre a questão das drogas, bem como a prevenção para não usuários. Intervenção breve representa uma conversa mais dirigida para os usuários de droga. Esta é um pouco mais elaborada e leva um pouco mais de tempo e dedicação.

O diagnóstico das possíveis drogas lícitas ou ilícitas presentes nas famílias é fundamental para o preparo do plano de atendimento sobre essas questões. Temos que descobrir o risco das drogas nas famílias e trabalhar esse assunto dando mais informações a quem possa interessar. O AB mais a distribuição de algum material aumenta a efetividade da conversa, a exemplo do que utilizamos no ambulatório geral de pediatria do Hospital Universitário da Universidade de São Paulo (HU-USP) (drbarto.com.br/quem-somos/livretos)[1].

O AB ou a intervenção breve (IB) devem ser realizados na presença dos pais, pois eles também têm interesse e dificuldade em lidar com o assunto, mas, se ouvirem o que conversamos, podem reverberar posteriormente em casa o que foi discutido. É necessário um pouco de técnica para quem estiver fazendo o AB, com exercício da comunicação entre o pediatra, o paciente e a família. Não se pergunta se o adolescente usa alguma droga; pergunta-se se ele conhece o risco das drogas. Uma intervenção maior com um adolescente usuário pode vir depois como IB1. No AB não se pergunta para um adolescente se ele já teve relações sexuais; pergunta-se se ele sabe como evitar uma gravidez não planejada.

O HU-USP teve nos últimos 5 anos (2013-2018) 1.585 partos em meninas de 12-17 anos. E isso também é uma consequência do uso de drogas: depois de fumar maconha ou tomar bebida alcoólica a chance de engravidar aumenta, pois cai o uso de preservativos, assim como aumentam o sexo não seguro e as doenças sexualmente transmissíveis (ver o projeto 12 passos: https://www.drbarto.com.br/os-12-passos-para-evitar-a-armadilha-dos-vicios-2/).

A presença do AB aliada a trocas de ideias (diálogo) com a família foi o único fator positivo na diminuição da experimentação de drogas pelos jovens em nosso projeto piloto em 10 escolas no entorno da Universidade de São Paulo em 2013. A família é a primeira escola da criança, e os pais são os primeiros orientadores. O exemplo destes é fundamental para dar referências à criança e ao jovem4.

Uma metanálise primária que incluiu 34 estudos (15.197 participantes) forneceu evidências de qualidade moderada de que os participantes que receberam intervenção breve consumiram menos álcool que os participantes com intervenção nula após 1 ano[5]. Intervenções lideradas por pares (mentor ou "amigo") podem oferecer uma abordagem benéfica na prevenção do uso de substâncias[6,7]. A intervenção parece impedir o fumo, especialmente em mulheres e estudantes com baixa escolaridade, mas não parece iniciar o abandono da droga[8]. Daí a importância da prevenção.

Fornecer intervenções de cessação do tabagismo baseadas na internet para complementar a oferta atual de serviços de cessação do tabagismo foi uma opção de política de redução de custos nos Países Baixos[9]. O apoio à cessação do tabagismo, entregue por SMS (*short message service*), pode aumentar as taxas de cessação (veja exemplo em https://www.drbarto.com.br/alcool-aconselhamento-breve-_-video-de-apoio/).

As leis e regulamentos para controlar a demanda de álcool e restringir o acesso a meios letais de suicídio e os programas de aprendizagem socioemocional nas escolas, além de programas de paternidade durante a infância, foram considerados *melhores práticas*, seguidos de leis de proteção à criança, campanhas de conscientização em massa, informações sobre saúde mental e programas de conscientização nas escolas[10].

A atividade física em ambientes naturais deve ser promovida, asim como o uso de vegetais frescos, frutas e água aumentado e a restrição do consumo de bebidas açucaradas e do uso de tabaco e de álcool. A relação com a natureza deve fazer parte do cotidiano e especialmente enfatizada no cuidado de crianças e idosos[11].

De um total de 46 revisões sistemáticas com foco em intervenções para o tabagismo, uso de álcool, uso de drogas e abuso combinado de substâncias, sugere-se que as intervenções e programas de prevenção escolar e intervenções intensivas familiares que tipicamente abordam o funcionamento familiar são eficazes na redução do tabagismo. Entre as intervenções voltadas ao abuso combinado de substâncias, os programas de prevenção primária escolar são eficazes.

Portanto, temos muito que fazer!

ACONSELHAMENTO BREVE NA CONSULTA MÉDICA

O diagnóstico das possíveis drogas lícitas ou ilícitas presentes nas casas das famílias é fundamental para o preparo do plano de atendimento sobre essas questões em todas as consultas do paciente. Inicialmente se busca a informação se há pais fumantes, alcoólatras, usuários de maconha ou de *crack* nas famílias. A partir daí, ocupam-se alguns minutos suficientes da consulta para informar e aprimorar a discussão sobre álcool e outras drogas em casa, reverberando a mensagem do aconselhamento. Recomendamos incluir no questionário de primeira consulta e dos retornos, além dos temas tradicionais de puericultura, como crescimento, estado nutricional, desenvolvimento, alimentação e vacinação, o risco relativo de drogas para aquela família. Ou seja, é importante que fiquem registradas de forma clara as respostas às seguintes perguntas:

- Há pais ou avós fumantes?
- Há alcoólatras na família?
- Há uso de outras drogas?
- Há doenças respiratórias na família? (serão agravadas pelo tabagismo passivo ou ativo)
- Há doenças psiquiátricas na família? (pois o uso precoce da maconha pode antecipar e exacerbar as doenças psiquiátricas)

Assim, pode-se escolher o principal tema a ser aconselhado para aquela família. Além disso, deve-se distribuir material adequado para a faixa etária sobre o tema escolhido para debate naquela consulta. Há, como exemplo, os livretos do Dr. Bartô, projeto implantado no HU-USP (www.drbarto.com.br – livretos). No caso do tabaco, há um livreto falando de maneira lúdica sobre tabagismo passivo e outro sobre tabagismo ativo, que atingem tanto crianças quanto adultos. Quanto mais intenso e repetitivo for o aconselhamento, maior o alcance de nosso objetivo: tolerância zero para o tabaco, tolerância zero para a maconha, para outras drogas ilícitas, e tolerância zero para a bebida alcoólica até os 18 anos de idade (melhor seria até os 21 anos).

Estudo piloto realizado entre os pacientes atendidos no Ambulatório Geral de Pediatria do HU-USP encontrou que o uso do álcool no consumo familiar é bastante elevado (> 50%), seguido pelo tabaco (34,5%), pela maconha (27,5%) e depois pelo *crack* (11,5%). Esses números são extremamente preocupantes, pois confirmam a hipótese de que a experimentação de drogas pode se iniciar dentro de casa, uma vez que as drogas já estão disponíveis nesse ambiente[6]. Relatou-se a presença de problemas respiratórios nas famílias por 64,1% dos entrevistados, sendo que 44,5% relataram ter asma, 21,7% bronquite e 2,2% enfisema. Esse fato mostra a importância da prevenção do tabagismo ativo e passivo a fim de evitar exacerbações e piora dos quadros respiratórios. Vale lembrar que a maconha produz os mesmos malefícios que o cigarro em nível respiratório, além de ter 50% mais substâncias cancerígenas que o tabaco, como já mencionado.

Pode-se concluir que o AB é uma estratégia que ocupa pouco tempo da consulta, é bem aceita pelas famílias, pode ser aplicada sem necessidade de treinamento complexo e deveria ser repetida em diversas oportunidades, considerando que as famílias declararam que gostariam de ter novos aconselhamentos em consultas futuras. Assim, consideramos que o pediatra deveria tornar as intervenções ou aconselhamentos sobre drogas uma rotina. A principal característica do AB é a continuidade por parte de todos os que se envolvem com um programa de prevenção, sendo importante anotar detalhadamente a conversa desenvolvida naquela consulta no prontuário e retomar o assunto nas consultas posteriores, preferencialmente com o mesmo médico. Palestras únicas são pouco ou nada efetivas, mas um programa contínuo e repetitivo pode ser eficaz.

Tudo começa desde pequeno. Se a prevenção não for feita desde a primeira infância, dificilmente terá efeito na adolescência. A presença de discussão aliada a trocas de ideias (diálogo) com a família foi o único fator positivo na diminuição da experimentação de drogas pelos jovens, superando a presença de espiritualidade, esportes, atividades culturais ou sociais em levantamento realizado em 10 escolas na região do Distrito do Butantã, na cidade de São Paulo, nos anos de 2013 e 2014. Gastemos alguns minutos de nossas consultas fazendo o AB ou a IB, qualquer que seja a área em que atuemos.

Visando a uma melhor eficácia do AB, o projeto Dr Bartô e os Doutores da Saúde apresenta uma série de materiais criados desde 2005 para auxiliar e aumentar a eficiência da prevenção, conforme será visto a seguir.

OS LIVRETOS DO DR BARTÔ

São histórias verídicas logicamente adaptadas que fazem a prevenção das drogas lícitas (álcool e tabaco):

- *O estranho caso de Marcelinho miado e a névoa assassina* fala do tabagismo passivo. Disponível em: https://drive.google.com/file/d/1q9sl_1_8twb85otBmV3b0pAA2CccxNcQ/view.
- *Meu tio ficou banguela* fala do tabagismo ativo. Disponível em: https://drive.google.com/file/d/1bfoSxHAWSuiAnBCWdPvBsjxhN1oQA0H3/view.
- *O sumiço do vovô* fala sobre o alcoolismo. Disponível em: https://drive.google.com/file/d/1fe2qoQa_3MSiy0uzlJ-gjBkXRrv-fxuQ9/view.
- *O tucano que voava cada vez mais alto* também fala sobre o alcoolismo precoce. Disponível em: https://drive.google.com/file/d/1u72YkvK5CUy6DmMmyPlv0HqIy8H-QoTRJ/view.

Os demais livretos para crianças e suas famílias falam de trabalhos sociais (p. ex., https://drive.google.com/file/d/1zzabvADOYRZWI98q4xRjSUvd653F8rP9/view). A ideia é incluir as crianças nos trabalhos sociais das famílias, pois a atividade social é um dos 12 passos para evitar a armadilha dos vícios (disponível em: https://drive.google.com/file/d/1dc0dWEjDb4qt6YM 7MP5jAjS-fOy-vEsW/view).

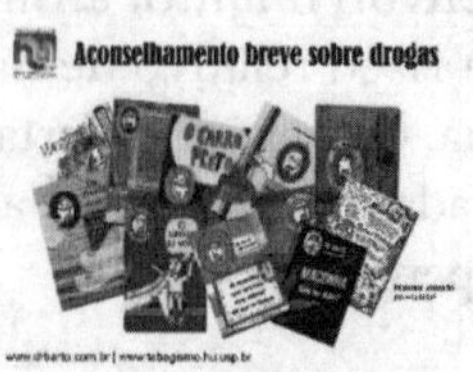

FIGURA 1 Cartaz de divulgação dos livretos do Dr Bartô.

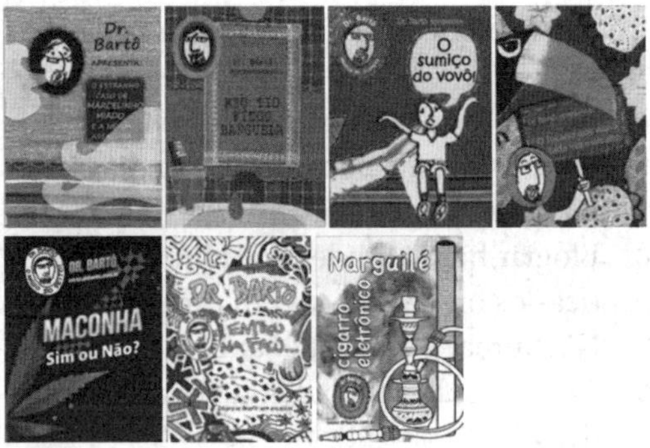

FIGURA 2 Os livretos do Dr Bartô.

AUDIOBOOKS DO DR BARTÔ: CONTAÇÃO DE HISTÓRIAS

No site www.drbarto.com.br todos os livretos de prevenção estão disponíveis em *audiobook* em duas formas: gravação por artista (João Signorelli) e gravação por um *clown* (Bruno Mancuso), mais para crianças menores (https://www.drbarto.com.br/quem-somos/audiolivros/).

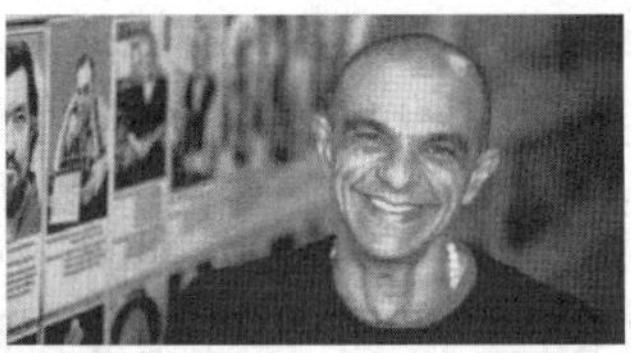

FIGURA 3 *Audiobooks* gravados por João Signorelli.

MATERIAL EM BRAILE

Há também este material em Braile, distribuído para as bibliotecas municipais de São Paulo que têm livros para cegos (realização de Luis Carlos Pistelli). Todo esse material (12 livretos) pode ser lido no próprio site em português, espanhol e em inglês ou pedidos via correio (https://www.drbarto.com.br/quem-somos/livretos-em-braile/).

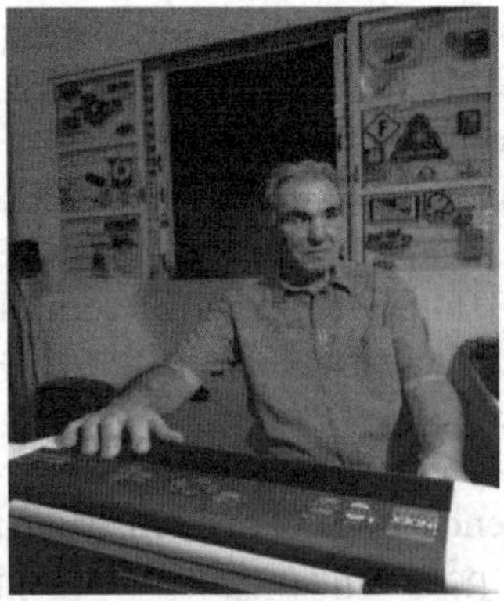

FIGURA 4 Luis Carlos Pistelli.

ACONSELHAMENTO BREVE EM VÍDEOS DO DR BARTÔ VIA *WHATSAPP* OU *E-MAIL*

Trata-se do AB em pequenos vídeos e entrevistas que em poucos minutos transmitem, de maneira agradável, o AB para todas as faixas etárias. A literatura médica tem muitos trabalhos relatando a eficácia do AB. Por esse aconselhamento você pode alcançar seus objetivos de ajudar alguém a parar de fumar, a diminuir o uso abusivo de bebida alcoólica ou de outras drogas. O AB também serve para dissuadir o jovem de experimentar precocemente as drogas e de se tornar dependente. Já temos escolas, organizações não governamentais (ONG) e empresas que enviam esses vídeos de AB para os professores, pais e alunos, funcionários, e assim vamos caminhando para um mundo mais saudável e com menor risco de drogas.

Bom proveito. Colabore sendo atuante e não somente um espectador!

COMO UTILIZAR O PROGRAMA DE ACONSELHAMENTO BREVE POR VÍDEOS DO DR BARTÔ

1. Entre no *site* www.drbarto.com.br.
2. Clique em Projeto.

3. Escolha Aconselhamento Breve (https://www.drbarto.com.br/aconselhamento-breve/).
4. Escolha o assunto de interesse: Tabagismo, Álcool, Maconha, Diversos INCA/AMB (https://drive.google.com/drive/folders/1gS5Rr7yaKJPcRbJl96ekQvWSYMot3fR3).
5. Escolha um vídeo por semana ou quinzena e encaminhe para o seu grupo de interesse por *e-mail* ou por WhatsApp.

O LIVRO *OS 12 PASSOS PARA EVITAR A ARMADILHA DOS VÍCIOS*

Este livro está disponível em https://www.drbarto.com.br/os-12-passos-para-evitar-a-armadilha-dos-vicios-2/. As ONGs que trabalham com o tratamento de dependentes de drogas já são reconhecidas pelo Ministério da Cidadania, que cuida do problema das drogas em nível federal. Os Alcoólicos Anônimos e os Narcóticos Anônimos têm os 12 passos conhecidos mundialmente para que o dependente abandone as drogas. O projeto Dr. Bartô e os Doutores da Saúde tem os 12 passos para que filhos, pacientes ou alunos não se iniciem nas drogas. São eles:

1. Família unida e com limites.
2. Fazer as refeições com os filhos, dentro do possível.
3. Saber o que seus filhos fazem nas horas vagas.
4. Acompanhar os deveres dos filhos.
5. Investir no relacionamento familiar: qualidade no relacionamento.
6. Elogiar boas atitudes dos filhos e não criticá-los ou corrigi-los em excesso.
7. Não fumar e não beber antes dos 18 anos.
8. Aumento de atividades culturais e esportivas.
9. Envolvimento em atividades sociais.
10. Espiritualidade.
11. Bons amigos.
12. Dar o exemplo.

Todos esses itens estão expostos em aula no *site*, com as estatísticas e os efeitos positivos de cada um deles.

ACONSELHAMENTO BREVE VIA RÁDIO USP

Há cinco anos o projeto Dr Bartô grava uma mensagem sobre drogas que vai ao ar todas as terças-feiras às 9h30. São temas atuais sobre drogas que ficam gravados no site https://jornal.usp.br/radio-usp/perfis/joao_paulo_lotufo/ e que podem ser disponibilizados e encaminhados a quem de interesse, como médicos, professores e pais de alunos.

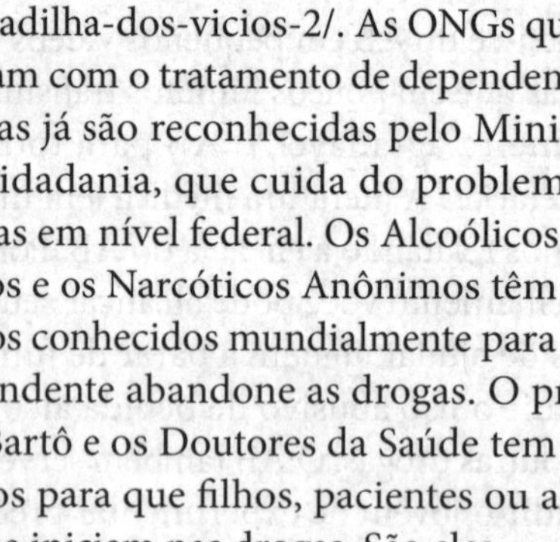

FIGURA 5 Capa do livro *Os 12 passos para evitar a armadilha dos vícios*.

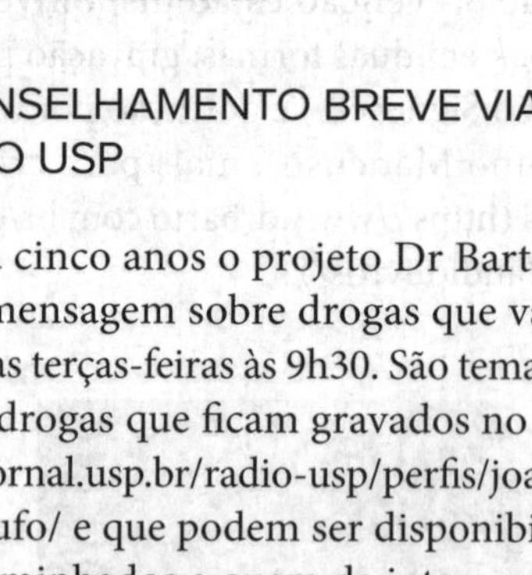

FIGURA 6 Página com mensagens do Dr Bartô no *site* da Rádio USP.

AS MÁGICAS DO DR BARTÔ

Disponível em https://drbarto.com.br/as-magicas-do dr-barto/, trata-se de material de apoio para colaborar com estratégias de informação e prevenção de álcool e drogas implementado na prática de abordagem complementar, procurando ajudar pais e pacientes nos cuidados e na prevenção de álcool e drogas. As crianças vibram com essa técnica, realizada na sala de espera do ambulatório de pediatria do HU-USP.

LIVRO-TEXTO *ÁLCOOL, TABACO E MACONHA: DROGAS PEDIÁTRICAS*

Este livro pode ser enviado pelo correio, pois foi patrocinado pela Sociedade de Pediatria de São Paulo e a Sociedade Brasileira de Pediatria. Pedir para jlotufo@hu.usp.br. O custo da postagem é pago por quem faz o pedido.

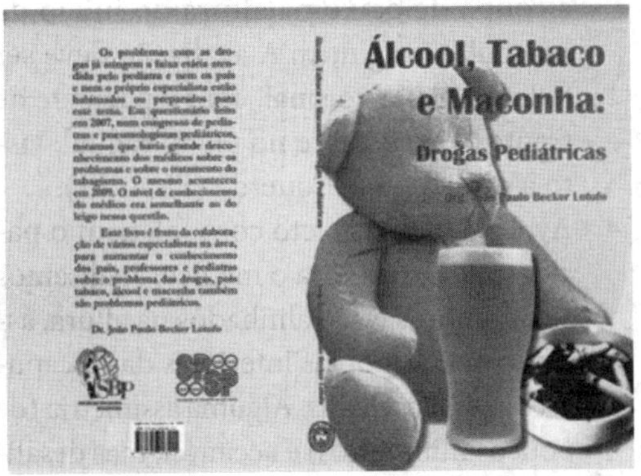

FIGURA 7 Capa do livro *Álcool, tabaco e maconha: drogas pediátricas*.

REFERÊNCIAS BIBLIOGRÁFICAS

1. Lotufo JPB. Álcool, tabaco e maconha: drogas pediátricas. 2.ed. Sociedade Brasileira de Pediatria e Sociedade de Pediatria de São Paulo, 2019.
2. Georgie JM, Sean H, Deborah M C, Matthew H, Rona C. Peer-led interventions to prevent tobacco, alcohol and/or drug use among young people aged 11-21 years: a systematic review and meta-analysis. Addiction. 2016;111(3):391-407.
3. Brinker TJ, Owczarek AD, Seeger W, Groneberg DA, Brieske CM, Jansen P, et al. A medical student-delivered smoking prevention program, education against tobacco, for secondary schools in Germany: randomized controlled trial. J Med Internet Res. 2017;19(6):e199.
4. Cheung KL, Wijnen BFM, Hiligsmann M, Coyle K, Coyle D, Pokhrel S, et al. Is it cost-effective to provide internet-based interventions to complement the current provision of smoking cessation services in the Netherlands? An analysis based on the EQUIPTMOD. Addiction. 2018;113(Suppl 1):87-95.
5. Kaner EF, Beyer F, Dickinson HO, Pienaar E, Campbell F, Schlesinger C, et al. Effectiveness of brief alcohol interventions in primary care populations. Cochrane Database Syst Rev. 2007;(2):CD004148.
6. Owen KP, Sutter ME, Albertson TE, Alberts TE. Marijuana: respiratory tract effects. Springer Link, 2014. Disponível em: https://link.springer.com/10.1007/s12016-013-8374-y. Acesso em: fev. 2022.
7. Araújo AJ. Quais são as evidências de doenças atribuíveis ao tabagismo nas crianças e adolescentes? In: Araújo AJ (org.). Manual de condutas e práticas em tabagismo. Rio de Janeiro: Guanabara Koogan; 2012. p.78-81.
8. Petersen I, Evans-Lacko S, Semrau M, Barry MM, Chisholm D, Gronholm P, et al. Promotion, prevention and protection: interventions at the population- and community-levels for mental, neurological and substance use disorders in low- and middle-income countries. Int J Ment Health Syst. 2016;10:30.
9. Palmer M, Sutherland J, Barnard S, Wynne A, Rezel E, Doel A, et al. The effectiveness of smoking cessation, physical activity/diet and alcohol reduction interventions delivered by mobile phones for the prevention of non-communicable diseases: a systematic review of randomised controlled trials. PLoS One. 2018;13(1):e0189801.
10. Haahtela T, von Hertzen L, Anto JM, Bai C, Baigenzhin A, Bateman ED, et al. Helsinki by nature: the nature step to respiratory health. Clin Transl Allergy. 2019;9:57.
11. Das JK, Salam RA, Arshad A, Khan MN, Mahmood W, Freedman SB, et al. Interventions for adolescent substance abuse: an overview of systematic reviews. J Adolesc Health. 2016;59(4S):S61-S75.

61

Semiologia do aparelho locomotor

Patricia Moreno Grangeiro
David Gonçalves Nordon
Clovis Artur Almeida da Silva

INTRODUÇÃO

A avaliação do aparelho locomotor se inicia na observação do paciente desde o momento em que ele entra no consultório. O crescimento esquelético e muscular e a aquisição das habilidades motoras obedecem a padrões esperados para cada idade, e assim a anamnese e o exame físico serão guiados durante toda a consulta.

O exame físico ortopédico do paciente constitui-se de inspeção estática e dinâmica, exames articulares, *status* neurovascular e testes especiais.

Para as crianças e adolescentes que têm a marcha adquirida, o exame estático em pé e o exame dinâmico podem nos dar informações sobre alinhamento, deformidades e características da marcha.

De forma didática, apresentaremos a semiologia do aparelho locomotor por segmentos corporais. Essa abordagem é relevante, pois sistematiza a ordem do exame físico e otimiza o atendimento.

SEMIOLOGIA DA COLUNA

A avaliação da coluna é bastante direta e especialmente importante para os pacientes na segunda década de vida, ou seja, ocorre ao longo do desenvolvimento, com destaque para o diagnóstico da escoliose idiopática do adolescente. Por outro lado, as doenças mais perceptíveis são geralmente congênitas (e bem evidentes por se associarem a malformações):

- Inspeção estática inicial: em pé, iniciamos a avaliação da postura e do alinhamento. O paciente deve estar com o tronco nu e a roupa de baixo na altura do início da musculatura glútea. A avaliação deve ser feita no plano coronal, com o paciente de frente e de costas, e no plano sagital, visto à direita ou à esquerda (Figura 1).
- Avaliação no aspecto coronal: com o paciente de costas para o médico, analisamos se os ombros estão alinhados na altura, assim como as pontas inferiores das escápulas e as cristas ilíacas. Alguma assimetria (de poucos milímetros) é aceitável, mas desalinhamentos importantes devem ser investigados. Com o paciente relaxado e os braços pendentes ao longo do corpo, forma-se o "triângulo de talhe", com o contorno da cintura e a parte interna dos braços. O triângulo de talhe deve ser simétrico entre os dois lados. Sua alteração é indicativa de escoliose e faz parte dos testes especiais para essa doença. Com o paciente de frente, fazemos a avaliação do alinhamento das clavículas e

acrômios, que devem mostrar simetrias. Em meninas, a posição das mamas também direciona para deformidades da coluna ou torácicas; é também importante observar elevações de um hemitórax, geralmente associadas ao componente rotatório da escoliose. Alterações da anatomia torácica podem revelar deformidades como *pectus excavatum* ou *pectus carinatum*.

- Avaliação no aspecto sagital (Figura 2): com o paciente de lado, pedimos que eleve os braços para a frente, a fim de que não atrapalhem a avaliação sagital da coluna. Devem-se observar as curvas naturais da coluna: a lordose cervical, a cifose torácica, a lordose lombar e a cifose sacral. Ao se imaginar uma linha, partindo do centro da vértebra C7, esta deve se posicionar 2 cm anterior à vértebra S1 – esse é o equilíbrio natural da coluna do ponto de vista sagital, que pode estar alterado devido ao componente sagital da escoliose.
- Avaliação do alinhamento da pelve: a avaliação do alinhamento da pelve é importante, pois seu desalinhamento pode gerar uma deformidade da coluna que não é de origem primária. Com o paciente em pé e os joelhos estendidos, sem sapatos e diante do examinador, palpam-se as espinhas ilíacas anterossuperiores (Incluir figura 4). A partir disso, pode-se observar o alinhamento da pelve, que pode se dever a uma discrepância de comprimento dos membros. Uma discrepância de até 1,5 cm está presente em 70% da população e normalmente não causa prejuízos. Entretanto, na avaliação da coluna, caso algum encurtamento esteja presente, deve-se compensá-lo por calços do lado mais curto e, ao nivelar a bacia, observar se as eventuais deformidades da coluna são corrigidas.
- Neutralização de deformidades com o paciente sentado: avaliar se eventuais desvios da coluna no plano coronal são corrigidos ao paciente se sentar, e se a bacia se nivela

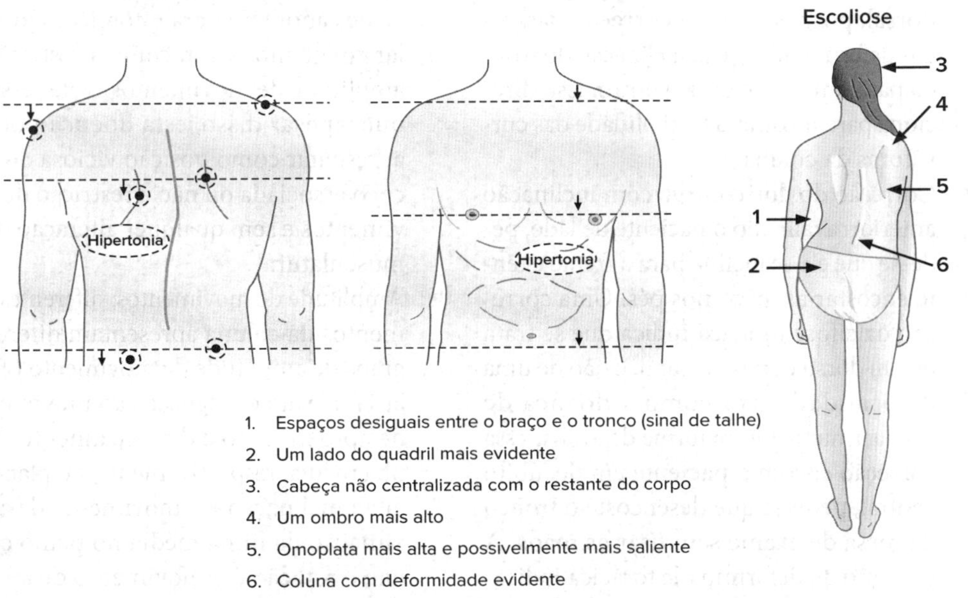

1. Espaços desiguais entre o braço e o tronco (sinal de talhe)
2. Um lado do quadril mais evidente
3. Cabeça não centralizada com o restante do corpo
4. Um ombro mais alto
5. Omoplata mais alta e possivelmente mais saliente
6. Coluna com deformidade evidente

FIGURA 1 Inspeção estática da coluna vertebral no aspecto coronal.

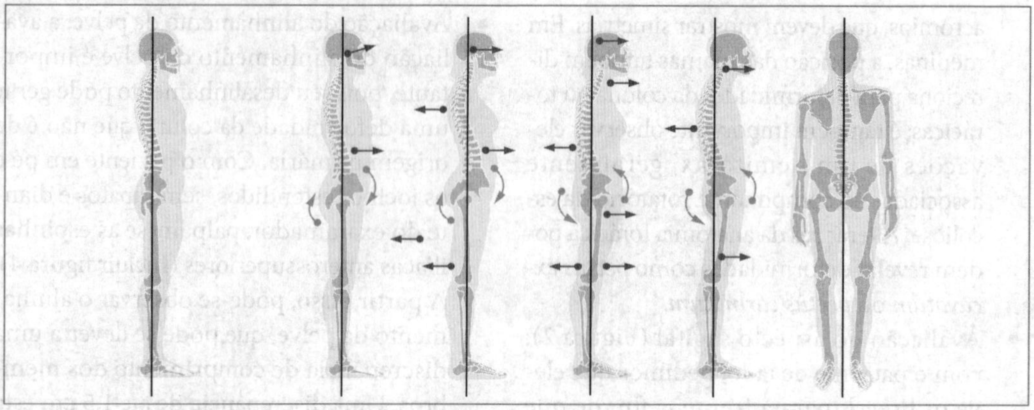

FIGURA 2 Inspeção estática da coluna vertebral no aspecto sagital: a coluna vertebral e suas curvaturas.

apoiada nas tuberosidades isquiáticas, afastando assim a obliquidade pélvica originada de uma assimetria do comprimento das pernas. Se a deformidade for do componente suprapélvico, seja lombossacral ou torácico, essa correção não ocorrerá.

- Avaliação dinâmica: a avaliação dinâmica envolve movimentos ativos e passivos; os passivos são executados pelo examinador.
- Correção passiva de deformidades: com o paciente deitado em decúbito ventral ou dorsal, pode-se fazer a correção passiva das deformidades, pela inclinação do tronco para um lado e para o outro. Isso direciona para mostrar a flexibilidade das curvaturas da coluna.
- Correção do dorso curvo com inclinação anterior: avaliando o paciente de lado, pede-se que ele se incline para a frente e tente encostar as mãos nos pés. Uma correção da cifose torácica indica que se trata de um dorso curvo postural, e não de uma deformidade fixa como a doença de Scheuermann. Outra forma de avaliar essa correção é: com o paciente em decúbito ventral, pede-se que desencoste o tronco da mesa de exame sem usar as mãos. A correção da deformidade torácica indicará, também, um quadro de dorso curvo postural (incluir figuras).
- Palpação da coluna vertebral: a palpação da coluna vertebral deve buscar identificar os processos espinhosos das vértebras de todos os segmentos da coluna. Isso permite notar não somente o alinhamento como defeitos de formação e também detectar se há algum ponto doloroso. Especificamente no pescoço, é importante palpar também a musculatura, como os esternocleidomastóideos. A presença de encurtamento, fibrose ou nodulações apontam para o torcicolo muscular congênito, assim como a restrição da amplitude de movimentos. Vale ressaltar que, apesar disso, esta doença pode se apresentar como posição viciosa do pescoço associada ou não a restrição de movimentos e sem qualquer alteração dessa musculatura.
- Amplitude de movimentos: diferentes segmentos da coluna apresentam diferentes graus de amplitude de movimento (Tabela 1). Flexão e extensão são movimentos de aproximação e distanciamento da linha média, respectivamente, no plano sagital; inclinação é o movimento de aproximação da linha média no plano coronal; e rotação é o movimento de aproximação ou afastamento da linha média no plano axial.

TABELA 1 Amplitude de movimentos (em graus) de acordo aos segmentos da coluna

Segmento	Flexão/ extensão	Inclinação	Rotação
Cervical	90/50	45	80
Torácica	45/45	45	0
Lombar	60/35	20	18

Testes e avaliações especiais na prática clínica

- Teste de Adams: esse é um teste clássico para avaliação de escoliose (Figura 3). Com o examinador sentado, pede-se que o paciente deixe os braços pendentes na frente do corpo, se incline lentamente para a frente e tente tocar as pontas dos dedos no chão. O examinador deve identificar a formação de gibosidades, que ocorrem do lado da curva escoliótica. O mais frequente é a formação de uma gibosidade torácica direita, que ocorre mais frequentemente na escoliose do adolescente, e, em casos mais graves, uma gibosidade compensatória lombar à esquerda.
- Teste da linha de prumo: com um barbante e um peso para que fique pendendo, centra-se a linha no processo espinhoso de C7. A parte da linha de prumo que passa pelo nível de L5 deve ficar centrada, ou com um desvio de até 2 cm para cada lado. A linha de prumo auxilia, principalmente, a observar com clareza os desvios da coluna no plano coronal.
- Avaliação neurológica: a avaliação da coluna sempre envolve a avaliação da função neurológica (motora, sensitiva e de reflexos) de todos os níveis medulares. Esses detalhes estão incluídos no capítulo sobre exame neurológico.
- Avaliação dermatológica: a identificação de algumas manchas em específico auxiliam no diagnóstico de diversas síndromes que afetam o sistema locomotor. Dignas de nota são as manchas café com leite, que podem estar presentes em qualquer parte do corpo e se associam à neurofibromatose, e as manchas em cor de vinho do porto, que se relacionam à síndrome de Klippel-Trenaunnay-Weber e são mais frequentes nos membros.

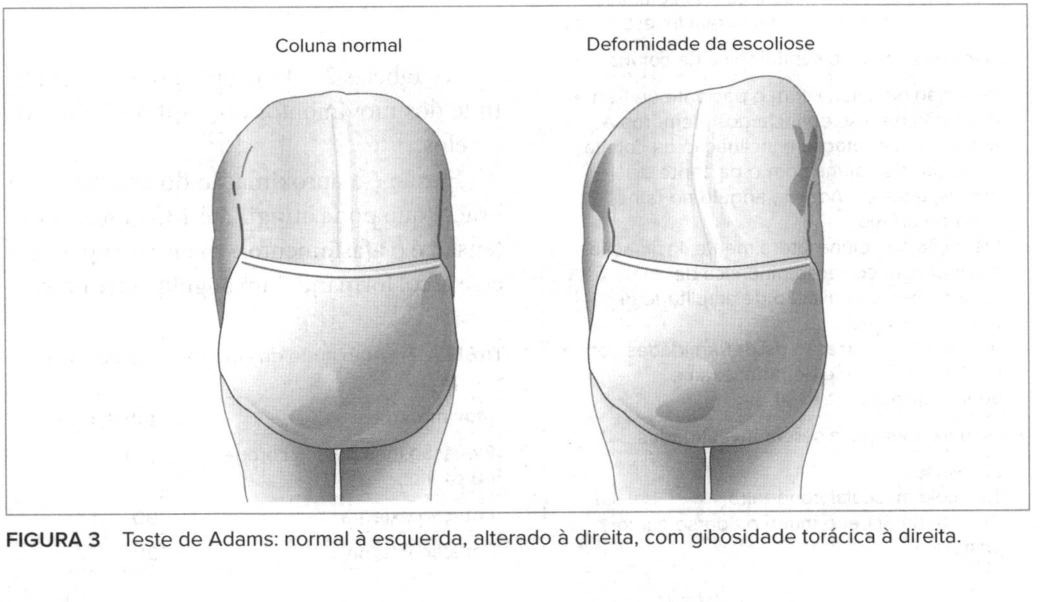

FIGURA 3 Teste de Adams: normal à esquerda, alterado à direita, com gibosidade torácica à direita.

Algumas dicas práticas na semiologia da coluna

É extremamente comum um paciente ser encaminhado por suspeita de escoliose, sendo um caso falso-positivo. Os testes são, infelizmente, bastante falseáveis se adotada posição inadequada do paciente durante a avaliação. Dessa forma, o método mais confiável de diagnóstico de escoliose é a radiografia panorâmica de coluna, na qual o ângulo da curva escoliótica deve ser superior a 10 graus. Além disso, é frequente, tanto na adolescência quanto na pré-adolescência, que pacientes apresentem uma postura displicente, com protrusão dos ombros e acentuação da lordose lombar. O principal indicativo de que isso é postural, e não orgânico, é que são deformidades corrigíveis passivamente. Essas alterações apresentam bons resultados com o tratamento por reeducação postural global (RPG).

O Quadro 1 apresenta um roteiro de avaliação da coluna e as principais doenças a serem investigadas.

QUADRO 1 Roteiro de avaliação da semiologia coluna e principais doenças a serem investigadas

Roteiro de avaliação semiológica da coluna
▪ Inspeção da coluna com o paciente de frente; avaliação de discrepância dos membros e amplitude de rotação e inclinação da coluna. ▪ Inspeção da coluna com o paciente de costas; teste de Adams, ângulo do talhe, linha de prumo. ▪ Inspeção da coluna lateralmente; inclinação anterior com correção dinâmica de deformidades; avaliação de amplitude de flexão e extensão. ▪ Avaliação de correção de deformidades com o paciente sentado e deitado; exame neurológico nível a nível.
Principais doenças a serem investigadas
▪ Escoliose. ▪ Torcicolo muscular congênito. ▪ Doença de Scheuermann ou dorso curvo postural.

SEMIOLOGIA DOS OMBROS E COTOVELOS

A semiologia do ombro e do cotovelo é muito importante para adultos, mas pouco relevante para crianças e adolescentes, por haver poucas doenças dessas articulações em crianças (a maioria é composta por malformações congênitas), salvo nas situações traumáticas. Seguimos os mesmos princípios para as avaliações do ombro e do cotovelo:

- Avaliação estática: buscar por deformidades e pelos principais marcos anatômicos (incluir figura do ombro e do cotovelo). O cotovelo é naturalmente valgo, ou seja, se visto de anterior em posição anatômica, o antebraço se afasta da linha média. Uma tumoração na região posterior do ombro, que se estende à coluna cervical, pode representar a doença de Sprengel, em que a escápula se encontra fixa à coluna cervical.
- Avaliação dinâmica: o ombro apresenta movimentos em 360 graus, alcançando total circundução. Vamos considerar a elevação como o movimento que leva o braço para cima, seja no plano coronal, seja no plano sagital.

As Tabelas 2 e 3 incluem graus de amplitude dos movimentos dos ombros e dos cotovelos.

Flexão é a aproximação do antebraço ao braço, que pode atingir até 130 graus. A extensão é o afastamento e pode ser superior a esse arco, formando um ângulo entre braço e

TABELA 2 Amplitude dos movimentos dos ombros (em graus)

Movimento	Amplitude
Elevação (nos planos coronal ou sagital)	180
Rotação externa	90
Rotação interna	90

TABELA 3 Amplitude dos movimentos dos cotovelos (em graus)

Movimento	Amplitude
Flexo-extensão	–10 a 130
Pronação (palma para baixo)	80
Supinação (palma para cima)	80

cotovelo de até 190 graus (apresentado como o –10 graus da amplitude de movimentos, sendo a hiperextensão comum nas crianças pequenas).

- Palpação: a palpação dos marcos anatômicos identificados à inspeção é importante principalmente para buscar pontos de dor ou deformidades.
- Testes especiais: não discutiremos aqui sobre a estabilidade ligamentar dessas articulações, pois sua ocorrência em crianças é muito rara e se associa à traumatologia ortopédica.
- "Teste do lenço": teste usado para avaliação da função do membro na suspeita de paralisia obstétrica, com lactente maior de 5-6 meses. Coloca-se uma fralda ou pano no rosto da criança e se segura o membro saudável; a criança deve tentar retirar o pano com a mão testada. Com isso, pode-se observar a capacidade de abdução e rotação externa do ombro, flexão e extensão do cotovelo e função da mão. De forma simplificada, a criança saudável consegue remover o pano com amplitude total de movimentos; a criança com paralisia obstétrica terá alguma dificuldade para sua retirada.
- Reflexo de Moro: teste importante para bebês na investigação de paralisias. Pode ocorrer a pseudoparalisia (a criança diminui o movimento por conta de uma fratura, como é o caso da fratura de clavícula por trauma de parto) ou a paralisia obstétrica. Com o bebê em decúbito dorsal sobre um pano, faz-se o movimento súbito deste; o bebê irá estender os braços e tentar agarrar o ar. O reflexo assimétrico indica perda de função neurológica do membro, ou seja, paralisia obstétrica (a pseudoparalisia tem duração curta, uma vez que nos bebês a consolidação óssea ocorre em 10-14 dias). Note que o reflexo de Moro deve desaparecer naturalmente entre 6-7 meses de vida, por isso optamos pelo teste do lenço acima dessa idade.
- Reflexo da preensão palmar: esse reflexo estará ausente apenas nas paralisias obstétricas baixas (Klumpke) ou totais, mas não nas paralisias altas (Erb-Duchenne), não excluindo, assim, esse diagnóstico

Algumas dicas na prática clínica da semiologia dos ombros e cotovelos

Bebês com restrição mantida de movimento exclusiva de um membro devem sempre chamar a atenção para paralisia obstétrica.

Restrições de pronossupinação do antebraço geralmente se associam a luxações congênitas da cabeça do rádio. O Quadro 2 apresenta os pontos principais da semiologia do ombro e cotovelo.

QUADRO 2 Roteiro de avaliação da semiologia dos ombros e principais doenças a serem investigadas

Roteiro de avaliação da semiologia do ombro
▪ Inspeção estática e palpação do ombro e cotovelo. ▪ Inspeção dinâmica para avaliação da amplitude de movimentos. Se houver restrição de mobilidade com hipotonia, seguir para os testes especiais (Moro, preensão palmar e lenço).
Doenças a serem investigadas
▪ Doença de Sprengel. ▪ Paralisia obstétrica. ▪ Luxação congênita da cabeça do rádio.

SEMIOLOGIA DAS MÃOS

A mão envolve 27 ossos e inúmeros tendões, músculos e nervos. Na semiologia da mão na faixa etária pediátrica destacam-se:

- Inspeção estática: a inspeção estática da mão é extremamente informativa. Podem-se observar:
- Polidactilias: quando temos um ou mais dedos supranumerários, que podem ser apendiculares (presos ao membro por apenas um apêndice) ou não. Os casos de duplicação em que há fusão dos ossos (ou seja, com menos separação entre o dedo normal e o supranumerário) são de tratamento mais complexo.
- Sindactilias: quando os dedos são unidos, de forma parcial ou total.
- Alterações de pele e fâneros.
- Cistos e tumorações: vale notar que os cistos sinoviais podem ser transiluminados e são mais frequentes na região dorsal do punho.
- Inspeção dinâmica: de maneira prática, a criança examinada deve ser capaz de abrir e fechar todos os dedos em toda a sua amplitude e de empalmar o polegar, ou seja, colocá-lo dentro da palma e fechar os dedos sobre ele. Qualquer alteração dessa amplitude de movimentos indica alguma obstrução, que pode se dever a variáveis causas.
- Palpação: a palpação permite identificar as estruturas ósseas e ligamentares, palpar cistos para verificar sua elasticidade, mobilidade e aderência aos tecidos profundos e, também, palpar os tendões flexores do dedo em gatilho, nos quais muitas vezes é palpável um cisto.

Algumas dicas para a prática clínica da semiologia das mãos

- Polidactilias e sindactilias são queixas muito frequentes nas mãos das crianças.
- Dedos em gatilho são mais comuns no polegar e se apresentam com o bloqueio súbito e geralmente doloroso da articulação interfalangeana, que pode ser desbloqueado com a extensão da falange, que causa um clique, normalmente também doloroso.
- Um diagnóstico diferencial importante do dedo em gatilho é a camptodactilia, deformidade também frequente em que há uma flexão fixa, portanto irredutível, da interfalangeana proximal, geralmente do quinto quirodáctilo. Nesses casos, pode-se observar que as partes moles da região afetada são mais curtas e tensas, diferentemente do dedo em gatilho.
- Cistos sinoviais normalmente enchem e esvaziam conforme a sobrecarga de uso dos tendões envolvidos. Dessa forma, é comum as crianças reclamarem que os cistos ficam mais cheios e doloridos no final do dia ou durante o período escolar, com melhora à noite e nas férias.

O Quadro 3 apresenta os pontos principais da semiologia das mãos.

QUADRO 3 Roteiro de avaliação da semiologia das mãos e principais doenças a serem investigadas

Roteiro de avaliação da semiologia das mãos
▪ Inspeção estática. ▪ Inspeção dinâmica com avaliação da amplitude de movimento de todos os dedos. ▪ Palpação de todas as estruturas.
Doenças a serem investigadas
▪ Polidactilias. ▪ Sindactilias. ▪ Cistos sinoviais. ▪ Dedo em gatilho. ▪ Camptodactilia.

- Hipermobilidade articular: a síndrome da hipermobilidade articular benigna é uma condição relativamente frequente e habitualmente pode induzir dor musculoesquelética, raramente artrite. Seu diagnóstico é clínico por meio da avaliação com o escore de Beighton (Figura 4, Quadro 4):

SEMIOLOGIA DOS QUADRIS

Os quadris são, provavelmente, as articulações mais avaliadas, especialmente em

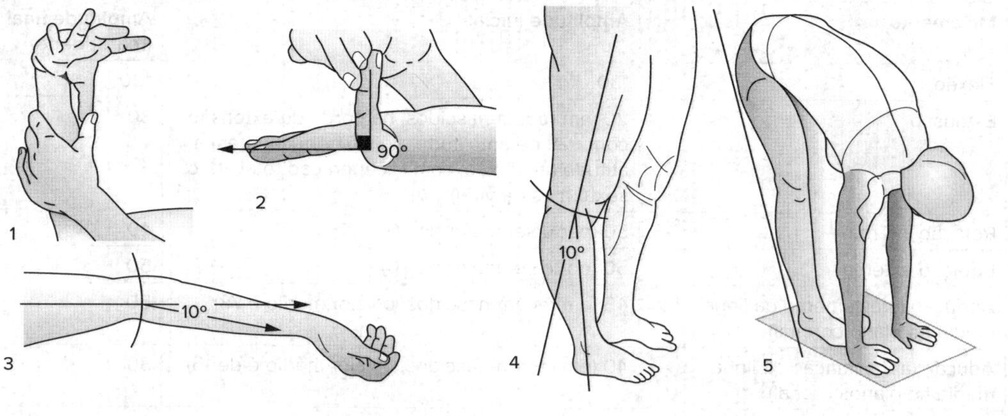

FIGURA 4 Escore de Beighton.

QUADRO 4 Pontuação para o Escore de Beighton.

Critério	Sim	Não
Aposição passiva do polegar no antebraço	( ) Esquerda ( ) Direita	
Hiperextensão passiva do quinto metacarpo acima de 90 graus	( ) Esquerda ( ) Direita	
Hiperextensão ativa do cotovelo acima de 10 graus	( ) Esquerda ( ) Direita	
Hiperextensão ativa do joelho acima de 10 graus	( ) Esquerda ( ) Direita	
Capacidade de fletir o tronco e de encostar as palmas das mãos no chão sem dobrar os joelhos		
Cada "Sim" vale 1 ponto. Quatro pontos ou mais indicam hipermobilidade articular.		

recém-nascidos. Estima-se que a displasia do desenvolvimento do quadril atinja 1% da população, mas estudos feitos com ultrassonografia apontam para 5%.

A avaliação do quadril é também muito importante para pacientes com doenças neuromusculares, principalmente as que cursam com espasticidade, como a paralisia cerebral, em que a luxação do quadril pode ocorrer gradativamente ao longo dos anos. Na semiologia do quadril na faixa etária pediátrica destacam-se:

- Avaliação estática: a avaliação estática do quadril é feita com o paciente em decúbito dorsal e ventral, mas traz poucas informações, pois o quadril é uma articulação muito recoberta por partes moles. No geral, buscamos as assimetrias de pregas e alterações claras de comprimento.
- Avaliação dinâmica: a avaliação dinâmica do quadril envolve também a marcha, que será discutida em seu item pertinente. A avaliação dinâmica envolve a observação da amplitude de movimentos dos quadris, que vão se modificando conforme a idade do paciente (Quadro 5).
- Palpação: a palpação do quadril inclui a espinha ilíaca anterossuperior (ponto de referência), o trocanter maior (face lateral e superior do fêmur) e a musculatura adutora (na região medial). Traz informa-

QUADRO 5 Movimentos e amplitudes dos quadris (em graus)

Movimento	Amplitude inicial	Amplitude final (maturidade)
Flexão	130	120
Extensão	20 (em recém-nascidos, há perda de extensão, com −28 de amplitude, pois o bebê mantém a atitude em flexão, com recuperação total até o sexto mês de vida)	30
Rotação interna	50 (pode ser maior de 70)	40
Rotação externa	50 (pode ser maior de 70)	50
Abdução (afastamento da linha média no plano coronal)	45 (em recém-nascidos, o valor médio é 78)	50
Adução (aproximação da linha média no plano coronal)	40 (em recém-nascidos, o valor médio é de 15)	30

ções, principalmente quando avaliamos a luxação dos quadris.

- Testes especiais: são importantes para o diagnóstico das doenças do quadril pediátrico. Vale ressaltar: esses testes podem apresentar falsos positivos e falsos negativos, não devendo ser considerados absolutos e definitivos. Na dúvida, solicite exames de imagem, encaminhe e/ou faça reavaliações próximas e periódicas.
- Teste de Ortolani (Figura 5): nesse teste por meio do qual se reduz um quadril luxado, não se deve buscar um clique (sonoro), mas sim um *clunk* (sensorial). Portanto, o teste positivo é a sensação de redução do quadril (cabeça do fêmur sendo reposicionada dentro da cavidade acetabular). É executado com o bebê deitado em decúbito dorsal, sobre uma superfície firme, a ser examinado um quadril de cada vez, estabilizando-se o quadril contralateral. Deve-se apoiar a palma da mão na perna, os dedos indicadores e médio no trocanter maior e o polegar na face medial da coxa. Partindo de flexão de 90 graus do quadril e posição neutra em relação à abdução, adução e rotação, faz-se a abdução do quadril enquanto se faz pressão com o indicador e o médio para pressionar o quadril em direção ao acetábulo, promovendo, assim, a redução do quadril.
- Teste de Barlow (Figura 5): esse é o oposto do teste de Ortolani, a perda da congruência articular. Partindo da mesma posição inicial do Ortolani, porém com uma discreta adução, deve-se empurrar o quadril no sentido posterior, tentando provocar sua subluxação ou luxação. A sensação é discreta e pode ser muito subjetiva, de forma que é um teste bastante sujeito a erros.
- Teste de Hart: os testes de Ortolani e Barlow podem não ser facilmente detectados no terceiro mês de vida, quando o ganho de tônus e até a contratura dos adutores prejudica o exame e os testes podem ser negativos mesmo em pacientes com displasia e quadris luxados. Nessa situação, o teste de Hart torna-se mais relevante, deixando evidente a restrição da abdução do quadril que está subluxado ou luxado Esse sinal ocorre pela contratura dos adutores e começa a se tornar positivo a partir do segundo mês de vida, sendo altamente significativo quando presente a partir da oitava semana. Para avaliação desse teste, deve-se partir da mesma posição do Ortolani e fazer a abdução de ambos os quadris; o normal é o quadril do recém-nascido atingir entre 60-80 graus.

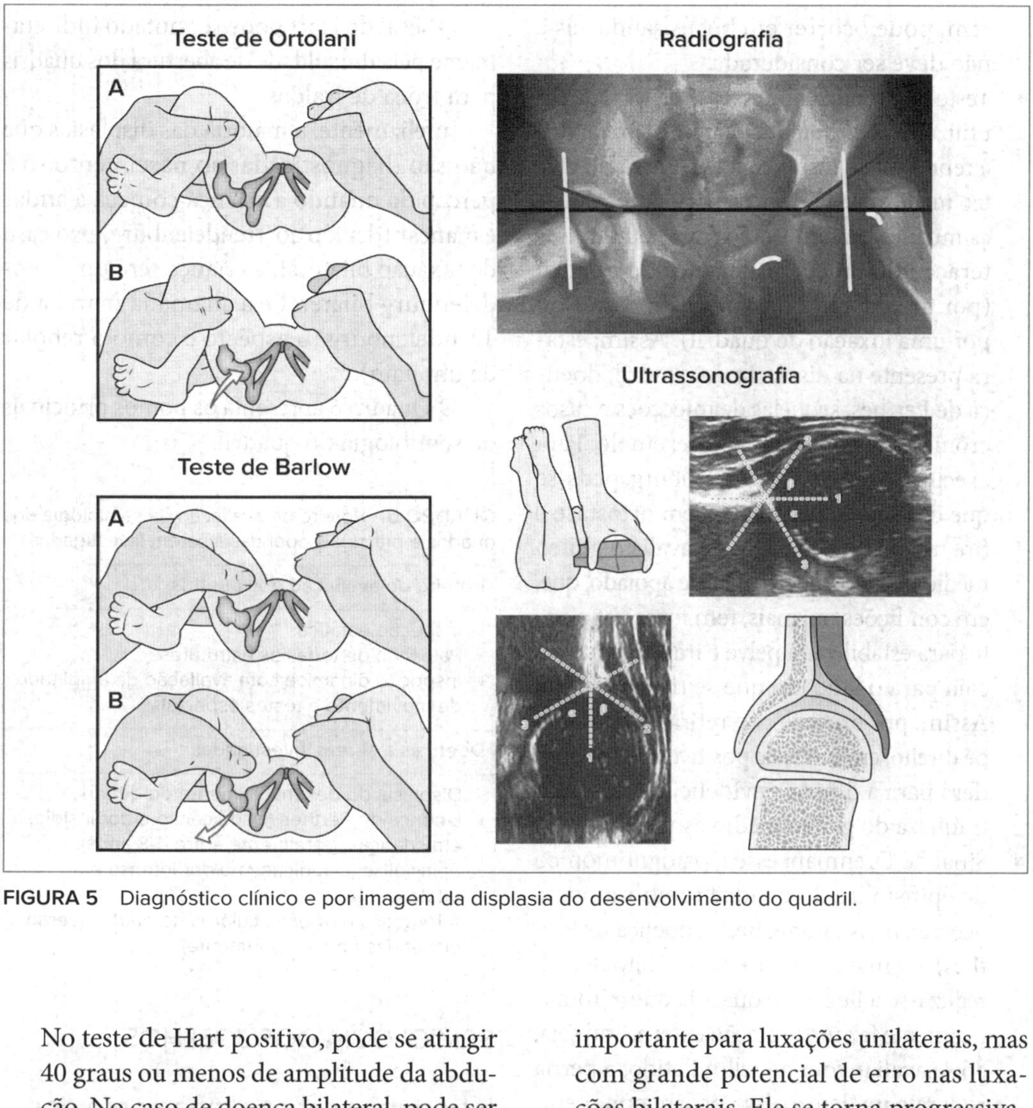

FIGURA 5 Diagnóstico clínico e por imagem da displasia do desenvolvimento do quadril.

No teste de Hart positivo, pode se atingir 40 graus ou menos de amplitude da abdução. No caso de doença bilateral, pode ser difícil identificar um caso positivo, sendo mais fácil nos casos unilaterais.

- Sinal de Nelaton-Galeazzi: esse sinal é indicado também para avaliação de displasia do quadril e identifica os quadris luxados. Partindo da mesma posição do Ortolani, deve-se deixar os dois quadris juntos, sem os pés apoiados na mesa de exame. Nesse ponto, compara-se a altura entre os côndilos femorais; do lado luxado haverá uma diferença de altura, ficando mais baixo. Dessa forma, é um teste importante para luxações unilaterais, mas com grande potencial de erro nas luxações bilaterais. Ele se torna progressivamente mais intenso conforme a evolução do grau de luxação.
- Assimetria de pregas: a assimetria de pregas não tem poder de diagnóstico de displasia do quadril se identificada isoladamente. As luxações do quadril, por encurtamento relativo do membro, apresentarão, sim, assimetria de pregas. No entanto, apresentarão também testes ou sinais de Ortolani, Barlow, Hart, Galeazzi e/ou Trendelenburg associados. A assimetria sem qualquer um desses testes, po-

rém, pode ocorrer em bebês saudáveis e não deve ser considerada.

- Teste de Trendelenburg: esse teste pode ser utilizado para qualquer afecção do quadril e representa a insuficiência relativa do glúteo médio, que pode ocorrer por uma doença intrínseca do músculo (rara) ou uma alteração do braço de alavanca do quadril (por uma doença da cabeça do fêmur ou por uma luxação do quadril). Assim, estará presente na displasia do quadril, doença de Perthes, sequelas de infecções e casos crônicos de epifisiólise, por exemplo. Para executar o teste de Trendelenburg, pede-se que o paciente permaneça em ortostase e tire um pé do chão. O teste avalia o glúteo médio do lado que permanece apoiado, que, em condições normais, tem força suficiente para estabilizar a pelve e impedir que ela caia para o lado em que se tirou o apoio. Assim, por exemplo, ao retirar o apoio do pé direito, em um teste positivo a pelve penderá para a direita e evidenciaremos uma fraqueza do glúteo médio esquerdo.
- Sinal de Drehman: esse é patognomônico de epifisiólise do quadril (embora possa ocorrer, mais raramente, na doença de Perthes). Com o paciente em decúbito dorsal, realiza-se a flexão do quadril, que automaticamente faz uma rotação externa, ou seja, ao se avaliar com o joelho fletido, a perna rodará para dentro. Isso ocorre por alteração anatômica da cabeça do fêmur.

Algumas dicas para a prática clínica da semiologia dos quadris

Examine repetidamente os quadris dos bebês em suas consultas de puericultura A maioria dos testes de Ortolani pode ser falso-positiva. Do ponto de vista da saúde pública, contudo, é melhor termos falsos positivos do que falsos negativos. Então, na dúvida, encaminhe ou solicite um exame confirmatório.

O sinal de Hart pode ser notado indiretamente pela dificuldade de abertura dos quadris para troca de fraldas.

Infelizmente, a maioria das displasias que não são diagnosticadas ao nascimento só é percebida quando a criança começa a andar e mancar (devido ao Trendelenburg). No caso de luxação bilateral, a criança terá um Trendelenburg bilateral e a chamada marcha de Trendelenburg (o aspecto é como o rebolar de um pato).

O Quadro 6 apresenta os pontos principais da semiologia do quadril.

QUADRO 6 Roteiro de avaliação da semiologia dos quadris e principais doenças a serem investigadas

Roteiro de avaliação dos quadris
▪ Inspeção estática. ▪ Palpação de todas as estruturas. ▪ Inspeção dinâmica com avaliação da amplitude de movimento e testes especiais.
Doenças a serem investigadas
▪ Displasia do desenvolvimento do quadril. ▪ Doença de Perthes (claudicação e dor insidiosa em crianças, geralmente entre 4-8 anos). ▪ Epifisiólise (claudicação e dor intensa em adolescentes). ▪ Alterações neuromusculares do quadril (serão discutidas no item pertinente).

SEMIOLOGIA DOS JOELHOS

Introdução sobre alinhamento dos joelhos

Os joelhos seguem um padrão: ao início da marcha, em geral estão varos (arqueados para fora), evoluindo progressivamente para neutro (com limite até 2 anos) e progressão para valgo (arqueados para dentro), com seu ápice entre 3-4 anos de idade. A partir desse momento há uma diminuição do valgo até atingir os valores normais, entre 6-8 anos de idade. O gráfico da Figura 6 mostra os valores normais (gráfico de Salenius e Vankka).

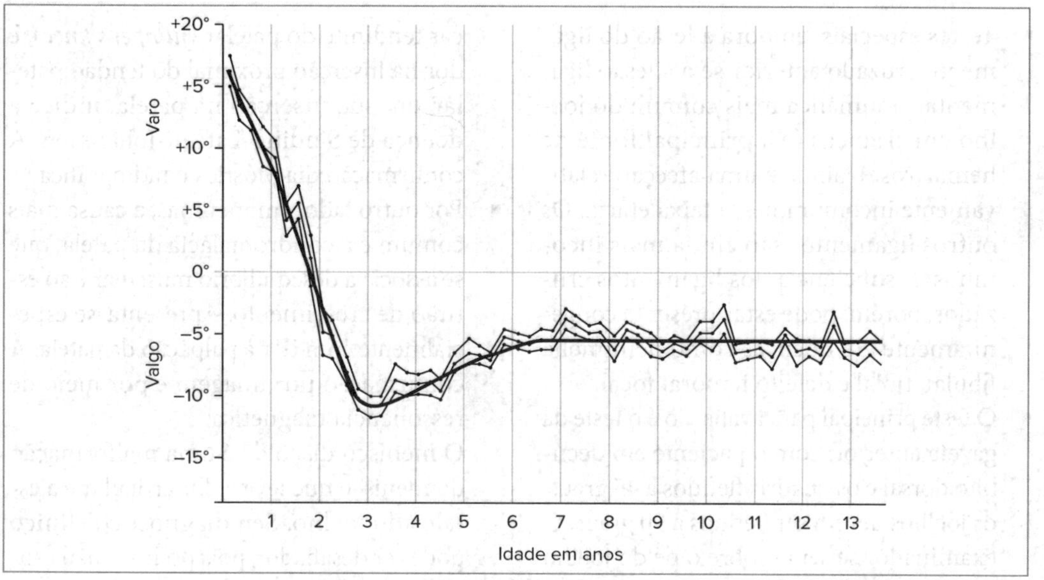

FIGURA 6 Gráfico de Salenius e Vankka.

De forma simplificada, os casos que precisam de avaliação especializada são aqueles que ultrapassam os valores do gráfico (permanecem varos após os 2 anos, permanecem excessivamente valgos após os 6 anos, são assimétricos ou muito acentuados em qualquer fase).

- Inspeção estática: a avaliação estática do joelho começa com o paciente em ortostase, com os joelhos alinhados para a frente (se as patelas forem tópicas, devem estar centralizadas e apontadas para a frente, não sendo os pés a referência). Essa correção modifica de forma relevante a avaliação, pois a rotação do membro pode acentuar deformidades como varo e valgo. A avaliação adequada do eixo mecânico do membro (que ajuda a definir o varo e o valgo) é confirmada com uma radiografia panorâmica; entretanto, de forma simplificada, normalmente os tornozelos ficam na mesma largura dos ombros, e os joelhos ficam para dentro em forma de X (valgo). Isso, porém, varia conforme a etnia, sendo o joelho menos valgo (e até varo) em asiáticos, e conforme o sexo (é mais valgo em mulheres).

  Avaliando-se posteriormente o paciente, é possível ver também a fossa poplítea, local onde frequentemente surgem os cistos de Baker, com as mesmas características dos cistos sinoviais descritos para a mão.
- Inspeção dinâmica: a avaliação dinâmica do joelho inclui a marcha e a amplitude de movimentos. Embora o joelho tenha discreta mobilidade em rotação, varo e valgo, a mais importante é a flexo-extensão, que vai de −10 graus (hiperextensão, especialmente em pacientes com mais frouxidão ligamentar) até 130 graus. Quanto menor a idade, maior a capacidade de flexão, chegando a encostar o calcanhar na nádega.
- Palpação: as estruturas a serem palpáveis são de proximal para distal: inserção do tendão quadricipital, patela e suas bordas, inserção do tendão patelar na patela, tendão patelar, inserção distal do tendão patelar na tuberosidade anterior da tíbia, linhas articulares, côndilos femorais e platô tibial e fossa poplítea.

- Testes especiais: embora a lesão do ligamento cruzado anterior seja a lesão ligamentar traumática mais comum do joelho em crianças (e a principal fonte de hemartrose), ainda é uma afecção relativamente incomum nessa faixa etária. Os outros ligamentos são ainda mais incomuns. Insuficiência dos ligamentos cruzados, porém, pode estar presente congenitamente em doenças como hemimelia fibular, tibial e defeito femoral focal.
- O teste principal para avaliação é o teste da gaveta anterior: com o paciente em decúbito dorsal e os quadris fletidos a 45 graus, os joelhos devem ser fletidos a 90 graus. O examinador se senta sobre o pé do joelho examinado, para estabilizar o membro, e apoia as mãos na região posterior do platô tibial para tracionar a tíbia para a frente. O teste é positivo quando há uma diferença sensível na translação anterior da tíbia em relação ao joelho normal.

Um teste que pode auxiliar na avaliação do menisco discoide é o teste de Appley. Com o paciente em decúbito ventral, faz-se a compressão e a rotação do joelho. No teste positivo, há dor no compartimento lateral com a rotação interna, e dor no compartimento medial com a rotação externa.

A avaliação da condromalácia de patela é feita por meio da compressão da patela contra a tróclea, que deve causar dor. Não há um teste com nome específico para essa doença.

Algumas dicas para a prática clínica da semiologia do joelho

- A causa mais comum de dor no joelho em meninos é a doença de Osgood-Schlatter, que apresenta tumoração e dor à palpação da tuberosidade anterior da tíbia (local onde se insere a extremidade distal do tendão patelar). Dor no tendão patelar pode indicar tendinite do patelar (*jumper's knee*), e dor na inserção proximal do tendão patelar, em sua inserção na patela, indica a doença de Sinding-Larsen-Johansson. A confirmação diagnóstica é radiográfica.
- Por outro lado, em meninas, a causa mais comum é a condromalácia da patela, que se associa a desequilíbrio muscular e ao estirão de crescimento. Apresenta-se especialmente com dor à palpação da patela. A confirmação por imagem é por meio de ressonância magnética.
- O menisco discoide é uma malformação do menisco que leva a dor articular e a estalos do joelho. Seu diagnóstico clínico pode ser desafiador, pois pode ou não causar dor aos testes meniscais. A confirmação diagnóstica é feita por ressonância magnética.
- Osteocondrite dissecante do joelho (pode ocorrer no côndilo femoral ou na patela) é uma doença rara e mais comum em meninos, com dor articular e marcha com o pé em rotação externa. A avaliação clínica pode ser muito difícil, o que leva a diagnósticos bem tardios. A confirmação diagnóstica é por radiografia e ressonância magnética.

O Quadro 7 apresenta os pontos principais da semiologia dos joelhos.

QUADRO 7 Roteiro de avaliação da semiologia dos joelhos e principais doenças a serem investigadas

Roteiro de avaliação dos joelhos
▪ Inspeção estática. ▪ Palpação de todas as estruturas. ▪ Inspeção dinâmica com avaliação da amplitude de movimento e testes especiais.
Doenças a serem investigadas
▪ Doença de Osgood-Schlatter, *jumper's knee* e Sinding-Larsen-Johansson. ▪ Condromalácia patelar. ▪ Menisco discoide. ▪ Osteocondrite dissecante.

SEMIOLOGIAS DOS TORNOZELOS E PÉS

O tornozelo e o pé possuem dezenas de estruturas, dentre marcos anatômicos, ligamentos, tendões e músculos, e estão envolvidos no cálculo de ângulos e eixos que já mencionamos na seção sobre o quadril.

A Figura 7 apresenta os tipos de pisadas que observamos à inspeção estática e dinâmica dos pés.

- Inspeção estática: a inspeção estática dos pés e tornozelos deve mostrar o alinhamento dos dedos, metatarsos, a formação do arco longitudinal do pé e o valgo natural dos calcanhares (apontando para fora).
- Inspeção dinâmica: é realizada com o paciente andando, na ponta dos pés e avaliando sua mobilidade. O pé faz naturalmente uma flexão plantar de até 50 graus e dorsiflexão de até 30 graus. A dorsiflexão é normalmente comprometida pelo encurtamento do tendão de Aquiles, que ocorre progressivamente conforme envelhecemos, mas também em crianças que têm o hábito de andar na ponta dos pés. A flexão plantar não é comumente comprometida, mas, se for, pode ser por encurtamento do tendão tibial anterior ou alguma patologia intra-articular.

  Avaliamos também a abdução do pé, ou seja, a amplitude com que conseguimos "puxá-lo" para fora, que é normalmente entre 60 graus (em recém-nascidos) e 40 graus a 50 graus em crianças mais velhas. Esta abdução está comprometida em doenças como o pé torto congênito.

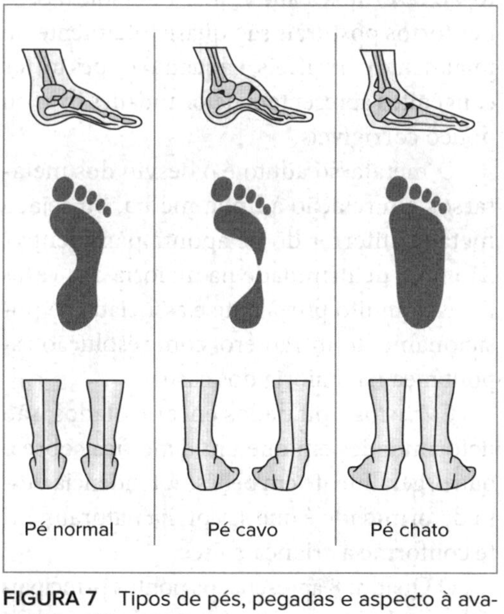

FIGURA 7 Tipos de pés, pegadas e aspecto à avaliação estática posterior.

- Palpação: a palpação pode envolver dezenas de estruturas e, normalmente, é direcionada para a queixa do paciente. Apontaremos aqui um roteiro direcionado para as queixas mais comuns:
- Dor no calcanhar: a dor no calcanhar é mais frequente em meninos ao redor dos 10 anos de idade, que iniciam escola de futebol usando chuteiras ou de fazem alguma atividade ou treino que aumenta o impacto sobre o calcanhar. A dor se localiza na região da tuberosidade posterior do calcâneo (imagem). Durante a palpação, deve-se investigar esse local e se estender para a inserção distal do tendão de Aquiles e o seu corpo, e a inserção proximal da fáscia plantar e o seu corpo, que normalmente serão indolores. Essa é a famosa doença de Sever, uma osteocondrite do calcâneo.
- Dor na face lateral do pé: essa dor pode decorrer de padrão de pisada supinada ou pela osteocondrite da base do quinto metatarso (doença de Iselin). À avaliação, a dor é na base do quinto metatarso (saliência na face lateral do pé – imagem), onde se insere o tendão fibular curto, e pode ser difícil diferenciar de uma tendinite do fibular. Nesses casos, um exame de imagem como uma radiografia pode auxiliar no diagnóstico definitivo.

- Metatarsalgia: a dor na cabeça dos metatarsos se apresenta como uma dor na "bola" do pé e se relaciona a alterações nas fórmulas metatarsais (segundo metatarso mais longo que o primeiro), ao uso inadequado de sapatos (em especial sapatilhas) e à doença de Freiberg (osteocondrite da cabeça do segundo metatarso, mais comum em meninas acima de 13 anos). Palpando os metatarsos e movendo as falanges, é possível identificar as cabeças dos metatarsos e, ao avaliá-los cuidadosamente, definir a origem da dor. Um segundo metatarso mais longo geralmente é evidenciado por um segundo dedo mais longo que o primeiro (pé do tipo "grego").
- Testes especiais: os testes especiais mais interessantes são relacionados ao diagnóstico de pés planos; o pé plano é um cujo arco longitudinal medial não se formou de forma fixa. Por esses testes investigaremos se o pé plano é flexível (ou seja, se há formação dinâmica do arco) ou rígido (o arco é abolido em todas as situações).
- Teste de Jack: consiste na extensão do hálux pelo examinador, com o paciente em ortostase. No pé plano flexível ocorre a formação do arco longitudinal. No rígido, o arco permanece abolido.
- Teste de elevação na ponta dos pés: com esse movimento, tanto o arco longitudinal deve se formar como os calcâneos devem varizar, ou seja, apontar para dentro. Ambos são indicativos de pés planos valgos flexíveis. Caso os testes sejam negativos, têm-se pés planos valgos rígidos.
- *"Too many toes e peek-a-boo"*: observando o paciente por trás, o aparecimento de mais dedos na borda lateral (dois, três, quatro) indica a abdução do antepé, relacionada aos pés chatos. Por outro lado, o aparecimento do hálux na borda medial indica adução do antepé (relacionada a metatarso aduto e pés cavos, aqueles com acentuação do arco longitudinal medial).

Especialmente para o pé cavo, temos o teste com os blocos de Coleman, mas este é também um teste muito específico, direcionado para avaliar a origem do cavo (antepé ou retropé) e, dessa forma, auxiliar no procedimento cirúrgico a ser indicado.

Algumas dicas para a prática clínica da semiologia do joelho

Todas as crianças apresentam pés planos até os 2 anos de idade, quando se inicia a formação do arco longitudinal medial. Os pés planos flexíveis não são considerados uma doença, mas uma característica da criança. Dor relacionada ao pé plano é rara.

Pés cavos são, também, uma variação da normalidade, mas podem se associar a doenças como Charcot-Marie-Tooth e causar dor.

Uma grande dúvida é a diferença entre pés tortos congênitos e posturais: ambos têm o mesmo aspecto – a inversão do pé. Entretanto, ao fazermos a abdução e a dorsiflexão, os pés tortos posturais são quase totalmente ou totalmente corrigíveis, enquanto os pés tortos congênitos apresentam deformidades fixas ou pouco corrigíveis.

O metatarso aduto é o desvio dos metatarsos em relação à linha média, ou seja, a metade anterior do pé aponta para dentro. São uma deformidade na maioria das vezes flexível, muito prevalente e associada ao posicionamento intraútero, com resolução espontânea na maioria dos casos.

Curly toes, ou dedos encaracolados, são deformidades em que um dedo fica sobre o outro, geralmente em bebês. A tendência dessa deformidade é que se corrija naturalmente conforme a criança cresce.

O Quadro 8 apresenta os pontos principais da semiologia dos pés e tornozelos.

QUADRO 8 Roteiro de avaliação da semiologia dos pés e tornozelos e principais condições a serem investigadas

Roteiro de avaliação dos pés e tornozelos
▪ Inspeção estática. ▪ Inspeção dinâmica com avaliação da amplitude de movimento e testes especiais. ▪ Palpação das estruturas investigadas.
Condições a serem investigadas
▪ Pés planos. ▪ Pés cavos. ▪ Pés tortos congênitos. ▪ Pés tortos posicionais. ▪ Metatarso aduto. ▪ *Curly toes*. ▪ Doença de Iselin. ▪ Doença de Sever. ▪ Doença de Freiberg.

SEMIOLOGIA DA MARCHA BÁSICA

O estudo da marcha é uma ciência muito complexa, extremamente importante para o ortopedista pediátrico, em especial quando tratamos de doenças neuromusculares. Traremos aqui os conhecimentos básicos mais importantes para o pediatra.

A marcha apresenta duas fases: o balanço (pé fora do chão, 60% do tempo) e o apoio (pé no chão, 40% do tempo). Durante o apoio, o pé passa por três fases claras: apoio (do calcâneo), rolamento (apoio do resto da planta) e desprendimento (primeiro calcâneo, depois dedos). Os pés apresentam, também, um ângulo de progressão, que pode ser observado imaginando uma linha reta entre os dois pés e observando para onde apontam. De forma mais didática, pode ser feito pintando a sola do pé da criança e pedindo que ande sobre papel craft, um pé de cada lado de uma linha reta, como na imagem (Figura 8).

O ângulo de progressão é um conhecimento importante e fonte de dúvida para muitos profissionais de saúde: é esperado que haja um ângulo de até 20 graus em rotação externa e de 10 graus em rotação interna. De forma prática, ângulos de progressão que não

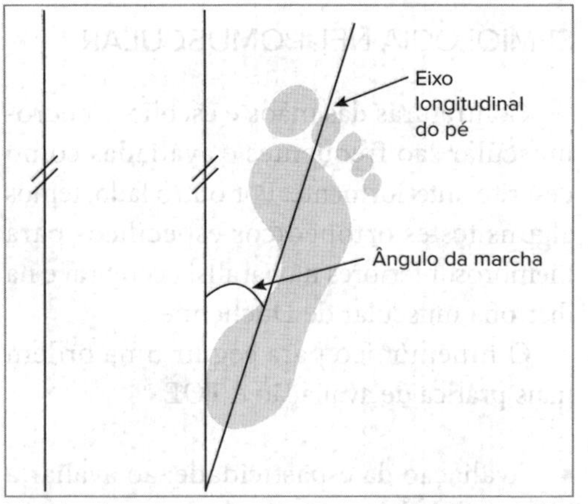

FIGURA 8 Ângulo de progressão da marcha.

atrapalhem o paciente (não alterem sua força de impulsão nem comprometam o caminhar, levando-o a tropeçar e cair) não necessitam de tratamento e são considerados normais.

Algumas dicas para a prática clínica da semiologia da marcha

- Marcha em equino: a marcha em equino é comum, ocorrendo de forma idiopática em até 12% das crianças. É encarada como um hábito, especialmente porque as crianças conseguem andar com os pés apoiados quando desejam. Metade dessas crianças apresentará resolução até os 5 anos de idade. A grande complicação desse padrão de marcha é o encurtamento do tendão de Aquiles – o que compromete a capacidade de dorsiflexão do pé, como vimos anteriormente, perpetuando a marcha em equino. Em casos graves, a criança não consegue apoiar os pés no chão de forma alguma com o passar do tempo.
- A marcha em equino também pode ser de origem neurológica, associando-se, assim, a alguma alteração neurológica (espasticidade, clônus, hiper-reflexia) ou, principalmente, à incapacidade de marcha plantígrada desde o início.

SEMIOLOGIA NEUROMUSCULAR

Contraturas das mãos e escoliose neuromuscular são frequentes e avaliadas como descrito anteriormente. Por outro lado, temos alguns testes ortopédicos específicos para membros inferiores na paralisia cerebral e na distrofia muscular de Duchenne.

O mnemônico para seguir uma ordem mais prática de avaliação é TOE.

- Avaliação da espasticidade: ao avaliar a mobilidade e a amplitude de movimentos das articulações, conseguimos avaliar também a espasticidade do paciente. A paralisia cerebral espástica é o subtipo mais comum.
- Teste de Thomas: utilizado para avaliar a contratura dos flexores dos quadris, é feito com o paciente em decúbito dorsal. O paciente (ou o avaliador) deve manter um dos quadris fletidos sobre o tronco, enquanto o outro é estendido na mesa de exame. A contratura dos flexores leva à formação de um ângulo entre a coxa e a mesa, e esse é o ângulo que avaliamos no teste.
- Teste de Ober: esse é um teste utilizado para avaliar a contratura dos abdutores dos quadris, mais comum em pacientes com distrofia muscular de Duchenne. Com o paciente em decúbito lateral, faz-se a abdução passiva do quadril e, em seguida, a adução conforme a gravidade. A contratura dos abdutores manterá os quadris abertos em determinado grau – esse grau, entre a coxa e a mesa de exame, é calculado no teste.
- Teste de Ely: mais específico para contratura do músculo reto femoral, é avaliado com o paciente em decúbito ventral, fazendo-se a flexão do joelho. O momento em que o quadril do paciente se ergue da mesa, em relação ao ângulo de flexão do joelho, indica a contratura do reto femoral. Quanto mais grave a contratura, menor a flexão do joelho necessária para elevar o quadril da mesa de exame.
- Sinal de Gowers: esse é um sinal clássico de distrofia muscular de Duchenne, em que se pede para o paciente se levantar a partir de uma posição sentada no chão. Pela perda de força da musculatura proximal dos membros inferiores, o paciente irá "se escalar" para ficar em pé (Figura 9).

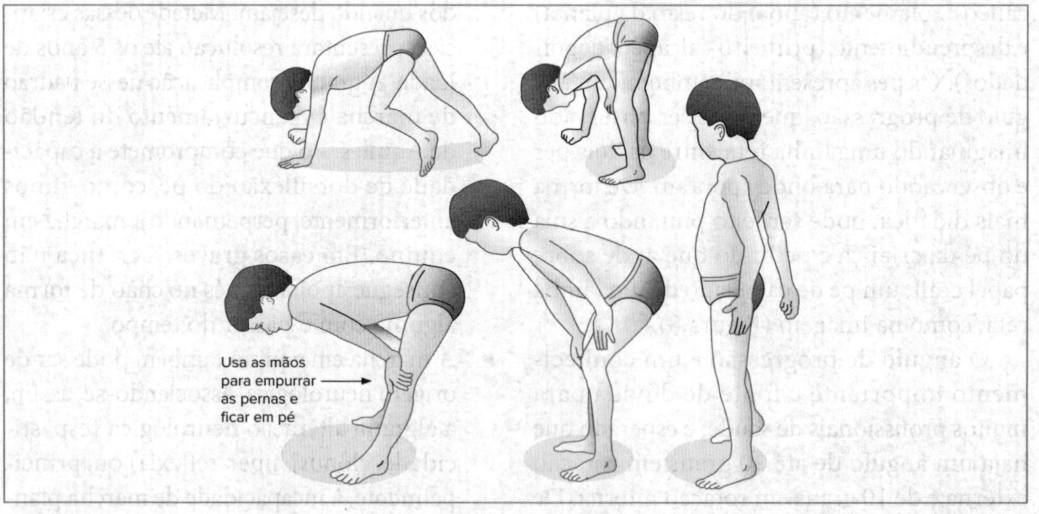

FIGURA 9 Sinal de Gowers.

REFERÊNCIAS BIBLIOGRÁFICAS

1. Barros Filho TEP, Lech O. Exame físico em ortopedia. 2.ed. São Paulo: Sarvier; 2002.
2. Guarniero R, Montenegro NB, Paula A, Grangeiro PM, Massa, BSF, Nordon DG. SOS residência em ortopedia pediátrica. Barueri: Manole; 2018.
3. Herring JA. Tachdjian's pediatric orthopaedics: from the Texas Scottish Rithe Hospital for Children. 5.ed. Philadelphia; Elsevier; 2014.
4. Leite NM, Faloppa F. Propedêutica ortopédica e traumatológica. Porto Alegre: Artmed; 2013.

62

Semiologia da dor em pediatria

Silvia Maria de Macedo Barbosa

INTRODUÇÃO

A existência da dor sempre preocupou a humanidade, mas muitas vezes se achava que ela fazia parte da vida e era inerente à condição de viver. Sabe-se de fato que a dor é um sinal de alerta de algo que está errado com o organismo, podendo ser um sinal de alerta que merece toda a atenção. O problema da dor sempre preocupou a humanidade, e na pediatria essa preocupação deve se tornar maior, pois a dor frequentemente não é reconhecida, sendo inclusive ignorada ou até mesmo negada[1].

Em 2020, a Associação Internacional para o Estudo da Dor (IASP) publicou uma nova definição: "Dor é uma experiência sensitiva e emocional desagradável, associada, ou semelhante àquela associada, a uma lesão tecidual real ou potencial"[2,3].

1. A dor é sempre uma experiência pessoal que é influenciada, em graus variáveis, por fatores biológicos, psicológicos e sociais.
2. Dor e nocicepção são fenômenos diferentes. A dor não pode ser determinada exclusivamente pela atividade dos neurônios sensitivos.
3. Por suas experiências de vida, as pessoas aprendem o conceito de dor.
4. O relato de uma pessoa sobre uma experiência de dor deve ser respeitado.
5. Embora a dor geralmente cumpra um papel adaptativo, pode ter efeitos adversos na função e no bem-estar social e psicológico.
6. A descrição verbal é apenas um dos vários comportamentos para expressar a dor; a incapacidade de comunicação não invalida a possibilidade de um ser humano ou um animal sentir dor[2,3].

Cabe ressaltar que a dor é sempre uma experiência pessoal influenciada em graus variáveis por fatores biológicos, psicológicos e sociais.

A dor, como já colocado na definição pela IASP, implica a presença do estímulo nociceptivo[2,3], da transmissão fisiológica do estímulo doloroso, associado à percepção sensorial, que implica a experiência total da dor. Importante ressaltar que as dimensões cognitivas, afetivas e comportamentais do indivíduo podem interferir nessa experiência dolorosa[4-6].

A avaliação do paciente com dor utiliza, de forma geral, alguns elementos que podem nortear o diagnóstico e o tratamento. Pode-se utilizar o mecanismo fisiopatológico da dor, classificando-a como dor nociceptiva, neuropática ou mista, que é a dor de caráter neuropático, coexistindo com a dor nociceptiva. Além disso, deve-se saber a duração da dor, sua etiologia e sua localização anatômica[4-6].

A etiologia da dor deve ser questionada sempre, por exemplo, a presença de alguma doença crônica (doenças reumáticas, anemia falciforme, HIV, processos oncológicos), de alguma condição crônica que pode ser desencadeante de dores ou ainda a presença de algum tipo de trauma (físico, térmico, elétrico e químico)[7].

A distinção clínica entre a dor de caráter nociceptivo e a dor neuropática pode ser útil para o diagnóstico e decorrente de sua abordagem diferenciada[6].

A dor nociceptiva decorre de lesão tecidual que ativa receptores específicos conhecidos como nociceptores, que são sensíveis ao estímulo nociceptivo. Os nociceptores podem responder ao calor, frio, vibração, estiramento ou inflamação, podendo essa ser dividida, na dependência de sua localização, como somática ou visceral.

A dor neuropática é causada por um dano ou disfunção temporária ou permanente no sistema nervoso central ou periférico. Qualquer processo metabólico, traumático, infeccioso, isquêmico, tóxico ou por mediação imune pode resultar em dor de caráter neuropático. Além disso, as dores neuropáticas podem ser resultantes de compressão nervosa ou de um processamento anormal das vias da dor no cérebro e na medula espinhal[6].

Alguns exemplos de dores neuropáticas na pediatria são lesões no sistema nervoso, compressão neural por tumor ou abscesso, dano neural decorrente de efeito de fármacos quimioterápicos e antirretrovirais, entre outros, neurofibromatose, dor fantasma, infiltração nervosa por doença oncológica, síndrome de Guillain-Barré, neuropatia diabética ou neuralgia pós-herpética, entre tantas outras causas[1,6].

As dores neuropáticas costumam estar associadas a vários tipos de disfunção sensorial: alodínea, hiperalgesia, hipoalgesia, parestesia, disestesia, hiperestesia e hipoestesia[1,6].

Uma forma de distinguir a dor nociceptiva da dor neuropática se baseia na origem anatômica do estímulo, se este é bem localizado ou é difuso associado ao caráter da dor, por exemplo, afiada, em queimação[1,6].

A classificação por etiologia apresenta uma pequena relevância para o mecanismo e o tratamento da dor, sendo comumente reconhecida como dor oncológica e não oncológica.

A dor pode também ser classificada por sua localização anatômica ou pela função anatômica do tecido afetado (dor miofascial, dor reumática, dor esquelética, neurológica e vascular). Deve-se salientar, porém, que a localização e a função anatômica não incluem o mecanismo fisiopatológico[1,6].

A avaliação inicial da dor na criança deve iniciar-se com o relato pela criança ou por seus responsáveis. Deve-se observar o comportamento associado à dor. Uma história detalhada associada ao exame físico é mandatória. Um fator determinante é a adequada mensuração da intensidade da dor por escalas apropriadas para as diversas faixas etárias pediátricas[6,8].

A avaliação da dor deve obter informações como a localização, duração e características da dor, além do impacto que esta gera na vida da criança, por exemplo, na higiene do sono, no estado emocional e no grau de acometimento muscular, assim como fatores de melhora e de piora.

Deve-se ressaltar que o processo de avaliação deve incluir a avaliação do desenvolvimento cognitivo, sendo importante questionar sobre o comportamento usual da criança quando com dor. A avaliação se torna mais complexa nas crianças pré-verbais e naquelas com graves problemas neurológicos.

O exame físico é essencial para ajudar a identificar os diagnósticos diferenciais possíveis para a dor. Deve-se observar com muita atenção todas as reações advindas como reação ao exame físico, por exemplo, caretas, rigidez abdominal, flexão involuntária e gemidos, que podem ser indicadores de dor.

Alguns sinais e comportamentos são indicadores de dor aguda[1,6]:

- Queda na saturação de oxigênio.
- Hipertensão.
- Taquicardia.
- Expressão facial.
- Movimento e postura corporal.
- Inconsolabilidade.
- Choro.
- Caretas.

Nos casos de dor persistente, as características acima aparecem nas exacerbações.

Alguns outros comportamentos relacionados à dor crônica[9]:

- Postura anormal.
- Medo de ser movido.
- Falta de expressão facial.
- Falta de interesse nos arredores.
- Tranquilidade indevida.
- Irritabilidade aumentada.
- Mau humor.
- Perturbação do sono.
- Raiva.
- Alterações no apetite.
- Mau desempenho escolar.

Há casos, porém, em que a criança não demonstra comportamento alterado, podendo inclusive negar a existência da dor por medo da dor gerada pelo tratamento, por exemplo, o medo de injeções. A ausência desses sinais não significa ausência da dor e deve ser levada em consideração para não subestimar a dor[1,6].

Em crianças pré-verbais os pais ou responsáveis são os grandes informantes, pois são eles os que melhor conhecem a criança, suas experiências dolorosas prévias e como é a resposta comportamental relacionada à dor. O comportamento familiar, as crenças e percepções também apresentam um impacto na resposta da criança à dor[10].

Vários instrumentos foram desenvolvidos para tratar da avaliação da dor em pediatria, o que permite a adequada avaliação e documentação de sua intensidade. Há a necessidade de reconhecer, avaliar, mensurar e monitorar a dor para com isso utilizar estratégias para seu controle. A grande dificuldade é transformar o fenômeno subjetivo em objetivo, e para isso existem as diversas escalas[1,6].

As escalas devem ser selecionadas para as diversas faixas etárias pediátricas e para todos os tipos de dor. A maioria das escalas existentes foi desenvolvida e validada para dor aguda[1,6]. As ferramentas mais comuns para mensurar a dor o fazem com escalas de intensidade que dependem da capacidade da criança para quantificá-la, lembrando, porém que a capacidade de quantificar e contar depende da idade e nível de desenvolvimento da criança. Temos nessa categoria as escalas de autorrelato da dor, como a escala de faces, a escala analógica visual e a escala numérica para avaliação[1,6].

As ferramentas que mensuram a dor de crianças não verbais e de crianças com déficits cognitivos são realizadas pela quantificação e classificação dos diversos sinais do comportamento. Deve-se ressaltar que todas as ferramentas de observação para mensurar o comportamento perante a dor foram desenvolvidas para eventos agudos, como dores agudas relacionadas a procedimentos diagnósticos como mielograma, punção lombar ou dor pós-operatória[1,6].

A dor aguda altera parâmetros fisiológicos: aumenta a frequência cardíaca, aumenta a pressão arterial, diminui a saturação de oxigênio e aumenta a frequência respiratória. Esses fatos objetivos, descartando-se outras causas, contribuem para o diagnóstico de dor[1].

A criança, ao sentir dor de forma crônica, pode sofrer limitação nas atividades físicas e ter seu desenvolvimento prejudicado pela dificuldade na concentração e na aprendizagem. Pode ter seu funcionamento social e sua qualidade de vida afetada, o que pode gerar ansiedade, medo, estresse e alteração no sono[6,11-13].

A adequada gestão da dor na criança começa com o conhecimento sobre o que é a dor, seu impacto e consequência. O desconhecimento sobre as medidas para avaliá-la podem impedir uma adequada prestação de serviços de saúde.

Anamnese adequada agregada a exame físico se torna, ao lado da avaliação da dor, um elemento integral na gestão desta, não importa se no atendimento primário, secundário ou terciário. A meta para o tratamento álgico apropriado começa com a avaliação adequada da dor, o que permitirá uma proposta de tratamento farmacológico e não farmacológico eficaz para o contexto pediátrico.

REFERÊNCIAS BIBLIOGRÁFICAS

1. Stevens BJ, Hathway G, Zempsky WT. Oxford textbook of pediatric pain. 2021.
2. Raja SN, Carr DB, Cohen M, Finnerup NB, Flor H, Gibson S, et al. The revised International Association for the Study of Pain definition of pain: concepts, challenges, and compromises. Pain. 2020;23. Online ahead of print.
3. Sociedade Brasileira para o Estudo da Dor (SBED). Definição de dor revisada após 4 décadas. BrJP. 2020 Jul/Sep;3(3).
4. Thienhaus O, Cole BE. Classification of pain. In: Weiner RS. Pain management: a practical guide for clinicians. 6.ed. New York: CRC Press; 2002.
5. Loeser JD (ed.). Bonica's management of pain. 3.ed. Philadelphia: Lippincott Williams & Wilkins; 2001.
6. World Health Organization (WHO). WHO Guidelines on the Pharmacological Treatment of Persisting Pain in Children with Medical Illnesses. Geneva, 2012.
7. McGrath PJ, Finley GA (ed.). Chronic and recurrent pain in children and adolescents. Serie Progress in pain research and management. v.13. Seattle: International Asssociation for the Study of Pain (IASP). 1999.
8. Palermo TM. Assessment of chronic pain in children: current status and emerging topics. Pain Res Manag. 2009;14:21-6.
9. von Baeyer CL, Spagrud LJ. Systematic review of observational (behavioral) measures of pain for children and adolescents aged 3 to 18 years. Pain. 2007;127:140-50.
10. Stinson JN, Kavanagh T, Yamada J, Gill N, Stevens B. Systematic review of the psychometric properties, interpretability and feasibility of self-report pain intensity measures for use in clinical trials in children and adolescents. Pain. 2006;125:143-57.
11. Palermo TM. Impact of recurrent and chronic pain on child and family daily functioning: a critical review of the literature. J Dev Behav Pediatr. 2000;21:58-69.
12. Vetter TR. A primer on health-related quality of life in chronic pain medicine. Anesth Analg. 2007;104:703-18.
13. Palermo TM. Commentary: assessment of functional status and disability in pediatric chronic and recurrent pain. Pediatric Pain Letter. 2000;4:37-8.

63

Semiologia da febre na criança e no adolescente

Tadeu Fernando Fernandes

INTRODUÇÃO

A febre é uma das queixas mais comuns nos atendimentos pediátricos. Estima-se que 20-30% das consultas pediátricas a referem como queixa única preponderante, elevando-se para 65% das consultas em serviços de emergência, onde aparece como um dos sinais da queixa principal[1]. Sem contar que 75% dos telefonemas para pediatras fora do horário convencional têm a febre como primeira queixa[2].

Embora na maioria das vezes seja a primeira manifestação de infecções virais agudas, a presença da febre é temida, pois também pode apresentar-se como sinal inicial de doenças agudas e crônicas com diferentes níveis de gravidade[3].

Diante de uma criança com febre, o racional e o inconsciente se misturam, a ponto de se cunhar um termo específico para expressar a forte sensação de ansiedade, acompanhada de intensa insegurança, que acompanha esse sinal clínico: febrefobia ou *fever phobia*, para render méritos à sua primeira citação na literatura, feita por Schmitt em 1980[4].

DEFINIÇÃO DE FEBRE

A febre é um tema frequente e polêmico na pediatria, começando pela definição, porque primeiro precisamos estabelecer o conceito: o que é temperatura normal e o que é febre?[5]

Existe uma variação circadiana fisiológica da temperatura corpórea, mais baixa pela madrugada (por volta das 3 horas) e no início da manhã e máxima no final da tarde (17 horas) e no início da noite. Essa diferença inicia-se no lactente a partir dos 6 meses de idade (0,5 °C) e se acentua a partir dos 2 anos, culminando no pré-escolar (0,9-1,1 °C)[6].

Usualmente, define-se como febre a temperatura retal igual ou superior a 38 °C, pois a temperatura nesse local apresenta a melhor correlação com a temperatura central. Medidas de temperatura tomadas em outros locais, como boca, axila, tímpano ou pele, têm maiores variações em relação à temperatura central e são menos confiáveis. Apesar disso, no Brasil e em outros países a temperatura é tomada na axila[5-6].

O conceito de febre varia segundo a referência utilizada, oscilando de um mínimo de 37,2 °C (temperatura axilar), segundo a American Academy of Pediatrics (AAP)[7], a um máximo de 37,8 °C (temperatura axilar), segundo o Tratado de Pediatria da Sociedade Brasileira de Pediatria (SBP)[8].

Em resumo: "a definição de febre leva em conta o aumento da temperatura corporal acima dos valores considerados normais, decorrente da elevação do ponto de termorregulação, não havendo um valor único para sua definição"[1].

Não podemos confundir febre com hipertermia, que reflete uma dificuldade do corpo em perder calor de forma eficiente. Nesse caso não há alteração no ponto de termorregulação. A hipertermia é frequentemente causada por exposição solar excessiva, muitas roupas e/ou não adequadas à temperatura ambiente, clima quente, excesso de atividades físicas e principalmente ingestão de fórmulas infantis e alimentos muito concentrados[1,5,7].

FISIOPATOLOGIA DA FEBRE

A temperatura corporal é controlada pelo hipotálamo, onde se encontra o centro termorregulador, representado por um conjunto de neurônios diferenciados, localizados na área pré-óptica hipotalâmica, de onde controlam o balanço entre produção de calor nos músculos e no fígado e a perda de calor pela pele e pulmões[9].

No local do processo inflamatório e/ou infeccioso, macrófagos, linfócitos e células endoteliais produzem pirógenos endógenos, que induzem as células fagocíticas (macrófagos e outras) a produzirem substâncias de natureza proteica, as interleucinas 1, 6 e o fator de necrose tumoral, que atuarão principalmente no endotélio hipotalâmico, estimulando a produção da prostaglandina E2 (PGE2) e outros metabólitos da cascata do ácido araquidônico, que atuam no termostato hipotalâmico, determinando alterações no *set point* da temperatura corpórea e culminando com sua elevação (febre)[5].

A produção da PGE2 é controlada por enzimas conhecidas como ciclo-oxigenases (Cox), classificadas em Cox 1 (associada à produção de prostaglandinas, resulta em diversos efeitos fisiológicos, como proteção gástrica, agregação plaquetária, homeostase vascular e manutenção do fluxo sanguíneo renal) e a Cox 2 (presente nos locais de inflamação, por isso denominada enzima indutiva) (Figura 1)[5].

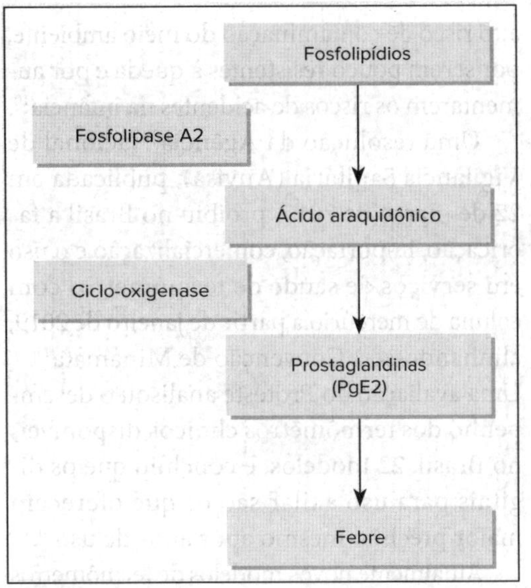

FIGURA 1 Cascata do ácido araquidônico (AA) acionada por agentes agressores que lesam células, liberando fosfolipídios das membranas plasmáticas lesadas e, consequentemente, liberando a enzima lisossomal fosfolipase A2, que leva à formação do AA. As ciclo-oxigenases (Cox 1 e 2) dão origem às PgE2, que ativam o termostato hipotalâmico (febre)[5].

A elevação basal do *set point* dispara mensagens através de duas vias: a primeira, via sistema nervoso, estimula contrações musculares, produção de calor e febre, e a outra atua sobre o centro vasomotor do sistema nervoso simpático, promovendo vasoconstrição e conservação de calor e determinando assim a elevação da temperatura corpórea (febre)[5].

SEMIOLOGIA DA FEBRE

Em primeiro lugar, como aferir a temperatura corpórea?

É preocupante que no Brasil ainda seja frequente o uso de termômetros de mercúrio, utilizado por 70% da população, segundo dados da Associação Brasileira de Defesa do Consumidor (Proteste). Eles foram avaliados e reprovados, principalmente por apresentarem alto risco de contaminação do meio ambiente, por serem pouco resistentes à queda e por aumentarem os riscos de acidentes na infância[10].

Uma resolução da Agência Nacional de Vigilância Sanitária (Anvisa), publicada em 22 de março de 2017, proibiu no Brasil a fabricação, importação, comercialização e o uso em serviços de saúde de termômetros com coluna de mercúrio a partir de janeiro de 2019, alinhando-se à Convenção de Minamata[11]. Uma avaliação do Proteste analisou o desempenho dos termômetros clínicos disponíveis no Brasil, 22 modelos, e concluiu que os digitais para uso axilar são os que oferecem maior precisão mesmo após anos de uso[10].

Atualmente novos modelos de termômetros estão disponíveis para uso clínico, e um estudo avaliou as medidas da temperatura do corpo tomadas com um termômetro digital retal (padrão ouro), um termômetro timpânico e dois modernos termômetros que utilizam a radiação infravermelha em 100 crianças na faixa etária entre 2-18 anos que estavam internadas em um único hospital, na Holanda[12].

Sete medidas de temperatura foram realizadas em 5 minutos: 2 com termômetro timpânico, 4 com termômetro via infravermelho da pele e 1 com termômetro digital para temperatura retal. A temperatura média foi mais elevada com os termômetros retais, seguida pelos termômetros timpânicos[12].

A conclusão mostra que nem os dispositivos timpânicos, nem os infravermelhos de pele foram confiáveis na comparação com o padrão ouro, temperatura retal com o termômetro digital, no entanto a medida timpânica teve a melhor sensibilidade e especificidade para detectar a temperatura retal de 38 °C (0,80 e 0,97, respectivamente) e renderam as temperaturas com a maior associação linear com a temperatura retal. Medições com os termômetros infravermelhos foram as menos confiáveis[12].

Febre é um sinal, não uma doença!

O quadro clínico da febre inclui pródomos que antecedem o pico febril, com a elevação da temperatura no termostato hipotalâmico. O corpo responde por meio de medidas para reter calor e, assim, elevar a temperatura corpórea: vasoconstrição periférica demonstrada pelas extremidades frias, piloereção, ausência de sudorese, sensação de frio, taquicardia e taquipneia e, eventualmente, tremores (calafrios)[13].

Diante dessas respostas, a temperatura corpórea se eleva em aproximadamente 2-3 horas, culminando com o pico febril quase sempre acompanhado de dor de cabeça (vasodilatação central), mal-estar geral, perda do apetite, redução da diurese e irritabilidade, com despertares noturnos, choro e sinais de desconforto (Figura 2)[13].

Um incremento muito rápido da febre aumenta o consumo de oxigênio, altera a hemodinâmica (vasoconstrição) e em alguns casos pode provocar convulsões febris, frequentemente com um clássico agente etiológico: o vírus *Human Herpes Simplex* 6 (HHV-6), causador do exantema súbito. Em estudos europeus, esse vírus foi isolado em 35% das crianças com convulsão febril. Nos EUA, em mais de 30% dos casos de primeira crise febril o vírus HHV-6 foi identificado[14]. Outro agente viral comumente associado a essa condição é o vírus *Influenza A*[15].

Deve-se combater a febrefobia, estar ciente que a febre é uma resposta do organismo a uma agressão. Ela é acompanhada de melhora na resposta imune, demonstrada pelo aumento da proliferação e pela migração dos neutrófilos. Incrementa a proliferação das células T e a produção de interferons, inibe o crescimento de microrganismos pelo "sequestro" do ferro circulante, em resumo, a febre é uma resposta imunológica do corpo humano a uma agressão[13].

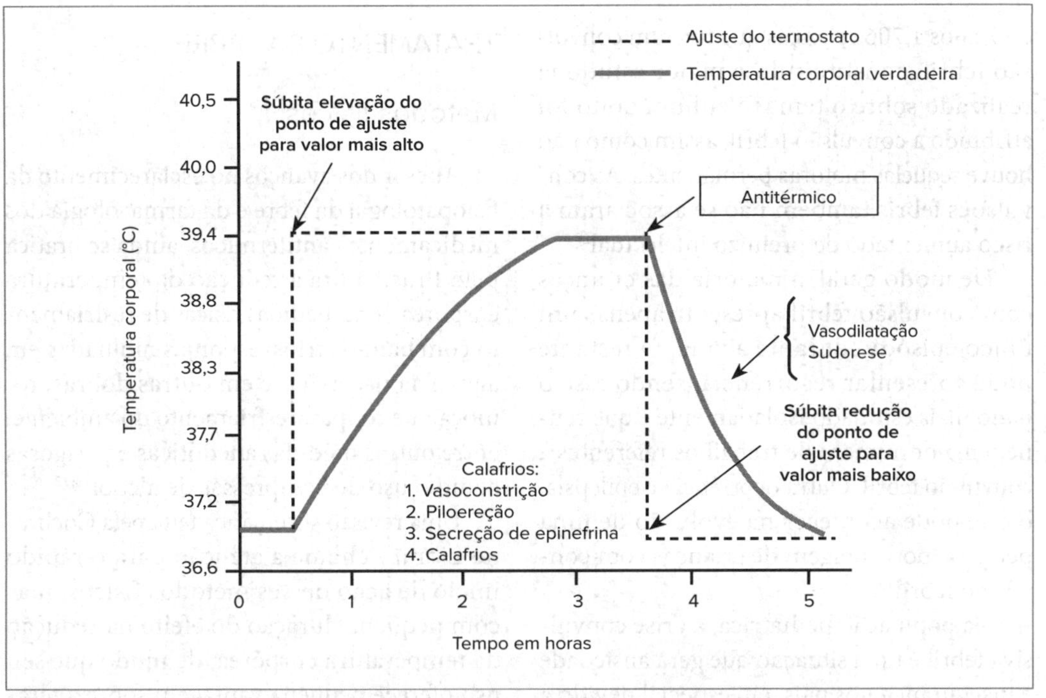

FIGURA 2 Linha do tempo das respostas corpóreas à elevação da temperatura. Veja que é necessário um período de adaptação à elevação térmica (calafrios, vasoconstrição periférica, piloereção, secreção de epinefrina e consequente taquicardia e aumento da frequência respiratória). Caso ocorra de modo abrupto (curva tracejada), poderá causar uma convulsão febril pela falta de tempo para homeostase corpórea à febre. Com o uso do antitérmico, a redução da temperatura também precisa de seu período para adaptações hemodinâmicas, nesse caso vasodilatação e sudorese. Uma queda abrupta pode levar a hipotensão, pela rápida queda da resistência periférica.

Em animais de experimentação, a supressão da febre está associada a maior letalidade nas infecções bacterianas[16]. Em humanos, a redução da temperatura com o uso de antitérmicos pode ocasionar excreção mais prolongada de vírus respiratórios[17].

Convulsão febril

Um dos "fantasmas" que acompanham a febre é a convulsão febril.

A convulsão febril ocorre na infância, geralmente entre os 3 meses e os 5 anos de idade, associada à febre, na ausência de infecção intracraniana ou de outra causa neurológica definida, excluindo-se as crianças que tenham tido previamente convulsões afebris[18].

A crise convulsiva febril corresponde à forma mais comum de crises epilépticas na infância, afetando em média 2-5% de todas as crianças, principalmente entre 6 meses e 5 anos de idade, com pico de ocorrência aos 18 meses[19].

A etiologia é considerada multifatorial, associando fatores ambientais e genéticos, determinando suscetibilidade à ocorrência das crises convulsivas. O padrão de herança genética é variável, e em 25-40% dos casos há história familiar positiva. Gêmeos monozigóticos parecem ter maior taxa de concordância se comparados a gêmeos dizigóticos[19].

A convulsão febril é entidade de caráter benigno. O Projeto Perinatal Colaborativo Nacional (NCPP) avaliou e seguiu até a idade de 7 anos 1.706 crianças que tiveram convulsão febril, constituindo o maior estudo já realizado sobre o tema. Nenhum óbito foi atribuído à convulsão febril, assim como não houve sequelas motoras permanentes. As convulsões febris também não se associaram a risco aumentado de prejuízo intelectual[20].

De modo geral, a maioria das crianças com convulsão febril apresenta apenas um único episódio durante a vida. O restante pode apresentar recorrência, sendo esse o dado mais estudado isoladamente e que reúne o maior número de trabalhos referentes à convulsão febril. Outra ocorrência é epilepsia, o que pode acontecer na evolução de uma pequena porcentagem de crianças com convulsão febril[19].

Na população pediátrica, a crise convulsiva febril é uma situação que gera ansiedade e insegurança nos pais, em especial devido a seu significado e às implicações futuras. Assim, deve-se orientá-los quanto aos cuidados iniciais durante a crise e a evolução benigna do quadro. A possibilidade de tratamento profilático para reduzir o risco de recidivas deve ser indicado somente em situações específicas, especiais, casos selecionados, com um destaque, cientes de que "agentes antipiréticos podem ser utilizados para reduzir a temperatura, no entanto, não reduzem a recorrência de crises febris, além disso, os antitérmicos não apresentam eficácia profilática na convulsão febril"[21].

Pode-se dizer que 70% das crianças terão apenas uma crise convulsiva febril, 20% delas terão duas e apenas 10% terão chance de ter várias. A maioria dos autores acredita que não se precisa considerar a necessidade de tratamento profilático para convulsão febril. Entretanto, entre os que consideram necessário, uma ressalva está sempre presente: devem ser tratadas apenas as crianças com elevado fator preditivo para recorrência[18,20].

TRATAMENTO DA FEBRE

Métodos físicos

Apesar dos avanços no esclarecimento da fisiopatologia da febre e da farmacologia dos medicamentos antitérmicos, ainda se pratica pelo Brasil afora a redução da temperatura corpórea com medidas físicas de resfriamento com banhos frios, esponjas molhadas em água fria nas axilas e em outras dobras, remoção de roupas, resfriamento do ambiente, entre outras medidas anedóticas e perigosas como o uso de compressas de álcool[13,22].

Uma revisão sistemática feita pela Cochrane Library chama a atenção para o rápido início de ação desses métodos físicos, mas com pequena duração do efeito na redução da temperatura corpórea, de modo que seu uso oferece pequena vantagem sobre a terapêutica medicamentosa[22].

Essa revisão envolveu 7 ensaios clínicos (467 participantes), avaliou diferentes estratégias não medicamentosas e concluiu que métodos físicos não diferiram do placebo em eficácia ou segurança. Concluiu também que os efeitos adversos foram mais comuns nos grupos que receberam resfriamento, destacando os calafrios e a irritabilidade aumentada[22].

Terapêutica farmacológica

Enfatiza-se um alerta: "não existe um número 'mágico', teórico, fixado por consensos, diretrizes ou *guidelines* para se administrar o antitérmico"[1,5].

A recomendação para uso de antitérmicos em crianças deve ser feita quando a febre está associada a desconforto evidente (choro intenso, irritabilidade, redução da atividade, redução do apetite, distúrbio do sono) e não baseada em um número predeterminado[1,5].

Antitérmicos

Os antitérmicos estão entre os fármacos mais utilizados em crianças febris, com ou sem prescrição médica, e são comumente causa de intoxicações, em geral por erro na administração de dose ou intervalo, ou por interação medicamentosa[1,5].

Três antitérmicos estão disponíveis no Brasil: paracetamol (acetaminofeno), ibuprofeno e dipirona (metamizole). Todos têm o mesmo mecanismo básico de ação (*vide* Figura 3), são eficazes e seguros quando utilizados dentro de sua faixa terapêutica, com intervalo de doses padronizadas e de modo isolado, destacamos, apesar da falta de evidências científicas que justifiquem a alternância de antitérmicos[1,5-6].

Os três antitérmicos citados têm o mesmo mecanismo de ação: bloquear de modo inespecífico a Cox 1 e 2[1,5].

Um estudo brasileiro destaca outra preocupação: os grandes e frequentes erros na dosagem do antitérmico. Nesse estudo foram selecionadas crianças com até 12 anos de idade que consultaram por motivo de febre e que tinham feito uso de antitérmicos por pelo menos uma vez nas últimas 24 horas[23].

Foram registrados o fármaco, a apresentação comercial e a dose utilizada em cada caso. A adequação de dose baseou-se nas referências para paracetamol, dipirona e ibuprofeno. Analisaram-se as apresentações comerciais utilizadas pelos pacientes quanto à concentração e aos gotejadores[23].

Os resultados de 575 entrevistas mostraram que 43,3% pacientes receberam subdoses da medicação, 48,7% receberam dose adequada e 8% receberam uma dose acima daquela preconizada como terapêutica[23].

Quanto à origem da informação sobre a dose a ser ministrada, 432 (75,1%) cuidadores obtiveram a informação a partir de profissionais de saúde, 81 (14,1%) basearam-se nos familiares e 42 cuidadores (7,3%) utilizaram a bula do remédio como referência. De modo geral, não houve variação nas concentrações

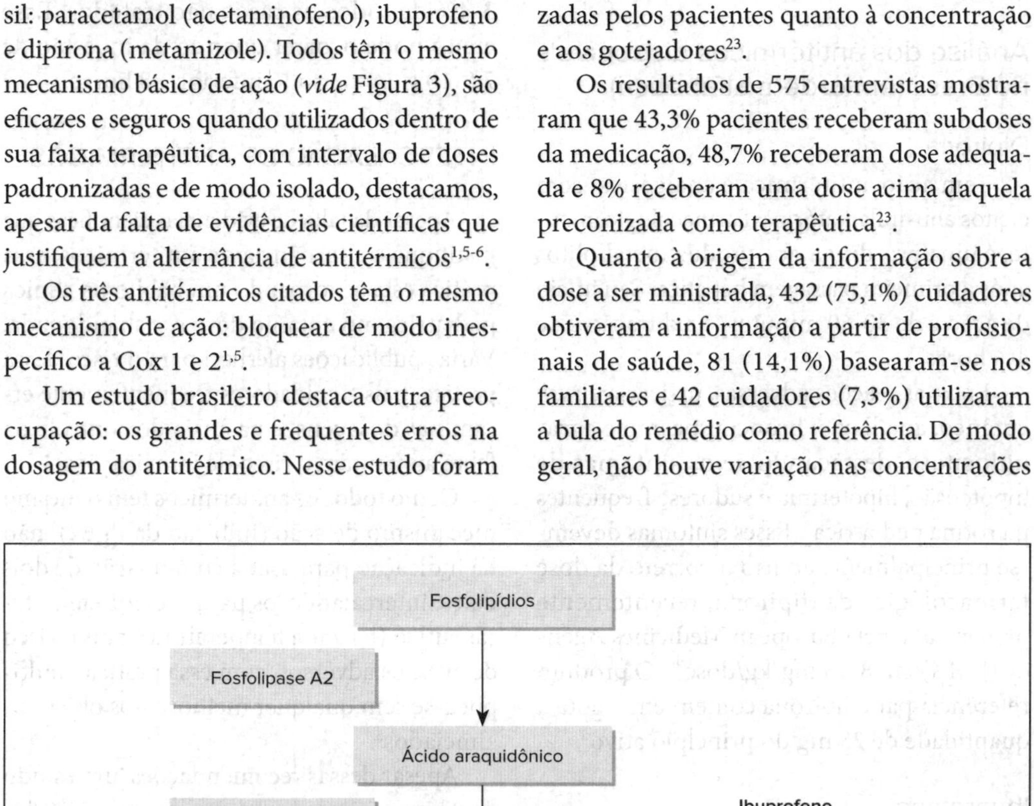

FIGURA 3 Ibuprofeno, paracetamol e dipirona têm o mesmo mecanismo de ação, o bloqueio das enzimas ciclo-oxigenases, reduzindo a produção de PgE2, prostaglandina que eleva a temperatura no termostato hipotalâmico[5].

de dipirona, paracetamol e ibuprofeno em relação aos produtos de referência. No entanto, os gotejadores das diversas apresentações disponibilizam volumes/quantidades diversos, geralmente menores[23].

Infelizmente não existe uma padronização dos gotejadores nas diferentes apresentações comerciais de um mesmo antitérmico quando pareados com o produto referência[23].

Análise dos antitérmicos disponíveis no Brasil (em ordem alfabética)

Dipirona

Tem ação antitérmica e analgésica, sem efeitos anti-inflamatórios. Farmacologicamente, é uma pró-droga que produz metabólitos após a primeira passagem hepática. Seu início de ação é de 30-60 minutos, e a duração é de 4-6 horas[5].

Entre as reações adversas, urticária e *rash* cutâneo, anafilaxia, broncoespasmo e agranulocitose, destacando-se os sintomas de hipotensão, hipotermia e sudorese frequentes na rotina pediátrica[5]. Esses sintomas devem-se principalmente ao uso incorreto da dose farmacológica da dipirona, recentemente preconizada pela European Medicines Agency (EMA) em 8-16 mg/kg/dose[24]. O produto referência para dipirona contém em 1 gota a quantidade de 25 mg do princípio ativo[5].

Ibuprofeno

É um derivado do ácido propiônico. Assume diferentes indicações e efeitos na dependência das doses administradas. Quando se deseja uma ação antitérmica e/ou analgésica, o ibuprofeno deve ser utilizado em doses de 5-10 mg/kg/dose, e a ação anti-inflamatória será observada ao se administrar o ibuprofeno em doses acima de 20 mg/kg[5]. Vale ressaltar aqui os efeitos colaterais dos anti-inflamatórios, sendo por isso pouco indicados em pediatria.

Paracetamol

Derivado do para-aminofenol, com ação analgésica e antitérmica, sem ação anti-inflamatória. Sua dose terapêutica varia entre 10-15 mg/kg/dose, e a dose máxima diária é de 75 mg/kg. A dose tóxica é de 120 mg/kg em crianças e de 6,5 g em adultos. O paracetamol em doses elevadas tem sido associado à doença hepática tóxica, ocorrendo fatalidades em 3-4% de todos os casos não tratados. Esse efeito pode ocorrer quando da ingestão de 7,5-10 g em período inferior a 8 horas[5].

INTERCALAÇÃO DE ANTITÉRMICOS

Apesar da falta de evidências científicas que justifique a alternância de antitérmicos, essa prática está se tornando um hábito na clínica pediátrica, no entanto deve ser abandonada. Várias publicações alertam para o risco dessa prática, pais e cuidadores frequentemente erram nas dosagens, e na ânsia do controle da febre aumentam o risco de intoxicações[5].

Como todos os antitérmicos têm o mesmo mecanismo de ação (inibição da PgE2), não há indicação para usar a combinação de dois deles, intercalando-os para melhor efeito terapêutico (baixar a temperatura), pois o risco de eventos adversos, com essa prática, multiplica-se sem qualquer melhora nos objetivos almejados[5].

Apesar dessas recomendações, um estudo norte-americano mostra que mais de 50% dos pediatras recomendavam aos pais essa prática[25]. Outro estudo mostra que 68,8% dos pediatras espanhóis praticam a alternância de antitérmicos, o que motivou a Academia Espanhola de Pediatria a emitir um alerta sobre a falta de embasamento científico[26].

Um estudo curioso realizado nos EUA merece relato, pois indagou 256 pais, via questionários, sobre a prática de alternância de antitérmicos, e 67% deles responderam afirmativamente[27]. Segundo 81% dos entrevistados, a recomendação da alternância partiu do pediatra da criança, com um detalhe anedótico: 9% dos pediatras recomendaram a alternância de paracetamol e ibuprofeno a cada 2 horas, 16% a cada 3 horas, 43% a cada 4 horas, 23% a cada 6 horas, mostrando a falta de consenso e racionalidade[27].

Uma revisão sistemática incluiu ensaios clínicos randomizados, publicados até dezembro de 2011, em que um dos braços fosse terapia alternada com antipiréticos para tratamento de febre em crianças menores de 12 anos, atendidas ambulatorialmente. A conclusão foi bem taxativa ao alertar que, embora haja uma tendência à redução das médias de temperatura com antipiréticos alternados em relação aos antipiréticos isolados, não existe evidência suficiente para afirmar que essa prática é mais eficaz que a monoterapia[28].

Um estudo brasileiro avaliou condutas terapêuticas e o uso alternado de antipiréticos pelos pais de crianças (0-6 meses) brasileiras com febre e residentes no sul do Brasil[29]. Foi um estudo transversal, com entrevistas domiciliares com cuidadores de 692 crianças utilizando questionário validado[29].

Os resultados mostraram que 73% dos cuidadores no último episódio de febre da criança administraram antitérmico. Como uma ressalva: a média de temperatura considerada febre foi 37,4 °C e febre alta 38,7 °C, valores bem abaixo dos considerados na literatura. A utilização de terapia alternada com antipiréticos foi relatada por 26,7% dos entrevistados, justificada pela ausência de resposta à monoterapia e indicação médica, na maioria dos casos[29].

MENSAGEM FINAL PARA SEMIOLOGIA E CONDUÇÃO DA FEBRE AGUDA

O que pode ser dito com bastante clareza é que a ação mais importante na diferenciação das crianças é a classificação de risco: não focar o combate à febre, mas avaliar o quadro clínico de sinais e sintomas como um todo, individualizando cada paciente. Dar suporte com boa hidratação, observar a diurese e, se necessário, utilizar o antitérmico, visando aliviar o mal-estar geral causado pelo sintoma febre. Não se deve buscar valores numéricos de temperatura (a briga contra o termômetro), fato que incentiva a polimedicação e aumenta o risco de intoxicações e interações com outros medicamentos, além de incrementar a febrefobia. O uso de antitérmicos deve ser criterioso; intercalá-los é um mito e um erro que pode aumentar o risco para o paciente.

Enfim, é dever do médico combater a febrefobia, mas de modo empático, entendendo a ansiedade dos pais e a busca por uma solução rápida, que em muitos casos não é a mais segura e eficaz. É preciso ficar claro que febre é um sinal, não uma doença, mas que é necessário avaliar o paciente com cuidado, pois algumas vezes pode-se estar diante de um quadro grave.

REFERÊNCIAS BIBLIOGRÁFICAS

1. Fernandes TF. Febre não é doença, é um sinal. Recomendações: Atualização de Condutas em Pediatria, Sociedade de Pediatria de São Paulo, 2019. Disponível em: https://www.spsp.org.br/site/asp/recomendacoes/Rec87_2.pdf. Acesso em: nov. 2021.
2. Villarreal SF, Berman S, Groothuis JR, Strange V, Schmitt BD. Telephone encounters in a university pediatric group practice: a 2-year analysis of after-hour calls. Clin Pediatr (Phila). 1984;23(8):456-8.
3. Purssell E. Parental fever phobia and its evolutionary correlates. J Clin Nurs. 2009;18(2):210-8.
4. Schmitt BD. Fever phobia: misconceptions of parents about fevers. Am J Dis Child. 1980;134(2):176-81.
5. Sociedade Brasileira de Pediatria. Documento científico: manejo da febre aguda. 2021. Disponível em: https://www.sbp.com.br/fileadmin/user_upload/23229c-DC_Manejo_da_febre_aguda.pdf. Acesso em: nov. 2021.
6. Murahovschi J. A criança com febre no consultório. J Pediatria (Rio J). 2003;79(Supl 1):S55-S64.
7. Schmitt B. Fever. Schmitt pediatric guidelines. American Academy of Pediatrics. Disponível em: https://www.healthychildren.org/English/tips-tools/symptom-checker/Pages/symptomviewer.aspx?symptom=-Fever. Acesso em: nov. 21.

8. Machado BM, Gilio AE. Febre sem sinais localizatórios. In: Tratado de pediatria – Sociedade Brasileira de Pediatria. 4.ed. Barueri: Manole; 2017. p.885-90.
9. Bicego KC, Barros RC, Branco LG. Physiology of temperature regulation: comparative aspects. Comp Biochem Physiol A Mol Integr Physiol. 2007;147:616-39.
10. Associação Brasileira de Defesa do Consumidor (Proteste). Análise dos 22 termômetros mais comercializados no Brasil. 2012. Disponível em: http://www.proteste.org.br/saude/nc/artigo/termometros. Acesso em: nov. 2021.
11. Brasil. Ministério da Saúde. Agência Nacional de Vigilância Sanitária (Anvisa). Resolução da Diretoria Colegiada - RDC n. 145, de 21 de março de 2017. Disponível em: http://antigo.anvisa.gov.br/documents/2857848/0/Nota+Conjunto+MS-Anvisa.pdf.pdf/ff06ccf4-32c6-4b-98-828f-c85c1ff6ef75. Acesso em: nov. 2021.
12. Paes BF, Vermeulen K, Brohet RM, van der Ploeg T, de Winter JP. Accuracy of tympanic and infrared skin thermometers in children. Arch Dis Child. 2010;95(12):974-8.
13. Fernandes TF. Fernandes. PRONAP – Sociedade Brasileira de Pediatria – Ciclo XVI. Febre. Disponível em: https://www.sbp.com.br/sbpservicos/ead-educacao-a--distancia/pronap/pronap-ciclo-xvi/. Acesso em: nov. 2021.
14. Epstein LG, Shinnar S, Hesdorffer DC, Nordli DR, Hamidullah A, Benn EKT, et al. Human herpesvirus 6 and 7 in febrile status epilepticus: the FEBSTAT study. Epilepsia. 2012;53(9):1481-8.
15. Chiu SS, Tse CYC, Lau YL, Peiris M. Influenza A infection is an important cause of febrile seizures. Pediatrics 2001;108:e63.
16. Baraff LJ. Management of fever without source in infants and children. Ann Emerg Med. 2000;36:602-14.
17. Brook I. Unexplained fever in young children: how to manage severe bacterial infection. BMJ. 2003; 327(7423):1094-7.
18. Guerreiro MM. Tratamento das crises febris. J Pediatr (Rio J). 2002;78(Suppl 1):S9-S13.
19. Machado MR, Carmo ALS, Antoniuk SA. Crise febril na Infância: uma revisão dos principais conceitos. Resid Pediatr. 2018;8(Supl 1):11-16
20. Nelson KB, Ellenberg JH. Prognosis in children with febrile seizures. Pediatrics. 1978;61:720-7.
21. Chung S. Febrile seizures. Korean J Pediatr. 2014;57(9):384-95.
22. Meremikwu M, Oyo-Ita A. Physical methods for treating fever in children. Cochrane Database Syst Rev. 2003;(2):CD004264.
23. Sukiennik R, Halpern R, Manica JLL, Plentz FD, Bergamin G, Loss L, et al. Antitérmicos na emergência pediátrica: estamos usando a dosagem adequada? Pediatria (São Paulo). 2006;28(3):175-83
24. EMA – Committee for Medicinal Products for Human Use (CHMP). Metamizole sodium. Assessment report EMA/143912/2019. Disponível em: https://www.ema.europa.eu/en/documents/referral/metamizole-article--31-referral-chmp-assessment-report_en.pdf. Acesso em: nov. 2021.
25. Kramer LC, Richards PA, Thompson AM, Harper DP, Fairchok MP. Alternating antipyretics: antipyretic efficacy of acetaminophen versus acetaminophen alternated with ibuprofen in children. Clin Pediatr (Phila). 2008;47(9):907-11.
26. Díez DJ, Burgos RA, Garrido GJ, Ballester SA, Moreno CE. Use of alternating antipyretics in the treatment of fever in Spain. An Esp Pediatr. 2001;55(6):503-10.
27. Wright AD, Liebelt EL. Alternating antipyretics for fever reduction in children: an unfounded practice passed down to parents from pediatricians. Clin Pediatr (Phila). 2007;46(2):146-50.
28. Purssell E. Systematic review of studies comparing combined treatment with paracetamol and ibuprofen, with either drug alone. Arch Dis Child. 2011;96(12):1175-9.
29. Pereira GL, Tavares NU, Mengue SS, Pizzol TS. Therapeutic procedures and use of alternating antipyretic drugs for fever management in children. J Pediatr (Rio J). 2013;89(1):25-32.

Semiologia em medicina do sono

Beatriz Neuhaus Barbisan
Cristiane Fumo dos Santos
Gustavo Antonio Moreira

INTRODUÇÃO

Os problemas do sono são muito comuns em lactentes, crianças e adolescentes. Eles merecem atenção do pediatra, uma vez que o sono tem papel fundamental no desenvolvimento, crescimento e bem-estar. A terceira classificação internacional dos distúrbios do sono (CIDS-3) define 7 grandes grupos:

1. Insônia.
2. Distúrbios respiratórios ao sono.
3. Distúrbios centrais de hipersonolência.
4. Transtornos do ritmo circadiano.
5. Parassonias.
6. Distúrbios do movimento relacionados ao sono
7. Outros distúrbios do sono[1].

Os distúrbios do sono são frequentes em crianças e adolescente, e sua prevalência varia com a faixa etária (Tabela 1)[2].

A insônia comportamental do lactente é mais frequente nos primeiros 5 anos de vida; a apneia obstrutiva do sono é mais comum entre 2-7 anos de idade, enquanto as parassonias (sonambulismo, terror noturno) são mais comuns em crianças menores de 12 anos. As hipersonias e o distúrbio de atraso de fase, um tipo de distúrbio do ritmo circadiano, são mais comuns na adolescência.

TABELA 1 Prevalência dos distúrbios do sono na população pediátrica

	Prevalência (%)
Insônia	20-30
Distúrbios respiratórios ao sono	2-3
Hipersonolência	0,01-0,20
Transtornos do ritmo circadiano	7
Distúrbios do movimento relacionados ao sono	1-2
Parassonias	25

HISTÓRIA DO SONO

A avaliação inicial dos distúrbios do sono em pediatria inclui a história clínica, o desenvolvimento neuropsicomotor, a avaliação do comportamento, antecedentes pessoais, história familiar e exame físico. Em algumas circunstâncias será necessário investigação adicional, com diário do sono ou exames subsidiários, como actigrafia, polissonografia e teste das múltiplas latências do sono.

Uma característica fundamental do sono em pediatria é o fato de a quantidade de sono diminuir com o progredir da idade, de 16 horas por dia em recém-nascidos até 9 horas em adolescentes[2]. Conhecer os valores de normalidade é importante para saber se há ou não privação de sono (Tabela 2). Conhecer os hábitos do sono em dias de semana, nos fins de semana e nas férias ajuda a estimar o tempo de sono e sua variação no decorrer dos dias. A falta de consistência nas rotinas do dia e nos horários de dormir tem impacto importante no sono. Eletroeletrônicos, como televisão, *tablet* e celular, são os grandes vilões do sono no mundo atual. Por isso é importante estimar o tempo de uso de tela durante o dia e após o anoitecer.

TABELA 2 Quantidade de sono normal em crianças e adolescentes

	Tempo de sono (h)
Recém-nascido (0-3 meses)	14-17
Lactente (4-12 meses)	12-15
Criança pequena (1-2 anos)	11-14
Pré-escolar (3-5 anos)	10-13
Escolar (6-13 anos)	9-11
Adolescente (14-17 anos)	8-10

Hábitos de sono

Início do sono ______ h término do sono ______ h (dia de semana)
Início do sono______ h término do sono ______ h (fins de semana / férias)
Soneca(s) diurna(s): início ______ h fim ______ h
Tempo de tela _______ h

A primeira etapa ao avaliar a criança ou adolescente consiste em realizar uma história completa da queixa atual, conhecer os padrões de sono, horários de dormir e acordar, o comportamento noturno, sintomas diurnos (sonolência, hiperatividade, falta de atenção). Todos os membros da família, inclusive a criança (ou adolescente), devem descrever a queixa principal. Frequentemente aparecem diferenças da percepção entre pais e filhos, assim como diferenças de percepção entre os pais. A descrição da queixa de sono deve rever o início, duração e consistência noite a noite. Os eventos que parecem preceder imediatamente o início do problema de sono devem ser investigados[3].

As questões a seguir delineiam uma estratégia diagnóstica que é geralmente semelhante em todos os grupos etários, do recém-nascido ao adolescente.

Questões fundamentais

- O(A) seu(sua) filho(a) tem problemas para ir para a cama?
- O(A) seu(sua) filho(a) tem dificuldade para iniciar o sono?
- O(A) seu(sua) filho(a) mantém um horário regular de sono?
- O(A) seu(sua) filho(a) parece sonolento durante o dia?
- O(A) seu(sua) filho(a) tem dificuldade de acordar de manhã?
- O(A) seu(sua) filho(a) desperta no meio da noite?
- O(A) seu(sua) filho(a) tem comportamentos não usuais durante o sono?
- O(A) seu(sua) filho(a) ronca ou tem dificuldade de respirar durante o sono?

Independentemente da queixa principal, é importante conhecer os comportamentos e padrões de sono. Uma revisão dos hábitos de sono frequentemente esclarece a natureza e a causa da queixa principal, podendo também elucidar a presença de problemas coexistentes (ronco e sonambulismo) e de comportamentos de sono mal adaptativos (higiene de sono inadequada).

DISTÚRBIOS DO SONO

A insônia pediátrica é definida como a dificuldade repetida de início, duração, consolidação ou qualidade do sono, que ocorre apesar do tempo para dormir apropriado para a idade e resulta em prejuízo funcional diurno para a criança e/ou família[4].

Os pais relatam problemas de dormir e despertares noturnos frequentes em crianças pré-escolares com desenvolvimento típico. Há dois tipos clínicos principais: o distúrbio de início do sono por associações inadequadas e o distúrbio por falta de estabelecimento de limites, ou a combinação destes. No distúrbio de associação, a criança adormece em uma condição específica (colo, embalar, mamadeira) que geralmente requer intervenção e presença dos pais. Após um despertar fisiológico noturno, o lactente necessita da mesma intervenção para voltar a dormir. Apesar de o número de despertares ser normal para a idade, o problema ocorre pela incapacidade de voltar a dormir sozinho, o que prolonga o período acordado. O distúrbio por falta de limites é típico de crianças pré-escolares maiores, caracterizado pela dificuldade dos pais em estabelecer regras para a hora de dormir ou de fazer com que estas sejam respeitadas. Como consequência, a criança se recusa a dormir ou a permanecer dormindo a noite toda. É comum a ocorrência de desculpas para não ir dormir (fome, sede, medo, mais uma história) e os pais cederem às barganhas. As consequências da insônia são tempo de sono insuficiente dos pais e das crianças. Frequentemente a criança pode apresentar problemas diurnos, como sonolência excessiva, alterações no comportamento, na cognição e no humor[3].

Aspectos importantes na história clínica

- Existe um horário estipulado de início de sono?
- Que horário a TV e o celular são desligados à noite?
- Descreva as atividades e locais que precedem o adormecer (rotina do sono)?
- Quais são as atividades que ocorrem na hora de dormir (embalar, mamar)?
- Qual é o local em que o(a) seu(sua) filho(a) adormece (próprio quarto, sala, cama dos pais)?
- Quais são as características do ambiente de dormir (luz, sons, tipo de cama/berço, companheiros de quarto e/ou leito)?
- Você permanece junto com o(a) seu(sua) filho(a) enquanto ele(a) adormece?
- Qual é a frequência, duração e intensidade das ações do(da) seu(sua) filho(a) para retardar o início do sono?
- Qual é o número, duração e horário das sonecas?
- Descreva as rotinas durante o dia (incluir refeições, escola, atividades de lazer).

As parassonias são eventos ou experiências não desejáveis que ocorrem no início do sono, durante o sono, durante os despertares ou nas transições de estágios do sono. Podem se manifestar como movimentos complexos, emoções, percepções, sonhos ou atividades do sistema nervoso autonômico[1]. As parassonias do sono não REM (*rapid eye moviments*) apresentam duas categorias: distúrbio do despertar e distúrbios alimentares relacionadas ao sono. A primeira categoria é o tipo mais frequente de apresentação na infância, mas os distúrbios alimentares podem iniciar os sintomas na faixa etária do adolescente.

Os distúrbios do despertar são caracterizados por episódios recorrentes de despertar incompleto do sono, com resposta ausente ou inapropriada durante o episódio, associação limitada (ou restrita à visão) do cenário e amnésia completa ou parcial do episódio. Existem três formas de apresentação:

1. Despertar confusional, quando a criança fica restrita ao leito. Senta-se na cama e observa o ambiente de forma confusa.

2. Sonambulismo, quando a criança deambula. Pode ser a continuação de um despertar confusional ou já se iniciar com o caminhar.
3. Terror noturno, quando a criança ou adolescente apresenta gritos e fácies de medo, com rubor, sudorese e taquicardia.

As alterações do despertar costumam acontecer durante o sono de ondas lentas que predomina no primeiro terço da noite[5]. A história familiar positiva é bastante frequente. A história natural é a redução de episódios ao longo da vida. Privação de sono, estresse, ansiedade, febre, medicações (zolpidem), horários irregulares para adormecer e fatores que aumentem a despertabilidade (apneia do sono concomitante) são fatores de risco. O principal diagnóstico diferencial são as crises epilépticas. A história clínica ajuda na distinção quando os eventos ocorrem em qualquer horário da noite, quando há espasmos musculares, movimentos repetitivos típicos e confusão após o evento. Caso seja difícil a diferenciação, está indicada a realização de polissonografia com montagem neurológica estendida e registro de vídeo.

Os distúrbios alimentares são caracterizados por episódios recorrentes de comer disfuncional após despertar parcial durante o sono noturno. Eles apresentam comportamento de risco na preparação do alimento (deixar o fogão acesso, p. ex.) e/ou consumo de formas peculiares de comida (fígado com leite condensado) ou coisas não comestíveis (esmaltes, bituca de cigarro), ou consequências adversas desse comer disfuncional (obesidade, descontrole glicêmico, ingestão de alimentos aos quais a pessoa é alérgica), ou perda parcial ou completa da consciência durante o episódio de comer. Embora mais frequente na terceira década de vida, pode iniciar os sintomas na adolescência[1].

A enurese é a perda involuntária de urina durante o sono, que ocorre ao menos 2 vezes na semana, por ao menos 3 meses, em pacientes com mais de 5 anos. É classificada como primária se o paciente nunca conseguiu controlar a urina e como secundária se ele conseguiu controlar a urina por ao menos 6 meses. Pode ser causada por maturação neuronal mais lenta (geralmente de caráter familiar) ou por distúrbios respiratórios do sono.

O sonilóquio é caracterizado por episódios de falar durante o sono. Não representam uma doença, mas muitas famílias preocupam-se com a apresentação.

Os pesadelos são sonhos apavorantes que usualmente despertam a criança e a deixam chateada. O conteúdo do pesadelo pode ser tão apavorante que a criança tem medo de recobrar o sono e procura conforto. São eventos comuns em crianças, ocorrem durante o sono REM e na segunda metade da noite. O transtorno dos pesadelos ocorre quando eles têm impacto importante durante o dia.

Perguntas para investigar parassonias

- Os comportamentos anormais ocorrem no primeiro terço da noite?
- A criança parece confusa? Responde a estímulos?
- A criança está acordada completamente e conta a história com começo, meio e fim?
- A criança caminha sempre para o mesmo local (quarto dos pais)?
- A criança se lembra do evento na manhã seguinte?
- O(A) seu(sua) filho(a) faz xixi na cama de vez em quando?
- Algum familiar teve eventos semelhantes na infância?

A apneia obstrutiva do sono (AOS) faz parte de um espectro dos distúrbios respiratórios do sono (DRS), que vão do ronco primário à AOS grave. O ronco habitual é aquele ruído inspiratório grave presente 3 vezes por semana ou mais durante o sono[6]. As famílias podem ainda se queixar de ouvir pausas respiratórias durante o sono ou mesmo ronco ressuscitativo. A maioria das crianças com AOS geralmente não apresenta queixas de sonolência diurna. As famílias costumam se queixar de dificuldades escolares, irritabilidade, hiperatividade e alterações do humor[7,8].

Perguntas-chave na suspeita de distúrbios respiratórios do sono

- Qual é a frequência do ronco do(a) seu(sua) filho(a)?
- O(A) seu(sua) filho(a) ronca alto?
- O(A) seu(sua) filho(a) tem dificuldade de respirar enquanto dorme?
- Você já viu o(a) seu(sua) filho(a) parar de respirar durante o sono?
- O(A) seu(sua) filho(a) tende a respirar com a boca aberta durante o dia?
- O(A) seu(sua) filho(a) acorda com a boca seca?

O ronco habitual é um diagnóstico clínico. Já o diagnóstico de ronco primário depende da avaliação polissonográfica, que também é indicada para o diagnóstico da AOS. Em crianças, indica-se a realização do exame em ambiente hospitalar e com medida não invasiva do gás carbônico. São considerados para o diagnóstico e para classificação somente os eventos obstrutivos. Um índice de eventos obstrutivos menor que 1 evento/hora e com queixa de ronco é compatível com ronco primário. Para o diagnóstico da AOS, além das alterações polissonográficas, é necessária a presença de ao menos um dos seguintes: ronco, respiração dificultosa, movimento paradoxal de caixa torácica, sonolência diurna, hiperatividade, alterações comportamentais ou dificuldade de aprendizado. Nos critérios polissonográficos, devemos ter a presença de uma das duas condições: a) 1 ou mais eventos obstrutivos por hora de sono ou b) 25% ou mais do tempo total de sono com PCO_2 superior a 50 mmHg associado a um ou mais dos seguintes: ronco, achatamento curva de fluxo inspiratório da cânula nasal, movimento paradoxal de caixa torácica. Podemos classificar a AOS em pediatria pelo índice de apneia/hipopneia obstrutiva (IAHO), sendo leves os com IAHO < 5, moderadas as com IAHO entre 5-10 e graves as com IAHO ≥ 10[1].

A síndrome das pernas inquietas (SPI) é um distúrbio sensório-motor caracterizado por sensações desconfortáveis nos membros inferiores, usualmente associados à urgência irresistível de mexer as pernas ou os braços. A urgência de mexer as pernas, associada ou não a disestesias, piora como o repouso, melhora com o movimento e são mais frequentes no início da noite[3]. A SPI pode se confundir com insônia por falta de limites, pois os pais podem interpretar esses comportamentos como forma de protelar o início do sono. O diagnóstico em crianças requer a descrição, com as próprias palavras ou desenhos, das percepções em membros[9]. A exclusão de situações que mimetizem esses eventos também é imperativa para o diagnóstico (desconforto posicional, dor nos músculos das pernas, entorse, distensão, isquemia posicional, dermatite, hematomas, edema, dores de crescimento). A SPI pode ser acompanhada de movimento periódico de pernas durante o sono (PLMS). Estes são caracterizados por movimentos estereotipados de membros durante o sono em uma série de pelo menos 4 contrações com intervalo de 10-90 segundos. Por vezes os PLMS podem vir isolados na polissonografia, sem sintomas diurnos. Caso sejam acompanhados de sintomas diurnos, não SPI, com alterações de comportamento e sonolência, caracteriza-se o distúrbio do PLM (PLMD)[1].

Perguntas para síndrome de pernas inquietas (para a criança ou adolescente responder)

- Você já sentiu necessidade de mover as pernas?
- Você já sentiu como se formigas ou "bichinhos" rastejassem nas suas pernas?
- Você já sentiu como se algo estivesse repuxando dentro das suas pernas?
- Essas sensações nas pernas o fazem movê-las (balançar, alongar ou chutar)?
- Em quais horários você tem necessidade de mover as pernas?
- Quantos dias na semana e qual é a intensidade dessa urgência em mexer as pernas?

AVALIAÇÃO COMPORTAMENTAL

É importante para detectar a presença de sintomas internalizantes ou externalizantes. Os sintomas internalizantes incluem ansiedade, depressão e sintomas somáticos que estão associados a níveis mais baixos de autoestima, desempenho acadêmico e maior ocorrência de pensamentos e tentativas de suicídio. Problemas externalizantes, por outro lado, referem-se a dificuldades associadas à atenção e hiperatividade[10], problemas de conduta, agressividade e comportamentos antissociais[11]. Quando esses sintomas ocorrem na adolescência, estão associados à delinquência juvenil, diminuição dos níveis acadêmicos e ocupacionais. No adolescente há risco de abuso de substâncias (álcool, *cannabis*), depressão, ansiedade, recusa em ir à escola e fobia escolar.

Os DRS são aqueles em que foi mais bem documentado o prejuízo da cognição, do comportamento e do desempenho acadêmico. A capacidade cognitiva estudada consistiu em déficits de linguagem, memória, atenção, funções executivas, habilidades intelectuais e desempenho acadêmico[12]. A avaliação comportamental completa depende de avaliação por um profissional especializado, mas existem instrumentos de triagem que podem auxiliar o pediatra[13].

EXAME FÍSICO

O exame físico apresenta aspectos característicos, principalmente nos DRS. São denominados DRS aqueles que constituem o espectro de distúrbios que vai do ronco primário à AOS. Considerando que os DRS são o resultado do desequilíbrio entre a anatomia das vias aéreas superiores e a função neuromuscular que mantém estas permeáveis para a respiração, mesmo durante a hipotonia do sono, devemos buscar sinais, ao exame físico, tanto das alterações anatômicas como das neuromusculares. Podemos encontrar, também, sinais de possíveis complicações da AOS, como a hipertensão arterial sistêmica (HAS).

A anamnese e o exame físico não são suficientes para diferenciar entre ronco habitual e AOS. Entretanto, a observação atenta dos sintomas e sinais pode nos direcionar para a suspeita diagnóstica e para os fatores desencadeantes específicos de determinado paciente.

Dados antropométricos e inspeção geral

O paciente com queixa de ronco, sem outras comorbidades importantes, pode apresentar déficit ponderoestatural em decorrência de distúrbio de deglutição por hipertrofia de tecido linfoide, anorexia por anosmia, gasto energético aumentado durante o sono e/ou alteração na secreção de hormônio de crescimento. No outro extremo, a obesidade é um fator de risco importante para AOS, principalmente nos adolescentes, devido à infiltração de gordura nos tecidos da via aérea e circunjacentes, além da redução na expansão do tórax. A obesidade na região do tronco e cervical deve ser observada[14]. Em casos de obesidade extrema, deve-se considerar também a possibilidade de hipoventilação do sono, associada ou não a AOS[15]. As crianças de ascendência africana têm 4-6 vezes maiores chances de apresentar AOS se comparadas às caucasianas[16].

SINAIS VITAIS

O aumento dos níveis de pressão arterial diastólica e sistólica tem relação direta com o índice de apneia hipopneia obstrutiva (IAHO)[17]. A saturação da oxiemoglobina em vigília é normal nos pacientes com DRS, a menos que haja hipertensão pulmonar ou doença respiratória crônica.

SEGMENTO CEFÁLICO

A braquicefalia e a hipoplasia da região maxilar ou malar, que ocorre em indivíduos orientais e, em algumas síndromes, favorece os DRS por diminuir o espaço retropalatal[15].

NARIZ

Apesar de o principal fator para o aumento da resistência das vias aéreas superiores durante o sono ser o estreitamento da faringe devido à hipotonia dos músculos dilatadores da orofaringe, uma obstrução nasal importante contribui para o quadro. Deve-se avaliar clinicamente a permeabilidade nasal com um espelho, por exemplo, assim como a presença de secreção hialina ou purulenta nas cavidades nasais ou pela nasofaringe. Hipertrofia dos cornetos inferiores e presença de prega nasal transversa sugerem rinite alérgica. Desvio de septo ou pólipos são outras condições agravantes. A adenoide não pode ser observada diretamente, mas deve ser sempre investigada quando existe ronco habitual. O pico de crescimento da adenoide ocorre entre 3-6 anos[14].

BOCA, OROFARINGE E A SÍNDROME DA FACE LONGA

A síndrome da face longa (fácies adenoideana) é característica dos DRS. O aumento da resistência ao fluxo aéreo nasal leva à respiração oral, e esta ocasiona alterações do crescimento ósseo lateral da face, resultando em aumento do comprimento da hemiface inferior. Palato em ogiva (comprime as cavidades nasais e piora a obstrução), maxila estreita, língua mais baixa e anteriorizada, hipotonia dos músculos periorais, rotação posteroinferior da mandíbula e retrognatia são alterações secundarias à respiração oral e diminuem o espaço faríngeo, retroalimentando o distúrbio respiratório. A respiração oral em vigília configura um quadro obstrutivo mais grave do que quando ocorre somente durante o sono[16,18] (Figura 1).

Na boca, devemos atentar para a mordida aberta, desalinhamento dentário, oclusão de Angle tipo II e mordida cruzada posterior. A classificação de oclusão dentária de Angle se baseia na relação entre as duas arcadas dentárias tomando como referência a posição do primeiro molar superior em relação ao inferior. A classe I é a oclusão adequada. A oclusão tipo II, por refletir uma retroposição mandibular, é fator de risco para DRS[18] (Figura 2). A oclusão tipo III também predispõe a DRS por reduzir o espaço faríngeo ao nível da nasofaringe.

Quando avaliamos a orofaringe, a classificação de Mallampati modificada (língua dentro da boca) nos dá uma ideia do congestionamento de estruturas e da permeabilidade da faringe. Os graus III e IV predispõem a DRS[15,16] (Figura 3).

O tamanho das amígdalas, ainda que não guarde relação direta com a gravidade da AOS,

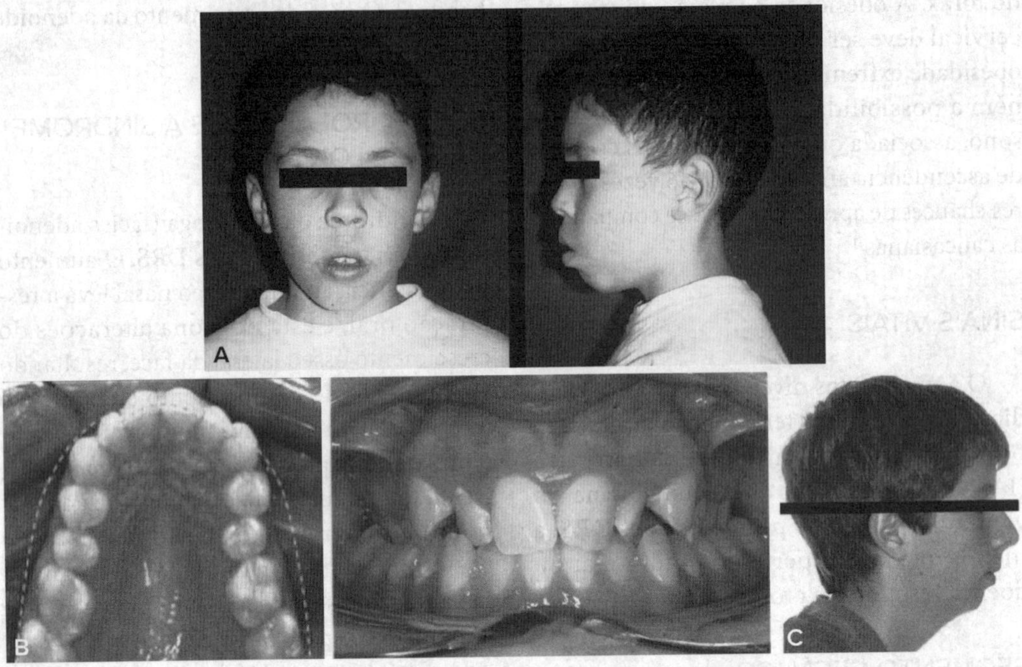

FIGURA 1 Síndrome da face longa. A: fácies alongada. B: maxila estreita e mordida cruzada posterior. C: rotação posteroinferior da mandíbula.

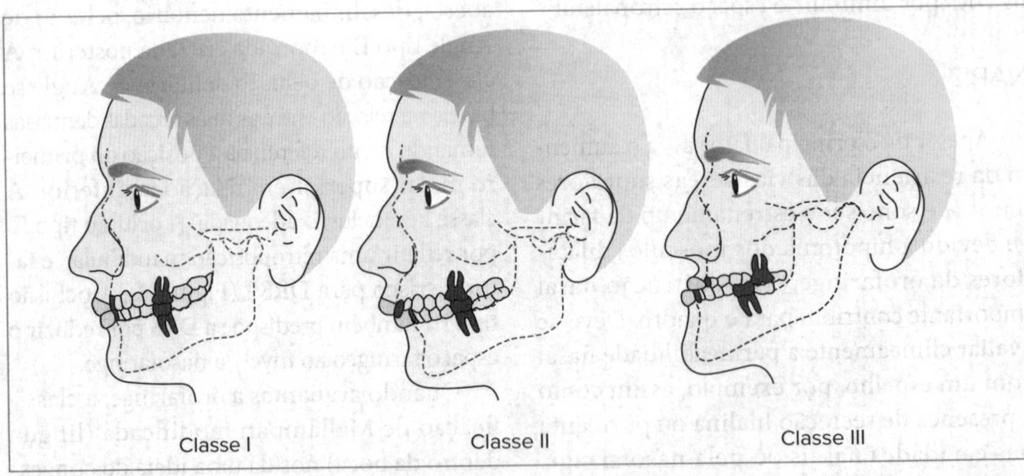

FIGURA 2 Classificação de Angle. Classe I: relação anteroposterior da maxila e da mandíbula normal; a relação anteroposterior dos primeiros molares superiores e inferiores está normal. Classe II: também chamada de disto-oclusão, a arcada superior mostra uma relação distal em comparação com a arcada inferior. Classe III: também chamada de mesioclusão, a arcada inferior está à frente da arcada superior.

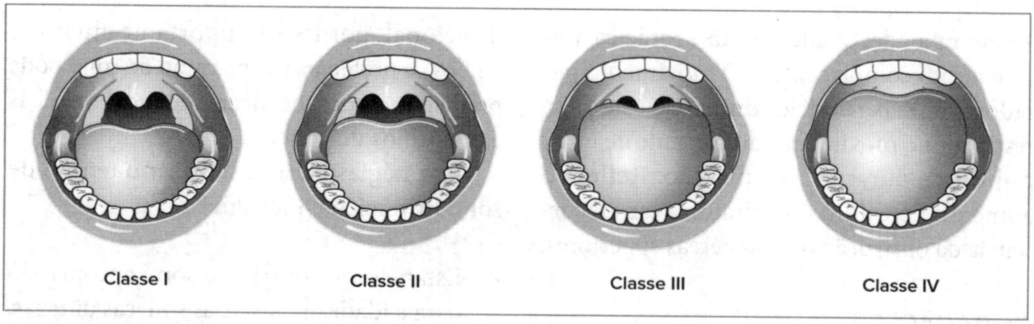

FIGURA 3 Classificação de Mallampati modificada. Abertura espontânea máxima da boca, mantendo a língua dentro da boca. Classe I: úvula e amígdalas são completamente visualizadas. Classe II: a úvula é parcialmente visível, mas as amígdalas não. Classe III: o palato mole é visível, a úvula não. Classe IV: somente o palato duro é visível.

é o fator predisponente mais importante. São hipertrofiadas as amígdalas grau III ou IV pela escala de Brodsky (Figura 4). Outras estruturas que devem ser avaliadas: tamanho da língua e úvula, palato mole redundante, presença de amígdala lingual[15].

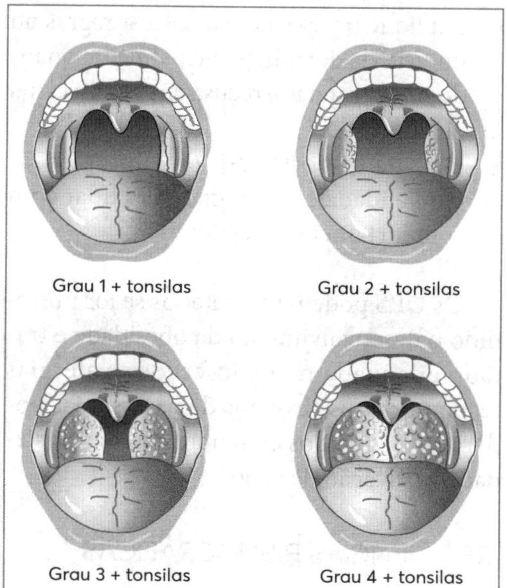

FIGURA 4 Escala de Brodsky. Grau 1: amígdalas para trás dos pilares ou menos de 25% do espaço faríngeo. Grau II: amígdalas na altura dos pilares ou entre 25-50% do espaço faríngeo. Grau III: amígdalas ultrapassam o espaço faríngeo ou entre 50-75% do espaço faríngeo. Grau IV: amígdalas se tocam ou quase, ou mais de 75% do espaço faríngeo.

RESPIRAÇÃO RUIDOSA, VOZ ANASALADA E ALTERAÇÕES LARÍNGEAS

A respiração deve ser silenciosa e imperceptível. Aquela criança que, na ausência de quadro agudo, possui respiração ruidosa, "ronqueira" inspiratória e expiratória, dificuldade respiratória alta, tiragem supraesternal durante o sono ou, mais grave ainda, em vigília, certamente tem obstrução importante das vias aéreas superiores e deve ser investigada.

O estridor laríngeo (ruído inspiratório) é sinal de acometimento laríngeo, como laringomalacia ou estenose subglótica, que podem predispor a DRS. A voz da criança deve ser sempre analisada. A voz anasalada, "fala como com uma batata na boca", é um sinal importante de obstrução nasal. A voz fanhosa pode indicar fenda palatina, e a voz rouca, acometimento laríngeo.

TÓRAX

Os DRS podem ocasionar alterações da caixa torácica como *pectus excavatum* e sulco de Harrison, depressão bilateral da borda inferior do tórax, na região de inserção do diafragma. Essas deformações da caixa torácica se devem ao esforço respiratório aumentado em tenra idade, quando a caixa torácica ainda é muito complacente[14]. O movimento paradoxal da caixa torácica durante o sono corresponde ao movimento discrepante de tórax e abdome durante a respiração. Reflete o aumento do esforço respiratório em decorrência da obstrução de vias aéreas superiores.

CORAÇÃO

A ausculta cardíaca pode revelar desdobramento fixo de segunda bulha em foco pulmonar ou sopro sistólico com foco tricúspide, que são sinais de hipertensão pulmonar, complicação que pode ocorrer na AOS grave[17].

POSTURA

O respirador oral apresenta alterações posturais como extensão da região cervical, encurvamento dos ombros (cifose torácica) e projeção do abdome (lordose lombar)[19].

OSTEOARTICULAR E NEUROMUSCULAR

As doenças neuromusculares predispõem aos DRS devido à incapacidade dos músculos dilatadores de orofaringe de manter a via aérea pérvia durante a respiração. As doenças osteoarticulares restritivas da caixa torácica, como a cifoescoliose, também podem contribuir para os DRS por diminuir a expansão dos pulmões na inspiração e o estiramento da traqueia e das vias aéreas superiores que ocorre concomitantemente. A hipoventilação do sono também pode ocorrer tanto pelas doenças neuromusculares como pelos distúrbios osteoarticulares[20].

PREVENÇÃO

Diversas estratégias podem ajudar a prevenir os problemas de sono. A privação do sono e as doenças médicas têm interação bidirecional, por isso é importante atuar em ambos os problemas. A privação do sono pode predispor ou desencadear a doenças médicas e distúrbios do sono[3,21].

Estratégias para minimizar o tempo de sono insuficiente incluem:

- Estabelecer horário de sono apropriado para a idade, inclusive as sonecas diurnas. Como a maioria das crianças necessita acordar cedo para ir à escola, a criança pré-escolar deve adormecer antes das 21 horas e o adolescente antes das 22 horas. Já as crianças menores de 3 anos dormem melhor após o anoitecer, por volta de 19-20 horas.
- Desenvolver hábitos de sono positivos, inclusive habilidades de adormecer sozinho (autoninar). A partir de 6 meses de idade já é possível colocar o lactente para dormir no berço enquanto ele ainda está acordado e deix*á*-lo dormir sem ajuda.
- Explique o papel de estabelecer regras no horário de dormir, principalmente quando há barganhas e recusa em ir para cama ou adormecer.
- Discuta respostas dos pais apropriadas para a idade e estratégias para lidar com comportamentos negativos

Os DRS podem ser evitados se for prevenido o desenvolvimento da obesidade e tratado adequadamente infecções e alergias respiratórias. Os eventos de parassonias podem ser reduzidos evitando estresse, ansiedade e privação de sono[5].

REFERÊNCIAS BIBLIOGRÁFICAS

1. AAoS M. The International Classification of Sleep Disorders. 3.ed. American Academy of Sleep Medicine, Darien, 2004.
2. Nunes ML, Bruni O. Insomnia in childhood and adolescence: clinical aspects, diagnosis, and therapeutic approach. J Pediatr (Rio J). 2015;91(6 Suppl 1):S26-35.
3. Mindell JA, Owens JA. A clinical guide to pediatric sleep: diagnosis and management of sleep problems.

3.ed. Philadelphia: Wolters Kluwer / Lippincott Williams & Wilkins; 2015. p.291.
4. Meltzer LJ, Mindell JA. Systematic review and meta-analysis of behavioral interventions for pediatric insomnia. J Pediatr Psychol. 2014;39(8):932-48.
5. Malhotra RK, Avidan AY. Parasomnias and their mimics. Neurol Clin. 2012;30(4):1067-94.
6. Fagondes SC, Moreira GA. Obstructive sleep apnea in children. J Bras Pneumol. 2010;36(Suppl 2):57-61.
7. Chervin RD, Hedger K, Dillon JE, Pituch KJ. Pediatric sleep questionnaire (PSQ): validity and reliability of scales for sleep-disordered breathing, snoring, sleepiness, and behavioral problems. Sleep Med. 2000;1(1):21-32.
8. Martins CAN, Deus MM, Abile IC, Garcia DM, Anselmo-Lima WT, Miura CS, et al. Translation and cross-cultural adaptation of the pediatric sleep questionnaire (PSQ) into Brazilian Portuguese. Braz J Otorhinolaryngol. 2021 Apr 20;S1808-8694(21)00068-9.
9. Picchietti DL, Arbuckle RA, Abetz L, Durmer JS, Ivanenko A, Owens JA, et al. Pediatric restless legs syndrome: analysis of symptom descriptions and drawings. J Child Neurol. 2011;26(11):1365-76.
10. Hannigan LJ, Walaker N, Waszczuk MA, McAdams TA, Eley TC. Aetiological influences on stability and change in emotional and behavioural problems across development: a systematic review. Psychopathol Rev. 2017;4(1):52-108.
11. Achenbach TM, Rescorla LA. Multicultural supplement to the manual for the ASEBASchool-Age Forms & profiles: documentation for multicultural options and 2007 scales scored by ASEBA software. 2007.
12. da Silva Gusmão Cardoso T, Pompéia S, Miranda MC. Cognitive and behavioral effects of obstructive sleep apnea syndrome in children: a systematic literature review. Sleep Med. 2018;46:46-55.
13. Melendres MC, Lutz JM, Rubin ED, Marcus CL. Daytime sleepiness and hyperactivity in children with suspected sleep-disordered breathing. Pediatrics. 2004;114(3):768-75.
14. Gipson K, Lu M, Kinane TB. Sleep-disordered breathing in children. Pediatr Rev. 2019;40(1):3-13.
15. Gulotta G, Iannella G, Vicini C, Polimeni A, Greco A, de Vincentiis M, et al. Risk factors for obstructive sleep apnea syndrome in children: state of the art. Int J Environ Res Public Health. 2019;16(18):3235.
16. Joosten KF, Larramona H, Miano S, Van Waardenburg D, Kaditis AG, Vandenbussche N, et al. How do we recognize the child with OSAS? Pediatr Pulmonol. 2017;52(2):260-71.
17. Paul GR, Pinto S. Sleep and the cardiovascular system in children. Sleep Med Clin. 2017;12(2):179-91.
18. Flores-Mir C, Korayem M, Heo G, Witmans M, Major MP, Major PW. Craniofacial morphological characteristics in children with obstructive sleep apnea syndrome: a systematic review and meta-analysis. J Am Dent Assoc. 2013;144(3):269-77.
19. Neiva PD, Kirkwood RN, Godinho R. Orientation and position of head posture, scapula and thoracic spine in mouth-breathing children. Int J Pediatr Otorhinolaryngol. 2009;73(2):227-36.
20. Paschoal IA, Villalba WeO, Pereira MC. Chronic respiratory failure in patients with neuromuscular diseases: diagnosis and treatment. J Bras Pneumol. 2007;33(1):81-92.
21. Mindell JA, Kuhn B, Lewin DS, Meltzer LJ, Sadeh A, Medicine AAoS. Behavioral treatment of bedtime problems and night wakings in infants and young children. Sleep. 2006;29(10):1263-76.

65

Semiologia da criança grave e sinais de alerta para reanimação

Sérgio L. Amantéa
Osmar Colleoni

INTRODUÇÃO

A avaliação semiológica do paciente criticamente enfermo constitui um grande desafio para o pediatra. Nesse contexto clínico, a condução de uma anamnese estruturada e a realização de um exame físico sistematizado, abrangendo todos os órgãos ou sistemas, nem sempre são possíveis.

Vários fatores contribuem para isso, alguns relacionados à condição clínica do paciente, que pode requerer intervenções imediatas, outros ditados pelo próprio cenário assistencial (uso de drogas, suporte ventilatório ou linhas venosas).

No caso da necessidade de uma intervenção imediata, que pode ocorrer em situações de apneia, de choque, de crises convulsivas ou de rebaixamento do sensório, entre outras, o exame físico completo deve ser postergado para um momento de estabilização[1-2].

Considerando a ótica inversa, podemos observar quão importantes são os achados de um exame físico convencional. Várias situações clínicas atreladas à gravidade são passíveis de apresentar anormalidades nesse cenário de exame. Elas continuam sendo importantes na condução terapêutica, mas não são priorizadas na avaliação inicial de um paciente crítico. Na sequência, para que isso fique claro, vamos detalhar um exame físico completo e sistematizado de maneira convencional, abordando todos os sistemas e fazendo referência a achados de gravidade que podem estar presentes em pacientes pediátricos com eventos graves.

ANORMALIDADES SEMIOLÓGICAS PASSÍVEIS DE SEREM ENCONTRADAS EM EXAME FÍSICO REALIZADO DE MANEIRA SISTEMATIZADA EM PACIENTE PEDIÁTRICO

- Sinais vitais: anormalidades na temperatura, pulsos em membros superiores e inferiores, ritmo respiratório, tensão arterial, altura, peso e circunferência craniana.
- Avaliação nutricional: presença de obesidade ou subnutrição.
- Impressão geral: a criança não está alerta, seus marcos de desenvolvimento estão alterados, possui posturas atípicas, a resposta a estímulos é anormal, fácies de dor ou posição antálgica, até mesmo achados sugestivos de provável anomalia genética.
- Pele: cor e turgor anormais. Presença de lesões (abscessos, púrpuras, petéquias, equimoses, hematomas). Presença de cianose, palidez, icterícia, edema, sinais de desidratação, exantemas.

- Cabeça e pescoço: forma e simetria anormais. Fontanelas tensas e deprimidas quando presentes. Perímetro cefálico anormal (micro ou macrocefalia).
- Olhos: acuidade visual diminuída. Presença de estrabismo ou movimentos oculares anormais. Presença de ptose ou epicanto. Conjuntivas, esclera, córnea e cor da íris anormais. Ausência de resposta a estímulos luminosos. Pupilas (tamanho e forma) anormais. Exame de fundo de olho (hemorragias, áreas pigmentadas, catarata). Avaliação macular (atrofia, edema).
- Ouvidos: ouvido externo (anormalidade de implantação, edema, secreções). Acuidade auditiva diminuída e otoscopia anormal (canal e membrana timpânica).
- Nariz: presença de secreções e sangramentos. Presença de deformidades e dor à pressão digital nos seios nasais.
- Orofaringe: lábios, mucosa, gengivas, peças dentárias, palato, língua, amígdalas com anormalidades. Faringe posterior com exsudatos, hiperemia ou secreções. Reflexos de deglutição anormais. Alteração de voz ou choro. Presença de estridor ou sinais de obstrução respiratória.
- Pescoço: traqueia e tireoide dolorosas à palpação ou desviadas da linha média. Presença de outras massas. Mobilidade do pescoço comprometida.
- Linfonodos: alteração de tamanho, consistência, mobilidade, sinais de inflamação ou dor.
- Tórax: forma e simetria anormais. Aumento (taquipneia) ou diminuição (bradipneia) da frequência respiratória. Presença de retrações (intercostais, supraesternal ou subcostal). Ciclo respiratório durante a inspiração e a expiração anormal. Realizar percussão torácica. Na ausculta pulmonar, murmúrio vesicular alterado e presença de ruídos adventícios anormais (roncos, crepitações e sibilos).
- Coração: tórax e precórdio anormais à inspeção. Presença de sopros sistólicos e diastólicos, anormalidades de ritmo. Pulsos centrais e periféricos alterados.
- Abdome: presença de distensão, abaulamentos ou massas localizadas. Ruídos hidroaéreos anormais (devem ser ouvidos a cada 10 ou 30 segundos). Presença de massas ou dor à palpação superficial. Identificação de estruturas anormais à palpação profunda. Manobras específicas de descompressão podem ser indicativas de processos inflamatórios intra-abdominais.
- Genitália: estágio de desenvolvimento puberal anormal. Presença de descarga uretral no menino. Presença de sangramento ou descarga vaginal na menina. Anormalidades anatômicas da genitália masculina (hipospádia) ou feminina (pequenos lábios fusionados). Presença de hidroceles, hérnias ou testículos fora da bolsa.
- Ânus: presença de fissuras, prolapsos, eliminação de secreções anormais até achados sugestivos de abuso (perda do tônus). Ânus imperfurado no período neonatal.
- Extremidades e articulações: achados sugestivos de trauma ou infeção. Alterações inflamatórias das articulações podem trazer limitação de movimentos e influenciar o padrão de marcha. Presença de fraqueza, paresia ou alterações musculares.
- Neurológico: estado mental alterado, perda de orientação e respostas inadequadas às demandas do ambiente. Movimentos anormais (tremores, espasmos, incoordenações e movimentos convulsivos). Distúrbios de marcha e sinais de irritação meningorradicular (rigidez nucal, Kernig e Brudzinski). Avaliação dos nervos cranianos e dos reflexos tendinosos anormais.

Apesar de conseguirmos identificar anormalidades atreladas à gravidade, e consequentemente presentes no paciente crítico, em praticamente todos os itens de um exame físico convencional, não é assim que procedemos nesse cenário. A abordagem prática exige uma visão estruturada a partir da identificação precoce do risco[2].

Trata-se de uma visão antecipatória de sinais que devem ser considerados na avaliação de pacientes que podem evoluir para desfechos mais desfavoráveis, caso intervenções não sejam realizadas. Assim, dentro desse conceito, nasceram ferramentas clínicas que têm sido utilizadas para priorizar atendimentos e estabelecer intervenções amiúde[3,4].

SISTEMAS DE PRIORIZAÇÃO ASSISTENCIAL (TRIAGEM PEDIÁTRICA)

Para pacientes fora do ambiente hospitalar, mas que buscam atendimento nos serviços de emergência, as ferramentas de triagem clínica estruturadas em 5 níveis exemplificam a importância da priorização. Embora organizados com base em variáveis clínicas diferentes, os sistemas de triagem têm como ponto comum uma estratificação de 5 níveis alinhada a uma indicação de cronologia assistencial. Para um paciente no primeiro nível de atenção, que, dependendo da ferramenta utilizada, pode ser representado por uma cor (geralmente vermelha) ou um número (geralmente o numeral romano I), a assistência deve ser imediata. Esse paciente preenche critérios de real emergência, apresenta risco de morte e necessita de intervenção médica imediata[2].

As escalas de triagem mais utilizadas na avaliação de crianças são: ATS (*Australian Triage Score*), ESI (*Emergency Severity Index*), MTS (*Manchester Triage Score*) e paedCTAS (*Paediatric Canadian Triage Acuity Score*)[2,5,6].

Zachariase et al.[2] realizaram revisão sistemática com o objetivo de avaliar os diferentes escores utilizados na população pediátrica. Em um total de 66 estudos, foram avaliados 33 diferentes escores de triagem. Os mais utilizados foram o ESI (n = 22), o MTS (n = 15) e o CTAS (n = 13), entretanto o desempenho comparativo das ferramentas apresentou resultados conflitantes. Até o momento não dispomos de um escore de triagem que seja considerado padrão ouro para ser utilizado na população pediátrica de maneira universal.

Alguns estudos têm apontado que o ESI seria a ferramenta de maior acurácia para determinação de pacientes gravemente enfermos[6].

De toda maneira, na sequência vamos detalhar os achados semiológicos que atribuem gravidade e necessidade de intervenção imediata nos principais escores referidos. A maioria dos escores parte da identificação de variáveis clinicas denominadas modificadores (que podem ser incorporados à ferramenta em diferentes níveis hierárquicos). Para a identificação dos pacientes de maior gravidade, que demandam intervenção imediata, a avaliação deve ser rápida e dinâmica. O pressuposto da maioria das escalas passa pela possibilidade de avaliação pela inspeção inicial do paciente seguida por uma avaliação sequencial e sistematizada (ABCDE). A definição dos critérios a serem avaliados é passível de diferenças, mas a definição dos itens atrelados à gravidade (primeiro estágio de intervenção, intervenção imediata ou real emergência) é muito semelhante. A exceção é o MTS, que estabelece a priorização assistencial com base em cenários clínicos sem nenhum dado fisiológico ou de exame físico[2,5-8].

Assim, vamos procurar detalhar os principais dados clínicos a serem considerados para a identificação dos pacientes graves nos escores de triagem pediátrica, tomando por base aqueles que são compostos por modificadores clínicos objetivos (exame físico e sinais vitais).

O Triângulo de Avaliação Pediátrica (*Pediatric Assessment Triangle* – PAT, Figura 1) é um instrumento de observação inicial, aplicado pela simples inspeção do paciente na chegada. Tem sido utilizado incorporado a algumas escalas de triagem, entre elas a Paed CTAS, para identificar precocemente os pacientes de maior risco e gravidade[9].

O PAT envolve alguns pressupostos de aplicação:

- É realizado no primeiro contato com a criança.
- É uma avaliação visual.
- Deve ser realizado em menos de 60 segundos.
- É uma ferramenta de avaliação, não de diagnóstico.
- Auxilia na decisão rápida acerca da necessidade de suporte e intervenção.

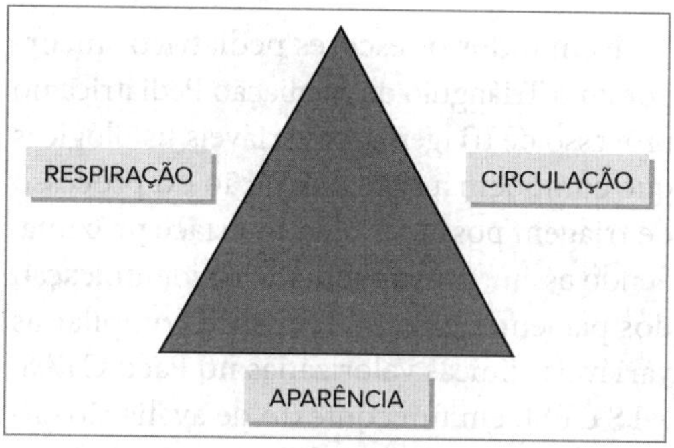

FIGURA 1 Triângulo de Avaliação Pediátrica.

Nessa etapa de avaliação os dados semiológicos a serem considerados podem ser vistos de maneira detalhada no Quadro 1.

QUADRO 1 Triângulo de Avaliação Pediátrica

▲ APARÊNCIA			
Tônus		Movimentos vigorosos com bom tônus ou é flácida?	
Interatividade		Alerta e atenta ao ambiente ou apática? Brinca? Responde a pessoas, objetos ou sons?	
Consoabilidade		Ao ser confortada, alivia o choro ou a agitação?	
Olhar		O olhar segue seus movimentos ou há um olhar vago ou fixo?	
Fala/choro		Vocalização forte ou fraca, abafada ou rouca?	
▲ RESPIRAÇÃO (TRABALHO RESPIRATÓRIO)			
	Crítico/instável VERMELHO	Potencial instável AMARELO	Estável VERDE
Via aérea	Obstruída (completa ou parcial) por secreção ou sangue	Mínima secreção	Patente
Trabalho respiratório	Ausência de respiração ou aumento de trabalho com períodos de fraqueza	Normal	Normal
Cor da pele (central)	Pálida, moteada ou cianótica	Rósea	Rósea
Inspeção	Ausência ou ↓ movimentos torácicos	Normal	Normal
▲ CIRCULAÇÃO			
	Crítico/instável VERMELHO	Potencial instável AMARELO	Estável VERDE
Pele	Pálida, cianótica ou moteada, fria	Normal	Normal

Nem todos os escores pediátricos incorporam o Triângulo de Avaliação Pediátrica no processo de triagem. As variáveis fisiológicas que compõem a sistematização do processo de triagem possuem uma interface próxima. Sendo assim, principalmente na identificação dos pacientes graves, é possível compilar as variáveis clínicas valorizadas no Paed CTAS, ATS e ESI, em um contexto de avaliação clínica, sem que aqui venhamos a estabelecer pesos ou juízos discriminatórios[2,5,7].

Como referido anteriormente, a lógica do ABCDE, que apresenta de maneira sistematizada a hierarquia de avaliação, é muito útil para a caracterização dos sinais clínicos de gravidade. Observe a correspondência:

- A (*Airway*): via aérea.
- B (*Breathing*): respiração.
- C (*Circulation*): circulação.
- D (*Disability*): dano neurológico.
- E (*Exposure/environmental control*): exposição ambiental.

ACHADOS SEMIOLÓGICOS NO PROCESSO SISTEMATIZADO DE AVALIAÇÃO DO PACIENTE PEDIÁTRICO CRITICAMENTE ENFERMO SEGUINDO O "ABCDE"

Via aérea

- Obstruída ou parcialmente obstruída com esforço para respirar.

Respiração

- Apneias recentes ou correntes, bradipneia.
- Esforço respiratório grave (severa taquipneia: uso da musculatura acessória, retrações, batimento de asas do nariz, gemência ou *gasping*). Tais sinais podem estar ausentes na presença de: fadiga ou exaustão, depressão respiratória central, problemas neuromusculares.
- Saturação de $O_2 < 90\%$ (sob qualquer oferta de oxigênio).
- Cianose.

Circulação

- Falência cardíaca.
- Taquicardia grave.
- Ausência ou debilidade de pulsos periféricos.
- Bradicardia (FC < 60 bpm).
- Sangramento não controlado.
- Tempo de enchimento capilar > 4 segundos.
- Hipotensão.

Dano neurológico/dor

- Não responsivo.
- Responsivo apenas à dor.
- Dor grave – escore de dor: 7-10.
- Convulsão.
- Paralisia.

Essa é uma etapa importante para identificar um paciente criticamente doente. Em um contexto prático, faz referência à tentativa de identificarmos anormalidades em um processo breve de avaliação neurológica. Dentro da sequência do ABCD, essa etapa de avaliação só será processada após a avaliação da via aérea, respiração e circulação.

O exame pupilar bilateral deve ser avaliado bilateralmente.

O nível de consciência é avaliado pela escala de coma de Glasgow (Quadro 2) ou pelo *AVPU Score*.

QUADRO 2 Escore de coma de Glasgow (menores de 2 anos e maiores de 2 anos)

Escore de coma de Glasgow para menores de 2 anos	
Abertura ocular	**Pontuação**
Espontânea	4
À dor	3
Ao chamado	2
Nenhuma	1
Melhor resposta verbal	
Palavras apropriadas ou sorriso social. Fixa e segue objetos	5
Chora, mas é consolável	4
Persistentemente irritada	3
Inquieta, agitada	2
Nenhuma	1
Melhor resposta motora	
Obedece aos comandos	6
Localiza estímulo doloroso	5
Retirada do membro à dor	4
Flexão anormal (decorticação)	3
Extensão anormal (descerebração)	2
Nenhuma	1
Escore de coma de Glasgow para maiores de 2 anos	
Abertura ocular	**Pontuação**
Espontânea	4
Ao chamado	3
À dor	2
Nenhuma	1
Melhor resposta verbal	
Orientada	5
Confusa	4
Palavras inapropriadas	3
Sons incompreensíveis	2
Nenhuma	1
Melhor resposta motora	
Obedece aos comandos	6
Localiza estímulo doloroso	5
Retirada do membro à dor	4
Flexão anormal (decorticação)	3
Extensão anormal (descerebração)	2
Nenhuma	1

O AVPU é um mnemônico de rápida aplicação que apresenta informações similares a escala de coma de Glasgow. Embora seja uma ferramenta mais intuitiva e de mais fácil aplicação, apresenta algumas limitações quando aplicada a pacientes de menor idade. Seus resultados não se traduzam em escala numérica, mesmo assim é possível inferir alguma similaridade de seus achados com os da escala de coma de Glasgow, conforme podemos observar na sequência.

- A (refere ALERTA) – ECG = 15. Se o paciente está alerta, com abertura ocular espontânea, não há por que continuar com a aplicação da ferramenta.
- V (refere VOZ) – ECG = 13. Aplicado se o paciente não tem abertura ocular. Novamente, se o paciente responde não é necessário continuar.
- P (refere *PAIN* – dor) – ECG = 8. Deve ser aplicado se observado qualquer tipo de resposta.
- U (refere *UNRESPONSIVE*) – ECG = 3. Não responde a estímulo doloroso. É considerado comatoso.

Exposição

- Tirar ou examinar sob a roupa – para avaliar lesão ou doença.
- Avaliar o corpo inteiro (cabeça aos pés) na tentativa de identificar:
  - Trauma.
- Sinais de abuso.
- *Rashes* (petequial ou que não desaparece à pressão).
- Sangramentos.
- Anormalidade na temperatura corporal.
- *Status* hídrico do paciente (mucosas, fontanela, lágrima, turgor).

Sinais antecipatórios de desfechos desfavoráveis (*Pediatric Early Warning Signs*)

Eventos catastróficos e súbitos não acontecem apenas fora do ambiente hospitalar. Uma vez que os pacientes pediátricos são admitidos com diferentes diagnósticos e com diferentes perfis de gravidade, a possibilidade da ocorrência de tais eventualidades é muito comum. Há quase duas décadas foi publicada a primeira ferramenta para ser utilizada em unidades de internação pediátrica com o objetivo de antecipar o aparecimento de desfechos desfavoráveis. Derivada de uma ferramenta utilizada em adultos, foi denominada *Pediatric Early Warning Signs* (PEWS)[9-10] e trabalha com o fato que pacientes pediátricos hospitalizados, antes de apresentarem deterioração clínica, evidenciam períodos de instabilidade que podem ser detectados pela monitorização de sinais vitais e de dados clínicos individualizados obtidos à beira do leito. Assim como referimos nas ferramentas de triagem, esse reconhecimento oferece uma oportunidade de intervenção, uma real possibilidade de prevenir eventos adversos graves como parada cardiorrespiratória e morte.

Desde sua primeira publicação, denominada *Brighton Pediatric Early Warning Score* ou *Monaghan PEWS*, realizada por um enfermeiro da Universidade de Brighton, a ferramenta já sofreu inúmeras modificações ou adaptações. Hoje é possível encontrar na literatura algumas dezenas de diferentes PEWS[11].

A original foi estruturada com base em três componentes de avaliação: neurológico, cardiovascular e respiratório (Quadro 3).

QUADRO 3 *Brighton Pediatric Early Warning Score* – versão traduzida e validada para uso em língua portuguesa

Componente neurológico				
Descrição	Pontuação			
	0	1	2	3
Estado neurológico	Ativo	Sonolento/ hipoativo	Irritado	Letárgico/ obnubilado ou resposta reduzida à dor
Componente cardiovascular				
Descrição	Pontuação			
	0	1	2	3
Cardiovascular	Corado ou TEC de 1-2 segundos	Pálido ou TEC de 3 segundos ou FC acima do limite superior para a idade	Moteado ou TEC de 4 segundos ou FC ≥ 20 bpm acima do limite superior para a idade	Acinzentado/ cianótico ou TEC ≥ 5 segundos ou FC ≥ 30 bpm acima do limite superior para a idade ou bradicardia para a idade

(continua)

QUADRO 3 *Brighton Pediatric Early Warning Score* – versão traduzida e validada para uso em língua portuguesa *(continuação)*

Componente respiratório				
Descrição	Pontuação			
	0	1	2	3
Respiratório	FR normal para a idade, sem retração	FR acima do limite superior para a idade, uso da musculatura acessória ou FiO_2 ≥ 30% ou 4 L/min O_2	FR ≥ 20 mrpm acima do limite superior para a idade, retrações subcostais, intercostais e de fúrcula ou FiO_2 ≥ 40% ou 6 L/min O_2	FR ≤ 5 mrpm abaixo do limite inferior para a idade, retrações subcostais, intercostais, de fúrcula, de esterno e gemência ou FiO_2 ≥ 50% ou 8 L/min O_2

FC: frequência cardíaca; FR: frequência respiratória; TEC: tempo de enchimento capilar.

A pontuação aferida poderia oscilar de zero a 13. A partir de 3 pontos, quanto maior o risco de deterioração clínica, maior a pontuação. Essas ferramentas possuem outras características, interessantes sob o ponto de vista assistencial. Geralmente o escore obtido está ligado a um plano de ação, como podemos observar no Quadro 4:

QUADRO 4 Plano de ação assistencial conforme avaliação do *Brighton Pediatric Early Warning Score*

Escore = 0/1	Continue a observação na frequência realizada
Escore = 2	Aumente a frequência da observação até que o escore reduza
Escore = 3	Informe a enfermagem sobre a condição da criança
Escore ≥ 6	Avaliação médica imediata

Hoje tal ferramenta tem sido utilizada no mundo inteiro, em suas diversas apresentações. Possui versão validada para língua portuguesa e tem se caracterizado pela fácil aplicação[12]. Há diferentes instrumentos derivados do original, e sua aplicabilidade tem sito testada em pacientes oncológicos, cardiológicos, em salas de emergência e em outros ambientes hospitalares[13-17].

SINAIS ANTECIPATÓRIOS DE PARADA CARDIORRESPIRATÓRIA

Existem outras maneiras de caracterizar gravidade, visando minimizar o risco de parada cardiorrespiratória (PCR). Uma estratégia antecipatória, similar aos princípios dos escores de aviso antecipatório anteriormente referidos, que atribuem pontos a partir de variáveis clínicas observadas. Aqui estamos fazendo referência a dados clínicos pontuais, que, uma vez identificados, servirão para acionar a equipe médica de retaguarda. Muitos centros possuem equipes médicas treinadas para atendimento de urgências e emergências intra-hospitalares, denominadas times de resposta rápida (equipes de emergência). Os critérios determinados para que a intervenção seja acionada são objetivos e geralmente expressos de maneira simplificada[18-19].

No Quadro 5 podemos observar os sinais de alerta valorizados no Royal Children's Hospital de Melbourne, na Austrália[18].

QUADRO 5 Sinais antecipatórios de alerta para parada cardiorrespiratória

Ativar o time de resposta rápida sempre que qualquer um ou mais do que um dos itens numéricos estiver alterado.
1. *Staff* clínico (médico ou enfermagem) ou familiar preocupado com o estado ou a evolução do paciente.
2. Comprometimento de via aérea (estridor, desconforto respiratório ou postura preferencial).
3. Hipoxemia: ▪ Saturação < 90 (com qualquer aporte de O_2). ▪ Saturação < 60 (com doença cardíaca cianótica).
4. Disfunção respiratória grave, apneia ou cianose.
5. Taquipneia: ▪ RN a termo – 3 meses (> 60 mrpm). ▪ 1-12 meses (> 50 mrpm). ▪ 1-4 anos (> 40 mrpm). ▪ 5-12 anos (> 30 mrpm). ▪ ≥ 12 anos (> 30 mrpm).
6. Bradicardia ou taquicardia: ▪ RN a termo – 3 meses (< 100 ou > 180 bpm). ▪ 1-12 meses (< 100 ou > 180 bpm). ▪ 1-4 anos (< 90 ou > 160 bpm). ▪ 5-12 anos (< 80 ou > 140 bpm). ▪ ≥ 12 anos (< 60 ou > 130 bpm).
7. Hipotensão: ▪ RN a termo – 3 meses (TA sistólica < 50 mmHg). ▪ 1-12 meses (TA sistólica < 60 mmHg). ▪ 1-4 anos (TA sistólica < 70 mmHg). ▪ 5-12 anos (TA sistólica < 80 mmHg). ▪ ≥ 12 anos (TA sistólica < 90 mmHg).
8. Alteração aguda do estado neurológico ou convulsão.
9. Parada cardíaca ou falência respiratória.

bpm: batimentos por minuto; mrpm: movimentos respiratórios por minuto; RN: recém-nascido; TA: tensão arterial.

CONCLUSÃO

Desfechos clínicos desfavoráveis podem ser identificados em vários cenários assistenciais, incluindo pacientes externos aos serviços de emergência e pacientes hospitalizados em unidades de internação hospitalar. Isso constitui janela de oportunidade importante, pois pode indicar a necessidade de intervenção de maneira antecipada à ocorrência de desfechos graves, como a parada cardiorrespiratória.

Várias ferramentas estruturadas têm sido construídas com tais objetivos e tiveram sua eficácia testada e publicada em inúmeros estudos. A grande maioria delas parte da utilização de dados clínicos e fisiológicos.

Entretanto, é importante reforçar que as pessoas que vão utilizar tais ferramentas devem ser treinadas na avaliação das variáveis clínicas de interesse e utilizar instrumentos padronizados e validados para a população em questão.

REFERÊNCIAS BIBLIOGRÁFICAS

1. Sambeeck SJV, Fuijkschot J, Kramer BW, Vos GD. Pediatric Early Warning System Scores: lessons to be learned. J Pediatr Intensive Care. 2018;7(1):27-32.
2. Zachariasse JM, van der Hagen V, Seiger N, Mackway-Jones K, van Veen M, Moll HA. Performance of triage systems in emergency care: a systematic review and meta-analysis. BMJ Open. 2019;9(5):e026471.
3. Agulnik A, Antillon-Klussmann F, Soberanis Vasquez DJ, Arango R, Moran E, Lopez V, et al. Cost-benefit analysis of implementing a Pediatric Early Warning System at a pediatric oncology hospital in a low-middle income country. Cancer. 2019;125(22):4052-8.
4. McLellan MC, Gauvreau K, Connor JA. Validation of the Children's Hospital Early Warning System for critical deterioration recognition. J Pediatr Nurs. 2017;32:52-8.
5. van Veen M, Moll HA. Reliability and validity of triage systems in paediatric emergency care. Scand J Trauma Resusc Emerg Med. 2009;17:38.
6. Aeimchanbanjong K, Pandee U. Validation of different pediatric triage systems in the emergency department. World J Emerg Med. 2017;8(3):223-7.
7. Christ M, Grossmann F, Winter D, Bingisser R, Platz E. Modern triage in the emergency department. Dtsch Arztebl Int. 2010;107(50):892-8.
8. Zachariasse JM, Maconochie IK, Nijman RG, Greber-Platzer S, Smit FJ, Nieboer D, et al. Improving the prioritization of children at the emergency department: updating the Manchester Triage System using vital signs. PLoS One 2021;16(2):e0246324.
9. Ma X, Liu Y, Du M, Ojo O, Huang L, Feng X, et al. The accuracy of the pediatric assessment triangle in asses-

sing triage of critically ill patients in emergency pediatric department. Int Emerg Nurs. 2021;58:101041.

10. Duncan H, Hutchison J, Parshuram CS. The Pediatric Early Warning System score: a severity of illness score to predict urgent medical need in hospitalized children. J Crit Care. 2006;21(3):271-8.
11. McLellan MC, Gauvreau K, Connor JA. Validation of the Cardiac Children's Hospital Early Warning Score: an early warning scoring tool to prevent cardiopulmonary arrests in children with heart disease. Congenit Heart Dis. 2014;9(3):194-202.
12. Miranda JOF, Camargo CL, Sobrinho CLN, Portela DS, Monaghan A, Freitas KS, et al. Translation and adaptation of a pediatric early warning score. Rev Bras Enferm. 2016;69(5):833-41.
13. Agulnik A, Malone S, Puerto-Torres M, Gonzalez-Ruiz A, Vedaraju Y, Wang H, et al. Reliability and validity of a Spanish-language measure assessing clinical capacity to sustain Paediatric Early Warning Systems (PEWS) in resource-limited hospitals. BMJ Open. 202120;11(10):e053116.
14. Lambert V, Matthews A, MacDonell R, Fitzsimons J. Paediatric early warning systems for detecting and responding to clinical deterioration in children: a systematic review. BMJ Open 2017;7:e014497.
15. Garza M, Graetz DE, Kaye EC, Ferrara G, Rodriguez M, Soberanis Vásquez DJ, et al. Impact of PEWS on perceived quality of care during deterioration in children with cancer hospitalized in different resource-settings. Front Oncol. 2021;11:660051.
16. Romaine ST, Sefton G, Lim E, Nijman RG, Bernatoniene J, Clark S, et al. Performance of seven different paediatric early warning scores to predict critical care admission in febrile children presenting to the emergency department: a retrospective cohort study. BMJ Open 2021;11:e044091.
17. Jensen CS, Aagaard H, Olesen HV, Kirkegaard H. Inter-rater reliability of two paediatric early warning score tools. Eur J Emerg Med. 2019;26(1):34-40.
18. Tibballs J, Kinney S, Duke T, Oakley E, Hennessy M. Reduction of paediatric in-patient cardiac arrest and death with a medical emergency team: preliminary results. Arch Dis Child. 2005;90(11):1148-52.
19. Sharek PJ, Parast LM, Leong K, Coombs J, Earnest K, Sullivan J, et al. Effect of a rapid response team on hospital-wide mortality and code rates outside the ICU in a children's hospital. JAMA. 2007;298(19):2267-74.
20. Monaghan A. Detecting and managing deterioration in children. Paediatr Nurs. 2005;17(1):32-5.

Peculiaridades da semiologia na unidade de cuidados intensivos e classificações habitualmente utilizadas

José Roberto Fioretto
Joelma Gonçalves Martin

INTRODUÇÃO

A presença de tecnologia médica avançada e de testes laboratoriais sofisticados permite ao médico intensivista oferecer o mais alto padrão de cuidados. Entretanto, a avaliação clínica rápida é essencial na prática da terapia intensiva[1], assim como a importância do exame físico (EF) não deve ser subestimada ou negligenciada[2]. A chave para um bom EF em ambiente de terapia intensiva é a habilidade para relacionar a tecnologia com a apresentação clínica do paciente. Realizar exames planejados, focados e rápidos pode fazer a diferença para o diagnóstico preciso e o tratamento, com impacto positivo no resultado do atendimento.

A realização do EF em unidade de terapia intensiva (UTI) pode ser muito desafiadora, particularmente em UTI pediátrica (UTIP). O EF à beira do leito pode ser dificultado por várias condições que incluem alarmes de monitores, sedação e analgesia, incapacidade de mudar a posição da criança, ferimentos, roupas e múltiplos dispositivos de monitorização (sondas e linhas vasculares). Acrescenta-se que a avaliação deve ser rápida e precisa[2].

Este capítulo abordará como realizar o EF e quais os elementos que podem ser obtidos a partir dele na avaliação rotineira e em certas situações que são encontradas nos cuidados a crianças criticamente enfermas.

AVALIAÇÃO INICIAL DA CRIANÇA GRAVEMENTE ENFERMA

A história e o EF detectam doenças graves com sensibilidade de 90%. Deve-se ter cuidado ao tentar obter exames laboratoriais antes de observar, obter a história focada e realizar EF voltado ao quadro em questão. O triângulo pediátrico de avaliação (TPA)[3] pode ser utilizado como uma forma de observar rapidamente as alterações na aparência, trabalho respiratório e circulação na criança grave (Figura 1).

No TPA, a avaliação da aparência refere-se ao tônus do paciente, à interação da criança com o meio, seu olhar e sua consolabilidade. Quanto ao trabalho respiratório, observam-se os sons respiratórios, a posição preferencial que a criança ocupa, se ela tem retrações costais ou batimento das aletas nasais, devendo-se avaliar a patência da via aérea. Na avaliação da circulação, deve-se observar a cor da pele e das mucosas e a presença de cianose ou palidez, lembrando que a cor da pele/mucosa reflete a adequação de débito cardíaco e a perfusão de órgãos vitais[3].

Crianças com bom tônus e com estado de consciência preservado apresentam melhor

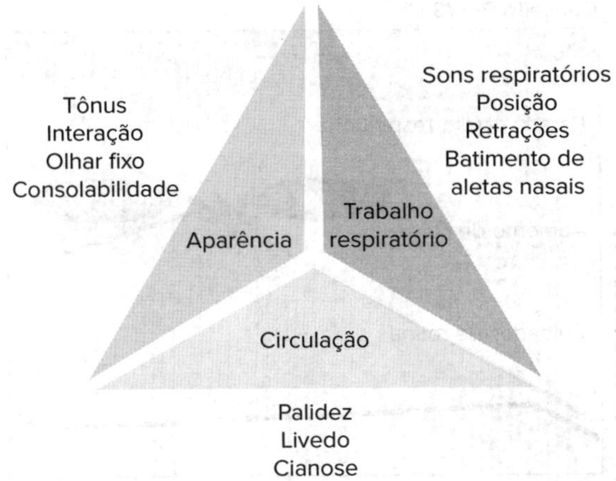

FIGURA 1 Triângulo pediátrico de avaliação.
Fonte: adaptada de Fernandez A et al.[3]

prognóstico, pois esses dados refletem também a adequação da oxigenação, ventilação e perfusão cerebral (homeostase e função do sistema nervoso)[3].

Associado ao TPA, pode ser útil utilizar a regra TICLS, em que: T = tônus (se a criança olha ao redor, se está ativa ou inativa, se existe interatividade, se ela está alerta, se pega objetos ou brinca, ou se está desinteressada por tudo); I = interatividade; C = consolabilidade; L = olhar (olha fixamente para objetos) e S = *speech* (fala).

EXAME FÍSICO GERAL

O exame físico geral (EFG) é, provavelmente, a parte mais importante do exame físico, sendo vital para os cuidados em UTIP. Antes, porém, o médico precisa rever as anotações a respeito do paciente, obter a história e juntar informações sobre a criança, pais, equipe médica e de enfermagem e rever todas as anotações. Em UTIP é fácil desviar a atenção do paciente e fixar-se em alarmes e máquinas; assim, o foco principal deve ser a apresentação clínica do paciente, enquanto se integram informações a partir dos monitores e dos testes diagnósticos[2-4].

O EFG começa quando o médico vê o paciente, sendo resumido pela pergunta: "A criança está doente?". A aplicação do escore pediátrico de alerta precoce (PEWS), apresentado na Figura 2, pode agilizar o processo, pois ajuda a se concentrar no comportamento, nos estados cardiológico e pulmonar. O PEWS é uma escala de escores de sinais vitais adaptados para o tratamento de crianças de 0-6 anos de idade (Quadro 1). Além disso, a partir do PEWS é estabelecido um fluxograma de atendimento com base nos pontos obtidos na escala visando aumentar a segurança do paciente, diminuir o número de eventos agudos graves ou catastróficos e facilitar a identificação de uma piora clínica[5].

Uma pontuação do PEWS maior ou igual a 3 deve gerar aumento dos cuidados, tais como informar a equipe de emergência, aumentar a frequência de avaliações dos sinais vitais e/ou transferir o paciente para a UTIP. Nesse ponto é importante considerar os valores de normalidade para frequências cardíaca e respiratória nas diversas faixas etárias (Quadro 2).

Quando o EF é realizado, deve ser permitido que a criança fique na posição de maior conforto, nos braços da mãe, para menores

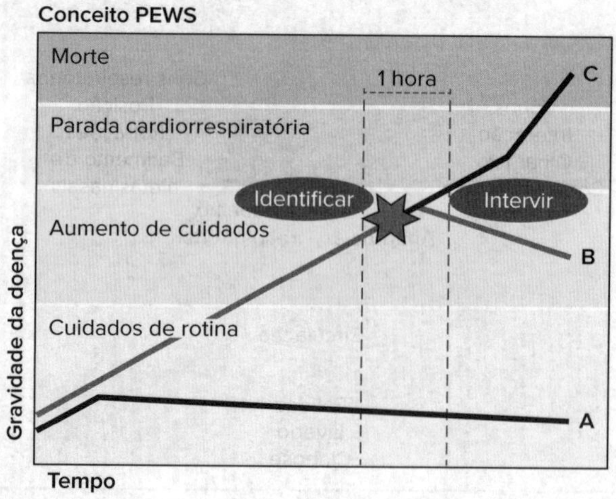

FIGURA 2 O conceito do escore pediátrico de alerta precoce (PEWS) exemplificado na evolução de três crianças hospitalizadas. Criança A: admitida no hospital, passa por estabilização inicial e tem evolução sem intercorrências, recebendo alta. Crianças B e C: após a admissão, continuam a se deteriorar. A Criança B é identificada pelo escore PEWS, recebe terapia preventiva e melhora, enquanto a Criança C não teve seu quadro clínico devidamente avaliado e desenvolveu parada cardiorrespiratória.

Fonte: adaptada de Duncan et al.[5]

PEWS: escore pediátrico de alerta precoce.

QUADRO 1 Escore pediátrico de alerta precoce

	0	1	2	3	Escore
Cardiovascular	Rosado ou tempo de enchimento capilar de 1-2 segundos.	Pálido ou tempo de enchimento capilar de 3 segundos.	▪ Cinza ou tempo de enchimento capilar de 4 segundos. ▪ Taquicardia ou 20 acima da frequência normal.	▪ Cinza e rendilhado ou tempo de enchimento capilar > 5 minutos. ▪ Taquicardia ou 30 acima da frequência normal ou bradicardia.	
Respiratório	▪ Padrão basal. ▪ Sem retrações em ar ambiente.	▪ 10 acima do padrão normal. ▪ Retrações leves, com $O_2$2L/minuto ou 30%.	▪ 20 acima do padrão normal. ▪ Retrações moderadas, com $O_2$4L/minuto ou 40%.	▪ 30 acima do padrão normal. ▪ Retrações graves, gemidos, O_2 até 5L/minutos ou 50%.	
Comportamento	Brincando ou sono apropriado.	Irritável, inconsolável.	▪ Irritável, inconsolável. ▪ Inquieto ou com dor.	▪ Letargia ou confusão. ▪ Resposta reduzida aos comandos de voz ou dor.	
Marque 2 pontos adicionais para uso de nebulizador, aspiração, vômito persistente após cirurgia.					
				Total	

O escore pediátrico de alerta precoce (PEWS) avalia o sistema cardiovascular, respiratório e o comportamento, atribuindo-se pontos de 0-3 conforme o estado do paciente. Usualmente, inicia-se a avaliação pelo parâmetro mais grave. Marcar 2 pontos extras para toda nebulização de duração de 15 minutos ou vômitos pós-operatórios persistentes. Utilizar L/minuto para uso regular de cânula nasal e fração inspirada de oxigênio para marcar cânula nasal de alto fluxo.

Fonte: adaptado de Pediatric Fundamental Critical Care Support[4].

QUADRO 2 Valores de referência de frequências cardíaca e respiratória para crianças do período neonatal até a adolescência

Idade		Frequência respiratória em repouso (respiração/minuto)	Frequência cardíaca em repouso (batimentos/minutos)
Recém-nascido	Nascimento – 1 mês	40-60	100-180
Lactente	1-12 meses	35-40	100-180
Criança pequena	13 meses – 3 anos	25-30	70-110
Pré-escolar	4-6 anos	21-23	70-110
Idade escolar	7-12	19-21	70-110
Adolescente	13-19 anos	16-18	55-90

Fonte: adaptado de *Pediatric fundamental critical care support*[4].

de 1 ano de idade. Muitas vezes, pelo estado de doença, a criança pode não encontrar posição de conforto, sendo forçada a assumir posição contrária àquela que a agrade. Tal fato compromete ainda mais as vias aéreas por aumento da turbulência do fluxo gasoso e piora a obstrução.

EXAME FÍSICO POR SISTEMAS ORGÂNICOS

Avaliação do sistema respiratório

Inclui exame das vias aéreas e ausculta pulmonar. Deve-se observar a presença de bradipneia/taquipneia, estridor, chiado audível, batimento de aletas nasais, gemência e retração costal. A avaliação posterior inclui inspeção do trabalho respiratório, uso de musculatura acessória, assimetria de expansão do tórax (atelectasia, pneumotórax, derrame pleural unilateral, aspiração de corpo estranho) e saturação de pulso de oxigênio (SpO_2). Nesse ponto, é preciso determinar se o paciente precisa ou não de suplementação com oxigênio[2].

Quando o paciente está intubado e sob ventilação mecânica (VM), deve-se examinar a posição do tubo traqueal (TT) e rever os parâmetros ventilatórios (modo, frequência respiratória, volume corrente ou pressão inspiratória de pico, FiO_2 [fração inspirada de O_2] e pressão expiratória final positiva)[2].

A frequência respiratória (FR) de um lactente ou criança depende da idade. É necessário admitir com cautela que a FR está "normal" em crianças letárgicas ou não responsivas. Lembrar sempre que a taquipneia é um importante sinal de doença em lactentes e crianças jovens e que a bradipneia é um sinal ameaçador da vida (parada cardiorrespiratória iminente)[4]. Considerar que o cérebro da criança é metabolicamente mais ativo que o cérebro de um adulto, o que faz com que o estado de consciência seja indicador sensível da oxigenação, ventilação e perfusão dos órgãos.

A ausculta pulmonar determinará a adequação e a simetria da entrada de ar e permitirá a detecção de sons como sibilos, crepitações e frêmitos. A ausculta pulmonar em criança gravemente enferma é desafiadora *per se*, além do fato de a parede torácica da criança ser menor que a do adulto, tornando os sons pulmonares facilmente audíveis, porém menos localizáveis. Após a intubação traqueal é melhor auscultar os pulmões na linha axilar anterior. Durante o choro ou agitação a ausculta fica muito prejudicada.

Avaliação do sistema cardiovascular

O EF do sistema cardiovascular deve concentrar-se na avaliação da perfusão tecidual e em sua relação com a função dos órgãos.

Portanto, avalia-se o estado de consciência, cor da pele, temperatura corporal, enchimento capilar, característica do pulso, frequência cardíaca (FC), ritmo cardíaco e pressão arterial (PA)[4]. Muitas UTIP monitorizam continuamente o eletrocardiograma (ECG) e a PA. Essas informações devem ser integradas com o estado clínico do paciente, assim como devem ser observadas, atentamente, as medicações utilizadas, especialmente os agentes inotrópicos, vasopressores e antiarrítmicos. Atualmente a utilização da ultrassonografia *point of care* vem ganhando espaço, e, exageradamente falando, o transdutor do ultrassom vem complementar o estetoscópio.

Levar em consideração que o volume de sangue circulante por quilograma em criança é maior do que no adulto, mas o volume absoluto é menor, pois o tamanho corporal da criança é menor. Consequentemente, as crianças são menos tolerantes a pequenas perdas de sangue comparadas aos adultos. Vale destacar que o débito cardíaco (DC) nos lactentes jovens é basicamente dependente da FC, uma vez que o volume sistólico é praticamente fixo. Crianças menores de 2 meses de idade têm capacidade de estiramento miocárdico limitada, e isso faz com que o DC aumente menos em resposta ao aumento da pré-carga ou à administração de fluidos em *bolus*. Também, a PA varia conforme a idade, a altura e o gênero. Define-se hipotensão como a PA sistólica (PAS) ou PA média (PAM) abaixo do percentil 50. Em crianças de 1-10 anos de idade que estão no percentil 50 para altura, este pode ser rapidamente previsto para a PAS e a PAM usando as seguintes fórmulas[4]:

Pressão arterial sistólica:
PAS (mmHg) = 70 + (idade x 2)
Pressão arterial média:
PAM (mmHg) = 40 + (idade x 1,5)

A diminuição do DC altera a função de órgãos-alvo, especialmente, cérebro e rins. Dessa forma, é fundamental avaliar o estado de consciência e a diurese.

Avaliação do sistema nervoso central

Juntamente com o delírio, a analgesia e a sedação são subestimadas em crianças[2]. Crianças internadas em UTIP são, frequentemente, submetidas a analgesia e sedação administradas continuamente, o que dificulta sobremaneira a avaliação do sistema nervoso central (SNC). Deve-se avaliar, separadamente, a intensidade da dor e o nível da sedação.

- Avaliação da dor: a avaliação da dor é direta para pacientes que estão suficientemente alertas para relatar, pela fala, movimentação da cabeça ou apontando, a respeito da intensidade da dor. Atualmente existem instrumentos para "medir" a dor em crianças de todas as idades, embora poucos tenham sido validados para crianças em ambiente de terapia intensiva. Abaixo dos 2 anos de idade a avaliação é dificultada, enquanto crianças entre 3-7 anos de idade são capazes de fornecer informações apropriadas a respeito da dor. Para essa faixa etária, os métodos mais comuns para avaliação da dor são os do autorrelato, que utilizam uma escala analógica visual de 10 cm ou uma escala com medidas extremas ancoradas por números (entre 0-10), descrição ("sem dor" a "pior dor") ou diagrama (face sorrindo a face chorando), com os quais o paciente indica seu nível de dor. Para maiores de 8 anos de idade, pode-se utilizar uma escala visual análoga (Figura 3)[6].
- Avaliação do nível de sedação: é mais difícil que a avaliação da dor. A escala mais utilizada é a de Comfort[7], composta de cinco variáveis comportamentais (consciência, tensão facial, tônus muscular, agitação e movimento) e três fisiológicas (FC, respi-

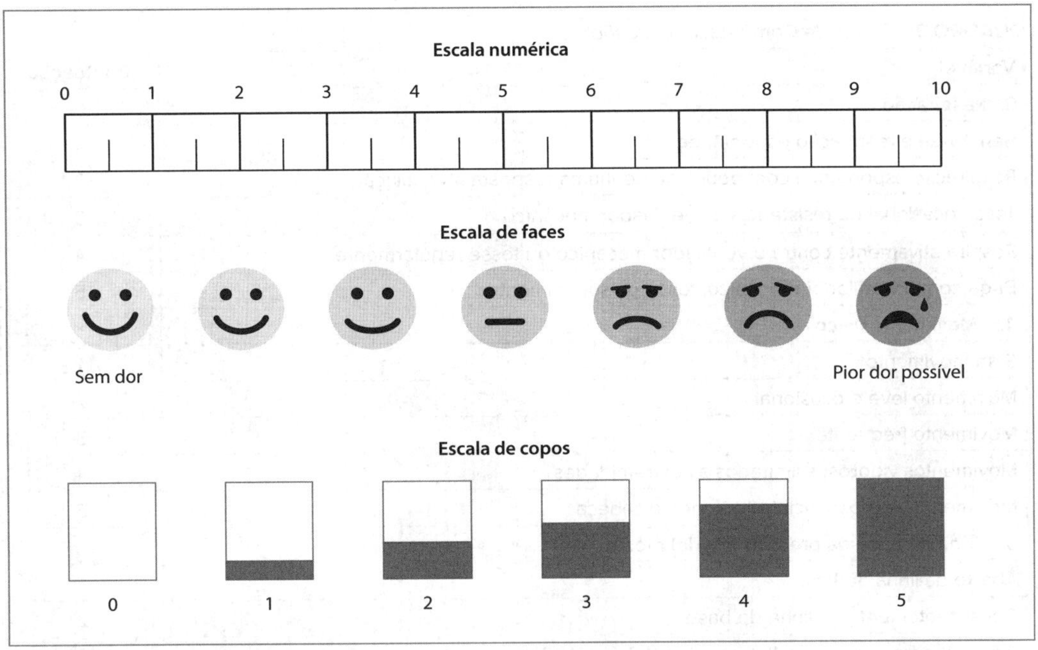

FIGURA 3 Escalas para avaliação da dor em diferentes idades.
Fonte: adaptada de Lago PM et al.[6]

ração e pressão arterial), às quais é atribuída uma nota de 1 a 5 para resultar em um escore total que varia de 8 (sedação profunda) a 40 (alerta e agitado). Escores menores que 17 indicam sedação excessiva, entre 17 e 26, sedação adequada, e maior que 26, sedação insuficiente (Quadro 3).

Lembrar que a criança com depressão do nível de consciência, convulsão e/ou coma

QUADRO 3 Escala de Comfort

Variável	Pontuação
1. Alerta	
Sono profundo	1
Sono leve	2
Cochilando	3
Totalmente acordado e alerta	4
Muito alerta	5
2. Calma/agitação	
Calmo	1
Levemente ansioso	2
Ansioso	3
Muito ansioso	4
Pânico	5

(continua)

QUADRO 3 Escala de Comfort (*continuação*)

Variável	Pontuação
3. Respiração	
Sem tosse e respiração espontânea	1
Respiração espontânea com pouca ou nenhuma resposta à ventilação	2
Tosse ocasional ou resistência ao ventilador mecânico	3
Respira ativamente contra o ventilador mecânico ou tosse regularmente	4
Briga com o ventilador mecânico, tosse ou sufocamento	5
4. Movimento físico	
Sem movimento	1
Movimento leve e ocasional	2
Movimento frequente	3
Movimentos vigorosos limitados às extremidades	4
Movimento vigoroso incluindo tronco e cabeça	5
5. Linha de base da pressão arterial média	
Abaixo da linha de base	1
Consistentemente na linha de base	2
Elevações frequentes de 15% ou mais (1-3 eventos)	3
Elevações frequentes de 15% ou mais (mais de 3 eventos) acima da linha de base	4
Elevação sustentada maior do que 15%	5
6. Linha de base da frequência cardíaca (FC)	
Abaixo da linha de base	1
Consistente na linha de base	2
Elevações infrequentes de 15% ou mais (1-3 eventos) acima da linha de base	3
Elevações frequentes de 15% ou mais (mais de 3 eventos) ou acima da linha de base	4
Sustentada maior do que 15%	5
7. Tônus muscular	
Músculos totalmente relaxados sem tônus	1
Tônus reduzido	2
Tônus normal	3
Tônus aumentado e flexão de extremidades	4
Rigidez muscular extrema e flexão de extremidades	5
8. Tensão facial	
Músculos faciais totalmente relaxados	1
Músculos faciais com tônus normal, sem tensão evidente	2
Tensão evidente em alguns músculos da face	3
Tensão evidente em todos os músculos da face	4
Músculos faciais contorcidos	5

deve ser avaliada para a possibilidade de lesão intencional mesmo que não tenha sinais de lesão externa. Devido à flexibilidade dos ossos, a criança pode sofrer lesões internas sem escoriações externas significativas ou fratura de costelas.

Especificamente, o estado neurológico e o nível de consciência são avaliados pela escala de coma de Glasgow adaptada[8] e pelo exame neurológico mínimo (Quadro 4).

Outro elemento importante ao exame do SNC é a resposta pupilar. Utilizada para avaliação rápida do tronco cerebral, os padrões de resposta pupilar são:

- Isocóricas – pupilas com diâmetros iguais.
- Anisocóricas – uma pupila maior que a outra, provável lesão no cérebro (no lado inverso da pupila dilatada).
- Midríase – pupila dilatada.
- Miose – pupila contraída. Provável choque anafilático (*overdose*, intoxicação, uso de anestésico nas cirurgias entre outros).
- Fotorreagentes – quando reagem à exposição da luz contraindo-se e dilatando no escuro.

O exame das pupilas pode permitir o diagnóstico do nível de lesão do SNC[9], como apresentado na Figura 4.

Outros sinais físicos pertinentes à avaliação do SNC são: tônus muscular, força muscular, simetria facial, ataxia e qualquer movimento anormal de extremidades e musculatura facial.

EXAME FÍSICO NÃO PLANEJADO

Quase todos os pacientes internados em UTIP estão sob observação contínua por monitores respiratórios e cardíacos, que são fundamentais para seu tratamento. A observação contínua da FC, FR, PA e SpO_2 permite que a equipe da UTIP esteja pronta para atuar diante de qualquer mudança aguda na condição geral do paciente. Apesar disso, situações agudas são inevitáveis, e frequentemente há muitos diagnósticos a serem

QUADRO 4 Escala de coma de Glasgow (adaptada) para crianças maiores do que 4 anos de idade e com 4 anos ou menos

≤ 4 anos	> 4 anos
Abertura ocular	
4 – Espontânea	4 – Espontânea
3 – Ao chamado	3 – Ao chamado
2 – À dor	2 – À dor
1 – Ausente	1 – Ausente
Melhor resposta verbal	
5 – Vocaliza palavras apropriadas, balbucia, sorri	5 – Orientado
4 – Choro à dor, confuso	4 – Confuso
3 – Gemido à dor	3 – Palavras inapropriadas
2 – Persistentemente irritada	2 – Palavras incompreensíveis
1 – Sem resposta	1 – Sem resposta
Melhor resposta motora	
6 – Movimenta espontaneamente	6 – Obedece a comandos
5 – Retira segmento ao estímulo tátil	5 – Localiza dor
4 – Retira segmento à dor	4 – Retirada não específica
3 – Decorticação (flexão anormal)	3 – Flexão à dor
2 – Descerebração (extensão anormal)	2 – Extensão à dor
1 – Sem resposta	1 – Sem resposta
< 17 = sedação excessiva; 17-26 = sedação adequada; > 26 = sedação insuficiente.	

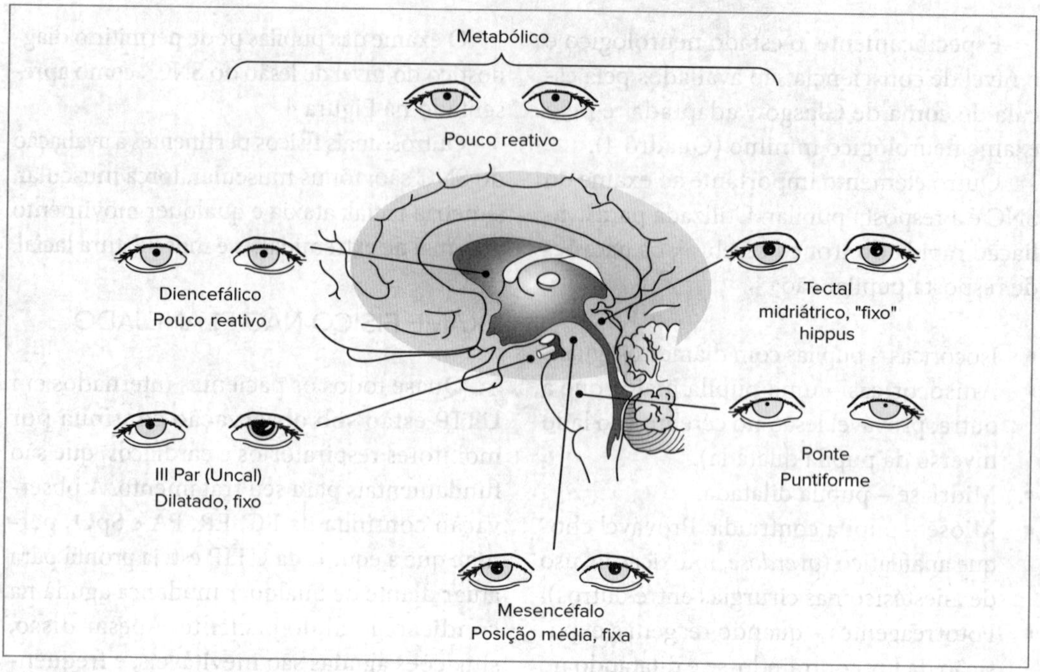

FIGURA 4 Padrões pupilares nos pacientes com alterações do sistema nervoso central.
Fonte: adaptada de Plum and Posner[9].

considerados diante dos sintomas, sendo a rapidez para iniciar o tratamento essencial para o sucesso dele. Por isso é importante desenvolver guias em etapas para seguir e determinar, à beira do leito, a condição clínica mais ameaçadora da vida e, assim, elaborar o plano terapêutico apropriado[2].

Imaginando, por exemplo, os seguintes cenários: Você é chamado à beira do leito por...

- Bradicardia aguda: (1) Exame visual: observar o paciente, sua condição geral e se está ou não em oxigenoterapia ou VM. Olhar rapidamente para o monitor a fim de avaliar o ritmo cardíaco, a PA e o formato da onda da pressão arterial não invasiva, da SpO_2 e da FC. Essa avaliação deve levar no máximo 10 segundos. (2) Exame físico: observar o paciente mais atentamente e detectar o nível de consciência e sinais de desconforto. Elaborar as seguintes perguntas: O paciente está acordado ou não responsivo? Trata-se de desconforto agudo? Rapidamente observar a pele e procurar por cianose, além de checar o pulso. O monitor reflete acuradamente as condições clínicas do paciente? Auscultar o tórax procurando por sons bilaterais e verificar se está recebendo oxigenação e ventilação adequadas. O paciente está respirando espontaneamente ou em VM? Se estiver sob VM, observar os parâmetros e procurar por assincronias. Avaliar a patência e deslocamentos do tubo traqueal, se houver. Instituir tratamento para a situação clínica diagnosticada.
- Taquicardia aguda: (1) Exame visual: observar o paciente, sua condição geral e se está ou não em oxigenoterapia ou VM. Olhar rapidamente para o monitor a fim de avaliar o ritmo cardíaco, a PA e o formato da onda da pressão arterial não invasiva, SpO_2 e FC. Essa avaliação deve levar no máximo 10 segundos. (2) Se estiver

sem oxigênio, forneça-o, ao mesmo tempo que o nível de consciência e sinais de desconforto são avaliados; checar o pulso e verificar se o monitor reflete acuradamente a condição clínica. Simultaneamente, avaliar a pele para hipotermia ou hipertermia, presença de turgor pastoso, temperatura etc. O paciente está febril e/ou em choque? Proceder ao tratamento para a condição determinada.

- Desconforto respiratório agudo em paciente não intubado: (1) Exame visual: observar o paciente e verificar se está conectado a oxigênio suplementar. Em caso afirmativo, qual o tipo? Em seguida, olhar para o monitor a fim de avaliar frequência e ritmo do ECG, PA e forma de onda ou leitura da PA não invasiva, FR e SpO_2. Essa avaliação deve levar menos de 10 segundos. (2) Exame físico: aplicar oxigênio suplementar conforme necessário. Ao mesmo tempo, olhar para o paciente e observar sua aparência geral, nível de consciência, cor da pele (cianose), esforço respiratório, uso de músculos acessórios, resistência das vias aéreas, fluxo de ar e capacidade de falar frases completas ou não. Auscultar os pulmões em busca de quaisquer sons adventícios, como: respiração ofegante (asma, broncoespasmo), estertores ou estridor. O paciente foi extubado recentemente e não está tolerando bem? O paciente teve alguma intervenção recente que pode ter causado um pneumotórax? A criança está agitada ou ansiosa? Existe algum histórico médico pertinente conhecido que pudesse ser atribuído ao quadro atual? (3) Proceder ao tratamento para a condição diagnosticada.
- Desconforto respiratório agudo em paciente intubado: (1) Exame visual: observar o paciente e olhar para o tubo traqueal ou para o tubo de traqueostomia, avaliando se ele está conectado e não deslocado. Em seguida, olhar para o monitor a fim de avaliar FC e ritmo de ECG, forma de onda da PA e SpO_2. Olhar rapidamente para o ventilador, suas formas de onda (volume corrente, pressão e fluxo) e anotar quais alarmes do ventilador estão sendo disparados. Esse exame deve levar menos de 10 segundos. (2) Exame físico: ao mesmo tempo, olhar para o paciente e observar a aparência geral, nível de consciência, cor da pele (cianose), trabalho de respiração, uso de músculos acessórios, resistência das vias aéreas e fluxo de ar e se há sincronia com o ventilador. Auscultar os pulmões para sons bilaterais e ruídos adventícios. O foco principal deve estar sempre no paciente, e não apenas no ventilador. Se a criança estiver se deteriorando rapidamente, desconectar o paciente do ventilador e ventilar manualmente com uma máscara valvular com bolsa que fornece oxigênio a 100%. Se o paciente estiver intubado por tubo orotraqueal, observar a posição do tubo nos lábios ou dentes. Verificar o balonete e se há vazamento; se houver vazamento, inflar o ar usando uma seringa vazia para avaliar o enchimento adequado. Determinar se o paciente precisa de sucção de seu tubo traqueal por possível obstrução ou tampão mucoso. Se o paciente tiver traqueostomia, avaliar o posicionamento adequado nas vias aéreas, o volume adequado do balonete e a cânula interna para permeabilidade. Foge ao escopo do capítulo a avaliação das condições do ventilador mecânico.

REFERÊNCIAS BIBLIOGRÁFICAS

1. Auerbac M. Assessment of systemic perfusion in children. Disponível em: https://www.uptodate.com/contents/assessment-of-systemic-perfusion-in-children. Acesso em: ago. 2021.

2. Illuzzi E, Gillespie M. Physical examination in the ICU. In: Oropello JM, Pastores SM, Kvetan V (eds.). Critical care. McGraw Hill. Disponível em: https://accessmedicine.mhmedical.com/content.aspx?bookid=1944&sectionid=143515966. Acesso em: ago. 2021.
3. Fernandez A, Benito J, Minteji S. Is this child sick? Usefulness of the assessment triangle in emergency settings. J Pediatr (Rio J). 2017;93:60-7.
4. Society of Critical Care Medicine. Avaliação da criança criticamente doente. In: Pierre L, Pringle EJ (eds.). Fundamentos de suporte intensivo pediátrico. 3.ed. São Paulo; 2020. p.680.
5. Duncan H, Hutchison J, Parshuram CS. The Pediatric Early Warning System score: a severity of illness score to predict urgent medical need in hospitalized children. J Crit Care. 2006;21:271-9.
6. Lago PM, Piva JP, Garcia PCR. Analgesia e sedação em UTIP. In: Piva JP, Garcia PCR (eds.). Medicina intensiva em pediatria. 2.ed. Rio de Janeiro: Revinter; 2014. p.1103-26.
7. Yaster M, Easley RB, Brady KM. Pain and sedation management in the critically ill child. In: Nichols DG (ed.). Roger's textbook of pediatric intensive care. 4.ed. Philadelphia: Lippincott Williams & Wilkins; 2008. p.136-65.
8. American College of Surgions Committee on Trauma. Advanced Trauma Life Suport – ATLS. 10.ed. Chicago, 2018.
9. Posner JB, Saper CB, Schiff N, Plum F. Examination of the comatose patient. In: Posner JB, Saper CB, Schiff N, Plum F (eds.). Plum and Posner's diagnosis of stupor and coma. 5.ed. New York: Oxford University Press; 2013.

67

Insuficiência respiratória na infância

Débora Carla Chong-Silva
Rubens Cat
Carlos Antônio Riedi

DEFINIÇÃO E CONCEITOS

Define-se insuficiência respiratória (IR) como a incapacidade de fornecer O_2 e de remover CO_2 a uma taxa que atenda à demanda metabólica do corpo. No entanto, as duas condições podem estar associadas[1].

A IR pode ser dividida em duas formas, de acordo com o mecanismo de falência respiratória. A tipo I, ou hipoxêmica, ocorre por dificuldade na troca dos gases. A tipo II ou hipercápnica, ocorre por falha no sistema de "bomba" do aparelho respiratório. Embora dividida em duas formas, a IR pode ocorrer de forma mista[1]. Na forma hipoxêmica a divergência ventilação-perfusão resulta em hipoxemia, com PCO_2 normal ou baixo. Na forma com hipercapnia, quando ocorre falta de ventilação, o volume-minuto está diminuído e acarreta aumento do PCO_2. As duas formas podem ocorrer de forma aguda ou crônica. A presença de policitemia, hipertensão pulmonar, *cor pulmonale* indica hipoxemia crônica (Figura 1)[1].

Em relação ao tempo de evolução da IR, esta se divide em aguda, quando a evolução do quadro ocorreu em horas ou poucos dias, e crônica, quando ocorreu em tempo suficiente para uma compensação gasométrica e/ou hematológica (policitemia) (Quadro 1)[2].

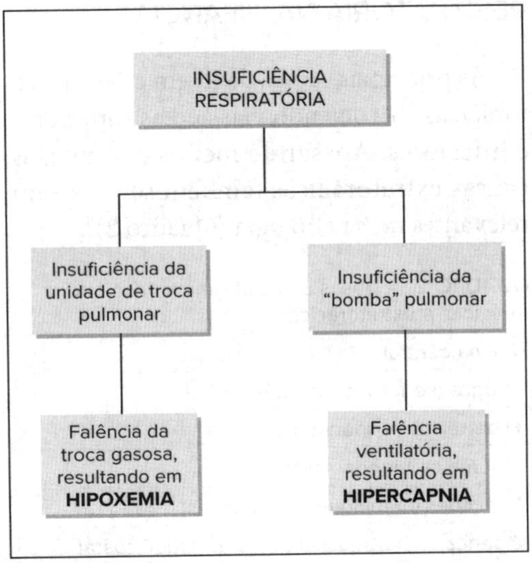

FIGURA 1 Tipos de insuficiência respiratória[1].
Fonte: Vo; Kharasch[1].

QUADRO 1 Caracterização dos quadros de insuficiência respiratória quanto ao tempo[2]

Tipo de insuficiência respiratória	pH	$PaCO_2$	PaO_2	HCO_3
Aguda	↓	↑	↓	↓
Crônica	Normal ou pouco ↓	↑	↓	↑
Crônica agudizada	↓	↑	↓	Normal ou pouco ↑

Fonte: SBP[2].

Insuficiência respiratória aguda (IRA) é uma das principais causas de atendimentos emergenciais, internações, sobretudo em unidades de terapia intensiva (UTI) e mortes em crianças em todo o mundo. As crianças menores de 4 anos de idade são mais propensas a quadros mais graves, diante de características anatômicas, funcionais e imunológicas próprias da faixa etária[3,4]. A semiologia da IR dependerá da causa, topografia, agente etiológico e idade da criança[3].

CAUSAS DE INSUFICIÊNCIA RESPIRATÓRIA NA INFÂNCIA

As principais causas de IR em crianças são torácicas, envolvendo vias aéreas superiores e inferiores. Apesar de menos comuns, as causas extratorácicas também se mostram relevantes nessa etiologia (Quadro 2)[5].

QUADRO 2 Causas de insuficiência respiratória torácicas e extratorácica[5]

Causa central
Drogas (sedativos, anestésicos)
Hipertensão endocraniana
Trauma cranioencefálico
Infecções (meningites, encefalites)
Doenças neuromusculares e do gradil costal
Síndrome de Guillain-Barré
Miastenia *gravis*
Distrofias musculares
Paralisia cerebral (encefalopatia hipóxico-isquêmica)
Escoliose e outras deformidades torácicas
Doenças das vias aéreas
Laringite, laringotraqueítes, epiglotites
Exacerbações de asma
Bronquiolite aguda
Síndrome de bronquites crônica (fibrose cística, bronquiolite obliterante)
Diminuição da complacência pulmonar
Edema pulmonar
Pneumonia

(continua)

QUADRO 2 Causas de insuficiência respiratória torácicas e extratorácica[5] (*continuação*)

Diminuição da complacência pulmonar
Síndrome do desconforto respiratório
Doenças do interstício pulmonar (síndrome CHILD)
Displasia broncopulmonar
Diminuição do transporte de oxigênio
Síndrome de baixo débito
Anemia

Fonte: Piva et al.[5]

AVALIAÇÃO DA CRIANÇA COM INSUFICIÊNCIA RESPIRATÓRIA

Anamnese

A história clínica da criança com IR deve ter antecedentes pessoais que permitam gerar a hipótese diagnóstica da etiologia do quadro. Afastar doenças não pulmonares, que podem levar ao desconforto respiratório, é o primeiro passo na busca da etiologia. História de doença cardíaca (na presença de choque hipovolêmico ou cardiogênico), diagnóstico de doenças metabólicas (antecedentes de diarreia, desidratação, *diabetes mellitus*), intoxicação medicamentosa por salicilato, presença de infecção grave (sepse) ou de doenças neurológicas (meningite, encefalites) devem ser investigados[6].

Avaliação do desempenho respiratório

A primeira atitude quando se avalia uma criança com dificuldade respiratória é verificar a necessidade de tratamento de urgência. A reversão da hipoxemia é a primeira ação, uma vez que essa condição coloca a criança em risco iminente de morte[6].

A partir desse passo é importante avaliar os sinais vitais, a presença de esforço respiratório e o nível de consciência. Verificar a presença de respiração espontânea. Em seguida, a frequência respiratória, a presença de esforço respiratório, a eficiência da respiração e se há sinais clínicos secundários à falência respiratória em outros órgãos[6]. A apresentação clínica da IR depende da etiologia, da intensidade da hipoxemia e hipercapnia[6].

Define-se como desconforto respiratório a presença de sinais e sintomas compensatórios, perceptíveis ao exame físico, cuja finalidade é manter normais as pressões parciais de O_2 e CO_2. São sinais do desconforto respiratório: taquipneia, gemência, tiragens (supraesternal, supraclavicular, intercostal e subcostal) e o batimento de aletas nasais[6].

FREQUÊNCIA RESPIRATÓRIA, FREQUÊNCIA CARDÍACA E PRESSÃO ARTERIAL

A taquipneia, definida como a aumento da frequência respiratória acima dos valores de normalidade para a faixa etária (Quadro 3), habitualmente é a primeira manifestação do comprometimento respiratório[2]. A taquicardia, geralmente pouco valorizada, é um sinal iminente de IR[7]. Taquicardia e hipertensão arterial ocorrem, habitualmente, secundárias ao aumento das catecolaminas na circulação. Quando a IR está na fase descompensada, ocorre queda da pressão arterial[1,7].

A taquipneia pode vir acompanhada de respiração ruidosa, e essa associação pode indicar esforço respiratório[7]. A característica do ruído respiratório permite ao médico atribuir o diagnóstico a uma região anatômica do sistema respiratório; já a ausência de ruído e de esforço respiratório pode ocorrer no contexto de doenças não pulmonares, como acidose metabólica, cetoacidose diabética, erro inato do metabolismo, insuficiência cardíaca e intoxicação. No choque cardiogênico, o esforço respiratório ocorre por consequência do edema pulmonar[8].

A bradipneia ocorre com mais frequência em alterações de controle central da respiração. Frequência respiratória diminuída, irregular, costuma ser um sinal iminente de parada cardiorrespiratória. É importante ter ciência de que a mudança da FR, de elevada para normal e mais superficial, pode indicar deterioração do padrão respiratório e fadiga e não melhora do quadro. Nesses casos a ocorrência é acompanhada por rebaixamento do nível de consciência, que pode ser atribuído de forma equivocada ao uso de sedativos[8].

O pulso paradoxal é caracterizado pela queda da frequência cardíaca (FC) na inspiração e pode ser observado pela palpação ou na configuração da onda do oxímetro de pulso. Expiração ativa com pulso paradoxal significa obstrução de via aérea superior grave, indicando a necessidade de monitorização rigorosa ou mesmo de intubação de urgência[9].

Crianças menores de 2 meses com taquipneia, independentemente de qualquer outro sinal clínico, devem ser consideradas grave[9].

QUADRO 3 Valores normais da frequência respiratória de acordo com a faixa etária[2]

Idade	Respirações (incursões)/minuto
Menores de 1 ano	30-60
1-3 anos	24-40
4-5 anos	22-34
6-12 anos	18-30
13-18 anos	12-16

Fonte: SBP[2].

ESFORÇO RESPIRATÓRIO

A avaliação do esforço respiratório é fundamental para graduar o desempenho respiratório da criança doente. São sinais de esforço respiratório as retrações torácicas: tiragens intercostais, subcostal e supraclavicular, assíncrona toracoabdominal (mais frequente em obstrução de via aérea superior), batimento de asa do nariz e uso de musculatura acessória (presença de balanço da cabeça – *head bobbing*)[8]. O balanço da cabeça ocorre devido à contração dos músculos escaleno e esternocleidomastóideo e indica sinal de gravidade[8].

Na IR obstrutiva pode haver a presença do sinal de Hoover (retração da caixa torácica inferior durante a inspiração), reflete obstrução de via aérea inferior e contração diafragmática[8].

Deve-se ter em mente que crianças com IR secundária a doença neuromuscular ou de sistema nervoso central podem não expressar os sinais e sintomas característicos de aumento do esforço respiratório[7].

HIPOXEMIA E CIANOSE

A oximetria de pulso, ou seja, a medida da saturação periférica de O_2, é considerada o quinto sinal vital, especialmente em quadros de dificuldade respiratória, e compõe a tríade da IR juntamente com a taquipneia e o esforço respiratório[6].

Menos de 10% das crianças hipoxêmicas, com saturação menor 90%, apresentam cianose ao exame físico, sendo a cianose um sinal tardio de hipoxemia. Recomenda-se não esperar a presença de cianose para fazer o diagnóstico de IR, buscando revertê-la o mais rápido possível[2].

A saturação transcutânea de oxigênio aferida pelo oxímetro de pulso estima a saturação de hemoglobina. Saturação de 90% significa PaO_2 aproximada de 60 mmHg, conforme a curva sigmoide de dissociação de hemoglobina. O oxímetro de pulso estima a saturação, não mede o conteúdo ou o O_2 liberado; então, tem limitações[1]. Essa medida pode sofrer influência da concentração de hemoglobina, intensidade da acidose, temperatura, da concentração da 2,3-difosfoglicerato (DPG), e a correção desses fatores interfere na capacidade de transporte de oxigênio[6].

De toda forma, o uso da oximetria como parte da monitorização do paciente com IR é essencial e custo-efetivo[6].

Em indivíduos saudáveis a presença de cianose significa que a saturação de O_2 deve ser menor que 80%. A presença de cianose ocorre quando a hemoglobina reduzida fica acima de 5 g/dL. Vale o alerta de que essa condição pode não estar presente em pacientes com anemia, apesar de terem IR grave[6].

Outras condições que podem deixar essa medida menos confiável são: baixa perfusão, vasoconstrição periférica, hipotermia, edema, movimentos excessivos ou na presença de metaemoglobina ou carboxiemoglobina[10].

Para toda criança que se apresente a um pronto atendimento com aferição de saturação de oxigênio menor que 90%, acompanhado ou não de cianose, sonolência ou agitação, incapacidade de se alimentar, a suplementação de oxigênio deve ser imediata buscando atingir a saturação mínima de 94%[2].

SONS ANORMAIS DA RESPIRAÇÃO

O estridor ocorre por fluxo turbulento, comumente secundário ao estreitamento de via respiratória superior, por compressão extrínseca ou aspiração de corpo estranho[9].

Quando o estridor é inspiratório, indica obstrução de via aérea superior supraglótica e merece maior atenção e avaliação clínica cuidadosa. Em geral está associado a laringomalacia ou lesão de corda vocal[9].

Para estridor que surge após cirurgia cardíaca, deve ser lembrada a possibilidade de lesão do nervo laríngeo recorrente com paralisia unilateral (esquerda) de corda vocal[9].

A presença de estridor inspiratório e expiratório, simultaneamente, habitualmente ocorre por estreitamento da região subglótica, por exemplo, estenose subglótica. Nesse caso, a história de intubação anterior é sugestiva do diagnóstico etiológico[9].

Em lesões intratorácicas, como traqueomalacia, broncomalacia e nos casos de compressões extrínsecas, o estridor ocorre principalmente na fase expiratória. Estridor expiratório indica também piora da obstrução de via aérea superior e é um sinal de gravidade, de pior prognóstico, especialmente se acompanhado do uso de musculatura expiratória (contração abdominal)[9].

Se o estridor é agudo, com sinais e sintomas de infecção aguda, muitas vezes associado a tosse rouca, o diagnóstico de laringotraqueobronquite aguda é o mais provável. No entanto, com estridor agudo na ausência de infecção respiratória, a possibilidade de corpo estranho é mais provável, principalmente se associado a dificuldade de deglutição[9].

Em todas as situações, se a presença de estridor for evidenciada em repouso significa que a obstrução é ao menos de moderada gravidade e a abordagem terapêutica não pode ser negligenciada[9]. Pulso paradoxal pode ser observado pela palpação ou na configuração da onda do oxímetro de pulso, quando ocorre diminuição da FC na inspiração. Expiração ativa com pulso paradoxal significa obstrução de via aérea superior grave, com monitorização obrigatória ou mesmo intubação[8].

A ausculta pulmonar fornece informação sobre a simetria, se a entrada de ar nos pulmões é normal e adequada, e sua avaliação tem fundamental importância para o diagnóstico e tratamento da IR[8]. Ao auscultar o tórax, deve-se conhecer a localização espacial dos lobos pulmonares na cavidade torácica, bem como de sua projeção nas paredes do tórax, facilitando sobremaneira o diagnóstico diferencial e etiológico das doenças pulmonares (Figura 2).

A ausência de murmúrio vesicular pode ser devida a derrame pleural, pneumotórax ou atelectasia pulmonar[8].

Em relação aos sons pulmonares, sabe-se que a expiração prolongada ou a presença de sibilos audíveis é sugestivo de broncoconstrição. Achados localizados sugerem pneumonia lobar ou aspiração de corpo estranho. Estertores difusos geralmente são observados em edema pulmonar ou doença intersticial[10].

Os sibilos podem ser monofônicos ou polifônicos. Os sibilos monofônicos geralmente são mais localizados e ocorrem devido a obstrução localizada da via aérea, localização extratorácica e geralmente acompanhados de sons assimétricos, isto é, entrada de ar desigual. Os polifônicos ocorrem quando a doença compromete de forma mais abrangente as vias aeríferas, por exemplo, bronquiolite viral aguda e asma[10].

Uma sucessão de ruídos curtos, intensos, como se fosse crepitação, que se assemelham ao som do chocalho, é, por vezes, descrita como sibilos. Esses sons, que podem ser sentidos quando se coloca a mão no tórax, nominados de frêmitos brônquicos, são frequentemente observados em crianças com doença neurológica ou neuromuscular que não têm capacidade de tossir ou de deglutir as secreções[10].

Sibilos expiratórios associados à presença de sinal de Hoover (retração da caixa torácica inferior durante a inspiração) refletem obstrução de via aérea inferior e contração diafragmática[10].

Gemido e expiração forçada significam comprometimento do parênquima pulmonar. O gemido é o resultado do fechamento prematuro da glote durante a expiração, para aumentar a pressão positiva expiratória final (PEEP) e para prevenir o colapso alveolar. Geralmente é observado em crianças com edema pulmonar, desconforto respiratório agudo e pneumonia, sendo um sinal de doença grave[10].

SINAIS GERAIS EM OUTROS SISTEMAS

As consequências da IR em outros órgãos e sistemas devem ser continuamente avaliadas[7].

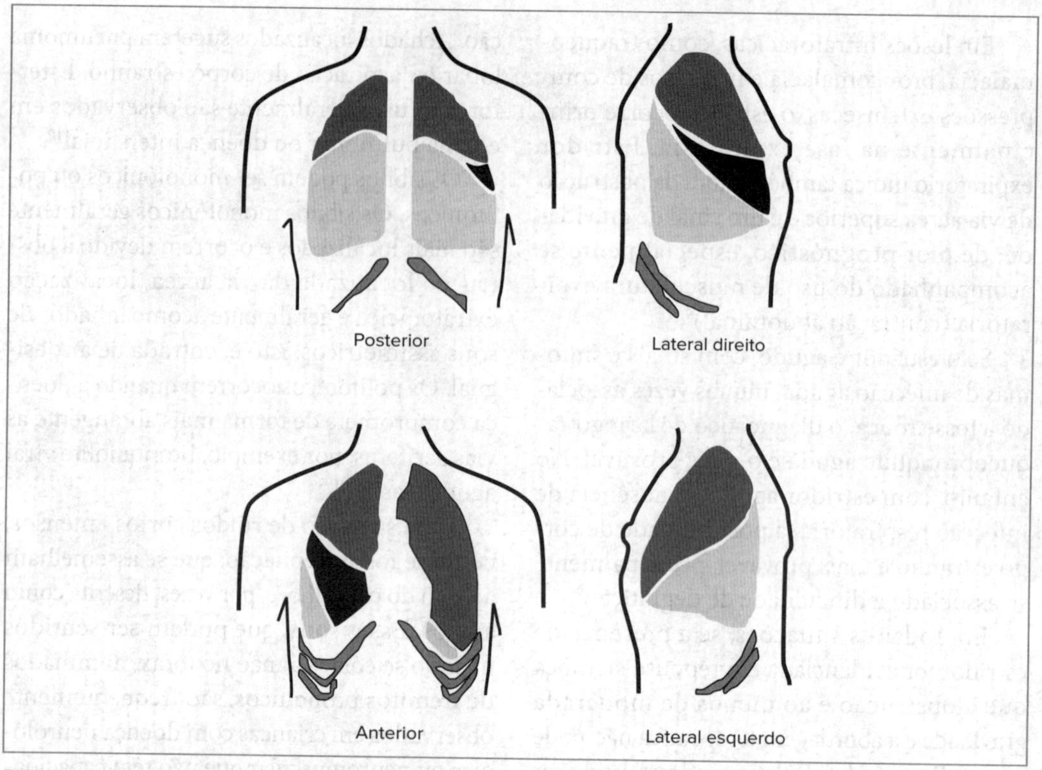

FIGURA 2 Projeções dos lobos pulmonares na parede do tórax. Cinza escuro corresponde aos lobos superiores; cinza claro, aos lobos inferiores; preto, ao lobo médio.
Fonte: adaptada de Pastrkamp[9].

A alteração no nível de consciência deve ser considerada um mau prognóstico e uma evolução desfavorável da IR. Pacientes que apresentam hipercapnia geralmente são sonolentos, ao passo que aqueles com hipoxemia são agitados devido à falta de oxigênio nos vários órgãos, incluindo o sistema nervoso[7]. Agitação e sonolência, como resultado de hipoxemia e/ou hipercapnia podem ser sinais iminentes de parada cardiorrespiratória[7]. Além disso, pacientes com IR aguda do tipo hipercápnica podem apresentar rubor, agitação, inquietação, cefaleia e taquicardia[1].

AVALIAÇÃO DA GRAVIDADE

Na avaliação inicial de criança com IR deve-se observar sua aparência (bom estado geral ou com aspecto doente) e a presença de cianose (central, periférica). Dados vitais, condição mental e exame pulmonar devem ser avaliados para que seja definido o grau de gravidade e sejam iniciadas as intervenções apropriadas para sua reversão ou evitar a parada respiratória (Quadro 4)[7,11].

SEMIOLOGIA DAS PRINCIPAIS CAUSAS DE INSUFICIÊNCIA RESPIRATÓRIA

Exacerbação de asma

Na exacerbação da asma ocorre obstrução brônquica devido ao edema da mucosa, contração de musculatura lisa brônquica e acúmulo de secreção. Essa obstrução é expressa semiologicamente por sibilos, que são sons agudos que ocorrem na inspiração e expiração, devido à obstrução do fluxo aéreo em brônquios e bronquíolos, por estreitamento dessas estruturas[13].

Os sinais e sintomas dependem do grau de obstrução e gravidade de exacerbação. Os pacientes apresentam taquipneia, sinais de esforço respiratório, como tiragens (intercostal, subcostal ou supraclavicular), sibilos que podem ser audíveis com ou sem estetoscópio, podem ser inspiratórios ou expiratórios ou ambos[13].

Pacientes em exacerbação de asma, que se apresentem com sonolência, alternando ou não com agitação, ausência de expansibilidade torácica (tórax fixo), ausência de murmúrio vesicular, cianose em ar ambiente ou que necessitem de mais de 40% de fração inspirada de oxigênio para manter saturação acima de 94% são pacientes graves com risco de morte, e a conduta inicial deve ser mais agressiva[13].

Como sugestão de escore para avaliação da gravidade e resposta ao tratamento, temos o *Pediatric respiratory assessment measure* (PRAM) (Quadros 5 e 6)[14].

Crupe agudo viral

Crupe agudo viral é a principal causa de IR aguda alta em crianças[15]. A obstrução de vias aéreas superiores no crupe ocorre por edema de laringe, espaço subglótico, traqueia e podendo se estender aos brônquios[15].

Geralmente acomete crianças de 1-3 anos, iniciando com quadro de infecção de vias aéreas superiores, com tosse rouca, e gradativamente podem ocorrer sinais de desconforto respiratório, cuja gravidade dependerá do grau de obstrução das vias aéreas superiores[15].

QUADRO 4 Alertas na avaliação da criança com insuficiência respiratória[12]

1. Avalie sinais iminentes de parada respiratória: bradicardia, ausência de entrada de ar, bradpneia, hipotensão, cianose, estridor em repouso, especialmente se expiratório, presença de sonolência.
2. A criança está ativa, responsiva (fala, chora, tosse)?
3. Tem cianose, anemia? Qual o valor da saturação de hemoglobina?
4. Procure sinais que indiquem aumento do esforço respiratório, como a cabeça em extensão (posição de cheirar), posição *tripod* (corpo inclinado para a frente, sentado ou em pé, com os braços apoiados nas pernas ou em outra superfície), balanço da cabeça devido à contração dos músculos acessórios da respiração; tiragem (esternal, supraclavicular, intercostal), batimento de aletas nasais, gemido, *gasping* e taquipneia.
5. Avalie a postura, frequência respiratória, movimentos do tórax e abdome e o padrão respiratório. O murmúrio vesicular é bem audível?
6. Verifique a presença de sons anormais da respiração, como roncos, voz rouca, gemido, estridor, sibilos.
7. Observe se há áreas sensíveis no tórax, instabilidade, crepitações à palpação.
8. Faça uma boa história, depois de estabilizar a criança; este é o melhor instrumento diagnóstico.

Fonte: Corrales; Starr[12].

QUADRO 5 Escore *Pediatric respiratory assessment measure* (PRAM)[14]

Sinais	0	1	2	3
Retrações esternais	Ausente		Presente	
Retrações escalenas (supraclaviculares)	Ausente		Presente	
Sibilância	Ausente	Expiratórios somente	Expiratórios e inspiratórios	Audível sem estetoscópio *ou* tórax silencioso com mínima entrada de ar
Entrada de ar	Normal	Reduzida nas bases	Decréscimo geral	Ausente/mínima
Saturação de O_2 em ar ambiente	> 93%	90-93%	< 90%	

Fonte: Ducharme et al.[14].

QUADRO 6 Graduação do escore PRAM (*Pediatric respiratory assessment measure*) de acordo com o comprometimento respiratório[14]

Graduação do acometimento respiratório	Valores PRAM
Leve	0-4
Moderada	5-8
Grave	9-12
IR iminente	12 associado à letargia, cianose, esforço respiratório reduzido e/ou aumento da PCO_2

O sinal semiológico característico do crupe agudo viral em crianças é o estridor laríngeo, que é o ar passando pelas vias aéreas superiores, de maneira turbilhonada, devido a seu estreitamento. Esse estridor pode ser audível com estetoscópio ou mesmo sem ele, nos casos de obstruções mais graves[15].

O estridor pode ser classificado em: inspiratório (obstrução na região supraglótica), expiratório (traqueia e brônquios) ou bifásico (lesão glótica ou subglótica)[15].

A tiragem que predomina nos casos graves de crupe agudo viral são as tiragens supraesternal e supraclavicular[15]. Nos casos mais graves pode ocorrer diminuição ou ausência de expansibilidade torácica ou mesmo ausência de murmúrio vesicular[15].

Caso haja progressão do processo inflamatório para mucosa brônquica, sibilos e estertores grossos podem ser ouvidos[15].

Como sugestão de escore para avaliação da gravidade e resposta ao tratamento, sugerimos o *Westley Croup Severity Score* (Quadro 7)[16].

QUADRO 7 Escore de gravidade para crupe (*Westley Croup Severity Score*)[16]

Sinal clínico	Escore
Nível de consciência	
Normal (incluindo durante sono)	0
Desorientação	5
Cianose	
Ausente	0
Com agitação	4
Em repouso	5

(continua)

QUADRO 7 Escore de gravidade para crupe (*Westley Croup Severity Score*)[16] (*continuação*)

Estridor	
Ausente	0
Quando agita	4
Em repouso	2
Entrada de ar	
Normal	0
Reduzida	1
Marcadamente reduzida	2
Retrações	
Ausentes	0
Leve	1
Moderada	2
Grave	3
Classificação da gravidade do crupe	**Pontuação do escore**
Leve	≤ 2
Moderada	3-7
Grave	8-11
Iminente insuficiência respiratória	≥ 12

Fonte: Westley et al.[16]

Bronquiolite aguda viral

É uma infecção viral do trato respiratório inferior, que afeta especialmente os bronquíolos, sendo definida como o primeiro evento de sibilos em lactentes e uma das principais causas de internações em bebês menores de 2 anos[17].

Resulta da inflamação das células epiteliais das pequenas vias aéreas, causando a produção de muco, edema e debris, que obstruem as pequenas vias aéreas, gerando estertores finos e sibilos à ausculta[17].

A grande maioria dos casos é leve, caracterizado por coriza hialina, obstrução nasal, tosse, sibilos à ausculta, sem sinais de desconforto ou angústia respiratória[17].

Os casos graves ocorrem especialmente em lactentes menores de 1 ano, que, após os sinais de acometimento das vias aéreas superiores, evoluem gradativamente com sinais de desconforto respiratório[17].

A semiologia característica é de lactente taquipneico, com aumento de diâmetro anteroposterior, diminuição de expansibilidade torácica, muitas vezes com tórax fixo, respiração abdominal, tiragem subcostal e sibilos à ausculta[17]. Estertores finos também podem estar presentes e podem evoluir para insuficiência respiratória, com eventos de apneias, cianose, sonolência, retração esternal e taquipneia[17].

A gravidade da bronquiolite aguda viral pode ser aferida por escores, sendo sugerido o uso do escore modificado de Tal (Quadro 8)[18].

Broncopneumonia

Das causas de IR aguda em crianças, a broncopneumonia é a mais fatal, sendo causa importante de internações e a principal causa de morte em crianças menores de 4 anos em países não desenvolvidos[19].

O dado semiológico que faz da pneumonia uma condição fatal é a hipoxemia, por alterar a difusão (passagem do oxigênio do alvéolo aos capilares pulmonares)[19].

O diagnóstico de broncopneumonia em crianças é eminentemente clínico (anamnese e exame físico), sendo os exames de imagem necessários nos casos de suspeita de derrame pleural parapneumônico[19].

Febre, tosse, taquipneia, diminuição de atividades físicas e recusa alimentar são sintomas frequentes em todas as idades[19].

Ao exame físico, além de taquipneia, a tiragem predominante é a intercostal, e a presença de estertores finos são as maiores evidências semiológicas da presença de infiltrado inflamatório alveolar[19].

Estertores finos (antigamente denominados estertores crepitantes) são sons audíveis durante ou ao final da inspiração e indicam a presença de líquido nos alvéolos[18].

Nos casos de broncopneumonia com consolidação pulmonar, com brônquio permeável, poderá ocorrer a presença de pectorilóquia (transmissão das vibrações vocais ao parênquima pulmonar) ou respiração soprosa[19].

QUADRO 8 Escore Modificado de Tal[18]

	Frequência respiratória (respirações / min)				
Escore	Idade < 6 meses	Idade > 6 meses	Sibilância/estertores finos	Saturação de O_2 (ar ambiente)	Uso da musculatura acessória
0	< 40	< 30	Ausente	≥ 95%	Ausente, sem tiragens
1	41-55	31 - 45	Somente expiratórios	92-94%	Presente + com tiragens leves
2	56-70	46 - 60	Inspiratórios e expiratórios (audíveis com estetoscópio)	90-91%	Presente ++ com tiragens moderadas
3	≥ 71	≥ 61	Inspiratórios e expiratórios (audíveis sem estetoscópio)	< 89%	Presente +++ com tiragens moderadas, (presença de balanço da cabeça – *head bobbing* – ou ruído laríngeo (estridor)

Fonte: Golan-Tripto et al.[18]

A identificação precoce dos casos graves, que necessitam de intervenção rápida para reverter a hipóxia e/ou sepse grave, é fundamental para conter a morbimortalidade[19].

São sinais indicativos de formas graves: taquipneia, sinais de toxemia e/ou baixo débito, incapacidade de se alimentar, lactentes inconsoláveis mesmo ao seio da mãe, hipoxemia (saturação de oxigênio abaixo de 90% em ar ambiente), sinais de desconforto respiratório (gemência, batimento de aletas nasais, sonolência, agitação e tiragens com ou sem retrações esternais, supraesternais e supraclaviculares). Ao contrário do recomendado pela Organização Mundial da Saúde (OMS), hipoxemia e tiragens têm maior valor preditivo de gravidade do que a taquipneia[19].

A complicação mais comum da broncopneumonia em crianças é o derrame pleural parapneumônico, que deve ser suspeitado sempre que houver queixa de dor torácica ou abdominal e ao exame físico: assimetria ventilatória, diminuição unilateral de murmúrio vesicular, com macicez à percussão no lado onde esse murmúrio esteja diminuído ou abolido[19].

Escoliose

Na ausência de outros distúrbios subjacentes, a escoliose leve a moderada produz muito poucos sinais e sintomas do sistema respiratório[20]. Apesar da óbvia assimetria torácica, facilmente observada, e da expansão limitada do tórax na inspiração, a ausculta dos pulmões pode ser normal ou revelar discreta diminuição da aeração, geralmente no lado da concavidade[20].

Conforme a condição piora, a entrada de ar pode ser reduzida bilateralmente, evidenciando-se hipoinsuflação pulmonar e atelectasia de evolução prolongada, gerando um efeito restritivo da expansibilidade torácica e redução do volume pulmonar[20].

A escoliose grave está associada a alterações significativas nos padrões de respiração em repouso, durante o esforço e durante o sono. A FR tende a ser maior que a normal, enquanto o volume corrente é inferior ao normal[20]. Para conseguir manter o volume corrente satisfatório, os pacientes precisam garantir uma pressão inspiratória muito grande, o que é alcançado com uma pressão transdiafragmática muito maior que a habitual, exigindo grande contribuição da caixa torácica e, com isso, alta demanda metabólica por um período de tempo relativamente curto, o que aumenta significativamente o risco de fadiga dos músculos respiratórios e eventual IR[20].

Pacientes com escoliose grave também podem manifestar respiração desordenada, consistindo em hipopneia central e/ou apneia verdadeira associada a dessaturações[20].

Sibilos, refletindo obstrução das vias aéreas inferiores, podem ser ouvidos e comumente são reversíveis, refletindo um padrão inflamatório e a dificuldade do *clearance* das secreções, observada nesses pacientes[20].

Displasia broncopulmonar

O quadro semiológico consiste em sintomas respiratórios associados à dependência ao oxigênio. A ausculta pulmonar pode ser pobre, às vezes notando-se apenas taquidispneia[20,21]. Em casos mais graves, a hipoxemia pode ser acompanhada de hipercapnia. Muitos pacientes apresentam deformidade torácica, taquidispneia de graus variados e menor tolerância aos exercícios físicos[21,22]. Tosse, ofegância e crises de sibilância são frequentes. Os sintomas são variáveis e dependem da gravidade da DBP[21,22].

Em alguns pacientes, quadro semelhante à asma pode ser evidenciado (*asma like*), com aumento da resistência das vias aéreas e limitação ao fluxo aéreo, levando à hiper-responsividade brônquica evidenciado por crises de sibilância[21,22]. Crianças com displasia broncopulmonar (DBP) podem ser intolerantes à atividade física devido à função brônquica anormal.

Nos casos em que a DPB venha acompanhada de hipertensão arterial pulmonar, sinais clínicos desta são evidenciados, como: hipoxemia, hipercarpnia e mau estado nutricional, que estão estritamente relacionados aos quadros graves e progressivos da doença. Os episódios de hipoxemia devem ser evitados ou tratados imediatamente e o suporte nutricional adequado deve ser garantido[21,22].

Crianças prematuras com DBP frequentemente precipitam exacerbações pulmonares e 50% reinternam no primeiro ano após a alta do serviço de neonatologia[21,22].

Fibrose cística

A manifestação respiratória mais comum em crianças com fibrose cística é a tosse persistente, às vezes coqueluchoide, que pode instalar-se nas primeiras semanas de vida[23].

Muitas crianças apresentam-se com história de bronquiolite de repetição, sibilância sem pronta resposta a broncodilatadores ou pneumonias de repetição[23].

Nas fases avançadas, os pacientes têm tórax em barril, expectoração purulenta, principalmente matinal, taquipneia, dificuldade expiratória, cianose periungueal e baqueteamento digital acentuado[23].

As complicações clínicas mais comuns nas crianças com fibrose cística incluem hemoptises recorrentes, impacções mucoides brônquicas, atelectasias, enfisema progressivo, pneumotórax, fibrose pulmonar, osteopatia hipertrófica e *core pulmonale*, sendo essa uma complicação em 100% dos pacientes com fibrose cística com doença avançada[23].

As vias aéreas superiores são comprometidas na totalidade dos pacientes, na forma de pansinusite crônica, otite média crônica ou recorrente, anosmia, deficiências auditivas e rouquidão transitória[23].

EXAMES COMPLEMENTARES EM INSUFICIÊNCIA RESPIRATÓRIA AGUDA

O diagnóstico, a avaliação correta de gravidade e conduta nos casos de IR em crianças dependem de uma boa anamnese e de um correto e detalhado exame físico[24].

Para avaliação inicial do paciente não existe a necessidade de exames complementares, nem mesmo a radiografia de tórax, nos casos de broncopneumonia sem complicações[24].

Alguns exames são necessários quando há necessidade de internação e não voltados para o diagnóstico, mas buscando a avaliação da repercussão e gravidade da IR[24].

Exames solicitados nos casos graves são: hemograma, proteína C reativa, gasometria arterial e eletrólitos[23]. A radiografia de tórax pode ser realizada na suspeita clínica de atelectasia e pneumotórax. Em caso de semiologia de derrame pleural parapneumônico, o exame de escolha deve ser a ecografia torácica, pois, além de definir a presença ou não de derrame, direciona e orienta a conduta terapêutica a ser tomada[24].

REFERÊNCIAS BIBLIOGRÁFICAS

1. Vo P, Kharasch VS. Respiratory failure. Pediatr Rev. 2014;35(11):476-84; quiz 485-6.
2. Sociedade Brasileira de Pediatria (SBP). Departamento Científico de Terapia Intensiva. Insuficiência respiratória aguda. Disponível em: https://www.sbp.com.br/fileadmin/user_upload/Terapia_-_Insuficiencia_Respiratoria_Aguda.pdf. Acesso em: set. 2021.
3. Wong JJ, Jit M, Sultana R, Mok YH, Yeo JG, Koh JWJC, et al. Mortality in pediatric acute respiratory distress syndrome: a systematic review and meta-analysis. J Intensive Care Med. 2019;34(7):563-71.
4. Schouten LR, Veltkamp F, Bos AP, van Woensel JB, Serpa Neto A, Schultz MJ, et al. Incidence and mortality of acute respiratory distress syndrome in children: a systematic review and meta-analysis. Crit Care Med. 2016;44(4):819-29.
5. Piva JP, Garcia PC, Santana JC, Barreto SS. Respiratory failure in the child. J Pediatr (Rio J). 1998;74(Suppl 1):S99-S112.

6. Jeena PM. An approach to the child in respiratory distress. South African Fam Pract. 2018;50(3):32-7.
7. Friedman ML, Nitu ME. Acute respiratory failure in children. Pediatr Ann. 2018;47(7):e268-e273.
8. Springer SC, Priestley MS, Huh JW. Pediatric Respiratory failure clinical presentation. 2016. Disponível em: https://emedicine.medscape.com/article/908172-clinical. Acesso em: out. 2021.
9. Pastrkamp H. The history and physical examination In: Wilmott RRD, Li A, Ratjen F, Sly P, Zar H, Bush A. Kendig's disorders of the respiratory tract in children. 9.ed. New York: Elsevier. 2019. p.120.
10. Mellis C. Respiratory noises: how useful are they clinically? Pediatr Clin North Am. 2009;56(1):1-17.
11. Hammer J. Acute respiratory failure in children. Paediatr Respir Rev. 2013;14(2):64-9.
12. Corrales AY, Starr M. Assessment of the unwell child. Aust Fam Physician. 2010;39(5):270-5.
13. Global Initiative for Asthma. Global strategy for asthma management and prevention, 2021. Disponível em: www.ginasthma.org. Acesso em: out. 2021.
14. Ducharme FM, Chalut D, Plotnick L, Savdie C, Kudirka D, Zhang X, et al. The pediatric respiratory assessment measure: a valid clinical score for assessing acute asthma severity from toddlers to teenagers. J Pediatr. 2008;152(4):476-80.
15. Sociedade Brasileira de Pediatria (SBP). Departamento Científico de Emergência. Crupe viral e bacteriano. Disponível em: https://www.sbp.com.br/fileadmin/user_upload/2017/01/Emergncia-Crupe-Viral-e-Bacteriano.pdf. Acesso em: out. 2021.
16. Westley CR, Cotton EK, Brooks JG. Nebulized racemic epinephrine by IPPB for the treatment of croup: a double-blind study. Am J Dis Child. 1978;132:484.
17. Øymar K, Skjerven HO, Mikalsen IB. Acute bronchiolitis in infants, a review. Scand J Trauma Resusc Emerg Med. 2014;22:23.
18. Golan-Tripto I, Goldbart A, Akel K, Dizitzer Y, Novack V, Tal A. Modified Tal score: validated score for prediction of bronchiolitis severity. Pediatr Pulmonol. 2018;53(6):796-801.
19. Liu L, Oza S, Hogan D, Chu Y, Perin J, Zhu J, et al. Global, regional, and national causes of under-5 mortality in 2000-15: an updated systematic analysis with implications for the Sustainable Development Goals. Lancet. 2016;388(10063):3027-35.
20. Koumbourlis AC. Scoliosis and the respiratory system. Paediatr Respir Rev. 2006;7(2):152-60.
21. Thébaud B, Goss KN, Laughon M, Whitsett JA, Abman SH, Steinhorn RH, et al. Bronchopulmonary dysplasia. Nat Rev Dis Primers. 2019;14;5(1):78.
22. Monte LF, Silva Filho LV, Miyoshi MH, Rozov T. Displasia broncopulmonar [Bronchopulmonary dysplasia]. J Pediatr (Rio J). 2005;81(2):99-110.
23. De Boeck K, Vermeulen F, Dupont L. The diagnosis of cystic fibrosis. Presse Med. 2017;46(6 Pt 2): e97-e108.
24. Andronico S, Lambert E, Halton J, Hilder L, Crumley I, Lyttle MD, et al. Guidelines for the use of chest radiographs in community-acquired pneumonia in children and adolescents. Pediatr Radiol. 2017; 47(11):1405-11.
25. Schneider J, Sweberg T. Acute respiratory failure. Crit Care Clin. 2013;29(2):167-83.

Avaliação clínica do sistema cardiovascular na criança com insuficiência cardíaca

Jorge Yussef Afiune

INTRODUÇÃO

Insuficiência cardíaca (IC) é uma síndrome clínica em que o coração é incapaz de bombear a quantidade suficiente de sangue para atender às necessidades metabólicas dos tecidos e/ou de receber adequadamente o retorno venoso sistêmico e pulmonar.

A IC na criança pode ocorrer desde a vida fetal ou no período neonatal, ou ainda em qualquer fase da infância ou adolescência. As causas são inúmeras, sendo as mais importantes as doenças primárias do coração, os defeitos cardíacos congênitos e a IC secundária a doenças sistêmicas.

O quadro clínico de IC na criança é muito variável, desde a ausência de sintomas até o outro extremo, que é o choque cardiogênico.

Estudo epidemiológico feito nos Estados Unidos da América mostra que a IC representa cerca de 0,02% dos atendimentos em emergências pediátricas, entretanto em 60% desses casos foi necessária internação, além do fato de esses pacientes terem apresentado maior risco de mortalidade que as demais crianças (6% × 0,3%)[1].

Por ser relativamente pouco frequente, o diagnóstico inicial de IC na criança geralmente é difícil e muitas vezes retardado pelo fato de os sintomas iniciais poderem se confundir com outras doenças mais frequentes na infância, tais como infecções respiratórias e distúrbios gastrointestinais. Alguns estudos mostram que em cerca de 80% dos quadros de IC primária aguda na criança o diagnóstico é realizado apenas na fase de descompensação ou de choque cardiogênico e que, nessa situação, cerca de 50% dos pacientes poderão necessitar de um transplante cardíaco em até 5 anos[2].

PRINCIPAIS CAUSAS DE INSUFICIÊNCIA CARDÍACA NA CRIANÇA

As causas de IC são inúmeras, e podemos reuni-las em três grupos principais:

1. Cardiomiopatias primárias.
2. Cardiopatias congênitas estruturais.
3. Cardiopatias adquiridas ou secundárias a doenças sistêmicas.

O grupo de cardiomiopatias primárias é composto por três tipos principais: a cardiomiopatia dilatada, a cardiomiopatia hipertrófica e a cardiomiopatia restritiva. Em uma revisão sistemática publicada em 2018, observou-se que a incidência de IC por doença primária cardíaca varia entre 2-7 para cada 100 mil crianças de 0-18 anos, sendo maior na faixa etária entre 0-1 ano de idade.

As cardiopatias congênitas estruturais ocorrem em 8 de cada mil nascidos vivos, e cerca de 10% desses casos poderão apresentar sinais de IC ao longo de sua evolução. Dentre as cardiopatias congênitas podemos citar os defeitos septais com grande *shunt* esquerda--direita (p. ex., comunicação interventricular – CIV; defeito do septo atrioventricular; persistência do canal arterial – PCA), as cardiopatias obstrutivas do lado esquerdo (p. ex., estenose aórtica, coarctação de aorta), as cardiopatias com *shunt* misto (p. ex., conexão anômala de veias pulmonares, transposição das grandes artérias, ventrículo único), as valvopatias congênitas (p. ex., anomalia de Ebstein, doenças congênitas da valva mitral) e as doenças isquêmicas (origem anômala de coronária da artéria pulmonar). Esse grupo de cardiopatias geralmente se manifesta clinicamente desde o período neonatal e ao longo do primeiro ano de vida.

As cardiopatias adquiridas são aquelas que geralmente ocorrem secundárias a processos infecciosos e imunológicos como as miocardites, as pericardites, a doença reumática aguda e a doença de Kawasaki. Nesse grupo também se encontram a cardiomiopatia adquirida pós-quimioterapia e as cardiopatias decorrentes de doenças sistêmicas tais como anemia falciforme, doença renal crônica, doenças do colágeno (p. ex., lúpus eritematoso sistêmico) ou HIV.

Outro grupo de doenças cardíacas que também pode evoluir com IC na criança é o das arritmias cardíacas. As principais são a taquicardia supraventricular ou ventricular incessante e o bloqueio atrioventricular total (BAVT). Essas arritmias podem desencadear IC em qualquer idade, embora seja mais comum em recém-nascidos (RN) e em lactentes jovens.

FISIOPATOLOGIA DA INSUFICIÊNCIA CARDÍACA NA CRIANÇA

Diante de agravo miocárdico ou de uma cardiopatia estrutural, pode ocorrer um desequilíbrio entre a oferta de oxigênio aos tecidos, que é dependente do débito cardíaco sistêmico e do transporte de oxigênio, e o consumo de oxigênio dos tecidos. Nessas situações, o organismo utiliza-se de mecanismos de compensação que possam aumentar o débito cardíaco, sendo os principais: aumento da pré-carga ventricular, aumento da contratilidade miocárdica e aumento da frequência cardíaca (FC). Do ponto de vista fisiológico, alterações neuroendócrinas complexas do sistema renina-angiotensina-aldosterona e do sistema nervoso simpático são as principais responsáveis por esses mecanismos[3].

A ativação do sistema renina-angiotensina-aldosterona acarreta liberação de renina e angiotensina 1, que é convertida no pulmão em angiotensina 2. Esta é um potente vasoconstritor, cujo efeito principal é o de aumentar a resistência vascular sistêmica e consequentemente a pressão arterial. Ao mesmo tempo, ocorre a liberação de aldosterona, cuja ação principal é a retenção de sódio e água pelos rins, o que faz com que ocorra aumento da pré-carga. Esse aumento da pré-carga ventricular (retorno venoso para o coração) acarreta aumento do volume sistólico e consequentemente do débito cardíaco sistêmico.

Diante de uma situação de hipoperfusão e hipotensão sistêmica, a estimulação de mecanorreceptores atriais e ventriculares desencadeia a ativação do sistema nervoso simpático, com aumento dos níveis séricos de catecolaminas (epinefrina e norepinefrina). Essas catecolaminas, por sua vez, estimulam os receptores cardíacos beta, aumentando a FC e a contratilidade miocárdica, além de estimular os receptores periféricos alfa, o que por sua vez acarreta aumento da resistência vascular sistêmica[3].

Com a ativação desses dois sistemas principais, observa-se uma redistribuição do débito cardíaco sistêmico para órgãos vitais (coração, cérebro e rins) e, paralelamente, uma redução de fluxo sanguíneo para órgãos periféricos tais como pele e músculos esqueléticos.

Esses mecanismos compensatórios são muito eficazes em elevar o débito cardíaco de forma rápida pelo aumento do volume sistólico (aumento da FC, da contratilidade e da pré-carga ventricular) e da perfusão tecidual (aumento da pressão arterial sistêmica), entretanto sua persistência em longo prazo acarreta retenção crônica de sal e água e um estado de resistência arterial sistêmica elevada, o que por sua vez ocasiona aumento da demanda metabólica miocárdica e do estresse sobre a parede ventricular. Com isso, importantes alterações anatômicas na arquitetura miocárdica ocorrem, havendo hipertrofia e dilatação ventricular, redução da densidade de capilares e fibrose intersticial. Além disso, algumas alterações gênicas relacionadas às proteínas contráteis do reticulo sarcoplasmático podem resultar em um quadro de cardiotoxicidade direta. Esses mecanismos são bastante deletérios para o músculo cardíaco, são os responsáveis pela progressão da doença miocárdica e podem culminar em um processo de fibrose miocárdica irreversível[3].

Outro sistema de regulação neuro-hormonal ativado na IC é o sistema relacionado aos peptídeos natriuréticos. As principais ações desse sistema são a promoção de diurese e de vasodilatação, além de possível inibição do sistema renina-angiotensina-aldosterona e de inibição simpática. Três peptídeos são conhecidos: o peptídeo do tipo A (liberado pelos átrios), o do tipo B (liberado pelos ventrículos) e o do tipo C, liberado por células vasculares. O peptídeo do tipo B (BNP), por ser liberado diretamente pelos ventrículos, é o que melhor reflete a situação cardíaca, tendo alcançado maior aplicabilidade clínica. O estímulo para sua liberação é o estiramento das fibras ventriculares causado por sobrecarga de pressão ou de volume. Antes de sua liberação na circulação, o BNP apresenta precursores. No interior do miócito, o pro-BNP é clivado e libera na circulação duas moléculas: o BNP, que é a fração ativa, e a fração N-terminal-pro-BNP (NT-pro-BNP), que é inativa. Esses peptídeos agem por sua ligação com receptores específicos, do tipo A e B. A degradação e a eliminação são feitas pela ligação com receptores do tipo C por ação de uma enzima chamada endopeptidase neutra (neprisilina)[3].

Na Figura 1 podemos observar os mecanismos fisiopatológicos mais importantes na IC.

APRESENTAÇÃO CLÍNICA DA INSUFICIÊNCIA CARDÍACA NA CRIANÇA

A apresentação clínica da IC na criança dependerá da idade e da etiologia principal do quadro. RN e lactentes jovens geralmente apresentam IC em decorrência de cardiopatias congênitas ou de cardiomiopatias primárias, sendo os sintomas presentes desde os primeiros dias ou meses de vida. Por outro lado, crianças maiores geralmente são acometidas por cardiopatias adquiridas e os sintomas surgem tardiamente. Os sintomas de IC na criança podem ser sutis e muitas vezes acabam por passar despercebidos pelos familiares e equipes de saúde, confundindo-se com outras doenças mais frequentes na infância, tais como doenças respiratórias e gastrointestinais.

De forma geral, podemos dizer que a grande maioria dos quadros de IC na criança apresentar-se-á por um conjunto de sintomas que se encaixam em uma ou mais das seguintes formas:

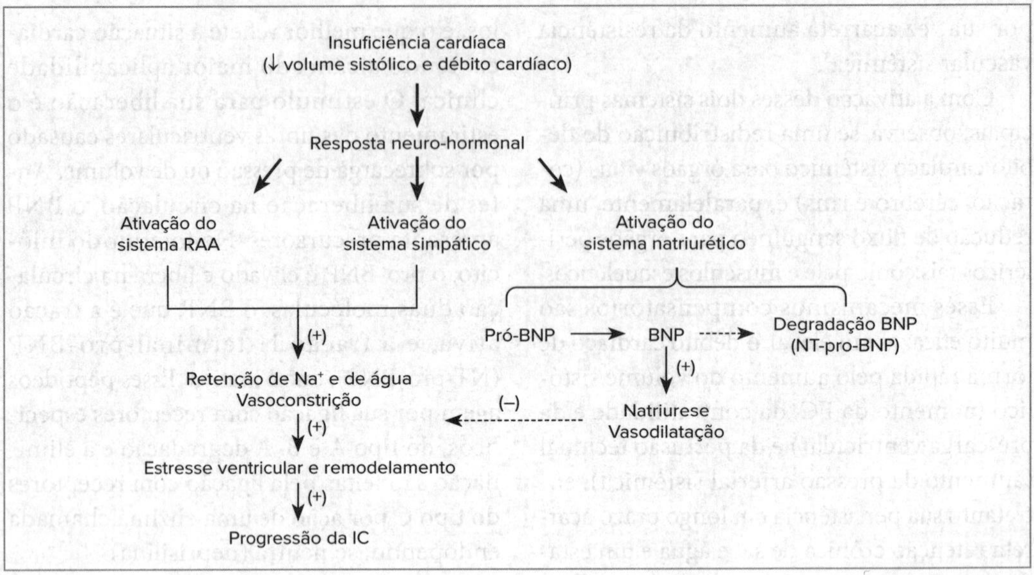

FIGURA 1 Esquema com os principais aspectos fisiopatológicos envolvidos no processo de insuficiência cardíaca.
IC: insuficiência cardíaca; RAA: renina-angiotensina-aldosterona.

- Alterações na mecânica respiratória (edema pulmonar): em decorrência de hipervolemia pulmonar com aumento da pressão capilar pulmonar, que pode ocorrer por aumento do fluxo arterial pulmonar (p. ex., cardiopatias congênitas com grande *shunt* esquerda-direita, como CIV, defeito do septo atrioventricular total e persistência do canal arterial) ou por dificuldade no retorno venoso pulmonar (p. ex., doenças da valva mitral com estenose ou insuficiência, cardiomiopatia dilatada com disfunção ventricular). Alterações significativas da mecânica respiratória ocorrerão, havendo um significativo aumento do trabalho respiratório da criança. Na fase inicial do quadro pode-se notar apenas o aumento da frequência respiratória (FR) (taquipneia), o que por vezes pode passar despercebido pelos familiares e pelo exame clínico, especialmente em RN. Posteriormente surgirão sinais de aumento do trabalho respiratório, tais como o uso de musculatura acessória abdominal, intercostal e cervical (p. ex., retrações intercostais e subcostais), batimentos de aletas nasais e gemido. Nos quadros mais graves, é comum observarmos a presença de estertores pulmonares e de sibilos. Devemos lembrar que esses achados de alteração da mecânica respiratória são muito frequentes nas doenças respiratórias pediátricas, sendo esse o diagnóstico diferencial mais importante nessa situação.
- Alterações decorrentes de perfusão sistêmica inadequada (baixo débito sistêmico): cardiopatias que apresentam obstrução anatômica ao fluxo sistêmico (p. ex., síndrome de hipoplasia do coração esquerdo, estenose aórtica acentuada, coarctação de aorta, cardiomiopatia hipertrófica) ou disfunção ventricular acentuada (p. ex., cardiomiopatia dilatada) geralmente manifestam de redução da perfusão sistêmica pela taquicardia, palidez cutânea, su-

dorese, prolongamento do tempo de enchimento capilar, redução do débito urinário (oligúria), alteração do nível de consciência, náuseas e vômitos, fadiga e intolerância a atividades físicas, pré-sincope ou síncope.

- Crescimento inadequado e deficiência nutricional: dificuldades alimentares e déficit de crescimento são comumente observados em lactentes com IC. Os aspectos mais característicos variam desde o aumento do tempo das mamadas (maior que 20 minutos) com redução do volume ingerido até graus mais acentuados, com vômitos frequentes e intolerância alimentar acentuada. Recusa alimentar, irritabilidade e sudorese às mamadas são bastante frequentes em lactentes. À medida que o quadro de IC se prolonga, o baixo ganho ponderal fica evidente e pode ser facilmente detectado nas curvas de crescimento da criança. Esse déficit de crescimento é um achado clássico de IC na criança, entretanto devemos lembrar que várias doenças pediátricas podem se manifestar dessa forma, principalmente as doenças gastrointestinais, que sempre devem ser descartadas nessa situação. A depender do grau e da duração da IC, podemos observar uma desnutrição proteico-calórica muito acentuada, o que por sua vez poderá piorar ainda mais a própria disfunção cardíaca já existente[2].
  A persistência de desnutrição em crianças com IC e que estejam recebendo tratamento pode ser indicativo de que este não está adequado ou de um prognóstico bastante grave (Figura 2).
- Sinais de congestão venosa sistêmica: estase jugular, hepatomegalia, dor abdominal, derrame pleural, ascite e edema periférico são sinais de congestão venosa sistêmica que podem ocorrer nos quadros de IC na criança. Destes, a hepatomegalia é o sinal clínico mais comumente encontrado nos lactentes e nas crianças menores, e os demais são mais prevalentes na IC que acomete crianças maiores que 5 anos de idade e adolescentes.

No Quadro 1 estão listados os principais sintomas de IC na criança de acordo com sua frequência e com a faixa etária.

PARTICULARIDADES DO EXAME FÍSICO NA CRIANÇA COM INSUFICIÊNCIA CARDÍACA

Alguns aspectos do exame físico pediátrico são extremamente importantes para se fazer o diagnóstico correto de IC na criança. Como vimos anteriormente, o quadro clínico

QUADRO 1 Principais sintomas de insuficiência cardíaca na criança

	Mais frequentes	Menos frequentes
Lactente e pré-escolar	▪ Taquipneia. ▪ Dificuldade alimentar: vômitos, recusa alimentar, refluxo gastroesofágico). ▪ Sudorese excessiva. ▪ Palidez.	▪ Cianose. ▪ Palpitações. ▪ Síncope. ▪ Edema de face ou de membros inferiores. ▪ Ascite.
Crianças maiores e adolescentes	▪ Cansaço aos esforços. ▪ Dispneia e ortopneia. ▪ Dor abdominal. ▪ Náuseas e vômitos.	▪ Palpitações. ▪ Dor torácica. ▪ Edema de membros inferiores. ▪ Ascite.

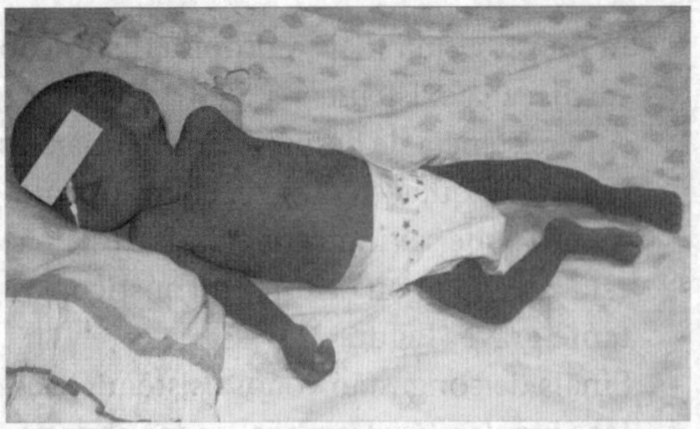

FIGURA 2 Lactente de 9 meses de idade com cardiopatia congênita do tipo defeito do septo atrioventricular forma total, que evoluiu com sinais de insuficiência cardíaca crônica. É possível observar o acentuado grau de desnutrição, além da presença de deformidades na região torácica inferior bilateral, decorrentes de um quadro de desconforto respiratório de longa duração.

de IC por vezes se confunde com outras doenças pediátricas mais frequentes, tais como as pneumopatias e as doenças infecciosas respiratórias. Descreveremos a seguir alguns aspectos do exame físico pediátrico que são muito úteis para se realizar o diagnóstico de um quadro de IC.

Antropometria

A avaliação do peso e do comprimento ou estatura da criança deve ser realizada para verificar se existe algum grau de déficit de crescimento. Em geral, os quadros de IC na criança costumam vir acompanhados de significativa alteração na curva de crescimento ponderal, sem haver grande comprometimento da estatura.

Sinais vitais

FC e FR devem ser aferidas preferencialmente em repouso, e avaliadas de acordo com a faixa etária da criança. Taquicardia e taquipneia são sinais clínicos precoces e bastante frequentes nos estágios iniciais da IC. A taquipneia é um sinal muito sensível em relação à IC, pois é um dos primeiros sinais a surgir em RN e lactentes com IC, antecedendo em alguns dias o surgimento de sinais de desconforto respiratório. Infelizmente esse sinal clínico é por vezes negligenciado devido a dificuldades de aferição nessa faixa etária. Importante lembrar que devemos fazer a contagem da FR realmente durante 1 minuto de observação. RN que se apresentem com FR acima de 70 movimentos por minuto, mesmo que não apresentem outros sinais clínicos aparentes, devem sem bem observados, pois podemos estar diante de um quadro de IC em sua fase inicial.

A oximetria de pulso deve ser sempre realizada e poderá estar alterada nas situações em que o grau de IC esteja comprometendo a troca gasosa. Isso ocorrerá em situações de IC avançada com edema pulmonar significativo. Nesse tipo de situação é comum observarmos valores de oximetria de pulso menores que 88%; esse tipo de hipoxemia geralmente apresenta uma ótima resposta a oferta de oxigênio suplementar. Vale lembrar que, diante de uma cardiopatia congênita cianótica, poderemos ter a oximetria de pulso abaixo dos limites da normalidade sem, entretanto, haver sinais de IC. Nessa situação a hipoxemia decorre de mistura (*shunt*) intracardíaca direita-esquerda e não de edema pulmonar, como acontece na IC.

A aferição da pressão arterial sistêmica deve ser realizada em toda criança que apresente sinais de IC, sendo importante salientar que essa medida deve ser realizada com o manguito adequado para a idade e o tamanho do paciente, além de ser muito importante a verificação da pressão arterial nos membros superiores e inferiores. A presença de um gradiente de pressão arterial sistólica maior que 20 mmHg entre o braço e a perna é forte indicativo de coarctação de aorta, que é uma causa muito frequente de IC em crianças. Apesar disso, devemos ressaltar que na maioria dos casos de IC a pressão arterial sistêmica se mantém dentro dos limites da normalidade. A presença de hipotensão arterial sistêmica é um sinal de extrema gravidade, pois demonstra falência dos mecanismos de compensação e risco de choque iminente.

Exame cardiológico na IC

A inspeção cuidadosa do tórax e da região precordial pode nos dar informações importantes a respeito da presença e da magnitude de alguns sinais de IC. A cardiomegalia está presente na maioria dos quadros de IC na criança, seja pela presença de cardiopatia congênita com fluxo esquerda-direita, por exemplo, na comunicação interventricular grande, seja pela presença de uma cardiomiopatia dilatada na qual ocorre uma dilatação ventricular esquerda muito acentuada. Quando essa situação se apresenta em lactentes e crianças menores de 2 anos de idade, é comum observarmos abaulamento precordial em consequência desse aumento da área cardíaca (Figura 3).

A presença de movimentos ventilatórios com retrações intercostais, subcostais e supraesternais é frequente nos lactentes com IC e geralmente acarreta alterações na morfologia da caixa torácica, com aumento do diâmetro anteroposterior e depressões nas regiões

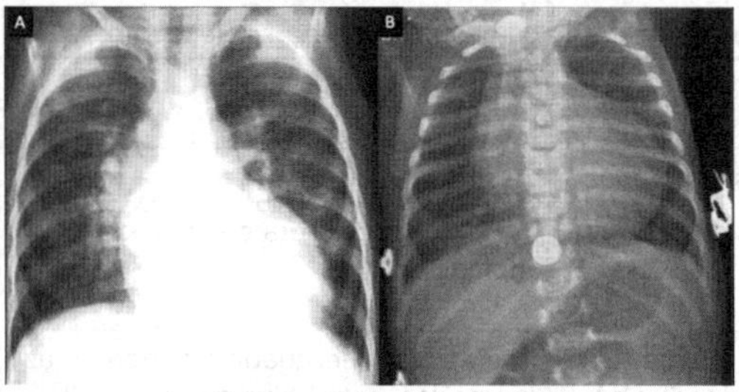

FIGURA 3 Radiografia de tórax mostrando sinais de cardiomegalia em crianças com insuficiência cardíaca. A: criança de 4 meses com comunicação interventricular grande. B: criança de 10 meses com cardiomiopatia dilatada.

torácicas inferiores e laterais (Figura 2). Esses achados também podem estar presentes em doenças pulmonares crônicas, o que por vezes pode dificultar o diagnóstico diferencial entre esse grupo de doenças.

Na maioria das cardiopatias congênitas que cursam com IC é comum observarmos a presença de impulsões precordiais facilmente visíveis e palpáveis. Isso ocorre devido ao estado hiperdinâmico e de alto fluxo intracardíaco nessas doenças cardíacas. Pode-se observar também o desvio do *ictus* cardíaco para a esquerda, quando temos uma grande dilatação ventricular esquerda ou doença valvar mitral, ou então para a direita, como acontece nos casos em que há predomínio de hipertensão pulmonar com doença valvar tricúspide.

Em relação à ausculta cardíaca, um aspecto importante a observar é a presença de terceira bulha, que ocorre devido ao choque do grande volume diastólico contra um ventrículo esquerdo dilatado e distendido. Essa terceira bulha, associada à presença de taquicardia sinusal, gera o ritmo de galope, que é bem característico de IC.

Sopros cardíacos não são considerados sinais muito específicos de IC. Podemos observar situações de IC grave sem a presença de qualquer sopro cardíaco, ao mesmo tempo que podemos ter situações em que existe um sopro cardíaco significativo na ausência de sinais de IC. A presença de um sopro cardíaco patológico está relacionada a um defeito cardíaco congênito ou adquirido, que pode ou não estar apresentando sinais de IC. Entretanto, juntamente com outros sinais clínicos sugestivos de IC, a presença de algum sopro cardíaco reforçará muito a hipótese de IC e de cardiopatia.

Um aspecto importante a observar na ausculta cardíaca é a intensidade das bulhas cardíacas. Existem situações de IC na criança que cursam com bulhas cardíacas hipofonéticas e abafadas. Os principais exemplos são a miocardite aguda, a cardiomiopatia dilatada, a pericardite aguda e o derrame pericárdico de grau acentuado. Nessas situações a ausculta cardíaca é relativamente "silenciosa", o que pode retardar o diagnóstico da IC e da cardiopatia. Esses são exemplos de IC que cursam com baixo débito cardíaco e por isso têm a intensidade das bulhas reduzida, seja por dificuldade contrátil do miocárdio, seja pela presença de líquido na cavidade pericárdica. Por outro lado, na presença de cardiopatias congênitas estruturais ou de valvopatias adquiridas, geralmente observamos bulhas cardíacas com intensidade bem aumentada, o que ocorre devido ao estado hiperdinâmico.

A palpação dos pulsos arteriais centrais e periféricos permite que façamos uma boa avaliação da magnitude do débito cardíaco arterial. Podemos ter situações de IC com pulsos arteriais amplos, tal como ocorre nos quadros de persistência do canal arterial e de insuficiência aórtica acentuada, ao mesmo tempo que podemos ter IC com pulsos arteriais finos, como ocorre na cardiomiopatia dilatada e na estenose aórtica acentuada. Vale lembrar que a palpação dos pulsos arteriais deve ser realizada nos membros superiores e inferiores, pois a assimetria da amplitude desses pulsos poderá ser um dado indicativo de coarctação de aorta.

ESTRATIFICAÇÃO CLÍNICA DO GRAU DE INSUFICIÊNCIA CARDÍACA NA CRIANÇA

A IC pode ser estratificada de acordo com sua gravidade e progressão clínica. A classificação funcional mais conhecida é a descrita pela New York Heart Association (NYHA) há cerca de 100 anos, que ainda é muito utilizada nos dias de hoje. Essa classificação está mais voltada para adultos e adolescentes, e grau de IC está diretamente relacionado à capacidade e tolerância do individuo para a realização de atividades físicas[4].

Para os lactentes e crianças menores foi criada outra classificação, que leva em consideração a presença de taquipneia e de esforço ventilatório, além do comprometimento do ganho ponderal, que são os sinais mais frequentes de IC nessa faixa etária[5].

No Quadro 2 estão descritas essas duas classificações funcionais da IC.

Nos quadros de IC aguda, o quadro clínico geralmente decorre de grande sobrecarga de volume (congestão pulmonar e sistêmica) ou de débito sistêmico baixo. A identificação do mecanismo predominante nessa situação é fundamental para que se possa tomar as medidas terapêuticas mais apropriadas a cada caso. Se os sinais de congestão forem os mais predominantes, o tratamento deve ser na linha

QUADRO 2 Estratificação da classe funcional da insuficiência cardíaca na criança e no adolescente

Classe funcional	Adultos e adolescentes (NYHA[4])	RN e lactentes (ROSS[5])
Classe I	Sem limitação para atividades físicas cotidianas	Assintomático
Classe II	Discreta limitação para atividades fisicas cotidianas (discreto cansaço, palpitações ou fadiga aos esforços cotidianos)	Taquipneia discreta e sudorese às mamadas
Classe III	Moderada/acentuada limitação para atividades fisicas cotidianas (sintomas desencadeados por atividades menos intensas que as cotidianas)	Taquipneia acentuada e sudorese às mamadas, com baixo ganho ponderal
Classe IV	Sintomas em repouso, resultando em cansaço aos mínimos esforços	Taquidispneia, retrações intercostais, gemido e sudorese, em repouso

NYHA: New York Heart Association; RN: recém-nascidos.

de diuréticos. Por outro lado, se predominarem os sinais de baixo débito sistêmico, o tratamento deve ser direcionado para o uso de inotrópicos e vasodilatadores. Nesse sentido, foi descrita uma classificação que leva em consideração esses aspectos principais, e com isso os pacientes podem ser agrupados em quatro categorias, de acordo com a presença ou ausência de sinais de congestão ("úmido ou seco") e com a presença ou ausência de sinais de baixo débito sistêmico ("seco ou quente")[2]. Com base nessa classificação podemos identificar em que situação hemodinâmica a criança com IC aguda se encontra e direcionar o tratamento a depender do grupo em que se classifica (Figura 4).

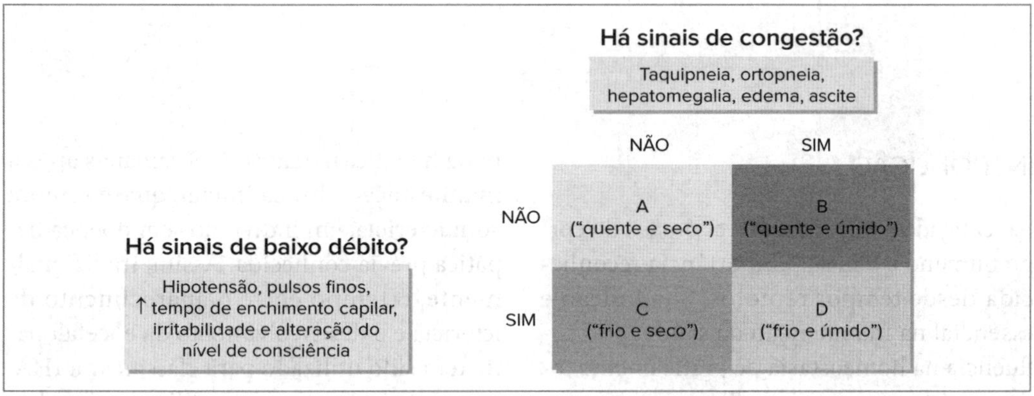

FIGURA 4 Apresentação clínica da insuficiência cardíaca aguda.
Fonte: modificada de Kantor et al.[2]

REFERÊNCIAS BIBLIOGRÁFICAS

1. Mejia EJ, O'Connor MJ, Lin KY, Song L, Griffis H, Mascio CE, et al. Characteristics and outcomes of pediatric heart failure-related emergency department visits in the United States: a population-based study. J Pediatr. 2018;193:114-8.
2. Kantor PF, Lougheed J, Dancea A, McGillion M, Barbosa N, Chan C, et al. Presentation, diagnosis, and medical management of heart failure in children: Canadian Cardiovascular Society Guidelines. Can J Cardiol. 2013;29:1535-52.
3. Watanabe K, Shih R. Update of pediatric heart failure. Pediatr Clin N Am. 2020;67: 889-901.
4. White PD, Myersthe MM. Classification of cardiac diagnosis. JAMA. 1921;77(18):1414-5.
5. Ross RD, Daniels SR, Schwartz DC, Hannon DW, Shukla R, Kaplan S. Plasma norepinephrine levels in infants and children with congestive heart failure. Am J Cardiol. 1987;59:911-4.
6. Shaddy RE, George AT, Jaecklin T, Lochlainn EN, Thakur L, Agrawal R, et al. Systematic literature review on the incidence and prevalence of heart failure in children and adolescents. Pediatr Cardiol. 2018;39(3):415-36.

69

Semiologia da insuficiência hepática

Elisa de Carvalho
Cibele Dantas Ferreira Marques
Gilda Porta

INTRODUÇÃO

O fígado é um dos maiores órgãos do corpo humano e tem sua importância reconhecida desde tempos remotos. Sua função é essencial na manutenção da saúde, pois influencia na homeostasia de praticamente todos os sistemas orgânicos. Tem grande capacidade de regeneração tecidual, mas diversos fatores e agentes (genéticos e ambientais) podem ocasionar lesão direta ou indireta do fígado, podendo ocasionar perda da função hepatocitária, com consequente disfunção hepática, o que se relaciona a alta morbimortalidade.

O termo "insuficiência hepática" (IH) refere-se à incapacidade do fígado de realizar suas funções sintéticas e metabólicas, parte da fisiologia normal. Duas formas são reconhecidas, de longa data, a aguda e a crônica. Recentemente uma terceira forma de IH, conhecida como insuficiência hepática aguda sobre crônica (ACLF, do inglês *acute-on-chronic liver failure*), tem sido cada vez mais descrita[1].

A insuficiência hepática aguda (IHA) consiste no rápido desenvolvimento de disfunção hepatocelular, que se manifesta especialmente por coagulopatia, de etiologia hepática, e alterações do nível de consciência (encefalopatia hepática), dentro de 8 semanas após a manifestação clínica inicial, quase sempre com icterícia, em indivíduo sem doença hepática prévia conhecida. Assim, tradicionalmente, o tempo entre o aparecimento da icterícia e o desenvolvimento da encefalopatia tem sido utilizado para classificar a IHA, mas em crianças tem sido utilizada uma classificação temporal diferenciada:

- IH hiperaguda: dentro de 10 dias após o início dos sintomas.
- IH fulminante: superior a 10 e inferior a 30 dias.
- IH subaguda: duração maior que 30 dias e menor que 6 meses[2,3].

A IH crônica ocorre no contexto de doenças hepáticas crônicas, geralmente com desenvolvimento de cirrose hepática. Um subconjunto de crianças com doença hepática crônica descompensa após um insulto agudo, situação denominada ACLF. A Associação Ásia-Pacífico para o Estudo de Doenças Hepáticas definiu a ACLF como um insulto hepático agudo, manifestando-se com icterícia (bilirrubina > 5 mg/dL) e coagulopatia (do inglês *international normalized ratio*: INR; INR > 1,5), com desenvolvimento, dentro de 4 semanas, de ascite clínica e/ou encefalopatia hepática, em paciente com doença hepática crônica/cirrose. Essa condição se diferencia da doença hepática crônica descompensada, com base na duração entre o início da icterícia e o desenvolvimento de ascite e/ou encefalopatia[1]. Crianças com ACLF têm mortalidade mais elevada, que muitas vezes é devida à falência de múltiplos órgãos. Escores prognósticos como o pCLIF SOFA (IH crônica pediátrica com falência sequencial de órgãos) ajudam na avaliação, permitindo as intervenções em tempo oportuno[4,5].

Neste capítulo será abordada a IH aguda, pois os aspectos relacionados às doenças hepáticas crônicas serão detalhados no capítulo sobre semiologia das hepatopatias.

INSUFICIÊNCIA HEPÁTICA AGUDA

Definição e etiologia

A IHA, também denominada falência hepática aguda e hepatite fulminante, é uma condição clínica dinâmica, manifestada por início abrupto de coagulopatia de etiologia hepática e evidências bioquímicas de lesão hepatocelular, resultantes da rápida deterioração da função das células hepáticas. Em pediatria, a encefalopatia pode não ser clinicamente aparente, sendo considerados critérios diagnósticos, de acordo com o *Pediatric Acute Liver Failure Study Group* (PALF):

- Ausência de evidência de doença hepática crônica.
- Coagulopatia não corrigida pela administração de vitamina K.
- INR ≥ 1,5, na presença de encefalopatia.

ou

- INR ≥ 2, com ou sem encefalopatia[6].

A incidência de IHA é desconhecida, podendo acometer qualquer sexo, raça ou idade. Pode ser ocasionada por etiologias díspares, que incluem: drogas, doenças metabólicas e genéticas, infecções, condições imunomediadas, alterações hemodinâmicas e lesões oncológicas. A definição da etiologia é importante, pois pode influenciar na escolha de terapias específicas capazes de salvar vidas. No entanto, o diagnóstico definitivo não é determinado em até 50% dos casos[6].

As causas de IHA variam de acordo com a faixa etária considerada, sexo, fatores geográficos e populacionais relacionados à prevalência das doenças. Assim, nos países onde as hepatites virais são endêmicas, essas infecções são as principais causas de IHA entre as crianças. Nos recém-nascidos, as doenças metabólicas e as infecções são comuns, enquanto a hepatite autoimune e a IHA induzida por drogas são mais frequentes nas crianças maiores e nos adolescentes. Para fins didáticos, costuma-se agrupar as principais causas de IHA pediátrica em infecciosas, metabólicas, infiltrativas, imunológicas, relacionadas a drogas e toxinas e cardiovascular, como exemplificado nos Quadros 1 e 2[7].

Os fármacos que causam IHA como reações previsíveis (paracetamol, sulfato ferroso, ácido acetilsalicílico, cloro-hidrocarbono, *Amanita phalloides*, fósforo amarelo, hidantoína e solventes químicos) provocam lesão em geral relacionada à superdosagem ou envenenamento, e o efeito ocorre em curto período após a ingestão. As drogas que causam IH por efeito idiossincrático (halotano, isoniazida, ácido valproico, metildopa, tetraciclina e anti-inflamatórios) apresentam reação imprevisível, que ocorre algumas semanas após a exposição[2].

Manifestações clínicas

A IHA constitui uma síndrome clínica decorrente da perda aguda da função hepática, com três critérios básicos: ausência de doença hepática prévia, coagulopatia e encefalopatia. Nesse contexto, a história clínica e

QUADRO 1 Causas mais comuns de insuficiência hepática aguda por idade

	Infecciosa	Metabólica	Drogas/toxinas	Cardiovascular	Imunológica
≤ 1 ano	HSV Enterovírus HHV-6 EBV Adenovírus Hepatite B Parvovírus Sarampo Coxsakie B Echovírus Septicemia	Defeito da oxidação dos ácidos graxos Distúrbios mitocondriais Galactosemia Tirosinemia tipo I Intolerância hereditária à frutose Niemann-Pick tipo C Defeitos do ciclo da ureia Deficiência de alfa-1-antitripsina	Paracetamol	Coração direito hipoplásico Asfixia Miocardite	Disfunção de células NK Hepatite de células gigantes Linfo-histiocitose hemofagocítica Doença hepática aloimune gestacional Hepatite autoimune
Crianças	EBV Hepatite ABCDE Leptospirose Parvovírus B19	Defeito da oxidação dos ácidos graxos Distúrbios mitocondriais Doença de Wilson Síndrome de Alpres	Paracetamol Ácido valproico Isoniazida Fósforo AAS Halotano Vitamina A Carbamazepina	Cirurgia cardíaca Cardiomiopatia Síndrome de Budd-Chiari Miocardite	Hepatite autoimune Leucemia Disfunção de células NK Linfo-histiocitose hemofagocítica
Adolescentes	Hepatite ABCDE Febre amarela Dengue Febre de Lassa	Doença de Wilson Fígado gorduroso da gravidez Protoporfiria Defeito da oxidação dos ácidos graxos	Paracetamol Cogumelo venenoso Inibidores da MAO Tetraciclina *Ecstasy* Toxina do *Bacillus cereus*	Síndrome de Budd-Chiari Insuficiência cardíaca congestiva Hipertemia Choque	Hepatite autoimune

AAS: ácido acetilsalicílico; EBV: Epstein-Barr vírus; HHV-6: Herpes vírus humano 6; HSV: Herpes vírus simples; MAO: monoamina oxidase; NK: *natural killer*.

QUADRO 2 Categorização das doenças metabólicas hepáticas por idade de apresentação responsáveis por insuficiência hepática aguda

Até 6 meses	Galactosemia, tirosinemia tipo 1, citopatia mitocondrial, doença de Wolman
3 meses a 3 anos	Tirosinemia tipo 1, defeito de oxidação de ácidos graxos, citopatia mitocondrial, intolerância hereditária à frutose, defeitos do ciclo de ureia, defeitos congênitos de glicosilação.
Crianças mais velhas	Doença de Wilson, defeito de oxidação de ácidos graxos, citopatia mitocondrial, intolerância hereditária à frutose, defeito do ciclo da ureia (OTC = deficiência da ornitina transcarbamilase), defeito congênito de glicosilação.

o exame físico devem buscar informações, especialmente, para elucidar:

- A ausência de doença hepática anterior.
- Sinais e sintomas decorrentes da perda aguda da função hepática.
- Definição da etiologia.

Ausência de doença hepática prévia

Tradicionalmente, a suspeição diagnóstica surge com o início da icterícia em um paciente sem doença hepática preexistente. Contudo, a icterícia pode não estar presente em todos os casos. Em geral, as crianças apresentam manifestações inespecíficas, e o início do quadro pode não ser claramente definido. Como exemplo, citamos os neonatos com doenças metabólicas ou infecciosas, bem como a infecção pelo vírus herpes simples (HSV), que se apresenta de forma anictérica na maioria dos casos[7-9].

Sugerem a presença de doença hepática prévia: alteração do desenvolvimento neuropsicomotor em lactentes, eritema palmar, aranhas vasculares, circulação colateral, ascite, prurido, baqueteamento figital, xantomas, presença de hepatoesplenomegalia e consistência endurecida do fígado. Nesses casos trata-se, provavelmente, de doença hepática crônica descompensada ou de ACLD.

Manifestações decorrentes da perda da função hepática

As primeiras manifestações surgem, comumente, quando a função hepática começa a deteriorar e são decorrentes da redução da capacidade de eliminar drogas, toxinas e bilirrubinas, diminuição na síntese de fatores de coagulação, alteração na homeostase da glicose e aumento na produção de lactato. Os pacientes podem apresentar icterícia (manifestação clínica comum), mas sintomas inespecíficos, como fadiga, mal-estar, anorexia, náusea, vômitos, dor abdominal e mialgia estão frequentemente presentes. A evolução varia conforme a gravidade do caso e das complicações apresentadas pelo paciente, podendo progredir para falência de múltiplos órgãos e óbito.

Hipoglicemia

O fígado é o principal responsável pela manutenção da glicose plasmática no estado pós-absortivo. Dessa forma, alterações em sua função podem ocasionar hipoglicemia, cujas manifestações são: sudorese, tremores, fadiga, fraqueza, confusão, convulsões e coma. Ademais, a hipoglicemia pode ocasionar ou agravar a injúria cerebral. Essa alteração metabólica é decorrente da depleção dos depósitos de glicogênio, de alterações na gliconeogênese e do aumento dos níveis de insulina na circulação[6,7,10].

Encefalopatia hepática

A encefalopatia hepática se manifesta, comumente, com alterações no comportamento, no humor, na cognição e no sono. Pode haver alternância entre agressividade e letargia. Em crianças, especiamente em lactentes, pode ser de difícil percepção ou se apresentar somente nos estágios terminais, de maior gravidade. A alteração de comportamento pode ser sutil, como uma maneira diferente de brincar ou uma reação estranha diante de pessoas conhecidas, tais como reação de medo, pavor ou agressividade inexplicada, devendo-se ter alto grau de suspeição para chegar ao diagnóstico[6,7,10].

A gravidade e a evolução são variadas. Os sintomas podem persistir, apresentar períodos de remissão, intercalados com nova piora por dias ou semanas, ou apresentar rápida deterioração. A avaliação clínica requer exame neurológico diário, visando identificar e graduar os cinco estágios clínicos da encefalopatia, que varia de mínima ao coma, como demonstrado no Quadro 3. Nos casos de maior gravidade, o monitoramento do estado mental deve ser realizado várias vezes ao dia, em função da possibilidade de rápida mudança de estágio.

Edema cerebral

A progressão da encefalopatia para os estágios 3 e 4 é comumente associada ao desenvolvimento de edema cerebral e ao aumento de pressão intracraniana (PIC), que constitui

QUADRO 3 Estágios de encefalopatia hepática

Grau	Sinais clínicos		Sinais neurológicos	Eletroencefalograma
	Lactentes e crianças pequenas	Crianças maiores e adultos		
0	Nenhum	Nenhum	Normal	Normal
1	Choro inconsolável Inversão do sono Desatenção Alteração de comportamento	Confusão Alteração de humor Inversão de sono Esquecimento	Dificuldade ou impossibilidade de realizar teste Reflexos normais ou aumentados Tremor Apraxia Alteração da caligrafia	Normal ou ondas lentas Ritmo teta Ondas trifásicas
2	Choro inconsolável Inversão do sono Desatenção Alteração de comportamento	Letargia Comportamento inadequado	Dificuldade ou impossibilidade de realizar teste Reflexos normais ou aumentados Disartria Ataxia	Alentecimento generalizado Ondas trifásicas
3	Sonolência Estupor Agressividade	Estupor Resposta a comandos simples	Dificuldade ou impossibilidade de realizar teste Reflexos aumentados Babinski presente Rigidez	Alentecimento generalizado Ondas trifásicas
4	Coma Resposta a estímulos dolorosos: Sim (4a) Não (4b)	Coma Resposta a estímulos dolorosos: Sim (4a) Não (4b)	Descerebração ou decorticação Reflexos ausentes	Ondas delta

uma importante causa de óbito nos pacientes com IHF[6,7,10].

As manifestações clínicas do edema cerebral incluem: hipertensão sistêmica, bradicardia, hiperventilação, postura de descerebração, reflexo pupilar anormal (usualmente midríase) e, por fim, depressão do padrão respiratório central ou apneia.

De modo importante, expandir o volume de sangue nos pacientes com IHA, na ausência de choque ou hipotensão, pode precipitar ou agravar a encefalopatia hepática, o edema cerebral, aumentar a PIC e a sobrecarga de fluido[6].

Coagulopatia

O INR está elevado na IHA e é um marcador de disfunção hepatocelular grave. No entanto, o INR prolongado não é uma medida de risco de sangramento em pacientes com IHA, pois estes parecem ter uma diminuição comparável dos fatores pró-coagulantes e anticoagulantes. Como resultado, o perfil geral de coagulação, conforme medido pela tromboelastografia, normalmente reflete hemostasia normal. No entanto, o perfil de coagulação pode ser dinâmico na IHA. Embora a maioria dos indivíduos tenha hemostasia normal, apesar do INR prolongado, alguns podem ter manifestação de um estado hipercoagulável (p. ex., portal trombose venosa) ou hipocoagulável (p. ex., episódios de sangramento ativo, equimoses)[6,7,10].

Disfunção renal

O comprometimento renal na IHA é comum e constitui um sinal de mau prognóstico. A insuficiência renal pode resultar de hipovolemia, infecções e/ou nefrotoxicidade por drogas. A síndrome hepatorrenal (SHR) raramente, ou nunca, ocorre no contexto de IHA. A SHR pode ser vista nos pacientes cirróticos e com ascite recebendo terapia diurética agressiva, por exemplo[6,7,10].

Anemia aplástica

A anemia aplástica associada à hepatite é rara e se apresenta após a IHA ou hepatite aguda grave de causa indeterminada. O fenótipo clínico geralmente inclui valores de aminotransferases séricas mais de 3 vezes o limite superior da normalidade, mas frequentemente atingindo bem mais de 1.000 IU/L e níveis de bilirrubina superiores a 5 mg/dL, podendo atingir mais de 20 mg/dL. A etiologia permanece desconhecida, embora associação com infecções virais tenha sido observada. A pancitopenia se desenvolve em semanas a meses após a lesão hepática inicial. O quadro pode ter início apenas após transplante de fígado. O diagnóstico é suspeitado pela diminuição gradual da contagem de leucócitos, contagem de neutrófilos, contagem de plaquetas e hemoglobina com reticulócitos diminuídos. A avaliação da medula óssea confirma o diagnóstico. O tratamento consiste no transplante de medula óssea alogênico. A terapia imunossupressora com globulina antitimócito e ciclosporina é frequentemente necessária[6].

Manifestações relacionadas à etiologia

Como demonstrado no Quadro 1, o diagnóstico deferencial é amplo e heterogêneo, incluindo doenças infecciosas, metabólicas, genéticas, vasculares, imunomediadas e uso de drogas. Assim, em relação aos achados clínicos, existe uma grande variabilidade. A história clínica e o exame físico devem buscar o esclarecimento das principais hipóteses diagnósticas relacionadas ao caso. Como exemplo, a presença de catarata na galactosemia, raquitismo na tirosinemia, sintomas de hipoglicemia nos erros inatos do metabolismo, bem como acidose metabólica. Na história clínica, deve-se questionar a exposição a drogas, ervas, toxinas, história transfusional e contato com infecções. A presença de febre, artralgia e *rush* cutâneo podem sugerir quadros virais.

Em recém-nascidos deve-se investigar a história materna de infecções congênitas, incluindo herpes simples, história perinatal de sepse, óbito neonatal de causa não definida e consanguinidade dos pais.

EXAMES COMPLEMENTARES DIAGNÓSTICOS

Os exames complementares buscam avaliar a presença de doença hepática, o grau de disfunção hepática e a etiologia.

Avaliação da presença de doença hepática e do grau de disfunção hepatocelular

- Exames laboratoriais: solicitar hemograma completo, glicemia sérica, painel de coagulação, aspartato aminotransferase (AST), alanina aminotransferase (ALT), gama glutamil transferase (GGT), fosfatase alcalina (FA), bilirrubinas, proteínas totais e frações (albumina, globulinas), amilase, lipase, gasometria arterial, íons (sódio, potássio, cloro, cálcio, fósforo, magnésio), ureia, creatinina, amônia (preferencialmente em sangue arterial), lactato, exame de urina – elementos anormais do sedimento (EAS), urocultura, hemocultura, grupo sanguíneo e fator Rh (à admissão).
- Tomografia computadorizada de crânio (TCC) ou ressonância nuclear magnética (RNM) de encéfalo podem ser solicitadas para diagnóstico diferencial de encefalopatia, de acordo com a avaliação clínica criteriosa.
- Eletroencefalograma: à admissão e de acordo com avaliações clínicas subsequentes.
- Radiografia de tórax.
- Ultrassonografia com Doppler hepático.
- Ecodopplercardiograma (para diagnóstico diferencial com hepatite hipoxêmica secundária a insuficiência cardíaca congestiva).

Observações:

- As proteínas sintetizadas pelo fígado, como alfa-1-antitripsina, albumina e ceruloplasmina, podem estar diminuídas pela IHA.
- As proteínas de fase aguda, como a ferritina sérica, podem estar significativamente elevadas, mesmo na ausência de hemocromatose.
- A periodicidade da avaliação laboratorial será determinada pela evolução, pela gravidade de cada caso e pela etiologia.

Exames para avaliação da etiologia

Após a identificação da IHA, os exames são direcionados para o esclarecimento da etiologia, conforme o quadro clínico e a idade do paciente, como sugerido a seguir.

Paciente com idade inferior a 2 anos

Exames laboratoriais: sorologias para toxoplasmose, rubéola, sífilis, hepatites virais (A, B, C e E), citomegalovírus (CMV), vírus Epstein-Barr (EBV), herpes vírus (HSV), vírus da imunodeficência humana (HIV), dosagem de alfa-1-antitripsina, ferro sérico, ferritina, fibrinogênio, colesterol total e frações, triglicérides, glicemia, gasometria arterial, lactato, creatinofosfoquinase, triagem metabólica no sangue e na urina.

- Checar o resultado da triagem neonatal (teste do pezinho).
- Exame oftalmológico completo (pesquisa de coriorretinite, catarata, mancha vermelho-cereja, embriotoxon posterior).

- Se possível, segundo a hipótese diagnóstica, realizar painel para erros inatos do metabolismo ou progredir com o exoma[2].

Paciente com 2 anos ou maiores

- Exames laboratoriais: sorologias para hepatites virais (A, B, C e E), CMV, EBV, HSV, HIV, autoanticorpos (anticorpo antimúsculo liso, anti-LKM1 (anticorpos antifração microssomal de fígado e rim), fator antinúcleo (FAN), anticorpo anticitoplasma de neutrófilo (Anca), eletroforese de proteínas, ceruloplasmina, cobre sérico, cobre urinário em urina de 24 horas, Coombs direto, reticulócitos, exame toxicológico. Na região norte, acrescentar vírus de hepatite D.
- Exame oftalmológico com lâmpada de fenda (pesquisa de anel de Kayser-Fleischer)[2].

A avaliação histológica do fígado usualmente não é realizada por ser de pouca utilidade para o diagnóstico e por que a coagulopatia muitas vezes contraindica a biópsia. O Quadro 4 lista os exames necessários para esclarecimento do diagnóstico etiológico, conforme as hipóteses do paciente.

TRATAMENTO

A IHA requer abordagem intensiva, com o objetivo de prevenir ou tratar possíveis complicações, como encefalopatia hepática, edema cerebral, hipertensão intracraniana (HIC), sangramentos, infecções e falência múltipla de órgãos, na expectativa de que ocorra a recuperação da função hepática ou que o paciente seja submetido a transplante de fígado. Os resultados na era pré-transplante de fígado eram limitados à sobrevivência com fígado nativo ou à morte. O transplante hepático (TxH) mudou a história natural da IHA; consequentemente, esse é terceiro desfecho, que mudou o prognóstico desses pacientes[2]. Estima-se que corresponda de 10-15% do total dos transplantes pediátricos de urgência.

QUADRO 4 Investigação diagnóstica, direcionada à etiologia provável

Deficiência de alfa-1-antitripsina	Isoeletrofocalização de proteínas, genotipagem
Galactosemia	Galactose-1-fosfato uridil transferase (Gal1PUT)
Tirosinemia tipo 1	Succenilacetona urinária
Intolerância hereditária à frutose	Frutose urinária
Doença hepática aloimune gestacional	Ressonância magnética de abdome
	Biópsia de glândula salivar
Linfo-histiocitose hemofagocítica	Biópsia de medula óssea
Leucemia congênita	Hemocultura e urocultura
Septicemia e choque	Hemólise e Coombs direto, biópsia de fígado
Hepatite de células gigantes com anemia hemolítica	Sorologia viral e PCR
HHV-6, HVB, adenovírus e parvovírus	Biópsia de músculo e fígado
Hepatopatia mitocondrial	DNA mitocondrial
	Ultrassonografia com Doppler
Malformações vasculares	Ecocardiograma
Doença cardíaca congênita	História e nível sérico
Intoxicação materna por paracetamol	Nível de cortisol
Hipocortisolismo	Cobre urinário, anel de Kayser-Fleischer
Doença de Wilson	Razão bilirrubina/fosfatase alcalina,
	FAN, AML, Anti LKM-1, IgG
Hepatite autoimune	

IHA: insuficiência hepática aguda; NTBC: 2-(2 nitro-4-trifluorometilbenzoil)-1,3-ciclo-hexanediona inibidor da 4-hidroxi-fenil--piruvatodioxigenase. TIPS: *transjugular intrahepatic portosystemic shunts*.

Em princípio, o tratamento é de suporte, e a criança deve ir obrigatoriamente para a unidade de terapia intensiva (UTI), enquanto se aguarda a regeneração hepática dos pacientes com bom prognóstico ou o transplante hepático naqueles com prognóstico reservado. Deve-se identificar a etiologia e se possível iniciar o tratamento específico.

Dessa forma, a abordagem da IH aguda envolve os seguintes passos:

- Antecipar e prevenir complicações enquanto ocorre regeneração, otimizar condições para regeneração, o que inclui o controle do edema cerebral, tratamento de infecções, correções dos distúrbios hidroeletrolíticos, acidobásicos e glicemia.
- Identificar ou remover o fator de agressão, a depender da etiologia.
- Identificar precocemente a necessidade de transplante.

Prevenção e tratamento das complicações

Manejo nutricional

O suporte nutricional é importante para evitar o estado catabólico, manter a euglicemia e fornecer proteína suficiente para as necessidades metabólicas sem causar hiperamonemia.

Recomendação:

- A alimentação enteral é preferível à nutrição parenteral total (NPT). Se a alimentação oral não puder ser mantida, tentar dieta por sonda nasogástrica (SNG) ou sonda nasoenteral (SNE). Iniciar a NPT quando houver contraindicação à via enteral;
- Aporte calórico ofertado deve ser 120-130% das necessidades diárias basais.
- As proteínas não devem ser restritas, mas limitar a 1 g/kg/dia nos casos de hiperamonemia.
- Em caso de uso de NPT, podem-se incluir lipídios intravenosos como fonte de nutrição, embora em alguns distúrbios, como mitocondriopatias ou doença de betaoxidação, o metabolismo da gordura possa mudar essa orientação.
- Os oligoelementos devem ser suspensos, devido ao metabolismo hepático do cobre e manganês, que está prejudicado na IHA.
- Havendo suspeita de doença metabólica, a alimentação deve ser suspensa por 24-48 horas, enquanto se aguarda a investigação diagnóstica, e ajustes da dieta podem ser necessários conforme o diagnóstico[2,6,7,10].

Manejo de fluidos e eletrólitos

Pacientes em IHAP são sensíveis a volume e podem desenvolver congestão pulmonar, edema periférico e edema cerebral caso recebam aporte excessivo de líquidos. A hiponatremia é, na maioria das vezes, dilucional e não relacionada a um déficit real no sódio corporal. A hipoglicemia é causada pelo comprometimento da gliconeogênese hepática e depleção dos estoques de glicogênio.

Recomendação:

- O aporte hídrico de manutenção deve ser de 85-95% da taxa diária recomendada para a idade (incluindo medicamentos e hemocomponentes no cálculo do aporte), tendo como alvos débito urinário entre 0,5-1 mL/kg/hora, balanço hídrico zero e sódio dentro dos valores de referência.
- Distúrbio ácido-base: controlar a cada 12 horas. Alcalose metabólica é o evento inicial mais comum, mas também pode apresentar-se com acidose, especialmente em vigência de infecção e nos casos de maior gravidade.
- Hipoglicemia: manter níveis de glicose entre 90-120 mg/dL. Podem ser necessárias

taxas de infusão de glicose de 10-15 mg/kg/minuto para atingir níveis séricos estáveis de glicose e prevenir lesões cerebrais resultantes de hipoglicemia. A glicemia deve ser aferida a cada 2 horas até a estabilização clínica, nos casos de maior gravidade.

- Hiponatremia/hipernatremia: controlar a concentração de sódio sérico a cada 12 horas. Evitar o excesso de líquidos. Manter o sódio entre 2-3 mEq/kg/dia. Fazer a reposição apenas quando: sódio sérico for menor que 120 mEq/dL, quando o paciente apresentar perdas significativas ou crises convulsivas e em estágios de encefalopatia grau III ou IV.
  Se hiponatremia sem convulsão: restrição hídrica (50% do basal com SG 10%) e reposição de albumina (1 g/kg). Se hiponatremia com convulsão: NaCl 3% 4 mL/kg (85 mL de SG 5% + 15 mL NaCl 20%) em 20 minutos até o controle da convulsão.
  A hipernatremia (145-155 mmol/L) pode melhorar a HIC, mas deve ser mantida apenas temporariamente; a hipernatremia sustentada deve ser evitada.
- Hipopotassemia: é comum; deve-se fazer controle rigoroso para manter o potássio sérico acima de 3 mq/dL. Manter aporte mais elevado (3-4 mEq/kg/dia).
- Hipofosfatemia, hipocalcemia e hipomagnesemia são comumente observadas e devem ser corrigidas[2,6,7,10].

Sedação, analgesia e bloqueio neuromuscular

Em pacientes críticos, sedação e analgesia são importantes, porém a sedação pode prejudicar avaliação neurológica e atrasar os diagnósticos de encefalopatia hepática (EH) e edema cerebral. A dor pode contribuir para o aumento da PIC, assim como a agitação psicomotora decorrente da EH.

Recomendação:

- Benzodiazepínicos e propofol podem piorar a EH, aumentando a neurotransmissão por ácido gama-aminobutírico.
- Associar opioides para reduzir a dose de anestésicos e maior estabilidade cardiovascular.
- Agentes com meia-vida mais curta e com eliminação preservada na IH, como fentanil ou remifentanil, são preferidos.
- Se o bloqueio neuromuscular for indicado, o vecurônio e o rocurônio devem ser evitados, pois sofrem metabolismo hepático, dando preferência ao atracúrio e o cisatracúrio[2,6,7,10].

Acometimento neurológico

Atenção especial deve ser voltada às manifestações neurológicas associadas à IHA, pois são determinantes no desfecho e no prognóstico. O reconhecimento precoce permite intervenções que irão reduzir a mortalidade e morbidade.

Medidas gerais neuroprotetoras:

- Diagnóstico diferencial com outras causas de alteração do estado mental: sepse, hipotensão, distúrbios hidroeletrolíticos, hipoglicemia.
- Manter temperatura axilar 35-36 °C, saturação de O_2 > 95%, pressão arterial média ≥ percentil 50 para a idade.
- Manter normoglicemia e normocapnia.
- Minimizar estímulos (luz, toque, ruído), evitar intervenções desnecessárias.
- Exame neurológico e avaliações frequentes do grau de encefalopatia.
- Cabeceira alinhada e elevada a 30 graus.
- Uso racional de fluidos, com aporte hídrico diário entre 85-95%.
- Tomografia computadorizada de crânio para avaliar edema, hemorragia e diagnóstico diferencial.

- Ultrassonografia transcraniana para avaliar a hemodinâmica cerebral e predizer mudanças na PIC.
- Eletroencefalograma: à admissão e de acordo com avaliações clínicas subsequentes (pacientes com falência hepática aguda podem apresentar estado epiléptico não convulsivo).
- Em caso de crises convulsivas, tratar com fenitoína[2,6,7,10].

Encefalopatia hepática

A encefalopatia hepática (EH) é uma síndrome neuropsiquiátrica observada em associação com a IHA na ausência de uma doença do sistema nervoso central preexistente, que pode variar de confusão mental leve até o coma. Os critérios diagnósticos estão listados no Quadro 3.

Recomendação:

A. Encefalopatia graus I e II

- Evitar benzodiazepínicos e medicações com meia-vida longa.
- Em caso de agitação intensa, realizar contenção mecânica. Se não for efetiva, considerar a administração de benzodiazepínico de curta duração, em doses baixas.
- Reduzir a ingesta proteica para 1 mg/kg.
- Terapia medicamentosa com lactulose (10 g/15mL = 667 mg/mL), 0,5 mL/kg/dose, a cada 6-8 horas, com dose ajustada até manter 2-4 evacuações/dia. Dose máxima de 30 mL/dose. Pode-se utilizar o clister glicerinado, via retal, na dose de 10 mL/kg (máximo de 300 mL).

B. Encefalopatia graus III e IV:

- Descontinuar a lactulose.
- Proceder à intubação orotraqueal e iniciar ventilação mecânica protetora.
- Punção arterial para monitorização invasiva da pressão.
- Iniciar medidas para prevenção e tratamento da HIC secundária ao edema cerebral[2,6,7,10].

Edema cerebral

O edema cerebral é considerado a complicação mais grave da IHA, pela rápida elevação da PIC e pelo risco de herniação cerebral.

Suspeita clínica: EH de progressão rápida, resposta pupilar anormal, hipertensão paroxística. Para confirmação: USG com avaliação do nervo óptico e TC de crânio.

Objetivos:

- Melhora clínica.
- PIC < 20 mmHg.
- Pressão de perfusão cerebral > 50 mmHg para crianças menores de 4 anos, > 55 mmHg para crianças com idade entre 4-10 anos, > 60 mmHg para crianças mais velhas de 10 anos. A monitorização direta da PIC na IHAP não é recomendada de rotina, pelo risco de sangramento, sem evidências de melhora na sobrevida.

Recomendação: terapia osmolar:

- Solução salina hipertônica confere os benefícios do aumento da osmolaridade sérica sem os efeitos colaterais hemodinâmicos associados observados com o manitol. Objetivo: manter o sódio sérico entre 145-150 mEq/L.
- Proposta: NaCl 3% = 15 mL de NaCl 20% + 85 mL de agua destilada. Dose inicial 1-2 mL/kg/hora; o alvo é aumentar o sódio sérico em 5 mEq/L na primeira hora; depois, infundir para manter o sódio sérico entre 145-150 mEq/L.
- As complicações da solução salina hipertônica incluem: hemorragias, trombose venosa, acidose metabólica hiperclorêmica e piora da coagulopatia.

- Uso do manitol 20% (0,25-1 g/kg/dose) endovenoso como terapia de resgate se houver sinais de herniação ou até de 4/4 horas, mantendo a osmolaridade sérica entre 300-320 mOsm/L. Não é recomendada a administração do manitol de maneira profilática, na presença de hipovolemia, insuficiência renal ou em caso de osmolaridade sérica > 320 mOsm/L[2,6,7,10].

Disfunção cardiovascular

A IHAP está associada a níveis elevados de citocinas e falência circulatória hiperdinâmica subsequente. Em geral, há vasodilatação periférica com diminuição da pressão sanguínea arterial média.

Recomendação:

- Realização do ecocardiograma para avaliar a função sistólica e a diastólica.
- Reestabelecer o volume intravascular, com cautela.
- Após volume intravascular adequado, com insuficiência hemodinâmica para manter a perfusão adequada dos órgãos vitais: iniciar norepinefrina[2,6,7,10].

Insuficiência adrenal

A insuficiência adrenal relativa tem fisiopatologia semelhante à descrita em choque séptico.

Recomendação: a suplementação adicional de esteroides deve ser considerada em pacientes com choque refratário à administração de fluidos e catecolamina[2,6,7,10].

Lesão renal

Sua ocorrência é comum nos casos de IHA e está relacionada a pior prognóstico. Pode estar relacionada à intoxicação por acetaminofeno ou outras drogas que levam a IHA, por lesão renal direta. Além disso, pode-se apresentar em três formas clínicas: insuficiência pré-renal, em consequência de diminuição do volume intravascular; necrose tubular aguda, devido à isquemia renal por hipotensão prolongada; e insuficiência renal funcional, que resulta de vasoconstrição intrarrenal que leva à diminuição da perfusão renal.

Diagnóstico: elevação da creatinina em relação ao basal/anterior e redução do débito urinário.

Recomendação:

- Evitar drogas nefrotóxicas e contrastes.
- Estimular a recuperação: volume intravascular adequado e pressão de perfusão renal adequada. Cuidado com o excesso de líquidos.
- A diálise renal pode ser necessária, com preferência para os métodos de substituição contínua, que permitem maior estabilidade metabólica e hemodinâmica, com melhor controle da hiperamonemia, acidose e sobrecarga hídrica.

Coagulopatia

A prolongação do tempo de protrombina /INR é universal em crianças com IHA. Apesar dessa alteração, o risco de hemorragia clinicamente significativa é baixo. Na verdade há redução na produção de fatores pró-coagulantes e anticoagulantes, sendo que a alteração no TAP reflete a disfunção hepática.

Recomendação:

- Vitamina K na admissão do paciente por 3 dias.
  - Dose: 30 mcg/kg *ou*
  - Menores de 1 ano – 3 mg.
  - Menores de 10 anos – 5 mg.
  - Maiores de 10 anos – 10 mg.
- Transfusão de plasma antes de procedimentos invasivos ou na vigência de hemorragias ativas.
- Transfusões de plaquetas não são geralmente indicadas quando a contagem destas for superior a 50 mil. Sugere-se trans-

fusão se a contagem for inferior a 10 mil ou na vigência de sangramento, se a contagem for inferior a 50 mil.

- À admissão do paciente, deve-se fazer prevenção com omeprazol (0,8-2 mg/kg/dia, em 2 doses) para evitar hemorragia digestiva.
- O fator recombinante VII pode ser útil para facilitar procedimentos invasivos[2,6,7,10].

Infecção e sepse

Pacientes com IHAP são suscetíveis a infecções secundárias a disfunção imunológica multifatorial, aumentando o risco de óbito. A presença de síndrome da resposta inflamatória sistêmica (SIRS) é comum e tem correlação direta com mortalidade.

Recomendação:

- Monitorização e vigilância rigorosa para infeções com culturas de sangue e urina, assim como raio x de tórax, devem ser realizados.
- Antibioticoterapia de amplo espectro empírica em pacientes com SIRS, EH graus 3 ou 4 e naqueles que aguardam transplante hepático.
- Cefalosporina de terceira ou quarta geração.
- Piperaciclina + tazobactam[2,6,7,10].
- Deve-se associar anfotericina caso o paciente possua mais de 72 horas de internação hospitalar ou apresente infecção grave não controlada.
- Em pacientes menores de 1 ano, iniciar aciclovir empírico, pelo risco de infecção pelo vírus herpes como causa da IHAP[2,6,7,10].

Insuficiência respiratória aguda

No contexto da IHA, o paciente pode evoluir com insuficiência respiratória devido a EH, sepse, sobrecarga de volume, hemorragia pulmonar, síndrome da angústia respiratória aguda (SARA).

Recomendação:

- Intubação orotraqueal (IOT) para proteção da via aérea.
- Adequar a estratégia da ventilação mecânica a depender da indicação da IOT: nos casos de HIC deve-se manter normocapnia e evitar hipoxemia, e a hiperventilação (temporária) pode ser usada para manejar sintomas súbitos; nos casos de SARA, deve-se manter o volume corrente baixo (5-8 mL/kg), PEEP moderadamente elevada para atingir oxigenação e hemodinâmica adequadas, sendo hipoxemia e hipercapnia permissivas[2,6,7,10].

Aplasia medular

Complicação rara, de etiologia não bem definida, tem sido associada a infecções por vírus não A não B, enterovírus e adenovírus.

Recomendação:

- Após o diagnóstico, deve ser avaliado o uso de imunossupressores (globulina antitimocítica e ciclosporina).
- Pode ser necessário transplante de medula óssea alogênico de um doador com antígeno de histocompatibilidade leucocitária (HLA) compatível[2,6,7,10].

Plasmaférese

A plamaferese é uma técnica que pode ser utilizada em casos graves como ponte para o transplante hepático. Benefícios: redução da amônia, melhora na coagulação, da EH e na pressão de perfusão cerebral. Em crianças, a correção da coagulopatia é possível sem sobrecarga de volume e com proteção da função renal, evitando complicações hemorrágicas graves[2,6,7,10].

Tratamento conforme a etiologia

Como mencionado anteriormente, a IHA pode ser ocasionada por diferentes etiologias em crianças e adolescentes. Algumas delas, listadas na Quadro 5, com possibilidade de tratamento específico, que, se instituído precocemente, pode evitar o transplante hepático.

Indicação do transplante hepático

O TxH é o único tratamento atualmente disponível para a IHA irreversível. Apesar disso, deve-se levar em consideração que um paciente transplantado será submetido a imunossupressão por longo período e sujeito às complicações relalcionadas ao procedimento. Dessa forma, utilizam-se critérios internacionais para listagem dos pacientes com IHA, ilustrados nas Quadros 6, 7 e 8 ou INR > 4 em menores de 10 anos, seguindo as diretrizes da portaria do Ministério da Saúde. Com esses critérios, busca-se a definição do melhor momento para a indicação do TxH, de modo a evitar tanto a realização em pacientes que poderiam se recuperar com seu fígado nativo como a indicação tardia, o que levaria a um pior prognóstico e a aumento da mortalidade. As condições clínicas de uma criança em IHA são muito variáveis e dinâmicas, e tanto a indicação como a contraindicação do transplante devem ser continuamente reavaliadas[2,6,7,10].

CONSIDERAÇÕES FINAIS

A IHA em crianças representa uma condição desafiadora, de alta morbimortalidade. Todo paciente com evidência clínica ou laboratorial de hepatite aguda grave deve mensurar imediatamente o tempo de protrombina e monitorar seu estado mental, cuidadosa-

Quadro 5 Causas de insuficiência hepática aguda que podem responder a tratamento específico[3,14,20]

Doença	Tratamento
Medicamentos	Remoção do agente
Intoxicação por paracetamol	N-acetilcisteína
IHA associada à gravidez	Interrupção da gestação
Galactosemia	Dieta sem galactose
Tirosinemia tipo 1	NTBC, dieta pobre em tirosina e fenilalanina
Intolerância hereditária à frutose	Dieta sem frutose
Defeitos do ciclo da ureia	Dieta sem proteínas com suplementação de aminoácidos essenciais
Defeito da oxidação dos ácidos graxos	Infusão endovenosa de glicose; evitar jejum
Distúrbios da cadeia respiratória mitocondrial	Dieta normocalórica pobre em carboidratos
Envenenamento por cogumelo	Penicilina, silibin
Hepatite autoimune	Corticosteroides
Hepatite B	Lamivudina
Herpes vírus *simplex*	Aciclovir
Choque e lesões isquêmicas	Suporte hemodinâmico
Síndrome de Budd-Chiari	TIPS
Enterovírus	Pleconaril
Parvovírus	Imunoglobulina
Hepatite de células gigantes com anemia hemolítica	Imunossupressão
Linfo-histiocitose hemofagocítica	Corticosteroides
Doença de Wilson	D-penicilamina, zinco
Doença hepática aloimune gestacional	Imunoglobulina e exsanguinotransfusão

IHA: insuficiência hepática aguda; NTBC: 2-(2 nitro-4-trifluorometilbenzoil)-1,3-ciclo-hexanediona inibidor da 4-hidroxi-fenil--piruvatodioxigenase. TIPS: *transjugular intrahepatic portosystemic shunts*.

QUADRO 6 Critérios para indicação de transplante hepático de urgência na insuficiência hepática aguda[15]

Critérios do King's College Hospital
1. Indivíduos que ingeriram paracetamol: a) pH do sangue arterial < 7,3 (independentemente do grau de encefalopatia). b) Tempo de protrombina > 100 segundos ou INR > 6,5 e concentração de creatinina sérica > 3,4 mg/dL em pacientes com encefalopatia 3 ou 4.
2. Indivíduos que não ingeriram paracetamol: a) Tempo de protrombina > 100 segundos ou INR > 6,5 (independentemente do grau de encefalopatia) ou b) Três das seguintes variáveis: I – Idade menor que 10 ou maior que 40 anos. II – Causas: halotano, hepatite de outra etiologia que os vírus A ou B, reações farmacológicas idiossincrásicas. III – Duração da icterícia maior que 7 dias antes do início da encefalopatia. IV – Tempo de protrombina > 50 segundos, INR > 3,5. V – Concentração sérica de bilirrubina > 17,5 mg/dL.

QUADRO 7 Critérios transplante hepático

Critérios de Clichy
Pacientes com encefalopatia graus 3 ou 4 e uma das condições abaixo: a) Fator V < 30% em maiores de 30 anos de idade. b) Fator V < 20% em menores de 30 anos de idade.

QUADRO 8 Critérios de transplante hepático

Critérios de O'Grady modificados
INR > 6,5 ou três dos seguintes: ▪ INR > 3,5. ▪ BT > 17 mg/dL. ▪ EH após 7º dia de icterícia.

mente. Na presença de coagulopatia e/ou encefalopatia é imprescindível a internação hospitalar em UTI, preferencialmente em centro que realize transplante hepático. O aumento da disponibilidade de fígado para transplante, o desenvolvimento de escores para avaliação do prognóstico e métodos mais eficazes para tratamento de suporte continuam a ser os principais objetivos para melhorar ainda mais a de sobrevivência geral.

REFERÊNCIAS BIBLIOGRÁFICAS

1. Sarin SK, Choudhury A, Sharma MK, Maiwall R, Al Mahtab M, Rahman S, et al. Acute-on-chronic liver failure: consensus recommendations of the Asian Pacific association for the study of the liver (APASL): an update. Hepatol Int. 2019;13(6):826-8
2. Sociedade Brasileira de Pediatria (SBP). Departamento Científico de Hepatologia. Insuficiência hepática aguda em crianças e adolescentes. 2018. Disponível em: https://www.sbp.com.br/fileadmin/user_upload/_21459d-DC_Insuf_hepatica_aguda_Crianc_Adolesc.pdf. Acesso em: out. 2021.
3. Taylor AS. Whitington PF. Neonatal acute liver failure. Clin Liver Dis. 2016;22(5):677-85.
4. Alam S, Lal BB, Sood V, Rawat D. Pediatric acute-on--chronic liver failure in a specialized liver unit: prevalence, profile, outcome, and predictive factors. J Pediatr Gastroenterol Nutr. 2016;63(4):400-5.
5. Shanmugam N, Dhawan A. Acute liver failure in children. In: D'Antiga L (ed.). Pediatric hepatology and liver transplantation. Switzerland: Springer Nature; 2019.
6. Squires JE, McKiernan P, Squires RH. Acute liver failure: an update. Clin Liver Dis. 2018;22(4):773-805.

7. Kieling CO, Vieira SMG. Insuficiência hepática aguda. In: Silva LR, Ferreira CT, Carvalho E (eds.). Manual de residência médica em gastroenterologia pediátrica. Barueri: Manole; 2018.
8. Sturm E, Lexmond WS, Verkade HJ. Pediatric acute liver failure: variations in referral timing are associated with disease subtypes. Eur J Pediatr 2015;174(2):169-75.
9. Rajanayagam J, Coman D, Cartwright D, Lewindon PJ. Pediatric acute liver failure: etiology, outcomes, and the role of serial pediatric end-stage liver disease scores. Pediatr Transplant. 2013;17(4):362-8.
10. Lutfi R, Abulebda K, Nitu ME, Molleston JP, Bozic MA, Subbarao G. Intensive care management of pediatric acute liver failure. J Pediatr Gastroenterol Nutr. 2017;64(5):660-70.

70

Semiologia da insuficiência renal aguda

Nilzete Liberato Bresolin

INTRODUÇÃO

Desenvolvida por Henry Stubbes em 1670, a semiologia médica é o ramo da ciência médica dedicado ao estudo da interpretação dos sinais e sintomas apresentados pelos pacientes. Além dos sintomas relatados pelo paciente, durante o exame físico geral devem ser observados sinais que ajudarão a compor um melhor diagnóstico. A análise deve considerar o estado geral do paciente, o nível de consciência, a postura e sinais de desconforto, além da presença de edema, odores corporais, alterações da pele, articulações, condições hemodinâmicas etc.[1]

Para falar sobre semiologia em insuficiência renal aguda (IRA) é importante esclarecer que lesão renal aguda (LRA) é a nova nomenclatura para denominar a desordem conhecida como IRA[2]. Objetiva-se, com essa denominação, englobar um espectro maior de pacientes do que o grupo com IRA grave e que necessita de terapia de substituição renal (TSR). Pretende-se enfatizar que a LRA ocorre em um *continuum* e que o importante é reconhecer o declínio agudo da função renal que, tanto pode ser secundário a uma lesão que cause alterações estruturais quanto a uma lesão que cause danos funcionais dos rins[2].

Independentemente da causa, quanto mais grave for o evento, quanto mais demorado o diagnóstico e a instituição de medidas de prevenção e tratamento, mais grave será o dano e, provavelmente, pior será o prognóstico do paciente[2].

A LRA caracteriza-se pela redução súbita e, em geral, reversível da função renal, resultando em retenção progressiva de escórias nitrogenadas. Tem como marcador a redução da taxa de filtração glomerular (TFG). É uma desordem complexa que pode ocorrer em diversas situações e se apresentar de modo bastante variável, isto é, desde quadros assintomáticos caracterizados por discreto aumento nos níveis de creatinina até quadros graves de LRA oligo/anúrica[2,3].

No que se refere à diurese, embora a presença de oligoanúria represente um importante alerta para a possibilidade de LRA, nem sempre está presente e, principalmente, os quadros associados a insultos nefrotóxicos são, na maioria das vezes, não oligúricos. Além disso, em pediatria pode manifestar-se apenas por sinais e sintomas inespecíficos, exigindo, muitas vezes, que o pediatra tenha alto grau de suspeita para estabelecer o diagnóstico[1-5].

Em crianças, especialmente nas gravemente enfermas, a LRA pode acompanhar uma variedade de desordens médicas ou cirúrgicas e é necessário estar atento aos fatores predisponentes que serão descritos a seguir.

Diversos estudos demonstram que a LRA representa um problema clínico "maior", com incidência crescente, sobretudo em pacientes gravemente enfermos, e com influência significante sobre a taxa de morbidade e mortalidade[3]. Apesar disso, estudos demonstram que o diagnóstico e o tratamento adequados precoces atuam como fatores prognósticos positivos para a recuperação completa da função renal. Algumas crianças, no entanto, podem evoluir com doença renal crônica (DRC) traduzida por microalbuminúria, proteinúria, hipertensão arterial e alteração nos níveis séricos de creatinina, por isso os pacientes com diagnóstico de LRA devem ser encaminhados para acompanhamento em relação aos níveis tensionais, função renal, aparecimento de microalbuminúria e\ou proteinúria. As evoluções fatais estão associadas, principalmente, à doença de base muitas vezes agravada por diagnóstico tardio[1,3].

As principais causas de LRA estão listadas no Quadro 1[6]. A LRA pré-renal resulta de uma resposta fisiológica do rim à diminuição na perfusão sanguínea renal, secundária a quadros que cursam com hipovolemia (desidratação, hemorragia, diarreia, sepse, insuficiência cardíaca, hepatopatia e os diversos tipos de choque). Nessa situação, usualmente, se o volume circulante, o débito cardíaco, a pressão arterial média e a perfusão forem prontamente restaurados, o quadro pode ser reversível porque, na maioria das vezes, há integridade do parênquima renal. No entanto, se essas condições não forem antecipadas, diagnosticadas e corrigidas pode haver evolução para necrose tubular aguda (NTA) ou, nos casos mais graves, necrose cortical aguda (i. e., LRA intrínseca).

QUADRO 1 Causas de insuficiência renal aguda em crianças[6]

Pré-renal	Renal	Pós-renal
Hipovolemia: ▪ Desidratação grave. ▪ Hemorragia. ▪ Queimaduras. ▪ Cetoacidose diabética.	**Nefrotoxinas:** ▪ Aminoglicosídeos, cefalosporinas, anfotericina B, contrastes radiográficos. ▪ Metais pesados, pesticidas. ▪ Solventes orgânicos. ▪ Mioglobinúria (esmagamento, acidentes animais peçonhentos).	**Obstrução ureteral:** ▪ Litíase, tumor. ▪ Coágulos. ▪ Estenose de junção pieloureteral e junção ureterovesical. ▪ Cálculo bilateral.
Hipotensão/hipoperfusão: ▪ Choque (cardiogênico, séptico, anafilático). ▪ Cirurgia cardíaca. ▪ Síndrome nefrótica grave. ▪ Cirrose hepática.	**Desordens parenquimatosas:** ▪ Glomerulonefrite aguda. ▪ Glomerulonefrite rapidamente progressiva. ▪ Síndrome hemolítico-urêmica. ▪ Vasculites sistêmicas (púrpura de Henoch-Schönlein, lúpus eritematoso sistêmico, poliarterite, granulomatose de Wegener).	**Obstrução uretral:** ▪ Divertículo. ▪ Ureterocele. ▪ Hidrocopos. ▪ Tumor. ▪ Válvula de uretra posterior.
Síndrome hepatorrenal	**Obstrução tubular** (síndrome da lise tumoral, ácido úrico, ácido oxálico), nefrotoxicidade	
	Necrose tubular aguda	
	Desordens vasculares: ▪ Trombose de artéria renal ou embolismo. ▪ Trombose de veia renal. ▪ Indometacina (↓ fluxo sanguíneo renal).	

Fonte: Bresolin[6].

Em relação à LRA intrínseca cabe ressaltar que, além das causas tubulares secundárias aos eventos vasomotores descritos, há ainda a possibilidade de lesão tubular por ação direta de nefrotoxinas (rabdomiólise, lise tumoral, mieloma, drogas nefrotóxicas) e por obstrução tubular, desordens vasculares, renovasculares e glomerulopatias[3-6].

Sua patogênese pode envolver alterações endoteliais que resultam em vasoconstrição e, consequentemente, alteração de função e morte celular, tanto por necrose celular como por apoptose[5,7]. As causas pós-renais são representadas por doenças obstrutivas do trato urinário, congênitas ou adquiridas. Em recém-natos (RN) o início da LRA pode ocorrer ainda durante a gestação e ser devido a lesões renais isquêmicas ou tóxicas ou secundária a anormalidades renais congênitas, como displasias multicísticas, agenesia renal bilateral, doença renal policística ou lesões obstrutivas como válvula uretra posterior (VUP) e, também, pode ser devida ao uso de medicamentos[6,7].

EXPLORAÇÃO PROPEDÊUTICA NA LESÃO RENAL AGUDA

A exploração propedêutica na LRA deve incluir: anamnese, antecedentes mórbidos pessoais, antecedentes mórbidos familiares, exame físico (inspeção, palpação, percussão, ausculta, aferição da pressão arterial) e exames complementares. Ver também o capítulo "Semiologia em nefropatia".

A anamnese deve ser direcionada buscando, dentro do contexto no qual o paciente está inserido e a partir das possibilidades etiológicas expostas anteriormente, pistas sobre a doença de base. Os antecedentes mórbidos pessoais, gestacionais e maternos (no caso de RN) devem ser investigados objetivando diagnosticar fatores que apresentem potencial para lesar os rins. As causas pré-renais são sugeridas por história de perda hídrica gastrointestinal, diurese acentuada (uso de diuréticos), hemorragia, choque pós-parada cardiorrespiratória, sepse ou anafilaxia. Também podem ser sugeridas por hipovolemia em pacientes com síndrome nefrótica grave, cetoacidose diabética ou queimaduras. Pacientes com defeito na concentração urinária como DRC, doença renal policística e diabetes insipidus são mais suscetíveis a LRA pré-renal[6,7].

Causas renais de LRA intrínseca são sugeridas por história de perfusão renal inadequada secundária a desidratação grave, hemorragia e os diversos tipos de choque e, também, por história de exposição a nefrotoxinas como antibióticos nefrotóxicos, antifúngicos, contrastes radiológicos ou drogas que possam causar nefrite tubulointersticial (NTI) como os anti-inflamatórios não hormonais (AINH) e as penicilinas, além da síndrome de lise tumoral. Os AINH podem reduzir o fluxo sanguíneo renal, especialmente em pacientes hipovolêmicos, com disfunção cardíaca e em RN[2,6,7]. Nesse contexto, história de diarreia sanguinolenta, oligúria e palidez sugere síndrome hemolítico-urêmica (SHU); estreptococcia prévia associada a edema e hematúria macroscópica sugere glomerulonefrite; história de trauma ou acidente por picada de animal peçonhento (rabdomiólise) e quimioterapia (síndrome de lise tumoral) podem resultar em lesão tubular por ação direta ou por obstrução tubular[5].

Por outro lado, desordens obstrutivas (causas pós-renais) são sugeridas por dor abdominal ou dor em flanco, hematúria (cálculos), disúria ou infecção urinária e jato urinário fraco (sinal importante para diagnóstico neonatal de válvula de uretra posterior). Além disso, na síndrome de lise tumoral pode haver nefrotoxicidade direta dos quimioterápicos e, também, obstrução tubular por cristais de ácido úrico, devido à lise tumoral[6,7].

Em relação aos RN, há algumas considerações importantes: a chave é identificar os pacientes de risco para desenvolver LRA, que são aqueles com diagnóstico pré-natal de lesão de parênquima ou obstrução ou história pós-natal de insultos hipóxico-isquêmicos, sepse, cardiopatia congênita e uso de nefrotoxinas. Além disso, conforme relatado previamente, a LRA pode ter início pré-natal em doenças congênitas como as displasias renais com ou sem uropatia obstrutiva e em doenças genéticas como a doença renal policística recessiva, ou ainda como resultado do uso materno de drogas (inibidores da enzima de conversão da angiotensina [iECA], bloqueadores de receptores da angiotensina II e AINH)[7].

A oligúria, por sua vez, é uma pista importante para a possibilidade de LRA, no entanto não é necessária para o diagnóstico porque a LRA pode ocorrer com débito urinário normal, diminuído ou aumentado. Define-se como oligúria o volume urinário inferior a 0,8 mL a 1 mL/kg/hora em crianças e lactentes e inferior a 400 mL/dia em adolescentes e adultos[4,6-8].

A anúria é definida como a ausência de eliminação de urina ou diurese em volume inferior a 100 mL em 24 horas no paciente adulto[8]. A maioria dos RN (mais de 90%) urina nas primeiras 24 horas de vida, e em até 48 horas pós-nascimento a maioria dos RN já apresentou micção espontânea. Se houver manutenção de anúria por período superior a 48 horas, deve-se investigar disfunção renal primária ou uropatia obstrutiva[7]. Além desse período (48 horas de vida), a anúria é quase sempre um sinal patológico e, na maioria das vezes, indica obstrução urinária (p. ex., obstrução ureteral bilateral por cálculos, válvula de uretra posterior) ou LRA propriamente dita[7,8].

Ainda em relação ao débito urinário, os casos de comprometimento pré-renal geralmente evoluem com oligúria, enquanto a anúria ocorre em LRA obstrutiva, nas catástrofes vasculares (trombose de artéria renal, trombose de veia renal) e na necrose cortical. A NTA pode evoluir com oligoanúria ou débito urinário normal[4]. A LRA secundária a nefrite intersticial (p. ex., após uso de AINH) e à nefrotoxicidade por drogas (aminoglicosídeos, vancomicina ou contraste radiológico) geralmente evolui com débito urinário normal[9].

ANTECEDENTES MÓRBIDOS FAMILIARES

Diversas são as doenças nefrológicas de origem hereditária que podem resultar em DRC e facilitar a ocorrência de LRA. O pediatra deve investigar a história familiar de transplante renal, glomerulopatias acompanhadas ou não por surdez, doenças císticas, tubulopatias, urolitíases e distúrbios metabólicos.

EXAME FÍSICO

O exame físico pode refletir a causa de base da LRA e deve se concentrar, inicialmente, na avaliação do estado de hidratação, volume intravascular e gravidade do paciente.

Inspeção

Especificamente em relação à LRA, é de fundamental importância observar sinais de comprometimento hemodinâmico. A presença de desidratação, taquicardia, mucosas secas, turgor e elasticidade da pele diminuídos, perfusão periférica lenta e, nos casos mais graves, hipotensão a qual pode sugerir depleção do volume extracelular. Por outro lado, sobrecarga hídrica pode ser diagnosticada com base na constatação de edema periorbital ou de membros, hipertensão arterial, ascite e sinais de insuficiência cardíaca congestiva (ICC).

Hipertensão, oligúria, edema e hematúria falam a favor de síndrome nefrítica, enquanto palidez cutânea em lactente com história prévia de gastroenterite lembra SHU. Os cardiopatas com ICC podem desenvolver LRA secundária a hipoperfusão renal por baixo débito cardíaco. Anúria, bexiga distendida e dor no ângulo costovertebral levam a pensar em uropatia obstrutiva. Nefrite intersticial aguda (NIA) pode ser acompanhada por febre, *rash* cutâneo e artralgia.

Os pacientes com DRC agudizada geralmente apresentam déficit de crescimento, hipertensão, anemia, edema e osteodistrofia renal. Massa palpável em flancos ou aumento dos rins sugere hidronefrose, doença policística renal ou trombose de veia renal.

Em RN, a presença de oligoanúria, dificuldade respiratória, deformidade de membros, orelha com implantação baixa e micrognatia sugere síndrome de Potter, que resulta de agenesia renal bilateral e VUP[6]. Os pacientes criticamente enfermos, especialmente os sépticos, aqueles em pós-operatório de cirurgia cardíaca ou de grandes cirurgias e em choque cardiogênico devem ser considerados pacientes de risco para desenvolver LRA.

Na fase final da DRC (que pode se apresentar agudizada) há também vários estigmas que facilitam o diagnóstico (emagrecimento, palidez, baixo desenvolvimento ponderoestatural, pele seca e hálito urêmico)[4].

Palpação

Nos pacientes edemaciados, a palpação deve procurar caracterizar o edema como localizado ou generalizado e observar a presença de ascite. A técnica mais comum para identificação da ascite é a observação da sensação de onda ou sinal de piparote – a face palmar de uma das mãos é colocada em um dos flancos e a seguir a ponta do dedo médio (dobrada, apoiada e em estado de tensão contra a face palmar do polegar) é disparada contra o outro flanco. O abalo produzido pelo piparote produz pequenas ondas de choque no líquido ascítico, perceptíveis pela palma da mão, colocada no flanco oposto[8].

A palpação dos rins explora eventual aumento de volume, dor ou lesões expansivas lombares ou abdominais. A manobra clássica para palpação renal é aquela em que, estando com uma das mãos na fossa renal, solicita-se que o paciente inspire profundamente; nesse momento, com a outra mão colocada no hipocôndrio, faz-se pressão na parede abdominal, como se fosse tocar a outra mão[8].

A avaliação da presença de visceromegalias, assim como a palpação e a avaliação da amplitude dos pulsos dos membros superiores e inferiores (associada à medida da pressão arterial em membros superiores e inferiores), é absolutamente necessária[8].

Percussão

A punho-percussão dolorosa da região lombar sobre as lojas renais constitui o sinal de Giordano positivo[8]. Essa manobra testa a sensibilidade dos rins pela percussão dos ângulos costovertebrais, com a borda cubital da mão. O ponto costomuscular (vértice do ângulo formado pela massa muscular sacrolombar e última costela) é testado mediante a compressão com um único dedo. Pode-se observar Giordano positivo nas patologias obstrutivas infectadas ou não e nas pielonefrites agudas, que podem cursar com LRA quando o acometimento é bilateral ou se houver comprometimento difuso em rim único[1,8].

Ausculta

Pode-se auscultar sopro na região dos flancos e nas fossas renais nas situações nas quais exista estenose, aneurisma de artéria renal ou hipertensão renovascular em quadros de LRA secundários a vasculites[1,8]. Nos pacientes com hipervolemia e edema agudo de pulmão, serão detectados taquicardia, taquipneia e estertores bolhosos em bases. A pressão arterial deve ser aferida com manguito adequado e os valores encontrados comparados com tabelas de referência correlacionando idade, sexo e percentil estatural em relação à idade cronológica[10].

Embora em muitas crianças com LRA secundária a quadros de instabilidade hemodinâmica possa haver hipotensão nas fases críticas iniciais, não é incomum que crianças com quadro de LRA apresentem-se hipertensas devido a sobrecarga hídrica ou devido a doença de base (SHU, pós-operatório de coartação de aorta, glomerulonefrite difusa aguda (GNDA), glomerulopatias secundárias a vasculites, glomerulonefrite rapidamente progressiva, acidentes por animais peçonhentos, agudização de doença renal prévia, sobrecarga hídrica e outras)[2,5].

A hipertensão arterial sistêmica (HAS) é definida, em adolescentes e crianças com mais de 1 ano, como pressão sistólica e/ou diastólica, em 2 ou 3 repetidas medidas, em níveis maior ou igual ao percentil 95 para a idade, sexo e percentil estatural de acordo com a normatização do *Task Force* em sua última atualização, de 2017[10]. No período neonatal as referências mais utilizadas são as de Zubrow et al.[11,12] Durante o primeiro ano de vida, utilizam-se as referências do segundo *Task Force*, uma vez que as atualizações de 1996, 2004 e 2017 não incluíram valores para crianças menores de 1 ano[13,14].

EXAMES COMPLEMENTARES

Poucos são os exames complementares necessários para o diagnóstico de LRA, e devem ser solicitados de acordo com a hipótese diagnóstica elaborada com base em dados da anamnese, antecedentes mórbidos pessoais e familiares e exame físico. São considerados essenciais: ureia, creatinina, hemograma completo e determinação da concentração sérica de sódio, potássio, cloreto, cálcio, fósforo, magnésio, proteína total, albumina e gasometria, além de exame rotineiro de urina (urinálise) e de urocultura com antibiograma[2,5,8].

A densidade urinária (DU) avalia o estado de hidratação, a função de filtração e concentração renais (especialmente a função tubular). Uma DU de 1.010 corresponde a uma osmolalidade aproximada entre 300-400 mOsm/L (grosseiramente, podemos multiplicar o valor decimal da direita por 40)[4]. DU baixa pode ser observada em NTA e em doenças com comprometimento tubulointersticial. Em paciente desidratado, pode indicar incapacidade de concentração urinária[4]. Entretanto, em RN a DU é, usualmente, baixa devido à imaturidade tubular fisiológica. É importante observar que os valores da DU podem ser afetados por excesso de solutos, como albumina, glicose, agentes osmóticos e por outras variáveis.

A avaliação do sedimento urinário (microscopia da urina) pode ser, particularmente, útil para o diagnóstico dos pacientes com LRA.

Eritrócitos

A presença de sangue na fita reagente deve ser confirmada pela microscopia urinária, sendo considerados valores anormais a presença de 5 ou mais eritrócitos/campo de grande aumento ou mais de 10.000 hemácias/mL de urina, após centrifugação em microscópio de fase, ou mais de 5.000 hemácias/min (contagem de Addis), em pelo menos 2 amostras urinárias[14].

Em pacientes com urina avermelhada ou amarronzada, fita reagente positiva para sangue e microscopia com eritrócitos urinários normais, deve-se excluir hemoglobinúria e mioglobinúria[4]. Além disso, a presença de hemácias dismórficas (> 75% dos eritrócitos) e de cilindros hemáticos sugere hematúria de origem glomerular, enquanto sua ausência (predominância de eritrócitos isomórficos com < 25% de dismorfismo) sugere origem do trato urinário baixo (pós-glomerular), embora não afaste etiologia renal[4].

Leucócitos

Considera-se anormal leucocitúria maior ou igual a 5-10 leucócitos/campo de grande aumento ou mais de 10.000/mL, e isso pode ocorrer em pacientes com quadros febris, infecção urinária, glomerulopatias, doenças inflamatórias renais ou do trato urinário.

Eosinófilos

Sua análise não é realizada rotineiramente. A presença de eosinofilúria (> 1% dos leucócitos urinários – coloração de Wright) pode ser observada em casos de nefrite intersticial relacionada com medicamentos e, também, em outros distúrbios renais (porém, existem vários falso-positivos e negativos)[4,14].

Células epiteliais

O achado dessas células é comum, e são três os tipos descritos: escamosas, transicionais e as originárias dos túbulos renais, que podem ser detectadas em pequena quantidade mesmo em urina normal. Por outro lado, podem representar lesão epitelial devido a injúria renal ou processos inflamatórios[14].

Um grande aumento das células escamosas, originárias do terço distal da uretra, vulva ou vagina, pode ser um indício de contaminação. O aumento de células transicionais pode ocorrer após cateterização e instrumentação urinária e nos carcinomas renais, enquanto o aumento de células tubulares pode ser observado nos casos de NTA e nefrotoxicidade[14].

Cilindros

Os cilindros urinários se formam no néfron distal e são constituídos por matriz mucoproteica (proteína de Tamm-Horsfall) com ou sem elementos adicionais[14]. Cilindros hialinos são observados em pacientes saudáveis, na febre associada ao exercício, uso de diuréticos e nas doenças glomerulares e intersticiais. Cilindros granulosos são observados em condições saudáveis e nas doenças glomerulares, intersticiais e infecções. Cilindros graxos, na síndrome nefrótica. Cilindros céreos, na doença renal crônica. Cilindros hemáticos, em glomerulonefrites, NTI e NTA. Cilindros leucocitários, nas pielonefrites, glomerulonefrites e NTI[14].

Dentre os índices urinários para diferenciação entre LRA pré-renal e renal intrínseca, embora existam muitas limitações, o mais utilizado é a fração excretora de sódio (FENa), que se apresentará elevada nos casos de LRA intrínseca secundária a lesão tubular[2,6-8]. Dentre as limitações da FENa devem ser consideradas as seguintes condições: uso de diuréticos, uso de aminas vasoativas que aumentem a excreção de sódio urinário e prematuridade (devido à imaturidade renal).

Outros exames, incluindo dosagem de complemento total e frações, eletroforese de proteínas, dosagem de IgA sérica, nível sérico de creatinofosfoquinase (CPK), provas de atividade inflamatória, pANCA e cANCA, índice proteinúria/creatinúria, índice calciúria/creatinúria, proteinúria de 24 horas, pesquisa de mioglobina na urina e biópsia renal serão solicitados na dependência da hipótese diagnóstica[2,5].

Dentre os exames de imagem, a ultrassonografia de rins e vias urinárias com Doppler usualmente é o primeiro a ser solicitado (fornece informações sobre tamanho, forma, alterações do parênquima renal, obstruções, doenças císticas, massas), seguido por raio x de tórax (que permitirá uma avaliação de congestão cardiocirculatória) e, de acordo com a necessidade por raio x de abdome, uretrocistografia miccional (UCM), cintilografia renal com DMSA e DTPA, tomografia helicoidal, ressonância magnética, arteriografia etc.

REFERÊNCIAS BIBLIOGRÁFICAS

1. Arap S, Silva FAQ, Goes GM. Propedêutica urológica. In: Alcântara P, Marcondes E (ed.). Pediatra básica. São Paulo: Sarvier; 1978. p.1423-31.
2. Bellomo R, Ronco C, Kellum JA, Mehta RL, Palevsky P, Acute Dialysis Quality Initiative Workgroup. Acute renal failure: definition, outcome measures, animal models, fluid therapy and information technology needs: the Second International Consensus Conference of the Acute Dialysis Quality Initiative (ADQI) Group. Crit Care. 2004;8:R204-R212.
3. Bailey D, Phan V, Litalien C, Ducruet T, Mérouani A, Lacroix J, et al. Risk factors of acute renal failure in critically ill children: a prospective descriptive epidemiological study. Pediatr Crit Care Med. 2007;8:29-35.
4. Van der Watt G, Omar F, Brink A, McCulloch M. laboratory investigation of the child with suspected renal disease. In: Avner ED, Harmon WE, Niaudet P, Yoshikawa N, Emma F, Goldstein SL (ed.). Pediatric nephrology. 7.ed. Heidelberg: Springer; 2016. p.614-36.
5. Bresolin NL, Carvalho FLC, Goes EC, Fernandes R, Barotto A. Acute renal failure following massive attack by Africanized bee stings. Pediatr Nephrol. 2002;17:625-7.
6. Portale AA, Mathias RS, Potter DE, Rozanski DR. Kidneys & electrolytes. In: Rudolph AM, Kamei RK, Overby KJ (eds.). Rudolph's fundamentals of pediatrics. 3.ed. New York: McGraw-Hill; 2002. p.593-645.
7. Bresolin NL. Insuficiência renal aguda (IRA) no período neonatal. In: Lopez FA, Campos Júnior D. Tratado de pediatria. 3.ed. Barueri: Manole; 2007. p.2138-49.
8. Távora ERF, Lydston EOLJ, Rocha M. Aparelho urinário. In Romeiro V (ed.). Semiologia médica. 12.ed. Rio de Janeiro: Guanabara Koogan; 1980. p.447-82.
9. Krause I, Cleper R, Eisenstein B, Davidovits M. Acute renal failure associated with non-steroidal anti-inflammatory drugs in healthy children. Pediatr Nephrol. 2005;20:1295-8.
10. Flynn JT, Kaelber DC, Baker-Smith CM, Blowey D, Carroll AE, Daniels SR, et al. Clinical practice guideline for screening and management of high blood pressure in children and adolescents. Pediatrics. 2017;140(3):e20171904.
11. Zubrow AB, Hulman S, Kushner H, Falkner B. Determinants of blood pressure in infants admitted to neonatal intensive care units: a prospective multicenter study. J Peritonatol. 1995;15:470-9.
12. Bresolin NL, Fernandes VR, Silva ML. Hipertensão arterial no período neonatal. Arch Latin Nefr Ped. 2005;5:47-57.
13. Report of the Second Task Force on Blood Pressure Control in Children. Pediatrics. 1987;79:1-25.
14. Update on the 1987 Task Force Report on High Blood Pressure in Children and Adolescents: a working group report from the National High Blood Pressure Education Program. Pediatrics. 1996;98:649-7.
15. Patel H. The urinalysis. In: Chand DH, Valentini R (eds.). Clinician's manual of pediatric nephrology. New Jersey: World Scientific; 2011. p.9-19.

71

Semiologia da síncope e do coma

Camila dos Santos El Halal
Magda Lahorgue Nunes

INTRODUÇÃO

Distúrbios da consciência e quadros sincopais, apesar de relativamente frequentes em contextos de atendimentos de emergência, são um desafio para o médico pediatra. Com uma ampla gama de diagnósticos diferenciais com diferentes graus de gravidade e urgência, a semiologia é uma arma importante no direcionamento diagnóstico, influenciando o manejo e o prognóstico do paciente.

SÍNCOPE

A síncope é definida como um comprometimento transitório da consciência associado à perda de tônus postural, à recuperação rápida e espontânea e à ausência de características clínicas específicas de outras formas de perda transitória de consciência, tais como crises epilépticas[1].

Sintomas inespecíficos, como náusea, desconforto epigástrico, visão turva, tontura, sudorese, hiperventilação, palpitações, palidez ou fraqueza, durando de alguns segundos até 2 minutos, constituem a fase premonitória da síncope. Eventualmente, um episódio de síncope pode cursar com hipóxia prolongada, resultando em movimentos convulsivos tônicos ou tônico-clônicos ou mesmo perda urinária, com frequência sendo confundido com um episódio epiléptico[2].

Aproximadamente 15% dos menores de 18 anos apresentarão um ou mais episódios de síncope, sendo essa queixa responsável por cerca de 1% dos atendimentos em emergências pediátricas[3,4]. Em crianças, a queda na pressão sistólica abaixo de 70 mmHg ou a pressão arterial média entre 30-40 mmHg com frequência resultam em síncope[2]. A principal etiopatogenia envolvida é a neurocardiogênica, ou vasovagal, em quase 75% dos casos[2]. No entanto, a síncope pode ser a apresentação clínica de doenças de base grave, com risco de morte súbita. Dentre essas, as cardiopatias são as mais comuns.

O diagnóstico de síncope é essencialmente clínico, e a anamnese deve incluir descrição detalhada do evento, incluindo pródromos, possíveis desencadeantes (mudança de decúbito, jejum prolongado, ansiedade ou atividade física), duração do evento, recorrência e história familiar (Quadro 1). São sinais de alerta: história de sopro cardíaco ou cardiopatia congênita, eventos súbitos na ausência de sinais premonitórios ou precipitantes, presença de hiperpneia ou cianose, síncope durante exercício físico ou desencadeantes incomuns (som alto, medo, ou estresse emocional intenso), história familiar de mor-

QUADRO 1 Anamnese em pacientes pediátricos com história de síncope[2]

Em que hora do dia ocorreu o evento?
O que a criança estava fazendo?
Houve sintomas premonitórios? Quais?
Houve sintomas associados? Especificar se tontura, palpitações, falta de ar, dor no peito, cefaleia, palidez, náusea, sudorese, alterações visuais ou auditivas.
Episódio único? Se não, qual a frequência dos episódios?
Qual foi a duração do episódio?
Quanto tempo até recuperação completa?
Ocorreram possíveis contribuintes ambientais? Especificar ortostatismo prolongado, mudança de decúbito, calor intenso, fome, jejum prolongado, aglomeração, desidratação, ansiedade, emoção súbita (*emotional surge*).
Há doenças crônicas ou doenças prévias?
Qual a regularidade e intensidade do ciclo menstrual, assim como a regularidade e intensidade de atividade física, e uso de drogas lícitas e ilícitas?
Há história familiar de doenças cardíacas congênitas ou familiares, doenças metabólicas, surdez, doenças psiquiátricas, morte súbita inexplicada de lactentes ou adultos, implantação de marca-passo?

Fonte: Singui; Saini[2].

te súbita, anormalidades de condução cardíaca, perda auditiva neurossensorial ou história familiar de cardiopatia[2].

O diagnóstico diferencial compreende a síncope neurocardiogênica, distúrbios cardíacos, neurológicos e psiquiátricos.

A síncope neurocardiogênica é a principal causa de perda de consciência na infância. Caracteriza-se por vasodilatação exacerbada, levando a hipotensão sistêmica e, por conseguinte, redução do fluxo cerebral. Os pacientes com frequência se queixam de tontura, náusea, sensação de calor, palidez, sudorese, alterações visuais e auditivas. Ortostatismo prolongado, desidratação, gatilho vagal, dor ou emoção intensa são desencadeantes comuns. Em adolescentes, o ciclo menstrual e a perda de peso acelerada também podem ser deflagradores de síncope[5].

Com o desencadeamento da síncope, ocorre redução do retorno venoso e consequente redução do débito cardíaco e da pressão arterial, rapidamente detectada por baroceptores arteriais e cardiopulmonares, com consequente gatilho de vasoconstrição simpática e venoconstrição, acompanhado de aumento da frequência cardíaca. Em um episódio de síncope vasovagal, uma resposta reflexa ineficiente causa congestão venosa periférica, podendo ocorrer vasodilatação paradoxal, que leva a exacerbação da hipotensão e a perda de consciência. Esse tipo de síncope associa-se a redução da frequência cardíaca de origem vagal, conhecida como cardioinibição. A resposta vasovagal cursa com hipotensão, provocada pela redução do débito cardíaco, e com frequência ocorre bradicardia, por vezes com assistolia prolongada. A perda de consciência costuma durar menos de 1-2 minutos, mas a recuperação completa pode ser lenta, com sensação de fadiga que dure até algumas horas[1].

As crises de perda de fôlego são uma forma de síncope exclusiva da faixa etária pediátrica, predominando nas faixas etárias entre 6 meses e 5 anos. Crises de perda de fôlego cianóticas predominam aos 6 meses, têm seu pico ao redor de 2 anos e desaparecem ao redor dos 5 anos. O episódio começa com choro intenso, seguido de apneia, durante a qual a criança fica cianótica, possivelmente em decorrência da dessaturação causada por expiração forçada durante o choro. Podem ocorrer abalos musculares, mioclonias ou opistótono, seguidos de palidez. Os episódios costumam durar menos de 1 minuto, e terminar com respiração ofegante ou inspirações profundas, recuperando a consciência; porém, em algumas situações o retorno ao basal pode ser mais prolongado. As crises de perda de fôlego pálidas, ou crises anóxicas reflexas, podem cursar com bradicardia e assistolia prolongada, e têm maior prevalência entre 12-24 meses. Esses episódios podem resultar de obstrução do fluxo sanguíneo, disfunção miocárdica ou arritmia.

Deve-se descartar a possibilidade de estenose aórtica, hipertensão pulmonar, miocardite, cardiomiopatia, anormalidades coronarianas congênitas, síndrome pós-Kawasaki, síndrome do QT longo, síndrome de Brugada ou síndrome de Wolff-Parkinson-White[1,3,6].

Distúrbios cardíacos

A síncope cardiogênica resulta da redução súbita do débito cardíaco, levando a hipoperfusão cerebral e síncope. Uma criança que se apresenta com quadro de síncope e possui história pessoal ou familiar de cardiopatia, ou com alteração ao exame cardiológico, deve ser avaliada por cardiologista pediátrico. Em crianças com história familiar de morte súbita, a síndrome do QT longo deve ser descartada. Obstrução da via de saída do ventrículo esquerdo ou direito, taquicardia ventricular ou bradiarritmia relacionada a alterações do nodo sinoatrial ou bloqueio cardíaco também devem ser averiguados. O Quadro 2 apresenta sinais de alerta para pensar em síncope cardíaca.

Distúrbios neurológicos

Eventos de origem cerebral fazem parte do diagnóstico diferencial dos quadros de síncope. A semiologia do evento é de grande valia no diagnóstico diferencial.

QUADRO 2 Características que levam a pensar em síncope cardíaca

Síncope em resposta a barulho intenso, susto, situação de estresse emocional.
Síncope associada a exercício físico intenso.
Síncope associada a sono.
Síncope enquanto deitado.
História familiar de morte súbita em pessoas jovens (< 30 anos).

Crises epilépticas

Crises epilépticas são diagnósticos diferenciais importantes nas síncopes, visto que a síncope convulsiva, apresentando-se com hipertonia de membros, não é incomum. Crises epilépticas de início focal perceptivas, ou seja, sem comprometimento inicial da consciência, podem se caracterizar por automatismos, mas também por sintomas não motores, como cognitivos (comprometimento da linguagem, *déjà-vu* ou *jamais vu*, alucinações ou distorções da percepção) ou emocionais (ansiedade, medo, alegria). Ademais, as crises epilépticas tendem a recorrer de maneira estereotipada, ou seja, a sequência de sensações e eventos tende a ser a mesma em todos os episódios epilépticos[7].

Crises epilépticas focais podem evoluir para generalizadas, passando a haver comprometimento do sensório. Uma crise epiléptica convulsiva, tônico-clônica bilateral, pode ser antecedida por um grito, chamado "grito epiléptico", decorrente da contração diafragmática da fase tônica da crise. Segue-se queda abrupta ao solo em postura tônica, seguida de movimentos clônicos dos membros. Via de regra, há versão conjugada do olhar para cima, podendo haver cianose, sialorreia, mordedura de língua; perda de urina ou fezes podem ocorrer, sintoma incomum na síncope. A perda de consciência ocorre antes da queda ao solo em uma crise epiléptica, enquanto na síncope o indivíduo encontra-se consciente no momento do início da perda de tônus. Após uma crise epiléptica, os pacientes tendem a permanecer mais sonolentos e obtundidos, podendo tais sintomas durar de minutos a horas ou dias. Todavia, tais sintomas pós-ictais não são a regra para todas as epilepsias[8].

Crises epilépticas de início generalizado motor podem ser de mais difícil distinção em relação à síncope. Podem ser classificadas como atônicas, quando há perda súbita do tônus axial, culminando em queda ao solo, mioclônicas (movimentos musculares súbitos, breves, de amplitude variável, em surtos), clônicas (movimentos involuntários de um grupo muscular, de alta amplitude), tônico-clônicas, mioclônico-tônico-clônicas ou espasmos (hipertonia dos braços e/ou pernas com curvatura do tronco para a frente). Nas crises epilépticas a perda de tônus postural é mais abrupta e rápida do que na síncope.

Eventos vasculares

Lesões oclusivas da artéria subclávia proximal podem levar a fluxo retrógrado na artéria vertebral, um fenômeno conhecido como "roubo subclávio", que pode cursar com tontura, vertigem, ataxia, cefaleia, confusão mental, nistagmo, perda auditiva ou síncope, decorrentes de hipoperfusão cerebral[9]. Insuficiência vertebrobasilar também pode levar a episódios de síncope relacionados à rotação cervical, e deve fazer parte do diagnóstico diferencial de síncope recorrente[10].

Distúrbios da circulação liquórica

Elevações agudas e transitórias da pressão de circulação liquórica, como as secundárias a tumores cerebrais, em especial os envolvendo o quarto ventrículo, podem apresentar, entre seus sintomas, síncope. Nesses casos, com frequência há, antecedendo o colapso físico, náuseas, letargia, irritabilidade, cefaleia matinal, evoluindo de dias a meses (a depender da velocidade de crescimento do tumor).

A malformação de Chiari I, caracterizada por anormalidades congênitas da fossa posterior levando à herniação das tonsilas cerebelares para além do forame magno, acomete 1/1.280 indivíduos[11]. Os sintomas mais comuns são cefaleia occipital exacerbada por manobra de valsalva, fraqueza, parestesias, hiper-reflexia distal, nistagmo e alterações da marcha. Cerca de 3% apresentam síncope relacionada a compressão da fossa posterior, e sua fisiopatologia provavelmente se relaciona a disautonomia levando a síncope neurocardiogênica, insuficiência vertebrobasilar levando a isquemia transitória ou disfunção do funcionamento do sistema reticular ativador ascendente[12]. Nesses casos, o diagnóstico é desafiador e somente confirmado após descartar as demais causas de síncope neurocardiogênica. A cirurgia de descompressão da fossa posterior pode resolver os sintomas.

Narcolepsia com cataplexia

A narcolepsia é um distúrbio raro do sono, caracterizado por sonolência diurna excessiva e episódios irresistíveis de sono durante o dia, com rápida transição para a sonolência e necessidade de sestas diurnas recorrentes. Nos pacientes com narcolepsia tipo 1 ocorre, de maneira concomitante aos ataques de sono, episódios de perda de tônus corporal, ou catapléticos. Tais episódios costumam ser desencadeados por emoções fortes, com queda ao solo, sem perda de consciência, e de curta duração (inferior a 2 minutos)[13]. A ausência de perda de consciência e a associação a sintomas de hipersonia são importantes fatores na distinção com a síncope.

Distúrbios psiquiátricos

Transtorno conversivo

Transtornos conversivos podem se manifestar por perda de consciência. Tais pacientes costumam apresentar vários episódios durante o dia, de duração variável (minutos a horas). Durante tais eventos, não ocorrem alterações da pressão arterial ou da frequência cardíaca; estes não são necessariamente desencadeados por mudanças de decúbito, calor ou ortostatismo prolongado e não costumam gerar lesões corporais[5].

Transtornos de ansiedade

Transtornos de ansiedade são comuns na infância e na adolescência, com prevalências estimadas de ao redor de 30%[14]. Em ataques de pânico, a hiperventilação leva a redução dos níveis de hidróxido de carbono no sangue e, posteriormente, alcalose respiratória. Com a alcalose surgem tontura, alterações visuais e auditivas e, eventualmente, síncope[5].

COMA

O coma representa o grau mais profundo de comprometimento da vigília e da consciência. Nele o indivíduo parece estar dormindo, porém não apresenta resposta aos estímulos do ambiente e não consegue ser despertado. Trata-se de emergência médica, com risco de morte, exigindo pronta intervenção para a preservação da vida e da função cerebral.

A vigília é regida pelo sistema reticular ativador ascendente (SRAA) no tronco e córtex cerebrais. O SRAA é uma estrutura não anatômica composta por uma série de circuitos neuronais que conectam o tronco cerebral ao córtex. A maior parte dos circuitos se origina na formação reticular do tronco cerebral e, pelas vias talâmicas, atinge o córtex cerebral[15] (Figura 1).

Disfunções do tronco cerebral e do SRAA, comprometimento de ambos os hemisférios cerebrais ou insultos que alteram a atividade neuronal podem levar à redução ou abolição da consciência e da vigilância[16]. Lesões em apenas um dos hemisférios alteram a consciência somente se houver outro processo que acometa o hemisfério contralateral, como aumento da pressão intracraniana ou herniação de estruturas supratentoriais, com consequente compressão do SRAA no diencéfalo (tálamo e hipotálamo) ou no tronco cerebral superior[17].

Causas do coma incluem lesões cerebrais estruturais, exposição a agentes tóxicos, doenças metabólicas, inflamação de sistema nervoso central e crises epilépticas (Quadro 3)[18]. Devido à gravidade do quadro, buscar determinar a causa é imprescindível, tendo em vista a possibilidade de reversibilidade conforme a etiologia. A Figura 2 ilustra algumas analogias entre sinais/sintomas e a etiologia do coma.

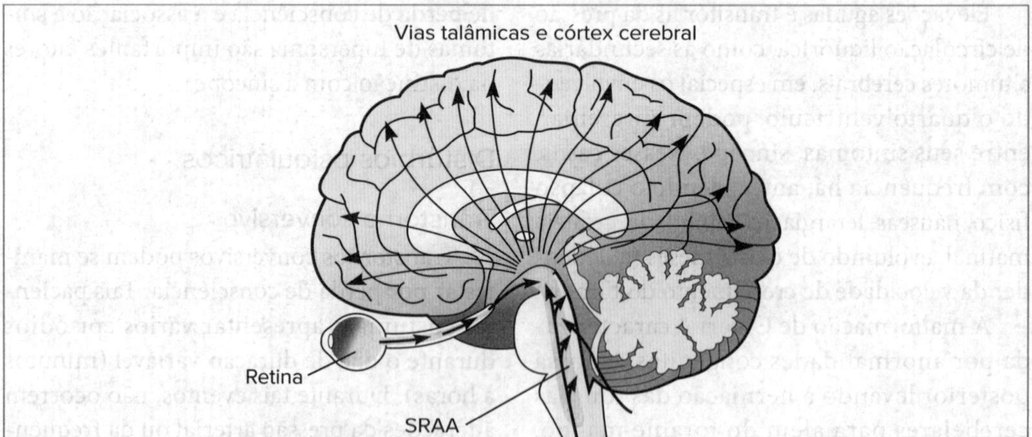

FIGURA 1 Modelo do sistema reticular ativador ascendente.

QUADRO 3 Causas de coma[18]

Lesão anóxico-isquêmica difusa
Doença cerebrovascular: ▪ Isquemia de tronco cerebral. ▪ Isquemia hemisférica maciça. ▪ Amplas áreas de isquemia hemisférica bilateral. ▪ Isquemia talâmica bilateral. ▪ Hemorragia subaracnóidea de alto grau. ▪ Hemorragia cerebral supratentorial extensa. ▪ Hemorragia cerebelar extensa. ▪ Trombose de seio venoso profundo ou extensa trombose de seio dural. ▪ Embolismo aéreo.
Doença metabólica ou endocrinológica: ▪ Hipoglicemia. ▪ Descompensação de diabetes. ▪ Hipercapnia. ▪ Hiponatremia. ▪ Hipercalcemia. ▪ Hiperamonemia. ▪ Uremia. ▪ Crise addisoniana. ▪ Deficiência de tiamina. ▪ Mixedema.
Trauma: ▪ Lesão axonal difusa. ▪ Contusões bilaterais. ▪ Hemorragia extra-axial com efeito de massa. ▪ Edema com hipertensão intracraniana.
Tumores: ▪ Volumoso tumor supratentorial com efeito de massa. ▪ Tumor cerebelar com efeito de massa. ▪ Tumor de tronco cerebral. ▪ Tumor infiltrativo. ▪ Apoplexia pituitária.
Infecções: ▪ Meningite bacteriana fulminante. ▪ Abscesso cerebral ou epidural com efeito de massa. ▪ Encefalite viral. ▪ Meningoencefalite fúngica avançada. ▪ Meningite tuberculosa avançada.
Hidrocefalia aguda
Intoxicações exógenas: ▪ Monóxido de carbono. ▪ Opioides. ▪ Etanol. ▪ Hipnótico-sedativos. ▪ Síndrome serotoninérgica. ▪ Síndrome neuroléptica maligna.
Choque séptico
Crises epilépticas: ▪ *Status epilepticus*. ▪ Estado pós-ictal.

(continua)

QUADRO 3 Causas de coma[18] (*continuação*)

Encefalopatias imunomediadas: ▪ Paraneoplásica. ▪ Não paraneoplásica.
Hipotermia
Síndrome da encefalopatia posterior reversível (PRES)
Desmielinização fulminante Inflamatória Osmótica

Fonte: Sakusic[18].

Semiologia do paciente comatoso

Anamnese

Apesar da arresponsividade do paciente em coma, a semiologia deve iniciar pela história, respondida por terceiros. Sempre que possível, deve-se tentar obter informações acerca da instalação do quadro (se gradual ou abrupto), presença de queixas recentes de cefaleia, sintomas depressivos, fraqueza focal, parestesias, febre ou tontura. A presença de doenças crônicas prévias, como cardiopatia, diabetes ou outras doenças endocrinológicas, nefropatias, hepatopatias ou doença psiquiátrica deve ser interrogada, assim como o uso crônico de medicamentos ou drogas psicoativas[16].

Exame físico geral

A anamnese deve ser seguida por exame físico geral, compreendendo verificação de traumatismos cranianos, como abaulamentos e lesões corto-contusas no escalpo e cervical. Edema e equimose periorbital bilateral (sinal do Guaxinim), equimose retroauricular ou atrás da membrana timpânica, rinorreia ou otorreia sugerem fratura de base do crânio. Na possibilidade de traumatismo cervical, esta deve ser imobilizada e a presença de instabilidade cervical deve ser excluída por neuroimagem. Na ausência de lesões cervicais, a presença de irritação meningorradicular deve ser descartada. A presença dos sinais de Kernig e/ou Brudzinski sugere irritação meníngea e a presença de meningite ou hemorragia subaracnóidea (Figura 2). A presença de petéquias na pele sugere meningococcemia ou coagulação intravascular disseminada. A presença de escaras sugere inconsciência e permanência em uma mesma posição prolongadas, e marcas de agulha sugerem consumo de drogas ilícitas[16].

Exame neurológico

O exame neurológico do paciente comatoso deve incluir avaliação do grau de comprometimento da consciência, exame pupilar e de reflexos de tronco cerebral e resposta motora.

Nível de consciência

O nível de consciência deve ser testado por escalas específicas. Dentre elas, a mais utilizada em nosso meio é a escala de coma de Glasgow adaptada à faixa etária pediátrica (Quadro 4)[19]. A escala de Glasgow gera pontuações que variam entre 3-15, sendo 3 a pior pontuação. O escore deve ser descrito individualmente (p. ex., O2V1M2, correspondendo a abertura ocular, melhor resposta verbal e melhor resposta motora, respectivamente), seguido do escore total. Pontuações de 13 ou mais indicam lesão cerebral leve, entre 9-12 sugerem lesão moderada e de 8 ou menos, lesão cerebral grave, indicando intubação orotraqueal.

EXAME PUPILAR

O exame das pupilas é imprescindível no paciente comatoso. Pupilas normalmente fotorreagentes e simétricas, com diâmetro reduzido (mióticas), sugerem coma metabólico. Todavia, pacientes com infarto ou hemorragia cerebelares podem, na apresentação inicial

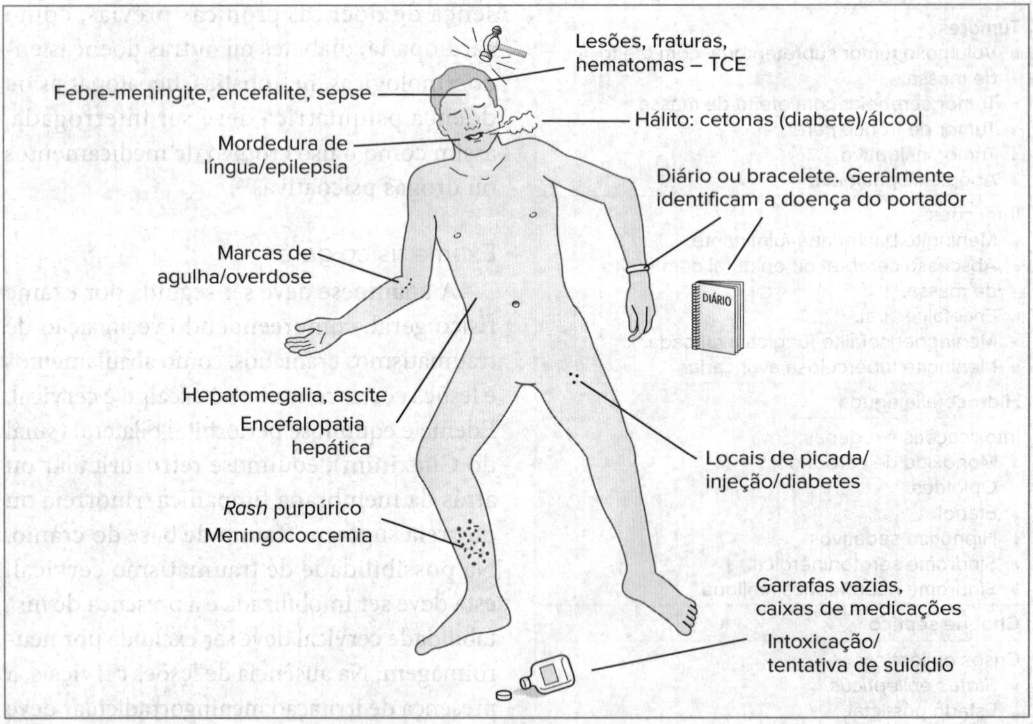

FIGURA 2 Correlação entre sinais/sintomas e etiologia do coma.

QUADRO 4 Escala de coma de Glasgow adaptada à pediatria[19]

Resposta	Idade 0-12 meses	Escore	Idade 1 ano ou mais	Escore
Abertura ocular	Espontaneamente	4	Espontaneamente	4
	À fala	3	Ao comando	3
	À dor	2	À dor	2
	Sem reposta	1	Sem reposta	1
Melhor resposta verbal	Balbucio	5	Orientado	5
	Choro irritado	4	Confuso	4
	Choro à dor	3	Palavras inapropriadas	3
	Gemido à dor	2	Fala incompreensível	2
	Sem resposta	1	Sem resposta	1
Melhor resposta motora	Espontânea	6	Obedece a comandos	6
	Localiza a dor	5	Localiza a dor	5
	Retirada à dor	4	Retirada à dor	4
	Flexão (decorticação)	3	Flexão (decorticação)	3
	Extensão (descerebração)	2	Extensão (descerebração)	2
	Sem reposta	1	Sem reposta	1

Fonte: Glasgow coma scale[19].

do quadro, permanecer com as pupilas simétricas e fotorreagentes, assim como nas lesões diencefálicas bilaterais. Entretanto, uma pupila miótica unilateralmente, fotorreagente, com ptose ipsilateral e comprometimento da sudorese na hemiface, caracterizando a chamada síndrome de Horner, sugere comprometimento extracraniano (entre T1 ou T2 e a bifurcação carotídea) (Figura 3). A síndrome de Horner é chamada de "central" quando a perda da sudorese ocorre em todo o hemicorpo, sugerindo lesão entre o hipotálamo e a medula espinhal ipsilateral[16].

Infartos do tegmento mesencefálico, envolvendo o nervo oculomotor ou seu núcleo, bilateralmente, resultam em pupilas fixas, médias ou midriáticas, e as lesões do tegmento pontino levam a pupilas mióticas, bilateralmente. Anisocoria sugere insulto mesencefálico ou lesão supratentorial causando compressão do terceiro par craniano (nervo oculomotor) ou de seu núcleo no tronco encefálico. Assimetria pupilar em paciente comatoso deve ser sempre considerada uma emergência, visto que sugere perda de inervação parassimpática secundária a compressão do tronco cerebral ou do terceiro par craniano (nervo oculomotor) ipsilateral a midríase, devendo ser descartada herniação de úncus[18].

A Figura 4 mostra as alterações pupilares encontradas conforme o local da lesão.

Motricidade ocular

A avaliação da motricidade ocular consiste em três passos: observação em repouso, avaliação de movimentação espontânea e investigação de movimentação reflexa. A presença de desalinhamento ocular vertical sugere lesões do tronco cerebra[120]. Desvio

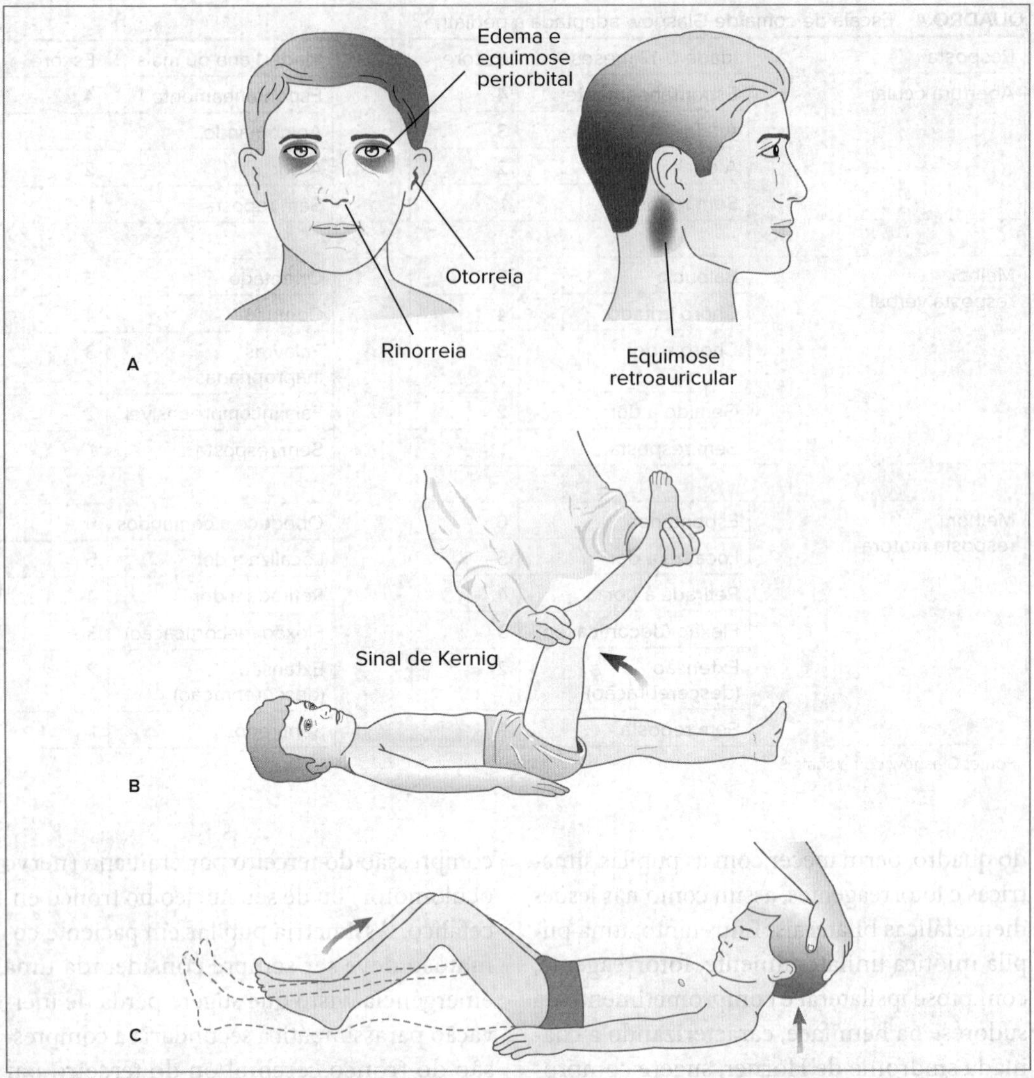

FIGURA 3 Achados ao exame global do paciente comatoso sugerindo lesão de base de crânio (A) ou irritação meníngea (B e C). A: a presença do sinal de guaxinim (equimose periorbital bilateral), rinorreia ou otorreia, ou equimose retroauricular, sugere lesões de base do crânio. B: o sinal de Kernig, ou incapacidade de estender a perna à manobra passiva, sugere irritação meníngea, assim como a flexão involuntária da perna sobre a coxa e da coxa sobre a bacia à manobra de flexão cervical, no sinal de Brudzinski (C).

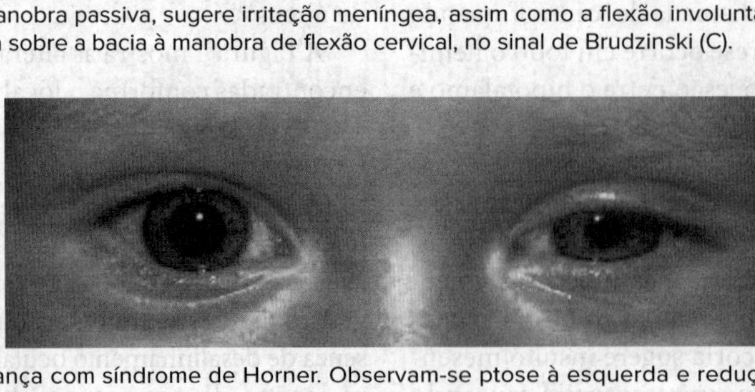

FIGURA 4 Criança com síndrome de Horner. Observam-se ptose à esquerda e redução do diâmetro da pupila ipsilateral.

conjugado para um dos lados pode ser observado em lesões hemisféricas afetando o lobo frontal (desvio ocular para o lado da lesão), ou em lesões talâmicas ou pontinas (desvio ocular para o lado contrário à lesão). Desvio ocular para baixo pode sugerir hidrocefalia[18].

Na presença de movimentação espontânea, movimentos conjugados, lentos, laterais em vaivém costumam ser observados em encefalopatias metabólicas ou lesões bilaterais acima do mesencéfalo. Pupilas arreativas com movimentos laterais espontâneos tendem a se associar a lesões pontinas. *Dipping* ocular, caracterizado por desvios periódicos, lentos, dos olhos para baixo seguidos de rápida movimentação para cima, com movimentos reflexos preservados, sugerem lesão cerebral difusa.

Na exotropia pontina paralítica (síndrome um e meio) ocorre a combinação de paralisia do olhar conjugado horizontal em uma direção ("um") e oftalmoplegia internuclear na direção contrária ("meio"). O olho contralateral realiza somente abdução, e a esse movimento apresenta nistagmo tipo sacádico. Sugere lesão unilateral do tegmento dorsal da ponte[21]. Movimentos persistentes, sacádicos, para um lado podem ser a única manifestação de *status epilepticus*[18].

A movimentação ocular reflexa consiste em provas que visam diagnosticar a integridade do tronco cerebral (Figura 5). Para verificação do reflexo oculocefálico (ou dos olhos de boneca), rota-se a cabeça para um dos lados. Na presença de tronco cerebral intacto, os olhos se movem na direção contrária, aparentando manter a fixação visual. Nas lesões de tronco cerebral, coma metabólico profundo ou intoxicações medicamentosas/drogas, os olhos acompanham o movimento da cabeça. O reflexo oculovestibular (teste calorimétrico) testa a viabilidade das mesmas estruturas e pode ser realizado após verificação da integridade das membranas

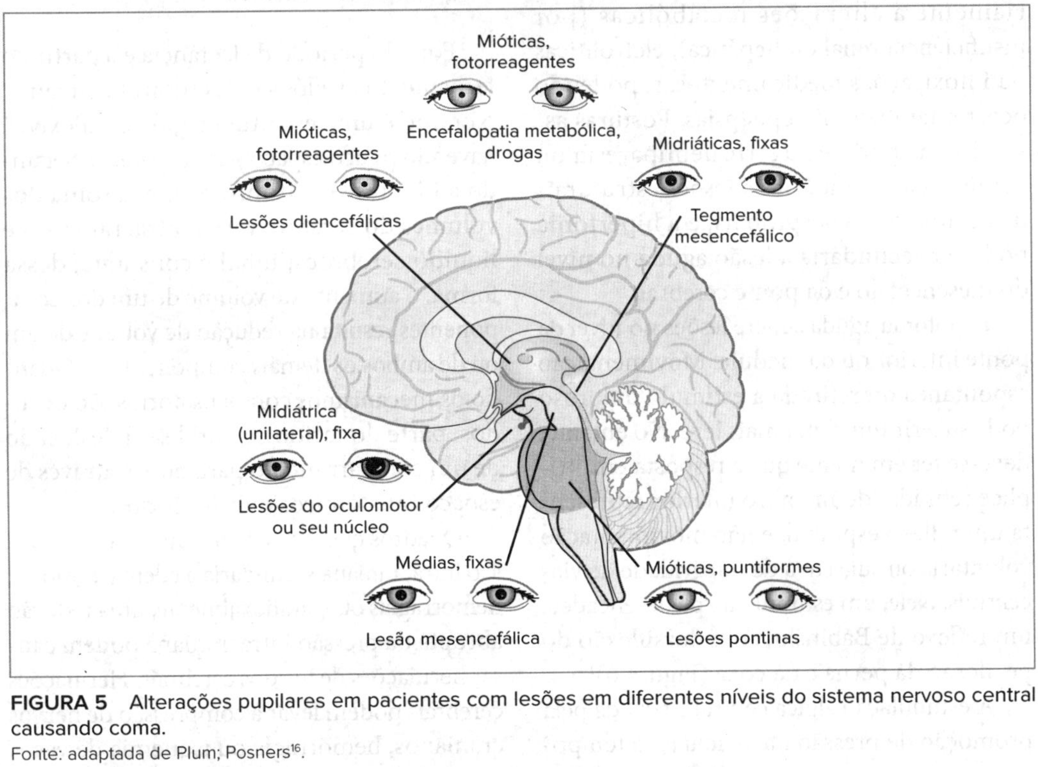

FIGURA 5 Alterações pupilares em pacientes com lesões em diferentes níveis do sistema nervoso central causando coma.
Fonte: adaptada de Plum; Posners[16].

timpânicas. Nele, a cabeça é elevada em 30 graus e o canal auricular externo é irrigado com 40-60 mL de água gelada, lentamente introduzidos. A resposta esperada é a de desvio lento dos olhos para o lado irrigado[20].

O reflexo corneopalpebral testa a viabilidade do tronco cerebral pela função sensorial do nervo trigêmeo e a função motora do nervo facial. Nele, a córnea é gentilmente tocada com um pedaço de algodão, e a resposta esperada é o piscamento bilateral. Lesões da ponte, intoxicação medicamentosa e coma metabólico podem alterar esse reflexo. O reflexo de vômito, que avalia os nervos glossofaríngeo e vago, é induzido pela estimulação de ambos os lados da orofaringe.

Exame motor

O exame motor do paciente comatoso deve incluir avaliação da movimentação espontânea, resposta a estímulos álgicos e tônus muscular[18]. Mioclonias podem ocorrer secundariamente a alterações metabólicas (por insuficiência renal ou hepática), eletrolíticas ou intoxicações medicamentosas, podendo ocorrer também nas epilepsias. Posturas assimétricas podem sugerir hemiparesia ou hemiplegia secundárias a lesões estruturais dos tratos corticoespinhais, e a hipertonia pode ser secundária a lesão aguda no nível do mesencéfalo e da ponte cerebral.

Hipotonia aguda sugere lesões no nível da ponte inferior ou da medula. Movimentação espontânea ou retirada a estímulo doloroso pode sugerir um coma mais leve. No entanto, deve-se ter em mente que a resposta em "tríplice retirada" do membro inferior representa um reflexo espinhal, e não movimentação voluntária ou sugestiva de integridade de vias centrais. Nele, um estímulo ao pé desencadeia um reflexo de Babinski, com dorsiflexão do pé, flexão da perna e da coxa (Figura 6)[18].

A estimulação álgica central é testada pela promoção de pressão na articulação temporomandibular ou na região supraorbital, enquanto a periférica é testada por pressão sobre os leitos ungueais. Resposta ao estímulo álgico central (ou seja, localização da dor) na ausência de resposta periférica (ausência de retirada) sugere lesão de medula espinhal ou neuromiopatia grave[20]. Postura em decorticação (flexão dos membros superiores no nível dos cotovelos e punhos bilateralmente, com adução dos ombros e extensão dos membros inferiores) sugere lesão acima do tronco cerebral. A postura em descerebração (rotação interna e adução dos ombros com extensão dos cotovelos, punhos e pernas) associa-se a lesões do mesencéfalo ou ponte, bilateralmente (Figura 7). A postura em descerebração costuma indicar pior prognóstico que a postura em decorticação[20].

Semiologia das síndromes de herniação cerebral no paciente comatoso

Fora do período de lactância e a partir do fechamento fisiológico das suturas cranianas, o crânio é uma estrutura rígida e inflexível, havendo pouco espaço para expansão. Segundo a hipótese de Monro-Kellie, a soma dos volumes do cérebro, vasos intracranianos e líquido cerebroespinhal é constante; dessa forma, o aumento de volume de um dos componentes resulta na redução de volume de um ou de ambos os demais componentes[22]. Quando os mecanismos compensatórios são esvaídos, parte do tecido cerebral será deslocado de um compartimento para outro, através de espaços anatômicos ou adquiridos.

Quadros que cursam com aumento de pressão intracraniana secundária a edema, tumores, hemorragias ou, paradoxalmente, uma redução abrupta da pressão intracraniana podem causar herniações de tecidos cerebrais. Herniações cerebrais podem levar à compressão de nervos cranianos, hemorragia ou isquemia de vasos

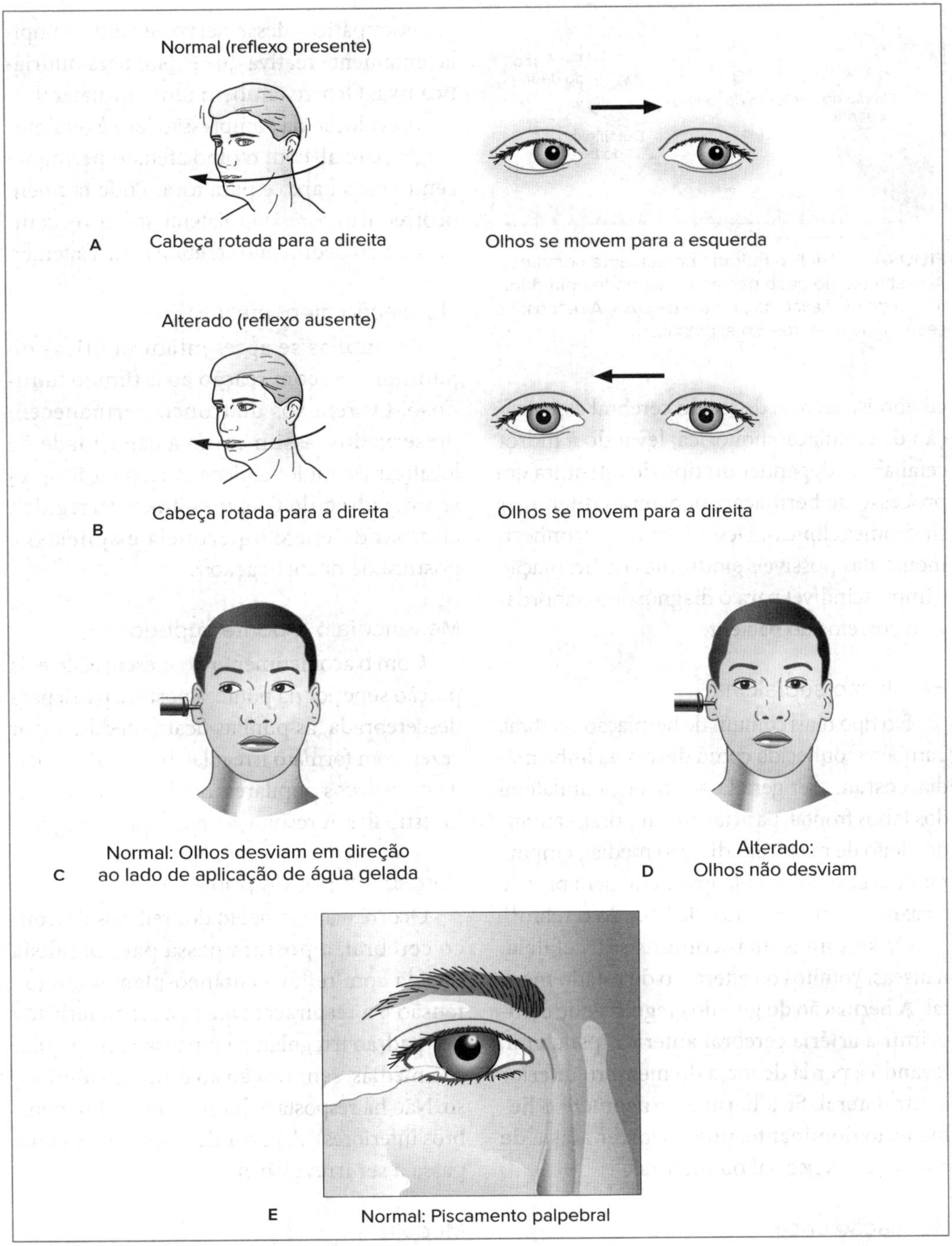

FIGURA 6 Movimentação ocular reflexa no paciente comatoso. A: reflexo oculocefálico (dos olhos de boneca) presente demonstrando rotação ocular contralateral ao movimento cervical. B: resposta anormal, com olhos acompanhando a movimentação da cabeça, indicando lesão de tronco cerebral. C: a instilação de água gelada no conduto auditivo externo leva ao desvio lento dos olhos na direção do estímulo, sugerindo integridade do tronco cerebral. D: os olhos permanecem na linha média, sugerindo ausência de reflexos de tronco cerebral. E: no teste do reflexo corneopalpebral, a partir do estímulo delicado da córnea utilizando algodão, o piscamento bilateral sugere integridade dos nervos trigêmeo e facial.

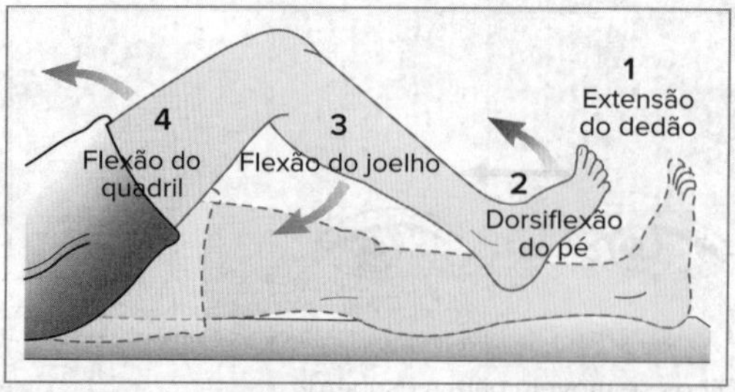

FIGURA 7 Tríplice retirada no paciente comatoso. Ao estímulo do pé, o paciente responde com dorsiflexão do pé, flexão da perna e da coxa. A resposta é secundária a um reflexo espinhal.

cerebrais, necrose de tecido cerebral e obstrução da circulação liquórica, levando à hidrocefalia[22]. A depender do tipo de estrutura em processo de herniação, ocorrerão diferentes síndromes clínicas. Dessa forma, o reconhecimento das possíveis síndromes de herniação é imprescindível para o diagnóstico e abordagem corretos do paciente.

Herniação subfalcina

É o tipo mais comum de herniação cerebral. Também conhecida como desvio da linha média, costuma ser gerada por doença unilateral dos lobos frontal, parietal ou temporal, causando efeito de massa em direção medial, empurrando o giro do cíngulo ipsilateral para baixo e abaixo da porção anterior da foice do cérebro[22].

Os sintomas mais comuns são cefaleia, náuseas, vômitos ou alteração do estado mental. A herniação do giro do cíngulo pode comprimir a artéria cerebral anterior ipsilateral, levando à perda de força do membro inferior contralateral. Se a herniação acomete o hemisfério dominante, pode ocorrer afasia de condução, sensorial ou motora.

Herniação uncal

Geralmente secundária a lesão expansiva ou edema local, empurrando o uncus através do tentório, promovendo compressão progressiva sobre o nervo oculomotor ipsilateral. Inicialmente ocorre acometimento das fibras parassimpáticas desse nervo, levando a pupila lentamente reativa que evolui para midriática fixa. Ocorre também ptose ipsilateral.

A evolução da compressão leva à oftalmoplegia parcial, com o olho afetado permanecendo para baixo e para fora. Pode também ocorrer hemiparesia ipsilateral, se houver compressão do pedúnculo cerebral contralateral[23].

Herniação diencefálica

As pupilas se apresentam mióticas ou puntiformes, com reação ao estímulo luminoso. Os reflexos de tronco permanecem preservados, assim como a capacidade de localizar estímulos álgicos. A respiração apresenta padrão de Cheyne-Stokes (irregular, alternando entre hiperpneia e apneias) e postura de decorticação[24].

Mesencéfalo e ponte superior

Com o acometimento do mesencéfalo e da porção superior da ponte, a postura passa para descerebrada, as pupilas ficam médias e, por vezes, com formato irregular, ocorrendo a perda de reflexos pupilares, oculocefálico e oculovestibular. A respiração fica rápida e regular.

Porção inferior da ponte

Ocorre o apagamento dos reflexos de tronco cerebral, a postura passa para paralisia flácida com reflexo cutâneo-plantar em extensão e a respiração, atáxica (caracterizada por padrão irregular, com pausas). As pupilas são médias, sem reação ao estímulo luminoso. Não há resposta à dor (ou flexão dos membros inferiores). A partir desse estágio, o coma passa a ser irreversível[24].

Medula

As pupilas passam a midríase, arreativas. A respiração encontra-se em padrão lento, irregular, eventualmente evoluindo para *gasping* e, finalmente, parada respiratória com manutenção do débito cardíaco[24].

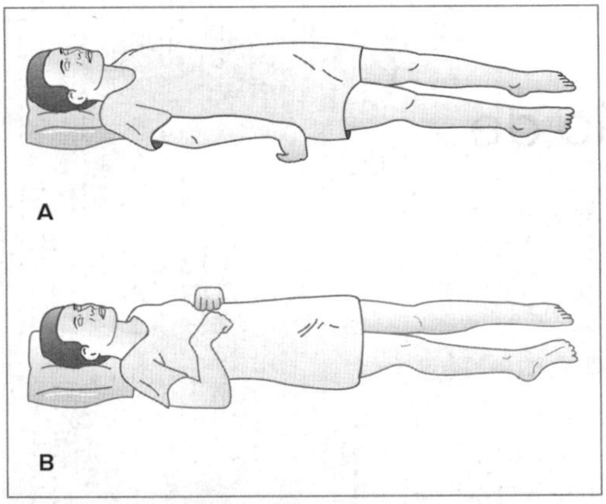

FIGURA 8 A: postura em descerebração, com rotação interna e adução dos ombros com extensão dos cotovelos, punhos e pernas. B: postura em decorticação evidenciando flexão dos membros superiores ao nível dos cotovelos e punhos bilateralmente, adução dos ombros e extensão dos membros inferiores.

REFERÊNCIAS BIBLIOGRÁFICAS

1. Sheldon RS, Grubb BP, Olshansky B, Shen WK, Calkins H, Brignole M, et al. 2015 heart rhythm society expert consensus statement on the diagnosis and treatment of postural tachycardia syndrome, inappropriate sinus tachycardia, and vasovagal syncope. Heart Rhythm. 2015;12(6):e41-63.
2. Singhi P, Saini AG. Syncope in pediatric practice. Indian J Pediatr. 2018;85(8):636-40.
3. Kanjwal K, Calkins H. Syncope in children and adolescents. Cardiol Clin. 2015;33(3):397-409.
4. Anderson JB, Czosek RJ, Cnota J, Meganathan K, Knilans TK, Heaton PC. Pediatric syncope: National Hospital Ambulatory Medical Care Survey results. J Emerg Med. 2012;43(4):575-83.
5. Anderson JB, Willis M, Lancaster H, Leonard K, Thomas C. The evaluation and management of pediatric syncope. Pediatr Neurol. 2016;55:6-13.
6. Shen WK, Sheldon RS, Benditt DG, Cohen MI, Forman DE, Goldberger ZD, et al. 2017 ACC/AHA/HRS guideline for the evaluation and management of patients with syncope: a report of the American College of Cardiology/American Heart Association Task Force on Clinical Practice Guidelines and the Heart Rhythm Society. Heart Rhythm. 2017;14(8):e155-e217.
7. Fisher RS, Cross JH, French JA, Higurashi N, Hirsch E, Jansen FE, et al. Operational classification of seizure types by the International League Against Epilepsy: Position Paper of the ILAE Commission for Classification and Terminology. Epilepsia. 2017;58(4):522-30.
8. Britton JW. Syncope and seizures-differential diagnosis and evaluation. Clin Auton Res. 2004;14(3):148-59.
9. Marques S, Von Sohsten W, Lins E. Inversão circulatória vértebro-subclávia: "steal syndrome" secundária a trauma torácico fechado. Rev Col Bras Cir. 2004;31(3):220-2.
10. Helton TJ, Bavry AA. Images in cardiovascular medicine: don't turn your head! Circulation. 2009;120(20):e162.
11. Speer MC, Enterline DS, Mehltretter L, Hammock P, Joseph J, Dickerson M, et al. Review article: Chiari type I malformation with or without syringomyelia: prevalence and genetics. J Genet Couns. 2003;12(4):297-311.
12. Straus D, Foster K, Zimmerman F, Frim D. Chiari drop attacks: surgical decompression and the role of tilt table testing. Pediatr Neurosurg. 2009;45(5):384-9.
13. Kornum BR, Knudsen S, Ollila HM, Pizza F, Jennum PJ, Dauvilliers Y, et al. Narcolepsy. Nat Rev Dis Primers. 2017;3:16100.
14. Merikangas KR, He JP, Burstein M, Swanson SA, Avenevoli S, Cui L, et al. Lifetime prevalence of mental disorders in U.S. adolescents: results from the National Comorbidity Survey Replication-Adolescent Supplement (NCS-A). J Am Acad Child Adolesc Psychiatry. 2010;49(10):980-9.
15. Yeo SS, Chang PH, Jang SH. The ascending reticular activating system from pontine reticular formation to the thalamus in the human brain. Front Hum Neurosci. 2013;7:416.
16. Posner J, Saper C, Schiff N, Plum F. Plum and Posner's diagnosis of stupor and coma. 2007, Oxford University Press, New York.
17. Diament A, Cypel S. Neurologia infantil. 5.ed. São Paulo: Atheneu; 2010.
18. Sakusic A, Rabinstein AA. Acute coma. Neurol Clin. 2021;39(2):257-72.
19. Glasgow coma scale. ICNApedia; Disponível em: https://icnapedia.org/wiki/content/glasgow_coma_scale?rev=1582414614. Acesso em: out. 2021.
20. Malik K, Hess DC. Evaluating the comatose patient: rapid neurologic assessment is key to appropriate management. Postgrad Med. 2002;111(2):38-40.
21. Wall M, Wray SH. The one-and-a-half syndrome: a unilateral disorder of the pontine tegmentum: a study of 20 cases and review of the literature. Neurology. 1983;33(8):971-80.
22. Riveros Gilardi B, Muñoz López JI, Hernández Villegas AC, Garay Mora JA, Rico Rodríguez OC, Chávez Appendini R, et al. Types of cerebral herniation and their imaging features. Radiographics. 2019;39(6):1598-610.
23. Sarnaik A, Bhaya N, Mahajan P. Approach to a child with depressed level of consciousness and coma. Therapy. 2008;5(4):435-49.
24. Kirkham FJ. Non-traumatic coma in children. Arch Dis Child. 2001;85(4):303-12.
25. Fuller G. Neurological examination made easy. Edinburgh: Churchill Livingstone; 1993.

Semiologia na disfunção de múltiplos órgãos

José Roberto Fioretto
Joelma Gonçalves Martin

INTRODUÇÃO

A síndrome de disfunção de múltiplos órgãos e sistemas (SDMOS), condição comum e potencialmente fatal, é frequentemente observada em unidades de terapia intensiva pediátrica (UTIP)[1]. A síndrome pode ser definida como a disfunção de dois ou mais sistemas de órgãos simultaneamente[2]. A SDMOS nova ou progressiva (SMODS-NP) é definida como o desenvolvimento de SDMOS ou disfunção orgânica adicional em pacientes que já apresentam SDMOS e está associada com taxa de mortalidade mais elevada, aumento do tempo de internação na UTIP e piora das condições gerais do paciente[3].

A identificação clínica da SDMOS é realizada pela observação sequencial de diversos parâmetros clínicos em associação com indicadores laboratoriais. Em 2005, na Conferência Internacional de Consenso em Sepse Pediátrica, publicada por Goldstein et al.[4], foram estabelecidos os critérios diagnósticos da síndrome, como apresentado no Quadro 1, e os sinais vitais e variáveis laboratoriais de acordo com a idade (Quadro 2).

QUADRO 1 Critérios para definição da síndrome de disfunção de múltiplos órgãos e sistemas em crianças[4]

Disfunção cardiovascular: Apesar da administração de fluido intravenoso em volume ≥ 40 mL/kg em 1 hora. ▪ Hipotensão (< 5º percentil para a idade ou PAS < 2 DP abaixo do normal para a idade OU ▪ Necessidade de DVA para manter PA normal (dopamina > 5 mcg/kg/min, epinefrina ou norepinefrina a qualquer dose) OU ▪ Dois dos seguintes: – Acidose metabólica não explicada: déficit de base > 5 mEq/L. – Aumento do lactato arterial 2 vezes o limite superior do normal. – Oligúria: produção de urina < 0,5 mL/kg/h. – Tempo de enchimento capilar prolongado: > 5 segundos. – Diferença da temperatura central/periférica > 3 °C.
Disfunção respiratória: Síndrome do desconforto respiratório agudo precisa incluir relação $PaO_2/FiO_2 \leq 200$ mmHg. ▪ $PaO_2/FiO_2 < 300$ mmHg na ausência de doença cardíaca cianótica ou doença pulmonar preexistente OU ▪ $PCO_2 > 65$ mmHg ou > 20 mmHg acima do basal OU ▪ Necessidade comprovada de $FiO_2 > 50\%$ para manter $SaO_2 \geq 92\%$ OU ▪ Necessidade de ventilação mecânica invasiva ou invasiva.

(continua)

QUADRO 1 Critérios para definição da síndrome de disfunção de múltiplos órgãos e sistemas em crianças[4] *(continuação)*

Disfunção neurológica: ▪ Escala de coma de Glasgow ≤ 11. ▪ Mudança aguda no estado mental com decréscimo ≥ 3 pontos na escala de coma de Glasgow do basal.
Disfunção hematológica ▪ Plaquetas < 80.000/mm³ ou declínio de 50% do valor mais elevado nos últimos 3 dias (para pacientes crônicos) OU ▪ Relação internacional normalizada > 2.
Disfunção hepática ▪ Creatinina sérica ≥ 2 vezes o limite superior da normalidade para a idade ou aumento de duas vezes no basal.
Disfunção renal ▪ Bilirrubina total ≥ 4 mg/dL OU ▪ Alanina aminotransferase 2 vezes o limite superior de normalidade para a idade.

DVA: droga vasoativa; FiO_2: fração de oxigênio inspirado; PA: pressão arterial; PAO_2: pressão parcial de oxigênio; PAS: pressão arterial sistólica; PCO_2: pressão parcial de gás carbônico.
Fonte: Goldstein et al.[4]

QUADRO 2 Sinais vitais de acordo com a idade e variáveis laboratoriais (valores mais baixos da frequência cardíaca, contagem leucocitária, pressão arterial sistólica do 5º percentil e limite superior da frequência cardíaca, frequência respiratória ou contagem leucocitária para o 95º percentil)[4]

	Frequência cardíaca (batimentos por minuto)				
Grupo etário	Taquicardia	Bradicardia	Frequência respiratória	Contagem leucocitária × 10³/mm	Pressão arterial sistólica (mmHg)
0 dia a 1 semana	> 180	< 100	> 50	> 34	< 65
1 semana a 1 mês	> 180	< 100	> 40	> 19,5 ou < 5	< 75
1 mês a 1 ano	> 180	< 90	> 34	> 17,5 ou < 5	< 100
2-5 anos	> 140	NA	> 22	> 15,5 ou < 6	< 94
6-12 anos	> 130	NA	> 18	> 13,5 ou < 4,5	< 105
13 a < 18 anos	> 110	NA	> 14	> 11 ou < 4,5	< 117

Fonte: Goldstein et al.[4]

O Quadro 3 mostra os sinais vitais e variáveis laboratoriais que formam os critérios clássicos de Wilkinson et al.[5]

A realização do exame físico (EF) em unidade de terapia intensiva (UTI) pode ser muito desafiadora, particularmente em UTIP, uma vez que o EF à beira de leito pode ser dificultado por várias condições que incluem alarmes, sedação e analgesia, incapacidade de mudar a posição da criança, ferimentos, roupas e múltiplos dispositivos de monitorização (sondas e linhas vasculares). Soma-se a isso o fato de que a avaliação precisa ser rápida e precisa.

De forma esquemática, Runcie e Dougall[6] publicaram tabela que resume as avaliações pertinentes para detectar as disfunções nos diversos órgãos (Quadro 4).

QUADRO 3 Critérios de disfunção de múltiplos órgãos e sistemas (DMOS) – baseada em Wilkinson JD et al.[5]

Sistema cardiovascular	
▪ PA média	< 40 mmHg (< 12 m)/< 50 mmHg (≥ 12 m)
▪ Frequência cardíaca	> 160 bpm (< 12 m)/> 150 bpm (≥ 12 m)
▪ Parada cardiorrespiratória	< 50 bpm (< 12 m)/< 40 bpm (≥ 12 m)
▪ Infusão contínua de inotrópicos para sustentar PA e débito cardíaco	
Sistema respiratório	
▪ Frequência respiratória	> 90 mrpm (< 12 m)/> 70 mrpm (≥ 12 m)
▪ PaO_2	< 40 mmHg (na ausência de cardiopatia congênita cianótica)
▪ $PaCO_2$	> 65 mmHg
▪ PaO_2/FiO_2	< 250
▪ Ventilação mecânica	> 24 horas se em pós-operatório
▪ Intubação traqueal	Obstrução de via aérea e insuficiência respiratória aguda
Sistema neurológico	
▪ Escala de coma de Glasgow	< 5
▪ Pupilas	Fixas e dilatadas
▪ Hipertensão intracraniana	> 20 mmHg persistente (> 20 min) ou necessitando de intervenção terapêutica
Sistema hematológico	
▪ Hemoglobina	< 5 g/dL
▪ Glóbulos brancos	< 3.000 células/mm³
▪ Plaquetas	< 20.000 células/mm³
▪ CIVD	TP > 20 segundos ou TTPA > 60 segundos na presença de PDF positivo
Sistema renal	
▪ Ureia sérica	> 100 mg/dL
▪ Creatinina sérica	> 2 mg/dL
▪ Diálise	
Sistema gastrointestinal	
▪ Hemorragia gastrointestinal	Necessitando de hemotransfusão > 20 mL/kg em 24 horas
Sistema hepático	
▪ Bilirrubina e transaminases	BT > 5 mg/dL e TGO ou TGP ou DHL > 2 vezes o valor normal para a idade
▪ Encefalopatia hepática	≥ Grau II (Saunders (75))

BT: bilirrubina total; CIVD: coagulação intravascular disseminada; DHL: desidrogenase hepática láctica; FiO_2: fração inspirada de oxigênio; PA: pressão arterial; PAO_2: pressão parcial de oxigênio; PDF: produto de degradação da fibrina; PCO_2: pressão parcial de gás carbônico; TGO: transaminase glutâmico-oxalacética; TGP: transaminase glutâmico-pirúvica; TP: tempo de protrombina; TTPA: tempo de tromboplastina parcial ativado.
Fonte: Wilkinson[5].

QUADRO 4 Guia de variáveis primária e secundária do exame físico de crianças gravemente enfermas[6]

Sistema	Variável primária	Variável interveniente ou secundária
Geral	Aparência geral, interação com o ambiente, consolabilidade, tônus; desconforto agudo, nível de consciência.	Sedação.
Sistema respiratório	Batimento de aletas nasais, gemência, estridor inspiratório e expiratório, tiragens, frequência respiratória, ausculta pulmonar.	Sedação/analgesia.
Sistema cardiovascular	Palidez, livedo reticulado, cianose, nível de consciência, perfusão periférica.	Avaliar perfusão tecidual (temperatura da pele, tempo de enchimento capilar e diurese), frequência cardíaca e pressão arterial.
Sistema nervoso central	▪ Nível de consciência (escala de coma de Glasgow). ▪ Escala de dor (facial). ▪ Exame neurológico mínimo.	Sedação/analgesia.
Pele	▪ Cor. ▪ Temperatura.	▪ Edema. ▪ Exantemas. ▪ Locais de cateteres. ▪ Nível de hemoglobina. ▪ Saturação arterial de pulso de oxigênio.
Rins	▪ Diurese. ▪ Estado volêmico.	Edema periférico.
Abdome	Distensão, dor à palpação localizada ou generalizada, alterações de cor, ruídos hidroaéreos aumentados ou ausentes.	Sons intestinais, feridas, estomas, drenos, débito de sonda gástrica, nutrição enteral ou parenteral.
Cateteres	Avaliar os acessos vasculares centrais e periféricos quanto a sinais de edema, eritema, secreção etc.	
Tubos e drenos	Tubo traqueal, gástrico, torácico etc., quanto a débito e estado da porta de entrada.	

Fonte: Runcie e Dougall[6].

Em 2016, foi apresentado o escore SOFA (*sequential organ failure assessment*), selecionado como o escore para quantificar as disfunções orgânicas durante o *Third International Consensus Definitions for Sepsis and Septic Shock* (Sepsis-3)[7]. A Força-Tarefa Sepse-3 validou o SOFA para adultos com suspeita de infecção e observou que o escore SOFA é comparável ou superior a outros escores para discriminar a mortalidade intra-hospitalar[6]. Uma das principais limitações do escore SOFA é ter sido desenvolvido para pacientes adultos e conter medidas que variam significativamente com a idade, o que o torna impróprio para crianças[8]. A Força-Tarefa Sepse-3 reconheceu esse problema e o identificou como uma área para desenvolvimento futuro.

Vários escores de disfunção orgânica pediátrica levam em consideração a dependência de suas variáveis com a idade, incluindo o escore *Pediatric Logistic Organ Dysfunction* (PELOD), o escore PELOD-2 atualizado e o escore pediátrico de disfunção múltipla de órgãos[9-11]. A utilização de qualquer um desses escores como medida de disfunção orgânica em crianças infectadas pode ser considerada para a adaptação das definições de Sepsis-3 para pacientes pediátricos, mas o intervalo, a escala e a cobertura desses escores são significativamente diferentes daqueles do escore SOFA, o que torna seu uso simultâneo problemático. Pensando dessa forma, Matics e Sanchez-Pinto estudaram a adaptação e a validação de avaliação das definições do Sepsis-3 para crianças gravemente enfermas[8] (Quadro 5).

Utilizando esse escore, os autores[8] observaram que ele mostrou ter excelente discriminação para mortalidade dentro do hospital em uma UTIP geral e no subgrupo de pacientes com infecção suspeitada ou documentada.

Assim, a avaliação clínica de crianças com SDMOS é de extrema importância. A síndrome deve ser monitorada diariamente, primeiro pelo exame clínico e pelos sinais vitais e de monitorização, depois pela avaliação laboratorial e pela confrontação de todos esses dados com os escores disponíveis.

QUADRO 5 Escore *Pediatric Sequential Organ Failure Assessment* (pSOFA)[8]

Sistema	Escore[a]				
	0	1	2	3	4
Respiratório					
PaO_2:FiO_2[b] ou SpO_2:FiO_2[c]	≥ 400	300-399	200-299	100-199 com suporte respiratório	< 100 com suporte respiratório
	≥ 292	264-291	221-264	148-220 com suporte respiratório	< 148 com suporte respiratório
Circulatório					
Contagem de plaquetas × 10^3/mcL	≥ 150	100-149	50-99	20-49	< 20
Hepático					
Bilirrubina, mg/dL	< 1,2	1,2-1,9	2-5,9	6-11,9	> 12
Cardiovascular					
PAM por idade ou infusão vasoativa, mmHg ou mcg/kg/min[d]					
> 1 mo	≥ 46	< 46	Dopamina ≤ 5 ou dobutamina	Dopamina > 5 ou epinefrina ≤ 0,1 ou norepinefrina ≤ 0,1	Dopamina > 15 ou epinefrina > 0,1 ou norepinefrina > 0,1
1-11 mo	≥ 55	< 55			
12-23 mo	≥ 60	< 60			
24-59 mo	≥ 62	< 62			
60-143 mo	≥ 65	< 65			
144-216 mo	≥ 67	< 67			
> 216 mo[e]	≥ 70	< 70			
Neurológico					
Glasgow[f]	15	13-14	10-12	6-9	< 6

(continua)

QUADRO 5 Escore *Pediatric Sequential Organ Failure Assessment* (pSOFA)[8] *(continuação)*

Sistema	Escore[a]				
	0	1	2	3	4
Renal					
Creatinina por idade, mg/dL					
< 1 mo	< 0,8	0,8-0,9	1-1,1	1,2-1,5	≥ 1,6
1-11 mo	< 0,3	0,3-0,4	0,5-0,7	0,8-1,1	≥ 1,2
12-23 mo	< 0,4	0,4-0,5	0,6-1	1,1-1,4	≥ 1,5
24-59 mo	< 0,6	0,6-0,8	0,9-1,5	1,6-2,2	≥ 2,3
60-143 mo	< 0,7	0,7-1	1,1-1,7	1,8-2,5	≥ 2,6
144-216 mo	< 1	1-1,6	1,7-2,8	2,9-4,1	≥ 4,2
> 216 mo[e]	< 1,2	1,2-1,9	2-3,4	3,5-4,9	≥ 5

FiO_2: fração de oxigênio inspirado; PAM: pressão arterial média; SpO_2: saturação periférica de oxigênio.
Fatores de conversão SI: para converter bilirrubina a micromoles por litro, multiplique por 17,104; creatinina para micromoles por litro, multiplique por 88,4; e contagem de plaquetas para × 10^9/L, multiplique por 1.
[a] A pontuação pSOFA foi calculada para a cada período de 24 horas. O pior valor para cada variável em cada período de 24 horas foi usado para calcular o subtotal para cada um dos 6 sistemas de órgãos. Se uma variável não foi gravada em determinado período de 24 horas, foi considerada normal e uma pontuação de 0 foi usada. Diário pontuação pSOFA foi a soma dos 6 subtotais (intervalo, 0-24 pontos; pontuações mais altas indicam um pior resultado).
[b] PaO_2 foi medido em milímetros de mercúrio.
[c] Apenas medições de SpO_2 de 97% ou inferiores foram usados no cálculo.
[d] MAP (medida em milímetros de mercúrio) foi usada para pontuações 0 e 1; infusão vasoativa (medida em microgramas por quilograma por minuto), para pontuações de 2 a 4. Máximo infusão vasoativa contínua foi administrado por pelo menos 1 hora.
[e] Pontos de corte para pacientes com mais de 18 anos (216 meses) eram idênticos à pontuação SOFA original.
[f] Escala de coma de Glasgow foi calculada usando a escala pediátrica.
Fonte: Matics e Sanchez-Pinto[8].

REFERÊNCIAS BIBLIOGRÁFICAS

1. Villeneuve A, Joyal JS, Proulx F, Ducruet T, Poitras N, Lacroix J. Multiple organ dysfunction syndrome in critically ill children: clinical value of two lists of diagnostic criteria. Ann Intensive Care. 2016;6:2-7.
2. Carlton EF, Close J, Paice K, Dews A, Gorga SM, Sturza J, et al. Clinician accuracy in identifying and predictin organ dysfunction in critically ill children. Crit Care Med. 2020;48:e1012-e.
3. Lin JC, Spinella PC, Fitzgerald JC, Tucci M, Bush JL, Nadkarni VM, et al. Sepsis prevalence, outcomes, and therapy study investigators: new or progressive multiple organ dysfunction syndrome in pediatric severe sepsis: a sepsis phenotype with higher morbidity and mortality. Pediatr Crit Care Med. 2017;18:8-16.
4. Goldstein B, Giroir B, Randolph A, International Consensus Conference on Pediatric Sepsis. International Pediatric sepsis consensus conference: definitions for sepsis and organ dysfunction in pediatrics. Pediatr Crit Care Med. 2005;6:2-8.
5. Wilkinson JD, Pollack MM, Glass NL, Kanter RK, Katz RW, Steinhart CM. Mortality associated with multiple organ system failure and sepsis in pediatric intensive care unit. J Pediatr. 1987;111:324.
6. Runcie CJ, Dougall JR. Assesment of the critically ill patient. Br J Hosp Med. 1990;43:74-6.
7. Singer M, Deutschman CS, Seymour CW, Shankar-Hari M, Annane D, Bauer M, et al. The Third International Consensus Definitions for Sepsis and Septic Shock (Sepsis-3). JAMA. 2016;315(8):801-10.
8. Matics TJ, Sanchez-Pinto N. Adaptation and validation of a pediatric sequential organ failure assessment score and evaluation of the sepsis-3 definitions in critically ill children. JAMA Pediatr. 2017;171:1-9.
9. Leteurtre S, Martinot A, Duhamel A, Proulx F, Grandbastien B, Cotting J, et al. Validation of the Paediatric Logistic Organ Dysfunction (Pelod) Score: prospective, observational, multicentre study. Lancet. 2003;362(9379):192-7.
10. Leteurtre S, Duhamel A, Salleron J, Grandbastien B, Lacroix J, Leclerc F; Groupe Francophone de Réanimation et d'Urgences Pédiatriques (GFRUP). PELOD-2: an update of the Pediatric Logistic Organ Dysfunction score. Crit Care Med. 2013; 41:1761-73.
11. Graciano AL, Balko JA, Rahn DS, Ahmad N, Giroir BP, et al. The Pediatric Multiple Organ Dysfunction Score (P-MODS): development and validation of an objective scale to measure the severity of multiple organ dysfunction in critically ill children. Crit Care Med. 2005;33:1484-91.

73

Semiologia do trauma pediátrico

José Roberto Fioretto
Sérgio L. Amantéa
Joelma Gonçalves Martin
Osmar Colleoni

INTRODUÇÃO

O trauma é uma das maiores causas de morbimortalidade infantil e entre adolescentes no Brasil e no mundo. Nos Estados Unidos da América (EUA), é a principal causa de morbimortalidade na população entre 1-21 anos. No Brasil é responsável por aproximadamente 20% das mortes que ocorrem entre 1-4 anos de idade, aumentando sua taxa conforme o grupo etário e alcançando índices próximos de 70% das mortes entre 10-19 anos[1].

Acidentes de trânsito, incluindo atropelamentos, são responsáveis pela maior parte dos traumas nessa população[2], porém acima dos 10 anos, apesar dos acidentes de trânsito continuarem sendo a principal causa de morte, a incidência de vítimas de violência interpessoal aumenta de forma dramática, principalmente acima dos 15 anos de idade.

Outros traumas, como queimaduras, quedas (principalmente de altura), afogamento, choques elétricos, violência doméstica, maus-tratos e abuso, também contribuem como causas importantes para a morbimortalidde pediátrica.

A maioria dos traumas pediátricos ocorre em casa. A queda acidental corresponde a mais de 50% das lesões em pacientes menores de 1 ano. A maioria dos pacientes é vítima de quedas de móveis como cama e sofá, seguidas de queda do colo do próprio cuidador. A incidência de quedas aumenta por volta dos 6 meses de idade, quando o bebê ganha força e maior mobilidade.

Após as quedas, os mecanismos de injúria incluem a ingestão de substâncias tóxicas, queimaduras e colisão por objetos que caem. No Brasil, a principal causa de morte traumática na população pediátrica envolve acidentes com veículos automotores (sendo a criança passageira ou vítima de atropelamento).

Diferentemente da população adulta, traumas contusos correspondem a mais de 80% dos casos de trauma pediátrico e podem levar a lesões multissistêmicas, principalmente pelo fato de a energia envolvida nesse tipo de trauma ser pouco dissipada em função da pequena massa corpórea da criança. Análise do National Trauma Data Bank dos EUA demonstrou que o trauma contuso, apesar de apresentar um *Injury Severity Score* (ISS) discretamente maior, está relacionado a internação mais curta, menor número de intervenções cirúrgicas, menor número de transfusão de hemoderivados e menor mortalidade (1,3 *vs.* 7,1%) quando comparado com traumas penetrantes[3].

Infelizmente, a ocorrência de trauma não acidental também é evento comum. Deve sempre ser considerado, pois mais de 40% das mortes em crianças vítimas de maus-tratos ocorre em menores de 1 ano de idade[4], em geral associadas a trauma cranioencefálico (TCE)[5].

Quando avaliamos a biomecânica e a cinemática do trauma na população pediátrica, devemos lembrar conceitos básicos relativos à proporção entre os segmentos do corpo, a composição da massa corporal e características básicas da anatomia e fisiologia dessa população.

Ao longo da infância as proporções entre os diferentes segmentos do corpo vão se modificando, com mudanças substanciais inclusive no centro de gravidade e na composição da massa corporal. A cabeça da criança é relativamente grande quando comparada aos demais segmentos do corpo e inversamente proporcional à idade do paciente, sendo um dos primeiros segmentos corporais a completar seu desenvolvimento, motivos estes, aliados à musculatura cervical fraca, da alta incidência de TCE em pré-escolares[6]. Mecanismos comumente envolvidos em pacientes com TCE grave incluem acidentes automotivos, atropelamentos, afogamentos, quedas e acidentes com armas de fogo.

Além da menor massa corporal (maior proporção entre energia transferida por unidade de peso corporal quando comparamos um mesmo trauma entre adultos e crianças), a composição da massa corporal é diferente. Ao compararmos lactentes com a população adulta, estes possuem menor massa muscular (20 *vs.* 40%) e maior proporção (18 *vs.* 5%) de peso dos órgãos (principalmente fígado, rins, coração e cérebro). Isso faz tal população ser mais vulnerável a traumas multissistêmicos. Além disso, a maior proximidade entre os órgãos e também a menor quantidade de gordura e tecido conjuntivo permitem que os rins sejam mais móveis e suscetíveis a lesões por desaceleração e apresentem maior incidência de lesões ligamentares, quando comparados aos de uma população adulta.

Entretanto, apesar desse cenário de vulnerabilidade, a maioria dos pacientes pediátricos com lesões de órgão sólidos, mesmo que de alto grau de comprometimento, é manejada com condutas conservadoras e ocasionalmente transfusão de hemoderivados (11%), embolização por radiologia intervencionista (1,4%) e laparotomia (4,1%)[7].

Ao avaliarmos a estrutura do esqueleto, as crianças possuem ossos mais flexíveis (que absorvem menos energia) e com calcificação incompleta, apresentando múltiplos centros de crescimento ósseo ativos. Além de um arcabouço ósseo mais complacente, os órgãos intratorácicos (como coração, pulmão e demais estruturas do mediastino), bem como os órgãos abdominais maciços (como fígado e baço), são pouco protegidos pela parede torácica. Isso aumenta o risco de lesões contusas sem a identificação de fraturas contíguas. Um exemplo clássico é o fato de fraturas de arcos costais serem incomuns em pediatria. A identificação dessa ocorrência representa traumas de grande energia, com graves lesões orgânicas subjacentes. Entretanto, a ocorrência de contusões pulmonares (na ausência de fraturas de arcos costais) é comum em vítimas de trauma torácico contuso. Lesões ósseas que acometam núcleos de crescimento podem levar a alterações e deformidades ao longo de seu crescimento e desenvolvimento.

Após o TCE, as lesões de pele e de partes moles são as lesões mais prevalentes no trauma pediátrico. Tal dado se relaciona com o fato de as crianças possuírem pele menos espessa para cobrir maior superfície corporal, quando comparado à população adulta (800 *vs.* 300 cm^2/kg). Em outras palavras, o adulto possui maior quantidade de pele para cobrir uma menor superfície corporal. Essa desproporção entre superfície corporal e peso também explica o fato de as crianças serem particularmente suscetíveis à hipotermia durante sua avaliação e manejo inicial. Contribui para a "tríade da morte" e para a coagulopatia própria do trauma.

Além disso, escoriações podem ser lesões sentinelas (assim como fraturas) em pacientes vítimas de maus-tratos. Devemos sempre estar atentos e valorizar lesões que não são compatíveis com a história clínica, bem como localizações incomuns de lesão (p. ex., petéquias e lesões ao redor dos olhos e atrás das orelhas).

O mnemônico *"TEN-4 FACES P"*, visto na Figura 1, facilita a avaliação e o grau de suspeição a ser atribuído às escoriações.

Os achados do mnemônico possuem 96% de sensibilidade e 87% de especificidade para distinguir entre lesões acidentais e não acidentais em crianças pequenas[8].

Crianças vítimas de trauma podem apresentar graves alterações metabólicas resultantes de uma grande variedade de causas, sendo as principais a acidose pela baixa perfusão tecidual, anormalidades secundárias à ingestão de substâncias tóxicas, hipotermia, transfusão maciça e TCE, todas estas contribuindo para a ocorrência de coagulopatia

A exposição da vítima e o exame sistemático e minucioso da cabeça aos pés devem ser realizados na criança assim como no adulto, respeitando-se sua intimidade e seu poder de compreensão, com especial atenção à hipotermia.

Além da hipotermia, o risco em longo prazo de neoplasias relacionadas à exposição à radiação de exames médicos em crianças é 2-3 vezes maior quando comparado à população adulta. Pacientes atendidos em centros de trauma sem *expertise* no atendimento do trauma pediátrico recebem o dobro de radiação (3,8 *vs.* 1,6 mSv) quando comparados aos atendidos em hospitais com tal *expertise*[9].

Os efeitos de longo prazo na criança vítima de trauma podem ser os mais diversos, incluindo traumas psicológicos (50% das crianças vítimas de trauma multissistêmico grave apresentam sequelas cognitivas, físicas, sociais, de aprendizado e de personalidade)[10].

Um fator muito estressante para o paciente é a separação de seus familiares, além de estar sendo tratado por pessoas estranhas. Por esse motivo o American College of Emergency Physicians (ACEP) e a American Academy

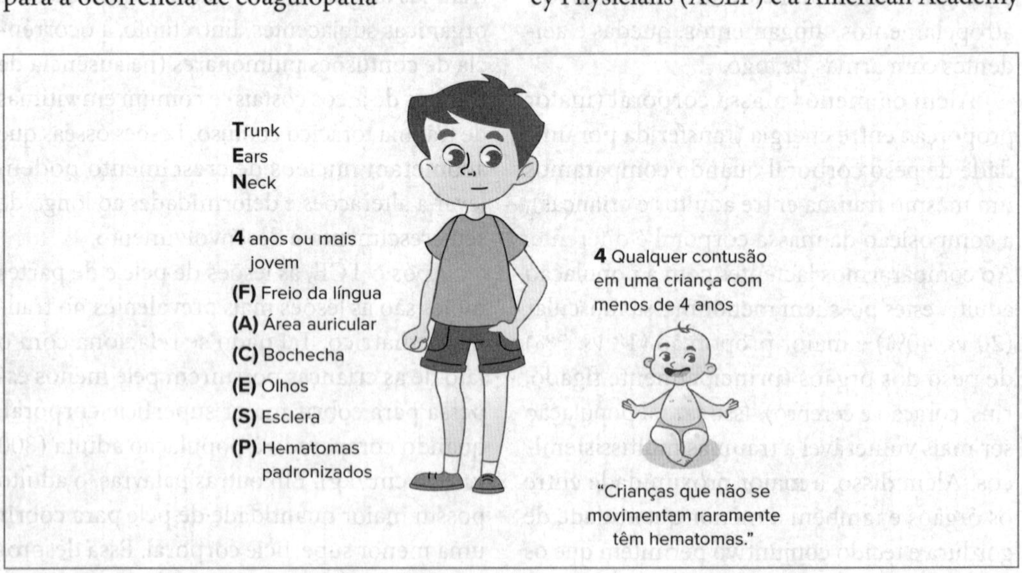

FIGURA 1.

of Pediatrics (AAP) recomendam a presença de familiares durante todos os estágios do atendimento de emergência da criança vítima de trauma, tendo em vista que a unanimidade dos familiares que presenciam o atendimento inicial e esforços de ressuscitação do paciente expressam que é importante esse engajamento, bem como o desejo de ter a mesma oportunidade no caso de um novo atendimento ser necessário futuramente[11].

No contexto global, as bases da avaliação e manejo do paciente pediátrico traumatizado seguem as diretrizes do programa *Advanced Trauma Life Support* (ATLS), desenvolvido pelo Comitê de Trauma do Colégio Americano de Cirurgiões. Seus princípios básicos de atendimento estão fundamentados em uma escala de prioridades, que obedecem sequencialmente ao mnemônico ABCDE. Partimos da prerrogativa de tratar primeiramente lesões com maior ameaça à vida, independentemente da necessidade de diagnóstico definitivo. Tudo realizado de forma ágil, organizada e sem causar mais lesões. Recentemente, o PHTLS (*Prehospital Trauma Life Support*) incluiu o item "X" (significado de conter hemorragias exsanguinantes) ao mnemônico "ABCDE" (ficando o mnemônico atualizado X-ABCDE), uma maneira de reforçar a importância de prevenção do choque hemorrágico e da coagulopatia associada a ele e sua abordagem.

As prioridades no atendimento são as mesmas para todas as faixas etárias:

A. via aérea e proteção da coluna cervical.
B. ventilação .
C. avaliação da circulação.
D. avaliação neurológica sumária
E. exposição e controle da hipotermia.

Na sequência abordaremos de maneira particularizada algumas questões relativas à semiologia e ao atendimento inicial da criança traumatizada.

VIA AÉREA E AVALIAÇÃO DA COLUNA CERVICAL

A via aérea da criança apresenta particularidades anatômicas importantes, sendo as desproporções craniofacial e da língua, com relação à cavidade oral, uma de suas principais particularidades. Somado a isso, a via aérea é mais estreita, anteriorizada e curta, com seu menor diâmetro no nível da cartilagem cricoide e epiglote proporcionalmente maior, que podem dificultar a abordagem da via aérea, bem como facilitar a ocorrência de complicações, como a intubação seletiva.

A realização da laringoscopia direta também apresenta dificuldades devido às diferenças anatômicas: em geral, a abertura do anel traqueal se dá no nível da vértebra C1 em lactentes, C3 a C4 próximo dos 7 anos e C5 a C6 em adultos, além de um formato de funil da orofaringe que propicia acúmulo de secreções na retrofaringe, dificultando a visualização das estruturas da via aérea.

A desproporção entre crânio e demais segmentos do corpo associada à região occipital mais proeminente faz com que pacientes pediátricos (em especial lactentes), quando posicionados em decúbito dorsal sobre uma superfície rígida (como uma prancha rígida, p. ex.), flexionem a cabeça, obstruindo a via aérea por colapso da faringe contra a língua, bem como mobilizando a coluna cervical. que por vezes pode apresentar lesões. A desproporção entre o crânio e o restante do corpo também explica o fato de menores de 8 anos serem mais suscetíveis a fraturas cervicais mais altas quando comparados à população adulta (75% das lesões cervicais em menores de 8 anos acometem as primeiras 4 vértebras cervicais).

O alinhamento adequado da região cervical utilizando-se de um coxim atrás dos ombros do paciente tem grande importância tanto na abordagem da via aérea quanto na na estabilização adequada da coluna cervical, devendo ser empregado desde o momento da imobilização em prancha rígida no ambiente extra-hospitalar.

Na avaliação de lesões de coluna cervical na pediatria, diferente do TCE (que possui algoritmo da PECARN: *Pediatric Emergency Care Applied Research Network*) e da população adulta, a decisão de obter ou não um exame de imagem da coluna cervical não possui um algoritmo validado. Alguma evidência demonstra que a presença de critérios de baixo risco, também descritos nos escores empregados na população adulta (NEXUS: *National Emergency X-Radiography Utilization Study* e o *Canadian C-Spine Protocol*), que são: GCS ≥ 14, ausência de déficits neurológicos, ausência de dor cervical ou à palpação de linha média, ausência de torcicolo ou redução da amplitude de movimento, ausência de lesões em torso, não envolvimento de mecanismos de alto-risco (mergulho ou acidente automotivo de alto risco), bem como ausência de condições que predispõem a instabilidade (como indivíduos com síndrome de Down pelo alto risco de luxação atlanto-axial e doenças do colágeno, como a síndrome de Marfan) e ausência de lesões confundidoras que podem mascarar déficit regional em decorrência de dor intensa, podem ser utilizados como critérios para reduzir a necessidade de obtenção de um exame radiológico da coluna cervical[12]. Tanto o Nexus quanto o *Canadian C-Spine Protocol* podem ser utilizados em adolescentes com maturidade óssea, porém tais escores não são sensíveis nem específicos na população mais jovem[13].

Devemos lembrar que a tireoide da criança é especialmente sensível à radiação e que a exposição a exames radiológicos deve ser minimizada ao máximo. Quando necessário, a obtenção de radiografias simples (anteroposterior, lateral e transoral) é preferível na maioria dos pacientes. Crianças com alterações nas radiografias ou alterações do exame físico ou neurológico devem ser submetidas à realização de tomografia computadorizada (TC) ou ressonância magnética (RM) de coluna cervical.

A realização da RM tem especial importância na pediatria por ser um método que não emprega radiação e por ser o de escolha na avaliação de pacientes com suspeita de SCIWORA (*spinal cord injury without radiological abnormality*): presença de lesões medulares na ausência de lesões ósseas visíveis à radiografia simples e à tomografia.

Devemos suspeitar de SCIWORA sempre que um paciente vítima de trauma apresentar sintomas neurológicos, mesmo que transitórios ou já resolvidos no momento da avaliação, na ausência de lesões visíveis aos métodos tradicionais de imagem.

RESPIRAÇÃO, CIRCULAÇÃO E AVALIAÇÃO DO TRAUMA TORÁCICO

Crianças toleram muito pouco a hipóxia, e alterações ventilatórias devem ser prontamente reconhecidas e abordadas. Sinais clássicos de insuficiência respiratória devem ser avaliados de forma ativa durante o exame físico, como: balanço de cabeça, roncos, estridores, tiragem intercostal, retração de fúrcula, batimentos de asas de nariz e cianose perioral. Em geral, crianças são muito receptivas à ventilação com sistema bolsa-válvula-máscara, porém sua ventilação pode estar comprometida por traumatismo de parede (como fraturas de costelas, tórax instável ou aberto) ou por lesões intratorácicas (como contusões pulmonares e hemo/pneumotórax). Tais condições devem ser tratadas da mesma forma como na população adulta, lembrando sempre que as crianças são mais suscetíveis à dessaturação e ao colapso hemodinâmico causado pelo aumento de pressão intratorácica de um pneumotórax hipertensivo, por exemplo.

Ar deglutido, choro, distensão gástrica por ventilação com bolsa-válvula-máscara e pneumoperitônio podem ser importantes fatores na restrição ventilatória, e medidas como o emprego de sondas gástricas para aliviar a distensão do estômago podem facilitar a ventilação do paciente.

Atualmente na literatura não há evidências robustas que avaliem a sensibilidade do protocolo FAST (*Focused Assessment with Sonography for Trauma*) estendido (E-FAST), que avalia a presença de pneumotórax e hemotórax, sendo seu emprego extrapolado de dados da população adulta. No diagnóstico do pneumotórax, o ultrassom *point of care* possui maior sensibilidade quando comparado à radiografia de tórax (90,9 *vs.* 50,2%) com equivalente especificidade (98,2 *vs.* 99,4%)[14]. No diagnóstico de hemotórax, o uso do ultrassom pode detectar volumes acima de apenas 20 mL, volume este muito menor quando comparado à radiografia de tórax (cerca de 175 mL)[15].

A radiografia de tórax está indicada quando o exame físico apresentar achados sugestivos de lesão torácica, na presença de instabilidade hemodinâmica, em pacientes vítimas de mecanismo de injúria grave e após a realização de procedimentos invasivos como intubação endotraqueal e drenagem torácica.

A tomografia de tórax é raramente indicada no trauma pediátrico. A maioria das lesões que precisam de abordagem imediata poderá ser observada na radiografia de tórax. Pequenas contusões pulmonares ou pequenas fraturas de arcos costais sem desvio podem não ser identificadas nesse primeiro momento, porém não necessitam de manejo imediato. Lesões de aorta torácica e de outras estruturas mediastinais em crianças são muito raras (~0,015% em trauma contuso)[16]. Outras lesões vistas na TC mas que possam não ser identificadas no raio x dificilmente irão necessitar de manejo de urgência[17]. O índice de diagnósticos de lesões de aorta é de 1,8/10.000 exames; a realização de um *screening* para lesão de aorta apresenta risco estimado muito maior de neoplasias do que sua probabilidade de diagnosticar uma lesão[16].

De forma concisa, podem se beneficiar da realização de tomografia de tórax crianças com trauma torácico maciço, traumas graves de múltiplos sistemas com suspeita de lesão vascular torácica ou traqueobrônquica e aqueles que apresentam alterações na radiografia de tórax sugestivas de lesão grave. Devemos lembrar que pacientes como alterações do colágeno possuem risco aumentado de pneumotórax espontâneo e lesões de aorta. Na suspeita de trauma cardíaco contuso, eletrocardiograma, troponinas e ecocardiograma devem ser obtidos.

De maneira semelhante à população adulta, o controle das grandes hemorragias, a prevenção e o tratamento do choque devem ser agressivos. Crianças possuem mecanismos de compensação do choque muito eficientes e em geral só apresentam sinais de hipovolemia após perderem em torno de 20-30% do volume circulante (volemia em mL = 80 x peso em quilogramas). Diferente da população adulta, o uso de torniquetes na pediatria é bastante controverso, sendo a principal medida para controle de sangramentos a compressão direta do local.

Devido a um sistema cardiovascular com grande poder de compensação, a hipotensão é um achado tardio do choque pediátrico, motivo este de o conceito de "hipotensão permissiva" descrito na ressucitação do trauma adulto não ser empregado nas crianças vítimas de trauma. Em geral, crianças que se apresentam hipotensas já se encontram no estágio 3 do choque, com perda estimada da volemia de 25-30%. A hipotensão é definida como uma pressão arterial sistólica menor que 70 + (idade em anos x 2).

Em geral, os primeiros sinais de choque são aumento do tempo de enchimento capilar e alteração do nível de consciência e devem prontamente sinalizar o início da ressuscitação volêmica. Outros sinais úteis na avaliação do *status* volêmico do paciente são a coloração da pele e a diurese (em menores de 12 meses deve ser de 1-2 mL/kg/hora), principalmente pelo fato de que a avaliação da consciência pode mostrar lesão de sistema nervoso central e não necessariamente choque.

O índice de choque (*shock-index*), que é obtido pela razão entre a frequência cardíaca e a pressão arterial sistólica, pode auxiliar na identificação do choque compensado e predizer a necessidade de intervenção cirúrgica, intubação, transfusão e mortalidade[18]. Índices de choque superiores a 1,22 em crianças entre 4-6 anos e acima de 1 em crianças maiores que 7 anos devem alertar sobre possíveis lesões graves ou significativas perdas de sangue; em menores de 4 anos outros achados sugestivos de hipoperfusão (como cor da pele e tempo de enchimento capilar) são melhores indicadores precoces de choque[19].

A obtenção de acesso vascular é de vital importância, sendo a via prefencial a venóclise (até os 18 meses, as veias do escalpo possuem um bom calibre e podem ser consideradas como local de punção). Na impossibilidade de acesso à rede venosa, a via de escolha é a intraóssea (preferencialmente na tíbia), sendo possível seu uso para infusão de cristaloides, hemoderivados e medicamentos.

A expansão volêmica da criança, assim como no adulto, é realizada com cristaloide (soro fisiológico 0,9% ou solução de ringer lactato) aquecido em alíquotas de 10-20 mL/kg em *bolus*. A manutenção da instabilidade hemodinâmica em um choque hemorrágico após o *bolus* inicial de cristaloide deve alertar quanto à possível necessidade de uso de hemoderivados na ressuscitação volêmica[20]. Não há evidências sobre mortalidade e transfusão maciça em crianças; extrapolamos a evidência dos dados da população adulta, considerando protocolo de transfusão maciça o uso (ou previsão de uso) de mais de 40 mL/kg de hemoderivados em menos de 24 horas. A proporção ideal dos hemoderivados (plasma, plaquetas e concentrado de hemácias) ainda não possui consenso.

Hemorragias não controladas são a principal causa de morte evitável e correspondem a cerca de 40% dos óbitos relacionados a trauma, porém são menos comuns em pediatria. Podem ser causadas por lesão direta de vasos, secundária a coagulopatias ou causadas por TCE isolado. A coagulopatia do trauma é causada principalmente por perdas sanguíneas (choque hemorrágico), consumo de fatores de coagulação, hipotermia, acidose metabólica induzida pela hipoperfusão e iatrogenia, como a hemodiluição por ressuscitação volêmica com cristaloides. Entretanto, poucos estudos avaliaram a incidência da coagulopatia do trauma em pediatria. Em geral, a incidência de distúrbios de coagulação em estudos retrospectivos varia muito, entre 10-77%[5], sendo a hiperfibrinólise o principal mecanismo envolvido. A hiperfibrinólise ocorre mais frequentemente na população pediátrica quando comparada à população adulta (24 *vs.* 9%), porém apresenta incremento similar na mortalidade (6-14%)[21].

A presença de TCE grave, por si só, pode ser causa precipitante de coagulopatia, apresentando prevalência semelhante à da coagulopatia por outras causas, sendo também uma condição de alta morbidade[22]. A Relação Normatizada Internacional (RNI) e o uso de tromboelastografia podem ser utilizados para diagnóstico dessa condição clínica, porém não podem ser utilizados para prever o acontecimento desta[22].

Uma intervenção consagrada é o uso do ácido tranexâmico (análogo da lisina que inibe competitivamente o plasminogênio e, portanto, a fibrinólise, estabilizando o coágulo), que foi consolidado no atendimento ao trauma com base nos dados do estudo CRASH-2[23], porém esse *trial* excluiu pacientes menores de 16 anos da amostra. Seu uso na pediatria é extrapolado de dados da população adulta, porém alguma evidência suporta seu uso, até 3 horas após o trauma, na dose de 15 mg/kg (máximo de 1 g) em 10 minutos seguido de infusão de 2 mg/kg/hora em 8 horas (máximo de 1 g)[24]. Atualmente a PECARN desenvolve o *TIC-TOC Trial*[25], estudo focado na avaliação do uso do ácido tranexâmico no trauma pediátrico.

AVALIAÇÃO DO TRAUMA ABDOMINAL E PÉLVICO

Apesar de bem consolidado como ferramenta de abordagem das mais diferentes situações clínicas e de trauma, o emprego da ultrassonografia beira de leito (ou *point of care*) na pediatria possui algumas particularidades. Diferente do que ocorre na população adulta, o uso do ultrassom como ferramenta de avaliação de lesões intraabdominais pelo protocolo FAST possui menor sensibilidade (74 *vs.* 35%), porém igual especificidade (96%), para achados de líquido livre[26-27]. Vale salientar que, diferentemente do adulto, a janela com maior sensibilidade para líquido livre é a suprapúbica, e não a hepatorrenal.

A baixa sensibilidade do exame na população pediátrica é fortemente ligada ao fato de que cerca de 1/3 dos pacientes pediátricos com lesões abdominais não apresentam líquido livre no abdome[28]. Tal dado reforça o fato de que um FAST negativo não afasta a eventual necessidade da realização de outros exames de imagem, ou laboratoriais, na avaliação do trauma abdominal contuso em crianças. Além disso, ao compararmos o uso do FAST com avaliação e abordagem tradicionais do trauma pediátrico grave, o uso do FAST não reduz o uso da TC e o tempo de permanência do paciente na sala de emergência, bem como não reduz a taxa de lesões não diagnosticadas[29]. Seu uso, porém, ainda é recomendado na avaliação da criança instável vítima de trauma e pode ser considerado na avaliação da criança estável. De forma prática, um FAST positivo em um paciente instável é determinador de conduta, porém um resultado negativo tanto no paciente estável como no instável possui pouco valor. A associação, por exemplo, entre o FAST e a dosagem de enzimas hepáticas pode aumentar a sensibilidade do exame para próximo de 88%[30].

A PECARN também possui uma regra para avaliação do trauma abdominal fechado que orienta a identificação de pacientes com muito baixo risco de lesão intra-abdominal e inclui 7 critérios:

1. Ausência de lesão de parede abdominal ou sinal de cinto de segurança.
2. Glasgow maior ou igual a 13.
3. Ausência de dor à palpação abdominal.
4. Ausência de sinais de trauma da parede torácica.
5. Ausência de queixa de dor abdominal.
6. Ausência de redução do murmúrio vesicular.
7. Ausência de vômitos.

Se todos os critérios cumpridos, o algoritmo possui sensibilidade de 99% para descartar lesões intrabdominais de importância clínica[31].

Mecanismos de alto risco para lesões intra-abdominais incluem: colisões de veículos em alta velocidade, atropelamento, acidentes com bicicletas (incluindo lesões causadas pelo guidão) e uso de cintos de seguranças de duas pontas por serem envolvidos em acidentes e traumas diretos sobre o abdome. Outros critérios também devem alertar para o risco aumentado de lesão intrabdominal grave (definida como lesão com necessidade de intervenção cirúrgica, embolização, transfusão ou reposição volêmica por duas noites consecutivas para manejo de lesões gastrointestinais e/ou pancreáticas), como: hipotensão sem sangramento aparente, fratura de fêmur, aumento de enzimas hepáticas (AST > 200 U/L ou ALT > 125 U/L), hematúria (mesmo que microscópica) e hematócrito inicial abaixo de 30%[32].

Como já discutido, a hipotensão é um achado tardio, e o mesmo se aplica para lesões intrabdominais graves: a hipotensão (ajustada pela idade) possui sensibilidade de apenas 36% para identificar pacientes com necessidade de cirurgia de urgência em até 1 hora após a chegada à emergência[33]. Além disso, apenas 47% dos pacientes com lesões de baço e fígado que necessitaram de transfusão nas primeiras 4 horas do trauma apresentam-se hipotensos[34].

A realização de exame de imagem pélvico em geral é desnecessária em crianças que se apresentam sem queixa de dor, sem alterações de exame físico do quadril e pelve, sem deformidades de fêmur, hematúria, dor abdominal, Glasgow menor ou igual a 13 ou instabilidade hemodinâmica, haja vista que o risco de fratura pélvica nessa população é menor que 0,5%[35]. Em pacientes que não possuem indicação de TC para avaliação de possíveis lesões intrabdominais e pélvicas, o emprego da radiografia simples é suficiente para classificação e abordagem da maioria das fraturas pélvicas pediátricas[36].

AVALIAÇÃO DE DÉFICITS NEUROLÓGICOS E TRAUMATISMO CRANIOENCEFÁLICO

Traumatismos de crânio acidentais são relativamente comuns na infância e habitualmente são clinicamente menos graves que as lesões intencionais. Como já descrito, a causa mais frequente de TCE em menores de 1 ano é a queda de baixas alturas que podem causar pequenas fraturas de crânio porém raramente resultam em lesão cerebral. A maioria das criança vítimas de TCE acidental apresenta evolução excelente com recuperação total sem necessidade de intervenção médica ou cirúrgica. Pacientes com TCE leve (Glasgow entre 13-15 na admissão) possuem excelente prognóstico[37].

Durante a avaliação primária (e secundária), a observação do formato e simetria das pupilas, bem como da escala de coma de Glasgow, possui papel fundamental na avaliação do paciente. Em pacientes menores de 2 anos, a escala de coma de Glasgow é modificada para a população pediátrica, e, nos pacientes em estágio pré-verbal, o uso da avaliação AVPU: *alert, verbal, pain, unresponsive* (alerta, resposta verbal ao estímulo, resposta ao estímulo doloroso e não responsivo) possui igual utilidade (*vide* Quadros 1 e 2).

QUADRO 1 Escore de coma de Glasgow para crianças maiores de 2 anos

Abertura ocular	Pontuação
Espontânea	4
Ao chamado	3
À dor	2
Nenhuma	1
Melhor resposta verbal	
Orientada	5
Confusa	4
Palavras inapropriadas	3
Sons incompreensíveis	2
Nenhum	1
Melhor resposta motora	
Obedece aos comandos	6
Localiza estímulo doloroso	5
Retirada do membro à dor	4
Flexão anormal (decorticação)	3
Extensão anormal (descerebração)	2
Nenhuma	1

QUADRO 2 Escore de coma de Glasgow para crianças menores de 2 anos

Abertura ocular	Pontuação
Espontânea	4
À dor	3
Ao chamado	2
Nenhuma	1
Melhor resposta verbal	
Palavras apropriadas ou sorriso social. Fixa e segue objetos	5
Chora, mas é consolável	4
Persistentemente irritada	3
Inquieta, agitada	2
Nenhum	1
Melhor resposta motora	
Obedece aos comandos	6
Localiza estímulo doloroso	5
Retirada do membro à dor	4
Flexão anormal (decorticação)	3
Extensão anormal (descerebração)	2
Nenhuma	1

Outros sinais devem ser também avaliados como: tumefação de fontanelas (achado sugestivo de aumento de pressão intracraniana), presença de hematomas retroauriculares e/ou equimoses periorbitais e/ou hemotímpano (compatíveis com fratura de base de crânio), exteriorização de líquido pelo conduto auditivo e nariz (avaliar a possibilidade de fístula liquórica), ocorrência de crises convulsivas, cefaleia intensa e progressiva, alterações de comportamento (irritabilidade, sonolência excessiva, agitação etc.) e vômitos recorrentes, principalmente se não precedidos de náuseas (vômitos em jato). Hipertensão, bradicardia e alterações respiratórias associadas principalmente a rebaixamento de nível de consciência são sinais de alerta para hipertensão intracraniana. O uso do ultrassom *point of care* transfontanela também pode auxiliar na avaliação de lesões intracranianas sem a desvantagem da radiação ionizante.

O exame físico deve incluir palpação minuciosa do crânio do paciente. A presença de fraturas de crânio aumenta em 4-6 vezes o risco de sangramentos intracranianos, porém é importante salientar que a ausência de fraturas não exclui a presença dessas lesões. Devido à baixa sensibilidade (cerca de 38%) da radiografia de crânio, este não é um exame útil na avaliação do TCE pediátrico[38]. Recentemente, o uso do ultrassom à beira de leito na avaliação de fraturas de crânio tem ganhado evidência, demonstrando alta sensibilidade (acima de 94%) e especificidade (acima de 95%)[39,40].

Um exame neurológico sumário (avaliando principalmente a força dos membros e a sensibilidade grosseira) deve ser realizado ainda na avaliação primária, e novamente a possibilidade de SCIWORA pode ser elencada.

Um dos algoritmos mais conhecidos do grupo de estudos PECARN é o de avaliação do TCE pediátrico, que possui dois fluxogramas: um para pacientes menores de 2 anos e outro para pacientes com 2 anos ou mais. O principal objetivo desse algoritmo é identificar os pacientes de muito baixo risco para lesões intracranianas clinicamente relevantes (definidas como lesões que possam causar a morte, necessitar de neurocirurgia, intubação por mais de 24 horas ou hospitalização por mais de 2 noites). Em sua coorte de validação (com mais de 42 mil pacientes vítimas de TCE), apenas 0,9% apresentava lesão intracraniana clinicamente relevante e apenas 0,1% requereu intervenção neurocirúrgica[41]. Após múltiplos estudos de validação, ficou comprovado que o algoritmo do PECARN para TCE possui alta sensibilidade (99-100%) e moderada especificidade (55-69%) para esse tipo de lesão.

Seu critérios são:

- Menores de 2 anos: estado mental normal, sem hematomas de escalpo (exceto frontal), sem perda de consciência ou menor que 5 segundos, ausência de mecanismo de lesão grave, ausência de fraturas palpáveis de crânio e estar agindo normalmente (segundo a avaliação dos pais).

- 2 anos ou mais: estado mental normal, sem perda de consciência, sem vômitos, ausência de mecanismo de lesão grave, ausência de sinais de fratura de base de crânio ou cefaleia intensa.

Algumas considerações são importantes: qualquer paciente que apresente critérios para TCE moderado ou grave (principalmente Glasgow menor que 13 e afundamento de ou sinais de fratura de base de crânio) não se enquadra no algoritmo do PECARN e deve ser submetido a avaliação radiológica de possíveis lesões intracranianas. Além disso, pacientes adequadamente avaliados pelo protocolo da PECARN que não cumprem todos os critérios de baixo risco podem ser mantidos em observação em detrimento da realização de exame de imagem na ausência de sinais de fratura de crânio e se estiverem agindo normalmente. Se o vômito for o único sintoma e tiver ocorrido menos de 3 vezes, o risco de lesão intracraniana também é extremamente baixo[42].

Lesões cerebrovasculares em traumas contusos na pediatria são muito raras (0,03-0,9% das vítimas de trauma contuso apresentam algum tipo de lesão cerebrovascular)[43], porém com potencial devastador de morbimortalidade. Diversas ferramentas foram propostas para tentar identificar os pacientes pediátricos de maior risco para esse tipo de lesão e que se beneficiariam da realização de angiotomografia (exame com radiação ionizante e contraste porém mais amplamente disponível e mais sensível que a angioressonância) para identificação de potenciais lesões. Um dos escores mais difundidos e validados é o escore de McGovern[44-46], porém este, mesmo sendo superior a outros escores, possui modestas sensibilidade (81%) e especificidade (71,3%). Fato interessante é que, diferentemente da população adulta, a presença de sinal de cinto de segurança na região cervical em vítimas de acidentes de trânsito não é independentemente associada a lesão cerebrovascular contusa[47,48].

De maneira geral, possuem indicação de angiotomografia crianças envolvidas em acidentes com veículos automotores ou vítimas de atropelamento com Glasgow ≤ 8, déficit neurológico focal ou fratura de canal carotídeo. Todos os pacientes vítimas de trauma com fratura da porção petrosa do osso temporal ou sinais de isquemia cerebal à tomografia (ou clínicos) também devem ser submetidos a angiotomografia

SOLICITAÇÃO DE EXAMES COMPLEMENTARES

Para todo paciente vítima de trauma grave e com sinais de choque deve ser solicitado um painel básico de exames laboratoriais que podem auxiliar na abordagem, bem como modificar a conduta com esse paciente ao longo de sua avaliação, entre eles: tipagem sanguínea, beta-HCG (BHCG) em pacientes em idade fértil, lactato, tempo de protrombina e RNI, gasometria venosa, hemograma completo, hemoglicoteste (HGT), exame qualitativo de urina (EQU, avaliar hematúria associada a lesão de trato urinário e renal), enzimas hepáticas e, sempre que disponível, tromboelastografia[49].

A tromboelastografia (TEG) é um exame que tem por objetivo analisar a formação de coágulo sob condições fisiológicas e, com base em seus achados, direcionar o manejo da coagulopatia do trauma, orientando o uso de plasma, plaquetas, crioprecipitado ou agentes antifibrionolíticos (como o ácido tranexâmico) na correção do distúrbio de coagulação.

Os exames de imagem têm ganhado importância na avaliação e abordagem do paciente pediátrico traumatizado. Entretanto, há preocupações relacionadas à utilização de radiações ionizantes, principalmente decorrentes do uso da TC. Uma série retrospectiva de casos (4.603 estudos radiográficos: 67,3% RX e 31,7% TC) demonstrou uma exposição média de radiação para todas as crianças (n = 719) de 12,8 mSv ± 12,0 mSv, que foi considerada elevada (radiação ambiental individual por ano é ~3 mSv). Nessa mesma série, o número de TC (31,7% dos exames) correspondeu a 91% da radiação produzida. Nessa premissa, os *guidelines* têm trabalhado para minimizar a exposição a radiação desnecessária e com isso reduzir o risco do desenvolvimento de doenças linfoproliferativas futuras[50,51].

CONCLUSÕES

O trauma pediátrico constitui importante problema de saúde pública. É imperativo que todo pediatra tenha noções básicas para seu reconhecimento e o de situações atreladas a maior condição de risco. Muitos dos ensinamentos por nós ainda utilizados advêm da experiência adquirida no manejo em populações adultas, entretanto peculiaridades próprias da criança têm trazido uma série de discussões acerca da correta avaliação e manejo desses pacientes.

REFERÊNCIAS BIBLIOGRÁFICAS

1. Franca EB, Lansky S, Rego MAS, Malta DC, França JS, Teixeira R, et al. Leading causes of child mortality in Brazil, in 1990 and 2015: estimates from the Global Burden of Disease study. Rev Bras Epidemiol. 2017;20(Suppl1):46-60.
2. Centers for Disease Control and Prevention. Leading causes of death and injury. Disponível em: https://www.cdc.gov/injury/wisqars/LeadingCauses.html. Acessado em: nov. 2021.
3. Nielsen JW, Shi J, Wheeler K, Xiang H, Kenney BD. Resource use in pediatric blunt and penetrating trauma. J Surg Res. 2016;202:436-42.
4. US Department of Health & Human Services, Administration for Children and Families, Administration on Children, Youth and Families, Children's Bureau (2016). Child maltreatment 2014. Disponível em: http://www.acf.hhs.gov/programs/cb/research-data-technology/statistics-research/child-maltreatment. Acesso em: nov. 2021.
5. Christiaans SC, Duhachek-Stapelman AL, Russell RT, Lisco SJ, Kerby JD, Pittet J-F. Coagulopathy after severe pediatric trauma. Shock. 2014;41:476-90.
6. Dewan MC, Mummareddy N, Wellons 3rd JC, Bonfield CM. Epidemiology of global pediatric traumatic brain injury: qualitative review. World Neurosurg. 2016;91:497-509 e491.
7. Wisner DH, Kuppermann N, Cooper A, Menaker J, Ehrlich P, Kooistra J, et al. Management of children with solid organ injuries after blunt torso trauma. J Trauma Acute Care Surg. 2015;79:206-14.
8. Pierce MC, Kaczor K, Lorenz DJ, Bertocci G, Fingarson AK, Makoroff K, et al. Validation of a clinical decision rule to predict abuse in young children based on bruising characteristics. JAMA Netw Open. 2021;4:e215832.
9. Nabaweesi R, Ramakrishnaiah RH, Aitken ME, Rettiganti MR, Luo C, Maxson RT, et al. Injured children receive twice the radiation dose at nonpediatric trauma centers compared with pediatric trauma centers. J Am Coll Radiol. 2018;15:58-64.
10. McLean S. The effect of trauma on the brain development of children: evidence-based principles for supporting the recovery of children in care (CFCA Practitioner Resource). Disponível em: https://aifs.gov.au/cfca/publications/effect-trauma-brain-development-children. Acesso em: nov. 2021.
11. O'Connell K, Fritzeen J, Guzzetta CE, Clark AP, Lloyd C, Scott SH, et al. Family presence during trauma resuscitation: family members' attitudes, behaviors, and experiences. Am J Crit Care. 2017;26:229-39.
12. Leonard JC, Kuppermann N, Olsen C, Babcock-Cimpello L, Brown K, Mahajan P, et al. Factors associated with cervical spine injury in children after blunt trauma. Ann Emerg Med. 2011;58:145-55.
13. Slaar A, Fockens MM, Wang J, Maas M, Wilson DJ, Goslings JC, et al. Triage tools for detecting cervical spine injury in pediatric trauma patients. Cochrane Database Syst Rev. 2017;12:CD011686.
14. Alrajhi K, Woo MY, Vaillancourt C. Test characteristics of ultrasonography for the detection of pneumothorax: a systematic review and meta-analysis. Chest. 2012;141:703-8.
15. Ma OJ, Mateer JR. Trauma ultrasound examination versus chest radiography in the detection of hemothorax. Ann Emerg Med. 1997;29:312-5; discussion 315-6.
16. Arbuthnot M, Onwubiko C, Osborne M, David P Mooney. Does the incidence of thoracic aortic injury warrant the routine use of chest computed tomography in children? J Trauma Acute Care Surg. 2019;86:97-100.
17. Holscher CM, Faulk LW, Moore EE, Cothren Burlew C, Moore HB, Stewart CL, et al. Chest computed tomography imaging for blunt pediatric trauma: not worth the radiation risk. J Surg Res. 2013;184:352-7.

18. Acker SN, Bredbeck B, Partrick DA, Kulungowski AM, Barnett CC, Bensard DD, et al. Shock index, pediatric age-adjusted (SIPA) is more accurate than age-adjusted hypotension for trauma team activation. Surgery. 2017;161: 803-7.
19. Nordin A, Coleman A, Shi J, Wheeler K, Xiang H, Acker S, et al. Validation of the age-adjusted shock index using pediatric trauma quality improvement program data. J Pediatr Surg. 2018;53(5):1020-3.
20. Hughes NT, Burd RS, Teach SJ. Damage control resuscitation: permissive hypotension and massive transfusion protocols. Pediatr Emerg Care. 2014;30:651-6.
21. Liras IN, Cotton BA, Cardenas JC, Harting MT. Prevalence and impact of admission hyperfibrinolysis in severely injured pediatric trauma patients. Surgery. 2015;158:812-8.
22. Zhang J, Zhang F, Dong JF. Coagulopathy induced by traumatic brain injury: systemic manifestation of a localized injury. Blood. 2018;131:2001-6.
23. CRASH-2 trial collaborators, Shakur H, Roberts I, Bautista R, Caballero J, Coats T, et al. Effects of tranexamic acid on death, vascular occlusive events, and blood transfusion in trauma patients with significant haemorrhage (CRASH-2): a randomised, placebo-controlled trial. Lancet. 2010;376:23-32.
24. Beno S, Ackery AD, Callum J, Rizoli S. Tranexamic acid in pediatric trauma: why not? Crit Care. 2014;18:313.
25. Pediatric emergency care applied research network (PECARN). Disponível em: https://tictoctrial.org. Acesso em: nov. 2021.
26. Nishijima DK, Simel DL, Wisner DH, Holmes JF. Does this adult patient have a blunt intra-abdominal injury? JAMA. 2012;307:1517-27.
27. Liang T, Roseman E, Gao M, Sinert R. The utility of the focused assessment with sonography in trauma examination in pediatric blunt abdominal trauma: a systematic review and meta-analysis. Pediatr Emerg Care. 2021;37:108-18.
28. Scaife ER, Rollins MD, Barnhart DC, Downey EC, Black RE, Meyers RL, et al. The role of focused abdominal sonography for trauma (FAST) in pediatric trauma evaluation. J Pediatr Surg. 2013;48:1377-83.
29. Holmes JF, Kelley KM, Wootton-Gorges SL, Garth H Utter GH, Abramson LP, Rose JS, et al. Effect of abdominal ultrasound on clinical care, outcomes, and resource use among children with blunt torso trauma: a randomized clinical trial. JAMA. 2017;317:2290-6.
30. Sola JE, Cheung MC, Yang R, Koslow S, Lanuti E, Seaver C, et al. Pediatric FAST and elevated liver transaminases: an effective screening tool in blunt abdominal trauma. J Surg Res. 2009;157:103-7.
31. Springer E, Frazier SB, Arnold DH, Vukovic AA. External validation of a clinical prediction rule for very low risk pediatric blunt abdominal trauma. Am J Emerg Med. 2019;37:1643-8.
32. Holmes JF, Mao A, Awasthi S, McGahan JP, Wisner DH, Kuppermann N. Validation of a prediction rule for the identification of children with intra-abdominal injuries after blunt torso trauma. Ann Emerg Med. 2009;54:528-33.
33. Boatright DH, Byyny RL, Hopkins E, Bakes K, Hissett J, Tunson J, et al. Validation of rules to predict emergent surgical intervention in pediatric trauma patients. J Am Coll Surg. 2013;216:1094-1102,.
34. Magoteaux SR, Notrica DM, Langlais CS, Linnaus ME, Raines AR, Letton RW, et al. Hypotension and the need for transfusion in pediatric blunt spleen and liver injury: an ATOMAC+ prospective study. J Pediatr Surg. 2017;52:979-83.
35. Haasz M, Simone LA, Wales PW, Stimec J, Stephens D, Beno S, et al. Which pediatric blunt trauma patients do not require pelvic imaging? J Trauma Acute Care Surg. 2015;79:828-32.
36. Bent MA, Hennrikus WL, Latorre JE, Armstrong DG, Shaw B, Jones KC, et al. Role of computed tomography in the classification of pediatric pelvic fractures-revisited. J Orthop Trauma. 2017;31:e200-e204.
37. Mandera M, Wencel T, Bazowski P, Krauze J. How should we manage children after mild head injury? Childs Nerv Syst. 2000;16:156-60.
38. Hofman PA, Nelemans P, Kemerink GJ, Wilmink JT. Value of radiological diagnosis of skull fracture in the management of mild head injury: meta-analysis. J Neurol Neurosurg Psychiatry. 2000;68:416-22.
39. Parri N, Crosby BJ, Glass C, Mannelli F, Sforzi I, Schiavone R, et al. Ability of emergency ultrasonography to detect pediatric skull fractures: a prospective, observational study. J Emerg Med. 2013;44:135-41.
40. Rabiner JE, Friedman LM, Khine H, Avner JR, Tsung JW. Accuracy of point-of-care ultrasound for diagnosis of skull fractures in children. Pediatrics. 2013;131:e1757-1764.
41. Kuppermann N, Holmes JF, Dayan PS, Hoyle JD Jr, Atabaki SM, Holubkov R, et al. Identification of children at very low risk of clinically-important brain injuries after head trauma: a prospective cohort study. Lancet. 2009;374:1160-70.
42. Borland ML, Dalziel SR, Phillips N, Dalton S, Lyttle MD, Bressan S, et al. Vomiting with head trauma and risk of traumatic brain injury. Pediatrics. 2018;141(4): e20173123
43. Acker SN, Kulungowski AM. Error traps and culture of safety in pediatric trauma. Semin Pediatr Surg. 2019;28:183-8.
44. Ravindra VM, Riva-Cambrin J, Sivakumar W, Metzger RR, Bollo RJ. Risk factors for traumatic blunt cerebrovascular injury diagnosed by computed tomography angiography in the pediatric population: a retrospective cohort study. J Neurosurg Pediatr. 2015;15:599-606.
45. Ravindra VM, Bollo RJ, Sivakumar W, Akbari H, Naftel RP, Limbrick DD Jr, et al. Predicting blunt cerebrovascular injury in pediatric trauma: validation of the "Utah Score". J Neurotrauma. 2017;34:391-9.
46. Herbert JP, Venkataraman SS, Turkmani AH, Zhu L, Kerr ML, Patel RP, et al. Pediatric blunt cerebrovas-

cular injury: the McGovern screening score. J Neurosurg Pediatr. 2018;21:639-49.

47. Ugalde IT, Claiborne MK, Cardenas-Turanzas M, Manish N Shah MN, Langabeer 2nd JR, Patel R. Risk factors in pediatric blunt cervical vascular injury and significance of seatbelt sign. West J Emerg Med. 2018;19:961-9.
48. Leraas HJ, Kuchibhatla M, Nag UP, Jina Kim J, Ezekian B, Reed CR, et al. Cervical seatbelt sign is not associated with blunt cerebrovascular injury in children: a review of the national trauma databank. Am J Surg. 2019;218:100-5.
49. Maw G and Furyk C. Pediatric massive transfusion: a systematic review. Pediatr Emerg Care. 2018;34:594-8.
50. Brunetti M, Mahesh M, Nabaweesi R, Locke P, Ziegfeld S, Brown R. Diagnostic radiation exposure in pediatric trauma patients. J Trauma. 2011;10(2):E24-E28.
51. Radiation risks and pediatric computed tomography – National Cancer Institute. Disponível em: https://www.cancer.gov/about-cancer/causes-prevention/risk/radiation/pediatric-ct-scans. Acesso em: nov. 2021.

74

Semiologia pediátrica cirúrgica

Lisieux Eyer de Jesus

INTRODUÇÃO

Embora a anamnese e o exame físico dos pacientes pediátricos cirúrgicos obedeçam às mesmas orientações de qualquer exame médico pediátrico, alguns aspectos merecem foco específico.

Da mesma forma que na puericultura e no acompanhamento de crianças em geral, a abordagem da criança cirúrgica não pretende apenas esclarecer uma queixa clínica, mas também busca ativa e sistematicamente eventuais problemas que possam ser corrigidos antes que determinem sintomas ou evoluam para consequências indesejáveis por atraso no tratamento.

O objetivo deste capítulo é destacar sinais e sintomas de doenças cirúrgicas no paciente pediátrico. Para tanto, ele será dividido sequencialmente nos diversos segmentos corporais, com uma seção final sinótica destinada à detecção de problemas congênitos mais comuns e suas manifestações agudas no neonato.

SEMIOLOGIA DE CABEÇA E PESCOÇO

Os principais problemas manifestos nessa região e ligados à cirurgia da criança são:

1. *Sinus* pré-auriculares.
2. Deformidades da orelha e restos embrionários periauriculares.
3. *Sinus* e massas cervicais congênitos (remanescentes branquiais, cisto do ducto tireoglosso).
4. Hemangiomas e linfangiomas.
5. Adenopatias cervicais.
6. Anquiloglossias.
7. Torcicolo congênito.

As queixas clínicas variam entre dificuldades de fonação e amamentação (anquiloglossias), eliminação de secreção, inflamação e/ou abscessos recorrentes (*sinus* faciais e cervicais), defeitos estéticos/posturais e massas palpáveis/visíveis.

Os *sinus* pré-auriculares são muito comuns e se apresentam como uma depressão ou pequeno orifício anterior e superior à hélix (anatomicamente se trata de um túnel entre o orifício na pele e a cartilagem auricular), frequentemente bilaterais. A maioria é assintomática, mas podem apresentar inflamação e formação de abscessos. O tratamento é imperativo depois do surgimento de sintomas (inflamatórios), porque recorrências são frequentes e o tratamento (ressecção completa do trajeto) se torna mais difícil progressivamente, aumentando a área de cicatriz e as chances de insucesso.

Remanescentes cutâneos e cartilaginosos também são comuns nessa região. A indicação cirúrgica é estética, já que são lesões assintomáticas. A orelha também pode ser afetada por anomalias (microtia, principalmente), muitas vezes como parte de um complexo de malformações. Embora o aspecto estético seja importante, existe déficit auditivo se a malformação se acompanha de defeitos no canal auditivo: essas crianças precisam de uma avaliação audiológica precoce. Orelhas de abano são comuns e importantes porque causam problemas sérios de imagem corporal. A abordagem correta deve possibilitar um bom ajuste psicossocial da criança enquanto aguarda o tratamento, que é feito apenas em idade escolar, após o crescimento pleno das orelhas.

As anomalias dos arcos branquiais são *sinus* ou massas císticas desde a região da parótida (anomalias do primeiro arco) até a região mais inferior do pescoço, próximo à clavícula, sempre próximos à margem anterior do músculo esternocleidomastoide (ECM). Os mais comuns são remanescentes do segundo arco, apresentando um cisto palpável sob a metade superior do músculo ou um *sinus* próximo à transição entre o terço médio e inferior do ECM. Raramente, um *sinus* amplo pode se manifestar com eliminação de líquidos ingeridos (fístula faríngea). Anomalias do quarto arco podem se manifestar com abscessos unilaterais na tireoide/tireoidite supurativa.

Os cistos ou *sinus* do ducto tireoglosso, ao contrário dos remanescentes branquiais, são localizados na linha média (pequenos desvios podem se dever à cicatrização de processos inflamatórios prévios). A grande maioria está próxima ao osso hioide, mas podem se estender desde a base da língua (forame cego) até o ápice da glândula tireoide. A fixação ao forame cego dá origem à manobra semiótica clássica que mostra a mobilização do cisto quando a criança faz protrusão da língua, e serve para o diagnóstico diferencial entre cistos de tireoglosso e cistos dermoides cervicais (que se localizam no tecido celular subcutâneo e não se movem nesta situação). Os *sinus* do ducto tireoglosso podem exteriorizar secreção mucoide. *Sinus* e cistos podem apresentar infecção/abscedação recorrente, causada por germes que penetram a partir da cavidade oral.

Outro diagnóstico diferencial dos cistos de tireoglosso é com tireoide ectópica. Para tanto, é necessário demonstrar que há uma glândula tireoide tópica (com palpação e eventualmente exames de imagem). Isso é muito importante, porque a tireoide ectópica costuma ser o único tecido tireoideano disponível, e sua retirada acarreta reposição hormonal *sine die* e porque tireoides ectópicas estão frequentemente relacionadas a hipotireoidismo futuro.

A palpação ou visualização de nódulos de tireoide em crianças e adolescentes preocupa, porque nessa idade a malignidade é proporcionalmente mais frequente. Crianças apresentando nódulos de tireoide devem ser investigadas imediatamente. Linfadenopatia deve ser excluída no exame físico. A história familiar deve ser verificada, para excluir síndromes genéticas associadas a tumores da tireoide.

Anomalias vasculares se apresentam em mais de 3/4 dos casos na região cervical. Hemangiomas são os mais comuns, geralmente percebidos em torno do primeiro ou segundo mês de vida, em face ou crânio, como uma tumoração inicialmente crescente e vermelha/purpúrea (Figura 1). Hemangiomas presentes ao nascimento são menos comuns e involuem mais rapidamente que os demais (RICH). É importante a família compreender que hemangiomas são benignos e é esperado crescimento no primeiro semestre de vida, com involução posterior lenta. As indicações de tratamento variam, mas é essencial tratar lesões ulceradas (relacionadas a sangramento recorrente e dor), deformidades extensas ou graves e lesões que afetam a abertura ocular (Figura 1) e oral. O tratamento cirúrgico é exceção, e o tratamento farmacológico pode usar betabloqueadores e/ou corticoides[1,2].

Linfangiomas são bem diferentes (Figura 2). Costumam ocupar o trígono cervical posterior, já estão presentes ao nascimento (o diagnóstico pré-natal é frequente) e não involuem espontaneamente. Podem ser graves, quando produzem efeito de massa com compressão de vias aéreas (primariamente ou por causa de sangramento ou inflamação secundária). O tratamento usualmente se faz com injeções de agentes esclerosantes e está indicado precocemente.

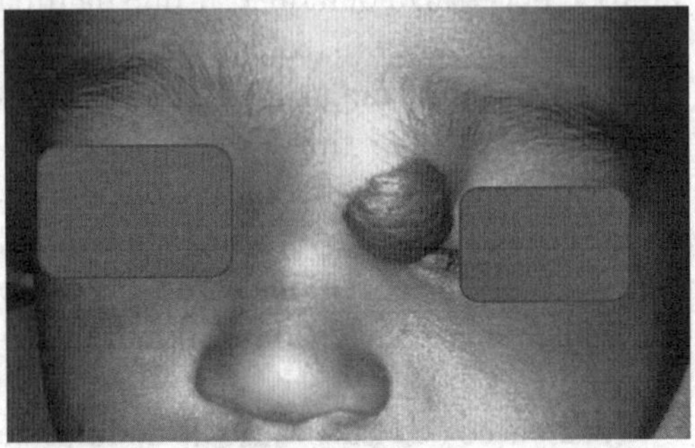

FIGURA 1 Hemangioma facial limitando a abertura ocular e causando deformidade.

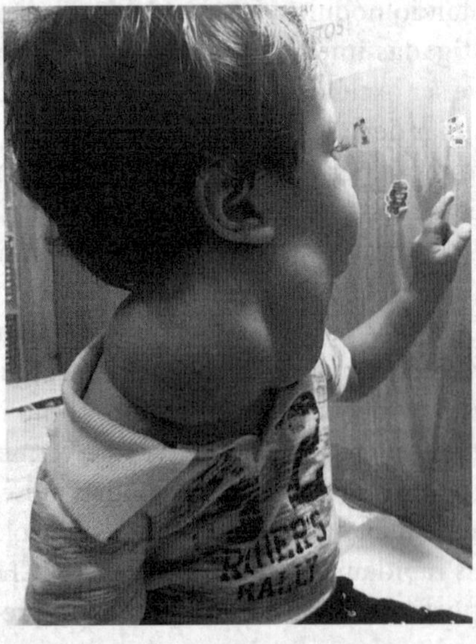

FIGURA 2 Linfangioma volumoso originário da região do trígono posterior do pescoço.

Em neonatos, teratomas cervicais, na maioria das vezes sólido-císticos e anteriores, presentes já na vida intrauterina, devem ser considerados no diagnóstico diferencial dos linfangiomas cervicais (Figura 3).

A exploração clínica das adenopatias cervicais é extensa, e precisa excluir doenças específicas e lesões tumorais[3]. As adenopatias agudas infecciosas são as mais comuns, frequentemente associadas a processos inflamatórios em ouvidos e cavidade oral ou a doenças virais. Quando secundárias a processos bacterianos, podem apresentar sinais flogísticos e formação de abscesso. Aquelas associadas a doenças virais mostram linfonodos aumentados de volume, móveis, não aderidos a outros planos anatômicos e indolores. A

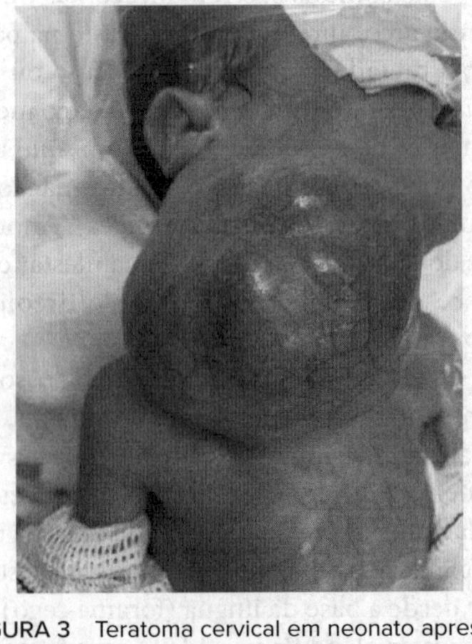

FIGURA 3 Teratoma cervical em neonato apresentando-se como massa sólido-cística e causando compressão traqueal.

indicação (ou não) de uma biópsia ou avaliação cirúrgica urgente depende de alguns fatores, principalmente:

1. Ausência de regressão espontânea em um prazo de até 6 semanas, em especial se foi submetido ao tratamento adequado de doenças primárias.
2. Hipótese de doença maligna (mais frequentemente linfomas): crescimento muito rápido, lesões indolores, aderência a planos profundos, sintomas sugestivos ou diagnóstico prévio de neoplasia.
3. Linfonodos sugestivos de doença causada por micobactéria (mais frequentemente tuberculose): tipicamente subagudos, indolores, confluentes, com aderência à pele e eventuais *sinus* cutâneos.

As anquiloglossias (freio lingual anteriorizado e/ou encurtado) têm se tornado um dilema, porque há muita controvérsia quanto ao tratamento e ao diagnóstico de formas leves. Há controvérsia entre especialistas, envolvimento de múltiplas áreas de especialização, o exame físico é difícil em crianças pequenas e a correlação entre a anatomia do freio lingual e sintomas relacionados é pobre[4]. O Ministério da Saúde do Brasil adotou o protocolo de Bristol, que obtém um escore a partir da avaliação da forma da ponta da língua ("em coração", com fenda mediana ou sem anormalidades), o local de fixação mais anterior do freio (na margem superior da gengiva, na margem posterior da gengiva ou no assoalho da boca), a capacidade de elevar a língua (mínima, apenas das laterais e da ponta até o palato duro) e a capacidade de projetar a língua (até a gengiva, sobre a gengiva, além do lábio inferior) para avaliação de lactentes[5]. Um escore ≤ 3 indicaria avaliação atenta e tratamento caso seja detectada anormalidade clínica. No entanto, a avaliação desse escore é obviamente difícil em crianças pequenas e o tratamento, embora potencialmente simples, exige cuidado. Ao contrário do que alguns pensam, não é "um cortezinho e pronto". Há a necessidade de anestesia geral em pacientes que não cooperam e existe uma chance de sangramento, embora incomum. A superindicação de cirurgias não é adequada e o tratamento deve ser decidido após refletir com relação aos benefícios e risco, com a cooperação entre pediatras, fonoaudiólogos e cirurgiões.

Torcicolos congênitos apresentam a díade nódulo palpável no ECM e vício postural (rotação contralateral e inclinação da cabeça por encurtamento muscular). É importante diagnosticar os raros casos de doença secundária (principalmente deformidades vertebrais) e tratar precocemente, para evitar deformidades permanentes do crânio e face e fibrose do ECM.

SEMIOLOGIA DO TÓRAX

Não será abordada a semiologia clássica das doenças pleurais e das doenças infecciosas pulmonares, que é universal e não difere grandemente em crianças com relação aos adultos, além de ter sido explorada no capítulo sobre semiologia do tórax e doenças pulmonares. Apenas se enfatiza que em crianças pequenas a condução de ruídos é ampla e fácil: nelas a presença de ruídos adventícios não necessariamente exclui derrames pleurais grandes.

Anomalias torácicas específicas são incomuns. As principais são:

1. Mastite e ginecomastia perinatal: os neonatos dos dois gêneros apresentam circulação de hormônios sexuais maternos com origem transplacentária, máxima até em torno de 2 meses de vida. Ginecomastia (simétrica ou assimétrica) e eliminação láctea ("leite de bruxa") podem surgir em

meninos e meninas, de forma transitória. Microtraumatismos podem ser a porta de entrada para mastites perinatais. É comum que as famílias ordenhem ou comprimam a mama dos neonatos (indevidamente), dando origem aos traumas, o que deve ser pesquisado na anamnese. Nos abscessos grandes drenagens são necessárias, com extremo cuidado em meninas, para não lesar o broto mamário, causando deformidades da mama na adolescência.

2. A telarca fisiológica se dá entre 8-13 anos. Desenvolvimento mamário anterior ou posterior a essa idade deve ser avaliado por um endocrinologista pediátrico e exige a exclusão de massas abdominais no exame físico (pela possibilidade de tumores ovarianos hormonalmente ativos).
3. Tumorações mamárias são muito incomuns em crianças; tumores malignos são excepcionais[6].
4. Ginecomastia do adolescente é comum, em alguns casos com assimetria. A causa é o estímulo do broto mamário pela aromatização de andrógenos na puberdade. Frequentemente, as alterações são reversíveis, mas a reversibilidade pode ser menor em presença de obesidade (ginecomastia por depósito gorduroso e não apenas pelo estímulo do broto mamário). A indicação de tratamento depende de aspectos psicológicos, do grau de deformidade e da persistência da doença em prazo longo. Ginecomastia pré-puberal é anormal e deve ser investigada (possível exposição a estrógenos/fitoestrógenos, drogas, tumores gonadais).
5. Anomalias do broto mamário: mamilos extranumerários podem surgir em todo o trajeto da crista mamária (linha hemiclavicular, a partir da axila, bilateralmente). Podem se manifestar como mamilos "a mais" ou crescer e se apresentar como massa palpável na puberdade (mais frequentemente axilares). Também existe o fenômeno oposto da atelia, importante em meninas, que vão apresentar hipoplasia mamária após a puberdade. A forma mais frequente é a síndrome de Polland, com atelia e ausência do músculo peitoral maior (detectada em qualquer idade pela ausência da prega axilar anterior, e importante para que seja prevista a necessidade de tratamento estético das meninas na adolescência).
6. Anomalias do esqueleto torácico: deformidades do tipo *pectus carinatum* (projeção esternal "para fora") e *pectus excavatum* (projeção esternal "para dentro") são comuns e podem ser assimétricas. Casos graves de *pectus excavatum* podem apresentar restrição respiratória e para exercício ou infecções respiratórias de repetição, secundárias a atelectasias. Escolioses secundárias a anomalias vertebrais torácicas e/ou toracotomias perinatais também devem ser observadas e tratadas. A incomum síndrome de Jeune (distrofia torácica asfixiante), autossômica recessiva e potencialmente relacionada à hipoplasia pulmonar, é diagnosticada no neonato, observando deformidade torácica "em sino", baixa elasticidade e complacência, cartilagens costais muito curtas e anormais. O prognóstico é reservado e esses bebês devem ser transferidos para serviço com disponibilidade de terapia intensiva e cirurgia especializada.

SEMIOLOGIA DO ABDOME E DA PELVE

O exame abdominal da criança inclui, como em todas as faixas de idade, buscar massas abdominais anormais, ascite e visceromegalias, seja por meio da inspeção (abaulamentos e assimetrias), palpação (tumorações e suas características), ausculta de peristaltismo ou métodos aditivos (manobra do piparote, percussão). A anamnese deverá incluir questionamentos a surgimento de sinais e sintomas recentes ou presentes cronicamente, hábitos intestinais e urinários, alimentação, perda ou ganho ponderal, febre e dor abdominal, toxemia e queda do estado geral. Em crianças menores, hidronefrose uni ou bilateral é frequente, com possível palpação de rins muito dilatados (massas em flancos) e/ou bexiga espessada ou com alto volume de resíduo urinário, o que é incomum em adultos e crianças mais velhas.

Não se deve esquecer que a maioria dos tumores sólidos da criança se apresenta como massa abdominal assintomática, inclusive percebida inicialmente pelos pais. A palpação cuidadosa do abdome da criança é parte da rotina do exame pediátrico, em qualquer faixa etária.

Também a exploração clínica dos quadros de dor abdominal aguda depende do exame abdominal cuidadoso, que ajuda a chegar ao diagnóstico específico e a diferenciar quadros clínicos e cirúrgicos. A soma dos sinais e sintomas obtidos de forma detalhada, junto com a epidemiologia das diversas doenças em cada faixa etária, permite ao examinador diminuir a extensão das hipóteses diagnósticas e direcionar bem futuros exames diagnósticos e pareceres de especialistas, aperfeiçoando o tratamento do paciente com relação à eficiência e aos custos.

O Quadro 1 apresenta um resumo do quadro semiótico das principais doenças abdominais agudas na criança, e o Quadro 2 um resumo das características dos principais tumores sólidos da infância.

Crianças apresentando constipação crônica precisam também de um exame cuida-

QUADRO 1 Sumário para diagnóstico diferencial inicial das dores abdominais agudas na criança

Doença	Anamnese	Exame físico
Apendicite aguda típica (escolares e adolescentes)	Dor aguda progressiva e constante. Típico início em epigástrio ou descrição imprecisa, evolução para localizada em FID. Toxemia progressiva, náuseas e vômitos.	Dor e defesa predominantes em FID. Irritação peritoneal local (difusa em peritonite generalizada). Quadros tardios: massa inflamatória palpável (plastrão).
Apendicite aguda atípica (lactentes e pré-escolares)	Dor aguda progressiva e constante, difusa ou atípica. Toxemia progressiva, náuseas e vômitos.	Dor e irritação peritoneal difusa. Bloqueios incomuns, raro massa palpável.
Invaginação intestinal	Dor aguda, hiperintensa, em cólica, episódica. Início brusco, história de virose recente. Fezes "em geleia de groselha" e/ou eliminação de muco com fezes.	Sem irritação peritoneal em casos não complicados. Massa cilíndrica palpável, tipicamente em dimidio direito.
Constipação	A história pode ser pouco clara (*soiling*, eliminação de fezes em pequena quantidade). Dor subaguda. Frequentemente história crônica.	Sem irritação peritoneal. Distensão, cólon distal palpável, reto distendido com fezes palpáveis (exceto megacólon agangliônico).
Infecção urinária	Febre desde o início dos sintomas, alterações macroscópicas da urina, dor abdominal difusa nas crianças mais novas, quadro típico nas mais velhas.	Pode ser normal. Comum dor hipogástrica e percussão dolorosa em flancos.
Adenite mesentérica	Dor subaguda, constante. Relação com quadros virais recentes.	Semelhante ao das apendicites, mas não tem massa abdominal palpável.

FID: fossa ilíaca direita.

QUADRO 2 Tumores sólidos pediátricos mais comuns e sintomas principais

Doença	Quadro típico	Sintomas menos comuns
Nefroblastoma (tumor de Wilms)	Pré-escolar. Massa palpável em flanco.	Apresentação em lactente. Formas sindrômicas (Beckwith, hemi--hipertrofia, DDS, aniridia). Hematúria. Hipertensão.
Neuroblastoma	Lactente e pré-escolar. Queda do estado geral. Massa palpável, flanco ou região central de abdome, irregular e aderida a planos.	Metástases subcutâneas, síndromes paraneoplásicas. Hipertensão. Dor óssea.
Tumor de ovário	Lactentes e adolescentes, raro em outras idades. Massa palpável, ascite, abdome agudo por torção gonadal.	Tumor funcional (puberdade precoce, virilização).
Rabdomiossarcoma	Pré-escolares predominam. Massa hipogástrica (tumor do trato genital feminino, próstata, bexiga). Ou exteriorização vaginal.	Adolescentes, massas de partes moles. Icterícia obstrutiva.
Tumores adrenais	Funcionantes, síndrome de Cushing, virilização, puberdade precoce.	–

doso da região perianal para excluir estenoses anais e anomalias anorretais. Um exame retal pode ajudar a diagnosticar um fecaloma, o estado funcional dos esfíncteres (hiper ou hipotônicos) e pode detectar um sinal típico de megacólon agangliônico clássico: eliminação de fezes "em explosão" uma vez que o examinador retira o dedo, sempre que o exame tiver ultrapassado toda a extensão doente (hipertônica) do reto. Da mesma forma, crianças apresentando diarreia crônica associada a queixas perianais precisam ser examinadas em busca de fístulas perianais, abscessos perianais e plicomas, pensando em um possível diagnóstico de doença de Crohn, mais comum em adolescentes.

Crianças com icterícia são um grupo especial, com diagnóstico extremamente urgente no caso de lactentes até 3 meses de vida, que podem apresentar atresia de vias biliares e depender do tratamento cirúrgico precoce para um prognóstico ideal. As atresias de vias biliares são adquiridas na imensa maioria dos casos, e a história perinatal é de uma criança normal ao nascimento que evoluiu a partir do final da primeira semana de vida (tipicamente) com icterícia estável, acolia/hipocolia fecal e colúria, mantendo um estado geral bom durante os primeiros meses. A condição clínica só começa a se deteriorar com a progressão da fibrose hepática e distúrbios nutricionais secundários à síndrome disabsortiva. Qualquer criança que se apresente com icterícia persistente colestática precisa da exclusão ou diagnóstico de atresia de vias biliares em regime de emergência.

Outro aspecto importante das doenças biliares congênitas é destacar que a tríade diagnóstica descrita para os cistos de colédoco (massa palpável, icterícia e dor abdominal) está presente em uma minoria de pacientes: a maioria se apresenta com quadros recorrentes de colestase, colangite e/ou pancreatite.

Outra condição cirúrgica abdominal pediátrica típica é a estenose hipertrófica do piloro, frequentemente confundida com refluxo gastroesofágico, o que atrasa o diagnóstico e o tratamento. O quadro é de vômitos recorrentes a partir do final do primeiro mês de vida. Inicialmente, são vômitos "em jato" imediatamente após as mamadas, mas esse aspecto é frequentemente atenuado na evolução. Os vômitos nunca contêm bile e a criança mantém o estado geral e a fome, ao menos enquanto complicações metabólicas secundárias não ocorrem. Os bebês, previamente saudáveis, apresentam parada do crescimento e perda ponderal. Em quadros bem estabelecidos a hipertrofia pilórica é palpável ("oliva pilórica") e basta para o diagnóstico de quadros típicos. São necessários, no entanto, alguns cuidados para um exame de sucesso:

1. Criança tranquila e relaxada. Para isso é útil a presença da mãe (em alguns casos pode ser favorável palpar o abdome da criança no colo da mãe) e o uso de solução de glicose ou leite por via oral durante o exame.
2. Estômago previamente esvaziado.
3. Examinador à direita da criança, exame bimanual (mão não dominante às costas da criança e mão dominante em movimentos laterais a partir do limite lateral da coluna vertebral do bebê), buscando palpar uma massa lisa e móvel, dura, ovoide.

A visualização de "ondas" peristálticas do quadrante superior esquerdo para o epigástrico (ondas de Kussmaul) pode ser possível após uma refeição, antecedendo o episódio de vômito. Para diferenciar a doença de refluxo gastroesofágico é útil considerar os vômitos "em jato", peristalse gástrica visível, perda ponderal e massa pilórica. Outras suboclusões do trato digestivo (bridas de Ladd, pâncreas anular, membrana duodenal) tipicamente mostram vômitos biliosos, sem massa palpável.

SEMIOLOGIA DO TRATO GENITAL

Grande parte das doenças cirúrgicas da criança, ao lado de manifestações não patológicas que suscitam dúvidas frequentes nos pais e médicos não especialistas, está focada no trato urogenital. Uma primeira consequência é a obrigação de o exame genital/perineal da criança ser rotina em pediatria, em ambulatório de puericultura e acompanhamento de crianças normais, mesmo na ausência de queixas específicas.

Dúvidas com relação à normalidade ou não do prepúcio são extremamente frequentes. A mais comum é a presença ou não de fimose. Há muita confusão entre fimose, variantes normais e outras doenças do pênis.

Fimose é definida como (1) impossibilidade de retração do prepúcio (2) causada por um anel de constrição. A impossibilidade de retração prepucial (ou retração incompleta) em crianças jovens, frequentemente chamada de "fimose fisiológica", não é, de fato, uma fimose, mas sim um fenômeno de imaturidade, causado pela presença de aderências balanoprepuciais entre a mucosa prepucial e a glande, sem estenose prepucial distal. Essa situação é fisiológica e resolve espontaneamente na maioria absoluta das crianças até os 4 anos de idade, progressivamente. Aderências residuais são frequentes, restringindo por algum tempo a redução completa do prepúcio, mas também costumam se resolver com o tempo.

Um fenômeno comum que pode estar associado a esse processo é o surgimento de "ilhas" separando as mucosas prepucial e da glande, onde se acumula esmegma, visível por transparência como coleções esbranquiçadas sob o prepúcio (cistos de esmegma), que também não são patológicos. A ruptura das aderências em torno dessas "ilhas" dá saída ao esmegma acumulado, frequentemente confundido com secreção purulenta pelas mães (na verdade, é secreção sebácea e não está associada a inflamação ou infecção).

Também é uma confusão comum entre os pais chamar um prepúcio redundante (muito longo) de fimose (neste caso há um excesso de pele cobrindo a glande, mas a exposição da glande não é limitada por um anel de constrição).

Uma fimose de fato se dá quando o prepúcio não pode ser completamente reduzido à custa de um estreitamento distal. Pode ser congênita (neste caso o anel prepucial não terá circunstâncias especiais à inspeção) ou adquirida, seja por redução forçada (neste caso pequenas cicatrizes radiais serão visíveis no anel de constrição) ou por líquen escleroatrófico (antigamente chamado de balanite xerótica)[7]. Esta última doença, mais comum na idade escolar, é uma urgência relativa, porque pode evoluir com estenose uretral. Tipicamente, apresenta o anel prepucial muito rígido e com um aspecto branco perolado à inspeção (Figura 4).

Fimoses normalmente são operadas apenas após o treinamento de *toilette*. São exceções os casos que apresentem complicações (o mais comum são balanites de repetição). Algumas situações são passíveis de indicação de postectomia/circuncisão sem a diagnóstico de fimose, ou antes do controle miccional. As principais delas são:

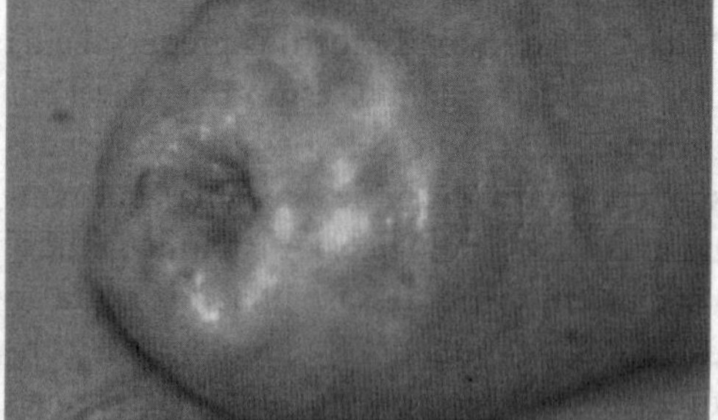

FIGURA 4 Líquen escleroatrófico causando fimose. Notar o aspecto rígido e branco "perolado" do anel prepucial.

1. Necessidade de profilaxia de infecções urinárias em crianças portadoras de uropatias (neste caso uma circuncisão diminui o risco de infecções urinárias por um fator de dez durante a primeira infância).
2. Requisição dos familiares por critérios religiosos ou sociais.
3. Tratamento do prepúcio redundante por questões estéticas ou dificuldades de higiene.

É importante dizer que reduções forçadas do prepúcio imaturo ou aderências balanoprepuciais são desaconselhadas, por serem dolorosas e induzir cicatrizes (causando fimoses secundárias).

O freio peniano pode ser encurtado, causando dor à ereção ou angulação ventral da glande. Trata-se, em geral, de um problema em adolescentes.

Uma questão muito frequente em emergência é diferenciar balanopostite (inflamação do prepúcio distal e/ou da superfície glandar) de parafimose (fixação acidental na região do sulco balanoprepucial do anel estenótico prepucial, em um caso de fimose) (Figura 5). As diferenças semióticas são:

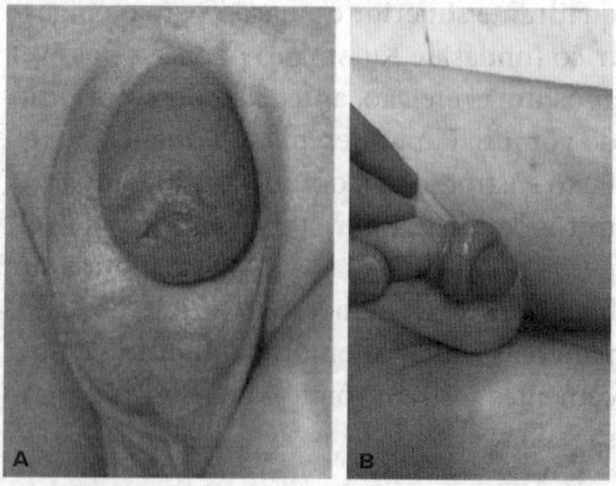

FIGURA 5 A: balanopostite. Observar que há sinais inflamatórios no prepúcio distal, e a glande está coberta. B: parafimose. Observar o anel restrito na região do sulco balanoprepucial, com edema mucoso distal e glande inteiramente exposta.

1. Balanite: dolorosa de forma secundária a um fenômeno inflamatório, subaguda. Associada frequentemente à disúria. Eventualmente há eliminação de secreção purulenta. Edema e hiperemia prepucial estão presentes em extensão variável e a glande não está exposta. É comum a confusão dessa condição com infecção urinária, porque apresenta disúria e um EAS colhido espontaneamente anormal (qualquer menino com disúria requer um exame genital para esse diagnóstico diferencial). O tratamento visa resolver a inflamação/infecção local.
2. Parafimose: fenômeno agudo, muito doloroso, associado à manipulação forçada do prepúcio estenótico. Não há disúria. O anel de constrição é visível, sempre proximal à glande, e há edema distal, da mucosa e da glande, que estará permanentemente exposta: o prepúcio distal não estará visível sobre a glande. O tratamento é emergencial e mecânico (redução do anel à posição anatômica).

O pênis pode apresentar malformações. As principais delas são:

1. Hipospádias: esta é uma malformação comum (afeta 1 em cada 300 meninos, em média). Tipicamente verificamos (1) anomalia prepucial, com prepúcio redundante dorsal e defectivo ventral (capuchão); (2) meato uretral ventral e ectópico – essa posição varia caso a caso, e, quanto mais proximal o meato, mais complexa a reconstrução; (3) curvatura peniana ventral, também variável caso a caso. A correção das hipospádias se faz a partir do segundo semestre de vida, preferencialmente antes da idade escolar, e pode necessitar de múltiplos estágios planejados.
2. Pênis indevidamente exposto: pode ser causado por várias doenças diferentes, desde um dismorfismo cutâneo ligando o pênis ventral ao escroto (pênis palmeado) até pênis embutido secundário a displasias do dartos. É importante dizer que muitos desses meninos se apresentam com queixa de "pênis pequeno", mas se trata apenas de pênis inconspícuo, que é palpável facilmente, e tem dimensões anatômicas normais. Pênis pequeno de fato ("micropênis") é incomum e associado a endocrinopatias ou a anomalias penianas mais graves (em especial epispádias). São problemas muito importantes do ponto de vista psicossocial e devem ser tratados com cuidado. Não é fato que pênis embutidos em meninos obesos devam ser tratados apenas com emagrecimento ou após a adolescência: a indicação varia caso a caso, e muitos precisam de tratamento cirúrgico.
3. Epispádias: anomalia grave, que na absoluta maioria das vezes está associada à extrofia vesical e necessita de reconstrução muito complexa. A maioria está associada a um pênis encurtado anatomicamente e a dificuldades no controle da micção (incontinência urinária de estresse). Tipicamente apresentam (1) anomalia prepucial, com prepúcio redundante ventral e defectivo dorsal; (2) meato uretral ectópico, proximal à glande distal e dorsal; (3) curvatura peniana dorsal.
4. Pênis curvo congênito: o pênis é ectoscopicamente normal, mas apresenta uma curvatura, em repouso ou, mais frequentemente, em ereção. Há controvérsias quanto à idade ideal de reparação nesses casos.

Criptorquias (testículos permanentemente fora da bolsa escrotal) são muito comuns (em torno de 3% da população pediátrica, atingindo até 1/5 dos prematuros) e muito importantes, já que a resolução tardia do problema está fortemente associada à perda do potencial reprodutivo do testículo. Também

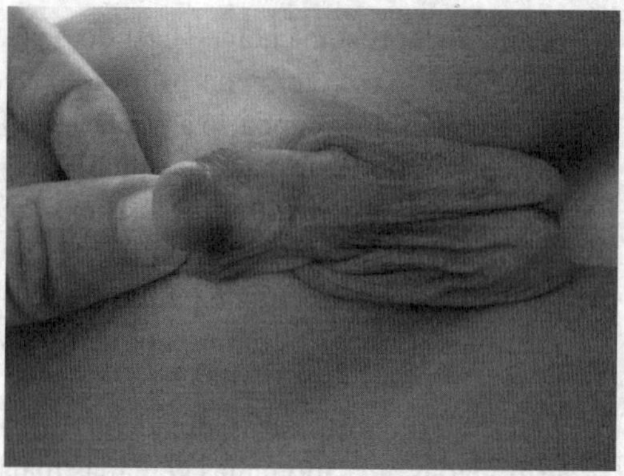

FIGURA 6 Hipospádia com o meato proximal (médio-peniano neste caso), a ausência de prepúcio ventral e o prepúcio dorsal redundante (seguro pelo examinador).

há uma associação com neoplasia maligna, em torno de 5 vezes mais frequente nessa população do que na população geral, em especial se o tratamento é protraído até depois da puberdade[8].

Sabe-se, atualmente, que os testículos críticos podem ser adquiridos (testículos ascendentes), o que obriga ao exame sistemático da posição dos testículos ainda que estejam tópicos na primeira infância.

Em algumas crianças, especialmente prematuros, testículos ectópicos ao nascimento recuperarão uma posição normal espontaneamente. Caso aconteça, esse fenômeno se dará até os 6 meses de idade (na minipuberdade). Testículos que permanecem ectópicos aos 6 meses de idade devem ter uma consulta cirúrgica agendada e a cirurgia deve ser feita o mais precocemente possível, antes dos 2 anos de idade. Testículos crípticos congênitos são frequentemente associados a hérnias inguinais (neste caso a prioridade de tratamento é da hérnia).

O exame físico dos testículos crípticos deve ser bimanual: testículos são estruturas móveis e fixadas a um eixo (o cordão espermático), que por sua vez está dentro de um canal muscular. Caso não seja imobilizada a região e ocluído o canal inguinal o testículo "foge" do examinador, e pode ser feito o diagnóstico errôneo de testículo impalpável. O examinador precisa fixar e "empurrar para baixo" a região inguinal, enquanto com a outra mão procura e "pinça" o testículo ectópico (mais frequentemente palpável na região inguinal).

Testículos não visíveis na bolsa escrotal podem ser apenas retráteis (movimentam-se por causa do reflexo cremastérico ativo). Nesse caso são palpados superiormente (em geral na região inguinal), mas podem ser levados facilmente e sem dor à bolsa escrotal, onde permanecem, se o examinador "cansar" o reflexo cremastérico mantendo os testículos na bolsa por 1 ou 2 minutos.

Embora testículos retráteis não tenham habitualmente indicação cirúrgica, um terço deles evolui para testículos ascendentes, que são uma forma de criptorquia, e o seguimento formal dos testículos retráteis é necessário. Testículos ascendentes não podem ser trazidos à bolsa ou o são com dificuldade e/ou dor, ascendendo imediatamente ao serem soltos pelo examinador, pela ausência de elasticidade do cordão espermático.

As hérnias inguinais são muito frequentes em crianças (em torno de 1% da população pediátrica, com índices maiores em prematuros), predominando no sexo masculino. São causadas por uma anomalia de maturação (persistência anormal do conduto peritoniovaginal). Têm como principal risco os episódios de estrangulamento (que podem causar perda de gônadas, obstrução e isquemia intestinal) e são muito mais comuns no primeiro semestre de vida, o que faz a indicação de tratamento (sempre cirúrgico) ser a mais precoce possível.

Uma hérnia inguinal não complicada se manifesta como um abaulamento retrátil inguinal (que pode ou não atingir o escroto ou a vulva), associado a manobras de aumento da pressão abdominal pela criança. O exame físico pode visualizar o abaulamento (que pode ser reduzido facilmente pela compressão do conteúdo na direção do canal inguinal em hérnias não complicadas), evidenciar à palpação um espessamento do cordão inguinal (em especial por comparação com o cordão contralateral nas hérnias unilaterais) ou perceber um "deslizamento" de camadas sobre o cordão espermático à palpação contra o tubérculo púbico (sinal da seda). Os cistos de cordão e hidroceles septadas são variantes em que apenas um seguimento do conduto peritoniovaginal persiste patente, acumulando líquido seroso. Nesse caso o examinador palpa apenas um "cisto" indolor no trajeto do cordão ou na região escrotal. No caso de hidroceles comunicantes o que acontece é uma "hérnia de líquido" pela persistência de o conduto peritoniovaginal ter um diâmetro muito afilado. O exame do cordão é como nas hérnias inguinais típicas, e a história é de um crescimento volumétrico do escroto, que é variável e não tem expressão na região inguinal. Em crianças mais velhas, é comum o relato de que o escroto "amanhece vazio" e aumenta de volume durante o dia.

Nas hérnias complicadas (episódios de estrangulamento) a apresentação começa com dor local e evolui para um quadro típico de obstrução intestinal. Qualquer criança com obstrução intestinal, em especial lactente, precisa de um exame inguinal sistemático para excluir episódios de estrangulamento herniário. O exame físico detecta um abaulamento inguinal tenso, doloroso e não se reduz espontaneamente. Em casos protraídos, há sinais inflamatórios locais, que sugerem isquemia secundária. Os episódios de estrangulamento precisam ser atendidos imediatamente, seja com redução incruenta (manobra de Taxis) ou cirurgia.

Finalmente, com relação à região genital, abordamos a síndrome do escroto agudo, caracterizada fundamentalmente como dor escrotal aguda episódica[9]. As principais causas são a torção de apêndice testicular (TAT, na absoluta maioria dos casos hidátide de Morgagni), a torção do próprio testículo (TT) e a orquiepididimite (OE). O Quadro 3 apresenta as características principais das três entidades.

QUADRO 3 Características das principais causas da síndrome do escroto agudo

Doença	Apresentação	Idade típica	Associações	Exame físico
Torção de apêndice testicular	Subaguda, dor, sem náuseas ou vômitos.	Pré-escolar/ escolar	–	Nódulo doloroso palpável em polo superior do testículo, reflexo cremastérico normal, visualização por transparência de nódulo escuro na região polar superior do testículo, hidrocele secundária.
Torção do testículo	Hiperaguda, muito intensa, frequentemente associada ao período de sono.	Adolescente, neonato	Episódios prévios de dor	Testículo extremamente doloroso, edemaciado e indurado, elevado com relação ao contralateral, reflexo cremastérico ausente, elevação não melhora a dor. Hidrocele secundária e inflamação em casos protraídos.
Orquiepididimite	Subaguda, possível associação com sintomas urinários, febre, exposição a IST.	Pré-escolar, adolescente sexualmente ativo	Doença urológica	Dor à palpação em testículo e cordão espermático, testículo edemaciado, sinais inflamatórios escrotais, hidrocele secundária. Elevação do testículo melhora a dor.

IST: infecções sexualmente transmissíveis.

Enfatiza-se que frequentemente pacientes atendidos por escroto agudo descrevem um episódio de trauma testicular como justificativa para os sintomas. É extremamente incomum que esse tipo de situação seja causado por trauma testicular, e quando isso ocorre costuma estar associado a traumas graves (mais frequentemente queda a cavaleiro) e grandes hematomas escrotais. O mais comum é que as pessoas leigas tendam a associar dor testicular com trauma, e esses episódios relembrados não tenham associação com o quadro apresentado.

Outra consideração importante é que quadros protraídos de torção testicular podem se apresentar na forma pseudotumoral ou como atrofia testicular (nesses casos o paciente rememora um episódio prévio de dor testicular intensa). É fundamental que esses pacientes sejam encaminhados a um cirurgião, porque a malformação causal das torções testiculares é habitualmente bilateral, e pode acontecer um episódio posterior de torção do testículo contralateral.

SEMIOLOGIA ESPECÍFICA APLICADA ÀS MALFORMAÇÕES COM MANIFESTAÇÃO PERINATAL

O Quadro 4 resume, de forma sinótica, as características das anomalias congênitas mais frequentes que se apresentam de forma perinatal.

QUADRO 4 Características das anomalias congênitas perinatais mais frequentes

Doença	Apresentação típica	Exame físico	Associações possíveis
Atresia de esôfago	Sialorreia, asfixia ao mamar, pneumonia aspirativa.	Impossibilidade de avançar cateter orogástrico além de 8-10 cm da rima labial.	Prematuridade, síndromes, associação VACTERL.
Hérnia diafragmática	Insuficiência respiratória perinatal.	Abdome escavado, ausculta de ruídos hidroaéreos no tórax.	Síndromes genéticas.
Gastrósquise (Figura 7)	Conteúdo abdominal extruído por orifício abdominal. Sepse em casos protraídos.	Orifício pequeno na parede abdominal direita, cordão umbilical normal. Desidratação, hipotermia.	Baixo peso, obstrução intestinal, isquemia intestinal secundária.
Onfalocele (Figura 7)	Conteúdo abdominal visto por transparência sob a membrana amniótica.	O cordão umbilical sai da membrana amniótica que cobre a lesão.	Síndromes genéticas, hipoglicemia.
Atresia de duodeno	Vômitos biliosos recorrentes precoces.	Abaulamento epigástrico.	Síndrome de Down, prematuridade.
Atresias de delgado	Vômitos biliosos ou fecaloides mais tardios se doença distal. Mecônio ausente ou "branco".	Distensão abdominal, peristalse exacerbada.	Intestino curto, peritonite meconial.
Megacólon agangliônico	Constipação, retardo na eliminação de mecônio. Enterocolite (incomum).	Distensão abdominal, evacuação "explosiva" mediante estimulação, clister ou toque retal.	Síndrome de Down.
Volvo de intestino médio	Quadro súbito de vômitos recorrentes em neonato previamente normal. Se tardio, fezes com sangue e toxemia.	Sem alterações de nota em quadros precoces.	–

(continua)

QUADRO 4 Características das anomalias congênitas perinatais mais frequentes *(continuação)*

Doença	Apresentação típica	Exame físico	Associações possíveis
Enterocolite necrosante	Toxemia/sepse, aumento do resíduo gástrico ou vômitos, fezes com sangue.	Distensão abdominal, dor abdominal, hiperemia ou palidez abdominal, massa inflamatória palpável.	Prematuridade, cateterismo umbilical, uso de anti-inflamatórios.
Anomalia anorretal	Obstrução intestinal, eliminação de mecônio ausente ou ectópica (perineal, perivaginal, uretral, transvaginal).	Orifício anal distópico ou ausente. No caso de cloaca persistente, orifício perineal único.	Síndrome VACTERL, síndrome de Down.
Válvulas de uretra posterior	Insuficiência renal clínica, hipoplasia pulmonar com insuficiência respiratória.	Bexiga palpável, hidronefrose (rins palpáveis).	–
Extrofias vesicais e de cloaca (Figura 8)	Exteriorização de urina pela placa vesical. Na extrofia de cloaca, extrusão de mecônio dentro da placa vesical.	Bexiga aberta e exposta (placa vesical), diástase púbica, anomalia genital (epispádia). Na extrofia de cloaca, extrusão de alça intestinal e mecônio dentro da placa vesical.	Anomalia vertebral e espinhal na extrofia de cloaca.

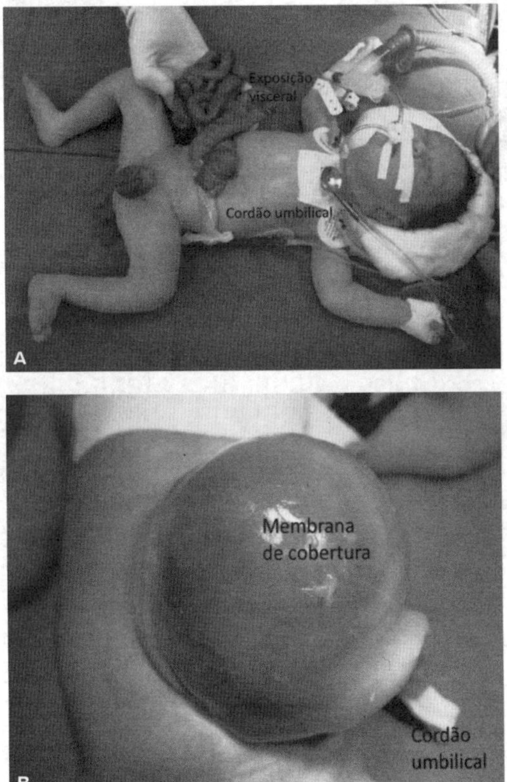

FIGURA 7 A: gastrósquise; B: onfalocele.

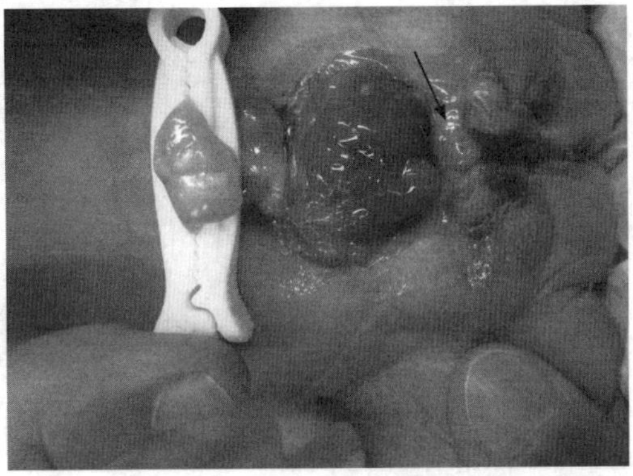

FIGURA 8 Extrofia de bexiga em menina. A bexiga está aberta, fixada à parede abdominal (placa vesical), vagina anteriorizada e horizontalizada (seta) e separação anterior dos grandes lábios.

REFERÊNCIAS BIBLIOGRÁFICAS

1. Krowchuk DP, Frieden IJ, Mancini AJ, Harrow DH, Blei F, Greene AK, et al. Clinical practice guideline for the management of infantile hemangiomas. Pediatrics. 2019;143:e20183475.
2. Léauté-Labrèze C, Harper JI, Hoeger PH. Infantile hemangioma. Lancet. 2017;390:85-94.
3. Paddock M, Ruffle A, Beattie G, Prasai A, Jeanes A. Do otherwise well, healthy children with palpable cervical lymph nodes require investigation with neck ultrasound? Arch Dis Child. 2020;105:1012-6.
4. Paddock M, Ruffle A, Beattie G, Prasai A, Jeanes A. Do otherwise well, healthy children with palpable cervical lymph nodes require investigation with neck ultrasound? Arch Dis Child. 2020;105:2012-6.
5. Marcione ESS, Coelho FG, Souza CB, França ECL. Classificação anatômica do freio lingual de bebês. Rev Cefac. 2016;18(5):1042-9.
6. Ministério da Saúde do Brasil. Nota Técnica n. 35/2018. Anquiloglossia em recém-nascidos. Disponível em: https://portaldeboaspraticas.iff.fiocruz.br/biblioteca/nota-tecnica-n-o-35-2018-anquiloglossia-em-recem-nascidos/. Acesso em: out. 2021.
7. Restrepo R, Cervantes L, Swirsky A, Diaz A. Breast development in pediatric patients from birth to puberty: physiology, pathology and imaging correlation. Pediatr Radiol. 2021;51:1959-69.
8. Johnsen NV, Brown ET, Reynolds WS, Kaufman MR, Milami DF, Dmochowski RR. Diagnosis and management of male genital lichen sclerosus. Curr Bladder Dysfunc Rep. 2016;11:234-41.
9. Braga LH, Lorenzo AJ, Romao RLP. Canadian urological association pediatric urologists of Canada (CUA PUC) guideline for the diagnosis, management, and follow-up of cryptorchidism. Can Urol Assoc J. 2017;11:e251-7.
10. Jesus LE. Escroto agudo. Rev Col Bras Cir. 2000;27:271-8.

Semiologia das doenças infecciosas na criança e no adolescente

Camila Ohomoto de Morais
Giovanna Guazzelli Guerra
Marco Aurelio Palazzi Sáfadi

ANAMNESE

A melhor maneira de fazer as hipóteses diagnósticas adequadas ao atender uma criança com suspeita de uma doença de etiologia infecciosa é obter uma história completa e realizar todos os passos de modo sistemático do exame físico, enfatizando o contato com os familiares e com a criança. A anamnese, se bem-feita, culmina em decisões diagnósticas e terapêuticas corretas e de maneira rápida e eficiente[1,2].

Além de informações sobre a queixa principal, detalhes sobre todos os sintomas, sinais e tratamentos realizados devem ser organizados em ordem cronológica, a fim de direcionar o raciocínio clínico. Caso a criança esteja usando medicamentos, deve-se anotar a causa, a duração, a posologia e a resposta após sua introdução. Todos os componentes que fazem parte de uma anamnese devem estar presentes na avaliação de uma criança com suspeita de doença infecciosa, sendo de particular relevância as informações epidemiológicas, o contato com doenças infecciosas, a presença de animais de estimação no domicílio ou de animais silvestres ao redor da residência, o local e as condições da moradia, viagens recentes, antecedentes pessoais e familiares, histórico descrevendo as características e a frequência de doenças infecciosas prévias, antecedentes de gestação, nascimento e parto, histórico vacinal e desenvolvimento psicomotor[1,2].

A febre é manifestação frequente de doenças em crianças, em particular das doenças infecciosas, sendo considerada o principal motivo que leva os pais a procurar atendimento médico para seus filhos em consultórios e serviços de emergência pediátrica. A preocupação origina-se em parte da noção equivocada de que a febre é uma enfermidade e não um sinal ou sintoma de uma doença.

A febre decorre da resposta inflamatória normal (fisiológica) em face de uma grande variedade de condições, sendo as infecções as mais frequentes. Ocorre quando há elevação na temperatura central corpórea em decorrência de mudança do ponto de regulação térmica (termostato) para um patamar mais alto. Em condições normais a temperatura corpórea apresenta um ritmo circadiano, com variações de 0,5-1 °C, sendo os menores valores medidos na madrugada e os maiores valores no final da tarde, com um valor médio de 36,5 °C[3-6].

Não há consenso em relação ao valor da temperatura para a definição de febre. Entretanto, considera-se febre a temperatura maior que 37,5 °C, quando a temperatura é mensurada na região axilar. Devemos nos lembrar de que temperaturas mensuradas no reto ou na boca são, em geral, aproximadamente 0,5 °C mais altas que a temperatura axilar. A temperatura medida na região axilar, prática utilizada no Brasil e na maioria dos países da América Latina, é considerada menos confiável por estar mais sujeita às variações determinadas pelas condições ambientais, refletindo de maneira menos fidedigna a temperatura central corpórea[3-6].

PATOGÊNESE DA FEBRE

A febre pode ser desencadeada por substâncias pirogênicas endógenas e exógenas. Os agentes infecciosos (vírus, bactérias, fungos etc.), assim como as endotoxinas e exotoxinas por eles produzidas, são exemplos de pirógenos exógenos. Existem, ainda, pirógenos exógenos não infecciosos, como certas drogas, antígenos resultantes de destruição celular e complexos antígeno-anticorpo. As células do sistema imunológico (macrófagos principalmente e em menor proporção os linfócitos) reagem a esses pirógenos exógenos produzindo citocinas (fator de necrose tumoral, interleucinas, linfocinas, interferon) que se comportam como pirógenos endógenos[6].

Essas citocinas produzidas estimulam o endotélio dos vasos da área pré-óptica do hipotálamo (centro termorregulador) a sintetizar prostaglandina E2 (PGE2) a partir do ácido araquidônico, na presença de uma enzima chamada ciclo-oxigenase. A síntese de PGE2, elemento-chave na gênese da febre, ativa os neurônios termorreguladores a elevar o ponto de regulação térmica do termostato hipotalâmico. A elevação do termostato desencadeia uma resposta do nosso organismo, que diminuirá a perda de calor para o meio ambiente (pela vasoconstrição periférica e pela diminuição da sudorese) e produzirá mais calor (pela contração muscular). Com todas essas alterações, o indivíduo pode apresentar palidez cutânea, sensação de frio, tremores e calafrios quando ocorre elevação da temperatura. Dessa maneira, elevações na temperatura corpórea ocorrem quando as concentrações de PGE2 aumentam em determinadas áreas do cérebro. Quando cessa a produção de citoquinas, o termostato retorna ao patamar normal, fazendo o organismo eliminar calor pela transpiração e pela vasodilatação periférica[5-7]. Raramente a febre resulta de disfunção do sistema nervoso central (p. ex., tumores do hipotálamo) que altera diretamente o ponto de regulação termostático.

Entre os potenciais efeitos benéficos da febre estaria a capacidade de melhorar, em temperaturas elevadas, o desempenho da resposta imunológica (aumentar a produção de neutrófilos, a proliferação de células T e auxiliar as reações de fase aguda) do indivíduo, além do potencial efeito de retardar o crescimento e a replicação de vários microrganismos virais e bacterianos. Assim, podemos considerar a febre uma resposta adaptativa, que deve ser tratada apenas em determinadas circunstâncias. Temperaturas acima de 38,5 °C geralmente estão associadas a sensações de maior desconforto, e a redução da temperatura pela administração de antitérmicos faz os pacientes se sentirem melhor. Em pacientes de risco, como os com cardiopatia, doenças pulmonares crônicas, doenças metabólicas e neurológicas, a terapia com antitérmicos é de benefício inequívoco. Crianças de 6 meses a 5 anos têm maior risco de crises convulsivas febris benignas, assim como aquelas com epilepsia têm maior risco de convulsão associado à elevação da temperatura[2,5-7].

A redução da temperatura pode ser conseguida pelos chamados métodos físicos, de eficácia questionável e sujeitos a riscos, quando realizados de maneira inadequada. Os antitérmicos são agentes antipiréticos eficientes, amplamente utilizados e geralmente de venda livre. Em sua maioria agem diminuindo a produção de PGE2 no hipotálamo, pela inibição da enzima ciclo-oxigenase (COX)[3]. Entre os antipiréticos mais utilizados em nosso meio podemos destacar a dipirona, o paracetamol e o ibuprofeno[8].

PADRÕES DE FEBRE

A maioria dos lactentes e crianças jovens com febre sem um foco aparente têm infecções autolimitadas de etiologia viral. Entretanto, nessa faixa etária a febre sem sinais de localização, definida pela presença de febre com menos de 7 dias de duração em uma criança cuja anamnese e o exame físico não identificam sua causa, é um constante desafio para os pediatras, pois as infecções graves de etiologia bacteriana e as infecções virais, autolimitadas, não são de fácil distinção baseando-se apenas em dados clínicos.

As diretrizes para conduta em crianças com febre sem sinais de localização são quase exclusivamente direcionadas para crianças menores de 36 meses de idade, combinando estimativas de risco de bacteremia, avaliação clínica e seguimento criteriosos e uso judicioso dos exames diagnósticos. Estudos realizados na era pré-vacinas conjugadas demonstraram que 10% das crianças menores de 36 meses com febre sem sinais de localização apresentavam episódios de bacteremia oculta (hemocultura positiva em paciente com bom estado geral) e, destas, 2,5% desenvolveriam infecção bacteriana grave: sepse, meningite, pneumonia, artrite séptica, celulite e infecção do trato urinário.

Recém-nascidos têm risco maior de bacteremia oculta do que as crianças de 1-3 meses de idade, que por sua vez têm risco maior do que as crianças de 3-36 meses. Entre 3-36 meses de idade as taxas de bacteremia oculta são similares. Acima de 3 anos de idade a importância da bacteremia oculta é menor. No século XXI, a implementação de programas de imunização, com as vacinas conjugadas pneumocócicas, de *Haemophilus influenzae* b e meningococo, propiciaram diminuição importante da incidência desses episódios, restando ainda um relevante risco de episódios de infecção invasiva pela *E coli*, associadas à infecção urinária. Foram desenvolvidos protocolos, utilizando escores para definição de baixo e alto risco, para aplicação no atendimento de crianças em serviços de emergência, estratificando o risco de acordo com:

- Idade – menores de 1 mês, de 1-3 meses e de 3-36 meses de idade.
- Temperatura – acima de 39 °C.
- Histórico neonatal.
- Patologias de base.
- Hospitalização recente.
- Uso de antibióticos.
- Incluindo a realização de exames laboratoriais para auxílio na estratificação do risco[9].

FEBRE DE ORIGEM INDETERMINADA

Segundo os critérios estabelecidos por Petersdorf e Beeson's na década de 1950, em estudos com adultos, foi definida como a presença de febre com duração de pelo menos 3 semanas, com temperaturas de 38,3 °C ou mais, que permanecem sem diagnóstico após 1 semana de investigação em ambiente hospitalar[10].

Recentemente foi proposta uma revisão desses critérios abreviando para 3 dias o tempo de investigação em ambiente hospitalar ou 1 semana de investigação intensa ambulatorial. A tendência é que se utilize hoje em dia como critério de definição de febre de origem indeterminada (FOI) a intensidade da investigação realizada e não apenas o tempo de investigação. A FOI pode ser dividida em 4 categorias etiológicas:

- Infecciosas.
- Reumatológicas/inflamatórias.
- Neoplásicas.
- Miscelânea[10,11].

Para propósitos de abordagem, consideramos FOI em crianças febre diária com duração de no mínimo 14 dias, documentada, de 38,3 ºC ou mais, sem causa aparente após a realização de exames clínicos e laboratoriais. Na avaliação de crianças encaminhadas por FOI, encontramos, com frequência, infecções virais de repetição, não relacionadas. Importante salientar que a maioria das crianças com FOI apresenta quadros atípicos causados por doenças comuns[12,13].

As infecções são responsáveis por mais de um terço das causas de FOI. Pode-se dizer que, de maneira geral, quanto mais prolongada for a duração da febre, menor a chance de que se trate de etiologia infecciosa. As causas mais frequentes variam de acordo com a epidemiologia local, mas podemos destacar, entre outras, as infecções pelo citomegalovírus, vírus de Epstein-Barr (EBV), infecções ósseas, infecções pela *Bartonella henselae* (doença da arranhadura do gato), infecções do trato urinário, tuberculose e outras micobactérias, salmonelose, endocardites, abscessos retroperitoneais e intra-abdominais, malária, toxoplasmose e HIV. Dentre as doenças reumatológicas/inflamatórias, o lúpus eritematoso sistêmico e a artrite reumatoide juvenil (ARJ) são as mais frequentemente relacionadas com FOI. São também causas relevantes de FOI a doença inflamatória intestinal, a doença reumática, a doença de Kawasaki e a dermatomiosite.

A possibilidade de febre por fármacos deve ser lembrada sempre que a criança estiver sendo tratada com qualquer medicamento e apresentar febre sem outros sintomas. Na maioria dos casos a interrupção do fármaco associa-se ao desaparecimento da febre em até 72 horas. Os linfomas (Hodgkin e não Hodgkin), as leucemias e os hipernefromas são alguns exemplos de neoplasias que em raras ocasiões podem se apresentar como FOI. A idade do paciente é útil na avaliação da FOI. Em menores de 6 anos enfatizam-se as infecções respiratórias e do trato geniturinário, infecções focais (abscessos, osteomielites), ARJ e mais raramente as leucemias. Em crianças maiores e adolescentes a tuberculose, a doença inflamatória intestinal, as doenças autoimunes e os linfomas[11-13].

Somente para fins didáticos definimos a presença de febre prolongada quando a duração da febre excede o tempo esperado para determinada doença clínica (p. ex., infecção do trato respiratório superior com febre por mais de 10 dias, infecção por EBV com mais de 3 semanas de febre).

O exame físico da criança nem sempre pode ser realizado na sequência tradicional craniocaudal devido à ansiedade e/ou agitação da criança, sendo necessário modificar a sequência de manobras semiológicas. Na inspeção geral, deve-se avaliar se a criança está em bom estado geral, corada, anictérica, acianótica, afebril, eupneica, hidratada, alerta, ativa, contactante e orientada[1,2]. Destacam-se a seguir aspectos do exame físico e achados patológicos, de acordo com sua topografia, com ênfase nas doenças infecciosas.

CABEÇA E PESCOÇO

- Inspeção: avaliar fácies, forma, simetria, proporção craniofacial, alterações, distribuição e implantação de cabelo, tamanho e tensão das fontanelas.

Achados patológicos

Microcefalia

A microcefalia (Figura 1) é uma anomalia congênita caracterizada pela redução do pe-

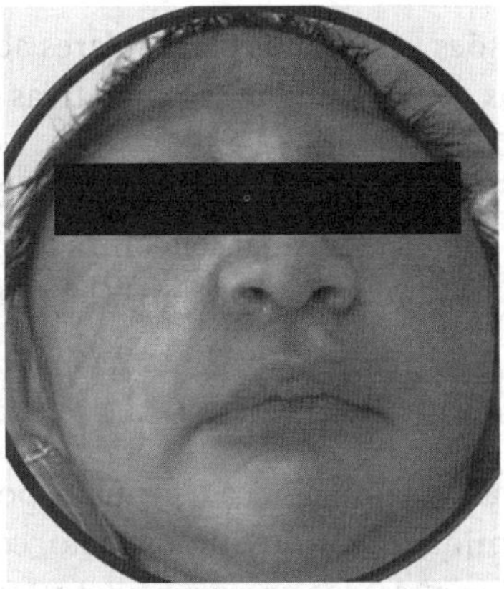

FIGURA 1 Microcefalia em recém-nascido com infecção congênita por zika.

rímetro cefálico. A Organização Mundial da Saúde (OMS) define a microcefalia como um perímetro cefálico abaixo de pelo menos 2 desvios padrão da média para idade gestacional e sexo; a microcefalia grave é definida como um perímetro cefálico abaixo de 3 desvios padrão ou mais da média para a idade gestacional e o sexo.

A microcefalia é um achado que faz parte do diagnóstico diferencial de diversas infecções congênitas (p. ex., toxoplasmose, citomegalovirus, sífilis, zika, chikungunya, rubéola – lembramos que os últimos casos de transmissão da rubéola e da síndrome da rubéola congênita no país ocorreram em 2008 e 2009, respectivamente).

- Abaulamentos: podem ser sugestivos de coleções. A presença de abaulamento de fontanela é um achado clássico de meningite em lactentes.
- Palpação do pescoço: examinar massas e linfonodos e descrevê-los (número, tamanho, sinais inflamatórios, dor, consistência, mobilidade). Palpar traqueia e tireoide.

Considera-se linfonodomegalia a presença de linfonodos com tamanho superior a 1 cm (Figura 2).

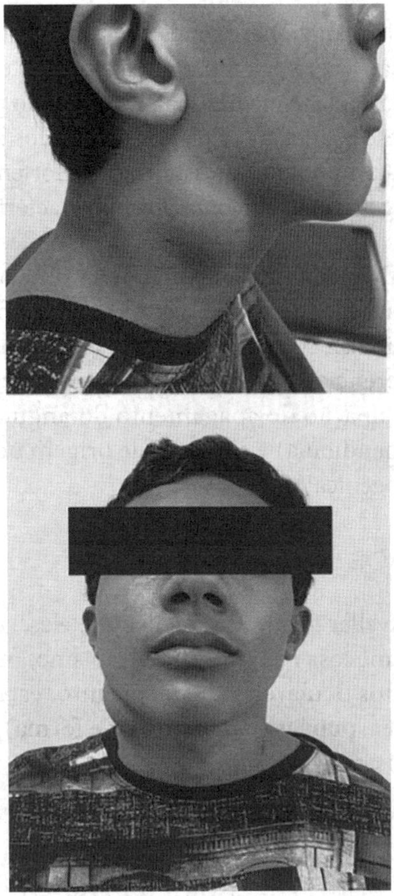

FIGURA 2 Adenomegalia cervical em adolescente.

Em quadros de etiologia viral é comum a presença de conglomerados de linfonodos, móveis, fibroelásticos, sem sinais flogísticos. A presença de linfonodomegalia associada a sinais flogísticos (dor, calor, rubor) é sugestiva de linfadenite bacteriana. Nesse caso os principais agentes etiológicos a serem considerados são o *Staphylococcus aureus*, o *Streptococcus pyogenes* e os anaeróbios[14].

Na presença de linfonodomegalia regional, dolorosa, relacionada à arranhadura ou mordedura de gato prévia, considerar como diagnóstico diferencial doença da arranhadura do gato. Em nosso meio, são também causa relevante de linfoadenite subaguda ou crônica a tuberculose e outras microbacterioses. As cadeias ganglionares mais comumente afetadas são a cervical, uni ou bilateralmente, supraclavicular e mediastinal. O linfonodo pode coalescer, aderir aos planos profundos e fistulizar. A presença de fistulização é fortemente sugestiva da etiologia por micobactérias[14].

- Abaulamento em região mandibular: na presença de abaulamento em região mandibular, considerar como diagnósticos diferenciais: parotidite (com presença na palpação do apagamento do ângulo da mandíbula) e abscesso de origem odontogênica[14].

OLHOS

Avaliar forma, distância entre eles, simetria, mucosa conjuntival, estrabismo, movimentos oculares, ptose, epicanto, esclera, córnea, pupilas (tamanho, cor e forma), cor da íris, resposta à luz.

Achados patológicos

- Icterícia: descartar hepatite. Quando presente em lactentes, considerar o diagnóstico diferencial de infecção congênita.
- Conjuntivite: a presença de hiperemia ocular, lacrimejamento; edema palpebral; sensação de areia ou de ciscos nos olhos; prurido; fotofobia; considerar etiologia bacteriana quando a secreção for purulenta (entre os principais agentes destacamos o *Staphylococcus aureus H. influenzae*, *Streptococcus pneumoniae* e *Moraxella catarrhalis*) e a etiologia viral (principal agente Adenovírus). Muitas vezes as alterações oculares de hiperemia e lacrimejamento representam manifestações de doenças infecciosas sistêmicas, como o sarampo, a rubéola, as arboviroses[15].

Lesões vesiculares perioculares acompanhadas de conjuntivite são sugestivas de herpes ocular (Figura 3).

Oftalmoplegia, dor à movimentação ocular e proptose são sinais encontrados nas celulites orbitárias (pós-septais) (Figura 4).

ORELHAS

Avaliar a implantação, formato, posição e deformidades do ouvido externo, conduto auditivo, alterações periauriculares, avaliar a acuidade auditiva, otoscopia.

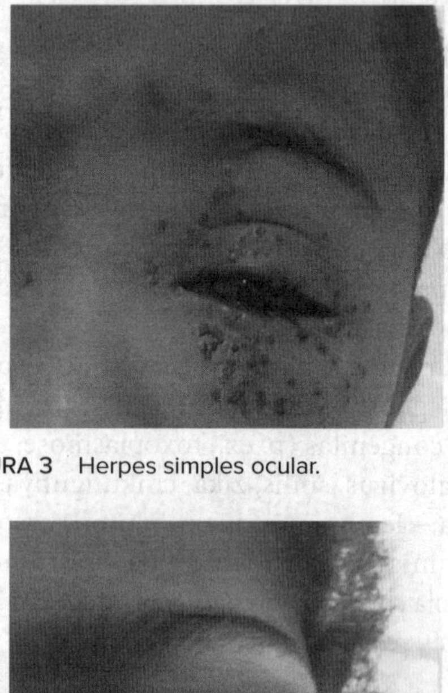

FIGURA 3 Herpes simples ocular.

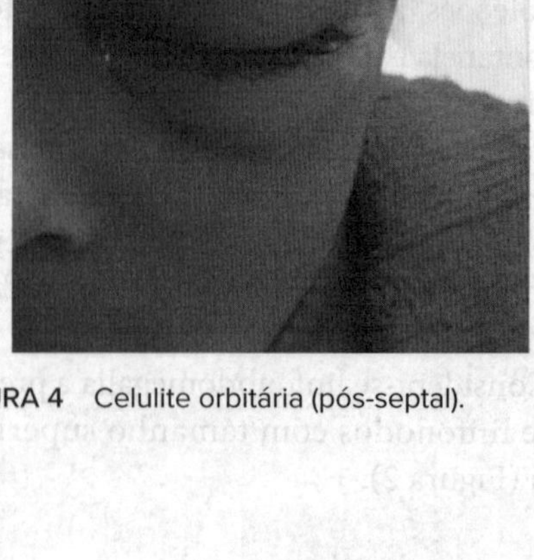

FIGURA 4 Celulite orbitária (pós-septal).

Achados patológicos

Em caso de abaulamento e hiperemia/opacidade timpânica, o diagnóstico de otite média aguda (OMA) é estabelecido. A presença de secreção purulenta em conduto estabelece o diagnóstico de otite supurada. A etiologia das otites médias agudas (OMA) bacterianas tem dois patógenos protagonistas, *Haemophilus influenzae* e *Streptococcus pneumoniae*. Em menor proporção encontramos *Moraxella catarrhalis*, *Streptococcus pyogenes*, *Staphylococcus aureus*. Estima-se que, juntos, *S. pneumoniae* e *H. influenzae* respondam por aproximadamente 70% dos casos de OMA[16].

Nos casos de mastoidite, os sinais e sintomas incluem hiperemia, dor, edema e flutuação sobre o processo mastoide, com anteriorização do pavilhão auricular (Figura 5).

A presença de hiperemia e dor, acompanhada de endurecimento de parte ou de todo o pavilhão, é sugestiva de pericondrite ou condrite auricular (Figura 6). O principal agente etiológico nesses casos é *Pseudomonas aeruginosa*. Outras bactérias podem estar associadas, principalmente o *Staphylococcus aureus*.

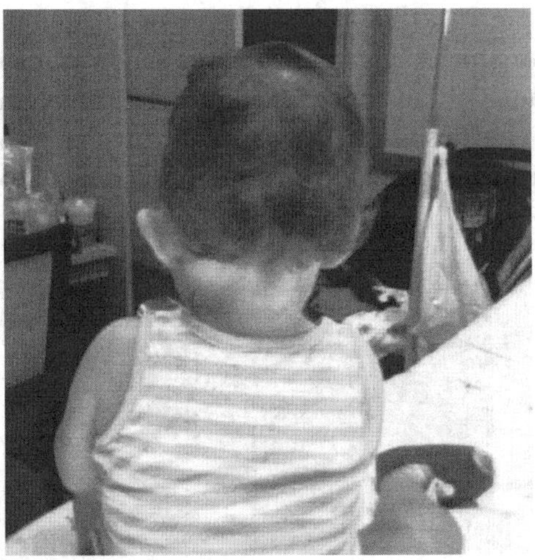

FIGURA 5 Mastoidite à esquerda em lactente de 1 ano.

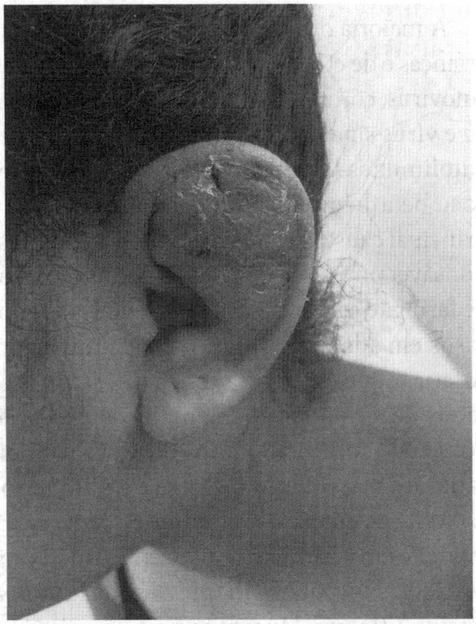

FIGURA 6 Condrite auricular por *Pseudomonas aeruginosa*.

NARIZ

Olhar as narinas com luz, avaliar descargas, sangramentos, deformidades, dor à pressão dos seios paranasais.

Achado patológico

A presença de nariz em sela e rinite é sugestiva de sífilis congênita.

BOCA/OROSCOPIA

Avaliar lábios, mucosa, gengivas, dentes, palato, língua, amígdalas e faringe posterior.

Achados patológicos

Avaliar a presença de petéquias em palato, hiperemia local e a presença de placas exsudativas, que caracterizam o quadro de faringoamigdalite.

A maioria dos casos de faringite aguda em crianças é de etiologia viral (p. ex., adenovírus, rinovírus, coronavírus, *influenza*, *parainfluenza* e vírus sincicial respiratório), de evolução autolimitada. Entre as bactérias, o Estreptococo beta-hemolítico do grupo A (EGA) é a principal causa de faringite aguda, sendo responsável por cerca de 30% de todos os casos de faringite aguda em crianças e de 5-15% dos casos em adultos[1-3] (Figura 7). É importante enfatizar que o EGA é a única das causas comuns de faringite aguda em que a indicação do uso de antimicrobianos deve ser rotineiramente considerada. Entre os patógenos bacterianos menos comuns que podem causar faringite em crianças e adolescentes, merecem destaque: *Fusobacterium spp*, *Arcanobacterium haemolyticum*, *Mycoplasma pneumoniae*, *Chlamydophila pneumoniae* e os Estreptococos do grupo C e G[17].

A presença de hiperemia de orofaringe acompanhada de lesões ulceradas, vesiculares, com base esbranquiçada no palato mole próximas à úvula e foices anteriores das amígdalas é sugestiva de herpangina (Coxsackie).

Em casos de febre periódica acompanhada de amigdalites de repetição, aftas e adenomegalia, especialmente em crianças menores de 5 anos, o diagnóstico de febre periódica, estomatite aftosa, faringite e adenite cervical (PFAPA) deve ser considerado.

A presença de placas esbranquiçadas em mucosa oral e língua caracteriza a monilíase.

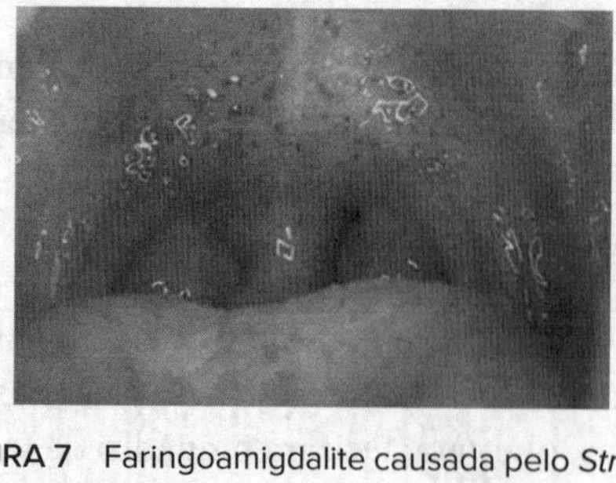

FIGURA 7 Faringoamigdalite causada pelo *Streptococcus pyogenes*.

Sinal de Koplik: no sarampo, podem ser visualizadas pequenas máculas brancas, com halo eritematoso difuso ao redor, que aparecem na mucosa bucal. Costumam preceder em 2 dias o aparecimento do exantema É considerado um sinal patognomônico do sarampo e desaparece 24-48 horas após o início da erupção (Figura 8).

TÓRAX ANTERIOR E POSTERIOR

Observar a forma e a simetria. Observar o tipo de respiração, a frequência.

PULMÕES

- Expansibilidade.
- Percussão: som claro pulmonar, timpanismo, macicez.
- Ausculta: avaliar o murmúrio vesicular e a presença de estertores, roncos, sibilos ou ausência de ausculta e determinar a área; frêmito toracovocal.

Achados patológicos

Pneumonia adquirida na comunidade (PAC) pode ser definida clinicamente como a presença de sinais e sintomas de pneumonia em uma criança previamente saudável, causada por uma infecção adquirida fora do ambiente hospitalar. Em países desenvolvidos os critérios utilizados para definição de casos

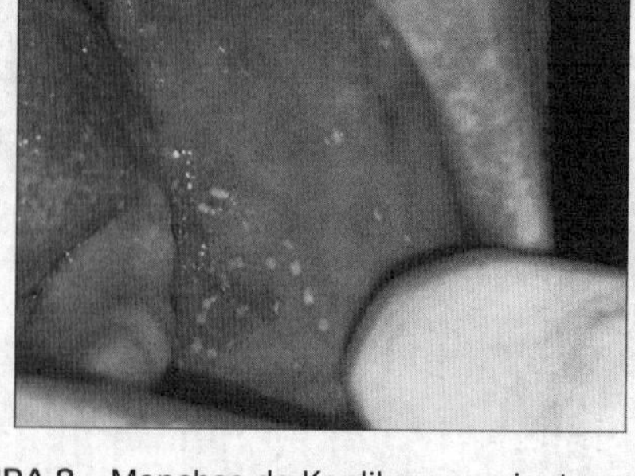

FIGURA 8 Manchas de Koplik em paciente com sarampo.

incluem alterações clínicas compatíveis com pneumonia associadas à presença de alterações radiológicas, enquanto em países em desenvolvimento utiliza-se a presença de achados clínicos obtidos por meio da inspeção e detecção de taquipneia[18].

As infecções do trato respiratório inferior representam causa importante de morbidade e mortalidade em todo o mundo. A incidência anual de pneumonia em crianças menores de 5 anos de idade é de 30-40 casos por mil na Europa e na América do Norte. Nos países em desenvolvimento a incidência chega a ser até 10 vezes maior, além de apresentar coeficientes de letalidade mais elevados[18,19].

CORAÇÃO

- Palpação: localizar o *ictus*, avaliar o tamanho da área cardíaca.
- Ausculta: auscultar o paciente na posição sentada e na posição supina, seguindo esta ordem: área mitral, área tricúspide, área pulmonar e área aórtica; em seguida na axila, no resto do precórdio, nas costas e no pescoço. Identificar sopros sistólicos e diastólicos, caracterizando-os quanto ao tipo, intensidade, irradiação.
- Palpação dos pulsos: radiais, femurais, tibiais, pediosos. Intensidade, ritmo, simetria.

Achados patológicos

A presença de sopro que não existia anteriormente em uma criança pode significar a presença de endocardite infecciosa (principalmente naqueles com histórico de cirurgia cardíaca ou troca de válvula e nos que possuem cateter central de longa permanência).

- Abafamento de bulhas: pode indicar derrame pericárdico, que está presente em pericardites e miocardites. No caso das miocardites, os sinais e sintomas sugestivos caracterizam-se pela presença de dor torácica, falta de ar, arritmias, edema. Os vírus são os principais agentes infecciosos implicados na miocardite. Alterações cardiovasculares importantes foram descritas em elevada proporção das crianças que desenvolveram a síndrome inflamatória multissistêmica pediátrica pós-Covid-19, quadro descrito pela primeira vez no ano 2020 após o início da pandemia de SARS-CoV-2[21].

QUADRO 1 Agentes etiológicos mais prováveis, por faixa etária, de pneumonias adquiridas na comunidade[20]

Faixa etária	Etiologia
Neonatal (0-28 dias)	▪ Bacilos Gram-negativos (enterobactérias). ▪ Estreptococo do grupo B, *Staphylococcus aureus*, *Listeria monocytogenes*. ▪ Vírus: CMV, HSV.
1-3 meses	▪ *Chlamydia trachomatis*, *Staphylococcus aureus* ▪ *Streptococcus pneumoniae*. ▪ Vírus: VRS, *Parainfluenza*
4 meses a 4 anos	▪ *Streptococcus pneumoniae*, *Haemophilus influenzae*, *Staphylococcus aureus*. ▪ Vírus: VRS, *Parainfluenza*, Adenovírus, *Influenza*, Rinovírus.
5-15 anos	*Streptococcus pneumoniae*, *Mycoplasma pneumoniae*, *Chlamydophila pneumoniae*.

CMV: citomegalovírus; HSV: vírus Herpes simplex; VRS: vírus respiratório sincicial.
Fonte: Kierstman et al., 2009.

- Taquicardia/palpitação: quando considerados em repouso ou durante o sono, geralmente está atrelado a miocardites, endocardites e nos quadros de sepse por qualquer foco infeccioso.
- Dor precordial: menos comum em crianças e adolescentes, mas pode estar presente nas pericardites e miocardites.

ABDOME

- Inspeção: forma (plano, abaulado, escavado, distendido), tônus. Cicatriz umbilical. Massas visíveis, cicatrizes. Circulação colateral.
- Ausculta: pesquisar ruídos hidroaéreos.
- Palpação: deve ser gentil, superficial, depois profunda. Avaliar sensibilidade, turgor e elasticidade da pele. Caracterizar o tamanho, a consistência e as bordas do fígado, do baço e de quaisquer outras massas. Palpar loja renal.
- Percussão: delimitar fígado e baço, espaço de Traube.

Achados patológicos

- Distensão abdominal: pode ser provocada por ascite, aumento de vísceras, infecções intestinais; precisamos distinguir o motivo da distensão:
  - Ascite (sinal do piparote positivo, presença de som maciço a percussão): pode ser causada por febre amarela, tuberculose peritoneal/intestinal, hepatites, esquistossomose.
  - Hepatomegalia: hepatites, abscesso hepático, doenças tropicais como leishmaniose visceral, histoplasmose disseminada, febre amarela, esquistossomose, doenças virais como citomegalovírus (CMV) ou mononucleose (EBV).
  - Esplenomegalia: as infecções são causas importantes da presença de esplenomegalia em crianças, com destaque para as infecções virais (hepatite, CMV, EBV), bacterianas (*Salmonella*, *Brucella*, tuberculose), parasitárias (malária, esquistossomose, toxoplasmose, leishmaniose visceral – Figura 9) entre outras.
  - Distensão em alças intestinais: enterocolite necrotizante no período neonatal ou qualquer colite por *Clostridium* nas crianças e adolescentes.
- Ruídos hidroaéreos aumentados: indicativo de infecções intestinais cursando com diarreia, na maioria dos casos de etiologia viral, ressaltando que quadros diarreicos podem ser encontrados em hepatite A quando associados a outros sinais de sintomas.
- Dor: presença de descompressão brusca positiva ou defesa abdominal são indicativos de apendicite quando localizados em fossa ilíaca direita; sinal de Giordano positivo é indicativo de pielonefrite ou abscesso renal; dor em faixa em região de abdome superior é sugestivo de pancreatite aguda.
- Observação: sempre lembrar que, nas crianças desnutridas com hepatoesplenomegalia, um diagnóstico diferencial importante é a infecção pelo HIV.

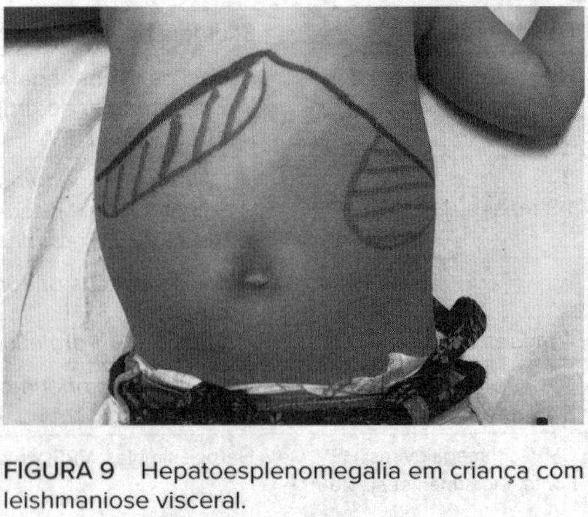

FIGURA 9 Hepatoesplenomegalia em criança com leishmaniose visceral.

REGIÃO INGUINAL E GENITAL

Caracterizar o estágio de desenvolvimento puberal em que a criança se encontra avaliando os pelos pubianos, desenvolvimento do pênis ou tamanho das mamas.

- Inspeção: uretra, coloração, secreção. Na menina, avaliar a presença de sangramento vaginal, corpo estranho, fusão de pequenos lábios, hímen perfurado, descarga vaginal. Nos meninos deve-se observar reflexo cremasteriano, toda a região escrotal, presença de hidrocele.
- Palpação: hérnias, palpação sistemática dos testículos, exposição da glande, adenomegalias.

REGIÃO ANORRETAL

Inspeção do ânus para identificar fissuras, prolapso retal, inflamação, lesões ou perda de tônus.

Achados patológicos

- Abaulamentos: na região inguinal pode corresponder a adenomegalia por adenite bacteriana, doença da arranhadura do gato (Figura 10). Em região genital pode corresponder a adenite bacteriana na glândula de Bartholin, principalmente nas adolescentes. Abaulamento em região de escroto pode estar associada a orquite por caxumba ou agentes bacterianos.
- Lesões: podem ser de diversos tipos, e deve-se prestar atenção à idade do paciente, pois pode indicar maus-tratos e/ou abuso:
  - Verrugas: podem ser únicas ou múltiplas, como nos condilomas causados pelo HPV (Figura 11).
  - Vesículas: podem indicar impetigo na região ou infecção por herpes simples (Figura 12).
  - Úlceras: podem surgir por complicação de infecções bacterianas ou por sífilis primária. A úlcera de Lipschutz (*ulcus vulvae acutum*), caracterizada pelo início rápido de ulcerações dolorosas na região vulvar em meninas e em mulheres jovens, foi recentemente associada à infecção primária pelo EBV (Figura 13).
  - Hiperemia/eritema: podem indicar balanopostite ou início de uma infecção de pele, como celulite ou impetigo.

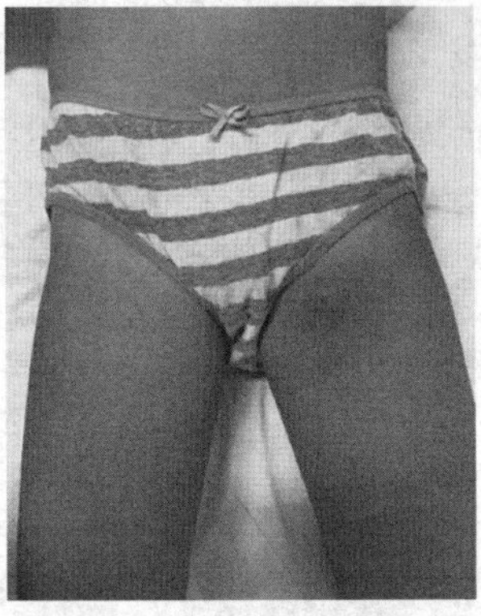

FIGURA 10 Adenomegalia inguinal em criança com infecção pela *Bartonella henselae* (doença da arranhadura do gato).

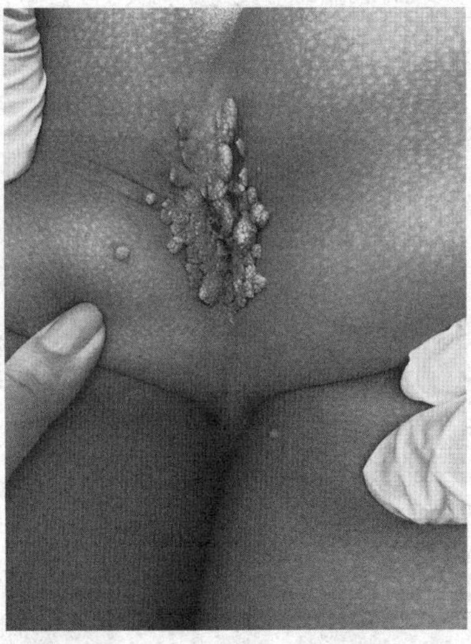

FIGURA 11 Condilomas anorretais por HPV em adolescente.
HPV: papilomavírus humano.

OSTEOARTICULAR

- Inspeção: tamanho, simetria, anomalias, edema, hiperemia.
- Palpação: dor, edema, crepitação, mobilidade, tamanho, temperatura.

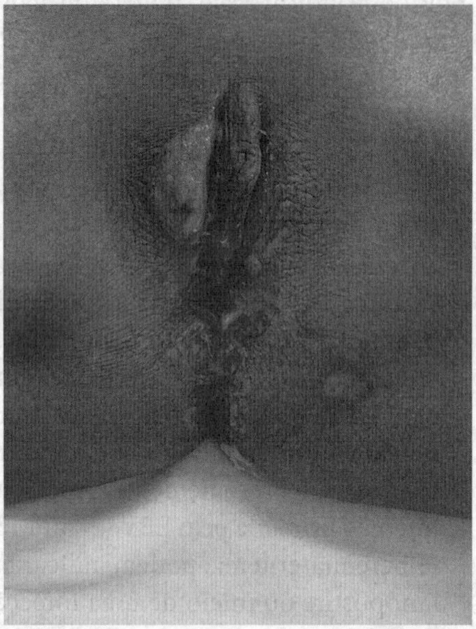

FIGURA 12 Lesões confluentes por herpes simples.

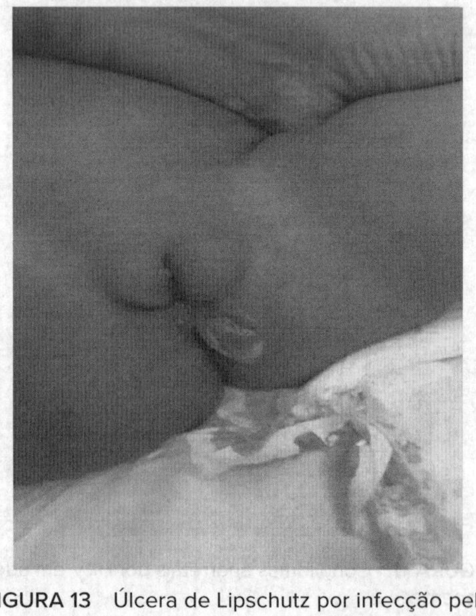

FIGURA 13 Úlcera de Lipschutz por infecção pelo vírus de Epstein-Barr.

Achados patológicos

A presença de abaulamento e/ou sinais flogísticos, além de claudicação de marcha, limitação de movimento e dor à palpação, podem ser sinais de pioartrite (Figura 14) ou osteomielite. É de extrema importância a associação da anamnese e um exame físico minucioso caso o paciente apresente queixa de dor/limitação osteoarticular[22].

COLUNA VERTEBRAL

- Inspeção: identificar lordose, cifose, escoliose, massas, limitação de movimentos, espinha bífida, cisto pilomidal, tufos de cabelos, más formações, infecções ou tumores.

Achados patológicos

A hipótese de discite deve ser considerada um diagnóstico diferencial, em caso de abaulamento, queixa de dor local ou limitação de movimento.

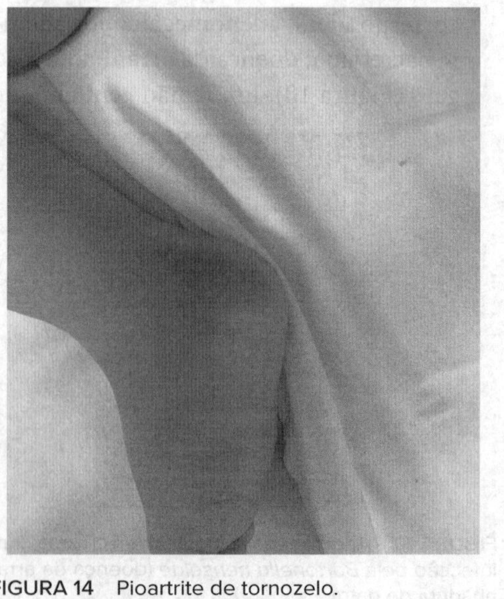

FIGURA 14 Pioartrite de tornozelo.

Encontrar um abaulamento de crescimento progressivo, com deformidade da coluna vertebral, em especial em região torácica, atentar para tuberculose óssea (mal de Pott)[23] (Figura 15).

PELE

Avaliar: cor, turgor, tipo de lesões, unhas e cabelo.

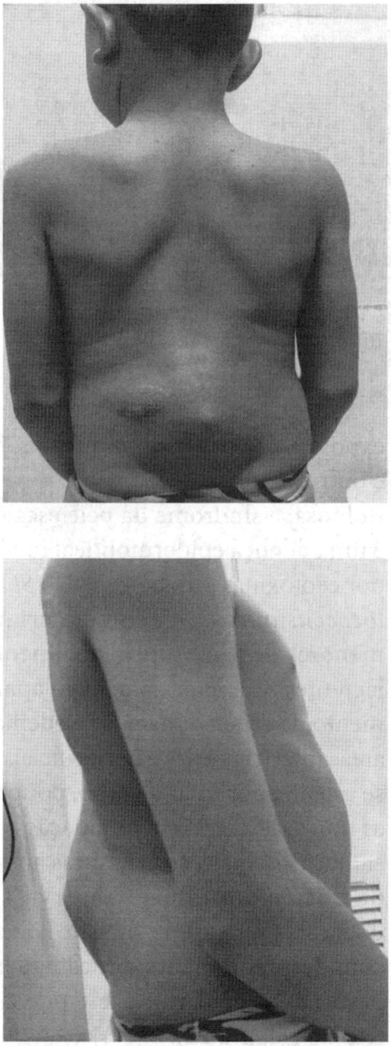

FIGURA 15 Mal de Pott.

Achados patológicos

Em caso de hiperemia e edema associados a sinais flogísticos, considerar a hipótese de celulite ou erisipela[24] (Figura 16).

- Exantema: temos inúmeros tipos de lesões exantemáticas na faixa pediátrica, compreendendo um leque de diagnósticos diferenciais quando correlacionados a outros sinais e sintomas:
  - Maculopapular: apresenta morfologia primária de máculas ou pápulas. Está presente como manifestação clínica de diversas doenças infecciosas como o sarampo (Figura 17), exantema súbito, parvovírus, síndromes mononucleose-*like* (CMV, EBV, HIV) (Figura 18), arboviroses (dengue, chikungunya, zika) (Figura 19), escarlatina.

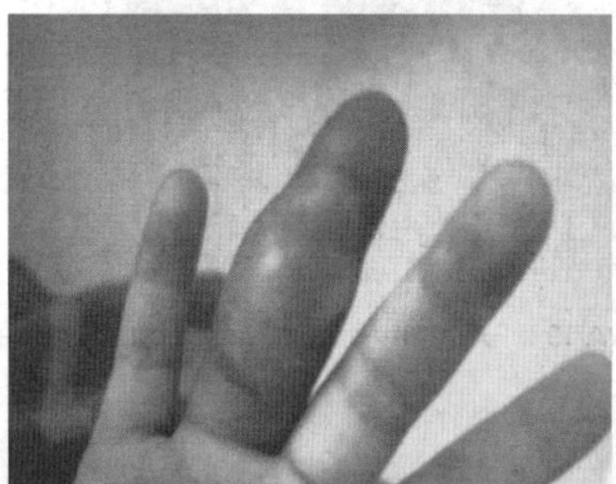

FIGURA 16 Celulite de quarto dedo.

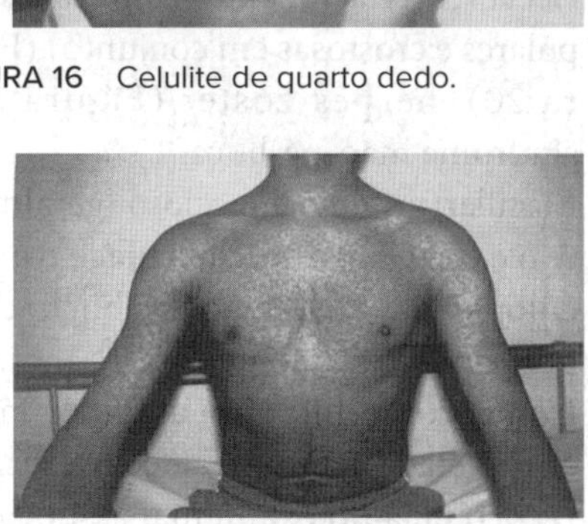

FIGURA 17 Adolescente com sarampo.

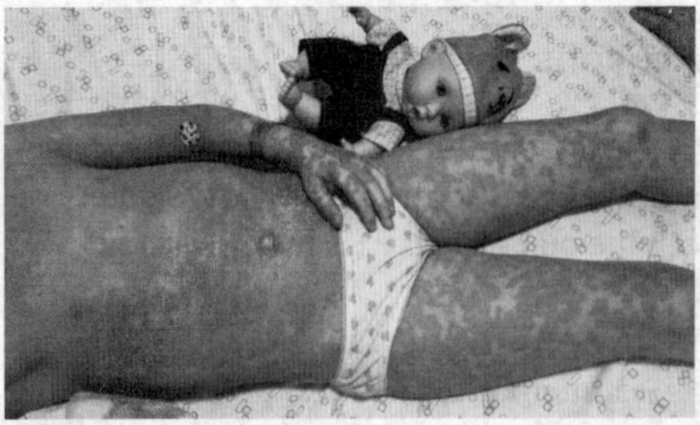

FIGURA 18 Exantema em criança com mononucleose pelo vírus de Epstein-Barr.

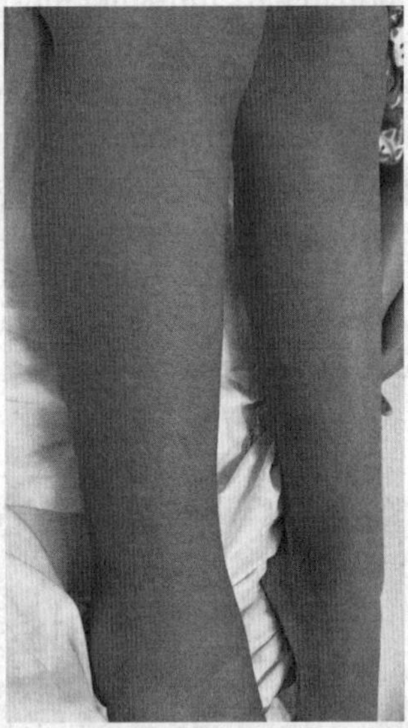

FIGURA 19 Exantema em criança com dengue.

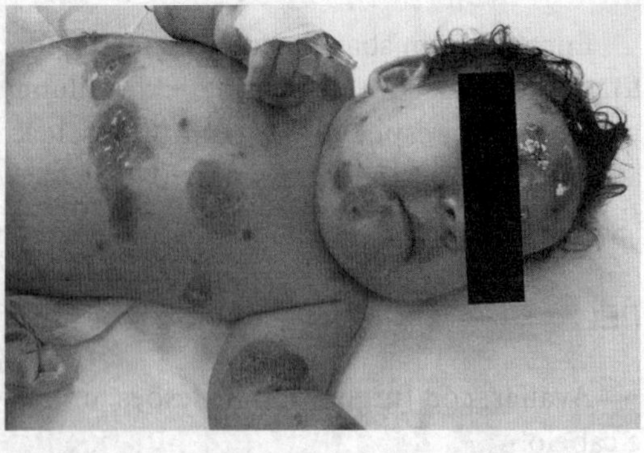

FIGURA 20 Lactente com HIV e com infecção secundária.

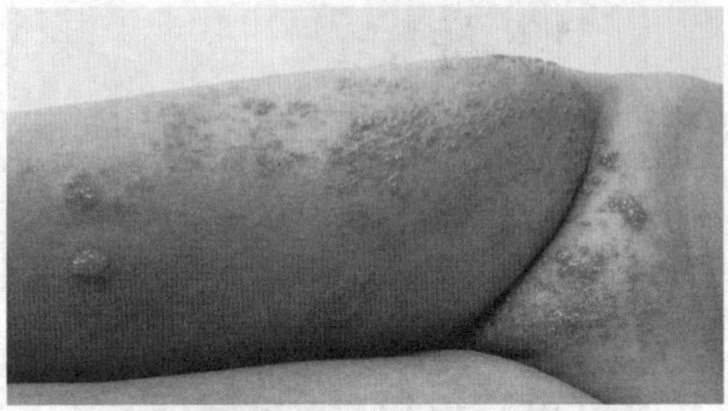

FIGURA 21 Criança com herpes-zóster.

- Vesicular: herpes simples, impetigo, varicela (correlacionando com lesões papulares e crostosas em conjunto) (Figura 20), herpes-zóster (Figura 21), síndrome mão-pé-boca.
- Macular: eritema infeccioso (geralmente o exantema se inicia na face e é maculopapular, na região das bochechas, poupando a região perioral, o nariz e a fronte, conferindo um aspecto "fácies em bofetada"). É frequente observamos recorrência do exantema, associada à exposição ao sol, banhos quentes, febre e outros fatores.
- Bolhosa: a síndrome da pele escaldada é uma doença epidermolítica, mediada por exotoxinas produzidas pelo *Staphylococcus aureus*, e acomete crianças menores de 5 anos, principalmente os lactentes. Caracteriza-se pelo aparecimento de eritema macular e edema em áreas intertriginosas e periorificiais, que se espalha por todo o corpo, poupando as mucosas. Ocorrem exsudação e descamação da pele, com fissuras ao redor da boca e dos olhos. Observa-se na doença a presença do sinal de Nikolsky, com desprendimento das camadas superficiais da epiderme à leve pressão ou fricção (Figura 22).

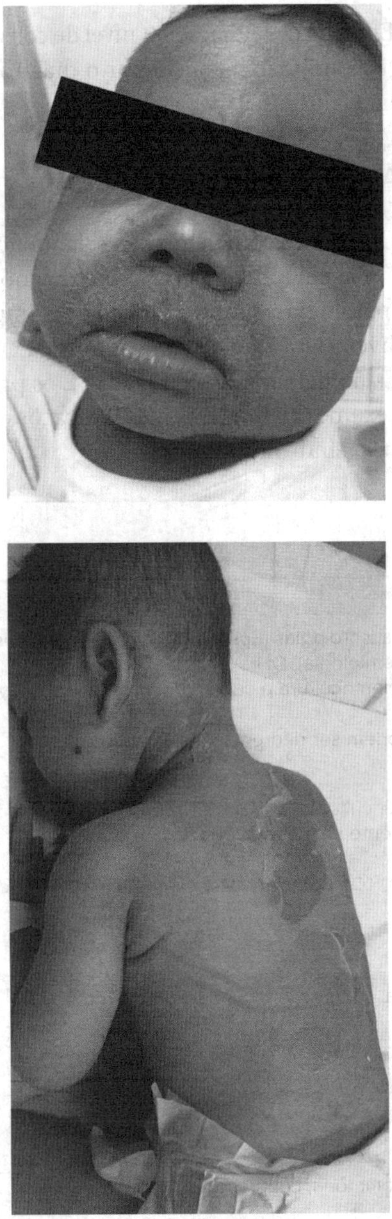

FIGURA 22 Síndrome da pele escaldada por infecção estafilocócica.

A síndrome da sífilis congênita precoce inclui, entre diversas outras diversas manifestações clínicas, a presença de lesões cutâneas caracterizadas pelo pênfigo palmoplantar (Figura 23).

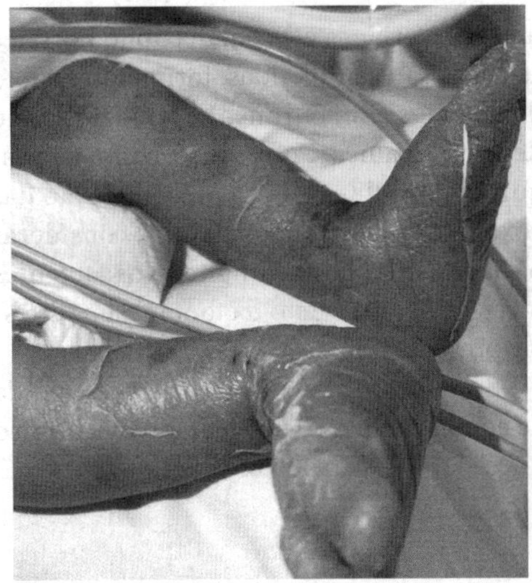

FIGURA 23 Pênfigo plantar em sífilis congênita.

- Petequial ou purpúrico: presença de alterações vasculares que podem ou não estar relacionadas a distúrbios de plaquetas e de coagulação. Fazem parte das manifestações de infecções invasivas como meningococcemia, pneumococcemia e outras septicemias bacterianas, além da febre purpúrica brasileira e da febre maculosa. Podem também ocorrer em infecções virais como enteroviroses, mononucleose, arboviroses.

EXAME NEUROLÓGICO

Avaliar estado mental, motricidade voluntária, força muscular, tônus muscular, coordenação motora, equilíbrios estático e dinâmico, reflexos superficiais e profundos, nervos cranianos, sensibilidades, sinais meníngeos.

Achados patológicos

Na presença de sinais de irritação meníngea, com rigidez de nuca – Kernig (impossibilidade de extensão passiva das pernas quando a criança está em decúbito dorsal, e as coxas são semifletidas, formando ângulo de 90 graus com o tronco) e Brudzinski (ao fletir passivamente o pescoço, como na pesquisa de rigidez de nuca, ocorre flexão das coxas e das pernas) positivos –, considerar o diagnóstico de meningite. Nos lactentes jovens o abaulamento da fontanela pode estar presente.

Em caso de alteração de marcha e perda de equilíbrio súbito, considerar o diagnóstico diferencial de cerebelite.

Em caso de alteração do nível de consciência, irritabilidade, considerar o diagnóstico de encefalite.

EXAMES COMPLEMENTARES

Os exames complementares, laboratoriais e de imagem, podem auxiliar no diagnóstico das patologias, sendo muitas vezes imprescindíveis para elucidação diagnóstica[25-34].

Estão detalhados no Quadro 2 os principais exames auxiliares e suas indicações conforme a síndrome clínica:

QUADRO 2 Principais exames auxiliares e suas indicações

Indicação clínica	Exames auxiliares
Adenomegalias	▪ Hemograma, provas de fase aguda, sorologias (Epstein-Barr, citomegalovírus, toxoplasmose, *Bartonella* (se epidemiologia), DHL. ▪ Em caso de adenite, acrescentar: hemocultura e cultura do material, se houver drenagem. ▪ US: estruturas sólidas e císticas podem ser diferenciadas. Em caso de complementação, solicitar TC.
Osteomielite/ artrites	▪ Hemograma, provas de fase aguda, culturas. ▪ Exames de imagem: raio x (geralmente sem alterações na fase inicial da osteomielite), US em caso de artrite. ▪ Complementação com cintilografia, TC ou ressonância magnética (preferencial).
Infecções de pele e partes moles	▪ Hemograma, provas de fase aguda, culturas.
Pneumonia	▪ Hemograma, provas de fase aguda, culturas, provas de biologia molecular. ▪ Painel viral. ▪ Raio x. ▪ Na suspeita de derrame pleural, complementar com US tórax.
Amigdalite	▪ Pesquisa de estreptococo do grupo A. ▪ Cultura de orofaringe.
Celulite pré/ pós-septal	▪ Hemograma, provas de função inflamatória, culturas. ▪ TC.
Meningite	▪ Hemograma, provas de atividade inflamatória, culturas, glicemia. ▪ Líquor (quimiocitológico, bacterioscopia e cultura), provas de biologia molecular no líquor. ▪ Indicações de exame de imagem antecedendo a coleta de líquor: imunossupressão, malformações de SNC, presença de dispositivos (DVP), história de trauma ou abordagem cirúrgica recente, sinais de hipertensão intracraniana, rebaixamento do nível de consciência, crise convulsiva, déficit neurológico.

(continua)

QUADRO 2 Principais exames auxiliares e suas indicações *(continuação)*

Indicação clínica	Exames auxiliares
Arboviroses	▪ Hemograma, provas inflamatórias, transaminases, coagulograma. ▪ NS1 para dengue (1º ao 5º dia de doença). ▪ Sorologias (dengue, zika e chikungunya a partir do 6º dia de doença).
Exantema	▪ Hemograma, provas inflamatórias, painel viral. ▪ Sorologias para mono-*like* – a depender de demais sintomas (EBV, CMV, HIV, toxoplasmose, herpes). ▪ Sorologias para arboviroses – a depender de demais sintomas. ▪ Sorologia para parvovírus.
Síndrome inflamatória multissistêmica pós--Covid-19	▪ Hemograma, provas inflamatórias, DHL, albumina, função renal, função hepática + enzimas hepáticas e canaliculares, coagulograma, d-dímero, enzimas cardíacas, urina I, fibrinogênio, ferritina. ▪ Ecocardiograma. ▪ US abdome total.
Doença de Kawasaki	▪ Hemograma, provas inflamatórias. ▪ Urina I (pode ocorrer leucocitúria), enzimas hepáticas. ▪ Ecocardiograma.
Infecções sexualmente transmissíveis	▪ Hemograma. ▪ Sempre que possível, os testes laboratoriais ou rápidos devem ser utilizados, incluindo exames para triagem de gonorreia, clamídia, sífilis, HIV e hepatites B e C.
Febre sem sinais de localização em lactentes	Menores de 1 mês: ▪ Hemograma, provas inflamatórias de fase aguda, urina I, hemocultura, urocultura, painel viral. ▪ Raio x. ▪ Líquor (incluir cultura e provas moleculares). Entre 1-3 meses: ▪ Hemograma, provas inflamatórias de fase aguda, urina I, hemocultura, urocultura, painel viral. ▪ Raio x, se sinais de acometimento respiratório. ▪ Líquor, dependendo da apresentação clínica. 3-36 meses: dependerá da apresentação clínica.
Infecções congênitas	A depender da epidemiologia local e das sorologias maternas e sintomas apresentados: ▪ Hemograma ▪ VDRL, teste treponêmico. ▪ PCR na urina para CMV. ▪ Sorologia para CMV, toxoplasmose, zika, herpes simples. ▪ US transfontanela/TC crânio. ▪ Fundo de olho.
Tuberculose	▪ Hemograma, provas inflamatórias. ▪ PPD. ▪ Igra. ▪ Baciloscopia. ▪ PCR BK em escarro, líquido pleural, líquor ou qualquer líquido estéril. ▪ Cultura para BK.

BK: bacilo de Koch; CMV: citomegalovírus; DHL: desidrogenase láctica; DVP: derivação ventrículo-peritoneal; EBV: vírus de Epstein-Barr; HIV: vírus da imunodeficiência humana; PCR: proteína C reativa; PPD: *purified protein derivative*; SNC: sistema nervoso central; TC: tomografia computadorizada; US: ultrassom; VDRL: *venereal disease research laboratory*.
Fonte: elaborado pelos autores.

REFERÊNCIAS BIBLIOGRÁFICAS

1. Porto CC. Semiologia médica. 8.ed. Rio de Janeiro: Guanabara Koogan; 2019. p.1376.
2. Bates BLS. Propedêutica médica. 12. Rio de Janeiro: Guanabara Koogan; 2018. p.1032.
3. Silvestrini W. Febre. In: Farhat CK, Carvalho LHFR, Succi RCM (eds.). Infectologia pediátrica. 3.ed. Rio de Janeiro: Atheneu; 2007. p.25-34.
4. Walter EJ, Hanna-Jumma S, Carraretto M, Forni L. The pathophysiological basis and consequences of fever. Crit Care. 2016;20:200.
5. Beutler B, Beutler SM. The pathogenesis of fever. In: Goldman: Cecil textbook of medicine. 25.ed. Philadelphia: WB Saunders Company; 2018.
6. Harries AD. Fever. In: Cohen J, Powderly WG, Opal SM (eds.). Infectious diseases. 4.ed. New York: Elsevier; 2017.
7. Mackowiak PA. In: Mandell GL, Bennette JE, Dolin R (eds.). Mandell, Douglas, and Bennett's principles and practice of infectious diseases. 6.ed. Philadelphia, Elsevier Churchill Livingstone; 2005. p.3661.
8. Aronoff DM, Neilson EG. Antipyretics: mechanisms of action and clinical use in fever suppression. Am J Med. 2001;111(4):304-15.
9. Sato H. Febre sem sinais de localização. Sociedade de Pediatria de São Paulo (SPSP). Disponível em: https://www.spsp.org.br/2011/06/07/febre-sem-sinais-de-localizacao/. Acesso em: mar. 2022.
10. Petersdorf RG, Beeson PB. Fever of unexplained origin: report on 100 cases. Medicine (Baltimore). 1961;40:1-30.
11. Cunha B. Fever of unknown origin: clinical overview of classic and current concepts. Infect Dis Clin N Am. 2007;21:867-915.
12. Shapiro E. Fever without localizing signs. In: Long SS,Prober CG, Fischer M (eds.). Principles and practice of pediatric infectious diseases. 2.ed. Philadelphia: Elsevier Churchill Livingstone; 2003. p.1688.
13. de Kleijn EM, Vandenbroucke JP, van der Meer JW. Fever of unknown origin (FUO). I: A prospective multicenter study of 167 patients with FUO, using fixed epidemiologic entry criteria. The Netherlands FUO Study Group Medicine. 1997;76:392-400.
14. Chris J, Stutchfield JT. Evaluation of lymphadenopathy in children. Paediatr Child Health, 2012;22(3):98-102.
15. Azari AA, Arabi A. Conjunctivitis: a systematic review. J Ophthalm Vis Res. 2020;15(3): 372-95.
16. Paul CR, Moreno MA. Acute otitis media. JAMA Pediatr. 2020;174(3):308.
17. Kimberlin DW, Barnett ED, Lynfield R, Sawyer MH (eds.). Red book: 2021 report of the Committee on Infectious Diseases. 32.ed. Washington: American Academy of Pediatrics. p. 1060.
18. Bradley J, Byington C, Shah S, Alverson B, Carter E, Harrison C, et al. The management of community-acquired pneumonia in infants and children older than 3 months of age: clinical practice guidelines by the Pediatric Infectious Diseases Society and the Infectious Diseases Society of America. Clin Infect Dis. 2011; 53(7):e25-76.
19. Rudan I, Tomaskovic L, Boschi-Pinto C, Campbell H; WHO Child Health Epidemiology Reference Group. Global estimate of the incidence of clinical pneumonia among children under five years of age. Bull World Health Organ. 2004;82:895.
20. Kierstman B, Sáfadi MAP, Muramatu LH. Pneumonias adquiridas na comunidade em crianças In: Pneumologia. Atualização e reciclagem n. 8, 2009. p. 125-30.
21. Sociedade Brasileira de Pediatria (SBP). Departamento Científico de Infectologia e de Reumatologia. Síndrome inflamatória multissistêmica em crianças e adolescentes provavelmente associada à Covid-19: uma apresentação aguda, grave e potencialmente fatal. Disponível em: https://www.sbp.com.br/imprensa/detalhe/nid/sbp-alerta-sobre-obrigatoriedade-de-notificacao-da-sindrome-inflamatoria-multissistemica/. Acesso em: mar. 2022.
22. Peltola H, Pääkkönen M. Acute osteomyelitis in children. N Engl J Med. 2014; 370:352-60.
23. Brasil. Ministério da Saúde. Secretaria de Vigilância em Saúde, Departamento de Vigilância das Doenças Transmissíveis. Manual de recomendações para o controle da tuberculose no Brasil. Brasília: Ministério da Saúde; 2019. Disponível em: http://www.aids.gov.br/pt-br/pub/2019/manual-de-recomendacoes-para-o-controle-da-tuberculose-no-brasil. Acesso em: mar. 2022.
24. Stevens DL, Bisno AL, Chambers HF, Dellinger EP, Goldstein EJ, Gorbach SL, et al. Practice guidelines for the diagnosis and management of skin and soft tissue infections: 2014 update by the Infectious Diseases Society of America. Clin Infect Dis. 2014;59(2):e10-52.
25. Failace R. Hemograma: manual de interpretação. 5.ed. Porto Alegre: Artmed; 2009. p.424.
26. Honda T, Uehara T, Matsumoto G, Arai S, Sugano M. Neutrophil left shif and white blood cell count as markers of bacterial infection. Clin Chim Acta. 2016;457:46-53.
27. Arora R, Mahajan P. Evaluation of child with fever without source: review of literature and update. Pediatr Clin North Am. 2013;60(5):1049-62.
28. Henderson LA, Canna SW, Friedman KG, Gorelik M, Lapidus SK, Bassiri H, et al. American College of Rheumatology clinical guidance for multisystem inflammatory syndrome in children associated with SARS-CoV-2 and hyperinflammation in pediatric Covid-19: version 3. Arthritis Rheumatol. 2022.
29. Peyron F, L'Ollivier C, Mandelbrot L, Wallon M, Piarroux R, Kieffer F, et al. Maternal and congenital toxoplasmosis: diagnosis and treatment recommendations of a French multidisciplinary working group. Pathogens. 2019 Feb 18;8(1):24.

30. Brasil. Ministério da Saúde. Secretaria de Vigilância em Saúde. Departamento de Doenças de Condições Crônicas e Infecções Sexualmente Transmissíveis. Protocolo clínico e diretrizes terapêuticas para prevenção da transmissão vertical do HIV, sífilis e hepatites virais. Brasília: Ministério da Saúde; 2019.
31. Rawlinson WD, Boppana SB, Fowler KB, Kimberlin DW, Lazzarotto T, Alain S, Daly K, et al. Congenital cytomegalovirus infection in pregnancy and the neonate: consensus recommendations for prevention, diagnosis, and therapy. Lancet Infect Dis. 2017 Jun;17(6):e177-e188. Epub 2017 Mar 11.
32. Shulman ST, Bisno AL, Clegg HW, Gerber MA, Kaplan EL, Lee G, et al. Clinical practice guideline for the diagnosis and management of group A streptococcal pharyngitis: 2012 update by the Infectious Diseases Society of America. Clin Infect Dis. 2012 Nov 15;55(10):1279-82. Erratum in: Clin Infect Dis. 2014 May;58(10):1496. Dosage error in article text.
33. Gorelik M, Chung SA, Ardalan K, Binstadt BA, Friedman K, Hayward K, et al. 2021 American College of Rheumatology/Vasculitis Foundation guideline for the management of kawasaki disease. Arthritis Care Res (Hoboken). 2022 Mar 7. Epub ahead of print.
34. Tunkel AR, Hasbun R, Bhimraj A, Byers K, Kaplan SL, Scheld WM, et al. 2017 infectious diseases Society of America's clinical practice guidelines for healthcare--associated ventriculitis and meningitis, clinical infectious diseases. Volume 64, Issue 6, 15 March 2017. p.e34-e65.

Semiologia do desenvolvimento sexual e suas alterações

Luanna Silva Lages Castelo Branco
Maria Betânia Pereira Toralles
Crésio de Aragão Dantas Alves

INTRODUÇÃO

O sexo cromossômico do embrião é estabelecido na fertilização. No entanto, decorrem 6 semanas, em humanos, antes que os primeiros sinais de diferenciação sexual sejam notados. A diferenciação do sexo genital envolve uma série de eventos pelos quais o embrião, sexualmente indiferente, adquire progressivamente características masculinas ou femininas nas gônadas, trato genital e genitália externa. O desenvolvimento do sexo consiste em vários estágios sequenciais. O sexo genético, conforme determinado pela constituição do cromossomo, leva a gônada primitiva a se diferenciar em testículo ou diferenciação do ovário como *FOXL2* (*forkhead transcription factor*) e *WNT4 (wingless-type MMTV integration site family, member* ovário. Posteriormente, os órgãos genitais internos e externos seguirão a via masculina, na presença de hormônios testiculares específicos, ou a via feminina, na ausência desses hormônios e na presença de genes envolvidos na *4*) e *RSPO1* (*R-spondin family 1*). Uma vez que a presença do testículo fetal desempenha um papel determinante na diferenciação do trato reprodutivo, o termo "determinação do sexo" foi usado para designar a diferenciação da gônada durante o desenvolvimento fetal inicial.

ESTADO SEXUALMENTE NEUTRO OU INDIFERENCIADO

O evento inicial na diferenciação sexual é o desenvolvimento do primórdio gonadal ou crista gonadal/urogenital. Eles aparecem como um par de cristas gonadais longitudinais entre a 4ª e a 5ª semana gestacional, sendo formados por mesoderma intermediário e cobertos por epitélio celômico. Os primórdios gonadais derivam de mesonefros, o rim embrionário primário, que funciona por pouco tempo no período fetal inicial (4ª semana). As cristas urogenitais são precursoras dos sistemas urinário, genital e do córtex adrenal. Cada crista urogenital se divide em crista urinária e adrenogonadal na 5ª semana. As células epiteliais do primórdio gonadal entram no mesênquima e resultam na formação de cordões sexuais primitivos (Figuras 1 e 2). Mais tarde esses cordões sexuais se separam da superfície epitelial e são chamados de gônadas bipotenciais. Entre a 6ª e a 7ª semana de gestação, os ductos paramesonéfricos (ductos de Müller) se desenvolvem próximos aos ductos mesonéfricos (ductos de Wolff). Am-

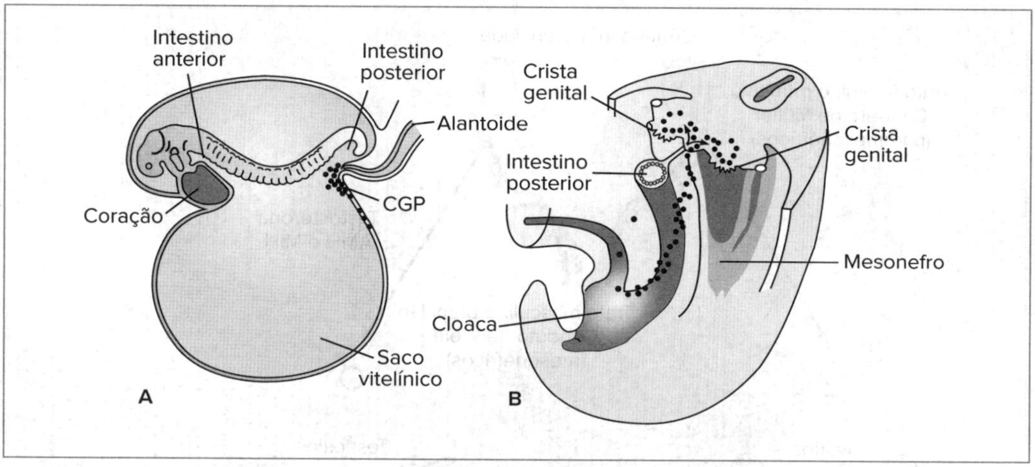

FIGURA 1 Trajetória de migração das células germinativas primordiais.
CGP: células germinativas primordiais.
Fonte: Araújo (2017).

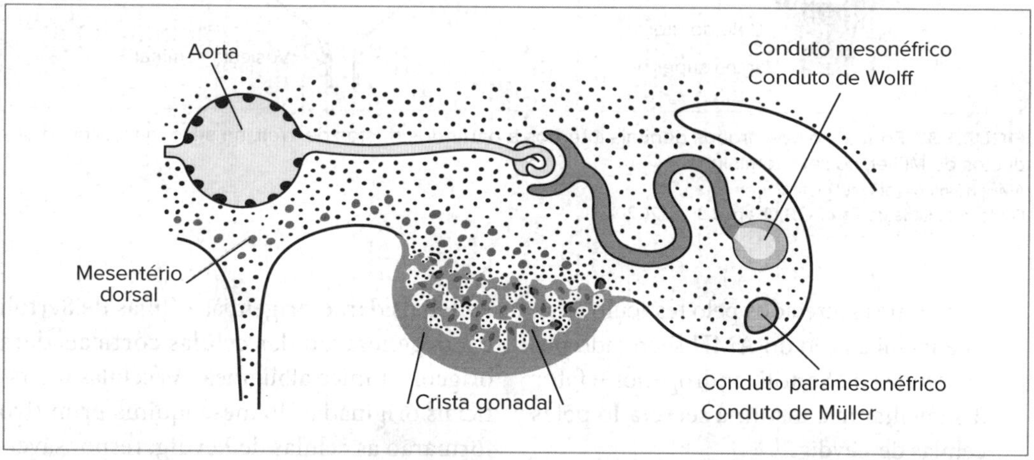

FIGURA 2 Formação dos cordões sexuais primitivos.
Fonte: Rodrigues (2004).

bos os conjuntos de ductos se formam na superfície dos rins mesonéfricos.

No sexo masculino, os ductos de Wolff se diferenciam em epidídimo, ducto deferente e vesícula seminal, mediados por andrógenos derivados de testículos. No sexo feminino, os ductos de Müller se diferenciam em trompas de Falópio, útero e parte superior da vagina. Estes regridem no sexo masculino sob a influência do hormônio antimülleriano (AMH) derivado do testículo (Figura 3).

DIFERENCIAÇÃO SEXUAL NORMAL

Diferenciação sexual masculina

A diferenciação sexual masculina consiste em:

- Determinação sexual: formação do testículo a partir da gônada primitiva.
- Diferenciação sexual: desenvolvimento da genitália interna e externa pela ação de

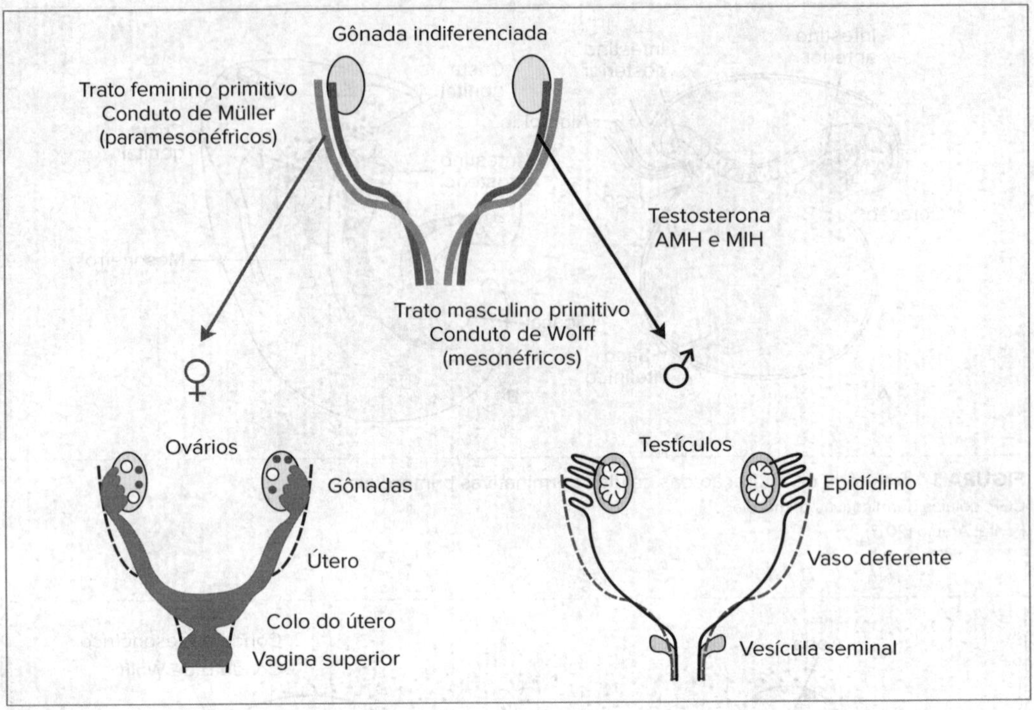

FIGURA 3 Formação dos órgãos genitais internos a partir dos ductos de Wolf, no sexo masculino, e dos ductos de Müller, no sexo feminino.
AMH: hormônio antimülleriano.
Fonte: adaptada de Zarco (2018), apud Silva (2020).

hormônios secretados pelo testículo fetal, que inclui a ação do AMH secretado pelas células de Sertoli, andrógenos e fator 3 semelhante à insulina secretado pelas células de Leydig.

A formação testicular depende do gene *SRY* (*sex-determining region of Y*). Entretanto, vários outros genes estão também implicados nesse processo complexo, tais como *WnT1 (wingless-type MMTV integration site family, member 1), SF1 (splicing-factor 1), SOX9* (*SRY--related HMG Box 9*) e *NR0B1* (*nuclear receptor subfamily 0 group B member 1).*

Sob estímulo de fatores transcricionais, ainda não completamente elucidados, os cordões sexuais primitivos proliferam em direção à região medular da gônada e dão origem aos cordões testiculares. As células epiteliais darão origem às células de Sertoli e a degeneração das células corticais dará origem à túnica albugínea. As células intersticiais originadas do mesênquima primitivo formarão as células de Leydig, responsáveis pela produção hormonal a partir da 8ª semana de vida intrauterina. Inicialmente o estímulo à produção hormonal provém da gonadotrofina coriônica placentária (HCG) e mais tarde de gonadotrofinas hipofisárias, em especial hormônio luteinizante (LH). A síntese de testosterona será responsável pelo desenvolvimento e manutenção dos ductos de Wolff. A testosterona é convertida em di-hidrotestosterona (DHT) pela enzima 5-alfa-redutase do tipo 2, que é responsável, entre outras funções, pela virilização da genitália externa. A DHT é mais potente que a testosterona por apresentar maior afinidade pelo receptor androgênico e maior eficiência em sua ativação.

O AMH, produzido pelas células de Sertoli a partir da 7ª semana, é responsável pela regressão dos ductos de Müller. A testosterona é responsável pela diferenciação dos ductos de Wolff no epidídimo, canais deferentes, vesículas seminais e ductos ejaculatórios, completando o desenvolvimento do sistema até o final do 1º trimestre da gestação.

A partir da 14ª semana, há formação do falo, migração completa da uretra, formação da bolsa escrotal e por último a migração dos testículos da cavidade abdominal para a bolsa escrotal, no 3º trimestre da gestação. Esse processo se completa no 3º trimestre com o posicionamento dos testículos na bolsa escrotal (Figura 3).

Dessa forma, três etapas são críticas para a completa virilização da genitália externa masculina:

1. Síntese adequada de testosterona pelo testículo do feto.
2. Conversão de testosterona em di-hidrotestosterona (integridade da enzima 5-alfa-redutase do tipo 2).
3. Presença e funcionamento adequado dos receptores androgênicos nas células alvo.

Diferenciação sexual feminina

Na ausência do *SRY*, as gônadas permanecem no estágio indiferenciado até o fim da 10ª semana, quando se inicia a diferenciação ovariana, mais tardia que a testicular. A diferenciação ovariana caracteriza-se pelo desenvolvimento dos cordões sexuais primários, que se degeneram rapidamente. Em seguida formam-se os cordões sexuais secundários ou corticais e há ainda a diferenciação das células mesenquimatosas em células foliculares, que envolvem as células germinativas primordiais, que por sua vez se tornarão as ovogônias.

Aproximadamente na 16ª semana são observados os folículos primordiais, que consistem em uma ovogônia envolta por uma camada de células epiteliais achatadas. A formação máxima de folículos primordiais ocorre entre a 20ª e a 25ª semana, coincidindo com o pico máximo de produção de hormônio folículo-estimulante (FSH) pelo feto. A partir dessa época, a gônada apresenta características morfológicas de ovário definitivo. As ovogônias multiplicam-se exponencialmente, chegando a 7 milhões em torno da 20ª semana de gestação, dando origem aos ovócitos primários. Estes, ao se encontrarem rodeados por uma camada de células foliculares cúbicas, passam a ser denominados folículos primários, envolvidos por um estroma derivado do mesênquima. Entre a vida fetal e a vida adulta há um processo de degeneração acentuada dos folículos, de modo que 99% deles sofrem atresia, que se supõe seja decorrente de apoptose.

A manutenção ovariana é dependente da presença de dois cromossomos X íntegros; caso contrário, os ovários tendem a degenerar e tornam-se disgenéticos. A manutenção da estrutura e função ovariana também depende de vários outros genes localizados nos autossomos, entre eles *WNT4* w *FOXL2*.

Como não há secreção de HAM, os ductos de Müller desenvolvem-se e se fusionam na porção terminal para formar o trato genital feminino (útero, tubas uterinas e porção superior da vagina). A não produção de andrógenos determina, por sua vez, a fragmentação dos ductos de Wolff, que persistem como vestígios embrionários (epoóforo, paraóforo, ductos de Gartner). Na ausência da di-hidrotestosterona, o tubérculo genital dá origem à glande e à haste do clitóris, às pregas urogenitais, aos pequenos lábios e às saliências labioescrotais, aos grandes lábios, que se ligam posteriormente, formando a comissura labial posterior, e anteriormente, formando o monte pubiano. O seio urogenital, por sua vez, dá origem à uretra feminina e à porção inferior da vagina (Figura 3).

EPIDEMIOLOGIA

A incidência de diferenças do desenvolvimento sexual (DDS) é de aproximadamente 1 em 1.000-4.500 nascidos vivos. A etiologia mais frequente é a hiperplasia adrenal congênita (HAC), seguida por insensibilidade a androgênios e por disgenesia gonadal mista.

DIFERENÇAS DO DESENVOLVIMENTO SEXUAL

As diferenças/distúrbios do desenvolvimento sexual (DDS) são um grupo heterogêneo de condições congênitas que resultam em discordância entre os cromossomos sexuais, gônadas e/ou sexo anatômico de um indivíduo. Embora o termo "distúrbios do desenvolvimento sexual" seja amplamente usado na literatura médica, não é universalmente aceito por pacientes e defensores. Alternativas para descrever tais condições incluem os termos "variações no desenvolvimento do sexo" ou "diferenças".

Essas alterações são geralmente atribuídas a desvios da progressão típica do desenvolvimento sexual e podem ser classificadas em várias categorias, incluindo anormalidades cromossômicas, gonadais e anatômicas. Ferramentas genéticas, como análises de *microarray* e técnicas de sequenciamento de última geração (NGS), identificaram novas variantes genéticas entre pacientes com DDS. Mais importante, o manejo do paciente precisa ser individualizado, especialmente para decisões relacionadas ao sexo de criação, intervenções cirúrgicas, tratamento hormonal e potencial para preservação da fertilidade.

CLASSIFICAÇÃO DAS DIFERENÇAS DA DIFERENCIAÇÃO GONADAL

A classificação descrita neste capítulo segue, em grande parte, aquela proposta no Consenso de Chicago (2006). Difere dela pois divide, por questões didáticas, as DDS associadas a anomalias de cromossomos sexuais juntamente com as DDS 46, XX, e 46, XY, associados a distúrbios da diferenciação gonadal (Quadro 1).

DDS ASSOCIADAS A ANOMALIAS DE CROMOSSOMOS SEXUAIS

Síndrome de Turner

A síndrome de Turner (ST) é causada pela deleção completa ou parcial do segundo cromossomo X e afeta 1 em 2 mil mulheres. As principais características fenotípicas da ST são baixa estatura, infertilidade secundária a disgenesia ovariana, doença cardíaca congênita, doença autoimune e distúrbios endócrinos. Embora a inteligência seja normal, há maior prevalência de deficiências de aprendizagem específicas, incluindo habilidades visual-espaciais e/ou visual-perceptivas. O tratamento é multidisciplinar, incluindo reposição do hormônio do crescimento para a baixa estatura e indução e manutenção das características sexuais secundárias, nos casos em que ela não ocorrer. Pode ocorrer risco de malignidade das

QUADRO 1 Classificação das diferenças da diferenciação sexual

Associadas a anomalias de cromossomos sexuais: ▪ 46, XX. ▪ 46, XY.
DDS 46, XX, não associadas a distúrbios da diferenciação gonadal.
DDS 46, XY, não associadas a distúrbios da diferenciação gonadal.

DDS: Distúrbios do desenvolvimento sexual

gônadas disgenéticas nas formas variantes da ST na presença do *SRY*.

Síndrome de Klinefelter

A síndrome de Klinefelter (SK) é caracterizada pela presença de um cromossomo X extra em indivíduos do sexo masculino levando um cariótipo 47, XXY, e raramente a 46, XY / 47, XXY, mosaicismo e outras alterações cromossômicas. É a aneuploidia cromossômica sexual mais comum, com prevalência estimada de 1: 650 nascimentos do sexo masculino. Indivíduos com SK têm frequentemente atraso do desenvolvimento, problemas comportamentais e dificuldades sociais. Do ponto de vista endócrino, a insuficiência testicular primária é a marca registrada da síndrome. Além disso, anormalidades na composição corporal, síndrome metabólica, diabetes e baixa massa óssea foram descritos.

Disgenesia gonadal mista

Nesse tipo de disgenesia, o cariótipo é 46, XY/45, X, resultando em genitália externa de fenótipo variado: atípica, feminina ou masculina. Os indivíduos apresentam testículos de um lado (geralmente à direita) e gônadas disgenéticas de outro, com diferentes combinações de estruturas derivadas dos ductos de Wolff (no lado testicular) e de Müller (no lado da gônada disgenética). O diagnóstico requer confirmação histológica. As gônadas devem ser removidas pelo risco de malignização para gonadoblastoma, seminoma e disgerminoma.

DDS ovariotesticular

DDS ovariotesticular refere-se à situação em que tecido ovariano funcional e tecido testicular coexistem em um indivíduo, seja como ovotestes ou como gônadas desenvolvidas assimetricamente. O cariótipo é quase sempre 46, XX, e raramente 46, XX/46, XY (quimerismo), ou 46, XY. DDS ovariotesticular tem incidência estimada de menos de 1/20.000 indivíduos, representando menos de 5% de todos os casos de DDS. A atribuição do sexo pode ser muito desafiadora e os resultados de gênero amplamente imprevisíveis. Se não for tratado, o tecido testicular e as frações ovarianas produzem esteroides sexuais na puberdade, levando ao crescimento fálico e ao desenvolvimento das mamas.

DDS 46, XX

Disgenesia gonadal pura

É a forma mais grave de insuficiência ovariana primária, com genitais externos e internos femininos e hipogonadismo hipogonadotrófico devido a gônadas disgenéticas. A disgenesia gonadal pura (DGP) 46, XX, pode ser associada a quadros sindrômicos, como a síndrome de Perrault (disgenesia gonadal e hipoacusia neurossensorial) e a síndrome blefarofimose (ptose, epicanto inverso e dismorfirmos faciais).

DDS 46, XX, testicular

O distúrbio testicular 46, XX, é uma condição rara, afetando um em cada 20 mil recém-nascidos do sexo masculino e sendo responsável por 2% dos casos de infertilidade masculina. É caracterizada por grau variável de incompatibilidade entre o fenótipo e o genótipo, sendo que 90% dos indivíduos afetados apresentam fenótipo masculino.

Geralmente o diagnóstico ocorre após o início da puberdade, na apresentação de hipogonadismo hipergonadotrófico e/ou ginecomastia, genitais masculinos típicos com pênis de tamanho normal e testículos de tamanho reduzido; ou posteriormente, devido à avaliação de infertilidade. O fenótipo sexual é determinado pela presença ou ausência do cromossomo

Y. A transformação neoplásica (gonadoblastoma) de gônadas disgenéticas foi descrita em até 30% dos casos, especificamente quando o material do cromossomo Y é detectado. Isso destaca a relevância da remoção gonadal nesses casos.

DDS 46 XY

Disgenesia gonadal pura (completa)

A disgenesia gonadal completa, ou síndrome de Swyer, ocorre devido a mutações de genes *SRY* e *NR5A1*, resultando em gônadas completamente disgenéticas. A disgenesia gonadal 46, XY, completa permite que as estruturas de Müller se desenvolvam internamente (trompas de falópio, útero e colo uterino). A ausência de produção de testosterona inibe o desenvolvimento da genitália externa masculina, portanto esses pacientes terão genitália externa feminina.

Disgenesia gonadal parcial XY (isolada ou sindrômica)

Também denominada disgenesia gonadal incompleta ou atípica, sua forma isolada é caracterizada por atipia genital decorrente de diferenciação testicular parcial em indivíduos com cariótipo 46, XY, sem mosaicismo. A DGP deve ser suspeitada em casos de genitália atípica, cariótipo 46, XY, e na presença de:

- Gônada não palpável uni ou bilateralmente ou assimetria gonadal.
- Gonadotrofinas elevadas com testosterona total normal ou diminuída.
- Resposta diminuída ou ausente da testosterona no teste do hCG sem acúmulo de precursores.
- Presença de útero na ultrassonografia pélvica ou laparoscopia.

A confirmação é pela biópsia gonadal. O diagnóstico diferencial com DDS 46, XY, ovotesticular deve ser lembrado.

Displasia campomélica

A displasia campomélica (DC) é uma displasia esquelética caracterizada por dismorfias faciais, sequência de Pierre Robin com fenda palatina, encurtamento e arqueamento de ossos longos e pés tortos. Outros achados incluem laringotraqueomalacia com comprometimento respiratório e genitália atípica ou genitália externa feminina normal na maioria dos indivíduos com cariótipo 46, XY. O diagnóstico é baseado em achados clínicos e radiográficos. A identificação de uma variante patogênica heterozigótica no gene *SOX9* pode confirmar o diagnóstico se as características clínicas e radiográficas forem inconclusivas.

Mutações do *WT1*

Mutações no fator de transcrição do *WT1* resultam no desenvolvimento anormal dos rins, genitália e em uma série de alterações, incluindo nefropatia, blastoma, disgenesia gonadal e discordância genital. Vários fenótipos sobrepostos estão associados a mutações *WT1*, incluindo tumores de Wilms, síndrome de Dennys-Drash (DDS), síndrome de Frasier (FS) e síndrome WAGR (tumor de Wilms, aniridia, malformações geniturinárias e retardo mental).

A síndrome de Dennys-Drash (SDD) e a síndrome WAGR levam a atipia genital. Na síndrome de Frasier, o fenótipo é feminino. Em todas elas, as anomalias gonadais estão associadas a alterações da função renal e à predisposição para tumores renais.

Regressão testicular

A síndrome de regressão testicular (SRT), ou síndrome dos testículos evanescentes ou anorquia congênita bilateral, é uma condição em que homens 46, XY, apresentam genitália fenotipicamente masculina e ausência bilateral dos testículos. Ocorre em cerca de 1: 20.000

homens e pode ser encontrada em 0,5-4,5% dos avaliados para criptorquidia. A genitália externa masculina ao nascimento indica que esses indivíduos tinham testículos funcionais durante as primeiras 12 semanas, de modo que o desenvolvimento genital masculino típico ocorreu, com subsequente dano aos testículos *in utero* ou perinatal.

A causa do SRT não é clara, mas foi proposto que se deva a acidentes vasculares, como torção bilateral. Se esse incidente ocorrer durante a segunda metade da gestação, causando deficiência de testosterona e comprometimento do crescimento peniano, muitas vezes leva a micropênis, que é observado em cerca de 50% dos recém-nascidos com SRT. O comprimento do pênis é normal se o incidente ocorre próximo ao termo ou logo após o nascimento. A infertilidade também é a regra, e, devido a uma alta taxa de micropênis, ausência de testículos no escroto e atraso da puberdade (se o tratamento for adiado), a imagem corporal pode ser uma preocupação entre os meninos com SRT.

DDS 46, XX, NÃO ASSOCIADOS A DISTÚRBIOS DA DIFERENCIAÇÃO GONADAL

Excesso de andrógenos circulantes de origem fetal

Hiperplasia adrenal congênita

A HAC inclui condições autossômicas recessivas que afetam as enzimas esteroidogênicas do córtex adrenal (enzima de clivagem da cadeia lateral do colesterol; 3-beta-hidroxisteroide desidrogenase; 17-alfa-hidroxilase/17,20 liase; P450 oxidorredutase; 21-hidroxilase; e 11-beta-hidroxilase) e proteínas (proteína reguladora aguda esteroidogênica). Eles estão localizados dentro das três principais vias do aparelho esteroidogênico envolvido na produção de mineralocorticoides, glicocorticoides e andrógenos.

Deficiência de 21-hidroxilase (P450c21)

A forma mais comum de HAC é representada pela deficiência de 21-hidroxilase (CYP21A2-D), em média 90% dos casos. A gravidade da deficiência enzimática determina três formas clínicas: perdedora de sal (PS: < 1% atividade enzimática), virilização simples (VS: 1-2%) e não clássica (NC: 20-60%). A incidência das formas clássicas (PS e VS) varia entre 1 em 13 mil e 1 em 15 mil nascidos vivos.

Na forma PS, a produção de glicocorticoide (GC) e mineralocorticoide (MC) é gravemente prejudicada, enquanto quantidades anormais de andrógenos são produzidas, estimuladas pelos níveis aumentados de hormônio adrenocorticotrófico (ACTH). A elevação da 17-hidroxipogesterona (17OHP) é a manifestação hormonal característica da doença, e a grande maioria dos pacientes clássicos mostra níveis basais de 17OHP > 300 nmol / L (> 10.000 ng / dL). A 17OHP é convertida em T e 5-alfa-DHT, dois andrógenos com atividade potente, pela chamada via de "porta da frente" e diretamente para DHT por meio de uma via alternativa conhecida como "via da porta dos fundos". Este último pode levar a hiperandrogenismo menos responsivo ao tratamento com GC.

Todos os fetos femininos afetados pela HAC clássica apresentam vários graus de virilização genital (Quadro 2) devido à exposição ao excesso de androgênio intrauterino, de modo que qualquer recém-nascido com genitália atípica ou em casos extremos de genitália aparentemente masculina e gônadas não palpáveis deve ser suspeito de ter HAC PS. Pacientes com 46, XX, muitas vezes apresentam uma vagina que se abre em um seio urogenital comum com clitóris aumentado, útero e ovários normais.

Crianças 46, XY, podem apresentar aumento peniano e hiperpigmentação genital, mas geralmente não são reconhecidas ao nascimento. A perda de sódio e a retenção de

QUADRO 2 Classificação do grau de virilização da genitália externa (critérios de Prader)

Grau	Características
I	Aumento isolado do falo (clitóris) em genitália de aspecto feminino.
II	Maior aumento do falo, fusão posterior e parcial das pregas labioescrotais, com introito vaginal permitindo a visualização de abertura vaginal e uretral distintas.
III	Aumento importante do falo, fusão quase completa das pregas labioescrotais, com a uretra esvaziando-se na bexiga como um seio urogenital.
IV	Falo de aspecto peniano, fusão praticamente completa das pregas labioescrotais, deixando apenas um seio urogenital na base do falo.
V	Falo de aspecto peniano bem desenvolvido, com fusão completa das pregas labioescrotais de modo que o orifício uretral assume posição normal ou no corpo do falo.

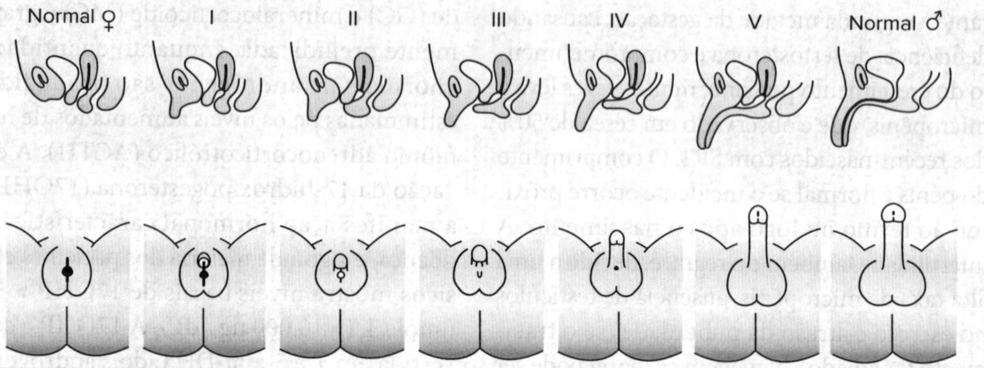

Fonte: Alves C, 2019.

potássio ocorrem em recém-nascidos com HAC PS, devido à deficiência de mineralocorticoide. Isso pode ser detectado bioquimicamente entre 4-7 dias de vida, porém leva mais tempo para se manifestar clinicamente (2ª semana ao 1º mês de vida).

Em vários países, o programa de triagem neonatal (PTN) foi desenvolvido para o diagnóstico precoce de deficiência de 21-hidroxilase medindo os níveis de 17OHP após punção no calcanhar em cartões de papel-filtro, idealmente 2-5 dias após o nascimento. O PTN é fundamental na prevenção de crises PS em meninos, atribuição de sexo masculino em meninas afetadas, prevenindo o desenvolvimento de pseudopuberdade precoce e o comprometimento da estatura final em ambos os sexos. O diagnóstico é feito quando os níveis de 17OHP estão acima dos níveis de corte que devem ser elaborados em cada centro de triagem e ajustados para idade gestacional, peso ao nascer e idade de coleta.

Prematuridade e baixo peso ao nascer são as principais causas de resultados falso-positivos na triagem neonatal para HAC. A coleta de amostras antes de 24-48 horas de vida pode prejudicar a precisão diagnóstica da triagem neonatal, contribuindo para a ocorrência de resultados falso-negativos, com alguns dos recém-nascidos gravemente afetados apresentando valores de 17OHP neonatal apenas moderadamente aumentados quando submetidos à coleta precoce de amostras (< 48 horas de vida). A administração de glicocorticoides à mãe no periparto, ou ao recém-nascido previamente à coleta da amostra neonatal, é fator que contribui para resultados falso-negativos. A transfusão sanguínea é outro fator relacionado a resultados falso--negativos (coletar amostra após 5 dias da transfusão), enquanto as infeções neonatais podem levar a resultados falso-positivos.

Deficiência da 3-beta-hidroxiesteroide desidrogenase (HSD3B2-D)

É uma forma rara de HAC (incidência estimada de < 1 / 1.000.000 nascidos vivos) causada por mutações no gene HSD3B2, que codifica a enzima 3-beta-HSD2. Está envolvida em todas as três vias esteroidogênicas: aldosterona, cortisol e precursores de andrógenos nas suprarrenais e testosterona nas gônadas. Mutações de perda de função (< 5% da atividade enzimática residual) predizem o fenótipo perdedor de sal. Mutações que causam > 5% de atividade 3-beta-HSD2 levam à produção residual de mineralocorticoide sem perda de sal.

A apresentação clínica ao nascimento é descrita como a "forma clássica", com ou sem perda de sal, hipoglicemia, genitália ambígua e hipogonadismo em ambos os sexos. Estudos recentes mostraram que HSD3B2-D raramente causa genitália ambígua em mulheres, portanto, os recém-nascidos 46, XX, afetados podem apresentar apenas clitoromegalia leve, enquanto os recém-nascidos 46, XY, afetados podem apresentar algum grau de subvirilização da genitália externa ou hipospádia isolada.

Deficiência da 11-beta-hidroxilase (P450c11)

A deficiência da 11-beta-hidroxilase (11-OHD) é responsável por cerca de 5% dos pacientes com HAC. A forma clássica de 11-OHD tem uma frequência estimada de 1 em 200 mil nascidos vivos e é causada por mutações no gene CYP11B1. Nas suprarrenais normais, a 11-beta-hidroxilase é expressa na zona fasciculada e converte o 11-desoxicortisol (DOC) em cortisol em resposta ao ACTH. A 11-beta-hidroxilase e a aldosterona sintase podem converter DOC em corticosterona. A 11-OHD interrompe a síntese de cortisol com produção normal de aldosterona. O esteroide-chave usado no diagnóstico da forma clássica são os níveis basais elevados de 11-desoxicortisol. É comum manifestar hipertensão arterial associada a alterações genitais

Excesso de andrógenos circulantes de origem fetoplacentária

Deficiência da aromatase placentária

A aromatase é uma enzima do citocromo P450 importante para a síntese de estrogênios a partir de androgênios. A expressão da aromatase na placenta protege a mãe do potencial efeito androgênico adrenal fetal durante a gravidez. A deficiência de aromatase é um distúrbio autossômico recessivo devido a mutações no gene CYP19A1. As características clínicas incluem virilização materna durante a gravidez e virilização fetal da genitália externa. O fenótipo da deficiência de aromatase é semelhante ao do excesso de androgênio. Recentemente foi demonstrado que doenças, como pré-eclâmpsia e isquemia placentária levam à diminuição da expressão e funcionalidade da aromatase placentária.

Deficiência da P450-oxidorredutase (D-POR)

A deficiência de POR é uma doença autossômica recessiva causada por mutações no gene *POR* (codifica a proteína P450-oxidorredutase). As principais enzimas dependentes de POR estão envolvidas na biossíntese de hormônios esteroides no córtex adrenal e nas gônadas (21-hidroxilase, 17-alfa-hidroxilase e 17,20-liase. Vários estudos também sugerem um possível papel da POR no desenvolvimento ósseo e no metabolismo do ácido retinoico, que leva a anomalias esqueléticas.

Os meninos são geralmente subvirilizados, em um espectro de apresentação que varia de hipospádia perineal a micropênis, devido ao comprometimento da atividade 17,20-liase, que leva à diminuição importante da síntese de andrógenos. Em contrapartida, as meninas apresentam virilização moderada ao nascimento. A redução da atividade da enzima P450c17 causada pela deficiência da POR impede a formação de precursores andrógenos (DHEA e androstenediona), com consequente diminuição da ação virilizante. Uma hipótese proposta para explicar essa aparente contradição é a existência de uma via alternativa de síntese androgênica (*backdoor pathway*), aparentemente restrita ao período fetal e neonatal no ser humano. A presença de excesso androgênico pré-natal é confirmada pelo aparecimento de sinais de virilização (acne, hirsutismo, engrossamento da voz) em algumas mães de pacientes portadoras da DPOR. O quadro materno reverte prontamente com o parto. Diferentemente da deficiência da 21-hidroxilase, a virilização nas meninas não apresenta progressão pós-natal.

Excesso de andrógenos circulantes de origem materna

Doença materna virilizante

O hiperandrogenismo materno e a transferência placentária desses andrógenos para o feto do sexo feminino podem causar DDS 46, XX. As etiologias a serem investigadas são exposição materna a testosterona, precursores da testosterona ou andrógenos sintéticos (p. ex., danazol, dietilestibestrol, progestágenos orais semissintéticos [acetato de medroxiprogesterona]), tumores maternos virilizantes de ovário (p. ex., luteoma, arrenoblastoma, tumor de célula hilar, tumor de Krukenberg), tumores virilizantes da suprarrenal, hiperplasia congênita das suprarrenais materna mal controlada, exposição a interferentes endócrinos, como pesticidas organoclorados (mulheres que trabalham na agricultura), e bifenilas policlorinadas. O diagnóstico de DDS 46, XX, atribuído a doença materna virilizante durante a gestação é confirmado com a comprovação da doença materna e com a não evolução clínica da virilização da criança após o nascimento

Hormônios exógenos

A incidência de virilização em fetos meninas causada pelo uso de medicações durante a gestação é de cerca de 3%. Os efeitos são dependentes da medicação usada e sua dose, da época e do tempo de uso. A virilização da genitália externa de fetos femininos pode ser observada em casos de exposição materna a testosterona e seus derivados, bem como de agentes progestacionais, durante o 1º trimestre da gestação. Caso a exposição ocorra após a 12ª semana de gestação, não se observa fusão das saliências labioescrotais, apenas clitoromegalia. O diagnóstico de DDS 46, XX, devido à passagem transplacentária de esteroides androgênicos deve ser feito após a exclusão de outras causas de virilização da genitália externa em meninas com sexo genético feminino, com a história de exposição materna a medicação na gestação.

DDS 46, XY, NÃO ASSOCIADOS A DISTÚRBIOS DA DIFERENCIAÇÃO GONADAL

Insensibilidade testicular à gonadotrofina coriônica humana e ao hormônio luteinizante

Hipoplasia das células de Leydig

A hipoplasia das células de Leydig resulta da incapacidade do receptor do LH/HCG nas células de Leydig de responder ao LH. A diferenciação e a regulação inadequadas das células de Leydig impede a síntese e a secreção de testosterona e se metabólico ativo, a di-hidrotestosterona. A deficiência androgênica causa feminização completa ou incompleta em indivíduos 46, XY. A ausência completa de virilização resulta na genitália externa feminina normal e geralmente se procura atendimento médico na puberdade devido à ausência de desenvolvimento mamário e/ou amenorreia primária.

Erros inatos da biossíntese de testosterona

- Os defeitos na síntese de testosterona podem envolver a esteroidogênese adrenal e a gonadal devido a várias alterações enzimáticas. Seis deficiências enzimáticas, todas comuns à via de síntese do cortisol e, por isso, classificadas como HAC, podem causar deficiência da síntese de testosterona:
- 7-deidrocolesterol redutase.
- StAR.
- 20-22-desmolase.
- 17-alfa-hidroxilase.
- 3-beta-hidroxiesteroide-desidrogenase (3-beta-HSD).
- Deficiência da P450-oxidorredutase.

Duas outras deficiências enzimáticas, exclusivas da via de síntese da testosterona e, por isso, não classificadas com HAC, completam as deficiências enzimáticas causadoras de defeitos na síntese da testosterona:

- 17-20 liase.
- 17-beta-hidroxiesteroide oxidorredutase tipo 3.

Defeitos da metabolização ou ação da testosterona

Deficiência de 5-alfa-redutase tipo 2

A enzima 5-alfa-redutase tipo 2 catalisa a conversão da testosterona em di-hidrotestosterona. Sua deficiência causa um distúrbio autossômico recessivo do desenvolvimento sexual caracterizado por atipia genital ao nascimento e virilização na puberdade em pacientes com cariótipo 46, XY.

Insensibilidade androgênica (defeito do receptor de andrógeno)

A síndrome da insensibilidade a andrógenos (SIA) surge de mutações de perda da função dos receptores de andrógenos (AR) levando a disfunção e resistência hormonal. Essas mutações levam a ausência de virilização ou infertilidade em homens 46, XY, com testículos funcionais e produção adequada de testosterona. A SIA é classificada em insensibilidade androgênica completa (CAIS), insensibilidade androgênica parcial (PAIS) e insensibilidade androgênica leve (MAIS).

A CAIS se apresenta como amenorreia primária em mulheres adolescentes ou como "achado" incidental de testículos em mulheres submetidas a hernioplastia inguinal. O exame físico revela um fenótipo feminino ao nascimento. A vagina tem terminação em "fundo cego" sem útero, gônadas presentes na parte inferior do abdome ou canal inguinal. Na puberdade ocorre o desenvolvimento das mamas secundário à conversão de andrógenos em estrógenos, e um fenótipo feminino mais alto, secundário ao efeito do cromossomo Y.

A PAIS resulta em um fenótipo variado da função do receptor de andrógeno residual. Os sintomas variam de submasculinização grave com genitália feminina a genitália masculina. O exame físico apresenta-se como hipospádia, escroto bífido e micropênis; já a MAIS geralmente se caracteriza por um fenótipo masculino normal com micropênis isolado. Na idade adulta, pode estar associada a ginecomastia e infertilidade.

Deficiência do hormônio antimülleriano ou seu receptor (persistência dos ductos de Müller)

O HAM é produzido pelas células de Sertoli fetais e é responsável pela regressão dos ductos müllerianos. Disfunção da secreção ou um estado inativo do HAM, causado por mutações no AMH ou em seu receptor AMHRII, leva à síndrome de persistência dos ductos de Müller. Os pacientes nascem sem atipia genital externa, mas os derivados do ducto de Müller persistem, manifestados como testículos que não desceram (criptorquidia) e a presença de um útero pequeno e subdesenvolvido. A fertilidade é rara, mas possível, se pelo menos um testículo descer até o escroto com seus dutos excretores intactos

FORMAS NÃO CLASSIFICADAS ASSOCIADAS A DDS OU A MALFORMAÇÕES GENITAIS

Síndrome de Rokitansky

A síndrome de Mayer-Rokitansky-Küster-Hauser, também conhecida como aplasia mülleriana, é uma doença congênita caracterizada por aplasia do útero e da parte superior da vagina em mulheres com características sexuais secundárias normais e um cariótipo feminino normal (46, XX). O diagnóstico geralmente é feito durante a adolescência após investigações para amenorreia primária e tem prevalência estimada de 1 em 5 mil nascidos vivos do sexo feminino. É classificada em tipo I (aplasia uterovaginal isolada) ou tipo II (associada a manifestações extragenitais). As anomalias extragenitais geralmente incluem malformações renais, esqueléticas, de ouvido ou cardíacas.

Complexo extrofia vesical-epispádia

As anomalias congênitas do trato urinário inferior são um grupo de defeitos congênitos do ureter, bexiga e uretra, que inclui o complexo de extrofia vesical-epispádia (CEVE). É uma malformação da linha média abdominal que compreende um espectro de anomalias geniturinárias congênitas da parede abdominal, pelve, trato urinário, genitália, ânus e coluna vertebral. A gravidade da CEVE varia de epispádia (E), representando a forma mais branda, que inclui a extrofia clássica da bexiga (ECB), e estendendo-se à extrofia cloacal (EC), o último complexo – onfalocele, extrofia, ânus imperfurado e defeitos da coluna – sendo os mais graves. Na maioria dos casos, CEVE é não sindrômica. A epispádia geralmente é diagnosticada no nascimento, embora sua apresentação dependa da gravidade e do sexo. Em ambos os sexos, a epispádia afeta a genitália e a sínfise púbica.

Inversão penoescrotal

A inversão ou transposição penoescrotal pode ser classificada em completa ou parcial. Na forma completa ocorre a rotação completa dos genitais externos, com o pênis localizado entre a bolsa escrotal e o ânus. Na inversão parcial, também chamada de escroto em cachecol, o escroto está deslocado superiormente em relação ao pênis.

Agenesia de pênis ou clitóris

A afalia ou agenesia de pênis é uma anomalia congênita muito rara. Um total de 80 casos foi relatado na literatura médica. A afalia se desenvolve como resultado da falha de desenvolvimento do tubérculo genital em falo. Isso leva à ausência total de todos os componentes da diáfise do pênis, ou seja, ambos os corpos cavernosos e esponjosos. Essa agenesia ocorre entre a 5ª a 7ª semana de desenvolvimento embrionário, o que explica sua associação com outras malformações.

A hipoplasia ou agenesia de clitóris é rara e quase sempre acompanhada de outras anomalias congênitas. Relaciona-se com defeito primário ou secundário do desenvolvimento do tubérculo genital.

Difalia (duplicação de pênis)

A difalia é uma anomalia congênita rara com incidência de 1 em 5-6 milhões de nascidos vivos. A maioria dos casos está associada a malformações urogenitais e anorretais. As anomalias urogenitais associadas incluem hipospádia e epispádia em um ou ambos os falos, extrofia da bexiga, duplicação da bexiga e agenesia renal. A explicação do difalo parece ser a "separação" dos tubérculos púbicos, em que cada falo tem um corpo cavernoso e uretra, ou a "clivagem" do tubérculo púbico, em que cada falo tem dois corpos cavernosos corporais e uretra. Schneider classificou o difalo nos três grupos a seguir:

- Difalo isolado da glande
- Difalo bífido
- Difalo completo.

Vilanova descreveu uma quarta categoria, chamada pseudodifilia. O tratamento consiste na excisão de um falo junto com sua uretra e na correção cirúrgica das anomalias associadas.

SEMIOLOGIA DAS ALTERAÇÕES DO DESENVOLVIMENTO SEXUAL

A atipia genital (AG) no recém-nascido é uma emergência que exige do pediatra não só preocupação com possíveis complicações em curto prazo – como a forma perdedora de sal da HAC e algumas síndromes malformativas, que podem ser potencialmente letais, mas também em longo prazo, pois falhas no processo de definição do sexo acarretam prejuízos irreparáveis ao paciente e à família.

Ao identificar um recém-nascido com AG, o pediatra ou neonatologista deve informar com tranquilidade à família que não há como definir de imediato o sexo da criança, e que essa definição depende de investigação laboratorial minuciosa.

Apesar de sua raridade, os DDS não caracterizam somente uma doença orgânica, mas também um agravo de caráter social, pela possível dificuldade de definir o sexo biológico e pelos equívocos que podem ser gerados pelo desconhecimento da diferença dos conceitos de sexo biológico, definido a partir dos órgãos sexuais da criança, identidade de gênero, o gênero psicológico com o qual a pessoa se identifica e a identidade sexual, o sexo ao qual a pessoa tem voltado seu desejo e afetividade

O critério diagnóstico proposto por Danish em 1982 é dos mais citados na literatura e facilmente aplicável à prática médica. De acordo com ele, haverá AG se estiver presente qualquer uma das características listadas a seguir:

- Genitais de aspecto masculino:
  - Gônadas não palpáveis.
  - Pênis diminuído de tamanho (abaixo de 2,5 DP da média normal para a idade).
  - Gônadas pequenas (diâmetro inferior a 8 mm).
  - Hipospádia.
  - Massa inguinal presente que possa corresponder a útero e trompas rudimentares.
- Genitais de aspecto feminino:
  - Clitóris aumentado (diâmetro superior a 6 mm).
  - Gônada palpável em formação labioescrotal.
- Fusão labial posterior.
- Massa inguinal que possa corresponder a testículo.

Em qualquer das alterações mencionadas a suspeita de AG deve ser levantada, de modo que hipospádias isoladas ou criptorquidias bilaterais devem ser investigadas, já que algumas situações, como HAC e DDS ovariotesticular, são exemplos que podem ocorrer. Não se fixando em critérios, pode-se dizer que uma genitália é atípica sempre que o médico (que conheça as variantes da normalidade) tenha dificuldade de atribuir o sexo à criança. É fundamental, porém, diferenciar AG de malformação genital, como ocorre na epispádia, na inversão penoescrotal parcial ou total e na agenesia de pênis ou clitóris, que não devem ser consideradas DDS.

ABORDAGEM DIAGNÓSTICA

É de extrema importância durante a avaliação inicial evitar designar o sexo prematuramente ou usar pronomes de gênero. A família deve ser informada de que a prioridade da avaliação é garantir que a criança não tenha uma condição que ameace sua vida e que a investigação para determinar o sexo de criação pode levar algumas semanas.

O grande desafio perante pacientes com DDS é definir o diagnóstico etiológico no menor tempo possível. Desse diagnóstico depende não só a definição do sexo, mas também todos os procedimentos terapêuticos subsequentes e, ainda, o aconselhamento genético à família.

É importante conhecer as variações da normalidade, que, para o médico menos experiente, pode se confundir com AG, como no caso de prepúcio mais desenvolvido no clitóris sem tecido cavernoso, que não configura hipertrofia do clitóris, ou de excesso de adiposidade em região pubiana, que pode dar a falsa impressão de micropênis. Por outro lado, a não palpação de gônadas em uma genitália de aspecto masculino, frequentemente considerada apenas criptorquidia bilateral, pode ser o modo de apresentação de meninas com HAC com grau extremo de virilização intrauterina.

A avaliação clínica de um indivíduo com AG tem início com a aferição dos sinais vitais, exame físico geral, descrição das características sexuais e descrição detalhada da área perineal, consistindo em observação, palpação e medição, mais uma história clínica completa, incluindo história pré-natal e familiar por grupo multidisciplinar (endocrinologista, urologista, geneticista, ginecologista, pediatra, psicólogo) para obter um diagnóstico preciso.

Anamnese e exame físico

Na anamnese, devem ser avaliados os antecedentes gestacionais, com especial atenção ao uso de medicamentos, sinais de virilização materna, história ginecológica materna (oligomenorreia ou amenorreia), que pode sugerir HAC materna ou hiperandrogenia subjacente; história de baixo peso ao nascimento; antecedentes familiares, como consanguinidade entre os pais, casos semelhantes, história familiar de atraso ou avanço puberal, infertilidade, aborto espontâneo recorrente, mortes neonatais inexplicáveis e desenvolvimento puberal anormal em parentes próximos; hipertensão arterial na infância ou mortes inexplicadas nos primeiros meses de vida, entre outros.

Ao exame físico, “os achados no exame dos genitais” não definem o diagnóstico etiológico, mas podem priorizar a realização de exames. Deve-se procurar por dismorfismos ou malformações (em especial de coluna e anorretais) que configurem um quadro sindrômico. Na criança maior, é importante avaliar estado nutricional, pressão arterial, presença de pelos sexuais, acne e sinais puberais. A genitália externa deve ser avaliada determinando o grau de virilização, medidas do falo e testículos (avaliadas utilizando as curvas padrão); posição do meato uretral e proporção anogenital; presença de introito vaginal ou abertura de seio urogenital; grau de fusão, simetria, pigmentação e enrugamento das saliências labioescrotais; e presença de massas inguinais, assim como a localização das gônadas.

A classificação dos graus de virilização da genitália externa de 1 a 5, proposta por Prader para meninas virilizadas com HAC, também é de grande utilidade para a descrição de outras DDS (Quadro 2).

Avaliação laboratorial

A avaliação laboratorial envolve uma combinação de testes genéticos, hormonais e eletrolíticos. A análise cromossômica deve incluir o cariótipo com bandeamento G e/ou avaliação de sondas específicas de DNA por meio do *FISH* (hibridação *in situ* por fluorescência). As aberrações numéricas ou estruturais dos cromossomos sexuais determinam distúrbios da diferenciação gonadal e são indicações de biópsia gonadal para definição diagnóstica. A presença de anomalias autossômicas é mais frequentemente encontrada em quadros sindrômicos com malformações complexas. As investigações após 48 horas de vida incluem medição de esteroides adrenais, glicemia, avaliação da perda de sal e avaliação da função gonadal.

As dosagens hormonais basais [LH, FSH, testosterona (T) e di-hidrotestosterona (DHT)] somente têm significado diagnóstico se realizadas até os 4 ou 6 primeiros meses de vida e na puberdade (quando ocorre uma estimulação fisiológica do eixo hipotálamo-hipófise-gonadal). Fora dessas faixas etárias, as gonadotrofinas somente devem ser valorizadas quando elevadas – a persistência de níveis elevados de FSH pode indicar a presença de tecido ovariano ou, ainda, de tecido testicular ausente ou disgenético, enquanto o LH elevado pode refletir um distúrbio da síntese de testosterona, insensibilidade androgênica ou defeito no receptor LH/HCG.

O AMH, a inibida B e o INSL3 (peptídeo semelhante à insulina 3) são hormônios que avaliam a função testicular e auxiliam no diagnóstico diferencial de DDS 46, XY, pois, apesar do custo elevado, não necessitam de estímulo com HCG. Os níveis séricos de AMH e inibina B refletem a função das células de Sertoli (SCs), o grau de maturação das SCs e sua exposição ao FSH e à testosterona intratubular. Esses hormônios podem ser úteis na diferenciação entre hipogonadismo central congênito (cHH) e atraso constitucional no crescimento e puberdade (CDGP). Além disso, níveis baixos de AMH e/ou inibina B têm sido observados em crianças com distúrbios testiculares primários, sugerindo a existência de disfunção SC.

O INSL3 é um hormônio importante para a descida testicular durante o desenvolvimento embrionário e um fator para avaliar o estado funcional das células de Leydig dos testículos. Sua produção ocorre exclusivamente em células de Leydig e é indetectável em homens anorquídeos, sendo, portanto, um marcador da função e do *status* de diferenciação das células de Leydig.

Se houver suspeita de defeitos na síntese de testosterona ou na enzima 5-alfa-redutase tipo 2, a estimulação com HCG é indicada (em crianças maiores de 4-6 meses). O teste é realizado em um paciente na presença de tecido testicular sugestivo na ultrassonografia e/ou concentrações normais de AMH. O HCG se liga ao receptor de LH e estimula a produção hormonal testicular, devendo sempre ser realizado nos indivíduos com DDS 46, XY. O HCG recombinante (1500 UI/dia) é administrado (intramuscular) por 3 dias consecutivos, com coleta de sangue antes do teste e 24 horas após a aplicação da última injeção (existem vários protocolos na literatura). A proporção dos níveis hormonais pode ser usada para distinguir entre distúrbios na síntese de andrógenos e sensibilidade a andrógenos. Nesse teste devem ser avaliadas principalmente as concentrações séricas de androstenediona ($\Delta 4$), T e DHT. Indivíduos normais apresentam aumento da concentração da T após o estímulo de 150 ng/dL (= 1,5 ng/mL) em relação ao basal, relação T/DHT após o estímulo até 10 e relação $T/\Delta 4 > 0,8$. Esses níveis podem ser usados para prever o potencial gonadal no momento da puberdade e ajuda na atribuição de sexo de criação.

As dosagens da atividade de renina plasmática e eletrólitos (sódio, potássio) estão indicadas nos casos de HAC com deficiência de ou excesso de mineralocorticoide e nas crianças com ambiguidade genital com baixo ganho ponderal na presença ou não de vômitos e desidratação. Os eletrólitos devem ser monitorados a cada 24-48 horas para prevenir crise adrenal iminente até que HAC seja excluída.

Os precursores adrenais da testosterona, como progesterona, pregnenolona, 17OHP, 11-desoxicortisol, deidroepiandrosterona (DHEA) e androstenediona nos casos de HAC forma clássica ou defeitos de síntese de testosterona comumente estão elevados em todas as faixas etárias, não sendo necessário o teste de estímulo agudo com ACTH sintético. Quando houver dúvidas, o teste é realizado para medir a resposta adrenal após a administração de uma dose suprafisiológica de ACTH sintético (250 mcg/m² intravenoso de Cortrosina®, com dosagens basais e 60 minutos após a administração). A falha da resposta sugere uma condição que afeta o desenvolvimento adrenal ou a esteroidogênese.

Avaliação por imagem

Os estudos de imagem são necessários, apesar de nem sempre serem conclusivos, para definição da genitália interna (útero, ovários, próstata), presença de seio urogenital, associação com malformações do trato urinário e para auxiliar o cirurgião no procedimento cirúrgico. Na avaliação por imagem de um paciente com DDS, estão indicados a ultrassonografia (US), os exames contrastados do trato geniturinário, tais como uretrocistografia miccional e genitografia, e, em situações complexas, a ressonância magnética.

A US abdominal, pélvica e do escroto/tecido mole podem determinar a presença de gônadas, útero e/ou vagina. A presença de útero sugere a ausência de HAM, que pode ser visto tanto em DDS 46, XX, como HAC, e em DDS 46, XY, com disgenesia gonadal. A US abdominopélvica é útil no período neonatal devido ao efeito do estrogênio materno e à capacidade de visualizar adequadamente as estruturas de Müller estimuladas. No entanto, é comum não visualizar as gônadas por causa do estado pré-púbere. Embora a ressonância magnética possa ser considerada, geralmente requer a necessidade de anestesia para minimizar artefato de movimento, portanto deve ser considerada se for significativamente importante para o diagnóstico. O genitograma ou exame endoscópico das estruturas genitais também pode ser útil na avaliação de um seio urogenital comum. Não deve ser descartada a necessidade de realização de citoscopia e laparoscopia.

O sexo de criação

O diagnóstico do sexo depende da concordância da aparência dos genitais externos (sexo genital externo) com os genitais internos (sexo genital interno) e com as gônadas (sexo gonadal). Não se pode deixar de considerar a diferenciação hormonal (sexo endocrinológico). Além disso, é importante que pacientes com testículos, genitais internos e externos masculinos apresentem cariótipo 46, XY, e pacientes com ovários, genitais internos e externos femininos tenham cariótipo 46, XX (sexo cromossômico).

A condução desses casos e a decisão na definição do sexo devem incluir a opinião dos pais, equipe multidisciplinar, formulação para família de um relatório médico completo do caso e, na medida do possível e dos conhecimentos médicos atuais, os impactos da exposição do sistema nervoso central sobre os andrógenos intrauterino e da época da correção cirúrgica da genitália.

O objetivo principal é a precisão do diagnóstico etiológico, que permitirá a correta definição do sexo, a estimativa do risco de malignização gonadal e da indicação adequada da gonadectomia, a definição da época e do tipo de correção cirúrgica reconstrutiva da genitália, a previsão quanto ao desenvolvimento de caracteres sexuais secundários espontâneos, a necessidade de terapia de reposição ou substituição, a possibilidade de fertilidade futura e, finalmente, o aconselhamento genético e o acompanhamento psicológico psicoterápico da família e do paciente.

Aspectos socioculturais, éticos e legais

Na decisão do sexo de criação, deve-se levar em consideração os aspectos sociais, culturais, étnicos e religiosos próprios daquela família ou da sociedade. Do ponto de vista legal, no Brasil, o Conselho Federal de Medicina (Resolução n. 1.664, de maio de 2003) estabelece, no artigo 2, que "pacientes com DDS devem ter assegurada uma conduta de investigação precoce com vistas a uma definição adequada do gênero e tratamento em tempo hábil". Ainda de acordo com o Conselho Federal de Medicina, no artigo 4, "é necessária uma estrutura mínima que permita a realização de exames hormonais, genéticos, de imagem e de patologia". A família tem todo o direito à assistência médica e jurídica, apoio e informações sobre o problema e suas consequências durante todo o processo de avaliação. O paciente, dependendo da idade e do entendimento, também pode participar da definição de seu próprio sexo. Está determinado pelo Conselho Federal de Medicina que, "no momento da definição final do sexo, os familiares ou responsáveis legais e, eventualmente, o paciente, devem estar devidamente informados de modo a participar da decisão do tratamento proposto".

Na solicitação de revisão do registro de nome e sexo legal para crianças que já possuem identidade psicológica e social ou para adolescentes, esse processo requer avaliação detalhada, feita por vários profissionais. É necessária a participação da família e, quando possível, do paciente na decisão do sexo de criação e na programação terapêutica (hormonal e/ou cirúrgica). Atualmente se considera que alguns registros podem ser modificados, desde que essa mudança seja feita para a real integração social e psicológica dos pacientes.

Abordagem terapêutica

O tratamento deverá ser direcionado para o caso específico. Por exemplo, reposição de glicocorticoide e mineralocorticoide na HAC forma clássica; reposição de testosterona nos defeitos de síntese da testosterona e correção cirúrgica de atipia genital.

REFERÊNCIAS BIBLIOGRÁFICAS

1. Acién P, Acién M. Disorders of sex development: classification, review, and impact on fertility. J Clin Med. 2020;9(11):3555.
2. Adrião M, Ferreira S, Silva RS, Garcia M, Dória S, Costa C, et al. 46, XX male disorder of sexual development. Clin Pediatr Endocrinol. 2020;29(1):43-5.
3. Alves C. Distúrbios da diferenciação sexual. In: Alves C. Endocrinologia pediátrica. Barueri: Manole; 2019.
4. Araújo GMC. Efeitos tardios do antiviral Ganciclovir sobre as gônadas de ratos expostos in utero [monografia]. Curitiba: Universidade Federal do Paraná; 2017. Disponível em: https://acervodigital.ufpr.br/bitstream/handle/1884/65750/GIULIA%20MOREIRA%20COUTO%20ARAUJO.pdf?sequence=1&isAllowed=y.
5. Arnold AP. A general theory of sexual differentiation. J Neurosci Res. 2017;95(1-2):291-300.
6. Avendaño A, Paradisi I, Cammarata-Scalisi F, Callea M. 5-α-reductase type 2 deficiency: is there a genotype-phenotype correlation? A review. Hormones (Athens). 2018;17(2):197-204.
7. Balsamo A, Baronio F, Ortolano R, Menabo S, Baldazzi L, Di Natale V, et al. Congenital adrenal hyperpla-

sias presenting in the newborn and young infant. Front Pediatr. 2020;8:593315.

8. Batman GM, Cervellione RM, Keene D, Reutter H, Newman WG. The genomic architecture of bladder exstrophy epispadias complex. Genes (Basel). 2021;12(8):1149.
9. Beck MSE, Germano CW, Barros BA, Andrade JGR, Guaragna-Filho G, Paula GB, Miranda ML, et al. Why pediatricians need to know the disorders of sex development: experience of 709 cases in a specialized service. J Pediatr (Rio J). 2020:96(5):607-13.
10. Breehl L, Caban O. Genetics, gonadal dysgenesis. 2021. Disponível em: https://www.ncbi.nlm.nih.gov/books/NBK539886/. Acesso em: nov. 2021.
11. Condorelli RA, Cannarella R, Calogero AE, La Vignera S. Evaluation of testicular function in prepubertal children. Endocrine. 2018;62(2):274-80.
12. Cools M, Nordenström A, Robeva R, Hall J, Westerveld P, Flück C, et al. Caring for individuals with a difference of sex development (DSD): a consensus statement. Nat Rev Endocrinol. 2018;14(7):415-29.
13. Deshpande V. Complete diphallia: our technique to avoid complications. J Indian Assoc Pediatr Surg. 2020;25(3):182-3.
14. García-Acero M, Moreno O, Suárez F, Rojas A. Disorders of sexual development: current status and progress in the diagnostic approach. Curr Urol. 2020;13(4):169-78.
15. Guerra-Júnior G, Maciel-Guerra AT. Menino ou menina? Os distúrbios da diferenciação do sexo. Curitiba: Appris; 2019. p.343.
16. Guerra-Júnior G, Maciel-Guerra AT. The role of the pediatrician in the management of children with genital ambiguities. J Pediatr (Rio J). 2007;83(5 Suppl):S184-91.
17. Gunes SO, Metin Mahmutoglu A, Agarwal A. Genetic and epigenetic effects in sex determination. Birth Defects Res C Embryo Today. 2016;108(4):321-36.
18. Hashimoto H, Zhang X, Zheng Y, Wilson GG, Cheng X. Denys-Drash syndrome associated WT1 glutamine 369 mutants have altered sequence-preferences and altered responses to epigenetic modifications. Nucleic Acids Res. 2016;44(21):10165-76.
19. Hakim C, Padmanabhan V, Vyas AK. Gestational hyperandrogenism. Endocrinology. 2017;158(2):199-212.
20. Heksch RA, Matheson MA, Tishelman AC, Swartz JM, Jayanthi VR, Diamond DA, et al. Testicular regression syndrome: practice variationin diagnosis and management. Endocr Pract. 2019;25(8):779-86. doi:10.4158/EP-2019-0032.
21. Herlin MK, Petersen MB, Brännström M. Mayer-Rokitansky-Küster-Hauser (MRKH) syndrome: a comprehensive update. Orphanet J Rare Dis. 2020;15(1):214.
22. Jahan S, Abul Hasanat M, Alam F, Fariduddin M, Tofail T. Leydig cell hypoplasia: a unique paradox in the diagnosis in the diagnosis of 46,XY disorders of sex development. AACE Clin Case Rep. 2020;6(3):e117-e122.
23. Khan S, Tafweez R, Haider A, Yaqoob M. Spectrum of external genital anomalies in disorders of sex development at Children Hospital & Institute of Child Health, Lahore, Pakistan. Pak J Med Sci. 2021;37(1):244-9.
24. Kruszka P, Addissie YA, Tekendo-Ngongang C, Jones KL, Savage SK, Gupta N, et al. Turner syndrome in diverse populations. Am J Med Genet A. 2020;182(2):303-13.
25. Lamothe S, Bernard V, Christin-Maitre S. Gonad differentiation toward ovary. Ann Endocrinol (Paris). 2020;81(2-3):83-8.
26. León NY, Reyes AP, Harley VR. A clinical algorithm to diagnose differences of sex development. Lancet Diabetes Endocrinol. 2019;7(7):560-74.
27. Lizarazo AH, McLoughlin M, Vogiatzi MG. Endocrine aspects of Klinefelter syndrome. Curr Opin Endocrinol Diabetes Obes. 2019;26(1):60-5.
28. Markosyan R. Patients with disorders of sex development. Ann Pediatr Endocrinol Metab. 2021;26(2):74-9.
29. Rey R, Josso N, Racine C. Sexual differentiation. 2020 May 27. In: Feingold KR, Anawalt B, Boyce A, Chrousos G, de Herder WW, Dhatariya K, et al. Endotext [internet]. South Dartmouth (MA): MDText.com, Inc.; 2020.
30. Rodrigues R. Determinação sexual e diferenciação sexual no embrião e no feto. 2004. Disponível em: https://www.ufrgs.br/lacvet/site/wp-content/uploads/2018/01/diferencia%C3%A7%C3%A3o-sexual.pdf.
31. Sansone A, Kliesch S, Isidori AM, Schlatt S. AMH and INSL3 in testicular and extragonadal pathophysiology: what do we know? Andrology. 2019;7(2):131-8.
32. Salonia A, Rastrelli G, Hackett G, Seminara SB, Huhtaniemi IT, Rey RA, et al. Paediatric and adult-onset male hypogonadism. Nat Rev Dis Primers. 2019;5(1):38.
33. Sharma D, Singh R, Shastri S. A case report of aphallia with urorectal septum malformation sequence in a newborn: a very rarely seen ondition. Int Med Case Rep J. 2015;8:317-20.
34. Silva EIC. Diferenciação e determinação sexual. Web Artigos. 2020 Jul 28. Disponível em: https://www.webartigos.com/artigos/diferenciacao-e-determinacao-sexual/166424.
35. Singh S, Ilyayeva S. Androgen insensitivity syndrome. 2021 Jun 26. In: StatPearls [internet]. Treasure Island (FL): StatPearls Publishing; 2021 Jan.
36. Sociedade Brasileira de Pediatria (SBP). Departamento Científico de Endocrinologia (2019-2021). Guia prático de atualização. Hiperplasia adrenal congênita: triagem neonatal. Disponível em: https://www.sbp.com.br/fileadmin/user_upload/22106c-GPA_-_Hiperplasia_Adrenal_Congenita-TriagemNeonatal.pdf. Acesso em: ago. 2021.
37. Stambough K, Magistrado L, Perez-Milicua G. Evaluation of ambiguous genitalia. Curr Opin Obstet Gynecol. 2019;31(5):303-8.
38. Syryn H, Van De Vijver K, Cools M. Ovotesticular DSD: Genetic background, histological features and clinical management. Horm Res Paediatr. 2021 Sep 1. doi:10.1159/000519323.
39. Unger S, Scherer G, Superti-Furga A. Campomelic dysplasia – 2008. In: Adam MP, Ardinger HH, Pagon

RA, Wallace SE, Bean LJH, Mirzaa G, et al. (eds.). GeneReviews® [internet]. University of Washington, Seattle, 1993-2021. Acesso em: set. 2021.

40. van der Horst HJ, de Wall LL. Hypospadias, all there is to know. Eur J Pediatr. 2017;176(4):435-41.
41. Wisniewski AB, Batista RL, Costa EMF, Finlayson C, Sircili MHP, Dénes FT, et al. Management of 46,XY differences/disorders of sex development (DSD) throughout life. Endocr Rev. 2019;1;40(6):1547-72.
42. Xu HY, Zhang HX, Xiao Z, Qiao J, Li R. Regulation of anti-Müllerian hormone (AMH) in males and the associations of serum AMH with the disorders of male fertility. Asian J Androl. 2019;21(2):109-14.
43. Zhao F, Yao HH. A tale of two tracts: history, current advances, and future directions of research on sexual differentiation of reproductive tracts. Biol Reprod. 2019;101(3):602-16.

77

Semiologia ginecológica em pediatria

Marta Francis Benevides Rehme
Zuleide Aparecida Felix Cabral
Maria de Lourdes Caltabiano Magalhães

INTRODUÇÃO

O ginecologista da infância e da adolescência necessita ter formação e experiência suficientes para atender essas faixas etárias com uma visão integral, priorizando não somente a medicina curativa, mas também a prevenção, a orientação e a educação.

O conhecimento do processo de maturação somática e genital, da anatomia e fisiologia do sistema reprodutivo e das transformações específicas de cada idade é requisito fundamental para uma boa abordagem ginecológica. Dessa forma, deve-se estar atento à grande responsabilidade que assume o profissional em suas atitudes e condutas perante as pacientes, tanto no momento atual como em suas implicações futuras, evitando iatrogenias.

Na abordagem ginecológica das crianças e das adolescentes, o profissional deve ser um bom ouvinte, paciente, estar disponível, manter comunicação fácil, definindo bem o seu papel como médico pessoal da paciente e não como um representante de seus pais. O estabelecimento da boa relação médico-paciente desde a infância será, com certeza, um dos grandes instrumentos facilitadores de que o profissional dispõe para estimular a jovem paciente a assumir a responsabilidade por sua saúde, com mudanças efetivas nas atitudes que priorizem a prevenção.

A maneira de receber e conduzir uma primeira consulta será primordial para os atendimentos subsequentes, mesmo na fase adulta dessa paciente. Uma consulta ginecológica malconduzida na infância pode gerar um processo de inadequação importante para as consultas ginecológicas futuras.

O especialista deve criar uma condição favorável ao exame ginecológico, junto à paciente e seus acompanhantes, enfatizando sua importância e tranquilizando-os quanto ao procedimento que será realizado. Deve tentar obter a colaboração dos responsáveis no sentido de compreenderem a necessidade do acompanhamento ginecológico desde a mais tenra idade. Dessa forma, na segunda infância a menina estará familiarizada com a rotina do exame e esclarecida sobre as modificações de seu corpo como parte natural do processo de amadurecimento, desenvolvendo também maior responsabilidade por sua saúde[1].

Conversar diretamente com a criança no momento de sua chegada, recebê-la pelo nome e não se dirigir somente aos adultos responsáveis pode estimular a empatia e melhorar a relação do profissional com a pequena paciente.

A anamnese minuciosa será realizada na presença da mãe e/ou do pai ou de outra pessoa responsável. No entanto, o questionamento deverá ser dirigido à criança e complementado pelas informações do acompanhante, principalmente sobre o motivo do comparecimento ao consultório e os antecedentes pessoais e familiares. Importante salientar que na anamnese da primeira infância muitas vezes a comunicação não é verbal e os gestos se revestem de grande valia, pois transmitirão segurança, confiança e afeto.

O esclarecimento sobre as etapas do exame a ser realizado é primordial para diminuir a ansiedade; esse conhecimento transmitido pelo médico leva a criança e a pequena jovem a sentirem-se valorizadas como pessoas com opinião e expressões próprias. Para as meninas com mais de 5 ou 6 anos, a linguagem explicativa adquire importância ainda maior, e falar sobre o exame clínico e o material a ser usado é essencial para a conquista da confiança e a tranquilidade dessa pequena paciente. Infelizmente, são relatos frequentes no consultório o desconhecimento do real motivo da ida à consulta, o medo do exame, a raiva por ter sido obrigada a comparecer e os vários mitos que envolvem a consulta ginecológica, principalmente entre escolares e adolescentes. Deve-se ter como princípio básico jamais efetuar um exame à força. Além de não ser satisfatório, gera forte rejeição a uma segunda consulta e poderá levar a consequências futuras no relacionamento sexual.

A consulta ginecológica da adolescente, embora tenha diversos pontos em comum com a realizada na mulher adulta, apresenta algumas peculiaridades que as diferenciam. A adolescente pode ser trazida por um de seus responsáveis, que geralmente é a mãe, comparecer sozinha ou acompanhada por uma amiga ou o namorado. Na maioria das vezes, quando a mãe está presente, é ela quem costuma iniciar a exposição do motivo da consulta. Nessa situação, ela será ouvida, no entanto é importante esclarecer os benefícios de uma posterior entrevista privada somente com a paciente.

O direito e os limites desse envolvimento à autonomia da adolescente devem ficar claros para a família e a jovem, desde o primeiro contato. Em primeira análise, o profissional poderá estabelecer um pacto de confiança com a paciente, reafirmando seu direito ao sigilo. No entanto, existem situações conflituosas relacionadas ao sigilo, como nos casos de suspeita de violência, uso de álcool ou drogas, gravidez com ou sem o intuito de interrupção, realização de procedimentos de maior complexidade e adolescentes sexualmente ativas com idade abaixo de 14 anos.

Nas situações em que a quebra do sigilo é justificada e não havendo anuência da adolescente, após o profissional a ter encorajado a envolver a família e oferecer apoio na comunicação, ela será esclarecida dos motivos para tal atitude, antes do repasse da informação a seus pais e/ou responsáveis.

O exame físico na abordagem ginecopediátrica deve ser inicialmente geral e depois ginecológico, completo, meticuloso, delicado e sistematizado, utilizando-se todo o material específico e necessário à boa investigação. Meninas nas fases pré-puberal e puberal geralmente apresentam maior resistência e se sentem mais constrangidas para a realização do exame físico e ginecológico. Se possível, em uma situação de grande constrangimento observada pelo profissional, deve-se propor que o exame clínico seja realizado em uma próxima consulta, caso não se trate de uma urgência na qual o exame seja imprescindível; pode-se propor também realizar somente o exame físico, para adquirir a confiança da pequena paciente, e deixar o ginecológico para a próxima oportunidade. A mesma conduta deve-se ter com a adolescente.

Os motivos da consulta variam um pouco de acordo com a faixa etária. Na neonata, as principais queixas são: genitália ambígua, perda sanguínea, aumento das mamas; na infância, vulvovaginites, aumento de mamas e/ou pelos, perda sanguínea, coalescência de pequenos lábios; na adolescência, dúvidas ou anomalias do desenvolvimento da puberdade, distúrbios do ciclo menstrual, corrimento, vulvovaginites e contracepção.

Percebe-se a importância da ginecologia infantojuvenil desde o exame da genitália da recém-nascida, que é a base do diagnóstico e do registro legal do sexo da criança[2].

PECULIARIDADES DO EXAME GINECOLÓGICO NAS DIFERENTES FAIXAS ETÁRIAS

Recém-nascida ou neonata

Faixa etária que compreende o período do parto até o primeiro mês de vida. Huffman reforça a necessidade de realizar o primeiro exame ginecológico ainda na sala de parto pelo neonatologista e, eventualmente, pelo ginecologista. A observação minuciosa permite detectar precocemente não só as malformações como também hérnias gonadais, genitália ambígua e tumores[3].

Exame clínico geral

Precede sempre o exame ginecológico. À inspeção, determina-se a constituição física da recém-nascida, seu estado nutricional, condições da pele, pigmentações anormais e/ou qualquer outro sinal/sintoma que possa estar relacionado com o motivo da consulta. Podem também ser detectadas anomalias vinculadas ao desenvolvimento genital, como: nanismo pituitário, transtornos tireoidianos congênitos, hiperplasia de suprarrenal, entre outros. O diagnóstico precoce de uma afecção como a disgenesia gonadal é de suma importância, pois existem alterações que podem afetar de forma irreversível o futuro da menina. Nesses casos, os pais serão notificados e o profissional inquirirá os familiares sobre a eventual ocorrência de patologias semelhantes na família.

Palpação abdominal e da região inguinal

Definirá os achados da inspeção; pesquisam-se principalmente duas patologias: as massas tumorais e as hérnias na região inguinal.

Tanto nas neonatas como na primeira e segunda infância, os tumores são intra-abdominais e não intrapélvicos, devido à especial configuração da cavidade pélvica nessas idades e à localização alta das gônadas. A palpação de uma tumoração na região hipogástrica obriga o profissional a investigar e comprovar a permeabilidade da vagina, descartando a possibilidade de um mucocolpo que simule um tumor. E a constatação de massa pequena e firme na região inguinal deve levantar a suspeita de gônada feminina ou masculina no interior do saco herniário; nesses casos, a investigação de distúrbios da diferenciação sexual é obrigatória.

Exames das mamas

Uma causa frequente de consulta, apesar de não constituir patologia, é a presença de intumescimento dos brotos mamários. À expressão da glândula, pode estar presente uma secreção constituída por uma mistura de colostro e leite, denominada comumente "leite de bruxas". É importante orientar as mães de que esse fato é devido ao estímulo dos tecidos pelos hormônios placentários e geralmente aparece nas pós-maduras, ausente nas prematuras. Advertir os familiares de que nenhuma manobra, como massagens ou extração manual, deve ser realizada porque poderia ocasionar abscessos ou outros tipos de lesões.

Esse efeito desaparece entre 15-20 dias, mas o botão mamário pode persistir até 2 anos de idade sem ser patológico.

Deve-se observar o número de glândulas e papilas mamárias; a anomalia congênita mais frequente nessa faixa etária é a politelia.

Exame ginecológico

A neonata não oferece resistência ao exame; é uma cliente passiva e fácil de ser avaliada. Para realizar o exame ginecológico, deve-se colocar a paciente em decúbito dorsal sobre a mesa ginecológica, ou no colo da mãe, e manter suas pernas em abdução (posição de rã), com os joelhos flexionados, bem separados, e a perna apoiada na cama. Tem-se assim uma boa visualização da vulva. Às vezes é necessário limpar a genitália com algodão embebido em água morna ou soro para eliminar a presença de mecônio, sangue materno ou vérnix.

O aspecto da genitália externa apresentará variações que dependem do estado nutricional da pequena menina e do tempo de gestação (a termo, prematura, pós-maturo). Durante o exame nas pós-maturas devido a hipertonicidade e nos casos de comprometimento das articulações coxofemorais causado por displasia óssea, pode-se ter certa dificuldade na abdução, dificultando uma boa visualização da genitália externa[4].

À inspeção da vulva, deve-se afastar as malformações congênitas como: duplicação vulvar, prolapsos vaginais, prolapsos uterinos, agenesia vulvar, cisto do seio urogenital. Os prolapsos uterinos são raros, mas podem estar associados com meningocele.

As principais características da genitália da recém-nascida[5] serão vistas a seguir.

Grandes lábios

Em dois terços dos casos, encobrem parcial ou totalmente as ninfas. Geralmente são volumosos, congestos e hipercrômicos e diminuem gradativamente, adquirindo seu aspecto definitivo na segunda infância. Na criança pós-matura ou pequena para a idade gestacional, a vulva é semelhante à das mulheres na senilidade (vulva senil neonatal). Nas apresentações pélvicas, é comum edema e/ou infusão hemorrágica dos grandes lábios, que desaparece nas primeiras 72 horas e não exige tratamento.

Os edemas volumosos de grandes lábios são raros; quando ocorrem, podem determinar uma compressão periuretral e, consequentemente, disúria ou anúria.

Pequenos lábios

Afastando-se os grandes lábios com o polegar e o indicador, os pequenos lábios são visualizados, e se encontram espessos no primeiro mês e se tornam mais finos na infância. Nas prematuras, os pequenos lábios são comparativamente mais desenvolvidos que os grandes lábios e pode-se observar aumento do clitóris. A presença de hipertrofia de pequenos lábios unilateral geralmente está associada com hipodesenvolvimento do grande lábio do mesmo lado.

É frequente observar acúmulo de vérnix entre os grandes e os pequenos lábios, o qual permanece durante muitos dias: é um elemento de formação tardia no período gestacional.

Clitóris

É relativamente grande quando comparado às outras estruturas vulvares; em média possui entre 0,5-2 cm de comprimento por 0,3-0,9 cm de largura. Nos casos de hipertrofia de clitóris, é obrigatória a realização do diagnóstico diferencial entre hiperplasia de suprarrenal, uso de hormônios virilizantes pela mãe no primeiro trimestre da gravidez e tumor materno, como o arrenoblastoma.

Hímen

Apresenta-se como um diafragma membranoso que oclui aparentemente o introito vaginal. É relativamente espesso e proeminente, exibindo uma abertura quase sempre central. O orifício himenal geralmente tem 0,4 cm de diâmetro e pode ser de difícil visualização devido ao ingurgitamento e ao edema consequente ao alto teor hormonal a que a criança está submetida durante esse período.

Existem basicamente cinco tipos de hímen, sendo o anular o mais frequente. Na presença de dois orifícios himenais, deve-se descartar a existência de uma vagina dupla. A imperfuração himenal é excepcionalmente detectada nessa fase da vida; quando diagnosticada, a hipótese de agenesia vaginal tem de ser afastada. Nas recém-nascidas com hímen imperfurado pode ocorrer o mucocolpo, um acúmulo de líquido de aspecto mucoso e/ou leitoso, às vezes abundante, composto de substâncias colpocervicais que surgem devido à ação hormonal natural nessa faixa etária.

Em numerosas ocasiões observam-se pólipos himenais, sem importância patológica; são formados por epitélio conjuntivo revestido por epitélio escamoso e geralmente involuem ao serem eliminados os hormônios maternos.

Meato uretral

É uma estrutura de difícil visualização. Pode estar encoberto por vérnix ou ser confundido com as dobras himenais. Encontra-se logo acima do orifício himenal.

Vagina

Mede entre 4-4,5 cm de profundidade e sua mucosa é róseo-pálida, hiperplásica e apresenta secreção mucoide aumentada. As paredes têm pregas longitudinais em sua parte inferior e circulares na superior; os fundos de saco ainda não estão formados.

Diante de genitália ambígua ou de malformação, é necessária a exploração da vagina; sua permeabilidade pode ser comprovada introduzindo-se uma sonda de nelaton n. 8 ou vela de Hegar n. 4 através do orifício himenal.

Exame retoabdominal

Raramente utilizado, pois temos condições de obter maiores informações sobre os órgãos genitais internos por meio da ultrassonografia pélvica e/ou transperineal. Essa investigação está indicada nos casos de anomalias dos órgãos genitais externos ou de suspeita de tumor. No momento do nascimento, o útero mede aproximadamente 3,5-4 cm; logo diminui para 2,5 cm de comprimento e para apenas 0,5 cm de largura, mantendo-se assim até a segunda infância.

Os ovários raramente são palpáveis; medem 0,5-1,5 cm de comprimento por 0,3-0,4 cm de largura[6].

Exame especular e colpovirgoscopia

Embora sejam raramente indicados na recém-nata, excepcionalmente podem ser necessários nos casos de perda sanguínea por via vaginal. O exame deve ser realizado sob narcose; geralmente se utiliza o otoscópio infantil, o colpovirgoscópio de Bicalho ou o histeroscópio.

"Crise genital" da recém-nascida

É importantíssimo ser citada, pois por muitas vezes é o motivo de uma consulta. Define-se como o conjunto de elementos semiológicos que engloba: edema vulvar, leucorreia, ingurgitamento mamário e/ou hemorragia genital. A hemorragia genital ocorre em 5-10% dos casos, aparece entre o segundo e o quinto dia após o nascimento e tem duração de 2-3 dias. O fluxo geralmente é de pequena intensidade e pode ser róseo ou avermelhado ou marrom, mas às vezes adquire as características de uma hemorragia moderada. A causa desse sangramento é a descamação das células hipertrofiadas e hiperplásicas da endocérvice, que ocorre devido à diminuição dos hormônios placentários circulantes.

O endométrio tem baixa sensibilidade aos hormônios nessa fase e se encontra menos desenvolvido; é discutida sua participação na "hemorragia". A crise genital é fisiológica, não existe tratamento e a regressão é espontânea. A mãe deve ser orientada e receber as explicações adequadas. Se a perda sanguínea durar mais de 6 dias, deve-se investigar, uma vez que pode ser o primeiro sinal de um tumor cervical ou vaginal.

Infância

Segundo Sanfilippo, parece adequado que todos os provedores de assistência pediátrica primária incluam um exame genital, educacional, detalhado, a cada exame físico anual[7].

Nessa faixa etária, primeira e segunda infância, antes de iniciar o exame, é imprescindível explicar à criança como ele será realizado; a atitude médica é de grande importância nesse momento. Escutar sempre a criança e acreditar no que ela diz sentir, estabelecer um diálogo franco e uma conversa descontraída; ter muito cuidado para não permitir que o adulto "fale pela paciente".

Durante a anamnese, deve-se avaliar as condições em que vive a paciente, sua alimentação e o estado de saúde da família. Investigar as condições do parto, se durante a gravidez a mãe realizou pré-natal, se houve ameaça de aborto e medicações utilizadas. Pesquisar também doenças recentes que a paciente possa ter tido (respiratória, intestinal), antecedentes alérgicos e uso de antibióticos. Essas informações poderão ajudar a determinar a etiologia dos processos inflamatórios vulvovaginais[7].

Para as meninas com menos de 7 anos, durante o exame pode-se entregar um brinquedo que desperte seu interesse; para as maiores, entre 7-10 anos, a boa conduta é solicitar sua colaboração durante o procedimento; ela se sentirá útil e se distrairá. Pode-se ainda mostrar o material a ser utilizado durante o exame para que verifique sua inocuidade. Nesse momento, é interessante também orientar quanto à higiene.

Com um procedimento sem pressa, é muito raro que o profissional não consiga vencer a resistência da minicliente e realizar, na primeira consulta, tanto o exame da genitália como a coleta do conteúdo vaginal, quando necessário.

Exame físico geral

Realizar inicialmente a biometria. A comunicação com a paciente está baseada fundamentalmente na linguagem não verbal, sustentada por uma atitude natural de não intromissão. Em qualquer idade, sempre deixar a pequena paciente com uma bata e sob um lençol, examinando seu corpo por partes.

Não insistir nem forçar o exame se por temor ou pudor a menina resistir a trocar sua roupa ou a se descobrir.

Exame das mamas

É muito simples na criança, pois a glândula mamária ainda não recebeu o estímulo hormonal que a faz crescer e desenvolver-se. Durante a inspeção e a palpação, pode-se constatar: anomalias congênitas, desenvolvimento prematuro das mamas (telarca precoce), nódulos, crescimento unilateral e/ou bilateral assimétrico. Deve-se observar a evolução do broto mamário e estabelecer a correlação cronológica, obedecendo aos cinco estágios de Tanner. Se possível, medir as mamas (Figura 1) para um futuro acompanhamento.

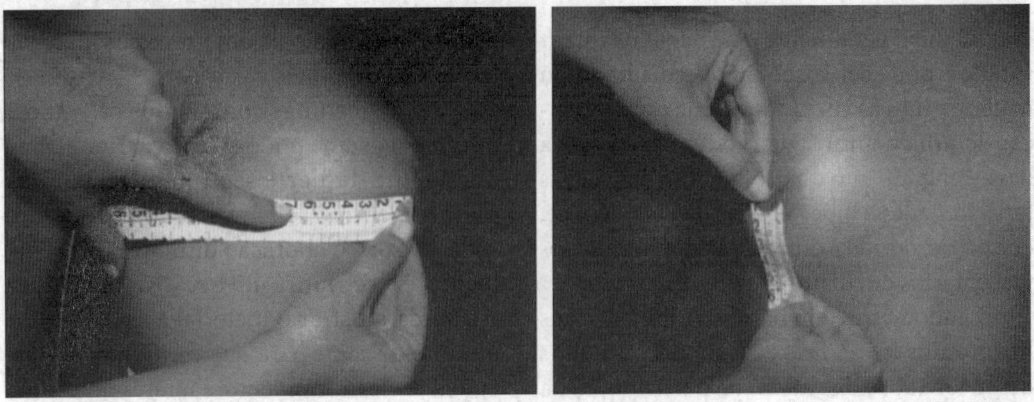

FIGURA 1 Exame das mamas.
Fonte: acervo das autoras.

As mensurações são realizadas a partir da linha axilar anterior até a papila e desta até o sulco mamário inferior[8].

Exame abdominal

Faz-se inicialmente a inspeção, e é nesse momento que se tem a oportunidade de observar eventuais abaulamentos, particularmente no hipogástrio. É importante lembrar que a palpação de tumores intraperitoneais, particularmente dos ovários, fica relativamente facilitada, uma vez que estes não conseguem alojar-se na exígua cavidade pélvica nessa faixa etária e são deslocados para o interior da cavidade abdominal, tornando-se mais evidentes.

Verificar a presença de hérnias inguinais e lembrar que alguns tipos de tumores ovarianos, principalmente os malignos, são acompanhados de ascite.

Exame ginecológico

Huffman recomenda não ter pressa para iniciar o exame, assegurar que será realizado com a máxima suavidade possível, informar que é de curta duração e explicar que a sensação de constrangimento é uma reação normal. Uma forma de temor expressa particularmente pela família relaciona-se com o risco de ocorrer lesão da membrana himenal. O ginecologista deve adiantar-se em relação a essa preocupação, explicando que as manobras serão inócuas; sempre mostrar ao responsável pela criança o orifício himenal por onde será realizada, se necessário, a coleta do conteúdo vaginal.

A posição adequada para o exame da genitália externa é a ginecológica; a paciente ficará em decúbito dorsal com suas pernas separadas e flexionadas. Para a inspeção detalhada da vulva, segura-se parte dos grandes lábios com o polegar e o indicador, tracionando-os para a frente e ligeiramente para fora. A separação dos grandes lábios pode ser realizada pela própria paciente, caso não permita ser tocada.

Por meio da inspeção das formações vulvares, deve-se verificar se o desenvolvimento está de acordo com a idade cronológica da criança. Com a queda dos estrógenos maternos circulantes, que ocorre entre o 10º e o 30º dia pós-natal, a vulva adquire características próprias, que se mantêm até os 7-8 anos, quando começam a aparecer os primeiros sinais de maturação sexual. Durante esse período, denominado "repouso genital", as estruturas vulvares sofrem poucas alterações. Em geral, a pele e a mucosa são mais delgadas e toda a área vulvar é mais seca, pois nessa idade não existe conteúdo vaginal fisiológico.

Se houver sinais de amadurecimento sexual, como turgência de grandes e pequenos lábios, presença de pelos pubianos e introito vaginal de coloração mais avermelhada e úmida, pode-se suspeitar de uma fonte estrogênica endógena (puberdade precoce constitucional, tumor funcionante de ovário, tumor de suprarrenal) ou exógena (iatrogênica, uso de cremes com estrogênio ou androgênio, ingestão de anabólicos).

Principais características da genitália na infância

Grandes lábios

São finos, possuem escasso tecido adiposo subcutâneo e sua espessura depende do estado nutricional da menina. Geralmente não chegam a cobrir o introito vaginal.

Pequenos lábios

São delgados e não protegem o vestíbulo das infecções externas. Nesse momento, à inspeção, deve-se observar o estado de higiene e traumatismos.

Clitóris

Apresenta-se bem menor do que ao nascimento, e sua glande começa a ser visualizada. O aumento do clitóris pode ser devido a uma fonte androgênica externa (ingesta de anabólicos) ou interna (suprarrenal ou gonadal). Pequenas hipertrofias podem ser de causa idiopática.

Meato uretral

Facilmente visível e se encontra mais afastado do orifício himenal do que na neonata.

Hímen

Perde a turgescência que o caracteriza ao nascimento, apresentando-se como uma membrana de espessura variável, habitualmente delgada, com um orifício geralmente central e circular, de 0,5 cm de diâmetro. Entre 7-9 anos, mede cerca de 0,7 cm e, na pré-menarca, 1 cm. O orifício himenal pode ter diversas formas, e a forma como ele se apresenta deve ser descrita no prontuário.

Vagina

A mucosa do introito vaginal é rósea e o epitélio é delgado, permitindo, às vezes, a visualização da vascularização. É importante essa observação, pois um examinador pouco experiente pode interpretá-la como uma vulvite. A vagina é seca, tem pregas longitudinais na extremidade inferior e circulares na superior. Do nascimento até 7-8 anos de idade, a vagina aumenta somente 1 cm em seu comprimento, chegando a 5 cm, aproximadamente; alcança em torno de 8 cm aos 10 anos e, no momento da menarca, chega a medir 11,5 cm, à custa do fundo de saco posterior, que é o primeiro a se desenvolver. Esses valores são importantes se for necessário realizar a vaginoscopia.

A vagina é o primeiro órgão que responde ao estímulo hormonal; após 8-9 anos, torna-se elástica e o conteúdo vaginal aparece devido ao início da ação estrogênica.

Exame retoabdominal

Como já abordado, praticamente não é utilizado, e quando necessário deve ser realizado sob narcose. É substituído pela ecografia pélvica e/ou transperineal. Pode ser útil no diagnóstico diferencial entre imperfuração himenal e agenesia parcial ou total da vagina, assim como para detectar um corpo estranho endovaginal.

O útero é pequeno, mede cerca de 3 cm de comprimento, sendo 2/3 de colo. A relação colo – corpo uterino é de 2:1 na infância, passando para 1:1 até os 10 anos; aos 13 anos, a relação colo-corpo geralmente já é de 1:2.

Exame especular e colpovirgoscopia

Só devem ser realizados com indicações precisas, como perdas sanguíneas por via vaginal a esclarecer, corpo estranho, traumatismos, suspeita de tumor, entre outros. Para a avaliação das crianças menores, o instrumento mais adequado é o otoscópio infantil, enquanto para as maiores recomenda-se o colpovirgoscópio de Bicalho ou histeroscópio.

Nessa faixa etária, após os exames físico e ginecológico, quando a paciente retorna à sala de entrevista, o médico deve discutir a sintomatologia e os achados do exame com a criança e o responsável que a acompanha.

Puberdade/adolescência

Exame físico

Deve-se iniciar com dados de peso, estatura e índice de massa corporal (IMC), aferindo a pressão arterial, a temperatura e o pulso arterial. Como parte do exame físico, observam-se, ainda, a pele, as mucosas, a distribuição dos pelos e a presença de acne. Em pacientes com sobrepeso e sinais de hiperandrogenismo clínico, deve-se investigar a presença de acantose *nigrans*. Acne e pelos discretos podem existir na puberdade normal, principalmente entre as pacientes com histórico familiar[9].

Exame das mamas

Independentemente do motivo da consulta, deve-se realizar a avaliação clínica do estágio de desenvolvimento puberal para mamas e pelos, utilizando os critérios de Tanner[10]. Deve-se observar se existe assimetria mamária, o volume, a presença de estrias, lesões, abaulamentos e/ou retrações.

A palpação das mamas deve ser realizada contra as arcadas costais, identificando a homogeneidade do parênquima mamário e a existência de nódulos palpáveis. A expressão dos corpos mamários deve ser suave e é opcional no exame de adolescentes, caso existam queixas que a justifiquem como galactorreia, amenorreia e hipotireoidismo[11].

Exame do abdome

As técnicas relacionadas à inspeção e à palpação do abdome nas adolescentes não diferem das utilizadas em mulheres adultas. A palpação superficial e profunda permite identificar regiões dolorosas, massas e hérnias inguinais. O achado de abaulamento e formação tumoral no hipogástrio, associado à história de dor abdominal cíclica ou não, e a amenorreia primária em adolescentes, podem sugerir, além dos tumores ovarianos, a presença de malformações que cursam com obstrução do fluxo menstrual[12].

Exame dos órgãos genitais externos

Para o exame dos órgãos genitais externos (OGE), orienta-se a posição ginecológica com a paciente em decúbito dorsal, com as pernas fletidas e as coxas em adução e flexão. Na inspeção da vulva, observa-se a existência ou não de pelos pubianos, seu aspecto e sua distribuição, a presença de lesões verrucosas, sinais de processo inflamatório e/ou traumatismo. No início da puberdade, podem surgir hipertrofia e/ou assimetria dos pequenos lábios, motivo de consulta ou um achado durante o exame físico de uma consulta de rotina[2].

O volume clitoriano deve ser observado, e, de acordo com Huffman, sua medida para meninas entre 11-15 anos é de 3 × 3 mm, e, entre 15-19 anos, 5 × 5 mm[3].

No vestíbulo vulvar, observam-se os orifícios da uretra e da vagina e os canais das glândulas de Skene. Em geral, as glândulas de Bartholin não são palpáveis e os óstios de seus ductos raramente são visíveis, podendo ser sede de cistos ou abscessos. A fúrcula vaginal resulta da fusão dos grandes lábios na região mediana posterior, local onde habitualmente se pode observar a mucorreia fisiológica, a presença de ulcerações, corrimento ou lesões verrucosas[13].

A avaliação do hímen é importante para orientar as adolescentes que desejam utilizar absorventes internos. Existem os himens com duas aberturas, os septados, complacentes e cribiformes. Deve-se, ainda, observar a integridade e a permeabilidade himenal. A imperfuração himenal antes da menarca pode causar o mucocolpos e após a menarca, além da dismenorreia, dependendo do tempo decorrido da menarca e do diagnóstico e tratamento, pode causar o hematocolpo, o hematométrio e a hematossalpinge.

Diante de uma situação em que a adolescente nega já ter tido relação sexual e se no momento do exame físico é constatado ruptura himenal, o profissional deve conduzir o exame como se o hímen fosse íntegro[14]. À medida que se amplia a confiança entre adolescente e profissional, o assunto será discutido para o esclarecimento do motivo da omissão.

Exame dos órgãos genitais internos

Caso a adolescente já tenha tido relação sexual, o exame especular será semelhante ao da mulher adulta. A coleta do conteúdo vaginal, quando necessário, será realizada com a utilização do espéculo vaginal. O exame especular permite observar as paredes vaginais quanto a sua coloração, que deve ser rósea, à rugosidade, ao comprimento e aos fundos de sacos laterais, anterior e posterior, à presença de secreção, corrimento vaginal e/ou cervical. O corrimento, quando presente, deve ser analisado quanto à quantidade, cor, odor, fluidez, presença de bolhas e sinais inflamatórios associados[13]. Observa-se na sequência o colo uterino quanto a coloração, forma, volume e aspecto do orifício externo, geralmente puntiforme nas nulíparas e em fenda transversa nas multíparas.

A presença da exteriorização do epitélio glandular para fora do orifício externo do colo uterino é denominada ectopia, uma situação frequente em adolescentes e considerada fisiológica[2].

O exame do corpo uterino, trompas uterinas e ovários é feito por meio do toque bimanual abdominovaginal e em situações de normalidade não deve provocar dor; quando presente, pensar em processos inflamatórios ou degenerativos. Os ovários podem ser palpáveis com facilidade na dependência do peso da paciente, sendo mais difícil nas pacientes obesas. Qualquer aumento do volume deve ser investigado. As trompas uterinas, quando palpáveis, indicam processos patológicos. O toque retal raramente é realizado, sendo praticamente substituído pela ultrassonografia pélvica ou transperineal[15].

Nas adolescentes virgens, havendo a necessidade de exploração do canal vaginal, por sangramento genital, suspeita de corpo estranho ou tumor, a vaginoscopia poderá ser realizada utilizando o espéculo de virgem, e caso necessário pode-se usar o histeroscópio. Esses procedimentos nem sempre podem ser realizados em nível ambulatorial por falta de consentimento ou colaboração da paciente, devendo ser realizados sob narcose em ambiente cirúrgico[15].

Exames complementares

A anamnese bem elaborada e o exame físico bem-feito podem concluir o diagnóstico, ficando os exames complementares para confirmar e/ou solucionar os casos duvidosos, além de auxiliarem no seguimento das doenças. De acordo com a queixa principal e os achados clínicos, os exames laboratoriais e os de imagens serão solicitados.

REFERÊNCIAS BIBLIOGRÁFICAS

1. Magalhães MLC. A consulta ginecológica: neonata, infância – adolescência. In: Magalhães MLC, Reis JTL. Compêndio de ginecologia infantojuvenil: diagnóstico e tratamento. Rio de Janeiro: Medsi; 2003. p.53-67.
2. Magalhães MLC. Consulta ginecológica: recém-nascida – infância – adolescência. In: Magalhães MLC, Reis, JTL. Ginecologia infantojuvenil: diagnóstico e tratamento. Rio de Janeiro: Medsi; 2007. p.51-66.
3. Huffman JW, Dewhurst CJ, Capraro VJ. Examination of the newborn. In: _____. The gynecology of childhood and adolescence. 2.ed. Philadelphia: Saunders; 1981. p.70-5.
4. Valenzuela E, Luengo X. Semiología ginecológica y urológica infanto-juvenil. In: Molina R, Sandoval J, González E. Salud sexual y reprodutiva em la adolescencia. Santiago: Editorial Mediterráneo; 2003. p.182-203.
5. Zeiguer NJ, Zeiguer BK. Examen ginecológico: aspectos normales. In: _____. Vulva, vagina y cuello: infancia y adolescencia. Atlas color. Casos clínicos. Buenos Aires: Médica Panamericana; 1996. p.1-35.
6. Zeiguer BK. Examen en la recién nacida. In: _____. Ginecologia infanto-juvenil. 2.ed. Buenos Aires: Médica Medica Panamericana; 1997. p.49-54.
7. Sanfilippo JS, Muran D, Lee PA, De Whurst J. Pediatric and adolescent gynecology. 2.ed. Philadelphia: WB Saunders Compan; 1994. p.359.
8. Magalhães MLC. Exame ginecológico na infância. In: Magalhães MLC, Andrade HHSM. Ginecologia infantojuvenil. Rio de Janeiro: Medsi; 1998. p.53-8.
9. Federação Brasileira das Associações de Ginecologia e Obstetrícia (Febrasgo). Manual de ginecologia infantojuvenil. São Paulo, 2014. Disponível em: https://www.passeidireto.com/arquivo/96329708/manual-ginecologia-infanto-juvenil-febrasgo/6. Acesso em: set. 2021.
10. Marshall WA, Tanner, JM. Variations in pattern of pubertal chang in girls. Arch Dis Child. 1969;44(235): 291-303.
11. Cowell CA. The gynecologic examination of infants, children, and young adolescent, in pediatric and adolescent gynecology. Pediatr Clin North Amer. 1981;8(2):247-66.
12. Sieke EH, Rome ES. Eating disorders in children and adolescents: what does gynecologist need to know. Curr Opin Obstet Gynecol. 2016;28:381-92.
13. Cabral ZAF. Vulvovaginites na infância e na adolescência. Revista da Sogia-BR. 2005;6(1):12-14.
14. Cabral ZAF, Rehme MFB. Questões éticas e legais e a consulta ginecológica da adolescente. In: Atendendo a adolescente no consultório – Febrasgo. Disponível em: https://www.febrasgo.org.br/media/k2/attachments/08-ATENDENDO_A_ADOLESCENTE_NO_CONSULTOyRIO.pdf. Acesso em: out. 2021.
15. Bastos AC. O exame ginecológico na infância e na adolescência. In: _____. Ginecologia infantojuvenil. 2.ed. São Paulo: Roca; 1988. p.21-8.

78

Afecções urológicas

Ubirajara Barroso Jr.

INTRODUÇÃO

Afecções urológicas são comumente vistas no consultório do pediatra. Saber reconhecê-las não somente permite que esses problemas muitas vezes sejam tratados pelo próprio pediatra como possibilita que possam ser diagnosticadas e os pacientes, encaminhados ao especialista quando necessário.

O exame físico genital é obrigatório na propedêutica do pediatra, e o médico generalista se vê diante de problemas frequentes como a fimose, a criptorquidia e a hidrocele. Após o desfralde, muitas crianças apresentam sintomas urinários como urgência miccional, polaciúria e incontinência urinária diurna e noturna. Não é raro o neonatologista deparar-se com diagnóstico de hidronefroses que exigirá orientação adequada, a fim de prevenir a infecção do trato urinário (ITU) e a lesão renal. Outras vezes os problemas são mais evidentes, por exemplo, nas anomalias congênitas, como nas hipospádias, epispádias, bexigas extróficas e nos defeitos do desenvolvimento sexual (DDS).

Neste capítulo trataremos das afecções urológicas. Como pontos-chave, objetivamos:

1. Reconhecer e diagnosticar as doenças urológicas comuns em pediatria.
2. Estabelecer as condutas pertinentes a cada caso.
3. Elaborar o plano de acompanhamento.
4. Reconhecer e encaminhar os casos que necessitam de avaliação urológica.

ALTERAÇÕES GENITAIS COMUNS

Fimose

A fimose é a exposição incompleta da glande (Figura 1). Entre 97-99% dos meninos nascem com fimose. À medida que vão crescendo, a pele e a glande vão epitelizando e se separam naturalmente uma da outra. Cerca de 90% das fimoses resolvem-se até os 3 anos de idade e 95% até a idade adulta[1]. Em outras palavras, a fimose é fisiológica na maior parte dos casos e a tendência é o descolamento natural da glande.

A classificação mais utilizada na prática é proposta por Kayaba, que classifica a fimose em 5 graus (Figura 2)[2]. Um problema das classificações, em geral, é o fato de elas avaliarem apenas a exposição da glande, não diferenciando entre aderência balanoprepucial e anel fimótico. A aderência nada mais é que a união entre o prepúcio e a glande (Figura 3). A tendência é a aderência resolver-se espontaneamente. Eventualmente há um espa-

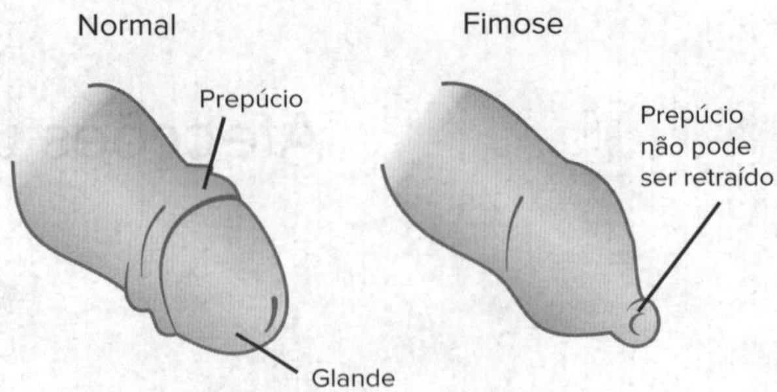

FIGURA 1 Ilustração do prepúcio passível de retração e da fimose.

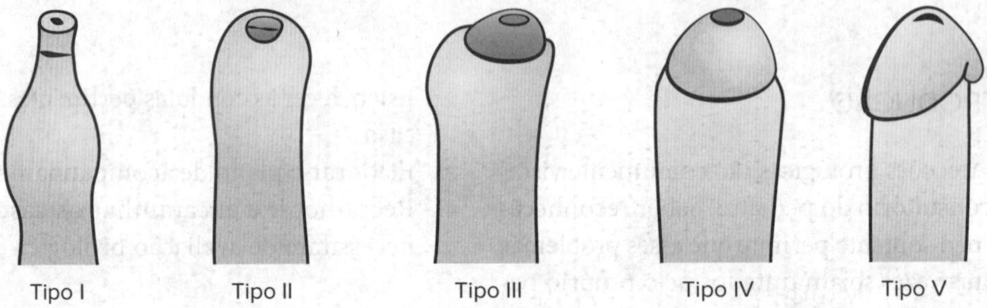

FIGURA 2 Classificação de Kayaba.
Fonte: adaptada de Kayaba et al.[2].

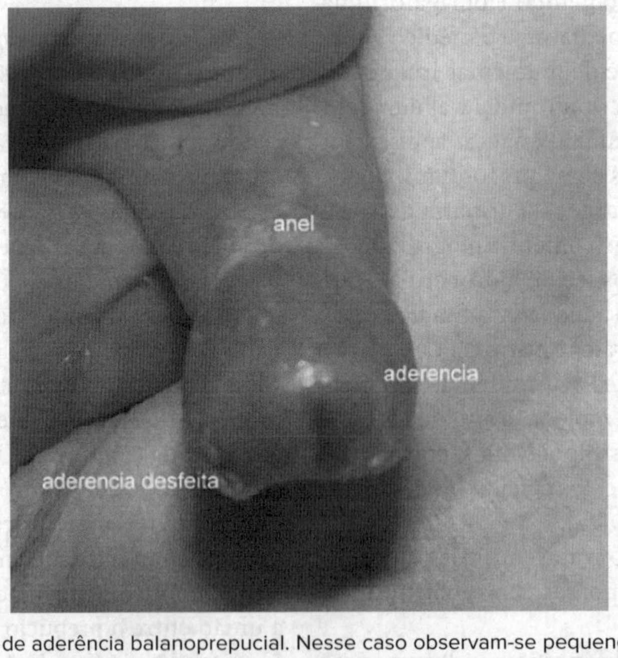

FIGURA 3 Exemplo de aderência balanoprepucial. Nesse caso observam-se pequenos cistos amarelados, um sinal de que a aderência balanoprepucial está se desfazendo espontaneamente. Observa-se também um discreto anel prepucial estenótico, que não precisa de tratamento.

ço deixado nesse descolamento, havendo a criação de um ou mais cistos amarelados, que alguns chamam de cisto de esmegma (Figura 4). Não há necessidade de tratar esses cistos; pelo contrário, a presença deles representa um indício de que a fimose está em processo de resolução e de que o prepúcio está descolando da glande.

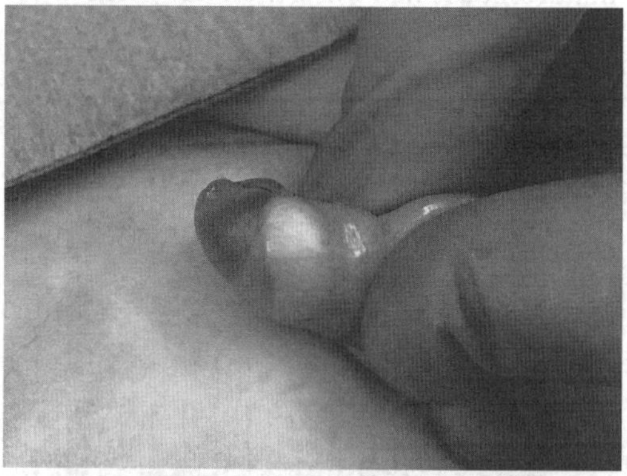

FIGURA 4 Demonstração de um cisto de esmegma.

Já o anel prepucial difere da aderência e pode não se resolver espontaneamente, a depender de sua extensão e do grau de fibrose (Figura 5). Sendo assim, para o prognóstico, é mais importante o anel prepucial que a aderência balanoprepucial.

O tratamento da fimose pode ser medicamentoso ou cirúrgico. Em geral indicamos primeiro o tratamento medicamentoso e a cirurgia, quando este falha.

As indicações de tratamento são:

1. Manutenção do anel fimótico com a idade. Nesse caso, indicamos que seja antes da puberdade, pois a cirurgia nessa faixa etária associa-se a um pós-operatório mais doloroso e com maior risco de sangramento.
2. ITU. Mesmo que haja uma causa para a ITU de repetição, é necessário reduzir a fonte de bactérias que é a fimose.

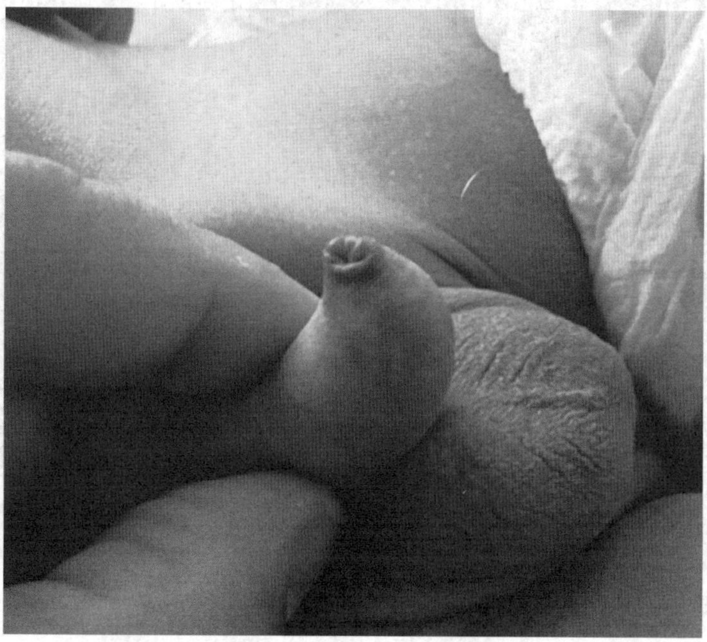

FIGURA 5 Foto ilustrando fimose com anel prepucial importante.

3. Parafimose (Figura 6). Quando a glande é exposta pela própria criança ou por cuidadores por manobras forçadas. Nesse caso, a cirurgia é geralmente necessária.
4. Presença de "balanismo", que é a dilatação prepucial por urina na hora da micção. Nessa situação, o tratamento resolve essa condição na maioria das vezes.
5. Bexiga prepucial ou megaprepúcio (Figura 7). Caso extremo de balanismo, no qual o anel prepucial é tão estenótico que represa urina dentro do prepúcio e embute o pênis na gordura pubiana. A cirurgia tem indicação absoluta, sendo muito mais complexa que uma cirurgia habitual de fimose.
6. Balanopostite de repetição (Figura 8). Corresponde a inflamações do prepúcio e glande, que, quando se repetem, indicam tratamento. Se persiste após o tratamento medicamentoso, a cirurgia está indicada.

Não é necessário tratar a fimose antes dos 2 anos de idade, a não ser que haja alguma das indicações absolutas listadas acima. O tratamento medicamentoso é com betametasona ou clobetasol tópicos. O esquema de tratamento é variável, sendo o preferido por 2 meses, 2 vezes ao dia, com betametasona a 0,1%. A associação de betametasona com hialuronidase não traz benefícios e tem maior custo[3].

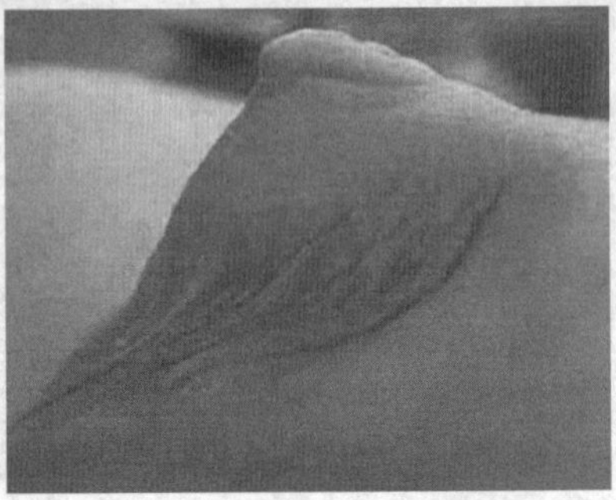

FIGURA 7 Foto demonstrando bexiga prepucial.

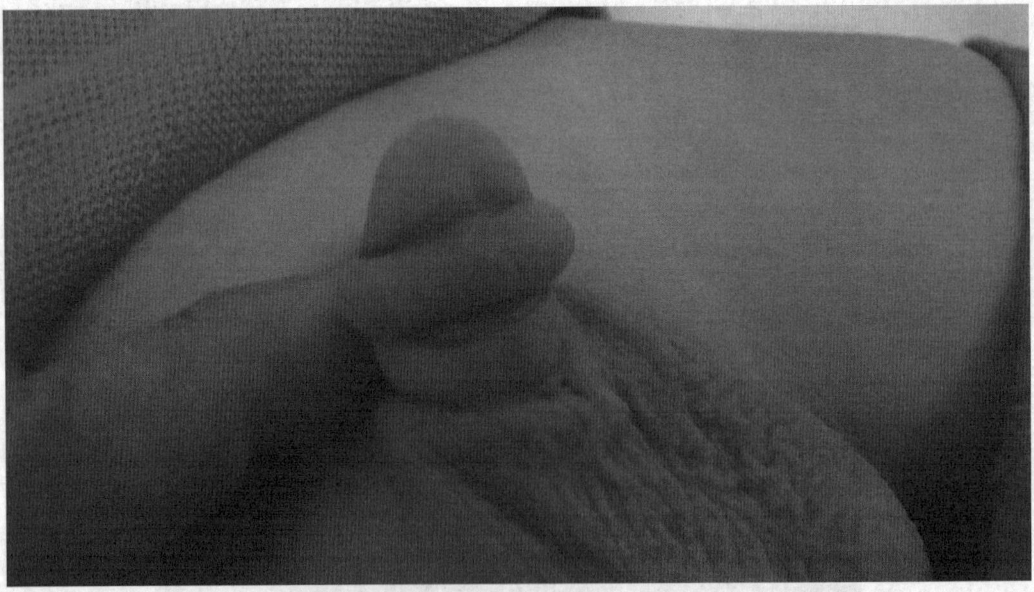

FIGURA 6 Parafimose. Nota-se o edema prepucial distal ao anel fimótico, que "garroteia" a haste peniana e dificulta o retorno venoso, causando edema.

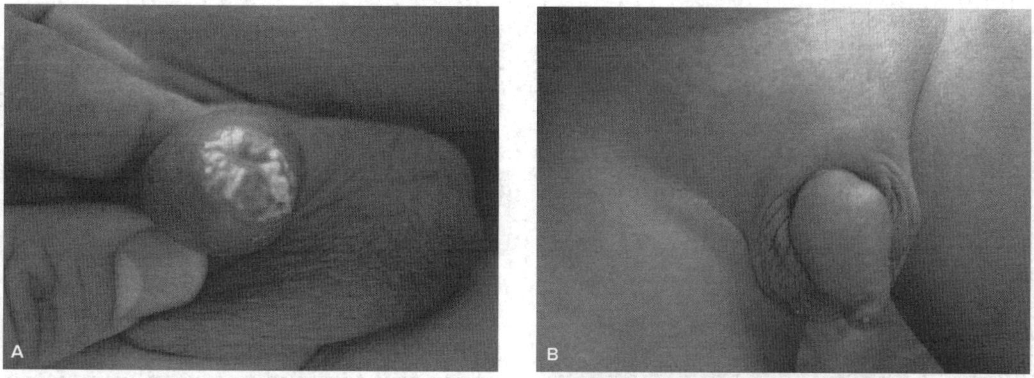

FIGURA 8 A: evidencia-se secreção purulenta sobre o prepúcio, característico de balanopostite. Nesse caso, o tratamento tópico é suficiente. B: balanopostite associada a celulite. O tratamento com antibióticos orais é obrigatório.

O tratamento cirúrgico consiste na retirada do excesso de prepúcio. Pode ser realizado por via aberta ou com dispositivos tipo Plastibell. O procedimento por via aberta é o preferido por ter-se a noção exata do resultado final cosmético. O Plastibell pode demorar para descolar o anel e causar incômodo. A cirurgia é em regime de hospital-dia e os pontos são absorvíveis, não precisando ser retirados. A cirurgia traz outras vantagens, como a redução da prevalência de câncer de pênis, de infecções sexualmente transmissíveis por HIV, herpes e HPV, a diminuição da chance de ITU em lactentes em até 10 vezes, além de melhorar muito a higiene genital.

Nota importante: não se deve fazer exercícios forçados, buscando retrair o prepúcio à força. Essas manobras aumentam a chance de parafimose e de fibrose do prepúcio.

Criptorquidia

Os testículos são órgãos intra-abdominais no feto, iniciando seu trajeto de descida à bolsa testicular por volta do sexto ou sétimo mês gestacional. O trajeto compreende duas fases, uma abdominal em que o fator insulina-like 3 é o principal responsável, e outra inguinoescrotal, na qual os andrógenos exercem um grande papel. O *gubernaculum testis* parece exercer um relevante papel ao guiar os testículos até a bolsa. Quando o processo de descida não se dá adequadamente, seja por alteração da produção dessas substâncias ou por insensibilidade de receptores testiculares a elas, pode haver criptorquidia uni ou bilateralmente.

Diz-se testículo não descido quando ele interrompe o descenso no trajeto do canal inguinal. Já o testículo ectópico se localiza foram desse trajeto, podendo estar na região suprapúbica (Figura 9), no períneo ou na raiz da coxa.

A temperatura da bolsa testicular é 3-4 °C menor que a temperatura intracorporal, e é a ideal para o funcionamento testicular. Portanto, o testículo criptorquídico expõe-se ao estresse oxidativo relacionado ao calor, predispondo as células germinativas à apoptose e a dano do DNA. Por isso, a criptorquidia bilateral pode estar associada à infertilidade e à queda na produção de testosterona no longo prazo. Há também risco aumentado de cerca de 5 vezes para a formação de tumores, principalmente o seminoma.

Um dado importante é o de que o testículo pode descer espontaneamente nos primeiros 3 meses de vida pós-natal, devido à produção de gonadotrofina endógena pela criança nesse período. Por isso não se deve

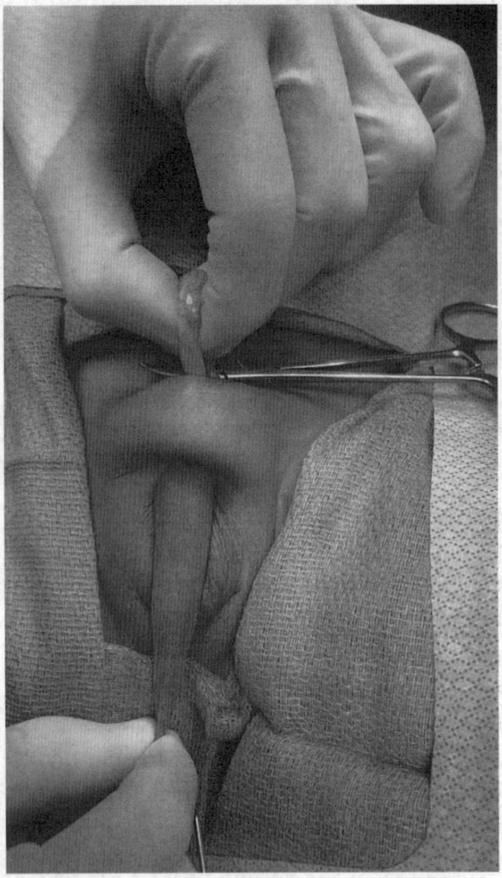

FIGURA 9 Demonstração de um testículo ectópico em região suprapúbica.
Fonte: cortesia do Dr. Andrew Kirsch.

adotar qualquer conduta nessa fase da vida. Em contrapartida, após 1 ano de idade o risco de lesão testicular está aumentado. Portanto, a idade ideal para realizar a orquidopexia é entre 6 meses e 1 ano de idade.

A criptorquidia associa-se à prematuridade e a diversas síndromes. Quando vem junto com a hipospádia, deve-se pensar em problemas do desenvolvimento sexual, sendo necessária a avaliação do cariótipo.

O diagnóstico da criptorquidia é principalmente clínico. A sensibilidade da palpação é ainda maior do que a da ultrassonografia (US). Deve-se observar uma sequência propedêutica no exame físico. Primeiro, deslizar os dedos sobre a região inguinal tentando sentir a gônada (Figura 10). Se o testículo não for palpado com essa manobra, deve-se, em sequência, fletir as pernas na posição supina, sentar a criança e, por fim, agachá-la. Não raro se consegue palpar o testículo na última manobra.

Quando o testículo não é palpável, há indicação de laparoscopia diagnóstica. A tomografia computadorizada e a ressonância magnética têm também pouco valor, pois, se detectarem o testículo no abdome, a conduta é a cirurgia laparoscópica; se não detectarem, indica-se a laparoscopia diagnóstica. Portanto, esses exames não alterariam a indicação de laparoscopia.

Quando o testículo é palpável, a cirurgia é a orquidopexia aberta, que pode ser realizada por via inguinal ou escrotal. Quando o testículo não é palpável, ele está intra-abdominal em cerca de 50% dos casos, não existe em 30% e é atrófico em torno de 20% das vezes[4]. Quando o testículo está ausente, a principal causa é a torção pré-natal, denominando-se testículo evanescente. Nos casos de atrofia testicular, o testículo deve ser retirado, e uma prótese testicular está indicada ou durante o procedimento ou no final da puberdade.

Eventualmente os testículos são retráteis por reflexos cremastéricos exagerados ou por deficiência da fixação testicular na bolsa. Normalmente não necessitam de tratamento desde que passem mais tempo na bolsa. Entretanto, esses testículos precisam ser seguidos anualmente, pois cerca de 5% deles ascendem e passam a se localizar definitivamente na região inguinal, denominando-se testículo ascendido, que deve ser tratado com orquidopexia tão logo haja o diagnóstico[5].

Em raras situações, como na criptorquidia bilateral, quando associada a alteração do eixo hipotálamo-hipofisário, o tratamento com gonadotrofina coriônica humana pode ser

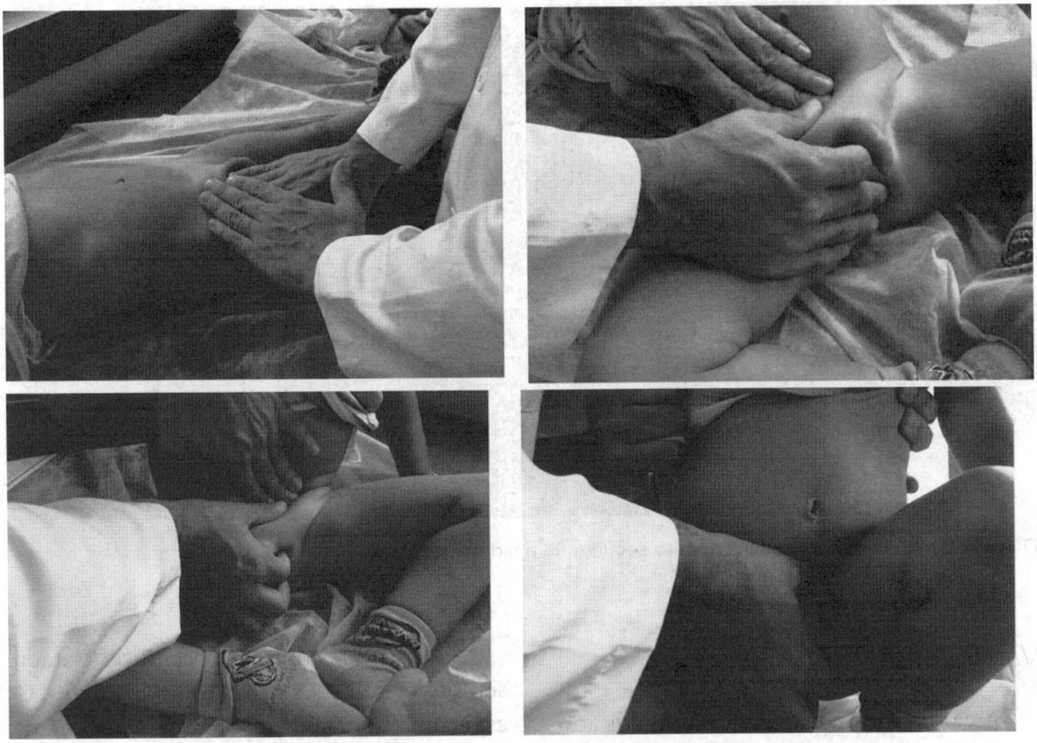

FIGURA 10 Manobras propedêuticas para palpação dos testículos.

tentado, em dose variável e pouco padronizada. Importante enfatizar que não há indicação do tratamento hormonal da criptorquidia para além desse propósito.

Hidrocele

Deve-se à persistência do conduto peritônio-vaginal após o descenso testicular do abdome ao escroto, que permite a passagem de líquido abdominal dentro da túnica vaginal. Quando há passagem de conteúdo como gordura ou alça intestinal, denomina-se hérnia. Portanto, a diferença entre hidrocele e hérnia é apenas o que entra no conduto peritônio-vaginal.

Incide em 1-4% dos meninos que nascem a termo e em até 30% dos prematuros. A hidrocele do neonato tende a se resolver até 1 ano e meio de vida em 70% dos casos[6]. Já a hérnia geralmente precisa ser tratada brevemente após o diagnóstico pelo risco de encarceramento e estrangulamento.

A hidrocele é facilmente diagnosticada no exame físico (Figura 11), não sendo preciso a transiluminação, apesar de essa técnica propedêutica facilitar para os menos experientes. No caso de dúvida, a US define o diagnóstico e permite a identificação de hérnia inguinal associada.

Nos casos de hidrocele que persiste após 1 ano e meio de idade, a conduta é cirúrgica e a abordagem é idêntica à da hérnia, ou seja, abertura do conduto peritônio vaginal e laqueadura no nível do anel inguinal interno, por meio de pequena incisão inguinal. A cirurgia é em regime de hospital-dia.

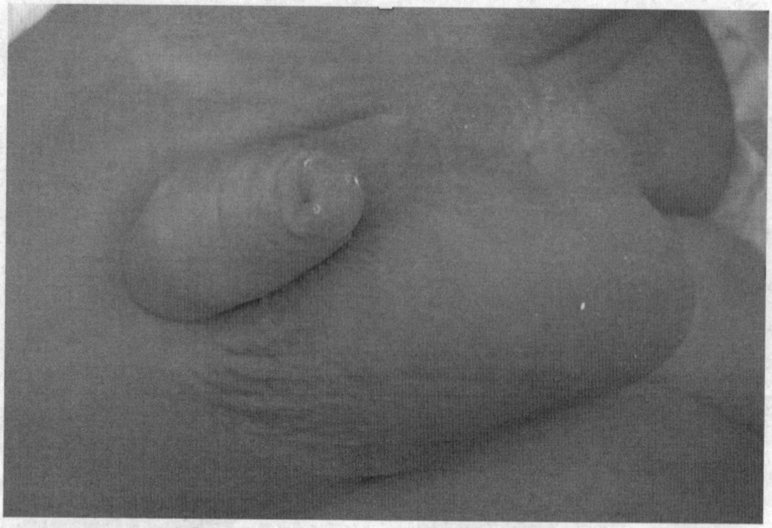

FIGURA 11 Aumento de testículo direito secundário a hidrocele.

Varicocele

A varicocele ocorre em até 20% dos adolescentes. Está presente em 90% no lado esquerdo e em 10% é bilateral. Raramente ocorre somente no lado direito[7]. A ocorrência predominante no lado esquerdo deve-se ao fato de a veia gonadal esquerda drenar para a veia renal em um ângulo de 90 graus e o direito para a veia cava em um ângulo oblíquo. Portanto, a veia gonadal esquerda drena para um ambiente de maior pressão, havendo maior chance de estase sanguínea. A varicocele do lado direito, com o lado esquerdo normal, suscita a presença de tumores renais ou retroperitoniais ou anomalias vasculares do lado direito.

A varicocele é a maior causa de infertilidade masculina. O diagnóstico é pelo exame físico, sendo classificada em grau 1, quando identificada por manobra de Valsalva; grau 2, quando visível por manobra de Valsalva; e grau 3, se visível mesmo sem manobra (Figura 12). Na dúvida, a US dos testículos com Doppler dos cordões espermáticos esclarece o diagnóstico.

A varicocele somente precisa ser tratada se houver indícios de dano ao testículo. O espermograma seria o parâmetro mais efetivo para identificar a lesão do órgão, porém apenas os adolescentes que completaram a puberdade teriam o resultado mais confiável. Sendo assim, outra medida de risco deve ser identificada. O parâmetro mais indicativo atualmente de lesão testicular é a desproporção de tamanho entre os testículos, havendo indicação de cirurgia quando a discrepância é maior que 15-20%, a depender dos autores[8].

A cirurgia pode ser realizada por via laparoscópica ou aberta com uso de lupa ou microscópio.

ALTERAÇÕES CONGÊNITAS

Hipospádia

A hipospádia é a ectopia do meato uretral na posição ventral. Ocorre em 1:250 a 300 nascidos vivos. A uretra anterior é formada pela ação da di-hidrotestosterona a partir da conversão da testosterona pela ação da 5-alfa-redutase. Acredita-se que a hipospádia

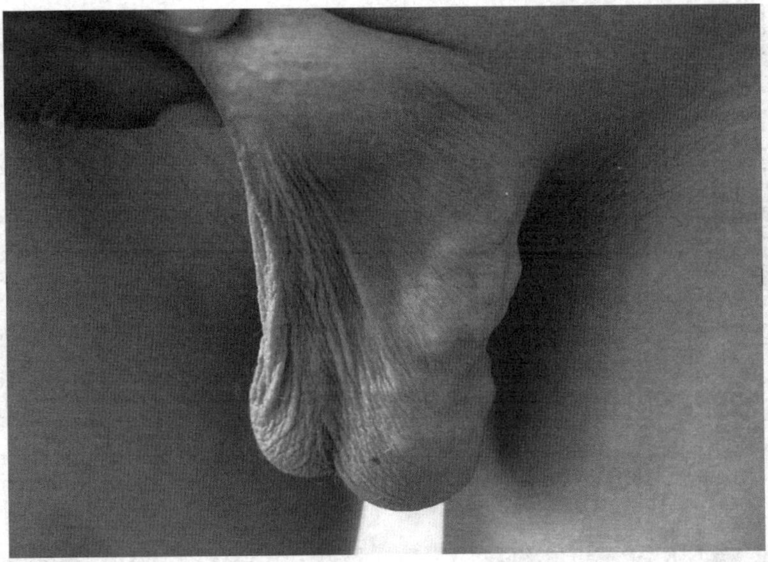

FIGURA 12 Exemplo de varicocele grau 3.

resulte da produção inadequada de di-hidrotestosterona ou da insensibilidade dos receptores locais a esse hormônio.

Quando se associa à criptorquidia, deve-se pensar em DDS, e a análise genética está indicada. Várias síndromes estão associadas à hipospádia. A não ser que haja suspeita de alguma destas em razão de alterações fenotípicas detectadas, na hipospádia isolada não há necessidade de realizar nenhum tipo de exame, nem mesmo US abdominal.

A hipospádia pode ser distal (glandar, coronal e subcoronal) em 75% das vezes, médio-peniana em 20% das vezes e proximal em 5% dos casos (peniano-proximal, escrotal ou perineal) (Figura 13). É comum a hipospádia vir associada a curvatura peniana ventral. O tratamento cirúrgico é realizado normalmente entre 6 meses e 1 ano e meio de idade e pode ser em um ou dois tempos a depender da localização da hipospádia. Eventualmente, nos casos de falha cirúrgica, enxerto de mucosa da boca pode ser usado com sucesso[9].

Complexo extrofia/epispádia

A extrofia de bexiga parece ser devida à ruptura da membrana cloacal impedindo a migração mesenquimal, fazendo com que a bexiga nasça aberta no abdome inferior (Figura 14). Essa alteração do fechamento da bexiga leva a uretra a permanecer aberta em sua porção dorsal (epispádia). A extrofia/epispádia ocorre em cerca de 1:30.000 nascidos vivos e incide mais em meninos.

Quando há extrofia de bexiga, o esfíncter uretral externo é incompetente e a aquisição da continência urinária é sempre um desafio, sendo necessárias, muitas vezes, múltiplas correções cirúrgicas.

A cirurgia consiste no fechamento da bexiga, na reconstrução do colo vesical com o intuito de aumentar a resistência uretral e em melhorar as taxas de continência, e na reconstrução da uretra com a correção da epispádia. A cirurgia pode ser realizada em um tempo ou em estágios. Atualmente há um tipo de reconstrução, chamada técnica de Kelly, que

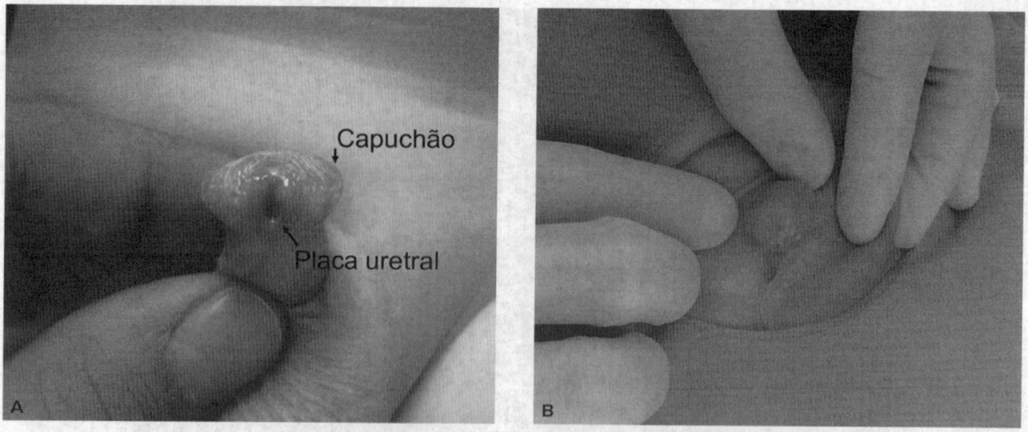

FIGURA 13 A: hipospádia distal (glandar). É chamada de placa uretral a estrutura uretral aberta e capuchão, o prepúcio excedente dorsal que não se fechou na porção anterior. B: hipospádia proximal com transposição penoescrotal.

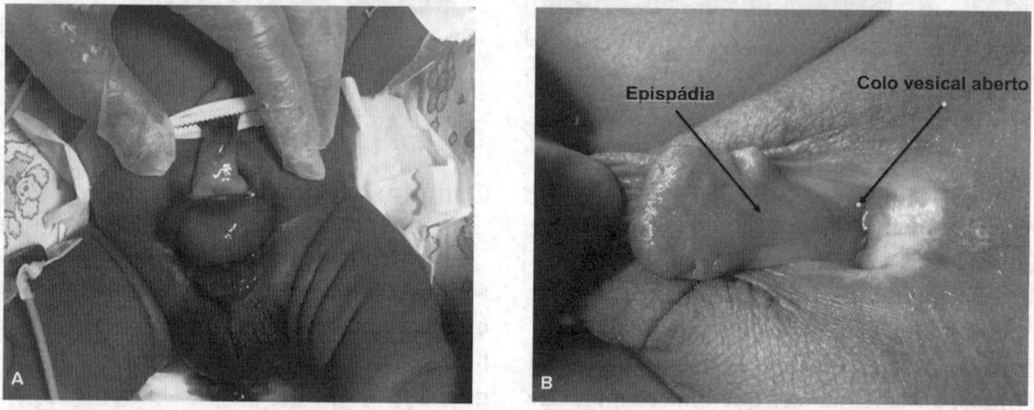

FIGURA 14 A: extrofia de bexiga. B: epispádia proximal.

parece fornecer uma taxa de continência maior, bem como permite maior comprimento peniano[10]. No futuro esses pacientes podem necessitar ampliar a bexiga com intestino.

Após o nascimento a bexiga extrófica deve ser protegida com biofilme; evitar o uso de gaze. A cirurgia atualmente é realizada preferencialmente por volta do terceiro mês de vida.

DEFEITOS DO DESENVOLVIMENTO SEXUAL

Define-se defeito do desenvolvimento sexual (DDS) quando há incongruência entre o sexo gonadal, o sexo fenotípico e o genotípico. Caracterizam-se na maioria das vezes ao nascimento por atipia genital (Figura 15), havendo características genitais que lembram o órgão genital masculino e o feminino. O DDS pode surgir clinicamente na adolescência, como é o caso da hiperplasia adrenal congênita cão clássica. Em algumas situações, como na insensibilidade androgênica completa (acrônimo em inglês CAIS) ou na disgenesia gonadal pura, mesmo havendo cromossoma 46, XY, a genitália é tipicamente feminina. Atualmente há controvérsia com relação à nomenclatura. A comunidade LGBTQIA+ sugere que se use o nome "intersexo".

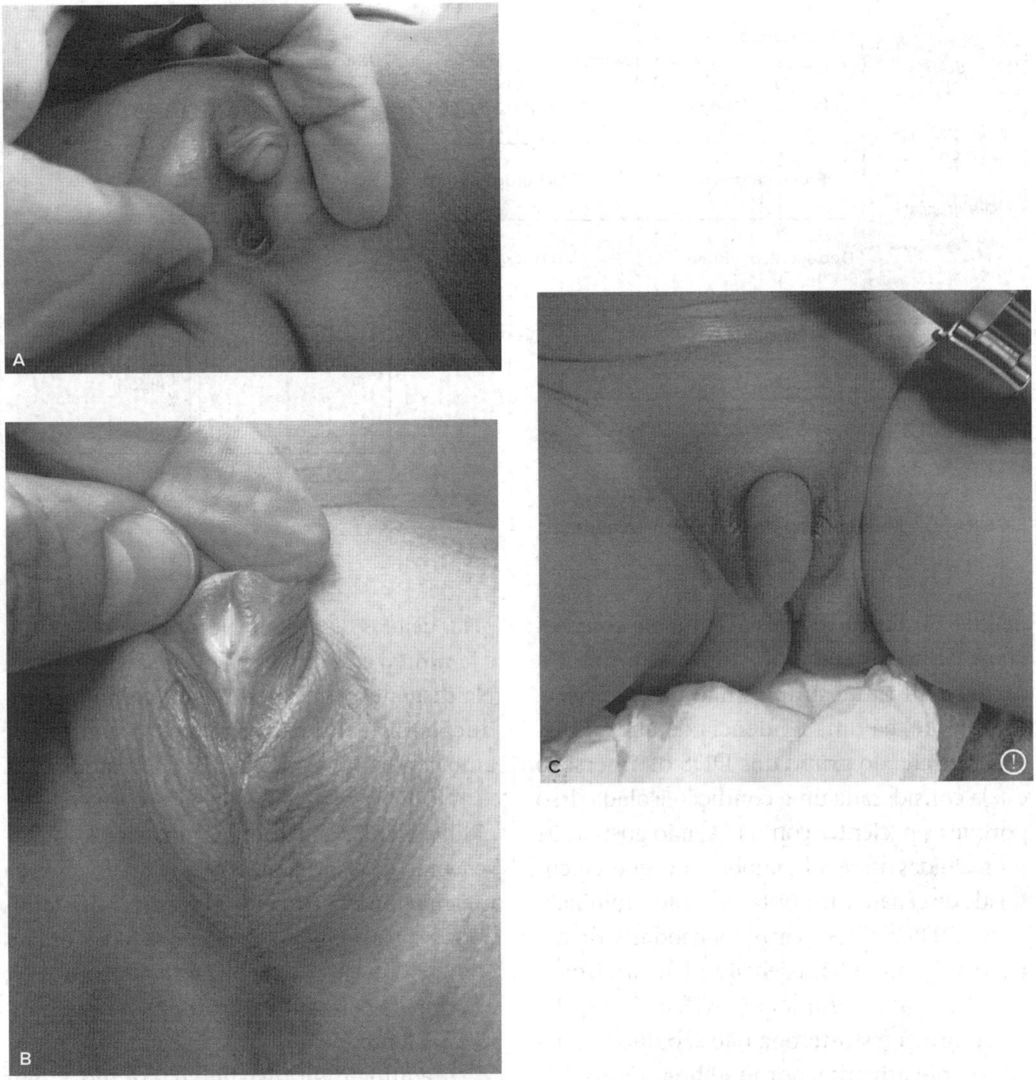

FIGURA 15 Imagens demonstrando atipia genital típica de pacientes com hipertrofia adrenal congênita (HAC) 46, XX e graus variáveis de virilização. A: Prader 2. B: Prader 4. C: Prader 5, com virilização completa.

O DDS provoca enorme ansiedade na família, necessita de preparo técnico e de grande acolhimento da equipe médica, que deve ser multidisciplinar. A equipe deverá atuar no diagnóstico, no tratamento clínico e discutir com a família aspectos relacionados ao gênero de criação e realização de cirurgias.

Os DDS podem ser divididos em DDS XX, DDS XY e DDS ovotesticular. Geralmente no DDS XX há excesso de andrógeno durante a gestação, seja exógeno ou endógeno[11]. A causa mais frequente é a hiperplasia adrenal congênita (HAC), principalmente por deficiência de alfa-21-hidroxilase. Por deficiência dessa enzima no metabolismo do colesterol, geralmente há déficit de formação de cortisol e de aldosterona, com aumento na produção de andrógenos (Figura 16). Na forma perdedora

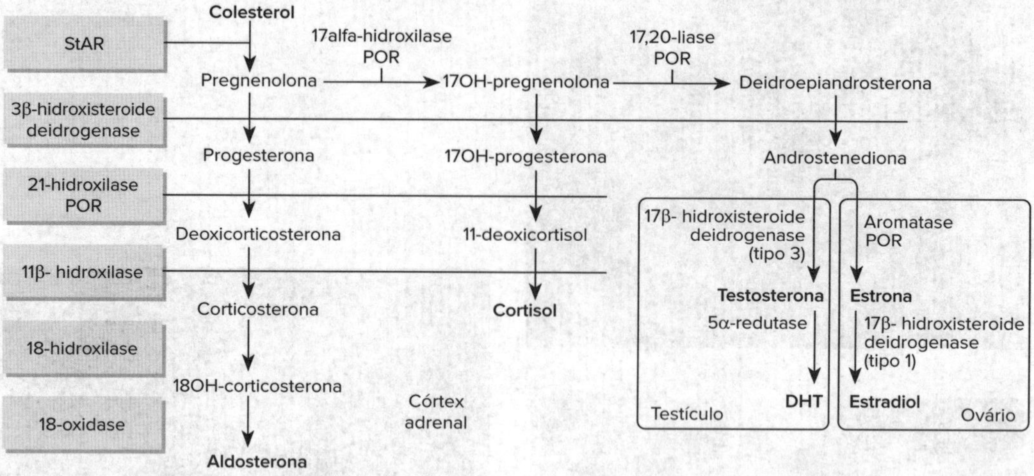

FIGURA 16 Metabolismo do colesterol na adrenal.

de sal a virilização é mais acentuada, com risco de óbito neonatal por hiponatremia. Na forma virilizante simples não há esse risco. Entretanto, há uma tendência de que a HAC seja retirada do grupo dos DDS ou intersexo e seja considerada uma condição isolada. Isso porque as pacientes com HAC não gostam de ser incluídas nesse rol e também porque a identidade de gênero é majoritariamente feminina[12].

O DDS XY tem ampla variedade de espectro. Quando há insensibilidade androgênica parcial e completa (PAIS e CAIS), os receptores à testosterona não são ou são parcialmente ativados por esse hormônio. No PAIS (Figura 17), o diagnóstico é geralmente por ambiguidade genital no neonato e no CAIS por amenorreia primária ou palpação do testículo, já que o genital nesse caso é tipicamente feminino. Outro tipo de DDS XY é a deficiência de 5-alfa-redutase, enzima responsável pela formação da di-hidrotestosterona, diagnosticada mais comumente pela hipospádia importante e pela criptorquidia, ou por ambiguidade genital. Na disgenesia gonadal, sendo duas gônadas disgenéticas, não haverá produção de testosterona pelas células de Leydig e hormônio antimülleriano pelas células de Sertoli. Nesse caso, o fenótipo é feminino e os órgãos pélvicos são femininos. Na disgenesia gonadal mista, como há produção parcial de andrógenos, a genitália é ambígua e o(s) testículo(s) criptorquídico(s).

No DDS ovotesticular há presença de tecido testicular e ovariano. A distribuição desse tecido é variável, podendo ocorrer em uma mesma gônada (ovotestis) ou estar em lados opostos. Nesse tipo de DDS pode haver órgãos genitais internos masculinos e femininos (p. ex., ductos deferentes e trompa) em um mesmo paciente.

A equipe multidisciplinar, composta por endocrinologista, geneticista, psicóloga e urologista, deve avaliar a criança para diagnóstico e acolhimento da família. Deve-se evitar registrar a criança até que haja avaliação diagnóstica ampla e discussão com a família. A avaliação do cariótipo é importante para a definição do tipo de cromossoma. Exames laboratoriais como dosagens de eletrólitos, hormônio antimülleriano, 17-hidroxiprogesterona, testosterona e outros são importantes na definição do diagnóstico. Uma US pélvica é comumente solicitada. O genital deve ser avaliado de acordo com a classificação de Prader.

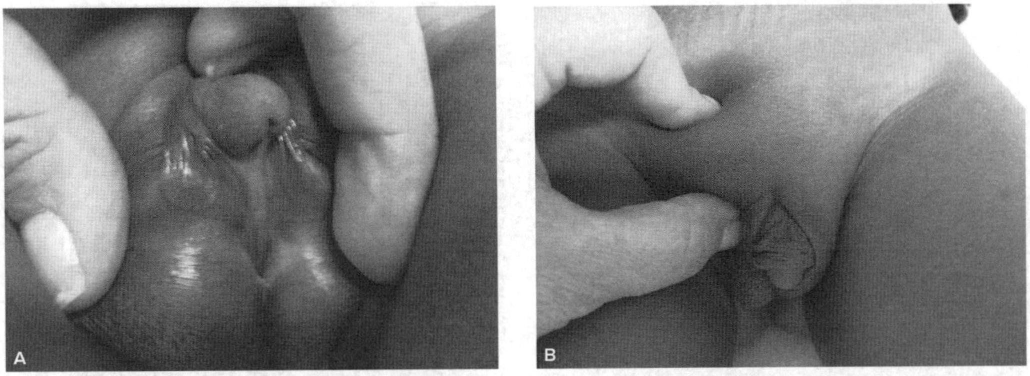

FIGURA 17 Imagens mostrando atipia genital secundária à insensibilidade androgênica parcial (PAIS) (A). Observa-se em B a palpação de um dos testículos

Muito se conhece hoje a respeito da identidade de gênero em pacientes com DDS. Esse aspecto é importante para a decisão sobre o sexo de criação e a realização de cirurgia genital. A decisão da realização da cirurgia deve ser individualizada. A criança que nasce com DDS XY, com produção de testosterona e suficiente sensibilidade a esse hormônio é conduzida como sexo masculino e é submetida a cirurgia genital com reconstrução da uretra e pênis (Figura 18). Nos casos de HAC, cujo diagnóstico hoje é, na maior parte das vezes, pela triagem neonatal, quando o tratamento é precoce e os pais aderem ao tratamento com corticosteroide, a genitoplastia feminilizante pode ser indicada. Essa cirurgia consiste em clitoroplastia, vaginoplastia e labioplastia (Figura 19).

Estudos têm demonstrado que crianças com HAC 46, XX, que são registradas como meninos por falta de diagnóstico apropriado no período neonatal, adaptam-se bem ao gênero masculino[13].

Síndrome de *prune belly*

A síndrome de *prune belly* (barriga em ameixa em inglês) ocorre em 1:35.000 a 1:50.000 nascidos vivos. Trata-se de uma tríade que ocorre no sexo masculino, compreendendo criptorquidia bilateral, abdome flácido e enrugado, além de dilatação do trato urinário superior (Figura 20). A causa não está bem esclarecida, porém a teoria mais aceita é a de que há nos primeiros meses de gestação uma obstrução infravesical que causa obstrução e consequente dilatação da bexiga. Essa distensão da bexiga provocaria o refluxo vesicoureteral (RVU) e a dilatação do trato urinário superior, impediria o descenso dos testículos ao escroto e dificultaria a formação dos retos abdominais na linha média do abdome. Não é incomum pacientes com síndrome de Prune belly se apresentarem com oligo-hidrâmnio, displasia renal e insuficiência renal.

Durante o crescimento, é comum haver resíduo pós-miccional elevado e infecção urinária de repetição. Além da US, a cintilografia renal com DMSA é necessária para avaliar sinais de cicatrizes e displasia no rim. O tratamento é cirúrgico, por abdominoplastia, orquidopexia bilateral e, na maior parte das vezes, reimplante ureteral bilateral (Figura 21). A cirurgia é realizada por volta de 1-2 anos de idade. Quando os rins têm bom funcionamento, o prognóstico é bastante favorável.

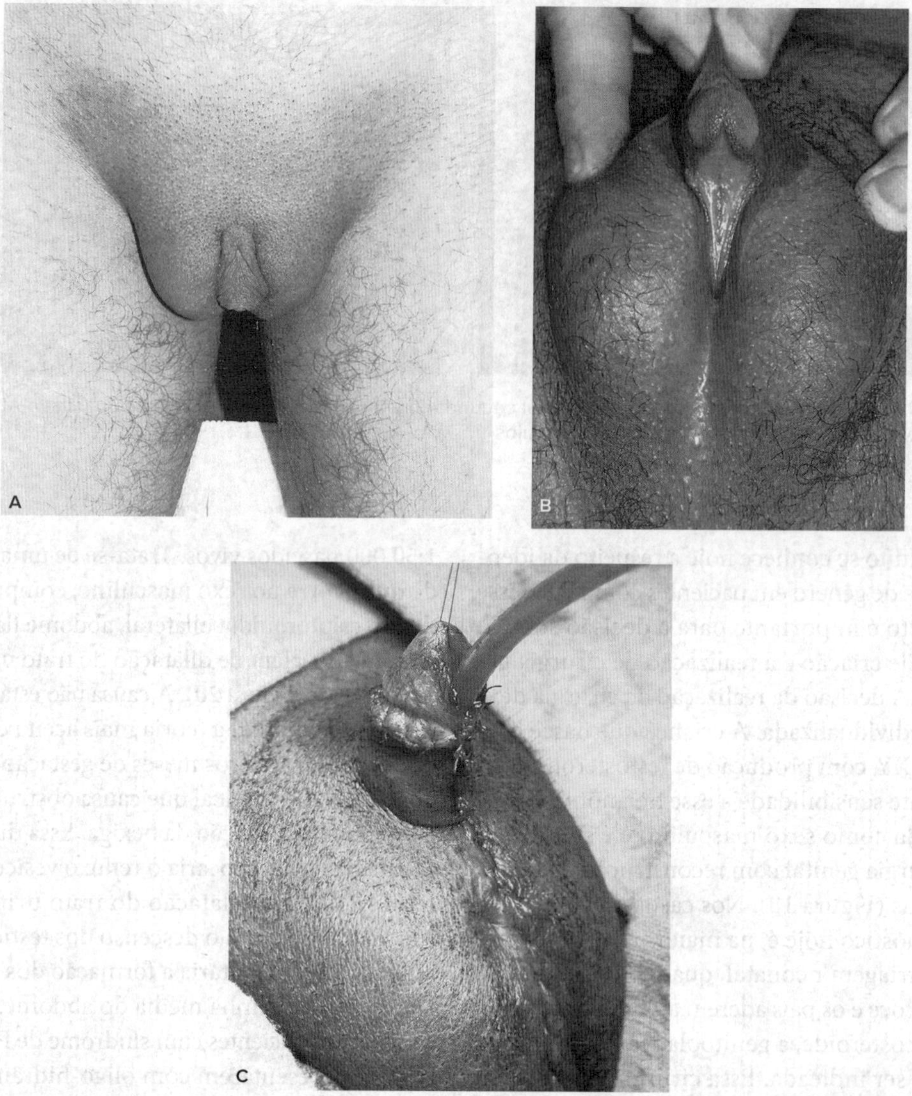

FIGURA 18 Reconstrução genital em paciente com cariótipo 46, XY, nascido com deficiência de 5-alfa-redutase. Imagens antes (A, B) e no intraoperatório (C)

UROPATIAS OBSTRUTIVAS

Hidronefrose prenatal

Ocorre em cerca de 1% de todas as gestações. Todos os fetos com diâmetro anteroposterior da pelve de pelo menos 8 mm devem ser investigados no período pós-natal, apesar de esse ponto de corte ser de 1 ou 1,2 cm de acordo com alguns autores[14]. A Figura 22 demonstra o espectro de uma hidronefrose discreta e uma grande hidronefrose. Ao nascimento, aqueles que merecem ser investigados devem usar antibióticos profiláticos, por exemplo, a cefalexina 20 mg/kg/dia, em uma única dose diária. A US permite graduar a hidronefrose, sendo o grau 1 uma pequena dilatação piélica, o grau 2 uma dilatação maior com um

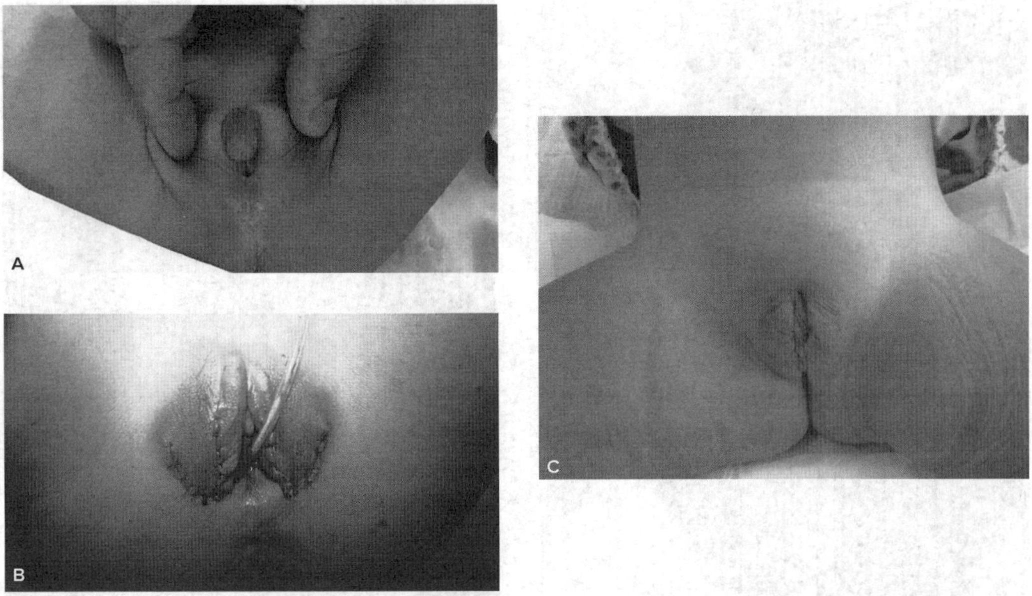

FIGURA 19 Imagem antes e depois de genitoplastia feminilizante para hiperplasia adrenal congênita. Imagens antes (A), no intraoperatório (B) e no pós-operatório tardio (C)

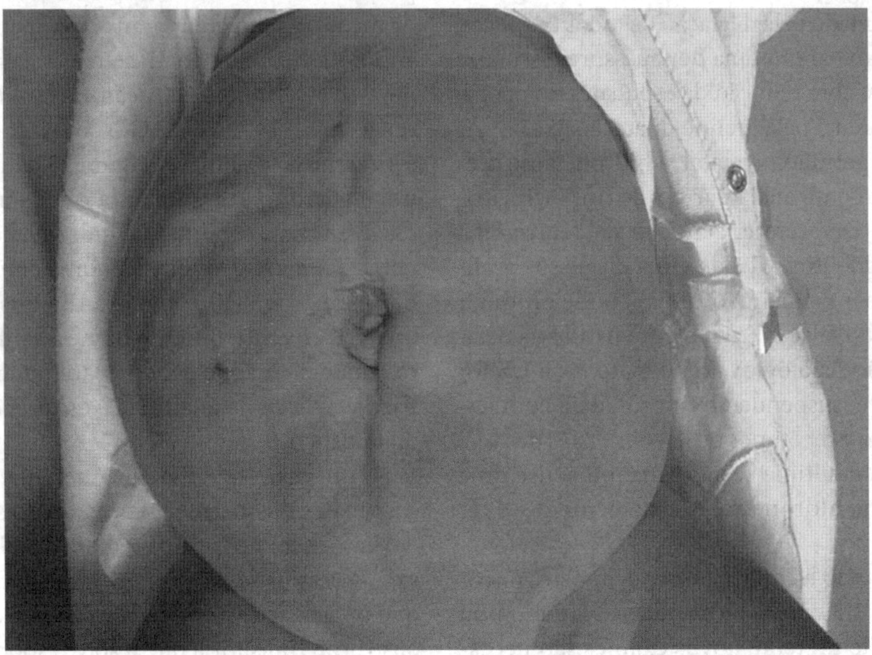

FIGURA 20 Criança com síndrome de *prune belly*.

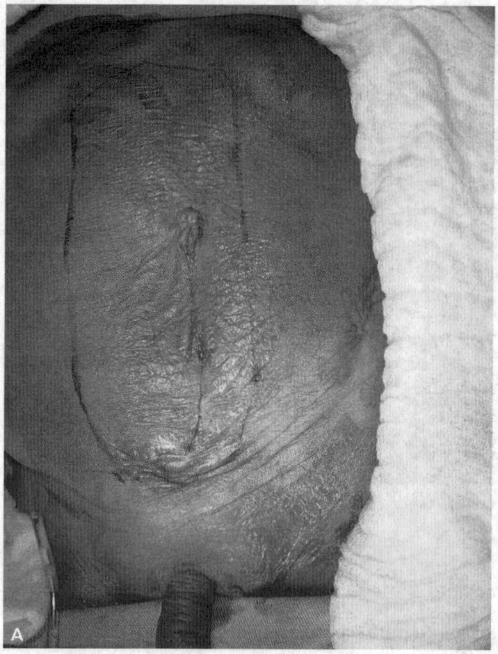

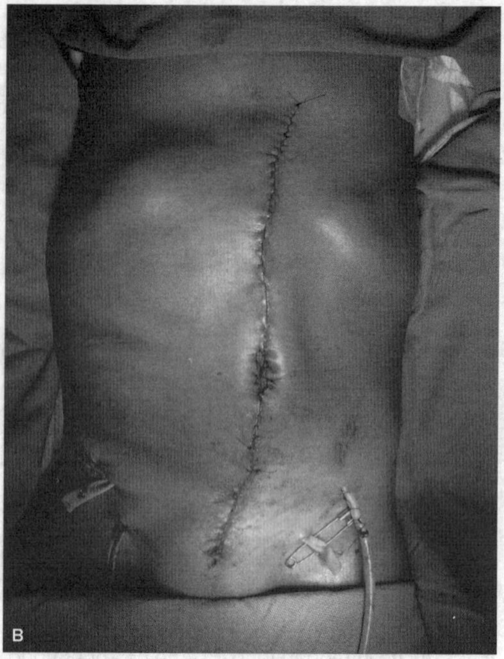

FIGURA 21 Imagem da cirurgia de Paciente com síndrome de *prune belly*. A: imagem antes da incisão. B: resultado final.

ou dois grupos calicilares dilatados, o grau 3 representado pela dilatação de todos os cálices, mas com parênquima de espessura normal, e o grau 4 com redução da espessura do parênquima renal pela grande dilatação.

No período neonatal, a hidronefrose precisa ser confirmada por US de rins e vias urinárias. De preferência deve ser realizada a partir do sétimo dia de vida, já que sua realização nas primeiras 72 horas pode produzir resultado falso-negativo em virtude da desidratação fisiológica do neonato. Se a US for negativa, suspendemos a profilaxia com antibiótico e repetimos a US com 1 mês de vida. Caso esta última seja normal ou acuse uma pequena hidronefrose, o paciente deve ter alta.

Quando há hidronefrose com pelve maior do que 1,5 cm ou hidronefrose grau 3/4 ou dilatação ureteral, novos exames são necessários e a profilaxia com antibiótico deve ser mantida. A cistouretrografia miccional (CUM) serve para diagnosticar o RVU e é realizada por volta de 1 mês de vida. Se houver refluxo de médio ou alto grau (graus 3-5), mantém-se antibiótico profilático. Caso não haja refluxo, deve-se pensar em obstrução, e a cintilografia renal com DTPA ou MAG-3 com furosemida é o exame de escolha. A Figura 23 demonstra um algoritmo que sumariza a sequência de diagnósticos e condutas na hidronefrose pré-natal. A Figura 24 evidencia uma cintilografia renal com DTPA mostrando obstrução urinária. Eventualmente há necessidade de ressonância magnética do aparelho urinário para avaliação da anatomia e esclarecimento diagnóstico.

É importante enfatizar que, quando há suspeita de obstrução, ainda assim dois terços dos casos evoluirão com melhora da dilatação, sem necessidade de cirurgia. Isso ocorre porque na gestação pode haver um período de obstrução transitória que resolve espontaneamente com o amadurecimento embriológico.

As principais causas de hidronefrose são a obstrução do trato urinário, sendo a obstrução

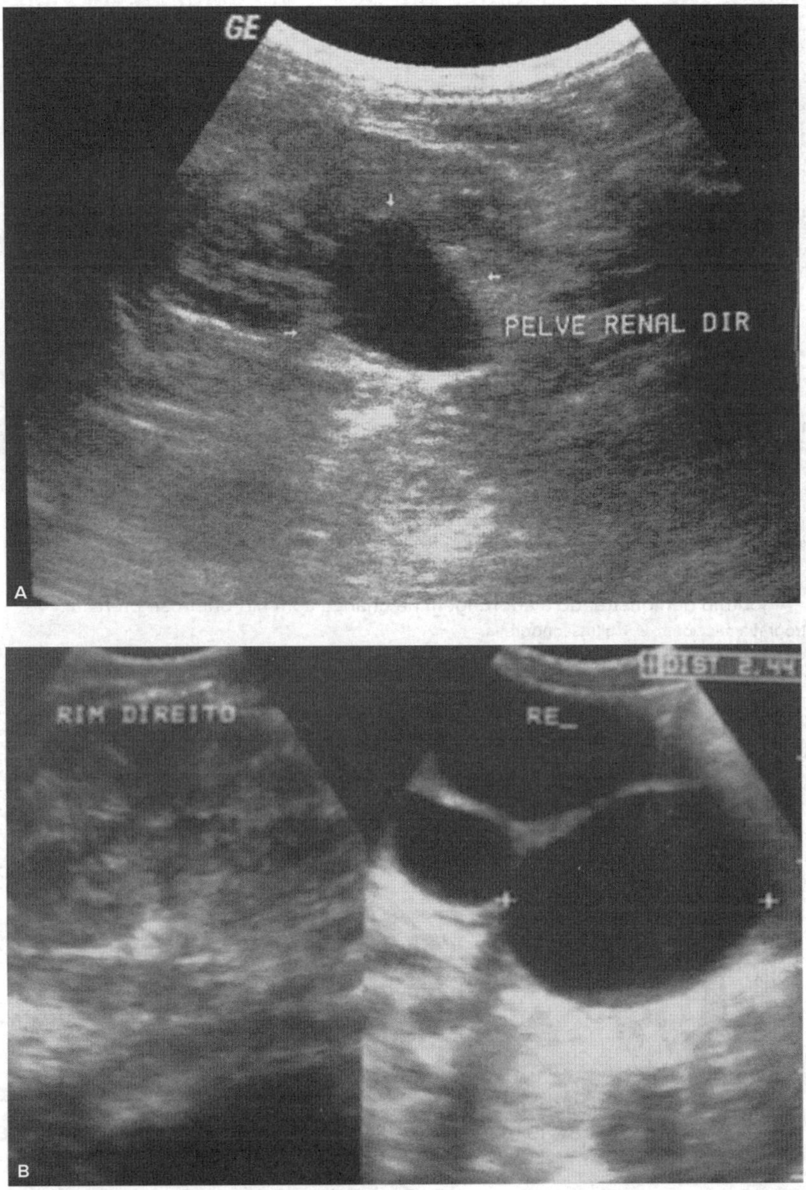

FIGURA 22 A: hidronefrose discreta, observando-se basicamente dilatação piélica. B: grande hidronefrose, com dilatação importante de pelve e cálices com redução da espessura do parênquima renal, em uma imagem conhecida como pata de urso.

da junção ureteropiélica (JUP) a mais frequente e refluxo vesicoureteral. Eventualmente, bexiga neurogênica secundária a mielomeningocele pode provocar hidronefrose. O Quadro 1 lista as principais causas de obstrução e os sinais clínicos que chamam a atenção para a suspeita diagnóstica. A válvula de uretra posterior deve ser diagnosticada e tratada ainda com o neonato hospitalizado após o parto. A CUM confirmará o diagnóstico (Figura 25).

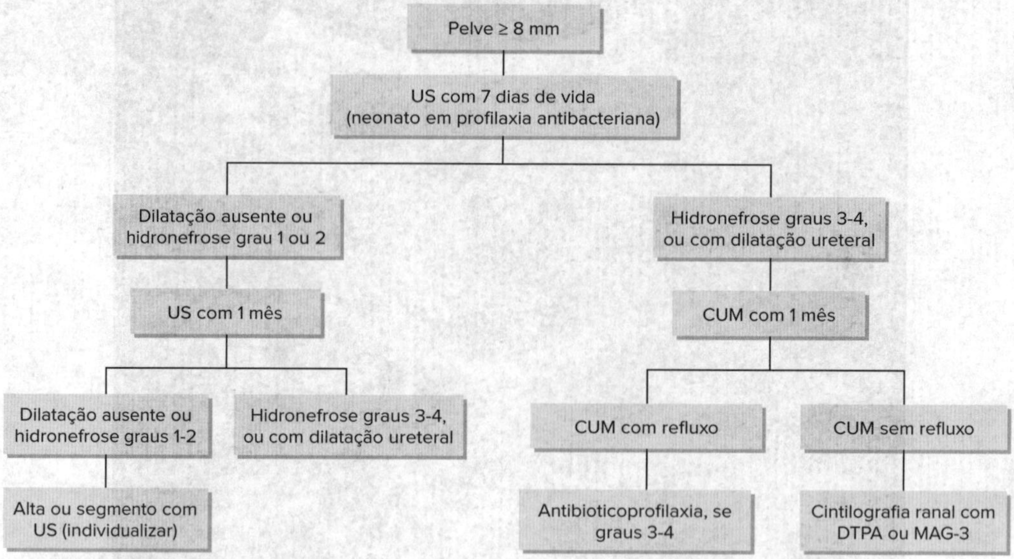

FIGURA 23 Algoritmo demonstrando a abordagem na criança com hidronefrose prenatal.
CUM: cistouretrografia miccional; US: ultrassonografia.

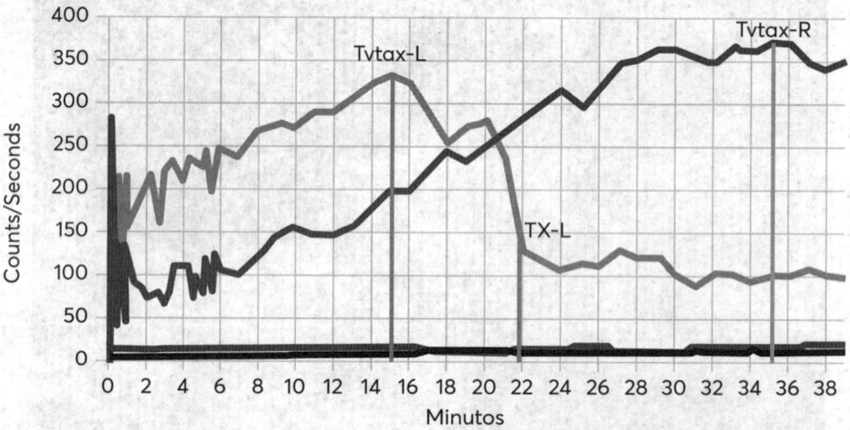

FIGURA 24 Curva cinza descendente mostrando um rim desobstruído, e a preta não, sendo típica de obstrução.

REFLUXO VESICOURETERAL

O refluxo vesicoureteral (RVU) pode ser primário, quando congênito, ou secundário, quando associado a alteração anatômica ou neurológica do trato urinário inferior. O refluxo primário decorre principalmente do túnel ureterovesical mais curto. Já o secundário pode ser devido a condições como válvula de uretra posterior e disfunções do trato urinário inferior (DTUI). Uma diferença importante entre os dois tipos de condições é que o RVU secundário melhora espontaneamente na maior parte dos casos após o

QUADRO 1 Causas de hidronefrose antenatal, principais achados e formas mais usuais de tratamento

Condição	Achada ultrassonográfico	Tratamento cirúrgico
Válvula de uretra posterior	Uretero-hidronefrose bilateral, bexiga sempre repleta, muitas vezes associada a oligo-hidrâmnio na gestação.	Ablação da válvula após o nascimento. O diagnóstico é por cistouretrografia com a criança ainda internada.
Obstrução da JUP	Dilatação de pelve renal e todos os cálices, muitas vezes com redução da espessura do parênquima.	Pieloplastia.
Megaureter obstrutivo	Dilatação do ureter em toda a sua extensão, além de hidronefrose.	Reimplante ureteral.
Ureterocele	Dilatação cística do ureter intravesical. Nas meninas, comumente associa-se à duplicidade pieloureteral, atingindo a unidade superior. Nos meninos, na maior parte das vezes ocorre em sistema simples.	Punção endoscópica da ureterocele. Eventualmente, reimplante ureteral, ureteroureterostomia ou nefrectomia da unidade superior.
Ureter ectópico	Assim como a ureterocele, geralmente se associa a duplicidade pieloureteral, atingindo a unidade superior. Pode desembocar na vagina nas meninas, sendo causa de incontinência urinária.	Nefrectomia polar, reimplante ureteral ou ureteroureterostomia.

JUP: junção ureteropiélica.
Obviamente, os casos devem ser individualizados e outras condutas podem ser tomadas.

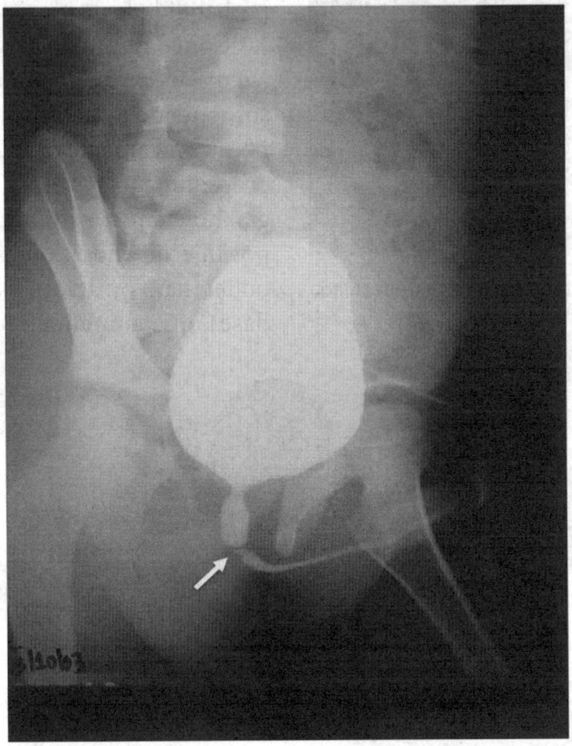

FIGURA 25 Cistouretrografia miccional evidenciando válvula de uretra posterior.

tratamento da doença de base que gerou o refluxo. A Figura 26 demonstra RVU secundário a bexiga neurogênica.

O RVU ocorre em 15% dos neonatos que nascem com hidronefrose prenatal e em cerca de 30% após o primeiro episódio de pielonefrite[14,15]. Entretanto, geralmente se indica a CUM no segundo episódio de infecção urinária febril ou após o primeiro, desde que haja alteração à US como dilatação ou contração do parênquima renal. Exceção são as infecções urinárias no período neonatal ou por bactérias atípicas, que devem ser realizadas após o primeiro episódio. É classificado em 5 graus (Figura 27). Crianças com graus 3-5 devem ser mantidas com antibioticoprofilaxia. A Figura 28 mostra um RVU bilateral.

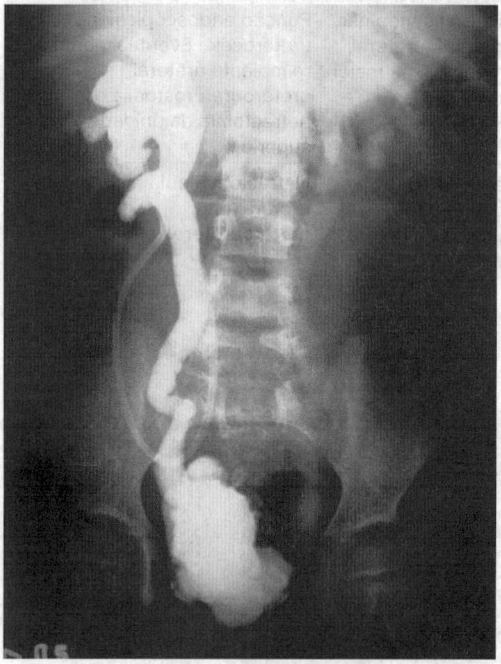

FIGURA 26 Refluxo bilateral em bexiga trabeculada em criança com mielomeningocele.

Se a criança evolui com ITU apesar da profilaxia antibacteriana, a conduta é cirúrgica. Porém, se a criança não apresenta infecção, a CUM após o desfralde é importante para definição do tratamento. É necessário avaliar os fatores que interferem negativamente na resolução espontânea do RVU. Por exemplo, refluxos de alto grau, ou que ocorrem na fase inicial do enchimento vesical, ou se há cicatriz renal, são fatores que predizem maior probabilidade de persistência do refluxo[15].

Com o resultado da segunda CUM, deve-se discutir com a família a possibilidade de suspender a antibioticoprofilaxia e acompanhar clinicamente o paciente ou realizar um procedimento corretivo. Se optado por cirurgia, hoje em dia a grande maioria é tratada por injeção endoscópica (usa-se poliálcool/poliacrilato ou ácido hialurônico/hialuronidase), que aumenta a resistência na região

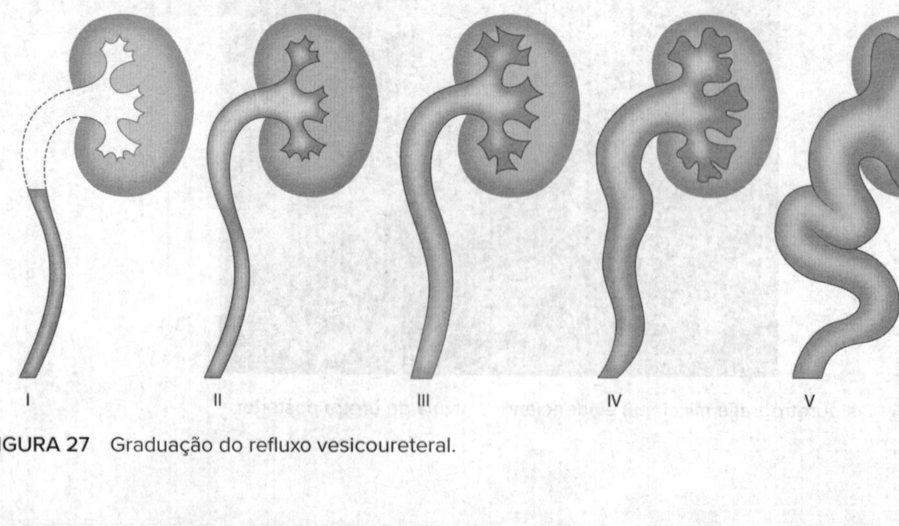

FIGURA 27 Graduação do refluxo vesicoureteral.

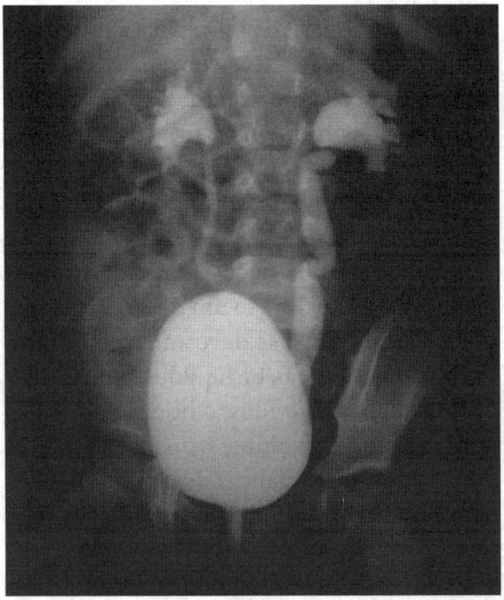

FIGURA 28 Refluxo vesicoureteral grau 3 à direita e grau 4 à esquerda.

subureteral ou intraureteral, evitando o refluxo. Trata-se de um procedimento de hospital-dia com cerca de 80-90% de sucesso[16]. Nos casos de refluxo grau 5, pode ser necessário o reimplante ureteral. A Figura 29 demonstra um algoritmo simplificado da investigação do RVU.

Não há indicação de antibioticoprofilaxia por anos e CUM anual, como se fazia no passado. É possível suspender o uso de antibióticos desde que o desfralde tenha sido efetivo e que não haja sintomas do trato urinário inferior. Importante enfatizar que ITU após o desfralde é geralmente devida a disfunção da bexiga e que não há indicação de diagnóstico de refluxo nesses casos.

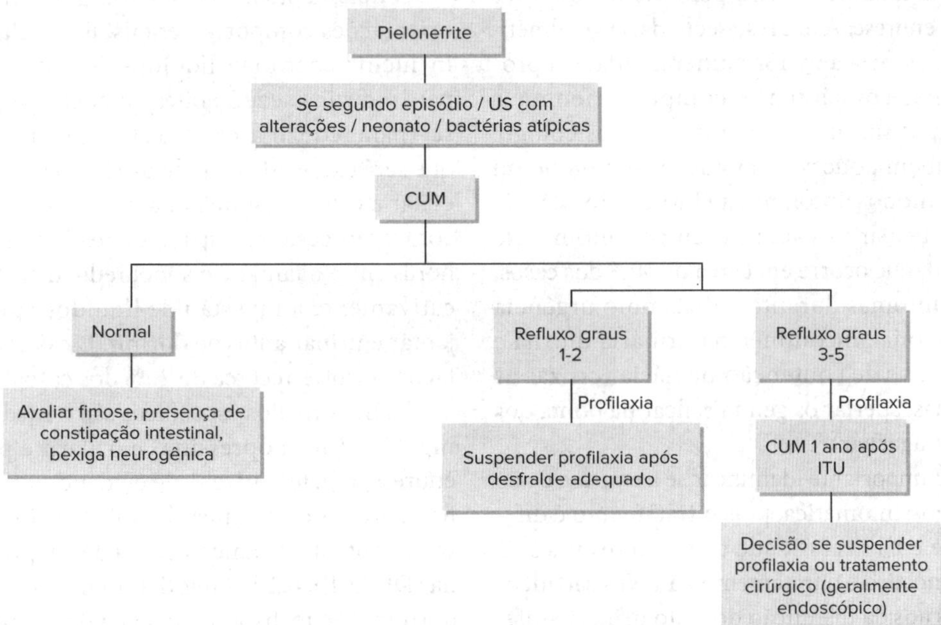

FIGURA 29 Algoritmo simplificado para o refluxo vesicoureteral.
CUM: cistouretrografia miccional; ITU: infecção do trato urinário; US: ultrassonografia.

SINTOMAS DO TRATO URINÁRIO INFERIOR

Enurese

Enurese é a incontinência urinária enquanto a criança dorme. É um sintoma e não uma doença. Tende a resolver espontaneamente em cerca de 15% ao ano. Porém, associa-se a problemas psicológicos como baixa autoestima, sentimento de inferioridade, isolamento e risco de *bullying*. Por isso, toda criança com enurese, a partir dos 6 anos de idade, que urinem na cama pelo menos 1 vez por semana deve ser tratada. É muito importante evitar punir a criança com enurese. Em 75% dos casos, ou o pai ou a mãe também teve enurese, demonstrando a importância da hereditariedade nesses casos[17].

A enurese pode ser primária, quando o paciente sempre urinou na cama, ou secundária, quando passou pelo menos 6 meses sem enurese. A enurese secundária geralmente se associa a maior vulnerabilidade a problemas emocionais e comportamentais e sempre suscita a avaliação com psicólogo. Também pode ser classificada em mono ou não monossintomática (EM ou ENM). Na EM, urinar na cama é o único sintoma. Na ENM, que ocorre em cerca de 50% dos casos, há sintomas durante o dia, como urgência miccional, incontinência urinária diurna e posturas de contenção urinária (cruzar as pernas, apertar os genitais, ficar na ponta dos pés e agachar)[17].

É importante identificar se a enurese é não monossintomática, pois o tratamento é diferente e há necessidade de outros exames. O diagnóstico e o tratamento da ENM são idênticos aos da disfunção do trato urinário inferior (DTUI), que será discutido a seguir.

A EM tem sua origem no alto limiar de excitabilidade da área do despertar do cérebro, o *locus coeruleus*. A maior dificuldade de ativação dessa zona cerebral explica a impressão geral de que as crianças enuréticas são mais difíceis de acordar do que as não enuréticas. A redução da produção noturna de hormônio antidiurético e as contrações involuntárias da bexiga estão também implicadas na fisiopatologia.

Na EM não há necessidade de exames diagnósticos. Realiza-se um diário miccional por 2 dias, no qual se deve anotar o horário em que o paciente bebe líquidos, a quantidade de líquidos ingeridos, o horário em que a criança urina e o volume urinado[18].

Os pais ou as crianças devem diariamente preencher por 15 dias o calendário sol e chuva, onde se anotam as noites secas e molhadas, respectivamente. A fralda noturna pode ser pesada para avaliação da diurese noturna, apesar de o valor desse método na prática ainda ser questionável. Não há necessidade de realizar US na EM.

O tratamento inicial deve ser por meio de orientações comportamentais. Entre elas se incluem beber mais líquidos durante o dia para reduzir a sede à noite; jantar com pouco sal (para reduzir a sede e a absorção de água que será excretada quando a criança dorme); evitar a cafeína (aumenta a possibilidade de contração vesical); espaço de pelo menos 2 horas entre o jantar e o sono; reduzir significativamente a ingestão de líquidos após o jantar e urinar antes de dormir. Essas orientações resolvem cerca de 20% dos casos[17].

Os tratamentos específicos são o medicamentoso (desmopressina) e o alarme para enurese, que têm nível 1 de evidência científica e grau A de recomendação[19]. O principal tratamento medicamentoso é a desmopressina (DDAVP), 0,2-0,4 mg/dia, 1 hora antes de dormir. Age reabsorvendo água dos túbulos renais distais, e a taxa de cura gira em torno de 30%. Usamos essa medicação por 3-4 meses continuadamente e depois suspendemos paulatinamente (em dias alternados por 2 meses, perfazendo o total de 6 meses de tratamento). Há baixa taxa de efeitos adversos com a desmopressina. O principal cuidado é não permitir hidratação excessiva à noite pelo risco de hiponatremia. A imipramina tem a vantagem de ser mais barata, com nível 1 de evidência científica, mas grau C de recomendação pelo risco de cardiotoxicidade, se *overdose*. A oxibutinina não tem indicação na EM, a não ser que seja refratária a outros tratamentos.

O alarme de enurese é um dispositivo constituído de um sensor de umidade que, quando ativado por urina, aciona um circuito sonoro. Como vantagem, age no aprendizado e cura cerca de 30-50% dos casos. Como desvantagem, cerca de 50% desistem por desmotivação, já que a criança continua urinando na cama por semanas[17-18]. Nos casos de falha, o DDAVP e o alarme podem ser usados conjuntamente.

Se houver falha, outras condições podem estar influenciando, como obstrução noturna da vias aéreas, constipação intestinal, *diabetes mellitus* ou *diabetes insipidus*, ou hipercalciúria.

Medidas como dormir de fralda e acordar sistematicamente a criança à noite não surtem efeito e devem ser evitadas.

DISFUNÇÃO DO TRATO URINÁRIO INFERIOR

A disfunção do trato urinário inferior (DTUI) é uma condição caracterizada por sintomas do trato urinário inferior (*lower urinary tract symptoms* – LUTS) como urgência miccional, alteração da frequência miccional (polaciúria quando mais do que sete micções por dia, ou micção infrequente quando menos de quatro por dia), posturas de contenção miccional (pegar nos genitais, cruzar as pernas, ficar na ponta dos pés, agachamento) e incontinência urinária diurna. É mais bem caracterizada após os 5 anos de idade, quando se espera que esses sintomas urinários não mais existam.

É a maior causa de ITU após o desfralde e associa-se à constipação intestinal em cerca de 50% dos casos[20]. É comum também crianças apresentarem problemas emocionais e comportamentais que precisam ser abordados por psicólogos. Quando persistente, pode provocar espessamento da parede vesical e refluxo vesicoureteral.

O diagnóstico é clínico, mas o diário miccional de 2 dias ajuda no entendimento dos sintomas de forma mais objetiva. A urofluxometria, que é a medida da força e característica do jato urinário, é um exame não invasivo que ajuda a entender como está a micção. Fluxos em sino sugerem micção normal, e achatado, irregular e interrompido são características anormais (Figura 30). A US com avaliação de resíduo pós-miccional detecta dilatações no trato urinário superior e investiga se o esvaziamento vesical está sendo completo. O estudo urodinâmico, com passagem de sonda na bexiga, ou a cistouretrografia miccional raramente são necessários.

A DTUI pode ser dividida em 4 grandes grupos.

1. A bexiga hiperativa: caracterizada por urgência miccional, geralmente associada à polaciúria e a perdas urinárias na roupa.
2. A postergação miccional: formada por crianças que demoram para urinar e comumente fazem posturas para conter a urina por mais tempo.
3. A micção disfuncional, na qual se observa falta de relaxamento do esfíncter externo na hora da micção, com alteração do jato urinário.
4. A bexiga hipoativa, considerada a fase de descompensação da bexiga, na qual se evidencia hipocontratilidade do detrusor e grandes resíduos pós-miccionais.

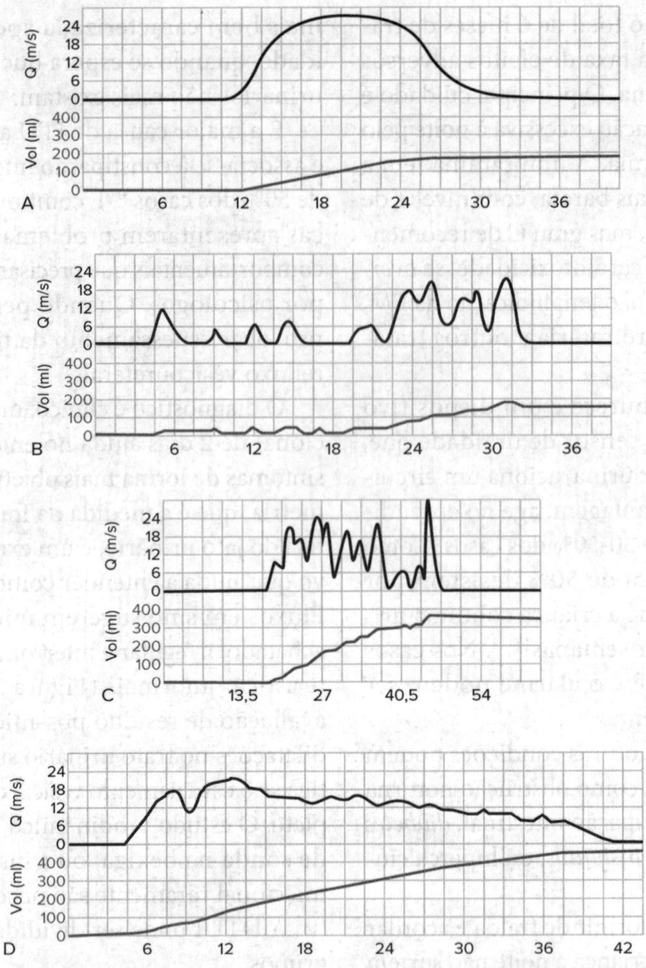

FIGURA 30 Urofluxometria demonstrando fluxo em sino (A), intermitente (B), irregular (em *staccato*) (C) e achatado (D).

O tratamento depende do tipo de condição, porém orientações com relação ao hábito miccional devem ser a primeira medida. Não postergar a micção, não demorar mais do que 3 horas para urinar, hidratar-se corretamente e adotar posturas corretas na micção e na defecação (colocar os pés em um suporte, afastar as pernas e curvar a coluna levemente para a frente) (Figura 31) são orientações relevantes, chamadas de uroterapia padrão.

A bexiga hiperativa pode ser tratada com medicações anticolinérgicas, como a oxibutinina (0,2-0,4 mg/kg/dia, dividida em 2-3 doses diárias), ou por eletroestimulação transcutânea (TENS) parassacral[21]. A oxibutinina tem como desvantagens a ocorrência em cerca de metade dos casos de efeitos adversos, como boca seca, constipação intestinal, intolerância ao calor e elevação da temperatura. A TENS parassacral é um método não invasivo que tem a mesma taxa de sucesso da

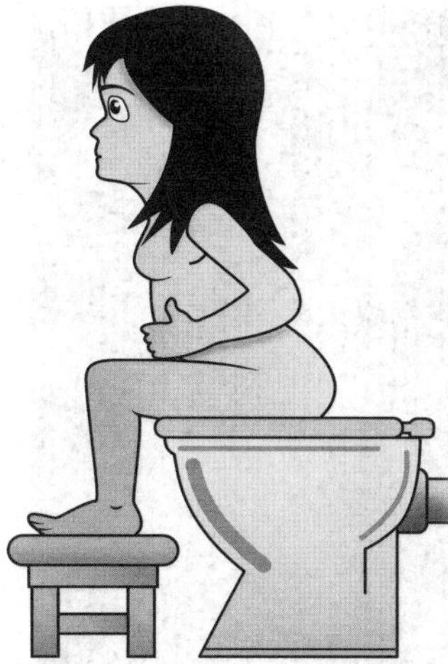

FIGURA 31 Postura correta para eliminar urina e fezes.

oxibutinina, porém não apresenta os efeitos adversos. Pelo contrário, a TENS parassacral ajuda a normalizar o ritmo intestinal, comumente comprometido na DTUI.

A micção disfuncional é tratada com *biofeedback*, que é um treinamento da musculatura do assoalho pélvico, ajudando-a a relaxar no momento da micção (Figura 32). A postergação miccional resolve com a uroterapia padrão na maior parte dos casos, e a bexiga hipoativa geralmente necessita ser tratada com cateterismo intermitente e outras medidas, como a TENS parassacral (Figura 33) e medicações alfabloqueadoras, como a doxasosina.

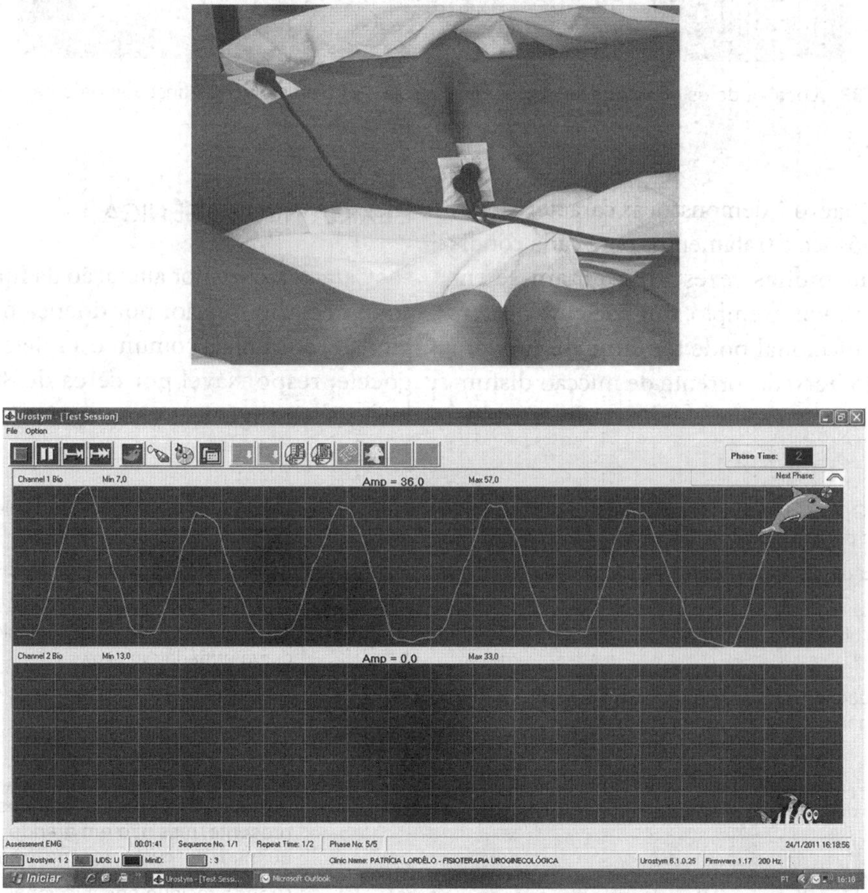

FIGURA 32 Eletrodos de superfície em criança que está sendo submetida a *biofeedback* e a gamificação usada para o treinamento. Quando o golfinho vai à superfície a criança está contraindo o esfíncter uretral externo.

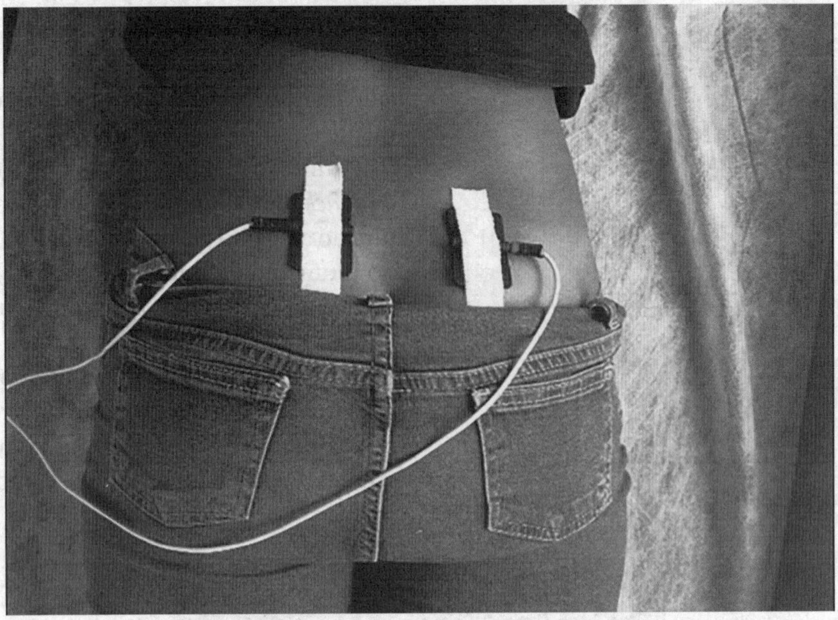

FIGURA 33 Local onde os eletrodos são colocados para a eletroestimulação transcutânea parassacral.

O Quadro 2 demonstra as características, o diagnóstico e tratamentos para cada condição, que, muitas vezes, apresentam-se em conjunto. Por exemplo, um paciente postergador miccional pode ter também um jato urinário fraco decorrente de micção disfuncional.

BEXIGA NEUROGÊNICA

Caracteriza-se por alteração da função do trato urinário inferior por doença neurológica. A causa mais comum é a mielomeningocele, responsável por cerca de 80% das bexigas neurogênicas em crianças[21]. Outras

QUADRO 2 Condições relacionadas à disfunção do trato urinário inferior, suas características clínicas e achados diagnósticos

Condição	Características clínicas	Achados diagnósticos na US e urofluxometria
Bexiga hiperativa	Urgência, polaciúria, incontinência diurna.	Ausência de resíduo pós-miccional, curva urinária em sino.
Postergação miccional	Pouca frequência miccional, precisa ser lembrado(a) para urinar, posturas para evitar perdas urinárias. Incontinência e urgência miccional podem estar presentes.	Ausência de resíduo pós-miccional, curva urinária em sino.
Micção disfuncional	Jato urinário irregular, esforço miccional.	Resíduo pós-miccional pode estar presente, mas não em grande quantidade; curva urinária irregular.
Bexiga hipoativa	Jato urinário entrecortado, esforço abdominal para urinar.	Grande resíduo pós-miccional, curva urinária interrompida.

causas incluem paralisia cerebral, traumatismo raquimedular, acidente vascular cerebral e mielites.

Na maior parte das vezes a bexiga neurogênica é caracterizada por incontinência urinária, que pode ser intermitente ou contínua. ITU é frequente. Pelo risco de alta pressão na bexiga, a incidência de lesão renal é maior na bexiga neurogênica quando comparada à DTUI.

Quanto ao funcionamento da parede vesical, a bexiga neurogênica pode ser classificada em hiperatividade ou arreflexia detrusora. Na hiperatividade detrusora há contrações involuntárias do músculo da bexiga. Caracteriza-se clinicamente por incontinência urinária em jatos. Na arreflexia há impossibilidade de expulsar a urina da bexiga a não ser com grandes esforços abdominais. Caracteriza-se por incontinência por transbordamento, também chamada de incontinência paradoxal, e a bexiga está sempre repleta na US.

Quanto ao funcionamento do esfíncter uretral externo, pode ser ativo, hipoativo ou dissinérgico. O ativo tem funcionamento normal, enquanto no hipoativo há dano neurológico do esfíncter, que se torna incompetente e não contém a urina na bexiga. O esfíncter dissinérgico ocorre quando há contração esfincteriana no momento da contração detrusora, gerando altas pressões vesicais. A dissinergia vesicoesfincteriana é um grande fator de risco para lesão renal.

A bexiga neurogênica deve ser abordada precocemente em todos os casos. A US de rins e vias urinárias pode demonstrar hidronefrose e paredes vesicais espessadas. O estudo urodinâmico é imperativo para o diagnóstico e tratamento e se caracteriza pela passagem de uma sonda na bexiga com duas vias, medindo a pressão detrusora em uma e infundindo líquido na outra. Uma sonda retal é essencial para controlar a pressão abdominal, que interfere na interpretação do exame.

A Figura 34 evidencia um detrusor hiperativo ao enchimento no estudo urodinâmico. A CUM é importante para avaliar refluxo vesicoureteral e pode ser realizada juntamente com o estudo urodinâmico, em exame denominado videourodinâmico. Se há antecedente de pielonefrite, é obrigatória a realização de cintilografia renal com DMSA.

O tratamento na maior parte dos casos é com anticolinérgicos (ver neste capítulo a seção sobre DTUI), geralmente necessário durante toda a vida[22-23]. O cateterismo intermitente limpo (CIL) também será preciso na maior parte das vezes. Trata-se da sondagem da bexiga em torno de 4 vezes por dia e não precisa ser estéril. O CIL reduz a taxa de ITU e de lesão renal. Quando as pressões detrusoras persistem elevadas, a ITU mantém-se recorrente e/ou há incontinência urinária persistente. Outras formas de tratamento podem ser necessárias, como a injeção de toxina botulínica na bexiga e a ampliação vesical com intestino.

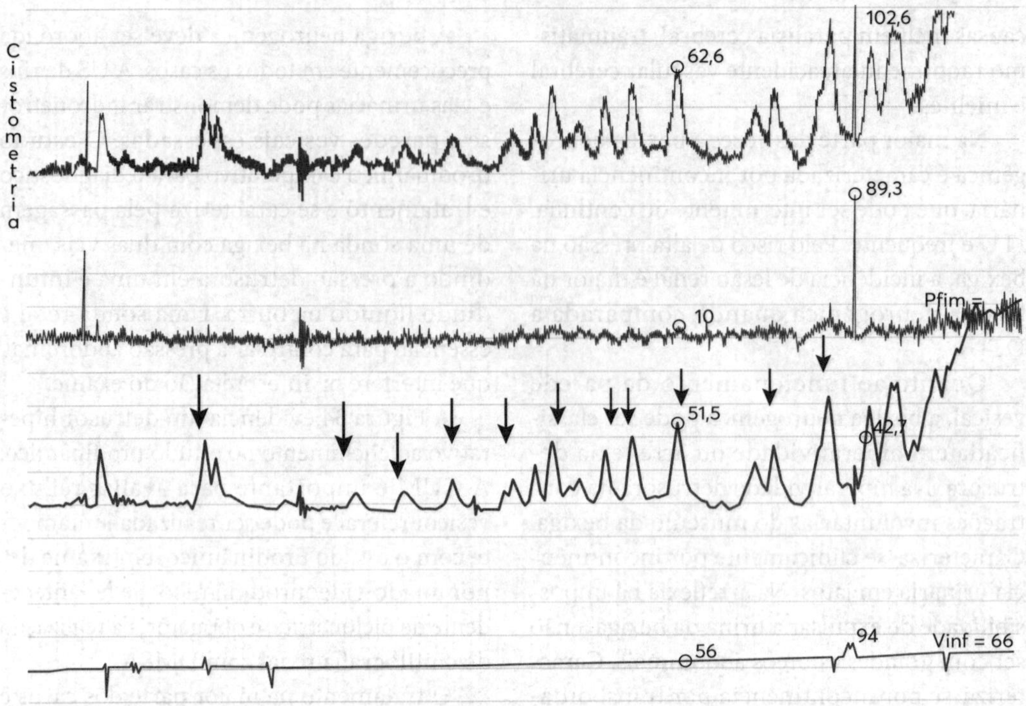

FIGURA 34 Hiperatividade detrusora (setas).

REFERÊNCIAS BIBLIOGRÁFICAS

1. Øster J. Further fate of the foreskin: incidence of preputial adhesions, phimosis, and smegma among Danish schoolboys. Arch Dis Child. 1968;43(228):200-3.
2. Kayaba, Tamura H, Kitajima S, Fujiwara Y, Kato T. Analysis of shape and retractability of the prepuce in 603 Japanese boys. J Urol. 1996;156(5):1813-5.
3. Nascimento FJ, Pereira RF, Silva 2nd JL, Tavares A, Pompeo ACL. Topical betamethasone and hyaluronidase in the treatment of phimosis in boys: a double-blind, randomized, placebo-controlled trial. Int Braz J Urol. 2011;37(3):314-9.
4. Aggarwal H, Kogan BA. The role of laparoscopy in children with groin problems. Transl Androl Urol. 2014;3(4):418-28.
5. Stec AA, Thomas JC, DeMarco RT, Pope JC 4th, Brock JW 3rd, Adams MCJ. Incidence of testicular ascent in boys with retractile testes. Urol. 2007;178(4 Pt 2):1722-4.
6. Kogan BA. Communicating hydrocele/hernia repair in children. BJU Int. 2007;100(3):703-14.
7. Macey MR, Owen RC, Ross SS, Coward RM. Best practice in the diagnosis and treatment of varicocele in children and adolescents. Ther Adv Urol. 2018;10(9):273-82.
8. Silay MS, Hoen L, Quadackaers J, Undre S, Bogaert G, Dogan HS, et al. Treatment of varicocele in children and adolescents: a systematic review and meta-analysis from the European Association of Urology/European Society for Paediatric Urology Guidelines Panel. Eur Urol. 2019;75(3):448-61.
9. Barroso Jr U, Macedo Jr A. Initial experience with "inverted U" staged buccal mucosa graft (bracka) for hypospadias repair. J Pediatr Urol. 2009;5(2):90-2.
10. Kelley JH, Eraklis AJ. A procedure for lengthening the phallus in boys with exstrophy of the bladder. J Pediatr Surg. 1971;6(5):645-9.
11. Lee PA, Houk CP, Ahmed SF, Hughes IA; Consensus statement on management of intersex disorders. International Consensus Conference on Intersex. International Consensus Conference on Intersex organized by the Lawson Wilkins Pediatric Endocrine Society and the European Society for Paediatric Endocrinology. Pediatrics. 2006;118(2):e488-500.
12. Bennecke E, Bernstein S, Lee P, van de Grift TC, Nordenskjöld A, Rapp M, et al. early genital surgery in disorders/differences of sex development: patients' perspectives. dsd-LIFE Group. Arch Sex Behav. 2021; 50(3):913-23.
13. Apóstolos RAC, Canguçu-Campinho AK, Lago R, Costa ACS, Oliveira LMB, Toralles MB, et al. Gen-

der Identity and sexual function in 46,XX patients with congenital adrenal hyperplasia raised as males. Arch Sex Behav. 2018;47(8):2491-6.
14. Safdar A, Singh K, Sun RC, Nassr AA. Evaluation and fetal intervention in severe fetal hydronephrosis. Curr Opin Pediatr. 2021;33(2):220-6.
15. Cooper CS, Austin JC. Vesicoureteral reflux: who benefits from surgery? Urol Clin North Am. 2004; 31(3):535-41.
16. Lorenzo AJ, Salle JLP, Barroso U, Cook A, Grober E, Wallis MC, et al. What are the most powerful determinants of endoscopic vesicoureteral reflux correction? Multivariate analysis of a single institution experience during 6 years. J Urol. 2006;176(4 Pt 2):1851-5.
17. Nevéus T, Fonseca E, Franco I, Kawauchi A, Kovacevic L, Nieuwhof-Leppink A, et al. Management and treatment of nocturnal enuresis-an updated standardization document from the International Children's Continence Society. J Pediatr Urol. 2020;16(1):10-9.
18. Lopes I, Veiga ML, Braga AA, Brasil CA, Hoffmann A, Barroso U Jr. A two-day bladder diary for children: Is it enough? J Pediatr Urol. 2015;11(6):348.e1-4.
19. Bastos Netto JM, Rondon AV, de Lima GRM, Zerati M Filho, Schneider-Monteiro ED, Molina CAF, et al. Brazilian consensus in enuresis-recomendations for clinical practice. Int Braz J Urol. 2019;45(5):889-900.
20. Sampaio C, Sousa AS, Fraga LG, Veiga ML, Bastos Netto JM, Barroso U Jr. Constipation and lower urinary tract dysfunction in children and adolescents: a population-based study. Front Pediatr. 2016;4:101.
21. Quintiliano F, Veiga ML, Moraes M, Cunha C, Oliveira LF, Lordelo P , et al. Transcutaneous parasacral electrical stimulation vs oxybutynin for the treatment of overactive bladder in children: a randomized clinical trial. J Urol. 2015;193(5Suppl):1749-53.
22. Sager C, Barroso U Jr, Bastos JM Netto, Retamal G, Ormaechea E. Management of neurogenic bladder dysfunction in children update and recommendations on medical treatment. Int Braz J Urol. 2022;48(1):31-51.
23. Stein R, Bogaert G, Dogan HS, Hoen L, Kocvara R, Nijman RJM, et al. EAU/ESPU guidelines on the management of neurogenic bladder in childrenand adolescent part I diagnostics and conservative treatment. Neurourol Urodyn. 2020;39(1):45-57.

79

Câncer infantojuvenil e fatores de risco

Denise Bousfield da Silva
José Henrique Silva Barreto
Mara Albonei Dudeque Pianovski

INTRODUÇÃO

O câncer, em nível molecular, é uma doença causada pela combinação de alterações hereditárias (linhagem germinativa) e adquiridas (somáticas) no genoma, determinando distúrbios no crescimento celular, falha na diferenciação ou redução na apoptose[1].

Na criança, o câncer difere daquele que ocorre no indivíduo adulto, em decorrência do tipo de célula progenitora envolvida e dos mecanismos de transformação maligna[1,2].

A maioria dos tumores pediátricos apresenta achados histológicos que se assemelham aos tecidos fetais nos diferentes estágios de desenvolvimento, sendo considerados embrionários. Geralmente, nessa faixa etária, o câncer compromete as células do sistema sanguíneo e os tecidos de sustentação, enquanto no adulto afeta as células dos epitélios, que recobrem os diferentes órgãos. As neoplasias pediátricas mais frequentes são as leucemias, os tumores do sistema nervoso central (SNC) e os linfomas. Entretanto, observa-se considerável variação mundial nessa ocorrência, geralmente relacionada a fatores demográficos e socioeconômicos da área analisada[1-4].

Nos lactentes menores de 1 ano de vida, as neoplasias malignas diferem, do ponto de vista clínico e biológico, daquelas que acometem as crianças mais velhas. Mundialmente, correspondem, aproximadamente, a 10% de todas as neoplasias diagnosticadas até os 14 anos. O tumor mais frequente em menores de 1 ano é o neuroblastoma, seguido pelas leucemias agudas, pelos tumores de SNC e pelo retinoblastoma[2].

Eventualmente os adultos e as crianças podem ter o mesmo tipo histológico de câncer, no entanto seu comportamento biológico pode não ser equivalente[1].

EPIDEMIOLOGIA DO CÂNCER INFANTOJUVENIL

A mais recente estimativa mundial (ano de 2018) descreveu a incidência de 18 milhões de casos novos de câncer (17 milhões, se excluídos os casos de câncer de pele não melanoma) e 9,6 milhões de óbitos pela doença (9,5 milhões, excluídos os cânceres de pele não melanoma)[3].

No Brasil, a estimativa para cada ano do triênio 2020-2022 apontou que ocorrerão 625 mil casos novos de câncer (450 mil, excluindo os casos de câncer de pele não melanoma)[3].

Na maioria das populações, o câncer infantojuvenil representa 1-4% de todas as neoplasias malignas[1].

Segundo a Agência Internacional de Pesquisa em Câncer (Iarc), estima-se que, no mundo, todos os anos, 215 mil casos são diagnosticados em crianças menores de 15 anos, e cerca de 85 mil em adolescentes de 15-19 anos[5].

Nos Estados Unidos da América (EUA), a incidência do câncer em menores de 14 anos, no período de 2013-2017, foi de 189 por milhão, estimando-se que cerca de 10,5 mil crianças menores de 15 anos sejam diagnosticadas com câncer em 2021[6].

No Brasil, estimativas do Instituto Nacional do Câncer (Inca) apontam que o número de casos novos de câncer infantojuvenil, para cada ano do triênio 2020-2022, será de 4.310 casos novos no sexo masculino e de 4.156 para o sexo feminino, correspondendo a 137,87 casos novos por milhão no sexo masculino e 139,04 por milhão para o sexo feminino (Tabela 1). No sexo masculino, o câncer é mais frequente na região Sudeste (158,15/milhão), seguida pelas regiões Sul (157,35/milhão), Centro-Oeste (121,69/milhão), Nordeste (121,70/milhão) e Norte (101,19/milhão). Para o sexo feminino, estima-se ser mais frequente na região Sul (173,55/milhão), seguida pelas regiões Sudeste (160,51/milhão), Centro-Oeste (149,26/ milhão), Nordeste (114,30/milhão) e Norte (85,89/milhão)[3].

Em relação à mortalidade, estima-se que nos EUA 1.190 crianças com menos de 15 anos morram de câncer em 2021, correspondendo à segunda principal causa de morte em crianças de 1-14 anos[6].

No Brasil, os óbitos por câncer entre crianças, adolescentes e adultos jovens também correspondem à segunda causa de morte, embora esse padrão se diferencie de acordo com a região do país. No período de 2009-2013, a taxa média de mortalidade, ajustada por idade, foi de 32,07 por milhão na faixa etária de 0-14 anos e de 44,25 por milhão na faixa etária de 0-19 anos. A faixa etária de 15-19 anos apresentou o maior risco de morte no país (54,01 por milhão), especialmente para o sexo masculino (64,57 por milhão). A faixa etária de menor risco foi encontrada no grupo de 5-9 anos[2].

Nos EUA, devido aos grandes avanços no tratamento nas últimas décadas, 84% das crianças com câncer sobrevivem 5 anos ou mais[6]. A taxa de sobrevida em 5 anos para as crianças de 0-14 anos diagnosticadas entre os anos de 2001-2005 foram melhores para o câncer de tireoide, melanoma, linfoma de Hodgkin, carcinoma de nasofaringe, tumores de células germinativas e leucemia linfoide aguda[4].

Dados de um estudo sobre o panorama do câncer infantojuvenil divulgados pelo Inca e pelo Ministério da Saúde identificaram que a sobrevida estimada no Brasil por câncer na

TABELA 1 Estimativas para o ano de 2020 das taxas brutas de incidência de câncer por 1 milhão de crianças e adolescentes (0-19 anos) e do número de casos novos, segundo região e sexo[3]

Localização por região	Casos Total	Taxa bruta Total	Casos Masculino	Taxa bruta Masculino	Casos Feminino	Taxa bruta Feminino
Região Norte	630	93,71	360	101,19	270	85,89
Região Nordeste	2.190	118,07	1.150	121,70	1.040	114,30
Região Centro-Oeste	640	135,18	290	121,69	350	149,26
Região Sudeste	3.690	159,30	1.870	185,15	1.820	160,51
Região Sul	1.310	165,27	640	157,35	670	173,55
Brasil	**8.460**	**138,44**	**4.310**	**137,87**	**4.150**	**139,04**

Fonte: Inca[3].

faixa etária até 19 anos é de 64%, variando nas diversas regiões do país, refletindo, assim, possíveis iniquidades no acesso ao diagnóstico e ao tratamento.

Atualmente, cerca de 80% das crianças e adolescentes com câncer podem ser curados, se diagnosticados precocemente e tratados em centros especializados pediátricos com protocolos cooperativos[2].

NÍVEIS DE PREVENÇÃO

A prevenção de enfermidades tem como objetivo a redução do risco de adquirir uma doença específica por reduzir a probabilidade de que um problema de saúde ou doença venha a afetar um indivíduo. O controle e a prevenção do câncer requerem abordagem coordenada, multissetorial e multidisciplinar. Os níveis de prevenção podem ser classificados em prevenção primária, secundária, terciária e quaternária[1,2,4,7-9].

Prevenção primária

É a ação realizada para remover causas e fatores de risco de um problema de saúde individual ou populacional antes do desenvolvimento de uma alteração clínica. Inclui promoção da saúde e proteção específica, evitando a exposição a fatores de risco.

Na criança/adolescente raramente é possível a prevenção primária do câncer, pois os fatores ambientais exercem pouca ou nenhuma influência. Portanto, não existem medidas efetivas de prevenção primária para impedir o desenvolvimento do câncer na faixa etária pediátrica, exceto pela vacinação contra hepatite B e contra papilomavírus humano (HPV).

Prevenção secundária

É a ação realizada para detectar um problema de saúde em fase inicial, muitas vezes em estágio subclínico, no indivíduo ou na população, facilitando o diagnóstico definitivo, o tratamento e reduzindo ou prevenindo sua disseminação e os efeitos de longo prazo. Inclui o rastreamento e o diagnóstico precoce.

Em pediatria, é fundamental atuar na prevenção secundária, principalmente no diagnóstico precoce da doença, objetivando detectar o câncer em seu estágio inicial de desenvolvimento. Em relação ao rastreamento, nas crianças não se mostra efetivo ou é restrito a uma pequena percentagem de pacientes, como aqueles com determinadas malformações e síndromes genéticas.

Prevenção terciária

É a ação implementada para reduzir em um indivíduo ou população os prejuízos funcionais consequentes de um problema agudo ou crônico, incluindo a reabilitação. Assim, a prevenção terciária envolve o acesso ao tratamento e gerenciamento do câncer, objetivando agilizar o processo do diagnóstico nos pacientes que já apresentam os sintomas, bem como o tratamento e os cuidados após o tratamento.

Prevenção quaternária

É a detecção de indivíduos em risco de intervenções, diagnósticas e/ou terapêuticas, excessivas para protegê-los de novas intervenções médicas inapropriadas e sugerir-lhes alternativas eticamente aceitáveis. Nessa prevenção estão incluídos os cuidados paliativos de pacientes com câncer, prevenindo e aliviando o sofrimento dos próprios e de seus familiares, detectando e tratando os sintomas relacionados à doença. As ações clínicas estão centradas na pessoa, devendo ser cultural e cientificamente aceitáveis, necessárias e justificadas, prezando pela qualidade da atenção.

FATORES DE RISCO

O câncer pode ser causado por alterações no DNA, que mantêm os oncogenes ativados ou que desativam os genes supressores de tumor. Algumas crianças herdam alterações no DNA (mutações) de um dos pais, que estão presentes em todas as células do corpo da criança, aumentando o risco de certos tipos de câncer. Entretanto, a maioria dos cânceres infantis não é determinada por alterações hereditárias no DNA, mas são resultantes de mudanças no DNA que acontecem no início da vida da criança, às vezes antes do nascimento. Essas mutações são adquiridas, estão presentes apenas nas células neoplásicas e não serão transmitidas aos filhos[1,4,6].

O processo carcinogênico na criança é diferente do adulto, apresentando um período muito mais curto. É razoável assumir que muitos tipos de câncer que ocorrem nas crianças e nos adolescentes resultem de aberrações que ocorrem precocemente no processo de desenvolvimento. Na maioria dos estudos hoje disponíveis não há evidências que suportem papel etiológico maior para os fatores ambientais ou outros fatores exógenos no câncer infantojuvenil, mas a radiação ionizante em altas doses e a quimioterapia prévia são causas aceitas. Para muitos cânceres infantis, as descobertas em relação à etiologia são inconsistentes ou os estudos são poucos para conduzir uma metanálise. Adicionalmente, a síntese desses dados é difícil pela necessidade de examinar separadamente as exposições durante os períodos pré-concepcional, gravidez e pós-natal, além das classificações progressivamente mais refinadas dos tumores[4,10].

Nesse contexto, o aparecimento do câncer na criança está diretamente vinculado a uma multiplicidade de causas. Em alguns tipos de câncer a suscetibilidade genética pode ter um papel importante. Há poucos fatores de risco que estão razoavelmente documentados para a maioria dos cânceres infantojuvenis. Entre os fatores de risco, estão os familiares (retinoblastoma), as síndromes genéticas, a radiação ionizante e não ionizante, as drogas citotóxicas (ciclofosfamida, etoposídeo), o vírus de Epstein-Barr, entre outros (Quadro 1). Alguns estudos sugeriram que certas exposições dos pais, entre outros fatores, podem aumentar o risco de uma criança para tipos específicos de câncer, mas não estão ainda bem estabelecidos, sendo necessário mais pesquisas para explorar essas possíveis associações[1,4,6,10].

Em relação aos fatores de risco demográficos, observa-se que a incidência do câncer infantojuvenil varia de acordo com a idade, o sexo e a raça. A incidência é mais alta na infância, diminui entre 5-9 anos de idade e aumenta novamente entre 15-19 anos. Todos os tumores embrionários (neuroblastoma, tumor de Wilms, retinoblastoma, entre outros) compartilham uma incidência descendente, que começa alta ao nascimento e praticamente se extingue após cerca dos 5 anos de idade. A leucemia linfoide aguda apresenta pico de incidência entre 2-5 anos de idade, enquanto o sarcoma ósseo atinge um pico acentuado por volta da época do crescimento puberal, no início da adolescência[10].

Para a maioria dos cânceres pediátricos, há uma ligeira preponderância no sexo masculino. O tumor de Wilms é o principal câncer infantil mais comum no sexo feminino[4,10].

No que se refere à raça/cor, nos EUA a incidência da maioria dos tipos de câncer é menor em crianças negras, asiáticas e hispânicas. Observa-se quase completa ausência do sarcoma de Ewing entre crianças negras e asiáticas. A incidência de leucemia aguda é cerca de 10% maior entre crianças hispânicas em comparação com as brancas. Até que ponto as diferenças raciais são atribuíveis às diferenças genéticas *versus* ambientais ainda não foi determinado, mas certamente entrará

QUADRO 1 Fatores de risco conhecidos para alguns tipos de câncer em pediatria[4]

Tipo de câncer	Fator de risco
Leucemia linfoide aguda	Radiação ionizante: exposição pré-natal ao raio x e irradiação terapêutica. Raça: incidência duas vezes maior nas crianças brancas em relação às negras nos Estados Unidos da América. Condições genéticas: síndrome de Down está associada a risco estimado 20 vezes maior. Neurofibromatose tipo 1, síndrome de Bloom, histiocitose das células de Langerhans, entre outras, estão associadas a maior risco. Peso ao nascimento: > 4 kg aumenta o risco.
Leucemia mieloide aguda	Agentes quimioterápicos: alquilantes e epipodofilotoxinas aumentam o risco. Condições genéticas: síndrome de Down, neurofibromatose tipo 1, monossomia familiar do 7, entre outras.
Tumores do sistema nervoso central	Terapia de irradiação: na região da cabeça. Condições genéticas: neurofibromatose tipo 1 tem forte associação com glioma ótico e em menor extensão com outros tumores cerebrais. Esclerose tuberosa e várias outras síndromes genéticas estão associadas a risco aumentado.
Linfoma de Hodgkin	História familiar de infecções: casos em gêmeos monozigóticos e irmãos têm risco aumentado. Vírus de Epstein-Barr está associado a risco aumentado.
Linfoma não Hodgkin	Imunodeficiências: congênitas e adquiridas aumentam o risco. Terapia imunossupressora: aumentam o risco. Infecções: vírus de Epstein-Barr está associado com linfoma de Burkitt na África.
Osteossarcoma	Radiação ionizante: radioterapia para tratamento de câncer e exposição a alta dose de rádio têm risco aumentado. Quimioterapia: agentes alquilantes aumentam o risco. Condições genéticas: síndrome de Li-Fraumeni e retinoblastoma hereditário.
Sarcoma de Ewing	Raça: nos EUA, crianças brancas têm taxa de incidência aproximadamente 9 vezes maior que as negras.
Tumor de Wilms	Anomalias congênitas: aniridia, síndrome de Beckwith-Wiedemann, assim como outros problemas congênitos e condições hereditárias, aumentam o risco. Raça: crianças asiáticas têm aproximadamente metade das taxas das crianças brancas e negras.
Rabdomiossarcoma	Anomalias congênitas e condições genéticas: acredita-se que a síndrome de Li-Fraumeni e a neurofibromatose tipo 1 estejam associadas a risco aumentado. Há alguma concordância com defeitos maiores de nascimento.
Hepatoblastoma	Condições genéticas: síndrome de Beckwith-Wiedemann, hemi-hipertrofia, síndrome de Gardner e história familiar de polipose adenomatosa aumentam o risco.
Tumores malignos de células germinativas	Criptorquidismo: é um fator de risco para os tumores de células germinativas testiculares.

Fonte: Scheurer et al.[4]

em foco à medida que a arquitetura genética do câncer infantil continuar a ser elucidada[10].

Estudos epidemiológicos ligando defeitos de nascença e registros de câncer têm evidências convincentes da associação entre as duas condições. Agha et al., com base no acompanhamento de 90.400 crianças, observou que o risco de desenvolver câncer durante o primeiro ano de vida foi quase 6 vezes maior em crianças com anomalias[4,11].

Adicionalmente, estudo realizado por Daltveit et al. em registros de saúde de âmbito nacional na Dinamarca, Finlândia, Noruega e Suécia, envolvendo 62.295 casos de câncer (0-46 anos) e 724.542 controles de frequência pareados (por país e ano de nascimento), avaliou o risco relativo de câncer em relação aos principais defeitos congênitos. O *odds ratio* de câncer para pessoas com defeitos congênitos maiores em comparação àqueles sem defeitos foi de 1,74 (intervalo de confiança de 95% [IC:95%]: 1,63-1,84). Para indivíduos com defeitos congênitos não cromossômicos, o *odds ratio* de câncer foi de 1,54 (IC95%: 1,44-1,64), e para aqueles com anomalias cromossômicas foi de 5,53 (IC95%: 4,67-6,54). Nesse estudo os autores concluíram que o risco aumentado de câncer em indivíduos com defeitos congênitos persistiu até a idade adulta, tanto para anomalias cromossômicas quanto para não cromossômicas[12].

É descrito na literatura um vasto número de doenças raras ligadas à instabilidade cromossômica, ao defeito de replicação e/ou ao reparo do DNA que apresentam risco elevado de desenvolvimento de neoplasias ao longo da vida. Entre as síndromes cromossômicas com risco aumentado para o desenvolvimento de neoplasia estão a trissomia 21, a síndrome WARG (microdeleção do gene *WT1*) e as de instabilidade cromossômica (ataxia telangiectasia, anemia de Fanconi, síndrome de Bloom, síndrome de Nijmegen e xeroderma pigmentoso). Em relação às síndromes genéticas que apresentam predisposição para desenvolver neoplasias, incluem-se as síndromes de deficiência de crescimento (como a de Noonan, a de Leopard), as síndromes com aceleração do crescimento (como a hemi-hipertrofia idiopática e a síndrome de Beckwith-Wiedemann), as síndromes neurocutâneas (neurofibromatose, esclerose tuberosa, síndrome de Proteus) e as síndromes de imunodeficiência/imunodesregulação[4,13].

Embora as crianças com síndromes de predisposição genética a neoplasias correspondam a cerca de 3% dos casos de câncer diagnosticados, elas devem ser constantemente supervisionadas e avaliadas pelos pediatras, visando ao diagnóstico precoce da neoplasia, bem como a seu aconselhamento genético[1]. Estudos mais recentes sugerem que esse percentual de predisposição genética ao câncer pode ser bem maior que o atualmente descrito[14,15].

A compreensão do papel das síndromes hereditárias de predisposição ao câncer no diagnóstico dos tumores pediátricos continua a se desenvolver à medida que mais informações são aprendidas pela aplicação da tecnologia genômica. Identificar pacientes e seus familiares com risco aumentado de desenvolver câncer é uma etapa no cuidado dessa população[14-16]. No entanto, Plon e Malkin destacam questões a serem consideradas ao buscar testes genéticos na população pediátrica, incluindo a heterogeneidade genética da suscetibilidade ao câncer pediátrico, os aspectos técnicos dos testes genéticos, a interpretação dos resultados dos testes e os aspectos psicossociais dos testes genéticos nessa população[16].

Considerações adicionais de aconselhamento incluem o momento apropriado para oferecer os testes, a realização de testes genéticos preditivos em crianças de risco, dados limitados, decisões de manejo e a disponibilidade de diretrizes de vigilância recomendadas, além do acesso a cuidados e à dinâmica familiar. Entretanto, é importante reconhecer que o aconselhamento genético abrangente deve ocorrer para qualquer paciente/família que realize o teste genético[14].

Embora a maioria dos estudos tenha se concentrado em populações de câncer em adultos, estudo realizado por Knapke et al. com sobreviventes do câncer pediátrico relatou que, com base na história familiar, tipo de tumor ou achados físicos, mais de 25% dos pacientes atendidos deveriam ser considerados para encaminhamento ao aconselhamento genético. Os autores desse estudo relataram que, se esses pacientes não fossem detectados, os indivíduos em risco de uma síndrome de predisposição ao câncer pediátrico poderiam não ser avaliados a tempo para a detecção precoce e prevenção de cânceres futuros em si próprios ou em seus parentes[17].

É inegável que essas tecnologias têm aumentado rapidamente o conhecimento geral dos fenótipos em expansão associados às síndromes de predisposição ao câncer na infância, além de ajudar a identificar genes adicionais que predispõem as crianças à doença. No entanto, é importante estar ciente de que nem todos os tipos de tumores podem justificar um encaminhamento para teste genético na ausência de outras características clínicas ou história pessoal ou familiar relevante[14].

No Quadro 2 estão descritas algumas síndromes de predisposição e sua associação com câncer pediátrico e câncer na idade adulta.

QUADRO 2 Algumas síndromes de predisposição ao câncer/tumor primário[15]

Síndromes (gene)	Tumor primário/câncer infantojuvenil e adulto
Ataxia-telangiectasia (ATM)	Leucemias, linfoma de Hodgkin e linfomas não Hodgkin
Síndrome de Beckwith-Wiedemann (múltiplos)	Tumor de Wilms, hepatoblastoma, neuroblastoma, rabdomiossarcoma
Síndrome de Bloom (múltiplas)	Leucemias, linfomas, osteossarcoma, carcinoma de células escamosas, câncer colorretal
Síndromes trombocitopênicas (ETV6, ANKRD26)	Leucemias, síndrome mielodisplásica
Anemia de Blackfan-Diamond (múltiplos)	Osteossarcoma, leucemia mieloide aguda, síndrome mielodisplásica
Síndrome de Down (trissomia 21)	Leucemias
Síndrome de Denys-Drash (WT1)	Tumor de Wilms
Disceratose congênita (múltiplos)	Leucemia mieloide aguda, síndrome mielodisplásica, carcinoma de células escamosas de cabeça, pescoço e região anogenital
Polipose adenomatosa familiar (APC)	Cânceres colorretal, de intestino delgado, de estômago, de pâncreas, de tireoide, de sistema nervoso central, hepatoblastoma, angiofibroma juvenil de nasofaringe, tumores desmoides, osteomas
Monossomia 7 em mosaico familiar (desconhecido)	Leucemia mieloide aguda, síndrome mielodisplásica
Anemia de Fanconi (múltiplos)	Leucemia mieloide aguda, carcinoma de células escamosas de cabeça, pescoço, esôfago, vulva e cervical, câncer hepático
Predisposição associada ao GATA2 (GATA2)	Leucemia mieloide aguda, síndrome mielodisplásica
Doença de armazenamento do glicogênio Ia (G6PC) e IV (GBE1)	Carcinoma hepatocelular
Hemi-hipertrofia/hiperplasia isolada (não aplicável)	Carcinomas embrionários, particularmente tumor de Wilms
Retinoblastoma hereditário (RB1)	Retinoblastoma, pinealoblastoma, osteossarcoma, sarcomas de partes moles, melanoma
Síndrome de Li-Fraumeni (TP53)	Sarcomas, câncer de mama, tumores do sistema nervoso central, carcinoma adrenocortical, leucemias, carcinoma do plexo coroide, câncer do trato gastrointestinal e geniturinário, câncer de tireoide não medular

(continua)

QUADRO 2 Algumas síndromes de predisposição ao câncer/tumor primário[15] *(continuação)*

Síndromes (gene)	Tumor primário/câncer infantojuvenil e adulto
Síndrome da neoplasia endócrina múltipla tipo 1 (MEN1)	Adenoma de paratireoide e pituitária, tumor gastroenteropancreático, tumores carcinoides, carcinoma adrenocortical, meningioma, ependimoma, lipoma, angiofibroma facial, colagenoma, leiomioma
Síndrome da neoplasia endócrina múltipla (NEM) tipo 2a (RET)	Feocromocitoma, adenoma de paratireoide, carcinoma medular da tireoide
Síndrome da NEM tipo 2b (RET)	Carcinoma medular da tireoide, neuroma da mucosa do lábio e língua, neuroganglioматose do trato gastrointestinal
Síndrome da NEM tipo 4 (CDKN1B)	Adenoma de paratireoide, câncer papilífero de tireoide, neoplasia endócrina pancreática, carcinoma cervical neuroendócrino, tumores carcinoides, angiomiolipoma renal
Neurofibromatose tipo 1 (NF1)	Neurofibromas, gliomas óticos e outros gliomas, tumores da bainha dos nervos
Neurofibromatose tipo 2 (NF2)	Schwannoma, schwannoma vestibular, meningioma, ependimoma, astrocitoma, glioma, neurofibroma
Síndrome de Noonan (múltiplos)	Leucemia mielomonocítica juvenil, rabdomiossarcoma, neuroblastoma
Albinismo oculocutâneo (OCA 1-4)	Melanoma, carcinoma de célula escamosa, carcinoma basocelular
Síndrome de Perlman (DIS3L2)	Tumor de Wilms
Síndrome de Peutz-Jeghers (STK11)	Polipose hamartomatosa, cânceres colorretal, gástrico, pancreático, de mama, de ovário, tumores do cordão gonadal, adenoma maligno cervical, tumor de Sertoli de testículos
Síndrome de Shwachman-Diamond (múltiplos)	Leucemia mieloide aguda, síndrome mielodisplásica
Síndrome de Edwards (trissomia 18)	Tumor de Wilms
Esclerose tuberosa (TSC1, TSC2)	Rabdomiomas, astrocitomas, angiofibromas, hamartomas, fibromas, tumores neuroendócrinos, carcinoma das células renais
Síndrome de Turner (45X)	Gonadoblastoma
Tirosinemia tipo 1 (FAH)	Carcinoma hepatocelular
Síndrome de Von Hippel-Lindau (VHL1)	Carcinoma das células renais, hemangioblastoma, tumor do saco endolinfático, feocromocitoma, carcinoma de células da ilhota, tumores neuroendócrinos pancreáticos, tumores epididimais, adenomas/angiomas de rim, fígado, pâncreas, baço e adrenal, cistadenoma papilífero e uterino
WAGR – tumor de Wilms, aniridia, anomalias geniturinárias e retardo (WT1, PAX6)	Tumor de Wilms
Doença de Wilson (ATP7B)	Carcinoma hepatocelular
Tumor de Wilms relacionado ao WT1 (WT1)	Tumor de Wilms
Xeroderma pigmentoso (múltiplos)	Carcinoma basocelular, carcinoma das células escamosas, melanoma

(continua)

QUADRO 2 Algumas síndromes de predisposição ao câncer/tumor primário[15] *(continuação)*

Síndromes (gene)	Tumor primário/câncer infantojuvenil e adulto
Síndrome de Linch (múltiplos)	Cânceres colorretal, de ovário, endometrial, gástrico e de intestino delgado, hepatobiliar, urinário, de sistema nervoso central, de pele
Síndrome de Costello (HRAS)	Rabdomiossarcoma, neuroblastoma, câncer de bexiga de células transicionais, papilomas
Síndrome de Rothmund-Thomson (RECQL4)	Osteossarcoma, carcinoma basocelular, carcinoma das células escamosas, melanoma
Síndrome de predisposição de tumor de blastoma pleuropulmonar familiar (DICER1)	Tumor de tireoide, blastoma pleuropulmonar, nefroma cístico, tumor do cordão estromal ovariano, blastoma pituitário, blastoma pineal, meduloepitelioma ocular, hamartoma condromesenquimal nasal, tumor de Wilms
Síndrome de Gorlin-Goltz (PTCH-1)	Carcinoma basocelular, meduloblastoma e tumores ovarianos
Síndrome de Wiskott-Aldrich (WASP)	Leucemias, linfomas
Câncer hereditário mama/ovário (MLH1, MSH2, PMS2, MSH6)	Câncer de cólon, de útero, gástrico, endometrial, de intestino delgado e de glândula sebácea

Fonte: Scolloni et al.[15]

Pesquisadores alemães desenvolveram um grupo de trabalho sobre a síndrome de predisposição ao câncer (SPC) e comentam, com base em seus estudos, que parece haver maior porcentagem de crianças que se enquadram nessa síndrome do que até então se acreditava. Orientam 6 itens para compor a abordagem da criança com câncer[18]:

1. História familiar, câncer em um ou mais membros da família, especialmente se jovens; ou câncer na família com consanguinidade (devido à maior probabilidade de ocorrência em condições recessivas).
2. Tipos especiais de câncer: carcinoma de suprarrenal, carcinoma de plexo coroide, retinoblastoma; ou características do câncer diagnosticado: leucemia linfoide aguda com hipodiploidia, rabdomiossarcoma botrioide de bexiga ou cérvix ou início na infância de câncer típico de adulto são indícios fortes da probabilidade de SPC.
3. A análise genética do tumor, revelando alteração na linhagem germinativa.
4. Mais de duas neoplasias (secundária, bilateral, multifocal, metacrônica) no paciente.
5. Sinais obviamente não malignos, sugerindo uma condição genética.
6. Sensibilidade excessiva ao tratamento antineoplásico (sugerindo, p. ex., um distúrbio no reparo do DNA).

Outro aspecto importante a ser considerado é o de que na infância e na adolescência ocorrem mudanças não apenas biológicas, mas também psicológicas, que podem ser modificadas de forma favorável ou desfavorável ao desenvolvimento de doenças. Portanto, a aquisição de hábitos de vida saudáveis nessa fase é vista, hoje, como estratégia preventiva que pode ajudar os indivíduos a se manterem saudáveis por mais tempo, evitando doenças crônicas na idade adulta[1,3].

PREVENINDO NA INFÂNCIA O CÂNCER DO ADULTO

Considerando que se estimou 18,1 milhões de casos novos de câncer em todo o mundo no ano 2018, isso representaria que 1 em cada 8 homens e 1 em cada 10 mulheres estarão propensos a desenvolver o câncer durante suas vidas. Nesse período, 45% dos novos casos estimados de câncer ocorreram em países com índice de desenvolvimento humano (IDH) muito alto, 36, 16 e 4% em países com alto, médio e baixo IDH, respectivamente[19].

Estima-se que, até o ano de 2040, o número de casos novos de câncer ultrapasse 27 milhões/ano, um aumento de 50% sobre o estimado em 2018[19].

O câncer representa a segunda causa de morte prematura (30-69 anos), depois das doenças cardiovasculares, no Brasil, China, Argélia, Egito e em muitos países do Leste Europeu. No ano de 2018, dos 15 milhões de óbitos em indivíduos entre 30-69 anos de idade (mortes prematuras), 4,5 milhões foram devido ao câncer[19,20].

Nesse contexto, nas primeiras décadas de vida é imprescindível difundir o conhecimento sobre os efeitos dos fatores de risco na expectativa média de vida da população, além de desenvolver estratégias de prevenção que envolvam diversos setores da sociedade.

A prevenção primária, assim, pode reduzir a mortalidade por diversos tipos de câncer no indivíduo adulto. Cerca de um terço a metade dos casos de câncer que ocorrem no indivíduo adulto podem ser evitados eliminando ou minimizando a exposição a fatores de risco. As estratégias de prevenção se concentram na modificação dos fatores de risco ambientais e de estilo de vida que promovem o câncer[2,19-21].

Os tumores associados a infecções são responsáveis por 15-20% de todos os casos de câncer em todo o mundo, representando um importante desafio nos programas de saúde pública. Foram associados a cânceres em humanos papilomavírus humano (HPV), vírus da hepatite C (HCV), vírus T-linfotrópico humano tipo 1 (HTLV-1), vírus da imunodeficiência humana (HIV), vírus da hepatite B (HBV), vírus Epstein-Barr (EBV) e *Helicobacter pylori* (Quadro 3)[2,19-22].

Oncogenes virais frequentemente aumentam a taxa de proliferação celular e a resistência à apoptose, o que eventualmente leva a alterações nos mecanismos de reparo do DNA e a instabilidade genômica. Os vírus oncogênicos geralmente mantêm infecções crônicas nas quais há pouca ou nenhuma produção de partículas virais e que perduram pela vida do indivíduo infectado. *Helicobacter pylori* é o protótipo de carcinógeno indireto por inflamação crônica, levando ao câncer gástrico por meio de uma série de lesões inflamatórias progressivas como gastrite não atrófica, gastrite atrófica, metaplasia intestinal e displasia[2,19-22].

QUADRO 3 Vírus oncogênicos humanos e tumores associados[22]

Vírus humano	Tumores associados
Vírus Epstein-Barr (EBV)	Linfoma de Burkitt, linfoma de Hodgkin, linfoma relacionado com imunossupressão, linfomas de células T e NK; carcinomas nasofaríngeos e estomacais
Herpesvírus associado ao sarcoma de Kaposi (KSHV)	Linfoma de derrame primário e sarcoma de Kaposi
Papilomavírus humano (HPV)	Carcinomas cervicais, de cabeça e pescoço e do trato anogenital
Poliomavírus de células de Merkel (MCPV)	Carcinoma de células de Merkel
Vírus da hepatite C (HCV)	Carcinoma hepatocelular
Vírus da hepatite B (HBV)	Carcinoma hepatocelular
Vírus linfotrópico de células T humanas tipo 1 (HTLV1)	Leucemia/linfoma de células T do adulto

Fonte: Morales-Sánchez; Fuentes-Pananá[22].

A introdução da vacinação contra HBV tem resultado na diminuição da infecção pelo HBV e do carcinoma hepatocelular. O Ministério da Saúde disponibiliza, nos postos de saúde do país, a vacina contra esse vírus para pessoas de todas as idades[19].

A vacinação contra HPV tem não somente reduzido os casos de câncer de colo uterino, mas também previne uma percentagem de casos de câncer de ânus, vulva, vagina, pênis e orofaringe[19].

A prevenção dos cânceres associados a infecções pode ocorrer evitando-se a exposição à infecção, realizando profilaxia pré-exposição, triagem, vacinação e tratamento precoce[21].

As recomendações gerais de estilo de vida para prevenção do câncer no adulto incluem evitar o tabaco, ser fisicamente ativo, alcançar e manter peso corporal adequado ao longo da vida, manter uma dieta saudável, limitar ou eliminar o uso de álcool, proteger-se contra infecções sexualmente transmissíveis, evitar exposição à radiação solar excessiva ou à radiação ultravioleta artificial e realizar o rastreamento apropriado do câncer[1,2,19].

Estima-se que o uso de tabaco cause 22% dos cânceres em todo o mundo, e o consumo de álcool, 7%[19].

Em relação à exposição solar, é importante estar ciente de que a maior fração geralmente ocorre durante a infância e a adolescência; assim, o comportamento de proteção no início da vida proporciona maior benefício[21].

O incremento da prevalência de obesidade é previsto como determinante no aumento da incidência e mortalidade por câncer. Assim, a prevenção da obesidade é uma prioridade para a prevenção do câncer, bem como das doenças cardiovasculares e diabetes[19].

A diretriz da American Cancer Society (ACS) de 2020 sobre dieta e atividade física para a prevenção do câncer recomenda dieta saudável, definida como tendo uma variedade de vegetais (verde-escuro, vermelho e laranja, legumes ricos em fibras e outros), frutas e grãos inteiros, e a não inclusão ou limitar a ingestão de carnes vermelhas e processadas, bebidas adoçadas com açúcar ou alimentos altamente processados e produtos de grãos refinados[23].

Muitos estudos têm sugerido um efeito protetor do consumo de frutas e hortaliças, com evidência mais forte para os vegetais. Componentes potencialmente ativos específicos incluem sulforafano, que é encontrado em vegetais crucíferos (agrião, couve, rúcula, couve-flor, brócolis, nabo, rabanete, entre outros), e licopeno, que é encontrado em níveis particularmente altos em tomates, mas também está presente em outras frutas, como mamão, goiaba vermelha, pitanga e melancia, e em alguns legumes, como aspargos e pimentão vermelho. Tanto o sulforafano quanto o licopeno foram ligados à redução do risco de câncer de próstata.

Várias especiarias também foram apresentadas como tendo efeitos protetores. A curcumina, que vem da cúrcuma, tem sido a mais estudada, porém ainda há evidências muito limitadas em humanos para a prevenção do câncer. Das muitas centenas de outros compostos que foram estudados, aqueles que receberam a maior atenção são o resveratrol (que é encontrado principalmente em vinho tinto e frutos), polifenóis de chá-verde e suco de romã, mas ainda faltam evidências convincentes de eficácia em humanos. Os relatos de vitamina D com ou sem cálcio não apresentaram até o momento evidências convincentes para benefício em qualquer tipo de câncer[19].

Em relação à atividade física, a ACS recomenda para crianças e adolescentes a prática de pelo menos 1 hora de atividade física de intensidade moderada ou vigorosa por dia. Para os adultos orientam 150-300 minutos de atividade física de intensidade moderada por semana, ou 75-150 minutos de atividade física de intensidade vigorosa, ou uma combinação equivalente, sendo que atingir ou exceder o limite superior de 300 minutos seria o ideal[6]. Vários mecanismos têm sido propostos para explicar o possível efeito protetor da atividade física, incluindo redução nos níveis circulantes de insulina, hormônios e outros fatores de crescimento; impacto nos níveis de prostaglandinas; melhora da função imunológica e alteração do metabolismo dos ácidos biliares[23].

Nesse cenário, o câncer na vida adulta pode ser prevenido na infância e adolescência, evitando a exposição a um cancerígeno conhecido. No entanto, é importante o pediatra estar ciente de que nem sempre essa exposição pode explicar todos os casos de câncer, considerando que a genômica e as tecnologias relacionadas podem revelar suscetibilidade individual para doença[19].

PERSPECTIVAS

As tendências nas taxas de mortalidade dependem de mudanças na incidência e na sobrevida, que estão vinculadas à capacidade do sistema de saúde no manejo do câncer, incluindo o diagnóstico precoce e o acesso ao tratamento eficaz. O investimento em um grupo de intervenções contra o câncer fornecerá um retorno positivo do ponto de vista social e econômico, incluindo o aumento da produtividade e a equidade[1,19,20].

As taxas elevadas de mortes evitáveis por câncer infantil em países de baixa e média renda ocorrem como resultado de subdiagnóstico, diagnósticos tardios ou incorretos, dificuldades de acesso a cuidados de saúde, abandono de tratamento, morte por toxicidade e maiores taxas de recorrência. A iniciativa global da Organização Pan-Americana da Saúde (OPAS) e Organização Mundial da Saúde (OMS) objetiva garantir, no ano de 2030, a sobrevivência de pelo menos 60% das crianças com câncer na América Latina e no Caribe, salvando mais de 1 milhão de vidas. Esse cenário representaria duplicar a atual taxa de sobrevida mediante iniciativas que incluem implementar a atividade governamental quanto à política nacional de atenção ao câncer infantojuvenil, melhorando a capacidade dos países para diagnosticar, tratar e monitorar os resultados[19,20].

REFERÊNCIAS BIBLIOGRÁFICAS

1. Silva DB, Barreto JHS, Pianovski MA. Epidemiologia e diagnóstico precoce do câncer na criança. In: Burns DAR, Campos Júnior D, Silva LR, Borges WG (ed.). Tratado de pediatria: Sociedade Brasileira de Pediatria. 4.ed. Barueri: Manole; 2017. p.15349.
2. Instituto Nacional de Câncer José Alencar Gomes da Silva (Inca). Coordenação de Prevenção e Vigilância. Incidência, mortalidade e morbidade hospitalar por câncer em crianças, adolescentes e adultos jovens no Brasil: informações dos registros de câncer e do sistema de mortalidade. 2016. Disponível em: https://bvsms.saude.gov.br/bvs/publicacoes/incidencia_mortalidade_hospitalar_cancer_criancas_adolescentes_adultos_jovens_brasil.pdf. Acesso em: out. 2021.
3. Instituto Nacional de Câncer (Inca). Estimativa 2020: incidência de câncer no Brasil. Disponível em: inca.gov.br/publicacoes/livros/estimativa-2020-incidencia-de-cancer-no-brasil. Acesso em: fev. 2021.
4. Scheurer ME, Lupo PJ, Bondy ML. Epidemiology of childhood cancer. In: Pizzo PA, Poplack DG (eds.). Principles and practice of pediatric oncology. 7.ed. Philadelphia: Lippincott Williams & Wilkins; 2016. p.1-12.
5. Instituto Nacional de Câncer José Alencar Gomes da Silva (Inca). Ministério da Saúde alerta responsáveis e profissionais de saúde para o câncer em crianças. Disponível em: inca.gov.br/noticias/ministerio-da-saude-alerta-responsaveis-e-profissionais-de-saude-para-o-cancer-em-criancas. Acesso em: jul. 2021.
6. American Cancer Society (ACS). Cancer in children. Disponível em: cancer.org/cancer/cancer-in-children/key-statistics.html. Acesso em: jul. 2021.
7. Czeresnia D, Freitas CM (org.). Promoção da saúde: conceitos, reflexões e tendências. Rio de Janeiro: Fiocruz; 2003.
8. Brasil. Ministério da Saúde. Secretaria de Atenção à Saúde. Departamento de Atenção Básica. Rastreamento: níveis de prevenção. Brasília: Ministério da Saúde;

2013. Disponível em: https://aps.saude.gov.br/biblioteca/visualizar/MTIwNg. Acesso em: out. 2021.

9. Almeida LM. Da prevenção primordial à prevenção quaternária. Rev Portug Saúde Púb. 2005;13(1):916.
10. Spector LG, Pankratz N, Marcotte EL. Genetic and nongenetic risk factors for childhood cancer. Pediatr Clin North Am. 2015;62(1):11-25.
11. Agha MM, Williams JI, Marrett L, To T, Zipursky A, Dodds L. Congenital abnormalities and childhood cancer. Cancer. 2005;103(9):1939-48.
12. Daltveit DS, Klungsøyr K, Engeland A, Ekbom A, Gissler M, Glimelius I, et al. Cancer risk in individuals with major birth defects: large Nordic population based case-control study among children, adolescents, and adults. BMJ. 2020;371:m4060.
13. Cardoso MTO, Medina CTN. Síndromes infantis de predisposição às neoplasias: como reconhecer. In: Sociedade Brasileira de Pediatria (SBP). Pronap: módulo de reciclagem n. 3. Rio de Janeiro: Sociedade Brasileira de Pediatria; 2011. p.4169.
14. Wolfe Schneider K, Jasperson K. Unique genetic counseling considerations in the pediatric oncology setting. Curr Genet Med Rep. 2015;3:65-73.
15. Scolloni S, Anglin AK, Thomas M, Turner JT, Schneider KW. A comprehensive review of pediatric tumors and associated cancer predisposition syndromes. J Genet Counsel. 2017;26:387-434.
16. Plon SE, Malkin D. Childhood cancer and heredity. In: Pizzo PA, Poplack DG (ed.). Principles and practice of pediatric oncology. 7.ed. Philadelphia: Lippincott Williams & Wilkins; 2016. p.13-31.
17. Knapke S, Nagarajan R, Correll J, Kent D, Burns K. Hereditary cancer risk assessment in a pediatric oncology follow-up clinic. Pediatr Blood Cancer. 2012; 58(1):85-9.
18. Ripperger T, Bielack SS, Borkhardt A, Brecht IB, Burkhardt B, Calaminus G, et al. Childhood cancer predisposition syndromes: a concise review and recommendations by the Cancer Predisposition Working Group of the Society for Pediatric Oncology and Hematology. Am J Med Genet A. 2017;173(4):1017-37.
19. Wild CP, Weiderpass E, Stewart BW (ed.). World Cancer Report: Cancer Research for Cancer Prevention. Lyon: International Agency for Research on Cancer; 2020. Disponível em: http://publications.iarc.fr/586. Acesso em: out. 2021.
20. WHO report on cancer: setting priorities, investing wisely and providing care for all. World Health Organization, Geneva, 2020. Disponível em: https://apps.who.int/iris/handle/10665/330745/. Acesso em: out. 2021.
21. Emmons KM, Colditz GA. Realizing the potential of cancer prevention: the role of implementation science. N Engl J Med. 2017;376(10):986-90.
22. Morales-Sánchez A, Fuentes-Pananá EM. Human viruses and cancer. Viruses. 2014;6:4047-79.
23. Rock CL, Thomson C, Gansler T, Gapstur SM, McCullough ML, Patel AV, et al. American Cancer Society guideline for diet and physical activity for cancer prevention. Diretriz da American Cancer Society para dieta e atividade física para a prevenção do câncer. CA Cancer J Clin. 2020;70(4): 245-71.

Semiologia do paciente com neoplasias

Denise Bousfield da Silva
José Henrique Silva Barreto
Mara Albonei Dudeque Pianovski

INTRODUÇÃO

A semiologia (semeiologia) vem do grego semeyon (sinal) e logos (discurso). Em outras palavras, é o estudo dos "sinais das doenças". A observação clínica tem como finalidade a aquisição de recursos para obter os diagnósticos (sindrômico, anatômico, funcional, etiológico), implantar o planejamento terapêutico e realizar o seguimento do paciente, avaliando as intercorrências, a evolução e os resultados clínicos.

Nas crianças e nos adolescentes, o câncer apresenta alta taxa de proliferação e usualmente se apresenta com sinais/sintomas inespecíficos. É importante que o pediatra esteja atento a qualquer alteração tanto física quanto comportamental, pois seu diagnóstico tardio tem implicações terapêuticas e prognósticas significativas.

O reconhecimento imediato do câncer infantojuvenil algumas vezes não é fácil para o pediatra, pois os sinais/sintomas podem mimetizar as alterações das doenças típicas da infância. Nesse contexto torna-se fundamental a percepção e o treinamento adequados dos diferentes profissionais de saúde da atenção primária para a suspeita clínica da doença, bem como para o imediato encaminhamento a centros de saúde especializados, visando realizar os exames que podem diagnosticar ou excluir qualquer possibilidade de neoplasia.

Os cânceres na criança e no adolescente apresentam características que os tornam diferentes dos cânceres em adultos no que tange às origens histológicas, sítios primários e apresentação clínica. Originam-se, predominantemente, de células embrionárias, têm curto período de latência e, em geral, apresentam crescimento rápido, são mais agressivos e invasivos, porém respondem melhor ao tratamento e possuem, em geral, melhor prognóstico que o câncer do adulto[1-4].

ANAMNESE

É frequente que aos primeiros sinais do câncer a criança não se apresente gravemente doente, o que pode atrasar seu diagnóstico. O pediatra será, provavelmente, o primeiro médico procurado pela família dessa criança e um dos responsáveis pelo diagnóstico precoce. A história clínica detalhada e o exame físico minucioso podem, algumas vezes, identificar a doença ainda incipiente. Ao final da anamnese, o pediatra deve ter em mente uma suspeita clínica, que deve ser reforçada com o exame físico, tornando-se o item condutor do pensamento clínico[1,3].

Sistematicamente, deve-se pesquisar os fatos e detalhes que levaram os pais da criança a procurar o pediatra, registrando cronologicamente todo o cortejo de sinais e sintomas e sua duração. Devem ser investigados a localização, o modo de instalação, a gravidade, os eventuais fatores precipitantes e de melhora ou de piora dos sintomas, além do uso de medicamentos.

O tempo de apresentação (as doenças malignas nas crianças têm evolução muito rápida), a idade, o sexo, a epidemiologia, a história familiar e a relação estabelecida com algum evento específico também devem ser registrados. Dados referentes à procedência da criança podem auxiliar o pediatra a pensar em doenças não oncológicas que mimetizam doenças malignas, como é o caso do calazar, doença endêmica em algumas regiões do país, que pode cursar com febre, esplenomegalia e pancitopenia.

As doenças neoplásicas na infância e adolescência podem ser oligossintomáticas, a exemplo de alguns tumores sólidos, apresentando exame físico inicialmente normal em muitos casos. Algumas vezes os sinais da neoplasia são descobertos pelos familiares ou cuidadores ou em visitas de rotina ao pediatra. Em outros casos, o cortejo sintomatológico é rico, possuindo um período de latência curto, com história de surgimento dos sintomas em poucas semanas, como nas leucemias, direcionando o pediatra a pensar em doenças mais graves[3].

Na avaliação das condições clínicas ao nascimento, deve-se investigar os dados antropométricos, pois existem associações sugestivas de risco aumentado de câncer em recém-nascidos grandes para a idade gestacional. É importante questionar sobre a exposição do feto a agentes cancerígenos nas diversas fases da gestação, aumentando, assim, o risco de desenvolver malignidades. Existem, por exemplo, evidências de associação com o câncer nas crianças, a exposição intraútero a radiação ionizante, a hidrocarbonetos, à ingestão materna de álcool, entre outras[3].

Informações referentes a síndromes genéticas são relevantes, pois algumas dessas síndromes podem estar associadas a maior suscetibilidade para desenvolver o câncer, como as imunodeficiências, as doenças metabólicas, as doenças com instabilidade cromossômica, a exemplo da anemia de Fanconi, facomatoses, doenças autoimunes, polipose familiar e neurofibromatose (NF1)[3].

Crianças com síndrome de Down têm significativamente maior risco de desenvolver leucemia na infância quando comparadas com crianças sem síndrome de Down (trissomia constitucional 21), embora curiosamente apresentem menor risco de desenvolver tumores sólidos[5-8]. Em crianças com essa síndrome, o risco de desenvolver leucemia megacariocítica aguda (LMA M7, originada a partir de megacarioblastos primitivos) é de 500 vezes e o de leucemia linfoblástica aguda é 20 vezes maior em comparação com a população geral[5]. Normalmente, na infância, leucemia linfoide aguda (LLA) é muito mais comum do que leucemia mieloide aguda (LMA). No entanto, na criança com síndrome de Down, a razão de LLA para LMA é de 1,7 para crianças menores de 15 anos. Para a população geral de crianças sem síndrome de Down, a razão é equivalente a 6,5[6].

Pacientes com anomalias renais e urogenitais têm maior risco de incidência de tumor de Wilms (hipospádia, ptose renal, duplicação pielocalicial, síndrome de WAGR, síndrome de Denys-Drash, síndrome de Backwith-Wiedeman, entre outras)[3].

A presença de imunossupressão prévia, seja constitucional ou pela infecção pelo vírus da imunodeficiência humana (HIV) ou imunossupressão induzida pós-transplantes, também aumenta o risco para desenvolvimento de malignidade. Alguns vírus têm potencial oncogênico, como o vírus HIV, o vírus de Epstein-Barr (EBV), o papilomavírus humano (HPV) e o vírus da hepatite B[3].

Algumas crianças que tiveram certos tipos de câncer têm chance de desenvolver uma segunda neoplasia, tanto pelo fato de portarem alterações genéticas que predispõem a tal situação ou quando são expostas a alguns quimioterápicos ou à radioterapia. Como exemplo, citam-se pacientes com retinoblastoma que também podem desenvolver osteossarcoma pelo envolvimento do gene *RB*, no *locus RB*, localizado na banda q14 do cromossomo 13. O gene *RB* é um gene supressor de tumor que controla o crescimento celular; quando sofre alteração deixa de exercer esse controle, podendo resultar no desenvolvimento do tumor[3].

Crianças com síndrome de Li-Fraumeni têm risco aumentado de desenvolver sarcomas, tumores cerebrais, leucemias e câncer da adrenal. Essa síndrome é causada pela alteração do gene *p53*, um gene regulador-chave do ciclo celular que, quando sofre mutações, leva ao desenvolvimento de neoplasias, atuando, portanto, como um gene supressor tumoral em condições normais[9].

Investigar a história familiar de câncer é importante, principalmente em graus de parentesco próximos e idade jovem, podendo despertar a suspeita de estarmos diante de uma síndrome genética com a peculiaridade hereditária para desenvolvimento de cânceres[3,10].

SINAIS E SINTOMAS

A criança deve ser sempre atendida idealmente por seu pediatra, que, após ouvir suas queixas, deverá proceder a um exame físico meticuloso, cuja finalidade é a detecção rápida de situações patológicas e/ou emergenciais. A observação clínica inicial envolve avaliar seu estado geral, nível de consciência, presença de dor, desconforto respiratório, sinais de desidratação e sinais indicativos de trauma, entre outros.

Sintomas sistêmicos

Febre, anorexia, perda de peso e astenia podem estar presentes no paciente com câncer e representam o estado consumptivo da doença. Esses sinais e sintomas devem ser bem caracterizados, pois podem reforçar positiva ou negativamente o diagnóstico de malignidade. A febre, por exemplo, pode ser prolongada, secundária à própria doença, ou pode traduzir um processo infeccioso em curso associado à imunossupressão determinada pela doença. Sintomas sistêmicos e neoplasia maligna podem ter estreita interação e representar fator de mau prognóstico, como nos pacientes com linfoma de Hodgkin, em que febre, perda de peso e sudorese noturna são classificados como "sintomas B" e estão associados à evolução desfavorável da doença. Na Tabela 2 estão descritos os sinais e sintomas mais frequentes e sua relação com as neoplasias na criança e no adolescente[3,10].

Linfonodomegalia

Alguns tipos de câncer podem se originar ou se disseminar para os gânglios linfáticos, provocando aumento do seu tamanho. Na maioria das vezes os linfonodos aumentam de tamanho como processo reacional a uma infecção, especialmente em lactentes e crianças. O exame dos linfonodos inclui a palpação de todas as cadeias ganglionares (submandibulares, cervicais, supraclaviculares, occipitais, retroauriculares, axilares, epitrocleares, inguinais, poplíteos e perimaleolares).

Considera-se um linfonodo aumentado quando seu tamanho for maior que 1 cm, na maioria das cadeias, exceto os epitrocleares, que são considerados aumentados quando

TABELA 1 Sinais/sintomas mais frequentes e sua relação com neoplasias infantojuvenis

Sinais e sintomas	Possível malignidade
Sintomas gerais	
Mal-estar generalizado, febre, linfonodomegalia	Linfoma, leucemia, sarcoma de Ewing, neuroblastoma
Pele	
Dermatite seborreica	Histiocitose das células de Langerhans
Equimoses, petéquias, hematomas	Leucemia, linfomas, histiocitose das células de Langerhans, falência medular secundária à invasão da medula óssea por células malignas (tumores sólidos)
Cabeça e pescoço	
Cefaleia, náuseas e vômitos	Tumor do sistema nervoso central, leucemia
Convulsão febril	Tumor do sistema nervoso central
Otalgia	Sarcoma de partes moles
Proptose	Neuroblastoma, retinoblastoma, leucemia mieloide aguda, histiocitose das células de Langerhans
Reflexo do olho do gato	Retinoblastoma
Rinite	Sarcoma de partes moles
Epistaxe	Leucemia, sarcoma de partes moles, carcinoma da nasofaringe
Faringite	Sarcoma de partes moles
Amigdalite	Linfoma, leucemia
Voz anasalada	Carcinoma de nasofaringe
Linfonodomegalia	Leucemia, linfoma, sarcoma de partes moles, neuroblastoma, tumor da tireoide
Tumores em ossos do crânio	Histiocitose das células de Langerhans, metástases de tumores sólidos
Linfonodomegalia, mudança de características	Linfoma, leucemia, metástases de tumores sólidos
Tórax	
Parede torácica	
Tumor de partes moles	Sarcoma de partes moles, tumor de Askin
Tumor ósseo	Sarcoma de Ewing, neuroblastoma
Intratorácica	
Mediastino anterior	
Anterior	Tireoide ectópica, linfoma, sarcoma, teratoma
Médio	Cisto broncogênico, tumor cardíaco, higroma cístico, linfodonomegalia infecciosa e metástases, linfoma, leucemia
Posterior	Anomalias neuroentéricas, tumores neurogênicos
Pleura	Linfoma, leucemia, metástases de tumores sólidos
Abdome	
Extra-abdominal	Sarcoma de partes moles
Intra-abdominal	Leucemia, linfoma, tumor hepático
Retroperitoneal	Tumor de Wilms, neuroblastoma, tumor pancreático

(continua)

TABELA 1 Sinais/sintomas mais frequentes e sua relação com neoplasias infantojuvenis *(continuação)*

Sinais e sintomas	Possível malignidade
Pélvico	Sarcoma de partes moles, tumor de células germinativas
Geniturinário	
Hematúria	Tumor de Wilms, sarcoma de partes moles
Dificuldade para defecar	Sarcoma de partes moles (bexiga, próstata, pélvico)
Vulvovaginite	Sarcoma de partes moles
Tumor paratesticular, testículo	Sarcoma de partes moles, tumor de células germinativas
Musculoesquelético	
Tumor de partes moles	Sarcoma de partes moles, tumor neuroectodérmico primitivo
Tumor ósseo/dor óssea	Linfoma, leucemia, sarcoma de Ewing, neuroblastoma, osteossarcoma, histiocitose das células de Langerhans
Sistema nervoso central	
Sinais de localização (hemiparesia, perda hemissensorial, hiper-reflexia, convulsões e queixas visuais)	Tumor do sistema nervoso central (tumores supratentoriais – cérebro, núcleos da base, tálamo, hipotálamo e quiasma óptico); compressão medular por tumores sólidos ou por doenças linfoproliferativas
Anormalidades na marcha (atetótica)	Tumor do sistema nervoso central (fossa posterior)
Mudança de comportamento	Tumor do sistema nervoso central (lobo frontal)
Alterações da personalidade e na forma de pensar	Tumor do sistema nervoso central (lobo frontal)
Alteração na linguagem e na fala	Tumor no sistema nervoso central: – **tumor no lobo frontal:** alterações da fala, como dificuldade de expressão e apraxia – **tumor no lobo temporal:** alterações de linguagem (principalmente dificuldade em processar o que ouve) e distúrbios cognitivos (déficits de memória recente) – **tumor no lobo parietal:** dificuldade para falar ou entender o que é falado (problemas de expressão e de compreensão da linguagem oral) e com as habilidades de leitura e escrita
Alterações do equilíbrio	Tumor do sistema nervoso central (fossa posterior)
Paralisia de nervos periféricos	Tumor do sistema nervoso central (infratentoriais), infiltração do sistema nervoso central por hemopatias malignas
Nistagmo	Tumor do sistema nervoso central (suprasselares, como gliomas de vias ópticas e de hipotálamo)
Amaurose	Tumor do sistema nervoso central (linha média, vias ópticas), retinoblastoma, infiltração do sistema nervoso central por hemopatias malignas
Manifestações endócrinas	
Cushing	Tumor da adrenal, tumor do sistema nervoso central (linha média)
Virilização e feminilização	Tumor da adrenal, tumor do sistema nervoso central (linha média)
Diabetes insipidus	Tumor do sistema nervoso central (linha média), histiocitose das células de Langerhans, craniofaringioma
Obesidade	Tumor do sistema nervoso central (linha média)
Síndrome diencefálica (*failure to thrive*)	Tumor do sistema nervoso central (hipotálamo)

Fonte: adaptada de Blaney SM, Adamson PC, Helman LJ ed., 2021[3] e de Silva et al., 2017.[10]

são maiores de 0,5 cm, e os inguinais, quando são maiores que 1,5 cm. Linfonodos palpados em região supraclavicular sempre devem ser considerados anormais, independentemente de seu tamanho. Além do tamanho, características como sua consistência (endurecidos nas neoplasias, em sua maioria), aderência a planos profundos, fusão entre eles, mobilidade, presença ou não de dor, calor e rubor devem ser identificadas. O linfonodo de localização supraclavicular, epitroclear, auricular posterior, cervical baixa e poplítea é considerado patológico. Os linfonodos dolorosos e com sinais inflamatórios estão mais associados a processos infecciosos. É frequente a observação de linfonodomegalia nas leucemias e linfomas, mas pode também ser estar presente no neuroblastoma e sarcomas de partes moles como comprometimento secundário da doença. A presença de linfonodomegalia profunda (mesentéricas, ilíacas, pélvicas) ou supraclavicular deve alertar o pediatra à necessidade de investigação de neoplasia[11,12].

Na Tabela 2 encontram-se descritas as indicações para exérese (biópsia) de linfonodos. O linfonodo escolhido para biópsia deve ser o maior e mais significativo. O ideal é que essa biópsia seja realizada em um centro especializado para que o material seja pesquisado na forma mais completa possível, incluindo anatomopatologia, imuno-histoquímica, culturas para bactérias e fungos. O linfonodo principal deve, sempre que possível, ser retirado inteiro para que o patologista possa analisar sua estrutura completa.

Nos pacientes em que se optou pela observação clínica inicial, independentemente da localização do linfonodo, a biópsia sempre deverá ser realizada se ocorrerem mudanças nas características iniciais (aumento de tamanho), aparecimento de sintomas sistêmicos, ausência de diminuição em 4-6 semanas ou não regressão ao tamanho normal em 8-12 semanas[11].

TABELA 2 Indicação para biópsia de linfonodo
▪ Ausência de redução do linfonodo após 2 semanas de antibioticoterapia
▪ Linfonodomegalia maior que 2,5 cm na ausência de sinais de infecção
▪ Linfonodomegalia persistente ou em progressão
▪ Linfonodos em que a história e o exame físico sugerem neoplasia
▪ Linfonodos supraclaviculares ou cervicais baixos ou posteriores devem ser biopsiados com brevidade
▪ Linfonodos aumentados de tamanho associados, principalmente, ao raio X de tórax anormal

Fonte: adaptado de Andréa MLM et al, 2017.[11]

Pele

O acometimento primário das estruturas da pele é incomum em doenças oncológicas na criança e no adolescente. Quando presente, pode estar associado aos tumores como carcinoma basocelular, carcinoma epidermoide e melanoma. O câncer de pele em crianças representa 1-3% de todos os casos de câncer infantil13. O fator genético é sua principal causa, e podemos citar, por exemplo, o histórico familiar de melanoma, nevo congênito gigante, nevos displásicos, além do xeroderma pigmentoso.

Os sintomas de melanoma infantil mais comuns são as saliências na pele que coçam ou sangram; lesão similar a uma verruga, de cor amarelada, esbranquiçada ou rosada; sinais de aparência estranha e tamanho grande, diferentes de outras "pintas" existentes no corpo da criança.

Faz parte do exame físico a observação cuidadosa das "pintas" e outros sinais presentes nas crianças e adolescentes. Crianças podem desenvolver melanoma sem preencher critérios convencionais do ABCDE (A = assimetria, B = borda irregular, C = coloração variada, D = diâmetro > 6 mm, E = elevação) e sem correlação forte com queimaduras solares[14,15].

Os linfomas não Hodgkin podem comprometer a pele sob a forma de nódulos, vegetações, lesões hiperemiadas nodulares ou não. A incidência dos linfomas cutâneos em crianças é baixa, sendo os tipos mais comuns os de células T maduras cutâneas e as enfermidades linfoproliferativas CD30+. O prognóstico depende do estádio ao diagnóstico, do grau de comprometimento da pele e da presença ou ausência de doença extracutânea[16].

O envolvimento da pele com nódulos firmes (leucemia cutânea) pode ser observado na leucemia mieloide aguda (LMA), mais comumente em menores de 1 ano de idade. Outra alteração na pele que também pode ser observada nos pacientes com LMA são as secundárias à síndrome de Sweet, que se caracteriza pela presença de lesões cutâneas eritêmato-violáceas dolorosas, principalmente nos braços, pescoço, face e dorso[3].

Ainda, como alterações cutâneas, pode-se observar equimoses, petéquias e hematomas secundários a sangramentos decorrentes de plaquetopenia vistos em pacientes com leucemias, linfomas e outros tumores que acometem secundariamente a medula óssea, como neuroblastoma, sarcoma de Ewing e outros tumores de pequenas células redondas. Palidez é observada em pacientes com anemia, seja por espoliação (doença consumptiva), por perda (sangramentos) ou por problemas de produção, quando há comprometimento medular pela neoplasia[3,10].

Na histiocitose das células de Langerhans a pele é um dos locais mais acometidos no lactente. Muitas vezes um quadro de dermatite seborreica resistente ao tratamento pode conduzir ao diagnóstico da doença. A manifestação característica é de *rash* purpúrico eczematoide com aspecto maculopapuloso. Esse *rash*, frequentemente, descama e ulcera, podendo ser porta de entrada para microrganismos[3].

Segmento cefálico

Deve ser avaliado buscando massas tumorais (como nos sarcomas e nos linfomas de Burkitt), proptose ocular ou exoftalmia (como no neuroblastoma, no sarcoma de partes moles e na histiocitose de células de Langerhans), lesões nasais (como nos sarcomas de partes moles, no carcinoma da nasofaringe e no neuroblastoma), lesões orais (tumorações, infiltração gengival), alterações na língua e assoalho de boca (malformações vasculares –hemangioma, linfangioma e suas variantes malignas, sarcomas de partes moles e carcinoma epidermoide). As alterações dentárias estão associadas a tumores como adamantinoma, histiocitose das células de Langerhans e linfoma de Burkitt, associado ao EBV[3].

Algumas crianças que possuem massa cervical ou torácica podem apresentar a síndrome de Claude-Bernard-Horner, que é consequente a um bloqueio da inervação simpática do olho e da face em qualquer ponto de seu trajeto. Cursa clinicamente com ptose discreta a moderada da pálpebra superior, devido a paresia do músculo elevador palpebral superior ou de Müller. A pupila apresenta miose variável, que depende da localização, grau e cronicidade do déficit. O diagnóstico é realizado pela história e exame clínico. O enoftalmo não é verdadeiro, estando aparente em virtude da ptose discreta. A síndrome é considerada completa quando esses sintomas estão associados à anidrose da hemiface ipsilateral[3].

O "teste do olhinho", principalmente na criança pequena, deve ser realizado de forma cuidadosa, incidindo o feixe de luz sobre a pupila, buscando-se o reflexo vermelho associado ao fundo de olho normal. O reflexo esbranquiçado, a leucocoria, no retinoblastoma, está associado à presença de massa originária da membrana neuroectodérmica da retina embrionária, e geralmente é visto pelos pais ao fotografar a criança pequena. O *flash* revela uma mancha branca no olho que é comumente chamada de reflexo do "olho de gato". Quando isso acontece, pode ser sinal de que, muitas vezes, esse diagnóstico é tardio com piora da morbimortalidade. Algumas ações de saúde estão associadas ao diagnóstico precoce do retinoblastoma, a saber[17]:

1. O "teste do olhinho", que pode detectar qualquer patologia que determine obstrução no eixo visual, como catarata ou outra patologia ocular que cause opacidade de meios, como opacidades congênitas de córnea, tumores intraoculares grandes, inflamações intraoculares ou hemorragias intravítreas. Entretanto, o "teste do olhinho", apesar de ser um componente importante do rastreio de doenças oculares, não substitui a oftalmoscopia indireta em recém-nascidos, visando ao diagnóstico precoce do retinoblastoma, considerando que pode não diagnosticar lesões pequenas e/ou lesões localizadas na periferia da retina.
2. A Campanha Nacional de Conscientização e Incentivo ao Diagnóstico Precoce do Retinoblastoma. O diagnóstico precoce é fundamental para preservar a visão e a vida da criança.

A heterocromia da íris está associada ao neuroblastoma. Como alteração ocular, ainda pode acontecer a uveopatia leucêmica, que é mais comum em pacientes com leucemia linfoide aguda e acometimento de sistema nervoso central (SNC) (anterior ou concomitante) ou recaída da doença, quando a lesão ocorre principalmente no segmento anterior dos olhos (hipópio, nódulos da íris, glaucoma)[18].

O exame da orofaringe pode mostrar sinais indiretos de imunossupressão, como no caso das placas esbranquiçadas da monilíase oral, da leucoplasia oral, além de tumores, como no caso da papilomatose de laringe (associada ao HPV), infiltração das amígdalas (leucemias, linfomas) e tumorações nas partes moles (bochechas) associadas aos sarcomas[3].

Avaliação do tórax

Deve-se avaliar a respiração em busca de identificar alterações na frequência respiratória e sinais indicativos de desconforto respiratório ou falência respiratória iminente. Os sintomas respiratórios podem estar presentes em neoplasias que cursam com massas mediastinais, principalmente aquelas situadas no mediastino anterior e superior. Essas massas determinam uma condição que representa uma emergência oncológica conhecida como "síndrome da veia cava superior". Seu diagnóstico pode ser feito clinicamente, com base na história e no exame físico, que revela distensão venosa no pescoço, edema de face, pescoço e membros superiores, pletora, circulação colateral torácica visível, distensão de veias subcutâneas e turgência jugular, taquipneia e outros sinais, como derrame pleural[19,20].

Como neoplasias que causam essa síndrome encontram-se, em sua maior parte, os linfomas e as leucemias T derivadas[3]. A presença de massa em mediastino pode ser assintomática, sendo achado casual em radiografias do tórax realizadas para outras finalidades. Na Tabela 3 estão descritas as causas de massas mediastinais, de acordo com a anatomia do mediastino.

No tórax ainda podem estar presentes tumores da parede torácica (sarcomas de partes moles, tumor de Askin, entre outros) e tumores originários do arcabouço ósseo torácico (histiocitose das células de Langerhans, sarcoma de Ewing, entre outros)[3].

TABELA 3 Causas de massas mediastinais

Mediastino anterior	Mediastino médio	Mediastino posterior
Linfomas	Linfomas	Tumores neurogênicos
Timomas	Infecções	Neuroblastoma
Teratomas	Cisto pericárdico	Ganglioneuroblastoma
Lipomas	Cisto broncogênico	Feocromocitoma
Tumores da tireoide	Lesões esofageanas	Neurofibromas
		Linfomas
		Sarcoma de Ewing
		Rabdomiossarcoma
		Meningomielocele torácica

Fonte: adaptada de Blaney SM, Adamson PC, Helman LJ ed.[3]

Na avaliação da circulação busca-se identificar alterações na perfusão tecidual, como a presença de cianose, palidez, pele rendilhada ou marmórea, sangramentos, entre outros. Do ponto de vista oncológico, o coração pode sofrer, mais comumente, compressão miocárdica por tumoração extrínseca, localizada no mediastino, resultando em redução do débito cardíaco. Outra condição menos frequente associada à disfunção cardíaca é a infiltração neoplásica do miocárdio. E ainda o comprometimento do pericárdio, causando derrame e restrições mecânicas no funcionamento normal da musculatura cardíaca[3].

O paciente oncológico pode desenvolver hipertensão arterial por aumento da renina ou por compressão da artéria renal, como acontece no tumor de Wilms, ou pelo aumento das catecolaminas séricas (epinefrina, norepinefrina e dopamina) resultantes do metabolismo do ácido vanilmandélico e do homovanílico, como ocorre com o neuroblastoma e o feocromocitoma[20]. Esses pacientes ainda podem apresentar cefaleia, taquicardia, palpitações, rubor facial (*flush*), sudorese, tremores, ansiedade, náuseas, vômitos e dores abdominais[21].

Avaliação do abdome e pelve

A presença de massa abdominal na criança deve ser considerada uma emergência médica. A etiologia dos tumores abdominais é variada, e seu comportamento depende da histogênese, localização e relações com órgãos vizinhos. Sua avaliação requer urgência para determinar se é maligno, se comprime órgãos vitais ou se existe a presença de hemorragia[22].

A história clínica e o exame físico, na maioria das vezes, fornecerão subsídios sobre a natureza do tumor, pois existem determinadas características que induzem a suspeita quanto à natureza da massa (Tabela 4)[22].

A idade é um fator importante para nortear a linha de raciocínio diagnóstico. Tumores ou massas que são detectados no período neonatal são, na grande maioria das vezes, de natureza benigna, correspondendo em sua quase totalidade a malformações e defeitos do desenvolvimento embrionário. À proporção que se afasta do período neonatal aumenta a chance de etiologia maligna. No lactente e na criança, a presença de um tumor abdominal determina aumento significativo da possibilidade de ser um tumor maligno. Sua localização no abdome já sugere malignidade.

TABELA 4 Características dos tumores abdominais segundo especificações da anamnese e do exame físico

	Tumor benigno	Tumor maligno
Idade	< 1 ano	> 1 ano (2-6 anos)
Evolução	Lenta	Rápida
Estado geral	Mantido	Usualmente comprometido em doenças com estádios avançados
Localização	Abdome inferior, retroperitônio e rins	Abdome superior
Consistência	Cística	Sólida
Mobilidade	Móvel	Fixo
Dor	Presente (processos inflamatórios, torções)	Ausente

Fonte: Silva DB et al., 2017.[22]

Os indícios de localização da massa no abdome são mostrados na Tabela 5[22].

Algumas vezes a massa abdominal é palpada pelos familiares ou pelo pediatra na consulta de rotina, como acontece no tumor de Wilms, um tumor retroperitoneal. A apresentação mais comum desse tumor é de massa abdominal assintomática ou oligossintomática. Geralmente essas massas são muito volumosas ao diagnóstico e muitas vezes os familiares relatam aumento de volume abdominal há meses, sem que essas massas tivessem sido detectadas em atendimentos médicos anteriores. É um tumor de consistência firme, fixo e indolor. Devido à presença da cápsula renal, tendem a respeitar a linha média do abdome, não sendo palpáveis no lado oposto ao rim de origem. A criança costuma estar em bom estado geral e não apresentar outros sintomas. Dor, hematúria, febre e hipertensão arterial podem estar associadas[3,22,23].

TABELA 5 Características das massas, segundo sua localização no abdome

	Tumores intra-abdominais	Tumores retroperitoneais
Mobilidade	Move à palpação	Fixo
Loja renal	Vazia	Ocupada
Respiração	Move-se	Não se move
Raio X simples	Desloca os gases para trás, na incidência de perfil, e preserva a sombra do psoas na incidência de posteroanterior	Desloca os gases para a frente, na incidência de perfil, e apaga a sombra do psoas, na incidência de posteroanterior

Fonte: Silva DB et al., 2017.[22]

Outros tumores retroperitoneais são o neuroblastoma, o ganglioneuroblastoma e o ganglioneuroma. Suas células têm origem no sistema nervoso simpático. Os principais sítios primários dessas neoplasias são a porção medular das glândulas suprarrenais e os gânglios nervosos paravertebrais. O neuroblastoma é o tumor de comportamento mais variável em oncologia pediátrica, sendo considerado "enigmático" por alguns autores. Existe uma forma que acomete crianças menores de 1 ano (neuroblastoma IV-S), que pode regredir espontaneamente, e outra extremamente agressiva, que se dissemina rapidamente e cujo prognóstico é reservado. A criança apresenta comprometimento do estado geral, irritabilidade e emagrecimento, podendo apresentar febre e palidez. Nesse caso, ao contrário do que ocorre com o tumor de Wilms, o tumor costuma ser endurecido, fixo, de superfície irregular e pode ultrapassar a linha média do abdome. Pode ser identificado em recém-nascidos, lactentes, pré-escolares, escolares e até em adolescentes, embora 89% dos casos sejam diagnosticados em menores de 5 anos[3,22,23].

Algumas síndromes pararaneoplásicas estão associadas ao neuroblastoma, e entre elas citamos o *opsomioclonus* (síndrome de Kinsbourne), que é a síndrome neurológica paraneoplásica mais comum, e a diarreia secundária ao aumento da secreção de peptídeo vasoativo intestinal (síndrome de Kerner--Morrison)[3,22,24-26].

Algumas doenças oncológicas acometem o fígado, sejam elas primárias (hepatoblastoma, hepatocarcinoma, sarcomas hepáticos, malformações vasculares – hemangioma) ou mesmo secundárias a infiltrações por leucemias e linfomas (hepatoesplenomegalia) ou por metástases (nódulos tumorais), como ocorre com o neuroblastoma. Muitas vezes a hepatomegalia ou a palpação de massa abdominal pode ser a única manifestação de tumor primário hepático. É incomum a presença de icterícia, mas pode estar associada ao rabdomiossarcoma. Na doença avançada pode haver dor abdominal, perda de peso, náuseas e vômitos associados[3,22].

Tumor de células germinativas pediátrico é o termo usado para descrever as neoplasias malignas de células germinativas em pacientes de 0-18 anos. Esses tumores podem surgir no testículo, no ovário ou em sítios extragonadais, incluindo a região sacrococcígea e o mediastino[26]. Os tumores malignos do ovário podem ser assintomáticos, sendo usual sua detecção incidental durante exames de rotina. Cursam com dor e distensão abdominal na maioria dos casos, algumas vezes associada a torção, ruptura ou hemorragia do tumor. Outros sintomas inespecíficos podem estar presentes, como sensação de plenitude abdominal, náuseas ou vômitos, anorexia, obstipação e retenção urinária[27].

Os tumores de testículo são exemplos de neoplasias que apresentam padrão bimodal de incidência, com um pico em crianças e outro em adolescentes. Embora raros, esses tumores possuem características clínicas, epidemiológicas, histológicas e comportamento biológico distintos nas diferentes faixas etárias. O diagnóstico desses tumores em adolescentes é difícil, pois depende das queixas do paciente e de sua predisposição a buscar auxílio médico. Os tumores de testículo constituem um grupo heterogêneo e são divididos em duas categorias principais, os tumores de células germinativas e os tumores não germinativos, derivados do estroma ou cordão espermático. Na região paratesticular predominam os rabdomiossarcomas. Os testículos ainda podem estar comprometidos por infiltração pelas leucemias e linfomas[28].

Extremidades

As lesões neoplásicas das extremidades referem-se basicamente aos tumores ósseos e aos sarcomas de partes moles.

Os tumores ósseos benignos mais comuns na infância e na adolescência são osteocondroma, encondroma, osteoblastoma, osteoma osteoide, cisto aneurismático e displasia fibrosa[22]. Os tumores malignos, ao contrário, têm crescimento rápido e progressivo, manifestando-se geralmente com aumento de volume doloroso, sem alívio com analgésicos comuns. A maioria dos pacientes apresenta-se com metástases ao diagnóstico. Correspondem aproximadamente a 8% das neoplasias malignas da infância e adolescência, sendo os mais comuns o osteossarcoma e o tumor de Ewing[29].

O rabdomiossarcoma é originário da musculatura estriada e representa o mais frequente sarcoma entre crianças e adolescentes até 14 anos de idade. Outros tipos de sarcomas são raros e apresentam maior incidência nos adolescentes. Os tumores localizados no tronco e nas extremidades são mais frequentes em adolescentes e ocorrem mais, nas porções proximais dos membros inferiores, sendo o subtipo alveolar o mais comum nessas localizações. Considerando que a presença de tumoração local é a manifestação mais frequente da doença, é importante o pediatra monitorar qualquer tumoração em partes moles e indicar sua ressecção completa em caso de dúvidas em relação ao diagnóstico. A história clínica e o exame físico são fundamentais para a realização do diagnóstico[22].

Sintomas endócrinos

Os tumores endócrinos compreendem uma variedade de neoplasias benignas e malignas originárias das glândulas endócrinas ou tecidos neuroendócrinos. Os tumores funcionantes estão associados a síndromes clínicas típicas relacionadas com o hormônio que está sendo secretado. Para os tumores não funcionantes, tanto primários quanto secundários, o quadro clínico está relacionado ao efeito massa determinado pelo tumor. Os sinais/sintomas podem também estar relacionados a síndromes paraneoplásicas[3].

A distribuição das neoplasias endócrinas na criança e no adolescente mostra que 40-45% correspondem a tumores gonadais. Os tumores da tireoide correspondem a 30% desses tumores, e 20% localizam-se na glândula pineal[3].

A presença de *diabetes insipidus* está associada a tumores cerebrais da linha média, como o craniofaringioma e a histiocitose das células de Langerhans com comprometimento hipotalâmico[3].

Existe associação de hamartomas e hamartoblastomas com puberdade precoce de origem central devido a sua localização centro-hipotalâmica e infiltração local[3].

Os tumores tireoidianos são diagnosticados pela palpação de massa ou nódulos na região cervical anterior, de tamanho variado, podendo ou não se estender para o mediastino. Entre os tumores benignos encontra-se o bócio (geralmente associado ao hipotireoidismo) e cistos tireoidianos, enquanto os tumores malignos são representados, mais frequentemente, pelo adenocarcinoma bem diferenciado da tireoide e, mais raramente, pelo carcinoma medular da tireoide, geralmente associados às síndromes conhecidas como neoplasia endócrina múltipla (MEN tipo 2A ou tipo 2B)[3].

Entre os tumores neuroendócrinos gastroenteropancreáticos citamos o gastrinoma, o insulinoma, o glucagoma, o vipoma (tumor produtor de peptídeo vasoativo intestinal) e o somatostatinoma[3].

Os tumores do córtex adrenal têm sua incidência aumentada no Sul e Sudeste do Brasil. Pacientes com esse tumor podem se apresentar clinicamente com uma das quatro associações de sinais e sintomas, como síndrome de Cushing, síndrome virilizante, forma mista (síndrome de virilização e síndrome de Cushing ou síndrome de Cushing e hiperaldoteronismo) e forma não funcionante, com ausência de manifestações clínicas e/ou laboratoriais de aumento de produção hormonal adrenocortical[3,22].

Sintomas neurológicos

Aproximadamente 50% dos tumores do sistema nervoso central são infratentoriais (fossa posterior), sendo 70% localizados no cerebelo e IV ventrículo. Os tumores da fossa posterior mais comuns são o astrocitoma (baixo grau), meduloblastoma / tumor neuroectodérmico primitivo (PNET), ependimoma e glioma de tronco cerebral. Entre os tumores supratentoriais os mais frequentes são o astrocitoma (baixo grau e alto grau), o tumor de células germinativas, o PNET, o ependimoma, o craniofaringioma e o glioma de nervo óptico[3].

Habitualmente, o quadro clínico é dependente da localização do tumor. Existe uma ampla gama de sinais e sintomas, variando desde quadros vagos, com queixas comuns a outras doenças infantojuvenis, até aqueles quadros com exuberantes manifestações que denotam sinais de localização e hipertensão craniana. Os sinais/sintomas variam desde cefaleia, apatia, irritabilidade, confusão mental, dificuldade em escrever, distúrbios visuais, entre outros. Alguns sinais/sintomas denotam doença avançada, como os distúrbios da marcha, ataxia, convulsões, distúrbios do comportamento e alterações visuais.

Para crianças mais jovens, em função da flexibilidade da caixa craniana, existe uma adaptação do conteúdo craniano a grandes massas sem apresentar muitos sintomas. Em lactentes, os ossos do crânio ainda não estão fechados, e a hidrocefalia pode ser evidente. Haverá aumento no tamanho da cabeça, e as fontanelas podem ficar tensas e/ou se apresentar com abaulamento. A pele pode parecer fina e brilhante, e as veias do couro cabeludo podem parecer túrgidas[3,22].

O comprometimento de nervos cranianos tem valor localizatório na semiologia neurológica. A presença de midríase com anisocoria, ptose palpebral e oftalmoplegia é indício de comprometimento do nervo oculomotor, por exemplo. Os tumores hipotalâmicos geralmente se apresentam com anormalidades endócrinas e/ou distúrbio do comportamento[3,22].

O nível de suspeição deve ser elevado para fazer o diagnóstico desses tumores em estágios iniciais, pois somente a minoria das crianças com essa doença é diagnosticada no primeiro mês do aparecimento dos sintomas[3,22].

CONCLUSÃO

A semiologia pediátrica apresenta muitas similaridades com a semiologia dos adultos. Entretanto, há particularidades em cada uma das faixas etárias que devem ser reconhecidas pelos pediatras. O seguimento clínico dos pacientes com sinais/sintomas inexplicados e persistentes, bem como o encaminhamento imediato para uma avaliação minuciosa em centros de referência, são fundamentais para o diagnóstico precoce do câncer. É necessário que os pediatras estejam atentos, pois o diagnóstico de câncer na infância não é sinônimo de morte, e a detecção precoce, bem como o tratamento especializado e adequado, têm alcançado altos índices de cura na atualidade.

REFERÊNCIAS BIBLIOGRÁFICAS

1. Brasil. Ministério da Saúde. Secretaria de Atenção à Saúde. Departamento de Atenção Especializada e Temáticas. Protocolo de diagnóstico precoce do câncer pediátrico – 2017. Ministério da Saúde, Brasília. Disponível em: https://bvsms.saude.gov.br/bvs/publicacoes/protocolo_diagnostico_precoce_cancer_pediatrico.pdf. Acesso em: set. 2021.
2. Michalowski MB, Lorea CF, Rech A, Santiago P, Lorenzoni M, Taniguchi A, et al. Diagnóstico precoce em oncologia pediátrica: uma urgência médica. Bol Cient Pediat. 2012;l(1):13-8.
3. Blaney SM, Adamson PC, Helman LJ (eds.). Pizzo & Poplack's pediatric oncology. 8.ed. Philadelphia: Wolters Kluwer Health; 2021. p.3782.
4. Feliciano SVM, Santos MO, Pombo-de-Oliveira MS. Cancer incidence and mortality among children and adolescents: a narrative review. Rev Bras Cancer. 2018;64(3):385-91.
5. Hitzler JK, Zipursky A. Origins of leukaemia in children with Down syndrome. Nat Rev Cancer. 2005;5:11-20.
6. Mateos MK, Barbaric D, Byatt S-A, Sutton R, Marshall GM. Down syndrome and leukemia: insights into leukemogenesis and translational targets. Transl Pediatr. 2015;4(2):76-92.
7. Centre for Epidemiology and Evidence. New South Wales Mothers and Babies 2010. Sydney: NSW Ministry of Health; 2012. Disponível em: https://www.health.nsw.gov.au/hsnsw/Publications/mothers-and-babies-2010.pdf. Acesso em: set. 2021.
8. Malinge S, Izraeli S, Crispino JD. Insights into the manifestations, outcomes, and mechanisms of leukemogenesis in Down syndrome. Blood. 2009;113:2619-28.
9. Ribeiro-Silva A; Zucoloto S. The p53 family: structural and functional aspects of p73 and p63. J Bras Patol Med Lab. 2003;39(2):179-84.
10. Silva DB, Barreto JHS, Pianovski MA. Epidemiologia e diagnóstico precoce do câncer na criança. In: Burns DAR, Campos Júnior D, Silva LR, Borges WG (eds.). Tratado de pediatria: Sociedade Brasileira de Pediatria. 4.ed. Barueri: Manole; 2017. p.1534-39.

11. Andréa MLM, Daudt LE, Silva DB. Linfonodomegalias. In: Burns DAR, Campos Júnior D, Silva LR, Borges WG (eds.). Tratado de pediatria: Sociedade Brasileira de Pediatria. 4.ed. Barueri: Manole; 2017. p.1601-5.
12. Silva LN, Prandini AM, Odone Filho V. A semiologia do paciente pediátrico portador de neoplasia. In: Silva LR (ed.). Diagnóstico em pediatria. Rio de Janeiro: Guanabara Koogan; 2009. p.899-908.
13. Instituto Nacional do Câncer (Inca). Câncer de pele melanoma. 2018. Disponível em: https://www.inca.gov.br/tipos-de-cancer/cancer-de-pele-melanoma. Acesso em: set. 2021.
14. Cordoro KM, Gupta D, Frieden IJ, McCalmont T, Kashani-Sabet M. Pediatric melanoma: results of a large cohort study and proposal for modified ABCD detection criteria for children. J Am Acad Dermatol. 2013;68(6):913-25.
15. Xu JX, Koek S, Lee S, Hanikeri M, Lee M, Beer T, et al. Juvenile melanomas: Western Australian Melanoma Advisory Service experience. Australas J Dermatol. 2017;58(4):299-303.
16. Dugo R, Manente R, Wittmund L, Gutiérrez M, Maglio S, Aversa L. Linfomas T cutáneos en pacientes pediátricos. Hematología. 2017;21(3):324-34.
17. Sociedade Brasileira de Pediatria (SBP). Departamento Científico de Oncologia. Teste do olhinho e o retinoblastoma. Disponível em: https://www.sbp.com.br.2015/02/. Acesso em: set. 2021.
18. Machado AMRG, Parisidutra M, Melo KNG Barreto JS, Krohling DAN, Fonseca M, et al. Recaída extramedular pós-TCTH: hipópio leucêmico. Hematol Transfus Cell Ther. 2020;42(Suppl 2):325-6.
19. Friedman T, Quencer KB, Kishore SA, Winokur RS, Madoff DC. Malignant venous obstruction: superior vena cava syndrome and beyond. Semin Intervent Radiol. 2017;34(4):398-408.
20. Drews RE, Rabkin DJ. Malignancy-related superior vena cava syndrome. Disponível em: http://www.uptodate.com/contents/malignancy-related-superior-vena-cava-syndrome/. Acesso em: set. 2021.
21. Georgetti FCD, Eugênio GR. Feocromocitoma: uma causa rara de hipertensão arterial na infância. Rev Paul Pediatr. 2007;25(3):289-93.
22. Silva DB, Barreto JHS, Pianovski MA. Tumores sólidos. In: Burns DAR, Campos Júnior D, Silva LR, Borges WG (eds.). Tratado de pediatria: Sociedade Brasileira de Pediatria. 4.ed. Barueri: Manole; 2017. p.1552-9.
23. Lima ER, Fonseca KC, Cavacami E, Rodrigues KESR, Ibiapina CC, Oliveira BM. Apresentação clínica dos tumores sólidos mais comuns na infância e adolescência. Rev Med Minas Gerais. 2008;18(4 Supl 3):S27-S33.
24. Maranhão MVM, Holanda ACF, Tavares FL. Síndrome de Kinsbourne: relato de caso. Rev Bras Anestesiol. 2013;63(3):287-9.
25. Qureshi SS, Bhagat M, Anam J, Vora T. Aggressive cervical neuroblastoma with a rare paraneoplastic syndrome: a therapeutic dilemma. J Indian Assoc Pediatr Surg. 2016;21(4):181-3.
26. Han W, Wang HM. Refractory diarrhea: a paraneoplastic syndrome of neuroblastoma. World J Gastroenterol. 2015;21(25):7929-32.
27. Pierce JL, Frazier AL, Amatruda JF. Pediatric germ cell tumors: a developmental perspective. Adv Urol. 2018;2018:9059382.
28. Nogueira Neto FB, Petrilli AS, Macedo CRPD, Caran EMM. Testicular tumors in children and adolescents. J Pediatr. 2012;88(1):87-92.
29. Bom APKP. Tumores ósseos. In: Burns DAR, Campos Júnior D, Silva LR, Borges WG (ed.). Tratado de pediatria: Sociedade Brasileira de Pediatria. 4.ed. Barueri: Manole; 2017. p.1586-9.

Avaliação crítica da triagem neonatal

Marcial Francis Galera

INTRODUÇÃO

A triagem neonatal (TN) no mundo tem mais de 50 anos. Tudo começou com a utilização de gotas de sangue seco em papel-filtro para realizar a triagem para a fenilcetonúria (PKU). Importante trabalho publicado, em 1963, por Guthrie e Susie utilizou uma técnica de inibição do crescimento da bactéria *Bacillus subtilis* para identificar a presença de níveis elevados do aminoácido fenilalanina no sangue de recém-nascidos (RN). Esse fato foi uma verdadeira revolução, e em 1965 foi possível testar 400 mil e identificar 39 casos em 29 estados americanos, perfazendo uma incidência de 1:10.000 RN. O destino desses RN mudou completamente com a instituição, oportuna e o mais cedo possível, da dieta restritiva de fenilalanina. Progressivamente todos os estados americanos tornaram essa triagem obrigatória[1,2].

Ainda nos anos 1960 a Organização Mundial de Saúde (OMS) publicou um documento norteador a respeito de triagens em geral. O trabalho de autoria de James Wilson e Gunnar Jungner[3] salienta que a inclusão de uma doença específica em um programa de triagem em massa deve atender aos seguintes requisitos:

- A história natural da doença deve ser bem conhecida.
- Deve ser possível a identificação da doença antes do início das manifestações clínicas.
- A possibilidade de tratamento em estágio precoce deve trazer maiores benefícios, comparada ao tratamento após a manifestação clínica da doença.
- Deve existir um teste adequado para o diagnóstico em estágio precoce, passível de incorporação às rotinas para diagnóstico de outras doenças já incorporadas em testes de triagem neonatal.
- A incidência da doença deve ser alta na população.
- O custo-benefício da triagem populacional deve ser considerado, bem como sua efetividade;
- Deve existir ampla aceitação por parte da população.

O Colégio Americano de Genética Médica elaborou, em 2006, a pedido da Secretaria de Saúde Materno-Infantil norte-americana, um documento visando delinear um processo para a padronização de resultados e diretrizes para programas estaduais da TN norte-americana e a definição de responsabilidades para coletar e avaliar dados de resultados, incluindo um painel uniforme recomendado de condições para incluir em programas estaduais de TN. O painel de especialistas identificou 29 condições para as quais a triagem deve ser obrigatória. Outras 25 condições foram identificadas por fazerem parte do diagnóstico diferencial de uma condição presente no painel central, e são clinicamente significativas e reveladas com tecnologia de triagem, mas carecem de tratamento eficaz ou representam achados incidentais para os quais há potencial significado clínico. Esse documento tem sido balizador para muito programas de triagem neonatal no mundo[4].

Em 2008, a Academia Americana de Pediatria divulgou um relatório clínico que forneceu orientações aos pediatras de cuidados primários e outros profissionais de saúde sobre como fornecer triagem de forma mais eficaz para RN visando a maior efetividade no programa de TN americano[5].

A quantidade de situações clínicas triadas é muito variável de país para país, e, obviamente, os países com melhores índices de desenvolvimento tendem a ter os melhores programas. A TN não é apenas a realização de um teste a partir de uma amostra biológica, mas sim um programa que se inicia na coleta do material a ser analisado, passa pelo acondicionamento e transporte destas até o laboratório especializado, a realização dos exames de triagem, a realização dos exames confirmatórios, o acompanhamento clínico por equipe multiprofissional, até o tratamento específico, medicamentoso ou não. O sucesso dessa grande engrenagem depende de todos os envolvidos na cascata de eventos, salientando o empenho das autoridades dos sistemas de saúde em suas diversas esferas, além, é claro, dos profissionais que atuam em cada fase do processo[2,6].

TRIAGEM NEONATAL NO BRASIL

O Brasil teve uma aproximação um pouco lenta e progressiva em relação à TN, visto que já na década de 1960 vários países a haviam iniciado. Em 1976, sob a coordenação do pediatra Benjamin Schimidt, a Associação de Pais e Amigos dos Excepcionais de São Paulo (Apae-SP) iniciou, em uma iniciativa pioneira na América Latina, a TN para a fenilcetonúria. Apenas em 1980 foi incluído nesse programa o hipotireoidismo congênito (HC). Ao longo da década de 1980 algumas iniciativas de governos estaduais deram amparo legal para a TN, salientando o Estado de São Paulo, em 1983, e o Estado do Paraná, em 1987[2,6].

A primeira lei federal que trata do tema foi a Lei federal n. 8.069, de 13 de julho de 1990, que criou o Estatuto da Criança e do Adolescente. Em seu artigo 10, apregoava: "Os hospitais e demais estabelecimentos de atenção à saúde de gestantes públicos e particulares são obrigados a proceder a exames visando a diagnóstico e terapêutica de anormalidades no metabolismo do recém-nascido, bem como prestar orientações aos pais"[7].

Na tentativa de uma ação mais efetiva em relação ao tema, em 1992 uma portaria do Ministério da Saúde foi publicada definindo fenilcetonúria e hipotireoidismo congênito como as doenças a serem triadas (Portaria GM/MS n. 22, de 15 de janeiro de 1992): "Torna obrigatória a inclusão no Planejamento das Ações de Saúde dos Estados, Municípios e Distrito Federal, públicos e particulares contratados em caráter complementar, do Programa de Diagnóstico Precoce de Fenilcetonúria e Hipotireoidismo Congênito". Contudo, essa iniciativa não obteve o êxito esperado, pois em poucas unidades da federação foram criados serviços de TN, e, quando feito, era pela iniciativa privada. Não havia, portanto, integração, rotinas a serem seguidas, uniformidade de doenças triadas e boa cobertura populacional.[2,8]

A efetiva criação de um Programa Nacional somente ocorreu com a Portaria GM/MS n. 822, de 6 de junho de 2001, que instituiu, no âmbito do Sistema Único de Saúde, o Programa Nacional de Triagem Neonatal (PNTN). Esse programa previu a criação de Serviços de Referência em Triagem Neonatal (SRTN) em todas as unidades da Federação (Estados e Distrito Federal) e organizou a ampliação das doenças atendidas em fases. A última ampliação, fase IV, ocorreu em outubro de 2014. Dessa forma, o PNTN deveria estar triando, em todo o território nacional, pelo menos as 6 doenças indicadas:

1. Fenilcetonúria.
2. Hipotireoidismo congênito.
3. Doença falciforme (DF) e outras hemoglobinopatias.
4. Fibrose cística (FC).
5. Deficiência de biotinidase (DB).
6. Hiperplasia adrenal congênita (HAC)[9].

Durante essas duas décadas de funcionamento o PNTN não avançou muito em relação à incorporação de novas doenças, além do fato de que a qualidade dos Serviços de Referência também tem sido muito heterogênea.

O documento elaborado pela Secretaria de Atenção à Saúde - Departamento de Atenção Especializada e Temática do Ministério da Saúde em 2016, *Triagem neonatal biológica: manual técnico*, determina vários aspectos técnicos do Programa vigente. Nesse documento é recomendado que o período ideal de coleta da primeira amostra esteja compreendido entre o 3º e o 5º dia de vida do bebê devido às especificidades das doenças diagnosticadas atualmente. Portanto, o teste não é realizado nas Unidades de Saúde onde ocorreu o nascimento, e sim nas Unidades Básicas de Saúde.

Os resultados normais deverão ser entregues às famílias, com a maior brevidade possível, assim que a Unidade de Coleta os receba do Laboratório Especializado, fisicamente ou por solução informatizada[6].

Os resultados considerados alterados na triagem neonatal serão comunicados por telefone ao responsável pela ação no ponto de coleta de origem da amostra. Este deve contatar a família assim que notificado, informando ao responsável a necessidade da urgência de comparecimento à unidade. A partir daí, dependendo de cada situação, será realizada a confirmação ou não e o acompanhamento específico do RN triado[6].

A cobertura nacional tem oscilado, e vários indicadores ainda são insatisfatórios em muitos Estados. Os indicadores utilizados pelo Ministério da Saúde para avaliar o PNTN são:

- Cobertura do Programa Nacional de Triagem Neonatal.
- Percentual de coleta do teste do pezinho na data ideal.
- Idade do RN na data da primeira consulta.
- Pontos de coleta do teste do pezinho[10].

Nos últimos 5 anos, nos dados disponibilizados pelo Ministério da Saúde, a cobertura nacional tem oscilado entre 80% a próximo de 84%. Estima-se que o restante deva estar na TN da rede privada, mas não existem dados que confirmem tal afirmação. De qualquer forma, esforço deve ser realizado para ampliar essa cobertura, ainda mais pela assimetria existente entre os diversos Estados[10].

Um dos pontos críticos é o momento da coleta. Na grande maioria dos Estados a coleta é feita nas Unidades Básicas de Saúde e é recomendado que o período ideal de coleta da primeira amostra esteja compreendido entre o 3º e o 5º dia de vida do bebê devido às especificidades das doenças diagnosticadas atualmente. O percentual de coleta até o 5º dia de vida, no território nacional, variou de 53,5% a quase 60% nos últimos 5 anos registrados. Novamente, é importante salientar a discrepância de dados dos diversos Estados[10].

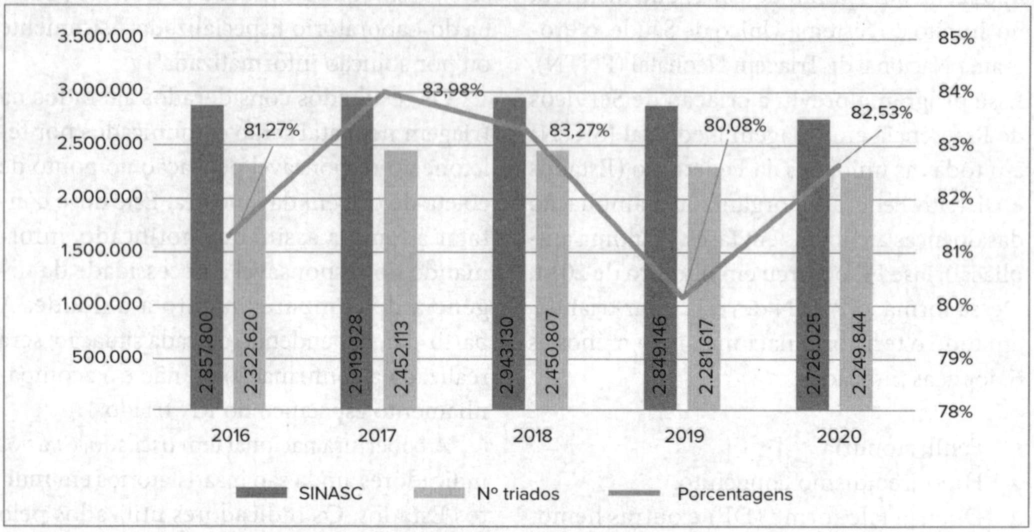

FIGURA 1 Cobertura percentual do Programa Nacional de Triagem Neonatal, 2016-2020, Brasil.
Fonte: Programa Nacional de Triagem Neonatal – CGSH/DAET/SAES/MS, Brasil, 2021[10].

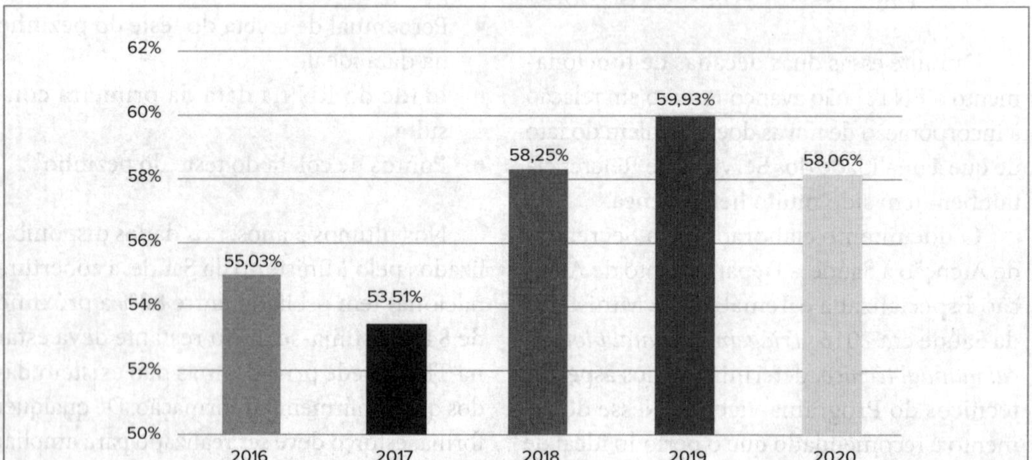

FIGURA 2 Percentual de coleta do teste do pezinho até o quinto dia de vida do recém-nascido, 2016-2020, Brasil.
Fonte: Programa Nacional de Triagem Neonatal – CGSH/DAET/SAES/MS, Brasil, 2021[10].

A mediana em dias da idade do RN para a realização da primeira consulta também tem variado muito nas diferentes condições clínicas triadas no PNTN[10].

No caso da PKU, a mediana tem variado entre 29-37 dias, e nos últimos 3 anos tem permanecido em aproximadamente 30 dias. Esse dado é preocupante em função da possibilidade de lesão cerebral nos RN com diagnóstico confirmado que não forem submetidos a dieta com restrição de fenilalanina já nos primeiros dias de vida[6,10].

Em relação ao HC, é sabido que a partir da segunda semana de vida a deficiência de hormônios tireoidianos poderá causar alguma lesão neurológica. Dessa forma, os RN devem ser atendidos o quanto antes para a instituição da terapêutica adequada. No caso do HC, a primeira consulta tem ocorrido bem acima do preconizado, ficando sempre acima dos 30 dias nos diversos anos avaliados.

No caso da doença falciforme, a medida inicial para diminuir a morbimortalidade é o estabelecimento da antibioticoterapia profilática, suplementação com ácido fólico, além do seguimento clínico especializado. Essas medidas devem ser instituídas entre o terceiro e o quarto mês de vida. A idade da primeira consulta tem variado entre 43-62 dias, não comprometendo as ações necessárias para esse grupo de problemas hematológicos[6,10].

O primeiro atendimento do paciente triado com FC é extremamente importante devido à complexidade da doença em seus diversos aspectos. Nessa consulta são estabelecidas as diretrizes do tratamento, que consiste em acompanhamento médico regular, suporte dietético, utilização de enzimas pancreáticas, suplementação vitamínica (vitaminas A, D, E e K) e fisioterapia respiratória. No Brasil a primeira consulta ocorreu aos 51 dias de vida no ano de 2020[6,10].

O quadro clínico dos RN triados com HAC pode ser muito variado, indo desde a chamada forma clássica da deficiência da 21-hidroxilase, que é suspeitada pela presença de virilização da genitália externa feminina, até os casos completamente assintomáticos ou oligossintomáticos. A forma perdedora de sal apresenta-se nos primeiros dias de vida, mais frequentemente a partir da segunda semana, com desidratação, hipotensão, taquicardia, vômitos, perda de peso, letargia, hiponatremia e hiperpotassemia. A forma não perdedora de sal (virilizante simples) apresenta-se mais tardiamente, com pubarca precoce, velocidade de crescimento aumentada ou maturação óssea acelerada, podendo apresentar, mais tardiamente, sinais de virilização, como engrossamento da voz, aumento da massa muscular e crescimento clitoriano e peniano pós-natal. A identificação dos potenciais pacientes, particularmente nas formas de risco (perdedora de sal), deve ser feita o quanto antes, e a primeira consulta não deve ser postergada. Nos últimos 5 anos registrados, a mediana da primeira consulta nos casos de HAC tem se situado entre 24-30 dias. Para as formas graves esse atraso no acompanhamento pode ser fatal[6,10].

A DB manifesta-se, clinicamente, a partir da sétima semana de vida, com distúrbios neurológicos e cutâneos, tais como crises epiléticas, hipotonia, microcefalia, atraso do desenvolvimento neuropsicomotor, alopecia e dermatite eczematoide. Nos pacientes com diagnóstico tardio observam-se distúrbios visuais, auditivos, assim como atraso motor e de linguagem. Pacientes diagnosticados em período sintomático frequentemente apresentam atraso do desenvolvimento e risco de desenvolverem sequelas auditiva, visual e de funções nervosas superiores irreversíveis, ao contrário do que se observou nos pacientes diagnosticados no período neonatal.

Nos casos confirmados deve-se iniciar a utilização da biotina, por via oral, medicamento de custo relativamente baixo. Portanto, é imperioso o diagnóstico no período neonatal e a instituição da terapêutica antes da sétima semana de vida. Nos últimos 5 anos a mediana de idade dos RN na primeira consulta variou entre 37-66 dias. Em 3 anos 2017, 2018 e 2020, a mediana ficou bem acima do limite do início da sétima semana de vida (43 dias). Portanto, esse indicador para a DB é alarmante[6,10].

AMPLIAÇÃO DO PROGRAMA NACIONAL DE TRIAGEM NEONATAL

Várias sociedades médicas, em especial a Sociedade Brasileira de Pediatria, a Sociedade Brasileira de Genética Médica e Genômica e a Sociedade Brasileira de Triagem Neonatal e Erros Inatos do Metabolismo, articularam-se com a sociedade civil e diversas associações de pacientes e familiares de doenças raras para lutar pela ampliação do PNTN.

Há menos de 1 ano foi sancionada a Lei n. 14.154, de 26 de maio de 2021. Essa lei altera outra lei federal, a Lei n. 8.069, de 13 de julho de 1990 (Estatuto da Criança e do Adolescente), para aperfeiçoar o Programa Nacional de Triagem Neonatal (PNTN), por meio do estabelecimento de rol mínimo de doenças a serem rastreadas pelo teste do pezinho; e dá outras providências. Nesse novo escopo, no parágrafo 1º do artigo 10, a Lei n. 8.069/90 passou a prever a ampliação progressiva de novas situações clínicas contempladas em 5 etapas assim distribuídas, conforme o Quadro 1[11]:

Com a efetiva implementação, mais de 50 doenças serão triadas em todos os Estados. Contudo, já se constatou uma falha no texto da lei. Na segunda etapa deveriam ser incluídas as acidemias orgânicas, mas por algum equívoco não foram registradas no texto.

Os outros parágrafos da Lei n. 8.069/90 passaram a prever que[11]:

QUADRO 1 Distribuição das diversas doenças/grupos de doenças por etapa na ampliação do Programa Nacional de Triagem Neonatal

Etapa	Doenças
Etapa 1	▪ Fenilcetonúria e outras hiperfenilalaninemias. ▪ Hipotireoidismo congênito. ▪ Doença falciforme e outras hemoglobinopatias. ▪ Fibrose cística. ▪ Hiperplasia adrenal congênita. ▪ Deficiência de biotinidase. ▪ Toxoplasmose congênita.
Etapa 2	▪ Galactosemias. ▪ Aminoacidopatias. ▪ Distúrbios do ciclo da ureia. ▪ Distúrbios da betaoxidação dos ácidos graxos.
Etapa 3	▪ Doenças lisossômicas.
Etapa 4	▪ Imunodeficiências primárias.
Etapa 5	▪ Atrofia muscular espinhal.

Fonte: elaborado pelo autor.

"§ 2º A delimitação de doenças a serem rastreadas pelo teste do pezinho, no âmbito do PNTN, será revisada periodicamente, com base em evidências científicas, considerados os benefícios do rastreamento, do diagnóstico e do tratamento precoce, priorizando as doenças com maior prevalência no País, com protocolo de tratamento aprovado e com tratamento incorporado no Sistema Único de Saúde.

§ 3º O rol de doenças constante do § 1º deste artigo poderá ser expandido pelo poder público com base nos critérios estabelecidos no § 2º deste artigo.

§ 4º Durante os atendimentos de pré-natal e de puerpério imediato, os profissionais de saúde devem informar a gestante e os acompanhantes sobre a importância do teste do pezinho e sobre as eventuais diferenças existentes entre as modalidades oferecidas no Sistema Único de Saúde e na rede privada de saúde".

Vale salientar que a lei prevê a implementação da primeira etapa 365 dias após a publicação no Diário Oficial da União, ou seja, em maio de 2022.

DESAFIOS PARA A AMPLIAÇÃO

A efetiva implantação dessa ampliação colocará o Brasil entre os países com os PNTN mais avançados. Contudo, várias barreiras precisam ainda ser suplantadas:

- Início da etapa 1: até final de março de 2022 não existe rubrica orçamentária que vise à aquisição dos *kits* de reagentes para realização dos testes de toxoplasmose congênita.
- Incorporação de novas tecnologias: com a progressiva incorporação de novas doenças, novas modalidades de testes serão adicionadas aos laboratórios especializados de TN. Atualmente, com alguma variação, utilizam-se: equipamentos para eletroforese de focalização isoelétrica, cromatografia líquida de alta *performance* (HPLC – *high performance liquid chromatography*) para estudo das hemoglobinas e os outros exames baseados em técnicas fluorimétricas com algumas variações. A partir da primeira etapa deverão ser acrescidos os exames baseados imunoenzimáticos (Elisa – *enzyme linked immuno sorbent assay*); espectrometria de massas em tanden e reação em cadeia da polimerase em tempo real (RT-PCR), entre outros. Não citamos aqui os novos exames confirmatórios.
- Testes confirmatórios (redes de diagnóstico): com o desvendar de muitas possibilidades de diagnóstico, deveremos estruturar uma rede de laboratórios visando aos testes confirmatórios, uma vez que não seria factível cada SRTN realizar, *in loco*, todos os exames.
- Ampliação dos SRTN: com o aumento da demanda para realização de novos testes e, consequentemente, maior número de casos triados, os SRTN deverão obrigatoriamente ser reestruturados em seu planejamento físico, de pessoal e de tecnologia.
- Maior demanda por tratamentos específicos: situações clínicas que até então não eram descobertas na TN passarão a estar presentes, e, assim, novas demandas por tratamento deverão surgir.
- Estabelecimento do novos Protocolos Clínicos e Diretrizes Terapêuticas (PCDT): com a incorporação de novas tecnologias de diagnóstico, novas demandas de tratamento serão colocadas em pauta, e, para evitar desgastes e as infindáveis judicializações, deverão ser estabelecidos novos PCDT pela Comissão Nacional de Incorporação de Tecnologias no Sistema Único de Saúde (Conitec).
- Envolvimento efetivo das esferas gestoras no funcionamento do PNTN: é imperioso o maior envolvimento do Ministério da Saúde e das Secretarias Estaduais e Municipais de Saúde para o perfeito funcionamento do Programa. Campanhas de apelo populacional visando a maior aderência, treinamento das equipes de coleta, estabelecimento de rotinas mais rígidas evitando coletas com amostras inadequadas ou coletas não realizadas, enfim, e a efetiva valorização do PNTN pelas autoridades constituídas.
- Criação de estratégias para evitar discrepâncias na cobertura e qualidade do Programa nos diversos SRTN: a ampliação do Programa pode exacerbar as já existentes discrepâncias no funcionamento dos SRTN. Esforço deve ser feito para minimizar essas diferenças e monitorações constantes devem ser implantadas.

Portanto, a ampliação do PNTN em nosso país é uma excelente notícia, pode salvar muitas vidas, evitar sequelas de outro tanto, mas, para que esses ganhos realmente sejam computados, atenção especial deve ser dada aos desafios aqui elencados.

REFERÊNCIAS BIBLIOGRÁFICAS

1. Boyle CA, Bocchini JA Jr, Kelly J. Reflections on 50 years of newborn screening. Pediatrics. 2014;133(6): 961-3.
2. Brasil. Ministério da Saúde. Secretaria de Assistência à Saúde. Coordenação-Geral de Atenção Especializada. Manual de normas técnicas e rotinas operacionais do Programa Nacional de Triagem Neonatal. Brasília: Ministério da Saúde, 2002. Disponível em: https://siteal.iiep.unesco.org/pt/node/1355. Acesso em: mar. 2022.
3. World Health Organization (WHO). Principles and practice of screening for disease Wilson JMG, Jungner G. 1968. Disponível em: https://apps.who.int/iris/handle/10665/37650. Acesso em: marҫ. 2022.
4. American College of Medical Genetics Newborn Screening Expert Group. Newborn screening: toward a uniform screening panel and system: executive summary. Pediatrics. 2006;117(5 Pt 2):S296-307.
5. American Academy of Pediatric. Newborns Screening Authoring Committee. Newborn screening expanded: recommendation for pediatricians and medical homes-implications for the system. Pediatrics. 2008; 121(1):192-217.
6. Brasil. Ministério da Saúde. Secretaria de Atenção à Saúde. Departamento de Atenção Especializada e Temática. Triagem neonatal biológica: manual técnico. Brasília: Ministério da Saúde; 2016. Disponível em: https://bvsms.saude.gov.br/bvs/publicacoes/triagem_neonatal_biologica_manual_tecnico.pdf. Acesso em: mar. 2022.
7. Brasil. Presidência da República. Lei n. 8.069, de 13 de julho de 1990. Dispõe sobre o Estatuto da Criança e do Adolescente e dá outras providências. Disponível em: http://www.planalto.gov.br/ccivil_03/leis/l8069.htm. Acesso em: mar. 2022.
8. Brasil. Ministério da Saúde. Portaria GM/MS n. 22, de 15 de janeiro de 1992. Disponível em: https://bvsms.saude.gov.br/bvs/saudelegis/gm/2001/prt0822_06_06_2001.html. Acesso em: mar. 2022.
9. Brasil. Ministério da Saúde. Portaria GM/MS n. 822, de 6 de junho de 2001. Disponível em: https://bvsms.saude.gov.br/bvs/saudelegis/gm/2001/prt0822_06_06_2001.html. Acesso em: mar. 2022.
10. Brasil. Ministério da Saúde. Programa Nacional de Triagem Neonatal. Disponível em: https://www.gov.br/saude/pt-br/composicao/saes/sangue/programa-nacional-da-triagem-neonatal. Acesso em: mar. 2022.
11. Brasil. Presidência da República. Lei n. 14.154, de 26 de maio de 2021. Disponível em: https://www.in.gov.br/en/web/dou/-/lei-n-14.154-de-26-de-maio-de-2021-322209993. Acesso em: mar. 2022.

A importância da genética no exame do recém-nascido e da criança

Erlane Marques Ribeiro

INTRODUÇÃO

A arte de aproveitar o momento

Aprendemos, quando alunos, que se faz primeiro a anamnese e depois o exame físico seguindo a ordem craniocaudal. Porém, na pediatria essa sequência pode ser alterada. A anamnese deve ser realizada com maior ênfase na preocupação da mãe. A presença da avó na consulta não deve ser ignorada. Se a criança está dormindo no colo da mãe, não deve ser retirada para a realização do exame físico. Se a mãe está cansada de segurar a criança no colo, esta deve ser colocada na cama de exames. Se a criança entra chorando no consultório, é o melhor momento para fazer o exame da orofaringe. Outros exemplos tornam o atendimento pediátrico especial e baseado no bom senso do profissional.

O atendimento pediátrico não diz respeito apenas ao pequeno paciente, mas também à sua mãe e ao restante da família que estiver presente no momento da consulta. O médico pode ser o maior detentor do conhecimento pediátrico, mas, se não tiver poder de convencimento à família e se não mostrar interesse pelo paciente, suas orientações não serão seguidas e de nada valerá a consulta. A família sairá do consultório direto para o consultório de outro pediatra, nem que seja para ouvir as mesmas orientações, e só confiará no profissional que puder convencê-la de que aquela orientação é a melhor para aquele pequenino que é a razão de ser da família, por ser pequenino e frágil, devendo ser protegido pela família, inclusive do doutor.

Ganhar a confiança da família é imprescindível para a realização de uma boa semiologia, pois a família precisa colaborar com o médico para que possamos chegar ao diagnóstico da criança, que muitas vezes não consegue se expressar.

Saber perguntar é mais importante do que perguntar muito

Um dos dogmas da semiologia é a importância da história clínica. Uma anamnese rica em detalhes pode indicar o diagnóstico antes do exame físico. É importante que os dados clínicos incluam o período pré-conceptual e os aspectos psicológicos que envolvem todas as fases do problema. Durante a anamnese deve ser dada ênfase à queixa principal, mas não devemos nos deter apenas nela no consultório de pediatria. Todos os fatos da vida da criança são importantes para a compreensão do problema.

A maneira de perguntar pode fazer o entrevistador assustar o entrevistado. Devemos reconhecer o grau de instrução deste para elaborar uma pergunta corretamente. Se você pergunta para uma mãe, esposa de deputado, "quantas vezes seu filho defecou hoje?", ela pode responder a você, sem pestanejar. Porém, se você fizer a mesma pergunta para seu paciente que mora em um sítio em um município distante, ele vai se sentir como se ouvisse essa pergunta em japonês. Agora, se você perguntar "quantas vezes ele obrou?", estará falando a mesma linguagem do paciente e aí poderá existir a comunicação.

É importante que na relação médico-paciente não exista antipatia, para que as perguntas que você faça sejam respondidas com boa vontade. Procure deixar claro para a família que seu objetivo é ajudá-los, que você se importa com eles e não está ali apenas para cumprir uma obrigação.

A criança também pode responder a perguntas da anamnese e sentir que na consulta ela é o centro das atenções. Entre as perguntas que o pediatra deve fazer a família é importante a história familiar. Se houve casos semelhantes na família ou os pais são consanguíneos, representam um *red flag* para que possa existir uma doença genética em questão.

A idade materna avançada (acima de 35 anos) e a idade paterna avançada (acima de 40 anos) são importantes para algumas doenças genéticas.

A história do pré-natal, identificando a presença de anomalias ao ultrassom, de retardo de crescimento intrauterino, de teratógenos e de fatores que possam levar a asfixia neonatal são importantes para definir entre doenças genéticas e adquiridas. O ganho de peso excessivo na gravidez pode representar polidrâmnio. O oligoâmnio pode ser um indício de doença renal.

No período neonatal, a presença de hipotonia, convulsão, prematuridade, hiperbilirrubinemia, asfixia neonatal e intercorrências pediátricas é importante para diferenciar se as comorbidades fazem parte de uma doença genética.

A presença de alterações de crescimento e desenvolvimento neurológico sem causa aparente é outra *red flag* que aponta a possibilidade de uma doença genética em questão. A história de infecções de repetição e intolerância alimentar pode ser importante para hipótese diagnóstica de imunodeficiências ou doenças metabólicas. Pergunte à família se o paciente se parece com algum membro da família. Se a resposta for negativa, solicite o álbum de fotos da família, principalmente com fotos dos pais quando eram pequenos.

O exame físico é especial

O ambiente para realização do exame físico deve ser o mais próximo possível do ambiente em que a criança vive. Para realizar um atendimento pediátrico adequado, você deve deixar a criança à vontade para que ela coopere. O ambiente deve ser limpo, claro, isento de móveis com pontas, que possam machucar a criança, ou de objetos que possam ser quebrados e causar um momento de constrangimento para você ou para a mãe. Procure manter esses objetos de seu consultório em lugares que a criança não possa alcançar, como estantes ou prateleiras.

A inspeção é o primeiro passo do exame físico, que deve ser o mais completo possível. As características faciais podem ser sugestivas de alguma síndrome conhecida, com síndrome de Down e outras.

Tirar a roupa da criança para realizar o exame físico não deve ser um ato de violência. Peça à mãe que inicie a retirada das roupas da criança e por partes. Não tenha pressa. Procure distrair a criança e justifique que está bastante quente e que você também está com calor. Se a criança indagar por que você também não está tirando a roupa, justifique que você é adulto e não pode ficar nu, mas, se estiver de jaleco, tire-o e faça o exame físico brincando com a criança. Um cheiro diferente na urina ou no suor pode ser característico de erro inato do metabolismo (*red flag*).

Os brinquedos sempre socorrem o pediatra na hora do exame físico. Às vezes a criança entra no consultório chorando porque alguém disse que a visita do pediatra seria uma espécie de castigo e que ela iria sofrer lá, com injeções ou com aquele homem grande com mãos enormes em cima dela com rispidez. Tente tirar essa imagem da mente da criança e diga a ela que ela está ali para brincar. Dê brinquedos e diga que vai conversar com a mãe dela enquanto ela brinca. Só depois que ela ganhar sua confiança comece a conversar com ela, faça algumas perguntas e comece a tocá-la, conversando com ela e elogiando as partes do corpo ou perguntando onde está a mão? E o umbigo? Aí você examina a barriga. Se for necessário, sente para brincar com a criança de modo que você fique da altura dela e cada vez mais íntimo, mais próximo. Se necessário for, faça um pacto com ela, ofereça um brinde, faça uma barganha, faça-a se interessar pelo que você está fazendo, permita que ela o ajude, sempre conversando e explicando a ela o que você está fazendo.

Ser pediatra é ser paciente. Brincar é um momento de lazer em que você pode observar as atitudes da criança. Se você não pode adentrar a casa de seu paciente, faça-o sentir-se em casa. Não tenha pressa em terminar a consulta. Brinque um pouco com o paciente, e na próxima consulta ele vai lembrar que você tem uma sala com brinquedos para ele, e não que você tem um abaixador de língua para ele. A maneira como a criança brinca e se relaciona com o médico já é um teste de avaliação neurológica.

Conversar e nunca mentir

Fatos marcantes que acontecem na vida de uma criança desde cedo vão escrevendo o livro de sua vida. As crianças podem parecer fáceis de enganar, pois são inocentes e confiam nas pessoas, mesmo sem que estas mereçam sua confiança. Por isso devemos conversar sempre com a criança, pois, quando você a engana, pode perder sua confiança para o resto da vida e pode fazer que essa criança se tornar um adulto amargurado e descrente. Você gostaria que alguém mentisse para você?

Quando eu tinha 5 anos minha mãe me levou a um local onde um homem queria tirar uma gota de sangue do meu dedo para fazer um exame e ele me disse que queria o meu dedo para colocar um anel. Eu dei o dedo a ele e ele me picou com uma agulha. Ele conseguiu o sangue para o exame dele, mas desde esse dia eu odeio exames com agulhas. Chorei muito naquele dia, não porque o dedo estivesse doendo, mas porque ele tinha traído minha confiança e nem sequer me deu o anel. Até hoje eu nunca esqueci essa história, e faz mais de 50 anos.

Examinar a criança no colo da mãe sempre que possível

No colo da mãe a criança pequena ou grande se sente protegida, assim como você se sente protegido no colo da pessoa amada. Examinar a criança no colo da mãe parece contra as regras da semiologia, mas é possível conseguir a cooperação do pequeno paciente nessa posição, o que torna o exame mais fácil. Ganhe a confiança do paciente, sempre explicando que não vai machucá-lo, dizendo "viu como não doeu?". Solte beijo para o paciente. É importante para ele e para a mãe. Muitas mães se queixam que vão ao médico e ele nem coloca a mão no seu filho, como se estivesse com nojo dele. Se a criança tem escabiose, não coloque luvas para tocá-la. Lave as mãos antes e depois do exame, e a mãe entenderá como uma rotina médica, e não como se você estivesse com medo de se contaminar com a criança. Não faça caretas para as feridas da criança. Cuidado para não se trair com expressões faciais.

O exame físico de uma criança que não coopera impede você de conseguir examinar o abdome, retesado pelo choro. A ausculta cardíaca mostrará taquicardia pelo choro, a criança ficará com a face vermelha, coriza nasal, a membrana timpânica se torna mais hiperemiada, a ausculta pulmonar se torna prejudicada pela voz, a orofaringe pode ser irritada pelo esforço do choro. O paciente pode se debater, e, se for contido, poderá parecer uma cena de guerra e de tortura e não uma consulta. Tudo isso poderá inviabilizar a realização do exame físico, principalmente no aspecto neurológico.

Deixe os procedimentos considerados dolorosos ou "chatos" para o final

Mostre ao paciente que em sua consulta não há injeção. Diga que você quer ser amigo dele e apenas no fim da consulta diga que você é obrigado a fazer um exame chato, mas se ele cooperar será rápido. Ao fim do exame, elogie, dizendo que ele foi muito corajoso e que você vai contar para todo mundo o quanto ele foi cooperativo e que não chorou. Diga que esteve em sua consulta uma criança maior do que ele e que ele se saiu melhor na consulta do que a outra criança.

É interessante que você tenha sempre no consultório pequenos prêmios para as crianças que cooperam com o exame. Mesmo a que não coopera, pergunte se ela deseja um presente e peça que ele seja mais cooperativa na próxima consulta; dê o prêmio como se fosse um adiantamento de um pacto que vocês estão travando. Antes de oferecer balas e bombons, pergunte à mãe se essa prática é realizada no ambiente familiar. Algumas mães não gostam que os filhos recebam balas, até para não ter o costume de serem enganadas por estranhos e/ou pelo medo de cáries dentárias. Se a mãe não mostrar objeção, dê o doce, mas faça a criança prometer que vai escovar os dentes depois. Procure ter balas adequadas para a faixa etária, para que não haja problemas com engasgos, ou então tenha pirulito no lugar de balas. Chocolates são proscritos para crianças com menos de 2 anos, mesmo que a família já tenha dado à criança. Oriente a reeducação alimentar. Dê à criança uma bola de soprar ou desenhe um bonequinho com caneta no dedo dele para que possa usar como fantoche.

Não levante a voz para a criança. Algumas pessoas "gostam de ganhar no grito". Essa prática não deve ser realizada em consultório pediátrico. No ambiente familiar a mãe deve colocar limites na educação de seus filhos. Se isso não acontece, você verá o reflexo em uma consulta de menos de 1 hora. De nada adiantará gritar com a criança no consultório. Esse ambiente não deve ser de brigas, e sim de paz. Se seu timbre de voz é alto, tente falar mais pausadamente, não imite os erros de fala da criança, mas procure diminuir a sensação de medo que ela tem de você. Imagine se chegasse um gigante perto de você e falasse alto, dizendo para não ter medo. O que você faria? Você é esse gigante para o seu paciente, pois a criança é pequena e o adulto é grande.

Cuidado com a mão grande que se aproxima rápido

Voltando à história do gigante, suponhamos que você acreditou que o gigante não vai machucá-lo. Por enquanto ele não chega perto de você, mas e se esse gigante estendesse a mão abruptamente em sua direção? O que você faria? Você correria ou gritaria, porque ele traiu sua confiança. Quando for tocar uma criança, não faça movimentos rápidos como se a velocidade do seu movimento pudesse impedir uma reação dela. Movimente-se lentamente para que ela permita seus movimentos. Se ela rejeitar uma ação sua, tente ganhar sua confiança, explicando que você não vai machucá-la e que gosta muito dela. Dê algum brinquedo para as crianças pequenas como prova de sua consideração. Deixe a criança brincar com o estetoscópio e se familiarizar com a luz do otoscópio antes de utilizá-los no exame físico. Procure utilizar abaixador de língua com cheiro e gosto de chiclete, banana, morango etc. e presentear a criança com o abaixador de língua.

O exame físico direcionado para a doença é para o profissional experiente

Com a prática, o profissional se torna experiente e tende a fazer um exame dirigido, mais rápido. Às vezes esse fato é um mérito, mas às vezes pode trair o profissional, que pode deixar passar algum detalhe da história de vida do paciente ou do exame físico. E não se esqueça de que a pressa é inimiga da perfeição.

Um fator importante para o diagnóstico em inspeção é estar familiarizado com os sinais das principais síndromes. Logo, quem já acompanhou um caso, viu em um atlas ou assistiu em uma aula terá maior chance de fazer um diagnóstico quando se deparar com um caso semelhante.

Algumas alterações do exame físico podem levar ao diagnóstico clínico, como visto no Quadro 1.

Pergunte sempre aos familiares quais são os medos deles e em que eles acham que você pode ajudar. Os pais vêm à consulta com uma demanda e o médico responde com uma contrademanda. Às vezes a contrademanda não corresponde à demanda. Você pode deixar a família consciente de que irá atender o paciente de forma global e não apenas resolver a questão que eles lhe trazem. Por trás de uma questão trazida pela família pode estar um problema maior, como a ponta de um *iceberg*, mas cuidado com a resposta que dá à família. Você deve convencê-los de que fala com a melhor intenção, não culpando familiares e mostrando a eles que não está apenas interessado no dinheiro da consulta.

O pediatra é o primeiro profissional a ter contato com a criança

Além de o pediatra ser o profissional que tem o primeiro contato com a criança, ele também é o profissional que mais realiza reavaliações periódicas, sendo responsabilizado por identificar precocemente os desvios no crescimento e desenvolvimento, além de ser o coordenador da equipe multidisciplinar para diagnóstico e tratamento.

Assim, todos os sistemas corpóreos têm "dicas" para que o pediatra desconfie que se trata de um caso de doença genética e possibilite o diagnóstico e tratamento precoce, bem como o aconselhamento genético.

Os itens a seguir contêm as alterações do exame físico da criança e/ou adolescente e as síndromes genéticas que podem estar envolvidas, ilustradas com as respectivas fotos.

QUADRO 1 Características clínicas de síndromes genéticas observadas ao exame físico

Características do exame físico	Síndrome genética
Obesidade, deficiência visual, polidactilia	Síndrome de Bardet-Biedl
Obesidade, mãos e pés pequenos, deficiência intelectual	Síndrome de Prader-Willi
Crescimento exagerado de uma parte do organismo	Síndrome de Proteus
Choro rouco, pobreza de mímica, estrabismo convergente, pé torto congênito	Síndrome de Moebius
Macrocrania, baixa estatura desproporcionada	Displasias ósseas
Alta estatura, deformidade de tórax, aracnodactilia	Síndrome de Marfan
Macrossomia, macroglossia, falha de fechamento de parede abdominal	Síndrome de Beckwith-Wiedemann

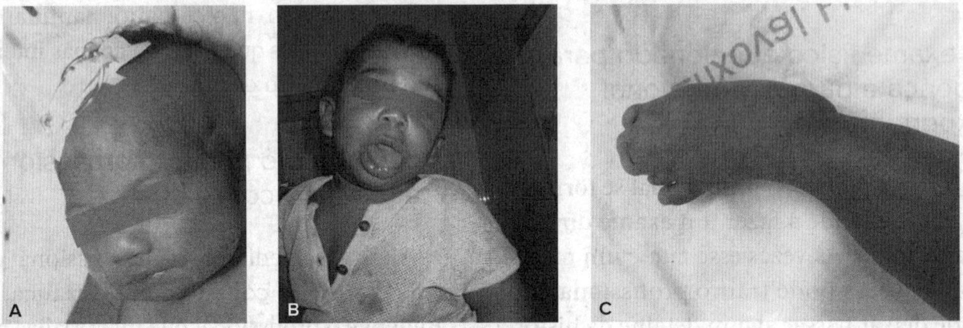

FIGURA 1 Paciente com síndrome de Moebius (A), síndrome de Beckwith-Wiedemann (B) e síndrome de Proteus (C).
Fonte: arquivo pessoal da autora.

PELE

QUADRO 2 Características semiológicas da pele e as síndromes genéticas que podem estar envolvidas

Características do exame físico	Síndrome genética
Pele redundante	Cútis laxa
Hipomelanose	Albinismo
Manchas café com leite	Neurofibromatose
Nevus pigmentados	Síndrome de Leopard
Manchas hipocrômicas e hipercrômicas lineares	Hipomelanose de Ito
Telangiectasias	Síndrome de ataxia-telangiectasia
Lipodistrofia	Síndrome de Berardinelli

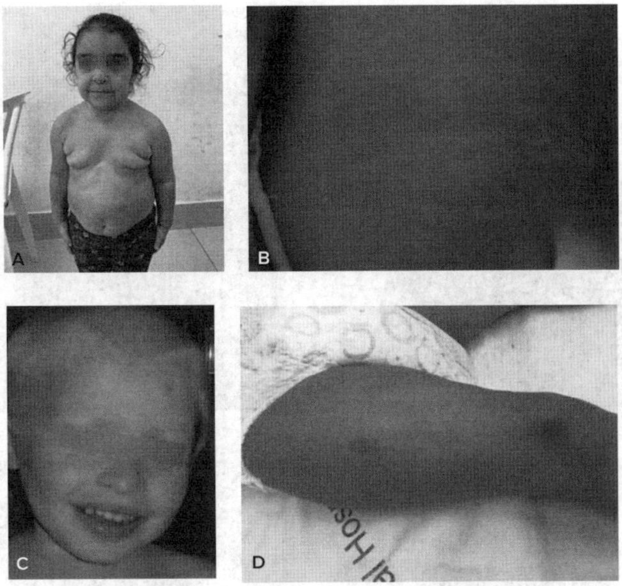

FIGURA 2 Albinismo (A), neurofibromatose (B), cútis laxa (C), hipomelanose de Ito (D).
Fonte: arquivo pessoal da autora.

CRÂNIO

Os recém-nascidos podem apresentar alteração da conformação craniana por moldagem devido ao modelamento na passagem pelo canal de parto. Para definir se essa alteração é patológica, às vezes é necessário reavaliar o paciente alguns meses depois para confirmar se é apenas variação do normal ou patológico.

QUADRO 3 Características semiológicas do crânio e as síndromes genéticas que podem estar envolvidas

Características do exame físico	Síndrome genética
Fechamento precoce das fontanelas	Síndrome de Seckel, cistinose
Craniossinostose	Síndrome de Apert, síndrome de Crouzon
Craniotabes	Síndrome de Down, *osteogenesis imperfecta*
Occipito proeminente	Síndrome de Edwards
Braquicefalia	Síndrome de Down
Macrocefalia	Doenças metabólicas, displasias ósseas
Microcefalia	Síndrome de Seckel, Síndrome Zika congênita

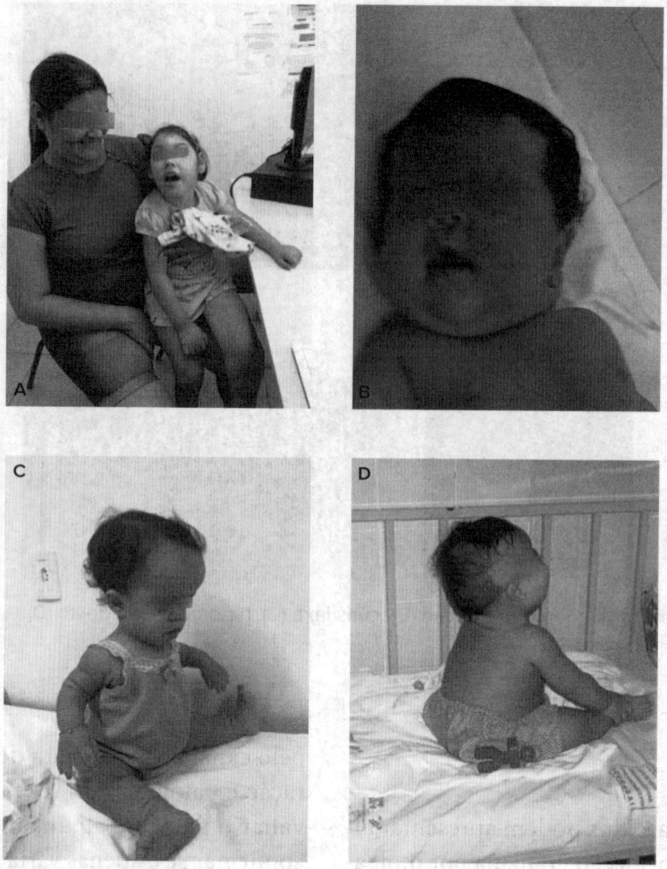

FIGURA 3 Microcefalia (A), craniossinostose (B), macrocefalia (C), braquicefalia (D).
Fonte: arquivo pessoal da autora.

ORELHAS

QUADRO 4 Características semiológicas das orelhas e as síndromes genéticas que podem estar envolvidas

Características do exame físico	Síndrome genética
Fossetas ou indentações auriculares	Síndrome de Beckwith-Wiedemann
Fossetas pré-auriculares	Síndrome brânquio-otorrenal
Apêndices pré-auriculares	Síndrome de Goldenhar
Orelhas de baixa implantação	Cromossomopatias
Estenose do conduto auditivo externo	Síndrome de Edwards
Orelhas grandes	Síndrome de Sotos, síndrome do X frágil
Cisto auricular	Displasia diastrófica

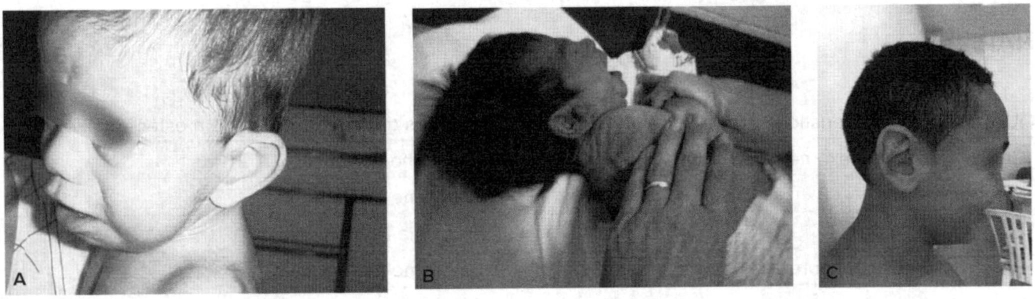

FIGURA 4 Fosseta pré-auricular (A), apêndices pré-auriculares (B), orelhas grandes (C).
Fonte: arquivo pessoal da autora.

OLHOS E REGIÃO PERIOCULAR

QUADRO 5 Características semiológicas dos olhos e região periocular e as síndromes genéticas que podem estar envolvidas

Características do exame físico	Síndrome genética
Sobrancelhas finas e arqueadas	Cromossomopatias
Sinofre	Síndrome de Cornelia de Lange
Sobrancelhas grossas	Mucopolissacaridoses
Hipotelorismo	Holoprosencefalia
Hipertelorismo	Síndrome de Noonan, síndrome de Aarskog
Heterocromia de íris	Síndrome de Waardenburg
Dermoides epibulbares	Síndrome de Goldenhar

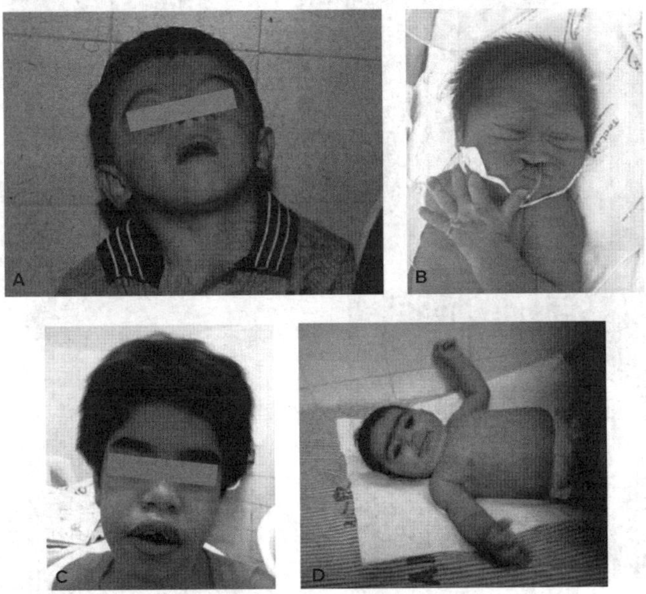

FIGURA 5 Sobrancelhas finas e arqueadas (A), hipotelorismo (B), sobrancelhas grossas (C), sinofre (D).
Fonte: arquivo pessoal da autora.

NARIZ

QUADRO 6 Características semiológicas do nariz e as síndromes genéticas que podem estar envolvidas

Características do exame físico	Síndrome genética
Prosbócia	Síndrome de Patau
Ponta nasal bífida	Displasia frontonasal
Prega nasolabial ausente	Síndrome de Moebius
Nariz em sela	Acondroplasia
Nariz com ponta achatada e narinas alargadas	Síndrome de Potter
Atresia de coanas	Síndrome CHARGE
Asas do nariz estreitas	Síndrome de Johanson-Blizzard

CHARGE: coloboma, defeito cardíaco, atresia das coanas, crescimento e desenvolvimento retardados, anomalia genital e anomalia dos ouvidos.

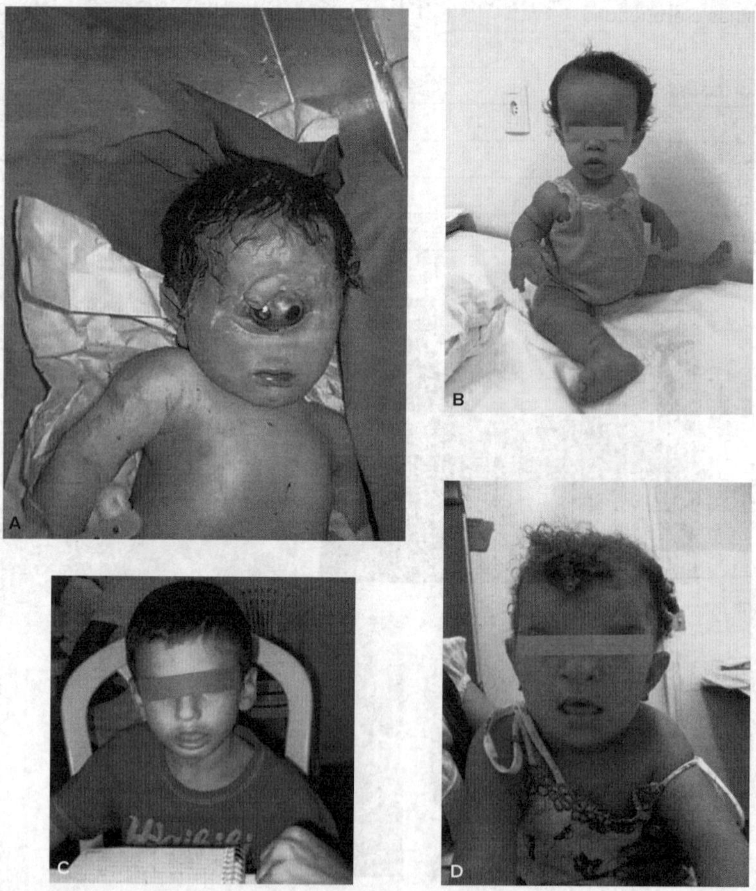

FIGURA 6 Prosbócia (A), nariz em sela (B), prega nasolabial ausente (C), ponta nasal bífida (D).
Fonte: fotos do arquivo pessoal da autora.

BOCA E REGIÃO PERIORAL

QUADRO 7 Características semiológicas da boca e região perioral e as síndromes genéticas que podem estar envolvidas

Características do exame físico	Síndrome genética
Lábio superior fino	Síndrome alcoólica fetal
Lábios grossos	Síndrome de Williams
Micrognatia	Síndrome de Pierre Robin
Fossetas em lábio inferior	Síndrome de Van Der Woude
Máculas pigmentadas em região dos lábios, gengivas e língua	Síndrome de Peutz-Jeghers
Hiperplasia gengival	Mucopolissacaridose
Fasciculação de língua	Atrofia muscular espinhal

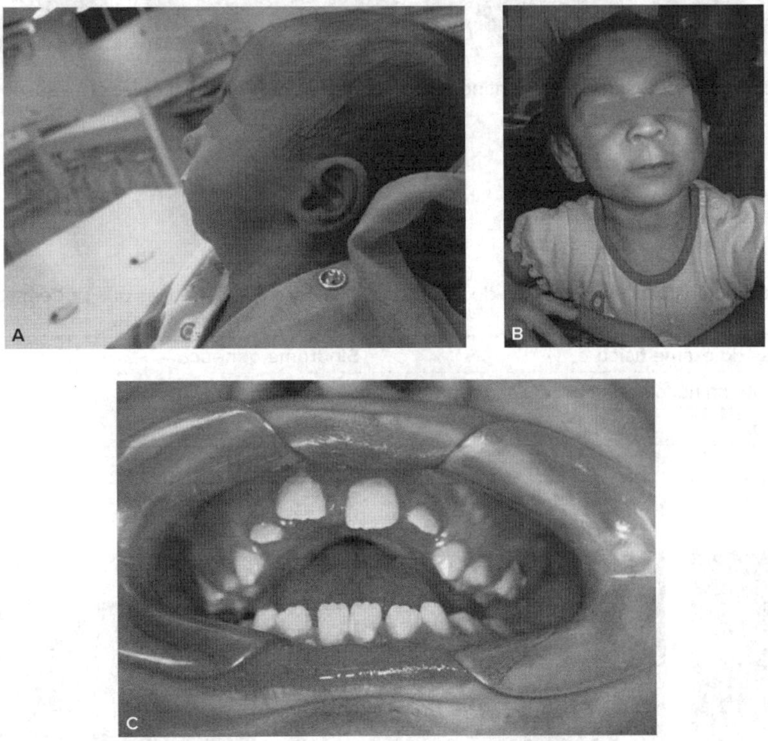

FIGURA 7 Micrognatia (A), lábio superior fino (B), hiperplasia gengival (C).
Fonte: arquivo pessoal da autora.

DENTES

QUADRO 8 Características semiológicas dos dentes e as síndromes genéticas que podem estar envolvidas

Características do exame físico	Síndrome genética
Dentes cônicos, ausência congênita dos dentes, dentes decíduos em idade adulta	Displasia ectodérmica
Dentinogênese imperfeita	Osteogênese imperfeita
Hipodontia	Incontinência pigmentar
Hipoplasia de esmalte	Síndrome de Goltz, Morquio
Perda precoce de dentes	Hipofosfatasia, osteopetrose
Cistos dentários	Síndrome de Gorlin
Dente neonatal	Síndrome de Sotos

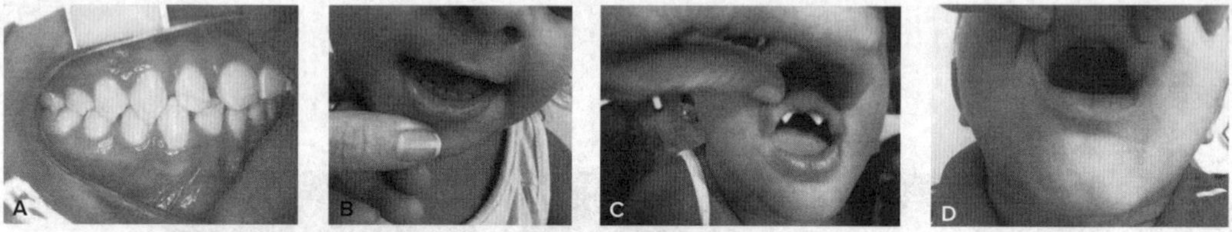

FIGURA 8 Hipoplasia de esmalte (A), dentinogênese imperfeita (B), dentes cônicos (C), ausência congênita de dentes (D).
Fonte: arquivo pessoal da autora.

PESCOÇO

QUADRO 9 Características semiológicas do pescoço e as síndromes genéticas que podem estar envolvidas

Características do exame físico	Síndrome genética
Pele redundante na nuca	Síndrome de Down
Pescoço alado	Síndrome de Turner
Pescoço curto	Displasias ósseas

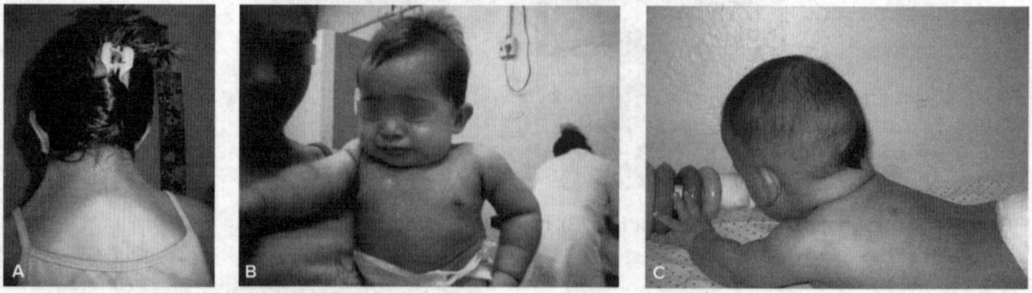

FIGURA 9 Pescoço alado (A), pescoço curto (B), pele redundante na nuca (C).
Fonte: arquivo pessoal da autora.

TÓRAX

QUADRO 10 Características semiológicas do tórax e as síndromes genéticas que podem estar envolvidas

Características do exame físico	Síndrome genética
Curto	Displasias ósseas
Hipoplasia de clavículas	Displasia cleidocraniana
Distância intermamilar aumentada	Síndrome de Turner
Mamilos hipoplásicos	Cromossomopatias
Mamilos invertidos	CDG
Ginecomastia	Síndrome de Klinefelter
Pectus excavatum	Síndrome de Marfan

CDG: defeito congênito da glicosilação.

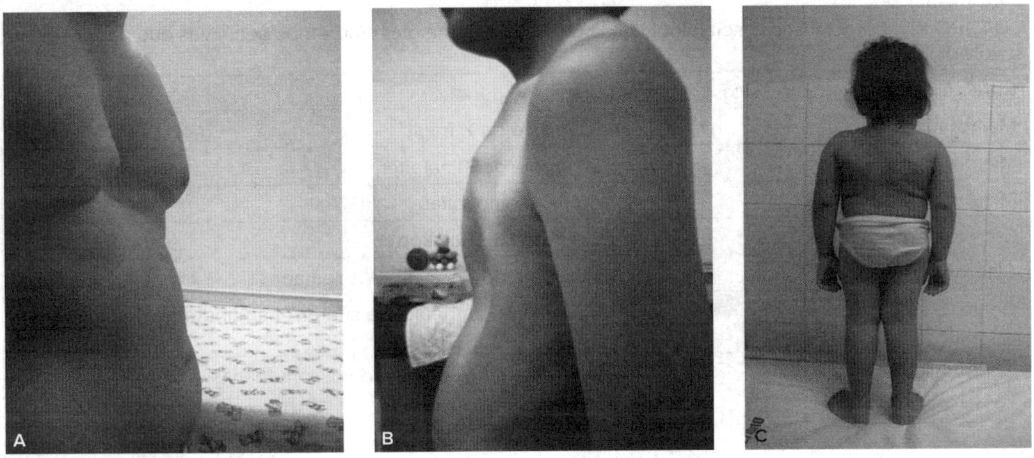

FIGURA 10 Ginecomastia (A), *pectus excavatum* (B), tronco curto (C).
Fonte: arquivo pessoal da autora.

ABDOME

QUADRO 11 Características semiológicas do abdome e as síndromes genéticas que podem estar envolvidas

Características do exame físico	Síndrome genética
Onfalocele	Síndrome de Beckwith-Wiedemann
Pele do abdome enrugada (barriga em ameixa)	Síndrome de *prune belly*
Hérnia umbilical	Mucopolissacaridose
Hepatoesplenomegalia	Doenças de depósito lisossomal
Hirschsprung	Síndrome de Moat-Wilson, síndrome de Down
Estenose do piloro	Síndrome de Apert, síndrome de Cornelia de Lange
Artéria umbilical única	Vater, síndrome de Edwards

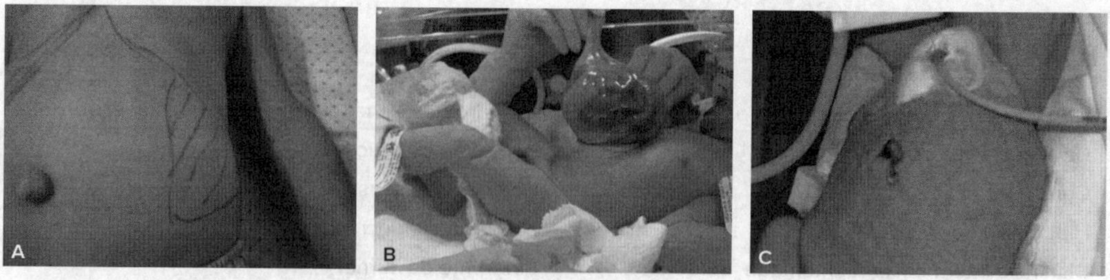

FIGURA 11 Hepatoesplenomegalia e hérnia umbilical (A), onfalocele (B), barriga em ameixa (C).
Fonte: arquivo pessoal da autora.

GENITÁLIA EXTERNA

QUADRO 12 Características semiológicas da genitália externa e as síndromes genéticas que podem estar envolvidas

Características do exame físico	Síndrome genética
Macrorquidia	Síndrome do X frágil
Microrquidia	Síndrome de Klinefelter
Micropênis	Cromossomopatias
Escroto em cachecol	Síndrome de Aarskog
Clitoromegalia	Síndrome de Beckwith-Wiedemann
Genitália ambígua	Hiperplasia congênita de suprarrenal, síndrome de Smith--Lemli-Opitz
Criptorquidia	Síndrome de Noonan, cromossomopatias

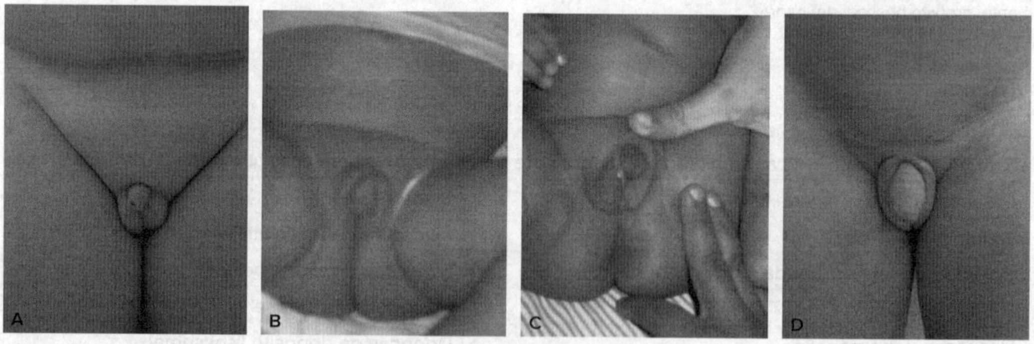

FIGURA 12 Testículos pequenos (A), criptorquidia (B), genitália ambígua (C), escroto em cachecol (D).
Fonte: arquivo pessoal da autora.

REGIÃO ANAL E PERINEAL

A inspeção dessa região deve ser realizada com atenção para localização e tamanho das estruturas. O orifício anal deve ser examinado obrigatoriamente em todos os recém-nascidos. A imperfuração anal requer procedimento cirúrgico no período neonatal. A atresia anal também pode impedir a completa saída do mecônio, causando problemas obstrutivos para o recém-nascido, que deve ser encaminhado ao cirurgião precocemente. A região anal pode apresentar fístulas, apêndices e pólipos. A região anal pode ser ectópica quando há anormalidade da fusão entre o septo urorretal e a membrana cloacal. Geralmente há incontinência fecal. O ânus pode ser também posteriorizado. Nos casos mais graves há persistência da cloaca, na qual a vagina e o reto desembocam no mesmo orifício.

COLUNA VERTEBRAL

QUADRO 13 Características semiológicas da coluna vertebral e as síndromes genéticas que podem estar envolvidas

Características do exame físico	Síndrome genética
Agenesia do sacro	Sequência da displasia caudal
Escoliose	Cromossomopatias
Gibosidade	Mucopolissacaridose
Fosseta pré-sacral	Espinha bífida oculta
Tronco curto	Displasias ósseas
Lordose lombar acentuada	Acondroplasia
Fratura	Osteogênese imperfeita

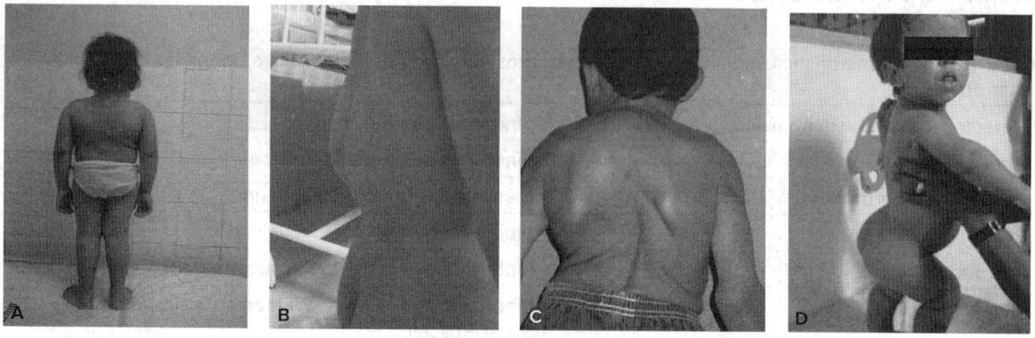

FIGURA 13 Tronco curto (A), gibosidade (B), escoliose (C), lordose lombar acentuada (D).
Fonte: arquivo pessoal da autora.

MEMBROS SUPERIORES

QUADRO 14 Características semiológicas dos membros superiores e as síndromes genéticas que podem estar envolvidas

Características do exame físico	Síndrome genética
Aracnodactilia	Síndrome de Marfan, homocistinúria
Dedos em tridente	Acondroplasia
Polidactilia	Síndrome de Patau, síndrome de Bardet-Biedl
Sindactilia total dos dedos das mãos	Síndrome de Apert
Mãos pequenas	Displasias ósseas, síndrome de Prader-Willi
Linfedema do dorso das mãos em recém-nascidas	Síndrome de Turner
Hipermobilidade articular	Síndrome de Ehler-Danlos, síndrome de Larsen

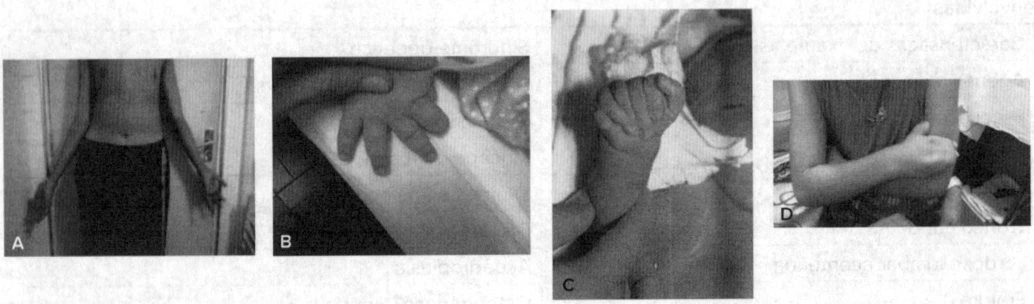

FIGURA 14 Aracnodactilia (A), dedos em tridente (B), polidactilia (C), sindactilia total dos dedos das mãos (D).
Fonte: arquivo pessoal da autora.

MEMBROS INFERIORES

QUADRO 15 Características semiológicas dos membros inferiores e as síndromes genéticas que podem estar envolvidas

Características do exame físico	Síndrome genética
Anel de constrição	Síndrome de banda amniótica
Panturrilha hipertrofiada	Distrofia muscular de Duchenne
Pés grandes	Síndrome de Sotos
Pés pequenos	Síndrome de Prader-Willi, mucopolissacaridose
Hemi-hipertrofia	Síndrome de Beckwith-Wiedemann, síndrome de Silver-Russell
Linfedema das pernas	Síndrome de Noonan
Membros curtos	Displasias ósseas

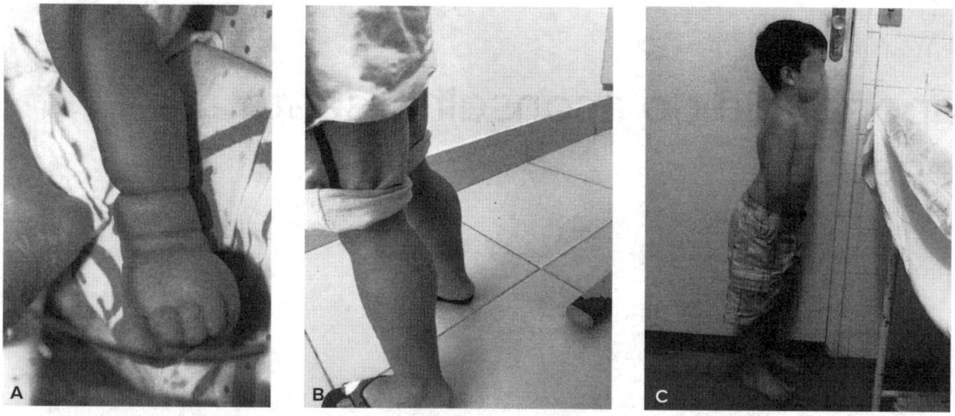

FIGURA 15 Anel de constrição (A), hipertrofia de panturrilha (B), mãos e pés pequenos (C).
Fonte: arquivo pessoal da autora.

MEDIDAS ANTROPOMÉTRICAS

Usando uma fita métrica inelástica é possível realizar medidas para determinar a normalidade de alguns segmentos corpóreos, como estatura em recém-nascidos, perímetro craniano, palma da mão, dedo médio, comprimento do pé, distância intercantal interna e externa, tamanho da fissura palpebral, tamanho da orelha. Para todas essas medidas há gráfico de normalidade.

EXAME NEUROLÓGICO

O exame neurológico é um capítulo à parte devido a sua especificidade e à mudança de características semiológicas de acordo com a idade e a cooperação do paciente. O teste de reflexos tendíneos deve ser realizado por todos os pediatras à procura do diagnóstico precoce de atrofia muscular espinhal tipo I no período neonatal, em que não há reflexos profundos em membros inferiores. O tratamento precoce pode mudar a história natural dessa doença.

REFERÊNCIAS BIBLIOGRÁFICAS

1. Brunoni D, Perez ABA. Genética Médica. Barueri: Manole; 2013.
2. Joness KL. Smith's recognizable patterns of human malformation. 6.ed. Philadelphia: Elsevier; 2006.
3. Kim C, Albano L, Bertola D. Genética na prática pediátrica. Barueri: Manole; 2010.
4. Ribeiro EM. Semiologia em genética clínica. 2.ed. Fortaleza: Livro Técnico; 2005.
5. Stevenson RE, Haal JG, Goodman RM. M. Human malformation and related anomalies. 2.ed. New York: Oxford University Press; 2006.

83

Importância do aconselhamento genético

Salmo Raskin

O QUE É O ACONSELHAMENTO GENÉTICO?

Segundo Epstein,[1] aconselhamento genético (AG) é um processo de comunicação que lida com problemas humanos associados com a ocorrência, ou risco de ocorrência, de uma doença genética em uma família, envolvendo a participação de uma ou mais pessoas treinadas para ajudar o indivíduo ou sua família a:

1. Compreender os fatos médicos, incluindo o diagnóstico, o curso provável da doença e as condutas disponíveis.
2. Apreciar o modo como a hereditariedade contribui para a doença e o risco de recorrência para parentes específicos.
3. Entender as alternativas para lidar com o risco de recorrência.
4. Escolher o curso de ação que pareça apropriado em virtude de seu risco, objetivos familiares, padrões éticos e religiosos, atuando de acordo com essa decisão.
5. Ajustar-se, da melhor maneira possível, à situação imposta pela ocorrência do distúrbio na família, bem como à perspectiva de recorrência do mesmo.

Com o enorme avanço do conhecimento sobre genética ocorrido nos últimos anos, cada vez mais pessoas procuram fazer AG. Trata-se de um processo profissional caracterizado pela troca de informações entre médicos geneticistas e pacientes e seus familiares, pelo qual se almeja ajudar as pessoas a entender e se adaptar às consequências médicas, psicológicas e familiares da contribuição genética na causa das doenças.

Entre outros aspectos do AG, destaca-se a comunicação de informações a respeito de problemas associados com o acontecimento prévio ou atual, ou com o risco de repetição de uma doença genética na família, pelos quais pessoas e seus parentes que tenham ou estejam em risco de vir a ter uma doença genética são informados sobre as características da condição, a probabilidade ou risco de desenvolvê-la ou transmiti-la para os filhos e o que pode ser feito para minimizar suas consequências ou prevenir a ocorrência ou repetição. Na prática, consiste em uma ou mais consultas em que o médico geneticista irá, em um primeiro momento, coletar o máximo de informações possível sobre o paciente e seus familiares, no intuito de definir se uma condição é genética ou não e, sendo genética, se é hereditária ou não.

Nas primeiras seções de AG serão feitas várias perguntas sobre o binômio saúde/doença referente a todas as pessoas de pelo menos três gerações da família, além de exame físico e da solicitação de exames laboratoriais, se necessário. Um dos principais objetivos é compreender melhor as causas de doenças quando estas são genéticas. Um diagnóstico correto, precoce, aprofundado e definitivo é acompanhado de uma série de vantagens, entre elas trazer à tona a informação precisa sobre o curso natural da doença, quais condutas médicas podem ser adotadas e propiciar alívio para os impactos emocionais que a notícia de uma doença genética na família pode trazer.

A proposta é usar os conhecimentos de genética e de psicologia para ajudar o paciente e seus familiares a lidar com os fatos médicos e compreendê-los, incluindo o curso provável da doença e a conduta disponível, avaliar se há hereditariedade e qual o modo como ela ocorre naquele caso específico, compreender as alternativas para lidar com o risco de surgimento de outros casos na família, ajudar as pessoas, por meio de informações precisas e imparciais, a escolher a opção mais apropriada para ter outros filhos, sempre respeitando princípios éticos, o direito à autonomia do paciente e a pluralidade dos princípios morais, religiosos, filosóficos, assim como os aspectos culturais e socioeconômicos de cada pessoa. Só é feito de forma voluntária, nunca de modo coercitivo ou direcionado. Quando a doença genética já está presente e corretamente diagnosticada, o AG, com o apoio médico, social e psicológico, pode ajudar pacientes e seus familiares a se adaptar da melhor maneira possível à vida de um membro da família que terá necessidades especiais crônicas decorrentes de uma doença de causa genética.

Com frequência a ocorrência de doença genética em uma família desencadeia um processo de luto ou de sofrimento. O auxílio do AG inclui, quando pertinente, a indicação de instituições de apoio e também das que promovem pesquisa científica a respeito daquela condição.[2]

A IMPORTÂNCIA DO DIAGNÓSTICO ETIOLÓGICO NO CONTEXTO DO ACONSELHAMENTO GENÉTICO

A definição do diagnóstico etiológico de um paciente é muito importante porque poderá trazer informações a respeito de seu prognóstico. O diagnóstico será importante para definir se o quadro clínico é de causa genética e/ou hereditária, e com isso poderemos fazer o AG do paciente e dos membros de sua família. Do ponto de vista do médico e do sistema de saúde, a definição de um diagnóstico etiológico preciso e definitivo é útil, pois

a. Ajuda a estabelecer a causa específica em casos em que o diagnóstico etiológico não poderia ser feito utilizando outras propedêuticas atualmente existentes, e com isso elimina as preocupações, a invasibilidade, os riscos para a saúde e os custos de investigação de possíveis diagnósticos diferenciais de outras situações clínicas similares.
b. Permite um ganho na compreensão da doença por comparação com outros casos que tenham a mesma etiologia.
c. O diagnóstico exato, e consequente compreensão, da doença permite oferecer ao paciente e seus familiares uma informação prognóstica mais precisa e definir uma programação de monitoramento periódico que permita ao médico se antecipar às complicações mais frequentes daquela doença, melhorando a qualidade de vida e a sobrevida dos pacientes.
d. Permite oferecer estimativas de risco de recorrência e, quando indicado, futuro diagnóstico pré-implantacional, pré-na-

tal ou neonatal, assim como testes de familiares em risco de serem portadores ou afetados.

e. Mesmo quando for possível definir o diagnóstico de uma doença que ainda não tenha um tratamento definitivo e específico, o diagnóstico etiológico ainda assim será útil para que o paciente seja direcionado a grupos de pesquisas clínicas (quando estes estiverem disponíveis) e para ajudar em novas descobertas terapêuticas.

Do ponto de vista dos pacientes e de seus familiares, a definição etiológica de uma condição genética também tem grande utilidade. O diagnóstico etiológico propicia maior suporte emocional, social e médico aos pacientes e seus familiares, conferindo-lhes as seguintes vantagens:

a. O conhecimento do nome das características da doença que o paciente tem. A importância que pacientes, seus pais e familiares dão ao simples conhecimento do nome da doença que eles próprios ou seus filhos/parentes têm é muito grande. Simplesmente desejar saber o diagnóstico não deveria ser subestimado por médicos e pelo Sistema de Saúde, nem colocado como mera curiosidade; é uma necessidade intelectual emocional profunda e genuína que é compartilhada por quase todos os pacientes e parentes de indivíduos com necessidades especiais, independentemente da peculiaridade da condição que está sendo diagnosticada.
b. O fim de odisseias diagnósticas, com a consequente redução de custos financeiros e emocionais para a família.
c. Acesso às organizações de suporte àquela determinada patologia, onde eles podem encontrar outros afetados e familiares de afetados pela mesma condição, e compartilhar experiências.
d. Acesso às organizações e instituições educacionais e sociais adequadas às limitações e aptidões que os pacientes/seus filhos/parentes possam ter, baseados na experiência de médicos e outros profissionais de saúde com aquela doença específica.
e. Acesso à informação prognóstica correta, e entendimento sobre quais são as reais expectativas e necessidades do afetado a curto, médio e longo prazo.
f. Opções de planejamento reprodutivo realísticas, para o paciente e seus familiares.
g. Informações sobre a possibilidade de parentes virem a ter a mesma doença ou sobre o risco baixo/elevado de terem filhos com a mesma doença.
h. Aliviar o sentimento de culpa.

PRINCÍPIOS BÁSICOS DO ACONSELHAMENTO GENÉTICO

Dentre os princípios que norteiam o AG, destacam-se o da neutralidade, o da não diretividade e o da autonomia. O princípio da neutralidade da informação é defendido como a regra de ouro para a garantia da autonomia das decisões do propósito e/ou a família.

Nas primeiras seções de AG, o médico deverá fazer várias perguntas sobre o binômio saúde/doença referente a todas as pessoas de pelo menos três gerações da família, além de exame físico e da solicitação de exames laboratoriais, se necessário. Um dos principais objetivos é compreender melhor as causas de doenças quando estas são genéticas. A proposta é usar os conhecimentos de genética e de psicologia para ajudar o paciente e seus familiares a lidar com os fatos médicos e compreendê-los, incluindo o curso provável da doença e a conduta disponível, avaliar se há hereditariedade e qual o modo como ela ocorre naquele caso específico, compreender as alternativas para lidar com o risco de surgimento de outros casos na família, ajudar as pessoas com informações precisas e imparciais a escolher a opção mais apropriada para ter outros filhos, sempre respeitando princípios éticos, o direito à autonomia do paciente e a pluralidade dos princípios morais, religiosos e filosóficos, assim como os aspectos culturais e socioeconômicos de cada pessoa. Só é feito de forma voluntária, nunca de modo coercitivo ou direcionado.

Quando a doença genética já está presente e diagnosticada, o AG, com apoio médico, social e psicológico, pode ajudar pacientes e seus familiares a se adaptar da melhor maneira possível à vida de um membro da família que terá necessidades especiais crônicas decorrentes de uma doença de causa genética. Com frequência a ocorrência de doença genética em uma família desencadeia um processo de luto ou de sofrimento. A ajuda do AG inclui, quando pertinente, a indicação de instituições de apoio e também das que promovem pesquisa científica a respeito daquela condição.

A Organização Mundial da Saúde (OMS) propõe que o AG seja não diretivo fundamentando-se em dois elementos:

1. Fornecimento da informação precisa, completa e imparcial para que os indivíduos possam tomar suas decisões.
2. Estabelecimento de relação empática com alto grau de entendimento, para que as pessoas sejam efetivamente ajudadas a tomar suas próprias decisões.

De acordo com a OMS,[3] os princípios éticos que conduzem o processo de AG são:

1. Respeito às pessoas e famílias, incluindo a verdade total, respeito por suas decisões, informação precisa e imparcial.
2. Preservação da integridade da família.
3. Revelação completa para os indivíduos e famílias de informações relevantes para a saúde.
4. Proteção da privacidade e do sigilo dos indivíduos e famílias de intrusões não justificadas por parte de empregadores, seguradoras e escolas.
5. Informação aos indivíduos sobre sua obrigação ética de informar os familiares que podem estar em risco genético.
6. Informação aos indivíduos sobre a necessidade de que eles revelem seu *status* de portadores aos parceiros caso uma criança esteja sendo desejada, e também sobre as possibilidades do impacto das revelações ao casamento.
7. Informação às pessoas sobre suas obrigações morais de revelar *status* genético que possa afetar a segurança pública.
8. Apresentação das informações da maneira mais imparcial possível.
9. Uso de técnicas não diretivas, exceto nas questões de tratamento.
10. Envolvimento das crianças e adolescentes, o máximo possível, nas decisões que lhes afetem.
11. Obrigação de seguimento dos afetados e suas famílias nos serviços, caso apropriado e desejado.

Os motivos para a realização do processo de AG são diversos, entre eles:

a. Orientar casais que por vezes deixam de ter um ou mais filhos porque eles ou familiares tiveram uma gestação ou um filho com uma doença genética.
b. Explicar as diferenças entre alterações congênitas e hereditárias.
c. Permitir um planejamento familiar de melhor qualidade.
d. Avaliar inquietudes na gravidez ocasionalmente decorrentes do sentimento de culpa.

e. Melhor compreensão das causas das doenças nas famílias.

É muito importante que o pediatra que encaminha para o AG saiba e resuma previamente para a família o porquê do encaminhamento e da natureza do serviço a ser prestado. O pediatra deve informar aos pais que, quando forem se consultar com o médico geneticista, as etapas do AG serão:

a. Anamnese.
b. Exame físico e investigações complementares.
c. Elaboração de hipóteses diagnósticas.
d. Informação e esclarecimento sobre as hipóteses diagnósticas.
e. Estimativa de riscos de recorrência; explicações a respeito de testes genéticos para identificação de portadores; prognóstico, medidas para se antecipar a possíveis complicações e tratamentos disponíveis.

QUANDO O PEDIATRA DEVE INDICAR O ACONSELHAMENTO GENÉTICO

O papel do pediatra é fundamental no reconhecimento das situações que necessitam de AG e no adequado encaminhamento ao especialista em genética. O pediatra não deve ter receio de admitir aos pais que não sabe a informação precisa; essa conduta é absolutamente normal diante da avalanche de informações novas na área da genética. Mais importante é não informar errado, pois as consequências de um erro na informação geralmente são muito piores do que a omissão. Nunca é demais enfatizar que a finalidade do AG são a informação e a orientação isentas de opinião pessoal do aconselhador, e que a neutralidade e o respeito pelas escolhas da família são fundamentais e serão respeitadas.

Segundo Pina Neto,[4] assim como de acordo com a experiência pessoal deste autor, está indicado o AG nas seguintes situações:

- Aconselhamento genético no período pré-natal:
  - No caso de idade materna avançada, em especial acima de 35 anos na gestação.
  - Para esclarecimento de resultados alterados de ultrassom fetal ou avaliação bioquímica do risco fetal ou de NIPT (teste genético pré-natal não invasivo).
  - Para esclarecimento de resultados de exames genéticos fetais (obtidos por amniocentese ou biópsia de vilosidades coriônicas) alterados.
  - História pessoal ou familiar de condição hereditária e/ou genética desconhecida ou suspeita, malformação ao nascimento ou anormalidade de cromossomos.
  - A gestante tem uma condição médica conhecida ou suspeita que possa afetar o desenvolvimento fetal.
  - Parentesco entre os pais.
  - Predisposição étnica para certas alterações genéticas.
  - Casais que tiveram exposição a teratógenos.
  - Casais que tiveram filho natimorto ou neomorto sem explicação.
  - Casais que tiveram filho morto e/ou têm um filho vivo com malformações ou doença metabólica, ou deficiência intelectual de causa inexplicada.
  - Casais inférteis.
  - Casais com perdas gestacionais.
- Aconselhamento genético no período pós-natal, para investigação etiológica de:
  - Crianças com dismorfismos, ou seja, aparência física (em especial facial) muito diferente do que é considerado normal.

- Criança gravemente enferma com manifestação já nos primeiros dias de vida, necessitando de internamento hospitalar, que os médicos estão enfrentando grande dificuldade em diagnosticar, em especial quando a criança é hipotônica, tem convulsões ou hipoglicemia de causa não identificada.
- Crianças com necessidades especiais de causa desconhecida, incluindo deficiência intelectual, motora, da fala, auditiva ou visual.
- Dificuldade escolar quando causas comuns já foram excluídas.
- Atraso no desenvolvimento neuropsicomotor de causa não esclarecida.
- Transtorno do espectro autista.
- Malformações, por exemplo, cardíacas, fissuras labiopalatais, defeito de tubo neural, alterações ósseas e genitais; ou pelo menos três sinais "menores" importantes, por exemplo, pregas palmares diferentes, orelhas baixo implantadas, olhos diferentes.
- Síndrome já diagnosticada por um médico ou doença de possível causa genética.
- Dificuldade importante de ganho de peso ou de crescimento, ou aumento anormal do crescimento ou ganho de peso.
- Problemas no desenvolvimento das características sexuais, seja por atraso ou precocidade.
- Parada ou regressão do desenvolvimento neurológico.
- Pouca força muscular ou perda da força muscular.
- Exposição durante a gestação a substâncias como drogas ilícitas, álcool, fumo, medicamentos, irradiação.
- "Teste do pezinho" alterado ou duvidoso.
- Doença rara que seja de causa genética.
- Doença ainda sem diagnóstico.

- Aconselhamento genético em qualquer momento da vida:
  - Quando há preocupação com o risco de desenvolver determinada condição genética, devido ao histórico de saúde e doença, ou se houver suspeita ou certeza de doenças hereditárias na família.
  - Quando há exposição de pessoas em idade reprodutiva a substâncias que podem alterar de alguma forma parte do material genético (p. ex., radioterapia).
  - Para pessoas que pertencem a certos grupos populacionais nos quais é conhecido um risco maior de desenvolvimento de certas doenças genéticas, por exemplo, os descendentes de povos mediterrâneos, os judeus asquenazes.
  - Quando é preciso realizar ou interpretar resultados de exames laboratoriais que analisam material genético.
  - Quando há mais de um caso de câncer nos familiares próximos ou ocorrência de câncer com aparecimento em idade mais precoce que a habitual para aquele tipo de câncer.
  - Para casais de idade avançada (para mulheres em especial acima de 35 anos, e para homens em especial acima de 60).
  - Se a mulher fez ou está fazendo uso de certos medicamentos (p. ex., ácido retinoico oral, Cytotec®, talidomida, certos anticonvulsantes, certos anticoagulantes, antidepressivos etc.) e/ou drogas (incluindo álcool e fumo) e deseja orientação quanto à administração/interrupção de medicamentos antes ou durante a gestação.
  - Se a mulher tem uma condição médica conhecida ou suspeita que possa afetar o desenvolvimento fetal, como diabetes ou fenilcetonúria.

A Sociedade Brasileira de Genética Médica e Genômica[5] disponibiliza uma lista de instituições onde é feito o AG, uma lista de médicos geneticistas por estado, assim como uma lista de laboratórios especializados em exames de genética. Para informações sobre o uso de medicações, drogas e sobre infecções na gravidez, o Sistema Nacional de Informação sobre Agentes Teratogênicos (Siat) disponibiliza uma rede gratuita de informação sobre agentes teratogênicos.[6]

Pela complexidade do processo de AG, não há dúvida de que o médico especializado em genética é o profissional mais bem preparado para centralizar e coordenar essas atividades. No entanto, como existem apenas cerca de 350 médicos com título de Especialista em Genética Médica no Brasil, é o pediatra o primeiro a atender o paciente e seus familiares que precisam de AG. Se o pediatra não souber identificar e encaminhar os pacientes que realmente necessitam de AG, o processo nem sequer se inicia.

ACONSELHAMENTO GENÉTICO COMO POLÍTICA DE SAÚDE PÚBLICA

A etapa principal do AG é aquela em que se tenta estabelecer o diagnóstico. Um diagnóstico correto propicia prognóstico e tratamento corretos, e traz à tona um mundo de informações úteis, entre elas as que se referem aos riscos de repetição dos problemas na família.

Difícil calcular quanto o Estado brasileiro poderia economizar com o fim das verdadeiras "odisseias" de pacientes e familiares à procura de um diagnóstico etiológico preciso, pulando de médico em médico, de estado em estado. Só um diagnóstico precoce e preciso permite que as etapas subsequentes do AG sejam feitas de modo adequado. Infelizmente no Brasil a importância do AG tem sido historicamente negligenciada por consecutivos gestores de saúde, impedindo que uma ferramenta de baixo custo e altíssima eficiência na prevenção de doenças e na redução da morbidade e da mortalidade esteja acessível à grande maioria da nossa população.

Uma das consequências diretas dessa negligência histórica está no fato de que um programa amplo de AG para a população brasileira, em especial para os mais de 150 milhões que dependem exclusivamente do Sistema Único de Saúde (SUS), e que permitiria que somente tratamentos adequados e baseados em evidências científicas fossem realizados, jamais foi implantado em sua plenitude. Hoje um dos maiores problemas dos gestores de saúde é a judicialização para acesso a medicamentos de alto custo.

A estruturação de ampla rede de serviços de genética médica no SUS, com diretrizes atualizadas e baseadas em evidências, programa este pleiteado pela Sociedade Brasileira de Genética Médica há mais de duas décadas, ajudaria na avaliação e escolha das melhores terapias, resultando em dramática redução da judicialização e do custo com medicamentos. Porém, mesmo punindo de forma injusta os pacientes que têm uma das dezenas de milhares de doenças genéticas e que muito se beneficiariam de AG (e para as quais nem sequer se dispõe de tratamentos caros), os gestores de saúde se concentram exclusivamente, há anos, na definição de como tratar os pacientes com uma dúzia de doenças genéticas para as quais existem medicamentos caros. Enquanto não se resolve esse problema quase insolúvel, não se atende de forma organizada a maioria dos pacientes que tanto se beneficiariam do AG.

Esperamos que em um futuro breve ocorra a implantação do AG para todos os que precisarem, independentemente de suas condições financeiras. O papel do pediatra nesse campo também é fundamental, pois é sobre esse profissional que recai o atendimento da grande maioria das pessoas que se beneficiariam do aconselhamento genético.

REFERÊNCIAS BIBLIOGRÁFICAS

1. Epstein CJ. Genetic counseling: statement of the American Society of Human Genetics ad hoc Comittee on Genetic Counseling. Am J Hum Gen. 1975;27(2):241-2.
2. Brunoni D. Aconselhamento genético. Cien Saude Col. 2002;7(1):101-7.
3. World Health Organization Human Genetics Programme. Proposed international guidelines on ethical issues in medical genetics and genetic services (part I). Rev Derecho Genoma Hum. 1998;8:219-23.
4. Pina Neto JM. Genetic counseling. J Pediatr (Rio J). 2008;84(4 Suppl):S20-26.
5. Sociedade Brasileira de Genética Médica e Genômica. Disponível em: https://www.sbgm.org.br. Acesso em: jan. 2022.
6. Sistema Nacional de Informação sobre Agentes Teratogênicos (SIAT). Disponível em: https://gravidez-segura.org/. Acesso em: jan. 2022.

84

Avaliação da condição dentária em crianças e adolescentes

Dóris Rocha Ruiz
Sônia Groisman

INTRODUÇÃO

A Organização Mundial da Saúde (OMS) define a saúde oral como um estado livre de dor crônica oral e facial, câncer oral e de garganta, infecção e inflamação oral, doença periodontal, cárie dentária, perda dentária e outras doenças e distúrbios que limitam a capacidade de um indivíduo de morder, mastigar, sorrir, falar e seu bem-estar psicossocial. Integrar os cuidados com a saúde oral aos cuidados primários médicos pode aumentar o acesso aos cuidados e melhorar a saúde oral e geral da população.

DENTIÇÃO DECÍDUA HÍGIDA

A preservação dos 20 dentes decíduos íntegros é uma conduta valiosa para favorecer a saúde geral, o bem-estar e a qualidade de vida infantil. Nessas ações, os pais e cuidadores devem estar envolvidos e comprometidos, ao lado de profissionais da saúde, para a construção de um modelo de saúde transdisciplinar, no qual os cuidados com a saúde oral fazem parte da saúde como um todo. Citam-se como algumas das funções dos dentes decíduos hígidos:

- Servir de guia de orientação para a erupção e o posicionamento dos arcos dentais para os germes dos dentes permanentes.
- Proporcionar maior integridade dos arcos dentais para que se estabeleçam o desenvolvimento e o crescimento orofacial da criança.
- Favorecer a boa oclusão da dentição decídua e contribuir para a correta mastigação, deglutição, respiração, fala, postura corporal, o sorriso e a autoestima (Figura 1).

DENTIÇÃO PERMANENTE HÍGIDA NA ADOLESCÊNCIA

A adolescência compreende o período da vida que se estende dos 10 aos 19 anos, e é uma fase de transformações biopsicossociais profundas. Em decorrência disso, é fundamental conscientizar e incentivar os adolescentes a terem boas práticas e comportamentos em relação a seus cuidados com saúde oral. Nessa faixa etária é fundamental ressaltar diretamente ao adolescente que as doenças orais podem causar dor, infecção, dificuldade em falar ou mastigar, alterar seu sorriso, sendo capazes de influenciar na saúde geral, nos estudos e na vida social, com a possibilidade de repercussões para a vida adulta (Figura 2).

CÁRIE DENTÁRIA

A doença cárie dentária é determinada por fatores biológicos, comportamentais, psicossociais e ambientais, acrescido ao fato que compartilha fatores de risco comuns a outras

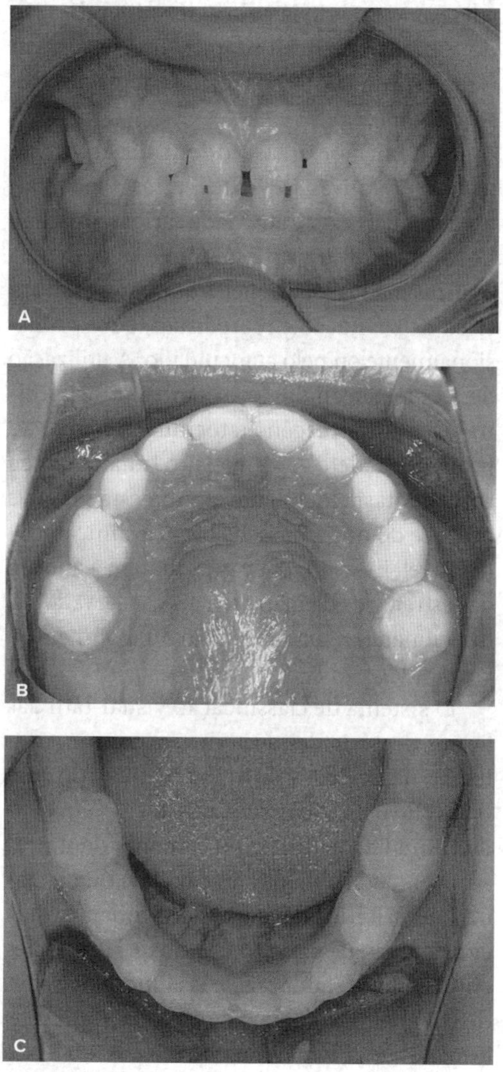

FIGURA 1 Dentição decídua hígida.

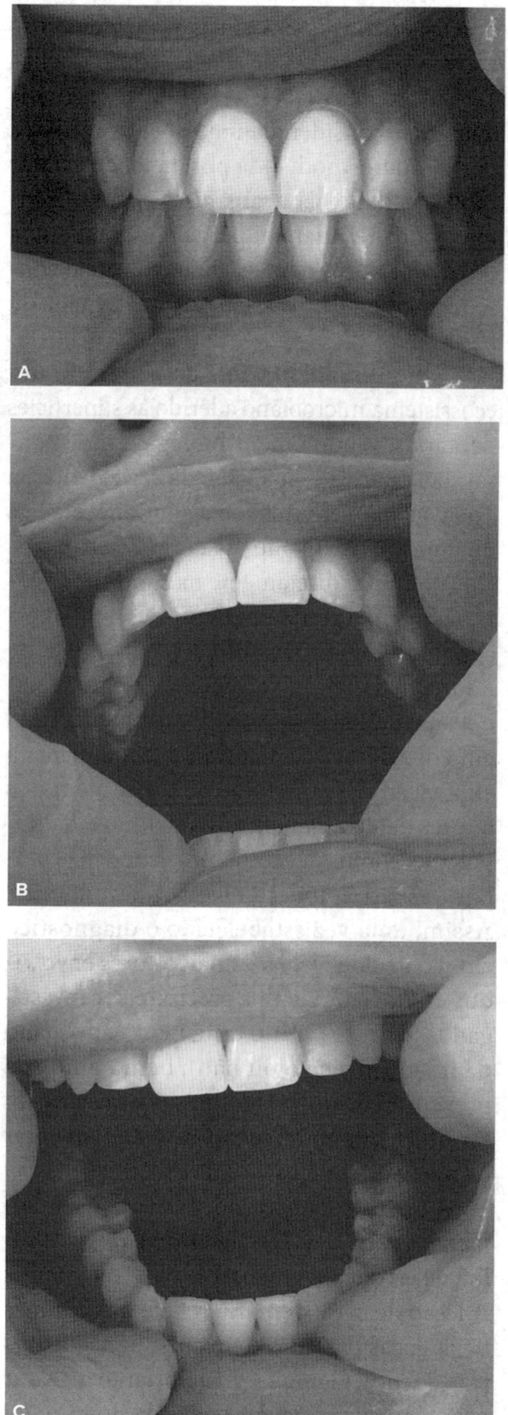

FIGURA 2 Dentição permanente hígida na adolescência.

doenças não transmissíveis associadas com consumo excessivo de açúcar, como doença cardiovascular, diabetes e obesidade[1]. A cárie dentária é considerada uma doença mediada por biofilme, modulada por dieta, de caráter multifacetado, não transmissível, cuja dinâmica pode resultar em perda mineral líquida de tecidos duros dentais, desenvolvendo consequentemente uma lesão cariosa cavitada ou não.

O biofilme dentário é considerado um ecossistema microbiano aderido às superfícies dentárias, sendo o fator biológico indispensável para ocasionar a lesão da cárie dentária. Todavia, por ser uma doença multifacetada e dinâmica, existem outros fatores determinantes que atuam diretamente na superfície dentária, como a estrutura dentária; o fluxo e a capacidade tampão salivar; a presença de fluoretos; a dieta envolvendo a taxa do metabolismo de açúcar envolvido, sempre levando em consideração o tempo e a frequência da exposição desses fatores de risco, além dos fatores determinantes do indivíduo e da população, como educação, conhecimento, comportamento, atitudes e nível socioeconômico. Assim, uma vez estabelecido o diagnóstico clínico da doença, os demais fatores envolvidos etiológicos citados precisam ser investigados para permitir o tratamento adequado da lesão (invasivo ou não), bem como sua prevenção futura. Os testes salivares podem ser utilizados como forma de complementar os recursos clínicos visuais e de imagens.

A forma como consideramos conceitualmente a cárie dentária determina nossa escolha de estratégia preventiva e de tratamento. A lesão de cárie dentária reflete os sintomas de doenças passadas e em curso – não a própria doença. Como tal, é importante registrar os estágios iniciais dos sinais da doença, ou seja, estágios não cavitados de desenvolvimento da lesão.

O manejo clínico da cárie dentária no passado era direcionado principalmente para o tratamento das consequências do processo da doença pela colocação de restaurações e não para a cura da doença. Lembrando que a cárie dentária é um processo dinâmico e que em seus estágios iniciais (desmineralização) é reversível (remineralização); mesmo nos estágios mais avançados o curso da doença pode ser interrompido. Assim, atualmente os dentistas utilizam informações visuais, táticas e radiográficas para detectar mudanças como a lesão no estágio já com a desmineralização do esmalte (mancha branca) e as lesões em estágios avançados nos tecidos dentários (lesões cavitadas).

Manchas brancas podem ser ativas ou inativas. As ativas são lesões cariosas incipientes, nas quais existe atividade cariosa, mas não há ainda ruptura do esmalte; e as manchas brancas inativas são aquelas que apresentavam risco de cavitação e regrediram, quer profissionalmente ou pelo autocuidado. A utilização de recursos tecnológicos como a transiluminação e a fluorescência tecidual permite ao profissional detectar e iniciar o tratamento da cárie dentária incipiente em um estágio mais precoce do que a mancha branca clinicamente visível. Essas mudanças permitem a adoção das estratégias de manejo mais conservadoras, direcionadas a sua prevenção e à manutenção em saúde.

O sistema de classificação visual-tátil das lesões de cárie dentária deve permitir a detecção da atividade (ativa ou inativa), do sítio (superfície lisa ou fissura), do tecido envolvido (esmalte, dentina e/ou cemento dentário) e sua caracterização (não cavitada ou cavitada). Os critérios devem refletir toda a evolução da lesão de cárie, variando de superfícies clinicamente saudáveis, passando por lesões de cárie não cavitadas e microcavitadas no esmalte até a cavitação na dentina. A atividade da lesão em cada estágio de gravidade é discriminada por diferenças na topografia da superfície e na textura da lesão. Assim, o diagnóstico clínico da cárie dentária deve integrar as informações como a detecção e a avaliação de sinais (lesões) de cárie, para determinar a presença da doença. O principal objetivo do diagnóstico clínico de cárie dentária é alcançar o melhor resultado de saúde para o paciente, selecionando o adequado diagnóstico, prognóstico e opção de tratamento para cada tipo de lesão, acrescido à instrução ao monitoramento do curso clínico da doença (Figuras 3 e 4). A literatura, por meio de uma metanálise, reporta que o método de detecção visual de cárie tem um bom desempenho geral. Além disso, embora os estudos identificados tenham alta heterogeneidade e risco de viés, o uso de índices detalhados e validados parece melhorar a acurácia do método (Figura 5).

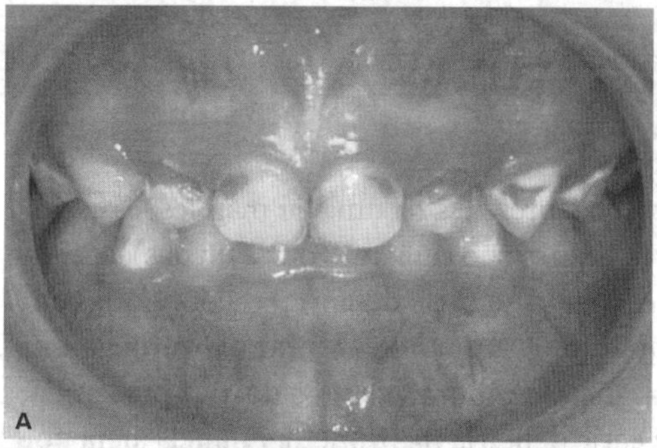

A

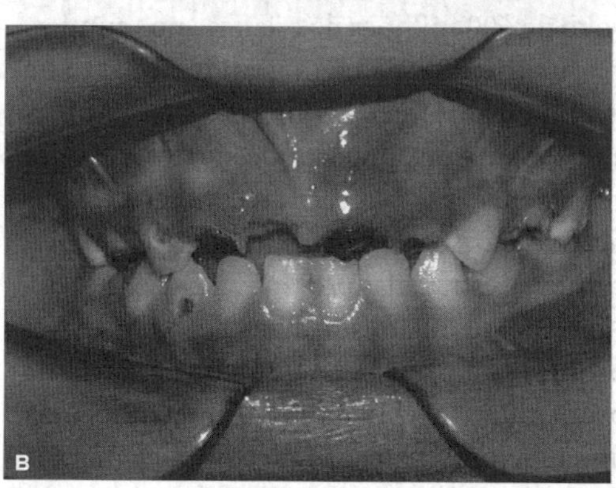

B

FIGURA 3 Caso clínico de cárie dentária na primeira infância em fase ativa com a presença de lesões iniciais em mancha branca e lesões cavitadas.

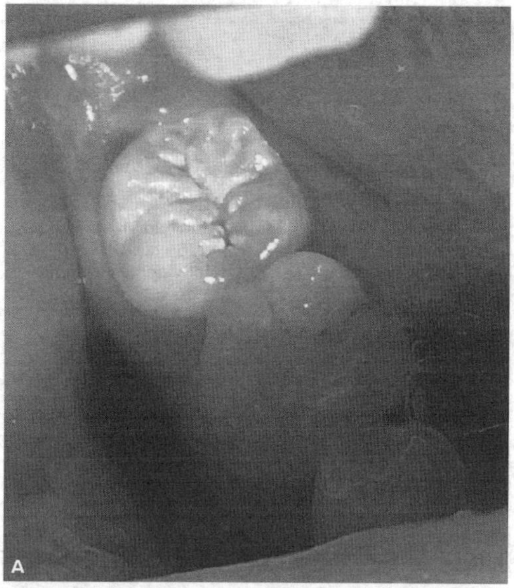

A

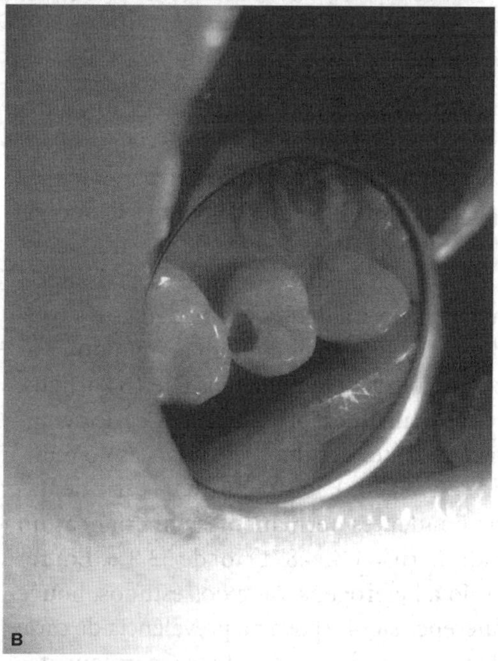

B

FIGURA 4 Caso clínico de cárie dentária na adolescência em fase ativa com a presença de lesão em mancha branca e início de cavitação (A) e com a presença de lesão cavitada (B).

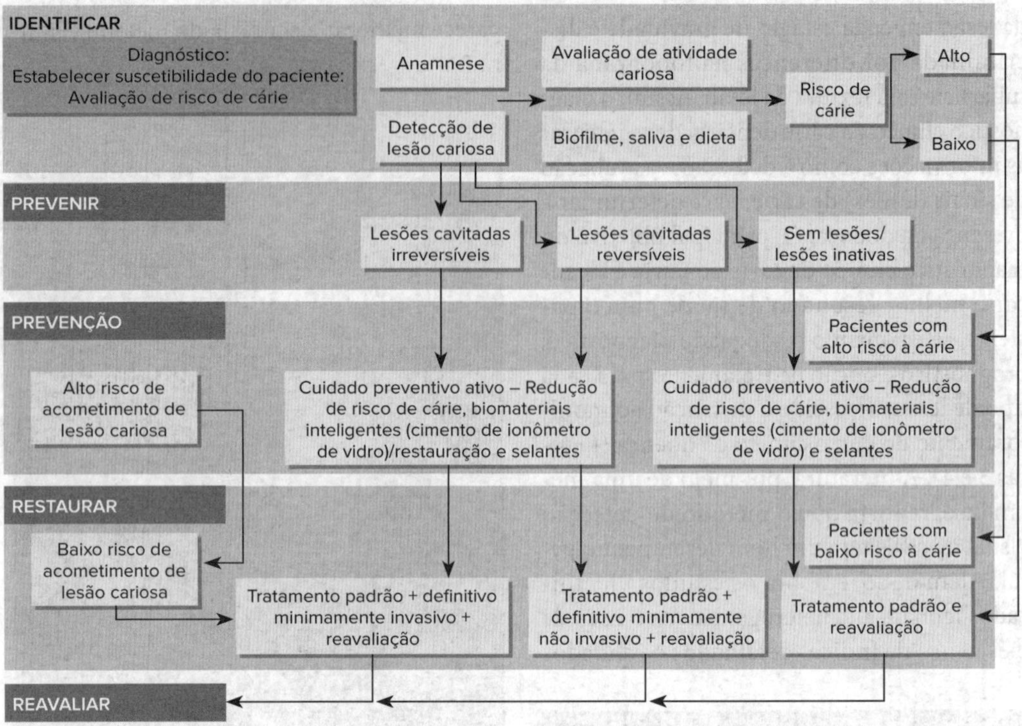

FIGURA 5 Fluxograma das estratégias para prevenção e tratamento da cárie.

A OMS informa que, de acordo com a Global Burden of Disease (2017), a prevalência estimada para dentição permanente é de que aproximadamente 2,3 bilhões de indivíduos possuam dente com cárie dentária, acrescido ao fato de que a doença cárie dentária não tratada em dentes permanentes é a condição de saúde mais comum no mundo[1]. Kazeminia et al., em metanálise de 164 artigos, reportaram que a prevalência de cárie dentária em dentes decíduos, em crianças no mundo (n = 80.405), foi 46,2% e a de cárie dentária em dentes permanentes em crianças no mundo (n = 1.454.871) foi de 53,8%. Em relação à heterogeneidade dos estudos, houve diferença significativa na prevalência de cárie dentária em dentes decíduos e permanentes em crianças de diferentes continentes.

A Academia Americana de Odontologia define a cárie dentária na primeira infância como a presença de uma ou mais lesões cariosas (lesões não cavitadas ou cavitadas), ausentes (devido à cárie dentária) ou obturadas em qualquer superfície dentária primária em crianças. Embora seja uma doença prevenida, a cárie dentária na primeira infância afeta por volta de 600 milhões de crianças no mundo.

A cárie dentária tem grande impacto na qualidade de vida de crianças e suas famílias e representa um impacto desnecessário para a sociedade, permanecendo com fardo significativo para a saúde pública global, que necessita de estratégias preventivas mais eficazes. Acredita-se que desde a gestação é possível promover a prevenção de cárie dentária na primeira infância dada a profunda influência da saúde oral materna nos comportamentos da saúde oral infantil.

Outra metanálise sugeriu efeito protetor dos cuidados de saúde oral pré-natal contra o início da cárie dentária na primeira infância: OR: 0,12 com 1 ano de idade, OR: 0,18 com 2 anos de idade, OR: 0,25 com 3 anos de idade e OR: 0,35 com 4 anos de idade.

Metanálise avaliou o efeito protetor da amamentação sobre a proteção contra a cárie dentária. Apesar de ter confirmado tal efeito, os autores afirmaram que mais pesquisas são necessárias para compreender o aumento do risco de cárie dentária em crianças amamentadas após 12 meses, pela presença de fatores como o consumo dos alimentos complementares e a higiene oral. Manohar et al., em revisão sistemática e metanálise, reportaram que crianças com sobrepeso e obesidade são mais vulneráveis à cárie dentária, acrescido ao fato de que os baixos níveis de renda e educação dos pais influenciaram a relação entre as duas condições.

A prevenção da cárie dentária desde a primeira infância buscando condutas para uma geração de futuros adultos livres dessa doença deve ser motivada. Tal ação é corroborada ao se avaliarem outros estudos que reforçam haver impacto negativo dessa doença oral na qualidade de vida relacionada à saúde em adultos, assim como o fato de que a dor dentária tem impacto negativo na qualidade de vida relacionada à saúde em crianças e adolescentes, prejudicando seu aprendizado e desenvolvimento.

CONDUTAS PROFISSIONAIS INTEGRADAS À PREVENÇÃO DA CÁRIE DENTÁRIA DA PRIMEIRA INFÂNCIA

- Conscientizar pais/cuidadores, dentistas, pediatras e demais profissionais da saúde e outros grupos interessados sobre a cárie dentária na primeira infância.
- Limitar o consumo de açúcar em alimentos e bebidas, evitar açúcares livres para crianças menores de 2 anos de idade e seguir com hábitos alimentares adequados.
- Escovar os dentes de todas as crianças 2 vezes por dia com pasta fluoretada (ao menos 1.000 ppm) usando a quantidade adequada de dentifrício orientada pelo odontopediatra.
- Prover orientações preventivas no primeiro ano de vida por profissional da saúde ou agente comunitário de saúde e referir para um odontopediatra para cuidados preventivos.

EROSÃO DENTÁRIA

A erosão dentária é um desgaste irreversível da superfície dentária decorrente de processo químico-mecânico de origem não bacteriana. A etiologia é descrita como relacionada a fatores extrínsecos decorrentes da exposição exagerada aos ácidos presentes nos alimentos contemporâneos, bebidas e medicamentos e a fatores intrínsecos decorrentes da exposição de origem endógena, como refluxo gastroesofágico, regurgitação crônica e vômitos frequentes.

A erosão dentária pode ser exacerbada pela exposição a diversas forças mecânicas, como abrasão pela escovação dentária e bruxismo. Todavia, apresenta característica individual decorrente da estrutura dentária, hábitos alimentares e características protetoras salivares. Dessa forma, o plano de tratamento deve ser individualizado e multiprofissional, com consulta ao odontopediatra para análise e encaminhamento às demais áreas da saúde, como medicina, nutrição e psicologia.

Do ponto de vista odontológico os sítios das lesões erosivas devem ser investigados para avaliar a necessidade de tratamento para sensibilidade, dor, perda da estrutura dentária e demais procedimentos odontológicos, quando necessário, seguido do controle por meio da atuação específica nos fatores odontológicos e aconselhamentos.

Apesar dos diversos artigos que comprovam a associação do papel dos fatores etiológicos orais e sistêmicos na erosão dentária, há necessidade de mais estudos de coorte de alta qualidade para estabelecer novos fatores ou evidências mais conclusivas nessa interação dos fatores na infância e adolescência[-25].

Corica e Caprioglio[18], em metanálise, concluíram que a erosão dentária deve ser considerada uma entidade patológica em odontopediatria, assim como a cárie dentária, podendo estar relacionada a doenças sistêmicas mais graves, como a doença do refluxo gastroesofágico. Além disso, cuidar desses pequenos pacientes é importante, pois podem sofrer persistência e doença pulpar causada pela estrutura típica dos dentes decíduos, nos quais a cavidade pulpar é ampla e próxima à dentina e ao esmalte.

Salas et al.[19] descreveram em metanálise que a prevalência estimada de erosão dentária em dentes permanentes de crianças e adolescentes foi de 30,4%, contudo com alta heterogeneidade entre os estudos. Já em revisão sistemática, Kreulen et al.[20] mostraram que a prevalência de desgaste envolvendo a dentina variou entre 0-82% para dentes decíduos em crianças de até 7 anos; a análise de regressão mostrou que a idade e o desgaste estão significativamente relacionados. Os resultados dessa revisão sistemática indicaram que a prevalência de desgaste dentário que leva à exposição da dentina em dentes decíduos aumenta com a idade (Figura 6).

Em revisão sistemática, Liska et al.[21] apontaram que as evidências sobre a ingestão de suco 100% frutas e erosão dentária não foram conclusivas. No geral, os estudos de coorte prospectivos em crianças e adolescentes não encontraram associação entre a ingestão de suco de fruta 100% e a erosão dentária, mas os dados de estudos clínicos randomizados e controlados em adultos evidenciaram essa associação na dentição permanente.

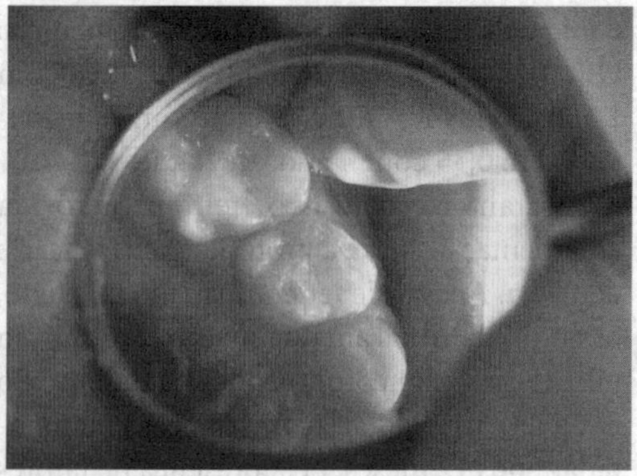

FIGURA 6 Erosão dentária na dentição decídua.

Smits et al.[24] enfatizaram, em metanálise, que, dentro das diversas limitações da revisão da literatura, os achados sugerem que seguir uma dieta vegetariana poderia estar associado a maior risco de erosão dentária.

No exame visual pode-se diagnosticar a presença de erosão dentária em um ou mais dentes. Nas lesões em estágio inicial observa-se uma superfície lisa e perda do brilho do esmalte dentário, resultando em um "aspecto acetinado". Nas lesões em estágio avançado observa-se a superfície do esmalte dentário com aspecto côncavo, com a possibilidade de haver comprometimento da camada dentária seguinte à dentina e de causar arredondamento das cúspides e depressões da anatomia dos dentes posteriores (*cuppings*) e superfície palatina e incisal dos dentes anteriores. Em diversos casos o desgaste é tão acentuado que pode ser observada a câmera pulpar por transparência. Quando existe restauração no dente, o desgaste erosivo das estruturas dentárias pode ser maior do que nos materiais odontológicos, podendo interferir em sua longevidade. Em casos graves poderá haver comprometimento estético, mastigatório, fonético, distúrbios sintomáticos e comprometimento pulpar.

CONDUTAS PROFISSIONAIS INTEGRADAS PARA PREVENÇÃO DA EROSÃO DENTÁRIA

- Avaliar os hábitos alimentares e estimular a alimentação equilibrada e variada e com rotina adequada de horários.
- Atentar para a boa função oral: sucção, deglutição e mastigação para avaliação complementar da proteção natural com autolimpeza e estímulo salivar e para o comprometimento de alguma função pela erosão dentária por sensibilidade, dor ou acentuado desgaste.
- Incentivar o consumo frequente de água entre as refeições e conscientizar sobre como evitar o consumo de sucos artificiais, refrigerante e isotônicos, bem como o exagerado consumo de sucos naturais ao longo do dia.
- Aconselhar a família a evitar o consumo de doces com alto teor de sacarose e ácidos para agradar o paladar infantil, como balas, pirulitos e demais guloseimas.
- Atentar para as medicações que reduzem o fluxo salivar e a capacidade tampão salivar, como tranquilizantes, anti-histamínicos e antieméticos. Alguns estudos sugerem uma possível relação com broncodilatadores e pacientes asmáticos.
- Conscientizar os pais de pacientes portadores de hipossalivação, xerostomia, refluxo gastresofágico, problemas alimentares como anorexia e bulimia no acompanhamento odontológico simultaneamente ao médico.
- Reforçar a orientação à família sobre a importância da promoção da saúde oral por meio das consultas ao odontopediatra e dos bons hábitos alimentares e de higiene oral.
- Conscientizar que o tratamento da erosão dentária deve ser multiprofissional e encaminhar imediatamente ao dentista na observação de alguma lesão de erosão dentária para que cedo se inicie o tratamento dos sintomas ou reabilitação dentária e para a prevenção de novos desgastes futuros.

DEFEITOS DE DESENVOLVIMENTO NO ESMALTE DENTÁRIO

O esmalte dental é o tecido mais mineralizado do corpo humano, e sua formação pode ser dividida em três estágios: formação da matriz celular, calcificação e maturação. Durante a fase da amelogênese diversos fatores etiológicos genéticos e epigenéticos podem gerar defeitos no desenvolvimento do esmalte. As características clínicas do dente ou dentes que sofrem essas alterações dependerão do estágio do desenvolvimento dentário e da natureza, intensidade e tempo de exposição ao fator etiológico. Essas alterações podem afetar isoladamente apenas uma dentição, ou ambas.

Ressalta-se a importância da consulta imediata ao dentista para o diagnóstico diferencial precoce e o estabelecimento das condutas profissionais e aconselhamentos específicos de promoção da saúde oral ao paciente e sua família. Dente com presença de alteração estrutural apresenta maior risco do acometimento de sensibilidade, fratura e cárie dentária, podendo afetar as funções orais como a mastigação e a fala, assim como a estética, a autoestima e a qualidade de vida. Em alguns tipos de alterações de esmalte poderá haver dificuldade na higiene dentária pela sensibilidade ou deficiência de aderência aos materiais odontológicos restauradores. O padrão ouro de diagnóstico é o exame clínico visual acrescido a uma criteriosa anamnese, contudo existe a possibilidade de exames complementares de imagem[23].

DIAGNÓSTICO DIFERENCIAL

Os distúrbios ocasionados durante a formação da matriz do esmalte dentário são defeitos quantitativos e denominados hipoplasia de esmalte. Os distúrbios ocasionados durante a mineralização do esmalte dentário são os defeitos qualitativos e denominados hipomineralização do esmalte. Citam-se como alterações do desenvolvimento do esmalte dentário em crianças e adolescentes[26-30]:

- Hipomineralização de molares e incisivos: defeito qualitativo de esmalte de forma assimétrica, podendo ter alterações difusas ou demarcadas. Possui etiologia ainda não totalmente estabelecida, citando-se fatores etiológicos hereditários (síndromes e enfermidades genéticas) sistêmicos (pré-natal, perinatal, pós-natal e produtos farmacêuticos/químicos) e locais (infecção, traumas radiação, entre outros), ou mesmo uma somatória desses fatores, e podendo gerar defeitos no desenvolvimento do esmalte em uma ou ambas as dentições. Metanálise descreveu média ponderada da prevalência de hipomineralização de segundos molares decíduos (HSMD) e dos incisivos e molares permanentes (HMI) de 19,94%[29]. Schwendicke et al.[28] alertaram em metanálise para a prevalência global de 13,1% (11,8-14,5%) em dentes permanentes, concluindo que essa alta prevalência em todo o mundo e a grande proporção de casos que precisam de cuidados especializados devem ser consideradas tanto pelos médicos em sua prática diária quanto pelos planejadores e formuladores de políticas de saúde (Figuras 7 e 8).
- Hipoplasia de esmalte: alteração quantitativa de esmalte que ocorre como consequência de problemas sistêmicos, locais e hereditários, afetando ambas as dentições.

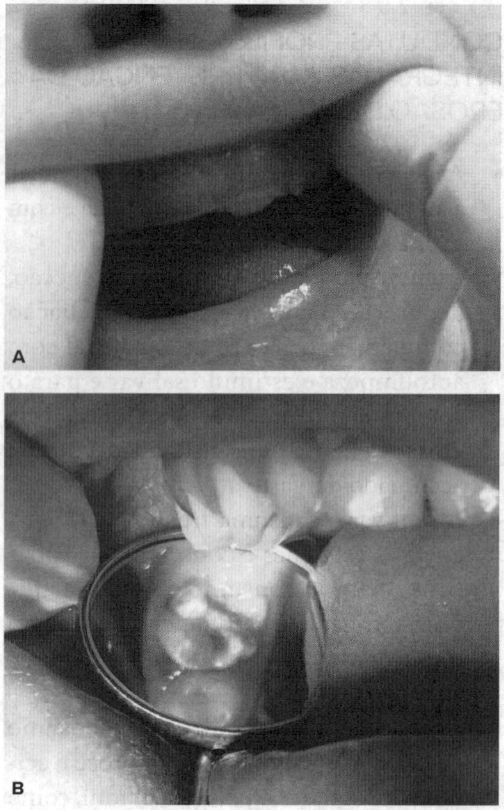

FIGURA 7 Hipomineralização de segundo molar decíduo (HSMD).

Caracterizada por uma formação incompleta ou deficiente da matriz orgânica do esmalte (Figura 9).
- Fluorose: defeito quantitativo de esmalte de forma simétrica, provocado pela ingestão excessiva e prolongada de flúor. Ocorre por depósitos de flúor na estrutura dentária, levando a alterações nos ameloblastos, modificações na homeostase do cálcio e na formação dos cristais de apatita. As manifestações dependem da quantidade de flúor ingerida, do tempo de exposição, da idade, do peso e estado nutricional do indivíduo, o que não significa que o íon fluoreto deva ser evitado para que se possa efetivar a prevenção de lesões cariosas mesmo na primeira infância (Figura 10).

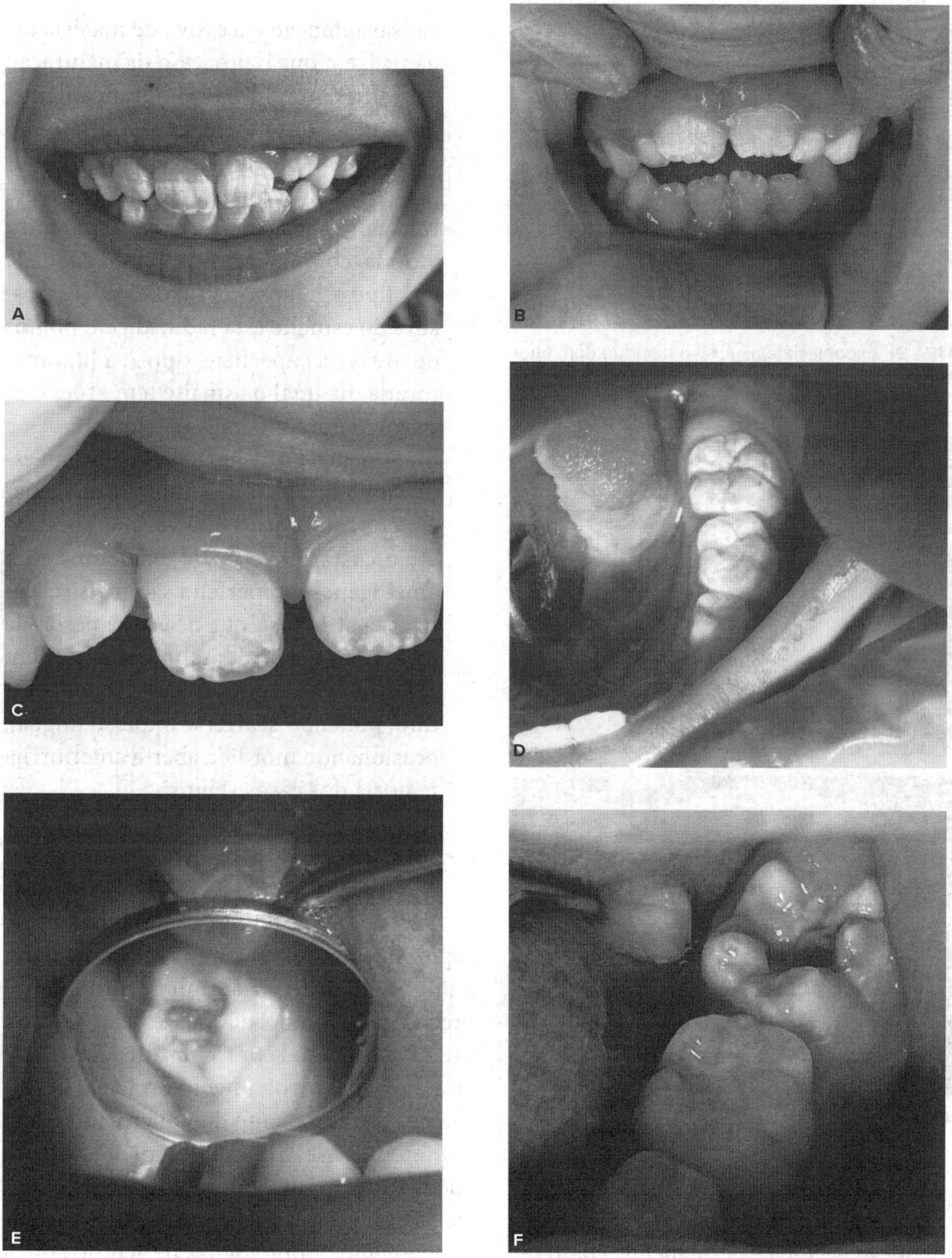

FIGURA 8 Diferentes casos clínicos para elucidar o caráter individual da hipomineralização de molares e incisivos na adolescência (HMI).

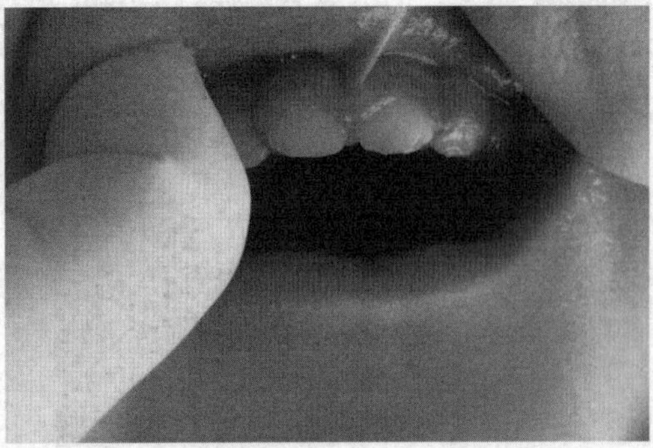

FIGURA 9 Hipoplasia em incisivo decíduo com etiologia relacionada à prematuridade.

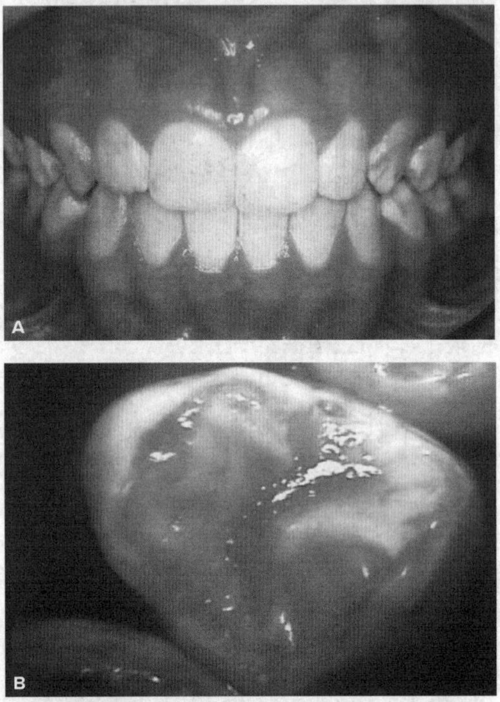

FIGURA 10 Fluorose na adolescência.

- Amelogênese imperfeita: alteração de caráter hereditário que poderá acometer a dentição decídua e permanente, como resultado da deposição inadequada dos cristais de hidroxiapatita. Essa alteração pode causar retenção excessiva de matéria orgânica, em que o processo da maturação será interrompido. Radiograficamente, os dentes com amelogenêse imperfeita apresentam falta da imagem que delimita o esmalte. Ocorre na população em geral na proporção de 1 a cada 15 mil indivíduos, em média. Pode ser classificada em: tipo 1, a hipoplásica, na qual a espessura do esmalte está reduzida em pontos ou áreas da superfície; tipo 2, a hipomaturada, na qual o esmalte tem espessura normal, porém é mais macio; e tipo 3, a hipocalcificada, na qual o esmalte tem espessura normal, mas é muito macio, opaco, com coloração que varia do branco até o castanho-escuro. Os dentes com amelogênese imperfeita são mais suscetíveis à atrição, o que ocasiona perda da dimensão vertical, assim como podem ser mais sensíveis à variação de temperatura, podendo acarretar impulso lingual, ocasionando mordida aberta anterior, na maioria dos casos (Figura 11).

CONSIDERAÇÕES FINAIS

As condições dentárias descritas neste capítulo visam fomentar ao médico pediatra a importância do encaminhamento infantil precoce ao odontopediatra. Ressalta-se que a promoção da saúde oral com adequado crescimento e desenvolvimento orofacial necessita de monitoramento dinâmico e integrado a diferentes áreas da saúde, iniciando com adequado pré-natal odontológico, seguindo com o exame orofacial neonatal e com o acompanhamento odontológico, de acordo com a necessidade individual, ao longo da infância e da adolescência.

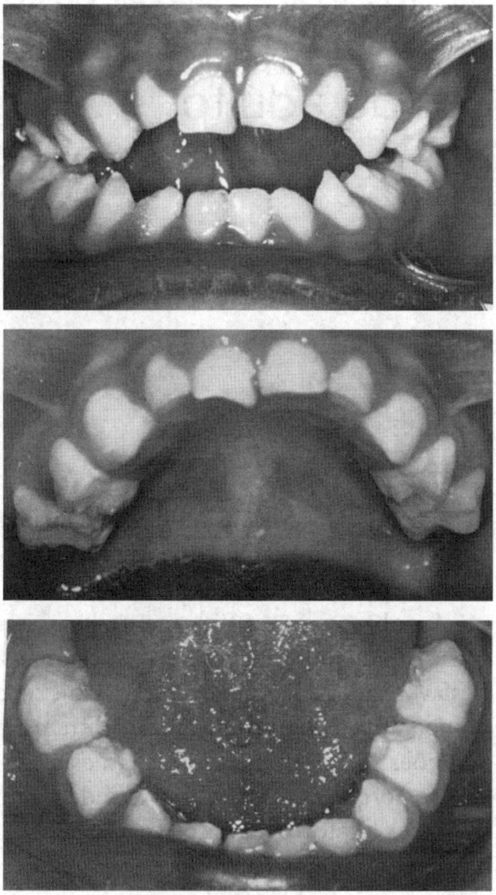

FIGURA 11 Amelogênese imperfeita de esmalte na dentição decídua.

REFERÊNCIAS BIBLIOGRÁFICAS

1. World Health Organization. Oral Health – 2018. Disponível em: https://www.who.int/news-room/fact-sheets/detail/oral-health/. Acessado em: set. 2021.
2. Tiwari T, Marinucci J, Tranby EP, Frantsve-Hawley J. The effect of well child visit location on preventative dental Visit. Children (Basel). 2021 Mar;8(3):191.
3. Ruiz DR. Classificação das oclusopatias na dentição decídua e mista. In: Guedes-Pinto AC. Odontopediatria. 9.ed. São Paulo: Santos: Grupo Gen; 2015. p.639-53.
4. Machiulskiene V, Campus G, Carvalho JC, Dige I, Ekstrand KR, Jablonski-Momeni A, et al. Terminology of dental caries and dental caries management: consensus report of a workshop organized by ORCA and Cariology Research Group of IADR. Caries Res. 2020;54(1):7-14.
5. Fejerskov O. Concepts of dental caries and their consequences for understanding the disease. Community Dent Oral Epidemiol. 1997;25(1):5-12.
6. Zero DT. Dental caries process. Dent Clin North Am. 1999;43(4):635-64.
7. Nyvad B, Baelum V. Nyvad criteria for caries lesion activity and severity assessment: a validated approach for clinical management and research. Caries Res. 2018;52(5):397-405.
8. Gimenez T, Piovesan C, Braga MM, Raggio DP, Deery C, Ricketts DN, et al. Visual inspection for caries detection: a systematic review and meta-analysis. J Dent Res. 2015;94(7):895-904.
9. Pitts N. "ICDAS": an international system for caries detection and assessment being developed to facilitate caries epidemiology, research and appropriate clinical management. Community Dent Health. 2004; 21(3):193-8.
10. Kazeminia M, Abdi A, Shohaimi S, Jalali R, Vaisi-Raygani A, Salari N, et al. Dental caries in primary and permanent teeth in children's worldwide, 1995 to 2019: a systematic review and meta-analysis. Head Face Med. 2020;16(1):22.
11. Academia Americana de Odontopediatria. Política de cárie na primeira infância (ECC): classificações, consequências e estratégias preventivas. O manual de referência de odontopediatria. Chicago, Ill.: Am Acad Pediatr Dentistry. 2020. p.79-81.
12. Xiao J, Alkhers N, Kopycka-Kedzierawski DT, Billings RJ, Wu TT, Castillo DA, et al. Prenatal oral health care and early childhood caries prevention: a systematic review and meta-analysis. Caries Res. 2019;53(4):411-21.
13. Tham R, Bowatte G, Dharmage SC, Tan DJ, Lau MX, Dai X, et al. Breastfeeding and the risk of dental caries: a systematic review and meta-analysis. Acta Paediatr. 2015;104(467):62-84.
14. Manohar N, Hayen A, Fahey P, Arora A. Obesity and dental caries in early childhood: a systematic review and meta-analyses. Obes Rev. 2020;21(3):e12960.
15. Haag DG, Peres KG, Balasubramanian M, Brennan DS. Oral conditions and health-related quality of life: a systematic review. J Dent Res. 2017;96(8):864-74.
16. Barasuol JC, Santos PS, Moccelini BS, Magno MB, Bolan M, Martins-Júnior PA, et al. Association between dental pain and oral health-related quality of life in children and adolescents: a systematic review and meta-analysis. Community Dent Oral Epidemiol. 2020; 48(4):257-63.
17. Pitts N, Baez R, Diaz-Guallory C, Donly KJ, Alberto Feldens C, McGrath C, et al. Early childhood caries: IAPD Bangkok Declaration. Int J Pediatr Dent. 2019; 29:384-6.
18. Corica A, Caprioglio A. Meta-analysis of the prevalence of tooth wear in primary dentition. Eur J Paediatr Dent. 2014;15(4):385-8.
19. Silva MJ, Scurrah KJ, Craig JM, Manton DJ, Kilpatrick N. Etiology of molar incisor hypomineralization: a systematic review. Community Dent Oral Epidemiol. 2016;44(4):342-53.

85

A prevenção das doenças do adulto desde a faixa etária pediátrica

Roseli Oselka Saccardo Sarni
Fabíola Isabel Suano de Souza

INTRODUÇÃO

A incidência e o impacto de muitas doenças infecciosas na faixa etária pediátrica diminuíram de forma expressiva no último século. Essa redução reflete os esforços da saúde pública para melhorar a nutrição, o saneamento e aprimorar os programas de imunização que reduziram doenças como a tuberculose, a meningite bacteriana e o sarampo. Apesar do panorama favorável de controle das doenças infecciosas com redução da morbimortalidade de crianças, há um crescimento exponencial na prevalência de doenças crônicas não transmissíveis (DCNT) do adulto com início precoce[1].

As DCNT representam causa importante de mortalidade em todo o mundo, sendo responsáveis por 41 milhões de mortes por ano. Na faixa etária de 30-69 anos, anualmente, mais de 15 milhões de pessoas morrem por DCNT; 85% dessas mortes prematuras ocorrem em países de baixa e média renda como o Brasil. As doenças cardiovasculares são as responsáveis pela maioria das mortes anualmente (17,9 milhões), seguidas por câncer (9,3 milhões), doenças respiratórias (4,1 milhões) e diabetes (1,5 milhão). Dessa forma, as DCNT ameaçam o progresso em direção à Agenda 2030 para o Desenvolvimento Sustentável da Organização das Nações Unidas, que inclui a meta de reduzir em um terço as mortes prematuras por essas doenças até 2030[1].

A pobreza está intimamente ligada às DCNT. Indivíduos vulneráveis e socialmente desfavorecidos adoecem e morrem mais cedo comparativamente aos que se encontram em posições sociais mais favorecidas, especialmente porque correm maior risco de serem expostos a fatores como o tabaco, práticas alimentares pouco saudáveis e acesso limitado aos serviços de saúde[2].

O excesso de peso contribui para o desenvolvimento de algumas DCNT, e tem sido observado incremento em sua prevalência em crianças e adolescentes. Nos Estados Unidos da América (EUA), a prevalência de crianças obesas com idades entre 2-19 anos aumentou drasticamente de 5% em 1960 para 19%, em 2016. Globalmente, tendências semelhantes são observadas para a prevalência de sobrepeso e obesidade em crianças[3].

No Brasil, a obesidade afeta 13,2% das crianças entre 5-9 anos acompanhadas no Sistema Único de Saúde (SUS), do Ministério da Saúde (MS), e pode trazer consequências preocupantes ao longo da vida. Nessa faixa etária, 28% apresentam excesso de peso, sinal de alerta para o risco de obesidade ainda na infância ou na vida adulta. Entre os menores de 5 anos, o índice de sobrepeso é de 14,8%, sendo que 7% já apresentam obesidade. Os dados são de 2019, baseados no índice de massa corporal (IMC) de crianças que são atendidas na Atenção Primária à Saúde[4].

Para estimar a projeção da morbimortalidade por DCNT atribuível ao excesso de peso no Brasil, no período de 2020-2030, foi realizado estudo utilizando os dados de IMC coletados por entrevista telefônica (Vigitel) junto a 730.309 mil adultos (18 anos ou mais) nas capitais de estados e no Distrito Federal, entre 2006 e 2019. Para a projeção da morbimortalidade por DCNT atribuível ao excesso de peso (IMC $\geq$ 25 kg/m^2), utilizou-se modelo de simulação por tabela de vida multiestado para estimar incidência, prevalência e mortalidade por 11 DCNT (doença coronariana, acidente vascular cerebral [AVC], hipertensão, diabetes, cirrose, doença renal crônica e cânceres de mama, cólon, pâncreas, rim e fígado), considerando a manutenção da taxa de crescimento do excesso de peso observada entre 2006 e 2019, para a próxima década. Os resultados estimaram ter havido 1.923.067 casos (mulheres = 51%) e 409.832 mortes (homens = 54,5%) por DCNT atribuíveis ao excesso de peso no Brasil, até 2030. Destacam-se com maior número de casos o diabetes (697.740 casos; 35,4% do total de casos), a doença renal crônica (607.315 casos; 30,9%) e o AVC (272.362 casos; 13,9%). Em relação às doenças com maior número de mortes, destacam-se doença coronariana (124.439 óbitos; 30,4% do total de óbitos), AVC (93.008 óbitos; 22,7%), cânceres (62.850 óbitos; 15,3% do total de óbitos) e diabetes (50.153 óbitos; 12,2%)[5].

A má alimentação é um dos principais fatores de risco relacionados à carga global de doenças no mundo. No Brasil, em 2015, ela foi o fator que mais contribuiu para os anos de vida perdidos, sendo superior, inclusive, ao uso de álcool, drogas, tabagismo e inatividade física. Ainda, a alimentação inadequada foi o principal fator de risco para mortes no mundo em 2017[6].

O Brasil foi o primeiro país a adotar, em suas diretrizes oficiais, o nível de processamento dos alimentos como forma de fazer recomendações de alimentação saudável – como demonstram o *Guia Alimentar para a População Brasileira*[7] e, mais recentemente, o *Guia Alimentar para Crianças Brasileiras Menores de 2 Anos*[8]. Além de servirem como instrumentos para incentivar práticas alimentares saudáveis no âmbito individual e coletivo, esses guias são indutores de políticas públicas que visam fomentar, apoiar e proteger a saúde e a segurança alimentar e nutricional da população brasileira. Ao adotarem uma abordagem qualitativa e orientada pelo grau de processamento dos alimentos, os guias induzem, de forma consciente, uma concepção que visa, acima de tudo, à garantia da saúde e nutrição da população brasileira e supera, consequentemente, a ideia reducionista de servirem apenas como base para ações de educação alimentar e nutricional[6].

A prática regular de atividade física é capaz de reduzir o risco de mortalidade e de melhorar a pressão arterial, o controle glicêmico, o peso corporal, os marcadores de inflamação e o do risco cardiovascular, reduzir as taxas de colesterol da lipoproteína de baixa densidade (LDL-C), elevar o colesterol da lipoproteína de alta densidade (HDL-C) e modular a sensibilidade à insulina. Ainda que com reconhecidos benefícios à saúde, estima-se que mais de 1,4 bilhão de adultos em todo o mundo não sejam suficientemente ativos[9].

O esforço coletivo intersetorial fará parte da agenda da saúde nos próximos 10 anos, em sintonia com a Agenda 2020-2030 dos Objetivos do Desenvolvimento Sustentável. O documento recentemente elaborado pelo MS e intitulado "Plano de Ações Estratégicas para o Enfrentamento das Doenças Crônicas e Agravos Não Transmissíveis no Brasil, 2021-2030" está em consonância com as recomendações mundiais e nacionais para prevenção das DCNT e para a promoção da saúde[10].

A redução de fatores de risco associados às DCNT é uma forma importante de controlá-las. Para diminuir o impacto dessas doenças para os indivíduos e a sociedade, é necessária uma abordagem intersetorial incluindo saúde, finanças, transporte, educação, agricultura, planejamento, entre outros[11]. Vale ressaltar, também, que os fatores de risco podem iniciar-se em idades precoces como a vida intrauterina e os dois primeiros anos de vida, em especial por modificações epigenéticas, e que são passíveis de um efeito cumulativo ao longo da vida com a incidência de outros fatores que podem complicar ainda mais o equilíbrio saúde/doenças. Assim, salienta-se a importância de que as estratégias de intervenção incluam todas as etapas da vida, iniciando-se o mais precocemente possível.

MECANISMOS ENVOLVIDOS NO DESENVOLVIMENTO DE DCNT COM INÍCIO NA FAIXA ETÁRIA PEDIÁTRICA

Neste tópico abordaremos alguns mecanismos envolvidos no desenvolvimento de DCNT que acometem os indivíduos em fases precoces da vida e que podem agravar-se com a ocorrência de fatores ambientais desfavoráveis ao longo da vida.

Origens desenvolvimentistas da saúde e da doença (DOHaD)

Os primeiros estudos epidemiológicos do DOHaD usaram dados de vários períodos de fome bem documentados e de coortes históricas. Entre eles, o mais conhecido é a coorte holandesa da fome, que incluía homens e mulheres nascidos antes, durante e depois da fome imposta pelos nazistas de 1944-1945. Adultos que foram expostos à fome durante o meio ou final da gestação de suas mães foram relatados como tendo tolerância à glicose mais baixa em comparação àqueles expostos no início da gestação ou nunca expostos à fome. Além disso, os adultos que foram expostos à fome durante qualquer período de gestação tinham probabilidade quase três vezes maior de ter hipertensão do que os adultos não expostos[12].

Estudos clínicos e experimentais procuraram elucidar como a má nutrição na vida intrauterina ou durante os primeiros dois anos de vida influenciavam o risco futuro de doenças. Tais estudos incluem mecanismos epigenéticos e transcricionais, estresse celular, adaptações metabólicas e endócrinas, alterações no microbioma e/ou determinantes sociais. Mecanismos epigenéticos elucidam muitos dos efeitos de longo prazo dos insultos perinatais, visto que eles podem influenciar rapidamente a expressão gênica e promover implicações duradouras na expressão gênica na vida pós-natal, resultando em doenças metabólicas.

Nas últimas décadas, o envolvimento de mecanismos epigenéticos tem sido implicado em várias doenças. As mudanças no epigenoma resultantes da interação entre fatores genéticos e ambientais desempenham papel crucial no crescimento e desenvolvimento individual. Os mecanismos epigenéticos incluem: metilação do DNA, modificações das histonas e as mediadas por micro-RNA. Micro-RNA são moléculas curtas de RNA não codificantes com 20-25 nucleotídeos de comprimento que regulam a expressão gênica pela degradação de espécies de mRNA e/ou repressão da tradução[13]. Os micro-RNA têm sido de grande interesse na regulação da homeostase dos cardiomiócitos e são implicados no aparecimento de doenças cardiovasculares entre outras.

Outro grupo importante de RNA regulatório é o lncRNA. Essas moléculas de RNA, ao contrário do micro-RNA, podem formar uma estrutura secundária e terciária complexa e servir como esponjas para eles ou fornecer um arcabouço para proteínas para formar complexos regulatórios. Estudos recentes têm demonstrado que os lncRNA regulam a diferenciação celular e o desenvolvimento de órgãos e sistemas[14].

Uma vez que as alterações epigenéticas demonstraram ser reversíveis, a manipulação de suas vias representa uma estratégia interessante na reversão das aberrações epigenéticas envolvidas com várias doenças. Atualmente há ensaios de fase clínica em desenvolvimento, inclusive com o uso de drogas que têm como alvo uma série de enzimas epigenéticas, incluindo enzimas modificadoras de histonas e metiltransferases de DNA[15].

Além das mudanças no epigenoma iniciadas por insultos durante a vida perinatal, o crescimento pós-natal em especial de crianças com crescimento intrauterino restrito também desempenha um papel importante na exacerbação dos resultados metabólicos com potencial para o desenvolvimento de doenças. Um dos principais mecanismos envolvidos nesse processo desencadeado por crescimento rápido após um período de restrição é o estresse do retículo endoplasmático[16].

Inflamação

Mudanças na resposta inflamatória de curta para longa duração podem levar a prejuízo da tolerância imunológica e ocasionar grandes alterações em todos os órgãos e tecidos, bem como na fisiologia celular normal, elevando o risco de DCNT em todas as idades. Além disso, a inflamação crônica sistêmica de baixo grau durante a vida intrauterina e a infância pode ter consequências graves para o desenvolvimento por indução do estresse oxidativo, resultando no aumento do risco de DCNT ao longo da vida[17].

As doenças relacionadas à inflamação crônica aumentaram drasticamente, em especial para indivíduos que vivem em países industrializados seguindo um estilo de vida ocidental. Além disso, o estilo de vida e hábitos alimentares inadequados, além da exposição a poluentes ambientais, podem exacerbar o estresse oxidativo e regular positivamente as vias de sinalização mitogênica, ocasionando perturbações genômicas e epigenômicas. Outras evidências que avaliaram o efeito do estilo de vida no desenvolvimento da inflamação crônica vêm de um estudo com 210 gêmeos saudáveis entre 8-82 anos de idade que mostrou que fatores não hereditários são fortes contribuintes para as diferenças na inflamação crônica entre os indivíduos na dependência da exposição a fatores ambientais, chamada coletivamente de expossoma. O fenômeno representa um dos principais motores da resposta inflamatória crônica de baixo grau.

De forma sintética, o acima exposto refere-se à exposição ao longo da vida de uma pessoa a elementos físicos, químicos e biológicos, desde a vida intrauterina, que contribuem para a inflamação crônica e o desenvolvimento de DCNT[18].

Atividade física

O músculo esquelético é um órgão endócrino que produz e libera na circulação citocinas e pequenas proteínas, chamadas miocinas. Isso ocorre principalmente durante a contração muscular e contribui para reduzir a inflamação sistêmica. Assim, a baixa atividade física pode promover várias alterações fisiopatológicas relacionadas à inflamação, incluindo resistência à insulina, dislipidemia, disfunção endotelial, hipertensão e perda de massa muscular (sarcopenia), que aumentam o risco de DCNT[17].

A inatividade física pode, também, aumentar o risco de DCNT porque está ligada à obesidade e, em particular, ao excesso de tecido adiposo visceral (TAV); gatilho significativo de inflamação. O TAV é um órgão endócrino, imunológico e metabolicamente ativo composto por várias células (incluindo células do sistema imunológico, como os macrófagos) que se expande principalmente pela hipertrofia dos adipócitos, o que pode levar a áreas de hipóxia e até à morte celular, resultando na ativação de células indutíveis por hipóxia ou fator-1-alfa e no aumento da produção de espécies reativas de oxigênio. Esses eventos contribuem para a secreção de moléculas pró-inflamatórias, incluindo adipocinas, citocinas (por exemplo, IL-1-beta, IL-6, TNF-alfa) e quimiocinas por adipócitos, células endoteliais e macrófagos. Isso, por sua vez, leva à infiltração de várias células imunes no TAV, incluindo monócitos, neutrófilos, células dendríticas, células B, células T e linfócitos NK, com redução de células T reguladoras, amplificando assim a inflamação, que pode eventualmente se tornar prolongada e sistêmica em alguns indivíduos. Além disso, o TNF-alfa e outras moléculas podem levar à resistência à insulina nos adipócitos, o que aumenta a lipólise, com a liberação de ácidos graxos livres para a circulação e para outros órgãos, como o pâncreas e o fígado, onde podem contribuir para a disfunção das células beta, a resistência à insulina e a esteatose hepática. Sabe-se que essas dinâmicas ocorrem em adultos e podem promover o risco de doenças relacionadas à idade, mas que se iniciam durante a infância[17].

Microbioma

O microbioma intestinal também contribui, entre outras alterações, para a inflamação crônica de baixo grau, em especial na vigência do excesso de peso. As mudanças no microbioma intestinal também cursam com aumento da permeabilidade intestinal e endotoxemia. A endotoxemia ativa os receptores *Toll-like* em células imunes, colaborando para condições metabólicas mediadas por inflamação, como a resistência à insulina. Curiosamente, as concentrações séricas de zonulina, proteína relacionada à permeabilidade intestinal, parecem estar elevadas em crianças e adultos obesos e em pessoas com diabetes tipo 2. De forma mais ampla, tem-se a hipótese de que existe um equilíbrio complexo no ecossistema intestinal que, se rompido, pode comprometer sua função e integridade e, por sua vez, causar inflamação crônica de baixo grau.

Assim, pode ser importante identificar possíveis gatilhos de disbiose e hiperpermeabilidade intestinal, o que poderia incluir o uso excessivo de antibióticos, anti-inflamatórios não esteroides e inibidores da bomba de prótons; falta de exposição microbiana induzida por higiene excessiva e contato reduzido com animais e solos naturais, que é um fenômeno muito recente na história evolutiva humana; excesso de peso e dieta[17].

Alimentação

A dieta que se tornou amplamente adotada em muitos países nos últimos 40 anos é relativamente baixa em frutas, verduras e legumes e em outros alimentos ricos em fibras e prebióticos (com baixo consumo de alimentos *in natura* e minimamente processados) e rica em grãos refinados e alimentos industrializados ultraprocessados. Esse padrão de dieta pode alterar a composição e a função da microbiota intestinal, aumentar a permeabilidade intestinal e ocasionar mudanças epigenéticas no sistema imunológico.

Mas a influência da dieta na inflamação não se limita a esses efeitos. Assim, podemos citar, por exemplo, a participação dos produtos finais de glicação e lipoxidação avançada que são absorvidos por via oral e formados durante o processamento de alimentos ou quando estes são cozidos em altas temperaturas e em condições de baixa umidade. Esses produtos aumentam o apetite e estão ligados à obesidade e consequente inflamação. Além disso, alimentos de alta carga glicêmica, como açúcares isolados e grãos refinados, que são ingredientes comuns na maioria dos ultraprocessados, podem causar aumento do estresse oxidativo com ativação de genes inflamatórios[17].

Outros componentes da dieta que parecem influenciar a inflamação incluem os ácidos graxos *trans* e o sal da dieta. Por exemplo, foi demonstrado que o sal predispõe a fenótipo pró-inflamatório dos macrófagos, caracterizado pela diferenciação aumentada de células T $CD4^+$ *naïve* em células T auxiliares TH-17, que são altamente inflamatórias. Além disso, a alta ingestão de sal pode causar mudanças na composição da microbiota intestinal, com população reduzida de *Lactobacillus* observada em estudos experimentais e em humanos. Estudo de coorte recente com 44.551 adultos franceses acompanhados por sete anos mostrou que o incremento de 10% na proporção de consumo de alimentos ultraprocessados foi associado a risco 14% maior de mortalidade por todas as causas[19].

Os ácidos graxos de cadeia longa ômega-3, especialmente os ácidos eicosapentaenoico e docosaexaenoico, modulam a expressão de genes envolvidos no metabolismo e na inflamação. Mais importante, eles são precursores de moléculas como resolvinas, maresinas e protectinas que estão envolvidas na resolução da inflamação. O baixo consumo de peixes e o alto consumo de óleos vegetais ricos em ácido linoleico são os principais contribuintes para a crescente incidência mundial de baixo *status* de ômega-3[17].

Estudo brasileiro descreveu a magnitude do consumo de alimentos ultraprocessados na população adulta (18 anos ou mais) das capitais das 27 unidades federativas do Brasil e sua associação com variáveis sociodemográficas. Os dados dos participantes (n = 52.443) foram provenientes do "Sistema nacional de vigilância de fatores de risco e proteção para doenças crônicas por inquérito telefônico" (Vigitel, 2019). A frequência de alto consumo de alimentos ultraprocessados foi de 18,2% (IC95%: 17,4-19,0). Na análise ajustada por sexo e idade, a frequência de consumo elevado de alimentos ultraprocessados foi significativamente menor entre os com nível superior de escolaridade (12 ou mais anos de estudo), não havendo diferenças entre os demais níveis. Os autores concluíram que os alimentos ultraprocessados são consumidos com alta frequência na população brasileira adulta das 27 capitais da federação. Ser do sexo masculino, ser mais jovem e ter escolaridade inferior à universitária são condições que aumentam, de forma independente, o consumo desses alimentos[20].

Revisão sistemática e metanálise (43 estudos, n=891.723 indivíduos) demonstraram entre o consumo de alimentos ultraprocessados com risco aumentado de sobrepeso (OR: 1,36; IC95%: 1,23-1,51; $p < 0,001$] obesidade (OR: 1,51; IC95%: 1,34-1,70; $p < 0,001$), obesidade abdominal (OR: 1,49; IC95%: 1,34-1,66; $p < 0,0001$), mortalidade por todas as causas (HR: 1,28; IC95%: 1,11-1,48; $p = 0,001$), síndrome metabólica (OR: 1,81; IC95%: 1,12-2,93; $p = 0,015$) e depressão em adultos (HR: 1,22; IC95%: 1,16-1,28, $p < 0,001$). O estudo ressalta a importância de ampliar estudos na faixa etária pediátrica[21]. Além disso, um ensaio clínico *crossover*, randômico e controlado de duas semanas com 20 adultos com peso estável mostrou que o consumo elevado de alimentos ultraprocessados levava ao aumento da ingestão de energia com ganho substancial de peso corporal e de massa gorda[22].

Em relação ao aleitamento materno, metanálises indicam proteção contra infecções e má oclusão dentária, aumento da inteligência e redução de DCNT muito prevalentes como a obesidade e o diabetes. Além disso, a ampliação do aleitamento materno em nível quase universal poderia prevenir 823 mil mortes anuais em crianças menores de cinco anos e 20 mil mortes anuais por câncer de mama[23].

A utilização de fórmulas infantis, por sua composição e produção industrial, que inclui a exposição ao calor, eleva os produtos finais de glicação, como carboximetil lisina, para quase 35 vezes mais do que no leite materno de mães saudáveis. A absorção foi confirmada em estudos anteriores, demonstrando uma correlação entre esses produtos na fórmula e seus níveis circulantes em recém-nascidos[24].

FATORES ASSOCIADOS AO AUMENTO NA PREVALÊNCIA DE DCNT

Vários fatores podem aumentar o risco para desenvolver DCNT e podem ser classificados de diferentes maneiras. Em uma abordagem simplificada, os fatores de risco são classificados como fatores modificáveis e não modificáveis. Os fatores de risco modificáveis envolvem hipertensão, tabagismo, *diabetes mellitus*, sedentarismo, obesidade e colesterol alto, enquanto os fatores de risco não modificáveis envolvem idade, sexo, fatores genéticos, raça e etnia. Os fatores não modificáveis também podem ser divididos em três classes:

1. Fatores biológicos, como sobrepeso, dislipidemia, hiperinsulinemia e hipertensão.
2. Fatores comportamentais, como dieta, falta de atividade física, tabagismo e consumo de álcool.
3. Fatores sociais, que envolvem combinações complexas de parâmetros socioeconômicos, culturais e ambientais em interação.

É fato, também, que, além desses principais fatores de risco, há determinantes socioeconômicos, como a pobreza, a desigualdade social, o desemprego, a instabilidade social, o comércio injusto e os desequilíbrios globais que contribuem para o agravamento dos fatores anteriormente descritos[25].

A obesidade é o terceiro principal fator de risco que provoca a maioria das mortes e incapacidades em mulheres no Brasil, e o quinto entre homens. As competências da atenção primária à saúde no cuidado à pessoa com obesidade envolvem vigilância alimentar e nutricional, estratificação de risco, ações de promoção à saúde intersetoriais e com participação social, promoção da alimentação adequada e saudável, orientações quanto ao estilo de vida, apoio ao autocuidado, assistência terapêutica multiprofissional, inclusive àqueles que realizaram procedimento cirúrgico, coordenação do cuidado (encaminhamento aos outros níveis de atenção) e acolhimento adequado[6].

A seguir discorreremos de forma mais detalhada sobre a alimentação e a atividade física e a implicação desses aspectos na prevenção de DCNT.

Alimentação

Os resultados de uma gravidez saudável na saúde do concepto em curto e longo prazo são mais prováveis se as mulheres iniciam a gestação com IMC normal, sendo fisicamente ativas e praticando uma alimentação saudável sem o consumo de álcool e prática do tabagismo. Abordar a nutrição e o estilo de vida antes mesmo da concepção é de particular importância em relação à obesidade materna, que tem grande influência tanto nos resultados imediatos da gravidez quanto no risco de a criança de se tornar obesa e contrair outras DCNT posteriormente. Estudos de intervenção recentes têm mostrado que, para grávidas obesas, tanto intervenções farmacológicas (metformina) quanto comportamentais (dieta/atividade física) durante a gestação têm impacto limitado sobre os resultados perinatais maternos e infantis, sugerindo assim a necessidade de intervenção antes da concepção. Os profissionais de saúde devem prestar atenção especial ao peso corporal e ao IMC das mulheres em idade reprodutiva e, quando apropriado e possível, fornecer orientações no intuito de melhorar os hábitos e comportamento alimentar e de modificar o estilo de vida incentivando a prática de atividade física[26].

Em 2021, o MS lançou o "Protocolo de uso do Guia Alimentar para a População Brasileira na Orientação Alimentar de Gestantes" como um instrumento de apoio à prática clínica na atenção primária à saúde[27].

Nos dois primeiros anos de vida, o incremento rápido de peso, além do ganho médio de peso definido por padrões de crescimento de referência, foi consistentemente associado ao aumento do risco de obesidade subsequente em várias metanálises[28]. A velocidade de ganho de peso é influenciada pelas práticas de alimentação em bebês e crianças pequenas que passam pela promoção e incentivo ao aleitamento materno exclusivo até o sexto mês e complementado até dois anos ou mais e por alimentação complementar saudável, oportuna e responsiva, de acordo com o preconizado pelo Guia Alimentar para Crianças Menores de 2 Anos. Ingestão total de energia, densidade energética e má qualidade da dieta com início precoce de alimentos ultraprocessados na primeira infância foram associadas a maior IMC posterior, sobrepeso e obesidade em alguns estudos. Os efeitos benéficos do aleitamento materno na redução futura de DCNT como obesidade, diabetes e hipercolesterolemia foram mostrados na metanálise realizada por Horta et al.[28]

Em relação à alimentação saudável, mais recentemente, a comunidade científica passou a questionar o impacto sobre a saúde humana de outras dimensões de nossa alimentação, como o grau de processamento dos alimentos. Assim, em 2010, Monteiro et al. propuseram uma nova classificação dos alimentos chamada NOVA e baseada na extensão e propósito do processamento industrial, que resultou nos grupos: alimentos *in natura* ou minimamente processados; ingredientes culinários; alimentos processados e ultraprocessados. Em 2014, a NOVA deu fundamento científico e embasou as recomendações do *Guia Alimentar para a População Brasileira*, o que fez com que a classificação tivesse impacto direto em políticas públicas de nutrição e saúde no Brasil[7].

De acordo com a classificação NOVA: alimentos *in natura* são aqueles obtidos diretamente de plantas ou animais (como folhas e frutos ou ovos e leite) e adquiridos para consumo sem que tenham sofrido qualquer alteração após deixarem a natureza. Alimentos minimamente processados são alimentos *in natura* que, antes de sua aquisição, foram submetidos a limpeza, remoção de partes não comestíveis ou não desejadas, secagem, embalagem, pasteurização, resfriamento, congelamento, fermentação e outros processos que não adicionam sal, açúcar, óleos, gorduras ou outras substâncias ao alimento original. Os ingredientes culinários (sal, açúcar, óleos e gorduras) são aqueles utilizados para temperar e cozinhar alimentos e criar preparações culinárias. Alimentos processados, em geral, são reconhecidos como versões modificadas do alimento original, sendo produzidos com os alimentos *in natura* e ingredientes culinários. Alimentos ultraprocessados são formulações industriais prontas para consumo e feitas inteira ou majoritariamente de substâncias extraídas de alimentos (óleos, gorduras, açúcar, amido, proteínas), derivadas de constituintes de alimentos (gorduras hidrogenadas, amido modificado) ou sintetizadas em laboratório com base em matérias orgânicas como petróleo e carvão (corantes, aromatizantes, realçadores de sabor e vários tipos de aditivos usados para dotar os produtos de propriedades sensoriais atraentes).

A associação do consumo de alimentos ultraprocessados com a incidência de obesidade, diabetes, doenças cardiovasculares e depressão e com a menor expectativa de vida foi confirmada por grandes estudos de coorte realizados na Espanha, EUA e Reino Unido. No Brasil, estudo mostrou que a redução de 75% do consumo de gordura saturada, gordura *trans*, sal e açúcar provenientes de alimentos ultraprocessados e de ingredientes culinários poderia reduzir em até 29% a mortalidade por doenças cardiovasculares[29].

No ano 2020 foram publicadas 6 revisões sistemáticas sobre estudos que, valendo-se da classificação NOVA, analisaram a associação entre consumo de alimentos ultraprocessados e saúde, todas elas concluindo pelo impacto negativo que aquele consumo exerce sobre um grande número de doenças de grande relevância epidemiológica em todo o mundo. Revisões sistemáticas e metanálises recentes mostraram, também, associação entre ingestão de alimentos ultraprocessados e risco aumentado de várias condições crônicas, especialmente obesidade e doenças cardiometabólicas[30].

Atividade física

Muitos países e organizações como o American College of Sports Medicine e a Organização Mundial da Saúde (OMS) publicaram diretrizes de atividade física para fornecer recomendações baseadas em evidências. Essas diretrizes são para crianças pequenas, adolescentes, adultos, idosos e pessoas com doenças crônicas.

A prevalência de inatividade física corresponde ao percentual de indivíduos adultos que não realizam, conforme recomendações, pelo menos 150 minutos de atividade física aeróbica de intensidade moderada por semana ou pelo menos 75 minutos de atividade física vigorosa por semana; para crianças de 5-17 anos, pelo menos 60 minutos de atividade física diária de intensidade moderada a vigorosa. Achados recentes mostram um aumento na inatividade física em todo o mundo, o que se intensificou por ocasião da pandemia de Covid-19[31].

Em 2021 o MS lançou o *Guia de Atividade Física para a População Brasileira*. No *Guia*, a atividade física é abordada em todos os ciclos de vida – crianças, adolescentes, adultos e idosos –, em algumas condições – gestantes e pessoas com deficiência –, além do destaque para a educação física escolar. Também são esclarecidos alguns conceitos importantes, como o de atividade física e seus domínios, o de exercício físico e o de comportamento sedentário. Esse documento é direcionado à população brasileira com foco na promoção da saúde por meio da atividade física[32].

Por fim, cabe salientar que a prevenção e o controle das DCNT podem ser alcançados em todas as idades. No entanto, sabendo que o estado de saúde das mulheres antes e durante a gravidez influencia a suscetibilidade das crianças às DCNT na vida adulta, pode-se inferir que essa é a estratégia mais importante para controlar tais doenças, porque visa à raiz do problema. Para todas as faixas etárias, o incentivo à alimentação saudável (Guias), o aumento da atividade física nas escolas e locais de trabalho, o monitoramento da qualidade do ar e a oferta de zonas livres de fumo são estratégias importantes para a prevenção. Outras medidas, como a tributação e a criação de políticas restritas para a comercialização de alimentos não saudáveis, bebidas açucaradas, tabaco e álcool, também podem melhorar muito as estatísticas de saúde. Além disso, como crianças e idosos obesos apresentam alto risco de isolamento social, é importante, para sua saúde mental e física, estarem envolvidos em atividades sociais[33].

Na fase da adolescência há aquisição de novos hábitos por vezes nocivos, como fumar e consumir bebidas alcoólicas, que podem contribuir significativamente para o risco de DCNT. Esses maus hábitos podem continuar durante a idade adulta com aspectos adicionais enfrentados pelos adultos nos locais de trabalho, incluindo estressores financeiros, desemprego, carreiras insatisfatórias e baixo engajamento social, que influenciam o progresso das DCNT. A aposentadoria e o abandono do local de trabalho podem representar novos desafios entre os idosos e influenciar o desenvolvimento de doenças. A má nutrição, a falta de atividade física, o uso de álcool e de tabaco, o isolamento social e o estresse financeiro afetam diretamente os idosos e promovem fortemente as DCNT[33].

ESTRATÉGIAS PARA REDUÇÃO DAS DCNT COM ÊNFASE NA FAIXA ETÁRIA PEDIÁTRICA

Artigo de revisão recente propõe, tendo em consideração a dimensão do problema que as DCNT representam, que as estratégias sejam distribuídas em níveis:

1. Nível global (OMS): desenvolvimento de políticas e planos para prevenção e combate, apoio ao desenvolvimento de pesquisas, monitoramento das DCNT e identificação de parceiros para potencializar as ações.
2. Nível país (órgãos governamentais e não governamentais): melhorar a alocação de recursos para a atenção primária à saúde, promover parcerias colaborativas entre os setores públicos e privados para a implementação de um plano de prevenção e combate às DCNT, elaboração de protocolos e capacitação dos profissionais que atuam na atenção primária à saúde.
3. Nível sociedade (escolas, universidades e locais de trabalho): oferecer alimentação saudável e oportunidades para a prática de atividade física no local, trabalhar na orientação quanto à prevenção e controle das DCNT.
4. Nível individual: conscientização quanto aos hábitos alimentares saudáveis, comportamento alimentar e estilo de vida adequado[33].

Como resposta ao desafio das DCNT, o MS do Brasil, pelo "Plano de ações estratégicas para o enfrentamento das doenças crônicas não transmissíveis (DCNT) no Brasil 2011-2022", tem implementado importantes políticas de enfrentamento dessas doenças, com destaque para a Organização da Vigilância de DCNT, cujo objetivo é conhecer a distribuição, a magnitude e a tendência das doenças crônicas e agravos e seus fatores de risco, além de apoiar as políticas públicas de promoção à saúde.

A Política Nacional de Promoção da Saúde tem priorizado diversas ações no campo da alimentação saudável, atividade física, prevenção do uso do tabaco e álcool e, também, é uma prioridade de governo. Dentre as ações de enfrentamento do tabagismo, destacam-se as ações regulatórias, como proibição da propaganda de cigarros, advertências sobre o risco de problemas nos maços do produto e adesão à Convenção-Quadro para o Controle do Tabaco em 2006. No campo da alimentação saudável, o incentivo ao aleitamento materno tem sido uma iniciativa importante, ao lado do Guia Alimentar para a População

Brasileira e do Guia Alimentar para Crianças Menores de 2 Anos, da rotulagem dos alimentos e dos acordos com a indústria para a eliminação das gorduras *trans* e redução no conteúdo de sal dos alimentos. Há também o programa Farmácia Popular/Saúde Não Tem Preço, que passou a ofertar medicamentos para hipertensão e diabetes, atualmente com mais de 17.500 farmácias privadas já cadastradas para a distribuição gratuita. O objetivo do Plano de Enfrentamento de DCNT é o de promover o desenvolvimento e a implementação de políticas públicas efetivas, integradas, sustentáveis e baseadas em evidências para a prevenção e o controle das DCNT e seus fatores de risco e fortalecimento dos serviços de saúde[34].

Tendo em vista a importância da participação da obesidade no cenário de DCNT, é preciso intensificar ações voltadas para a prevenção e o combate objetivando que indivíduos com excesso de peso possam reduzir a gravidade dessa condição e, com isso, reduzir o risco de desenvolverem essas doenças. É necessário que a obesidade passe a ser considerada não apenas uma doença importante, mas também um grave fator de risco para outras DCNT, que merece atenção por parte dos profissionais de saúde e da população. Estudos apontam que, quando os profissionais de saúde não falam sobre a obesidade, os indivíduos presumem que ela não é um problema e acabam por ignorá-la[35].

O consumo de alimentos processados e ultraprocessados, de bebidas açucaradas, o tamanho exagerado das porções, a propaganda abusiva de alimentos e o sedentarismo são todos itens relacionados ao ambiente obesogênico que as crianças e adolescentes estão expostos atualmente. Nesse sentido, conforme anteriormente mencionado, há materiais disponíveis visando a estilo de vida e hábitos alimentares saudáveis: *Guia de Atividade Física para a População Brasileira*[32], *Guia Alimentar para a População Brasileira*[7] e *Guia Alimentar para Crianças Menores de 2 Anos*[8].

Em 2021 o MS do Brasil lançou a estratégia nacional para combater a obesidade infantil, com várias ações previstas. A Estratégia de Prevenção e Atenção à Obesidade Infantil (PROTEJA) é uma iniciativa da Coordenação-Geral de Alimentação e Nutrição do Departamento de Promoção da Saúde da Secretaria de Atenção Primária à Saúde do Ministério da Saúde que tem como objetivo deter o avanço da obesidade infantil e contribuir para a melhoria da saúde e da nutrição das crianças brasileiras. O documento se destina a gestores estaduais, municipais e distritais, profissionais da Atenção Primária à Saúde (APS) e parceiros com o intuito de apresentar a estratégia e apoiar a implementação de ações em nível municipal[36].

Outra estratégia é a campanha "1, 2, 3 e já! Vamos prevenir a obesidade infantil", veiculada na televisão e nas mídias sociais. A ideia é incentivar as crianças a seguirem três passos simples para evitar o sobrepeso: alimentação saudável, atividade física e brincadeiras longe das telas da TV, celular e jogos eletrônicos. Por fim, a estratégia apresenta várias etapas no sentido de ampliar sua abrangência na prevenção e combate à obesidade infantil.

Mais recentemente, o MS lançou o plano de Ações Estratégicas para o Enfrentamento das Doenças Crônicas e Agravos Não Transmissíveis no Brasil, 2021-2030 (Plano de Dant), que se apresenta como diretriz para a prevenção dos fatores de risco das DCNT e para a promoção da saúde da população com vistas a dirimir desigualdades em saúde. Cabem em seu escopo a criação e o fortalecimento de políticas e programas intersetoriais, a estratégia de organização de serviços em rede, a construção de governança de processos, a produção de informações direcionadas à tomada de decisão baseada em evidências,

QUADRO 1 Recomendações de atividade física para crianças, Ministério da Saúde

Idade	Tempo de atividade	Tipo de atividade
Até 1 ano	30 minutos/dia de bruços. Pode ser distribuído ao longo do dia.	Brincadeiras e jogos que envolvam atividades que deixem a criança de bruços ou sentada movimentando braços e pernas e que estimulem a criança a alcançar, segurar, puxar, empurrar, engatinhar, rastejar, rolar, equilibrar-se com ou sem apoio, sentar e levantar, entre outras.
Entre 1-2 anos	3 horas/dia, podendo ser distribuídas ao longo do dia.	Brincadeiras e jogos que envolvam atividades como equilibrar nos dois pés, equilibrar num pé só, girar, rastejar, andar, correr, saltitar, escalar, pular, arremessar, lançar, quicar e segurar, entre outras.
Entre 3-5 anos	3 horas ao menos por dia de atividades físicas de qualquer intensidade, sendo, no mínimo, 1 hora de intensidade moderada a vigorosa, que pode ser acumulada ao longo do dia.	Brincadeiras e jogos que envolvam atividades como caminhar, correr, girar, chutar, arremessar, saltar e atravessar ou escalar objetos, entre outras. Nessa idade, a atividade física também pode ser realizada na aula de educação física escolar, natação, ginástica, lutas, danças e esportes. Ainda, por meio do deslocamento ativo, como a pé ou de bicicleta, sempre acompanhado dos pais ou responsáveis.
Entre 6-17 anos	60 minutos ou mais de atividade física por dia. Dar preferência para aquelas que façam a sua respiração e os batimentos do seu coração aumentarem. Como parte desses 60 minutos ou mais por dia, inclua, em pelo menos 3 dias na semana, atividades de fortalecimento dos músculos e ossos, que envolvam movimentos como: saltar (como você faz ao pular corda), puxar ou empurrar (como você faz para movimentar algum objeto ou peso ou brincar de cabo de guerra).	No seu tempo livre: antes ou depois das suas atividades na escola, reserve algum tempo para fazer atividade física com os amigos, com a família ou sozinho, fazendo aquilo de que você gosta. Você pode caminhar, correr, empinar pipa, dançar, nadar, pedalar, surfar, jogar futebol, vôlei, basquete, bocha, tênis, peteca ou frescobol, fazer ginástica ou artes marciais ou participar de brincadeiras e jogos, como esconde-esconde, pega-pega, pular corda, saltar elástico, queimada/baleado/carimba/caçador, jogar taco/bete, entre outras. No seu deslocamento: sempre que possível, faça seus deslocamentos a pé ou de bicicleta, de *skate*, de patins ou de patinete (sem motor), por exemplo. Você pode fazer esses deslocamentos na sua ida e volta para a escola, para o estágio, para o mercado, para a casa de amigos ou para a Unidade Básica de Saúde.

Fonte: extraído do *Guia de Atividade Física para a População Brasileira*, 2021[3].

o controle social e a inovação na gestão, na pesquisa e nos serviços de saúde[10].

Em resumo, muitas DCNT têm origem na faixa etária pediátrica, e a exposição a fatores de risco em fases precoces da vida (vida intrauterina e os 2 primeiros anos de vida) contribui para seu desenvolvimento em adultos. Dada a alta prevalência e a complexidade dos fatores de risco relacionados às DCNT na faixa etária pediátrica, como a obesidade, a janela de intervenção para reduzir sua prevalência deve ser modificada da idade adulta para a infância. Abordagens de prevenção eficazes que promovam hábitos alimentares e estilo de vida saudáveis para mulheres em idade reprodutiva, crianças e adolescentes precisam ser implementadas com urgência para reduzir a carga de DCNT.

REFERÊNCIAS BIBLIOGRÁFICAS

1. Diseases and Injuries Collaborators 2020. Global burden of 369 diseases and injuries in 204 countries and territories, 1990-2019: a systematic analysis for the Global Burden of Disease Study 2019. Lancet. 2020; 396(10258):1204-22.
2. Vilar-Compte M, Burrola-Méndez S, Lozano-Marrufo A, Ferré-Eguiluz I, Flores D, Gaitán-Rossi P, et al. Urban poverty and nutrition challenges associated with accessibility to a healthy diet: a global systematic literature review. Int J Equity Health. 2021;20(1):40.
3. Anderson E, Durstine JL. Physical activity, exercise, and chronic diseases: a brief review. Sports Med Health Sci. 2019;1(1):3-10.
4. Brasil. Ministério da Saúde. Datasus. Sistema de Vigilância Alimentar e Nutricional [internet]. 2018. Disponível em: http://sisaps.saude.gov.br/sisvan/relatoriopublico/index. Acesso em: nov. 2021.
5. Giannichi BV, Resende B, Paiva LS, Ferrari G, Adami F, Nilson E, et al. Projeção das doenças crônicas atribuível ao excesso de peso no Brasil em 2020-2030. In: Anais do 11º Congresso Brasileiro de Epidemiologia, Fortaleza, 2021. Disponível em: https://proceedings.science/epi-2021/papers/projecao-das-doencas-cronicas-atribuivel-ao-excesso-de-peso-no-brasil--em-2020-2030. Acesso em: jan. 2022.
6. Bortolini GA, Oliveira TFV, Silva SA, Santin RC, Medeiros OL, Spaniol AM. Ações de alimentação e nutrição na atenção primária à saúde no Brasil. Rev Panam Salud Publica. 2020;44:e39.
7. Brasil. Ministério da Saúde. Guia Alimentar para a População Brasileira. 2.ed. Brasília: Ministério da Saúde; 2014. Disponível em: http://bvsms.saude.gov.br/bvs/publicacoes/guia_alimentar_populacao_brasileira_2ed.pdf. Acesso em: dez. 2021.
8. Brasil. Ministério da Saúde. Guia Alimentar para Crianças Menores de 2 Anos. Brasília: Ministério da Saúde; 2019. Disponível em: http://aps.saude.gov.br. Acesso em: dez. 2021.
9. da Silva PSC, Boing AF. Fatores associados à prática de atividade física no lazer: análise dos brasileiros com doenças crônicas. Cien Saude Colet. 2022;26(11):5727-38.
10. Brasil. Ministério da Saúde. Secretaria de Vigilância em Saúde. Departamento de Análise em Saúde e Vigilância de Doenças Não Transmissíveis. Plano de ações estratégicas para o enfrentamento das doenças crônicas e agravos não transmissíveis no Brasil 2021-2030. Disponível em: https://www.gov.br/saude/pt-br/centrais-de-conteudo/publicacoes/publicacoes-svs/doencas-cronicas-nao-transmissiveis-dcnt/09-plano-de--dant-2022_2030.pdf/view#:~:text=O%20plano%20de%20A%C3%A7%C3%B5es%20Estrat%C3%A9gicas,a%20dirimir%20desigualdades%20em%20sa%C3%BAde. Acesso em: nov. 2021.
11. Airhihenbuwa CO, Tseng TS, Sutton VD, Price L. Global perspectives on improving chronic disease prevention and management in diverse settings. Prev Chronic Dis. 2021;18:E33.
12. Lumey LH, Stein AD, Kahn HS, van der Pal-de Bruin KM, Blauw GJ, Zybert PA, et al. Cohort profile: the Dutch Hunger Winter families study. Int J Epidemiol. 2007;36(6):1196-204.
13. Hoffman DJ, Reynolds RM, Hardy DB. Developmental origins of health and disease: current knowledge and potential mechanisms. Nutr Rev. 2017;75(12):951-70.
14. Goyal D, Limesand SW, Goyal R. Epigenetic responses and the developmental origins of health and disease. J Endocrinol. 2019;242(1):T105-T119.
15. Pagiatakis C, Musolino E, Gornati R, Bernardini G, Papait R. Epigenetics of aging and disease: a brief overview. Aging Clin Exp Res. 2021;33(4):737-45.
16. Claris O, Beltrand J, Levy-Marchal C. Consequences of intrauterine growth and early neonatal catch-up growth. Semin Perinatol. 2010;34(3):207-10.
17. Furman D, Campisi J, Verdin E, Carrera-Bastos P, Targ S, Franceschi C, et al. Chronic inflammation in the etiology of disease across the life span. Nat Med. 2019;25(12):1822-32.
18. Brodin P, Jojic V, Gao T, Bhattacharya S, Angel CJ, Furman D, et al. Variation in the human immune system is largely driven by non-heritable influences. Cell. 2015;160(1-2):37-47.
19. Schnabel L, Kesse-Guyot E, Allès B, Touvier M, Srour B, Hercberg S, et al. Association between ultraprocessed food consumption and risk of mortality among middle-aged adults in France. JAMA Intern Med. 2019;179(4):490-8.
20. Costa CDS, Sattamini IF, Steele EM, Louzada MLDC, Claro RM, Monteiro CA. Consumption of ultra-processed foods and its association with sociodemographic factors in the adult population of the 27 Brazilian state capitals (2019). Rev Saude Publica. 2021;55:47.
21. Lane MM, Davis JA, Beattie S, Gómez-Donoso C, Loughman A, O'Neil A, et al. Ultraprocessed food and chronic noncommunicable diseases: a systematic review and meta-analysis of 43 observational studies. Obes Rev. 2021;22(3):e13146.
22. Hall KD, Ayuketah A, Brychta R, Cai H, Cassimatis T, Chen KY, et al. Ultra-processed diets cause excess calorie intake and weight gain: an inpatient randomized controlled trial of ad libitum food intake. Cell Metab. 2020;32(4):690. Erratum for: Cell Metab. 2019;30(1):67-77.e3.
23. Victora CG, Bahl R, Barros AJ, França GV, Horton S, Krasevec J, et al. Breastfeeding in the 21st century: epidemiology, mechanisms, and lifelong effect. Lancet. 2016;387(10017):475-90.
24. Prosser CG, Carpenter EA, Hodgkinson AJ. Nε-carboxymethyllysine in nutritional milk formulas for infants. Food Chem. 2019;274:886-90.

25. Adams ML, Grandpre J, Katz DL, Shenson D. The impact of key modifiable risk factors on leading chronic conditions. Prev Med. 2019;120:113-8.
26. Koletzko B, Godfrey KM, Poston L, Szajewska H, van Goudoever J, B, de Waard M, et al. nutrition during pregnancy, lactation and early childhood and its implications for maternal and long-term child health: the early nutrition project recommendations. Ann Nutr Metab. 2019;74:93-106.
27. Brasil. Ministério da Saúde. Fascículo 3 – Protocolos de uso do Guia Alimentar para a População Brasileira na Orientação Alimentar de Gestantes. Disponível em: https://aps.saude.gov.br/biblioteca/visualizar/MjA2OQ. Acesso em: jan. 2022.
28. Horta BL, Loret de Mola C, Victora CG. Long-term consequences of breastfeeding on cholesterol, obesity, systolic blood pressure and type 2 diabetes: a systematic review and meta-analysis. Acta Paediatr. 2015; 104(467):30-7.
29. Moreira PV, Hyseni L, Moubarac JC, Martins APB, Baraldi LG, Capewell S, et al. Effects of reducing processed culinary ingredients and ultra-processed foods in the Brazilian diet: a cardiovascular modelling study. Public Health Nutr. 2018;21(1):181-8.
30. American Association of Neurological Surgeons (AANS), American Society of Neuroradiology (ASNR), Cardiovascular and Interventional Radiology Society of Europe (CIRSE), Canadian Interventional Radiology Association (CIRA), Congress of Neurological Surgeons (CNS), European Society of Minimally Invasive Neurological Therapy (ESMINT), European Society of Neuroradiology (ESNR), et al. Multisociety consensus quality improvement revised consensus statement for endovascular therapy of acute ischemic stroke. Int J Stroke. 2018;13(6):612-32.
31. Hall G, Laddu DR, Phillips SA, Lavie CJ, Arena R. A tale of two pandemics: how will Covid-19 and global trends in physical inactivity and sedentary behavior affect one another? Prog Cardiovasc Dis. 2021;64:108-10.
32. Brasil. Ministério da Saúde. Secretaria de Atenção Primária à Saúde. Departamento de Promoção da Saúde. Guia de atividade física para a população brasileira. Disponível em: https://www.gov.br/saude/pt-br/assuntos/saude-brasil/eu-quero-me-exercitar/noticias/conheca-o-primeiro-guia-de-atividade-fisica-para-a-populacao-brasileira. Acesso em: nov. 2021.
33. Budreviciute A, Damiati S, Sabir DK, Onder K, Schuller-Goetzburg P, Plakys G, et al. Management and prevention strategies for non-communicable diseases (NCDs) and their risk factors. Front Public Health. 2020;8:574111.
34. Brasil. Ministério da Saúde. Secretaria de Vigilância em Saúde. Departamento de Análise de Situação de Saúde. Plano de ações estratégicas para o enfrentamento das doenças crônicas não transmissíveis (DCNT) no Brasil 2011-2022. Disponível em: https://bvsms.saude.gov.br/bvs/publicacoes/plano_acoes_enfrent_dcnt_2011.pdf. Acesso em: nov. 2021.
35. Sharma AM, Bélanger A, Carson V, Krah J, Langlois MF, Lawlor D, et al. Perceptions of barriers to effective obesity management in Canada: results from the ACTION study. Clin Obes. 2019;9(5):e12329.
36. Brasil. Ministério da Saúde. Secretaria de Atenção Primária à Saúde. Departamento de Promoção da Saúde. Proteja: Estratégia Nacional para Prevenção e Atenção à Obesidade Infantil: orientações técnicas. Disponível em: http://189.28.128.100/dab/docs/portaldab/publicacoes/orienta_proteja.pdf. Acesso em: nov. 2021.

Telemedicina e telessaúde em pediatria

Donizetti Dimer Giamberardino Filho
Clarice Alegre Petramale
Fábio Augusto de Castro Guerra

INTRODUÇÃO

A revolução que a tecnologia trouxe ao setor da saúde disponibiliza um cenário de saúde conectada, quando as tecnologias disponíveis, como inteligência artificial, *Big Data*, internet das coisas e telemedicina estão presentes na sociedade organizada. A medicina pertence à sociedade, portanto agrega todas as transformações adotadas por ela, incluindo as digitais. Como em toda tecnologia, seus benefícios dependem das mãos de quem as executa, por isso a capacitação para uso, as boas práticas baseadas na ciência e os princípios de uma ética digital são fundamentais para cumprir os princípios de autonomia, beneficência e não maleficência no exercício da medicina.

Segundo o Ministério da Saúde (MS), a telessaúde é a expansão e melhoria dos serviços médicos com a ajuda de tecnologias de informação e comunicação (TIC). A telemedicina é parte da telessaúde e refere-se apenas ao atendimento médico a distância por meio de tais recursos tecnológicos[1].

Estas tecnologias (TIC) representam a possibilidade de ampliação de acesso às políticas de saúde em áreas em que a presença de médicos e profissionais de saúde é insuficiente ou inexistente. Embora as TIC usadas para mediar a prestação de serviços virtuais de saúde existam há décadas, sua oferta é heterogênea nas cidades e regiões de um mesmo país, geralmente sendo mais precária justamente nas áreas onde vivem as populações que mais se beneficiariam delas. A preparação dos sistemas de saúde dos países para a entrega de serviços de saúde nessas localidades demandará tempo, planejamento e consistentes investimentos em infraestrutura e treinamento.

Por outro lado, nos grandes centros, onde as TIC são amplamente disponíveis, seu papel na saúde é de adjuvância ao sistema presencial de entrega de serviços de saúde, e os principais desafios estão representados na relevância da importância da relação do médico com o paciente e suas famílias, na segurança da qualidade do cuidado prestado, na proteção de dados do paciente e finalmente no respeito à autonomia dos sujeitos, dos médicos, pacientes e responsáveis legais para deliberar sobre o uso ou não desse método terapêutico que os avanços tecnológicos nos trazem.

Nos últimos anos, observou-se o aumento de interesse de muitos países em buscar estratégias digitais para a saúde. Dois são os principais motivadores subjacentes a esse interesse.

O primeiro é o desafio crescente de oferecer acesso universal a cuidados de saúde eficazes e tempestivos, no contexto do aumento da longevidade das populações e das doenças crônico-degenerativas não transmissíveis (DCNT) que a acompanham; e ainda agravado pela escassez global de profissionais de saúde.

A Organização Mundial da Saúde (OMS) projetou que haverá uma escassez global de cerca de 18 milhões de trabalhadores de saúde até 2030. Em uma monografia recente, Britnell afirma que uma forma de mitigar essa escassez é aumentar a produtividade da força de trabalho de saúde existente em 20%, e estabelece 10 estratégias para conseguir isso, várias das quais envolvem a telemedicina. Ressalta que não há país rico ou pobre que tenha resolvido o desafio da saúde virtual, mas que é possível resolvê-lo com articulação e planejamento. A monografia, que é de 2019, também aborda as soluções adotadas por vários países que privilegiam a saúde digital[2].

O segundo motivador será a demanda do próprio consumidor de serviços médicos nas grandes cidades. Uma pesquisa de 2018 realizada pela Ipsos em 27 países evidenciou que, enquanto apenas 1 em cada 10 (10%) entrevistados havia usado serviços de telemedicina, mais de 4 em cada 10 (44%) tentariam se houvesse disponibilidade[3].

ABORDAGENS GLOBAIS

Na esteira da OMS, que em 2018 discutiu esse tema em sua Assembleia Anual, muitos países, incluindo o Brasil, responderam ao apelo do diretor-geral da OMS para que os governos avaliassem o uso atual e potencial de tecnologias digitais para saúde na intenção de desenvolver uma estratégia global em saúde.

Um esboço de estratégia global para 2020-2024 foi lançado em março de 2019 e foi seguido por uma diretriz sobre intervenções de saúde digital em abril de 2019[4].

Outros países lançaram recentemente documentos nacionais enfocando a saúde digital. O plano de longo prazo da Inglaterra para 2018, para o Serviço Nacional de Saúde (NHS), promete que, em 5 anos, cada paciente terá uma opção de atendimento primário digital, apoiado por uma estratégia de transformação digital nacional e abrangente[5].

A França lançou o *Ma Santé 2022*, uma estratégia abrangente, multifacetada, que aborda a governança digital, a interoperabilidade dos sistemas de informação em saúde e uma ampla gama de serviços digitais de saúde, incluindo telemedicina[6].

A Austrália também lançou sua estratégia digital de saúde, em 2018. Enfatiza a importância da informação digital e da tecnologia na melhoria da qualidade do atendimento, que incluem a prevenção de eventos adversos com medicamentos, ampliação da cobertura vacinal, e proporciona maior acesso a serviços de saúde para pessoas que vivem em áreas rurais e remotas[7].

No Canadá, o atendimento virtual tem o potencial de mitigar parte do que se espera seja um grande aumento na demanda por atendimento continuado no domicílio e nas instalações asilares conforme sua população envelhece.

As projeções do *status quo* do Conference Board of Canada indicam que a demanda por empregos remunerados em cuidados continuados à saúde mais do que dobrará, atingindo 538 mil trabalhadores em 2036 e que mais 199 mil leitos de cuidados de longo prazo serão necessários até 2035.

Da mesma forma, há uma lacuna entre a demanda do consumidor/paciente e a disponibilidade de serviços. Em uma pesquisa de 2018 no Canadá, conduzida pela Ipsos para a Associação Médica Canadense, menos de 1 em 10 (8%) entrevistados relatou que teve uma consulta médica virtual. No entanto, 7 em cada 10 (69%) relataram que aproveitariam a oportunidade para uma consulta virtual, se disponível, e quase 4 em cada 10 (37%) indicaram que usariam esse método para todas ou mais da metade de suas consultas médicas[8].

Pesquisa recente, publicada em 2021[9], demonstra a lenta adoção da telemedicina na saúde canadense, um país com grande tradição na atenção integral à saúde com base comunitária e populacional. Mesmo na vigência da pandemia do novo coronavírus, as clínicas virtuais para realização de consultas avulsas de pronto atendimento não participaram significativamente do mercado. Em seguida os resultados encontrados na pesquisa e sua conclusão, em tradução livre[9]:

"Identificamos 18 clínicas virtuais. Das 18 clínicas, 10 (56%) forneceram alguns serviços sob seguro público provincial; 44% (8/18) operavam um modelo de pagamento totalmente privado, enquanto 39% adicionais (7/18) cobravam direto do paciente por alguns serviços. Os serviços complementares mais comuns oferecidos incluíram dermatologia (15/18, 83%), serviços de saúde mental (14/18, 78%) e saúde sexual (11/18, 61%). Continuidade, compartilhamento de informações ou comunicação com os prestadores de cuidados primários existentes dos consumidores foram mencionados por 22% (4/18) das clínicas".

"Conclusões: As clínicas virtuais de pronto atendimento proliferaram; no entanto, preocupações com acesso equitativo, continuidade do cuidado e desvio da força de trabalho médica nesses modelos destacam a importância de apoiar opções de atenção virtual no contexto da atenção primária longitudinal. Mais pesquisas são necessárias para apoiar cuidados virtuais de qualidade e entender seus efeitos nas experiências do paciente e do profissional e na utilização e custos gerais do sistema de saúde".

No setor privado

O setor privado no Canadá já está migrando para o atendimento virtual, oferecendo serviços diretamente aos pacientes e aos empregadores mediante o pagamento de uma taxa. As ofertas privadas de serviços virtuais não se limitam à atenção básica.

O NHS inglês lançou *GP At Hand*, um serviço que permite aos pacientes agendar consultas e fazer consultas por vídeo com um médico generalista (GP) usando seus *smartphones*, bem como obter prescrições e encaminhamentos[10].

LEGISLAÇÃO

A medicina e à assistência à saúde dos cidadãos permanece com seus fundamentos previstos na legislação brasileira, mas a incorporação de tecnologias apresenta uma modalidade expressa como saúde digital, quando a integração e a conexão de dados necessitam de regulamentação em diferentes setores da sociedade organizada, citando exemplos a seguir.

A Agência Nacional de Vigilância Sanitária (Anvisa), além de autorizar no país o uso de medicamentos, órteses, próteses, vacinas e equipamentos para prestação de serviços de saúde, deve analisar também *softwares* destinados a análise de imagens, gráficos e inteligência artificial. A regulação de plataformas de atendimento e/ou de prescrição também pertence à Anvisa, principalmente na regulação da dispensação dos produtos/medicamentos.

O segmento de telecomunicações (Anatel/Inatel) deve regular a transmissão, operacionalidade, proteção e inviolabilidade de dados, oferecendo segurança para preservação de seu sigilo.

O Instituto Nacional de Tecnologia da Informação estabelece normas para certificação digital nos padrões da infraestrutura de chaves públicas brasileiras ICP Brasil. O uso de assinatura digital qualificada com padrão ICP Brasil representa a forma de assinatura com mais segurança à proteção de dados.

O MS representa o órgão executivo federal para estruturar a promoção, prevenção e assistência à saúde no Brasil. Nesse sentido, a incorporação de tecnologias, a promoção de prontuários de pacientes com registro digital e integrados entre si, buscando um banco de dados único em saúde, é de sua responsabilidade, sem dúvida mais uma grande oportunidade de integração das redes assistenciais do Sistema Único de Saúde (SUS) e consequente racionalização na utilização de recursos, melhora de acesso universal e da qualidade do serviço prestado. Todas essas responsabilidades também pertencem às Secretarias Estaduais e Municipais de Saúde.

Os Conselhos de Classe Profissional normatizam suas profissões dentro da previsão legal constante no texto da lei da criação de cada profissão. No tocante à medicina, a regulamentação das atividades médicas e o uso de tecnologias está sob o ordenamento do Conselho Federal de Medicina. Nesse sentido falamos da mesma medicina com recursos de tecnologia digital, considerando a tecnologia um método propedêutico.

No âmbito da medicina, o sigilo profissional sempre foi um fundamento. O Código de Ética Médica prevê que a informação pertence ao paciente e cabe sua guarda ao médico, demais profissionais envolvidos e instituições de saúde. A Lei Geral de Proteção de Dados vem para reafirmar os direitos do proprietário paciente.

Lei Geral de Proteção de Dados – LGPD (Lei n. 13.709/2018)

Dispõe sobre o tratamento de dados pessoais, inclusive nos meios digitais, por pessoa natural ou por pessoa jurídica de direito público ou privado, com o objetivo de proteger os direitos fundamentais de liberdade e de privacidade e o livre desenvolvimento da personalidade da pessoa natural. Conforme cita o artigo 5º da LGPD, dado pessoal é toda informação relacionada a pessoa natural identificada ou identificável.

Disponível em: https://www.in.gov.br/materia/-/asset_publisher/Kujrw0TZC2Mb/content/id/36849373/do1-2018-08-15-lei-no13-709-de-14-de-agosto-de-2018-36849337.

Nos processos de trabalho e gestão de uma organização, na atualidade, como mecanismo de segurança e transparência, existir um avaliador externo, seja como certificação ou como acreditação, aperfeiçoa os processos de trabalho. Um dos principais exemplos é a HIPAA, de origem norte-americana.

Health Insurance Portability and Accountability Act

Trata-se de uma legislação dos EUA que vem servindo de inspiração para os estabelecimentos de saúde brasileiras no que se refere ao trato das informações específicas da área. *Health Insurance Portability and Accountability Act* (HIPAA) poderia ser traduzida como Lei de Portabilidade e Responsabilidade de Seguro Saúde. A HIPAA é uma forma de *compliance*. Aprovada em 1996, essa lei norte-americana trata de portabilidade e responsabilidade de seguro em saúde e se tornou exemplo para a resolução de questões sobre a segurança de dados. Podemos fazer alguns questionamentos sobre segurança, que são abordados adiante.

As organizações médicas mundiais debatem o tema telemedicina, representado pelo uso de tecnologias da informação no exercício profissional da medicina. Destacamos o conteúdo da 51ª e 58ª Assembleias da Associação Médica Mundial.

Declaração de Tel Aviv

Assinado durante a 51ª Assembleia Geral da Associação Médica Mundial, em Israel, em outubro de 1999, esse documento versa sobre as responsabilidades e normas éticas no uso da telemedicina. No texto são abordadas questões como os tipos de telemedicina, que, independentemente do sistema ou plataforma utilizados, precisam observar princípios da ética médica, à qual está sujeita mundialmente a profissão médica, não devendo nunca ser comprometidos. Entre esses princípios estão:

- Preservação da relação médico-paciente: essa relação pode inclusive ser aperfeiçoada devido às maiores oportunidades de comunicação/interação entre as partes.
- Responsabilidade do médico: compreende a autonomia, a liberdade e a independência do profissional para decidir se utiliza ou recomenda a telemedicina, bem como sua atuação efetiva nessas situações, que abrange diagnóstico, opinião, tratamento e intervenções médicas diretas.
- Responsabilidade do paciente: em algumas situações o paciente assume a responsabilidade da coleta e transmissão de dados ao médico, como nos casos de televigilância. É obrigação do médico assegurar que o paciente tenha formação apropriada sobre os procedimentos necessários, seja fisicamente capaz e entenda bem a importância de seu papel no processo.
- Consentimento e confidencialidade do paciente: as regras correntes do consentimento e confidencialidade do paciente também se aplicam às situações da telemedicina. A informação sobre o paciente só pode ser transmitida ao médico ou a outro profissional de saúde se isso for permitido por ele, de forma esclarecida. A informação transmitida deve ser pertinente ao problema de saúde em questão.
- Qualidade da atenção e segurança na telemedicina: o médico que utiliza a telemedicina é responsável pela qualidade da atenção que recebe o paciente e não deve optar pela consulta de telemedicina, a menos que considere que é a melhor escolha disponível. Para essa decisão, o médico deve levar em conta a qualidade, o acesso e custo.
- Qualidade da informação: o médico que exerce a medicina a distância deve avaliar cuidadosamente a informação que recebe. Ele só pode dar opiniões e recomendações ou tomar decisões médicas se a qualidade da informação recebida for suficiente e pertinente.
- Autorização e competência para utilizar a telemedicina: a telemedicina oferece a oportunidade de aumentar o uso eficaz dos recursos humanos médicos no mundo inteiro e deve estar aberta a todos os médicos, inclusive através das fronteiras nacionais.
- História clínica do paciente: os médicos que utilizam a telemedicina devem manter prontuários clínicos adequados dos pacientes, sendo que todos os aspectos de cada caso devem estar documentados. Deve-se registrar o método de identificação do paciente e a quantidade e qualidade da informação recebida, bem como os achados, recomendações e serviços de telemedicina utilizados. Também é necessário fazer o possível para assegurar a durabilidade e a exatidão da informação arquivada.
- Formação em telemedicina: a telemedicina é um campo promissor para o exercício da medicina, e a formação nesse campo deve ser parte da educação médica básica e continuada. Deve-se oferecer oportunidade a todos os médicos e outros profissionais de saúde interessados em conhecer mais sobre o tema. Para saber mais,

acesse: https://www.wma.net/policies-post/wma-statement-on-accountability-responsibilities-and-ethical-guidelines-in-the-practice-of-telemedicine/.

World Medical Association (WMA): a statement on the ethics of telemedicine

Adaptado pela 58ª Assembleia Geral da WMA, Copenhague, Dinamarca, em outubro de 2007 e alterado pela 69ª Assembleia Geral da WMA, Reykjavik, Islândia, em outubro de 2018, define a telemedicina como a prática da medicina a distância, na qual intervenções, diagnósticos, terapias, decisões e recomendações de tratamento subsequentes são baseadas em dados, documentos e outras informações transmitidas através de sistemas de telecomunicações, podendo ocorrer entre um médico e um paciente ou entre dois ou mais médicos, incluindo outros profissionais de saúde.

O desenvolvimento e a implementação de tecnologias de informação e comunicação estão criando novas e diferentes maneiras de praticar a medicina. A telemedicina é usada para pacientes que não conseguem ver um médico por causa da inacessibilidade devido à distância, deficiência física, emprego, compromissos (incluindo cuidar dos outros), custo dos pacientes e horários dos médicos, e tem capacidade para alcançar pacientes com acesso limitado a assistência médica e com potencial para melhorar os cuidados de saúde. A prestação de serviços de telemedicina deve ser consistente com os serviços presenciais e apoiada por evidências, e a consulta face a face entre médico e paciente continua sendo o padrão ouro dos cuidados clínicos. Os princípios da ética médica, que são obrigatórios para a profissão, também devem ser respeitados na prática de telemedicina.

PRINCÍPIOS

Os médicos devem respeitar as seguintes diretrizes éticas ao praticar telemedicina:

1. A relação médico-paciente deve basear-se em um exame pessoal e NO conhecimento suficiente de histórico médico do paciente. A telemedicina deve ser empregada principalmente em situações em que um médico não pode estar fisicamente presente dentro de um período de tempo seguro e aceitável. Também poderia ser usada no gerenciamento de condições crônicas ou acompanhamento após o tratamento inicial, quando se comprovar ser segura e eficaz.
2. A relação médico-paciente deve basear-se na confiança e respeito mútuos. Portanto, é essencial que o médico e o paciente possam identificar-se de maneira confiável quando a telemedicina é empregada. No caso de consulta entre dois ou mais profissionais dentro ou entre diferentes jurisdições, o médico presencial permanece responsável pelo cuidado e coordenação do paciente com a equipe médica distante.
3. O médico deve procurar assegurar que a confidencialidade, a privacidade e a integridade dos dados do paciente não sejam comprometidas. Os dados obtidos durante uma consulta de telemedicina devem ser protegidos para impedir acesso e violações de informações identificáveis do paciente por meio de medidas de segurança apropriadas e atualizadas de acordo com a legislação local. A transmissão eletrônica de informações também deve ser protegida contra acesso não autorizado.
4. O consentimento informado adequado requer que todas as informações necessárias sobre os aspectos do atendimento por

telemedicina sejam prestadas totalmente aos pacientes incluindo, mas não se limitando a:

5. Explicar como funciona a telemedicina.
   - Como agendar consulta.
   - Preocupações com a privacidade.
   - A possibilidade de falha tecnológica, incluindo violações de confidencialidade.
   - Protocolos para contato durante contatos virtuais.
   - Prescrever políticas e coordenar o cuidado com outros profissionais de saúde de forma clara e compreensível.
   - Sem influenciar as escolhas do paciente.
6. Os médicos devem estar cientes de que certas tecnologias de telemedicina podem ser impossíveis para pacientes, impedindo, portanto, o acesso. O acesso desigual à telemedicina pode ampliar ainda mais a lacuna de resultados de saúde entre pobres e ricos.
7. Autonomia e privacidade do médico:
   - Um médico não deve participar da telemedicina se isso violar a estrutura legal ou ética do país.
   - A telemedicina pode potencialmente infringir a privacidade do médico devido à disponibilidade virtual 24 horas por dia, 7 dias por semana. O médico precisa informar os pacientes sobre a disponibilidade e recomendar serviços de emergência quando inacessível.
   - O médico deve exercer sua autonomia profissional ao decidir se a telemedicina *versus* consulta face a face é apropriada.
   - O médico deve exercer autonomia e discrição na seleção da plataforma de telemedicina a ser usada.
8. Responsabilidade do médico:
   - Um médico cuja opinião é procurada por meio do uso de telemedicina deve manter um registro detalhado das orientações que oferece, bem como as informações que recebeu e em quais opiniões se baseou para garantir a rastreabilidade. Todo atendimento deve ser registrado em prontuário médico.
   - Se for tomada a decisão de usar a telemedicina, é necessário garantir que os usuários (pacientes e profissionais) possam usar o sistema de telecomunicações necessário.
   - O médico deve procurar assegurar que o paciente compreendeu as sugestões de aconselhamento e tratamento prescrito e adotar providências na medida do possível para promover a continuidade dos cuidados.
   - O médico que pede aconselhamento médico ou segunda opinião permanece responsável pelo tratamento e por outras decisões e recomendações dadas ao paciente.
   - O médico deve estar ciente e respeitar as dificuldades e incertezas que podem surgir quando em contato com o paciente por meio de telecomunicação. Um médico deve estar preparado para recomendar contato direto com o paciente quando acreditar que é do melhor interesse do paciente.
   - Os médicos só devem praticar a telemedicina nos países/jurisdições onde estão licenciados para praticar. Consultas entre jurisdições só devem ser permitidas entre dois médicos.
9. Qualidade do cuidado:
   - As medidas de avaliação da qualidade dos cuidados de saúde devem ser usadas regularmente para garantir a segurança do paciente e os melhores resultados possíveis de diagnóstico e tratamento durante os procedimentos de telemedicina. A entrega de serviços de telemedicina deve seguir diretrizes práticas baseadas em evidências, na medida em que estejam disponíveis, para garantir segurança, qualidade dos cui-

dados e resultados positivos de saúde. Como todas as intervenções de saúde, a telemedicina deve ser testada por sua eficácia, eficiência, segurança, viabilidade e custo-efetividade.

- As possibilidades e fraquezas da telemedicina em emergências devem ser devidamente identificadas. Se for necessário usar a telemedicina em uma situação de emergência, as sugestões de aconselhamento e tratamento serão influenciadas pela gravidade da condição clínica do paciente e a competência das pessoas que estão com ele. Entidades que prestam serviços de telemedicina devem estabelecer protocolos para encaminhamentos para serviços de emergência.

RECOMENDAÇÕES

1. A telemedicina deve ser adequadamente adaptada aos quadros regulamentares locais, o que pode incluir plataformas de telemedicina no melhor interesse dos pacientes.
2. Quando apropriado, a WMA e as Associações Médicas Nacionais devem incentivar o desenvolvimento de normas éticas, diretrizes práticas, legislação nacional e acordos internacionais sobre assuntos relacionados à prática da telemedicina, protegendo ao mesmo tempo a relação médico-paciente, a confidencialidade e a qualidade de cuidados médicos.
3. A telemedicina não deve ser vista como igual a cuidados de saúde face a face e não deve ser usada como um recurso para cortar custos ou um incentivo perverso ao excesso de serviço e aumentar os ganhos para os médicos.
4. O uso da telemedicina requer que a profissão identifique e gerencie explicitamente as consequências adversas, nos órgãos de regulação relações e padrões de referência.
5. Novas tecnologias e estilos de integração prática podem exigir novas diretrizes e padrões.
6. Os médicos devem promover uma prática ética da telemedicina que atenda aos melhores interesses dos pacientes. Devem seguir e respeitar resoluções específicas emanadas pelo Conselho Federal de Medicina.

O Conselho Federal de Medicina regulamenta a telemedicina no Brasil desde 2002. No final do 2018 emitiu a Resolução CFM n. 2.227/2018, revogada em fevereiro de 2019, e desde 2020 foi criada uma comissão de revisão dessa resolução revogada, com consulta às entidades médicas, para elaboração de nova resolução. A pandemia deflagrou uma condição de calamidade sanitária, que por sua vez precipitou a liberação da telemedicina por meio da Portaria n. 467/2020 do MS e da Lei n. 13.989/2020, chamada Lei da Telemedicina. Essa Lei da Telemedicina tem caráter transitório, e seu texto relata que, após o término da crise sanitária desencadeada pela pandemia do coronavírus SARS-CoV-2, a regulamentação da telemedicina retorna ao CFM.

- Resolução CFM n. 1.643/2002: define e disciplina a prestação de serviços por meio da telemedicina. Disponível em: https://sistemas.cfm.org.br/normas/visualizar/resolucoes/BR/2002/1643.
- Resolução CFM n. 1.974/2011: estabelece os critérios norteadores da propaganda em medicina, conceituando os anúncios, a divulgação de assuntos médicos, o sensacionalismo, a autopromoção e as proibições referentes à matéria. Disponível em: https://sistemas.cfm.org.br/normas/visualizar/resolucoes/BR/2011/1974.

- Resolução CFM n. 2.107/2014: define e normatiza a telerradiologia. Disponível em: https://sistemas.cfm.org.br/normas/arquivos/resolucoes/BR/2014/2107_2014.pdf.
- Resolução CFM n. 2.264/2019: define e disciplina a telepatologia como forma de prestação de serviços de anatomopatologia mediados por tecnologia. Disponível em: https://sistemas.cfm.org.br/normas/arquivos/resolucoes/BR/2019/2264_2019.pdf.
- Portaria MS n. 2.546/2011: redefine e amplia o Programa Telessaúde Brasil, que passa a ser denominado Programa Nacional Telessaúde Brasil Redes (Telessaúde Brasil Redes). Disponível em: https://bvsms.saude.gov.br/bvs/saudelegis/gm/2011/prt2546_27_10_2011.html.
- Lei n. 12.965/2014 (Marco Civil da Internet): estabelece princípios, garantias, direitos e deveres para o uso da Internet no Brasil. Disponível em: http://www.planalto.gov.br/ccivil_03/_ato2011-2014/2014/lei/l12965.htm.
- Parecer CFM n. 14/2017: dispõe que é permitido o uso do WhatsApp e plataformas similares para comunicação entre médicos e seus pacientes, bem como entre médicos e médicos, em caráter privativo, para enviar dados ou tirar dúvidas, bem como em grupos fechados de especialistas ou do corpo clínico de uma instituição ou cátedra, com a ressalva de que todas as informações passadas têm absoluto caráter confidencial e não podem extrapolar os limites do próprio grupo, tampouco podem circular em grupos recreativos, mesmo que compostos apenas por médicos. Disponível em: https://sistemas.cfm.org.br/normas/visualizar/pareceres/BR/2017/14.
- Resolução CFM n. 2.227/2018 (revogada): define e disciplina a telemedicina como forma de prestação de serviços médicos mediados por tecnologias. Disponível em: https://www.in.gov.br/materia/-/asset_publisher/Kujrw0TZC2Mb/content/id/62181135.
- Portaria MS n. 467/2020: dispõe, em caráter excepcional e temporário, sobre as ações de telemedicina, com o objetivo de regulamentar e operacionalizar as medidas de enfrentamento da emergência de saúde pública de importância internacional previstas no art. 3º da Lei n. 13.979, de 6 de fevereiro de 2020, decorrente da epidemia de Covid-19. Disponível em: https://www.in.gov.br/en/web/dou/-/portaria-n-467-de-20-de-marco-de-2020-249312996.
  - Conforme disposto na Portaria MS n. 467/2020 e em outras normas que disciplinam a telemedicina, a emissão de receitas e atestados médicos a distância será válida em meio eletrônico, mediante termo de consentimento livre e esclarecido ou termo de declaração, contendo a relação das pessoas que residam no mesmo endereço do paciente.
- Lei n. 13.989/2020: dispõe sobre o uso da telemedicina durante a crise causada pelo coronavírus (SARS-CoV-2). Disponível em: http://www.planalto.gov.br/ccivil_03/_ato2019-2022/2020/Lei/L13989.htm.

CONCEITOS DAS MODALIDADES DE TELEMEDICINA: RESOLUÇÃO CFM N. 2.227/2018 (REVOGADA)

A telemedicina é um método propedêutico, complementar à medicina, oportuna para integrar os diferentes níveis de cuidado (primário, secundário, terciário e quaternário. Essa integração deve ser provida de responsabilidade, capacitação de recursos humanos e estrutura digital com segurança à não violação do sigilo dos dados. Em suas modalidades se discute muito a teleconsulta, mas as demais, como a teleinterconsulta, o telediagnóstico e o telemonitoramento, terão sustentabilidade, além da modalidade de transferência de conhecimento e experiência entre serviços de nível técnico distinto.

Das modalidades

- Síncrona ou assíncrona: a telemedicina poderá ser realizada de forma síncrona, ou seja, em tempo real *online*, ou assíncrona, *off-line*.
- Telecirurgia: realização de procedimento cirúrgico remoto, mediado por tecnologias interativas seguras, com médico executor e equipamento robótico em espaços físicos distintos (art. 8º).
- Teleconferência: essa modalidade de interação, por meio de videotransmissão síncrona, como procedimento médico, pode ser feita para fins de assistência, educação, pesquisa e treinamento com autorização do paciente ou de seu responsável legal, desde que o grupo de recepção de imagens, dados e áudios seja composto exclusivamente por médicos e/ou acadêmicos de medicina, que devem estar devidamente acompanhados de seus tutores.
- Teleconsulta: trata-se da consulta médica remota, mediada por tecnologias, com médico e paciente localizados em diferentes espaços geográficos (art. 4º).
- Teleconsultoria: ato de consultoria, mediada por tecnologias, entre médicos e gestores, profissionais e trabalhadores da área da saúde, com a finalidade de esclarecer dúvidas sobre procedimentos, ações de saúde e questões relativas ao processo de trabalho (art. 14º).
- Telediagnóstico: ato médico a distância (geográfica e/ou temporal), realizado por meio da transmissão de gráficos, imagens e dados, para emissão de laudo ou parecer por médico com Registro de Qualificação de Especialista (RQE) na área relacionada ao procedimento (art. 7º).
- Teleinterconsulta: troca de informações e opiniões entre médicos, com ou sem a presença do paciente, para auxílio diagnóstico ou terapêutico, clínico ou cirúrgico (art. 6º).
- Telemonitoramento: ato realizado sob orientação e supervisão médica com o objetivo de permitir o monitoramento ou vigilância a distância de parâmetros de saúde e/ou doença. Ele se concretiza por meio do acesso direto a imagens, sinais e dados de equipamentos e/ou dispositivos agregados ou implantáveis em pacientes sob regime de internação clínica ou domiciliar, em comunidade terapêutica, em instituição de longa permanência de idosos ou em translado até a chegada a estabelecimento de saúde (art. 11º).
- Teleorientação médica: ato médico realizado a distância para a orientação de pacientes e responsáveis com a intenção de promover saúde, prevenção de riscos e agravos, melhorar a adesão terapêutica, preparar para avaliação médica ou realização de exames e acompanhar o processo de recuperação. Nessa modalidade não está prevista realização de prescrição terapêutica, de investigação diagnóstica ou de novos procedimentos médicos. A teleorientação não é teleconsulta, telemonitoramento ou teletriagem.
- Teletriagem médica: ato realizado por médico, por meio de avaliação a distância de sintomas do paciente, para regulação ambulatorial ou hospitalar. Ele possibilita a definição e o direcionamento ao tipo adequado de assistência de que se necessita ou a um especialista. O médico assistente deve destacar e registrar que se trata apenas de uma impressão diagnóstica e de gravidade, bem como deve oferecer e garantir todo o sistema de regulação.

Os termos da Resolução CFM n. 2.227/2018, revogada em 2019, estão sendo reavaliados por comissão específica do Conselho Federal de Medicina.

A TELEMEDICINA E A PEDIATRIA

Telemedicina é um termo amplo que descreve o uso de tecnologia nos serviços de saúde para pacientes e famílias. Tais serviços incluem plataformas de tele-educação, teleaconselhamento e telecomunicações que aumentam a eficácia e o alcance dos cuidados de saúde. Médicos e outros prestadores de cuidados de saúde usam principalmente a telemedicina para realizar consultas remotas de pacientes.

Em relação à pediatria, essa modalidade do exercício profissional pode ser utilizada, desde que avaliada com muito cuidado, pois o atendimento à criança e ao adolescente tem peculiaridades que exigem adequações e ajustes para o atendimento. Para essa faixa etária, na qual muitas vezes a comunicação verbal pode não ser adequadamente possível, dependendo da idade, o exame físico pode ser imprescindível, o que inviabilizaria a utilização plena da telemedicina no primeiro atendimento. Dessa forma, para a pediatria, sua utilização na primeira consulta deve ser cautelosa, sendo mais apropriada para o seguimento do paciente ou em casos de interconsultas, salvo raras exceções.

Portanto enfatiza-se muito a primeira consulta presencial, ou diante de uma queixa significativa há necessidade de exame na presença do paciente. Outra questão importante é o acompanhamento do crescimento e do desenvolvimento, que requer medidas que muitas vezes necessitam do exame cuidadoso do médico.

Os desafios únicos resultantes da pandemia de Covid-19, a acessibilidade limitada dos cuidados de saúde pediátricos em áreas rurais e o manejo de doenças crônicas infantis destacaram a utilidade e a importância das modalidades de telemedicina para a população pediátrica.

Estudos e revisões recentes sugerem que a telemedicina é um modo econômico, viável e benéfico de prestar cuidados de saúde para uma variedade de condições médicas, como diabetes, doenças cardíacas e transtorno depressivo. O papel benéfico da telemedicina no monitoramento de pacientes em unidades de terapia intensiva (UTI) neonatal e no manejo da obesidade pediátrica também foi observado nesses estudos.

Para fins deste capítulo selecionamos uma revisão sistemática recente, de boa qualidade metodológica, que pesquisou a literatura existente em busca de estudos comparando o uso de modalidades de telemedicina com o de modalidades de cuidados padrão, na intenção de determinar se os procedimentos de telemedicina podem substituir ou complementar procedimentos presenciais no atendimento de crianças e adolescentes com diferentes condições de saúde[11].

Evidências

A revisão sistemática "Telemedicina em pediatria: revisão sistemática de ensaios controlados randomizados", publicada no *JMIR Pediatrics and Parenting* em fevereiro de 2021, contou com a parceria de vários hospitais pediátricos americanos especializados em doenças pediátricas graves e com o patrocínio do National Institute of Health (NIH) dos EUA. Conforme descrito no próprio trabalho, em tradução livre11:

"O objetivo: foi avaliar sistematicamente as evidências mais recentes sobre a viabilidade e acessibilidade dos serviços de telemedicina, a satisfação dos pacientes e prestadores de cuidados com esses serviços e os resultados do tratamento relacionados ao uso de serviços de telemedicina entre populações pediátricas com diferentes condições de saúde.

A metodologia: os estudos foram obtidos da base de dados *PubMed* em 10 de maio de 2020. Seguimos as diretrizes Prisma (Itens de Relatório Preferidos para Revisões Sistemáticas e Metanálises). Nessa revisão foram incluídos ensaios clínicos randomizados publicados nos últimos 10 anos que usaram uma abordagem de telemedicina como intervenção de estudo ou avaliaram a telemedicina como uma subespecialidade de atendimento pediátrico. Títulos e resumos foram rastreados de forma independente com base nos critérios de elegibilidade. Em seguida, os textos completos foram recuperados e rastreados de forma independente com base nos critérios de elegibilidade. Um formulário padronizado foi usado para extrair os seguintes dados: título da publicação, nome do primeiro autor, ano de publicação, características dos participantes, desenho do estudo, abordagem baseada em tecnologia usada, características da intervenção, objetivos do estudo e achados do estudo

Resultados: no total, 11 artigos atenderam aos critérios de inclusão. Todos os estudos foram categorizados em ensaios clínicos randomizados (8/11, 73%) ou ensaios randomizados por blocos (3/11, 27%). O número de participantes em cada estudo variou de 22 a 400. As condições de saúde avaliadas incluíram obesidade (3/11, 27%), asma (2/11, 18%), condições de saúde mental (1/11, 9%), otite média (1/11, 9%), condições de pele (1/11, 9%), diabetes tipo 1 (1/11, 9%), transtorno de déficit de atenção e hiperatividade (1/11, 9%) e insuficiência pancreática relacionada à fibrose cística (1/11). As abordagens usadas incluíram consultas por videoconferência (5/11, 45%), intervenções baseadas em *smartphones* (3/11, 27%), aconselhamento telefônico (2/11, 18%) e visitas de triagem baseadas em telemedicina (1/11, 9%). As intervenções de telemedicina em todos os estudos incluídos resultaram em resultados comparáveis ou superiores aos resultados dos grupos controle. Esses desfechos estavam relacionados ao gerenciamento de sintomas, qualidade de vida, satisfação, adesão à medicação e progressão da doença.

Conclusões: embora mais pesquisas sejam necessárias, as evidências dessa revisão sugerem que os serviços de telemedicina para o atendimento pediátrico são comparáveis ou melhores do que os serviços presenciais. Pacientes, profissionais de saúde e cuidadores podem se beneficiar do uso de serviços de telemedicina de forma complementar aos serviços de saúde presenciais tradicionais. Para maximizar o potencial da telemedicina, pesquisas futuras devem se concentrar em melhorar o acesso dos pacientes aos cuidados, aumentar o custo-benefício dos serviços de telemedicina e eliminar barreiras para seu uso".

A revisão mencionada traz uma boa discussão sobre cada um dos 11 estudos incluídos, o que pode oferecer uma visão geral da aplicação do método em diferentes condições clínicas pediátricas. Por esse motivo incluímos o texto integral da revisão para consulta dos principais pontos de interesse[11].

Incluímos também um curso *online* divulgado gratuitamente pelo *Medscape* para médicos que desejem incluir a telemedicina em sua prática médica. O curso ensina com base na realidade da América do Norte, mas em muitos pontos pode ser aplicável à telemedicina aplicada na saúde suplementar, planos de saúde e consultórios particulares do nosso país[12].

Do que o pediatra precisa para fazer telemedicina?

Além da decisão voluntária do uso, deve cumprir alguns princípios:

1. Relação médico-paciente (assegurar esse bom entendimento): o ideal é que o paciente já tenha tido uma primeira consulta presencial, mas, caso isso não tenha ocorrido antes, sempre deve ser apresentada e deixada clara a pertinência dessa possibilidade e a importância do exame físico no atendimento pediátrico.
2. Identificação do paciente (certificar se é mesmo a pessoa que se apresenta): consultas de primeira vez até podem ser feitas, mas sugere-se confirmar a identificação do paciente, como forma de autenticidade.
3. Registro em prontuário: o médico deve registrar em prontuário data, autorização prévia do paciente para o exercício da telemedicina, plataforma utilizada, horário de início e término da sessão, CRM e assinatura. Se o documento for físico, a escrita deve ser legível. A LGPD vigora sobre todas as informações, que, portanto, devem ser claras.
4. Envio do resumo da consulta (transparência da LGPD): ao fim do atendimento ao paciente, deve ser enviado a ele o relatório da consulta. Caso ele não queira, registre a decisão no prontuário, assim como o envio da receita e/ou atestado.
5. Se perceber no processo a necessidade de uma consulta presencial para a conclusão diagnóstica e terapêutica, informe ao paciente e registre no prontuário.
6. Assegurar a segurança dos dados com base na LGPD-*Compliance* e HIPPA-*Compliance*.
7. Preservação da privacidade e intimidade.
8. 8. Contratação de internet com estabilidade para transmissão de dados.
9. Capacitação de auxiliares.
10. Escolha de plataformas com níveis de segurança 2 (NGS2) e/ou com acreditação HIPPA.

CONSIDERAÇÕES FINAIS

A liberação emergencial e temporária do uso da telemedicina durante a pandemia da Covid-19 trouxe uma explosão de atividade nesse setor que permitiu que tanto médicos como pacientes e cuidadores experimentassem as limitações e as facilidades do método, percebendo suas oportunidades e desafios.

A telemedicina articulada a um sistema hierarquizado de atenção integral à saúde pode dar bons resultados, como tem sido observado em uma gama de estudos (casos de sucesso). Alguns deles entre os de melhor metodologia foram incluídos na revisão sistemática explorada na seção de evidências deste capítulo.

A telemedicina como panaceia, no entanto, pode ser um desperdício de recursos, além de fonte de medicalização irracional ou nociva, sem ganhos para a saúde das populações. Esse dilema tem sido objeto de discussões no Canadá e em outros países com sistemas robustos de saúde de cobertura universal. A discussão tem de acontecer também aqui no Brasil, para benefício do nosso SUS.

Sempre vale a pena reafirmar que, embora os países desenvolvidos já estejam implementando soluções de futuro que aliam a saúde virtual a seus sistemas de saúde e, assim, sejam amenizadas as carências sempre crescentes de profissionais de saúde, resultado concreto ainda não há.

No Brasil, embora o tema da tecnologia da informação em saúde apareça frequentemente como prioridade nos discursos do MS, desconhece-se que haja um plano geral em curso que integre a telessaúde ao SUS, como meio para dar mais eficiência ao modelo de atenção vigente, mantendo o enfoque da integralidade e da hierarquização e da equidade, pilares do SUS.

Para que esse círculo virtuoso se instale, será imprescindível o estabelecimento do marco normativo para essa nova atividade, bem como das bases para as boas práticas de teleconsultas médicas articuladas entre si e com o sistema presencial vigente, sem redundâncias, lacunas ou desperdícios.

O devido ressarcimento/pagamento de ações virtuais de saúde, os treinamentos e capacitações das equipes de saúde, bem como a disponibilização de toda a infraestrutura necessária para a boa prática em telessaúde, são barreiras a serem transpostas para que um projeto de saúde virtual para o país garanta ações de saúde coordenadas, efetivas e seguras, disponibilizadas com responsabilidade, equidade, privacidade e ética.

Não é um desafio trivial o que se coloca para a saúde dos brasileiros. Países desenvolvidos e em desenvolvimento, ricos e pobres ainda terão muito caminho a percorrer antes de poder desfrutar de um verdadeiro sistema de saúde que integre tecnologias virtuais e práticas presenciais de modo harmônico e sinérgico.

Urge que os principais atores envolvidos nessa temática comecem a discutir, planejar e executar um projeto de saúde virtual para o país. Profundas mudanças de práticas na saúde ocorrerão nos próximos anos, e devemos nos preparar para elas.

Crianças e adolescentes são os grupos que mais sofrem os efeitos da pobreza, da marginalização, da redução das oportunidades, das carências na saúde e na educação. São também aqueles que mais afinidade têm com as tecnologias de informação e comunicação e que mais facilmente podem aderir e se beneficiar delas para o cuidado da própria saúde e de seus pais e familiares.

REFERÊNCIAS BIBLIOGRÁFICAS

1. Ministério da Saúde. O que é saúde digital. Disponível em: https://www.gov.br/saude/pt-br/assuntos/saude-digital Acesso em: set. 2021.
2. Britnell M. Human: solving the global workforce crisis in healthcare. Oxford: Oxford University Press; 2019. Disponível em: https://oxford.universitypressscholarship.com/view/10.1093/oso/9780198836520.001.0001/oso-9780198836520. Acesso em: set. 2021.
3. Ipsos. Global views on healthcare 2018. Disponível em: www.ipsos. com/sites/default/fles/ct/news/documents/2018-07/global_ views_on_healthcare_2018_-_graphic_report_0.pdf/ Acesso em: set. 2021.
4. World Health Organization (WHO). Recommendations on digital interventions for health system strengthening. Geneva: World Health Organization; 2019. Disponível em: https://apps.who.int/ iris/bitstream/handle/10665/311941/9789241550505-eng. pdf?ua=1. Acesso em: set. 2021.
5. NHS England. The NHS long term plan. NHS, 2019. Disponível em: https://www.google.com/search?client=safari&rls=en&q=www.longtermplan.nhs.uk/wp-content/uploads/2019/01/+nhs-long-term-plan-june-2019.pdf&ie=UTF-8&oe=UTF-8. Acesso em: set. 2021.
6. France. Feuille de route. Accélérer le virage numérique. Paris: Ministère des Solidarités et de la Santé, 2019. Disponível em: https://www.ars.sante.fr/ma-sante-2022-decloisonnement-et-reorganisation-des-soins. Acesso em: set. 2021.
7. Australian Digital Health Agency. Australia's national digital health strategy: safe, seamless and secure. Disponível em: https://healthcarechannel.co/australias-national-digital-health-strategy/. Acesso em: set. 2021.
8. Ipsos. Six in ten Canadians say they are excited about the impact artifcial intelligence (AI) will have on health care and a majority believe new technology (75%) and AI (69%) could solve existing issues our health care system. Disponível em: www. ipsos.com/sites/default/fles/ct/news/documents/2018-08/ cma_health_summit_factum_fnal_aug_14_2018.pdf. Acesso em: set. 2021.
9. Matthewman S, Spencer S, Lavergne MR, McCracken RK, Hedden L. An environmental scan of virtual "walk-in" clinics in Canada: comparative study. J Med Internet Res. 2021;23(6):e27259.
10. GP at Hand. About us. Disponível em: www.gpathand.nhs.uk/ about-us. Acesso em: set. 2021.
11. Sociedade Brasileira de Dermatologia (SBD). Manual de boas práticas em teledermatologia. Disponível em: https://www.sbd.org.br/dermatologistas/publicacoes/visualizar.aspx?id=14. Acesso em: set. 2021.
12. Shah AC, Badawy SM. Telemedicine in pediatrics: systematic review of randomized controlled trials. JMIR Pediatr Parent. 2021;4(1):e22696.
13. Medscape. Telemedicine: can it help your practice? Disponível em: https://www.medscape.com/courses/business/100021. Acesso em: set. 2021.

87

Comunicação de notícias difíceis

Lara de Araújo Torreão
Paula Almeida Azi
Liliana Simon

> "Existe no silêncio uma tão profunda sabedoria que às vezes ele se transforma na mais perfeita das respostas"
>
> Fernando Pessoa

Desde os primórdios, a comunicação é de vital importância para a humanidade. É o mais importante recurso de integração, instrução, troca mútua e desenvolvimento, em sua função de transmitir informações e orientações ou expressar sentimentos.

A capacidade de se comunicar e as habilidades e estratégias nesse sentido devem ser desenvolvidas além da nossa educação habitual. Médicos e profissionais de saúde exercitam um linguajar muito próprio, específico e funcional, compatível com hábitos de trabalho e conteúdos profissionais. E não raro se acostumam com termos técnicos e incorporam os jargões profissionais em suas rotinas de vida como se a compreensão fosse acessível ao senso comum.

O aperfeiçoamento das habilidades na comunicação pode e deve ser treinado por profissionais de saúde, com práticas específicas destinadas a esse escopo. A comunicação centrada no paciente é um fator que contribui para que se alcance um atendimento de alta qualidade. Empregamos 85-90% de nosso tempo de trabalho nos comunicando, e sabemos que a qualidade dessa comunicação é capaz de estimular a adesão ao tratamento, melhorar o prognóstico, aumentar a satisfação e diminuir o risco de denúncias e processos contra profissionais de saúde[1].

Alguns estudos mencionados no site do Instituto Brasileiro para Segurança do Paciente apontam que 70%[2] dos erros em saúde ocorrem pela falta de comunicação efetiva, seja dentro das equipes, entre diferentes unidades de saúde ou na relação com os pacientes e seus familiares.

Uma comunicação efetiva em saúde é fundamental para a compreensão do problema, do diagnóstico, assim como acerca do tratamento e prognóstico do paciente. Quando realizada de forma adequada, a comunicação gera melhor planejamento e aderência ao tratamento. Contudo, quando realizada de forma inadequada, pode produzir mais angústia e comprometer o desfecho final. A educação médica sempre esteve mais focada no desenvolvimento de habilidades práticas e da técnica, relegando de modo geral menor valor aos sentimentos envolvidos e distanciando de certa forma os profissionais da verdadeira empatia e compaixão[3].

A comunicação é muito mais do que seu mero conteúdo. A comunicação na área da saúde vai além de um discurso social, pois nela está envolvida a expressão de sentimentos, dores, desejos, esperanças, percepções, conhecimento, expectativas e conceitos individuais. O entendimento do contexto relacional é fundamental para uma melhor compreensão da comunicação. Sem a devida consideração do contexto relacional dos interlocutores não é possível compreender a mensagem[1]. De antemão, há que se ter uma intenção, uma disponibilidade nessa relação para que a comunicação se estabeleça.

O processo de comunicação consiste na transmissão de informação por um emissor e na recepção dessa informação por um receptor que decodifica (interpreta) determinada mensagem (por signos)[4].

Fazer-se entender e ser compreendido é uma arte nos dias de hoje. A depender do conteúdo e da complexidade dessa informação, agregada a valores de perda e sentimentos negativos, a prática adequada se torna mais preciosa. O conceito de más notícias é autoexplicativo, mas muitas publicações referem-se à descrição proposta por Buckman em 1984, que as classifica como[5] "uma notícia que altera negativamente a visão de uma pessoa sobre seu futuro, ou seja, frustra uma expectativa de forma negativa". Habitualmente está relacionada à comunicação de uma doença com um prognóstico reservado ou de morte. No entanto, há outras condições mais cotidianas que também podem gerar frustrações, a exemplo do cancelamento de um procedimento agendado, da suspensão da alta, entre outras. Ou seja: o paciente e sua família são os sujeitos que sentem e definem o que é frustrante, o que gera sofrimento, o que é de fato uma má notícia.

Dentro dos elementos de comunicação podemos destacar[4]:

- O emissor: aquele que transmite a mensagem. O profissional de saúde é quem primeiro sofre o impacto da notícia difícil (ND) sobre seu paciente. O efeito psicológico da própria notícia pode levar o médico a alterações emocionais, como citado por Bousquet et al. em 2015[6], o que inclui sentimentos como culpa, raiva, ansiedade e exaustão. É importante no momento da comunicação distinguir a quem pertencem esses sentimentos para não "despejar" sobre o paciente os próprios valores e perspectivas, e, às vezes, as próprias angústias e frustrações, sentimentos que não necessariamente se reproduzem no outro. Processos de autoconhecimento são desejáveis em profissionais da área da saúde, para contornar os fenômenos da transferência e contratransferência, conhecidos e estudados pela psicanálise. Finalmente, como portador da notícia, o emissor deve estar seguro do conteúdo e de seus detalhes, além de estar emocionalmente preparado.
- O receptor: na pediatria, os pais ou responsáveis legais são aqueles a quem se atribui o papel de receber a ND no primeiro momento. E podem, se assim desejarem, já incluir outros familiares ou médicos de sua confiança nesse momento. *A posteriori*, a mensagem pode ser transmitida pelos pais a seus filhos com ou sem ajuda da equipe de saúde. Os pais são modelos emocionais, especialmente em tempos de crise, e os filhos inevitavelmente procurarão os pais como apoio. A depender do desenvolvimento cognitivo, a própria criança pode estar envolvida diretamente no processo desde o início[4,7].
- A mensagem, o código: a comunicação só se realiza quando a mensagem é compreendida pelo receptor, pelo sentido em que foi enviada, compreendida na íntegra da linguagem verbal (oral e escrita) e não

verbal. O código, os signos, as palavras podem ter vários significados a depender do contexto, da cultura e dos valores dos sujeitos envolvidos em uma comunicação. Cito como exemplo a palavra "parada" dita dentro do ambiente hospitalar. Para o profissional de saúde, o termo significa uma "parada cardiorrespiratória". Para o leigo, porém, "parada" pode significar "pausa". Por isso, a mera informação é só um aspecto da comunicação[7].

Além da comunicação verbal, devemos estar muitos atentos ao contexto não verbal da comunicação. Segundo Silva[8], a comunicação não verbal abrange cerca de 93% das possibilidades de expressão, em um ambiente de interação social, manifestando-se em 38% das oportunidades por sinais paralinguísticos, tais como a entonação da voz, os grunhidos, os ruídos vocálicos de hesitação, a pronúncia, a tosse e o suspiro provocados por tensão; e, em 55%, pelos sinais silenciosos do corpo, como os gestos, o olhar, a postura, a mímica facial, assim como a postura e as características físicas, que individualizam o sujeito dentro de seu contexto específico.

- O canal: o canal de comunicação é a via através da qual a mensagem é transmitida. Pode ser por um meio natural, como a voz; ou tecnológico, pela internet, por exemplo[4].

Diversos autores se debruçam sobre o tema da melhor forma de se comunicar. Várias estratégias e protocolos são descritos em literatura para que possamos seguir um roteiro e com base nele desenvolver habilidades e treinamento de uma comunicação efetiva.

Quanto mais preciso for o nível de entendimento, maior será a capacidade de escolhas apropriadas e o alinhamento aos valores familiares, reduzindo o medo, a dor e o sofrimento. Usar um modelo ou protocolo de comunicação de notícias difíceis pode ser útil em um primeiro momento, no qual não se sabe como agir. Serve de guia, e após esse primeiro conhecimento se adquire uma forma individualizada de transmitir más notícias. São diversos os protocolos existentes com essa finalidade, e o mais conhecido é o Protocolo *Spikes* de 6 etapas, publicado em 2000 por Baile, especialmente para oncologistas[9].

Embora tenha sido criado para oncologistas, o *Spikes* se tornou um dos protocolos mais citados na literatura da área da comunicação em saúde. É possível ser adaptado para diversas situações clínicas, não oncológicas. Baile tinha como objetivo aumentar a confiança do médico e promover o envolvimento com o paciente em cada passo, ajudando-o a se sentir apoiado, bem informado e capaz de participar na tomada de decisão[9]. O Quadro 1 apresenta a descrição do mnemônico. Em seguida veremos o Protocolo *Spikes* adaptado.

QUADRO 1 Descrição sumária das 6 etapas do Protocolo *Spikes* para comunicação de notícias difíceis[9]

S	*Setting up*	Preparando-se para o encontro
P	*Perception*	Percebendo o paciente/família
I	*Invitation*	Convidando para o diálogo
K	*Knowledge*	Transmitindo informações/ conhecimento
E	*Emotions*	Expressando e validando emoções
S	*Summary and Strategy*	Resumindo e organizando estratégias de cuidados

1ª ETAPA: PLANEJAMENTO DA ENTREVISTA (*S – SETTING*)

Planeje seu encontro, faça uma autoavaliação, uma autopercepção de seu estado de ânimo (do comunicador) e busque ajuda. A tarefa é mais fácil com companhia de alguém da equipe. Apresente-se e se refira ao paciente pelo nome, assim como a seus pais e outros familiares. Avalie o tempo disponível e programe-se. Busque privacidade (local, conforto, desligue o celular). Conecte-se com o paciente/família (o contato visual, o toque, sem invadir). Envolva pessoas importantes do paciente, além dos pais, para essa conferência familiar[9].

2ª ETAPA: *PERCEPTION* (PERCEPÇÃO)

Avalie a percepção do paciente/família. *Antes de falar, escute*, pergunte: faça perguntas abertas (*Do que você está sabendo? Por que fizemos tal exame? O que está sentindo?*). Nesse momento a *escuta ativa* com a presença é muito importante[10]. Não interrompa a família. Observe formas de comunicação não verbal, como postura, braços cruzados, desvio de olhar, expressão, assim como tom de voz e pausas. Nessa fase é importante para o profissional entender qual o conhecimento da família no processo de doença de seu filho. Após a escuta, corrija as respostas e os mal-entendidos, prepare o terreno, perceba se há negação, perspectivas não realistas, raiva, qual o sentimento que predomina[7,9].

3ª ETAPA: *INVITATION* (CONVIDE SEU PACIENTE/FAMÍLIA A SABER SOBRE A NOTÍCIA)

Avalie o quanto a família quer ou não saber sobre a doença e o prognóstico. Embora a maioria queira receber toda a informação possível, observar as limitações de cada indivíduo é um cuidado altamente recomendável. Esquivar-se da informação é um mecanismo psicológico válido e é mais provável que se manifeste com a progressão da gravidade da doença[7,9].

4ª ETAPA: *K – KNOWLEDGE* (DANDO CONHECIMENTO DA INFORMAÇÃO)

Seja claro e objetivo, evite rodeios e dureza excessiva, seja empático. Evite frases "não há mais o que fazer". Evite usar jargão médico ou eufemismos. Deixe espaço para o silêncio. Sempre respeite as pausas. Esse é um momento de elaboração do que está sendo dito e das emoções que emergem. O momento do silêncio pode ser valioso, embora a maioria queira receber toda a informação possível, observar as limitações de cada indivíduo. É uma forma de sedimentar a compreensão do fato, de dar vazão às dúvidas e deixar aparecer os medos e sentimentos. Esteja preparado para o silêncio. A presença silenciosa traduz "estou aqui", "você não está sozinho"[7,9].

5ª ETAPA: *EMOTIONS* – ABORDANDO AS EMOÇÕES

- O momento imediatamente após uma notícia difícil é considerado o período mais estressante. Em muitos casos vários anos depois de receberem as más notícias as pessoas se lembram dos menores detalhes. É importante acolher sem julgamentos os diversos sentimentos que podem surgir após a comunicação da má notícia. Dar suporte aos pais para que possam posteriormente comunicar aos filhos de acordo com a maturidade[7]. O médico empático está preocupado em entender o tipo e a qualidade da experiência do paciente e/ou família nesse momento. A reação do paciente pode variar muito (choro, raiva, histeria, negação, silêncio e incredulidade). O profissional de saúde tem uma compreensão íntima e visceral da experiência da outra pessoa. Sente *com* a pessoa e não *como* a pessoa. Essa "distância" é importante para que se tenha condições de auxiliar. Nesse momento demonstre apoio e presença (respostas afetivas, o toque, espaço para o silêncio)[9-10].

- Rasmus Hougaard, em 2021[11], escreve sobre a reflexão da diferença entre a empatia a compaixão. Segundo ele, as palavras "empatia" e "compaixão", bem como "simpatia", às vezes são usadas de forma intercambiável. Todas elas representam traços positivos e altruístas, mas não se referem exatamente à mesma experiência. Hougaard conceitua pena, simpatia, empatia e compaixão como se tivessem uma gradação diante da emoção que emerge de alguém que sofre (Figura 1).

Pelo gráfico da Figura 1 visualizamos que, quando sentimos *pena*, temos pouca vontade de agir e pouca compreensão da experiência do outro. Simplesmente sentimos pena e pronto. Subindo no gráfico para a direita, sentimos *simpatia*. Há um pequeno aumento em nossa disposição para ajudar e também da nossa

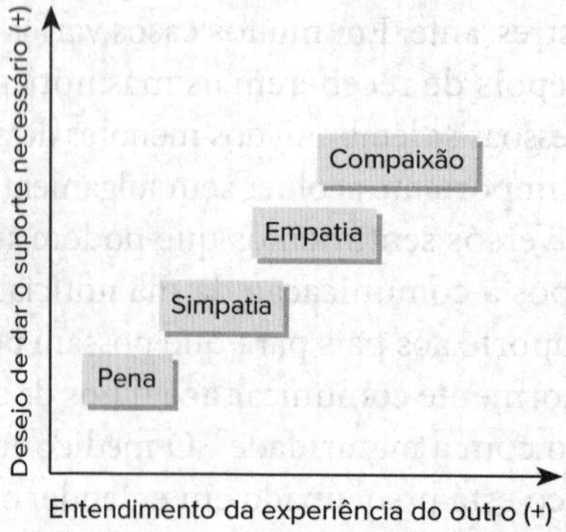

FIGURA 1 Gradação das emoções diante do sofrimento[11].
Fonte: Hougaard[11].

compreensão do outro. Nesse estado se é educado, mas pouco comprometido. Sentimos *pela* outra pessoa. Já na *empatia* sentimos *com* a pessoa. Embora seja uma postura nobre de se adotar, não necessariamente ajuda a outra pessoa. Por fim, a *compaixão* – na qual a compreensão da experiência da outra pessoa é maior do que com a empatia, porque se estimula a consciência emocional, bem como a compreensão racional. A compaixão ocorre quando nos afastamos da empatia e nos perguntamos o que podemos fazer para apoiar a pessoa que está sofrendo. Dessa forma, a compaixão é uma intenção *versus* uma emoção. A empatia é a alavanca do sentir e a compaixão, a do agir para o alívio desse sofrimento[11].

- Dean e Willis[12], em sua revisão, faz uma analogia da comunicação de ND com o mito grego de Teseu e o Minotauro. Comparam a relação profissional-paciente com o gesto de Ariadne ao oferecer a Teseu um novelo de barbante quando ele entrou no labirinto para enfrentar o Minotauro: não podemos viver o horror, a angústia das más notícias na comunicação para cada paciente, mas podemos ficar ao lado, proporcionando tranquilidade e segurança nos altos e baixos dos desafios de cada momento.

6ª ETAPA: *SUMMARY* (RESUMO)

Antes de dar opções terapêuticas, é importante perguntar aos familiares se eles estão prontos para receber as informações naquele momento ou se precisam de uma pausa. É importante enfatizar que o paciente/família não estão sendo abandonados, mesmo que as opções de tratamento envolvem mudança dos objetivos de cuidados. Resuma uma proposta de tratamento, compartilhe decisões, realize novos agendamentos. Essa etapa não precisa ser necessariamente na mesma oportunidade se o paciente estiver hospitalizado[9].

USO DA VIDEOCONFERÊNCIA EM TEMPOS DE PANDEMIA

Em 11 de março de 2020 a Organização Mundial de Saúde (OMS) decretou estado de pandemia pelo coronavírus denominado SARS-CoV-2, agente causador da Covid-19. Para a contenção da pandemia foram necessárias regras de isolamento severas com uma série de restrições às visitas hospitalares de pacientes internados, inclusive na área pediátrica, mesmo quando o paciente se encontrava em estado grave e de terminalidade. Houve um grande impacto na comunicação entre pacientes e familiares com os profissionais de saúde, trazendo um enorme sofrimento para os diversos atores envolvidos[13].

A teleconferência ou videoconferência inseriu-se como uma forma mais rotineira de comunicação a distância com pacientes e familiares para limitar o contato com a Covid-19, permitindo a interação com familiares dos pacientes internados[14]. O Ministério da Saúde dispõe, em caráter excepcional e temporário, sobre as ações de Telemedicina por meio da Portaria MS n. 467, de 20 de março de 2020[15], vigente até o momento presente. Assim como a Lei n. 13.989, de 15 de abril de 2020[16], assegurando a telemedicina como válida em todo o território brasileiro até o presente momento.

Algumas instituições usaram aplicativos como Zoom, FaceTime ou WhatsApp para efetivar a comunicação. Apesar de esses recursos não aderirem a regras rígidas de confidencialidade, o Conselho Federal de Medicina reconhece o WhatsApp como uma ferramenta de comunicação[17].

A videoconferência tem uma série de limitações. Além da falta da presença física, não existe a possibilidade de toque; é difícil visualizar a linguagem paralinguagem ou outras formas de comunicação não verbal durante a interação. Pesa também o custo financeiro de interfaces tecnológicas e de Wi-Fi disponível. Por fim, o uso de máscaras e de equipamento de proteção individual (EPI) também interfere na comunicação como na forma presencial[14,18].

Algumas instituições hospitalares têm um termo de confidencialidade para exposição da imagem de pacientes e dos familiares, especialmente para videoconferências, nos quais os familiares devem assinar previamente.

Serão abordadas as adaptações do protocolo *Spikes*[9] para a comunicação de ND em ambiente remoto durante a pandemia de Covid-19, ressaltando-se principalmente o que difere da comunicação presencial[14,18].

Preparo (*setting up*)

Na preparação para a conferência em ambiente remoto, o ideal é que o profissional de saúde esteja instalado em um ambiente seguro, onde possa retirar os equipamentos de proteção individual e que esse local permita a confidencialidade. O tempo habitualmente é menor por essa via e o preparo do conteúdo, mais objetivo. Pode-se preparar uma lista que inclui o nome do paciente, dos pais ou de quem atende o telefone, assim como as questões a serem discutidas naquele encontro do ponto de vista do profissional de saúde, organizadas em ordem de prioridades.

A videoconferência é preferível à simples comunicação por voz (via telefone) uma vez que há valor em possíveis trocas de outras formas de comunicação, como a expressão facial. Pode-se agendar um horário de contato ou pode-se fazer um contato inicial para agendamento futuro da videoconferência. Alguns detalhes fazem a diferença na qualidade, a saber: a luminosidade do ambiente, a qualidade da internet 4G ou 5G, dispositivos de melhor qualidade (tablets e celulares), aplicativo de comunicação por Wi-Fi, linha disponível e equipe de suporte[9,14,18].

Percepção (*perception*)

Da mesma forma como no encontro presencial, inicia-se com uma pergunta aberta. E na videoconferência a escuta atenta por vezes é mais difícil, devido aos ruídos do ambiente ou da conexão. Existe também uma tendência de a pessoa se "distrair" olhando para a própria imagem e perder a linguagem não verbal, especialmente da mímica facial. Observe formas de comunicação não verbal, como postura, braços cruzados, desvio de olhar, expressão, assim como tom de voz e pausas[9,14,18].

Convite (*invitation*)

Esta fase é análoga ao procedimento prescrito para o encontro presencial, quando o profissional de saúde tenta estabelecer o entendimento da família em relação à situação do paciente e dos diferentes ângulos importantes a serem contemplados e discutidos. Mesmo com o modo remoto é importante criar um ambiente seguro que seja receptivo a perguntas por parte dos familiares[9,14,18].

Conhecimento (*knowledge*)

Da mesma forma que presencialmente, a comunicação deve se dar de forma simples e concreta, ainda que empática. Evite usar jargão médico ou eufemismos. Mais importante ainda é fazer pausas e manter a comunicação bilateral para avaliar não só a entrega da informação, como também a validação da comunicação pelos familiares. Uma forma de fazer isso é pedir à família que faça um resumo do que foi passado como informação: isso avalia não só o recebimento, mas também o entendimento dessa informação[9,14,18].

Emoções (*emotions*)

O profissional deve oferecer suporte e solidariedade por meio de frases ou gestos de apoio. Expressar o que gostaria de fazer se estivesse em contato presencial. "Compartilho do seu sofrimento, sinta-se abraçada. Há algo que eu possa fazer para minimizar sua dor?" Assim como no ambiente presencial, é permitido expressar sentimentos nessa fase, desde que estes não sejam mais intensos do que aqueles expressos pela família[9,10,14,18].

Estratégia e resumo (*strategy and summary*)

Avise que a chamada está terminando. Resuma a informação e informe a data e o horário da próxima chamada prevista e qual o profissional que fará tal chamada, se já estiver determinado. E ao final agradeça e se coloque disponível para quaisquer dúvidas que venham surgir *a posteriori*.

MENSAGEM FINAL

Segundo Colin Parkes em *Amor e perdas*[19], o mundo presumido é a parte mais valiosa do nosso equipamento mental; sem ele ficamos literalmente perdidos. No entanto, ele não é fixo, mas constantemente modificado pelas novas informações que são acrescentadas ou negam determinadas concepções.

Reconstruir esse mundo presumido é na maioria das vezes o início do processo de recuperação, de ressignificação da perda. Por mais que não tenhamos certezas sobre o futuro, utilizamos nossa imaginação, sonhamos e construímos "mundos". Independentemente da idade, da forma como uma doença grave surgiu ou se instalou, a dor em torno dela é absolutamente individual, única. Compreender, falar a respeito e se dar conta de uma nova realidade é um processo pelo qual as pessoas envolvidas devem passar idealmente com ajuda de profissionais habilitados.

Colin Parkes também escreve: "Para a maioria das pessoas, o amor é a fonte de prazer mais profunda da vida, ao passo que a perda daqueles que amamos é a mais profunda fonte de dor. Portanto, amor e perda são duas faces da mesma moeda".

Se pudéssemos escolher não amar para não correr o risco de sofrer, escolheríamos mil vezes amar; pois o *amor* vale qualquer risco.

REFERÊNCIAS BIBLIOGRÁFICAS

1. Ceron M. Habilidades de comunicação centrada na pessoa. Disponível em: https://www.unasus.unifesp.br/biblioteca_virtual/esf/2/unidades_conteudos/unidade24/unidade24.pdf. Acesso em: jan. 2022.
2. Instituto Brasileiro para Segurança do Paciente. Disponível em: https://segurancadopaciente.com.br/seguranca-e-gestao/comunicacao-ineficaz-esta-entre-as-causas-raizes-de-mais-de-70-dos-erros-na-atencao-a-saude/. Acesso em: jan. 2022.
3. Levetown M. Communicating with children and families: from everyday interactions to skill in conveying distressing information. Pediatrics. 2008;121(5):e1441.
4. Significado da comunicação. Disponível em: www.significados.com.br/comunicacao/. Acesso em: jan. 2022.
5. Buckman R. Breaking bad news: why is it still so difficult? BMJ. 1984;288(6430):1597-9.
6. Bousquet G, Orri M, Winterman S, Brugière C, Verneuil L, Revah-Levy A. Breaking bad news in oncology: a metasynthesis. J Clin Oncol. 2015;33(22):2437-43.
7. Torreão LA, Azi AP. Comunicação em pediatria. In: Castilho RK, Silva VCS, Pinto CS (eds.). Manual de cuidados paliativos da Academia Nacional de Cuidados Paliativos (ANCP). 3. ed. Rio de Janeiro: Atheneu; 2021. p.228-32.
8. Silva MJP. Comunicação tem remédio: a comunicação nas relações interpessoais em saúde. 3.ed. São Paulo: Loyola; 2002.
9. Baile WF, Buckman R, Lenzi R, Glober G, Beale EA, Kudelka AP. Spikes: a six-step protocol for delivering bad news: application to the patient with cancer. Oncologist. 2000;5(4):302-11.
10. Tanzi S, Biasco G, Baile WF. Enhancing the empathic connection: using action methods to understand conflicts in end-of-life care. J Patient Exp. 2014;1(1):14-9.
11. Hougaard R, Carte J, Afton M. Connect with empathy, but lead with compassion. Disponível em: https://hbr.org/2021/12/connect-with-empathy-but-lead-with-compassion. Acesso em: jan. 2022.
12. Dean A, Willis S. The use of protocol in breaking bad news: evidence and ethos. Int J Palliat Nurs. 2016; 22(6):265-71.
13. Organização Mundial de Saúde declara pandemia do novo coronavírus. Disponível em: https://www.unasus.gov.br/noticia/organizacao-mundial-de-saude-declara-pandemia-de-coronavirus. Acesso em: jan. 2022.
14. Crispim D. Visitas virtuais durante a pandemia da Covid-19. Recomendações práticas para comunicação e acolhimento em diferentes cenários da pandemia. Disponível em: https://portal.coren-sp.gov.br/wp-content/uploads/2020/03/Visitas-virtuais-COVID-19.pdf. Acesso em: jan. 2022.
15. Portaria do MS n. 467, de 20 de março de 2020. Disponível em: https://bvsms.saude.gov.br/bvs/saudelegis/gm/2020/prt0467_23_03_2020_extra.html. Acesso em: jan. 2022.
16. Lei n. 13.989, de 15 de abril de 2020. Disponível em: https://www.in.gov.br/en/web/dou/-/lei-n-13.989-de-15-de-abril-de-2020-252726328. Acesso em: jan. 2022.
17. CFM: parecer sobre uso de WhatsApp por médicos. Disponível em: https://sbmastologia.com.br/cfm-elabora-parecer-sobre-uso-de-whatsapp-por-medicos/. Acesso em: jan. 2022.
18. Gonçalves Jr J, do Nascimento TGL, Pereira MMM, Moreira EB. Changes in communicating bad news in the context of Covid-19: Adaptations to the Spikes Protocol in the Context of Telemedicine. Front Psychiatry. 2020;11:599722.
19. Parkes CM. Amor e perda: as raízes do luto e suas complicações. Tradução Maria Helena Franco. São Paulo: Summus; 2009.

Índice remissivo

Q

R